W0328282

Lehrbuch der Physiologie

Lehrbuch der Physiologie

Herausgegeben von
Rainer Klinke und Stefan Silbernagl

Mit Beiträgen von

Christian Bauer
Gerrit ten Bruggencate
David Ian Cook
Ulf Eysel
Heinrich Fruhstorfer
Peter Gaehtgens
Rainer Greger
Volker Henn
Claus Jessen
Karl Kirsch
Rainer Klinke
Wolfgang Kuschinsky
Heinz-Peter Leichtweiß
Jennifer M. Lingard
Hans Oberleithner
Ulrich Peiper
Peter Scheid
Jürgen Schrader
Horst Seller
Stefan Silbernagl
Wolf Singer
Ernst W. Van Lennep
Karlheinz Voigt
Eric A. Wegman
John Atherton Young

Illustrationen von
Rüdiger Gay und
Astried Rothenburger

2., neugestaltete und
überarbeitete Auflage

671 farbige Abbildungen
52 Tabellen

1996
Georg Thieme Verlag
Stuttgart · New York

Illustrationen und Umschlaggrafik:
Atelier Gay + Rothenburger, Stuttgart
Mitarbeit: Ena Lindenbaur

*Die Deutsche Bibliothek –
CIP-Einheitsaufnahme*

Lehrbuch der Physiologie : 52 Tabellen / hrsg. von Rainer Klinke und Stefan Silbernagl. Bearb. von Christian Bauer... Ill. von Rüdiger Gay und Astried Rothenburger. – 2., neugestaltete und überarb. Aufl. – Stuttgart ; New York : Thieme, 1996

NE: Klinke, Rainer [Hrsg.]; Bauer, Christian

1. Auflage 1994

© 1994, 1996 Georg Thieme Verlag
Rüdigerstraße 14
D-70469 Stuttgart

Printed in Germany

Satz: Dr. Ulrich Mihr GmbH, 72076 Tübingen
Satzsystem: 3B2 (Version 4.66)
Belichtung: ScreenArt GmbH & Co. KG,
72827 Wannweil
Druck: Appl, 86650 Wemding
Buchbinder: Monheim, 86653 Monheim

ISBN 3-13-796002-9 1 2 3 4 5 6

Wichtiger Hinweis: Wie jede andere Wissenschaft ist die Medizin ständigen Entwicklungen unterworfen. Forschung und klinische Erfahrung erweitern unsere Erkenntnisse, insbesondere was Behandlung und medikamentöse Therapie anbelangt. Soweit in diesem Werk eine Dosierung oder eine Applikation erwähnt wird, darf der Leser zwar darauf vertrauen, daß Autoren, Herausgeber und Verlag große Sorgfalt darauf verwandt haben, daß diese Angabe dem **Wissensstand bei Fertigstellung des Werkes** entspricht.

Für Angaben über Dosierungsanweisungen und Applikationsformen kann vom Verlag jedoch keine Gewähr übernommen werden. Jeder Benutzer ist angehalten, durch sorgfältige Prüfung der Beipackzettel der verwendeten Präparate und gegebenenfalls nach Konsultation eines Spezialisten festzustellen, ob die dort gegebene Empfehlung für Dosierungen oder die Beachtung von Kontraindikationen gegenüber der Angabe in diesem Buch abweicht. Eine solche Prüfung ist besonders wichtig bei selten verwendeten Präparaten oder solchen, die neu auf den Markt gebracht worden sind. **Jede Dosierung oder Applikation erfolgt auf eigene Gefahr des Benutzers.** Autoren und Verlag appellieren an jeden Benutzer, ihm etwa auffallende Ungenauigkeiten dem Verlag mitzuteilen.

Geschützte Warennamen (Warenzeichen) werden *nicht* besonders kenntlich gemacht. Aus dem Fehlen eines solchen Hinweises kann also nicht geschlossen werden, daß es sich um einen freien Warennamen handele.

Das Werk, einschließlich aller seiner Teile, ist urheberrechtlich geschützt. Jede Verwertung außerhalb der engen Grenzen des Urheberrechtsgesetzes ist ohne Zustimmung des Verlages unzulässig und strafbar. Das gilt insbesondere für Vervielfältigungen, Übersetzungen, Mikroverfilmungen und die Einspeicherung und Verarbeitung in elektronischen Systemen.

Anschriften

Bauer, C., Prof. Dr.
Physiologisches Institut der
Universität Zürich
Winterthurerstraße 190
CH-8057 Zürich

ten Bruggencate, G., Prof. Dr.
Physiologisches Institut der
Universität München
Pettenkoferstraße 12
80336 München

Cook, D. I., Prof. Dr.
Department of Physiology (F13)
University of Sydney
NSW 2006 Australia

Eysel, U., Prof. Dr.
Institut für Physiologie
Ruhr-Universität Bochum
44780 Bochum

Fruhstorfer, H., Prof. Dr.
Physiologisches Institut der
Universität Marburg
Abteilung Neurophysiologie
Deutschhausstraße 2
35033 Marburg

Gaehtgens, P., Prof. Dr.
Institut für Physiologie der
Freien Universität Berlin
Arnimallee 22
14195 Berlin

Greger, R., Prof. Dr.
Physiologisches Institut
Hermann-Herder-Straße 7
79104 Freiburg

Henn, V., Prof. Dr.
Neurologische Klinik
Universitätsspital Zürich
Frauenklinikstraße 26
CH-8091 Zürich

Jessen, C., Prof. Dr.
Physiologisches Institut der
Universität Gießen
Aulweg 129, 35392 Gießen

Kirsch, K., Prof. Dr.
Institut für Physiologie der
Freien Universität Berlin
Arnimallee 22, 14195 Berlin

Klinke, R., Prof. Dr.
Zentrum für Physiologie der
Universität Frankfurt
Theodor-Stern-Kai 7
60590 Frankfurt

Kuschinsky, W., Prof. Dr.
I. Physiologisches Institut der
Universität Heidelberg
Im Neuenheimer Feld 326
69120 Heidelberg

Leichtweiß, H.-P., Prof. Dr.
Abteilung für Experimentelle Medizin
der Universitäts-Frauenklinik
Martinistraße 52, 20246 Hamburg

Lingard, Jennifer M., Dr.
Faculty of Health Sciences
University of Sydney
NSW 2006 Australia

Oberleithner, H., Prof. Dr.
Physiologisches Institut der
Universität Würzburg
Röntgenring 9, 97070 Würzburg

Peiper, U., Prof. Dr.
Physiologisches Institut der
Universität Hamburg
Universitäts-Krankenhaus Eppendorf
Martinistraße 52
20246 Hamburg

Scheid, P., Prof. Dr.
Institut für Physiologie
Ruhr-Universität Bochum
44780 Bochum

Schrader, J., Prof. Dr.
Institut für Herz- und Kreislauf-
physiologie der Heinrich-Heine-
Universität Düsseldorf
Universitätsstraße 1
40225 Düsseldorf

Seller, H., Prof. Dr.
I. Physiologisches Institut der
Universität Heidelberg
Im Neuenheimer Feld 326
69120 Heidelberg

Silbernagl, S., Prof. Dr.
Physiologisches Institut der
Universität Würzburg
Röntgenring 9
97070 Würzburg

Singer, W., Prof. Dr.
Max-Planck-Institut für
Hirnforschung
Deutschordenstraße 46
60528 Frankfurt

Van Lennep, E. W., Prof. Dr.
Department of Anatomy and
Histology (F13), University of Sydney
NSW 2006 Australia

Voigt, K., Prof. Dr.
Physiologisches Institut der
Philipps-Universität
Deutschhausstraße 2
35033 Marburg

Wegman, E. A., Dr.
Department of Physiology (F13)
University of Sydney
NSW 2006 Australia

Young, J. A., Prof. Dr.
Office of the Dean
Faculty of Medicine (A27)
University of Sydney
NSW 2006 Australia

Vorwort zur 2. Auflage

Die Vorbereitung der zweiten Auflage hat uns, den Herausgebern und Autoren, neben einiger Arbeit viel Freude bereitet. Das lag zunächst daran, daß uns nach Erscheinen der ersten Auflage von Studenten und Fachkollegen zahlreiche Briefe erreicht haben. Darin stand Lobendes, gepaart mit Anregungen, wie wir dieses oder jenes vielleicht doch noch besser machen könnten. Wir haben jeden dieser Vorschläge geprüft und, wenn er mit den Zielen des Buches vereinbar war, auch berücksichtigt. So wird mancher seine Anregungen in dieser zweiten Auflage realisiert wiederfinden; ein Dank an alle Briefeschreiber und die Bitte, uns weiterhin aktiv zu begleiten!

Wie schon früher war es eine Freude, mit dem Graphikerteam, Frau Astried Rothenburger und Herrn Rüdiger Gay, zusammenzuarbeiten. Wir bedanken uns sehr herzlich bei ihnen. Mit ihrem großen Engagement und ihrer außergewöhnlichen Sachkenntnis und Professionalität waren sie fast so etwas wie eine Strategiezentrale für Illustration und Gestaltung des Buches; ihr Humor steckte an, er trug bei zu unserem Spaß an der Arbeit. Für die gute Zusammenarbeit mit den Verantwortlichen im Verlag bedanken wir uns sehr, insbesondere bei den Herren Dr. Jürgen Lüthje und Rainer Zepf für ihre entgegenkommende Betreuung unseres Buches, bei Herrn Peter Helms für seine Bemühungen um die Typographie und ein ansprechendes Layout, bei Frau Marianne Mauch für ihre außergewöhnliche Einsatzfreude und ihre hohe Kompetenz als Redakteurin sowie bei Frau Susanne Hauser für ihre engagierte Arbeit bei der Herstellung. Schließlich gilt unser Dank Frau Annette Ziegler, die beim Satz Hervorragendes geleistet hat, und Frau Katharina Völker, die sich mit großer Sorgfalt der Revision des Registers angenommen hat. Es war ein Team, wie es sich Autoren und Herausgeber nur wünschen können.

Wir hoffen, daß es nun auch unseren Lesern Freude bereitet, mit diesem Buch zu arbeiten. Wir haben uns bemüht, ein modernes Lehrbuch zu schaffen, das solide Kenntnisse der Physiologie vermittelt und damit den Grund legt für ein erfolgreiches klinisches Studium und eine segensreiche ärztliche Tätigkeit im nächsten Jahrtausend. Wir wissen, daß Stoffülle das Studium erschwert und daß mit der Zeit sorgsam umgegangen werden will. Deshalb haben wir uns um eine klare Sprache, um didaktisch ausgereifte und genaue Formulierungen sowie um informative, farbige Abbildungen bemüht, die den Leser auch visuell durch den Stoff führen sollen. Mit der Wahl der Farben haben wir dabei auch auf die Farbschwachen unter unseren Lesern Rücksicht genommen. Der raschen Orientierung dienen die ausführlichen Legenden der Bilder ebenso wie das Farbleitsystem der Kapitel und die hervorgehobenen Zusammenfassungen. Sie zeigen beim erstmaligen Lesen die Schwerpunkte der kommenden Textabschnitte auf und ermöglichen eine schnelle Assoziationsbildung beim Wiederholen des Stoffes.

Das Buch stellt immer wieder pathophysiologische, diagnostische und pharmakologische Zusammenhänge her, die die Brücke zur Klinik schlagen. Zunehmend können wir dafür auf die Grundprinzipien der Zellfunktion und der interzellulären Kommunikation zurückgreifen und daraus die Folgen der Fehlfunktion ableiten. Das ärztliche Verständnis wird so vertieft. Ohne auf wichtige Inhalte zu verzichten, haben wir der Versuchung widerstanden, dem Leser Sachverhalte aufzubürden, die man fairerweise von ihm nicht verlangen sollte.

Wir hatten Spaß an dieser Arbeit, nun komme sie dem Leser zugute.

Rainer Klinke und Stefan Silbernagl

Frankfurt am Main und Würzburg, im August 1996

Die Herausgeber

Rainer Klinke

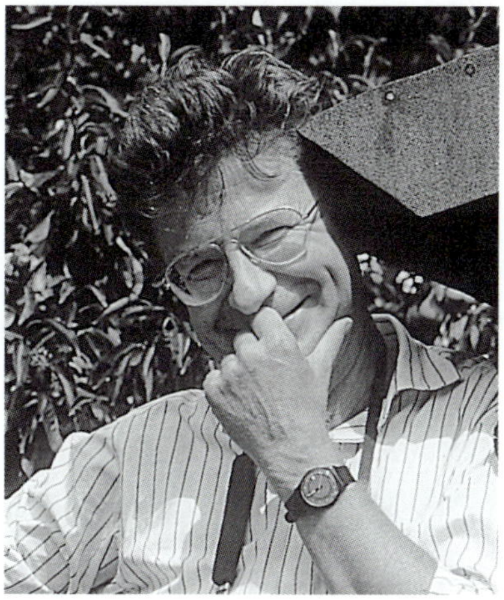

Stefan Silbernagl

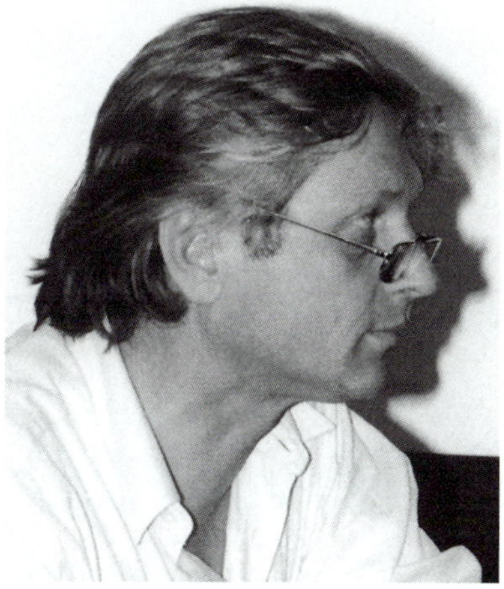

1936 in Schlesien geboren, nach dem Krieg in Franken aufgewachsen, verheiratet, zwei Kinder. Studium der Medizin in Erlangen, Wien und Heidelberg. Nach der Medizinalassistentenzeit, dem heutigen AiP, wissenschaftliche Tätigkeit an den Physiologischen Instituten in Erlangen und an der FU Berlin; dort Habilitation und 1971 Ernennung zum Professor. Forschungsaufenthalt in England, 1977 Berufung nach Frankfurt/M. Leiter des Physiologischen Institutes III, langjähriger Geschäftsführender Direktor des Zentrums der Physiologie, Gründungsmitglied und Sprecher des abgeschlossenen Sonderforschungsbereichs 45 „Vergleichende Neurobiologie des Verhaltens", Gründungssprecher des Sonderforschungsbereichs 169 „Molekulare und zelluläre Grundlagen neuronaler Organisationsprozesse". Mitherausgeber mehrerer Fachzeitschriften, seit 25 Jahren Mitarbeiter an den wichtigsten deutschsprachigen Lehrbüchern der Physiologie.

Bei Studienantritt war ich mir über mein Berufsziel keineswegs im klaren. Die Medizin bietet vieles, so in der Physiologie ein Betätigungsfeld für biologisch Interessierte. Die Erforschung von Körperfunktionen bringt Erkenntnisse über viele Grundeigenschaften des Lebens. Mich hat über Jahre insbesondere die Funktion des Ohres und die zentralnervöse Verarbeitung von Schallsignalen gefesselt, beruht doch auf Sprache und Gehör die zwischenmenschliche Kommunikation und damit unsere Kultur. So war es mir auch ein Anliegen, ein kultiviertes und ästhetisch ansprechendes Lehrbuch zu schaffen, das meine Erfahrungen als Hochschullehrer und Lehrbuchautor zusammenfaßt, das sich einer klaren Sprache bedient und das der Leserin und dem Leser die Überzeugung vermittelt, daß man die Physiologie „packen" kann und daß deren Verständnis die Grundlage ärztlichen Handelns ist.

1939 in Berlin geboren, aufgewachsen im Allgäu. Studium der Elektrotechnik und dann der Medizin in München. Staatsexamen, Promotion, Heirat, Medizinalassistentenzeit, dann Haus- und Notarzt in München. Seit 1968 Physiologieausbildung in München, danach in Innsbruck; dort 1974 Habilitation und 1979 a.o. Professor. 1976 Geburt eines Sohnes (radfahrend auf S. 9 zu sehen). Berufung nach Würzburg, dort Vorstand am Physiologischen Institut (seit 1981), Dekan (1987–1989) und Studiendekan (seit 1996) der Medizinischen Fakultät. Mitglied der Gründungskommission der Medizinischen Fakultät der Technischen Universität Dresden (1991–1994), Sprecher des DFG-Sonderforschungsbereiches 176 „Molekulare Grundlagen der Signalübertragung und des Stofftransportes in Membranen" (seit 1988) ...

Beides, mein naturwissenschaftlich-technisches Interesse und meine Neigung zur Medizin, ließ sich in der Physiologie vereinen. Themen meiner wissenschaftlichen Arbeit in Würzburg und bei regelmäßigen Forschungsaufenthalten in den USA sind vor allem die Nierenfunktion, insbesondere der tubuläre Transport, der renale Stoffwechsel und die Pathomechanismen der Nephrotoxizität, sowie die Epithel- und Zellphysiologie. Meine langjährigen Erfahrungen aus dem studentischen Unterricht sind in die Lehrbücher eingeflossen, in denen ich (mit Hilfe kompetenter Zeichner) versuche, die Körperfunktionen nicht nur möglichst klar zu beschreiben, sondern sie auch bildlich darzustellen. Ich möchte physiologische Vorgänge trotz all ihrer Komplexität eindeutiger und vor allem einprägsamer und damit merkbarer machen. Als einer, dem „erschaubare" Kunst wie Malerei und Architektur sehr nahe liegt und der gerne selbst künstlerisch photographiert, schließe ich dabei ein wenig von mir auf andere.

Inhaltsverzeichnis

Wer liest schon Einleitungen?

S. Silbernagl

1.1 Physiologie: Funktion des Lebendigen

Ein Virus hat bereits eine Art von Leben, eine Amöbe, ein Baum, ein Hund, ein Mensch, sie alle leben. Die Physiologie versucht, die physikalischen und chemischen Faktoren aufzuklären, die für die Entstehung, die Entwicklung und den Erhalt dieses Lebens verantwortlich sind. Dabei ist die Frage, *was* vor sich geht, nur der Ausgangspunkt für die Frage, *wie* es passiert. So fragt ein Physiologe etwa: Wie gelangen Ionen durch die Zellmembran, und mit welchen Signalen kommunizieren Zellen miteinander? Wie überlebt ein Fisch im Süßwasser, wie einer im Salzwasser? Warum muß eine Wüstenratte nichts trinken und warum kühlt der Pinguin nicht aus, wenn er jahraus, jahrein auf antarktischem Eis steht? Wie wird unser Blutdruck geregelt? Wie arbeiten unsere Nieren, unsere Muskeln, unsere Augen, ja sogar (und das fragt des Physiologen eigenes Gehirn!): Wie funktioniert unser Gehirn?

Inhalt dieses Buches ist die **Physiologie des Menschen.** Dabei muß man sich aber vor Augen halten, daß der Großteil der Kenntnisse über die Funktionen unseres Körpers nicht von Beobachtungen am Menschen, sondern von Experimenten an Einzelzellen im Reagenzglas, an Zellkulturen, an isolierten Organen und an Tieren gewonnen wurde. Am meisten weiß man daher über die Mechanismen, die sich in der **Evolution** bereits seit Hunderten von Millionen Jahren bewährt haben und daher allen tierischen Zellen mehr oder weniger gemeinsam sind. Relativ viel ist auch noch bekannt über die Funktion derjenigen unserer Organe und Organsysteme, die sich von der anderer Säuger nur unwesentlich unterscheiden. Darm- und Nierenfunktion, Atmung, Blutdruckregulation, Säure-Basen-Haushalt sind einige Beispiele dafür.

Anders ist das bei höheren Gehirnfunktionen, doch können uns da unter Umständen **Beobachtungen an Patienten** weiterhelfen. Vergleicht man ihre Symptome mit den Befunden bei gesunden Probanden, kann man unter Umständen auf Funktionsmechanismen schließen. Die (immer noch spärlichen) Kenntnisse über die spezifischen Funktionen unseres Großhirns z.B. stammen großteils von Beobachtungen an Patienten, bei denen umschriebene Gehirnbezirke etwa durch Verletzungen oder Tumoren zerstört worden sind. Umgekehrt ist die Physiologie des Menschen, sind die Kenntnisse über die **normale Funktion** unseres Körpers natürlich unverzichtbare Grundlage, wenn der Arzt Fehlfunktionen des Körpers, also **Krankheiten,** erforschen und kausal oder zumindest symptomatisch behandeln will. Auf Aspekte der **Pathophysiologie,** des Grenzgebiets zwischen Physiologie und klinischer Medizin, wird daher in allen Kapiteln dieses Buches immer wieder eingegangen werden.

1.2 Woher weiß man, was in diesem Buch steht?

›› Ausgehend von Beobachtungen, stellt der naturwissenschaftlich arbeitende Physiologe eine überprüfbare Hypothese auf; von ihr ausgehend, macht er Experimente mit gezielter Fragestellung, wobei das Bezweifeln der eigenen Hypothese wichtigstes Prinzip ist. Korrelation z.B. muß auf Kausalität überprüft werden. Eine gezielte Beobachtung kann eine Art Experiment sein, ebenso wie ein unerwartetes Versuchsergebnis eine Beobachtung sein kann. Jedes Experiment muß von einem Kontrollexperiment begleitet sein, und Versuchswiederholungen verringern die Wahrscheinlichkeit, daß ein Ergebnis zufällig war. Widerspricht das Ergebnis der Hypothese, muß sie verworfen werden; wird sie bestätigt, kann sie nach eingehender Überprüfung zur Theorie werden. Neben der Beobachtung am Patienten ist die Tierphysiologie die wichtigste Quelle, aus der die Physiologie des Menschen schöpft. Die Komplexität des Organismus zwingt den Physiologen zu Vereinfachungen, will er aussagekräftige Ergebnisse erhalten; „Modelle der Natur“ und das Arbeiten in vitro sind zwei der Möglichkeiten. Fehlschlüsse und Artefakte sind es, die die Resynthese der Einzelbefunde erschweren. Schließlich muß die Übertragbarkeit der Befunde vom Tier oder gar von der Zellkultur auf den Menschen streng geprüft werden. ‹‹

Schon in der Mitte des vorigen Jahrhunderts war in einem Lehrbuch der Physiologie kein Platz mehr, den experimentellen Hintergrund des behandelten Lehrstoffes zu schildern.

Adolph Fick (1829–1901) schrieb 1860 in seinem „Compendium der Physiologie des Menschen“ (10): „Der nächste (wichtigste) Zweck dieses Buches ist, daß es den Medicin Studirenden in Stand setze, mit möglichst geringer Anstrengung sich diejenigen physiologischen Kenntnisse anzueignen, welche ein billiger (vernünftiger) Examinator von ihm verlangen muss... habe ich mich – eingedenk des ersten Zweckes – durchweg vorwiegend an die *Resultate* gehalten und *sie* mit einiger Ausführlichkeit dargestellt... das Resultat ist das Wichtigste und Interessante, und, wenn man es einmal *sicher* hat, d.h. jederzeit einen strengen Beweis führen kann, so kümmert man sich nicht mehr um die Methode seiner ursprünglichen Auffindung.“

Allerdings war Adolph Fick noch in der Lage, seinen Studenten dann wenigstens in der Vorlesung diejenigen Versuche zu zeigen, mit denen er das Gelehrte belegen konnte. Das ist heute nicht mehr möglich, da sich das Wissen in der Physiologie seither, grob geschätzt, verhundertfacht hat. Das heißt, auch in der Vorlesung bleibt heute praktisch keine Zeit mehr, die Wege zu schildern, an deren Ende unser (mehr oder weniger) **„gesichertes Wissen“** steht. Das birgt die Gefahr in sich, daß der Student das „Wissen“ des Lehrbuchs (und der spätere Arzt oder Biologielehrer den Inhalt einer Fachzeitschrift) ohne Bedenken als feststehende Tatsache übernimmt. Kritikfähigkeit in dieser Beziehung setzt aber voraus, daß er oder sie wenigstens prinzipiell die Wege naturwissenschaftlich-medizinischer und -biologischer Wissensfindung mit all ihren Klippen kennt. Sie sollen uns daher im folgenden kurz beschäftigen.

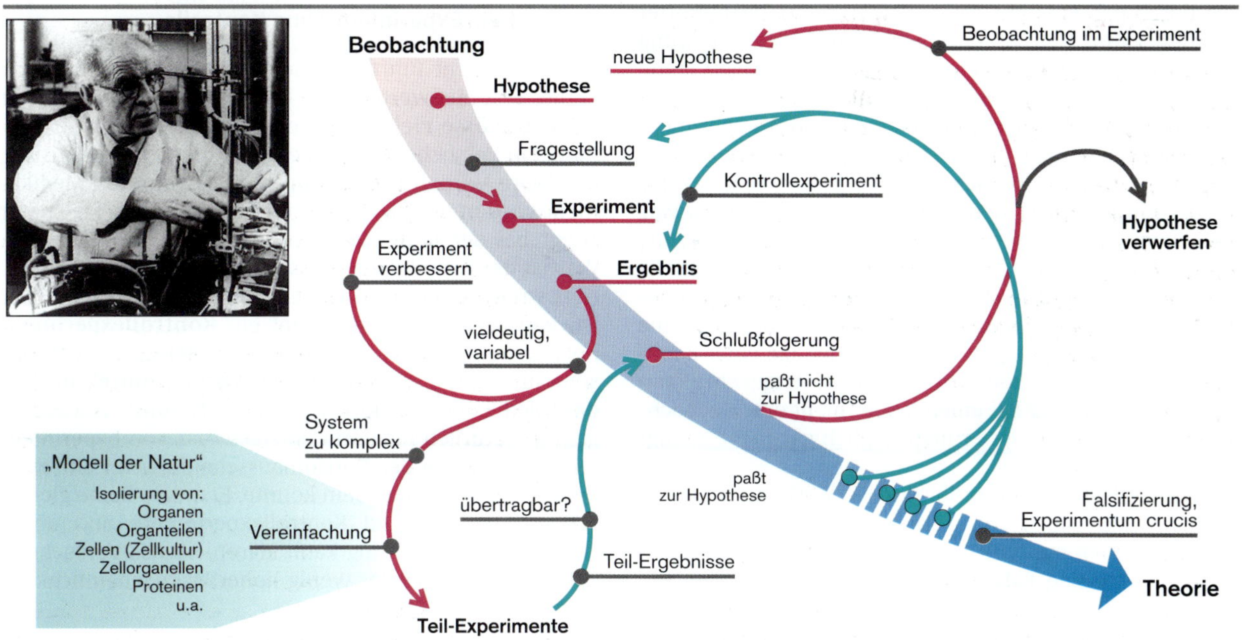

Abb. 1.1 **Von der Beobachtung zur Theorie: Der Weg experimenteller Forschung.** Zum Beispiel entdeckte Ernest Basil Verney (1894 – 1967, Foto) zusammen mit E. H. Starling in den zwanziger Jahren, daß eine isolierte Niere, die künstlich durchströmt wird, keinen konzentrierten Urin erzeugen kann (18, 20) **(Beobachtung im Experiment)**. Aufgrund dieser und anderer Beobachtungen stellten sie folgende **Hypothese** auf: „Wir schlagen daher vor, daß irgendeine Substanz oder Substanzen mit einer Pituitrin-(Hypophysenextrakt-)ähnlichen Wirkung normalerweise im intakten Säuger vorhanden sind und dazu dienen, die Niere in ihrer wichtigen Funktion der Wasser- und Chloridausscheidung zu regulieren“ (18). Zur **Überprüfung der Hypothese** setzten sie dem Nierenperfusat einen Hypophysenhinterlappenextrakt zu **(Experiment)** mit dem **Ergebnis,** daß sich die Wasserausscheidung dadurch normalisierte. Schließlich wies Verney auch nach, daß das Blut durch den Kopf des Versuchstiers fließen muß, bevor es anschließend in der Niere antidiuretisch wirken kann. Dieser Effekt blieb aus, wenn vorher der Hypophysenhinterlappen entfernt worden war (19). Damit war bewiesen, daß die Konzentrierungsfähigkeit der Niere vom Hypophysenhinterlappen abhängt **(Theorie)**. Heute wissen wir, daß dort Adiuretin als steuerndes Hormon sezerniert wird.

Beobachtung, Hypothese, Experiment, Deutung, Theorie und die Fallen

Die Gegenprobe

Humanphysiologie ist ein Fach der Medizin, doch als Forscher ist der Physiologe Naturwissenschaftler; er geht bei seiner Forschung daher prinzipiell genau so vor wie der „reine“ Naturwissenschaftler, also etwa der Physiker, Astronom oder Chemiker (Abb. 1.1): Er stellt **Beobachtungen** an, zieht seine Schlüsse daraus und stellt auf deren Basis eine **Hypothese** auf. Diese Hypothese muß **überprüfbar** sein. Eine unüberprüfbare Hypothese ist wertlos, weil sie nicht viel mehr Wert ist als eine schlichte Behauptung. Mit Überprüfen ist hier vor allem gemeint, daß der Wissenschaftler seine Hypothese in Frage stellen (falsifizieren; 5) muß, d.h., ein überaus wichtiges Prinzip seines Arbeitens muß der **Zweifel** sein. Wichtiger als die **Probe** ist die **Gegenprobe!**

Ein einfaches Beispiel: Vor einigen Jahrzehnten konnte im Elsaß beobachtet werden, daß der Rückgang der Geburtenrate sehr eng mit dem Rückgang der Anzahl der dort nistenden Störche korreliert. Bringt also der Storch die Babys? Eine Bestätigung dieser Hypothese wäre gewesen, wenn der Beobachter anschließend nach Franken gefahren wäre und dort eine ähnliche Korrelation vorgefunden hätte (Probe). Eine mögliche Gegenprobe (Entfernung eines der korrelierenden Phänomene) wäre hingegen gewesen herauszufinden, ob ein Land existiert, wo es gar keine Störche gibt und trotzdem Babys auf die Welt kommen...

Korrelation und Kausalität

Wir lächeln über das Beispiel mit den Störchen, weil wir wissen, wie Kinder auf die Welt kommen. Bei der Beobachtung noch nicht erforschter Phänomene ist das anders. Trotzdem ist ein häufiges Zusammentreffen zweier oder mehrerer Phänomene oder gar eine enge quantitative Korrelation natürlich eine wichtige Beobachtung, sei es in der Astronomie, in der Physiologie oder in der praktischen Medizin. Über die **Kausalität** sagt eine Korrelation, wie wir an obigem Beispiel gesehen haben, allerdings nichts aus. Die Kausalität kann hier nur Hypothese sein, die es zu überprüfen, in Zweifel zu ziehen gilt.

Beobachtung versus Experiment

Zur Überprüfung seiner Hypothese greift der Wissenschaftler zum **Experiment.** Er „experimentiert“ nicht „herum“, sondern stellt eine Frage, von der er hofft, daß sie durch das Ergebnis seines Experiments beantwortet werden kann. Den Unterschied zwischen Beobachtung und Experiment hat der französische Physiologe Claude Bernard (1813–1878) so ausgedrückt: „Beobachtung ist die Erforschung natürlicher Phänomene, das Experiment ist die Erforschung eines Phänomens, das durch den Forscher verändert worden ist" (1). Diese Veränderung, dieses **Eingreifen** in den natürlichen Ablauf ist es, was das Experiment einerseits zum machtvollsten Werkzeug naturwissenschaftlicher Forschung macht, andererseits aber auf Irrwege, zu Artefakten führen kann (s. u.). Beobachtung und Experiment sind nicht ganz zu trennen. Eine „gezielte" Beobachtung, etwa die Voraussage einer Beobachtung, ist bereits eine Art Experiment. Umgekehrt kann der Wissenschaftler bei einem Experiment eine Beobachtung machen, nach der er ursprünglich gar nicht gefragt hat.

Die Entdeckung der antibiotischen Wirkung des Penicillins (1928) durch den britischen Bakteriologen Sir Alexander Fleming (1881–1955) ist ein berühmtes Beispiel dafür. Seine Bakterienkulturen waren ihm unprogrammgemäß verschimmelt. Er hat sie sich trotzdem genau betrachtet (die „Neugierde des Forschers"), und ihm fiel auf, daß die Bakterien sich im Bereich des Schimmelpilzes (*Penicillium*arten) nicht vermehrt hatten. Seine daraus abgeleitete Hypothese, daß der Schimmel einen antibakteriellen Stoff produziert, bewahrheitete sich, und das Antibiotikum Penicillin trat wenige Jahre später seinen Siegeszug um die Welt an.

Fürchtet der Arzt die Gegenprobe?

Da wohl die meisten Leserinnen und Leser dieses Buches Ärzte werden wollen, hier auch ein kurzes Wort zur **klinisch-medizinischen Forschung.** Obwohl auch schon der Physiologe, der ja oft an Lebewesen forschen muß, nicht so frei experimentieren kann wie etwa der Chemiker, sind die experimentellen Möglichkeiten des Arztes natürlich noch viel mehr eingeschränkt. Er kann sich bei seiner klinischen Forschung oft nur auf rückschauende (retrospektive) oder, was das bessere „Experiment" ist, auf vorausschauende, vorhersagende (prospektive) Beobachtungen an seinen Patienten stützen. Diese Beschränkung darf aber nicht dazu verleiten, die Gegenprobe, das **Experimentum crucis,** etwa in Form einer sog. Doppelblindstudie, zu scheuen*. Claude Bernard sagt dazu: „Es ist das *post hoc, ergo propter hoc*** der Mediziner, zu dem wir uns sehr leicht verleiten lassen, besonders wenn das Ergebnis eines Experimentes oder eine Beobachtung unsere vorgefaßte Meinung bestätigt" (1). (Auch der Autor dieser Einleitung ist Mediziner).

* Von einer Doppelblindstudie spricht man dann, wenn z.B. beim Vergleich der Wirksamkeit zweier Medikamente (oder eines Medikaments mit einem wirkungslosen Stoff, einem Plazebo) weder der Arzt noch der Patient weiß (beide sind „blind"), welche Tablette welche Substanz enthält.

** Danach und daher dessentwegen.

Kein Experiment ohne Kontrolle

Ein Experiment führt zu einem **Ergebnis,** also zu einer Reihe von Meßwerten, aus denen der Wissenschaftler seine **Schlüsse** zieht. Zieht er die richtigen? Angenommen, ein Versuchstier, etwa eine Ratte, wird narkotisiert, die Niere wird freigelegt und ein bestimmtes Medikament wird in die Nierenarterie injiziert. Einen Tag später steigt bei der Ratte die Natriumausscheidung im Urin. Was ist der Grund dafür? Das Narkosemittel? Der Operationsstreß? Oder wirklich die injizierte Substanz? Hier ist, wie bei jedem Experiment ein **Kontrollexperiment** notwendig, in diesem Fall eines, bei dem zwar narkotisiert und operiert, aber nur das Lösungsmittel, in dem das Medikament gelöst war, injiziert wird. Außerdem genügt natürlich nicht ein einziges Paar von Experimenten, da die Höhe der Natriumausscheidung im Einzelfall genausogut ein **Zufall** sein könnte. Erst eine Reihe gleichartiger Versuche und Kontrollexperimente und deren statistische Auswertung kann klären, ob das Versuchsergebnis (mit mehr oder wenig hoher Wahrscheinlichkeit) kein Zufall war (6).

Und das Ergebnis?

Hat der Wissenschaftler aus dem Ergebnis des Experiments den richtigen **Schluß** gezogen, und ist damit seine Frage beantwortet? Oder ist das Ergebnis vieldeutig und damit nicht interpretierbar? Oder kommt gar jedesmal etwas anderes als Ergebnis heraus? Dann war vielleicht das Experiment von vorneherein schlecht geplant, oder es war zwar gut konzipiert, aber schlecht durchgeführt; oder war etwa das Versuchsobjekt zu komplex, um eine einfache Antwort zu erhalten? Lag es daran, muß der Physiologe sich nach einem einfacheren Experimentalobjekt für die Beantwortung seiner Frage umtun (s. u.). Bringt ihn auch das nicht weiter, ist die Frage, zumindest vorläufig, unbeantwortbar. Diese Tatsache muß der Forscher allerdings erkennen.

Der englische Zoologe Peter B. Medawar (geb. 1915, Nobelpreis für Medizin 1960) schreibt dazu in der Einleitung seines Buches „Die Kunst des Lösbaren": „Kein Wissenschaftler wird bewundert, daß es ihm nicht gelungen ist, Probleme zu lösen, die er mit ihm zur Verfügung stehenden Mitteln überhaupt nicht lösen konnte… Gute Wissenschaftler nehmen normalerweise solche Probleme in Angriff, die sie für wichtig *und* lösbar halten. Denn schließlich ist es ihre Aufgabe, Probleme zu lösen, und nicht bloß, mit ihnen zu ringen… Und das ist genau der Grund, warum einige der wichtigsten biologischen Probleme bisher noch nicht auf der Tagesordnung unserer Forschungsvorhaben erschienen sind…" (4).

Paßt das Ergebnis des Versuchs zur Hypothese, gewinnt sie an Substanz, doch muß ihre Gültigkeit (und auch ihre Allgemeingültigkeit) unter allen möglichen Bedingungen – auch von anderen Wissenschaftlern – weiterhin streng überprüft werden. Wenn dann immer noch alles zusammenpaßt, wird die Hypothese zur **Theorie.** Sie findet dann, gewöhnlich nach einer Latenzzeit von vielen Jahren, Eingang in die Lehrbücher. Das sichert ihr zwar ein relativ langes Leben, doch sind alle Theorien, auch diejenigen, auf die dieses Buch aufbaut, nicht davor sicher, irgendwann vielleicht doch einmal vom Sockel gestürzt zu werden. Dogmen gibt es in der Wissenschaft nicht.

Zeitigt das Experiment ein klares Ergebnis, das nicht zur Hypothese paßt, muß sie verworfen oder zumindest revidiert werden. Das gilt für *alle* Ergebnisse des Experiments. Nur die zur Hypothese „passenden" Antworten herauszusuchen, ist zwar verführerisch, hat aber nichts mehr mit Wissenschaft zu tun.

Es passiert auch immer wieder, daß ein Versuchsergebnis völlig unerwartet ist (Beobachtung beim Experiment, s. oben) und auch nach Befragung der **Literatur** beim Wissensstand der Zeit nicht einzuordnen ist – sozusagen ein Puzzlestück ohne Puzzle. Trotzdem wird es der Wissenschaftler, wenn er sich seiner Sache sicher ist, veröffentlichen. Irgendwann, nach Monaten oder Jahrzehnten, findet sich das Puzzle dazu. Bis dahin ist das Faktum eines solchen Versuchsergebnisses allerdings wertlos, da „... es seinen Wert nur durch die Idee bekommt, mit der es verbunden ist oder durch die Antwort, die es liefert" (1).

Zu kompliziert?

Lebendiges, auch eine einzige Zelle, besteht aus unzähligen Komponenten, Reaktionen und Interaktionen. Ist es also ein hoffnungsloses Unterfangen, dieses Knäuel zu entwirren? Offenbar nicht ganz, wie die folgenden Kapitel dieses Buches zeigen. Wie seine anderen biologisch-experimentell arbeitenden Kollegen **vereinfacht** der Physiologe das System, an dem er experimentieren will, und zwar auf ganz verschiedenen Wegen.

Modell und Experiment der Natur

In Säugetieren sind Nervenfasern höchstens 0,015 mm dick. Das machte elektrophysiologische Versuche an ihnen bis vor kurzem äußerst schwierig. Der Tintenfisch hingegen besitzt ein Riesenaxon mit dem 60fach größeren Durchmesser von etwa 1 mm (Abb. 1.**2**). Diese **Modellnervenfaser** erlaubte es schon sehr früh, die grundsätzlichen Vorgänge bei der Nervenerregung mit relativ einfachen Methoden zu klären (9,11,12,15). Auch der Mechanismus einfacher Lernvorgänge (Habituation und Sensitisierung bei polysynaptischen Reflexen, Kap. 20) hat sich am Modellganglion einer Meeresschnecke (Seehase, Aplysia californica) mit seinen großen Nervenzellkörpern und seinen wenigen, wohlbekannten Schaltverbindungen viel unkomplizierter klären lassen (13,14) (Abb. 1.**3**) als am hochkomplexen Zentralnervensystem eines Säugetiers mit seinen Milliarden von Nervenzellen.

Genetische Defekte, also etwa das Fehlen eines Hormons oder eines Enzyms, stellen ebenfalls eine Vereinfachung dar, da eine physiologische Funktion ja auch durch ihr Fehlen charakterisiert werden kann. Moderne Methoden der Molekularbiologie haben es sogar möglich gemacht, durch Genmanipulation die Aminosäurensequenz eines Enzyms oder Rezeptors gezielt zu verändern (site-directed mutagenesis), um herauszufinden, welche Anteile der Aminosäurensequenz und der Proteinfaltung z. B. an der Substrat- bzw. Hormonbindung beteiligt sind. Auch das experimentelle Entfernen oder Abschalten eines Gens **(„Knock out")** oder das Einschleusen eines fremden Gens **(Transgen)** in die Keimbahn können dazu dienen, die Funktion des jeweiligen Genprodukts, z. B. bei der Lernfähigkeit (17) oder der Entstehung des Bluthochdrucks (22) aufzuklären.

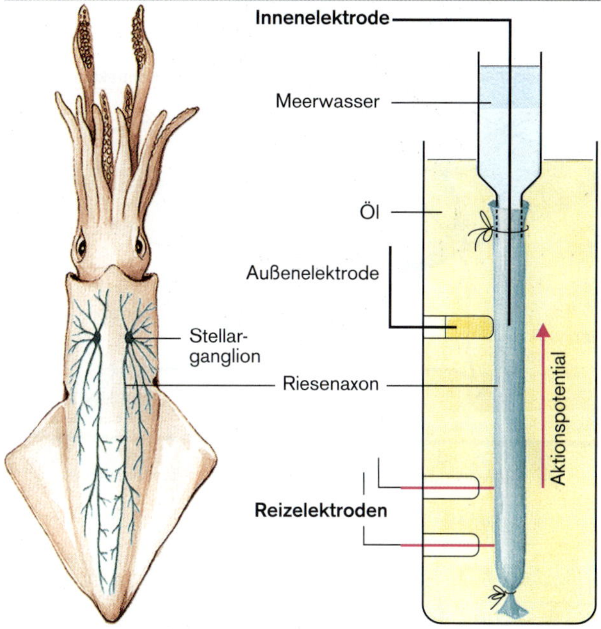

Abb. 1.**2** **„Modell der Natur": Riesenaxon des Tintenfisches Loligo.** Während beim Menschen und bei den meisten Tieren die Nervenfasern weniger als 0,02 mm dick sind, hat das Riesenaxon einen Durchmesser von etwa 1 mm. Dies erlaubt das Einführen einer Silberdraht-Elektrode ins Innere des Axons (Innenelektrode) und ermöglichte es bereits Ende der dreißiger Jahre, die grundsätzlichen Mechanismen der Fortleitung von (hier mit „Reizelektroden" ausgelösten) Impulsen in Nervenfasern aufzuklären (9,11). Im lebenden Tintenfisch gewährleistet die Dicke des Axons eine sehr rasche Impulsfortleitung und damit eine relativ synchrone Aktivierung der Mantelmuskulatur. Diese Muskeln erzeugen den Wasserstoß, der den Tintenfisch bei Überraschungen rückwärts treibt (aus 2 nach 15 und aus 12).

Auch Zerlegen vereinfacht

Der Physiologe **isoliert** z. B. ein Organ aus dem zu komplexen Organismus, eine Zelle aus dem Organ, bestimmte Organellen (z. B. Mitochondrien oder Stücke der Zellmembran) aus der Zelle. Will er nur ein bestimmtes Protein, etwa ein Enzym oder einen Ionenkanal der Zellmembran, untersuchen, so **reinigt** er das Protein von allen anderen Zellbestandteilen. Das Enzym kann er dann im Reagenzglas oder in der Photometerküvette untersuchen, das Kanalprotein in eine künstliche Lipidmembran einsetzen und dort die Kanaleigenschaften studieren (Kap. 2). Hier arbeitet er also **in vitro** (im Glas) und nicht mehr **in vivo** (im lebenden Organismus). Ist das Organ vom Körper, die Zelle vom Organ oder die Zellmembran von der Zelle isoliert, kann die Flüssigkeit, mit der das Organ künstlich durchströmt wird bzw. in der die Zelle

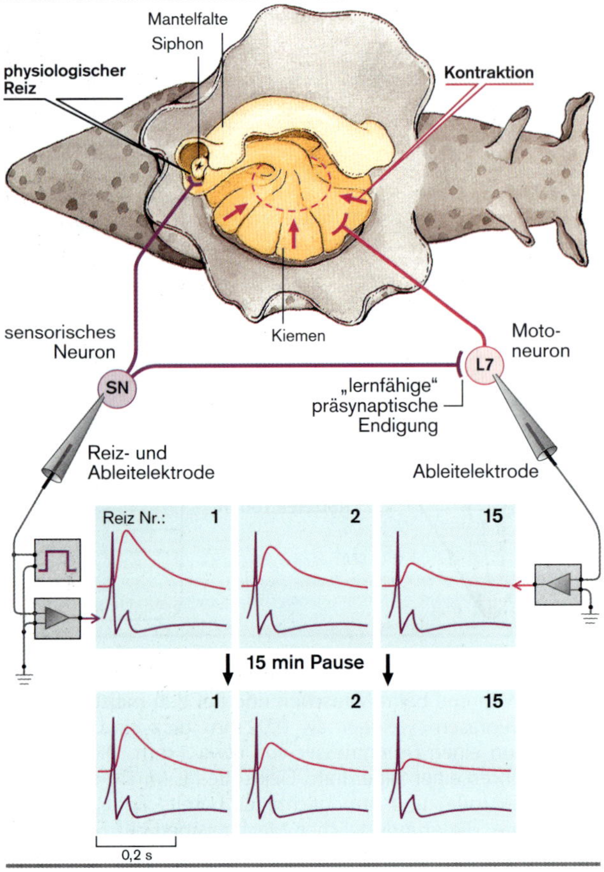

Abb. 1.**3** **„Modell der Natur“: das Ganglion des Seehasen Aplysia.** Wird der Siphon der Mantelfalte dieser Meeresschnecke durch irgendetwas berührt, so verkleinern sich die Kiemen reflektorisch auf die rot gestrichelte Größe. An diesem Rückziehreflex sind 24 sensorische Neurone, 6 Motoneurone sowie 1 inhibitorisches und 2 exzitatorische Interneurone beteiligt. Die geringe Anzahl dieser Komponenten, die Kenntnis ihrer genauen Lokalisation und die Tatsache, daß sie relativ groß sind, machen den Seehasen zu einem idealen Modell für einfachste **Lernvorgänge:** Wenn der Reiz z. B. mit Schmerzen verbunden ist, wird die Reflexantwort verstärkt (Sensitisierung), oder aber, wenn der Reiz sich z. B. als unschädlich herausstellt, wird die Antwort abgeschwächt (Habituation; Kap. 20). Durch Einstich einer Reiz-(und Ableit-)Elektrode in eines der beteiligten sensorischen (SN) und einer Ableitelektrode in eines der motorischen Neurone (L7) kann die Habituation auf Einzelneuron-Ebene registriert werden: Auf den Reiz Nr. 1 (violette Kurve, obere Reihe von Registrierungen) erfolgt die maximale Reflexantwort (rote Kurve). Wird der Reiz alle 10 s wiederholt (Reiz Nr. 2 bis 15), so wird die motorische Antwort zunehmend kleiner. Auch noch 15 min nach diesem „Training“ hat Reiz Nr. 1 (unten) einen kleineren Effekt als Reiz Nr. 1 im „untrainierten“ Zustand (oben). Das Neuron SN hat „gelernt“, weniger Transmitter freizusetzen: akute Habituation. Bei chronischem Training (Tage bis Wochen) vermindert sich außerdem die Anzahl der sensorischen Neurone, die zu den Motoneuronen synaptischen Kontakt haben. Damit steht ein einfaches, wohldefiniertes Modell zur Verfügung, mit dem auch die molekularen Mechanismen eines solchen Lernvorgangs untersucht werden können (nach 13, 14).

oder die Membran schwimmt, vom Experimentator **vorgegeben** werden. Das ist deswegen eine Vereinfachung, weil dadurch die vielen unbekannten Variablen, z. B. die zahlreichen Komponenten des Bluts, eliminiert und durch die bekannten Eigenschaften der gewählten Lösung ersetzt werden. Es können also z. B. der pH-Wert, die Osmolalität, die K^+-Konzentration und der Sauerstoffpartialdruck als **Konstanten vorgewählt** werden, während eine andere Größe, etwa das Zellpotential, z. B. in Abhängigkeit von der Ca^{2+}-Konzentration gemessen wird.

Das Modell Zellkultur

Aus dem intakten Organismus isolierte Zellen können in vitro weitergezüchtet werden **(Primärkultur),** doch verändern sie dabei oft ihre Eigenschaften und sterben dann ab. Will man über Monate und Jahre an Zellen mit weitgehend konstanten Eigenschaften forschen, bedient man sich Zellinien, die unsterblich **(immortal)** sind, d. h., die sich immer wieder teilen, ohne dabei zu „altern“. Solche Zellkulturen (Abb. 1.**4**) entstammen bestimmten Tumoren oder wurden durch Virusinfektion immortalisiert. Obwohl allein schon diese Immortalität zeigt, daß sich die Summe ihrer Eigenschaften von der einer „normalen“ Leber-, Nerven- oder Muskelzelle unterscheidet (und daher die Übertragbarkeit der experimentellen Ergebnisse hier besonders sorgfältig geprüft werden muß), können an solchen Zellen viele prinzipielle Fragen der Zellphysiologie geklärt werden.

Passen die Rädchen schließlich zusammen?

Lesen wir nochmals bei Claude Bernard nach: „... wenn man einen lebenden Organismus auseinandernimmt, indem man seine verschiedenen Teile isoliert, tut man das nur zur Erleichterung der experimentellen Analyse und keineswegs, um sie getrennt zu verstehen. In der Tat, will man einer physiologischen Eigenschaft ihren Wert und ihre wirkliche Bedeutung zumessen, muß man sie immer auf das Ganze beziehen und darf endgültige Schlußfolgerungen nur im Zusammenhang mit ihren Wirkungen auf das Ganze ziehen...“ (1). Das war also das ursprüngliche Ziel der Wahl eines Modells, der Griff zur Zellkultur, der Untersuchung in vitro. Je größer allerdings, besonders in letzterem Fall, die Vereinfachung war, desto weiter hat sich der Physiologe vom lebenden Organismus entfernt und desto vorsichtiger muß er sein, die Einzelergebnisse auf ihn zu **übertragen.** Je größer der Eingriff des Experimentators war, desto mehr besteht die Gefahr, daß er nur die Folgen seines Eingriffs, also **Artefakte** mißt, die mit der gesuchten physiologischen Funktion gar nichts zu tun haben. Auf der anderen Seite besteht keinerlei Chance, die eigentlichen zellulären und molekularen Mechanismen des Körpers, und das schließt auch so komplexe geistige Leistungen wie etwa das Gedächtnis mit ein, am intakten Organismus zu klären. In Zukunft wird es die größte Herausforderung für die Physiologie werden, die unendlich vielen Daten, die auf zellulärer, subzellulärer und molekularer Ebene gewonnen werden, wieder zu einer Gesamtschau der Physiologie des Menschen zusammenzusetzen.

Kann Leben am Computer erforscht werden?

Ja und nein. Ja, weil er riesige Datenmengen auswerten kann, zu deren Bearbeitung unsere Lebensspanne oft nicht ausreichen würde. Ja, weil mit ihm sehr rasch viele Kombinationen bekannter Einzelfunktionen des Organismus theoretisch „ausprobiert" werden können. Das heißt, mit ihm lassen sich aus einzelnen Beobachtungen und experimentellen Befunden hypothetische Vorhersagen machen. Er kann also **Bekanntes (Gespeichertes)** neu kombinieren und beim Experimentieren am lebenden Organismus helfen, große Datenmengen rasch zu erfassen und zu übersichtlichen Zahlen zu kondensieren. Was er natürlich nicht kann, ist bekannte oder unbekannte Fakten, die nicht gespeichert sind, berücksichtigen. Die Wirkung einer erstmalig aus dem Blut isolierten Substanz z.B. oder eines neuartigen chemischen Stoffes auf die Zelle oder den Gesamtorganismus kann nur im Experiment an der Zelle bzw. am Tier eruiert werden, nicht am Computer.

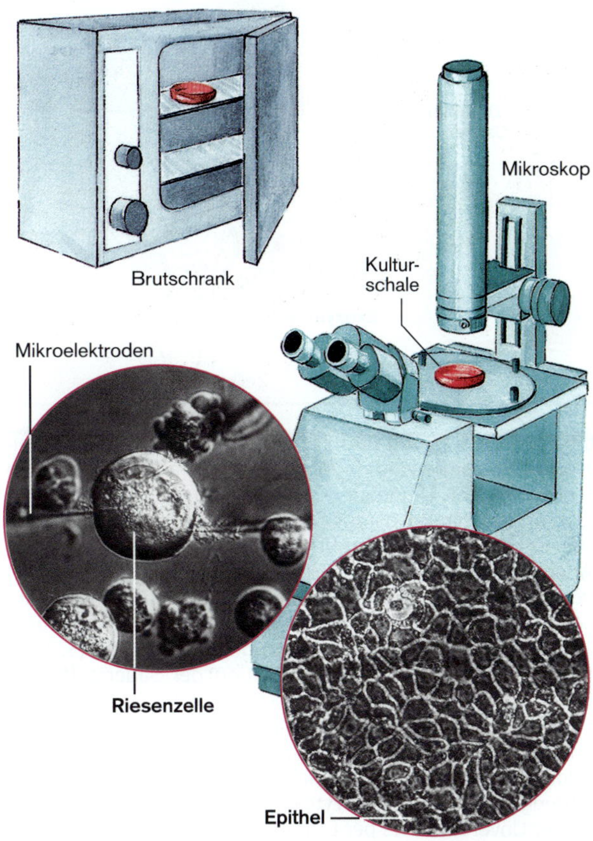

Abb. 1.**4** **Das Modell Zellkultur.** Bestimmte Zellen teilen sich in der Kulturschale im Brutschrank immer wieder und lassen sich daher unbegrenzt weiterzüchten, d.h., sie sind immortalisiert („unsterblich" gemacht). Sie lassen sich sogar für lange Zeit tiefgefrieren, ohne daß ihre Vitalität (nach dem Auftauen) darunter leidet. Damit stehen der Forschung über Jahre und Jahrzehnte Zellen mit weitgehend konstanten Eigenschaften zur Verfügung, was die Klärung vieler prinzipieller Fragen der Zellphysiologie mit relativ einfacher Methodik in vitro erlaubt. Das **rechte Foto** zeigt unter dem Mikroskop, daß sich kultivierte Zellen, die von einem **Epithel** abstammen, auch in der Kulturschale wieder zu einem Epithel zusammenfinden. Damit läßt sich also auch die Physiologie eines solchen Zellverbandes studieren (Kap. 3). Das **linke Foto** zeigt im Zentrum eine **Riesenzelle.** Sie läßt sich aus etwa 50–100 normalgroßen Einzelzellen der Kultur fusionieren, ohne daß dabei die fundamentalen Zellfunktionen verlorengehen. Solch große Zellen erlauben es dann etwa, mit mehreren (z.B. Na^+-, K^+- und pH-) Mikroelektroden simultan in der Zelle zu messen (aus 16).

1.3 Ob Zelle oder Organismus: ein offenes System mit innerem Milieu

» Die Zellmembran hat zugleich Schutz- und Austauschfunktion: Sie verhindert einerseits die Vermischung von äußerem Milieu und Zellinnerem, andererseits muß der Zelle als offenem System chemische Energie zugeführt werden, und gleichzeitig müssen Endprodukte die Zelle verlassen können. Spezialisierte Proteine der Membran transportieren selektiv und dem Bedarf angepaßt anorganische Ionen und organische Substanzen, und Rezeptorproteine dienen der Signaltransduktion. Während ein Einzeller autonom ist, sind es beim Vielzeller die Organe, die die Barriere-, Austausch- und Kommunikationsfunktion übernehmen, wobei die Autonomie der Zelle einer erhöhten Unabhängigkeit und Leistungsfähigkeit des Gesamtorganismus geopfert wird. Für die Sicherung des inneren Milieus der Zelle sorgen die homöostatischen Regulationsmechanismen des Körpers; dabei sind Nervensystem und Kreislauf die Signal- und Transportwege. Die beteiligten Komponenten der Homöostase werden vor allem durch negative Rückkopplungssysteme geregelt, die Regelbreite wird durch Verhalten erweitert. Positive Rückkopplung ist ein physiologischer Verstärkermechanismus, der als pathologischer Teufelskreis katastrophal sein kann. «

Die Autonomie der Zelle

Die Grenze zwischen Ordnung und Unordnung

Schon für einen Einzeller, also etwa eine Amöbe (Abb. 1.**5**) gilt es, zwei für sein Überleben notwendige, aber prinzipiell gegensätzliche Anforderungen zu erfüllen: Einerseits muß er die **„Ordnung"** dessen, was Leben ausmacht, gegen die „Unordnung" der unbelebten Umgebung abschotten, andererseits ist er als – sowohl im thermodynamischen als auch im kommunikativen Sinn – **„offenes System"** auf den Austausch von Wärme, Sauerstoff, Nahrungs- und Abfallstoffen sowie von Informationen mit seiner Umgebung angewiesen. Für das Abschotten sorgt die **Zellmembran,** deren hydrophobe Eigenschaften die wäßrigen Lösungen außerhalb und innerhalb der Zelle vor der tödlichen Vermischung bewahren. Für die „Durchlässigkeit" der Membranbarriere sorgen vor allem in ihr eingebaute Proteinmoleküle: zum einen die sog. **Rezeptoren,** die dem Empfang und der Weitergabe von Informationen aus der Umwelt dienen; zum anderen besitzt die Membran **Transportproteine,** also Poren, Carrier und „Pumpen" (Kap. 2). Die Durchlässigkeit der Membran ist **selektiv** und häufig **geregelt.** So werden

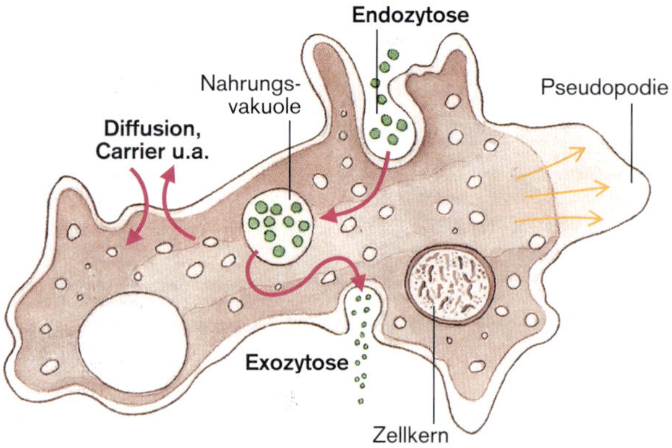

Abb. 1.**5** **Versorgung und Entsorgung der Zelle.** Ein Einzeller wie die **Amöbe** lebt im Wasser (manche auch als Parasiten in der wäßrigen Umgebung des menschlichen Darms: Amöbenruhr!); er nimmt daraus Sauerstoff und Nahrung auf und gibt dorthin seine Abfallstoffe ab. Das Milieu, in dem er lebt, ändert sich dadurch praktisch nicht, da es unendlich viel größer ist als er selbst. Im Gegensatz dazu sind die Zellen im menschlichen Körper von einem Extrazellulärraum umgeben, der sogar kleiner als das Volumen dieser Zellen ist (S. 332). Hier übernehmen Organe die Funktion der Sauerstoff- und Nahrungsaufnahme und der Ausscheidung (s. auch Abb. 1.6) und erhalten so das **„innere Milieu"** (1). Beim genaueren Hinsehen erkennt man auch schon in der Amöbe spezialisierte Zellorganellen, wie z. B. eine Nahrungsvakuole, in die größere Nahrungspartikel per Endozytose aufgenommen werden und aus der Unverdauliches per Exozytose wieder abgegeben wird, beides Mechanismen, die viele Zellen des menschlichen Körpers zur Aufnahme bzw. Abgabe von Eiweißmolekülen benützen (Abb. 2.5, S. 18). Durch Ausstülpen von Pseudopodien kann sich der Einzeller auch bewegen, was Fibrozyten, die in eine Wunde einwandern, oder Leukozyten, die sich auf eingedrungene Bakterien zubewegen, im Körper ebenfalls tun.

viele für den Zellstoffwechsel wichtige Substrate, z. B. D-Glucose und L-Aminosäuren, aktiv in die Zelle transportiert; mit L-Glucose und D-Aminosäuren hingegen kann die Zelle wenig anfangen; konsequenterweise werden solche inerten Stoffe meist auch nicht durch die Zellmembran transportiert. Auch Ionenkanäle, -pumpen und -carrier sind meist hochspezifisch und, je nach Bedarf der Zelle, mehr oder weniger aktiviert.

Die Umwelt des Einzellers

In einem See oder im Ozean umgibt den Einzeller ein weitgehend **gleichbleibendes Milieu;** es verändert sich praktisch nicht, wenn er sich daraus versorgt und nicht mehr Verwertbares dorthin abgibt. Solange er überhaupt lebt, d. h. die Ordnung von Struktur und Funktion (Synthese- und Energiestoffwechsel, Ionengradienten etc.) aufrechterhalten kann, ist er **autonom.** Ja, er ist mittels seiner Rezeptoren und seiner Beweglichkeit (Pseudopodien, Geißeln) sogar in der Lage, auf Änderungen der Umwelt, z. B. der Nährstoffkonzentration, mit gezielten Bewegungen zu reagieren bzw. ein geeigneteres Milieu aufzusuchen. Diese Autonomie der Einzelzelle geht im vielzelligen Organismus mit seinen spezialisierten Organen weitgehend verloren. Was dafür gewonnen wird, ist eine größere Leistungs- und Überlebensfähigkeit sowie ein erhöhter Aktionsradius. Augenfälligstes Beispiel dafür ist die Entwicklung von Lebewesen, die das Meer verlassen konnten und zu Landbewohnern geworden sind.

Das Meer in uns: Milieusicherung durch Spezialisierung

Auch jede der etwa 70 Billionen Zellen unseres Körpers ist auf ein Milieu mit weitgehend konstanten Eigenschaften angewiesen. Ganz im Gegensatz zur Situation des Einzellers im Wasser ist aber das Volumen der **extrazellulären Flüssigkeit,** in der unsere Zellen „schwimmen", nicht nur nicht unendlich größer, sondern sogar deutlich kleiner als das Volumen dieser Zellen (Kap. 13). Angesichts der ununterbrochenen Inanspruchnahme dieser Flüssigkeit für die Ver- und Entsorgung der Zellen bedarf es daher großer Anstrengungen, dieses **innere Milieu** zu erhalten. Beteiligt an dieser Milieusicherung oder **Homöostase** sind fast alle Organe und Organsysteme, von denen dieses Buch handelt (Abb. 1.**6**). Gleichzeitig haben Organe die Abschottungs- und Austauschfunktionen gegenüber bzw. mit der Umwelt übernommen. Den großen Vorteilen eines solchen Staates von spezialisierten Zellgruppen, also u. a. der großen Unabhängigkeit nach außen, steht als ein wesentlicher Nachteil die **gegenseitige Abhängigkeit der Organe und Organsysteme** gegenüber. Fällt ein wichtiges davon aus, ist der ganze Organismus vom Tode bedroht.

Ungeregeltes Leben gibt es nicht

Integration durch Infrastruktur

Sinnvoll kooperieren können die spezialisierten Organe des Körpers nur, wenn ihre Funktionen aufeinander abgestimmt sind. Als Infrastruktur stehen dazu vor allem das **Nervensystem** und das **Kreislaufsystem** zur Verfügung. Die rasche **Kommunikation** über Nervensignale wird dabei ergänzt durch die langsamere Übermittlung humoraler Signale auf dem Blutweg. Dieser ist darüber hinaus auch der Verkehrsweg für den **An- und Abtransport** unzähliger anderer Substanzen, seien es Nahrungs- oder Abfallstoffe, Roh- oder Fertigprodukte der zellulären Synthese oder der fast überall benötigte Sauerstoff. Um z. B. ihn auch unter wechselnder Belastung (etwa der Skelettmuskulatur) in ausreichender Menge (aber ohne gleichzeitige Energieverschwendung) anzuliefern, bedarf es der **funktionellen Integration** einer ganzen Palette von Einzelfunktionen: Atemtiefe, Atemfrequenz, Blutvolumen, Blutdruck (mit den Einzelkomponenten Herzschlagvolumen, Herzfrequenz und Gefäßweite), Erythrozyten- und Hämoglobinkonzentration im Blut sind die wichtigsten davon. Schon dieses eine Beispiel zeigt, daß Leben (übrigens auch das des Einzellers) ohne **Steuerung** und darüber hinaus auch ohne **Regelung** nicht existieren kann (8,21).

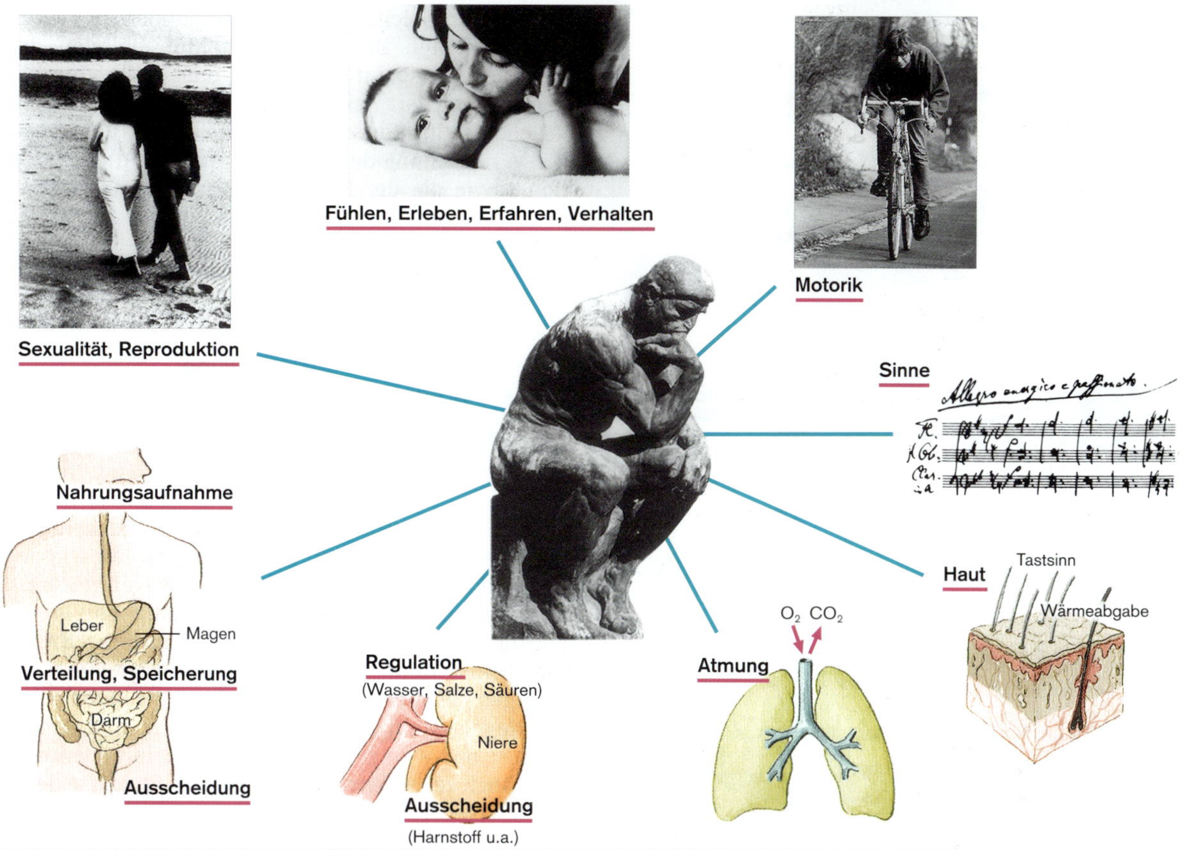

Abb. 1.**6** **Organe und Organsysteme im Dienste der Homöostase und der Arterhaltung.** Ob Herz, Gefäße, Lunge, Niere, Magen, Darm, Leber, Muskeln, Haut, Genitalien, Hormondrüsen, Nerven oder Gehirn, alle stehen sie entweder im Dienste der Homöostase, also der Konstanthaltung des „inneren Milieus“ (1), oder im Dienste der Arterhaltung, wozu Partnerwerbung und Schwangerschaft ebenso gehören wie die körperliche und seelische Entwicklung des Kindes. Beim Menschen lassen sich das Erleben von Musik, die Freude über schöne Bilder, die Neugierde des Wissenschaftlers oder gar das Fragen nach dem „Sinn des Lebens“ im religiösen Glauben in die beiden genannten Kategorien allerdings nur recht mühsam einordnen. Das soll auch hier nicht geschehen. (Das Bild im Zentrum zeigt die Skulptur „der Denker“ von Auguste Rodin. Linkes und mittleres Foto: Lennart Nilsson; rechtes Foto vom Verfasser.)

Vertrauen ist gut, Kontrolle ist besser

Mit **Steuerung** ist das gemeint, was ein Seemann macht, wenn er den Hafen verlassen hat: Er steuert das Schiff in die Himmelsrichtung, in der sein Ziel liegt. Wenn Karte und Kompaß sehr präzis sind, das Schiff unterwegs auf keine Hindernisse trifft und der Kapitän Strömungen und Windrichtungen in seine Kursberechnung mit einbezogen hat, sollte er ohne weitere Steuerbewegung sein Ziel erreichen. Diese Bedingungen sind aber gewöhnlich nicht erfüllbar. Der Kapitän wird daher wiederholt die gewünschte Position mit der tatsächlichen vergleichen und bei Abweichungen den Kurs korrigieren. Hier wird die Steuerung also durch eine **Rückmeldung** des Erreichten ergänzt. Eine Steuerung mit einer in sich geschlossenen **Informationsschleife** nennt man **Regelung.** Zu einem solchen **Regelkreis** (Abb. 1.**7**) gehört der **Regler,** dem das Regelziel **(Sollwert)** vorgegeben wird und von dem aus Funktionen **(Stellglieder)** zur Erreichung dieses Ziels angesteuert werden. Den Kreis schließen **Sensoren** oder **Fühler,** die den tatsächlichen Wert oder **Istwert** der zu regelnden Größe laufend messen und an den Regler zurückmelden, wo der Istwert mit dem Sollwert verglichen und von wo aus nachgeregelt wird, wenn **Störgrößen** den Istwert verändert haben.

Regler, die eine Größe konstant halten sollen, heißen **Halteregler.** Bei ihnen sind es die Störgrößen, die Abweichungen des Istwertes vom Sollwert verursachen und damit die Stellglieder aktivieren. Im Organismus ist der Sollwert allerdings selten eine unveränderliche Konstante, sondern kann „verstellt“ werden, wenn übergeordnete Bedürfnisse dies erfordern. In diesem Fall ist es die Sollwertverstellung, also die **Führungsgröße** (Abb. 1.**7**), die ein Abweichen des Istwerts vom Sollwert bewirkt und damit die Stellglieder aktiviert. Hier folgt die Regelung der Führungsgröße (und nicht der Störgröße), so daß man in diesem Fall von **Folge-** oder **Servoregelung** spricht. Die Verstellung der geregelten Muskellänge durch die γ-Motoneuronen (Kap. 6) ist ein physiologisches Beispiel dafür.

Die großen **Vorteile der Regelung** gegenüber der einfachen Steuerung sind zum einen, daß die Komponenten

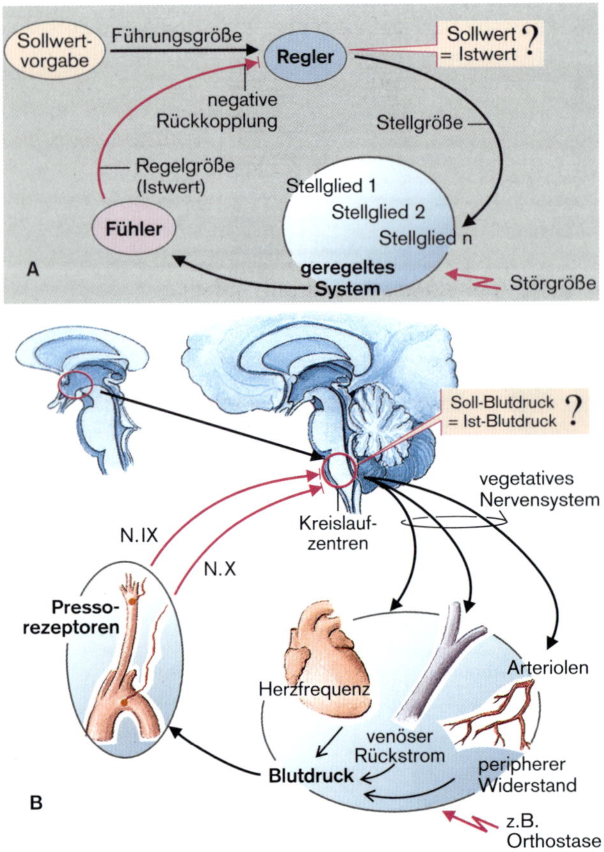

Abb. 1.7 **Regelkreis.** Die prinzipiellen Komponenten eines Regelsystems (**A**), das (als wesentlicher Unterschied zu einer Steuerung) eine **Rückkopplungsschleife** (feed back) enthält, deren Istwert (Regelgröße) vom Regler mit dem Sollwert (Führungsgröße) verglichen wird. Abweichungen des Istwerts vom Sollwert, die durch Störgrößen entstehen, werden vom Regler mit einer Stellgröße beantwortet, die den Istwert mittels Stellgliedern dem Sollwert nähert (s. auch Abb. 1.8). In der Natur gibt es Regelkreise, seit es Leben gibt. Als wichtigste Mechanismen der Homöostase wurden sie allerdings erst in der ersten Hälfte dieses Jahrhunderts voll erkannt (8, 21). Die akute Regulation des Blutdrucks (**B**) ist eines der unzähligen Beispiele für die Regelkreise im Körper, die z. T. eng miteinander vernetzt sind.

der Steuerung relativ **ungenau** arbeiten dürfen, ohne daß der Sollwert (zumindest im Mittel) verfehlt wird (selbst ein unpräziser Steuermann kann sein Ziel – wenn auch nur im Zickzackkurs – erreichen); zum anderen können unerwartete Störgrößen bei der Regelung berücksichtigt werden (in obigem Beispiel ein Sturm auf hoher See oder, bei der Konstanthaltung des Blutdrucks etwa, ein Blutverlust).

Geregelt sind im Körper nicht nur relativ einfache Größen wie Blutdruck, Zell-pH-Wert, Muskellänge und die Glucosekonzentration im Plasma, sondern auch – und gerade – so komplexe Abläufe wie Befruchtung, Schwangerschaft, Wachstum, Organdifferenzierung, Nahrungsaufnahme und -verdauung sowie die Verarbeitung von Sinnesreizen und die motorische Aktivität der Skelettmuskulatur. Solche Regelprozesse können, wie etwa bei einer gezielten Bewegung, nur Millisekunden dauern oder sich, wie beim Wachstum, über viele Jahre hinziehen. Kompliziert wird die Situation dadurch, daß die Regelkreise im Körper häufig miteinander verzahnt sind. Die Vermaschung der Kreislauf- mit der Atmungsregulation sowie die der Regelung des Natriumbestands und des Blutvolumens sind Beispiele dafür.

Rückkopplung kann negativ oder positiv sein

Die negative Rückkopplung: An/Aus ist zu primitiv

In den oben beschriebenen Regelkreisen wird ein (im Vergleich zum Sollwert) zu kleiner (bzw. zu großer) Istwert mit einer Verstärkung (bzw. Abschwächung) des Signals beantwortet. Wegen dieser „Vorzeichenumkehr“ im Regelzentrum spricht man in diesem Fall von negativer Rückkopplung. Mit mehr oder weniger großen, wellenförmigen Abweichungen kann damit ein im Mittel konstanter Istwert eingehalten werden (Abb. 1.**8 A**). Beim plötzlichen Auftreten einer Störgröße sind die Abweichungen besonders groß, doch ebben sie in einem **stabilen Regelsystem** bald wieder ab. Solche Schwankungen können nur wenige Prozent betragen, in anderen Fällen aber auch recht beträchtlich sein. So schwankt der Blutzuckerspiegel im Zusammenhang mit den Mahlzeiten etwa um den Faktor 2. Offenbar soll eine intakte Blutzuckerregelung nur gefährliche, also besonders niedrige oder hohe Werte (Hypo- bzw. Hyperglykämie) sowie chronische Abweichungen verhindern.

Die einfachste Form eines technischen Regelkreises mit negativer Rückkopplung ist die eines Heizkörpers, dessen Heißwasserzufluß über ein Ventil oder über eine Umwälzpumpe von einem Zimmerthermostat beim Über- und Unterschreiten einer vorgewählten Temperatur ab- bzw. angedreht wird. Im Mittel wird die Zimmertemperatur dadurch zwar etwa auf dem gewünschten Wert gehalten, doch ergeben sich große **Schwankungen** durch die **Trägheit** des Systems, da der Heizkörper auch ohne Zufluß noch lange Wärme abströmt und die Wiedererwärmung ebenfalls einige Zeit braucht. Diese Schwankungen können dadurch gedämpft werden, daß a) der Zuflußhahn statt an/aus nur graduell gedrosselt bzw. geöffnet wird und/oder b) die jeweilige Gegensteuerung schon einsetzt, *bevor* die erwünschte Temperatur erreicht ist. In der einen oder anderen Form sind solche Regelkreise auch im Organismus verwirklicht. Ein besonderes Problem ist das Auftreten von in ihrer Intensität stark unterschiedlichen Störgrößen, im Heizungsbeispiel etwa das Offenbleiben eines Fensters; trotz (a) und (b) kommt es dabei zu besonders hohen Istwertschwankungen. Hier wäre es hilfreich, wenn der Sensor nicht den Istwert selbst, sondern das **voraussichtliche Ausmaß der Istwertänderung** abschätzen könnte; ein Maß dafür ist die Geschwindigkeit der Änderung (im Beispiel °C/min). Je größer die Störgröße, um so steiler verliefe dann die Istwertänderung und um so stärker wäre folglich die Gegensteuerung.

Im Organismus können Meßgrößenänderungen durch Rezeptoren registriert werden, die relativ rasch adaptieren und damit auch **differentiell** arbeiten können (**PD-Rezeptoren;** Kap. 20). Typische Beispiele dafür sind die Kälterezeptoren (Thermoregulation; Kap. 15) und die arteriellen Pressorezeptoren (akute Blutdruckregulation; Abb. 1.**7** und Kap. 8). Letzteres Beispiel zeigt auch den **Nachteil der Differentialeigenschaften** eines Rezeptors im Regelkreis: Sehr langsame, aber stetige Änderungen, wie etwa die Entwicklung eines arteriellen Hochdrucks (Hypertonie), können der Registrierung und damit der Regelung entgehen, ja rasche Blutdrucksenkungen bei einem Patienten mit Hypertonie werden sogar mit einer Wiederanhebung des Drucks beantwortet. Für die langfristige Blutdruckregulation sind also andere Regelkreise erforderlich (Kap. 8, 12 und 13).

Regelung durch Verhalten. Auch wenn wir gesund sind, ist unsere körperinterne Thermoregulation überfordert, wenn wir z. B. versuchen, eine arktische Nacht in Hemd und Hose bzw. im Sommerkleid im Freien zu überleben; hier befinden wir uns außerhalb der **Regelbreite** der Thermoregulation. Die Regelbreite wird erhöht, wenn das **Verhalten** als Stellglied in den Regelkreis mit einbezogen wird. Viele Tiere haben in der Evolution „gelernt", sich in Höhlen vor Kälte oder Hitze zu schützen, der Mensch hat darüber hinaus Heiz- und Kühlsysteme entwickelt, um seine Umgebungstemperatur im Regelbereich seiner internen Thermoregulation zu halten. Andere Störgrößen unserer körperinternen Regelung sind allerdings so neu, daß wir erst noch lernen müssen, uns richtig zu verhalten. Die zu hohe Kochsalz- und Fettaufnahme mit der Nahrung in westlichen Industrieländern z. B. überfordert offenbar häufig die Regelkreise für die Kochsalzbilanzierung bzw. die des Körpergewichts; Hochdruck bzw. Fettsucht sind oft die Folge (Kap. 13 bzw. 14).

Die positive Rückkopplung: Knalleffekte und Katastrophen

Von positiver Rückkopplung spricht man, wenn die Erhöhung des Istwerts über die Rückkopplungsschleife **verstärkt** wird (Abb. 1.**8 B**). Während die obengenannte negative Rückkopplung ja den Istwert möglich konstant halten sollte, ihn also bei einem Anstieg wieder erniedrigte, dient die positive Rückkopplung der **Selbstverstärkung** des ursprünglichen Steuerbefehls. Drei physiologische Beispiele dazu:

- Im Dünndarm katalysiert Trypsin die Trypsinbildung aus Trypsinogen (Kap. 16): *Autokatalyse.*
- Eine Depolarisation der Nerven- und Muskelzelle erhöht die Membranleitfähigkeit für Na^+; der dadurch erhöhte Na^+-Einstrom depolarisiert die Zellmembran etc. (Kap. 4).
- Luteotropes Hormon (LH) erhöht die Freisetzung von Östradiol. Kurz vor der Mitte des Menstruationszyklus

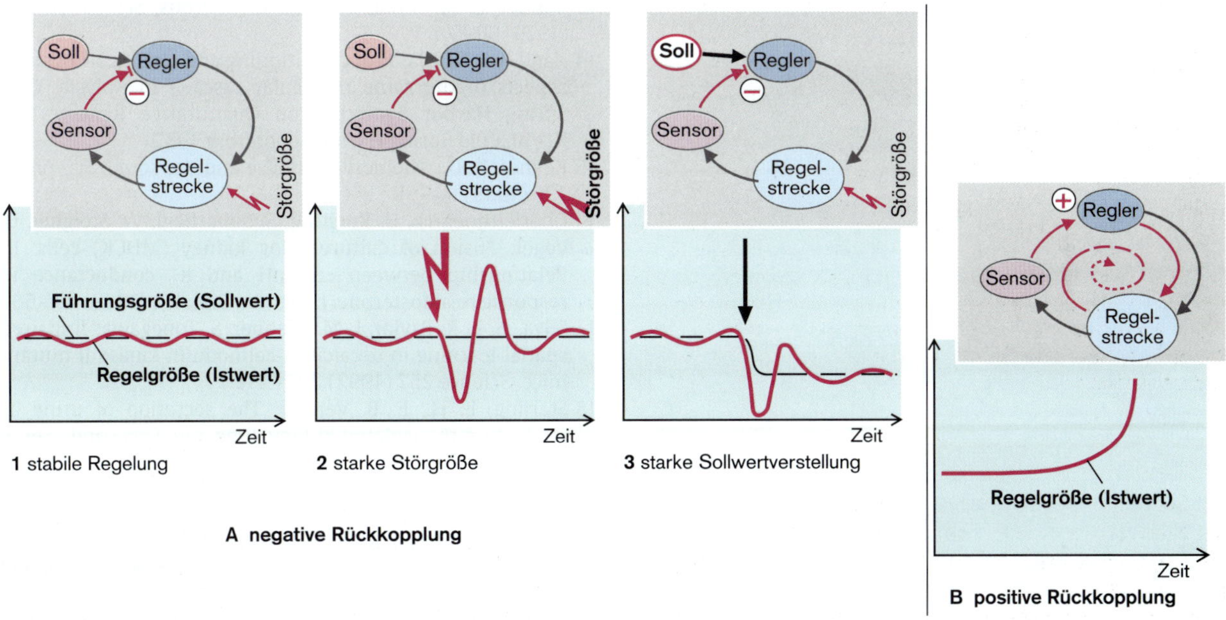

Abb. 1.**8** **Negative und positive Rückkopplung.** Bei der negativen Rückkopplung (**A**) hält der Regler den Istwert möglichst nahe am Sollwert, doch sorgen Störgrößen (s. auch Abb. 1.7) immer wieder für Abweichungen, die „negative" Nachregelungen in der Gegenrichtung auslösen, so daß der Istwert wellenförmig um den Sollwert schwankt (**A,1**). Bei besonders ausgeprägten Störgrößen (**A,2**) oder bei plötzlicher Verstellung des Sollwertes (**A,3**) kommt es initial zu relativ starken Abweichungen, doch flacht die Welle bei stabiler Regelung in der Folge rasch wieder ab (Dämpfung). Bei der positiven Rückkopplung (**B**) wirkt eine Abweichung des Istwertes vom vorherigen Istwert (hier gibt es keinen Sollwert) als „positiver Reiz" für eine noch größere Abweichung, so daß es zu einer Selbstverstärkung in diesem Regelkreis kommt. Physiologische Beispiele der positiven Rückkopplung sind im Text genannt. Als Teufelskreis (Circulus vitiosus) ist die positive Rückkopplung allerdings auch wesentlich am Fortschreiten von Krankheiten beteiligt.

erhöht Östradiol aber auch umgekehrt die LH-Freisetzung, so daß der für die Ovulation notwendige sehr rasche LH-Anstieg zustande kommt (Kap. 18).

Solche positiven Rückkopplungsmechanismen müssen von außerhalb der Schleife her unterbrochen werden: im ersten Beispiel durch das Aufbrauchen des Trypsinogens, im zweiten durch die depolarisationsbedingte Inaktivierung der Na^+-Kanäle (Kap. 4) und im dritten vermutlich durch Veränderungen an den Östradiolrezeptoren der Hypophyse oder des Hypothalamus (Kap. 17 und 18). Unter pathologischen Bedingungen führen solche positiven Rückkopplungsschleifen in einem **Circulus vitiosus** häufig zur Katastrophe, wenn sie nicht rechtzeitig vom Arzt unterbrochen werden. Ein beginnender Kreislaufschock etwa (Kap. 8) kann mehrere solcher Teufelskreise auslösen, darunter den folgenden: Blutdruckabfall → Hypoxie und Azidose → Myokardkontraktion gestört → Herzkraft sinkt → Blutdruck sinkt noch stärker usw. Auch **Gewöhnung** und **Sucht** (Rauchen, Alkohol, Tranquilizer, Rauschgifte) entstehen in der positiven Rückkopplungsschleife eines Teufelskreises, der, wenn man vom Rauchen absieht, oft auch noch in einen sozialen Teufelskreis einmündet.

∴

Zum Weiterlesen ...

1 Bernard, C.: Introduction à l'étude de la médicine expérimentale. Erstausgabe Paris 1865, Nachdruck Garnier-Flammarion, Paris 1966; Einführung in das Studium der experimentellen Medizin. Barth, Leipzig 1961
2 Eckert, R.: Tierphysiologie. 2. Aufl. Thieme, Stuttgart 1993
3 Hanson, N. R.: Perception and Discovery. An Introduction to Scientific Inquiry. Freeman, Cooper, San Francisco 1969
4 Medawar, P. B.: Die Kunst des Lösbaren. Reflexionen eines Biologen. Vandenhoeck & Ruprecht, Göttingen 1972
5 Popper, K. R.: Logik der Forschung. Mohr, Tübingen 1984
6 Sachs, L.: Statistische Methoden, 7. Aufl. Springer, Berlin 1993
7 Wartofsky, M. W.: Conceptual Foundations of Scientific Thought. An Introduction to the Philosophy of Science. Macmillan, New York 1968

... und noch weiter

8 Cannon, W. B.: The Wisdom of the Body. Norton, New York 1932/1939
9 Cole, K. S., H. J. Curtis: Electrical impedance of the squid giant axon during activity. J. Gen. Physiol. 22 (1939) 649–670
10 Fick, A.: Compendium der Physiologie des Menschen mit Einschluss der Entwicklungsgeschichte. Braumüller, Wien 1860
11 Hodgkin, A. L., A. F. Huxley: Action potentials recorded from inside a nerve fibre. Nature 144 (1939) 710–711
12 Hodgkin, A. L., A. F. Huxley: Resting and action potentials in single nerve fibres. (Lond.) 104 (1945) 176–195
13 Kandel, E. R.: Small systems of neurons. Sci. Amer. 241 (1979) 60–70
14 Kandel, E. R.: Classical conditioning and sensitization share aspects of the same molecular cascade in Aplysia. Cold Spring Harbor Symposia on Quantitative Biology, Vol. XLVIII. Cold Spring Harbor Laboratory 1983
15 Keynes, R. D.: The nerve impulse and the squid. Sci. Amer. 199 (1958) 83–90
16 Oberleithner, H., U. Kersting, S. Silbernagl, W. Steigner, U. Vogel: Fusion of cultured dog kidney (MDCK) cells. II: Relationship between cell pH and K^+ conductance in response to aldosterone. J. Membr. Biol. 111 (1989) 49–56
17 Silva, A. J., R. Paylor, J. M. Wehner, S. Tonegawa: Impaired spatial learning in α-calcium-calmodulin kinase II mutant mice. Science 257 (1992) 207–211
18 Starling, E. H., E. B. Verney: The secretion of urine as studied on the isolated kidney. Proc. roy. Soc. Lond., Ser. B 97 (1925) 321–363
19 Verney, E. B.: The secretion of pituitrin in mammals, as shown by perfusion of the isolated kidney of t he dog. Proc. roy. Soc. Lond., Ser. B 99 (1926) 487–517
20 Verney, E. B., E. H. Starling: On secretion by the isolated kidney. J. Physiol. (Lond.) 56 (1922) 353–358
21 Wagner, R.: Probleme und Beispiele biologischer Regelung. Thieme, Stuttgart 1954
22 Wagner, J., K. Zeh, M. Paul: Transgenic rats in hypertension research. J. Hypertens. 10 (1992) 601–605

Die Zelle als Grundbaustein

R. Greger

2

Die Funktionen des Körpers, die in den folgenden Kapiteln ausführlich besprochen werden, können als Leistungen von Organen oder Organsystemen aufgefaßt werden. Im Vordergrund der Betrachtung steht dabei die spezifische Leistung des jeweiligen Organs. Das Denken in **Organfunktionen** begegnet dem Medizinstudenten in der speziellen Pathologie in den meisten klinischen Fächern wieder und begleitet ihn durch sein ganzes Berufsleben als die organorientierte Krankheitslehre. So hilfreich und notwendig ein solches Denken in Einzelfunktionen und deren Störungen auch sein mag, es wird nicht der Tatsache gerecht, daß jede spezielle Organleistung eine Zelleistung ist und daß daher viele – oberflächlich betrachtet ganz unterschiedliche – Funktionen durch identische Elementarleistungen der Zelle zustande kommen. Unser Wissen über die **zellulären Mechanismen** in den einzelnen Organen und Organsystemen schreitet immer rascher voran. Hierbei erleben wir laufend neue Überraschungen, wie ähnlich die prinzipiellen Vorgänge bei nach außen hin gänzlich unterschiedlichen Prozessen sein können. Der Mechanismus der thrombininduzierten Plättchenaggregation (32) beispielsweise rückt in unmittelbare Nähe zum Mechanismus der Sekretion exokriner Drüsen (34). Auch werden ähnliche oder gar identische **Membrantransportproteine** oder einige offenbar generell gültige **Transduktionsmechanismen** in den unterschiedlichsten Organen nachgewiesen.

2.1 Die Zellen unterschiedlicher Organe bestehen aus denselben subzellulären Komponenten

» Eine schematische Zelle mit ihren einzelnen Komponenten und Organellen ist in Abb. 2.1 dargestellt. Die Plasmamembran trennt das Zytosol vom Extrazellulärraum, sie regelt die Kommunikation zwischen diesen beiden Kompartimenten. Das Zytoskelett (Filamente und Mikrotubuli) durchspannt die Zelle; es ist für die Zellbewegung verantwortlich, steuert intrazelluläre Transportprozesse, sorgt für den Zusammenhalt von Zellverbänden und bestimmt den orientierten Einbau von Membranproteinen. Im Zellkern ist die genetische Information enthalten. Von hier nimmt die Proteinsynthese ihren Ausgang. In diesen Prozeß der Proteinsynthese sind die Ribosomen und der Golgi-Apparat eingebunden. Lysosomen und Peroxisomen sind Membranvesikel mit einem besonderen Enzymbesatz. Hydrolasen und Katalasen dienen dem Abbau der in die Vesikel aufgenommenen Substanzen. Mitochondrien enthalten die Enzyme der Atmungskette. Hier wird aus den reduzierten Äquivalenten NADH + H^+ und $FADH_2$ ein Protonen- und elektrischer Gradient aufgebaut, der dann vermittels einer ATP-Synthetase zur ATP-Produktion dient. «

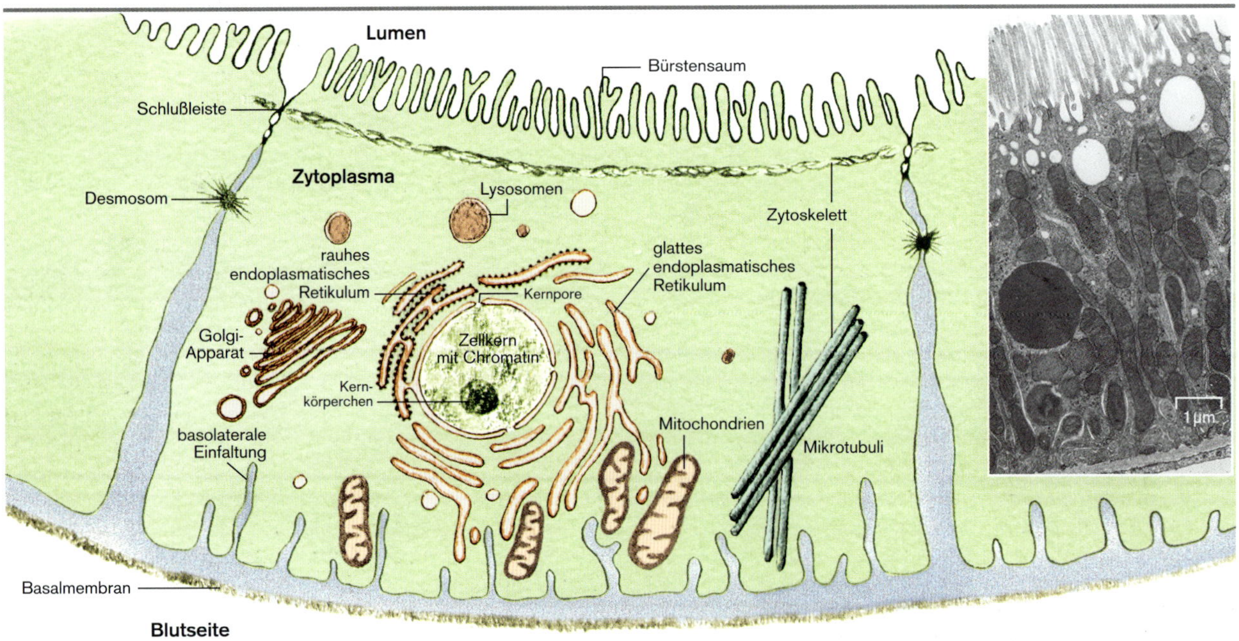

Abb. 2.1 **Schematische und elektronenmikroskopische Darstellung einer Epithelzelle.** Mikrovilli, die dem Lumen zugewandt sind, dienen der Oberflächenvergrößerung ebenso wie die basolateralen Einfaltungen auf der Blutseite der Zelle. Die Einzelzellen werden über die Schlußleisten (s. auch Abb. 3.2) und über Desmosomen zusammengehalten. Der Zellkern ist von einer Doppelmembran umgeben, die Kernporen ausspart (Abb. 2.3). Diese Kerndoppelmembran geht in das endoplasmatische Retikulum über (s. auch Abb. 2.5). Weitere Organellen sind die ebenfalls von einer Doppelmembran abgegrenzten Mitochondrien (s. auch Abb. 2.6), der Golgi-Apparat und Lysosomen (s. auch Abb. 2.5) sowie Mikrotubuli und andere Komponenten des Zytoskeletts (Foto: W. Pfaller).

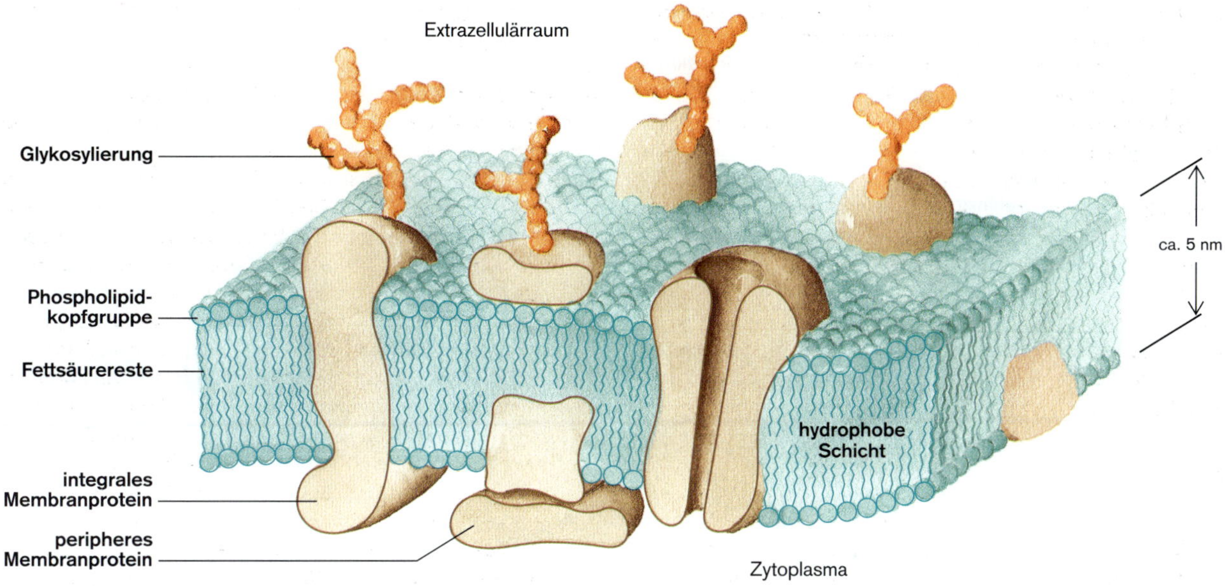

Abb. 2.**2** **Schematischer Aufbau der Plasmamembran.** Die Phospholipid-Doppelschicht ist so orientiert, daß sich die apolaren (hydrophoben) Fettsäurereste gegenüberstehen. Die polaren (hydrophilen) Kopfgruppen stehen in Kontakt mit der Innen- (Zytosol) bzw. Außenlösung. In die Membran sind Proteine eingelagert. Diese Proteine können auf jeweils nur einer Membranseite lokalisiert sein, oder sie können die ganze Membran durchspannen. Im letzteren Falle bezeichnet man sie als transmembranale oder integrale Proteine. Transportproteine sind generell integrale Membranproteine. Dort, wo Proteine von den Membranlipiden umgeben sind, weisen sie apolare Peptidketten (hydrophobe Aminosäuren) auf. Sowohl Proteine als auch die Lipidkopfgruppen können Kohlenhydratkomponenten enthalten. Die Lipidzusammensetzung ist für die Plasmamembranen verschiedener Zelltypen unterschiedlich. So enthält z. B. die Erythrozytenmembran 24 % Cholesterin, 31 % Phosphatidylcholin, 14 % Phosphatidyläthanolamin, 8,5 % Sphingomyelin, 7 % Phosphatidylserin und 15 % andere Lipide.

Plasmamembran

Die Plasmamembran umgibt das **Zytosol** und trennt damit den Extra- vom Intrazellulärraum. Der Aufbau der Membran (Abb. 2.**2**) spiegelt ihre zwei gegensätzlichen Funktionen wider. Zum einen trennt die Zellmembran wäßrige Lösungen ganz unterschiedlicher Zusammensetzung (S. 27), zum anderen bestimmt die Membran das Ausmaß der Kommunikation zwischen den Kompartimenten. Die Membran besteht aus einer **Doppelschicht von Lipiden** (z. B. Phosphatidylcholin), wobei sich in der Membranmitte die **apolaren Fettsäurereste** gegenüberstehen und die **polaren Kopfgruppen** in die wäßrigen Lösungen ragen. Durch die Hydrophobizität der Membran wird diese zu einer kaum überwindbaren Barriere für Ionen, Wasser und hydrophile Moleküle. Neben Lipiden enthält die Membran Proteine und in geringem Umfang auch Kohlenhydrate. Die Proteine können an die hydrophilen Kopfgruppen der Lipide angelagert sein, oder sie können sich als integrale Proteine durch die ganze Membran spannen. Derartige Proteine dienen zum Beispiel als **Transportproteine** und sorgen damit für die geordnete Kommunikation des Extra- mit dem Intrazellulärraum. In die Gruppe der Transportproteine gehören **Ionenkanäle, Carrierproteine** und **Pumpen.** In anderer Weise sind sogenannte **Rezeptorproteine** für Kommunikation verantwortlich, indem sie bestimmte Stoffe (z. B. Hormone) erkennen und dieses Signal in entsprechende intrazelluläre Botensubstanzen umsetzen (S. 31).

Ähnlich wie das Zytosol von der Plasmamembran umgeben ist, sind auch die **intrazellulären Organellen** von Membranen umhüllt. Auch sie bestehen aus Lipiddoppelschichten und verfügen über an- und eingelagerte Proteine. An einigen der Organellen ist die Membran doppelt gefaltet. So hat der **Zellkern** eine äußere und eine innere Membran (Abb. 2.**3**). Ähnlich verfügen die **Mitochondrien** über eine Außen- und eine Innenmembran (Abb. 2.**6**, S. 19). Die Organellenmembranen sind je nach Organelle mit ganz unterschiedlichen Proteinen ausgestattet (s. unten). Auch die Zusammensetzung der Lösung im jeweiligen eingeschlossenen Kompartiment kann stark von der des Zytosols abweichen.

Zytoskelett

Das Zytoskelett (Abb. 2.**1**) dient je nach Zelltyp ganz unterschiedlichen Funktionen. Es kann, wie das Wort impliziert, in Form feiner Proteinfäden und -schläuche – **Filamente**, **Mikrotubuli** – die Zelle durchspannen und damit die Zellgestalt stabilisieren. In ähnlicher Weise reichen Filamente in **Zilien** oder in **Mikrovilli** hinein. Zytoskelettschichten trennen in Epithelien z. B. die mikrovillitragende Seite vom übrigen Zellraum ab. Zytoskelettfäden können auch die Membran auf der Innenseite

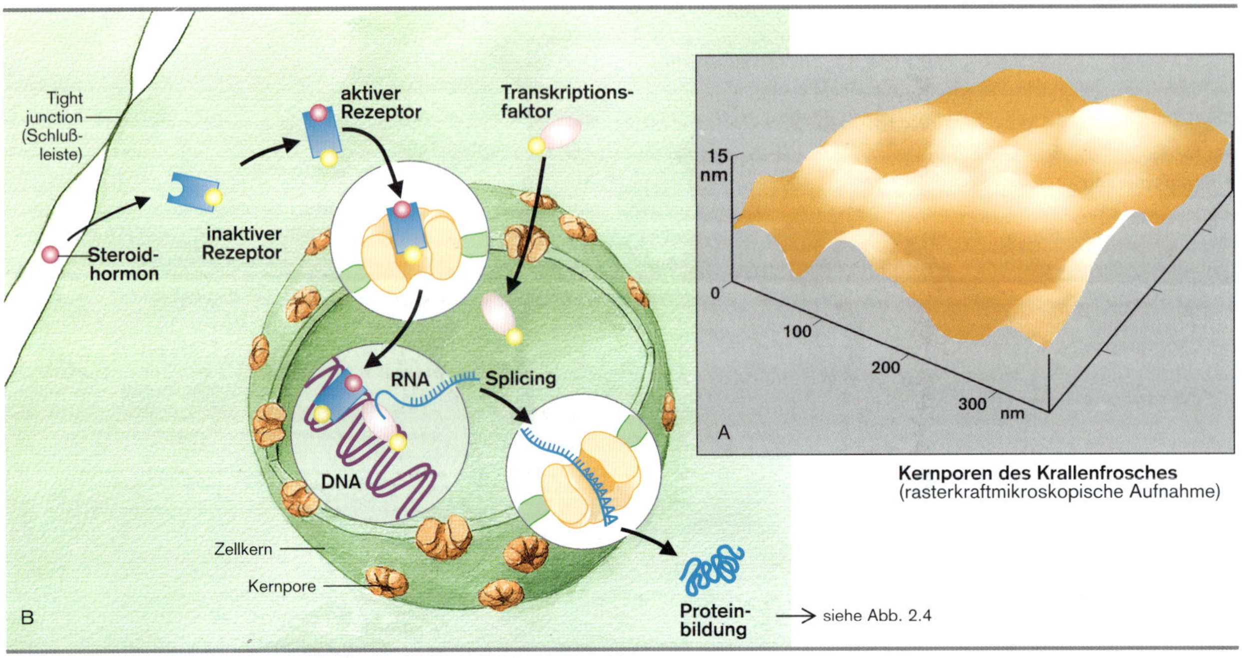

Abb. 2.**3** **Kernporen.** **A** Rasterkraftmikroskopische Aufnahme von Poren in der Kernmembran der Eizelle des Krallenfrosches *(Xenopus laevis)*. Die Abbildung zeigt zwei Kernporen, die mit ihrer Öffnung ins Zytosol ragen. **B** Epithelzelle mit Zellkern. Das Steroidhormon (rot) bindet an den inaktiven Rezeptor. Dieser besteht aus zwei Teilen, dem eigentlichen Rezeptor (blau) und der Kernlokalisationssequenz (gelb). Nach Bindung des Hormons gelangt der Komplex an die Kernpore, wird dort „überprüft" und durch die Pore hindurchgelassen. Im Zellkern bindet der Komplex an entsprechende DNA-Sequenzen. Im Zusammenspiel mit Transkriptionsfaktoren (rosa), die ebenfalls die Kernlokalisationssequenz besitzen, werden die entsprechenden Messenger-RNAs transkribiert und weiter bearbeitet (Splicing = Herausschneiden nicht kodierender RNA-Bruchstücke). Die mit Polyadenin (...AAA) versehenen Schwänze erlauben das Passieren der Kernporen in umgekehrter Richtung. Mit Hilfe von Ribosomen werden die Messenger-RNAs im Zytosol in Proteine umgeschrieben (s. Abschnitt Proteinsynthese) (nach 32).

verspannen und in Wechselbeziehung mit Membranproteinen treten (z.B. Ankyrin und Bande-3-Protein bei Erythrozyten, S. 25 und Abb. 9.**4**, S. 191). Die funktionelle Bedeutung des Zytoskeletts reicht weit über das hinaus, was das Wort „Skelett" impliziert. In Zellverbänden stellen besondere Zytoskelettelemente **(Tonofilamente)** Zellverbindungen **(Desmosomen)** her. Das Zytoskelett ist für Bewegungen der gesamten Zelle ebenso verantwortlich (s. auch die spezifische Funktion der Aktin-Myosin-Interaktion am Muskel), wie es intrazelluläre Transportprozesse steuert (Mikrotubuli). So findet z.B. der Einbau von vesikulären Membranen in die Plasmamembran von Epithelzellen immer nur auf der „richtigen" Membranseite statt (41). Eine Zerstörung des Zytoskeletts unterbricht auch den Transport dieser Vesikel.

Zellkern

Der Zellkern ist vom Zytoplasma durch eine Doppelmembran abgetrennt (Abb. 2.**3** und 2.**4**). Er enthält in **Chromosomen** die genetische Information als **Desoxyribonucleinsäuren (DNA).** Diese Information ist mit ca. $3 \cdot 10^9$ Nucleotiden pro Zellkern unglaublich dicht gepackt. Die DNA ist fest an Histone gebunden **(Nucleosomen)**. Bestimmte Abschnitte der DNA sind frei zugänglich und scheinen Angriffspunkt der Genkontrollmechanismen zu sein. Die Synthese von Proteinen (Abb. 2.**4**) beginnt damit, daß bestimmte Abschnitte der DNA durch RNA-Polymerase II zu **Ribonucleinsäure (RNA)** umgeschrieben werden **(Transkription).** Hier kann die erste Stufe der Kontrolle eingreifen. In einer weiteren Stufe der Kontrolle wird die Weiterverarbeitung der RNA und ihre Vorbereitung zum Export aus dem Zellkern als **Messenger-RNA (mRNA)** geregelt. Auf der Ebene der Ribosomen wird dann „entschieden", welche Teile der mRNA in Proteine „übersetzt" werden **(Translation)** und welche in inaktive mRNA umgebaut werden. Prinzipiell findet also die Kontrolle auf mindestens drei Ebenen statt, von denen allerdings der ersten Ebene, d.h. der Kontrolle der Transkription, die größte Bedeutung zukommt.

Kernporen

Die Kernhülle, die aus einer Doppelmembran besteht (Abb. 2.**1** und 2.**3**), ist mit Tausenden von relativ großen Kernporen (Durchmesser ca. 10 nm, Abb. 2.**3**) ausgestattet (32). Diese Poren stellen den Kommunikationsweg zum Zytosol her. Der Eingang einer Pore besteht wie der Ausgang aus 8 Einzelbausteinen, die kreisförmig angeordnet sind (Abb. 2.**3 A**). Der eigentliche Tunnel wird von einer Vielzahl von Proteinen gebildet. Die Kernporen kontrollieren den bidirektionalen Transport. Zum einen können Proteine aus dem Zytosol in den Zellkern gelangen, wenn sie eine entsprechende Kernlokalisationssequenz aufweisen. Diese Sequenz besteht aus einem Schwanz von 7 basischen Aminosäuren. In Abb. 2.**3 B** ist der Vorgang des Imports in den Zellkern am Beispiel des Steroidhormonrezeptors wiedergegeben. Nach Bindung des Hormons gelangt der Hormon-Rezeptor-Komplex in den Kern, kann dort an spezifische DNA-Sequenzen binden und unter Zuhilfenahme einiger anderer Proteine (Transkriptionsfaktoren) die Transkription der Zielgene steuern. Zum anderen werden durch diese Poren Messenger-RNAs exportiert. Nach Transkription und Splicing (Herausschneiden nicht kodierender Sequenzen) werden bis zu 200 Adeninbausteine an die Messenger-RNAs angefügt. Dieser Teil der Messenger-RNA stellt das Exportsignal dar. Schließlich passieren auch Ionen die Kernporen in beide Richtungen. Sie scheinen dabei nicht den Haupttunnel durch die Pore, sondern parallele Seitenwege zu benutzen.

Proteinsynthese

Die Proteinsynthese findet in streng vorgegebener komplexer Weise an den **Ribosomen** statt (Abb. 2.**4**). An einer bestimmten Startstelle der mRNA, dem sogenannten Startkodon, beginnt mit einer **Start-Transfer-RNA (tRNA)** die Proteinsynthese. (Ein **Kodon** entspricht einem **Basentriplett,** d.h. drei aufeinanderfolgenden Basen, der mRNA.) Da es vier verschiedene Basen gibt, existieren $4^3 = 64$ mögliche Kodons. Jede tRNA enthält unter anderem drei Basen, die das sogenannte Antikodon bilden, und transportiert eine Aminosäure. Für 20 verschiedene Aminosäuren steht also eine redundante Anzahl von Codes zur Verfügung. Das zu synthetisierende Peptid wächst in festgelegter Richtung weiter, indem immer an das Carboxylatende eine weitere Aminosäure angekoppelt wird. Der Prozeß hört an einem von drei möglichen **Stoppkodons** auf. Nach der ribosomalen Synthese werden Proteine häufig noch modifiziert. Diese **Modifikation** kann z.B. darin bestehen, daß unter Verwendung von Koenzymen Aminogruppen azetyliert oder karboxyliert werden. Eine Vielzahl von Proteinen wird durch sog. **Proteinkinasen** phosphoryliert, und die Phosphatgruppen dieser phosphorylierten Proteine werden dann wieder durch **Phosphatasen** abgespalten. Solche Phosphorylierungsvorgänge stellen häufig die Endglieder einer hormonalen Regulationskette dar (S. 31). Schließlich kann die Modifikation des synthetisierten Proteins der Vorbereitung des „Exports" aus dem Zytosol oder der Sicherstellung einer ganz bestimmten Proteinfunktion dienen. Hierzu ist z.B. die **Glykosylierung** von Proteinen zu rechnen.

Bei der **Zellteilung** wird jeweils das komplette genetische Material des Zellkerns repliziert, wobei die komplexe Art des Replikationsmechanismus sicherstellt, daß Lesefehler erkannt und repariert werden. Auch spontan im genetischen Code auftretende Defekte werden laufend repariert, so daß die im Kern enthaltene unglaubliche Fülle von Information extrem gut konserviert wird.

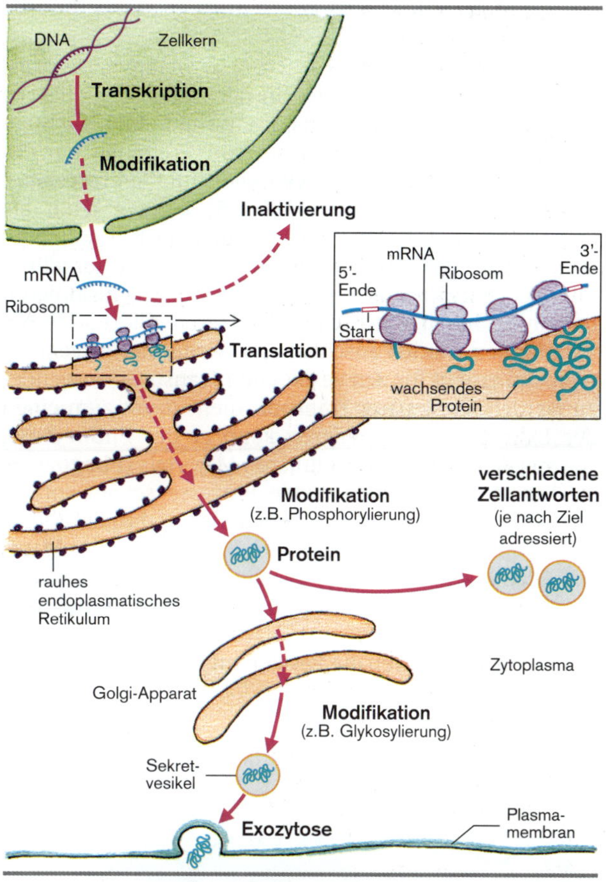

Abb. 2.**4** **Vereinfachte schematische Darstellung der Proteinsynthese.** Im Zellkern wird DNA durch RNA-Polymerase II transkribiert und modifiziert. Die Messenger-RNA (mRNA) verläßt den Zellkern durch die Kernporen. Ein Teil wird inaktiviert. Der andere Teil wird in den Ribosomen in eine Proteinsequenz übersetzt (Translation). Die Translation beginnt mit dem Aminoende (5'), und an das Carboxylatende (3') wird jeweils eine weitere Aminosäure angeknüpft. Anschließend wird das synthetisierte Protein modifiziert, je nach Ziel adressiert oder nach Modifikation im Golgi-Apparat zum „Export" vorbereitet.

Endoplasmatisches Retikulum

Das endoplasmatische Retikulum (ER) (Abb. 2.**1**, 2.**4**, 2.**5**) wird entsprechend dem Ribosomenbesatz in **rauhes** und **glattes ER** unterteilt. Das ER steht mit der Kernmembran derart in Verbindung, daß das Lumen des ER mit dem Spalt zwischen den beiden Kernmembranen kommuniziert. Das ER ist über den ribosomalen Besatz Teil der Maschinerie der Proteinsynthese. Darüber hinaus werden hier die Proteine modifiziert und damit ihre Bestimmung und ihr Bestimmungsort festgelegt (s. oben). Auch der Großteil der Lipidsynthese läuft im (glatten) ER ab. Zellen mit sekretorischer oder exkretorischer Funktion sind besonders reich an rauhem endoplasmatischem Retikulum. In diesen Zellen werden Teile des ER als Vesikel an den Golgi-Apparat abgegeben und stehen dort nach Modifikation wiederum als Vesikel für den „Export" bereit (Abb. 2.**5**).

Golgi-Apparat

Der Golgi-Apparat (Abb. 2.**1**, 2.**4**, 2.**5**) ist ein Membransystem, das sich in Lamellen in der Nähe des Zellkerns gruppiert. Dieses Membransystem stellt eine wichtige weitere Station für den Export von Proteinen dar. So werden hier z. B. Proteine glykosyliert und **Sekretvesikel** vorbereitet. Diese Vesikel (Abb. 2.**5**) können dann als Folge eines entsprechenden Stimulus (z. B. cholinerge Stimulation der exkretorischen Pankreasazinuszellen) mit der entsprechenden Plasmamembran fusionieren und ihren Inhalt nach außen entleeren. Die entleerten Membranen werden anschließend wieder zurückgenommen, um erneut für den vesikulären Transport verwendet zu werden. Vesikulärer Transport dient somit zum einen der **Exkretion,** zum anderen kann er der **Endozytose,** d. h. der Aufnahme extrazellulären Materials **(Phagozytose, Pinozytose),** dienen. Beide Prozesse setzen voraus, daß sie vektoriell verlaufen, also an der „richtigen" Membran, und daß das aufgenommene bzw. exportierte Material erkannt wird. Häufig setzt die Bildung von Vesikeln die Anwesenheit eines bestimmten Proteins **(Clathrin)** in der Vesikelmembran voraus. Nach der endozytotischen Aufnahme fusionieren die Vesikel mit Lysosomen.

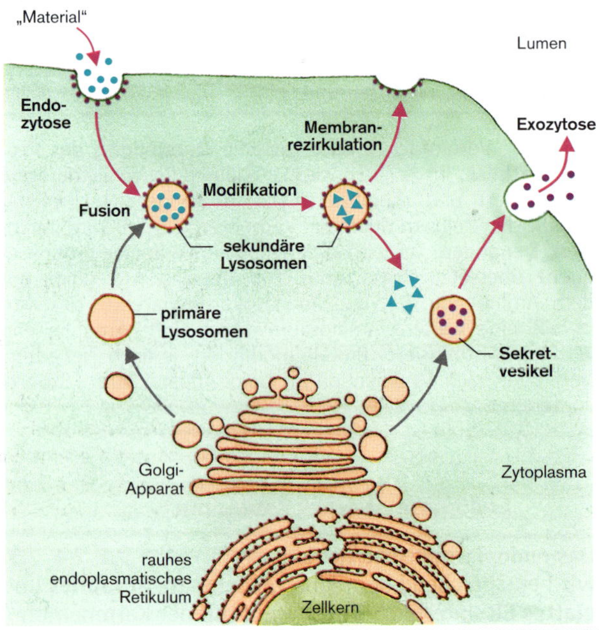

Abb. 2.**5** **Vesikeltransport am Beispiel einer Epithelzelle.** Bei der Endozytose wird das Material an mit besonderen Rezeptoren versehenen Plasmamembranarealen in die Zelle aufgenommen. Nach Fusion mit primären lysosomalen Vesikeln entstehen sekundäre Vesikel. Nun kommt es dort z. B. zum Abbau des aufgenommenen Materials oder zur Modifikation. Die Membran der endozytotischen Vesikel mit den entsprechenden Rezeptoren rezirkuliert zur Plasmamembran und wird in diese wieder integriert. Bei der Exozytose von Sekretvesikeln werden die Vesikel aus dem Golgi-Apparat geliefert und fusionieren mit der Plasmamembran, um den Vesikelinhalt abzugeben. Auch abgestorbene Zellorganellen (z. B. Mitochondrien) werden lysosomal abgebaut.

Lysosomen und Peroxisomen

In den Lysosomen und Peroxisomen (Abb. 2.**1**, 2.**5**) wird das endozytotisch aufgenommene Material abgebaut. Die Lysosomen enthalten hierzu **Hydrolasen** und **Protonenpumpen**, die das saure pH-Optimum für die Hydrolasen herstellen. Die Hydrolasen stammen aus dem endoplasmatischen Retikulum und werden über den Golgi-Apparat an die Lysosomen exportiert. Die Peroxisomen verwenden molekularen Sauerstoff und oxidieren die Substrate unter Bildung von **Peroxiden**. Das Peroxid wird vermittels des in diesen Organellen vorkommenden Enzyms **Katalase** zu H_2O entgiftet.

Mitochondrien

Mitochondrien besitzen, wie in Abb. 2.**6** ersichtlich, eine Doppelmembran. Die Eigenschaften der beiden Membranen sind völlig unterschiedlich. Die äußere Membran ist für kleine Moleküle relativ gut permeabel. Die innere Membran ist dagegen undurchlässig für Protonen, Hydroxylionen, Ca^{2+}, ATP, Phosphat und vieles andere. In den Mitochondrien werden energiereiche Substrate in ATP umgesetzt. Dementsprechend finden wir in der Matrix die Enzyme des **Fettsäureabbaus** und des **Citratzyklus**. Die innere Mitochondrienmembran enthält die Enzyme der sog. **Atmungskette**. Über diese Reaktionskette werden die aus dem Energiemetabolismus anfallenden reduzierten Äquivalente **NADH + H^+** und **$FADH_2$** in die oxidierte Form überführt und dadurch Protonen durch die innere Membran aus der Matrix heraustransportiert und ein transmembranales elektrisches Potential aufgebaut. Die Abgabe der Protonen auf der Außenseite wird durch den polarisierten Einbau der Atmungskettenenzyme in die innere Mitochondrienmembran möglich. So wird ein hoher elektrochemischer **Gradient für Protonen** erzeugt, der vom äußeren mitochondrialen Raum in die Matrix gerichtet ist.

Dieser Protonengradient treibt eine **ATP-Synthetase** (s. u.). Die ATP-Synthetase kann als rückwärtslaufende Protonenpumpe aufgefaßt werden: Der Protonenrückfluß über die Pumpe erzeugt ATP aus ADP und anorganischem Phosphat. Eine künstliche Erhöhung der H^+-Permeabilität der inneren mitochondrialen Membran führt zu einer **„Entkoppelung"** der Atmungskette. Dabei findet zwar der Elektronentransport statt, ein Protonengradient wird aber nicht mehr aufgebaut und somit kein ATP produziert. Diese Arbeitsweise von Mitochondrien sorgt z. B. in den Zellen des **braunen Fetts** dafür, daß Wärme, aber kein ATP produziert wird. Das entsprechende Entkoppelungsprotein wurde gereinigt, und seine Primärstruktur wurde kürzlich bestimmt (8).

Die Eigenschaften der **inneren mitochondrialen Membran** sind vielfältig und kompliziert. Neben der Ausstattung mit den Enzymen der **Atmungskette** und der **Protonenpumpe** besitzt diese Membran Transportsysteme für ATP/ADP, anorganisches Phosphat, Pyruvat, Proteine und viele andere Substrate. Nur so kann gewährleistet werden, daß diese Membran der Ausbildung hoher Konzentrationsgradienten standhält und trotzdem ausreichenden Umsatz zuläßt. Die innere Mitochondrienmembran baut neben dem Protonen- und ATP-Gradien-

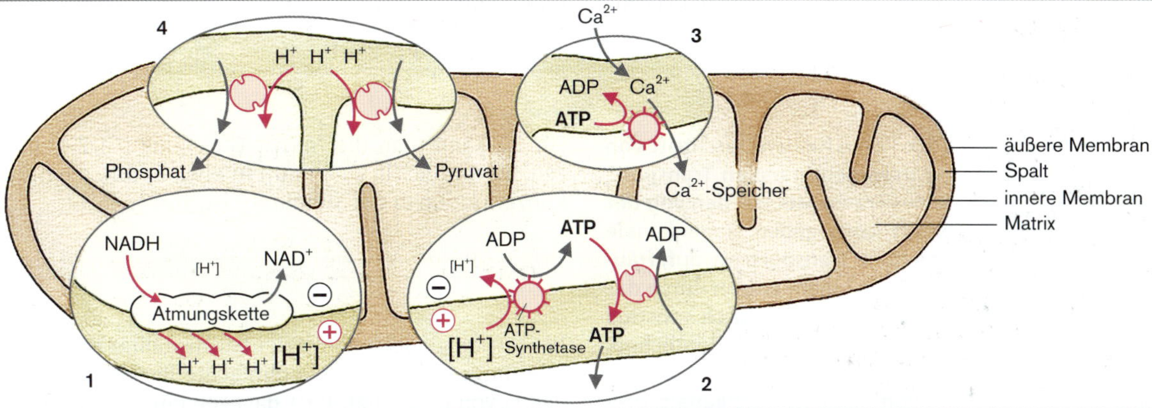

Abb. 2.**6** **Mitochondrienfunktion.** Das Mitochondrium besitzt eine Außen- und eine Innenmembran. Durch die mitochondrialen Enzyme des Citratzyklus und des Fettsäureabbaus werden in der Matrix reduzierte Äquivalente NADH + H^+ und $FADH_2$ (**1**) gebildet. Aus den reduzierten Äquivalenten werden über die Atmungskette (**1**) Protonen durch die innere Mitochondrienmembran in den mitochondrialen Spalt transportiert. Der so aufgebaute Protonengradient, der vom Spalt in die Matrix gerichtet ist und das gleichzeitig erzeugte transmembranale elektrische Potential, treiben die ATP-Synthetase an (**2**). Ca^{2+} wird unter ATP-Verbrauch mit Hilfe einer Ca^{2+}-Pumpe (Ionenpumpe, S. 25) in den Matrixraum hineintransportiert (**3**). Damit stellen die Mitochondrien eines der zellulären Speichersysteme für Ca^{2+} dar. Der Protonengradient treibt über Carriersysteme (S. 24) die Aufnahme von Phosphat und Pyruvat (**4**) an. ATP und ADP werden mit einem Antiportsystem (S. 25) aus dem bzw. in den Matrixraum transportiert (**2**).

ten auch einen Gradienten für Ca^{2+} auf, wobei die **mitochondriale Ca^{2+}-Aufnahme** auch der Stabilisierung der sehr niedrigen zytosolischen Ca^{2+}-Konzentration von 10^{-7} mol/l dient (S. 27). Der Bergauftransport von Ca^{2+} wird durch ATP-Verbrauch energetisiert. Die Aufnahme von ADP in die mitochondriale Matrix wird durch Gegentransport von ATP getrieben und die Aufnahme von anorganischem Phosphat oder Pyruvat vom Protonengradienten.

2.2 Kommunikationswege durch das Membranlipid: Diffusion, Ionenkanäle, Carrierproteine, ATP-getriebene Pumpen

Diffusion

›› Diffusion durch das Membranlipid kommt nur für sehr kleine Moleküle wie Gase oder für lipidlösliche Moleküle in Frage. ‹‹

Weiter oben wurde darauf verwiesen, daß die Membranen die Aufgabe haben, die Zelle entsprechend der Organellenfunktion zu kompartimentieren und gegen den Extrazellulärraum abzugrenzen. Die Hydrophobizität der Doppellipidmembran gewährleistet eine sehr effektive Trennung, die nur von solchen Molekülen durchbrochen werden kann, die eine hohe Lipidlöslichkeit besitzen. Diese Form von Membrantransport kann auch in künstlichen Lipidfilmen untersucht werden. Für einen vorgegebenen Konzentrationsunterschied (Δc [mol/m³]) wird die über die Barriere mit der Fläche A [m²] durch **Diffusion** transportierte Substanzmenge pro Zeitintervall (J [mol/s]) ermittelt und daraus dann die sogenannte **Permeabilität** (P [m/s]) bestimmt.

$$J = P \cdot \Delta c \cdot A \qquad (2.1)$$

$$P = \frac{J}{A \cdot \Delta c} \quad \frac{[\text{mol} \cdot \text{m}^3]}{[\text{s} \cdot \text{mol} \cdot \text{m}^2]} \qquad (2.1')$$

Die Permeabilität hat damit die Dimension einer Geschwindigkeit. Das beinhaltet, daß hochpermeable Substanzen die Membran mit großer Geschwindigkeit passieren und wenig permeable Substanzen mit entsprechend geringerer Geschwindigkeit. Diese Form der Permeation, die ja nur durch die nicht perfekte Trennung durch die Lipidmembran zustande kommt, spielt physiologisch nur für wenige Stoffe eine Rolle. So penetrieren kleine Moleküle wie die Gase CO_2, O_2 und N_2 die Lipidmembran vergleichsweise leicht, und auch etwas größere Moleküle können durch das Lipid diffundieren, wenn sie ausreichend lipidlöslich sind (z.B. Harnstoff). Für Ionen aber kommt dieser Permeationsweg nicht in Frage. Vielmehr erfolgt für geladene Teilchen und für größere Moleküle die Kommunikation zwischen den Kompartimenten mit Hilfe spezifischer **Membrantransportproteine.**

Diese Transportproteine sind in das Membranlipid so eingelagert, daß sie durch die ganze Membran reichen. Einige der Membrantransportproteine sind in den vergangenen Jahren gereinigt, und ihre Aminosäuresequenz ist aufgeklärt worden, z.B. Acetylcholinrezeptor (20), Natriumkanal (31) – s. auch Abb. 4.**6** –, Ca^{2+}-Kanal (42) und Glucosecarrier (19,44). Häufig weisen solche Proteine mehrere helikale Strukturen auf, die jeweils durch die Lipiddoppelschicht reichen und sich so anordnen, daß sie eine Art „Pore“ oder „Kanal“ umschließen (Abb. 4.**8**, S. 55). Entsprechend den unten angegebenen funktionellen Kriterien werden solche Transportproteine als **Ionenkanäle**, als **Carrier** und als **Pumpen** klassifiziert.

Ionenkanäle

» Ionenkanäle sind selektive Poren für den Durchtritt von Ionen und erlauben deren transmembranalen Transport. Die Richtung und die Rate des Transports werden von der elektrochemischen Triebkraft vorgegeben. Ionenkanäle weisen im allgemeinen eine hohe Transportrate auf. Häufig wird der Öffnungszustand von Ionenkanälen durch das Membranpotential, durch Agonisten oder durch sonstige Regelprozesse gesteuert. Mit der Saugelektrodentechnik läßt sich das Öffnungs- und Schließverhalten einzelner Ionenkanäle untersuchen. Von einigen Ionenkanalproteinen ist bereits die Primärsequenz bekannt. «

Ionenkanäle erlauben den transmembranalen Transport von Ionen, wobei die Triebkraft für den Transport der sog. elektrochemischen Potentialdifferenz entspricht. In Analogie zu Gleichung (2.1) kann man den Prozeß nach dem **Ohmschen Gesetz** für eine vorgegebene Fläche folgendermaßen beschreiben:

$$I = G' \cdot \Delta E \; \frac{[C]}{[s]} \qquad (2.2)$$

ΔE ist dabei die Triebkraft (Einheit V), G' die Leitfähigkeit = Leitwert der Membran (Einheit S, Siemens) und I ist die Ionentransportrate (Einheit C/s = A, Ampère) über die vorgegebene Membranfläche. Aus dem Vergleich des Ohmschen Gesetzes (Gl. 2.2) mit dem Fickschen Gesetz (Gl. 2.1) wird deutlich, daß Permeabilität und Leitfähigkeit einander entsprechende Begriffe sind. Beide Parameter, die die Durchlässigkeit der Barriere beschreiben, lassen sich ineinander überführen. Einführung der Membranfläche in Gl. 2.2 ergibt:

$$I = G \cdot \Delta E \; \frac{[A]}{[cm^2]} \qquad (2.2')$$

I beschreibt in dieser Gleichung den Ionenstrom, der pro Membranfläche (A/cm^2) durch die **elektrische Triebkraft** (ΔE) durch die Membran transportiert wird und G die Leitfähigkeit pro Fläche. Im elektrochemischen Gleichgewicht (S. 21) ist dieser Komponente eine Diffusionskomponente entgegengerichtet:

$$J = P \cdot \Delta c \; \frac{[mol]}{[cm^2 \cdot s]} \qquad (2.1'')$$

wobei jetzt auch J auf die Membranfläche bezogen ist ($mol \cdot s^{-1} \cdot cm^{-2}$).

Weil nun $J = \frac{I}{z \cdot F}$ ist, kann zusammengefaßt werden:

$$\frac{G \cdot \Delta E}{z \cdot F} = P \cdot \Delta c$$

wobei z die Ladungszahl des Ions ist und F die **Faraday-Konstante** (F = 96 487 C/mol).

Damit gilt:

$$G = \frac{\Delta c \cdot P \cdot z \cdot F}{\Delta E} \; \frac{[S]}{[cm^2]}$$

Für ΔE kann man die Nernst-Gleichung (Gl. 2.4) einsetzen. Da nun $\Delta c/(\ln c_a - \ln c_i)$ in etwa $\bar{c}$ (d. h. die mittlere Konzentration in der Membran) ist, gilt:

$$G = \frac{P \cdot z^2 \cdot F^2 \cdot \bar{c}}{R \cdot T}$$

Die Leitfähigkeit ist damit der Permeabilität proportional. Allerdings macht diese vereinfachte Beziehung deutlich, daß G von $\bar{c}$ abhängt. P ist dagegen eine konzentrationsunabhängige Eigenschaft der Membran.

Die Auftragung von I gegen E (Gl. 2.2) ergibt eine Gerade mit der Steigung G (Abb. 2.**7**). Die **elektrochemische Triebkraft E** setzt sich aus 2 Komponenten zusammen:

$$E = E_m - E_x \qquad (2.3)$$

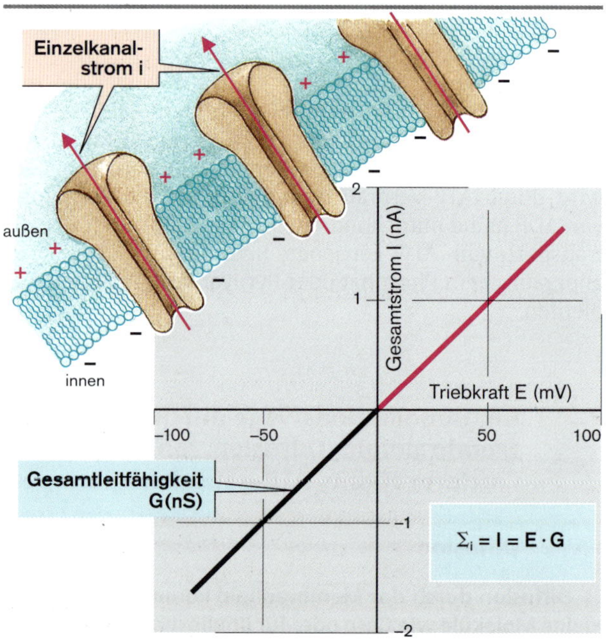

Abb. 2.**7** **Ionentransport durch Kanäle.** Im oberen Teil ist eine Plasmamembran mit Ionenkanälen dargestellt. Durch jeden dieser Kanäle fließt der Einzelkanalstrom (i). Die Summe aller Einzelkanalströme ergibt den Gesamtstrom (I). Die Größe dieses Stromes hängt nach dem Ohmschen Gesetz von der Triebkraft (E) und dem Gesamtleitwert der Membran = Gesamtleitfähigkeit (G) ab. Im unteren Teil ist der Gesamtstrom I (nA) gegen die transmembranale Triebkraft E (mV) aufgetragen. Aus der Steigung $\Delta I/\Delta E$ ergibt sich die Gesamtleitfähigkeit G (nS). Im gezeigten Beispiel beträgt sie 20 nS. Die theoretische Vorhersage, daß I linear mit E ansteigt, trifft praktisch nur in relativ engen Grenzen der Triebkraft zu. Meist findet man bei Testung großer Spannungsbereiche eine Abweichung von der Linearität, d. h., G ist eine Funktion der Spannung (s. auch Abb. 2.9).

wobei E_m der *elektrischen Potentialdifferenz* über die Membran und E_x der *chemischen Potentialdifferenz* entspricht. E_x wird anhand der **Nernst-Gleichung** aus den Konzentrationen innen (c_i) und außen (c_a) der Membran errechnet:

$$E_x = \frac{R \cdot T}{F \cdot z} \cdot \ln \frac{c_a}{c_i} \ [V] \qquad (2.4)$$

R ist hierbei die *allgemeine Gaskonstante* ($8{,}314\,J \cdot K^{-1} \cdot mol^{-1}$), T die *absolute Temperatur*, z die *Wertigkeit* des betrachteten Ions und F die *Faraday-Konstante*. Für eine Temperatur von 37 °C nimmt RT/F den Wert von 0,027 V an. Wird mit dekadischen statt mit natürlichen Logarithmen gerechnet, muß mit 2,3 multipliziert werden, d.h. RT/F · 2,3 beträgt bei 37 °C = **0,061 V.** Somit ergibt sich bei einem Konzentrationsverhältnis von c_i/c_a von 10 für ein einwertiges Ion die chemische Potentialdifferenz 0,061 V · lg (10/1) = **61 mV.** Bei einem zweiwertigen Ion (z.B. Ca^{2+}, Mg^{2+}) beträgt der Wert 30,5 mV. Bei Anionen muß das negative Vorzeichen von z berücksichtigt werden. Besteht an der untersuchten Barriere keine elektrische Potentialdifferenz, dann nimmt E den Wert von E_x an ($E_m = 0$). Umgekehrt ist $E = E_m$, wenn die Konzentration auf beiden Seiten gleich und somit $E_x = 0$ ist. Die Vorzeichen in den Gleichungen (2.2) und (2.3) sind so gewählt, daß ein Ausstrom von Kationen (positive Ionen) aus der Zelle als positiver Strom definiert ist. Um den Sachverhalt zu veranschaulichen, soll angenommen werden, daß eine Zelle eine intrazelluläre K^+-Konzentration von 120 mmol/l besitze und die extrazelluläre K^+-Konzentration 4 mmol/l betrage. Damit wird $E_{K^+} = 61 \cdot \lg 4/120 = -90$ mV. Entsprechend Gleichung (2.4) beträgt dann die Triebkraft für den K^+-Ausstrom aus der Zelle

$$E = E_m - (-90)\ mV$$

Bei einem „normalen" Membranpotential von – 70 mV (Abb. 2.**8**) beträgt E demnach ca. 20 mV, d.h., der K^+-Ausstrom erfolgt mit einer Triebkraft von 20 mV. Würde die Zelle auf E_m-Werte negativer als – 90 mV hyperpolarisieren, würde K^+ einströmen (I negativ). Wird das Membranpotential positiver (Depolarisation), so nimmt der K^+-Ausstrom zu. Beträgt das Membranpotential – 90 mV, so wird E = 0, und K^+ strömt weder ein noch aus. Es besteht also kein Nettostrom, und man nennt das entsprechende Potential Nullstrompotential oder Gleichgewichtspotential oder auch Nernst-Potential.

Nernst-Potential = Nullstrompotential = Gleichgewichtspotential

Die Beschreibung der Ionenbewegung mit dem **Ohmschen Gesetz** mag nahelegen, daß dieser Prozeß sehr einfach abläuft, etwa so, daß das Ion durch ein Proteinrohr definierten Durchmessers diffundiert. Dies ist mit Sicherheit nicht der Fall. Mehrere einfache Befunde können das verdeutlichen. Zum einen ist schwer verständlich, wie simple Rohre ein ungeheuer genaues Unterscheiden von Ionen beinahe gleichen Durchmessers ermöglichen sollten. So läßt ein K^+-Kanal praktisch kein Na^+ durch, und umgekehrt können K^+-Ionen nicht durch Na^+-Kanäle permeieren. Die Durchmesser beider Ionen

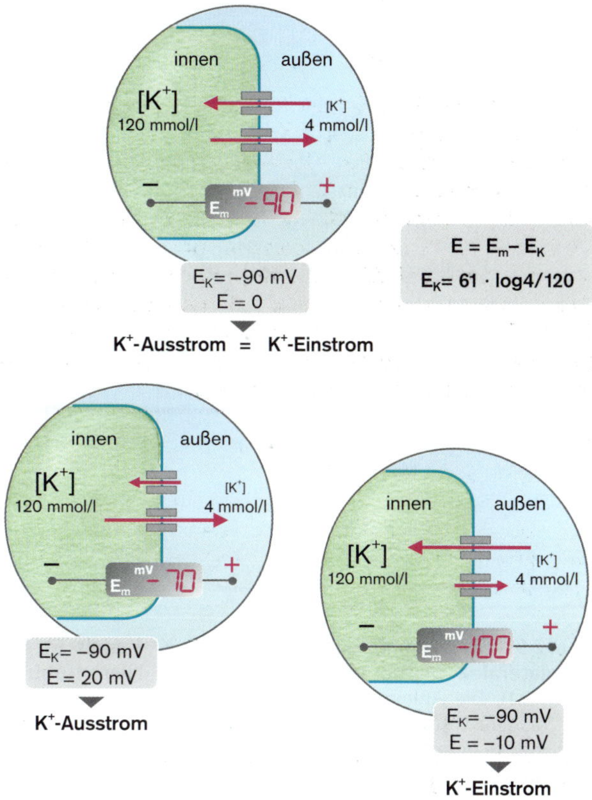

Abb. 2.**8** **Die Richtung der Ionenbewegung durch den Kanal wird durch die elektrochemische Triebkraft ($E = E_m - E_x$) bestimmt.** Die jeweilige transmembranale elektrische Potentialdifferenz (E_m) soll als gegeben betrachtet werden (E_x für K^+-Ionen = E_K). Oben ist $E_m = E_K$ und damit die Triebkraft E gleich Null. Die K^+-Ionen befinden sich im Gleichgewicht. Für depolarisierte Werte des Membranpotentials E_m (links) wird E positiv, es kommt zum K^+-Ausstrom. Für hyperpolarisierte Werte von E_m (rechts) wird E negativ, und ein K^+-Einstrom ist die Folge.

sind aber ähnlich (Durchmesser einschließlich Hydrathülle: Na^+ 0,5 nm, K^+ 0,36 nm). Zum anderen sind Beziehungen zwischen E und I, sog. Stromspannungskennlinien, für reelle Kanäle kaum je linear, wenn ein größerer Spannungsbereich überprüft wird. Schließlich werden Ionenkanäle, so wie man es eigentlich von einem spezifischen Kommunikationsweg erwarten kann, reguliert. Ihr Öffnungszustand kann von der Anwesenheit von **Agonisten** (z.B. Acetylcholin im Falle des Acetylcholin-gesteuerten Kanals) abhängen, die **Membranspannung** kann einen wesentlichen Einfluß auf den Zustand des Ionenkanals haben (z.B. Na^+-Kanal in erregbaren Membranen), oder der **Phosphorylierungszustand** des Kanalproteins bestimmt den Öffnungszustand (z.B. Ca^{2+}-Kanal; 17,21). Seit ca. 15 Jahren ist es möglich, den Stromfluß durch den einzelnen Ionenkanal direkt zu messen (29). Die Meßanordnung ist in Abb. 2.**9** dargestellt.

Die **Saugelektroden-** oder **„patch clamp"-Technik** (Abb. 2.**9**) ist eine vom Konzept her recht simple Anord-

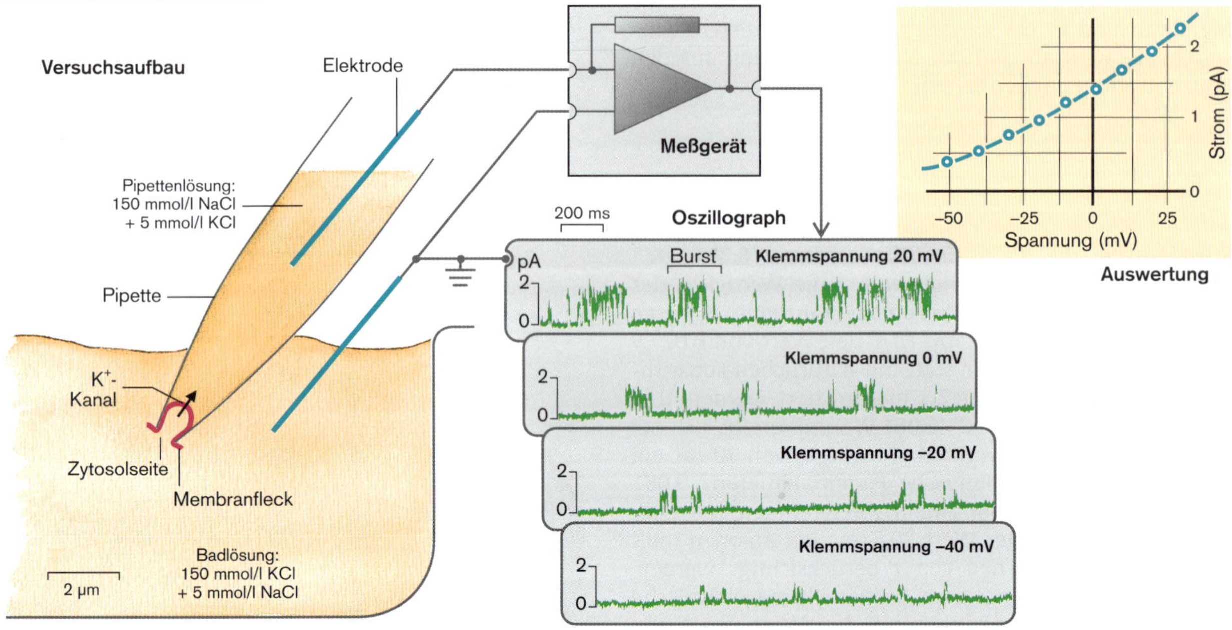

Abb. 2.**9** **Einzelkanalregistrierung eines K^+-Kanals in der basolateralen Membran eines proximalen Nierentubulus** (nach 14). Die Ableitung von Einzelkanalströmen erfolgt mit der Saugelektrodentechnik (patch clamp). Der Membranfleck ist dabei so orientiert, daß die Zytosolseite der Badlösung (KCl 150 mmol/l + 5 mmol/l NaCl) und die Extrazellulärseite der Pipettenlösung (NaCl 150 mmol/l + KCl 5 mmol/l) zugewandt sind. Links schematisch die Meßanordnung. Der Stromfluß durch den Membranfleck wird von einem Meßgerät aufgezeichnet und auf einem Oszillographen dargestellt. In der Mitte ist eine Originalregistrierung des Einzelkanalstroms wiedergegeben. Für die jeweilige Klemmspannung sind typische Stromspuren dargestellt. 0 kennzeichnet das Nullstromniveau. Kanalöffnungen führen zu positiven Stromauslenkungen, die häufig in Gruppen (bursts) auftreten. Die positiven Stromauslenkungen entsprechen dem Offenzustand des Kanals. Rasch kehrt die Stromspur zum Nullstromniveau zurück, denn der Offenzustand bleibt nur kurz erhalten (flickers). Bei hyperpolarisierter Klemmspannung nimmt die Stromamplitude ab. Rechts wird die aus den Einzelmessungen ermittelte Stromspannungsbeziehung dargestellt. Die Stromspannungskurve ist nicht linear, weil auf der Pipettenseite die K^+-Konzentration nur 5 mmol/l beträgt. Das Nullstrompotential, d.h. die Spannung, bei der die extrapolierte Kurve die X-Achse schneidet, liegt etwa bei − 90 mV. Das besagt, daß dem Konzentrationsunterschied für K^+, der in mV ausgedrückt (E_K) 90 mV beträgt, ein gleich großes elektrisches Potential entgegengesetzt werden muß, um den Strom auf Null zu bringen.

nung. Eine feine Glaspipette mit besonders glattem Glasrand mit einem Spitzendurchmesser von 0,3 – 3 µm wird auf die Zellmembran aufgesetzt und angepreßt. Dann wird ein kleines Areal *(patch)* der Zellmembran mit negativem Druck etwas in die Pipettenöffnung hineingesaugt (Saugelektrodentechnik). Es kommt zur Interaktion der Glasoberfläche mit der Zellmembran unter Bildung eines sehr hohen Abdichtungswiderstandes des Pipetteninneren zur Außenlösung. Nun lassen sich entsprechend der Meßanordnung in Abb. 2.**9** Ströme durch die Membran bei vorgegebener Klemmspannung (patch *clamp*) messen (29). Da das Membranareal in der Pipette nur wenige µm² groß ist, befinden sich in dem untersuchten Membranstück nur wenige oder gar keine Ionenkanäle. Derartige Experimente können in viererlei Konfigurationen durchgeführt werden:

- Man kann das Verhalten von Ionenkanälen an der intakten Zelle überprüfen.
- Man kann durch kurzes Ansaugen die Membran, die das Zellinnere vom Pipetteninneren trennt, durchbrechen und so eine Ganzzellableitung erreichen.
- Man kann, ausgehend von der Ganzzellableitung, ein Membranareal von der Zelle abreißen und es isoliert untersuchen. Dies wird dadurch ermöglicht, daß sich (nach dem Abreißen) an der Pipettenspitze ein kleines Membranbläschen bildet, wobei die ursprüngliche Zytosolseite dem Inneren der Pipette zugewandt ist.
- Schließlich kann man, ausgehend von der Ableitung an der intakten Zelle, das Membranareal unter der Pipette aus der Zelle herausreißen und isoliert untersuchen, wobei jetzt die ursprüngliche Zytosolseite der Badlösung zugewandt ist (Abb. 2.**9**).

Abb. 2.**9** zeigt die Registrierung eines K^+-Kanals (14). Die Meßbedingungen sind so gewählt, daß der untersuchte Membranfleck mitsamt der Pipette von der entsprechenden Zelle entfernt wurde. Die Pipetteninnenseite entspricht dem Extrazellulärraum, die Außenlösung entspricht dem Zytosol. Die Stromregistrierung bei 0 mV zeigt Auswärtsströme, die dadurch verursacht sind, daß die K^+-Konzentration auf der „Zytosolseite" um den Faktor 30 höher ist als auf der Extrazellulärseite. Dieser Auswärtsstrom vom K^+ findet aber nicht etwa kontinuierlich statt, sondern tritt in Aktivitätsgruppen (bursts) auf. Innerhalb einer solchen Aktivitätsphase bricht der Strom immer wieder für Millisekunden oder Bruchteile davon zusammen (flickers). Dieses Strommuster kommt dadurch zustande, daß der Kanal immer wieder vom Offenzustand zum Geschlossenzustand zurückkehrt. Der Strom durch den einzelnen Kanal (i) ist also diskontinuierlich und wird durch das „Schalten" des Ionenkanals unterbrochen.

In unserem Beispiel fließen bei einer vorgegebenen transmembranalen Spannung (= Klemmspannung) von 20 mV ewa 2 pA für im Mittel 3 ms, d. h., während einer Kanalöffnung fließen

$$\frac{3 \cdot 2 \cdot 10^{-12}}{10^3} \; \frac{[C \cdot s]}{[s]}$$

Nach Einführung der Faraday-Konstante (ca. 10^5C/mol) ergibt sich die pro Kanalöffnung transportierte Menge an Ionen:

$$\frac{3 \cdot 2 \cdot 10^{-12}}{10^5 \cdot 10^3} \; \frac{[C \cdot mol]}{[C]}$$

Nach Einführung der Loschmidt-Zahl (ca. $6 \cdot 10^{23}$ mol^{-1}) erhält man die Anzahl der einzelnen Ionen:

$$\frac{6 \cdot 10^{-12} \cdot 6 \cdot 10^{23}}{10^8} \; \frac{[mol]}{[mol]}$$

nämlich 36 000 einzelne Ionen.

Nach diesem „Schluck" schließt sich der Kanal, um 1 – 2 ms später wieder ein solches Ladungsquantum auf die andere Seite zu entlassen.

Abb. 2.**9** zeigt unter anderem die Stromspannungskurve für diesen Kanal. Bei Überprüfung eines größeren Spannungsbereichs wird deutlich, daß die Kennlinie schwach gekrümmt ist, was in diesem Fall vor allem dadurch bedingt ist, daß die K^+-Konzentration auf beiden Seiten so unterschiedlich ist. Für den Ausstrom (Zytosol 150 mmol/l) ist deshalb die Steigung (i/V) groß (positiver Strombereich), für den Einstrom (Extrazellulärkonzentration 5 mmol/l) ist die Steigung dagegen kaum meßbar. Die extrapolierte Stromspannungskurve schneidet die Abszisse bei einer Spannung von – 90 mV, was gleichbedeutend damit ist, daß das **Nullstrompotential** (s. oben) eben diese Größe hat. Könnte der Kanal zwischen K^+ und Na^+ nicht unterscheiden, dann würde das Nullstrompotential bei 0 mV liegen, da die Summe der K^+- und Na^+-Konzentration auf beiden Seiten in etwa gleich ist.

Aus dem geschilderten Sachverhalt soll deutlich werden,

- daß Kanalproteine die „richtigen" Ionen genauestens erkennen können,
- daß sie diese diskontinuierlich transportieren, d. h., daß sie ein Öffnungs- und Schließverhalten zeigen und daß dieses Schaltverhalten gesteuert werden kann.

Legt man Hochrechnungen zugrunde, so läßt sich auf der Basis der Gesamtleitfähigkeit einer Zelle und der Einzelleitfähigkeit der Kanäle dieser Zelle die Zahl der Ionenkanäle pro Zelle errechnen. Typische Werte liegen bei 10^2 – 10^4. Die Kanaldichte liegt damit bei 0,1 – 10/ μm². In

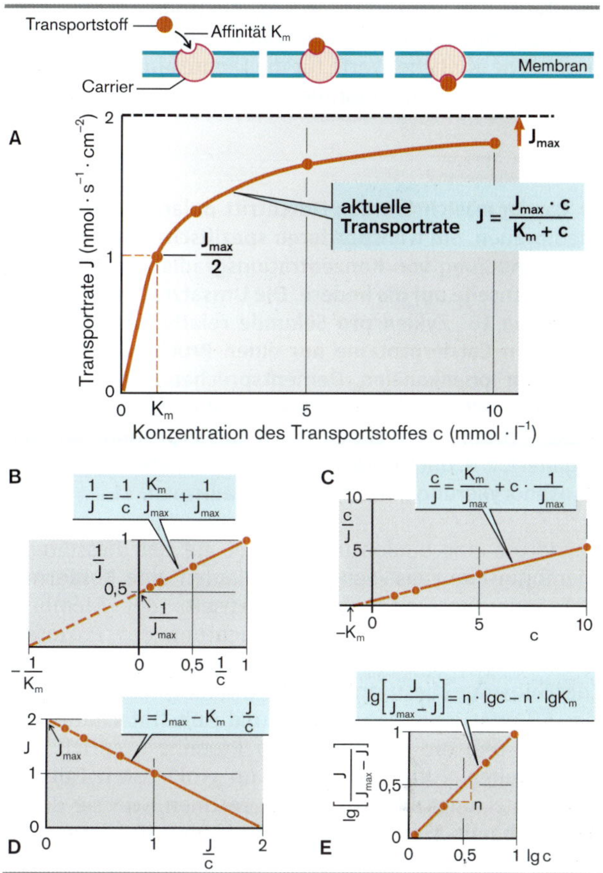

Abb. 2.**10** **Michaelis-Menten-Kinetik.** Die Anzahl der transportierenden Carrier bestimmt die maximale Transportrate (J_{max}). c ist die Konzentration des zu transportierenden Stoffes (z. B. D-Glucose). Seine Affinität zum Carrier wird durch den sog. K_m-Wert wiedergegeben (K_m = c bei ½ J_{max}), und sie bestimmt die Anfangssteilheit und die Krümmung der Kurve. Bei niedrigen Konzentrationen ist der Transport J der Konzentration fast linear proportional (fast linearer Kurvenanstieg in **A**). Mit zunehmender Konzentration steigt J immer langsamer an und erreicht schließlich den Sättigungswert J_{max}. Um K_m und J_{max} zu bestimmen, werden häufig linearisierte Auftragungsweisen (**B – E**) verwendet. Bei der Auftragung 1/J gegen 1/c (**B**) erhält man J_{max} bzw. K_m aus den y- bzw. x-Achsen-Abschnitten. Der Nachteil besteht bei dieser Auftragungsweise darin, daß die Meßpunkte, die bei sehr niedrigen Konzentrationen gewonnen werden, die Linearisierung stark beeinflussen. Bei der zweiten Auftragungsweise (**C**) erhält man $-K_m$ als x-Achsenabschnitt und J_{max} als den Kehrwert der Steigung. Das größte Gewicht haben hier die Meßwerte, die bei großen Konzentrationen gewonnen werden. Bei der dritten Auftragungsweise (**D**) erhält man J_{max} als y-Achsen-Abschnitt; $-K_m$ ist die Steigung. Hier werden die Einzelmeßpunkte am wenigsten in ihrer Wichtung verzerrt. In der vierten, linearisiert-logarithmischen Auftragung (**E**) entspricht die Steigung (n) dem sog. Hill-Koeffizienten. Letzterer ist ein Maß für die Kooperativität der Bindungsstellen, aus ihm kann also die Stöchiometrie der Substrat-Carrier-Interaktion abgelesen werden. Wird von einem Carrier 1 Substratmolekül transportiert, so beträgt die Steigung n = 1, bei 2 Substratmolekülen pro Carrier n = 2 usw.

der Tat erhält man mit der Saugelektrodentechnik (29) unter Zugrundelegung der von der Pipette erfaßten Membranfläche ähnliche Werte für die Dichte einzelner Ionenkanäle auf der Zellmembranoberfläche.

Carrier

›› Carrier erleichtern den Durchtritt polarer Stoffe durch Membranen. Sie transportieren spezifische Substrate unter Ausnutzung von Konzentrationsgradienten von einer Membranseite auf die andere. Die Umsatzraten sind dabei mit etwa 10^2 Zyklen pro Sekunde relativ gering. Damit erreichen Carrierproteine nur einen Bruchteil (10^{-5}) der Rate von Ionenkanälen. Dementsprechend ist bei hohen carriervermittelten Transportraten mit einer hohen Dichte dieser Proteine zu rechnen. Auch Carrierproteine werden reguliert, z. B. durch allosterische Effekte, aber auch durch Phosphorylierung und andere Mechanismen. ‹‹

Carrierproteine binden ihr Substrat auf der diesseitigen Membranseite („cis"-Seite), durchlaufen eine Konformationsänderung und geben es jenseits der Membran („trans"-Seite) wieder ab. Die Richtung des Prozesses wird dabei vom Konzentrationsunterschied des Substrats (der Substrate) bestimmt. Da die Bindungsreaktion durch die Affinität zwischen Protein und Substrat charakterisiert ist und die Anzahl solcher Proteine – sprich Bindungsstellen – limitiert ist, ist im einfachsten Fall mit einer Sättigungsabhängigkeit zu rechnen, wie sie durch die **Michaelis-Menten-Gleichung** (Abb. 2.**10**) dargestellt wird.

$$J = \frac{J_{max} \cdot c}{K_m + c} \frac{[mol]}{[s]} \qquad (2.5)$$

Hierbei sind J und J_{max} die aktuelle bzw. die maximale Transportrate. c ist die Substratkonzentration und K_m ist die Konzentration, bei der Halbsättigung gemessen wird.

Die Funktionsweise von Carrierproteinen wurde in den vergangenen Jahren vorwiegend mit der sog. **Vesikeltechnik** (26) aufgeklärt. Hierzu werden Membranen aus ihrem natürlichen Verband durch eine intensive Gewebe- bzw. Zellhomogenisation mit divalenten Kationen (Ca^{2+}, Mg^{2+}) herausgelöst. Die Membranen werden getrennt und gereinigt. Solche Membranen bilden spontan kleine Bläschen. Der Inhalt der Vesikel kann durch Vorinkubation festgelegt werden. Dann kann die Aufnahme eines Substrates von der Badlösung oder die Abgabe aus dem intravesikulären Raum in Abhängigkeit von der Zeit verfolgt werden.

Abb. 2.**11** zeigt ein solches Experiment (27). Beim ersten Ansatz waren die Vesikel pH-äquilibriert ($[H^+_i] = [H^+_a]$) und Na^+ wurde dem Außenmedium zugegeben. Hierdurch kam es zur Na^+-Aufnahme, die nach kurzer Zeit einen konstanten Wert (Gleichgewicht) erreichte. Im zweiten Ansatz wurde ein H^+-Gradient vorgegeben, der von innen nach außen gerichtet war: $[H^+_i] > [H^+_a]$. Hierdurch wurde die initiale Na^+-Aufnahme beschleunigt. Diese Daten sind so zu interpretieren, daß die Na^+-Aufnahme an die H^+-Abgabe gekoppelt ist. In der Tat ist mit derartigen Experimenten (25–27) zum ersten Mal die Existenz des – wie man inzwischen weiß – ubiquitären **Na^+/H^+-Austauschcarriers** nachgewiesen worden. Derartige Experimente erlauben den Einsatz von Hemmern, in gewissem Umfang die Bestimmung der kinetischen Eigenschaften und die Untersuchung der Regulation des Transportproteins. So wurde für das Na^+/H^+-Austauschsystem gezeigt, daß es auch Li^+ und NH_4^+ (statt Na^+) binden und transportieren kann und daß es vor allem durch pH-Änderungen auf der zytosolischen Seite so modifiziert wird, daß Azidose zu einer Steigerung der Umsatzrate, Alkalose zu einer Reduktion führen (9). Damit wird der Zell-pH reguliert – allerdings zu Lasten einer Na^+-Aufnahme. Diese Na^+-Aufnahme in die Zelle würde zu einer Na^+-Akkumulation führen, wenn nicht durch die Pumpaktivität der Na^+-K^+-ATPase laufend Na^+ aus der Zelle herausgepumpt würde.

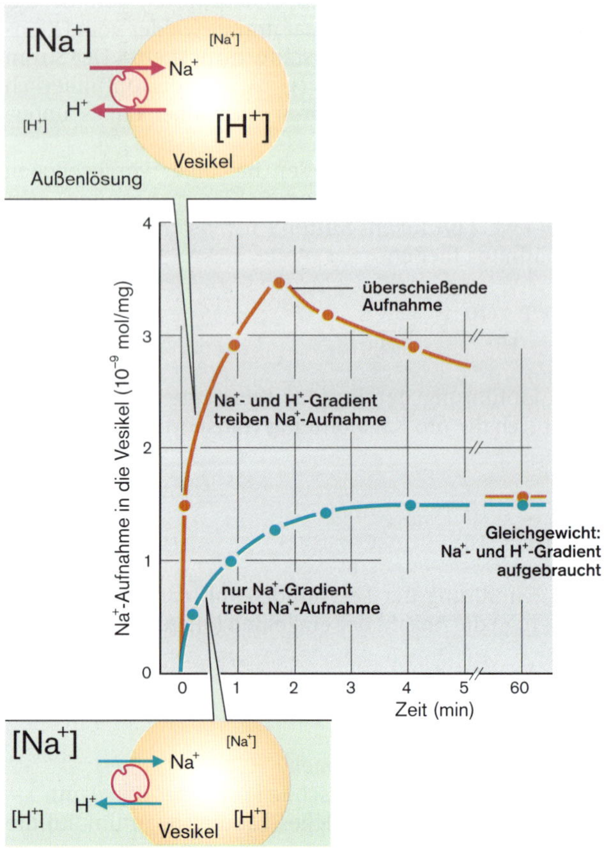

Abb. 2.**11** **Gegentransport von H^+-Ionen und Na^+-Ionen in Bürstensaumvesikeln von proximalen Nephronzellen.** Membranvesikel werden in einer Lösung mit niedriger Na^+-Konzentration vorinkubiert, und dann wird zum Zeitpunkt Null die Na^+-Konzentration in der Außenlösung erhöht. In kurzen Zeitabschnitten wird nun die Aufnahme von Na^+ in die Vesikel gemessen (blaugrüne Kurve). Durch Vorinkubation der Vesikel in einer Lösung mit saurem pH-Wert wird die Aufnahme von Na^+ stark beschleunigt (braune Kurve). Letztlich kommt es in beiden Fällen nach etwa einer Stunde zum Konzentrationsausgleich für H^+ und Na^+ (Gleichgewicht). Somit unterscheiden sich die Kurven nur im Anfangsteil. Die erhöhte Aufnahme im Anfangsteil der oberen Kurve wird überschießende Aufnahme (overshoot) genannt (Daten nach 27).

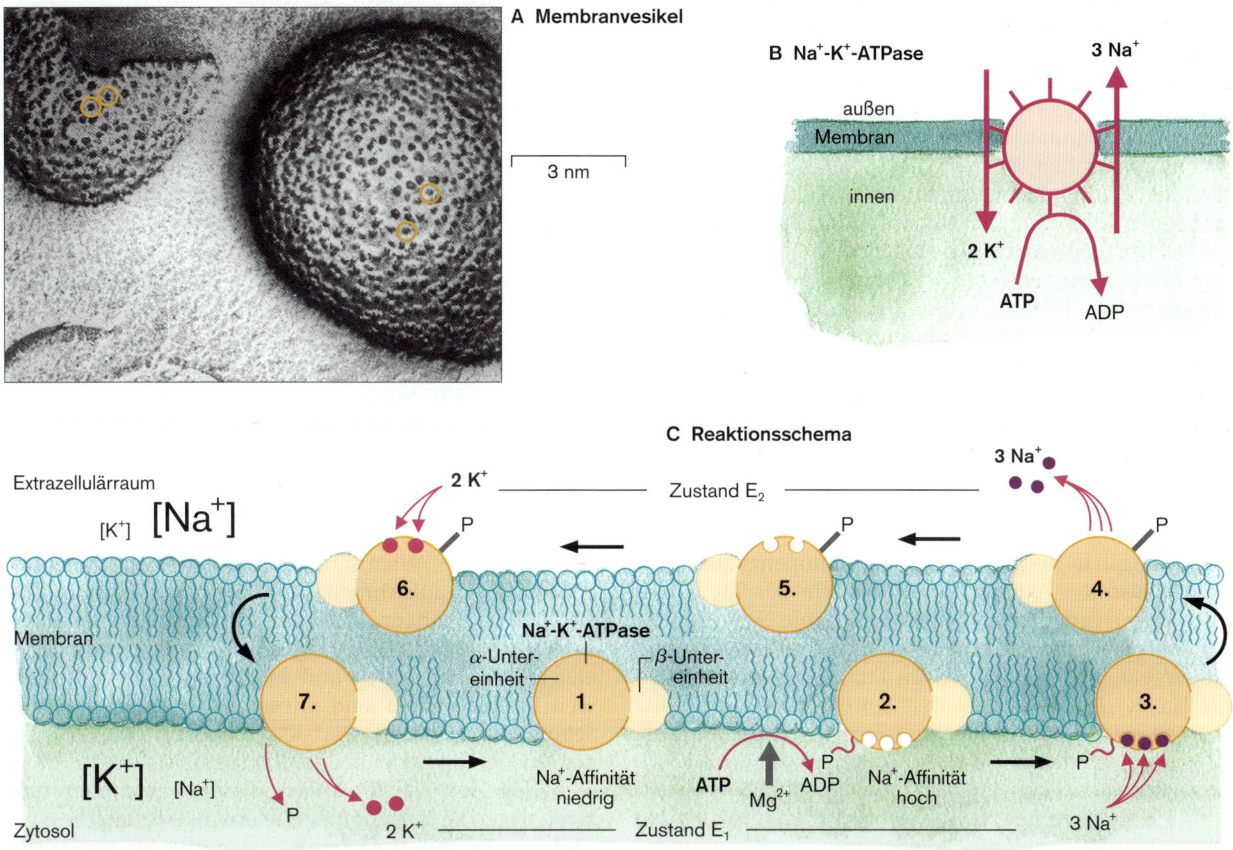

Abb. 2.**12** **Na⁺-K⁺-ATPase als Na⁺-K⁺-Pumpe. A** Gefriergeätzte Membranvesikel bei 54000facher Vergrößerung. Deutlich sind einzelne Na⁺-K⁺-Pumpen als Korpuskel (○) sichtbar (nach 23). **B** und **C** Reaktionsschema der Na⁺-K⁺-ATPase. Die Pumpe besteht aus mindestens zwei Untereinheiten (α und β). Zunächst wird in der sog. E_1-Form der ATPase ATP gebunden und eine Stelle des Proteins mit einer energiereichen Phosphatbindung (~ P) versehen. Hierdurch ändert sich die Konformation des Moleküls: Die 3 Na⁺-Bindungsstellen werden freigegeben, und Na⁺ wird auf die andere Membranseite transportiert. Die Phosphatbindung hat jetzt ihre Energie verloren und K⁺-Bindungsstellen werden freigegeben. K⁺ wird gebunden, auf die Zytosolseite transportiert und dort unter gleichzeitiger Abspaltung des Phosphatrestes abgegeben. Die Na⁺-K⁺-ATPase(-Pumpe) befindet sich nun wieder in der Ausgangsform.

Eine Vielzahl von Carrierproteinen funktioniert derart, daß sie den Gradienten für Na^+ benutzen, um ein anderes Substrat in die Zelle hinein- (Kotransportsystem i.e.S., Symport) oder aus der Zelle herauszutransportieren (Gegentransport, Antiport)*. Häufig vorkommende Na^+-abhängige Symportsysteme sind die für Glucose, Aminosäuren, Phosphat, Cl^-, Bicarbonat und K^+. Häufige Na^+-abhängige Antiportsysteme sind die für Protonen (s.o.) und Ca^{2+}. Na^+-abhängige Carriersysteme können ihre Substrate (z.B. Glucose) **„sekundär-aktiv"** transportieren, weil ihr Transport vom Na^+-Konzentrationsunterschied und, bei elektrogenem Transport (z.B. Glucose + Na^+), vom Membranpotential abhängig ist und sowohl der Na^+-Konzentrationsunterschied als auch das Membranpotential „primär-aktiv", d.h. unter ATP-Verbrauch erzeugt werden. Andere Carriersysteme binden nur ein Substrat, z.B. Na^+-unabhängiger Glucosetransport (Uniport). Ein besonders gut untersuchtes Carriersystem ist der Cl^-/HCO_3^--Austauschcarrier (34) des Erythrozyten, das sog. Bande-3-Protein (S.190f.).

* Manchmal wird der Ausdruck Kotransport i.w.S. auch als gemeinsamer Überbegriff für Symport und Antiport verwendet.

Ionenpumpen

» Ionenpumpen erzeugen hohe transmembranale Ionenkonzentrationsunterschiede. Sie sind Membranproteine, die unter direktem ATP-Verbrauch Ionen transportieren. Ähnlich wie bei Carrierproteinen sind die Umsatzraten der einzelnen Pumpen mit ca. 100 Zyklen pro Sekunde relativ gering. Daher ist für die meisten Zellen eine enorme Dichte der Na^+-K^+-Pumpen notwendig. «

Ionenpumpen sind Membrantransportproteine, die direkt ATP verbrauchen (ATPase) und dabei Ionen transportieren. Damit ist klar, daß solche Pumpen die Tätigkeit einstellen, wenn die ATP-Produktion in den Mitochondrien der Zelle (Abb. 2.**6**) zusammenbricht. Die bestuntersuchte Pumpe dieser Art ist die **Na^+-K^+-Pumpe** (18), auch **Na^+-K^+-ATPase** genannt, die sich in der Plasmamembran praktisch aller Zellen findet. Abb. 2.**12 A** zeigt ein elektronenmikroskopisches Bild einer gefriergeätzten Membran. Die einzelnen Na^+-K^+-Pumpen sind deutlich als kleine Partikel in der Membran sichtbar. Abb. 2.**12 B** und **C** fassen die Arbeitsweise dieser Pumpe zusammen: Auf der Membraninnenseite bindet ATP an einer katalytischen Untereinheit, ADP wird abgespalten und eine phosphorylierte Zwischenstufe erreicht. Nun werden drei Na^+-Ionen gebunden. Die Affinität dieser Bindungsstellen für Na^+ ist dabei so groß, daß sehr niedrige zytosolische Na^+-Konzentrationen von um 10 mmol/l und darunter erzeugt und gehalten werden können. Die Konfiguration der Pumpe in dieser Phase nennt man E_1-Form. In dieser Phase kommt es zur Konfigurationsänderung. Die Na^+-Bindungsstellen gelangen jetzt auf die Außenseite der Membran, die Phosphatbindung hat ihre Energie verloren, und nach Abgabe der Na^+-Ionen werden zwei K^+-Bindungsstellen frei. In dieser sog. E_2-Form werden nun zwei K^+-Ionen auf der Außenseite aufgenommen, auf die Membraninnenseite gebracht und dort zusammen mit dem Phosphat freigegeben. Dieser Pumpenzyklus entspricht also der Aktivität der ATPase. In der Tat hat es einige Jahre gedauert, zu erkennen, daß die Na^+- und K^+-abhängige ATP-Spaltung mit dem Transport dieser Ionen einhergeht. Wie alle derartigen Pumpen läßt sich auch die Na^+-K^+-Pumpe „rückwärts" betreiben, wenn experimentell entsprechende Ionengradienten vorgegeben werden. Dann wird durch das Zurücklaufen der Ionen ATP erzeugt.

Die Na^+-K^+-Pumpe, oder auch Na^+-K^+-ATPase, ist ein Proteinkomplex, der aus mindestens jeweils einer α-Untereinheit (ca. 100 kDa) und einer β-Untereinheit (45 – 50 kDa) aufgebaut ist. Die katalytische Funktion und die Bindung von Na^+ und K^+ können der α-Untereinheit zugeordnet werden. Während zur ATP-Spaltung die Anwesenheit der β-Untereinheit nicht nötig ist, müssen zum Pumpen der Ionen beide Untereinheiten vorhanden sein. Eine besondere Eigenschaft dieser Pumpe ist ihre Hemmbarkeit durch **Ouabain (g-Strophanthin)** (Abb. 2.**13**), einem pflanzlichen Glykosid. Die Bindungsstelle für Ouabain befindet sich in unmittelbarer Nachbarschaft zu den K^+-Bindungsstellen. Die Ouabainbindung wird durch erhöhtes K^+ auf der Außenseite behindert und umgekehrt durch erniedrigtes K^+ gefördert. Die Bindung von Ouabain hält die Pumpe beim Übergang von der E_2-Form in die E_1-Form an. Damit stellt die Na^+-K^+-ATPase ihre Pumptätigkeit ebenso wie die Spaltung von ATP ein. Die Reaktion mit Ouabain ist reversibel. Die Affinität der Pumpe für dieses Glykosid ist bei unterschiedlichen Spezies sehr unterschiedlich. So ist die Ratte etwa um den Faktor 10^3 – 10^4 unempfindlicher als der Mensch. Aber auch innerhalb einer Spezies ist die Ouabainempfindlichkeit der Na^+-K^+-Pumpe der einzelnen Organe unterschiedlich, ja sogar innerhalb eines Organs kann die Empfindlichkeit variieren (z. B. Nierentubulus).

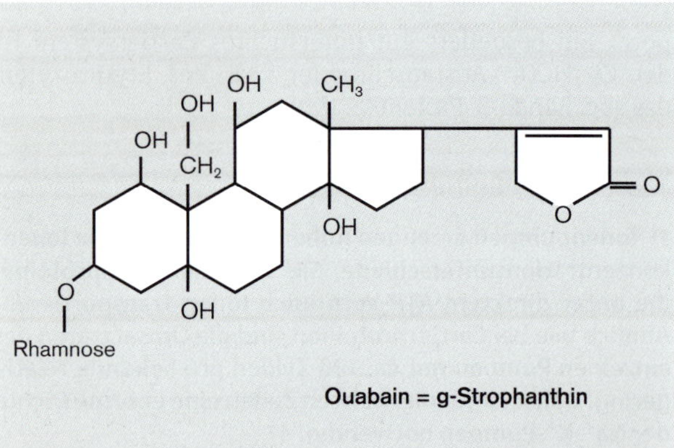

Abb. 2.**13** **Strukturformel von Ouabain (g-Strophanthin).** Ouabain ist ein hochspezifischer Blocker der Na^+-K^+-ATPase. Es bindet in unmittelbarer Nachbarschaft zur K^+-Bindungsstelle. Damit hält dieser Blocker den Pumpzyklus beim Übergang von $E_2 \rightarrow E_1$ an (Abb. 2.12). Die enge Beziehung zur K^+-Bindungsstelle erklärt, warum die Ouabaininteraktion von der K^+-Konzentration in der Außenlösung abhängt.

Abb. 2.**14** zeigt ein Experiment an Epithelzellen, deren Na^+-K^+-Pumpen durch Ouabain gehemmt werden (15). Es kommt zum Zusammenbruch des transepithelialen Transports. Die Zellen schwellen, indem sie Na^+, Cl^- und daher Wasser aufnehmen. Gleichzeitig verlieren die Zellen K^+. Die Ouabainwirkung ist im allgemeinen reversibel, wenn die Zellschwellung und der Konzentrationsausgleich zwischen Intra- und Extrazellulärraum nicht zu weit fortgeschritten sind. Dieses Experiment belegt die Schlüsselrolle, die die Na^+-K^+-Pumpe für die Erhaltung der Ionengradienten über der Zellmembran spielt.

Neben der Na^+-K^+-ATPase(-Pumpe) kommen noch zwei Arten von Ionenpumpen relativ häufig vor. Die einen sind die **Protonen-ATPasen**, die entweder unter ATP-Verbrauch Protonen in einem Kompartiment anreichern (z. B. **Lysosomen**) oder die Protonengradienten ausnutzen, um ATP zu produzieren **(Mitochondrien)**. Ähnliche Pumpen, die H^+-Ionen gegen K^+ austauschen (H^+-K^+-ATPasen), kommen auch an Epithelien vor, z. B. im Magen, wo unter ATP-Verbrauch ein stark saurer Magensaft gebildet wird. Eine weitere Art sind die **Ca^{2+}-ATPasen,** die Ca^{2+} unter ATP-Verbrauch pumpen, z. B. im **sarkoplasmatischen Retikulum** oder im **Mitochondrium**. Mit Hilfe dieser Pumpen werden die enormen Ca^{2+}-Konzentrationsgradienten (z. B. zwischen Extrazellulärraum und Zytosol) von vier Dekaden und mehr aufgebaut.

Pumpen, Carrier und Kanäle im Vergleich

Pumpen, Carrier und Kanäle haben gemeinsam, daß sie ganz bestimmte Substrate mit relativ hoher, teilweise sogar extrem hoher Selektivität durch die Membran transportieren. Bei Ionenkanälen treibt der elektrochemische Gradient für das beteiligte Ion den Nettotransport. Bei Carrierproteinen ist es ebenfalls die Konzentrationsdifferenz bzw. der elektrochemische Gradient. Häufig besteht eine Kopplung an Na^+, und hierdurch wird die Triebkraft für Na^+ ausgenutzt, um das gekoppelte Substrat entgegen seinem elektrochemischen Gradienten zu transportieren (sekundär-aktiver Transport). Ionenpumpen bauen unter ATP-Verbrauch besonders große Konzentrationsdifferenzen auf. Weil nur bei diesen letzteren Prozessen der ATP-Verbrauch direkt an den Transport gekoppelt ist, spricht man auch nur bei diesen Transportvorgängen von primär-aktivem Transport.

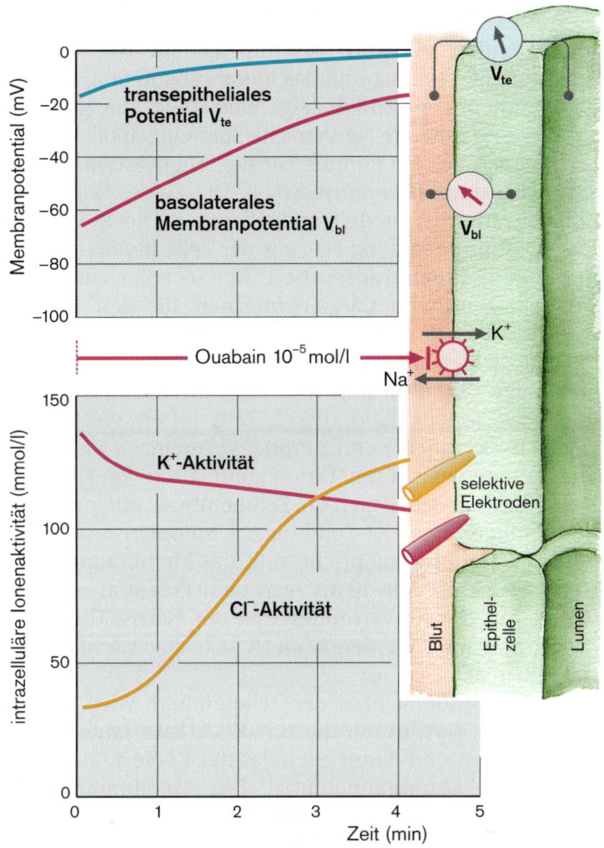

Abb. 2.**14** **Ouabainwirkung auf Epithelzellen.** Die Experimente wurden an Drüsenkanälchen einer exkretorischen Drüse (Rektaldrüse des Haies, *Squalus acanthias;* 15) durchgeführt. Gemessen wurde das transepitheliale Potential (V_{te}) und, mit Hilfe von nichtselektiven und ionenselektiven Mikroelektroden, das basolaterale Membranpotential (V_{bl}) sowie die intrazellulären Ionenaktivitäten für Cl^- und K^+. (Hier sind bewußt Ionenaktivitäten [a] angegeben, weil die ionenselektiven Elektroden nur die Aktivität, d. h. die Konzentration der *ionisierten* Teilchen, nicht aber die gesamte Konzentration [c] messen; s. auch S. 738.) Sofort nach der Zugabe von Ouabain beginnt das transepitheliale Potential (V_{te}), das durch die aktive NaCl-Sekretion zustande kommt, zusammenzubrechen. Die Zellen depolarisieren, d. h., das Membranpotential an der basolateralen Membran (V_{bl}) verringert sich auf weniger negative Werte. Die Zellen verlieren K^+ und nehmen Cl^- auf (untere Kurven). Da die NaCl-Aufnahme größer ist als der K^+-Verlust, strömt Wasser nach und die Zellen schwellen an. Die Zellschwellung ist mikroskopisch leicht faßbar. Wird Ouabain nach kurzer Exposition wieder ausgewaschen, sind alle genannten Veränderungen voll reversibel.

2.3 Intra- und Extrazellulärraum haben eine sehr unterschiedliche ionale Zusammensetzung

›› Im Intrazellulärraum ist K^+ das dominierende Kation. Die meisten Anionen dieses Kompartiments sind große impermeable Moleküle (Proteine, Phosphate). Die Konzentration an freiem, d. h. ionisiertem Ca^{2+} ist im Zytosol extrem niedrig. Im Extrazellulärraum ist Na^+ das dominierende Kation und Cl^- das dominierende Anion. Die ungleiche Ionenverteilung in Zytosol und Extrazellulärraum wird durch Ionenpumpen (z. B. Na^+-K^+-ATPase, Ca^{2+}-ATPase), durch Carriersysteme (z. B. 3 Na^+/Ca^{2+}-Antiport, Na^+/H^+-Antiport) und durch Ionenkanäle (z. B. Cl^--Kanäle) aufrechterhalten. ‹‹

Ionengradienten zwischen Extra- und Intrazellulärraum

Tab. 2.**1** faßt die Konzentrationen für einige wichtige Ionen im Intra- und Extrazellulärraum zusammen. Die Verwendung von Konzentrationen vernachlässigt, daß in reellen, d. h. relativ konzentrierten Lösungen die Aktivität (a) eines Ions deutlich kleiner ist als die Konzentration (c): $a = f \cdot c$. Hierbei ist f der **Aktivitätskoeffizient** (S. 738). Er beträgt z. B. für NaCl im Plasma (Osmolalität 310 mosm/l, T = 37 °C) 0,75. Üblicherweise verwendet man zumindest für die Angaben im Extrazellulärraum **Konzentrationen,** weil die meisten Bestimmungsmethoden die Konzentrationen und nicht die **Aktivitäten** erfassen. Hingegen mißt man im Zytosol mit ionenselektiven Elektroden die Aktivitäten und nicht die Konzentrationen. Aus Gründen der Vereinfachung werden hier für beide Kompartimente bewußt Konzentrationen und nicht die Aktivitäten verwendet.

Tab. 2.**1** **Ionenkonzentrationen im Intra- und Extrazellulärraum** (mmol/l H_2O)

	Intrazellulär	Extrazellulär
Na^+	8 – 30	145
K^+	100 – 155	5
Ca^{2+}	0,0001	2
Cl^-	4 – 30	120
HCO_3^-	8 – 15	25
große Anionen	100 – 150*	–

Die Meßwerte im Extrazellulärraum werden meist mit chemischen Methoden gewonnen. Hierdurch bestimmt man die Konzentration (c). Die intrazellulären Messungen mit Mikroelektroden erfassen dagegen die Konzentration der ionisierten Teilchen, also die Ionenaktivität (a). Aus Gründen der Vereinfachung sind in der Tabelle nur Konzentrationswerte angegeben (Umrechnung S. 738). Für den Intrazellulärraum sind Bereiche anstelle von Mittelwerten angegeben, weil zum einen die Messungen noch eine gewisse Streuung aufweisen und weil zum anderen die Werte von Zellart zu Zellart erhebliche Unterschiede ergeben. So ist z. B. die Cl^--Konzentration in den meisten Nervenzellen und in quergestreiften Muskelzellen sehr niedrig, in vielen Epithelien dagegen deutlich höher. Große Anionen sind vorwiegend Proteine und organische Phosphate. Im Extrazellulärraum kommen nur sehr geringe Konzentrationen von großen Anionen vor.

* Ladungsäquivalent-Konzentration

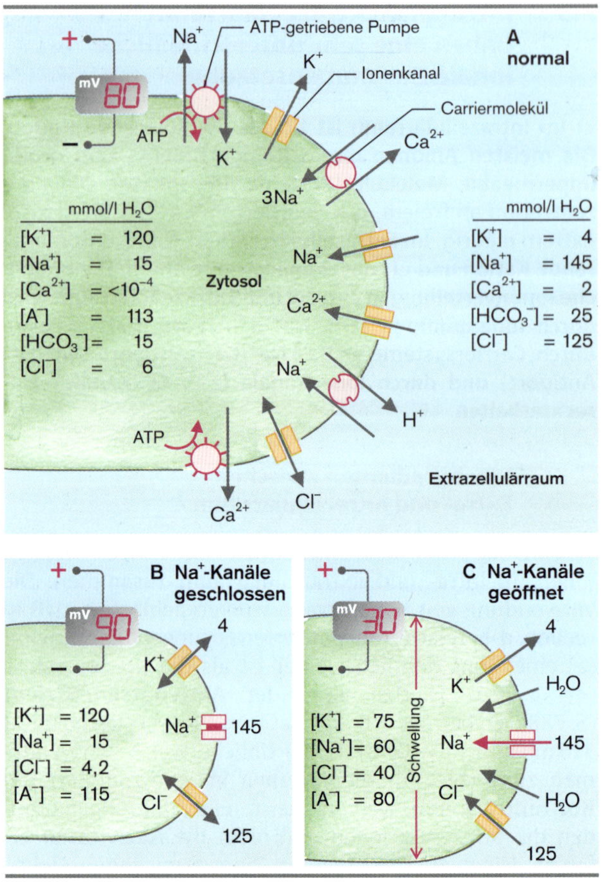

Abb. 2.**15** **Zellschema zur Ionenverteilung.** Ionenkonzentrationen in mmol/l H_2O. **A** zeigt den Normalzustand, bei dem die dominierende Ionenleitfähigkeit die für K^+ ist. Allerdings leisten auch Na^+ und Cl^- noch meßbare Anteile zum Membranpotential, so daß es mit – 80 mV um 10 mV weniger negativ ist als das K^+-Gleichgewichtspotential. **B** geht davon aus, daß alle Na^+-Kanäle geschlossen sind. Das Membranpotential entspricht dem K^+-Gleichgewichtspotential. Die intrazelluläre Cl^--Konzentration ist so weit abgefallen, daß sich Cl^- erneut im elektrochemischen Gleichgewicht befindet: $K^+_i/K^+_a = Cl^-_a/Cl^-_i$. **C** zeigt die Konsequenz der Öffnung von Na^+-Kanälen. Na^+ strömt ein, die Zelle depolarisiert und nimmt entsprechend Cl^--Ionen auf. Der Nettoeinstrom von NaCl zieht einen Wassereinstrom nach sich. Dadurch wird die Konzentration (Ladungsäquivalente) der großen Anionen erniedrigt.

Der Intrazellulärraum weist eine hohe K^+-Konzentration auf. Im Extrazellulärraum ist Na^+ das dominante Kation. Cl^- ist das wichtigste Anion des Extrazellulärraumes. Im Intrazellulärraum sind es anionische Proteine und Phosphate. Bicarbonat findet sich in beiden Kompartimenten in vergleichbaren Konzentrationen. Die Konzentration von ionisiertem Ca^{2+} liegt im Extrazellulärraum im Bereich von 1 – 2 mmol/l, im Zytosol dagegen bei nur weniger als 0,1 µmol/l. Der pH-Wert im Zytosol liegt üblicherweise in der Nähe (± 0,2 Einheiten Abweichung) des extrazellulären pH von 7,4. Die meisten Zellen weisen ein **Membranpotential** von ca. – 80 mV auf (Zytosolseite negativ gegenüber Extrazellulärraum).

Die zentrale Rolle der Na^+-K^+-ATPase

Im folgenden soll kurz zusammengefaßt werden, wie diese Ionenverteilung und das Membranpotential zustande kommen. Abb. 2.**15 A** zeigt eine Zelle, die gleichermaßen eine ruhende Nervenzelle oder eine apolare, nicht erregbare Zelle sein könnte. Für die Ionenverteilung sind letztlich **Pumpen** verantwortlich. Die zytosolische Na^+-Konzentration ist niedrig und die von K^+ hoch, weil die **Na^+-K^+-Pumpe** laufend Na^+ aus der Zelle heraus- und K^+ in die Zelle hineintransportiert. Der so aufgebaute Na^+-Gradient wird von **Carrierproteinen** für den Heraustransport von Protonen und Ca^{2+} und für die Aufnahme von Substraten ausgenutzt. Daneben dienen auch ATP-abhängige **Ca^{2+}-Pumpen** dem Auswärtstransport dieses Ions. Die Ionenkanäle dieser Zelle seien vorwiegend solche für K^+, auch wenn zumindest vereinzelt Kanäle für andere Ionen existieren. Die Akkumulation von K^+ in der Zelle führt dazu, daß sich die Zellmembran, entsprechend der dominierenden K^+-Leitfähigkeit, so polarisiert, wie es der K^+-Verteilung entspricht; d. h., das Membranpotential ist mit – 80 mV nur 10 mV von dem Potential entfernt, wie es aus der K^+-Verteilung und der Nernst-Gleichung (S. 21) errechnet werden kann (K^+-Gleichgewichtspotential = 90 mV).

Der K^+-Gradient über der Zellmembran wird, ebenso wie der für Na^+, durch die Na^+-K^+-ATPase laufend aufrechterhalten und damit auch das der K^+-Verteilung entsprechende Membranpotential. Das Membranpotential seinerseits erzwingt nun eine ungleiche passive Verteilung der Chloridionen. Chloridionen werden über die wenigen Cl^--Kanäle, die in dieser Zelle vorhanden sein sollen, so lange in die Zelle hinein- bzw. aus ihr herausgelangen, bis sie sich dem Membranpotential entsprechend verteilt haben. Für das vorliegende Beispiel (E_m = – 80 mV) ist bei etwa 6 mmol/l (intrazellulär) der Fall. Die wenigen und fein regulierten Ca^{2+}-Kanäle lassen im Ruhezustand einen nur sehr begrenzten Ca^{2+}-Einstrom zu. Diesem Ca^{2+}-Einstrom, für den eine sehr hohe Triebkraft ($E = E_m - E_x$ = – 80 – [+120] = – 200 mV) besteht, wird laufend durch das $3Na^+/Ca^{2+}$-Gegentransportsystem sowie durch Ca^{2+}-ATPasen ausgeglichen. Die großen Anionen der Zelle können diese im Gegensatz zu Cl^- nicht verlassen, da die Zellmembran keine entsprechenden Permeationswege aufweist. Somit konserviert die Zelle ihre Osmolalität durch aktive Anreicherung von K^+ und durch die „Dichtheit" der Zellmembran für große Anionen. Wird diese Zelle z. B. dadurch belastet, daß über entsprechende Kanäle Na^+ einströmt, so kommt es zu einer mehr oder weniger ausgeprägten **Depolarisation**, da das Membranpotential dem Gleichgewichtspotential von Na^+ von + 60 mV zustrebt. Die Folge der Depolarisation ist die **Anreicherung von Cl^-**. Wird in diesem Fall durch **Na^+-Einstrom** das Membranpotential z. B. auf – 30 mV depolarisiert, dann steigt das zytosolische Cl^- auf 40 mmol/l (Abb. 2.**15 C**). Gegenüber dem Kontrollzustand (Abb. 2.**15 B**) hat die Zelle dann Na^+ und Cl^- aufgenommen und besitzt damit eine erheblich höhere Osmolalität als zuvor. Hierdurch kommt es zum Wassereinstrom **(Zellschwellung)**. Natürlich wird dabei angenommen, daß der Na^+-Einstrom letztlich die Fähigkeit der Na^+-K^+-Pumpe überstiegen hat, die Na^+-Konzentration in der Zelle niedrig zu halten. Eine solche Störung tritt immer dann auf, wenn die **Energieversorgung** der Zelle **unzureichend** ist und somit die Na^+-K^+-ATPase zuwenig Na^+ aus der Zelle heraus- und K^+ hineinpumpt. Selbst bei unverändertem Na^+-Einstrom kommt es allein deswegen zur Zellschwellung, weil die Verminderung der intrazellulären K^+-Konzentration zu einer Depolarisation der Membran und damit zu einer Neuverteilung von Cl^- führt: Die intrazelluläre Cl^--Konzentration steigt, und Wasser strömt in die Zelle ein. Die Na^+-K^+-Pumpe stellt also einen aktiven Prozeß dar, der das Zellvolumen laufend zur Normalgröße zurückführt. Ist die Pumpe gestört, kommt es zur Ionen- und Wasserumverteilung vom Extra- in den Intrazellulärraum.

In Zellen wird bei aerobem Stoffwechsel ständig $\mathbf{CO_2}$ gebildet. Bei anaerobem Stoffwechsel entsteht **Milchsäure**. Somit fallen laufend Protonen aus Kohlensäure bzw. aus nichtflüchtigen organischen Säuren an. Für die Zelle besteht damit die Gefahr der **Azidose**. Das **Na^+/H^+-Antiportsystem** in den Abb. 2.**11** und 2.**15 A** ist eine Funktionskomponente, die zum Auswärtstransport von H^+ und damit der **pH-Regulation** dient. Allerdings wird dieser Prozeß, ebenso wie der vom 3 Na^+/Ca^{2+}-Antiportsystem getragene Auswärtstransport von Ca^{2+}, mit einem Einstrom von Na^+ „bezahlt". Es muß also auch zur Aufrechterhaltung des Zell-pH-Wertes laufend Na^+ über die Na^+-K^+-Pumpe hinaustransportiert werden. Gäbe es keinen Na^+- und Ca^{2+}-Einstrom, könnte die Zelle bei stabilem Membranpotential, das dann mit dem Gleichgewichtspotential für K^+ identisch ist, ohne jegliche Na^+-K^+-ATPase-Aktivität den Gleichgewichtszustand erhalten (Abb. 2.**15 B**). Im Regelfall, und ganz besonders bei Nervenzellen oder auch bei transportierenden Epithelzellen, hat die Zelle aber laufend mit dem Na^+-Einstrom über Kanäle und sonstige Na^+-Aufnahmesysteme (s.o.) Schritt zu halten und verwendet hierfür 30–70% des im Stoffwechsel erzeugten ATP. Der über die Na^+-K^+-ATPase vermittelte Transport ist also mit Sicherheit der dominierende Prozeß, der die Homöostase des Intrazellulärraumes gewährleistet.

2.4 Homöostatische Mechanismen erhalten die Konzentrationsunterschiede zwischen Zytosol und Extrazellulärraum

Homöostase des Zellvolumens

›› Das Zellvolumen wird bei vielen Zellen reguliert. Darunter versteht man, daß die Zellen dazu befähigt sind, bei einer osmotisch bedingten Zellschwellung durch Aktivierung von Pumpen (Na^+-K^+-ATPase) das Zellvolumen zu erniedrigen. Auch auf eine osmotisch bedingte Zellschrumpfung können manche Zellen durch zusätzliche Ionenaufnahme (z.B. durch das Na^+-2 Cl^--K^+-Symportsystem) reagieren. Eine vermehrte Na^+-Aufnahme in die Zelle, z.B. durch aktivierte Na^+-Kanäle oder durch Na^+-gekoppelte Symportsysteme, wird üblicherweise mit einer Aktivierung zusätzlicher Na^+-K^+-Pumpen beantwortet. Eine relative Konstanz der freien Ca^{2+}-Konzentration im Zytosol wird dadurch gewährleistet, daß Ca^{2+} mit ATPasen und im Austausch gegen Na^+ (3 Na^+/Ca^{2+}-Antiportsystem) aus der Zelle heraus- bzw. in Ca^{2+}-Speicher hineintransportiert wird. Die Homöostase des pH-Werts im Zytosol wird durch verschiedene Transportsysteme sichergestellt: Na^+/H^+-Antiportsystem, HCO_3^-/Cl^--Austauscher, Na^+-HCO_3^--CO_3^{2-}-Symportsystem, Cl^-/Na^+-HCO_3^--Carriersystem und H^+-ATPasen. ‹‹

Die verschiedenen Zellfunktionen bringen es mit sich, daß der Gleichgewichtszustand, der oben beschrieben wurde, laufend gefährdet ist. So versucht bei Zunahme des Na^+-Einstroms zunächst einmal die Na^+-K^+-Pumpe, Schritt zu halten. In dem Maß, wie das nicht mehr gelingt, kommt es zur **Zellschwellung** (Abb. 2.**15 C**). Auch kann das Zellvolumen primär durch eine Änderung der extrazellulären Osmolalität größer oder kleiner werden. In einigen Zellen wurden Systeme identifiziert, die das Zellvolumen korrigieren. Setzt man z.B. Erythrozyten bestimmter Spezies einem hyperosmotischen Medium aus, kommt es zwar zunächst zur erwarteten Zellschrumpfung, aber bereits nach wenigen Minuten beginnen die Zellen, trotz immer noch erhöhter extrazellulärer Osmolalität, ihr normales Zellvolumen wieder herzustellen. Die Zellen nehmen hierbei über ein Na^+-2 Cl^--K^+-Symportsystem (10) osmotisch wirksame Teilchen auf und erhöhen so im Zytosol die Osmolalität in dem Maße, wie es der extrazellulären Osmolalität entspricht. Die meisten Zellen unseres Körpers können auf die entgegengesetzte Störung, nämlich eine osmotisch bedingte Zellschwellung, mit einer sekundären Reduktion des Zellvolumens antworten. Hierbei bedienen sie sich verschiedener Systeme. Generell scheint aber bei allen Zellen die Reduktion der intrazellulären K^+-Menge und die Aktivität der Na^+-K^+-Pumpe eine Rolle zu spielen. Weitere Systeme, von denen man inzwischen annimmt, daß sie eine Verminderung des Zellvolumens hervorrufen, sind das K^+-Cl^--Symportsystem oder synchron arbeitende Cl^-- und K^+-Kanäle (16). Bislang ist nicht geklärt, wie Zellen das Zellvolumen messen, um dann darauf homöostatisch reagieren zu können. In neuester Zeit wird vorgeschlagen, daß dies dadurch geschieht, daß die Membranwandspannung die Aktivierung bzw. Inaktivierung entsprechender Membrantransportproteine (dehnungsempfindliche Ionenkanäle) steuert.

Homöostase der Ionenkonzentrationen im Zytosol

Neben dem Zellvolumen müssen auch die **zytosolischen Na^+- und K^+-Konzentrationen** konstant gehalten werden (s.o.). Besonders für Zellen mit hohem transmembranalen Ionenverkehr (z.B. Epithelzellen, Neurone) ist das kein triviales Problem. So kann beispielsweise ein Enterozyt (Abb. 2.**16 A**) plötzlich von Na^+ und Glucose „überschwemmt" werden, wenn mit dem Nahrungsbrei eine hohe Glucosekonzentration anflutet und das in diesen Zellen luminal lokalisierte Na^+-Glucose-Symportsystem beide Substrate mit hoher Rate in das Zytosol transportiert (39). Innerhalb kürzester Zeit (wenige Sekunden bis Minuten) stellt eine solche Zelle trotz gleichbleibend hoher Aufnahme von Na^+ und Glucose die normale zytosolische Na^+-Konzentration aber wieder her, indem sie die Na^+-K^+-Pumpen in der basolateralen Membran

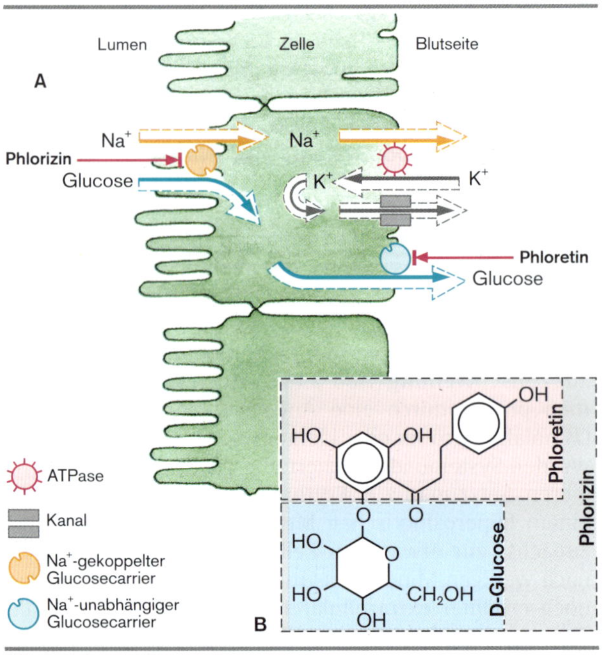

Abb. 2.**16** **Na^+-gekoppelter Glucosetransport bei einem Enterozyt.** Der Enterozyt (**A**) weist in der luminalen Membran Na^+-gekoppelte Glucosecarrier auf (44). Das so in die Zelle aufgenommene Na^+ wird mit Hilfe der Na^+-K^+-ATPase wieder aus der Zelle herausgepumpt. Dabei wird K^+ in die Zelle aufgenommen. K^+ verläßt die Zelle wieder über basolaterale K^+-Kanäle. Glucose verläßt die Zelle über einen (Na^+-unabhängigen) Uniportcarrier. Eine plötzliche Glucosekonzentrationserhöhung im Lumen führt zu einer massiven Na^+-Belastung der Zelle, die durch vermehrte Na^+-K^+-Pumpaktivität und durch eine Zunahme der K^+-Leitfähigkeit kompensiert werden muß. Das Na^+-abhängige Glucosecarrierprotein wird reversibel durch Phlorizin (**B**) gehemmt. Das Aglucon (minus Glucose) dieser Substanz, Phloretin, hemmt dagegen das Na^+-unabhängige Glucosecarriersystem.

aktiviert (38). Gleichzeitig öffnen sich basolaterale K^+-Kanäle, die gewährleisten, daß das Mehr an K^+, das jetzt über die Na^+-K^+-Pumpe aufgenommen wird, mit geringer Verzögerung über diese Membran wieder in den Extrazellulärraum gelangt. Ein Enterozyt besitzt eine gewisse Reserve von „stillen Pumpen", die im Notfall sehr schnell zur Verfügung stehen. Ebenso macht dieses Beispiel deutlich, daß die enge **funktionelle Wechselbeziehung zwischen Na^+-K^+-Pumpe** und **K^+-Kanal** auch bei homöostatischen Regelmechanismen bestehen bleibt. Das Beispiel, das für viele Zellen des Körpers gültig ist, geht davon aus, daß Homöostase die Regulation des Intrazellulärraumes bedeutet, da der Extrazellulärraum als großes und in sich ausgeglichenes Kompartiment aufgefaßt werden kann. Diese Betrachtung trifft zumindest für die Zellen des Zentralnervensystems nicht zu. Die interstitielle Flüssigkeit, die diese Zellen umgibt, hat einen erschwerten Zugang zum Kapillarsystem. Damit wird die Homöostase stark aktiver Nervenzellen nicht nur dadurch gestört, daß im Intrazellulärraum die K^+-Konzentration abfällt und die Na^+-Konzentration zunimmt, sondern es kommt darüber hinaus zu komplementären Verschiebungen in der direkt umgebenden interstitiellen Flüssigkeit. Die homöostatischen Mechanismen bestehen hier zusätzlich darin, daß K^+ vorübergehend in benachbarte **Gliazellen** aufgenommen und Na^+ von diesen Zellen abgegeben wird (Kap. 20).

In vielen Zellen unseres Körpers wird laufend die Homöostase der freien **zytosolischen Ca^{2+}-Konzentration** bedroht. Das ist vor allem in den Zellen der Fall, bei denen im Rahmen der Zelltätigkeit durch Ca^{2+}-Einstrom (Herzmuskel) oder Ca^{2+}-Freisetzung aus **Ca^{2+}-Speichern** (sarkoplasmatisches Retikulum, endoplasmatisches Retikulum) die freie Ca^{2+}-Konzentration vom Ruhewert von $< 10^{-7}$ mol/l auf bis zu 10^{-5} mol/l ansteigt. Diese Zellen verfügen über Transportproteine, mit denen Ca^{2+} aus dem Zytosol in die Speicher bzw. in den Extrazellulärraum zurückgepumpt wird. Besonders wichtig scheinen hierbei Ca^{2+}-ATPasen in der Membran der zellulären Speicher zu sein. Die Rücknahme des Ca^{2+} in diese Speicher ist deshalb so wichtig, weil die erhöhte zytosolische Ca^{2+}-Konzentration einen Teil der **Signalketten** (s. u.) darstellt und nur so verhindert werden kann, daß das einmal über Ca^{2+} angeschaltete System unkontrolliert weiterläuft. So muß beispielsweise für jede einzelne Muskelkontraktion Ca^{2+} freigesetzt und wieder aufgenommen werden.

In **Zellverbänden** (Epithelien, Glia, glatte Muskulatur) kommunizieren die einzelnen Zellen über Verbindungsstellen, die große Kanäle darstellen (sog. **Gap junctions**; Kap. 3). Diese Verbindungswege bringen es mit sich, daß die Zelle nicht allein ist. Sie „spürt" ihre Nachbarn und registriert an sich selbst Änderungen, die denen der Nachbarn qualitativ entsprechen, wenn sie auch nicht so ausgeprägt sind. Diese Kommunikationswege, von denen im Kap. 3 noch etwas ausführlicher die Rede sein wird, werden von der zytosolischen Ca^{2+}-Konzentration reguliert. Sie sind weit offen bei normaler Ca^{2+}-Konzentration, und sie schließen sich, wenn die zytosolische Ca^{2+}-Konzentration ansteigt. Damit werden die Zellen entkoppelt, ein Vorgang, der für die Zelle, von der aus die **Entkoppelung** initiiert wurde, häufig den Anfang vom Ende bedeutet, da sie nun beim Bekämpfen jeglicher Störung ganz auf sich allein gestellt ist.

Homöostase des pH-Wertes im Zytosol

Die Homöostase des zytosolischen pH-Werts ist ebenso vorrangig wie die der Ca^{2+}- oder Na^+-Konzentration. Die H^+-Konzentration hat direkten Einfluß auf eine Vielzahl von Enzymen, sie kann, ähnlich wie die von Ca^{2+}, auch regulierende Funktion haben. Weiter oben wurden die Transportsysteme für Protonen dargestellt. Diese Systeme stabilisieren den pH-Wert des Zytosols in engen Grenzen. So führt eine vorübergehende Ansäuerung des Zytosols zu einer allosterischen Modifikation des Na^+/H^+-Antiportersystems (9), die dessen Transportrate schlagartig ansteigen läßt. Umgekehrt wird dieses System durch Alkalisierung im Zytosol abgeschaltet. Auch der extrazelluläre pH-Wert steuert dieses Transportsystem derart, daß bei extrazellulärer Alkalose vermehrt und bei extrazellulärer Azidose vermindert Protonen (im Austausch gegen Na^+-Ionen) aus der Zelle heraustransportiert werden. Zusätzlich sind an der Homöostase des zytosolischen pH-Werts auch andere Transportsysteme beteiligt. Viele Zellen besitzen das HCO_3^-/Cl^--Austauschsystem (34), manche darüber hinaus andere Bicarbonattransportsysteme: den Na^+-CO_3^{2-}-HCO_3^--Symporter und den Cl^-/Na^+-HCO_3^--Austauscher. Schließlich sind bei manchen Zellen Protonenpumpen an der pH-Regulation beteiligt.

2.5 Hormone regulieren die Zellen

» Fettlösliche Hormone wie die Steroidhormone sowie Thyroxin zirkulieren meist in proteingebundener Form und binden an Rezeptoren im Kern und wahrscheinlich auch im Zytoplasma. Diese Hormone regulieren die Proteinsynthese. Eine Vielzahl von anderen Hormonen ist wasserlöslich und liegt im Blut frei vor. Sie binden an Rezeptoren in der Plasmamembran. Diese Hormon-Rezeptor-Interaktion ist der erste Schritt in einer Transduktionskette, die letztlich zur Freisetzung von intrazellulären Botenstoffen führt und damit zu einer erheblichen Verstärkung des Signals. Bisher bekannte derartige Botenstoffe sind zyklisches Adenosinmonophosphat (cAMP), zyklisches Guanosinmonophosphat (cGMP), Ca^{2+}, Inositoltrisphosphat (IP_3) und Diacylglycerin (DAG). Die Art des Transduktionsprozesses hängt vom Rezeptortyp ab. So aktiviert Adrenalin über β-Rezeptoren Adenylatcyclase und erzeugt damit cAMP. Dagegen wirkt dasselbe Hormon über α_1-Rezeptoren aktivierend auf eine membrangebundene Phosphodiesterase (Phospholipase C) und erzeugt damit IP_3 und DAG. Intrazelluläre Botenstoffe steuern Proteinkinasen (DAG, cAMP, cGMP), oder sie steuern die Ca^{2+}-Freisetzung (IP_3). Ca^{2+} wiederum steuert eine Vielzahl von Prozessen, die teilweise durch Calmodulin vermittelt werden. «

Die Zellen eines Verbandes müssen zur Abstimmung der Funktionen von Organen und Organismus miteinander kommunizieren. Die Art der Kommunikation läßt sich grob in folgende Kategorien einteilen:
- direkte Kommunikation, wie sie oben für Zellverbindungen (Gap junctions) besprochen wurde (s. auch Kap. 3);
- Kommunikation über elektrische Signale, wie sie im Nervensystem in Nervenfasern über relativ lange Strecken stattfindet;
- Kommunikation über Botenstoffe, die von einer Zelle gebildet und ausgeschüttet werden, um dann meist auf andere, häufig weit entfernte Zellen zu wirken.

Im folgenden soll zunächst dieser letztere Mechanismus beschrieben werden (s. auch Kap. 17).

Botenstoffe werden auch **Hormone** genannt. Je nachdem, ob der jeweilige Stoff nur lokal, d.h. in enger Umgebung von seiner Freisetzungsstelle, oder weit entfernt wirkt, nennt man solche Stoffe **parakrine oder Gewebehormone** (z.B. Prostaglandine sowie einige Wachstumsfaktoren) bzw. **systemische (endokrine) Hormone** (Thyroxin, Östrogen, Parathormon, Adrenalin etc.). Bezüglich der systematischen Besprechung dieser Hormone sei auf Kap. 17 verwiesen. Hier soll nur auf die prinzipiellen Aspekte der Hormonwirkung eingegangen werden. Darüber hinaus sei schon an dieser Stelle darauf hingewiesen, daß viele Hormone gleichzeitig **Neurotransmitter** sind.

Steroidhormone und Thyroxin

Eine große Gruppe von Hormonen ist hydrophob (**Sexualhormone, Thyroxin** etc.). Diese Hormone liegen im Blut nicht frei vor, sondern sind an Proteine gebunden. Am Wirkort gelangen sie aufgrund ihrer Lipidlöslichkeit in das Zytosol und zum Zellkern (vgl. auch Abb. 2.**3**, S. 16). Die Rezeptoren für diese Hormone sind im Kern und darüber hinaus auch im Zytosol lokalisiert. Die Hormone beeinflussen zum einen relativ rasch (Stunden) auf der Ebene der **mRNA** die Proteinsynthese, und zum anderen regulieren sie mit größerer Verzögerung die Transkription.

Die hormonabhängige cAMP-Kaskade

Eine andere Gruppe von Hormonen ist hydrophil (**Peptidhormone, Adrenalin** etc.). Diese Hormone liegen im Blut meist frei vor. Sie werden von Rezeptorproteinen in der Plasmamembran erkannt, gebunden und initiieren einen Prozeß, den man allgemein **Transduktion** nennt. Durch diesen Prozeß wird das Signal der Hormonbindung in die Hormonwirkung umgesetzt. Die Transduktionsprozesse dienen u.a. der **Verstärkung der Signale.** Hormone kommen im Blut in extrem niedriger Konzentration vor. So führt Adrenalin in einer Konzentration von nur 10^{-10} mol/l letztlich zu einer Zunahme der Blutglucose um einige 10^{-3} mol/l. Der Gesamtverstärkungsfaktor wäre hier, wenn man die Konzentration des Hormons mit dem Effekt auf die Plasmaglucosekonzentration vergleicht, $> 10^7$. In diesem Beispiel wird die Reaktion durch sog. β-Rezeptoren in der Zellmembran von Leber- und Muskelzellen vermittelt. Dort führt die Bindung des Hormons Adrenalin (oder anderer β-Agonisten) am spezifischen Rezeptor zur Bildung von **zyklischem Adenosinmonophosphat** (**cAMP;** Abb. 2.**17**, 2.**18**) aus ATP. Die Reaktion wird von einem Enzym, der Adenylylcyclase (auch Adenylat- oder Adenylcyclase genannt), vermittelt. Die Kopplung derartiger Rezeptoren mit der Adenylylcyclase erfolgt über **G-Proteine** (22). Ihren Namen (G-Proteine) verdanken diese Proteine der Tatsache, daß sie Guanosintriphosphat (GTP) bzw. Guanosindiphosphat (GDP) binden. Diese Proteine sind membranständig und befinden sich auf der Zytosolseite. In inaktiver Form liegen sie immer als Komplex von drei Untereinheiten (11, 22, 36; Abb. 2.**17**) vor. In dieser „ruhenden" Form bindet die α-Untereinheit **GDP.** Durch Interaktion mit dem Rezeptor-Agonisten-Komplex wird GDP durch **GTP** ersetzt. Nun trennt sich einerseits der Rezeptor-Agonisten-Komplex und andererseits die β- und γ-Untereinheit von der GTP-bindenden α-Untereinheit, und diese bindet die Adenylylcyclase. Die **Adenylylcyclase** beginnt, aus ATP das cAMP zu produzieren. Allerdings wird der Prozeß sehr bald spontan dadurch unterbrochen, daß GTP an der α-Untereinheit zu GDP hydrolysiert wird. Hierdurch reassoziiert das komplette G-Protein (α–β–γ) und steht für eine erneute Rezeptor-Agonisten-Komplex-Interaktion zur Verfügung. cAMP seinerseits steuert **Phosphorylierungsprozesse** von Proteinen, indem es **Proteinkinasen vom A-Typ** aktiviert. Diese Kinasen kommen in vielen Zellen vor. Sie bestehen aus einem Dimer von jeweils zwei regulierenden und zwei katalytischen Untereinheiten.

Die regulierenden Untereinheiten binden cAMP und geben hierdurch die katalytischen Untereinheiten frei, die dann ihrerseits die Proteinphosphorylierung steuern, indem sie Phosphatreste auf die OH-Gruppe bestimmter Aminosäurereste (Seryl-, Threonyl-) übertragen. Die phosphorylierten Proteine vermitteln dann die Hormonfunktion, im obigen Beispiel fördern sie die Glykogenolyse. Auch die Wirkung von cAMP und die der phosphorylierten Proteine wird ständig dadurch kontrolliert, daß einerseits cAMP über eine **Diesterase** zu 5'-AMP gespalten und andererseits die Proteinphosphorylierung durch **Phosphatasen** rückgängig gemacht wird.

Auf den Verstärkungsfaktor, der durch diese komplexe Transduktion gewährleistet wird, wurde oben schon eingegangen. Ein weiterer Vorteil besteht darin, daß verschiedene Rezeptoren auf den gleichen intrazellulären Botenstoff **(Second messenger)** konvergieren können. Mehr noch: Es kommen zwei Arten von G-Proteinen vor, fördernde, davon war eben die Rede, und hemmende. Man unterscheidet also stimulierende (G_s) und hemmende (inhibierende, G_i) G-Proteine. So kann von fördernden Hormonen die Adenylylcyclase gesteigert und von hemmenden Hormonen gebremst werden (Abb. 2.**18**). Ein weiterer Vorteil der Koppelung über G-Proteine besteht darin, daß die Hormoneffekte durch den spontanen Abbau von GTP schnell beendet werden und somit der Hormoneffekt rasch „abgeschaltet" werden kann.

Die ganze Transduktionskette, die bisher besprochen wurde, wird üblicherweise in wenigen Sekunden bis Minuten durchlaufen. Ihre Entdeckung ist eng mit der Erforschung pathophysiologischer Vorgänge verknüpft. So wurden die G-Proteine dadurch entdeckt, daß sie bestimmte Toxine **(Choleratoxin** und **Pertussistoxin)** binden. Im Fall von Choleratoxin konnte der Wirkmechanismus, der zum Öffnen von Chloridkanälen in der luminalen Membran des Ileums und des Kolons und damit zu Chlorid- und letztlich auch Na^+- und Wasserverlust (Diarrhö) führt, so erklärt werden, daß das eigentliche Toxin das G_s-α-Untereinheit in der GTP-bindenden Form ribosyliert, so daß keine spontane Inaktivierung mehr eintritt und die Adenylylcyclase maximal aktiviert wird. Im Fall von Pertussis-(Keuchhusten-)Toxin kommt der Effekt da-

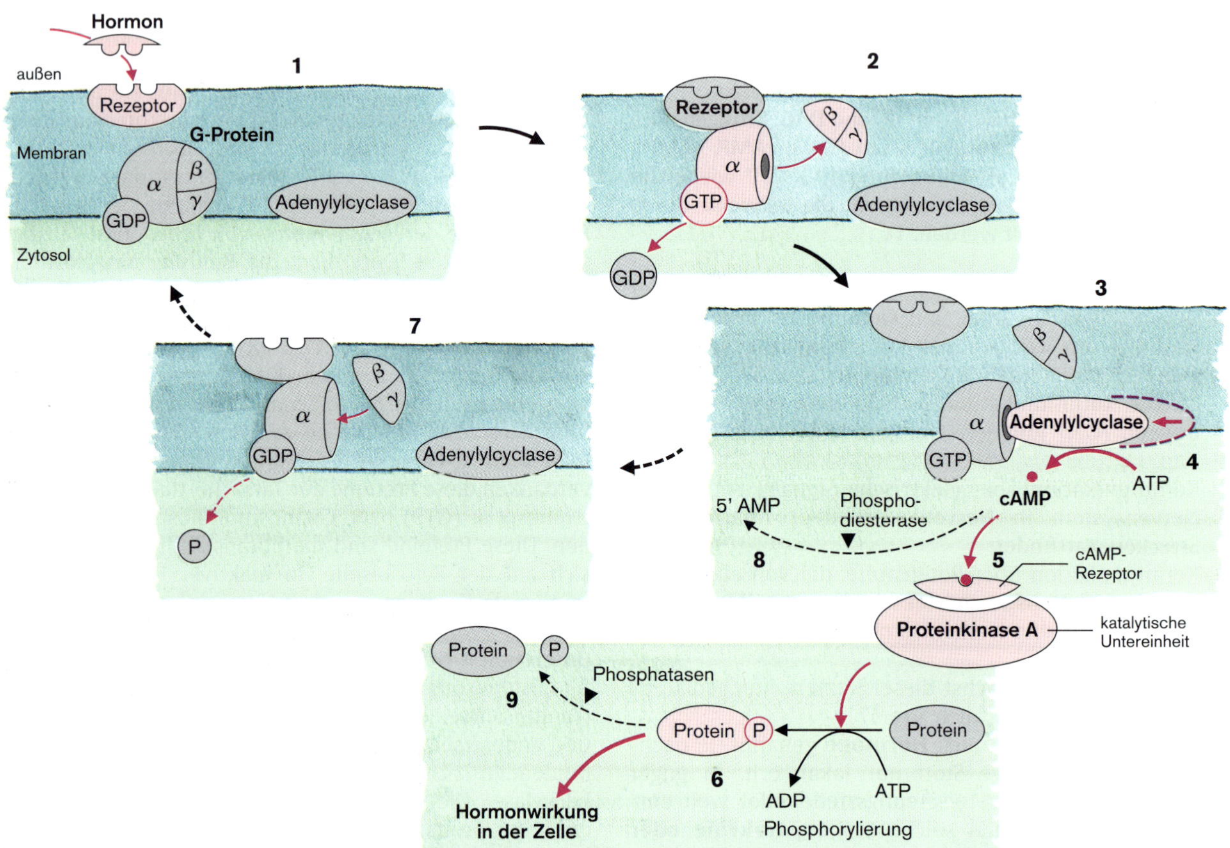

Abb. 2.**17** **Hormonale Steuerung über zyklisches Adenosinmonophosphat (cAMP).** Die Hormonbindung führt zur Dissoziation des G-Proteins in die α-Untereinheit und die β- und γ-Untereinheiten (**1**). Hierbei bindet die α-Untereinheit GTP und ersetzt dabei GDP (**2**). Die GTP-bindende α-Untereinheit reagiert nunmehr mit der eigentlichen Adenylylcyclase (auch Adenyl- oder Adenylatcyclase genannt), wodurch diese aktiviert wird und aus ATP (Mg^{2+}-abhängig) cAMP bildet (**4**). cAMP seinerseits aktiviert eine Proteinkinase vom Typ A (**5**), die durch Phosphorylierung eines Proteins die eigentliche Hormonwirkung in der Zelle auslöst (**6**). Die cAMP-Produktion wird dadurch unterbrochen, daß GTP wieder zu GDP hydrolysiert wird (**7**). Darüber hinaus wird cAMP durch Phosphodiesterase zu AMP gespalten (**8**), und unabhängig davon werden die phosphorylierten Proteine durch Phosphatasen wieder dephosphoryliert (**9**, Phosphatasen).

durch zustande, daß das hemmende G_i-Protein nicht mehr aktiviert werden, d.h. GTP binden kann und somit das stimulierende G_s-Protein relativ zuviel cAMP produziert. Im Trachealepithel führt das zu einer Steigerung der NaCl- und Wassersekretion. (Der Zusammenhang mit dem Krankheitsbild Keuchhusten ist damit allerdings nicht geklärt.) **Forskolin** (Abb. 2.**18**) aus der Wurzel von Coleus Forskohlii aktiviert die katalytische Untereinheit der Adenylylcyclase direkt (40).

Viele Peptidhormone, Prostaglandine, Catecholamine und Adenosin wirken über den bisher geschilderten Transduktionsmechanismus. So wirken **über stimulierende G-Proteine** z.B. Adrenalin (β-Rezeptor), Adiuretin (V_2-Rezeptor), Oxytocin, Serotonin (HT_1-Rezeptor), Sekretin, Prostaglandine, Prostacycline, Histamin (H_2-Rezeptor), Dopamin (D_1-Rezeptor) und die glandotropen Hormone (Kap. 17) LH, FSH, TSH, ACTH sowie Glucagon. **Über hemmende G-Proteine** wirken Adrenalin (α_2-Rezeptor), Dopamin (D_2-Rezeptor), Somatostatin, Angiotensin II, Acetylcholin (M_2-Rezeptor) und Prostaglandine. Es gibt jedoch auch Beispiele für eine direkte Wirkung des Hormons nach der Rezeptorbindung. So führt im Fall von **Insulin** die Bindung an den entsprechenden Rezeptor zur Aktivierung von Proteinkinasen (s.a. Wachstumsfaktoren, S. 35). Durch diese **Kinasen** werden mit einem bislang nicht geklärten Mechanismus neue **Glucosecarrier** in die Membran z.B. von Fettzellen, Muskelzellen und Herzmuskelzellen eingeschleust und Glucose vermehrt in die Zelle aufgenommen.

Die hormonabhängige IP_3-Kaskade

Ein anderer Transduktionsweg wird ebenfalls von vielen Hormonen benutzt, z.B. von Adrenalin (α_1-Rezeptor), Acetylcholin (M_1- und M_3-Rezeptoren), Histamin (H_1-Rezeptor), Serotonin (HT_2-Rezeptor), Adiuretin (V_1-Rezeptor) und Angiotensin II. Allerdings ist die Art von Rezeptoren von denen, die über cAMP wirken, verschieden. Dieser zweite Transduktionsweg (11), der ebenfalls generelle Bedeutung zu besitzen scheint, benutzt als zweiten Botenstoff **Inositoltrisphosphat (IP_3)**. IP_3 wird aus dem Phospholipid P_2-Phosphatidylinositol mittels einer **Phosphodiesterase (Phospholipase C)** abgespalten, wobei neben IP_3 auch **Diacylglycerin (DAG)** gebildet wird (Abb. 2.**19**). Ähnlich der Transduktion über cAMP werden auch hier G-Proteine benötigt (Gp, Gq), die den Hormon-Rezeptor-Komplex an die Phosphodiesterase koppeln. IP_3 wirkt in der Zelle über eine Freisetzung von Ca^{2+} aus **Ca^{2+}-Speichern.** Das erhöhte intrazelluläre Ca^{2+} ist dann der tertiäre Botenstoff, der z.B. die Freisetzung von Sekretvesikeln (28) (z.B. Pankreas, Mastzellen) vermittelt. **IP_3** wird mit einem komplexen Metabolismus zunächst zu Tetrakisphosphat **(IP_4)** phosphoryliert und schließlich wieder in Phosphatidylinositol überführt. In neuester Zeit wird es immer wahrscheinlicher, daß auch die Metaboliten, z.B. IP_4, Steuerfunktion haben, indem sie beispielsweise die **Ca^{2+}-Aufnahme** über die Plasmamembran regulieren.

Auch das andere Spaltprodukt, **Diacylglycerin** (DAG), hat die Funktion eines zweiten Botenstoffes. DAG stimuliert eine Proteinkinase (**Proteinkinase C**; 30). Diese Kinase phosphoryliert dann ihrerseits Proteine. Besonders interessant ist hierbei, daß die Aktivierung der Proteinkinase C Ca^{2+}-abhängig ist: Erhöhtes Ca^{2+} verstärkt die Kinaseaktivierung durch DAG. Auf diesem Wege unterstützen sich also DAG und das durch IP_3 freigesetzte Ca^{2+} in ihrer Wirkung. Die Hormonwirkung wird auch hier auf mehreren Stufen begrenzt, zum einen wieder über die Inaktivierung des G-Proteins (G-GTP → G-GDP), zum anderen über den IP_3-Metabolismus und schließlich über Phosphatasen, die die phosphorylierten Proteine wieder dephosphorylieren. Schon eingangs wurde erwähnt, daß IP_3-vermittelte Transduktionsprozesse

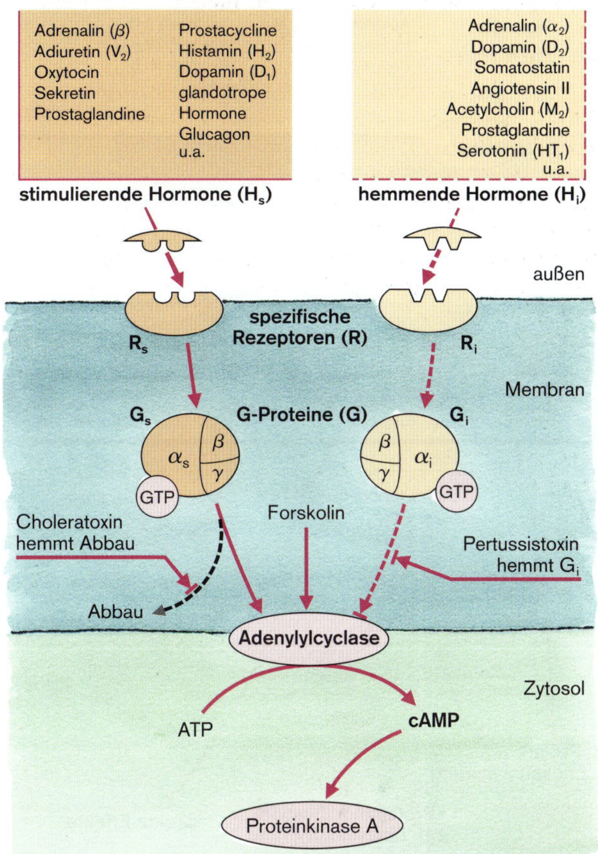

Abb. 2.**18** **cAMP-fördernde und -hemmende Hormone.** Hier werden der stimulierende Weg und der antagonisierende (hemmende) Weg zusammengefaßt. Stimulierendes bzw. inhibitorisches Hormon (H_s, H_i) wirken über den entsprechenden Rezeptor (R_s, R_i) aktivierend auf ein stimulierendes bzw. inhibitorisches G-Protein (G_s, G_i). Das jeweilige G-Protein wirkt auf die katalytische Untereinheit der Adenylylcyclase. Choleratoxin verhindert die Hydrolyse von α-G_s-GTP zu α-G_s-GDP und steigert damit die Aktivität der Adenylylcyclase. Pertussistoxin verhindert die GTP-Bindung am G_i-Protein und hebt damit die hemmende Wirkung an der Adenylylcyclase auf. Es steigert damit ebenfalls indirekt die cAMP-Konzentration im Zytosol. Im oberen Teil werden einige bekannte stimulierende und hemmende Hormone, die über Erhöhung bzw. Erniedrigung von cAMP wirken, zusammengefaßt. Forskolin stammt aus der Wurzel von Coleus Forskohlii. Unter Umgehung des Rezeptors und des G-Proteins aktiviert Forskolin direkt die katalytische Untereinheit der Adenylylcyclase und steigert damit die Produktion von cAMP.

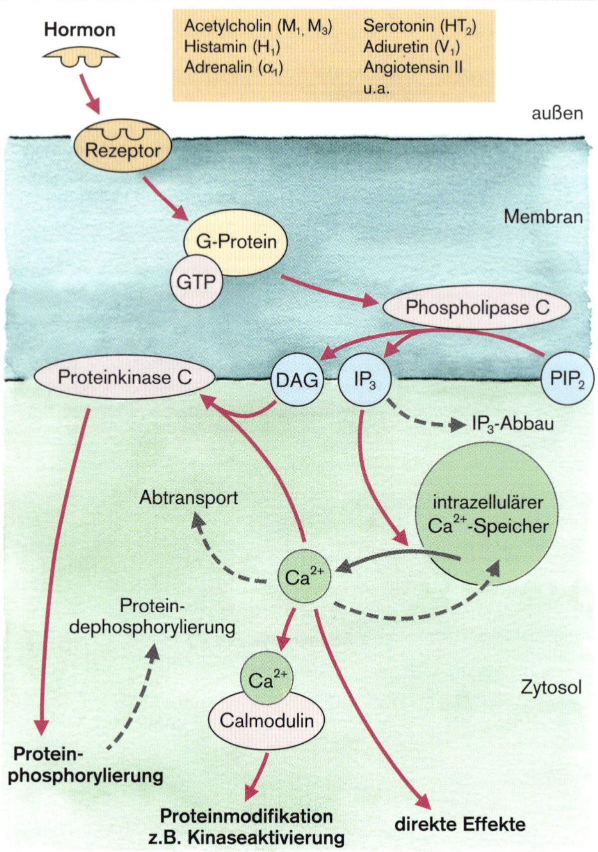

Abb. 2.**19** **Kaskade der Hormonwirkung über den Phosphatidylinositol-Metabolismus.** Rezeptoraktivierung löst über Bindung von GTP die Aktivierung eines G-Proteins aus, das nicht identisch ist mit den G-Proteinen, die die katalytische Untereinheit der Adenylylcyclase regulieren. Das aktive G-Protein aktiviert seinerseits die Phospholipase C (PIP_2-Phosphodiesterase), die Phosphatidylinositol-4,5-bisphosphat (PIP_2) in Inositol-1,4,5-trisphosphat (IP_3) und Diacylglycerin (DAG) spaltet. IP_3 setzt Ca^{2+} aus seinen intrazellulären Speichern frei. Ca^{2+} seinerseits hat zum einen direkte Wirkungen, z.B. die Erhöhung einer K^+ Leitfähigkeit. Es kann seine Effekte aber auch indirekt dadurch erzielen, daß es an Calmodulin bindet. Der Ca^{2+}-Calmodulin-Komplex gibt das Signal weiter, indem er z.B. calmodulinabhängige Proteinkinasen aktiviert. Schließlich aktivieren DAG und Ca^{2+} gemeinsam eine Proteinkinase C. Die Wirkung des Hormons wird limitiert durch 1. Inaktivierung des G-Proteins, 2. Abbau von IP_3 und Resynthese von PIP_2, 3. Abtransport von Ca^{2+} aus dem Zytosol und 4. Phosphatasen, die Phosphatreste der phosphorylierten Proteine abspalten.

von den gleichen Hormonen ausgehen können wie die cAMP-vermittelte Transduktion. So übt z.B. Vasopressin (antidiuretisches Hormon, ADH) seine cAMP-vermittelte Wirkung auf die Wasserpermeabilität des Nephrons über sog. V_2-Rezeptoren aus, wohingegen die IP_3-vermittelte Kontraktion der glatten Muskelzelle durch V_1-Rezeptoren initiiert wird. Ganz analog sind die cAMP-vermittelten Catecholamineffekte an β-Rezeptoren (über G_s-Protein) bzw. an α_2-Rezeptoren (über G_i-Protein) gekoppelt, wohingegen die IP_3-vermittelten Effekte über α_1-Rezeptoren laufen.

Calcium als Botenstoff

Im vorausgehenden Abschnitt wurde gezeigt, daß Ca^{2+} ein wichtiger Botenstoff für die Übermittlung der IP_3-induzierten Hormonantwort ist. Generell ist Ca^{2+} notwendig für die Sekretion von Vesikeln (28), also auch für die Freisetzung von Neurotransmittern. Ca^{2+} reguliert in vielen Zellen die K^+-Leitfähigkeit derart, daß eine erhöhte zytosolische Ca^{2+}-Aktivität die K^+-Kanäle öffnet (35). Auf einige Ca^{2+}-vermittelte Prozesse und auf die Mechanismen der Ca^{2+}-Homöostase wurde schon weiter oben verwiesen. Viele der Ca^{2+}-vermittelten Prozesse werden nicht durch das Ca^{2+}-Ion selbst, sondern durch ein Ca^{2+}-bindendes Protein, **Calmodulin** (13), ausgelöst. Calmodulin ist ein zytosolisches Protein mit 148 Aminosäuren. Es hat vier Bindungsstellen für Ca^{2+} und ändert durch die Ca^{2+}-Bindung seine Konfiguration. In dieser geänderten Konfiguration kann der Ca^{2+}-Calmodulin-Komplex dann andere Proteine (Enzyme) binden und deren Aktivität (calmodulinabhängige Kinasen) steuern (Abb. 2.**19**).

Besondere Transduktionsmechanismen vermitteln die Einflüsse äußerer Reize in dafür spezialisierten Sinnesorganen. Die Energie des Reizes muß letztlich in ein elektrisches Signal umgewandelt werden, das dann an das Zentralnervensystem weitergegeben wird. Große Fortschritte wurden in den vergangenen Jahren im Verständnis des Transduktionsprozesses in den Stäbchen und Zapfen der **Retina** erzielt. Hier konnte gezeigt werden, daß der Lichtreiz zur Konzentrationsabnahme des Botenstoffes **zyklisches GMP** (cGMP) führt. Zyklisches GMP wirkt an der Stäbchenmembran direkt als zweiter Botenstoff und löst dort die Öffnung von cGMP-gesteuerten, nichtselektiven Ionenkanälen und damit eine Depolarisation aus. Der Lichtreiz führt zu einer Abnahme von cGMP und somit zur Hyperpolarisation (37). Dieser Mechanismus und seine Einbindung in den Sehvorgang wird in Kapitel 23 ausführlich besprochen.

Demnach sind Transduktionsprozesse Mechanismen der Verstärkung und der Feinkontrolle. Inzwischen werden immer vielfältigere Mechanismen erkannt. Die zur Zeit bekannten wichtigsten intrazellulären Botenstoffe sind cAMP, cGMP, IP_3, DAG, zyklische ADP-Ribose (cADPR) und Ca^{2+}. Häufig bestehen komplexe Wechselbeziehungen derart, daß verschiedene Hormone an einer Zelle auf einen Botenstoff konvergieren, daß sie einen Botenstoff in gegensätzlicher Weise beeinflussen oder daß mehrere Transduktionsmechanismen miteinander interferieren. So ist Ca^{2+} einerseits Botenstoff, modifiziert aber andererseits die DAG-induzierte Kinase-C-Aktivierung und steuert über die Phosphodiesterase die Konzentration von cAMP.

Stickstoffmonoxid (NO), ein neuer Botenstoff

Aus L-Arginin kann in vielen Zellen NO gebildet werden. Das hierfür notwendige Enzym, die **NO-Synthetase** kommt in zwei Formen vor. Zum einen als induziertes und zum anderen als konstitutives Enzym. Ersteres wird z.B. durch Zytokine (s. unten) induziert, letzteres durch Ca^{2+} aktiviert. NO ist eine sehr labile Verbindung. Die kurze Halbwertszeit von nur wenigen Sekunden hat denn auch seine Entdeckung erschwert (12). Ohne die chemische Natur zu kennen, wurde die Substanz zunächst als endothelialer vasodilatierender Faktor **(EDRF)** beschrieben: So wurde gezeigt, daß Azetylcholin am intakten Gefäß zur Vasodilatation führte, nach Entfernung des Endothels dagegen zur Vasokonstriktion. Azetylcholin hatte in diesem Experiment damit zwei Effekte: zum einen einen direkten vasokonstriktorischen (über die in Abb. 2.**19** gezeigte Kaskade) und einen indirekten, der durch das Endothel vermittelt wurde (EDRF). Vor kurzer Zeit wurde dann erkannt, daß EDRF mit NO (oder einem Metaboliten von NO) identisch ist (24, 33). NO kommt eine besondere Bedeutung bei der Kontrolle des Gefäßwiderstandes zu (vgl. Kap. 8). Darüber hinaus scheint es bei der Steuerung einer Vielzahl anderer Funktionen eine Rolle zu spielen: Als Neurotransmitter im ZNS und eventuell als Neurotoxin, als Makrophagenzytotoxin, als Hemmer der Plättchenaggregation, als Modulator der renalen Autoregulation. Die Kaskade der NO-Wirkung ist in Abb. 2.**20** zusammengefaßt. NO aktiviert die Guanylylcyclase (auch Guanylat- oder Guanylylcyclase genannt). **Zyklisches GMP** wirkt dann als zweiter Botenstoff, indem es Proteinkinasen vom G-Typ **(PKG)** aktiviert. An der glatten Gefäßmuskulatur führt dies zur Relaxation.

Wachstumsfaktoren

Die bisher besprochenen Regulationsmechanismen beschreiben die „Alltagsarbeit" der Zellen, nämlich ihre Funktionssteuerung durch Botenstoffe. Auch auf anderen Ebenen muß die Zellfunktion von Organen laufend gesteuert werden. So werden das **Zellwachstum** und die **Zelldifferenzierung** durch sog. **Wachstumsfaktoren** gesteuert, von denen laufend neue entdeckt werden: neuronaler Wachstumsfaktor (nerve growth-factor, NGF); Neurotrophine; „brain derived neurotrophic growth factor" (BDGF); „platelet derived growth factor" (PDGF); eine ständig ansteigende Anzahl von **Interleukinen,** die u.a. für die Reifung und Funktion von Leukozyten von Bedeutung sind; Erythropoietin; Thrombopoietin; „insulin-like growth factor" (ILGF); Somatomedine etc. Solche Faktoren müssen Zellen, die in vitro kultiviert werden, zugegeben werden, um Zellwachstum und Zelldifferenzierung auszulösen. Viele dieser Faktoren faßt man auch unter dem Überbegriff **Zytokine** zusammen, um auszudrücken, daß sie Zellen zum Wachstum, zur Reifung, zur Differenzierung und zur Proliferation anregen. Die Transduktionsmechanismen dieser Faktoren sind divers. Bei vielen spielen sog. **Tyrosinkinasen,** die Phosphatreste auf die OH-Gruppen von Tyrosylresten übertragen, eine Rolle (3). Häufig tragen die Rezeptoren für diese Faktoren auf der Zytosolseite eine Vielzahl von Tyrosylresten, und der Rezeptor selbst hat Tyrosinkinaseaktivität. Das Signal setzt sich über eine Kaskade von Kinasen fort und wird letztlich über Transkriptionsfaktoren in den Zellkern getragen (vgl. Abb. 2.**3**, S. 16), wo diese Wachstumsfaktoren die Transkription bestimmter Genabschnitte steuern.

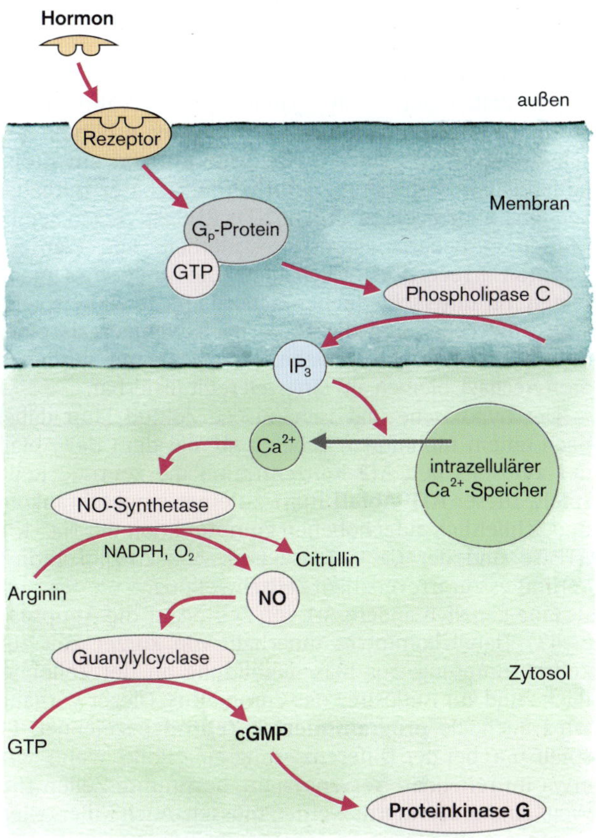

Abb. 2.**20** **NO als Signalstoff.** Die konstitutive Stickstoffmonoxid-(NO-)Bildung wird durch die zytosolische Ca^{2+}-Konzentration kontrolliert. Im vorliegenden Beispiel wird an einer Endothelzelle durch das Hormon (z.B. Acetylcholin) Ca^{2+} aus zytosolischen Speichern freigesetzt (vgl. auch Abb. 2.19). Dieses aktiviert die NO-Synthetase, die in der Folge aus Arginin NO freisetzt. NO aktiviert die Guanylylcyclase, die aus GTP zyklisches GMP (cGMP) produziert. cGMP aktiviert Proteinkinasen vom G-Typ (PKG). Hierdurch kommt es an der glatten Gefäßmuskulatur zur Relaxation.

Altern

Weitgehend unbekannt sind die Vorgänge, die das Altern bedingen und damit den Lebenszyklus beenden. Deskriptiv sind diese Prozesse sowie entsprechende pathophysiologische und pathologische Vorgänge leicht faßbar, z.B. als atheromatöse Veränderung von Gefäßen, als degenerative Veränderungen an Gelenken, der Haut und an vielen anderen Organen. Ebenso ist verständlich, daß durch toxische Umwelteinflüsse das genetische Material immer stärker verändert wird, so daß die Tendenz zur Bildung von Neoplasmen zunimmt. Unklar ist aber, wie diese Vorgänge gesteuert werden und wodurch z.B. bedingt wird, daß ein Hund siebenmal schneller wächst und altert als ein Mensch. Es wird diskutiert, daß in einem programmartigen Ablauf eine bestimmte Anzahl von Zellteilungen festgelegt ist und daß die Zelle bei Erreichung der Maximalzahl abstirbt. Ein praktisches Problem für die Forschung auf diesem Gebiet besteht darin, daß die Prozesse des Alterns von denen der toxischen Schäden zunächst experimentell abgetrennt werden müssen.

Der Alterungsprozeß geht oft mit dem Absterben einzelner Zellen oder Zellverbände einher. Während des Sterbevorgangs geschieht dies mit stark erhöhter Geschwindigkeit. Ist die primäre Todesursache ein Kreislaufstillstand, dann sterben mit vorhersagbarer zeitlicher Sequenz die einzelnen Organe. Das ZNS ist wegen seines großen O_2-Bedarfs als erstes innerhalb von wenigen Minuten irreversibel geschädigt. Die anderen Organe folgen mit unterschiedlicher Zeitskala nach; so beispielsweise die Leber und die Niere nach weniger als einer Stunde. Bradytrophe Gewebe, als solche mit geringem Stoffwechsel, bleiben am längsten revitalisierbar.

Der hypoxische und ischämische Zelltod läuft dabei nach einem monotonen Schema ab, bei dem der Abfall der zytosolischen ATP-Konzentration die zentrale Rolle spielt. Dieser **ATP-Abfall** führt zu einer eingeschränkten und schließlich aufgehobenen Pumpfunktion der Na^+-K^+-ATPase und der Ca^{2+}-ATPase (vgl. Abb. 2.**14**). Letztlich kommt es zur irreversiblen Zellschwellung.

Eine gänzlich andere Art von Zelltod ist die **Apoptose** (3,43). Dabei kommt es innerhalb von kurzer Zeit zur Zellschrumpfung, zur Bläschenbildung an der Zelloberfläche und zur Auflösung des Chromatins. Dieser Vorgang wird auch als **programmierter Zelltod** bezeichnet. Er spielt u. a. bei der Differenzierung eine Rolle, wenn, wie etwa im reifenden Nervensystem, bestimmte Zellen „im Weg" sind und entfernt werden müssen. Auch Killerzellen (Lymphozyten) lösen an ihren Zielzellen Apoptose aus. Die Apoptose ist kein Sterben wie der ischämische Zelltod, bei dem, wie oben dargestellt, ein Mangel an O_2 oder Substraten die Zelle in den Tod treibt, sondern eigentlich ein Suizid. Die apoptotische Zelle verbraucht, wenn der Vorgang einmal angestoßen ist, ATP, um sich selbst umzubringen.

Zum Weiterlesen ...

1 Alberts, B., D. Bray, J. Lewis, M. Raff, K. Roberts, J. D. Watson: Molecular Biology of the Cell. Garland, New York 1989
2 ten Bruggencate, G.: Medizinische Neurophysiologie. Thieme, Stuttgart 1984
3 Greger, R., U. Windhorst: Comprehensive Human Physiology. From Cellular Mechanisms to Integration. Springer, Berlin 1996
4 Heinz, E.: Mechanics and Energetics of Biological Transport. Springer, Berlin 1978
5 Hopkins, C. R.: Structure and Function of Cells. A Text for Students in Medicine and Science. Saunders, Philadelphia 1978
6 Lodish, H., D. Baltimore, A. Berk, S. L. Zipursky, P. Matsudaira, J. Darnell: Molecular Cell Biology. Scientific American Books, New York 1994
7 Schultz, S. G.: Basic Principles of Membrane Transport. CUP, Cambridge 1980

... und noch weiter

8 Aquila, H., T. A. Link, M. Klingenberg: Solute carriers involved in energy transfer of mitochondria form a homologous protein family. FEBS Lett. 212 (1987) 1 – 9
9 Aronson, P. S., J. Nee, M. A. Suhm: Modifier role of internal H^+ in activating the Na^+-H^+ exchanger in renal microvillus membrane vesicles. Nature 299 (1982) 161 – 163
10 Bakker-Grunwald, T.: Hormone-induced diuretic-sensitive potassium transport in turkey erythrocytes is anion dependent. Biochim. biophys. Acta 641 (1981) 427 – 431
11 Berridge, M. J.: Die Signalübertragung in die Zelle. Spektr. d. Wiss. (1986) 100 – 110
12 Furchgott, R. F., J. V. Zawadzki: The obligatory role of endothelial cells in the relaxation of arterial smooth muscle by acetylcholine. Nature 288 (1980) 373 – 376
13 Cheung, W. Y.: Calmodulin. Sci. Amer. 246 (1982) 48 – 56
14 Gögelein, H., R. Greger: Potassium selective channels in the basolateral and luminal membrane of late proximal tubules of the rabbit kidney. Pflügers Arch. 410 (1987) 288 – 295
15 Greger, R., E. Schlatter: Mechanism of NaCl secretion in the rectal gland of spiny dogfish (Squalus acanthias). II. Effects of inhibitors. Pflügers Arch. 402 (1984) 364 – 375
16 Hoffmann, E. K., L. O. Simonsen, I. H. Lambert: Volume-induced increase of K^+ and Cl^- permeabilities in Ehrlich ascites tumor cells. Role of internal Ca^{2+}. J. Membr. Biol. 78 (1984) 211 – 222
17 Kameyama, M., J. Hescheler, F. Hofmann, W. Trautwein: Modulation of Ca current during the phosphorylation cycle in the guinea pig heart. Pflügers Arch. 407 (1986) 123 – 128
18 Koepsell, H.: Methodological aspects of purification and reconstitution of transport proteins from mammalian plasma membranes. Rev. Physiol. Biochem. Pharmacol. 104 (1986) 65 – 137
19 Koepsell, H., S. Seibicke: Reconstitution and fractionation of renal brush border transport proteins. Meth. in Enzymol. 191 (1990) 583 – 605
20 Kubo, T., K. Fukuda, A. Mikami, A. Maeda, H. Takahashi, M. Mishina, T. Haga, K. Haga, A. Ichiyama, K. Kangawa, M. Kojima, H. Matsuo, T. Hirose, S. Numa: Cloning, sequencing and expression of complementary DNA encoding the muscarinic acetylcholine receptor. Nature 323 (1986) 411 – 416
21 Levitan, I. B.: Phosphorylation of ion channels. J. Membr. Biol. 87 (1985) 177 – 190
22 Levitzki, A.: Adrenergic receptors and their mode of coupling to adenylate cyclase. Physiol. Rev. 66 (1986) 819 – 854
23 Maunsbach, A. B., E. Skriver, N. Deguchi, P. L. Jorgensen: Ultrastructure of Na, K-ATPase. Acta histochem. cytochem. 13 (1980) 103 – 112
24 Moncada, S., R. M. J. Palmer, E. A. Higgs: Nitric oxide: physiology, pathophysiology, and pharmacology. Pharmacol. Rev. 43 (1991) 109 – 142
25 Murer, H., R. Greger: Membrane transport in the proximal tubule and thick ascending limb of Henle's loop: Mechanisms and their alterations. Klin. Wschr. 60 (1982) 1103 – 1113
26 Murer, H., R. Kinne: The use of isolated membrane vesicles to study epithelial transport processes. J. Membr. Biol. 55 (1980) 81 – 95
27 Murer, H., U. Hopfer, R. Kinne: Sodium/proton antiport in brush-border-membrane vesicles isolated from rat small intestine and kidney. Biochem. J. 154 (1976) 597 – 604

28 Neher, E.: „Patch-Clamp"-Untersuchungen über die Rolle des Calciums bei der Sekretion. Physiol. akt. 2 (1986) 35–46
29 Neher, E., B. Sakmann: Single-channel currents recorded from membrane of denervated frog muscle fibres. Nature 260 (1976) 799–802
30 Nishizuka, Y.: Studies and perspectives of protein kinase C. Science 233 (1986) 305–312
31 Noda, M., S. Shimizu, T. Tanabe, T. Takai, T. Kayano, T. Ikeda, H. Takahashi, H. Nakayama, Y. Kanaoka, N. Minamino, K. Kangawa, H. Matsuo, M. A. Raftery, T. Hirose, S. Inayama, H. Hayashida, T. Miyata, S. Numa: Primary structure of electrophorus electricus sodium channel deduced from cDNA sequence. Nature 312 (1984) 121–127
32 Oberleithner, H.: Rasterkraftmikroskopie: Eine neue Technik erobert die molekulare Physiologie. Spektrum der Wissenschaft, Heft 4 (1996) 76–84
33 Palmer, R. M. J., A. G. Ferrige, S. Moncada: Nitric oxide release accounts for the biological activity of endothelium-derived relaxing factor. Nature 327 (1987) 524–526
34 Passow, H.: Molecular aspects of band 3 protein-mediated anion transport across the red blood cell membrane. Rev. Physiol. Biochem. Pharmacol. 103 (1986) 61–203
35 Petersen, O. H., Y. Maruyama: Calcium-activated potassium channels and their role in secretion. Nature 307 (1984) 693–696
36 Rink, T. J., A. Sanchez, T. J. Hallam: Diacylglycerol and phorbol ester stimulate secretion without raising cytoplasmic free calcium in human platelets. Nature 305 (1983) 317–319
37 Saibil, H. R.: From photon to receptor potential: The biochemistry of vision. NIPS 1 (1986) 122–125
38 Schultz, S. G., R. L. Hudson: How do sodium-absorbing cells do their job and survive? NIPS 1 (1986) 185–189
39 Schulz, I.: Signalling transduction in the mechanism of hormonal and neurotransmitter-induced enzyme secretion from the exocrine pancreas. American Handbook of Physiology, Vol. III. Oxford University Press, London 1989 (pp. 443–463)
40 Seamon, K. B., W. Padgett, J. W. Daly: Forskolin: Unique diterpene activator of adenylate cyclase in membranes and in intact cells. Proc. nat. Acad. Sci. 78 (1981) 3363–3367
41 Simons, K., S. D. Fuller: Cell surface polarity in epithelia. Ann. Rev. Cell Biol. 1 (1985) 243–288
42 Tanabe, T., H. Takeshima, A. Mikami, V. Flockerzi, H. Takahashi, K. Kangawa, M. Kojima, H. Matsuo, T. Hirose, S. Numa: Primary structure of the receptor for calcium channel blockers from skeletal muscle. Nature 328 (1987) 313–318
43 Vaux, D. L.: Toward an understanding of the molecular mechanisms of physiological cell death. Proc. Nat. Acad. Sci. USA 90 (1993) 786–789
44 Wright, E. M.: The intestinal Na^+/glucose cotransporter. Ann. Rev. Physiol. 55 (1993) 575–589

Von der Zelle zum Organ

R. Greger

3

3.1 Organe sind komplexe Zellverbände

›› Der Schritt von der Einzelzelle zum Organ beinhaltet die jeweils für das Organ charakteristische morphologische und funktionelle Anordnung der einzelnen Zellen. Die Einzelzellen kommunizieren miteinander. Die Epithelien, d.h. die äußeren und inneren Auskleidungen unseres Körpers wie Haut, Darmtrakt, Nierentubulussystem und Urogenitaltrakt, exokrine Drüsen und Respirationstrakt sowie Endothelien, also die Auskleidungen des Gefäßsystems, sind Beispiele hochspezialisierter Zellverbände. Vergleichbare Verbände bestehen zwischen einzelnen glatten Muskelzellen und Herzmuskelzellen. In solchen Verbänden kommunizieren die Einzelzellen über Poren (Gap junctions), so daß ein funktionelles Synzytium entsteht. Die Poren weisen Durchmesser auf, die Moleküle bis zu etwa 1000 Da passieren lassen. Der Öffnungszustand solcher Poren wird über komplexe Regelmechanismen kontrolliert. Unterschiedliche Zelltypen des Organs treten über Transmitter und Autakoide miteinander in Kontakt und können sich gegenseitig beeinflussen. Beispiele für solche komplexen Verbände sind die funktionelle Einheit aus Endothelzellen und glatten Muskelzellen, oder aus Endothelzellen und Gliazellen. In Endothelverbänden und in Epithelverbänden sind die einzelnen Zellen über Desmosomen und Schlußleisten (Tight junctions) miteinander verbunden. Diese Schlußleisten sind bei Epithelien, die sehr große Konzentrationsgefälle erzeugen, besonders komplex aufgebaut, bei sog. lecken Epithelien hingegen einfacher strukturiert und daher durchlässiger; trotzdem besitzen aber auch letztere noch eine ganz bestimmte Selektivität. So erfolgt in lecken Epithelien meist nur ein Teil des Ionentransportes durch die Zellen hindurch (transzellulär), während ein anderer Teil den Weg zwischen den Zellen, d.h. durch die Schlußleisten (parazellulär), nimmt. ‹‹

Ein erheblicher Anteil der Körperzellen ist in komplexen Verbänden zusammengefaßt. Eindrucksvolles Beispiel ist das Nervensystem, wo eine Unzahl an Neuronen ($n \approx 10^{10}$) in streng koordinierter Weise zusammenarbeitet. Die Organisation des Nervensystems soll den entsprechenden Kapiteln (20–30) vorbehalten bleiben, weil sie sehr komplexe sog. synaptische Verschaltungen beinhaltet. Weitere Beispiele sind Organe wie Lunge, Herz, Gefäße, Leber, Milz, Darm, Niere, Muskeln usw. Die spezifische Funktion eines Organs macht eine enge Koordination der einzelnen Zellen notwendig. Zellen mit ähnlicher Funktion werden gemeinsam angesteuert und stimmen sich gegenseitig ab. Zellen unterschiedlicher Funktion, wie beispielsweise Endothelzellen und glatte Muskelzellen (Gefäßsystem), Endothelzellen und Gliazellen (ZNS) sowie lokale Nervenplexus, glatte Muskelzellen und Epithelzellen (Gastrointestinaltrakt), kommunizieren miteinander, wodurch eine Organsteuerung erst möglich wird. Im folgenden werden einige Beispiele einer solchen **funktionellen Koordination** etwas ausführlicher besprochen.

Gap junctions gewährleisten ein funktionelles Synzytium

Gap junctions sind Verbindungswege zwischen benachbarten Zellen. Diese Verbindung wird durch zwei Halbkanäle **(Konnexone)** benachbarter Zellen gewährleistet, die aneinander koppeln und so eine Verbindung vom Zytosol der einen zum Zytosol der anderen Zelle schaffen. Gap junctions findet man mit Ausnahme des Nervensystems (dort sind sie sehr selten, S. 61) und der adulten Skelettmuskulatur (dort sind die Einzelfasern ohnehin polynukleäre „Organellen" [Kap. 6]) in beinahe allen Zellverbänden, so in Epithelien, glatten Muskelzellen, Herzmuskel usw. Man kann sie auch als elektrische Synapsen auffassen, weil die Größe der Poren (Abb. 3.**1**, vgl. auch Abb. 5.**1**, S. 61) einen ungehinderten Transport von Ionen von Zelle zu Zelle ermöglicht. So ist auch der Begriff „funktionelles Synzytium" zu verstehen. Am Beispiel der Erregungsausbreitung im Herzen (Kap. 7) wird dieser Aspekt wiederkehren. Auch eine Vielzahl glatter Muskelzellen kann so funktionell an einen **Schrittmacher** gekoppelt werden. Von dort geht die Erregung aus und pflanzt sich auf Nachbarzellen fort (Kap. 6 und 16). Für diese Art der Koppelung wurde auch der Begriff „Gleichschaltung" (15) gewählt.

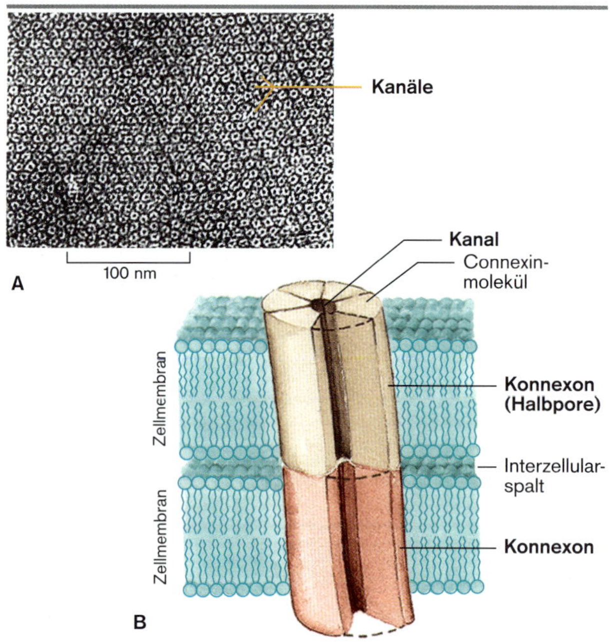

Abb. 3.**1** Im Bereich einer **Gap junction** treten die Plasmamembranen zweier benachbarter Zellen so nahe zusammen, daß dazwischen nur noch ein ganz schmaler Spalt besteht (engl.: gap). In diesem Kontaktbereich sind die beiden Zellen durch zahlreiche Kanäle verbunden. Jede der beiden Zellen trägt zu jedem Kanal einen Halbkanal (Konnexon) bei, der aus sechs, zueinander leicht verdrehten Connexinmolekülen besteht (**B;** s.a. Abb. 5.1). Auf der elektronenmikroskopischen Aufnahme einer Gap junction der Rattenleber (**A,** aus 9) sind die Poren (Durchmesser ca. 1,5 nm) als schwarze Punkte inmitten der zahlreichen Konnexone zu erkennen.

Die **Anzahl** der Gap junctions pro Zelle kann enorm sein. So findet man an Hepatozyten bis zu 100 000 Gap junctions pro Zelle (13). Der **Aufbau** einer Gap junction ist in Abb. 3.**1** und 5.**1** (S. 61) wiedergegeben. An einer Gap junction sind zwei benachbarte Zellen durch zahlreiche Kanäle verbunden; zu jedem dieser Kanäle trägt eine Zelle einen Halbkanal bei. Die beiden Halbkanäle **(Konnexone)** sind aus jeweils 6 Connexinmolekülen aufgebaut (5,16,22). Jedes **Connexin** hat, je nach Organ, eine Molekülmasse von 26–70 kDa. Von einigen Connexinen ist inzwischen die Aminosäuresequenz bekannt (13). Die sechs Säulen eines Konnexons sind zueinander leicht verdreht und umschließen eine **Pore,** die einen funktionellen Durchmesser von ca. 1,5 nm aufweist. Die Pore ist also für kleine Moleküle bis etwa 1000 Da (alle anorganischen Ionen, cAMP, IP_3, ATP, Glucose, Aminosäuren etc.) leicht permeabel. Als Indikator für Konnexone wird häufig der Farbstoff Luzifergelb (443 Da) verwendet (15). Die Eigenschaften der einzelnen Konnexone konnten inzwischen auch mit der Saugelektrodentechnik untersucht werden. In guter Übereinstimmung mit der abgeleiteten Geometrie der Pore und dem maximal passierfähigen Moleküldurchmesser wurde eine Einzelkanalleitfähigkeit von 100 pS ermittelt (13).

Regulation des Öffnungszustandes der Gap junctions

Eine Erhöhung der zytosolischen **Ca^{2+}-Aktivität** und ein saurer **pH-Wert** schließen die Kanäle der Gap junctions (13). Auch wenn dies physiologisch nicht notwendigerweise von Bedeutung ist, so wird hierdurch doch verständlich, warum unter pathophysiologischen Bedingungen eine Zelle mit erheblich erhöhtem Ca^{2+} oder mit saurerem pH-Wert als ihre Nachbarzellen vom Verband ausgeschlossen wird (S. 30). Von da an wird diese Zelle ihrem Schicksal überlassen, und das ist dann in der Regel ihr Untergang. Andere Regelmechanismen schließen **Phosphorylierung** (Calmodulin-, Proteinkinase-A-, Proteinkinase-C- und Tyrosinkinasen-abhängig) sowie die Steuerung durch kleine G-Proteine ein (13). Auch das **Membranpotential** kontrolliert Konnexone: Eine Depolarisation führt zur Verminderung der Kommunikation.

Bedeutung der Gap junctions für Koordination und Entwicklung

1. Die **Koppelung der Zellen** bringt den Vorteil mit sich, daß der Zellverband „Probleme“ der Einzelzelle mit abfangen und ausgleichen kann. Dieser Vorgang findet seine Begrenzung dann, wenn die Belastung durch die vorgeschädigte Einzelzelle zu groß wird. Dann wird die Einzelzelle, wie oben erläutert, infolge des Anstiegs der Ca^{2+}-Konzentration abgekoppelt (2).
2. Gap junctions sorgen für die **elektrische Koppelung** am Herzmuskel und in Verbänden glatter Muskelzellen, was eine zeitgleiche Kontraktion ermöglicht.
3. Über Gap junctions können **„Schrittmacherzellen“** umgebende Zellen steuern. Ein solcher Vorgang wird beispielsweise für β-Zellen im endokrinen Pankreas gefordert (19).
4. Gap junctions spielen eine wichtige Rolle in der **Embryogenese**. Im Blastulastadium werden eine Vielzahl von Gap junctions ausgebildet. Mit zunehmender Differenzierung werden bestimmte Differenzierungskompartimente eng aneinander gekoppelt, andere Kompartimente koppeln sich ab (3).

Schlußleisten (Tight junctions) kontrollieren den parazellulären Transport

Ein besonderes Problem der zellulären Organisation ergibt sich bei **Epithelien.** Hier ist häufig die Zusammensetzung der luminalen Flüssigkeit von derjenigen der Blutseite verschieden, und es findet ein gerichteter Transport durch das Epithel hindurch statt. Diese Funktionen sind nur möglich, wenn

1. die Eigenschaften der luminalen Membran von denen der basolateralen Membran verschieden sind und wenn
2. der Transport zwischen den Zellen hindurch (parazellulär) genau kontrolliert wird. An beiden Funktionen sind die sog. Schlußleisten (Tight junctions) wesentlich beteiligt.

Am luminalen (apikalen Pol) eines Epithelzellverbandes sind die Nachbarzellen miteinander durch Schlußleisten verbunden (Abb. 3.**2**). In der Gefrierätzung erscheinen Tight junctions auf der Seitenwand der Zelle als Säume, die um die Zelle herumlaufen und mit entsprechenden Säumen der Nachbarzellen in Verbindung treten. Das innere Blatt der **Doppellipidmembran** setzt sich über die Schlußleiste hinweg fort, wohingegen das äußere Blatt mit dem eigentlichen Saum begrenzt wird. Dies hat zur Folge, daß die Lipidzusammensetzung der luminalen (apikalen) Membran von derjenigen der basolateralen Membran unterschiedlich ist. Durch diese Begrenzung der Lipiddomänen wird die **Polarisierung von Transportproteinen** gewährleistet (s. unten) und verhindert, daß die bestehende Polarisierung durch laterale Diffusion der Membranproteine verlorengeht (11,12,18). So finden sich z. B. im Falle der Hauptzelle des distalen Nephrons (vgl. Abb. 12.**34**, S. 316) die Na^+-K^+-ATPase ausschließlich in der basolateralen Membran und die Na^+-Kanäle ausschließlich in der luminalen Membran.

Die **Barrierenfunktion** der Schlußleisten wird durch die Anzahl der Säume in Serie bestimmt. Sogenannte **dichte Epithelien** verfügen über eine große Zahl von Säumen in Serie (Abb. 3.**2**), **lecke Epithelien** haben nur wenige solcher Säume. Dichte Epithelien kommen überall dort im Körper vor, wo große transepitheliale Gradienten geschaffen und erhalten werden, also beispielsweise in der Harnblase, im Sammelrohr und im Kolon. Lecke Epithelien findet man dort, wo geringe transepitheliale Gradienten vorliegen, so z. B. im proximalen Nierentubulus, im Jejunum, im Pankreasazinus etc. Neben der Komplexität der Schlußleisten (Anzahl der Säume) sind auch das maximale transepitheliale Potential (V_{te}) und der transepitheliale elektrische Widerstand (R_{te}, in $\Omega \cdot cm^2$) ein Maß für die Leckheit des Epithels (Tab. 3.**1**).

Es mag die Frage entstehen, warum es z. B. für den proximalen Tubulus vorteilhaft sein sollte, eine niedrige Anzahl von Säumen (1–3) und einen geringen transepi-

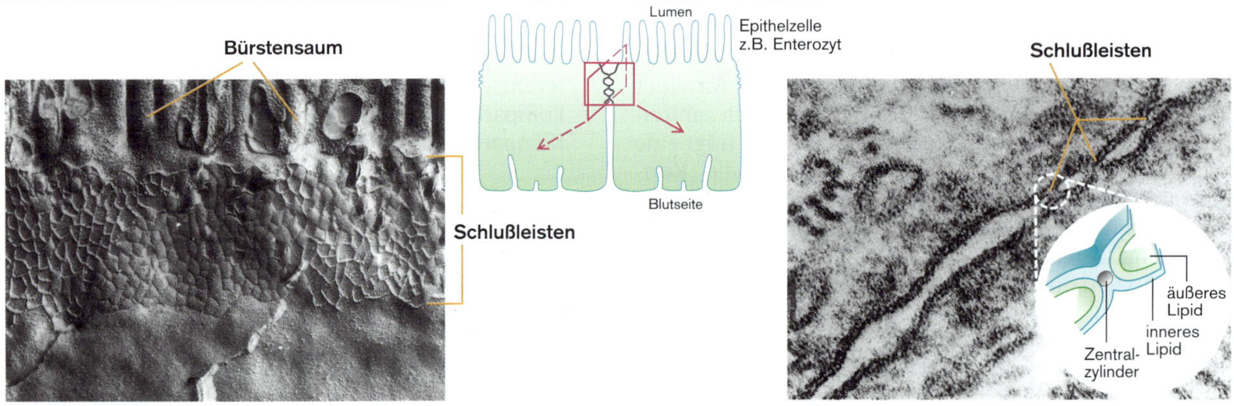

Abb. 3.**2** **Schlußleisten (Tight junctions)** verbinden die Seitenwände benachbarter Epithelzellen an ihrer luminalen Kante und kontrollieren damit nicht nur den parazellulären Transport, sondern trennen auch die luminale von der unterschiedlich zusammengesetzten basolateralen Zellmembran. In der Mitte ist diese Verbindung an einer Epithelzelle der Darmmukosa schematisch gezeigt (oben). Die Skizze darunter macht deutlich, daß das äußere Blatt der Phopholipid-Doppelschicht bei beiden Zellen umkehrt (Trennungsfunktion), während das innere Blatt weiterläuft. Links eine Aufsicht auf eine der beiden seitlichen Zellwände im Gefrierätzpräparat mit zahlreichen Säumen, rechts ein elektronenmikroskopisches Transmissionsbild, in dem beide Zellen quer getroffen sind (aus 4).

Tab. 3.**1** **Lecke und dichte Epithelien.** Der transepitheliale Gesamtwiderstand R_{te} eines Epithels wird durch den transzellulären Widerstand (apikale und basolaterale Membran: R_z) und den parazellulären Widerstand (Schlußleiste und lateraler Spalt: R_s) nach dem 2. Kirchhoff-Gesetz bestimmt: $1/R_{te} = 1/R_z + 1/R_s$ oder $R_{te} = R_z \cdot R_s/(R_z + R_s)$. Bei lecken Epithelien ist R_{te} klein und $R_s < R_z$, bei mitteldichten und dichten Epithelien ist R_{te} groß und $R_s > R_z$. Auch die transepithelialen Potentiale (V_{te}) sind bei lecken Epithelien im allgemeinen niedriger als bei mitteldichten und dichten Epithelien. Beide elektrischen Eigenschaften eines Epithels, R_{te} und V_{te}, werden ganz wesentlich durch die Komplexität und der Anzahl der Schlußleisten in Serie bestimmt (vgl. Abb. 3.2), da davon R_s abhängt.

Epithel	R_{te} ($\Omega \cdot cm^2$)	V_{te} (mV)	Schlußleisten
proximaler Tubulus	5	1–2	leck
Gallenblase	30	< 1	leck
dicker aufsteigender Teil der Henle-Schleife	34	6	mitteldicht
Kolon	500	20	mitteldicht–dicht
Sammelrohr	800	25	mitteldicht–dicht
Harnblase	1500	60	dicht

thelialen Widerstand aufzuweisen. Die Erklärung wird bei der Besprechung der einzelnen Epithelien und ihrer Funktion gegeben (Kap. 12, 16). Vorweg sei hier festgehalten, daß durch den „lecken" Weg zwischen den Zellen, den sog. **parazellulären Weg,** ein erheblicher Teil des Resorptionsflusses oder Sekretionsflusses (bei exokrinen Drüsen) passiv erfolgen kann (2). Für diesen Transport sind dann sehr geringe transepitheliale Triebkräfte erforderlich. So erfolgen beispielsweise im proximalen Tubulus bis zu 70% der Na^+-Resorption parazellulär und damit energetisch besonders günstig (7). Lecke Schlußleisten sind also vorwiegend dort zu finden, wo die Transportraten besonders groß sind, also z. B. im proximalen Tubulus, im Dünndarm oder in den Endstücken exokriner Drüsen.

Auch bei **Endothelverbänden** bestimmt die Art der Zell-Zell-Verbindung das Ausmaß und die Route der Permeation vom Gefäßlumen ins Interstitium und zurück (s. a. S. 158 ff.). In einigen Organen sind die Endothelverbände mäßig dicht (Haut, Skelettmuskel, Lunge) oder ausgesprochen dicht (ZNS). Im Gehirn bildet das dichte Endothel der meisten Kapillarbereiche die eigentliche Barriere der **Blut-Hirn-Schranke** (Kap. 20, 31). In anderen Organen sind die Endothelverbände fenestriert, wie z. B. in der Darmschleimhaut, in der Niere und in endokrinen Drüsen. Diese **Fenestrierung** erlaubt den transendothelialen passiven Transport von kleinen bis mittelgroßen Molekülen (in den Glomeruluskapillaren der Niere beispielsweise bis zu einer Masse von etwa 15 kDa, S. 295 f.). Wesentlich größere Makromoleküle und korpuskuläre Blutbestandteile können hingegen im Normalfall nicht permeieren. Schließlich kommen auch noch losere Endothelverbände mit noch größerer Permeabilität vor, sog. diskontinuierliches Endothel beispielsweise in der Leber und im Knochenmark. Insgesamt wird also durch die Dichtigkeit der Endothelzellverbände das Ausmaß der passiven Kommunikation zwischen Blut und Interstitium bestimmt.

Ein entscheidender Aspekt der **Polarisierung,** wie sie an Epithelien allgemein und speziell am dichten Endothel der Blut-Hirn-Schranke notwendig ist, besteht darin, daß dieselben Rezeptoren und Membrantransportproteine, wie wir sie in Kap. 2 für Zellen im allgemeinen beschrieben haben, in der Membran der Epithelzellen streng sortiert sind (11,12,18). Manche finden sich nur luminal (apikal) und andere nur auf der Blutseite (basolateral). In den betreffenden Zellen existieren demnach exakte **Sortiermechanismen,** die Proteine nach ihrer Synthese und nach weiterer Aufarbeitung im Golgi-Apparat an die „richtige“ Membran „adressieren“. Dabei scheint der „richtige“ Einbau zum einen bereits durch die Struktur des Proteins vorgegeben zu sein, zum anderen wird die Polarisierung aber auch durch die Unterschiede in der Lipidzusammensetzung der beiden Membranen bestimmt. Man hat sich das so vorzustellen, daß ein neu synthetisiertes Protein mehrere Molekülabschnitte besitzt, die es intrazellulär von Kompartiment zu Kompartiment weiteradressieren, bis es schließlich in der richtigen Membran seine eigentliche Funktion aufnimmt. Allgemein entspricht die Ausstattung der **basolateralen Membran** von Epithelzellen derjenigen von apolaren Zellen (z.B. Blutzellen, Bindegewebszellen). So findet sich in dieser Membran im allgemeinen die Na^+-K^+-ATPase, der Na^+-H^+-Austauschcarrier, Aufnahmesysteme für metabolische Substrate sowie Rezeptoren für Autakoide (s.u.) und Hormone. Die **luminale (apikale) Membran** hat dagegen eine Ausstattung, die für das jeweilige Epithel charakteristisch ist. So besitzen der proximale Tubulus und das Jejunum Transportsysteme für die dort zu resorbierenden Substrate, also z.B. Na^+-Glucose- und Na^+-Aminosäuren-Symportcarrier. An der intrazellulären „Zustellung“ von Membrantransportproteinen ist das **Zytoskelett** beteiligt. Störungen der Zytoskelettfunktion gehen mit Störungen der Proteinanlieferung und des Proteineinbaus in die Membran einher.

Transzellulärer Transport an Epithelien

An Epithelien werden teilweise enorme Mengen an Wasser, Elektrolyten und organischen Substanzen transportiert (Kap.12 und 16). So werden beispielsweise im proximalen Tubulus der Niere täglich ca. 1 kg NaCl, 180 g Glucose etc. zusammen mit 110 l Wasser resorbiert. Ein erhebliches Quantum an NaCl und die gesamte Menge an Glucose muß dabei die Tubuluszelle, d.h. deren mit besonderen Transportsystemen ausgestattete luminale sowie die basolaterale Membran, passieren. Ein solcher Transportvorgang ist nur möglich, wenn die **Transportraten** beider Membranen genau aufeinander abgestimmt sind (21): Jede Steigerung der luminalen Aufnahme muß praktisch verzögerungsfrei zu einer vermehrten Abgabe über die basolaterale Membran führen. Beteiligt an dieser Regulation sind u.a. die intrazelluläre Ca^{2+}-Konzentration, der zytosolische pH-Wert und die Konzentrationen von ATP und ADP in der Zelle.

3.2 Kommunikation benachbarter Zellverbände

Die Kommunikation benachbarter Zellverbände mit unterschiedlicher Funktion erfolgt oft durch sog. **Autakoide.** Autakoide sind lokale Hormone, die ihre Wirkung unmittelbar in der Nähe ihres Ausschüttungsortes entfalten. Die Kommunikation durch Autakoide soll am Beispiel von Endothelzellen und glatten Gefäßmuskelzellen erläutert werden (8,17).

Abb. 3.**3** zeigt schematisch **Endothelzellen** und darunter befindliche **glatte Muskelzellen.** Die Endothelzelle verfügt über eine Vielzahl von Rezeptoren, von denen hier solche für Thrombin, Acetylcholin, ATP (Purinrezeptoren), Histamin und Endothelin (Rezeptortyp B: ET_B) sowie für Angiotensin II, antidiuretisches Hormon (= ADH = Arginin-Vasopressin = AVP) und transforming growth factor (TGF) beispielhaft wiedergegeben sind. Nach Bindung dieser Signalstoffe stimulieren diese Rezeptoren (Phospholipase-C- und IP3-vermittelt; S. 34) durch einen Anstieg der zytosolischen Ca^{2+}-Konzentration die Bildung von **NO** (S. 34) und **Endothelin.** NO wirkt in der benachbarten glatten Muskelzelle über Guanylylcyclase relaxierend. Andererseits können Agonisten wie ADH, Thrombin, Angiotensin II und TGF die Freisetzung von Endothelin auslösen, das über den Endothelinrezeptor A (ET_A) an den glatten Muskelzellen eine Konstriktion auslöst. Schließlich können Agonisten wie Angiotensin II, ADH und Acetylcholin direkt an den glatten Muskelzellen wirken und dort über Ca^{2+}-Freisetzung eine Kontraktion erzeugen. So können zum einen lokale Hormone und Transmitter die glatten Muskelzellen direkt beeinflussen, und zum anderen können Endothelzellen glatte Muskelzellen in unterschiedlicher Weise regulieren. Störungen in der Endothelfunktion führen zu einer überwiegenden Vasokonstriktion (8).

Eine andere Interaktion von Zellverbänden existiert im **ZNS** zwischen Endothelzellen, Astrogliazellen und Neuronen (Abb. 31.**2**, S. 723). Dieser komplexe Verband gewährleistet eine strenge Trennung von systemischer Zirkulation und interstitiellem Raum zwischen den Neuronen. Die eigentliche **Blut-Hirn-Schranke** (s. auch Kap. 20, 31) kommt dadurch zustande, daß das Endothel dieser Gefäße kontinuierlich und daher der parazelluläre Transportweg dicht ist. Somit hängt der Zugang zum interstitiellen Raum des ZNS von den Transporteigenschaften dieser spezialisierten Endothelzellen ab. Sie besitzen u.a. Transporter für Ionen und metabolische Substrate, die den Transport in beide Richtungen ermöglichen und genau kontrollieren.

Außerdem sorgen Gliazellen dafür, daß es trotz des geringen Volumenanteils des Interstitiums im ZNS auch bei starker neuronaler Aktivität zu keinen großen Schwankungen im extrazellulären Ionenmilieu kommt. Diese **räumliche Pufferung von Ionen** ist im ZNS unabdingbar, weil neuronale Aktivität mit großen Nettoionenströmen einhergeht. So verläßt während des Aktionspotentials K^+ die Neurone und Na^+ wird aufgenommen (Kap. 4). Da das interstitielle Volumen im ZNS sehr klein ist, würden dort erhebliche Änderungen der extrazellulären Ionenkonzentrationen auftreten, wenn nicht geeignete Transportsysteme der Gliazellen für den Ausgleich

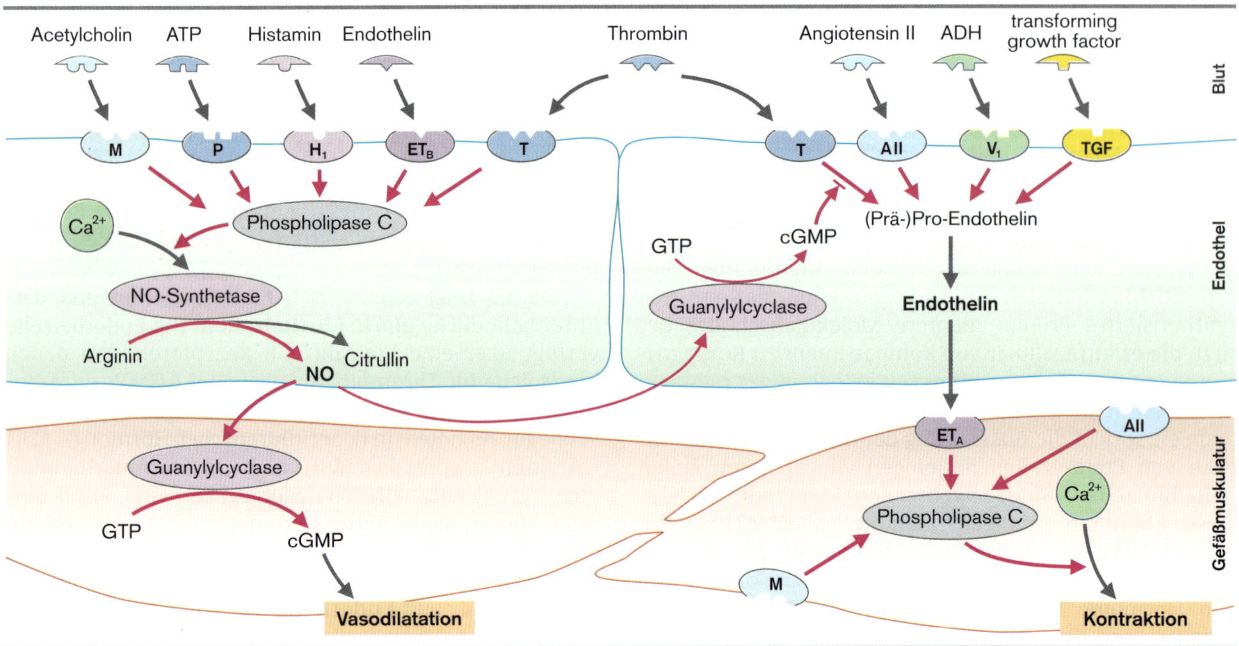

Abb. 3.**3** **Kommunikation zwischen Endothel und glatten Gefäßmuskelzellen.** Auf der Blutseite besitzen Endothelzellen Rezeptoren, beispielsweise für Acetylcholin (M), Thrombin (T), ATP (P), Histamin (H_1), Endothelin (ET_B), Angiotensin II (AII), ADH (= Arginin-Vasopressin; V_1) und transforming growth factor (TGF). Diese Faktoren können in der Endothelzelle sowohl die Bildung von NO (= Stickstoffmonoxid), als auch die von Endothelin steigern. Auch die glatte Gefäßmuskulatur besitzt zahlreiche Rezeptoren, darunter solche für Acetylcholin, Angiotensin II und Endothelin (ET_A). Während NO leicht aus dem Endothel in die benachbarten Gefäßmuskelzellen diffundieren kann und dort über cGMP (S. 35) eine Vasodilatation auslöst, führen Endothelläsionen dazu, daß die Agonisten (z. B. Endothelin) die Rezeptoren der Muskelzelle selbst erreichen und infolgedessen die Vasokonstriktion überwiegt. Bei der Guanylylcyclase handelt es sich in beiden Fällen um die lösliche (soluble) Form (s. GC).

sorgen würden. In Phasen der Ruhe kehrt sich die Transportrichtung um, und der Ausgangszustand wird wiederhergestellt (13). In jüngster Zeit wurde darüber hinaus gezeigt, daß Gliazellen auch Rezeptoren für Neurotransmitter besitzen. Diese sind womöglich Teil eines Mechanismus, um die Funktion der Gliazellen auf die der umgebenden Neurone abzustimmen (S. 534 f.).

Zum Weiterlesen ...

1 Alberts, B., D. Bray, J. Lewis, M. Raff, K. Roberts, J. D. Watson: Molekularbiologie der Zelle. Verlag Chemie, Weinheim 1990

2 Greger, R., U. Windhorst: Comprehensive Human Physiology. From Cellular Mechanisms to Integration. Springer, Berlin 1996

3 Hopkins, C. R.: Structure and Function of Cells. A Text for Students in Medicine and Science. Saunders, Philadelphia 1978

4 Lodish, H., D. Baltimore, A. Berk, S. L. Zipursky, P. Matsudaira, J. Darnell: Molecular Cell Biology. Scientific American Books, New York, 1995

5 Schultz, S. G.: Basic Principles of Membrane Transport. Cambridge University Press, Cambridge 1980

... und noch weiter

6 Frömter, E., J. Diamond: Route of passive ion permeation in epithelia. Nature 235 (1972) 9 – 13

7 Frömter, E., G. Rumrich, K. J. Ullrich: Phenomenologic description of Na^+, Cl^- and HCO_3^- absorption from proximal tubules of the rat kidney. Pflügers Arch. 343 (1973) 189 – 220

8 Furchgott, R. F., J. V. Zawadzki: The obligatory role of endothelial cells in the relaxation of arterial smooth muscle by acetylcholine. Nature 288 (1980) 373 – 376

9 Gilula, N. B.: Intercellular Junctions and Synapses. In Feldman, J., N. B. Gilula, J. D. Pitts: Receptors and Recognition, Series B, Vol. 2. Chapman & Hall, London 1978

10 Guthrie, S. C., N. B. Gilula: Gap junctional communication and development. TINS 12 (1989) 12 – 16

11 Handler, J. S.: Overview of epithelial polarity. Ann. Rev. Physiol. 51 (1989) 729 – 740

12 Hubbard, A. L., B. Stieger, J. R. Bartles: Biogenesis of endogenous plasma membrane proteins in epithelial cells. Ann. Rev. Physiol. 51 (1989) 755 – 770

13 Kolb, H. A., R. Somogyi: Biochemical and biophysical analysis of cell-to-cell channels and regulation of gap junctional permeability. Rev. Physiol. Bioch. Pharmacol. 118 (1991) 1 – 47

14 Nicholls, J.-G., A. R. Martin, B. G. Wallace: Vom Neuron zum Gehirn. Fischer, Stuttgart 1995

15 Loewenstein, W. R.: Junctional intercellular communication: the cell-to-cell membrane channel. Physiol. Rev. 61 (1981) 829 – 913

16 Loewenstein, W. R.: The cell-to-cell channel of gap junctions. Cell 48 (1987) 725 – 726

17 Lüscher, T. F., C. M. Boulanger, Y. Dohi, Z. Yang: Endothelium-derived contracting factors. Hypertension 19 (1992) 117 – 130

18 Matter, K., I. Mellman: Mechanisms of cell polarity: Sorting and transport in epithelial cells. Curr. Biol. 6 (1994) 545 – 554

19 Mears, D., N. F. Sheppard, I. Atwater, E. Rojas: Magnitude and modulation of pancreatic β-cell gap junction electrical conductance. J. Membr. Biol. 146 (1995) 163 – 176

20 Revel, J. P., B. J. Nicholson, S. B. Yaney: Chemistry of gap junctions. Ann. Rev. Physiol. 47 (1985) 263 – 279

21 Schultz, S. G., R. L. Hudson: How do sodium-absorbing cells do their job and survive. News Physiol. Sci. 1 (1986) 185 – 188

22 Spray, D. C., M. V. L. Bennett: Physiology and pharmacology of gap junctions. Ann. Rev. Physiol. 47 (1985) 281 – 303

Membranpotential

R. Greger

Das Membranpotential und seine Änderung dient der Nachrichtenübermittlung im Nervensystem sowie der Auslösung der Muskelkontraktion und steuert eine Vielzahl von Zellfunktionen. Im gesamten Nervensystem werden Botschaften rasch und zum Teil über lange Strekken elektrisch vermittelt. Durch elektrische Vorgänge wird die Muskelkontraktion ausgelöst, und elektrische Vorgänge beeinflussen direkt auch die Funktion von Epithelzellen. Es hat sich trotzdem eingebürgert, von erregbaren und nichterregbaren Zellen zu sprechen. Als erregbare Zellen sind dabei ausschließlich jene definiert, die auf eine initiale Depolarisation (Erniedrigung des Membranpotentials auf einen weniger negativen Wert) mit Aktionspotentialen (also mit raschen, monoton ablaufenden Depolarisationen) antworten können. Im folgenden wird auf die Entstehung des Membranpotentials, dann auf das sog. Ruhemembranpotential und schließlich auf das Aktionspotential eingegangen.

4.1 Das Ruhemembranpotential der meisten Zellen unseres Körpers entspricht weitgehend einem K^+-Gleichgewichtspotential

›› Die Zellmembranen der meisten Zellen unseres Körpers enthalten K^+-Kanäle. Dadurch, daß die K^+-Konzentration im Zytosol etwa 30mal größer ist als die im Extrazellulärraum, entsteht ein Membranpotential, das auf der Zytosolseite negativ polarisiert ist. Wenn das gemessene Membranpotential den Wert annimmt, der durch die Nernst-Gleichung errechnet wird, spricht man vom K^+-Gleichgewichtspotential. Eine genaue Überprüfung ergibt für viele Zellen, daß das gemessene Membranpotential etwas niedrigere Werte aufweist. Dies wird dadurch verursacht, daß neben den K^+-Kanälen auch solche für andere Ionen vorhanden sind. Handelt es sich z. B. um Na^+-Kanäle, dann nimmt das Membranpotential Werte zwischen – 90 mV (K^+-Gleichgewichtspotential) und + 60 mV (Na^+-Gleichgewichtspotential) ein. An den meisten Zellen (und nicht erregten Nerven- und Muskelzellen) sind die K^+-Kanäle weit dominierend, und somit ist die Abweichung vom K^+-Gleichgewichtspotential relativ gering. ‹‹

Gleichgewichtspotential – Nernst-Potential

Weiter oben wurde der Prozeß der **Elektrodiffusion** durch Ionenkanäle besprochen. Es wurde festgehalten, daß eine Membran mit Ionenkanälen für eine Ionenspezies (x) immer das Potential erzeugen wird, das dem Konzentrationsgradienten dieses Ions über die Membran entspricht. Quantitativ wird dieser Vorgang durch die **Nernst-Gleichung** beschrieben (s. a. S. 21).

$$E_x = 61 \cdot \lg \frac{x_1}{x_2} \text{ [mV]} \qquad (4.1)$$

Diese Gleichung besagt, daß z. B. für eine Membran, die nur K^+-Kanäle enthält, bei dem vorgegebenen Konzentrationsgradienten, wie er in Tab. 2.**1** (S. 27) aufgeführt ist, ein Potential von – 90 mV herrschen muß. Dabei sollte man sich klar machen, daß diese Negativität auf der Seite der hohen K^+-Konzentration nicht etwa damit zu tun hat, daß im Zytosol große Anionen vorherrschen. Auch ist die **Elektroneutralität** in keinem der beiden Kompartimente (Anzahl der Kationen = Anzahl der Anionen) nennenswert gestört. Auch ein Nettoausstrom von K^+ aus der Zelle heraus findet hierbei nicht statt. Vielmehr führt *allein* die ungleiche Verteilung von K^+-Ionen dazu, daß es in den K^+-Kanälen zu einer entsprechenden **Ladungsverzerrung** kommt. Das Ausmaß dieser Ladungsverzerrung hängt von der **Membrankapazität** ab, d. h., die Membran muß bei jedem Potentialwechsel auf den neuen Potentialwert umgeladen werden, und deshalb kommt es bei jeder Potentialänderung zu einem kurzen kapazitativen Stromfluß, bis die Membran auf den neuen – von der Nernst-Gleichung vorgegebenen Wert – umgeladen ist. Die umzuladende Membrankapazität ist relativ klein (ca. 1 μF/cm^2). Daher sind die Umladeströme nur sehr kurzdauernd. Wird erst im Gleichgewichtszustand gemessen, dann gilt, daß in diesem Zustand der Nettostromfluß Null ist, d. h., der Ausstrom von K^+ durch den Kanal ist gleich groß wie der entgegengesetzt gerichtete Einstrom. Die Elektronegativität auf der Seite der hohen K^+-Konzentration „zieht" K^+ genauso stark in die Zelle hinein, wie die hohe intrazelluläre K^+-Konzentration K^+ „hinaustreibt". In Kap. 2 wurde festgehalten, daß aus diesem Grund solche Potentiale **Nullstrompotentiale** genannt werden. Dieser Aspekt der Potentialentstehung hat mit biologischen Vorgängen oder gar mit dem „Leben" nur insofern zu tun, als die K^+-Konzentrationsunterschiede durch die Na^+-K^+-Pumpe erzeugt werden. Die Art der Potentialentstehung aber ist genau die gleiche wie die an jeder künstlichen ionenselektiven Membran – etwa an einer pH-Elektrode. (Dort wird das Nullstrompotential von Protonen zur Bestimmung der Ionen-, z. B. der Protonenkonzentration in einer Lösung, benutzt.) Das **Gleichgewichtspotential (Nernst-Potential)** bedarf zu seiner Erhaltung keiner Energie, weil kein Stromfluß stattfindet. Das Gleichgewichtspotential für ein bestimmtes Ion hat nichts mit den anderen Ionen zu tun, es sei denn, diese Ionen stören im Ionenkanal. Die Größe des Potentials wird allein durch die Nernst-Gleichung (2.4, S. 21 und 4.1) wiedergegeben.

Goldman-Hodgkin-Katz-Gleichung zur besseren Beschreibung der Realität

Praktisch an jeder nichterregbaren Zelle unseres Körpers und an ruhenden erregbaren Zellen wird ein Potential gemessen, das dem Gleichgewichtspotential für K^+ nahe kommt. Abb. 4.**1** zeigt eine typische Meßanordnung. Die Spitze einer Mikroelektrode ist in einer in Gewebekultur gehaltenen glatten Muskelzelle plaziert, ohne die Zelle dadurch zu traumatisieren. Eine Referenzelektrode liegt im Extrazellulärraum (hier in der Badlösung). Zwischen beiden Elektroden befindet sich ein Spannungsmeßgerät, dessen Eigenschaften so gewählt sind, daß es keinen Kurzschluß erzeugt, das also einen hohen Innenwiderstand aufweist. Nur dann ist die Bedingung einer „Nullstrom"-Potentialmessung erfüllt. Im vorliegenden Experiment wird beispielsweise ein Potential von – 75 mV gemessen, wenn die Außenlösung eine K^+-Konzentration

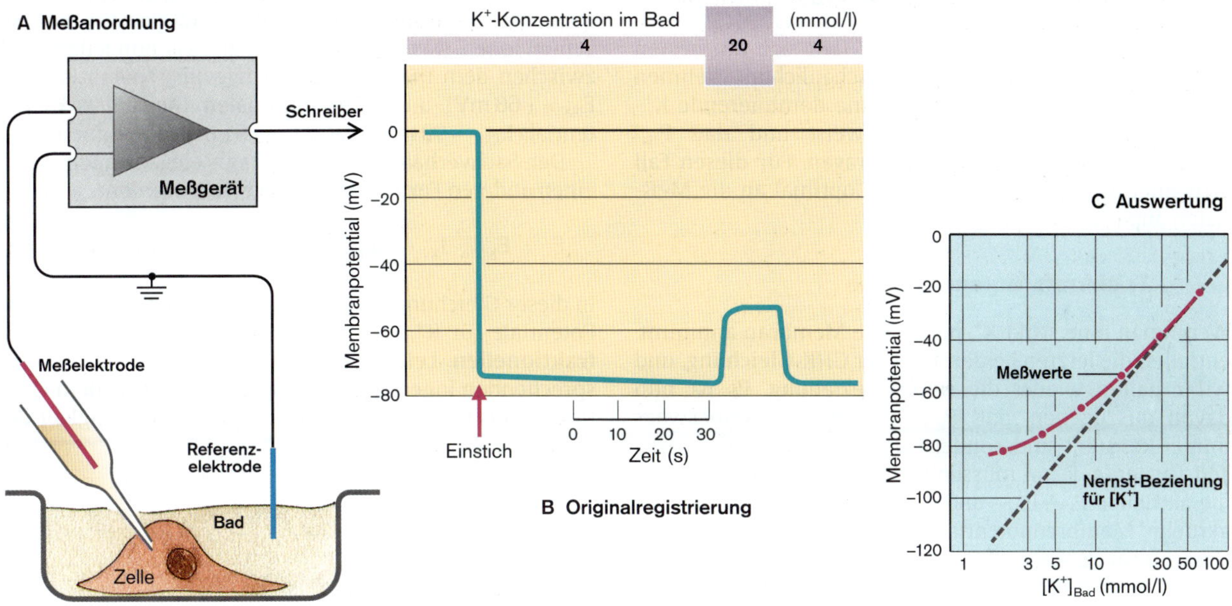

Abb. 4.1 **Messung des Zellmembranpotentials. A** zeigt die Meßanordnung, bestehend aus dem Bad, einem Präparat – hier eine kultivierte glatte Muskelzelle –, Mikroelektrode und Referenzelektrode, dem hochohmigen Meßgerät und dem Schreiber. **B** zeigt eine Originalaufzeichnung. Der Pfeil markiert den Einstich in die Zelle. Das angezeigte Potential (E_m) stabilisiert sich auf Werte um – 75 mV. Oberhalb der Registrierung ist die jeweilige K^+-Konzentration in der Badlösung in mmol/l angegeben. Die Erhöhung der K^+-Konzentration von 4 auf 20 mmol/l führt zu einer Depolarisation um ca. 20 mV. Bei Rückkehr zur Ausgangskonzentration (4 mmol/l) repolarisiert die Zelle auf – 75 mV. **C** zeigt die Zusammenfassung eines Experiments, bei dem unterschiedliche K^+-Konzentrationen im Bad auf ihren Einfluß auf das Membranpotential getestet wurden. Die Meßpunkte sind mit einer roten Kurve verbunden. Die Gerade zeigt zum Vergleich die Nernst-Beziehung.

von 4 mmol/l aufweist. Der gemessene Wert weicht um – 15 mV vom errechneten Nernst-Potential von – 90 mV ab. Wie kommt diese Differenz von – 15 mV zustande? Um das zu testen, prüft man, ob sich das gemessene Potential wirklich wie ein Nernst-Potential verhält. Dazu wird die extrazelluläre K^+-Konzentration schrittweise erhöht, und die entsprechenden Potentialantworten werden gemessen. Das Ergebnis ist in Abb. **4.1 B** und **C** wiedergegeben. Zum Vergleich ist in Abb. **4.1 C** die Nernst-Beziehung eingetragen. Es wird deutlich, daß besonders bei hoher K^+-Konzentration die Vorhersage der Nernst-Beziehung gut erfüllt wird. Allerdings sind bei niedrigen K^+-Konzentrationen die gemessenen Potentialwerte deutlich weniger hyperpolarisiert, als es nach der Nernst-Beziehung zu fordern wäre. Wie kommt dieser Widerspruch zustande? Die untersuchte Zellmembran ist nicht strikt und ausschließlich für K^+-Ionen leitfähig, sondern sie weist auch geringe Leitfähigkeiten für andere Ionen, vorwiegend für die in hoher Konzentration vorkommenden Cl^-- und Na^+-Ionen auf. Der quantitative Zusammenhang, der eine Berücksichtigung dieser Ionen erlaubt, wird als **Goldman-Hodgkin-Katz-Gleichung** (GHK) bezeichnet:

$$E = \frac{RT}{F} \cdot \ln \frac{P_{K^+} \cdot K^+{}_a + P_{Na^+} \cdot Na^+{}_a + P_{Cl^-} \cdot Cl^-{}_i}{P_{K^+} \cdot K^+{}_i + P_{Na^+} \cdot Na^+{}_i + P_{Cl^-} \cdot Cl^-{}_a} \quad (4.2)$$

Diese Gleichung entspricht der Nernst-Gleichung (4.1). Neben den bekannten Konstanten enthält diese Gleichung die Konzentrationen in den beiden Lösungen (Extrazellulärraum = a und Zytosol = i) und die Permeabilitäten (P [cm/s]) für die einzelnen Ionen. In der dargestellten Form berücksichtigt die Gleichung nur drei Ionen. Sie könnte aber um beliebig viele andere einwertige Ionen in analoger Weise erweitert werden. Für Anionen ist dabei aus Gründen der umgekehrten Polarität auch die inverse Schreibweise einzuhalten (Cl^-_i im Zähler). Es ist wichtig festzuhalten, daß die P-Werte hierbei nicht Permeabilitäten im allgemeinen Sinn der Diffusion durch das Lipid der Zellmembran entsprechen, denn diese sind für Ionen um Dekaden zu niedrig, um irgendeinen Einfluß auf das Membranpotential zu nehmen. Vielmehr beschreiben die P-Werte konzentrationsunabhängig die Permeabilität durch **spezifische Ionenkanäle.** Die obige Gleichung wurde aus der Nernst-Beziehung unter der Voraussetzung abgeleitet, daß das elektrische Feld über die Membran konstant abfällt, d. h., daß die Ionenkanäle die gesamte Membran wie ein Rohr durchspannen, so daß pro Kanallängeneinheit ein konstanter Teil des Potentials abfällt (dV/dl = konstant). Diese Voraussetzung wird wohl von den wenigsten realen Ionenkanälen erfüllt. Um so überraschender ist, daß der GHK-Formalismus zu sehr guten quantitativen Vorhersagen führt. Allerdings ist die obige Einschränkung immer dann zu bedenken, wenn die gemessenen Daten nicht ohne weiteres mit der GHK-Gleichung in Einklang zu bringen sind.

Die Bedeutung dieser Gleichung läßt sich am besten durch praktische Beispiele veranschaulichen. Nehmen wir an, daß die Zelle in Abb. 4.**1** eine dominierende K^+-Permeabilität, $P_{K^+} = 10^{-7}$ cm/s, aufweist und daß P_{Na^+} $3 \cdot 10^{-9}$ cm/s und P_{Cl^-} 10^{-8} cm/s betragen. Für diesen Fall errechnet man eine Kurve, die sich optimal an die Meßdaten anpaßt (Abb. 4.**1 C**).

Triebkraft für Ionenströme

Wenn man eine strikt K^+-permeable Membran annimmt, entfallen die letzten beiden Teile der GHK-Gleichung, und wir erhalten wieder die Nernst-Beziehung. Es ist nun davon auszugehen, daß P_{K^+}, P_{Na^+} und P_{Cl^-} keineswegs immer konstant sind, sondern als Funktion z. B. der Meßzeit variieren. Dann müssen wir für jeden Meßzeitpunkt die aktuellen P_{K^+}-, P_{Na^+}- und P_{Cl^-}-Werte einsetzen, um das aktuelle Membranpotential errechnen zu können. Der Gesamtprozeß kann durch ein elektrisches Schaltbild, wie es in Abb. 4.**2** wiedergegeben ist, beschrieben werden. Die regelbaren Widerstände (1/Leitfähigkeit) stehen

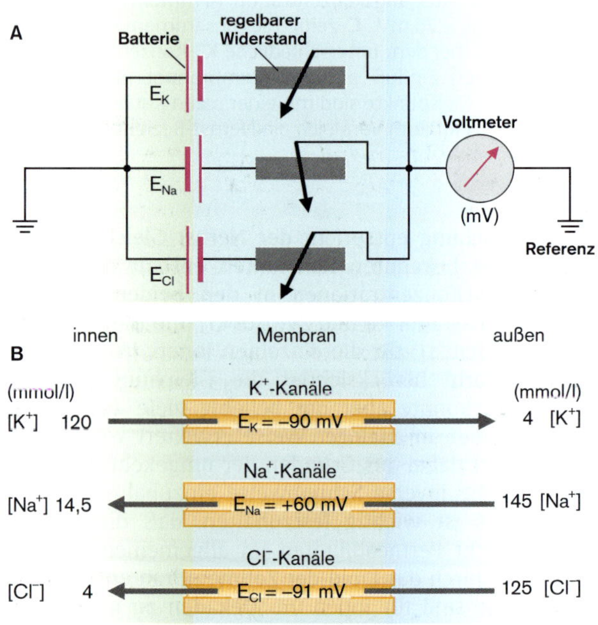

Abb. 4.**2** **Vereinfachtes elektrisches Schaltbild einer Zellmembran.** Die „Batterien" entsprechen den Gleichgewichtspotentialen (E_x) für die einzelnen Ionen, wie sie anhand der vorgegebenen Konzentrationen (**B**) mit Hilfe der Nernst-Gleichung (S. 48) errechnet werden können. Die regelbaren Widerstände symbolisieren die variablen Leitfähigkeiten der Membran für die einzelnen Ionen. Sie entsprechen den Ionenkanälen in **B**. Das am Voltmeter gemessene Potential nähert sich immer der Batteriespannung (E_x) des Ions, für das die Membranleitfähigkeit am größten ist. Für vorgegebene Werte der Batteriespannungen E_x läßt sich jede Spannung zwischen den Grenzwerten E_{K^+} und E_{Na^+} durch Variation der Leitfähigkeiten, d. h. Öffnen bzw. Schließen der beteiligten Ionenkanäle (**B**), einstellen. Vgl. Gleichung 4.3.

hierbei für die variablen Permeabilitäten, die Spannungsquellen entsprechen den Nernst-Potentialen für die einzelnen Ionen. Das aktuelle Potential kann nun jeden Wert zwischen dem maximalen Gleichgewichtspotential (z. B. $E_{Na^+} = +60$ mV) und dem minimalen Gleichgewichtspotential ($E_{K^+} = -90$ mV bzw. $E_{Cl^-} = -91$ mV) annehmen.

Der Sachverhalt in Abb. 4.**2** kann elegant auch durch einen anderen Formalismus dargestellt werden:

$$E = E_{K^+} \cdot f_{K^+} + E_{Na^+} \cdot f_{Na^+} + E_{Cl^-} \cdot f_{Cl^-} \qquad (4.3)$$

In dieser Gleichung bedeuten E_{K^+}, E_{Na^+} und E_{Cl^-} die Nernst-Potentiale für K^+, Na^+ und Cl^-. f_{K^+}, f_{Na^+} und f_{Cl^-} sind die **fraktionellen Leitfähigkeiten** (Leitwerte) für die entsprechenden Ionen. Diese entsprechen jeweils dem Quotienten aus G_{K^+}, G_{Na^+}, G_{Cl^-} und der Gesamtleitfähigkeit der Membran (G_M):

$$f_{K^+} = \frac{G_{K^+}}{G_M}, \quad f_{Na^+} = \frac{G_{Na^+}}{G_M}, \quad f_{Cl^-} = \frac{G_{Cl^-}}{G_M} \qquad (4.4)$$

Die Summe aller „f_x-Werte" ist 1,0.

Aus dieser einfachen Beziehung, die im Gegensatz zur Goldman-Hodgkin-Katz-Gleichung (4.2) auch auf mehrwertige Ionen angewandt werden kann, läßt sich wieder die Nernst-Gleichung ableiten, indem für eines der beteiligten Ionen f mit 1,0 angenommen wird. Die Analogie von Gleichung 4.3 mit der Goldman-Hodgkin-Katz-Gleichung (4.2) wird auch dadurch deutlich, daß zwischen Permeabilität und Leitfähigkeit (Leitwert) eine einfache proportionale Beziehung besteht (S. 20).

$$G = \frac{P \cdot z^2 \cdot F^2 \cdot \bar{c}}{R \cdot T} \qquad (4.5)$$

Hierbei haben z, F, R und T die übliche Bedeutung; $\bar{c}$ ist die mittlere Ionenkonzentration im Kanal.

Weiter oben wurde festgehalten, daß für die Nernst-Beziehung der Sachverhalt des Nettoflusses = 0 gilt. Trifft das auch für die GHK-Beziehung oder für jeden Fall zu, in dem $E \neq E_x$ ist? Mit Sicherheit nicht, denn hier kommt es kontinuierlich zum Ionenausgleich: K^+ strömt aus, weil für das K^+-Ion eine positive Triebkraft (E) für den **Ausstrom** besteht, und es kommt zum **Einstrom** von Na^+, weil für dieses Ion ein positiver Gradient für den Einstrom besteht.

$$E = E_m - E_x \qquad (4.6)$$

Damit gleichen sich die Ionenkonzentrationen diesseits und jenseits der Membran langsam aus, und das Potential würde mit der Zeit langsam auf den Wert Null zulaufen, wenn nicht die Ionenpumpen kontinuierlich die Konzentrationsgradienten erhalten würden. Allerdings trifft auch jetzt noch zu, daß praktisch keine Ladungen zwischen den Kompartimenten getrennt werden. Nach wie vor gilt also die **Elektroneutralitätsbeziehung,** wonach die Summe der Kationen- und Anionenbewegungen in die eine Richtung gleich der in die andere Richtung ist. In der Tat wird sich das Membranpotential immer dem Nullstrompotential des Ions nähern, für das die Membran bevorzugt leitfähig ist. Dann wird für dieses Ion die Triebkraft

(E) für Ionenbewegungen gering sein und seine relative Leitfähigkeit groß und umgekehrt, für Ionen geringer Leitfähigkeit die Triebkraft groß.

4.2 Aktionspotentiale sind monotone Potentialantworten, die durch Depolarisation ausgelöst werden

» Aktionspotentiale bestehen in der Regel aus drei Phasen: rasche Depolarisation und Potentialumkehr, langsame Repolarisation und Nachhyperpolarisation. Erregbare Nerven- und Muskelzellmembranen reagieren auf eine Vordepolarisation, wenn diese einen bestimmten Schwellenwert erreicht, mit monotonen Potentialantworten, den Aktionspotentialen. Diese kommen dadurch zustande, daß sich in der erregbaren Membran zeit- und potentialabhängig die Leitfähigkeitseigenschaften ändern. In Ruhe dominiert die K^+-Leitfähigkeit. Bei Erreichen der Schwelle öffnen sich Na^+-Kanäle. Dadurch kommt es zur raschen Depolarisation und Potentialumkehr. Diese Na^+-Kanäle gehen nach sehr kurzer Zeit in einen inaktiven Zustand über. Deshalb repolarisiert das Membranpotential. Ein weiterer Grund für die Repolarisation und vor allem für die Nachhyperpolarisation ist die (etwas verzögerte) Zunahme der K^+-Leitfähigkeit. Aktionspotentiale gehorchen dem Alles-oder-Nichts-Gesetz, d. h., sie treten nur mit obigem programmhaften Ablauf auf. Die Vorgänge, die für die Entstehung des Aktionspotentials verantwortlich sind, sind auf der Ebene des einzelnen Ionenkanals bestens untersucht. «

Der programmartige Verlauf des Aktionspotentials

Mit der Versuchsanordnung der variablen Leitfähigkeiten und der drei parallelen „Ionenbatterien" (d. h. Nernst-Potentialen) in Abb. 4.2 läßt sich ein zeitlicher Potentialverlauf imitieren, wie er in erregbaren Zellen als **Aktionspotential** vorkommt. Typische Aktionspotentialverläufe (Nerv- und Herzmuskelzelle) sind in Abb. 4.3 wiedergegeben. Beide dargestellten Aktionspotentiale haben gemeinsam, daß es vom Ruhemembranpotential aus nach einer gewissen Vordepolarisation bis zu einer Schwelle zu einer raschen Depolarisation (Aufstrich) auf positive Potentialwerte (Potentialumkehr, „overshoot") kommt. Im Anschluß daran kehrt beim Nerv (und beim Skelettmuskel) das Potential rasch wieder zum Ausgangswert zurück, während am Herzmuskel die Depolarisation länger bestehen bleibt. Die Aktionspotentialformen sind monoton, d. h., wenn für eine bestimmte Zellart (Nervenzelle oder Herzmuskelzelle) einmal der **Schwellenwert** erreicht wird, dann läuft das Aktionspotential immer nach dem gleichen „Programm" ab. Daher sagt man auch, daß Aktionspotentiale dem **„Alles-oder-Nichts-Gesetz"** folgen. Entweder kommt es also zum Aktionspotential, dann hat es in etwa den hier gezeigten Verlauf, oder das Aktionspotential unterbleibt ganz.

Die elektrischen Vorgänge an der Nervenzelle, die mit dem Aktionspotential verknüpft sind, wurden von Hodgkin u. Huxley (9) in den fünfziger Jahren mit großer Akribie untersucht. Diesen Forschern kam zugute, daß sie

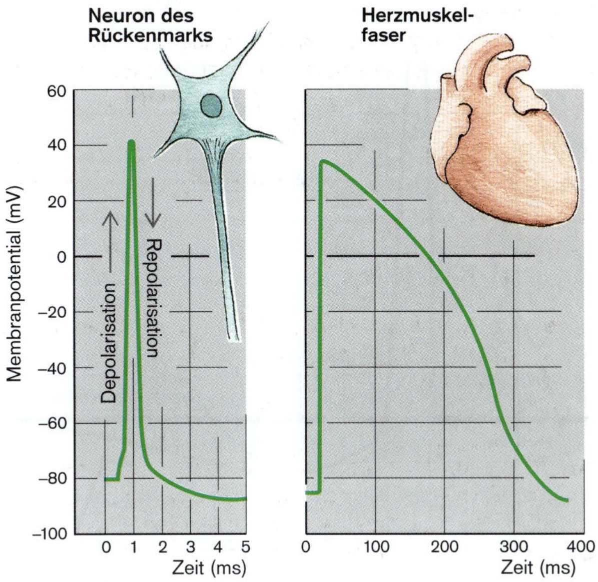

Abb. 4.3 **Typische Aktionspotentialverläufe für eine Nervenfaser und für eine Herzmuskelzelle.** Man beachte die unterschiedlichen Zeitskalen!

statt der Säugernervenfasern, die einen Faserdurchmesser im Mikrometerbereich aufweisen, das „richtige" Präparat, in diesem Fall die Nervenfasern **(Axone)** des Tintenfisches verwendeten (Abb. 1.2 auf S. 5). Diese Axone sind um Größenordnungen dicker und erlauben dem Experimentator, die Innenlösung zu modifizieren und axiale Elektroden (Abb. 4.5) in das Innere des Axons vorzuschieben. Abb. 4.4 zeigt eine genauere zeitliche Auflösung des Aktionspotentials, wie es am Tintenfischaxon und inzwischen auch am menschlichen Neuron beobachtet werden kann. Bei dieser Spreizung der Zeitachse werden drei Phänomene deutlich:

- die rasche Depolarisation,
- die langsame Repolarisation und
- die Nachhyperpolarisation.

Mit der in Abb. 4.2 dargestellten Modellanordnung läßt sich ein derartiger Potentialverlauf z. B. dann erhalten, wenn das Potential durch eine vergleichsweise hohe K^+-Leitfähigkeit stabilisiert wird und wenn durch eine Vordepolarisation das Potential an einen Schwellenwert verschoben wird, ab dem dann schlagartig die Na^+-Leitfähigkeit ansteigt und das Potential auf positive Werte treibt. Diese Na^+-Leitfähigkeit muß sehr schnell wieder vermindert werden, und/oder eine zunehmende K^+-Leitfähigkeit muß der Na^+-Leitfähigkeit entgegenwirken. Diese transiente Erhöhung der K^+-Leitfähigkeit ist in jedem Fall notwendig, um eine vorübergehende Nachhyperpolarisation zu erklären. Am Tintenfischaxon wurden die Annahmen dieser Modellvorstellung getestet. Hierzu war es allerdings notwendig, im Verlauf des Aktionspotentials die einzelnen **Ionenleitfähigkeiten** zu messen.

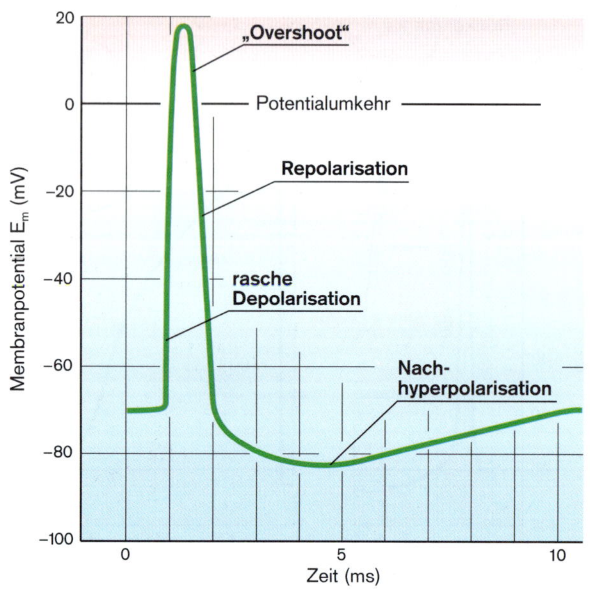

Abb. 4.**4** **Aktionspotential der Tintenfischnervenfaser** bei hoher zeitlicher Auflösung. Das Aktionspotential beginnt mit einer raschen Depolarisation. Es kommt zur Potentialumkehr („overshoot"). Dann beginnt die Repolarisation, die schließlich in eine längerdauernde Nachhyperpolarisation übergeht.

Die ionale Basis für den Aktionspotentialverlauf

Die eleganteste Lösung dieses meßtechnischen Problems ist die Konstanthaltung der Spannung mit einer sog. **Spannungsklemmapparatur** (Abb. 4.**5 A**) und die Messung der dann während des Aktionspotentialprogramms ablaufenden Ströme. Wird mit dieser Anordnung das Potential vom Ruhewert auf einen depolarisierten Wert (z. B. – 15 mV) „geklemmt" (Abb. 4.**5 B**), kommt es zu einer komplexen Stromkurve. Initial wird ein **Einwärtsstrom** beobachtet, der dann in einen **Auswärtsstrom** übergeht. Der Auswärtsstrom bleibt so lange erhalten, wie das „Klemmpotential" auf den depolarisierten Wert eingestellt bleibt. Der Vorteil der relativ komplexen Meßanordnung besteht nun darin, daß das Experiment unter anderen Bedingungen wiederholt und mit dem Kontrollexperiment verglichen werden kann. So kann man z. B. Na^+ in der Außenlösung entfernen und durch ein großes impermeables Kation ersetzen. Die Stromkurve, die man unter dieser Bedingung erhält, weist jetzt keine rasche negative Stromkomponente mehr auf, sondern zeigt lediglich die langsame positive Komponente. Daraus ist zu folgern, daß die rasche negative Stromkomponente (Einwärtsstrom) durch den **Einstrom von Na^+** verursacht wird. In analoger Weise läßt sich die Stromkurve in Einzelstromkurven auflösen, wenn die Leitfähigkeiten für die einzelnen Ionen selektiv blockiert werden (Abb. 4.**5 B**). **Tetrodotoxin** ist das Gift des japanischen Kugelfisches. In sehr geringen Konzentrationen hemmt diese Substanz die Na^+-Leitfähigkeit. (Das Interaktionszentrum des Moleküls mit der Na^+-Bindungsstelle des Kanals scheint eine -NH_2^+-Gruppe zu sein.) Die Stromkurve, die man so erhält (Abb. 4.**5 B**), entspricht der nach Entfernung von Na^+. Ein anderer Ionenkanalblocker ist **Tetraäthylammonium** (TEA^+). Es blockiert K^+-Kanäle. Wieder ist es der positiv geladene Stickstoff, der für die Interaktion, aber hier mit dem K^+-Kanal, verantwortlich ist. Wird das Spannungsklemmexperiment in Anwesenheit von TEA^+ durchgeführt, dann fehlt der Stromkurve die positive Komponente (Abb. 4.**5 B**), d. h., der im Kontrollexperiment beobachtete langsame positive Stromanstieg wird durch eine zunehmende K^+-Leitfähigkeit verursacht. Damit kann in genauer Übereinstimmung mit der theoretischen Vorhersage das Aktionspotential der Nervenzelle (und ebenso das der quergestreiften Muskelzelle) als ein vorgegebenes „Programm" von zeitabhängigen Leitfähigkeitsänderungen aufgefaßt werden. Die **Na^+-Leitfähigkeit** steigt rasch an (Aktivierung), bricht dann aber ebenso rasch wieder zusammen (Inaktivierung). Die **K^+-Leitfähigkeit** steigt langsam an und kehrt erst mit erheblicher Verzögerung zum Ausgangswert zurück.

An dieser Stelle sollte man sich vergegenwärtigen, daß das Spannungsklemmexperiment zwar besonders gut geeignet ist, um zu veranschaulichen, welche ionalen Mechanismen für das Aktionspotential verantwortlich sind, daß aber im intakten System z. B. der Na^+-Einstrom nicht für sich allein auftreten kann. Beim Spannungsklemmexperiment wurde die Elektroneutralität dadurch gewahrt, daß über den äußeren Meßkreis (Abb. 4.**5 A**) ein Strom floß – eben der Meßstrom. Am intakten System muß aus Gründen der Elektroneutralität für jedes einströmende Na^+-Ion immer ein K^+-Ion die Zelle verlassen, d. h., die Nettomembranströme bleiben – abgesehen von kapazitativen Strömen zur Umladung der Membrankapazität (s. oben) – die ganze Zeit Null. Hier wird also während des Aktionspotentialprogramms das Membranpotential in rascher Folge zwischen denjenigen Nernst-Potentialen hin- und herbewegt, die die Gesamtleitfähigkeit der Membran dominieren. Die einander entgegenlaufenden Ionenströme für Na^+ und K^+ sind im Vergleich zu den Ionenmengen im Zytosol relativ gering, und es sind sehr viele Aktionspotentiale notwendig, um zu meßbaren Ionenkonzentrationsänderungen zu führen. Daher kommt es auch nach mehreren Aktionspotentialen zu praktisch keiner Änderung der ionalen Zusammensetzung des Zytosols.

Bei anhaltenden Aktionspotentialsalven wären Änderungen der zytosolischen Ionenkonzentrationen (vor allem bei den vergleichsweise kleinen Säugerneuronen) allerdings unvermeidbar, wenn sie nicht dadurch verhindert würden, daß die Na^+-K^+-Pumpe Na^+ in dem Maße wieder heraus- und K^+ hineintransportiert, wie die Ionenflüsse durch die Ionenkanäle es notwendig machen.

Wie hat man sich das Zustandekommen des programmartigen Ablaufs des Aktionspotentials vorzustellen? Hodgkin u. Huxley (9) haben ihre Daten einer mathematischen Analyse unterworfen und hieraus Modellvorstellungen entwickelt, die, etwas vereinfacht, beinhalten, daß die Na^+-Kanäle einen sehr schnellen **potentialabhängigen Aktivierungsprozeß** durchlaufen, um dann in einen **inaktiven Zustand** zu gelangen (Abb. 4.**10**, S. 57). Diese Vorstellung läßt sich bis heute aufrechter-

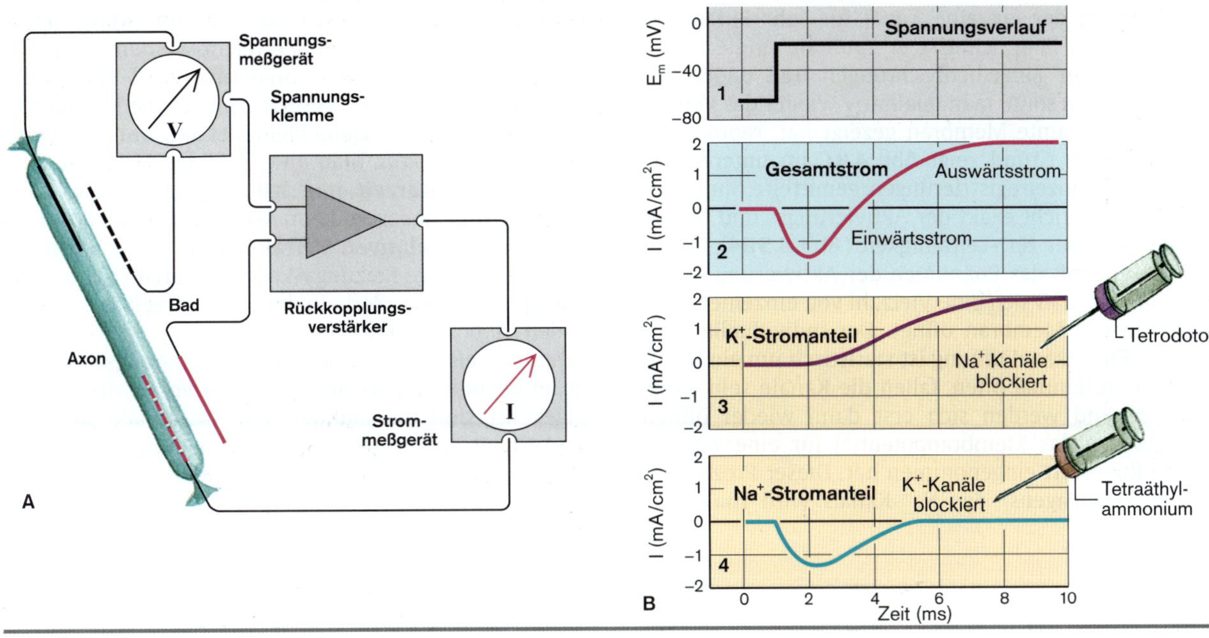

Abb. 4.5 **Ionenstromanalyse am Tintenfischaxon** (Nervenfaser) bei vorgegebener („geklemmter") transmembranaler Spannung (nach 9). **A** zeigt schematisch die Apparatur. Der transmembranale Strom (I) wird durch zwei Stromelektroden gemessen, von denen sich eine in der Nervenfaser (Axon) und die andere im Bad befindet (s. auch Abb. 1.2). Auf kapazitative Ströme wird hier der Einfachheit halber nicht näher eingegangen. Die transmembranale Spannung (V) wird über ein weiteres Elektrodenpaar gemessen und durch einen Rückkopplungsverstärker auf vorgegebenen Werten gehalten. **B1** zeigt das gewählte Spannungsprogramm. Vom Ruhemembranpotential aus wird die transmembranale Spannung (E_m) auf −15 mV depolarisiert und dort gehalten („geklemmt"). **B2** zeigt den entsprechenden transmembranalen Strom (I). Mit der Depolarisation kommt es zu einem Einwärtsstrom, der nach wenigen Millisekunden auf Null zurückkehrt und seine Richtung ändert (Auswärtsstrom). **B3** zeigt den Stromverlauf nach Blockierung der Na^+-Kanäle durch Tetrodotoxin. **B4** zeigt den Stromverlauf nach Blockierung der K^+-Kanäle durch Tetraäthylammonium. Die Ergebnisse **B3** und **B4** zeigen, daß der Einwärtsstrom (in **B2**) von Na^+ getragen wird (s. a. Abb. 4.9), wohingegen der Auswärtsstrom (in **B2**) auf K^+ zurückzuführen ist.

halten. Allerdings haben sich in den vergangenen Jahren neue Aspekte ergeben, die eine weitreichende theoretische Analyse dadurch überflüssig machen werden, daß das einzelne Kanalprotein mit seinen Funktionseinheiten wie „Pore" und „Tor" faßbar geworden ist.

Erklärung des Aktionspotentials durch die Eigenschaften der einzelnen Ionenkanäle

Zwei wesentliche Entwicklungen haben dies ermöglicht:

- Die Saugelektrodentechnik (auch Patch-clamp-Technik genannt) von Neher u. Sakmann (13) macht es möglich, die Ionenströme durch einzelne Kanäle aufzulösen (s. a. S. 21 f.).
- Mit Hilfe biochemischer Aufreinigungsmethoden und mit rekombinanter Gentechnologie wurde das Na^+-Kanalprotein mit seiner kompletten Aminosäuresequenz (1820 Aminosäuren) identifiziert (14, 15; Abb. 4.**6**).

Anhand der **Aminosäuresequenz** läßt sich nun schließen, daß das Protein aus 4 Abschnitten (I – IV in Abb. 4.**6** und 4.**7**) besteht. Diese durchspannen als α-**Helices** mit jeweils 6 Segmenten (S1 – S6) die Membran. Damit ergeben sich detaillierte Vorstellungen über die **räumliche Anordnung** des Kanalproteins und über mögliche Mechanismen der Kanalaktivierung (8) durch geringgradige Vordepolarisation. Weitere Untersuchungen, bei denen z. B. bestimmte Abschnitte des Moleküls gezielt modifiziert wurden und dann der Einfluß auf die Funktionen getestet wurde, ermöglichten genauere Vorstellungen über die Kanalfunktion. Eine etwas allgemein gefaßte schematische Darstellung eines solchen Ionenkanals ist in Abb. 4.**8** wiedergegeben. Diese Art der Abbildung soll veranschaulichen, daß der Na^+-Kanal als membrandurchspannendes Protein eine wassergefüllte Pore enthält, daß er ein Selektivitätsfilter besitzt und daß der Zugang zum Kanal durch ein Tor kontrolliert wird, dessen Öffnungs- und Schließverhalten vom Membranpotential (Sensor) abhängt.

Die Arbeitsweise des einzelnen Na^+-Kanals

In Abb. 4.**9** ist ein Saugelektrodenexperiment an isolierten Muskel-Na^+-Kanälen dargestellt (16). Das Potential wurde mit einem „Spannungsklemmschritt" depolarisiert. Die Stromaufzeichnungen zeigen einzelne kurz andauernde Ereignisse mit Amplituden von etwa 1 pA. Besonders häufig sind die Ereignisse kurz nach Beginn der Depolarisation. Dann werden sie immer seltener, und nach wenigen Millisekunden sind trotz noch bestehender Depolarisation keine Ereignisse mehr nachweisbar. Das einzelne Ereignis entspricht der Öffnung eines Na^+-Kanals. Nachdem der einzelne Kanal für sehr kurze Zeit Ionen passieren läßt, schließt er spontan. Addiert man nun viele dieser Einzelbeobachtungen und bildet den Mittelwert, dann sollte man qualitativ wieder das Verhalten, das die gesamte Membran gezeigt hat, reproduzieren. Aus diesem Grund zeigt Abb. 4.**9 C** im unteren Teil eine aus 300 Einzelregistrierungen gemittelte Summenkurve. Sie entspricht exakt der Aktivierungs- und Inaktivierungskurve der Na^+-Leitfähigkeit (Abb. 4.**5 B4**). Damit ist bewiesen, daß das Phänomen der Aktivierung so zustande kommt, daß sich eine Vielzahl von einzelnen Na^+-Kanälen in der Membran öffnet. Der individuelle Zeitpunkt der Einzelkanalöffnung ist statistisch um ein Maximum verteilt. Einmal offen, fallen die Kanäle sehr rasch wieder zu und werden sich erst dann wieder öffnen können, wenn das Membranpotential für eine gewisse Zeit den Ruhewert eingenommen hat. Dieser Prozeß des raschen „Zuschlagens" des Na^+-Kanals wird **Inaktivierung** genannt. Der Inaktivierungsprozeß ist dafür verantwortlich, daß bei repetitiver Reizung eine Maximalfrequenz von etwa 500–1000/s erreicht werden kann, wie sie z.B. in Motoneuronen vorkommt. Wird der zweite Reiz zu einem Zeitpunkt gesetzt, zu dem die Na^+-Kanäle nicht aktivierbar sind, dann bleibt der Reiz ohne Antwort. Die Zelle ist *refraktär*. Man unterscheidet deskriptiv eine **absolute Refraktärzeit,** innerhalb der auch eine weitaus überschwellige Reizung kein Aktionspotential auslösen kann, von der **relativen Refraktärzeit,** innerhalb derer auf überschwellige Reizung Aktionspotentiale mit kleinerer Amplitude als außerhalb der Refraktärzeit beobachtet werden (Abb. 7.**7**, S. 110).

Der Prozeß der Aktivierung ist spannungsabhängig, d.h., er beginnt erst ab einer gewissen Vordepolarisation. Umgekehrt sind die inaktivierten Na^+-Kanäle so lange nicht erneut aktivierbar, wie das Membranpotential auf einem depolarisierten Wert gehalten wird.

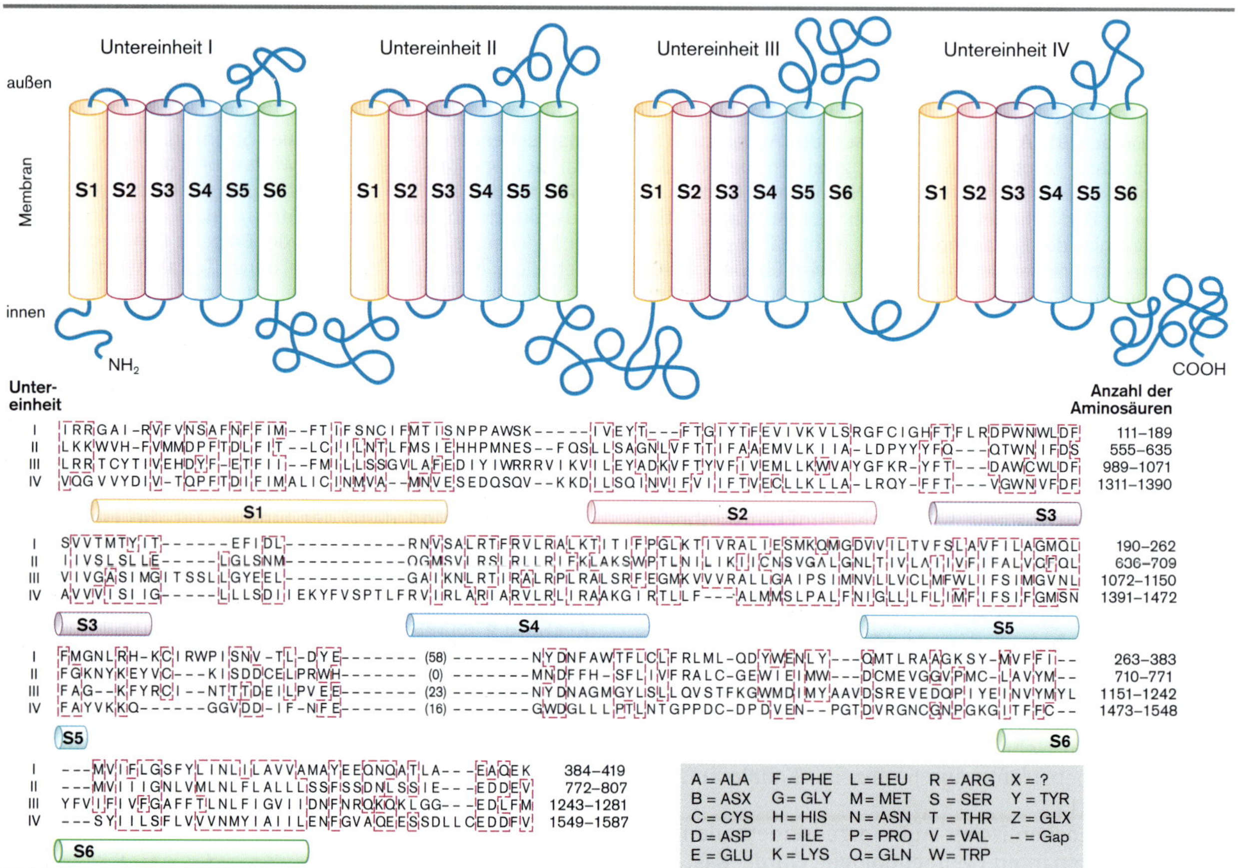

Abb. 4.**6** **Struktur des Na^+-Kanals** aus dem elektrischen Organ von *Electrophorus electricus* (14) und aus den Nervenzellen des Rattenhirns (15). Der Na^+-Kanal besteht aus etwa 1800 Aminosäuren. Der obere Teil der Abbildung soll veranschaulichen, daß das Gesamtprotein aus vier Untereinheiten (I–IV) besteht, von denen jede wiederum aus 6 Segmenten (S_1–S_6) aufgebaut ist. Die 6 Segmente der Untereinheiten (I–IV) entsprechen einander weitgehend. Das S_4-Segment wird für die Kanalöffnung (Tor, Abb. 4.8) verantwortlich gemacht (6). Die vier extrazellulären Schleifen zwischen S_5 und S_6 scheinen an der Bildung des Selektivitätsfilters beteiligt zu sein. Im unteren Teil der Abbildung ist die Aminosäuresequenz (in entsprechender Kurzform, d.h. mit einem Buchstaben pro Aminosäure) für die Untereinheiten übereinander geschrieben, und die entsprechenden Segmente S_1–S_6 sind gekennzeichnet. Es wird deutlich, daß ein hoher Grad an Homologie (rote Kästchen) zwischen den einzelnen Untereinheiten besteht. Die Segmente S_1–S_6 besitzen apolare (hydrophobe) Abschnitte. Sie „durchspannen" die Membran. Die einzelnen Segmente sind über polare (hydrophile) Ketten verbunden.

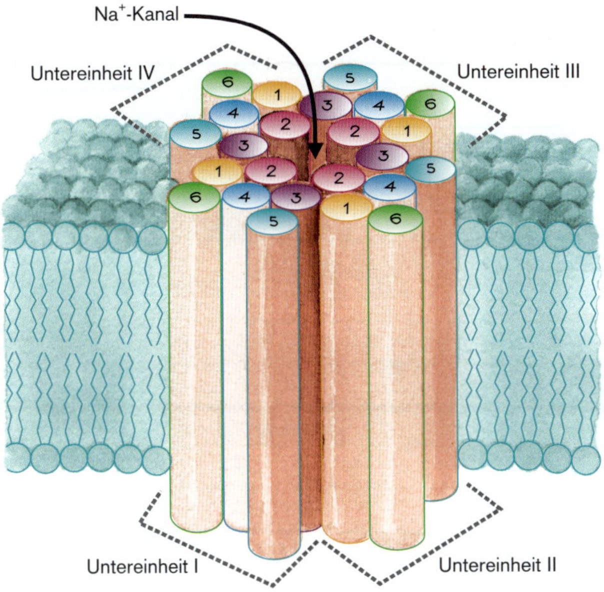

Abb. 4.7 **Modell des Na⁺-Kanals.** Eine Modellvorstellung, wie die 4mal 6 Segmente des Na⁺-Kanals in Abb. 4.6 zueinander orientiert sein könnten, um eine zentrale Pore (von den S_2-Segmenten ausgekleidet) zu bilden.

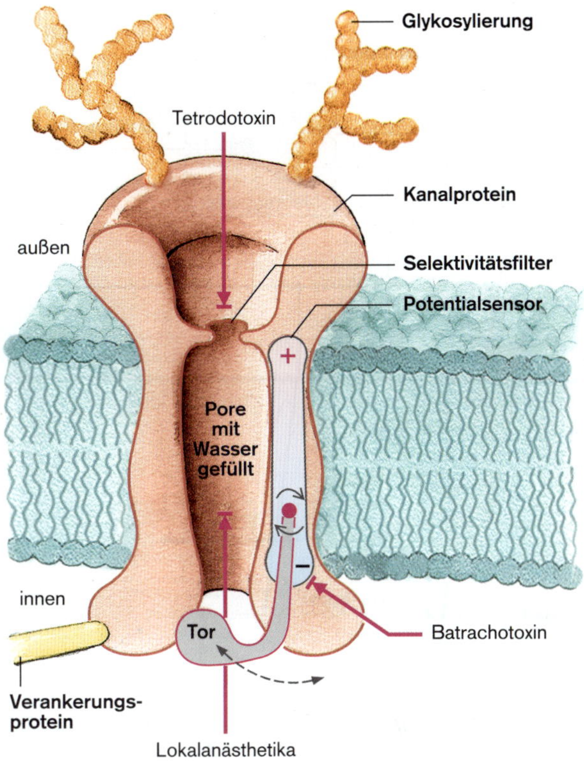

Abb. 4.8 **Modell der funktionellen Komponenten eines Na⁺-Kanals** (nach 4). Der Kanal durchspannt die Doppelschicht der Membran. Die äußere Oberfläche des Kanalproteins ist glykosyliert. Auf der Innenseite der Membran ist das Kanalprotein mit einem Verankerungsprotein mit dem Zytoskelett verbunden. Auf der Außenseite befindet sich ein Selektivitätsfilter, der für die hohe Diskriminierungsfähigkeit des Kanals ($P_{Na^+} \gg P_{K^+}$) verantwortlich ist. Der Kanal wird durch ein Tor kontrolliert, dessen Öffnungszustand über einen Potentialsensor gesteuert wird. Zwischen Filter und Tor befindet sich die wassergefüllte Pore. Das molekulare Substrat dieser einzelnen funktionellen Komponenten innerhalb der Primärstruktur des Kanalproteins ist teilweise bekannt (8; s. a. Abb. 4.6). Darüber hinaus zeigt diese Abbildung (rote Pfeile) den Angriffspunkt von Blockern: Tetrodotoxin, Batrachotoxin und Lokalanästhetika.

Das Reaktionsschema für den einzelnen Na⁺-Kanal kann also in grob vereinfachter Form so dargestellt werden wie in Abb. 4.**10**. Der Kanal hat mindestens drei Zustände (Abb. 4.**10/1 – 3**). Vom **aktivierbaren Geschlossenzustand** geht der Kanal durch Depolarisation in den **Offenzustand** über. Von dort aus erreicht der Kanal spontan den **inaktivierten Geschlossenzustand** und kann zum aktivierbaren Geschlossenzustand nur durch eine Repolarisation der Membran zurückgeführt werden. Nicht nur der offene und der aktivierbare geschlossene Zustand kann durch Blocker wie *Tetrodotoxin* beeinflußt werden, auch der Übergang zum inaktivierten Zustand kann durch ein spezifisches Toxin *(Batrachotoxin)* vom Frosch oder durch *Veratridin* blockiert werden. Hierdurch wird die Na⁺-Kanal-Inaktivierung gehemmt und somit das Aktionspotential verbreitert.

Die Arbeitsweise von einzelnen K⁺-Kanälen

Ganz analog zu den Vorgängen am Na⁺-Kanal sind in jüngster Zeit auch die Vorgänge an K⁺-Kanälen untersucht worden. Dabei hat sich gezeigt, daß die **langsame Zunahme der K⁺-Leitfähigkeit** während des programmartigen Ablaufs des Aktionspotentials dadurch bedingt ist, daß K⁺-Kanäle durch **Depolarisation** geöffnet werden. Hierbei verläuft aber die Regelung der Kanalöffnung sowohl während als auch am Ende des Aktionspotentials streng potentialabhängig, d. h., die K⁺-Kanäle werden durch die Depolarisation geöffnet und durch die Repolarisation wieder geschlossen. Eine Inaktivierung, wie sie oben für Na⁺-Kanäle beschrieben wurde, findet hier also nicht statt. Im übrigen sei hier angemerkt, daß inzwischen eine Vielzahl unterschiedlicher K⁺-Kanäle identifiziert wurden. Bemerkenswert ist hierbei, daß in einer einzigen Zelle, z. B. dem Kardiozyten, viele verschiedene K⁺-Kanäle vorhanden sind (s. S. 348 ff.). Für das Ruhemembranpotential sind an vielen Zellen andere K⁺-Kanäle als der oben beschriebene depolarisationsaktivierte K⁺-Kanal verantwortlich.

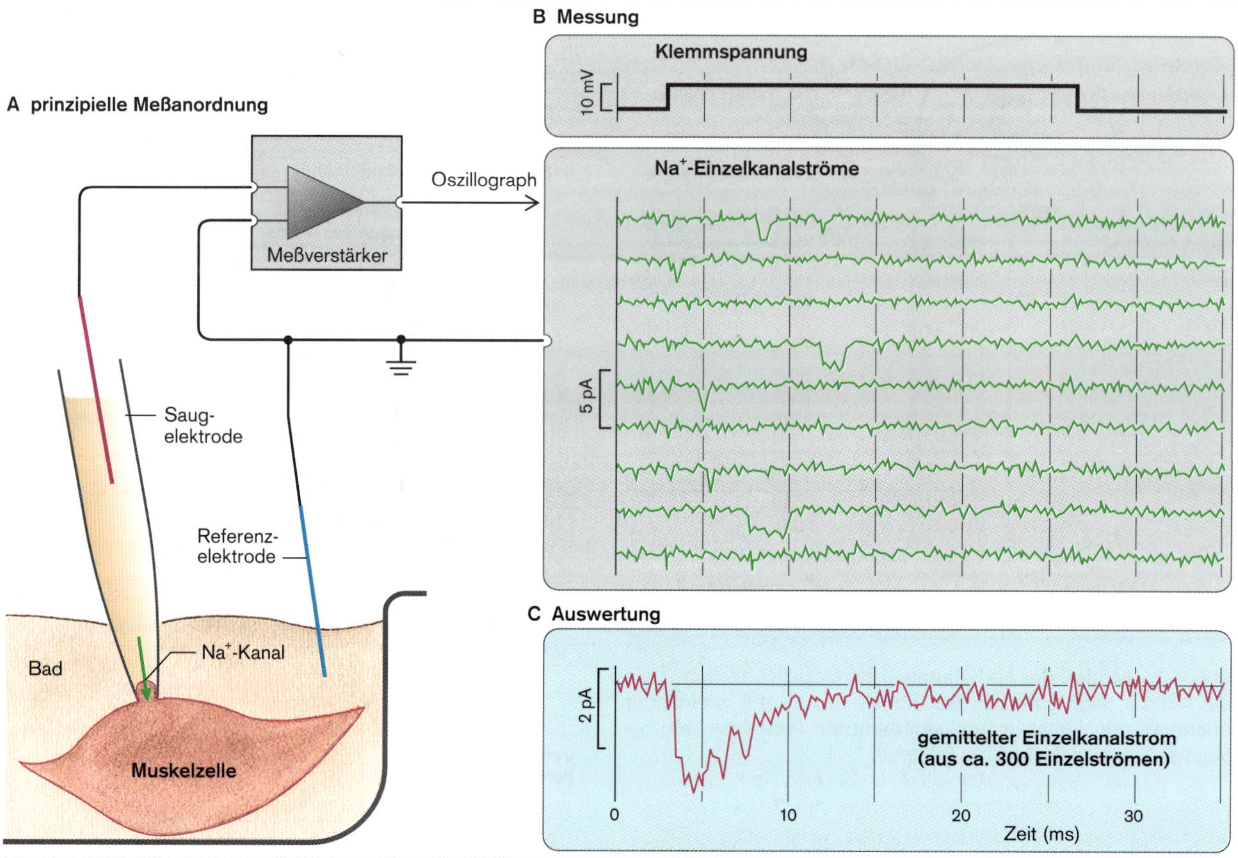

Abb. 4.**9** **Originalregistrierung von Na⁺-Einzelkanalströmen,** wie sie mit der Saugelektrodentechnik (**A**) an Muskelfasern erhalten wurde. Nach Depolarisation (**B**) kommt es zu kurz anhaltenden, negativen (nach unten gerichteten) Stromereignissen. Die Amplitude dieser Ströme beträgt etwa 1–2 pA. Mittelt man viele solcher Experimente, so erhält man eine Stromkurve (**C**), die qualitativ mit der in Abb. 4.5 B (unterste Spur) übereinstimmt. Damit wird deutlich, daß diese gemittelte Kurve so zustande kommt, daß einzelne Na⁺-Kanäle auf eine Depolarisation mit einer kurz andauernden Öffnung reagieren, um dann im Geschlossenzustand zu verweilen (nach 13).

Das Zusammenspiel der verschiedenen Ionenkanäle

›› Die Vorgänge während des Aktionspotentials an Nerv und Muskel lassen sich wie folgt beschreiben: Durch eine initiale Depolarisation werden Na^+-Kanäle geöffnet, mit geringer Verzögerung nimmt auch die K^+-Leitfähigkeit zu, die Na^+-Kanäle schließen sich spontan wieder und gelangen in einen inaktivierten Zustand. Die während des Aktionspotentials geöffneten K^+-Kanäle schließen sich erst dann wieder, wenn das Membranpotential auf den Ruhewert zurückgekehrt ist. Abb. 4.11 zeigt die Na^+- und K^+-Leitfähigkeit als Funktion der Zeit. Die Aktivierung beider Leitfähigkeiten wird von der Potentialänderung (Depolarisation) hervorgerufen. Die rasche Inaktivierung des Na^+-Kanals erfolgt spontan, die Inaktivierung des K^+-Kanals hingegen durch die Repolarisation. Nachpotentiale auf depolarisierte oder hyperpolarisierte Werte kommen dadurch zustande, daß die Repolarisation durch die K^+-Leitfähigkeit verzögert oder überschießend sein kann. ‹‹

Die initiale Depolarisation, die Aktionspotentiale zur Auslösung bringt, entstammt beim Nerv oder Herzmuskel der **elektrotonischen** Erregung: Von einem anderen Membranareal, in dem gerade ein Aktionspotential abläuft, geht ein Strom aus, der benachbarte Areale abhängig von der Stromdichte depolarisiert. Der Entstehungsort für diese elektrotonischen Spannungsänderungen ist bei marklosen Nervenfasern ein benachbarter, bereits erregter Abschnitt, bei markhaltigen Fasern ein bereits erregter **Ranvier-Schnürring.** Beim Herzen nimmt die Erregung ihren Ausgang in Schrittmacherzellen und breitet sich von dort aus fort. Beim Skelettmuskel wird die initiale Depolarisation in der neuromuskulären Synapse (**Endplatte**) erzeugt. Dort wird durch die Wirkung von **Acetylcholin** an **nikotinische Acetylcholinrezeptoren** in der subsynaptischen Membran ein nichtselektiver Ionenkanal geöffnet, der die Membran im Bereich der Endplatte depolarisiert. Der Vorgang der Erregungsentstehung und Erregungsausbreitung an Nervenzellen wird im Kap. 5 ausführlich besprochen.

Das Aktionspotential der Herzmuskelzelle

Das Aktionspotential der Herzmuskelzelle hat einen prinzipiell anderen Verlauf (Abb. 4.**3**). Inzwischen ist geklärt, daß die relativ lang andauernde **Depolarisation** durch einen **Einstrom von Ca^{2+}** in die Zelle getragen wird. Damit sind hier die Vorgänge im Vergleich zum Nerv etwas komplizierter. Zunächst kommt es auch hier zum **Na^+-Einstrom** und zur **raschen Inaktivierung von Na^+-Kanälen.** Dann öffnen sich, bedingt durch die Depolarisation, Ca^{2+}-Kanäle. Dieser Vorgang hält ca. 200 ms an. Auch hier wird die **Repolarisation** durch **K^+-Kanäle** getragen.

Die Ca^{2+}-Kanäle am Herzen unterliegen der hormonalen Kontrolle durch Catecholamine. Die daran beteiligten β_1-Rezeptoren lösen über Mechanismen, die auf S. 31 ff. ausführlich beschrieben wurden, eine Erhöhung von cAMP in der Zelle aus. cAMP reguliert eine **Proteinkinase A,** und diese phosphoryliert die **Ca^{2+}-Kanäle** (10), die hierdurch geöffnet werden. Damit nimmt der Ca^{2+}-Einstrom durch die Wirkung von β-adrenergen Agonisten zu. Dieser Mechanismus erklärt die Adrenalin-/Sympathikuswirkung am Herzmuskel (Kap. 7). Die β-adrenerge Wirkung wird durch die auf S. 32 geschilderten Mechanismen (G-Protein-Rekonstituierung, Phosphodiesterase und Phosphatasen) wieder aufgehoben. Trotz dieser β-adrenergen Erhöhung der Ca^{2+}-Leitfähigkeit kommt es zu keiner Verlängerung der Aktionspotentialdauer. Das könnte dadurch verursacht sein, daß die Zunahme der intrazellulären Ca^{2+}-Konzentration zu einer Erhöhung der K^+-Leitfähigkeit führt. Die erhöhte K^+-Leitfähigkeit wirkt dann dem depolarisierenden Ca^{2+}-Einstrom entgegen.

Die Ca^{2+}-Kanäle am Herzen wie auch an anderen Zellen (z. B. an glatten Muskelzellen) können durch spezifische Blocker gehemmt werden. Diese Gruppe von Substanzen wird **Ca^{2+}-Antagonisten** genannt (3). Ca^{2+}-Antagonisten gewinnen zunehmend therapeutische Bedeutung zur Behandlung der Hypertonie (Verringerung der Kontraktion glatter Muskelzellen in den Gefäßen) und der Herzinsuffizienz (Verringerung der Kontraktionsarbeit des Herzens).

Änderungen des Membranpotentials zur Informationsübermittlung

Am Beispiel der Besprechung des Aktionspotentials wurde deutlich, daß für die Informationsvermittlung an erregbaren Membranen regulierte Ionenkanäle und daraus resultierende Potentialschwankungen verwendet werden. Mit dem Na^+-Kanal, dem Ca^{2+}-Kanal und dem K^+-Kanal wurden drei Kanaltypen vorgestellt, die durch die Membranspannung reguliert werden. Der Ca^{2+}-Kanal (17) wird darüber hinaus durch seinen **Phosphorylierungszustand** (10,12) geregelt. Andere Ionenkanäle werden ausschließlich durch **Neurotransmitter** gesteuert: acetylcholinabhängige Kanäle (11), glycinabhängige Kanäle, γ-Aminobuttersäure-(GABA-)gesteuerte Kanäle, glutamatgesteuerte Kanäle etc. Die Funktionsweise dieser Kanäle wird in Kap. 5 besprochen.

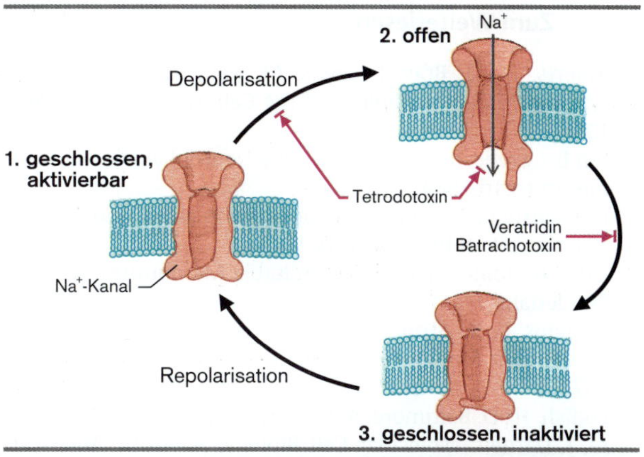

Abb. 4.**10** **Vereinfachtes Reaktionsschema der Funktionsweise des Na^+-Kanals.** Vom geschlossenen, aber aktivierbaren Zustand (**1**), wie er beim Ruhepotential und, noch ausgeprägter, bei hyperpolarisiertem Membranpotential vorliegt, wird der Kanal durch Depolarisation geöffnet (**2**). Vom Offenzustand gelangt der Kanal innerhalb von Millisekunden zum inaktiven Zustand (**3**). Dieser Übergang kann durch Batrachotoxin oder Veratridin unterbunden werden. Aus dem inaktivierten Zustand wird der Kanal durch Repolarisation wieder zum aktivierbaren Zustand zurückgeführt (**1**). Tetrodotoxin verhindert unter anderem die Aktivierung des Na^+-Kanals.

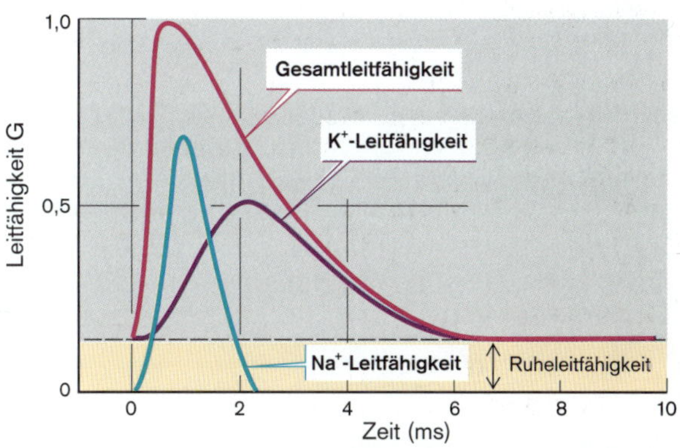

Abb. 4.**11** **Zeitlicher Verlauf der relativen Membranleitfähigkeit (G) während eines Aktionspotentials einer Nervenfaser.** Die Gesamtleitfähigkeit erhöht sich vom Ruhewert, der von bestimmten K^+-Kanälen verursacht wird, auf sehr hohe Werte und kehrt dann innerhalb einiger Millisekunden wieder auf den Ausgangswert zurück. Die initiale Gesamtleitfähigkeitszunahme entspricht weitgehend der Zunahme der Na^+-Leitfähigkeit (blaugrüne Kurve). Im weiteren Verlauf bestimmt die K^+-Leitfähigkeit (violette Kurve) die Gesamtleitfähigkeit (rote Kurve).

Zum Weiterlesen ...

1 Alberts, B., D. Bray, J. Lewis, M. Raff, K. Roberts, J. D. Watson: Molecular Biology of the Cell. Garland, New York 1989

2 ten Bruggencate, G.: Medizinische Neurophysiologie. Thieme, Stuttgart 1984

3 Fleckenstein, A.: Calcium antagonists in Heart and Smooth Muscle Cell. Wiley, New York 1983

4 Hille, B.: Ionic Channels of Excitable Membranes. Sinauer, Sunderland/Mass. 1992

5 Hopkins, C. R.: Structure and Function of Cells. A Text for Students in Medicine and Science. Saunders, Philadelphia 1978

6 Lodish, H., D. Baltimore, A. Berk, S. L. Zipursky, P. Matsudaira, J. Darnell: Molecular Cell Biology. Scientific American Books, New York 1995

7 Schultz, S. G.: Basic Principles of Membrane Transport. Cambridge University Press, Cambridge 1980

... und noch weiter

8 Catterall, W. A.: Voltage-dependent gating of sodium channels: correlating structure and function. TINS 1 (1986) 7 – 10

9 Hodgkin, A. L., A. F. Huxley: A quantitative description of membrane current and its application to conduction and excitation in nerve. J. Physiol. 117 (1952) 500 – 544

10 Kameyama, M., J. Hescheler, F. Hofmann, W. Trautwein: Modulation of Ca current during the phosphorylation cycle in the guinea pig heart. Pflügers Arch. 407 (1986) 123 – 128

11 Kubo, T., K. Fukuda, A. Mikami, A. Maeda, H. Takahashi, M. Mishina, T. Haga, K. Haga, A. Ichiyama, K. Kangawa, M. Kojima, H. Matsuo, T. Hirose, S. Numa: Cloning, sequencing and expression of complementary DNA encoding the muscarinic acetylcholine receptor. Nature 323 (1986) 411 – 416

12 Levitan, I. B.: Phosphorylation of ion channels. J. Membr. Biol. 87 (1985) 177 – 190

13 Neher, E., B. Sakmann: Single-channel currents recorded from membrane of denervated frog muscle fibres. Nature 260 (1976) 799 – 802

14 Noda, M., S. Shimizu, T. Tanabe, T. Takai, T. Kayano, T. Ikeda, H. Takahashi, H. Nakayama, Y. Kanaoka, N. Minamino, K. Kangawa, H. Matsuo, M. A. Raftery, T. Hirose, S. Inayama, H. Hayashida, T. Miyata, S. Numa: Primary structure of electrophorus electricus sodium channel deduced from cDNA sequence. Nature 312 (1984) 121 – 127

15 Noda, M., T. Ikeda, T. Kayano, H. Suzuki, M. Takeshima, M. Kurasaki, H. Takahashi, S. Numa: Existence of distinct sodium channel messenger RNAs in rat brain. Nature 320 (1986) 188 – 192

16 Sigworth, F. J., E. Neher: Single Na^+ channel currents observed in cultured rat muscle cells. Nature 287 (1980) 447 – 449

17 Tanabe, T., H. Takeshima, A. Mikami, V. Flockerzi, H. Takahashi, K. Kangawa, M. Kojima, H. Matsuo, T. Hirose, S. Numa: Primary structure of the receptor for calcium channel blockers from skeletal muscle. Nature 328 (1987) 313 – 318

Erregungsübertragung in Zellverbänden

R. Klinke

5

5.1 Die Synapse, Nachrichtensprecher der Nervenzelle

›› Die bislang geschilderten Einzelleistungen der Zellen ergeben nur dann ein sinnvolles Ganzes, wenn die Zellen kooperieren können. Dazu müssen Nachrichten ausgetauscht werden. Dies geschieht insbesondere mit Hilfe des Nervensystems. Die Kontaktstellen zwischen den Nervenzellen, die Synapsen, spielen bei der Nachrichtenverarbeitung eine große Rolle. ‹‹

In Kap. 2 wurden die Leistungen von Zellen dargestellt. Es wurde ausgeführt, wie wichtig ihre jeweiligen Funktionen für die Leistungen des Gesamtorganismus sind. Damit jedoch der Organismus in seiner Gesamtheit funktionieren kann, müssen zwischen seinen Zellen ganz verschiedenartige chemische Substanzen und Nachrichten übertragen werden. Nachrichten werden sowohl im Blut, etwa in Form von Hormonen, als auch vor allem im **Nervensystem** übermittelt und verarbeitet. So nehmen Sinnesorgane Informationen aus der Umwelt auf, z.B. in Form von Schall, Licht, Duftstoffen etc. und geben diese Information über zugehörige Nerven an das Gehirn weiter. Das Zentralnervensystem seinerseits muß die Information verarbeiten und als Resultat wiederum Informationen an die Peripherie abgeben, etwa bestimmte Befehle an periphere Effektororgane wie Muskeln, Drüsen, Sinnesorgane, um damit Umweltreize zu beantworten.

Bei der Informationsverarbeitung geht es nicht um die bloße Weitergabe von Information, etwa vom Ohr zum Gehirn; vielmehr wird die im Zentralnervensystem eingehende Information kritisch verarbeitet. Dazu müssen Millionen von Nervenzellen miteinander interagieren. Erst auf der Grundlage dieser kritischen Verarbeitung sind Entscheidungen möglich, Zuwendung oder Abwendung, Flucht oder Angriff. Aus diesen Gegensatzpaaren wird schon deutlich, daß die kritischen Verarbeitungsprozesse im Gehirn manche der grundsätzlich gegebenen Möglichkeiten positiv auswählen, also fördern, andere ausschließen, also unterdrücken oder hemmen. Orte dieser kritischen Interaktionen sind die Kontaktstellen zwischen Nervenzellen, die **Synapsen.** Ihre Funktion wird im folgenden besprochen. Im übrigen sind von ebenso großer Bedeutung auch die Kontaktstellen von Sinneszellen zu Nervenfasern und von Nervenfasern zu Effektororganen, wie Drüsen und Muskeln. Sie werden auch als Synapsen bezeichnet. Der englische Physiologe Sherrington hat 1897 diesen Begriff geprägt. Die Synapse zwischen dem Axon eines Motoneurons und der Skelettmuskelfaser trägt die spezielle Bezeichnung **„motorische Endplatte“** oder neuromuskuläre Endplatte.

5.2 Es gibt elektrische und chemische Synapsen

›› An einer Synapse müssen Nachrichten, die als Serien von Aktionspotentialen einlaufen, vom ersten (präsynaptischen) Neuron auf ein zweites (postsynaptisches) Neuron übertragen werden. Dies ist entweder direkt durch Ionenströme oder, weit häufiger, indirekt durch chemische Überträgerstoffe möglich. ‹‹

Im Kap. 4 wurde gezeigt, daß ein erregtes Neuron ein Aktionspotential ausbildet. Serien von Aktionspotentialen sind Träger der Information. Aufgabe der Synapse ist es, dieses Signal von einem Neuron auf ein anderes oder auf Effektorzellen zu übertragen. In der Regel entstehen dort als Resultat einer Umkodierung auch wieder Aktionspotentiale, oder es müssen Aktionspotentiale unterdrückt werden, die von einer anderen Quelle verursacht wurden. Letztlich führt die synaptische Übertragung also wiederum zu elektrischen Erscheinungen. Dazu gibt es zwei Möglichkeiten: Sehr schnell in der Signalübertragung sind die **elektrischen Synapsen,** langsamer die **chemischen Synapsen,** bei denen ein chemischer Überträgerstoff die Signalübertragung übernimmt. Aber auch hier gibt es wieder grundsätzlich zwei Möglichkeiten: Einmal kann die chemische Überträgersubstanz unmittelbar elektrische Erscheinungen an der nachfolgenden Zelle auslösen; hier ist die Aktion wieder relativ schnell. In anderen Fällen löst der Überträgerstoff erst eine Kette weiterer chemischer Prozesse aus, die danach ihrerseits zu elektrischen Erscheinungen an der Membran des nachfolgenden Neurons führen; dies ist mit einem größeren Zeitbedarf verbunden.

Folgende Fachausdrücke sind üblich: Die Zelle, die in der Richtung der Informationsübertragung gesehen, vor der Synapse liegt, heißt **präsynaptisch,** die hinter der Synapse liegende **postsynaptisch.**

5.3 Bei elektrischen Synapsen fließen Ionenströme zwischen zwei Zellen

›› Elektrische Synapsen sind offene Poren zwischen zwei benachbarten Zellen, die aus Proteinkomplexen (Konnexonen) aufgebaut sind. Sie erlauben einen Ionenstrom, wenn ein Potentialgefälle zwischen beiden Zellen besteht. ‹‹

Bei der elektrischen Synapse liegen die Zellmembranen benachbarter Neurone eng aneinander, so daß nur ein winziger Spalt von 2 nm Breite übrigbleibt. Im Bereich dieser Membranannäherungen, die als **Gap junctions** bezeichnet werden, sind Proteinkomplexe in jede der beiden Membranen eingelagert. Sie bestehen aus sechs Untereinheiten und sind so angeordnet, daß in ihrer Mitte eine mit Wasser gefüllte Pore entsteht, die die Doppelschicht der Zellmembranen durchdringt. Diese Proteinkomplexe in den beiden Zellmembranen, **Konnexone** genannt, liegen sich so gegenüber, daß die Poren der einen Zelle mit den Poren der anderen offene Verbindungen bilden, also „Kanäle“ entstehen (Abb. 5.**1**). Derartige Gap junctions kommen insbesondere im Embryonalstadium sehr häufig vor und dienen ganz allgemein dem interzellulären Austausch von Ionen und kleinen Molekülen. Im adulten Leben nehmen sie an Zahl ab, aber dennoch sind viele erregbare und auch nicht erregbare Zellverbände mit Gap junctions ausgestattet, etwa der Herzmuskel, die glatte Muskulatur sowie Epithel- und Gliazellen.

Wird eine der durch Gap junctions verbundenen Zellen durch ein Aktionspotential depolarisiert, so entsteht ein Potentialgefälle zwischen der depolarisierten (präsynaptischen) und der nicht depolarisierten (postsynaptischen) Zelle. Durch die Konnexone werden positive Ionen entlang des Potentialgefälles in die postsynaptische Zelle (oder Anionen in die Gegenrichtung) fließen (Abb. 5.**2**). Erreicht die daraus resultierende Depolarisation dieser postsynaptischen Zelle den Schwellenwert, so kommt es auch hier zu einem Aktionspotential. Die geschilderten Ionenströme entstehen praktisch ohne Zeitverzögerung (Größenordnung 10^{-5} s), so daß auch eine große Zahl von Zellen, die durch Gap junctions miteinander verbunden sind, zuverlässig miteinander synchronisiert werden können. Der Vorgang ist der Erregungsausbreitung an einer nicht myelinisierten Nervenfaser ähnlich, die in Kap. 20 näher beschrieben ist. Die Konnexone sind normalerweise in *beide Richtungen* elektrisch leitend. Somit kann die Erregungsübertragung in beide Richtungen erfolgen, ganz im Gegensatz zur chemischen Synapse. Dort ist die Erregungsübertragung immer nur in eine Richtung möglich. An manchen Zellen kann die Durchlässigkeit der Konnexone jedoch über Ca^{2+} oder das Membranpotential reguliert werden. So ist es möglich, eine Stromrichtung zu sperren.

Obwohl die elektrischen Synapsen einen sehr einfachen Weg der Erregungsübertragung darstellen, haben sie offenbar wegen der Stereotypie ihrer Aktion große Nachteile. So können mit einer Zelle nur wenige andere Zellen unmittelbar kommunizieren. Die direkte Erregungsübertragung ist auf weit entfernte Zellen nicht möglich. Insbesondere sind bei elektrischen Synapsen prä- und postsynaptische Zellen immer im gleichen Erregungszustand. Das Entstehen von Hemmung aus einer Erregung ist nicht möglich. Wegen dieser Nachteile stellen die elektrischen Synapsen im Säugerhirn Ausnahmen dar. Sie sind etwa in der Retina, im Hirnstamm, in den Vestibulariskernen oder in der unteren Olive zu finden.

Einen ähnlichen aber pathologischen Erregungsmechanismus gibt es bei Erkrankungen, in denen die Markscheiden von Axonen degeneriert sind. Zwar entstehen keine Gap junctions, aber durch das Fehlen der Isolationsschicht können sich nackte Axone so dicht aneinanderlegen, daß praktisch kein Extrazellulärraum mehr existiert. Der elektrische Widerstand zwischen den Axonen sinkt so weit, daß Aktionspotentiale von einem Axon auf das andere überspringen können, was normalerweise nicht der Fall ist. Einen derartig pathologisch veränderten Bereich nennt man **Ephapse.** Das Überspringen der Erregung von einem Axon auf das andere führt zu Fehlmeldungen, z. B. zu Schmerzempfindungen, obwohl periphere Schmerzrezeptoren nicht erregt sind.

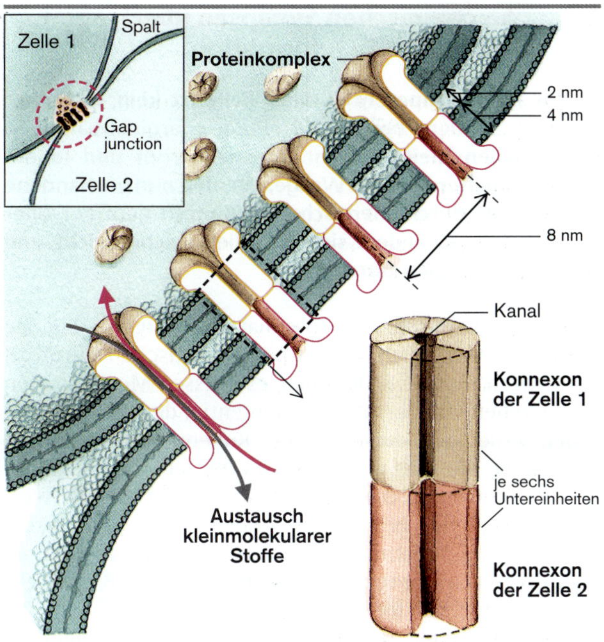

Abb. 5.**1** **Elektrische Synapse in einer Gap junction.** Proteinkomplexe, Konnexone genannt, bilden Kanäle, die das Zytoplasma zweier benachbarter Zellen verbinden und durch die ein Austausch kleinmolekularer Substanzen, vor allem von Ionen, möglich ist (nach 7).

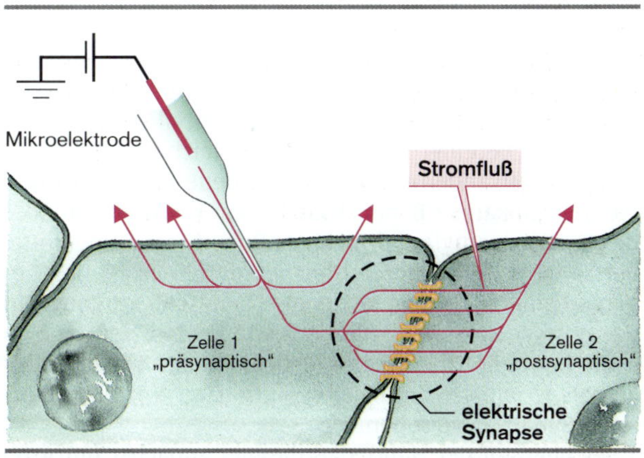

Abb. 5.**2** **Bei Stromeinspeisung in eine Zelle mit einer elektrischen Synapse** durch eine Mikroelektrode fließt durch die Konnexone auch ein Strom in die benachbarte „postsynaptische Zelle“ (2). In gleicher Weise beeinflußt im normalen Zellverband eine depolarisierte präsynaptische Zelle auch ihre Nachbarin.

5.4 An chemischen Synapsen übertragen Moleküle die Information

›› Das Membranpotential einer Zelle ist kein statischer Zustand, sondern beruht auf einem energieabhängigen dynamischen Gleichgewicht. Ioneneinstrom und Ionenausstrom halten sich die Waage. Werden nun vorhandene Ionenkanäle durch chemische Substanzen geöffnet oder geschlossen, so ändert sich das Fließgleichgewicht und damit das Membranpotential. ‹‹

Auch die chemische Synapse hat die Aufgabe, Signale vom präsynaptischen auf das postsynaptische Neuron zu übertragen. Das heißt letztlich, es müssen Mechanismen bereitstehen, die das Membranpotential der postsynaptischen Zelle verändern. Da das Ruhemembranpotential jeder Zelle ein Fließgleichgewicht zwischen verschiedenen Ionenströmen darstellt, kann es leicht gestört werden, wenn eine bestimmte Ionenart plötzlich besser durch die Zellmembran diffundieren, d. h. ihrem elektrochemischen Gradienten folgen kann. Würde z. B. die Zellmembran für Na^+-Ionen plötzlich durchlässiger, so würden diese, dem elektrochemischen Gradienten folgend, in die Zelle einströmen. Dadurch würde das Membranpotential positiver, die Zelle also depolarisiert (Goldman-Hodgkin-Katz-Gleichung S. 49). Genau dies geschieht an der postsynaptischen Membran einer Synapse, und zwar dadurch, daß **Überträgerstoffe (Neurotransmitter)** präsynaptisch freigesetzt werden und an der postsynaptischen Membran Ionenkanäle öffnen. Damit ist schon ein wichtiges Funktionsprinzip dargestellt: Die Änderung der Leitfähigkeit für bestimmte Ionen ist Grundlage der Funktion chemischer Synapsen. Ionenströme verändern das Membranpotential der postsynaptischen Zelle. Diese Potentialveränderungen nennt man daher **postsynaptische Potentiale.** Da am Ruhemembranpotential jedoch mehrere Ionen beteiligt sind, kann das Gleichgewicht durch Leitfähigkeitsänderung für verschiedene Ionen „gestört" werden. So kann z. B. bei zusätzlichem K^+-Ausstrom oder bei Cl^--Einstrom das vorhandene Ruhemembranpotential verstärkt, d. h. hyperpolarisiert werden. Dies ist das Gegenteil einer Erregung; geeignete chemische Vorgänge an der postsynaptischen Membran können ein Neuron also auch hemmen. In dieser Möglichkeit zur Umkehr des Signals ist ein wesentlicher evolutionärer Vorteil chemischer Synapsen zu sehen.

Es liegt auf der Hand, daß die hier zunächst nur grob skizzierten chemischen Prozesse ihrerseits wiederum durch weitere chemische Substanzen modifiziert werden können. Dies geschieht einmal durch körpereigene Substanzen, die **Neuromodulatoren** (S. 75).

Diese chemischen Prozesse an der Synapse drängen sich andererseits dem Arzt für eine **pharmakologische Beeinflussung** geradezu auf. Und in der Tat beruht die Wirksamkeit vieler Medikamente auf ihrem Einfluß auf die synaptische Übertragung. Dies gilt nicht nur für Psychopharmaka und einen Teil der Narkotika; manche blutdrucksenkende Medikamente wirken durch derartige Interaktionen. Auch viele Gifte aus dem Pflanzen- und Tierreich entfalten ihre Wirkung an der chemischen Synapse. Darauf wird später noch eingegangen.

5.5 Bei Erregung setzt die präsynaptische Endigung Transmitter frei

›› In der präsynaptischen Nervenendigung sind chemische Überträgerstoffe, die Transmitter, in den synaptischen Vesikeln gespeichert. Wird die Endigung durch ein Aktionspotential depolarisiert, kommt es u. a. zu einem Ca^{2+}-Einstrom. Das Ca^{2+} aktiviert eine Verschmelzung der Vesikel mit der präsynaptischen Membran. Sie öffnen sich dann und schütten ihren Inhalt in den synaptischen Spalt aus. ‹‹

Läuft entlang eines Axons eine Serie von Aktionspotentialen, so werden diese schließlich auch die Endigung erreichen und den präsynaptischen Bereich depolarisieren (Abb. 5.**3**). Bei dieser Depolarisation kommt es nicht nur, wie entlang des Axons, zum Einstrom von Na^+. Die Axonmembran verfügt über spannungsabhängige Ca^{2+}-Kanäle, durch die beim Ankommen eines Aktionspotentials Ca^{2+}-Ionen in die synaptische Endigung einströmen. Die dort in Ruhe sehr niedrige Konzentration von Ca^{2+} (ungefähr 10^{-7} mol/l) steigt daher um einige Größenordnungen an. Aus dem endoplasmatischen Retikulum kann evtl. zusätzliches Ca^{2+} freigesetzt werden. In jedem Fall bedarf es einiger Zeit (ca. 0,2 ms), bevor der Ca^{2+}-Spiegel auf wirksame Konzentrationen gestiegen ist.

In der Nähe der präsynaptischen Membran liegt in der synaptischen Endigung (Abb. 5.**4**) eine große Zahl sogenannter **synaptischer Bläschen (Vesikel)**. Sie bestehen, ähnlich wie die Zellmembran, aus einer Phospholipid-Doppelschicht und enthalten eine Flüssigkeit, die mit der chemischen Überträgersubstanz, dem Transmitter, angereichert ist. Dieser Transmitter überträgt schließlich die Erregung auf die postsynaptische Membran, daher sein Name. Viele verschiedene Substanzen finden als Transmitter Verwendung, eine davon ist Acetylcholin (Formel Abb. 5.**10**).

Wir wollen im folgenden den chemischen Übertragungsprozeß grundsätzlich betrachten und dazu eine Synapse verwenden, die Acetylcholin (ACh) als Transmitter ausschüttet. Eine solche Synapse nennt man **cholinerge Synapse**. Das Paradebeispiel einer cholinergen Synapse ist die motorische Endplatte. Die zu schildernden Mechanismen gelten aber grundsätzlich auch für andere Synapsen und andere chemische Transmitter, die ab S. 71 näher beschrieben sind.

Die synaptischen Vesikel sind zum größten Teil über das Protein Synapsin an die Actinfäden des Zytoskeletts fixiert und bilden ein Transmitterreservoir. Ein kleinerer Teil der Vesikel ist, ebenfalls über spezifische Proteine, an die Innenseite der präsynaptischen Membran angedockt (Abb. 5.**3**). Diese Vesikel stehen unmittelbar für die nächste Transmitterausschüttung zur Verfügung.

Ist nun nach dem Einlaufen eines Aktionspotentials in der präsynaptischen Endigung die Ca^{2+}-Konzentration gestiegen, werden zwei Vorgänge ausgelöst: An den bereits an der präsynaptischen Membran liegenden, „angedockten" Vesikeln bindet das Ca^{2+} wahrscheinlich an das an der Vesikelmembran haftende Protein Synaptotagmin. Dadurch wird die Vesikelmembran entsperrt. Sie verschmilzt mit der präsynaptischen Membran, und es entsteht eine Pore, durch die es zur **regulierten Exozy-**

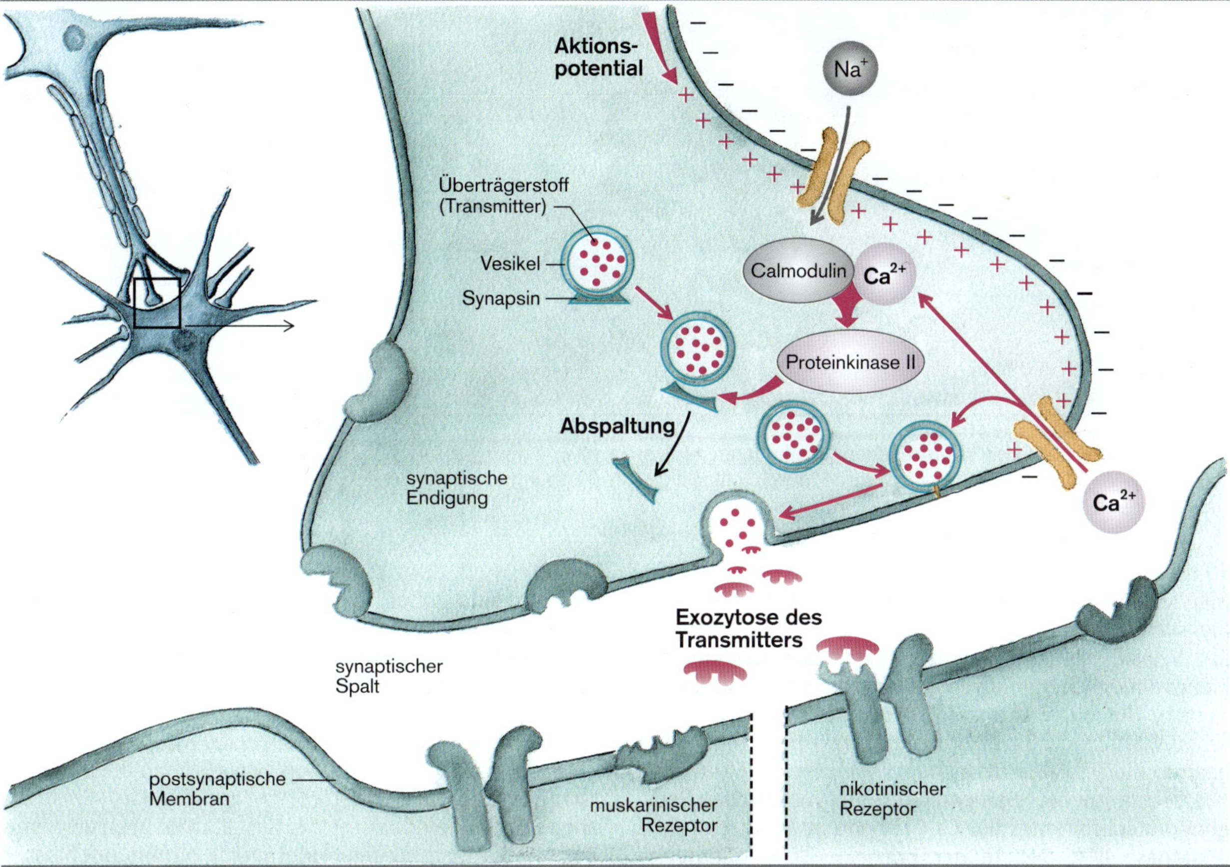

Abb. 5.3 **Mechanismus der Transmitterfreisetzung an einer präsynaptischen Endigung.** Das Einlaufen der Aktionspotentiale depolarisiert die Membran. Es werden spannungsabhängige Ca^{2+}-Kanäle geöffnet. Die erhöhte intraterminale Ca^{2+}-Konzentration entsperrt die an der Zellmembran liegenden („angedockten“) Vesikel, es kommt zur Exozytose des Vesikelinhalts in den subsynaptischen Spalt. Andererseits werden durch Aktivierung der Proteinkinase II fixierte Vesikel verfügbar und docken an die Zellmembran an. Die Zeichnung kann die tatsächlichen Größenverhältnisse nicht wiedergeben. Die Ca^{2+}-Kanäle liegen in Wirklichkeit in unmittelbarer Vesikelnähe.

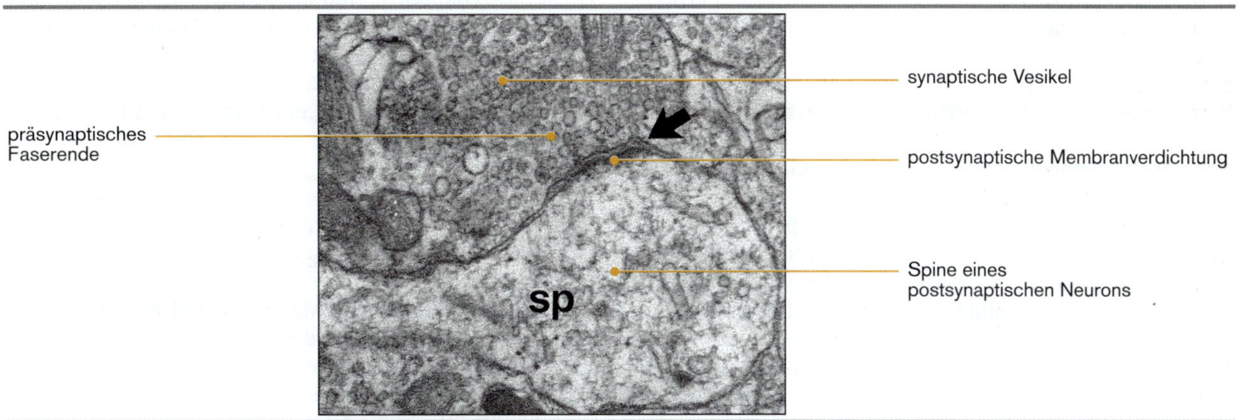

Abb. 5.4 **Elektronenoptisches Bild einer Synapse** (Pfeil) an einem Spine (Sp) aus dem Hippokampus. Die präsynaptische Moosfaserendigung ist dicht mit klaren synaptischen Vesikeln angefüllt. Die postsynaptische Membranverdichtung ist deutlich zu sehen. Vergrößerung ca. 20000fach (Aufnahme Prof. M. Frotscher, Freiburg).

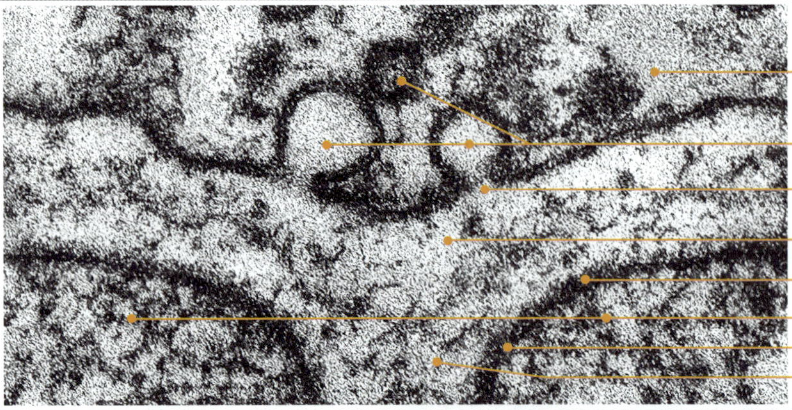

Abb. 5.5 **Exozytose von synaptischen Vesikeln an einem synaptischen Spalt.** Das Präparat wurde durch blitzartiges Einfrieren von Nervengewebe innerhalb einer Millisekunde nach einem elektrischen Reiz erhalten. Vergr. ca. 200000fach (Aufnahme Dr. J. E. Heuser, Washington University, St. Louis, Mo.).

tose kommt, d.h. zur Ausschüttung des Transmitters in den synaptischen Spalt (Abb. 5.**3** und 5.**5**). Dabei gelangen pro Vesikel etwa 6000–8000 Transmittermoleküle als kleinste mögliche Menge (1 „Quant") in den Spalt. Insgesamt ist die lokale Transmitterkonzentration im synaptischen Spalt nach einer Ausschüttung relativ hoch und liegt im millimolaren Bereich.

Der erhöhte Ca^{2+}-Spiegel in der präsynaptischen Endigung aktiviert ferner die Ca-Calmodulin-abhängige Proteinkinase II (S. 34). In der präsynaptischen Endigung phosphoryliert dieses Enzym das Synapsin. Daraufhin werden betroffene Vesikel frei und können zur späteren Verwendung an die präsynaptische Membran andocken.

Wichtig für den Vorgang der exozytotischen Transmitterausschüttung ist nicht die Depolarisation der Endigung, sondern der Einstrom von Ca^{2+}. Das Ca^{2+} dient dabei nicht zur zusätzlichen Depolarisation, sondern als Botenstoff, der die Fusion der Vesikel auslöst. Eine Erhöhung der extrazellulären Ca^{2+}-Konzentration erhöht dementsprechend den Ca^{2+}-Einstrom und damit die Transmitterfreisetzung. Umgekehrt führt eine künstliche Erhöhung der extrazellulären Mg^{2+}-Konzentration durch Verdrängung zu einer Verringerung des Ca^{2+}-Einstroms und damit zu einer Verringerung des Transmitterausstoßes. Auch kleine G-Proteine (Kap. 2) scheinen an der Steuerung der Vesikelexozytose beteiligt zu sein. Nach Beendigung des präsynaptischen Aktionspotentials wird das Ca^{2+} über aktive Pumpen und im Austausch gegen Na^+ wieder aus der Präsynapse entfernt.

Damit lernen wir einen wichtigen Mechanismus kennen, mit dessen Hilfe der Organismus die Funktion von Synapsen variieren kann: durch Beeinflussung des Ca^{2+}-Einstroms bzw. des Ca^{2+}-Gehalts der präsynaptischen Endigung. Schon eine mehrmalige starke Erregung des präsynaptischen Neurons führt zu einer minutenlangen Erhöhung der Ca^{2+}-Konzentration und damit zu erhöhter Transmitterfreisetzung. Wir haben hier die einfachste Form eines „Gedächtnisses" vorliegen (S. 715 ff.). Dieser Vorgang wird **Bahnung** oder **Fazilitation** genannt. Auch die Ausdrücke **synaptische Potenzierung** oder **posttetanische Potenzierung** (nach repetitiver, d.h. tetanischer Reizung) sind üblich. Die Exozytose der Vesikel steigt mit der 4. Potenz der Ca^{2+}-Konzentration. Daher ist die Erhöhung des Ca^{2+}-Spiegels in der präsynaptischen Endigung sehr wirksam. Aber offensichtlich sind auch noch andere Mechanismen an der Bahnung bzw. posttetanischen Potenzierung beteiligt.

Die geschilderten Mechanismen erhöhen die Effektivität einer Synapse. Andererseits kann der Ca^{2+}-Einstrom auch durch Beeinflussung der Ca^{2+}-Kanäle gesteuert werden. Sie können häufiger oder wenig häufig geschlossen oder geöffnet werden (Kap. 4). Schließlich ergibt sich hier auch die Möglichkeit einer pharmakologischen Beeinflussung. So kann z. B. die Freisetzung der Vesikel durch Gifte blockiert werden. Bei einer Form der Fleischvergiftung wirkt z. B. das Botulinumtoxin an der neuromuskulären Endplatte. Es verhindert das Andocken der Vesikel an der präsynaptischen Membran und reduziert so die ACh-Ausschüttung.

Die präsynaptische und die postsynaptische Membran sind durch einen Spalt von 20–50 nm voneinander getrennt. In diesen Spalt werden die Transmittermoleküle ausgeschüttet. Sie diffundieren an die gegenüberliegende postsynaptische Membran, ein Vorgang, der etwa 0,1 ms benötigt.

5.6 Transmittermoleküle öffnen postsynaptische Ionenkanäle

» In die postsynaptische Membran sind Proteine eingebaut, die Ionenkanäle bilden. Sie sind normalerweise selten geöffnet. Binden aber Transmittermoleküle an diese Proteine, so ändert sich deren Konfiguration, und die Ionenkanäle öffnen sich häufiger. Dann können bestimmte Ionen vermehrt durch die Zellmembran hindurchtreten. «

In die elektronenoptisch verdickte postsynaptische Membran sind Proteine eingelagert, die Transmittermoleküle binden und deswegen **Rezeptoren** genannt werden. (Man beachte: Der Begriff Rezeptor wird zum einen für Sinneszellen, zum anderen aber für eine Bindungsstelle für Moleküle verwendet, die Signale übertragen, etwa Hormone, Transmitter etc.). Bei cholinergen Synapsen gibt es zwei Typen von Rezeptoren. Hier soll zunächst das Beispiel einer sog. **nikotinischen Synapse** besprochen werden, wie sie z.B. an der motorischen Endplatte vorkommt (weiteres zur neuromuskulären Endplatte S. 81). Das Rezeptorprotein für ACh besteht aus fünf Untereinheiten (Abb. 5.**6**), die zusammen einen Kanal bilden, der die Zellmembran durchspannt. Jeder dieser Kanäle hat zwei Zustände, offen oder geschlossen und im offenen Zustand eine ganz bestimmte Durchlässigkeit für Ionen. Meistens ist dieser Kanal geschlossen. Binden aber zwei ACh-Moleküle an dieses Protein, so kommt es zu Ladungsverschiebungen innerhalb des Makromoleküls und in deren Folge zu einer allosterischen Formveränderung. Der zentrale Kanal weitet sich, hat dann etwa einen inneren Durchmesser von 0,65 nm und wird durchgängig für die Kationen Na^+ und K^+ (Abb. 5.**7**). Für Anionen ist der Kanal jedoch nicht durchgängig wegen der im Inneren vorhandenen Wandladungen.

Wir haben hier einen Ionenkanal vor uns, der direkt durch den **Liganden,** d.h. also durch die Anlagerung des Transmittermoleküls, geöffnet wird (ligandengesteuerte Kanäle). Derartige Rezeptoren nennt man auch **ionotrope Rezeptoren.** Fälle, in denen bis zur Öffnung eines Ionenkanals noch weitere chemische Prozesse zwischengeschaltet sind – die beteiligten Rezeptoren nennt man auch metabotrope Rezeptoren –, werden wir auf S. 69 kennenlernen.

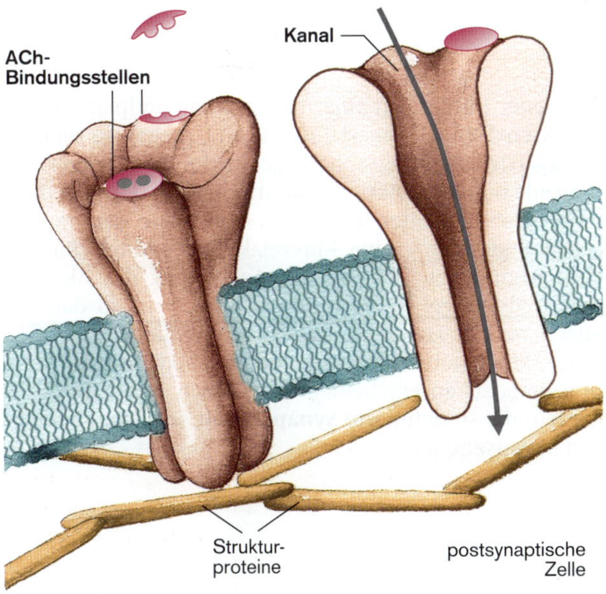

Abb. 5.**6** **Dreidimensionales Modell von nikotinischen Acetylcholinrezeptoren,** die in der Lipiddoppelschicht der Zellmembran schwimmen. Das Protein besteht aus fünf Untereinheiten, von denen zwei identische die Bindungsstellen für das Acetylcholin tragen. Sind diese Stellen besetzt, öffnet sich ein trichterförmiger Ionenkanal zum Zellinneren (nach 20).

Normalerweise finden sich die Rezeptoren für den Transmitter nur im Bereich der postsynaptischen Membran. Dies gilt auch für die motorische Endplatte, wo außerhalb des synaptischen Bereichs auf der Oberfläche der Muskelzelle nur wenige ACh-Rezeptoren vorkommen. Wird der motorische Nerv aber etwa durch eine Verletzung durchtrennt, dann bilden sich auf der gesamten Oberfläche der Muskelzelle ACh-Rezeptoren aus, der Muskel wird für ACh hypersensitiv.

An der präsynaptischen Endigung, etwa einer neuromuskulären Endplatte, werden durch ein Aktionspotential etwa 100 Vesikel freigesetzt, und der synaptische Spalt wird daher mit einer großen Zahl von ACh-Molekülen überschwemmt. So wird auch eine große Zahl von ACh-Rezeptoren besetzt. Im übrigen gibt es an vielen Synapsen auch in der präsynaptischen Membran Rezeptoren für den Transmitter, sog. **Autorezeptoren** (Abb. 5.**7**). Je nach Synapsentyp kann durch ihre Wirkung die Transmitterausschüttung entweder verstärkt oder beendet werden (positive oder negative Rückkopplung). Über diese Autorezeptoren kann der Ca^{2+}-Einstrom in die präsynaptische Endigung verändert werden.

Das exzitatorische postsynaptische Potential (EPSP) ist ein Resultat der Transmitterfreisetzung

›› Die Öffnung von unspezifischen Kanälen für Kationen durch ACh führt zu einem starken Na^+-Einstrom und zu einem schwächeren K^+-Ausstrom an der postsynaptischen Membran. Im Endeffekt fließen also mehr positive Ladungen in die Zelle. Es entsteht eine lokale Depolarisation, die als exzitatorisches postsynaptisches Potential (EPSP) bezeichnet wird. ‹‹

ACh-Moleküle öffnen Ionenkanäle in der postsynaptischen Zellmembran, so daß sich deren Leitfähigkeit für einwertige Kationen unspezifisch erhöht. Welche Kationen fließen, ist wie immer (Kap. 4) abhängig von den elektrochemischen Gradienten. Das Gleichgewichtspotential für Na^+ ist +55 mV, das Membranpotential der postsynaptischen Zelle liegt aber bei etwa –60 bis –80 mV. Somit bestehen starke treibende Kräfte für Na^+, und es werden Na^+-Ionen ins Zellinnere strömen und die Zelle depolarisieren (Abb. 5.**8**). Andererseits ist der Kanal auch durchlässig für K^+-Ionen, für die ein, wenn auch geringer, elektrochemischer Gradient von innen nach außen besteht. Da das K^+-Gleichgewichtspotential bei etwa –90 mV liegt, werden daher gleichzeitig K^+-Ionen durch die postsynaptische Membran austreten und damit der durch den Na^+-Einstrom bedingten Depolarisation in gewissem Umfang entgegenwirken. Dennoch, die Öffnung der beschriebenen Kanäle führt netto zu einem Einstrom positiver Ionen, also zu einer Depolarisation der postsynaptischen Membran, die als **exzitatorisches postsynaptisches Potential (EPSP)** bezeichnet wird. An der motorischen Endplatte nennt man das EPSP auch *Endplattenpotential.* Da die beteiligten Ionenströme von der Differenz ihres Gleichgewichtspotentials und dem Membranpotential abhängen, wird der Na^+-Strom bei verringertem Ruhemembranpotential immer kleiner, der K^+-Strom größer. Damit wird die Amplitude des EPSP kleiner.

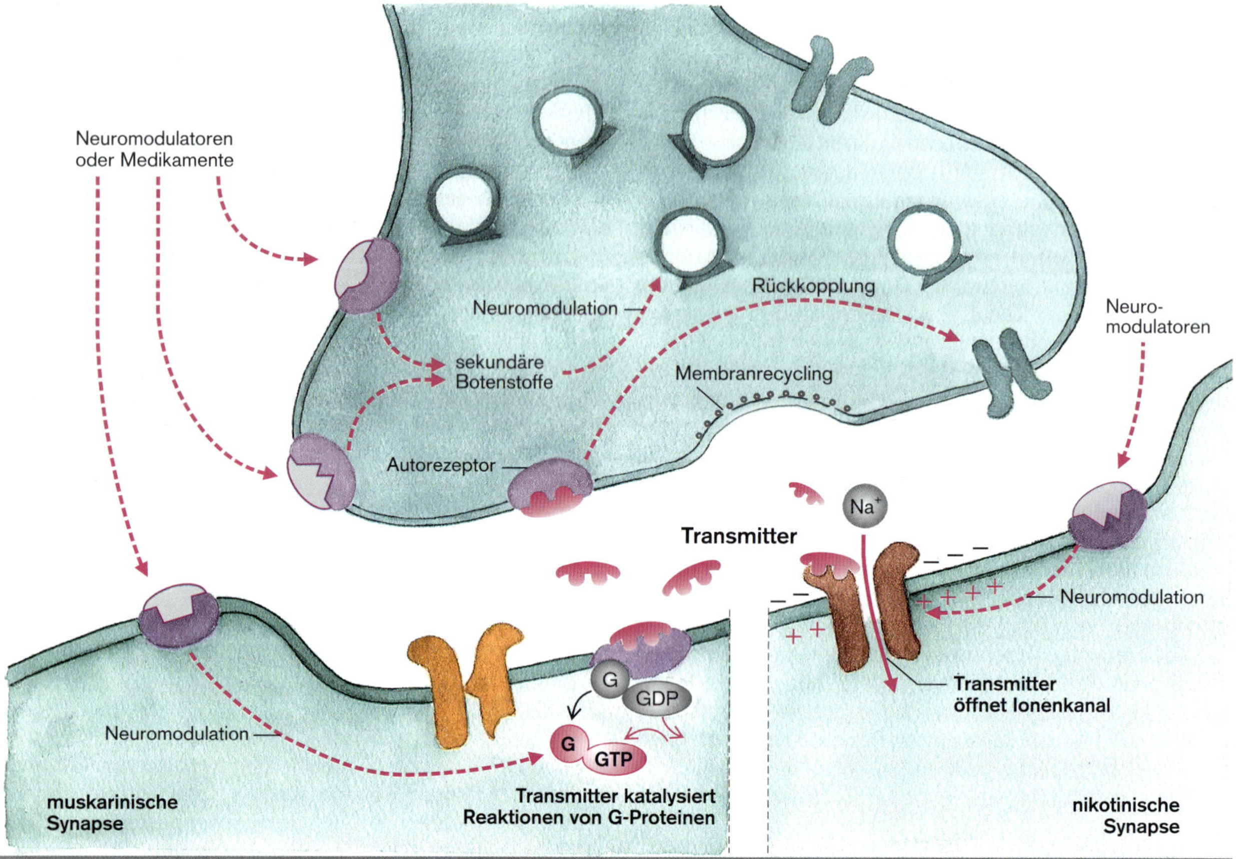

Abb. 5.**7** **Interaktion von Transmittermolekülen** mit ihren spezifischen Rezeptoren im synaptischen Spalt. Postsynaptisch ist auf der rechten Seite ein nikotinischer Rezeptor dargestellt, der durch den Liganden selbst geöffnet wird; die linke postsynaptische Seite zeigt einen muskarinischen Rezeptor. Bei diesem wird ein Ionenkanal erst über eine Kaskade von chemischen Reaktionen, an der sekundäre Botenstoffe beteiligt sind, geöffnet.

Die am Zustandekommen des EPSP beteiligten Ionenströme verhalten sich anders als die Na^+- und K^+-Ströme während eines Aktionspotentials (S. 51 f.). Dies liegt daran, daß andere Ionenkanäle mit anderen Eigenschaften daran beteiligt sind. Während beim Aktionspotential die Ionenkanäle spannungsabhängig sind und mit fortschreitender Depolarisation weitere Kanäle geöffnet werden, der Depolarisationsprozeß sich also selbst verstärkt, hängt die elektrische Leitfähigkeit der transmittergesteuerten Kanäle nur von der Zahl der gerade mit Transmitter besetzten und daher offenen Ionenkanäle ab. Die Amplituden eines EPSP liegen im Bereich von 100 µV bis eventuell 10 mV. Die Gesamtdauer eines EPSP beträgt, je nach der speziellen Art der Synapse, 5 ms bis zu einigen 100 ms.

Das zunächst lokal im Synapsenbereich ausgebildete EPSP breitet sich passiv elektrotonisch (Kap. 20) über die gesamte postsynaptische Zellmembran aus. Es gehorcht nicht dem Alles-oder-Nichts-Gesetz. Sind viele exzitatorische Synapsen gleichzeitig oder kurz nacheinander aktiviert, überlagern sich die Ströme **(Summation)**. Es entsteht ein EPSP wesentlich größerer Amplitude, das die gesamte postsynaptische Zelle depolarisieren kann. Erreicht diese Depolarisation am Axonhügel einer Nervenzelle oder im Bereich einer motorischen Endplatte einen gewissen Schwellenwert (10 mV und mehr), so werden schlagartig spannungsabhängige Natriumkanäle geöffnet, die Zelle bildet ein Aktionspotential aus, das entlang ihres Axons weitergeleitet wird oder – im Falle der motorischen Endplatte – eine Muskelaktion einleitet (Kap. 6). Vom Beginn des EPSP bis zur Ausbildung des Aktionspotentials vergehen nochmals etwa 0,3 ms, so daß bei ausreichender Transmitterausschüttung das postsynaptische Aktionspotential schon etwa 0,5 – 0,6 ms nach dem präsynaptischen erscheinen kann. Doch hängt ganz allgemein die so definierte **Synapsenzeit** sehr vom jeweiligen Synapsentyp ab.

Transmitter können auch inhibitorische postsynaptische Potentiale (IPSP) auslösen

›› Entscheidend für den Effekt eines Transmitters ist, welche Art von Ionenkanälen er öffnet. Werden Kanäle geöffnet, die selektiv nur für K^+ oder Cl^- durchlässig sind, so kann der entstehende Ionenstrom das vorhandene Ruhemembranpotential verstärken und damit einer Erregung entgegenwirken. Dieses Potential hemmt die Zellerregung und wird daher als inhibitorisches postsynaptisches Potential (IPSP) bezeichnet. ‹‹

Entscheidend für die Ionenströme an Membranen sind der aktuelle Wert des Membranpotentials und die verfügbaren Ionenkanäle. Würde also eine Transmittersubstanz nicht den eben beschriebenen ACh-Rezeptor öffnen, sondern einen Ionenkanal mit einer anderen Ionenspezifität, so würden andere Ströme fließen und damit auch ein anderes Endergebnis entstehen. Entscheidend ist die Art des durch den Transmitter betätigten Kanalproteins. So gibt es an manchen Synapsen Kanäle für K^+, an anderen für Cl^-. Letztere sind viel häufiger. Betrachten wir zunächst einen K^+-Kanal, der nach Bindung eines Transmitters die Leitfähigkeit für K^+ stark erhöht. Liegt ein normales Membranpotential vor, wird es zum Ausstrom weiterer K^+-Ionen kommen, und entsprechend der Goldmann-Gleichung (S. 49) wird durch die Permeabilitätserhöhung das Membranpotential hyperpolarisiert (Abb. 5.**8**). Es entsteht ein sog. **inhibitorisches postsynaptisches Potential (IPSP).** Es ist so benannt, weil die dabei auftretende Hyperpolarisation einer Depolarisation und damit einer Erregung entgegenwirkt, also die Zelle hemmt (inhibiert). Grundsätzlich ähnliche Verhältnisse liegen vor, wenn der Hyperpolarisationsstrom von Cl^--Ionen getragen wird. Weil das Gleichgewichtspotential für Cl^- bei etwa – 75 mV liegt, strömt Cl^- in die Zelle und hyperpolarisiert sie, wenn das aktuelle Membranpotential weniger negativ ist als dieser Wert. Dies ist bei sehr vielen Zellen der Fall.

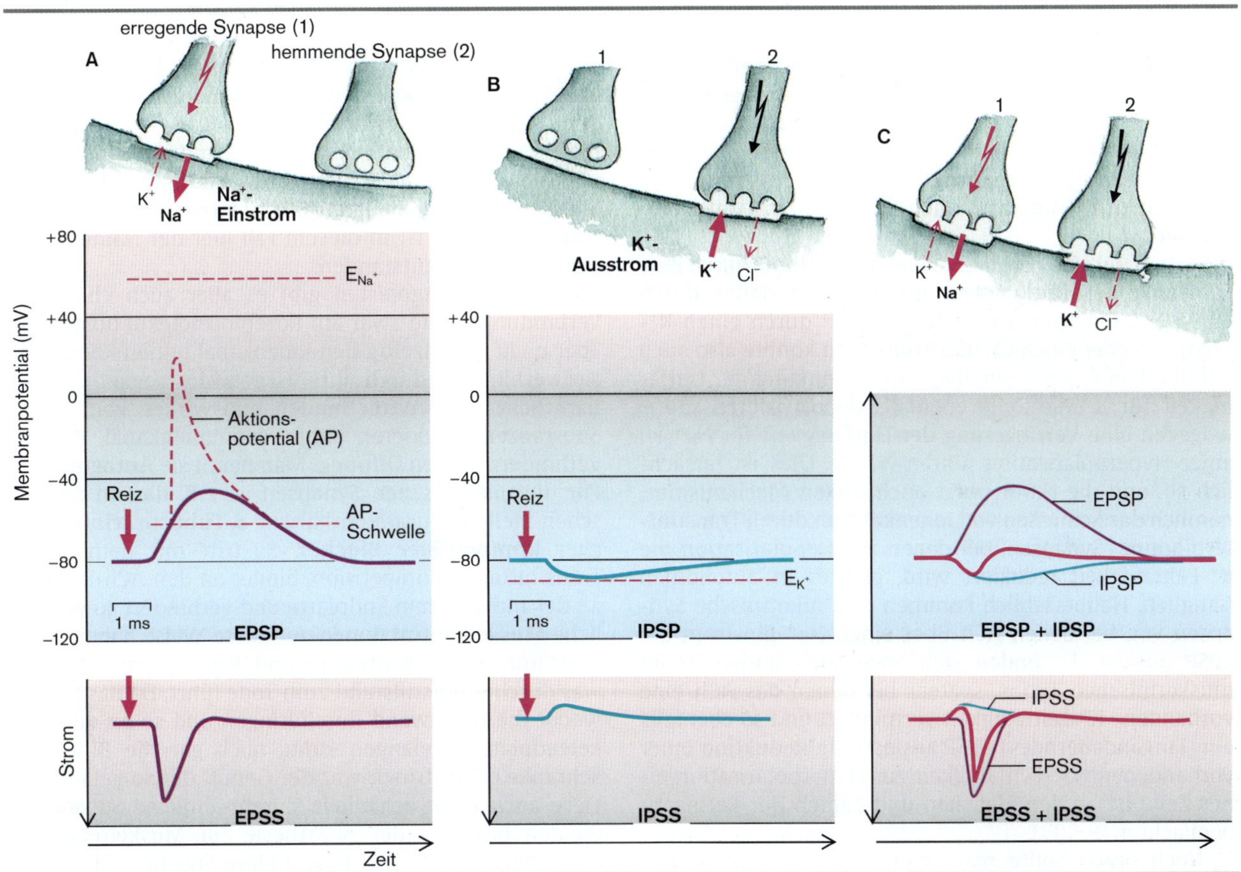

Abb. 5.**8** **A Vorgänge bei Auslösung eines EPSP** nach einem elektrischen Reiz (Pfeil) auf eine präsynaptische Endigung. Dargestellt ist der exzitatorische postsynaptische Strom (EPSS) und das zugehörige exzitatorische Potential (EPSP). Überschreitet dieses die Schwelle, so wird zusätzlich ein Aktionspotential (AP) ausgelöst, das über spannungsabhängige Na^+-Kanäle das Membranpotential in Richtung E_{Na}, dem Gleichgewichtspotential für Na^+, depolarisiert. **B Auslösung eines IPSP**, dargestellt ist wieder der inhibitorische postsynaptische Strom (IPSS) und das zugehörige inhibitorische Potential (IPSP). Dabei ist angenommen, der Strom sei durch K^+-Ionen getragen. Cl^--Ionen spielen eine Rolle, wenn das Membranpotential positiver als – 75 mV ist. **C Membranströme bei der Aktivierung exzitatorischer (EPSS) und inhibitorischer Synapsen (IPSS)** und die daraus resultierenden postsynaptischen Potentiale (EPSP, IPSP). Bei gleichzeitiger Aktivierung exzitatorischer und inhibitorischer Synapsen überlagern sich die entstehenden Membranströme und heben sich teilweise auf. Das resultierende postsynaptische Potential (rot) wird daher sehr klein.

EPSP und IPSP an einer Zellmembran beeinflussen sich gegenseitig

›› Werden an einer Zellmembran gleichzeitig erregende (exzitatorische) und hemmende (inhibitorische) Synapsen aktiviert, dann reduziert ein Ionenstrom wechselseitig den Effekt des anderen. Somit besitzt der Organismus die Möglichkeit, erregende bzw. hemmende Einflüsse auf die Nervenzelle wirksam zu unterdrücken. ‹‹

Eine Nervenzelle ist mit Tausenden von synaptischen Endigungen, teils exzitatorischer, teils inhibitorischer Natur, besetzt.

Werden benachbarte exzitatorische und inhibitorische Synapsen aktiviert, so überlagern sich die entstehenden Ströme und heben sich z.T. wechselseitig auf. Das resultierende postsynaptische Potential ist kleiner als das eines EPSP oder eines IPSP allein (Abb. 5.**8**). Bei gleichzeitiger Aktivierung einer inhibitorischen Synapse vermag ein EPSP die Zelle nur in geringerem Umfang zu depolarisieren, die Zelle wird weniger stark erregt, also gehemmt. Dabei ist nicht die Hyperpolarisation durch das IPSP, sondern die Erhöhung der Membranleitfähigkeit für K^+ bzw. Cl^- das Wesentliche. Dadurch nämlich wird das Membranpotential in der Nähe des Gleichgewichtspotentials für K^+ (bzw. Cl^-), also bei stark negativen Werten, festgehalten, und der depolarisierende Effekt des Na^+-Einstroms wird reduziert. Der Na^+-Einstrom wird durch einen K^+-Ausstrom oder einen Cl^--Einstrom kompensiert.

Halten wir uns vor Augen: Ein EPSP kommt durch eine Erhöhung der Leitfähigkeit für Na^+ und damit durch einen Na^+-Einstrom zustande, ein IPSP durch einen K^+-Ausstrom oder einen Cl^--Einstrom. Man könnte also auch auf den Einfall kommen, daß eine Absenkung der Leitfähigkeit für K^+ die Zelle ebenfalls depolarisieren sollte, wogegen eine Verringerung der Leitfähigkeit für Na^+ zu einer Hyperpolarisation führen würde. Dies ist tatsächlich so, und die Natur nutzt auch diesen Mechanismus, nämlich das Schließen von Ionenkanälen durch Transmitterbindung. Synapsen, bei denen zur Depolarisation die K^+-Leitfähigkeit reduziert wird, gibt es in autonomen Ganglien. Hauptsächlich kommen dort nikotinische Synapsen vor, bei denen ACh über einen Na^+-Einstrom ein EPSP auslöst. Es finden sich aber auch andere (vom muskarinischen Typ, s. später), bei denen das ACh eine vorhandene K^+-Leitfähigkeit vermindert und so ebenfalls ein (langandauerndes) EPSP auslöst. Die Reduktion einer vorhandenen Na^+-Leitfähigkeit zur Hyperpolarisation einer Zelle ist an den Stäbchen und Zapfen der Retina zu beobachten (S. 593).

Noch etwas sollte man jetzt schon festhalten: Der Mechanismus der Entstehung von postsynaptischen Potentialen entspricht weitgehend der Entstehung von sog. Rezeptorpotentialen an den Sinneszellen (Rezeptorzellen) eines Sinnesorgans, wo Ionenkanäle durch bestimmte chemische oder physikalische Reize geöffnet oder geschlossen werden (S. 536). Die Ähnlichkeit nimmt nicht wunder. Eine Synapse ist ein hochspezialisiertes „Sinnesorgan“, das hochspezifisch auf bestimmte chemische Substanzen reagiert.

Neben dem Transmitter können auch andere Substanzen das Rezeptorprotein beeinflussen

›› Zum postsynaptischen Rezeptorprotein für den Transmitter haben auch bestimmte andere Substanzen eine hohe Affinität. Wenn sie den gleichen Effekt haben wie der Transmitter, nennt man sie Agonisten. Verhindern sie dagegen durch ihre Bindung die Wirkung des Transmitters, nennt man sie Antagonisten. ‹‹

Wir haben gesehen, daß ein ganz bestimmtes Transmittermolekül an das Kanalprotein bindet und dessen Ionenkanal öffnet. Das Protein besitzt dafür eine Bindungsstelle, den Rezeptor. Dieser Rezeptor ist aber nicht absolut spezifisch. Für die meisten Synapsen gibt es eine ganze Reihe körperfremder (evtl. auch körpereigener) Substanzen, die ebenfalls an den Rezeptor binden können. Sie werden häufig als Medikamente verwendet. Nehmen wir wieder das Beispiel einer nikotinischen Synapse. Der natürliche Transmitter ist ACh. An dessen Stelle können chemisch ähnlich gebaute Substanzen, wie etwa Succinylcholin, gebunden werden, die die Wirkung von ACh entfalten und ein EPSP ausbilden. Aber auch chemisch sehr andersartige Moleküle können evtl. mit dem Rezeptor interagieren, wie z.B. das Nicotin. Alle diese Stoffe wirken wie der Transmitter und werden deshalb als **Agonisten** bezeichnet. Häufig werden solche Substanzen zur genaueren Charakterisierung des Rezeptors benutzt. So ist in diesem Fall hier der Name nikotinische Synapse entstanden.

Neben den Agonisten gibt es aber auch chemische Verbindungen, die zwar am Rezeptormolekül binden, die aber nicht gleichzeitig den Ionenkanal öffnen können. Ja, sie verhindern durch ihre Gegenwart sogar, daß der natürliche Transmitter binden und wirken kann. Diese Substanzen blockieren daher den Ionenkanal, d.h. sie verhindern dessen Öffnung. Man nennt sie **Antagonisten**. Für die nikotinischen Synapsen ist z.B. das im indianischen Pfeilgift Curare enthaltene **d-Tubocurarin** ein solcher **kompetitiver Blocker**. Es tritt mit dem echten Transmitter in Kompetition, bindet an den ACh-Rezeptor an der motorischen Endplatte und verhindert so willkürliche Muskelkontraktionen. Auf diese Weise haben Indianerstämme ihre Beutetiere und Kriegsgegner gelähmt, was durch Atemstillstand zum Tode führt. Da das Curarin weder die Darmwand durchdringen und so an die Muskelendplatten gelangen kann, noch gar die Blut-Hirn-Schranke durchdringt, war der Genuß der so gefangenen Tiere auch nicht schädlich. Curare-ähnliche Substanzen werden heute in der Anästhesie zur Muskelrelaxation verwendet (s. Tab. 5.**1**). Eine andere Substanz, die hochspezifisch und kompetitiv an nikotinische ACh-Rezeptoren bindet, ist das Schlangengift α-Bungarotoxin. Es wirkt schon in nanomolarer Konzentration und kann experimentell dazu verwendet werden, die ACh-Rezeptoren auf Zelloberflächen zu markieren.

An metabotropen Rezeptoren öffnet der Ligand den Ionenkanal nicht direkt, sondern indirekt über Botenstoffe

» Bei manchen Synapsen stellt das Rezeptorprotein selbst keinen Ionenkanal dar. Bei Bindung von Transmittermolekülen löst dieses Protein aber eine Kaskade chemischer Reaktionen aus, als deren Folge benachbarte Ionenkanäle durch einen Botenstoff geöffnet werden. Man spricht von metabotropen Rezeptoren. «

Im Gegensatz zu den bisher geschilderten Synapsen, bei denen der Transmitter direkt den Ionenkanal öffnet, gibt es andere Rezeptorproteine, die nicht selbst einen Ionenkanal darstellen. Ein Beispiel dafür ist die cholinerge Synapse vom **muskarinischen Typ,** so genannt, weil dort das Gift des Fliegenpilzes, Muscarin, als Agonist wirkt. Dort ist der ACh-Rezeptor ein Protein, das, vom Aspekt der Evolution her interessant, große chemische Ähnlichkeit zum Sehfarbstoff Rhodopsin (S. 593 f.), zu den α- und β-adrenergen und anderen Rezeptoren besitzt. Die zur Ausbildung eines EPSP notwendigen Ionenkanäle werden erst durch einen sekundären, intrazellulären Botenstoff (Second messenger, S. 32) geöffnet. Wegen des beteiligten Metabolismus nennt man die zugehörigen Rezeptoren **metabotrope Rezeptoren.** Der Vorgang ist jeweils links in Abb. 5.**3**, 5.**7** und 5.**9** illustriert. Sobald der Transmitter an den Rezeptor gebunden ist, bildet ein trimeres G-Protein mit dem Rezeptor einen Komplex. Auch hierin sind sich Rhodopsin, der Muscarinrezeptor und die übrigen, mit G-Proteinen vergesellschafteten Rezeptoren ähnlich. Das an das G-Protein gebundene GDP wird gegen GTP ausgetauscht (s.a. S. 31). Dann entsteht ein aktiviertes G-Protein, bestehend aus GTP und der α-Untereinheit (Abb. 5.**7** und 5.**9**), das schließlich einen K^+-Kanal öffnet. So kommt es z. B. zu einer Frequenzabsenkung am Herzen (Kap. 8). In diesem Beispiel würde der Agonist also die postsynaptische Zelle hyperpolarisieren, d.h. hemmen.

Für eine Beeinflussung von Ionenkanälen durch sekundäre Botenstoffe gibt es mehrere Möglichkeiten. Es können verschiedene Botenstoffe verwendet werden, um Ionenkanäle zu öffnen oder zu schließen. Neben der beschriebenen Öffnung eines Kanals unmittelbar durch das aktivierte G-Protein können an anderen Synapsen die Kanäle auch durch Zwischenschaltung von cAMP oder durch Phosphorylierung über die Proteinkinase C geöffnet werden. Dieser Vorgang geht wieder von einem G-Protein aus, das über die Bildung von Diacylglycerin (DAG) die Proteinkinase aktiviert. Die Wirkungsmechanismen sekundärer Botenstoffe sind auf S. 31 näher beschrieben und bei der Besprechung von Effektorsynapsen im Kap. 28 genauer dargestellt.

Bei den muskarinischen Synapsen – weitere werden später besprochen – sind die Bindungsstelle für den Transmitter und der Ionenkanal nicht im selben Membranprotein lokalisiert. Dieser Umstand ergibt eine weitere Möglichkeit zur Beeinflussung der Synapsenfunktion. Zunächst gibt es am Rezeptor wieder kompetitive Blokker, bei der muskarinischen Synapse etwa das Gift der Tollkirsche, das **Atropin.** Häufig kennt man aber auch Substanzen, die den Ionenkanal selbst verlegen und ihn so blockieren. Diese Substanzen konkurrieren nicht mit der Bindungsstelle, sind also **nichtkompetitive Blocker.** Noch wichtiger ist der Umstand, daß manche Bakteriengifte wie das Cholera-Toxin oder das Pertussis-Toxin (Keuchhusten) mit den G-Proteinen interagieren (s. S. 32).

Es liegt auf der Hand, daß Synapsen, die derartige Mechanismen benutzen, sehr langsam sind. Es müssen ja erst mehrere chemische Reaktionen ablaufen, bevor die Membranleitfähigkeit geändert werden kann. Die Übertragungszeiten liegen in der Größenordnung von 100 ms.

5.7 Beendigung der synaptischen Prozesse durch Desensitisierung und Transmitterabbau oder -wiederaufnahme

» Der synaptische Übertragungsprozeß muß schnell beendet werden, um für neuerliche Benutzung zur Verfügung zu stehen. Langdauernde Wirksamkeit des Überträgerstoffs würde bei vielen Synapsen zu einer Abnahme der erforderlichen Übertragungsraten führen. Daher wird der postsynaptische Rezeptor sehr schnell gegenüber dem Transmittermolekül desensitisiert. Der Transmitter kann auch enzymatisch abgebaut oder von der präsynaptischen Endigung oder Gliazellen wieder aufgenommen werden. «

Der synaptische Prozeß muß schnell wieder beendet werden, sonst könnten neu eintreffende Signale nicht beantwortet werden, man spricht von einem **Depolarisationsblock.** Er tritt z.B. unter Succinylcholin an der motorischen Endplatte auf. Diese Substanz wird von Esterasen (s. später) nur langsam gespalten und führt daher zu einer Muskelerschlaffung, deren Mechanismus grundsätzlich anders ist als bei den kompetitiven Blokkern vom Curaretyp. Der Organismus besitzt mehrere Mechanismen, den synaptischen Strom zu beenden. Als erstes ist die **Desensitisierung** zu nennen. Dabei kommt es erneut zu einer Konfigurationsänderung im Kanalprotein, es wird wieder für Ionen undurchlässig. Damit ist der synaptische Strom abgeschaltet, der Übertragungsvorgang beendet. Die Desensitisierung ist ein häufig benutzter, schneller Mechanismus. An manchen Synapsen kann es dann jedoch Minuten dauern, bis sich der Kanal rekonfiguriert und so wieder erregbar wird.

Um eine zu lang dauernde Desensitisierung zu verhindern, gibt es weitere Möglichkeiten, die Transmitterwirkung zu beenden. Der Transmitter kann entweder schnell chemisch abgebaut und in unwirksame Komponenten zerlegt oder aber durch **Wiederaufnahme** in die präsynaptische Endigung mit hoher Affinität aus dem synaptischen Spalt entfernt werden (Abb. 5.**9**). Im Zentralnervensystem können auch Gliazellen den Transmitter aufnehmen (Kap. 20). Dazu ist an glutamatergen (s. später) Synapsen der synaptische Bereich dicht von Astrozytenfortsätzen eingehüllt. Welcher der Inaktivierungsmechanismen an einer Synapse die größere Rolle spielt, hängt vom jeweiligen Synapsentyp ab. ACh wird beispielsweise durch **ACh-Esterasen** außerordentlich schnell hydrolytisch gespalten. Es entstehen Essigsäure und Cholin; letzteres wird durch einen hochspezifischen Mechanismus wieder in die präsynaptische Endigung aufgenom-

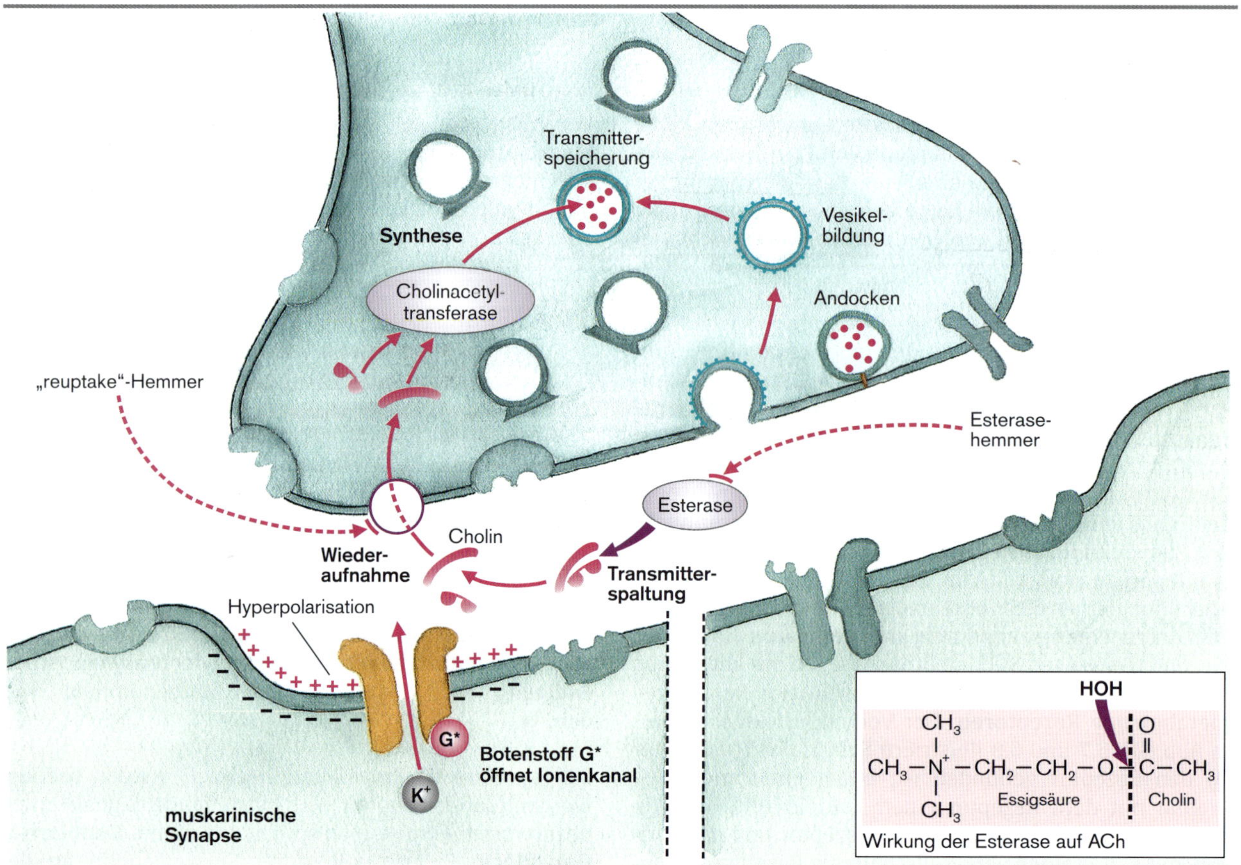

Abb. 5.9 **Späte Prozesse an Synapsen.** Sekundäre Botenstoffe öffnen Ionenkanäle an denjenigen Synapsen, wo der Rezeptor selbst keinen Ionenkanal darstellt. Im synaptischen Spalt wird der Transmitter inaktiviert, entweder durch Wiederaufnahme oder durch enzymatische Spaltung und nachfolgende Wiederaufnahme der Bruchstücke. In der präsynaptischen Endigung wird der Transmitter wieder resynthetisiert und in Vesikel transportiert. Es kommt ferner zum Andocken von Vesikeln an die präsynaptische Membran. G* ist die an GTP gekoppelte α-Untereinheit des G-Proteins.

men und erneut zur Bildung von ACh verwendet. Hier bietet sich bei cholinergen Synapsen wieder die Möglichkeit der pharmakologischen Beeinflußbarkeit. Die ACh-Esterase kann durch Substanzen wie Eserin (Physostigmin) gehemmt werden. Die Wirksamkeitsdauer des ausgeschütteten ACh wird daher verlängert. Therapeutisch wird dies genutzt, wenn man zur Beendigung einer Muskelrelaxation während einer Narkose mit Hilfe einer hohen ACh-Konzentration kompetitive Blocker vom Curaretyp entsprechend dem Massenwirkungsgesetz von den ACh-Rezeptoren verdrängen will. So kann die Muskelrelaxation schnell wieder aufgehoben werden.

Auch bei der Muskelerkrankung Myasthenia gravis werden Blocker der ACh-Esterase erfolgreich eingesetzt. Diese Krankheit ist eine Autoimmunerkrankung, bei der der Organismus Antikörper gegen den nikotinischen ACh-Rezeptor bildet (S. 103). Wegen der Bindung der Antikörper an den Rezeptor nimmt am Muskel die Zahl der verfügbaren ACh-Rezeptoren ab. Die ungenügende synaptische Depolarisation reduziert die Zahl der postsynaptischen Aktionspotentiale und führt damit zu einer Muskelschwäche. Diese kann durch Eserin behoben werden. Viele Insektizide, wie etwa Paraxon, der aktive Metabolit des Parathions (E 605) oder Sarin, sind ACh-Esterase-Hemmer.

Die geschilderten Wiederaufnahmemechanismen an den präsynaptischen Endigungen nehmen entweder die Transmitterbruchstücke (z.B. Cholin) oder das gesamte Transmittermolekül auf. Dazu liegen in der präsynaptischen Membran spezifische Transporterproteine. Dieser Mechanismus der Wiederaufnahme von Transmitterbruchstücken bzw. des gesamten Transmittermoleküls kann an vielen Synapsen wiederum wirksam beeinflußt werden. Manche Psychopharmaka greifen gerade an diesem synaptischen Mechanismus an. So blockiert z.B. die antidepressive Substanz Imipramin die Wiederaufnahme von Catecholaminen an adrenergen Synapsen (S. 75). Dadurch wird die Wirksamkeit des Transmitters gesteigert. Derartige Substanzen, allgemein **Reuptakehemmer** genannt, werden in der Psychopharmakologie häufig eingesetzt.

5.8 Synthese der Transmitter in der präsynaptischen Endigung

›› Die präsynaptische Endigung besitzt den enzymatischen Apparat zur Synthese des Transmitters. So können die Vesikel schnell wieder aufgefüllt werden. Die notwendigen Enzyme müssen aber im Zellkörper synthetisiert werden und gelangen durch axonalen Transport in die Endigung. Häufig produziert eine Endigung mehrere Transmitter (Kotransmitter). ‹‹

Der gelegentlich hohe Bedarf an Transmittermolekülen erzwingt in der Regel eine Synthese am Ort des Bedarfs, in der präsynaptischen Endigung. Allerdings werden die zur Synthese notwendigen Enzyme im Zellkörper synthetisiert und durch axonalen Transport in die synaptische Endigung gebracht. Die Neuropeptidtransmitter aber werden im Zellkörper synthetisiert. Da die Transmittersynthese somit von der Art des Transmitters abhängt, soll hier zunächst beispielhaft wieder eine cholinerge Synapse dargestellt werden. Andere Transmittersubstanzen haben selbstverständlich ihre eigenen Synthesewege.

Das ACh entsteht mit Hilfe der Cholinacetyltransferase durch Acetylierung des Cholins, wobei der Essigsäurerest aus dem Acetylcoenzym A stammt. Cholin ist im Körper weit verbreitet und wird von der Nervenendigung durch zwei verschiedene Transportmechanismen aufgenommen, von denen einer eine sehr hohe Affinität besitzt (sog. High affinity uptake). Dieser Weg wird durch Hemicholinium blockiert. Ist die Nervenendigung depolarisiert, d.h. aktiviert, so wird die Cholinaufnahme beschleunigt. Das im Zytoplasma synthetisierte ACh wird aktiv in die synaptischen Vesikel transportiert und gespeichert. Es kommt dort in sehr hoher Konzentration von etwa 0,2–0,6 mol/l vor, was einigen tausend Molekülen pro Vesikel entspricht. Nach der exozytotischen Freisetzung des Transmitters (S. 62 f.) werden die fusionierten Vesikelmembranen offenbar wieder in die synaptische Endigung zurückverlagert und zur Neubildung von Vesikeln wiederverwendet.

Allgemein kann man sagen, daß niedermolekulare Transmittersubstanzen in kleinen (40–50 nm), elektronenoptisch transparenten Vesikeln gespeichert werden, wogegen die großen (> 70 nm) elektronenoptisch dichten Vesikel Proteine und Peptide enthalten. Diese Substanzen werden offenbar nicht in der präsynaptischen Endigung, sondern im Zellkörper gebildet und gelangen über axonalen Transport in die Endigung.

Es soll schon hier gesagt sein, daß die Synapsen zwar nach ihrem Haupttransmitter benannt werden (z.B. cholinerg), daß aber fast alle synaptischen Terminale nicht nur eine einzige Transmittersubstanz freisetzen, sondern eine ganze Reihe von biologisch aktiven Stoffen gleichzeitig. In Betracht kommen ATP, GTP, Oxytocin, Substanz P, Enkephaline und andere. Man nennt sie **Kotransmitter**. Auch mehrere der klassischen Transmitter (S. 72), z.B. Glycin und GABA oder Glycin und Glutamat, kommen gleichzeitig vor. Die Kotransmitter können den synaptischen Prozeß modulieren. Sofern sie in den großen elektronendichten Vesikeln gespeichert sind, können sie auch eine eigene Freisetzungskinetik besitzen, z.B. erst auf hochfrequente präsynaptische Aktionspotentiale hin ausgeschüttet werden.

5.9 Nikotinische und muskarinische Synapsen sind durch unterschiedliche Pharmaka beeinflußbar

›› Kompetitive Blocker an nikotinischen Synapsen sind Pharmaka vom Curaretyp. Diese sind an muskarinischen Synapsen unwirksam. Dort ist Atropin der klassische kompetitive Blocker. ‹‹

An vielen Stellen wurde bereits die Möglichkeit zur pharmakologischen Beeinflussung cholinerger Synapsen angedeutet. Diese für den Arzt wichtigen Daten sollen in der Tab. 5.**1** noch einmal zusammengefaßt werden. Man beachte, daß wesentliche Unterschiede zwischen nikotinischen und muskarinischen Rezeptoren bestehen, daß auch innerhalb eines Rezeptortyps Untertypen vorkommen und daß schließlich manche Pharmaka an Synapsen des Zentralnervensystems nur deswegen unwirksam sind, weil sie die Blut-Hirn-Schranke nicht durchdringen und so nicht an den möglichen Wirkort gelangen können.

Der Depolarisationsblock bei Succinylcholin und ähnlichen Substanzen kommt durch die geringfügige Depolarisation zustande, die durch diese Stoffe verursacht wird. Sie führt zu einer Inaktivierung der spannungsabhängigen Na^+-Kanäle in der Nähe der Endplatte, wodurch die Entstehung von Muskelaktionspotentialen verhindert wird. Hinzu kommt eine Desensitisierung der ACh-Rezeptoren.

5.10 Es gibt mehrere Arten von Transmittersubstanzen

›› Neben ACh sind Aminosäuren (Glutamat, Glycin und γ-Aminobuttersäure), Monoamine (Serotonin, Histamin, Dopamin, Noradrenalin und Adrenalin) und schließlich eine Reihe von Oligopeptiden als Transmitter bekannt (Abb. 5.10). ‹‹

Glutamat ist im Gehirn der wichtigste Transmitter für exzitatorische Synapsen

Synapsen, die Glutamat verwenden, finden sich an etwa 50% der Neurone des ZNS, besonders im Telenzephalon und im Hippokampus. Die von Glutamat beeinflußten postsynaptischen Rezeptoren sind exzitatorisch. Die genannten Bahnen bilden die wichtigsten erregenden Eingänge von den Sinnessystemen zum Kortex. Insbesondere sind sie an Lernvorgängen beteiligt. Glutamat ist somit der wichtigste zentralnervöse Transmitter!

Die Freisetzung von Glutamat erfolgt, ebenso wie für ACh beschrieben, in Abhängigkeit von Ca^{2+}, die Beendigung der synaptischen Prozesse aber nicht durch enzymatische Spaltung, sondern durch Wiederaufnahme („reuptake") des Transmitters. Vorwiegend die präsynaptischen Endigungen nehmen das Glutamat auf, aber auch Astroglia (S. 532) ist daran beteiligt. Glutamat öffnet direkt einen unspezifischen Ionenkanal für Kationen. Der postsynaptische Rezeptor kommt in mindestens drei verschiedenen Haupttypen vor, von denen wiederum viele Subtypen existieren. Sie unterscheiden sich in ihrer Empfindlichkeit gegenüber synthetischen Agonisten (Tab.

Tabelle 5.**1** Auswahl von Stoffen, die die verschiedenen Funktionsschritte an cholinergen nikotinischen und muskarinischen Synapsen beeinflussen

	Nikotinische Synapse		**Muskarinische Synapse**
Vorkommen	motorische Endplatte, präganglionär in autonomen Ganglien, ZNS		postganglionär parasympathisch, ZNS, Autorezeptoren
Transmittersynthese	kein spezifischer Hemmer der Cholinacetyltransferase bekannt Hemicholinium hemmt Cholinwiederaufnahme → Speicherentleerung		
Transmitterfreisetzung			
verstärkt	β-Bungarotoxin (Schlangengift)		Keine spezifischen Substanzen bekannt
abgeschwächt	Botulinumtoxin, Mg^{2+}		Mg^{2+}
Bindung an post-synaptischen Rezeptor			
Agonisten = Cholinomimetika	Nicotin		Muscarin (Fliegenpilz) Methacholin Carbachol Pilocarpin
	Succinylcholin Dekamethonium	motorische Endplatte: Depolarisationsblock	
Antagonisten			
– kompetitive Blocker	α-Bungarotoxin (Schlangengift)		Atropin (Tollkirsche) Scopolamin Pirenzepin
	d-Tubocurarin Gallamin Hexamethonium	motorische Endplatte: Muskelrelaxanzien autonome Ganglien	
– nichtkompetitive Blocker	keine spezifischen Substanzen bekannt		Chinidin (Herz)
Spaltung des ACh	gehemmt durch ACh-Esterase-Hemmer wie Eserin, E 605, Sarin		

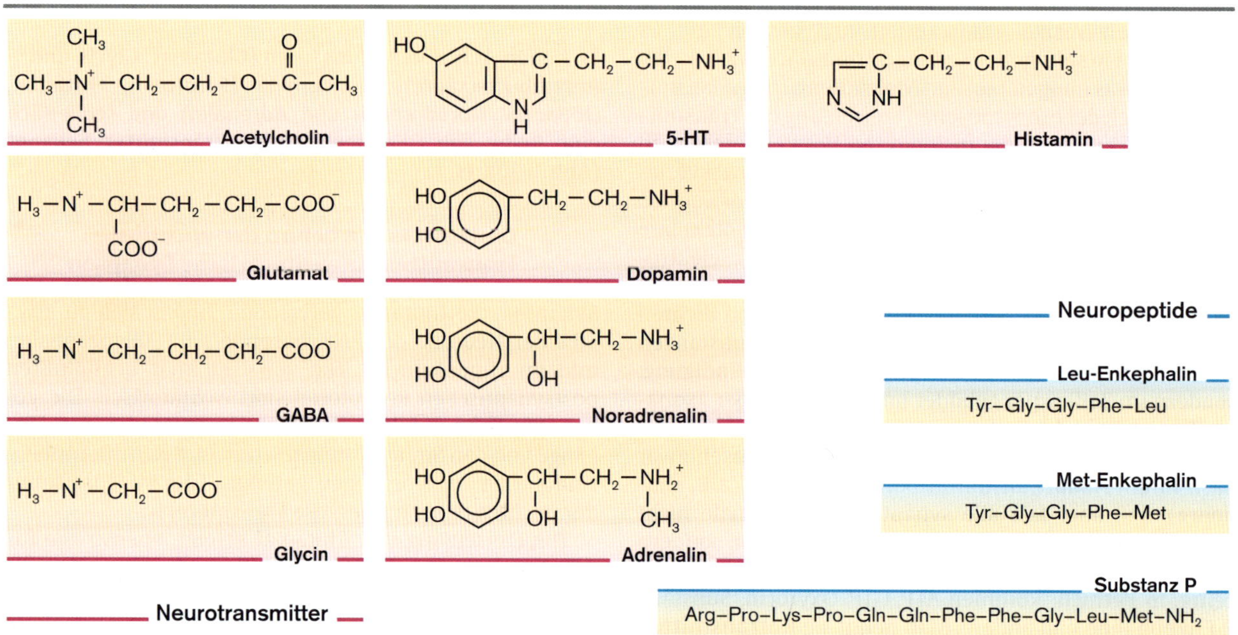

Abb. 5.**10** **Strukturformeln** der wichtigsten Neurotransmitter und einiger Neuropeptide.

5.**2**). Ein Typ wird durch N-Methyl-D-Aspartat (NMDA) erregt und daher NMDA-Rezeptor genannt. Viele der mit diesem Rezeptortyp ausgestatteten Synapsen besitzen gegenüber den gewöhnlichen Synapsen einen zusätzlichen Mechanismus. An ihnen wirkt nämlich das in der extrazellulären Flüssigkeit vorhandene Mg^{2+} als nichtkompetitiver Blocker und verlegt den zugehörigen Ionenkanal (Abb. 5.**11**). Somit ist zunächst eine Transmitterausschüttung unwirksam. Wird das Membranpotential der postsynaptischen Zelle jedoch durch exzitatorische Synapsen anderen Typs (AMPA-Rezeptor) ein klein wenig vordepolarisiert, dann nehmen die Bindungskräfte für Mg^{2+} ab, das Mg^{2+} diffundiert vom Ionenkanal weg, Na^+-Ionen können in die Zelle eindringen und so eine starke Depolarisation auslösen. Durch denselben Ionenkanal können jetzt zusätzlich aber auch noch Ca^{2+}-Ionen in das Zellinnere gelangen. Sie tragen dort über sekundäre Botenstoffe und Proteinveränderungen zur Ausbildung langanhaltender Potenzierungen der synaptischen Effektivität bei **(Langzeitpotenzierung).** Sie bilden so eine Grundlage für Lernvorgänge (S. 704). Auch eine Reduzierung synaptischer Aktivität **(Langzeitdepression)** ist über einen ähnlichen Mechanismus möglich. Da der Eingang über die NMDA-Synapse nur wirksam ist, wenn gleichzeitig andere Synapsen aktiv sind, die die Zelle depolarisieren, können an solchen postsynaptischen Neuronen logische Funktionen geschaltet werden. Das Stickoxyd NO (S. 168) wirkt an NMDA-Synapsen als retrograder Messenger auf die Präsynapse zurück. Es entsteht vermehrt in der Postsynapse, wenn durch den Ca^{2+}-Einstrom bei Depolarisation die NO-Synthase aktiviert wird.

Exzessive Reizung von manchen NMDA-Synapsen kann die postsynaptische Zelle aber auch irreversibel schädigen (sog. **Exzitotoxizität**), was möglicherweise durch den starken Ca^{2+}-Einstrom zustande kommt. Offenbar tritt an Rezeptoren diesen Typs die Desensitisierung sehr langsam ein. Exzitotoxizität verstärkt manche neurologische Erkrankungen wie Hörschäden, Morbus Alzheimer oder Nachfolgeschäden bei Schlaganfall, die primär durch Hypoxie bedingt sind.

An manchen der geschilderten Synapsen wird statt Glutamat **Aspartat** verwendet. Häufig ist an NMDA-Rezeptoren Glycin ein Kotransmitter. Schließlich gibt es auch metabotrope Glutamatrezeptoren.

Aus dem synaptischen Spalt wird Glutamat entweder durch Aufnahme in die Präsynapse oder in Gliazellen entfernt.

Glycin wirkt als Transmitter an inhibitorischen Synapsen und als Neuromodulator

Glycin scheint vorwiegend für spezifische inhibitorische Aufgaben eingesetzt zu werden. Die Renshaw-Zellen, über die die α-Motoneurone des Rückenmarks (S. 634 f.) gehemmt werden, schütten Glycin aus. Strychnin ist dort ein kompetitiver Antagonist, und seine Verabreichung führt wegen des Wegfalls der Hemmung der α–Motoneurone zu Krämpfen. Die Glycinrezeptoren öffnen einen Cl^--Kanal und führen so zu einem IPSP. Die Wirkung wird durch Wiederaufnahme beendet. 30% der Renshaw-Zellen schütten aber GABA als inhibitorischen Transmitter aus.

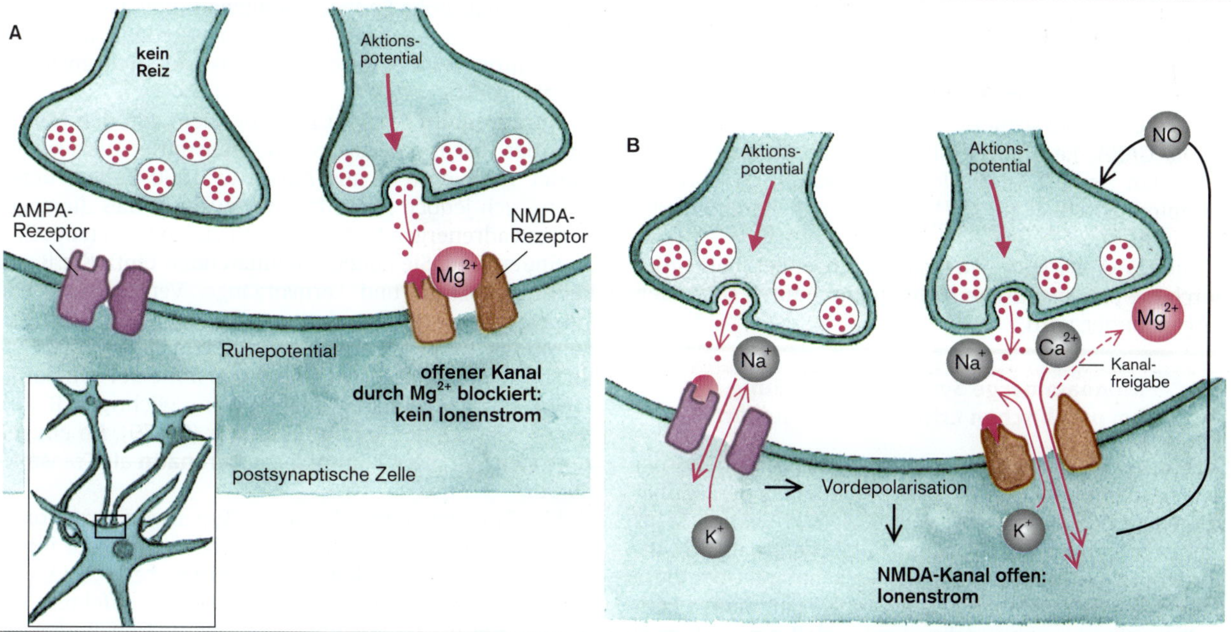

Abb. 5.**11** Synaptische Mechanismen an NMDA-Rezeptoren von Zellen des Hippokampus. **A** Mg^{2+} verlegt nichtkompetitiv den Ionenkanal des NMDA-Rezeptors, so daß auch nach Bindung von Glutamat kein Ionenstrom fließen kann. **B** Hat zuvor eine exzitatorische AMPA-Synapse an dieser Zelle das Membranpotential leicht vordepolarisiert, dann kann das Mg^{2+}-Ion nicht mehr am NMDA-Kanal binden. Der Mg^{2+}-Block wird aufgehoben und Na^+ und Ca^{2+} können in die Zelle einströmen. Das Ca^{2+} kann als intrazellulärer zweiter Botenstoff verwendet werden und weitere Prozesse, z. B. Lernvorgänge, einleiten. NO moduliert die Präsynapse retrograd.

Im Zentralnervensystem spielt Glycin die Rolle eines Neuromodulators, wo es z.B. im Hippokampus die im vorigen Abschnitt beschriebenen NMDA-Rezeptoren beeinflußt.

GABA ist der Transmitter vieler inhibitorischer Interneurone

Viele inhibitorische Interneurone, die an praktisch allen Stellen des Zentralnervensystems vorkommen, und die Axone der Purkinje-Zellen des Zerebellums schütten γ-Aminobuttersäure (GABA) als Transmitter aus. GABA wirkt hemmend auf postsynaptische Strukturen, bewirkt also eine Inhibition. Es gibt wieder mindestens zwei verschiedene postsynaptische Mechanismen, die durch verschiedene Rezeptoren ($GABA_A$ und $GABA_B$) ausgelöst werden.

Die $GABA_A$-Rezeptoren öffnen direkt einen Cl^--Kanal, es kommt zum Cl^--Einstrom und damit zu einer Hyperpolarisation, also zu einem IPSP. Die Barbituratnarkotika und die Tranquilizer (Beruhigungsmittel) aus der Klasse der Benzodiazepine (z.B. Valium) verstärken die inhibitorische Wirkung von $GABA_A$-Rezeptoren. Dies liegt daran, daß die beiden genannten Substanzklassen zusätzlich zu GABA am Protein des Ionenkanals binden können und so die GABA-Wirkung verstärken. Das Kanalprotein ist auch hier wieder aus mehreren Untereinheiten aufgebaut. Eine dieser Untereinheiten bindet GABA, eine andere kann zusätzlich Benzodiazepine, eine andere Barbiturate binden. Es ist derzeit nicht klar, welche natürlichen Stoffe (etwa Neuromodulatoren) am sog. Benzodiazepinrezeptor bzw. Barbituratrezeptor angreifen. Die genannten Untereinheiten können unterschiedliche chemische Eigenschaften besitzen, was zu unterschiedlichen pharmakologischen Eigenschaften führt. Bicucullin ist ein kompetitiver Blocker, der am $GABA_A$-Rezeptor angreift. Das Krampfgift Picrotoxin ist ein nichtkompetitiver Blocker, der den Cl^--Kanal schließt.

Die $GABA_B$-Rezeptoren öffnen K^+-Kanäle über G-Proteine. Ein Agonist ist Baclofen. Präsynaptische $GABA_B$-Rezeptoren schließen Ca^{2+}-Kanäle und hemmen die Transmitterfreisetzung.

Die GABA-Wirkung wird dadurch beendet, daß GABA durch die präsynaptische Endigung und durch Gliazellen aufgenommen wird.

Monoaminerge Synapsen sind häufig bei psychischen Erkrankungen gestört

Serotonin (5-Hydroxytryptamin = 5-HT) ist im Körper weit verbreitet. Im Gehirn ist es besonders in den Raphekernen zu finden. Von dort gibt es viele Projektionen ins limbische System, zum Thalamus und Hypothalamus, ins Vorderhirn, ins Kleinhirn und ins Rückenmark. Über diese Bahnen werden offenbar viele neuronale Funktionen kontrolliert. So nimmt es nicht wunder, daß eine Substanz wie Lysergsäurediethylamid (LSD), das teilweise als Agonist, teilweise als Antagonist von 5-HT wirkt, schwerste psychische Veränderungen wie z.B. Halluzinationen auslöst.

Die Transmitterfreisetzung erfolgt auf die übliche Weise. Postsynaptisch sind mehrere verschiedene Rezeptoren gefunden worden, die meist über sekundäre Botenstoffe (G-Proteine) Ionenkanäle für K^+ und Ca^{2+} öffnen. Die Transmitterwirkung wird durch Wiederaufnahme beendet. Dieser Mechanismus wird durch manche Psychopharmaka gehemmt (Reuptake-Hemmer).

Ein weiteres Monoamin, das als Transmitter verwendet wird, ist **Histamin.** Es spielt im Gehirn des Säugers eine wichtige Rolle als Modulator. Histaminerge Neurone gehen vom hinteren Hypothalamus aus und ziehen an viele Stellen des Gehirns, wo sie den Wachheitszustand, motorische Aktivität, Nahrungsaufnahme, Sexualverhalten und den Hirnstoffwechsel beeinflussen. Wegen der Beteiligung dieser Neurone an der Schlaf-Wach-Regulation erzeugen viele Antihistaminika Müdigkeit. Vor allem wird Histamin an vielen Effektoren eingesetzt, z.B. bei der Sekretion von Magensaft, und ist daher dort abgehandelt (S. 411 ff.).

Die **Catecholamine** sind strukturell nah miteinander verwandt (Abb. 5.**10**). Das **Dopamin** kommt insbesondere in den Basalganglien vor, wo Neurone aus der Substantia nigra eine dopaminerge Bahn zum Striatum bilden. Bei der sog. Parkinson-Krankheit (Schüttellähmung) gehen viele dieser Neurone zugrunde. Die vom Striatum auf die Motorik ausgeübte Kontrollfunktion ist dann gestört (S. 670). Therapeutisch wird dann eine Vorstufe von Dopamin, das L-Dopa, verabreicht. Es kann im Gegensatz zu Dopamin die Blut-Hirn-Schranke durchdringen und führt nach Verstoffwechselung zu einem Anstieg der zerebralen Dopaminspiegel, was die Symptome bessert.

Es gibt mehrere verschiedene Dopaminrezeptoren. Alle wirken über G-Proteine, die postsynaptische Wirkung kann inhibitorisch oder exzitatorisch sein. Dopamin wird aus dem synaptischen Spalt sehr schnell wieder in die präsynaptische Endigung aufgenommen. Dort kann es durch Monoaminoxidasen abgebaut werden. Außerhalb des Neurons wird es durch Catechol-O-Methyltransferase metabolisiert.

Noradrenalin wird im ZNS vor allem von den Neuronen des Locus coeruleus als Transmitter verwendet. Dieser Kern besteht aus nur etwa 1000 Zellen, deren Axone sich jedoch so vielfach verzweigen, daß die zugehörigen adrenergen Endigungen an vielen Stellen des ZNS zu finden sind. Sie haben modulierenden Einfluß z.B. auf Reifungsprozesse und Lernvorgänge, Verarbeitung von Sinnesreizen, Schlafregulation und endogene Schmerzhemmung. Im peripheren Nervensystem sind Noradrenalin (und Adrenalin) ferner Überträgerstoffe der sympathischen postganglionären Endigungen, wichtig z.B. am Herzen und an der Gefäßmuskulatur (S. 679). An einigen zentralen Synapsen kommt auch **Adrenalin** als Transmitter vor.

Für Catecholamine gibt es vier Typen von Rezeptoren, α_1, α_2 sowie β_1 und β_2. Sie unterscheiden sich in ihrem Ansprechen auf verschiedene Agonisten bzw. Antagonisten, aber auch in ihren postsynaptischen Effekten. Die α_1-Rezeptoren steuern über den sekundären Botenstoff IP_3 (Kap. 2) die Ca^{2+}-Kanäle und erhöhen bei Aktivierung das intrazelluläre Ca^{2+}. α_2-Rezeptoren unterbrechen über die Konzentrationsverminderung des sekundären Botenstoffs cAMP einen K^+-Ruhestrom, was zu einer Depolarisation der Zelle führt. β-Rezeptoren, z.B. an den Purkinje-Zellen des Kleinhirns, erhöhen über den sekundären

Tabelle 5.**2** Auswahl von Stoffen, die an verschiedenen Synapsentypen den Funktionsablauf verändern

		Glutamat	Glycin	GABA	5-HT = Serotonin	Dopamin	Noradrenalin
Einflüsse auf	**Transmitter-synthese**	–	–	Allylglycin hemmt GAD	–	α-Methyl-DOPA → falscher Transmitter	α-Methylmetatyrosin
	Transmitter-speicherung	–	–	–	Reserpin Speicherentleerung durch Hemmung der Wiederaufnahme		
	Transmitter-freisetzung						
	verstärkt	–	–	–	–	Amphetamin	
	abgeschwächt	Mg^{2+}	Mg^{2+}	Mg^{2+}	Mg^{2+}, LSD	Mg^{2+}	Mg^{2+}
Einflüsse an postsynaptischen Rezeptoren	**Agonisten**	NMDA AMPA Kainat AP4	–	Muscimol ($GABA_A$) indirekt: Benzodiazepine, Barbiturate Baclofen ($GABA_B$)	LSD	Apomorphin	α_1: Phenylephrin α_2: Clonidin β_1: Dobutamin } Isoproterenol β_2: Salbutamol }
	Antagonisten *kompetitiv*	AP5	Strychnin	Bicucullin ($GABA_A$) Phaclofen ($GABA_B$)	Cyproheptadin Methysergid LSD	Haloperidol	α_1: Prazosin } Phenoxybenzamin α_2: Yohimbin } β_1: } Propranolol β_2: }
	nicht kompetitiv	Mg^{2+} Kynureninsäure	Picrotoxin	Picrotoxin	–	–	–
	Inaktivierung des Transmitters	–	–	Wiederaufnahme gehemmt durch 4-Methyl-GABA Aminooxyessigsäure hemmt GABA-Transaminase	Wiederaufnahme gehemmt durch Imipramin, Amitryptilin (Antidepressiva)	–	Cocain, Imipramin hemmen Wiederaufnahme
						Catechol-O-Methyltransferase-Hemmer verzögern Abbau	
					Monoaminoxydasehemmer hemmen Abbau		

–: Spezifische Substanzen fehlen

Botenstoff cAMP die K^+-Leitfähigkeit und bilden so ein IPSP. Wiederaufnahme und Abbau ähneln denen des Dopamins.

Tab. 5.**2** stellt die wichtigsten Möglichkeiten zur Beeinflussung verschiedener Synapsen zusammen. Es soll noch einmal betont werden, daß sehr viele psychotrope Drogen mit serotonergen, dopaminergen oder adrenergen Synapsen interagieren. Viele postsynaptische Rezeptoren kommen überdies in verschiedenen Subtypen vor, die eine spezifische Verteilung im Gehirn aufweisen (Abb. 5.**12**). Man hofft, dort durch neuzuentwickelnde Neuropharmaka (hochspezifische Agonisten oder Antagonisten) gezielt therapeutisch eingreifen zu können.

Oligopeptide, die als Transmitter oder Neuromodulatoren wirken, nennt man Neuropeptide

Mit den bisher beschriebenen Stoffen ist die Liste der Transmitter noch nicht vollständig. Bestimmte Oligopeptide bzw. kurzkettige Polypeptide, bestehend aus 2–30 Aminosäuren, werden auch als Transmitter oder Kotransmitter eingesetzt bzw. zur Modulation synaptischer Vorgänge verwendet. So sind **Enkephalin, Endorphin** und **Dynorphin** Transmitter an denjenigen Synapsen, an denen auch Opiate angreifen. Opiate (z.B. Morphin) sind starke Schmerzmittel. Die oben genannten Opioidpeptide hemmen ebenso wie Opiate die Weiterleitung von Schmerzen im Rückenmark (s. Abb. 21.**14**). Sie spielen außerdem in limbischen, autonomen und motorischen Systemen eine Rolle. Andere Neuropeptide sind die **Substanz P,** das **Angiotensin II,** das **Somatostatin,** das **Thyrotropin-Releasing-Hormon (TRH),** das **Vasoaktive Intestinale Polypeptid (VIP)** und viele andere. Die meisten der genannten Substanzen wurden zunächst an anderer Stelle des Körpers als Hormone entdeckt, bevor ihre Rolle bei der synaptischen Übertragung erkannt wurde, daher die Namen. Die Wirkung eines Hormons und eines Transmitters sind auch sehr ähnlich (S. 31 ff.). Wie schon gesagt, werden die Neuropeptide häufig zusammen mit anderen Transmittern aus den großen, elektronenoptisch dichten Vesikeln (Dense-core-Vesikel) ausgeschüttet und modulieren, d.h. verändern dann prä- oder postsynaptisch deren Wirkung (Kotransmitter). Dies kann präsynaptisch durch eine Beeinflussung der Transmittersynthese bzw. -freisetzung geschehen. Auf der postsynaptischen Seite besteht die Möglichkeit einer direkten Wirkung auf Kanalproteine durch Phosphorylie-

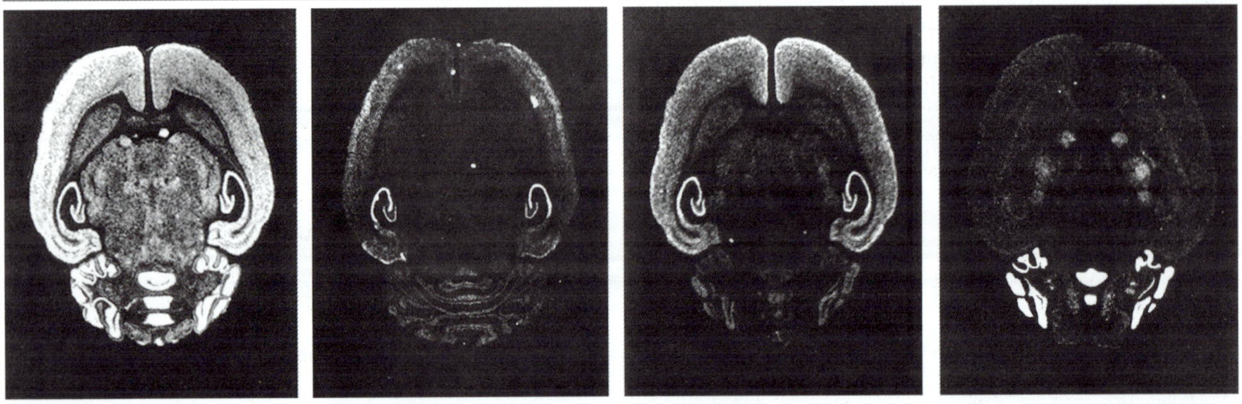

Abb. 5.**12** **Verteilung von Subtypen eines NMDA-Rezeptors im Rattenhirn.** Mit einer molekularbiologischen Methode sind Subtypen von NMDA-Rezeptoren im Gehirn markiert. Man sieht, daß manche Subtypen dieses Rezeptors praktisch nur in bestimmten Hirnteilen, z. B. im Hippokampus oder im Kleinhirn, vorkommen (Aufnahme: Frau Dr. H. Monyer, Heidelberg).

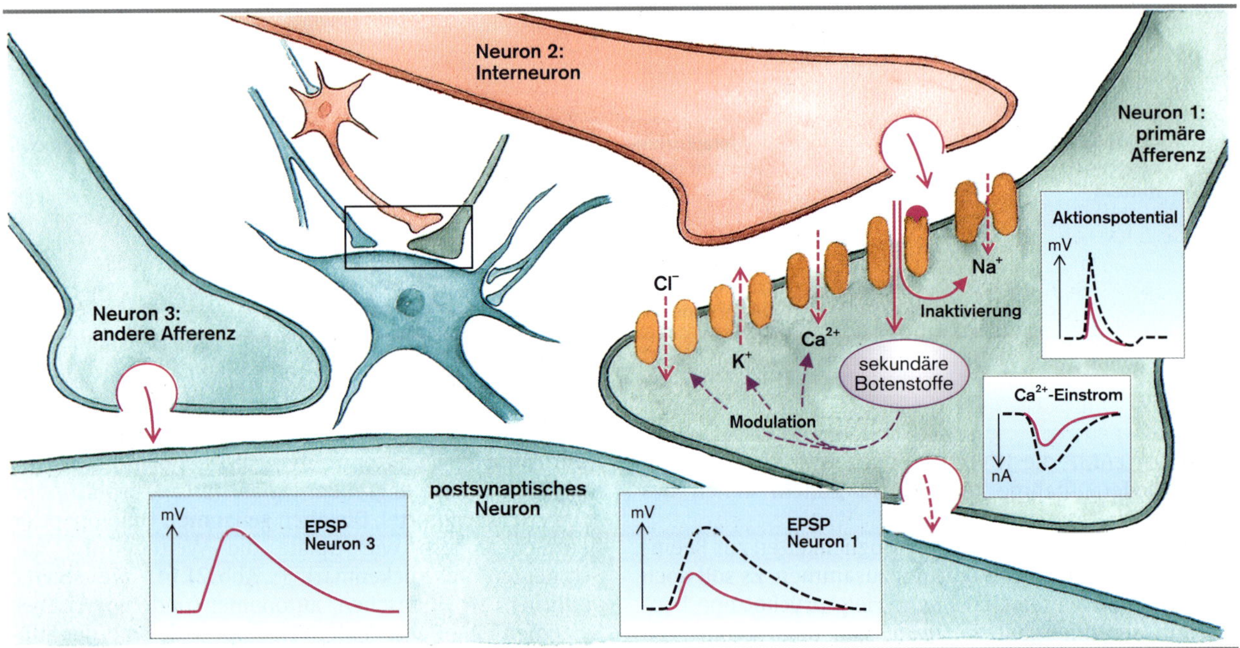

Abb. 5.**13** **Schema verschiedener Möglichkeiten präsynaptischer Hemmung und Bahnung.** Die Wirksamkeit der primären Afferenz (Neuron 1) auf das postsynaptische Neuron kann durch die Aktivität des Interneurons (Neuron 2) selektiv vermindert (oder erhöht) werden (s. Text). Das Membranpotential des postsynaptischen Neurons und die Wirksamkeit anderer synaptischer Eingänge (Neuron 3) sind unbeeinflußt. Für Neuron 1 ist die Amplitude des Aktionspotentials, des Ca^{2+}-Einstroms und das entstehende EPSP in Schwarz für den Normalfall dargestellt, in Rot bei gleichzeitiger Aktivierung von Neuron 2, d. h. bei präsynaptischer Hemmung.

rung oder indirekt über Beeinflussung sekundärer Botenstoffe (Abb. 5.**7**). Mit diesen Mechanismen kann die Transmitterwirkung über Minuten verstärkt oder abgeschwächt werden. Die Forschung ist hier noch sehr im Fluß, und man kann erwarten, daß sich auch hier ein weites Feld für die Neuropharmakologie auftun wird. Im übrigen werden auch viele andere klein- oder größermolekulare Stoffe, so z. B. ATP, als Transmitter diskutiert.

5.11 Präsynaptische Hemmung und Bahnung, Möglichkeiten zur neuronalen Kontrolle von Synapsen

» An der präsynaptischen Endigung können auch Synapsen angelagert werden. Diese axoaxonischen Synapsen können die Transmitterausschüttung hemmen oder verstärken. «

Eine weitere Möglichkeit, Synapsenfunktionen zu verändern, besitzt der Körper in der **präsynaptischen Hemmung** bzw. **präsynaptischen Bahnung.** Dabei wird eine synaptische Endigung (Neuron 1 in Abb. 5.**13**) ihrerseits von einer axoaxonischen Synapse beeinflußt. Dies kommt z. B. an Eingängen zu den α-Motoneuronen des Rückenmarks, aber auch an vielen anderen Synapsen des ZNS vor. Durch unterschiedliche Mechanismen kann über diese zusätzlichen Synapsen der Transmitterausstoß vermindert oder vergrößert werden. Am α-Motoneuron z. B. wird bei Aktivierung der zusätzlichen Synapse (Neuron 2 in Abb. 5.**13**) an der präsynaptischen Endigung über $GABA_B$-Rezeptoren ein G-Protein aktiviert, das über cAMP die Leitfähigkeit für Ca^{2+} herabsetzt. Es strömt weniger Ca^{2+} in die synaptische Endigung (Neuron 1), was seinerseits die Transmitterausschüttung reduziert. In anderen Fällen kann durch eine Vordepolarisation der präsynaptischen Endigung die Amplitude des einlaufenden Aktionspotentials verringert werden, was ebenfalls den Ca^{2+}-Einstrom reduziert. Ganz allgemein wird bei einer präsynaptischen Hemmung die Leitfähigkeit für Ca^{2+} reduziert, bei der Bahnung erhöht. Schließlich kann über eine Blockade von K^+-Kanälen die Repolarisation nach einem Aktionspotential verzögert werden. Auch dadurch kann mehr Ca^{2+} in die synaptische Endigung strömen.

Das Membranpotential der postsynaptischen Zelle wird durch die präsynaptische Hemmung in keiner Weise beeinflußt. Dies bietet den Vorteil, daß die Zelle für andere Eingänge voll sensibel ist, die Hemmung betrifft ganz ausschließlich die Nervenendigungen, an denen die präsynaptischen Endigungen ansetzen.

In Kap. 20 wird näher ausgeführt werden, wie die geschilderten synaptischen Prozesse bei der Funktion neuronaler Netzwerke eingesetzt werden. Es sei aber noch erwähnt, daß Neurotransmitter neben den hier geschilderten Aufgaben bei der Informationsübertragung noch eine andere wichtige Bedeutung haben: Während der Hirnentwicklung spielen sie eine wichtige Rolle bei der Organisation zerebraler Strukturen (S. 710 ff.).

Zum Weiterlesen ...

1 Barnard, E. A., E. Costa: Allosteric Modulation of Amino Acid Receptors: Therapeutic Implications. Raven Press, New York 1989

2 Bradley, P. B.: Introduction to Neuropharmacology. Wright, London 1989

3 Kaczmarek, L. K., I. B. Levitan: Neuromodulation. Oxford University Press, London 1987

4 Kandel, E. R., J. H. Schwartz, T. M. Jessel: Neurowissenschaften, Spektrum, Heidelberg 1996

5 Meltzer, H. A.: Psychopharmacology. Raven Press, New York 1987

6 Nicholls, D. G.: Proteins, transmitters and synapses. Blackwell, Oxford 1994

7 Nicholls, J. G., A. R. Martin, B. G. Wallace: Vom Neuron zum Gehirn. Fischer Verlag, Stuttgart 1995

8 Shepherd, G. M.: Neurobiology, 3rd ed. Oxford University Press, London 1994

9 Zimmermann, H.: Synaptic transmission. Cellular and Molecular Basis. Thieme, Stuttgart 1993

... und noch weiter

10 Akil, H., S. J. Watson, E. Young, M. E. Lewis, H. Katchaturian, I. M. Walker: Endogenous opioids. Ann. Rev. Neurosci. 7 (1984) 223–255

11 Bormann, J.: Electrophysiology of $GABA_A$ and $GABA_B$ receptor subtypes. TINS 11 (1988) 112–116

12 Chuang, D.-M.: Neurotransmitter receptors and phosphoinositide turn over. Ann. Rev. Pharmacol. Toxicol. 29 (1989) 71–110

13 Clark, D., F. J. White: D_1 dopamine receptor – the search for a function. Synapse 1 (1987) 347–388

14 Cotman, C. W., L. L. Iversen: Excitatory amino acids in the brain-focus on NMDA receptors. TINS 10 (1987) 263–265

15 Dermietzel, R., D. Spray: Gap junctions in the brain: Where, what time, how many and why? TINS 16 (1993) 186–192

16 Dunlap, K., G. G. Holz, S. G. Rane: G proteins as regulators of ion channel function. TINS 10 (1987) 241–244

17 Eccles, J. C.: Developing concepts of the synapses. J. Neurosci. 10 (190) 3769–3781

18 Foster, A. C., J. A. Kemp: Glycine maintains excitement. Nature 338 (1989) 377–378

19 Hatt, H., Ch. Franke, J. Dudel: Synaptic-like activation of excitatory membrane channels (acetylcholine, glutamate). In Elsner, N., H. Penzlin: Synapse, Transmission, Modulation. Thieme, Stuttgart 1991 (pp. 119–129)

20 Kistler, J., R. M. Stroud, M. W. Klymkowsky, R. A. Lalancette, R. H. Fairclaugh: Structure and function of an acetylcholine receptor. Biophys. J. 37 (1982) 371–383

21 Kuno, M.: The synapse. Oxford University Press, Oxford 1994

22 Miller, R. J.: The revenge of the kainate receptor. TINS 14 (1991) 477–479

23 Millhorn, D. E., T. Hökfelt: Chemical messengers and their coexistence in individual neurons. NIPS 3 (1988) 1–5

24 Nathanson, N. M.: Molecular properties of the muscarinic acetylcholine receptor. Ann. Rev. Neurosci. 10 (1987) 195–236

25 Olsen, R. W.: GABA and inhibitory synaptic transmission. Semin. Neurosci. 3 (1991) 175–260

26 Richardson, B. P., G. Engel: The pharmacology and function of 5-HT_3 receptors. TINS 9 (1986) 424–428
27 Schwartz, J. C., H. L. Haas: The histamine receptor. Wiley-Liss, New York 1992
28 Smith, S. J., G. J. Augustine: Calcium ions, active zones and synaptic transmitter release. TINS 11 (1988) 458–464
29 Starke, K.: Presynaptic autoregulation: does it play a role? NIPS (1989) 1–4
30 Steward, O., G. A. Banker: Getting the message from the gene to the synapse – sorting and intracellular transport of RNA in neurons. TINS 15 (1992) 180–185
31 Trimble, W. S., R. H. Scheller: Molecular biology of synaptic vesicle-associated proteins. TINS 11 (1988) 241–242
32 Volknandt, W.: The synaptic vesicle and its targets. Neurosci. 64 (1995) 277–300

Muskulatur

U. Peiper

6

6.1 Die Muskulatur ist lebensnotwendig

» Die Muskulatur ist zur Verkürzung bzw. Krafterzeugung befähigt. Damit werden lebensnotwendige Funktionen erfüllt, die von spezialisierten Muskelarten geleistet werden: von der Skelettmuskulatur, der Herzmuskulatur und der glatten Muskulatur. Der Elementarprozeß der Muskelaktion ist bei allen Muskelarten gleich. Die unterschiedlichen Aufgaben führen aber zu Spezialisierungen, die auch funktionelle Unterschiede ergeben. «

Die Lebensfähigkeit des Menschen ist an das Funktionieren der Muskulatur gebunden. Lähmung großer Partien der Skelettmuskulatur macht den Menschen zum Pflegefall, oder er stirbt durch Ersticken. Ein Herzstillstand führt zum sofortigen Tod. Lähmung der Eingeweidemuskulatur kann nur für kurze Zeit ertragen werden. Ausfälle größerer Muskelgruppen rufen also unter Umständen schwerwiegende oder gar lebensbedrohliche Zustände hervor, die ein unmittelbares Eingreifen des Arztes erfordern. Er muß dann entscheiden, ob die Störung direkt im kontraktilen Apparat oder in den Steuermechanismen des Muskels zu suchen ist. Für eine sachkundige Hilfe sind umfassende Kenntnisse der normalen (physiologischen) Muskelfunktionen Voraussetzung.

Muskelaktivität führt zur Verkürzung des Muskels und/oder zur Kraftentwicklung. Damit kann der Organismus

- Organteile gegeneinander bewegen und Ortsveränderungen durchführen (**Lokomotion**),
- Stoffe innerhalb des Organismus transportieren (**Konvektion,** z.B. Gastransport bei der Atmung, Flüssigkeitstransport im Herz-Kreislauf-System und im Magen-Darm-Kanal).

Auf diese vielfältigen Aufgaben haben sich verschiedene Muskelarten spezialisiert; man unterscheidet **Skelettmuskulatur, Herzmuskulatur** und **glatte Muskulatur**. Dabei sind die Grundprozesse in allen Muskelarten gleich oder laufen in nur leicht modifizierter Weise ab. Es wird daher in diesem Kapitel zunächst jeweils der allen drei Muskelarten gemeinsame Prozeß erörtert, anschließend werden die Besonderheiten der drei Muskelarten besprochen.

Der Grundprozeß der Kontraktion ist in jedem Muskel eine Wechselwirkung zwischen zwei fadenförmigen Eiweißkörpern, die als **Myofilamente** bezeichnet werden. Man unterscheidet hierbei das dickere Myosinfilament und das dünnere Aktinfilament.

Bei einer **Muskelverkürzung** verschieben sich beide Typen der Myofilamente gegeneinander. Dies bewirkt wie bei einem Teleskop eine Längenabnahme des Muskels, ohne daß sich die Grundstruktur der Myofilamente verkürzt. Das Aneinandervorbeigleiten der Filamente (sliding filaments) entsteht durch eine zyklische Bildung von Querbrücken, die die Filamente schrittweise ineinanderziehen.

Kann eine Verkürzung z.B. bei fixierter Muskellänge nicht stattfinden, erzeugt die zyklische Bewegung der Querbrücken **Kraft.** Kraftentwicklung und Muskelverkürzung kommen somit durch den gleichen Grundprozeß im kontraktilen Apparat zustande.

Calciumionen in der Umgebung der Myofilamente steuern die Muskeltätigkeit. Eine Kontraktion findet statt, wenn in der Muskelzelle die Calciumkonzentration ansteigt; sinkt das Calcium ab, erschlafft der Muskel. Daher muß man die Prozesse der Freisetzung und Elimination der Calciumionen kennen, um die Muskelfunktion, ihre Regulation und krankhafte Veränderung zu verstehen.

Der folgende Text bespricht daher schwerpunktmäßig

- Aufbau und Funktion der Myofilamente,
- Steuerung der Muskelkontraktion z.B. über die intrazelluläre Calciumionenkonzentration,
- Muskelmechanik anhand des Längen-Spannungs-Diagramms,
- die Energetik der Muskelkontraktion,
- physiologische und pathologische Einflüsse auf die Muskeltätigkeit.

6.2 Anatomische Vorbemerkungen

» In den Muskelfasern von Skelett- und Herzmuskulatur liegen die Aktin- und Myosinfilamente streng geordnet, wodurch der Eindruck einer Querstreifung entsteht. Diese strenge Ordnung fehlt im glatten Muskel. Unterschiede bestehen auch in der Innervation. Die Skelettmuskulatur wird über die motorische Endplatte innerviert und zu Muskelaktionen veranlaßt. Die Herztätigkeit hingegen entsteht durch Eigenerregung in einem Automatiezentrum. Über Neurotransmitter wird die Herztätigkeit lediglich moduliert. Andere Besonderheiten gibt es beim glatten Muskel. «

Eine Muskelzelle wird auch als **Muskelfaser** bezeichnet; ihre Länge kann mehrere Zentimeter betragen. Das Zellplasma heißt **Sarkoplasma,** die Zellmembran **Sarkolemm** und das endoplasmatische Retikulum **sarkoplasmatisches Retikulum.**

Skelett- und Herzmuskel zeigen eine Querstreifung

Skelett- und Herzmuskel zeigen mikroskopisch eine charakteristische Querstreifung. Diese entsteht durch eine regelmäßige Anordnung der Myofilamente (Aktinfilament, Myosinfilament), zwischen denen sich der eigentliche Kontraktionsvorgang abspielt (Abb. 6.**1**). Muskeln, die diese Querstreifung besitzen, heißen folgerichtig **quergestreifte Muskeln**.

Im Querschnitt bildet die Anordnung der Myofilamente ein hexagonales Gitter. Jedes (dicke) Myosinfilament ist von sechs dünnen Aktinfilamenten umgeben. Um diese folgt wieder eine hexagonale Anordnung von sechs Myosinfilamenten usw. Bei einer großen Zahl von Filamenten ergibt sich in dieser Anordnung ein Verhältnis Aktinfilament zu Myosinfilament von 2:1. Durch Beugung von Röntgen- oder Synchrotronstrahlen können die Verschiebungen dieser Strukturen sogar an der lebenden Zelle untersucht und verfolgt werden. Die Aktinfilamente sind über α-Actinin an Z-Scheiben verankert (Abb. 6.**1**). Damit wird über das Sarkolemm eine Verbindung zwischen kontraktilem Apparat und extrazellulärer Matrix hergestellt. Skelettmuskelfasern können bis zu 15 cm lang werden.

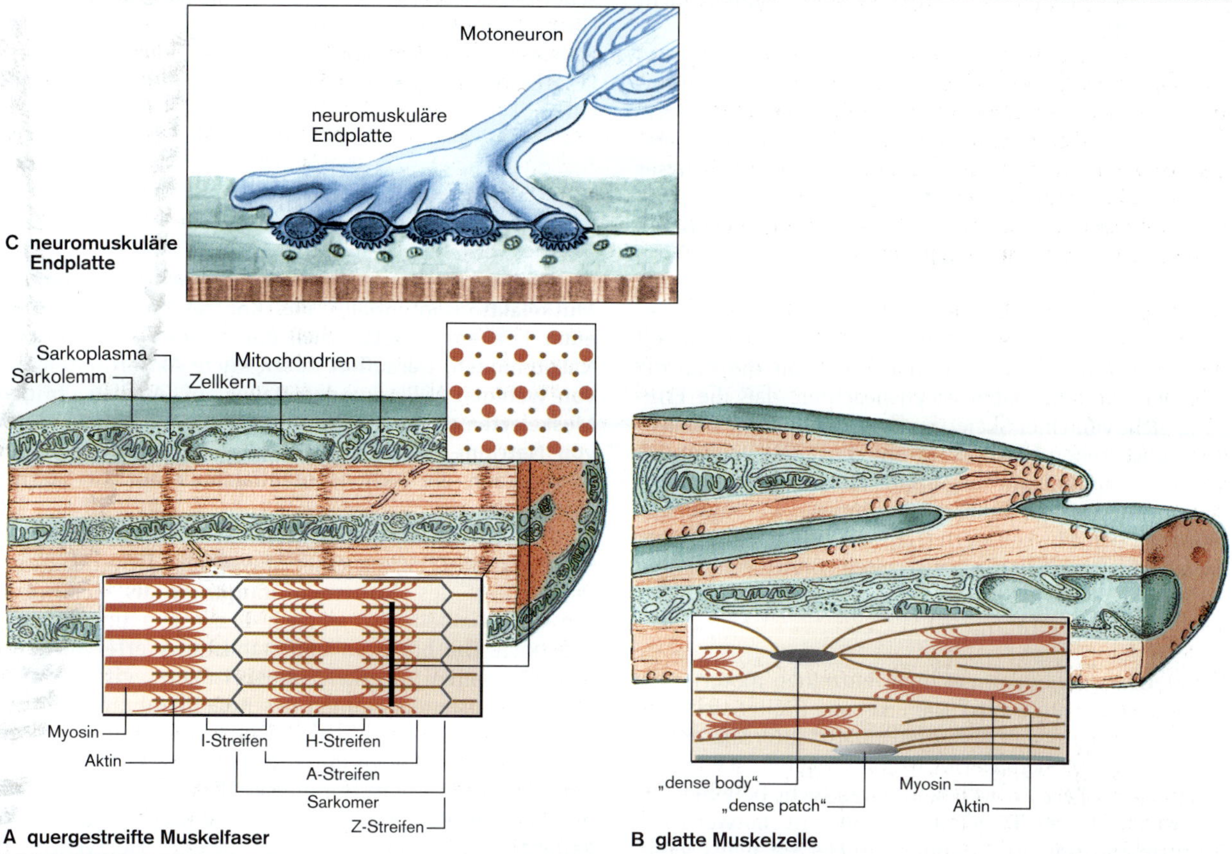

Abb. 6.1 **Kontraktile Proteine im Muskel.** Anordnung dicker Myosinfilamente (rot) und dünner Aktinfilamente (braun) in quergestreifter Muskulatur (**A**) und in glatter Muskulatur (**B**). In beiden Fällen sind zunächst Längsschnitte angegeben, **A** zeigt aber auch einen Querschnitt durch die Myofibrillen. Das Zustandekommen der einzelnen Komponenten der Querstreifung ergibt sich aus der Beschriftung. Hohe Ordnung der Filamente im quergestreiften Muskel. **C** Neuromuskuläre Endplatte im Größenvergleich mit der Sarkomerlänge (Querstreifung).

Im **glatten Muskel** (Abb. 6.**1**) ist ein derartig hohes Ordnungsprinzip in der Anordnung der kontraktilen Proteine nicht vorhanden. Der glatte Muskel weist daher keine Querstreifung auf. Er enthält mehr Aktin als der Skelettmuskel, und das Verhältnis Aktin zu Myosin beträgt etwa 12 : 1 bis 18 : 1. Vernetzungspunkte im Gerüst der Aktinfilamente bilden in der glatten Muskulatur sog. *„dense bodies“*. Unter Bildung von „dense patches“ bzw. „dense bands“ inserieren Aktinfilamente am Sarkolemm. Dies ruft während der Kontraktion Einziehungen der Zellmembran hervor. Glatte Muskelfasern können 30 – 200 µm Länge erreichen. Sie kommen beispielsweise in Eingeweiden, in der Wand von Blutgefäßen und im Auge vor.

Die Innervation der verschiedenen Muskelarten hat unterschiedliche Bedeutung

Skelettmuskulatur

Willkürliche Kontraktionen des Skelettmuskels können nur bei intakter nervöser Verbindung zum zentralen Nervensystem zustande kommen. Dazu ist der Skelettmuskel nervös versorgt. Die motorische Nervenfaser spaltet sich am Ende mehrfach auf und bildet an jedem dieser Enden eine **neuromuskuläre Endplatte.** Hier findet die synaptische Übertragung vom Motoneuron auf die Muskelfaser statt. Zur Bildung von Endplatten spaltet sich das Motoaxon auf, verliert seine Markscheide und innerviert mehrere Muskelfasern. Je Nervenendigung münden mehrere doldenförmige Endaufzweigungen in einer Endplatte (Abb. 6.**1**). Durch Faltelung des Sarkolemms wird im Bereich der Endplatte eine große Oberfläche mit hoher postsynaptischer Rezeptorendichte erreicht (s. Kap. 5). Der Neurotransmitter ist Acetylcholin. Die Aktivierung der ligandengesteuerten Ionenkanäle depolarisiert die postsynaptische Membran, es entsteht ein EPSP, das **Endplattenpotential** (s. Kap. 5), das eine Amplitude von bis zu 70 mV erreichen kann. Es aktiviert spannungsgesteuerte Na^+-Kanäle der postsynaptischen Membran und des Sarkolemms und löst so ein Muskelaktionspotential aus, das sich von der motorischen Endplatte aus über das Sarkolemm ausbreitet.

Derartige Endplatten sind nur in Skelettmuskelfasern vorhanden. Deswegen wirkt eine kompetitive Blockade der Acetylcholinrezeptoren, z. B. durch d-Tubocurarin, nur auf die Skelettmuskulatur. Die Herztätigkeit oder die

Tätigkeit der glatten Muskulatur werden dadurch nicht ausgeschaltet.

Jede Skelettmuskelfaser besitzt nur eine neuromuskuläre Endplatte. Infolge der Aufspaltung des Motoneurons versorgt aber eine Nervenfaser mehrere Muskelfasern, die dadurch zu einer **motorischen Einheit** zusammengefaßt werden. Die Anzahl der Muskelfasern in dieser kleinen Arbeitseinheit des Skelettmuskels beträgt z. B. in den Mittelohrmuskeln 3–5 Muskelfasern, in den äußeren Augenmuskeln 5–10 Muskelfasern und bis über 1000 in der Rumpfmuskulatur (s. Kap. 26, S. 634). Die Größe der motorischen Einheit ist für die Abstufbarkeit der Bewegung wichtig; je weniger Muskelfasern zu einer Einheit zusammengefaßt sind, um so feiner kann die Motorik gesteuert werden. Dabei ist zu beachten, daß die Erregung nicht von einer Skelettmuskelfaser auf eine benachbarte übergreifen kann (Multi-unit-Typ). Es gibt nämlich im Skelettmuskel, im Gegensatz zum Herzen und zur glatten Muskulatur, keine niederohmigen Verbindungen zwischen den Muskelfasern (Gap junctions, Kap. 3), über die sich die Depolarisation ausbreiten könnte.

Herzmuskulatur

Der Herzmuskel entspricht einer einzelnen motorischen Einheit **(Single-unit-Typ).** Die Erregung breitet sich über Gap junctions in den *Glanzstreifen* (Disci intercalares) auf benachbarte Muskelfasern aus und ergreift schließlich das gesamte Herz. Nerven sind daran nicht beteiligt. Die zur rhythmischen Tätigkeit des Herzens notwendigen Schrittmacherpotentiale werden im Herzen selbst gebildet (Automatie des Herzens, S. 110). Ein isoliertes Herz kann daher spontan rhythmisch tätig sein. Das vegetative Nervensystem paßt aber über die Neurotransmitter Noradrenalin und Acetylcholin die Leistung des Herzens an die Bedürfnisse des Organismus an.

Glatte Muskulatur

An der glatten Muskulatur kommen Single unit Typ und Multi-unit-Typ vor. Beim **Single-unit-Typ** sind die glatten Muskelzellen über interzelluläre Gap junctions zu größeren Funktionsgruppen zusammengefaßt. Die Erregung breitet sich von einer glatten Muskelzelle daher auch auf benachbarte Muskelzellen aus. Eine spontane Erregungsbildung durch sog. Schrittmacherpotentiale wirkt ähnlich wie am Herzen. Oft koordinieren nervöse Strukturen in Ganglienplexus den Kontraktionsablauf.

Viele verschiedene Neurotransmitter und Gewebehormone (Noradrenalin, Acetylcholin, Serotonin, Bradykinin, Histamin, Stickstoffmonoxid [NO] u. a.) beeinflussen die Tätigkeit glatter Muskeln vom Single-unit-Typ. Denervierungen rufen hier meist *keine* komplette Lähmung des Muskels hervor, da lokale Mechanismen wie Dehnung, Gewebehormone oder humorale Faktoren eine Steuerfunktion besitzen. Wir finden diesen Typ der glatten Muskulatur im Magen-Darm-Kanal, im Uterus und im Ureter.

Beim **Multi-unit-Typ** ist der Kontraktionsablauf enger an die Aktivität in den zuführenden Nerven des vegetativen Nervensystems gekoppelt: Bei akuter Denervierung wird die Funktion daher erheblich gestört. Bei chronischer Denervierung tritt in diesem Muskeltyp häufig eine Überempfindlichkeit der Zellmembran gegen die Neurotransmitter auf. Wir finden diesen Typ der glatten Muskulatur in den größeren Blutgefäßen und in den Bronchien.

6.3 Elektrophysiologische Vorbemerkungen

» Alle Muskelzellen besitzen ein Ruhemembranpotential. Muskelaktionspotentiale, die Kontraktionen einleiten, entstehen am Skelettmuskel durch einen Einstrom von Natriumionen. Daraufhin treten kurze Aktionspotentiale von wenigen Millisekunden Dauer auf. An den übrigen Muskelarten entstehen Aktionspotentiale durch Einstrom von Natrium- und/oder Calciumionen. Der Calciumeinstrom kann die Aktionspotentialdauer auf 10–300 ms verlängern. «

Die Funktionsfähigkeit einer Muskelzelle ist an das Vorhandensein des **Ruhemembranpotentials** gebunden. Die Potentialhöhe ist je nach Muskeltyp unterschiedlich hoch. Die höchsten und stabilsten Werte von etwa –90 mV können von Skelettmuskelzellen registriert werden. Am Zustandekommen des Ruhemembranpotentials des Skelettmuskels ist nicht nur ein Kaliumausstrom beteiligt, es wird auch durch eine hohe Chloridleitfähigkeit stabilisiert. Beim Herzmuskel beträgt das maximale diastolische Potential je nach Lokalisation der Muskelfaser im Herzen zwischen –90 mV (Herzventrikel) und –60 mV (Sinusknoten). Das Ruhemembranpotential glatter Muskelzellen kann Werte von –70 mV erreichen.

Das **Aktionspotential** wird im Skelettmuskel vor allem durch Erhöhung der Membranleitfähigkeit für Natriumionen hervorgerufen. Die Aktivierung des schnellen Natriumsystems ermöglicht kurzfristige Membrandepolarisationen mit einer Dauer von wenigen Millisekunden. Beim Herzmuskel wird die Membrandepolarisation zusätzlich auch durch den transmembranösen Einstrom von Calciumionen bewirkt. Die Aktivierung dieses Calciumstroms verlängert das Aktionspotential auf 250–300 ms. In glatten Muskelzellen werden die Aktionspotentiale häufig allein durch den Einstrom von Calciumionen verursacht. Die Potentialdauer ist mit 10–100 ms Dauer deutlich länger als im Skelettmuskel. Neben den Aktionspotentialen treten auch abgestufte Depolarisationen auf, die für die Regulation der Muskelkraft wichtig sind. Schließlich kann am glatten Muskel eine Kontraktion auch ohne Änderung des Membranpotentials zustande kommen.

6.4 Die Kontraktion spielt sich zwischen Myofilamenten ab

» Der Grundprozeß der Kontraktion ist in allen Muskeltypen des Warmblüters gleich. Er besteht aus einem Anlagern von Querbrücken zwischen den Aktin- und Myosinfilamenten, einer darauf folgenden Konformationsänderung der Querbrücken, durch die die Aktinfilamente teleskopartig zwischen die Myosinfilamente hereingezogen werden, und im schließlichen Lösen dieser Querbrükken (Gleitfilamenttheorie). Dieser Vorgang wiederholt sich zyklisch. Unter ATP-Verbrauch werden dadurch Verkürzungen bewirkt bzw. Kräfte entwickelt. «

Der kontraktile Apparat besteht aus Aktin- und Myosinfilamenten

Aktin und Myosin werden als **kontraktile Proteine** bezeichnet. Im quergestreiften Muskel machen diese Myofilamente etwa 50% des intrazellulären Eiweißes aus. Aktinfilamente enthalten in quergestreifter Muskulatur neben den Aktinmolekülen noch Tropomyosin und Troponin, in der glatten Muskulatur Tropomyosin, Caldesmon und Calponin. Diese zusätzlichen Proteine haben wichtige Steuerfunktionen; man bezeichnet sie daher als **Regulatorproteine.** Der Kontraktionsvorgang geht von den Myosinfilamenten aus.

Aufbau des Myosinfilaments

Myosinfilamente entstehen durch Zusammenlagerung von Myosinmolekülen (Abb. 6.**2**). Die im Polarisationsmikroskop doppelbrechenden Myosinfilamente haben einen Durchmesser von etwa 12 nm und rufen die dunklen Abschnitte der Querstreifung hervor (A-Bande; A = anisotrop). Die Länge eines Myosinfilaments beträgt in Skelett- und Herzmuskulatur 1,6 µm. In einigen (glatten) Gefäßmuskeln konnten Myosinfilamentlängen von 2,2 µm gemessen werden.

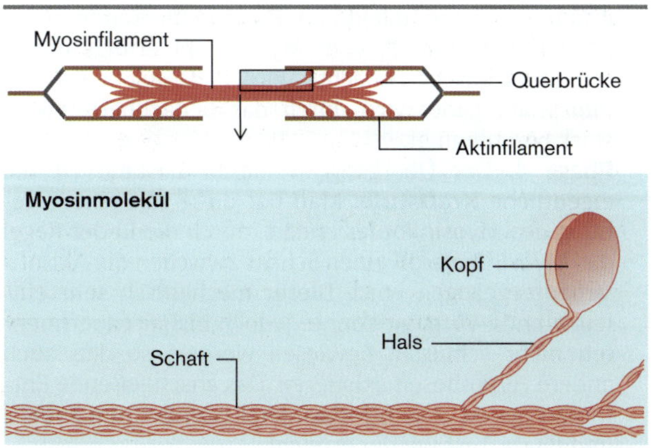

Abb. 6.**2** **Das Myosinfilament.** Schematische Darstellung des Filaments aus einzelnen, paarweise verdrillten Myosinmolekülen. Aus der Filamentachse (gebildet durch die Zusammenlagerung der Myosinschäfte) ragen die Querbrücken (gebildet aus Myosinhals und -kopf) seitlich hervor. Die Anordnung der Myosinmoleküle mit den Köpfchen in Richtung Filamentende ist schematisch im oberen Bildteil angegeben.

Das **Myosinmolekül** besteht aus zwei langgestreckten, miteinander verdrillten Eiweißmonomeren, die zum einen Ende hin in Form von zwei Köpfchen verdichtet sind. Man unterscheidet im einzelnen (Abb. 6.**2**):

- Myosinkopf (HMM S1, Länge 20 nm),
- Myosinhals (HMM S2, Länge 45 nm) und
- Myosinschaft (LMM, Länge 110 nm).

Das schwere („heavy") Meromyosin (HMM) aus Myosinkopf und -hals bildet die **Querbrücken,** die seitlich aus dem Myosinfilament herausragen und eine Verbindung zum Aktinfilament herstellen (Abb. 6.**3**). Diese Verbindung ist für den Kontraktionsvorgang wichtig (s. unten). Im Übergangsbereich von Kopf- und Halsteil liegen 20 kDa leichte Myosinketten, die vor allem für die glattmuskuläre Kontraktionssteuerung von Bedeutung sind. Die Schaftregionen (leichtes Meromyosin, LMM) von etwa 200–300 Molekülen legen sich zusammen und bilden das eigentliche Myosinfilament. Bei der quergestreiften Muskulatur weisen die Myosinköpfe jeweils zum Filamentende hin, im Mittelteil befinden sich daher nur Schaftregionen. Bei glatter Muskulatur fehlt eine derartig eindeutige Strukturierung des Filaments.

Jedes Myosinköpfchen besitzt zwei Bindungsstellen. Eine Bindungsstelle dient der Energieumwandlung, an dieser Stelle wird ATP gebunden und hydrolysiert. Hierdurch ändert sich die Affinität der zweiten Bindungsstelle, die der Bindung des Myosinkopfes an Aktin dient (Bildung von Aktomyosin). Diese Bindung ist ein wichtiger Schritt des Kontraktionsvorganges.

Aufbau des Aktinfilaments

Die Aktinfilamente (Abb. 6.**3**) sind die dünneren (Durchmesser etwa 6 nm) Myofilamente und verhalten sich im Polarisationsmikroskop einfach brechend, isotrop.

Aktinfilamente bestehen aus

- Aktin,
- Tropomyosin und
- bei quergestreifter Muskulatur dem Troponinkomplex,
- bei glatter Muskulatur Caldesmon und Calponin.

Etwa 400 kugelförmige (globuläre) **Aktinmoleküle** (G-Aktin) liegen entlang fadenförmiger Eiweißkörper, dem Tropomyosin, über Aktin-Aktin-Bindungsstellen (perlschnurartig) hintereinander und bilden F-(fibröses) Aktin. Die Struktur gleicht einer Doppelhelix. Dabei spielt eine wechselweise Aktinbindung eine wichtige Rolle, die schematisch in Abb. 6.**3** gezeigt ist. Jedes G-Aktin hat demnach Bindungsstellen für benachbarte G-Aktine, für den Myosinkopf, für Tropomyosin und, wenn vorhanden, für Troponin (Abb. 6.**5**).

Ein einzelnes fadenförmiges **Tropomyosinmolekül** erstreckt sich über 7 Aktinmoleküle; ihm liegen bei quergestreifter Muskulatur im Abstand von jeweils 40 nm kugelförmige **Troponinmoleküle** an (Abb. 6.**3**). Das Troponin besteht aus 3 Untereinheiten. Es ist in Herz- und Skelettmuskel nicht identisch, sondern zeigt Isoformen.

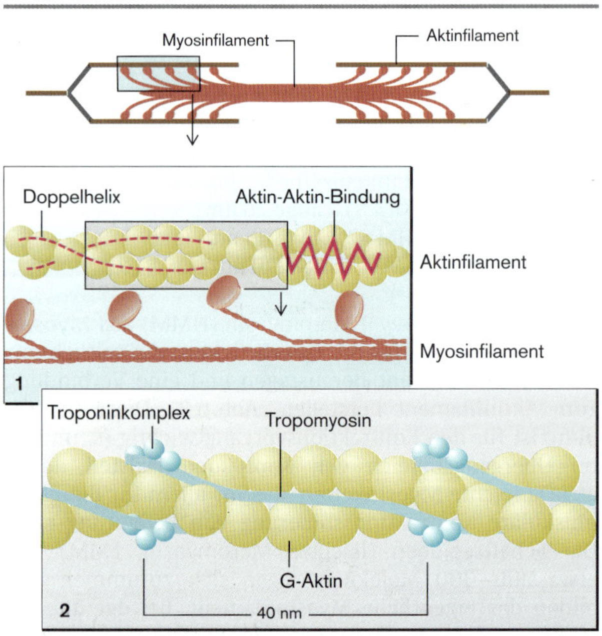

Abb. 6.**3** **Das Aktinfilament des quergestreiften Muskels.** Schematische Darstellung vom Aufbau des Filaments aus globulären Aktinmolekülen, fadenförmigen Tropomyosinmolekülen und globulären Troponinmolekülen. Die mögliche Anordnung der Aktinmoleküle (1) ist als Doppelhelix bzw. durch wechselseitige Aktin-Aktin-Bindungen dargestellt.

Das Troponin-Tropomyosin-System reguliert die Kontraktion quergestreifter Muskeln.

Dem glatten Muskel fehlt Troponin, er enthält jedoch Tropomyosin, dessen Funktion für diesen Muskeltyp noch nicht geklärt ist. Für die Regulation der Muskelkontraktion spielen beim glatten Muskel **Caldesmon** und **Calponin** eine wichtige Rolle. Caldesmon verläuft parallel zum Tropomyosinmolekül, während globuläres Calponin, ähnlich wie das Troponin im quergestreiften Muskel, in regelmäßigen Abständen auf dem Tropomyosin liegt.

Die Kontraktion beruht auf einer Wechselwirkung zwischen Aktin und Myosin

Beim Kontraktionsvorgang legt sich zunächst der Myosinkopf an das Aktinfilament an. Eine nachfolgende Konformationsänderung am Myosinkopf (Drehung) ruft eine schräggerichtete Kraft hervor, die bei fixierten Muskelenden, also nicht veränderbarer Muskellänge, nach außen abgegeben wird. Wenn die Muskelenden nicht fixiert sind, gleiten beide Myofilamente zum Spannungsausgleich aneinander vorbei, und das Aktingerüst wird teleskopartig in das Gerüst der Myosinfilamente hineingezogen (Gleitfilamenttheorie). Da die Aktinfilamente mit dem Sarkolemm verbunden sind, ruft dieser Vorgang eine Verkürzung der Muskelzelle hervor. Eine Längenänderung einzelner Myofilamente findet nicht statt. Beim quergestreiften Muskel kommt es dabei zu charakteristischen Veränderungen der Querstreifung:

- Verkürzung (Kontraktion) = Abnahme der Sarkomerenlänge,
- Verlängerung (Dehnung) = Zunahme der Sarkomerenlänge.

Eine zyklische Wechselwirkung zwischen Aktin und Myosin ermöglicht damit Muskelverkürzung und/oder Kraftentwicklung über den gleichen Grundprozeß der Kontraktion.

Der zyklische Grundprozeß der Kontraktion

Eine einzelne Anlagerung und Drehung des Myosinkopfes verschiebt die Myofilamente nur geringfügig um etwa 10–20 nm, also um 1 %. Größere Längenänderungen werden durch zyklische Wiederholung dieser Wechselwirkung zwischen Aktin und Myosin ermöglicht. Der Myosinkopf muß sich dazu zunächst vom Aktinmolekül lösen, um das Vorbeigleiten der Myofilamente nicht zu behindern. Er lagert sich dann an anderer Stelle des Aktinfilaments erneut an usw. Auf diese Weise sind beim quergestreiften Muskel Verkürzungen um 50 % und beim glatten Muskel sogar um 75 % möglich.

Der **Zyklus des elementaren Kontraktionsprozesses** kann in vier Phasen unterteilt werden (Abb. 6.**4**):

- **Phase 1.** Der Myosinkopf ist fest mit dem Aktinmolekül verbunden, es liegt **Aktomyosin** vor. Zum Lösen des Myosinkopfes ist ATP im Zytosol notwendig.
- **Phase 2.** Bindet der Myosinkopf ATP, so nimmt die Affinität seiner Bindung zu Aktin stark ab. Dadurch trennt sich der Myosinkopf vom Aktinmolekül. Der Zyklus kann aber nur weiterlaufen, wenn ATP wieder vom Myosinkopf entfernt wird. Dies erfolgt in der Muskelzelle ausschließlich durch Spaltung von ATP in ADP + P_i (ATPase-Wirkung des Myosins). Dieser Schritt hängt von der Anwesenheit von Mg^{2+} ab.
- **Phase 3.** Sind nach der ATP-Spaltung ADP und P_i am Myosinkopf gebunden, steigt die Affinität der Aktin-Myosin-Bindung wieder. Der Myosinkopf legt sich erneut am Aktinmolekül an. Die anschließende Abgabe von ADP und P_i vom Myosinkopf erfolgt unterschiedlich rasch; zunächst wird P_i abgegeben. Diese Phosphatabgabe wird durch das benachbarte Aktin stark beschleunigt.
- **Phase 4.** Der Übergang in diesen Zustand ist die eigentliche **Kraftstufe.** Man hat diese mit einer Drehung des Myosinkopfes erklärt, durch die in der Regel das Myosinmolekül einen Schritt zwischen die Aktinfilamente gezogen wird. Dieser mechanisch sehr einleuchtende Vorgang konnte jedoch bisher experimentell nicht schlüssig bewiesen werden, so daß auch andere Hypothesen existieren. Das anschließende Entfernen des ADP vom Myosinkopf beendet den Zyklus, und Phase 1 ist wieder erreicht.

Fehlt nach dem Wiedererreichen der Phase 1 ATP im Zytosol, so verharrt der Myosinkopf in dieser Stellung. Dies ist bei der **Totenstarre** (Rigor mortis) der Fall. Totenstarre tritt in Folge von ATP-Mangel ein, und zwar in denjenigen Muskelpartien, die im Moment des Todes aktiv waren (Herzmuskulatur, Nackenmuskulatur), früher. Bei hoher Außentemperatur wird ihr Eintritt be-

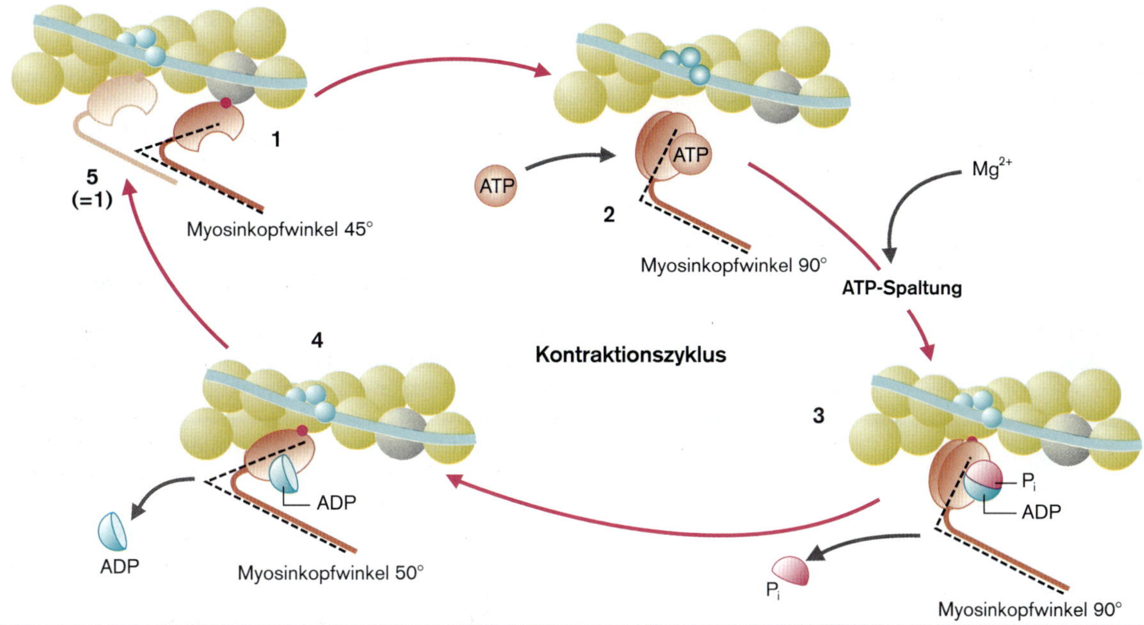

Abb. 6.**4** **Der elementare Kontraktionszyklus.** Schematischer Ablauf der zyklischen Anlagerung des Myosinkopfes an das Aktinfilament (s. Text). Die Kraftentwicklung der Querbrücke ist durch ein Abknicken des Myosinkopfes dargestellt. Dadurch werden die Aktinfilamente einen Schritt zwischen die Myosinfilamente gezogen, ein Vorgang, der sich zyklisch wiederholt (vgl. Abb. 6.**1**). Die Kraftstufe des Zyklus ist der Übergang von Phase 3 in Phase 4 bzw. in Phase 1. Die ATP-Spaltung (Energieverbrauch) findet beim Übergang von Phase 2 in Phase 3 statt.

schleunigt. Die Krafterzeugung im Rigor-Zustand benötigt keine Zufuhr von chemischer Energie. Die Totenstarre löst sich erst durch die eintretende Autolyse.

Die ATP-Spaltung (Übergang von Phase 2 in Phase 3 in Abb. 6.**4**) ist nicht mit der eigentlichen Kraftstufe des kontraktilen Apparates (Übergang Phase 3 in Phase 4) identisch. Für das Durchlaufen eines Zyklus wird pro Querbrükke 1 Molekül ATP benötigt. Je mehr Querbrücken gleichzeitig tätig sind, und je rascher dieser Querbrückenzyklus durchlaufen wird, um so höher ist der ATP-Verbrauch des Muskels; gesteigerte Kraftentwicklung und zunehmende Kontraktionsgeschwindigkeit erhöhen den Energieumsatz des Muskels. Ähnliche Mechanismen, wie sie bei der Muskelkontraktion vorkommen, besorgen übrigens auch den schnellen axonalen Transport in Nervenzellen (S. 533).

Starten des Kontraktionsvorgangs durch Deblockade von Bindungsstellen

›› Die Anlagerungsstellen des Myosinkopfes am Aktinmolekül sind am ruhenden Muskel durch Regulatorproteine blockiert. Calciumionen im Sarkoplasma führen zu einer Freigabe, die Kontraktion kann ablaufen. In diesem Mechanismus der Deblockade gibt es grundsätzliche Unterschiede zwischen quergestreifter und glatter Muskulatur. ‹‹

Im ruhenden Muskel ist bei niedriger Calciumionenkonzentration im Sarkoplasma (unterhalb 10^{-7} mol/l) der Myosinkopf mit den ATP-Hydrolyseprodukten ADP + P_i beladen. Die Bindungsstellen des Aktins für den Myosinkopf sind durch Proteine blockiert. Daher kann zunächst kein Aktomyosin gebildet werden, wie dies sonst in Phase 3 geschieht, und der Kontraktionszyklus ist an dieser Stelle gestoppt. Für den weiteren Ablauf des Kontraktionszyklus ist eine **Deblockade** dieser Aktinbindungsstellen nötig, die durch einen Anstieg der sarkoplasmatischen Calciumkonzentration hervorgerufen wird. Die Mechanismen der Deblockade sind aber in den verschiedenen Muskelarten unterschiedlich.

Im quergestreiften Muskel blockiert Tropomyosin

Nach Anstieg der Calciumionenkonzentration im Sarkoplasma auf Werte über 10^{-7} mol/l Calcium (Abb. 6.**5**)
- werden bis zu 4 Calciumionen an **Troponin** gebunden. Die kugelförmigen Troponinmoleküle liegen im Abstand von 40 nm auf dem fadenförmigen **Tropomyosin** (Abb. 6.**3**).
- Zwischen Troponin einerseits und dem Aktinmolekül bzw. dem Tropomyosin andererseits lösen sich Verbindungen.
- Dadurch wird der Tropomyosinfaden mehr zur Mittelachse des Aktinfilaments verlagert, und
- am Aktinmolekül werden die Bindungsstellen für den Myosinkopf freigegeben (Deblockade).
- Die zyklische Aktin-Myosin-Wechselwirkung beginnt.

Mit Ende der Kontraktionsaktivierung
- hört die Calciumfreisetzung auf, und
- Ionenpumpen senken die sarkoplasmatische Calciumionenkonzentration (S. 96).

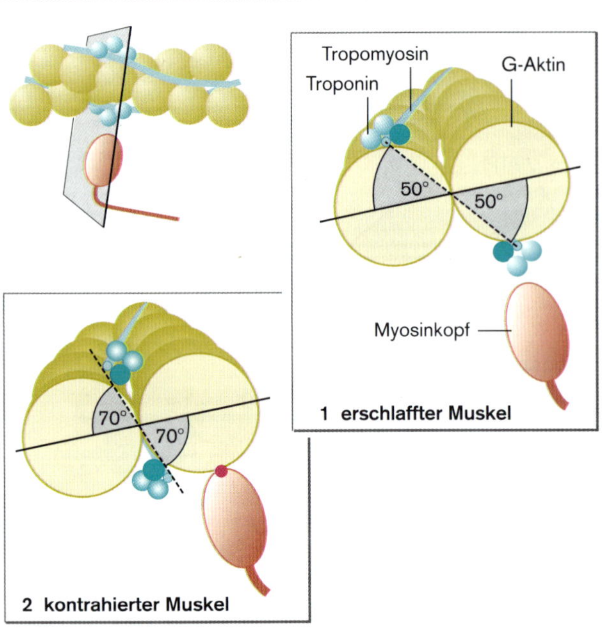

Abb. 6.**5** **Aktivierung des kontraktilen Apparates im quergestreiften Muskel.** Anordnung von Tropomyosin, Troponin und Aktin im erschlafften Muskel und während der Kontraktion. Deblockade der Bindungsstelle am Aktinmolekül durch Lösen der Verbindungen zwischen Troponin, Aktin und Tropomyosin sowie durch Verlagerung des Tropomyosinfadens zwischen die Aktinketten (Vergrößerung des Winkels von 50° auf 70°). Anlagerung des Myosinkopfes.

- Troponin gibt das gebundene Calcium frei,
- Tropomyosin nimmt wieder seine blockierende Stellung ein,
- der Myosinkopf kann nicht mehr am Aktinmolekül anlagern, und damit ist
- der Zyklus der Aktin-Myosin-Wechselwirkung unterbrochen,
- die Kraftentwicklung hört auf, und
- der Muskel erschlafft.

Im glatten Muskel blockiert Caldesmon

In der glatten Muskulatur sind Veränderungen an *beiden* Myofilamenten Voraussetzung für das Zustandekommen der Aktin-Myosin-Wechselwirkung und damit der Kontraktion (Abb. 6.**6**).

1. Veränderungen am Aktinfilament. Das dünne Aktinfilament ist bei niedriger Calciumionenkonzentration (unter 10^{-7} mol/l) mit einem Eiweiß **(Caldesmon)** bedeckt. Ein Caldesmonmolekül erstreckt sich wahrscheinlich über 12 Aktinmonomere und blockiert die Bindungsstellen des Aktins für den Myosinkopf. Die ins Sarkoplasma freigesetzten Calciumionen bilden mit **Calmodulin** einen Komplex. Dieser Calcium-Calmodulin-Komplex
- wird an Caldesmon gebunden und
- aktiviert eine Proteinkinase, die eine Phosphatgruppe vom ATP zum Caldesmon transferiert (Phosphorylierung von Caldesmon).

Diese Reaktionen entfernen Caldesmon vom Aktinfilament und geben die Bindungsstellen am Aktinmolekül zur Anlagerung des Myosinkopfes frei **(Deblockade)**. Caldesmon hat demnach eine dem Tropomyosin des

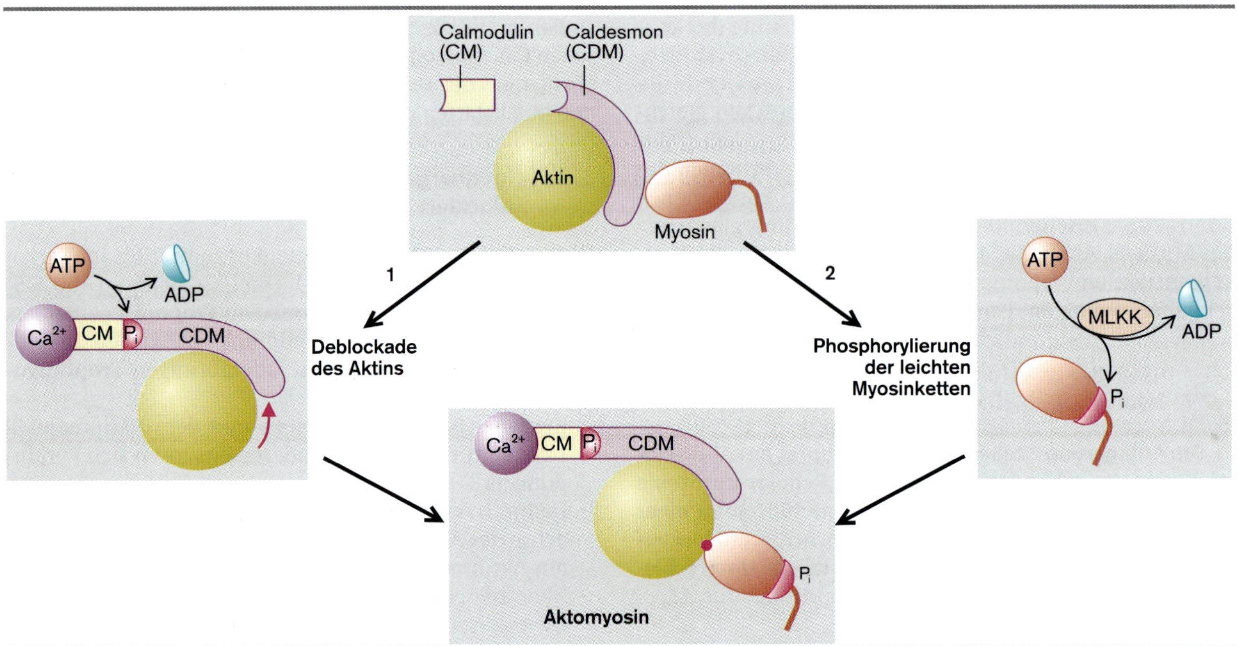

Abb. 6.**6** **Aktivierung des kontraktilen Apparates im glatten Muskel.** Aktin und Myosin müssen für den Kontraktionsvorgang verfügbar gemacht werden: Deblockade des Aktinmoleküls durch Phosphorylierung (P_i) und Anbinden eines Calcium-Calmodulin-Komplexes an Caldesmon (**1**). Phosphorylierung der leichten Ketten des Myosins. MLKK = Myosinleichtkettenkinase (**2**).

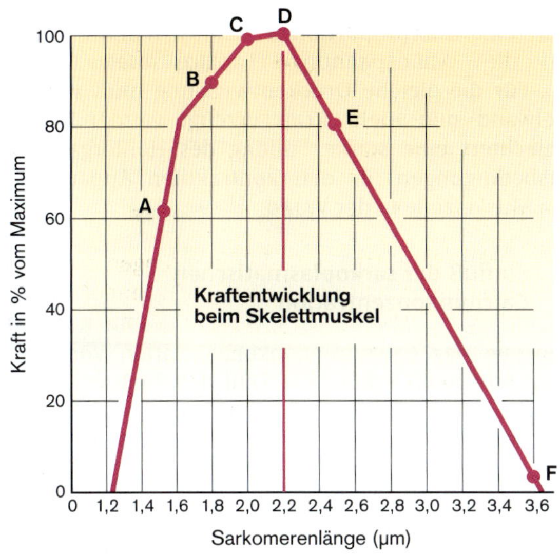

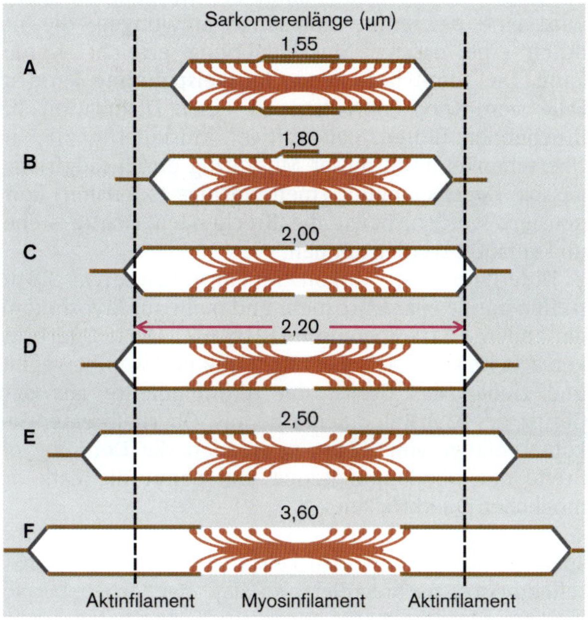

Abb. 6.**7** **Muskeldehnung und Kraftentwicklung.** Beziehung zwischen Sarkomerenlänge und Kraftentwicklung beim Skelettmuskel. Maximalkraft bei optimaler Aktin-Myosin-Überlappung. Die Stellungen der Aktin- und Myosinfilamente zueinander sind für mehrere Sarkomerenlängen im rechten Bildteil schematisch dargestellt.

quergestreiften Muskels ähnliche blockierende Funktion. Zusätzlich verhindert Calponin das Anlagern des Myosinkopfes. Diese hemmende Wirkung wird bei der Kontraktionsaktivierung durch Calponin-Phosphorylierung aufgehoben.

2. Veränderungen am Myosinfilament. Der zyklische Ablauf zwischen Aktin und Myosin kann im glatten Muskel nur erfolgen, wenn eine calciumabhängige Proteinkinase bestimmte Abschnitte des Myosinkopfes, die 20 kDa leichten Ketten, phosphoryliert (Aktivierung der **Myosinleichtkettenkinase** durch Ca^{2+}-Calmodulin). Sinkt die intrazelluläre Calciumionenkonzentration wieder ab, so vermindert sich die Aktivität dieser Proteinkinase, und die leichten Ketten des Myosins werden durch Phosphatasen dephosphoryliert, die Aktin-Myosin-Wechselwirkung hört auf.

Damit bestehen charakteristische Unterschiede in den Mechanismen, die in quergestreifter und glatter Muskulatur bei einem Anstieg der sarkoplasmatischen Calciumkonzentration den kontraktilen Apparat starten: Beim quergestreiften Muskel bewirkt die Calciumanlagerung an das Troponin Konformationsänderungen zwischen den Proteinen, beim glatten Muskel aktiviert der Calcium/Calmodulin-Komplex Proteinkinasen und phosphoryliert Proteine. Die zyklische Aktin-Myosin-Wechselwirkung ist aber in allen Muskelarten grundsätzlich gleich.

Die Steuerung der Kraftentwicklung

›› Dehnung des Muskels verschiebt die Stellung der Myofilamente zueinander und ändert dadurch den Bereich der Aktin/Myosinüberlappung. Dies beeinflußt die Kraftentwicklung. Die Kraftamplitude wird außerdem noch über die Höhe der sarkoplasmatischen Calciumkonzentration gesteuert, wobei in einigen Muskelfasern zusätzlich die Calciumempfindlichkeit der Myofilamente dehnungsabhängig ist. ‹‹

Die Kontraktionskraft eines Muskels wird durch die Zahl der Myosinköpfe bestimmt, die am Aktinfilament angelagert und abgeknickt sind (Stufe 1 in Abb. 6.**4**). Dabei erzeugen 1 Milliarde aktiver Querbrücken die Kraft von 1 mN. Bezogen auf den Querschnitt erreichen quergestreifte und glatte Muskeln der Vertebraten etwa gleich große Maximalkräfte von $1{,}5-3\cdot10^4\,N/m^2$. Die Zahl der am Kontraktionsprozeß beteiligten Querbrücken hängt ab von

- der Ruhedehnung (preload) des Muskels und von
- der sarkoplasmatischen Calciumionenkonzentration (S. 88).

Einfluß der Ruhedehnung

Wechselwirkungen zwischen den Myofilamenten können nur dort stattfinden, wo sich Aktin und Myosin gegenüberliegen. Abb. 6.**7** zeigt, wie Dehnung die Sarkomerenlänge und damit die Stellung der Myofilamente zueinander beeinflußt. Da die Breite der Überlappungszone die Zahl der verfügbaren Querbrücken verändert, gibt es einen optimalen Dehnungsbereich mit einer maximalen Anzahl von verfügbaren Aktin-Myosin-Bindungsstellen. Dieser Dehnungszustand entspricht bei quergestreifter Muskulatur einheitlich einer Sarkomerenlänge zwischen 2,0 und 2,2 µm.

Bei der **Skelettmuskulatur** ist dieser Dehnungszustand gleichzeitig auch der Arbeitsbereich in situ. Durch die vorgegebenen Ansatzpunkte der Muskeln am Skelett wird eine bestimmte Ruhelänge erzwungen, die nur durch eine passive Muskeldehnung erreicht werden kann. Die somit bestehende Muskelspannung kann im Falle von Knochenbrüchen zu einer Dislokation der Bruchenden führen. Bei kräftiger Muskulatur, z.B. am Oberschenkel, muß dieser Muskelzug durch langfristige passive Gegenspannung (mehrwöchige Extension) kompensiert werden, bevor die Bruchenden richtig stehen und versorgt werden können.

Unterhalb einer Sarkomerenlänge von etwa 1,8 µm treffen dünne Filamente mehr und mehr auf Myosinköpfe der anderen Sarkomerenseite (Abb. 6.**7**). Diese Querbrükken arbeiten mit „falscher" Richtung und Kopfbewegung und ziehen das Gerüst der Aktinfilamente aus dem Gerüst der Myosinfilamente heraus. Oberhalb einer Sarkomerenlänge von 2,2 µm vermindert die Dehnung die Breite der Überlappungszone und damit die Zahl der möglichen Querbrücken.

In situ wird die Skelettmuskellänge zusätzlich über spezielle Rezeptoren (Muskelspindel, Kap. 26, S. 636 f.) reflektorisch nachreguliert, so daß der Arbeitsbereich hier nur über etwa 10% der in-situ-Länge passiv verändert werden kann.

Will man Skelett-, Herz- und glatten Muskel in dieser Hinsicht miteinander vergleichen, kann dies nicht über die Sarkomerenlänge erfolgen. Die Muskellänge wird daher in relativen Werten angegeben: Man wählt jeweils die Muskellänge bei maximaler Kraftentwicklung als Bezugswert für alle anderen Längen (l_0 in Abb. 6.**8**).

Der Vergleich zeigt: Beim **Herzmuskel** beeinflussen Längenänderungen die Kraftentwicklung stärker als beim Skelettmuskel. Neben einer Variation der Breite der Überlappungszone zwischen den Aktin- und Myosinfilamenten ändert die Dehnung auch die Calciumempfindlichkeit der kontraktilen Proteine. Deshalb nimmt im Myokard die Kraftentwicklung bei Dehnung zunächst überproportional zu. Dies wird im Frank-Starling-Mechanismus zur Anpassung der Förderleistung beider Herzhälften biologisch genutzt (Kap. 7, S. 128 ff.). Der physiologische Arbeitsbereich liegt beim Herzmuskel im ansteigenden Teil der Optimumkurve.

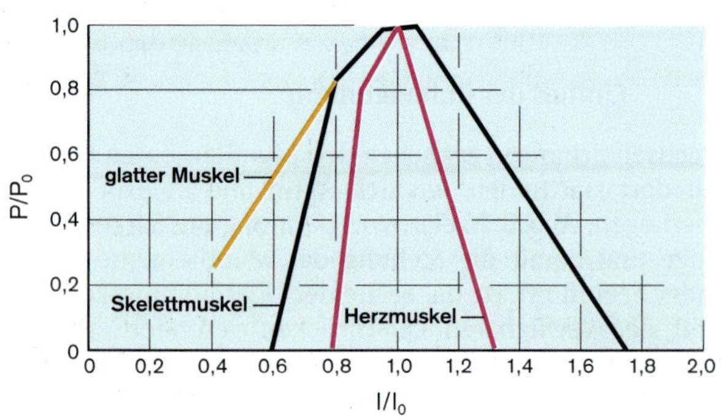

Abb. 6.**8** **Dehnungseinfluß auf die Kraftentwicklung in den drei Muskelarten.** Normierung der Koordinaten: l_0 ist die Muskellänge bei maximaler Kraftentwicklung P_0.

Auch beim **glatten Muskel** liegt der Arbeitsbereich in situ meist im ansteigenden Teil der Kurve. In der Wand von Hohlorganen verbessert eine zunehmende Wanddehnung zunächst die Arbeitsbedingungen der glatten Muskulatur; eine überproportionale Radiuszunahme erhöht jedoch die Wandspannung (Laplace-Gesetz, Kap. 7, S. 132). Für die gleiche Druckentwicklung muß von der Muskelwand nun mehr Kraft erzeugt werden. Daher verschlechtert eine starke Füllung des Hohlorgans die Arbeitsbedingungen für den kontraktilen Apparat der glatten Muskelzelle in der Wand.

Einfluß der sarkoplasmatischen Calciumkonzentration

Ein Anstieg der Calciumionenkonzentration von etwa 10^{-7} auf 10^{-6} mol/l erhöht die Zahl der Bindungsstellen zwischen Aktin und Myosin (Rekrutierung von Interaktionsorten). Damit wird bei gleicher Dehnung vermehrt Kraft entwickelt. Der Organismus nutzt dieses regulatorische Prinzip in allen Muskeln aus:

- Beim **Skelettmuskel** steigt die intrazelluläre Calciumionenkonzentration mit der Frequenz der Aktionspotentiale an. Oberhalb von 20 Aktionspotentialen/s spielt dies für die sog. tetanische Kontraktion eine Rolle (S. 97).
- Beim **Herzmuskel** wird während des Aktionspotentials der Einstrom von Calciumionen über die Zellmembran durch die Neurotransmitter des vegetativen Nervensystems zusätzlich beeinflußt (S. 94 f.).
- Beim **glatten Muskel** wird der transmembranöse Calciumeinstrom über Aktionspotentiale, durch graduelle Membrandepolarisationen oder über Neurotransmitter bzw. Gewebehormone reguliert (S. 95 f.).

Auch die Kontraktionsgeschwindigkeit kann gesteuert werden

›› Die Kontraktionsgeschwindigkeit eines Muskels hängt davon ab, wie schnell die sarkoplasmatische Calciumkonzentration ansteigt. Außerdem spielt die Reaktionsgeschwindigkeit des kontraktilen Apparates eine Rolle und wie starr die Myofilamente nach außen angekoppelt sind. ‹‹

Die Kontraktionsgeschwindigkeit eines Muskels hängt ab

- von der Änderungsgeschwindigkeit der sarkoplasmatischen Calciumionenkonzentration,
- von der passiven Vordehnung des Muskels,
- von der Geschwindigkeit der Myosinkopfbewegung.

Calciumionen werden innerhalb der Muskelfaser in bestimmten Strukturen gespeichert (S. 93). Dies verkürzt die Diffusionswege vom Ort der Calciumfreisetzung zum Wirkort an den Myofilamenten und ermöglicht rasche Konzentrationsänderungen im Sarkoplasma. Muskeln mit einer kurzen Zuckungsdauer (z. B. Skelettmuskeln) verfügen über

- ein gut ausgebildetes System von intrazellulären Calciumspeichern und
- eine hohe Geschwindigkeit der Myosinkopfbewegung (kurzer Aktin-Myosin-Zyklus, hohe ATPase-Aktivität).

Die Beziehung zwischen Kraft und Kontraktionsgeschwindigkeit ist hyperbolisch

Mit zunehmender Last nimmt die Kontraktionsgeschwindigkeit eines Muskels ab (Abb. 6.**9**). Dies ist jedem Sportler bekannt: Rasche Bewegungen können nur von einem unbelasteten Muskel ausgeführt werden (z.B. Verlangsamung beim Kugelstoßen). Die Beziehung zwischen Kraft und Kontraktionsgeschwindigkeit ist hyperbolisch. Von besonderem Interesse ist der Schnittpunkt dieser **Kraft-Geschwindigkeits-Kurve** mit den Koordinaten (Abszisse: Kraft; Ordinate: Verkürzungsgeschwindigkeit).

Der Hyperbelschnittpunkt mit der **Abszisse** (Abb. 6.**9 A**) entspricht dem Kraftmaximum unter diesen Bedingungen und ist ein Maß für die Zahl der am Kontraktionsprozeß beteiligten Querbrücken zwischen beiden Myofilamenten. Dieser Wert P_0 steigt infolge der Rekrutierung von Querbrücken bei einer Zunahme der

- Breite der Aktin-Myosin-Überlappung (Dehnung),
- sarkoplasmatischen Calciumionenkonzentration,
- Calciumempfindlichkeit der kontraktilen Proteine.

Ändert sich nur die Anzahl der tätigen Querbrücken, so verschiebt sich der Koordinatenschnittpunkt auf der Abszisse ohne Verlagerung des Kurvenschnittpunktes auf der Ordinate, d.h., die Kontraktionsgeschwindigkeit ändert sich nicht (Abb. 6.**9 A**). Die einzelne Querbrücke arbeitet unverändert (Rekrutierung). Anders ist es, wenn z.B. am Herzen über die Wirkung von Noradrenalin eine positiv inotrope Wirkung ausgelöst wird. Hierbei nimmt auch die Kontraktionsgeschwindigkeit zu. Das Mechanogramm des Muskels ändert sich typisch, wie Abb. 6.**10** zeigt.

Eine passive Belastung kann die aktiv entwickelte Maximalkraft P_0 des kontrahierten Muskels überschreiten. Dies ist z.B. beim Abbremsen von Bewegungen oder beim Abfangen des Körpers nach einem Sprung der Fall. Dann wird der kontrahierte Muskel gedehnt, es treten „negative Verkürzungsgeschwindigkeiten" auf (Abb. 6.**9 B**), deren Größe von der Last abhängt: Je stärker die Last wird, um so rascher erfolgt die passive Muskelverlängerung.

Der Hyperbelschnittpunkt mit der **Ordinate** (Abb. 6.**9 A**) ist ein Maß für die Geschwindigkeit der Querbrükkenbewegung, also für die Geschwindigkeit des elementaren Kontraktionsprozesses. Der Wert muß meist durch Extrapolation bestimmt werden, da eine Geschwindigkeit V_{max} bei „lastfreier Verkürzung" praktisch nicht meßbar ist. Man stellt sich vor, daß sich mit dieser fiktiven lastfreien Geschwindigkeit V_{max} die Myofilamente ohne äußere (Gewicht) oder innere (Reibung) Last gegeneinander bewegen. V_{max} hängt somit nur von der Geschwindigkeit der Myosinkopfbewegung ab. Änderungen dieser Größe verschieben den Kurvenschnittpunkt V_{max} auf der Ordinate. Man bezeichnet dies als eine Änderung der **Kontraktilität** des Muskels; V_{max} wird auch als Kontraktilitätsparameter bezeichnet.

Der Begriff der Kontraktilität geht damit über die einfache Beschreibung einer Zunahme der Kraftentwicklung hinaus und bezieht den Parameter Zeit in die Betrachtung ein. Kontraktilitätsänderungen beschreiben einen geänderten Ablauf der Aktin-Myosin-Wechselwirkung. Die Zuckungskurve eines Muskels verläuft anders als bei einer alleinigen Rekrutierung von Querbrücken (Abb. 6.**10**).

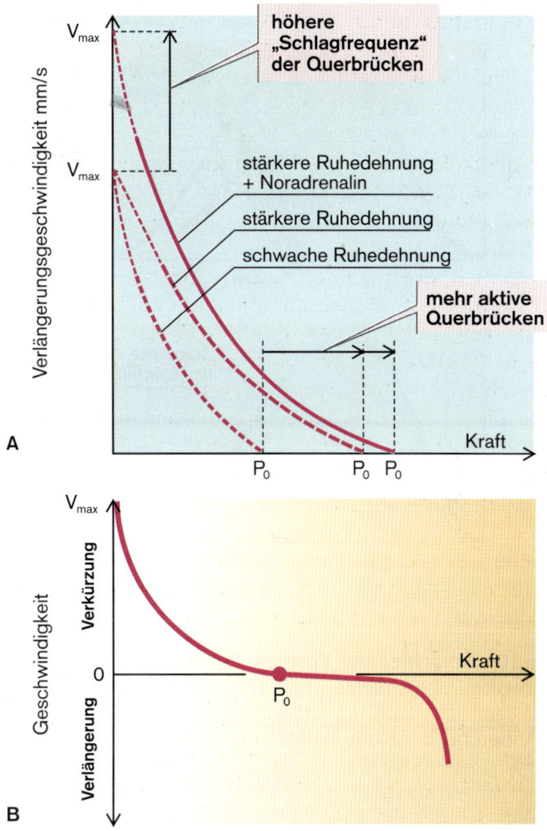

Abb. 6.**9** **Die Kontraktionsgeschwindigkeit des Muskels ist lastabhängig. A** Beziehung zwischen Kraftentwicklung (Abszisse) und Verkürzungsgeschwindigkeit (Ordinate) eines Muskels, hier am Beispiel des Myokards. P_0 ist der Schnittpunkt der Hyperbel mit der Abszisse. V_{max} entspricht der Verkürzungsgeschwindigkeit eines unbelasteten Muskels und ist der Schnittpunkt mit der Ordinate. Dargestellt ist die Kurvenverlagerung bei unterschiedlicher Ruhedehnung und bei Kontraktilitätssteigerung durch Noradrenalin am Herzmuskel (positive Inotropie). **B** Geschwindigkeiten der Muskelverkürzung und -verlängerung, wenn die Last kleiner oder größer als P_0 ist.

Die Kinetik der Aktin-Myosin-Wechselwirkung ist für die Kontraktionsgeschwindigkeit wichtig

Beim **Skelettmuskel** benötigt die zyklische Aktin-Myosin-Wechselwirkung für das Durchlaufen eines Zyklus 20–200 ms. Sie ist im Gegensatz zu Herz- und glatter Muskulatur bei kurzfristigen Leistungsanpassungen nicht veränderbar. Es lassen sich innerhalb eines Muskels aber raschzuckende (F-Fasern – „fast twitch") und langsamzuckende (S-Fasern – „slow twitch") Muskelfasern unterscheiden (s. Kap. 19, S. 511, und Kap. 26, S. 637).

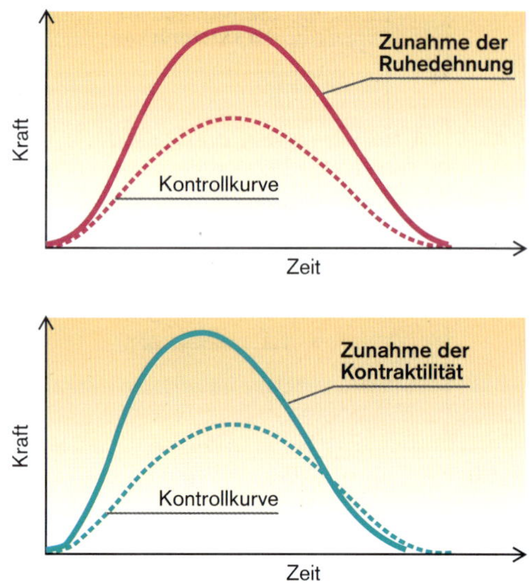

Abb. 6.**10** **Verschiedene Formen der Kraftzunahme beim Herzmuskel.** Übereinanderprojizierte Kontraktionen eines isolierten Papillarmuskels bei Änderung der Ruhedehnung (oben) und Änderung der Kontraktilität durch Noradrenalin (unten, nach 9).

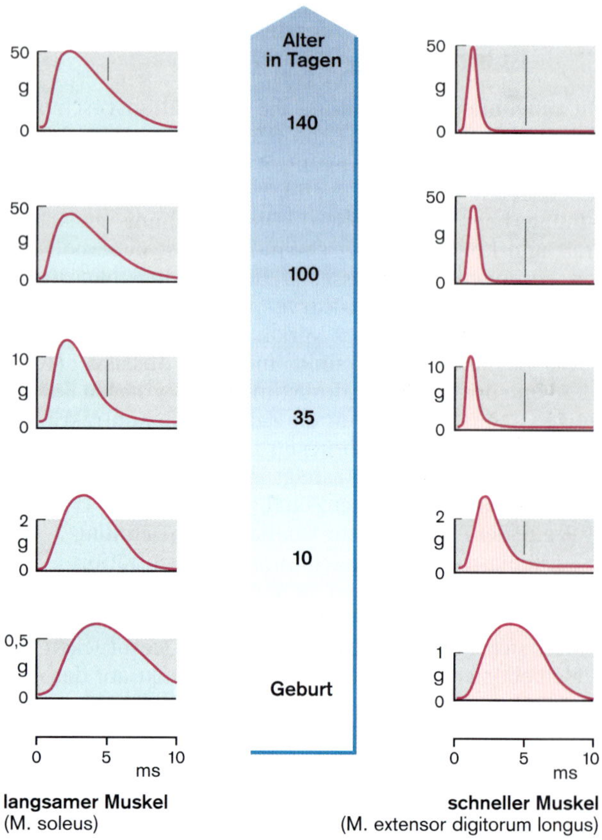

Abb. 6.**11** **Die Differenzierung zwischen schnellen und langsamen Muskelfasern ist altersabhängig.** Der zeitliche Ablauf einer Kontraktion des M. extensor digitorum longus (rechts) und des M. soleus (links) von verschieden alten Tieren (Ratte). Unmittelbar nach der Geburt ist die Zuckungsdauer etwa gleich lang. Die Differenzierung in schnelle (rechts) und langsame Muskeln (links) erfolgt mit zunehmendem Lebensalter (nach 4).

- **Langsame Muskelfasern** (Abb. 6.**11**) sind reich an Myoglobin („rote" Muskeln); sie sind dort zahlreich, wo Haltefunktionen erforderlich sind. Langsame Muskelfasern bauen die Nährstoffe vor allem aerob ab und ermüden nicht so schnell. Sie besitzen ein dichtes Kapillarnetz und sind empfindlich gegen Sauerstoffmangel.
- **Schnelle Muskelfasern** haben deutlich weniger Myoglobin und gewinnen ihre Energie vorwiegend durch Glykolyse. Histochemisch lassen sie sich über ihre hohe ATPase-Aktivität nachweisen.

In einem Skelettmuskel finden sich meist beide Fasertypen, jedoch mit unterschiedlichem Anteil: Bei „weißen" Muskeln (z. B. M. gastrocnemius) überwiegen die schnellzuckenden Fasern, bei „roten" Muskeln (z. B. M. soleus) die langsamzuckenden (Myoglobinreichtum). Das Impulsmuster in den Motoneuronen prägt den Fasertyp; hochfrequente Aktionspotentiale steigern den Anteil an schnellen Fasern im Muskel. Eine motorische Einheit besitzt einen weitgehend einheitlichen Fasertyp, da alle Muskelfasern das gleiche Impulsmuster bekommen.

Das Grundmuster der Verteilung von F- und S-Fasern ist zwar genetisch festgelegt, die Aufspaltung erfolgt aber erst nach der Geburt (Abb. 6.**11**). Entsprechendes Muskeltraining („Schnellkrafttraining") fördert die ererbten Anlagen deutlich. Sprintertalente können durch Muskelbiopsie frühzeitig erkannt und gezielt trainiert werden.

Beim **Herzmuskel** steigern innerhalb kürzester Zeit Neurotransmitter sowohl die Kraftentwicklung als auch die Geschwindigkeit des Aktin-Myosin-Zyklus. Diese **Kontraktilitätsänderungen** (Abb. 6.**10**) sind für den Kardiologen von großem Interesse. Sie lassen sich z. B. mit der intraventrikulären Druckanstiegsgeschwindigkeit über einen Katheter im Herzen des Menschen bestimmen (Kontraktilitätsindices des Herzens, Kap. 7, S. 128).

Beim **glatten Muskel** wird der Aktin-Myosin-Zyklus zu Beginn einer tonischen Kontraktion zunächst rasch durchlaufen und ermöglicht dadurch einen schnellen Kraftaufbau mit relativ hoher Kontraktionsgeschwindigkeit. Im weiteren Verlauf einer langanhaltenden Kontraktion sinkt die Zyklusgeschwindigkeit wieder ab. In dieser Phase nimmt auch die Phosphorylierung der leichten Ketten des Myosins ab (S. 86 f. und Abb. 6.**6**). Da die Zyklusgeschwindigkeit mit dem ATP-Umsatz korreliert (S. 85), wird die Arbeitsökonomie des glatten Muskels bei langanhaltenden Kontraktionen verbessert: Für eine vergleichbare Kraftentwicklung benötigt der glatte Muskel nur etwa 1 % der vom Skelettmuskel umgesetzten ATP-Menge.

6.5 Eine Kontraktion benötigt Calcium im Sarkoplasma

❯❯ Jede Muskelkontraktion benötigt intrazelluläres Calcium; die Kontraktionskraft nimmt mit steigender intrazellulärer Calciumkonzentration zu. Daher beginnt jede Muskelaktivierung mit der Freisetzung von Calciumionen in das Sarkoplasma. Diese Ionen stammen aus intrazellulären Speichern (z. B. dem sarkoplasmatischen Retikulum) oder gelangen transmembranös aus dem Extrazellulärraum in die Muskelzelle. Letzteres spielt insbesondere beim Herzmuskel und der glatten Muskulatur eine Rolle. Der transmembranöse Calciumeinstrom erfolgt entweder durch eine Aktivierung spannungsgesteuerter Calciumkanäle (elektromechanische Koppelung) oder durch eine Aktivierung rezeptorgesteuerter Calciumkanäle. Die Calciumkanäle am Herzmuskel und in der glatten Muskulatur können darüber hinaus durch Medikamente beeinflußt werden, die die Calciumverfügbarkeit potenzieren oder hemmen. Der Arzt nutzt dies z. B. bei der Behandlung von Herz- und Kreislaufkrankheiten. Zur Beendigung einer Muskelkontraktion müssen die Calciumionen wieder zurück in die intrazellulären Speicher oder über das Sarkolemm nach außen gepumpt werden. ❮❮

Calciumionenkonzentration und Kontraktion

In allen Muskeln des Warmblüters steuern Calciumionen im Sarkoplasma die Kontraktion (S. 88 f.). Diese Funktion von Calcium kann unter physiologischen Bedingungen durch kein anderes Ion ersetzt werden. Im ruhenden Muskel liegt die **sarkoplasmatische Calciumionenkonzentration** in der Umgebung der Myofilamente unter 10^{-7} mol/l; im sarkoplasmatischen Retikulum und in der extrazellulären Flüssigkeit sind die Konzentrationen um mehr als 3 Zehnerpotenzen höher. Diese großen Konzentrationsunterschiede werden durch äußerst wirksame Ionenpumpen erzeugt.

Die sarkoplasmatische Calciumkonzentration läßt sich in der **intakten Muskelfaser** fortlaufend messen. Hierzu wird ein Calciumindikator (z. B. Äquorin aus Leuchtquallen) in das Sarkoplasma eingeschleust. Durch Biolumineszenz des Äquorins emittiert die Zelle ein Lichtsignal, dessen Intensität von der Konzentration der Calciumionen abhängt (Abb. 6.**12**).

Detergenzien oder Glycerin machen das Sarkolemm einer Muskelfaser so weit durchlässig, daß sich intra- und extrazelluläre Flüssigkeiten austauschen. In diesen „gehäuteten" Muskelpräparaten lassen sich dann leicht definierte Konzentrationen von Calciumionen in den Bereich der Myofilamente bringen.

Konzentrations-Effektkurven ergaben für alle Muskeltypen übereinstimmend eine Abhängigkeit der Kraftentwicklung von der intrazellulären Calciumionenkonzentration im Bereich zwischen 10^{-7} und 10^{-6} mol/l (Abb. 6.**13**). Derartige Konzentrationen werden im Sarkoplasma auch tatsächlich erreicht. In Herz- und glatter Muskulatur wird darüber hinaus durch Dehnung der Myofilamente deren **Calciumempfindlichkeit** gesteigert. Zusätzlich ist im glatten Muskel die Kontraktion vom Calmodulingehalt abhängig.

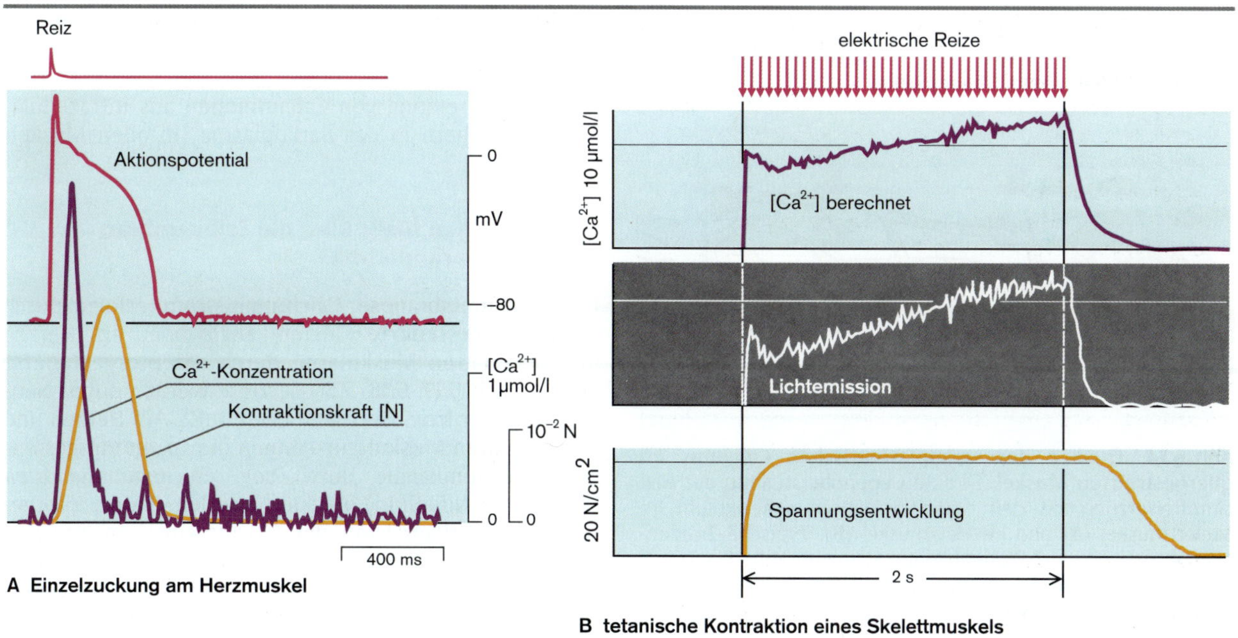

Abb. 6.**12** **Elektromechanische Koppelung, Zeitverläufe der Calciumkonzentration und der Kraftentwicklung.** Zur Messung der zytosolischen Ca^{2+}-Konzentration wurde das lichtemittierende Indikatorprotein Äquorin in einzelne Muskelfasern injiziert. Die emittierten Photonen sind proportional zur Ca^{2+}-Konzentration. **A** Einzelzuckung an einem isolierten Papillarmuskel. Die Ca^{2+}-Konzentration nimmt während der Plateauphase des Aktionspotentials steil zu. Die Kontraktionskraft erreicht erst später ihr Maximum, weil der kontraktile Apparat erst nach einer Latenzzeit reagiert (nach 17, verändert). **B** Tetanische Kontraktion an Skelettmuskelfasern (nach 10).

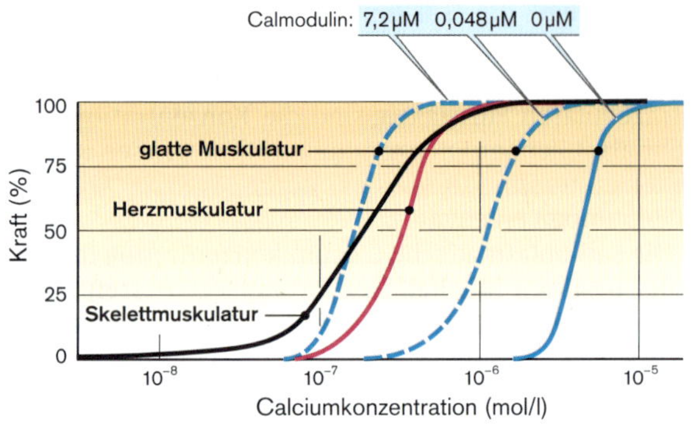

Abb. 6.**13** **Calciumabhängigkeit der Kraftentwicklung.** Calciumkonzentrations-Effektkurven für Skelettmuskel (Froschmuskel, beladen mit Äquorin), Herzmuskel („gehäutetes" Präparat) und glatten Muskel („gehäutetes" Präparat der Taenia coli des Meerschweinchens). Änderung der Calciumempfindlichkeit der Myofilamente des glatten Muskels durch Zusatz von Calmodulin (nach 19).

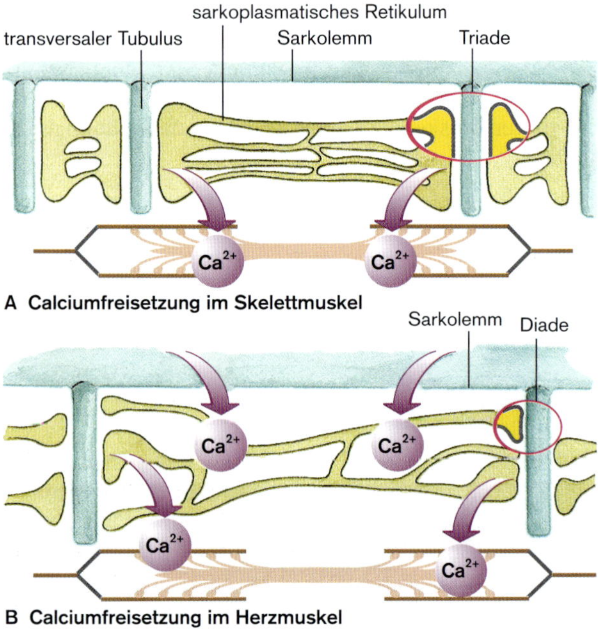

Abb. 6.**14** **Quellen des sarkoplasmatischen Calciums im quergestreiften Muskel.** Direkte Gegenüberstellung der Calciumfreisetzung aus dem sarkoplasmatischen Retikulum im Skelettmuskel (**A**) und im Herzmuskel (**B**). Typische Triaden- (Skelettmuskel) und Diadenbildung (Herzmuskel). Ein transmembranöser Calciumeinstrom (**B**) findet praktisch nur beim Herz- und glatten Muskel statt, nicht jedoch beim Skelettmuskel.

Änderungen der **extrazellulären Calciumkonzentration** beeinflussen die sarkoplasmatischen Konzentrationen je nach Muskelart unterschiedlich. Bringt man ein isoliertes Muskelpräparat in eine calciumfreie Lösung, so kann Calcium nicht mehr transmembranös aus dem Extrazellulärraum ins Sarkoplasma gelangen. Die Kraftentwicklung der **Skelettmuskulatur** wird unter diesen Bedingungen erst nach längerer Zeit vermindert, da im Skelettmuskel das Calcium für jede Kontraktion praktisch ausschließlich aus intrazellulären Speichern freigesetzt und nach der Kontraktion dorthin zurückgepumpt wird (Abb. 6.**14 A**). Ein transmembranöser Calciumstrom über das Sarkolemm ist beim Skelettmuskel von untergeordneter Bedeutung. Dagegen nimmt die Kontraktionskraft des **Herzmuskels** in calciumfreiem Medium von Schlag zu Schlag ab, da hier die intrazellulären Calciumspeicher bei jeder Herzaktion über den transmembranösen Calciumeinstrom beladen werden müssen (Abb. 6.**14 B**), Schließlich ist eine Kontraktion des **glatten Muskels** in calciumfreiem Medium nur kurzfristig und mit geringer Kraftentwicklung möglich. Bei diesem Muskeltyp steht der transmembranöse Calciumeinstrom ganz im Vordergrund.

Beim lebenden Menschen wird der Plasmacalciumspiegel (extrazelluläre Calciumkonzentration) hormonell gesteuert und ist außerordentlich konstant (s. Kap. 13, S. 334 u. 351 f.). Die sehr geringen Schwankungen wirken sich praktisch nicht auf die sarkoplasmatischen Calciumkonzentrationen aus und rufen auf diesem Wege auch keine Änderungen einer muskulären Kraftentwicklung hervor.

Eine **Aktivierung der Muskelfaser** (Abb. 6.**14**) beginnt also mit einem Aktionspotential, gefolgt von

- einem Calciumeinstrom durch das Sarkolemm ins Sarkoplasma (vor allem beim Herzmuskel und glatten Muskel),
- einer Freisetzung von Calciumionen aus intrazellulären Speichern in das Sarkoplasma (in allen Muskelarten).

Calcium fließt über die Zellmembran ins Sarkoplasma

Der transmembranöse Calciumeinstrom erfolgt durch **spannungsgesteuerte** Calciumkanäle oder, am Herzen und der glatten Muskulatur, durch **rezeptorgesteuerte** Kanäle (Abb. 6.**17**, 6.**18**, 7.**5**). Letztere werden durch Neurotransmitter bzw. Hormone beeinflußt. Am Herzen und an der glatten Muskulatur können die spannungsgesteuerten Calciumkanäle durch sog. *Calciumantagonisten* (Verapamil, Nifedipin) blockiert werden. An rezeptorgesteuerten Kanälen kann der Calciumeinstrom andererseits durch *Rezeptorenblocker* gehemmt werden. Dies ermöglicht dem Arzt eine selektive Ausschaltung unterschiedlicher Calciumkanäle. Therapeutisch wird dies zur Beeinflussung der Kontraktionskraft an Herz und glatter Muskulatur (Infarkttherapie, Behandlung von Durchblutungsstörungen usw.) ausgenutzt. Am Skelettmuskel sind Calciumantagonisten und Rezeptorenblocker in therapeutischen Dosen wirkungslos.

Calcium wird aus intrazellulären Speichern freigesetzt

Im **quergestreiften Muskel** dient das sarkoplasmatische Retikulum als Calciumspeicher. Es ist als tubuläres System parallel zur Zelloberfläche angeordnet **(longitudinales tubuläres System, L-System).** Diese intrazellulär in der Nähe der Myofilamente liegenden Speicher sorgen für kurze Diffusionswege (Abb. 6.**14** u. 6.**15**) und ermöglichen rasche intrazelluläre Konzentrationsänderungen unmittelbar am Wirkort und dadurch rasche Muskelzuckungen. Die Calciumfreisetzung erfolgt aus den erweiterten Endbezirken des sarkoplasmatischen Retikulums *(terminale Zisternen).* Diese liegen in unmittelbarer Nähe von Einstülpungen der äußeren Zellmembran **(transversales tubuläres System, T-System)**. Befinden sich auf beiden Seiten des transversalen Systems terminale Zisternen, so bilden sich *Triaden;* von *Diaden* spricht man, wenn der Tubulus nur auf einer Seite Kontakt mit dem sarkoplasmatischen Retikulum aufnimmt (häufig am Herzmuskel). Das transversale tubuläre System sorgt für eine rasche Erregungsleitung von der äußeren Zellmembran in das Innere der Muskelfaser.

Im **glatten Muskel** liegt das sarkoplasmatische Retikulum in Vesikelform nahe der äußeren Zellmembran (Abb. 6.**18**). Das transversale System fehlt hier praktisch völlig oder deutet sich als sphärische Invaginationen (Caveolae) an. In diesem Muskeltyp dienen auch die Mitochondrien als Calciumspeicher.

Das Signal zur Calciumfreisetzung kommt von der äußeren Zellmembran bzw. von der Membran des transversalen tubulären Systems. An der Übertragung auf die Membran des sarkoplasmatischen Retikulums sind folgende Mechanismen beteiligt (Abb. 6.**16** bis 6.**18**):

- Die Depolarisation des Sarkolemms öffnet einen in der Wand des transversalen Tubulus vorhandenen spannungsabhängigen Calciumkanal vom L-Typ *(Dihydropyridin-[DHP-]Rezeptor).* Dadurch werden Calciumionen in das Sarkoplasma eingeschleust. Sie diffundieren zu einem unmittelbar benachbarten Calciumkanal *(Ryanodinrezeptor)* in der Wand des sarkoplasmatischen Retikulums und öffnen ihn **(calciumgesteuerte Calciumfreisetzung)**. Infolge der kurzen Diffusionswege kann die Aktivierung dieses Kanals sehr rasch erfolgen und Calciumionen werden rasch und massiv aus dem intrazellulären Calciumspeicher freigesetzt. Dieser Mechanismus spielt vor allem bei der Skelettmuskulatur und der Herzmuskulatur eine wichtige Rolle.

  Am Herzmuskel und an der glatten Muskulatur sind spannungsabhängige Calciumkanäle auf der gesamten Oberfläche des Sarkolemms vorhanden. Ihre Hemmung durch Calciumantagonisten (Dihydropyridine, z.B. Nifedipin) ist daher an diesen Muskeltypen besonders wirkungsvoll.
- Vom Sarkolemm wird nach Stimulation von Rezeptoren durch zugehörige Agonisten ein Botenstoff freigesetzt (Inositoltrisphosphat, IP_3), der nach Bindung an den IP_3-Rezeptor der Membran des sarkoplasmatischen Retikulums dort Calciumkanäle öffnet. Die Beteiligung dieses Second messengers IP_3 spielt vor allem in Herzmuskulatur und glatter Muskulatur eine Rolle.

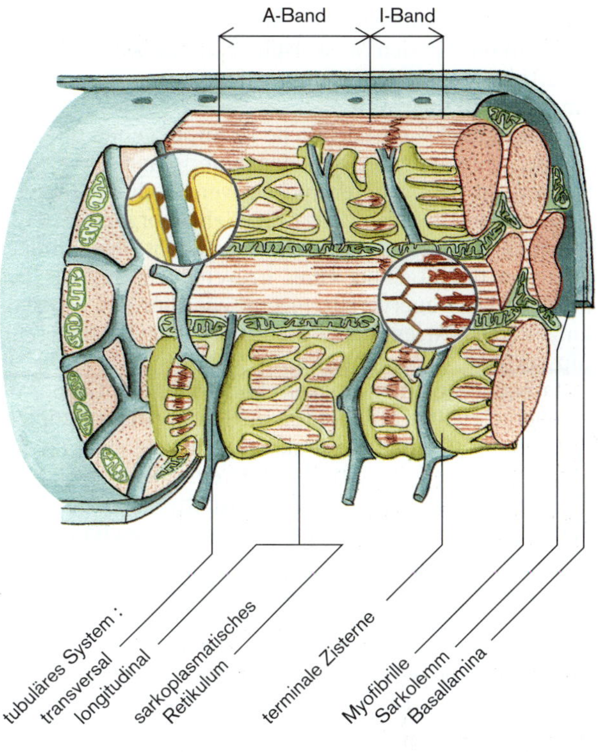

Abb. 6.**15** **Das sarkoplasmatische Retikulum im Skelettmuskel.** Die tubulären Systeme und die terminalen Zisternen sind in ihrer Zuordnung zu den Myofilamenten schematisch angegeben.

Steuerung der Muskelkraft über die Calciumionenkonzentration im Sarkoplasma

Eine Kontraktion beginnt, wenn die sarkoplasmatische Calciumionenkonzentration den Ruhewert 10^{-7} mol/l übersteigt. Wird die Calciumfreisetzung durch Änderungen des Membranpotentials induziert, spricht man von einer **elektromechanischen Koppelungsfunktion** der Calciumionen: Das Aktionspotential als ein *elektrischer* Vorgang ist das Signal für die intrazelluläre Freisetzung, und die freigesetzten Calciumionen lösen dann die Kontraktion als *mechanische* Antwort aus. Fehlen Calciumionen, so kann es zu einer elektromechanischen Entkoppelung kommen: Das Aktionspotential läuft praktisch unverändert ab, kann jedoch keine Calciumionen freisetzen, und eine Kontraktion findet nicht statt. Dieser Zustand wird eindrucksvoll am Herzmuskel in calciumfreier Lösung oder nach Gabe von Calciumantagonisten (Nifedipin, Verapamil) sichtbar.

Kontraktionen werden durch Aktionspotentiale ausgelöst, die über das Sarkolemm ablaufen. Von **Kontrakturen** spricht man, wenn Muskelverkürzungen ohne reguläre Aktionspotentiale, z.B. durch lokale Depolarisationen (Änderungen der Natrium- oder Kaliumpermeabilität) oder durch Calciumfreisetzung durch Pharmaka (Coffein), entstehen. Bestimmte Tonusfasern der quergestreiften Skelettmuskulatur in den langsamen äußeren Augenmuskeln oder in den Muskelspindeln reagieren mit einer derartigen graduellen Membrandepolarisation, also mit einer Kontraktur.

Gelegentliche, oft nächtliche **Krämpfe** gehen offenbar von den Motoneuronen bzw. den motorischen Nerven aus. Sie können häufig unterbrochen werden durch Aktivierung der Ib-Afferenzen der Golgi-Sehnenorgane (S. 636).

Unter **myogener Kontraktur** versteht der Kliniker hingegen das Ergebnis eines irreversiblen Umbaus des Muskels bei Dauerverkürzungen, wie dies bei Fehlstellungen der Extremität, z. B. bei falscher Lagerung im Gipsverband, vorkommen kann („Spitzfuß“).

In einigen glatten Muskelzellen findet, im Gegensatz zu quergestreifter Muskulatur, die Freisetzung sarkoplasmatischer Calciumionen praktisch ohne Beteiligung des Membranpotentials statt. Da hier eine direkte Aktivierung der Calciumkanäle durch Transmitter bzw. Hormone vorliegt, spricht man von einer **pharmakomechanischen Koppelungsfunktion** der Calciumionen. Inositoltrisphosphat bzw. cAMP sind wichtige Botenstoffe für die Steuerung der sarkoplasmatischen Calciumkonzentration: IP_3 aktiviert einen spezifischen Kanal in der Wand des sarkoplasmatischen Retikulums und steigert die Calciumfreisetzung aus dem sarkoplasmatischen Retikulum (in allen Muskelfasern), cAMP aktiviert Proteinkinasen für die Phosphorylierung von Kanalproteinen im Sarkolemm der Herzmuskelfaser und potenziert dadurch den Calciumeinstrom. In der glatten Muskulatur wirkt cAMP relaxierend durch Aktivierung von Ca^{2+}-ATPasen in der Wand des sarkoplasmatischen Retikulums; hierdurch werden Ca^{2+}-Ionen vermehrt aus dem Sarkoplasma in die Speicher zurückgepumpt.

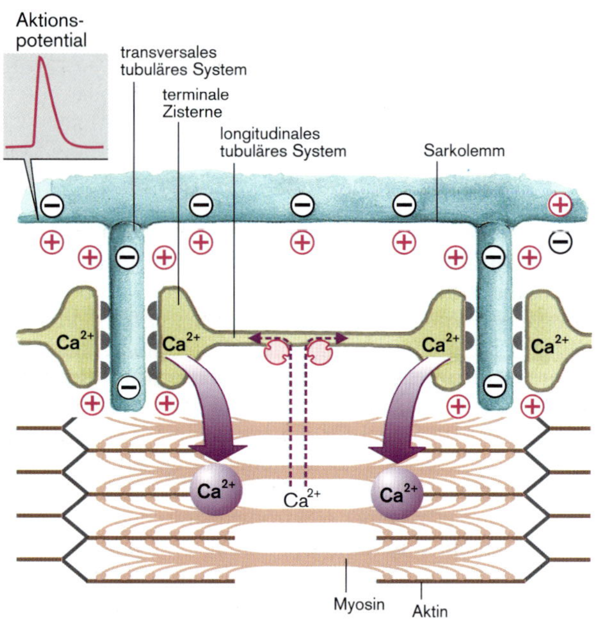

Abb. 6.**16** **Kontraktionsaktivierung im Skelettmuskel.** Calciumfreisetzung aus dem sarkoplasmatischen Retikulum (longitudinales tubuläres System). Der Spalt zwischen transversalem und longitudinalem tubulärem System wird durch Aktivierung der DHP- und Ryanodinrezeptoren überbrückt. Umpolung der Zellmembran während des Aktionspotentials.

Die Kontraktionsauslösung im Skelettmuskel

In den meisten Skelettmuskelfasern wird die Kontraktion ausschließlich durch Aktionspotentiale ausgelöst; das Aktionspotential triggert die Calciumfreisetzung ins Sarkoplasma. Die für die Kontraktion benötigten Calciumionen liegen im sarkoplasmatischen Retikulum; ein transmembranöser Calciumeinstrom aus dem Extrazellularraum ist in der Skelettmuskelfaser praktisch bedeutungslos (Abb. 6.**16**).

Die durch das Aktionspotential bewirkte Depolarisation

- breitet sich über die Einfaltungen des transversalen tubulären Systems schnell aus, so daß depolarisierte Membranbezirke den terminalen Zisternen des longitudinalen Systems gegenüberliegen. Die Depolarisation
- öffnet den spannungsabhängigen DHP-Rezeptor, der das Signal zum
- Calcium-Freisetzungskanal (Ryanodinrezeptor) in der Membran des sarkoplasmatischen Retikulums weitergibt. Dadurch
- steigt dort die Calciumpermeabilität.
- Calciumionen treten aus und diffundieren zu den Myofilamenten, sie
- werden dort vom Troponin gebunden, und das
- Tropomyosin bewegt sich zur Achse des Aktinfilaments. Hierdurch
- werden die Bindungsstellen für Myosin am Aktinmolekül deblockiert,
- der Myosinkopf kann angelagert werden,
- der Zyklus der Aktin-Myosin-Wechselwirkungen startet, und
- die Muskelkontraktion beginnt.

Die Kontraktionsauslösung im Herzmuskel

Beim Herzmuskel sind die Mechanismen der Calciumfreisetzung ins Sarkoplasma komplizierter als beim Skelettmuskel. Wir finden in der Myokardzelle sowohl einen starken transmembranösen Calciumeinstrom als auch Speicherung und Freisetzung von Calciumionen aus dem sarkoplasmatischen Retikulum. Außerdem kann die Calciumpermeabilität des Sarkolemms regulativ verändert werden (Abb. 6.**17**).

Die in der Depolarisationsphase über das Sarkolemm einströmenden Calciumionen (s. S. 92)

- setzen einerseits Calciumionen aus dem sarkoplasmatischen Retikulum frei (**Freisetzungsfunktion des Aktionspotentials**). Die Wirksamkeit dieses Effekts hängt vom Füllungszustand des sarkoplasmatischen Retikulums ab.
- Andererseits werden sie selbst zum größten Teil im sarkoplasmatischen Retikulum gespeichert (**Speicherfunktion des Aktionspotentials**). Änderungen von

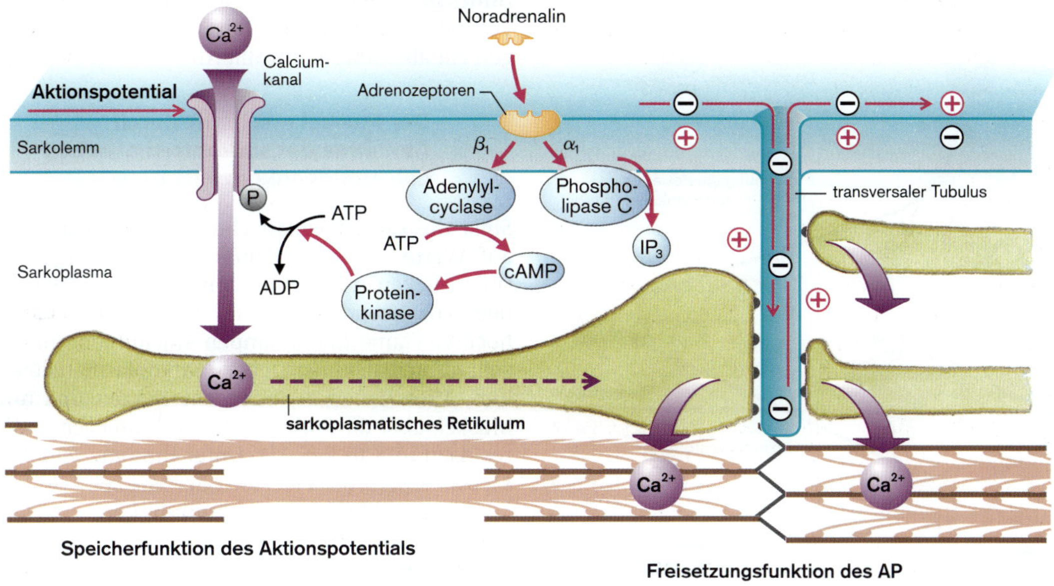

Abb. 6.**17** **Kontraktionsaktivierung im Herzmuskel.** Steuerung der intrazellulären Calciumfreisetzung über Adrenozeptoren: Aktivierung des β_1-Adrenozeptors aktiviert die Adenylylcyclase. Dies führt zur Bildung von zyklischem AMP (cAMP), zur Aktivierung einer Proteinkinase und zur Phosphorylierung von Proteinen im Calciumkanal. Vermehrt aktiv aufgenommene (s. Abb. 7.9) Calciumionen werden im sarkoplasmatischen Retikulum gespeichert. Aktivierung des α_1-Adrenozeptors führt durch Aktivierung der Phospholipase C zur Bildung von Inositoltrisphosphat (IP_3). Während der Depolarisation wird vermehrt Calcium aus dem sarkoplasmatischen Retikulum freigesetzt.

Aktionspotentialdauer (Vaguswirkung) und Calciumpermeabilität (Sympathikuswirkung) während der Plateauphase des Aktionspotentials beeinflussen daher den Calciumgehalt der intrazellulären Speicher.

Die Aktivierung von β_1-Adrenozeptoren (z.B. durch den Neurotransmitter Noradrenalin bei Reizung des Sympathikus) steigert den transmembranösen Calciumeinstrom. Ursächlich beteiligt ist hieran die Aktivierung der Adenylylcyclase mit einem intrazellulären Konzentrationsanstieg des cAMP. Dies aktiviert eine Proteinkinase und phosphoryliert Kanalproteine des Calciumkanals (Abb. 6.**17**). Die Calciumkanäle werden nun jeweils für einen längeren Zeitraum geöffnet; dadurch steigt der Calciumeinstrom während der Depolarisations- und Plateauphase deutlich an. Diese Mechanismen bewirken letztlich eine stärkere Kontraktion. Man bezeichnet diesen Vorgang als **positiv inotropen Effekt** (Kap. 7, S. 130).

Weitere inotrop wirkende Pharmaka sind u.a. Adenosin, Inositoltrisphosphat, Herzglykoside. Die z.T. recht unterschiedlichen Wirkungsmechanismen sind den Lehrbüchern der Pharmakologie zu entnehmen. Letztlich bewirken aber alle einen Anstieg der Calciumionenkonzentration im Sarkoplasma, teilweise jedoch ohne einen Anstieg des cAMP.

Die Kontraktionsauslösung im glatten Muskel

Bei der glatten Muskulatur ist vor allem der transmembranöse Calciumeinstrom von Bedeutung Es gibt auch hier potentialgesteuerte und rezeptorgesteuerte Calciumkanäle. Ihre jeweiligen Anteile am transmembranösen Calciumeinstrom sind je nach Lokalisation des Muskels und seiner Funktion verschieden (Abb. 6.**18**).

Spannungsgesteuerte Calciumkanäle sind besonders in koordiniert tätigen glatten Muskeln vorhanden (z.B. Peristaltik). Hier breiten sich Aktionspotentiale über die Membranoberfläche eines Zellverbandes aus. Einige glatte Muskelzellen bilden spontane Depolarisationen als Schrittmacher für einen größeren Zellverband. Die glatten Muskelzellen stehen durch Zellkontakte (Gap junctions) miteinander in Verbindung. Über sie greift das elektrische Signal auf benachbarte Muskelzellen über. Dies erfolgt aber weniger wirkungsvoll als beim Myokard.

Das **Membranpotential** der glatten Muskelfaser ist nicht sehr stabil. Es ändert sich oft wellenförmig mit niedriger Frequenz um einige mV. Sein Wert ist von Muskelzelle zu Muskelzelle sehr verschieden und beträgt bis etwa – 60 mV oder – 70 mV. Im Vergleich zum Skelettmuskel sind in der ruhenden glatten Muskelzelle Natriumpermeabilität und intrazellulärer Natriumgehalt größer.

Auf die periodischen Schwankungen des Membranpotentials setzen sich manchmal rasche und kurzfristige

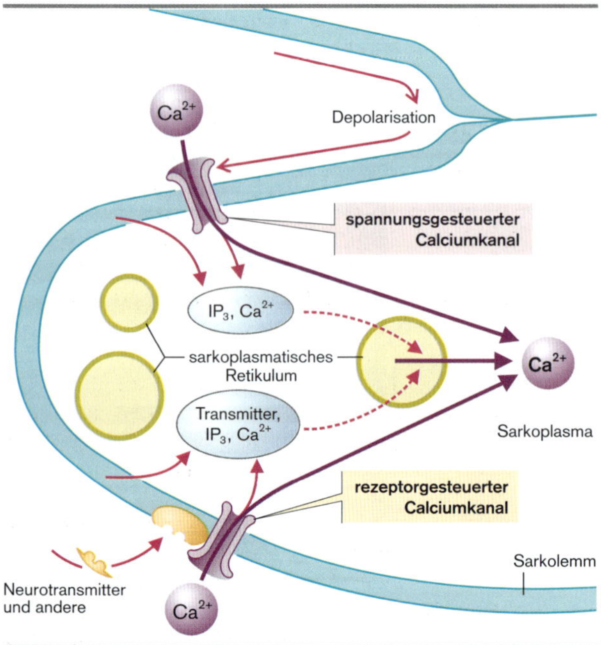

Abb. 6.**18** **Kontraktionsaktivierung im glatten Muskel.** Transmembranöser Calciumeinstrom durch Aktivierung von potentialgesteuerten und rezeptorgesteuerten Calciumkanälen und/oder Freisetzung von Calciumionen aus dem sarkoplasmatischen Retikulum. IP_3 = Inositoltrisphosphat.

Depolarisationen („spikes") auf. Andere **Aktionspotentiale** zeigen eine ausgeprägte Plateaubildung und gleichen denjenigen vom Herzmuskel. Die Potentiale haben Amplituden bis zu 50 mV und bewirken meist keine Umpolarisation der Membran. Sie dauern 10 – 100 ms und entstehen häufig nicht durch Aktivierung eines Natriumsystems, sondern durch einen Calciumeinstrom. Darum sind Calciumantagonisten sehr oft wirkungsvoll. Die während der Depolarisation gesteigerte Calciumpermeabilität erhöht die Calciumionenkonzentration im Sarkoplasma und aktiviert dadurch den kontraktilen Apparat.

Unterstützt wird eine koordinierte Tätigkeit des Zellverbandes durch intramurale Ganglien (Plexus myentericus) und peptiderge Synapsen (Darmnervensystem, Kap. 28, S. 681 f.). Insgesamt sind diese Muskeln vom **single-unit-Typ** gegen Dehnung empfindlich und beantworten diese mit einer Membrandepolarisation. Die vegetative Innervation hat einen modulierenden Einfluß auf die Muskeltätigkeit.

Rezeptorgesteuerte Calciumkanäle unterliegen dem längeranhaltenden Einfluß hoher lokaler Transmitterkonzentrationen (z. B. Gefäßmuskulatur). Hier ruft der Transmitter häufig nur geringe Veränderungen des Membranpotentials hervor. Es kommt zur Aktivierung von Rezeptoren, die durch direktes Öffnen der Kanäle einen transmembranösen Calciumeinstrom bewirkt (pharmakomechanische Koppelung). Im Gegensatz zur motorischen Endplatte des Skelettmuskels befinden sich diese Rezeptoren beim glatten Muskel im gesamten Bereich des Sarkolemms. Inositoltrisphosphat setzt intrazellulär Calciumionen aus den Speichern des sarkoplasmatischen Retikulums frei. Man bezeichnet diesen Muskeltyp als **multi-unit-Typ.** Diese Muskelzellen sind reichlich durch vegetative Nerven innerviert, ihre Tätigkeit wird neurogen gut abstufbar kontrolliert.

Der Muskel erschlafft durch Abnahme der sarkoplasmatischen Calciumionenkonzentration

Sinkt die sarkoplasmatische Calciumionenkonzentration auf Werte unter 10^{-7} mol/l, können sich keine neuen Querbrücken mehr zwischen Aktin und Myosin ausbilden. Zur Beendigung einer Kontraktion transportieren hochwirksame Ionenpumpen Calciumionen in die intrazellulären Calciumspeicher (sarkoplasmatisches Retikulum, Mitochondrien) oder, am Herzen und am glatten Muskel, über die äußere Zellmembran nach außen. Näheres dazu in Kap. 7, S. 111. Unter Bindung von ATP an den Myosinkopf (S. 85) erschlafft der Muskel.

Die **Erschlaffungsgeschwindigkeit** eines Muskels hängt ab

- von der Geschwindigkeit, mit der die intrazelluläre Calciumionenkonzentration sinkt. Diese wird von Lage und Ausdehnung der intrazellulären Calciumspeicher (Diffusionswege) und von der Wirksamkeit der Ionenpumpen bestimmt. Bei der glatten Muskulatur wird die Aktivität dieser Ca^{2+}-ATPasen durch Second messenger, z. B. cAMP, gesteigert;
- von der Geschwindigkeit der zyklischen Aktin-Myosin-Wechselwirkung. Muskeln mit geringer ATPase-Aktivität und langer Zyklusdauer im elementaren Kontraktionsprozeß benötigen mehr Zeit zum Lösen der Querbrücken;
- von der Einwirkung von Pharmaka. Am Herzmuskel rufen bestimmte Pharmaka über eine β_1-Adrenozeptor-Stimulierung auch eine Beschleunigung der Calciumelimination hervor und steigern dadurch die Erschlaffungsgeschwindigkeit;
- von der Ruhedehnung. Die Relaxationsgeschwindigkeit hängt nicht nur davon ab, wie rasch die aktiven Prozesse beendet werden, sie werden auch durch passive Komponenten bestimmt. Eine starke passive Dehnung bringt den Muskel schnell auf den Ausgangswert zurück.

6.6 Mechanische Aspekte der Muskelkontraktion

» Die Registrierung einer Muskelkontraktion nennt man Mechanogramm. An ihm unterscheidet man Latenzzeit, Kontraktionszeit und Erschlaffungszeit. Grob gesprochen, ist der Skelettmuskel am schnellsten, der glatte Muskel am langsamsten. Am Skelettmuskel kann die Kontraktionsform über die Frequenz der Aktionspotentiale im Motoneuron verändert werden – es entstehen so Einzelzuckungen oder tetanische Kontraktionen.

Das Elektromyogramm (EMG) registriert Summenaktionspotentiale vom Skelettmuskel analog dem Elektrodardiogramm (EKG) am Herzen. «

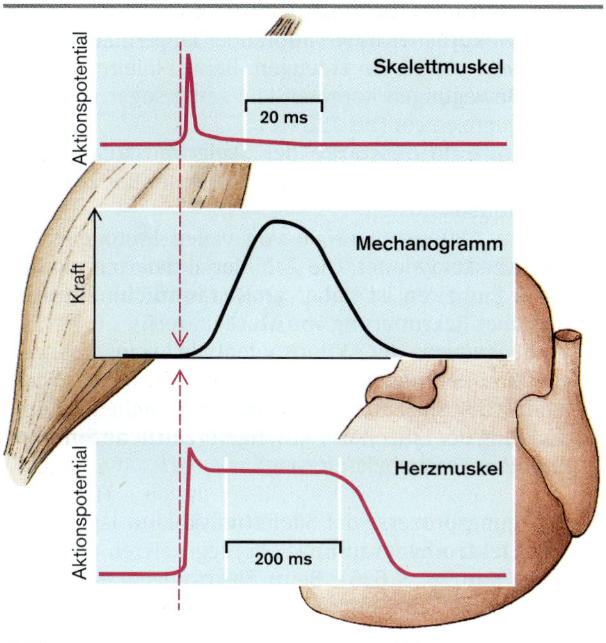

Abb. 6.**19** **Elektrogramme und Mechanogramme im quergestreiften Muskel.** Zeitliche Beziehung zwischen Aktionspotential und Mechanogramm beim Skelettmuskel (oben) und beim Herzmuskel (unten). Man beachte, daß sich auf das Mechanogramm jeweils andere Zeitachsen beziehen!

Der zeitliche Ablauf einer Muskelzuckung

Bei einer Muskelkontraktion werden verschiedene Zeiten unterschieden:

In der **Latenzzeit** finden die komplizierten Aktivierungsmechanismen statt (Calciumfreisetzung ins Sarkoplasma, Diffusion und Wirkung an den Myofilamenten S. 85 f., 92 ff.). Die Dauer der Latenzzeit hängt daher auch vom anatomischen Bau der Muskelfaser ab: Die Skelettmuskulatur mit der starken Ausbildung von intrazellulären Calciumspeichern und den kurzen Diffusionswegen hat eine kurze Latenzzeit von nur etwa 1 ms (Abb. 6.**19**); beim Herzmuskel beträgt sie etwa 100 ms; beim glatten Muskel treten große Unterschiede zwischen 0,5 und 2 s auf.

In der **Kontraktionszeit** verkürzt sich der Muskel, bzw. er entwickelt Kraft. Diese Zeit hängt von vielen äußeren Faktoren ab, wie z. B. Muskelart, Aktivierungsart, Muskeldehnung und Geschwindigkeit des elementaren Kontraktionsprozesses. Der Skelettmuskel kontrahiert sich besonders rasch. in flinken Skelettmuskeln (z. B. Lidschlag) sind es nur ewa 10 ms, beim Herzmuskel etwa 200–300 ms und beim glatten Muskel mehrere Sekunden.

Die **Erschlaffungszeit** wird insbesondere von der Belastung des Muskels und von der Geschwindigkeit bestimmt, mit welcher die sarkoplasmatische Calciumionenkonzentration gesenkt werden kann. Eine Muskelermüdung verlängert die Erschlaffungszeit. Es gelten für diese Zeit etwa die gleichen Werte und Relationen, wie sie für die Kontraktionszeit angegeben wurden.

Einzelzuckung und tetanische Kontraktion sind vor allem für den Skelettmuskel wichtig

Bei natürlicherweise auftretender **indirekter Reizung** eines Skelettmuskels gelangt die Erregung über den motorischen Nerv und über die Endplatte zum Sarkolemm der Muskelfaser. Auch beim Einstechen von Nadelelektroden in den Muskel und künstlicher, elektrischer Reizung wird indirekt gereizt, da die Reizschwelle für die motorische Endplatte deutlich niedriger ist als für das Sarkolemm. Die **direkte elektrische Reizung** einer Muskelfaser erfordert die Ausschaltung der motorischen Endplatte, z. B. durch Curare. Die notwendige Reizstärke ist nun deutlich höher als bei der indirekten Reizung.

Wird eine Kontraktion eines Skelettmuskels durch ein einzelnes Aktionspotential oder durch einen elektrischen Einzelpuls ausgelöst, so spricht man von einer **Einzelzuckung** (Abb. 6.**19** u. 6.**20**). Das Aktionspotential entsteht an der motorischen Endplatte und läuft von dort über das Sarkolemm mit einer Leitungsgeschwindigkeit von 3–10 m/s ab. Ein einzelnes Aktionspotential (Dauer wenige ms) depolarisiert gleichzeitig nur einen kleinen Oberflächenanteil des Sarkolemms **(partielle Depolarisation).** Folgen Aktionspotentiale rasch aufeinander, so finden mehrere dieser partiellen Depolarisationen auf der Oberfläche einer Skelettmuskelfaser (Länge bis etwa 15 cm!) gleichzeitig Platz. Jede Kontraktionsantwort auf zwei oder mehr rasch aufeinander folgende Aktionspotentiale ergibt eine **tetanische Kontraktion** (Abb. 6.**20**). Durch **Superposition** verschmelzen dabei die ausgelösten Kontraktionen miteinander, die vom Muskel entwickelte Kraft steigt mit der Frequenz der Aktionspotentiale bis auf das 5- bis 10fache einer Einzelzuckung an. Dies hat zwei Ursachen:

- Jedes Aktionspotential setzt intrazellulär Calciumionen frei. Bei rascher Folge der Aktionspotentiale, vor allem oberhalb von 20 Hz, reicht die Zwischenzeit nicht aus, um das Sarkoplasma weitgehend wieder von Calciumionen zu befreien. Die Calciumionenkonzentration im Sarkoplasma steigt daher stufenweise an. Eine höhere sarkoplasmatische Calciumionenkonzentration ruft eine stärkere Aktivierung des kontraktilen Apparates hervor. Bei einer maximalen tetanischen Kontraktion können bis zu 60 % des im sarkoplasmatischen Retikulum gespeicherten Calciums entleert werden.
- Die ersten Kontraktionen spannen elastische Elemente der Zelle und koppeln den kontraktilen Apparat fester nach außen an. Damit wird bei einer tetanischen Kontraktion die erzeugte Kraft besser nach außen übertragen.

Es sollte sehr sorgfältig unterschieden werden zwischen den Begriffen

- tetanische Kontraktion,
- Tetanus,
- Tetanie.

Die **tetanische Kontraktion** ist, wie oben erwähnt, die Kontraktionsform des Skelettmuskels bei rascher Folgefrequenz der Aktionspotentiale. Diese Kontraktionsform wird jedoch auch als Tetanus bezeichnet, obgleich man

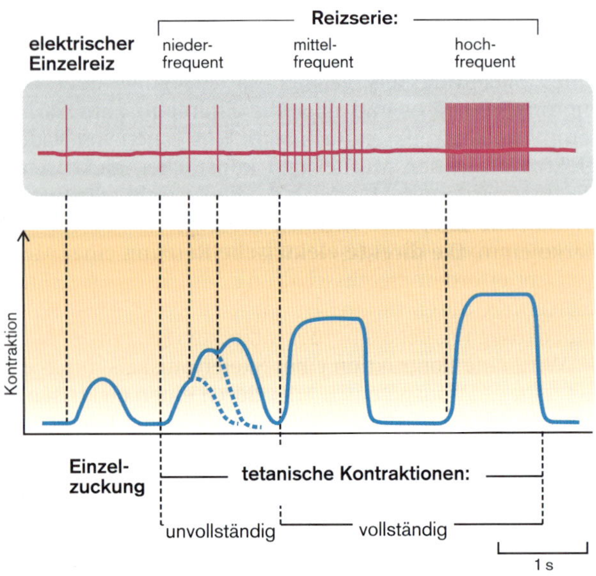

Abb. 6.**20** **Einzelzuckung und tetanische Kontraktion.** Kontraktionsablauf im Skelettmuskel bei einem Einzelreiz und bei Superpositionen von Kontraktionen (tetanische Kontraktion). Zunahme der Kontraktionsamplitude durch zeitliche Summation auch oberhalb der Verschmelzungsfrequenz.

unter **Tetanus** in der Medizin den Wundstarrkrampf versteht, der sich durch krampfartige und lang anhaltende Skelettmuskelkontraktionen äußert. Bei der **Tetanie** handelt es sich um eine Übererregbarkeit im Zentralnervensystem, verursacht durch ein Absinken des Plasmacalciumspiegels (s. Kap. 13, S. 353). Auch hier entstehen krampfartige Skelettmuskelkontraktionen.

Einzelzuckungen treten in situ als Antworten auf Dehnungsreflexe (s. Kap. 26, S. 639) oder auf elektrische Reizung mit Einzelimpulsen auf. Alle willkürlichen Bewegungen des Menschen sind hingegen tetanische Kontraktionen. Tetanische Kontraktionen lassen sich an der isolierten einzelnen Muskelfaser durch entsprechende Muster eines elektrischen Reizes auslösen (Abb. 6.**20**).

Bei schwachen Willkürbewegungen treten im Motoneuron Aktionspotentiale mit einer Frequenz von 6 – 8 Hz auf. Da der Abstand der Aktionspotentiale länger ist als die Kontraktionsdauer, ist der Verlauf der Kontraktion einer einzelnen Muskelfaser daher unter diesen Bedingungen wellenförmig (Abb. 6.**20**). Man spricht von einer **unvollständigen tetanischen Kontraktion.**

Die verschiedenen motorischen Einheiten eines Skelettmuskels werden bei Willkürbewegungen aber asynchron erregt. So fällt die Kontraktion von Muskelfasern einer motorischen Einheit mit der Erschlaffung von anderen zusammen. Im Gesamtmuskel entsteht daher trotz niederer Folgefrequenz der Aktionspotentiale ein glatter Kontraktionsablauf.

Bei repetitiver Reizung einer Einzelfaser geht bei der **Verschmelzungsfrequenz** die unvollständige tetanische Kontraktion in eine **vollständige (glatte) tetanische Kontraktion** über (Abb. 6.**20**). Ein Motoneuron kann bei starker willkürlicher Innervation über längere Zeit Entladungsraten von 30 Hz erzeugen. Beim Einleiten kurzer rascher Bewegungen kommen kurzzeitig sogar noch höhere Frequenzen vor (bis 120 Hz).

Die **Kontraktionsstärke** der Skelettmuskulatur läßt sich so in einem weiten Bereich variieren. Bei kräftigen Kontraktionen

- werden Aktionspotentiale von vielen Motoneuronen zum Muskel geleitet. Die Zahl der aktivierten motorischen Einheiten ist daher groß **(räumliche Summation** über Rekrutierung von Muskelfasern).
- ist die Frequenz der Aktionspotentiale in einem einzelnen Motoneuron hoch. Durch Superposition innerhalb tetanischer Muskelkontraktionen wird so die Kraftentwicklung der Einzelfaser gesteigert **(zeitliche Summation** über Frequenzkodierung).

Die Erregungsprozesse der Skelettmuskulatur lassen sich mittels **Elektromyographie** (EMG) registrieren und analysieren (Kap. 26, S. 635). Beim Elektromyogramm handelt es sich um ein Summenaktionspotential der Skelettmuskulatur von etwa 1 mV. Die Elektroden liegen entweder auf der Hautoberfläche (transkutane Registrierung) oder werden in den Muskel eingestochen. Nadelelektroden, bis zur Spitze isoliert, liefern ein EMG mit besserer räumlicher Zuordnung in einem Umfeld von etwa 1 mm^3. Mit dem Nadel-EMG kann u. U. die Tätigkeit einzelner motorischer Einheiten beobachtet werden. Eine hohe Potentialamplitude spricht für synchrone Entladungen zahlreicher Muskelfasern, z. B. bei großen motorischen Einheiten. Hohe Frequenzen entstehen, wenn viele motorische Einheiten (asynchron) aktiviert werden.

Das Arbeitsdiagramm des Muskels dient der übersichtlichen Darstellung von Längen- und Kraftänderungen

›› Die einem Muskel möglichen Kontraktionszustände lassen sich in einem Arbeitsdiagramm anschaulich zusammenfassen. Kontraktionen, die ohne Änderung der Kraft eine ausschließliche Verkürzung bewirken, nennt man isoton. Kontraktionen, die ohne jede Möglichkeit zu einer Verkürzung ausschließlich die Kraft erhöhen, nennt man isometrisch. Daneben gibt es Mischformen. ‹‹

Eine Kontraktion bewirkt eine Verkürzung und/oder eine Kraftentwicklung des Muskels. Trägt man Muskellänge (Abszisse) und Kraft bzw. Spannung (Ordinate) in einem Diagramm gegeneinander auf, so ergibt sich das **Längen-Spannungs-Diagramm.** Für Hohlorgane (Herz, Gefäße) wählt man entsprechend ein **Druck-Volumen-Diagramm.**

Die Ruhedehnungskurve und die Elastizität des Muskels

Am nicht erregten Muskel werden mit zunehmender passiver Dehnung die aus dem gleichen Kraftzuwachs resultierenden Längenänderungen geringer. Die Dehnbarkeit des Muskels nimmt ab. Die Kurve, die die Beziehung zwischen der dehnenden Kraft (Spannung) und der Mus-

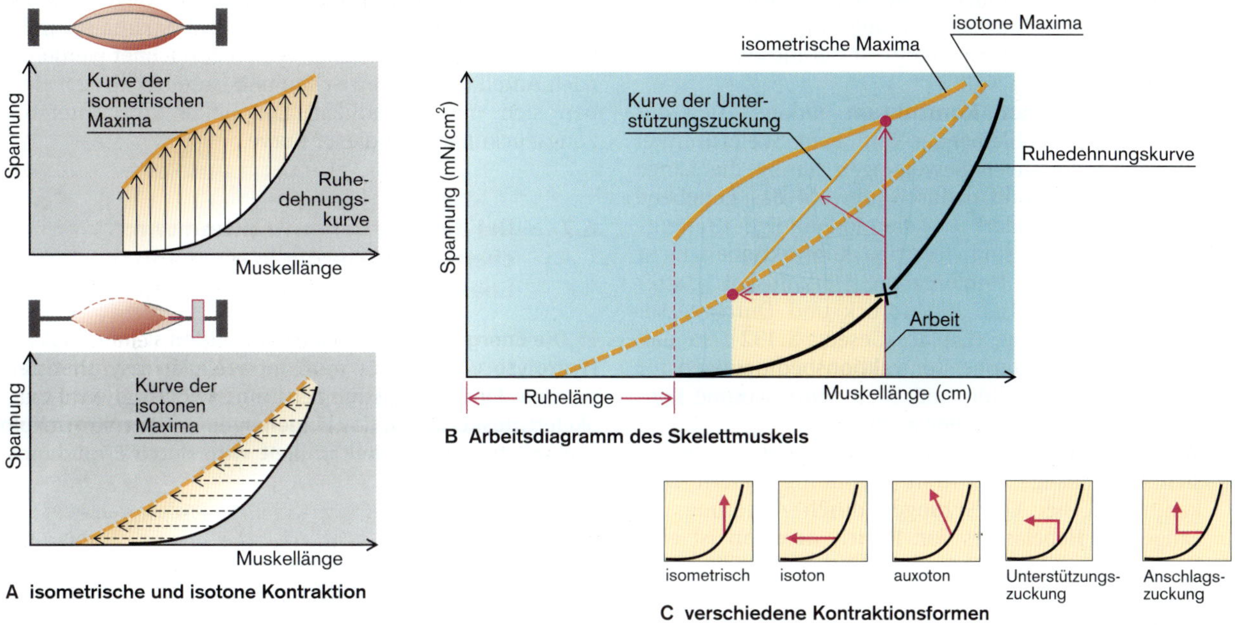

Abb. 6.**21** **Das Arbeitsdiagramm des Muskels.** Es besteht aus Ruhedehnungskurve, Kurven der isotonen und isometrischen Maxima (**A** und **B**) sowie Kurve der Unterstützungszuckung (**B**). Eingezeichnet ist weiterhin die Arbeit eines Muskels bei einer isotonen Verkürzung. Die hier dargestellten Verhältnisse entsprechen einer Einzelzuckung des Skelettmuskels, können aber prinzipiell auch auf andere Muskelarten übertragen werden (Druck-Volumen-Diagramm). In Bildteil **C** ist der Verlauf einer isometrischen, einer isotonen, einer positiv auxotonen, einer Unterstützungs- und einer Anschlagszuckung dargestellt.

kellänge beschreibt, nennt man **Ruhedehnungskurve** (Abb. 6.**21**). Diese Kurve stellt keine Gerade dar, d. h., die Muskeldehnung entspricht nicht dem Hooke-Gesetz, das eine konstante Dehnbarkeit, z. B. bei einer Spiralfeder, beschreibt.

Das elastische Verhalten des Muskels läßt sich mit dem **Elastizitätsmodul** E quantitativ beschreiben. Er verhält sich reziprok zur Dehnbarkeit und ist definiert als Kraftänderung, die für die Dehnung benötigt wird, bezogen auf die relative Längenänderung:

$$E = \frac{\Delta \text{ Kraft}}{\Delta \text{ Länge/Ausgangslänge}}$$

Der Elastizitätsmodul des Muskels ist dehnungsabhängig und nimmt mit der Dehnung zu.

Die Ruhedehnungskurve muß am isolierten Muskel bestimmt werden, da die Länge eines **Skelettmuskels** in situ durch die Ansatzpunkte festgelegt ist und sich nur in engen Grenzen variieren läßt. Somit geht jede in situ mögliche Kontraktion von einer bestimmten Muskellänge aus, d. h. von einem bestimmten Punkt auf der Ruhedehnungskurve. Darüber hinaus wird in situ die Muskellänge über Rezeptoren in den Muskelspindeln (s. Kap. 26, S. 636) fortlaufend nachreguliert. Reflektorisch werden dadurch bei Dehnung Kontraktionen ausgelöst (Erhöhung des Muskeltonus), die den Arbeitsbereich auf der Ruhedehnungskurve in situ eingrenzen.

Auch für den **Herzmuskel** kann eine Ruhedehnungskurve bestimmt werden, die sich qualitativ wie die eines Skelettmuskels verhält (Abb. 7.**34**). Ein Skelettmuskel ist aber wesentlich dehnbarer als der Herzmuskel.

Glatte Muskulatur ist meist durch einen instabilen Ruhetonus gekennzeichnet. Rasche Dehnungen bewirken in einigen Muskeln Membrandepolarisationen. Andererseits können Hohlorgane (Magen-Darm-Kanal, Harnblase) größere Volumina ohne nennenswerten Druckanstieg aufnehmen **(Plastizität).**

Die Kontraktionsformen hängen von äußeren Bedingungen ab

Grundsätzlich ermöglicht der kontraktile Apparat des Muskels sowohl Kraftentwicklung als auch Verkürzung. Man unterscheidet die folgenden Kontraktionsformen (Abb. 6.**21**):

- Bei einer **isometrischen Kontraktion** sind die Muskelenden fixiert, eine gegenseitige Verschiebung der Myofilamente findet nicht statt. Es kommt ausschließlich zur Kraftentwicklung. Die einzelnen Abschnitte der Querstreifung bleiben in ihrer Länge unverändert. Bei einer Drehung des Myosinkopfes während der Kraftstufe des Kontraktionszyklus kommt es entsprechend zur Dehnung des Myosinhalses. Diese Kontraktionsform zeigt die Skelettmuskulatur bei Haltefunktionen und fixiertem Gelenk. In der Anspannungszeit des Herzens kommt eine ähnliche Kontraktionsform vor. Man spricht hier besser von einer **isovolumetrischen Kontraktion**, da sich durch Umformung der Ventrikelgeometrie durchaus Partien des Myokards

verkürzen, das Ventrikelvolumen jedoch konstant bleibt. Die vom Muskel nach außen abgegebene mechanische Arbeit (Kraft × Weg) ist bei diesen Kontraktionsformen gleich Null.
- Bei einer **isotonen Kontraktion** verkürzt sich der Muskel bei gleichbleibender Kraft. Beim Skelettmuskel verändern die Gelenkbewegungen häufig die Länge des Hebelarms und dadurch, obwohl das gehobene Gewicht unverändert ist, die notwendige Kraftentwicklung. Damit sind derartige Kontraktionen nicht streng isoton. In Hohlorganen (Herzmuskel, glatter Muskel) beeinflussen Innendruck und Durchmesser die Wandspannung (Laplace-Gesetz, S. 132), so daß auch hier rein isotone Kontraktionsbedingungen für die Muskelfaser selten sind. Man nennt isotone Kontraktionen an Hohlorganen auch *isobar.*
- Von einer **auxotonen Kontraktion** spricht man, wenn sich Muskellänge und Kraft *gleichzeitig* ändern. Dies kommt oft bei Verkürzungen durch Änderung der Länge des Hebelarmes vor. **Positiv auxoton** ist eine Kontraktion, wenn während der Verkürzung die Kraftentwicklung des Muskels ansteigt: Abduzieren des herabhängenden Armes bis zur Waagerechten, initiale Phase der Herzkontraktion während der Austreibungszeit. Sinkt die Kraftentwicklung, z. B. bei Verkürzung des Hebelarmes, so liegt eine **negativ auxotone** Kontraktion vor.
- Bei der **Unterstützungszuckung** läßt sich die Kontraktion in zwei Phasen unterteilen, die *nacheinander* ablaufen. Die erste Phase ist isometrisch (isovolumetrisch), die folgende Phase isoton oder auxoton. Man findet diese Kontraktionsform z. B. bei der Skelettmuskulatur (Hochheben eines Gewichts vom Boden) bzw. während der Systole des Herzens (s. Kap. 7, S. 128).
- Bei einer **Anschlagszuckung** folgen die beiden Phasen in umgekehrter Reihenfolge: zunächst isoton (auxoton), dann isometrisch. Der Kieferschluß mit der sich daran anschließenden Entwicklung des Kaudrucks oder auch eine Ohrfeige sind gute Beispiele für eine Anschlagszuckung des Skelettmuskels.

Die einzelnen Kontraktionsformen sind für den Skelettmuskel in der Abb. 6.**21** schematisch in einem Längen-Spannungs-Diagramm dargestellt. Trägt man von der Ruhedehnungskurve ausgehend die Endwerte für die jeweils maximal entwickelte Spannung (senkrecht nach oben = isometrische Kontraktion) bzw. für die Muskellänge bei jeweils maximaler Verkürzung (waagerecht nach links = isotone Kontraktion) auf, so ergibt die Verbindung dieser Endpunkte die **Kurven der isometrischen Maxima** bzw. **isotonen Maxima.**

Die isometrische Kontraktionsamplitude entspricht dem Abstand zwischen Ruhedehnungskurve und Kurve der isometrischen Maxima. Mit zunehmender Dehnung steigt diese Amplitude zunächst bis auf ein Maximum an, um bei weiterer Dehnung wieder abzunehmen. Die so entstehende Maximakurve entspricht den Abb. 6.**7** und 6.**8**.

Der Endpunkt einer Unterstützungszuckung liegt auf der **Kurve der Unterstützungszuckungen.** Diese wird als Verbindung des jeweiligen isometrischen mit dem zugehörigen isotonen Maximum konstruiert. Die Kurve der Unterstützungszuckungen muß im Gegensatz zur Kurve der isotonen und isometrischen Maxima für jeden Punkt der Ruhedehnungskurve neu gezeichnet werden. Je nach Anteil der isometrischen und isotonen Phasen ergeben sich unterschiedliche Endpunkte von Unterstützungszuckungen auf dieser Kurve.

6.7 Bei der Muskelkontraktion wird chemische Energie in mechanische Energie umgewandelt

›› Die Energie für die Muskelkontraktion stammt aus der Hydrolyse von ATP. Es muß intrazellulär resynthetisiert werden. Eine kurzfristige Leistungssteigerung wird beim Skelettmuskel durch das Eingehen einer Sauerstoffschuld ermöglicht. Die Muskeltätigkeit wird durch Ermüdungsprozesse begrenzt. ‹‹

Energieumsatz im Muskel

Adenosintriphosphat (ATP) stellt für den Muskel die primäre Energieform dar (s. Kap. 14, S. 364). Die intrazelluläre ATP-Konzentration des Muskels ist relativ gering und beträgt etwa 5 µmol ATP/g Muskel. Dies reicht beim quergestreiften Muskel für etwa 6 – 10 Kontraktionen. Entsprechende Werte beim Herzen s. S. 136. Ein nennenswerter transmembranöser ATP-Einstrom aus dem Extrazellulärraum findet nicht statt. Um eine längere Muskeltätigkeit zu ermöglichen, muß ATP intrazellulär resynthetisiert werden. Dies erfolgt in den Mitochondrien der Zelle. Folgende Wege stehen für die ATP-Resynthese zur Verfügung (s. auch Kap. 19, S. 512 f.):
- **Kreatinphosphat** + ADP ⇔ Kreatin + ATP (Lohmann-Reaktion). Das Kreatinphosphat stellt einen rasch verfügbaren Hintergrundspeicher (25 µmol CrP/g) dar, der ohne Sauerstoffverbrauch und ohne Produktion von Milchsäure *(anaerob-alaktazid)* für die ATP-Resynthese genutzt werden kann und Energie für 10 –20 s oder etwa 50 – 100 weitere Kontraktionen liefert.
- **Glykolyse.** Die Substratphosphorylierung erfolgt *anaerob-laktazid* und liefert Energie für etwa 60 s. Die Energie ist als Glykogen gespeichert und beträgt etwa 100 µmol Glucoseeinheiten pro g Muskel.
- Die **Endoxidation** durch die Atmungskettenphosphorylierung liefert über längere Zeit *aerob-alaktazid* Energie für langfristige Kontraktionen.

Die zeitlichen Verhältnisse sind in Abb. 6.**22** für eine kurzdauernde tetanische Kontraktion der **Skelettmuskulatur** schematisch dargestellt. Kraftentwicklung und ATP-Umsatz verlaufen gleichsinnig, der Gehalt an Kreatinphosphat nimmt ab und wird unter O_2-Verbrauch in der Erholungsphase wieder resynthetisiert. Für die Umstellung auf ein gleichmäßiges höheres Stoffwechselniveau benötigt die Muskelzelle 1 – 2 min. Für die meisten Tätigkeiten reicht die anaerob-alaktazide Energiegewinnung aus, die anaerob-laktazide wird für kurzfristige Höchstleistungen herangezogen.

Der **glatte Muskel** hat einen deutlich geringeren ATP-Umsatz. Daher sinkt der Kreatinphosphatgehalt während der Kontraktion nicht ab, Kraftentwicklung, ATP-Umsatz

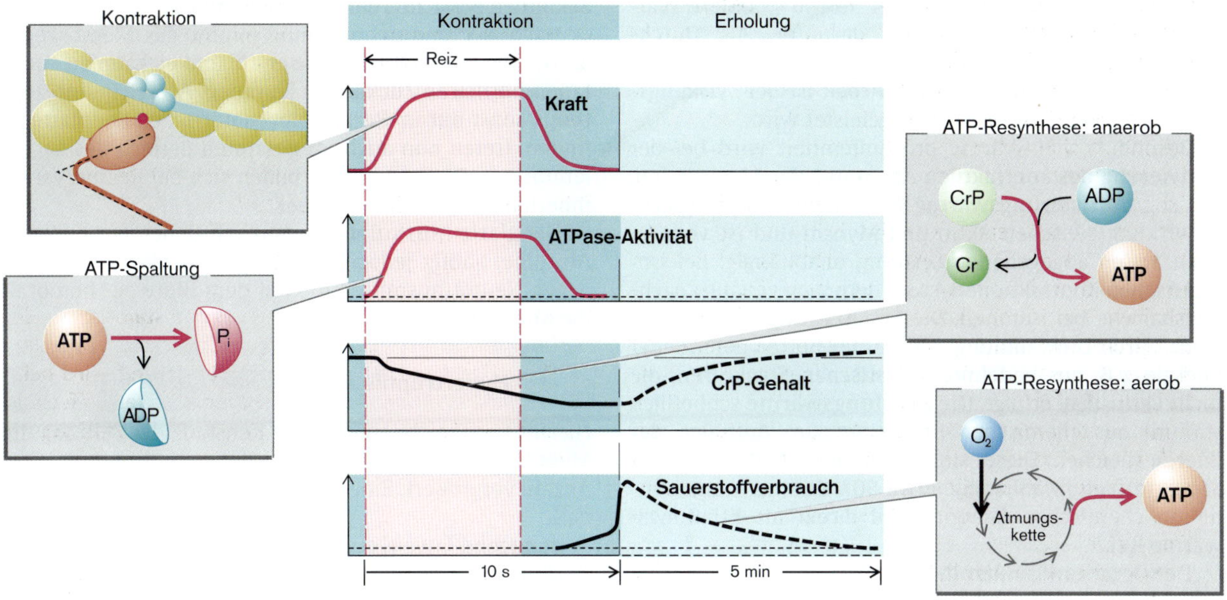

Abb. 6.**22** **Der Energieumsatz während der Muskelkontraktion.** Verhalten von Kraftentwicklung, ATPase-Aktivität, Kreatinphosphatgehalt (CrP) und O_2-Verbrauch vor, während und nach Reizung des Skelettmuskels. Man beachte die unterschiedliche Zeitschreibung während der Kontraktion (links) und Erholung (rechts). Gestrichelte Linien = ruhendes Präparat, P_i = anorganisches Phosphat (nach 18).

und O_2-Verbrauch ändern sich hier gleichsinnig. Zum ATP-Umsatz des **Herzmuskels** s. S. 136.

Wichtigster Energiespeicher im Muskel ist das Glykogen. Als Glykogenese bezeichnet man den Glykogenaufbau aus Glucose, als Glykogenolyse den Umbau von Glykogen zu Glucose.

Die Leistungsfähigkeit wird durch eine Sauerstoffschuld kurzfristig erheblich gesteigert

Die Muskelzelle kann für eine begrenzte Zeit ohne Sauerstoffverbrauch chemische Energie in mechanische Arbeit umwandeln. Die quergestreifte Muskelfaser geht zu Beginn einer Tätigkeit eine **Sauerstoffschuld** ein, da zunächst gespeicherte Energie in Form von ATP zur Verfügung steht (Kap. 19, S. 515). Damit kann kurzfristig (40 s) mehr mechanische Arbeit geleistet werden, als ATP resynthetisiert wird. Nach Ende der Muskeltätigkeit muß die Sauerstoffschuld wieder abgetragen werden. Mit einer Halbwertszeit von etwa 15 min wird Lactat aus der Muskulatur über das Blut entfernt und in Leber und Herz verstoffwechselt. Der Kreatinphosphatspeicher ist innerhalb von Sekunden wieder aufgefüllt.

Die Ermüdung der Skelettmuskulatur hat mehrere Ursachen

Wird bei einer Muskelarbeit vermehrt anaerob Energie umgewandelt, tritt eine **periphere Ermüdung** ein (Kap. 19, S. 527). Zur objektiven Messung der peripheren Ermüdung der Muskulatur ist der Plasmalaktatspiegel ein wichtiger Parameter. Die Leistung des kontraktilen Apparats wird nämlich sehr wirkungsvoll durch Absinken des pH-Werts im Sarkoplasma begrenzt. Die gleichzeitig auftretende Verarmung an energiereichen Verbindungen in der Muskelzelle läßt sich nur durch Sauerstoffzufuhr beheben. Hierfür ist eine gute Muskeldurchblutung nötig. Bei peripherer Ermüdung ist auch die Erschlaffungsgeschwindigkeit der Muskulatur verlangsamt. Es können Kontraktionsrückstände auftreten, es kann sogar zur Kontraktur kommen. Der **„Muskelkater“** nach stärkerer Belastung ist aber offenbar nicht auf lokale Anhäufung von Stoffwechselmetaboliten zurückzuführen, sondern auf Mikrotraumen im Muskel bei schlecht kontrollierten Bewegungen oder extremer Kraftentwicklung. Derartige Schmerzen finden sich nicht nur nach körperlicher Belastung (bei Dehnung kontrahierter Muskelpartien, Bergabgehen) sondern auch nach Operationen oder Muskelkrämpfen. Wichtig ist in diesem Zusammenhang auch die Bildung von Schmerzstoffen (S. 563).

Bei der häufigen Form der **zentralen Ermüdung** liegt die Ursache für Bewegungsstörungen im zentralen Nervensystem, oder aber das Endplattenpotential ist unterschwellig geworden (Kap. 19, S. 527).

Bei der Muskelkontraktion wird Wärme produziert

Bei jeder Energietransformation entsteht Wärme, auch in der Muskulatur. Etwa ein Drittel der umgesetzten chemischen Energie wird direkt in mechanische Arbeit umgewandelt. Damit ist der **Wirkungsgrad** oder Nutzeffekt des Muskels mit maximal 30–35 % verglichen mit technischen Maschinen beachtlich hoch; der Wirkungsgrad einer modernen Turbine liegt bei 35–40%, andere Wärmekraftmaschinen liegen weit darunter. Als Durchschnittswert für die Muskulatur gilt ein Wirkungsgrad von 25%. Bei rein isometrischer Arbeit ist der Wirkungsgrad 0%, da keine äußere Arbeit geleistet wird.

Besonders viel Wärme pro Zeiteinheit wird bei der Aktivierung des kontraktilen Apparates des Muskels frei. Die sog. **Aktivierungswärme** entsteht durch die Wechselwirkung zwischen Aktin und Myosin und ist von der nach außen abgegebenen Leistung unabhängig. Bei isometrischen Kontraktionen ist sie demnach genauso nachweisbar wie bei isotonen. Die **Erschlaffungswärme** entsteht durch Umwandlung von gespeicherter potentieller Energie z.B. aus gedehnten elastischen Strukturen, die nicht verlustfrei erfolgt. Die **Erholungswärme** schließlich stammt aus chemischen Prozessen zum Auffüllen der Energiespeicher. Diese sind in hohem Maße von der Sauerstoffzufuhr abhängig. Etwa 50% der hier umgewandelten chemischen Energie wird direkt als Erholungswärme frei.

Der Organismus nützt die Wärmeproduktion der Muskulatur zur Regulation seiner **Körpertemperatur** (Kap. 15, S. 378 f.). Der neurogen gesteuerte Tonus der Skelettmuskulatur steigt bei Kältebelastung. Es werden Agonisten und Antagonisten gleichmäßig aktiviert, eine Gelenkbewegung unterbleibt daher. Rasche Bewegungen können infolge der tonischen Belastung nicht mehr ausgeführt werden (Kraft-Geschwindigkeits-Beziehung S. 89). Plötzliche Bewegungen bewirken dann besonders häufig Muskelrisse. Bei Erwärmung des Körpers sinkt der Muskeltonus, um die Wärmeproduktion niedrig zu halten.

6.8 Physiologische und pathologische Muskelveränderungen

» Bei der Leistungsanpassung kommt es in allen Muskelarten zu typischen physiologischen Änderungen des Muskelquerschnitts (Atrophie, Hypertrophie). Hormone und Neurotransmitter beeinflussen häufig die Muskelfunktion. Unmittelbare Erkrankungen der Muskelfaser sind relativ selten – meist sind im Krankheitsfall Prozesse der Kontraktionssteuerung betroffen. «

Physiologische Anpassungen

Die Muskulatur paßt ihre Leistungsfähigkeit den Bedürfnissen des Organismus an. Man unterscheidet Atrophie, Hypertrophie und Hyperplasie.

Atrophie

Hierbei bleibt die Zellzahl bei vermindertem Proteingehalt der Zelle erhalten. Die maximale Kraftentwicklung beträgt nach wie vor 6 kp/cm², die Verkleinerung des Muskelquerschnitts bedingt jedoch eine deutliche Leistungsminderung des Gesamtmuskels. Bei Immobilisierung der Skelettmuskulatur (Gipsverband, motorische Lähmung) wird die Atrophie nach einigen Wochen sehr deutlich. Sie läßt sich verhindern, wenn willkürlich oder durch elektrische Reizung des zuführenden Nervs die Muskulatur 3- bis 5mal am Tag jeweils über ein paar Sekunden etwa 25% der Maximalkraft entwickelt.

Nach Nervendurchtrennung nimmt das Membranpotential der **Skelettmuskelfaser** ab, und es kann zu spontanen fibrillären Zuckungen kommen. Acetylcholinrezeptoren, sonst nur im Bereich der motorischen Endplatte zu finden, treten nun auch im gesamten Bereich des Sarkolemms auf. Diese Vorgänge bilden sich bei Reinnervation innerhalb von Monaten zurück.

Die **glatte Muskulatur** zeigt nach Denervierung keine Atrophie, häufig jedoch eine Empfindlichkeitssteigerung gegen Neurotransmitter, die auf dem Blutweg (humoral) die Muskelzelle erreichen.

Hypertrophie

Hierfür kennzeichnend ist eine Konstanz der Zellzahl, die Myofibrillen werden in der Zelle dichter gelagert und ihre Anzahl vergrößert. Eine Muskelhypertrophie setzt voraus, daß

- genügend Eiweiß zugeführt wird. Da spezielle Aminosäuren notwendig sind, muß die Nahrung in hohem Maße eiweißreich sein;
- der Muskel über mehrere Wochen mehrmals am Tag etwa 50% der Maximalkraft entwickelt.

Die **Skelettmuskulatur** ist unterschiedlich trainiert, da sie im Alltag verschieden stark belastet wird. Die Ausbildung einer Hypertrophie kann hormonell (Testosteron, Anabolika) gefördert werden (Kap. 19, S. 525). Beim **Herzmuskel** zeigt sich eine Hypertrophie nach Druck- oder Volumenbelastung, z.B. bei arteriellem Bluthochdruck oder einem Klappenfehler. Das Herzgewicht nimmt dann von 300 g bis auf 500 g zu (Kap. 7, S. 131). **Glatte Muskulatur** hypertrophiert ebenfalls, z.B. in Hohlorganen mit Abflußbehinderung (Harnblase bei Prostatahypertrophie).

Die Querschnittänderungen benötigen für ihre Ausbildung Wochen bzw. Monate. Eine Muskelhypertrophie kann sich bei Verminderung der Belastung des Muskels wieder zurückbilden. Wichtig ist hierfür, über welchen Zeitraum die Hypertrophie bestanden hat.

Hyperplasie

Bei der Hyperplasie steigt die Zellzahl. Dies führt zu einer erheblichen Beeinflussung von Muskelfunktion und Leistungsfähigkeit des Muskels und tritt beim Menschen selten auf.

Körpereigene Substanzen steuern eine Vielzahl von Prozessen der Muskelfaser

Hormone und Transmittersubstanzen haben für die normale Muskelfunktion wesentliche Steuerfunktionen. Dies kann für das Verständnis und die Therapie von Muskelerkrankungen wichtig sein und erklärt oft Begleitsymptome bei Erkrankungen des Hormonhaushalts.

- **Insulin** reguliert die Aufnahme von Glucose und Aminosäuren in die Muskelzelle. Der Glucosetransport in die Zelle erfolgt über einen rezeptorgesteuerten aktiven Transportmechanismus des Sarkolemms (Kap. 17,

S. 480). Der Aufbau von Glykogen wird durch Insulin gefördert. Insulin steigert die Proteinsynthese und hemmt den Proteinabbau. Außerdem kommt es zu einer gesteigerten Kaliumaufnahme in die Muskelzelle.

- **Glucocorticoide,** z. B. Cortisol, mobilisieren Aminosäuren durch Verminderung der Proteinsynthese. Dies führt zu einer Abnahme der Muskelmasse (kataboler Effekt) (Kap. 17, S. 465).
- **Testosteron** hat einen anabolen Effekt durch Stimulierung der Proteinsynthese.
- Die **Neurotransmitter** Acetylcholin und Noradrenalin (bzw. Adrenalin) steigern oder hemmen je nach Muskeltyp direkt oder indirekt die intrazelluläre Calciumfreisetzung und steuern so die Kontraktionskraft. Synthetische β_2-Agonisten erhöhen wegen einer anabolen Nebenwirkung die Synthese von Muskeleiweiß.
- **Thyroxin** steigert die Membranpermeabilität für Na^+ und K^+. Die Muskelzelle verliert Kalium. Wegen des Na^+-Einstroms wird die Na^+-K^+-ATPase des Sarkolemms vermehrt beansprucht. Bei einer **Hyperthyreose** kommt es zu einer Verarmung des Muskels an ATP, Muskelschwäche und leichter Ermüdbarkeit. Für eine **Hypothyreose** ist eine verlangsamte Muskelerschlaffung typisch, möglicherweise zurückzuführen auf eine verzögerte Repolarisation infolge einer verminderten Aktivität der Na^+-K^+-Pumpe.

Muskelerkrankungen

Die **Skelettmuskelfaser** zeigt selten krankhafte Veränderungen, meist sind es Durchblutungsstörungen oder neurogene Störungen, die zu Funktionseinbußen des Skelettmuskels führen. Wichtige Erkrankungsformen des Skelettmuskels sind:

- **Degenerative Muskeldystrophie (Duchenne).** Die Umwandlung der Skelettmuskulatur in Bindegewebe führt zu schwersten Funktionseinschränkungen. Meist sind Hüft- und Beckenmuskulatur zuerst betroffen.
- Die **Myotonie** ist durch Versteifung der Muskulatur bei willkürlich eingeleiteten Bewegungen gekennzeichnet. Sie macht sich vor allem bei Bewegungsbeginn nach längerer Ruhe bemerkbar. Das Membranpotential der Muskelfasern ist instabil; es treten Serien von Nachentladungen auf (myotone Entladungen), die im Elektromyogramm nachweisbar sind. Es handelt sich insgesamt um eine Überregbarkeit der Skelettmuskelfaser durch Störungen der Chloridleitfähigkeit des Sarkolemms. Leichtes Beklopfen des Muskels kann bereits Aktionspotentiale auslösen und zu Kontraktionen führen.
- Bei **Paramyotonie** verzögert eine Abkühlung des Muskels die Inaktivierung der Natriumkanäle. Auch dies steigert die Erregbarkeit des Sarkolemms.
- **Myasthenia gravis.** Durch eine Autoimmunreaktion gegen den ACh-Rezeptor sind die motorischen Endplatten geschädigt. Dadurch entsteht ein Endplattenpotential mit verkleinerter Amplitude. Zunächst werden häufig Muskelpartien in Gesicht und Rachenraum betroffen.

Am **Herzmuskel** treten mannigfache Formen der Myokardinsuffizienz auf, deren Ursachen in mangelndem Angebot (Durchblutungsstörungen) oder ungenügender Verwertbarkeit (Utilisationsinsuffizienz) liegen. Zahlreiche Therapiewege führen hier zu einer sehr deutlichen Leistungssteigerung, indem die koronare Durchblutung verbessert, die Belastung des Herzens durch Senken der arteriellen Blutdruckhöhe vermindert und die intrazelluläre Calciumfreisetzung durch Herzglykoside verbessert oder durch β-Rezeptoren-Blocker bzw. Calciumantagonisten vermindert wird.

Bei der **glatten Muskulatur** kommt es zu gesteigerter oder verminderter Empfindlichkeit von Membranrezeptoren, aber auch zu neurogen bedingten, zum Teil reflektorisch ausgelösten Fehlregulationen im Kontraktionsablauf. Auch hier steht die Blockade der Rezeptoren mit spezifischen Rezeptorenblockern oder eine Beeinflussung des transmembranösen Calciumeinstroms, z. B. durch Calciumantagonisten, im Vordergrund der Therapie.

Zum Weiterlesen ...

1 Bohr, D. F., A. P. Somlyo, H. V. Sparks jr.: The Cardiovascular System, vol II: Vascular Smooth Muscle. American Physiological Society, Bethesda 1980
2 Guyton, A. C.: Human Physiology and Mechanisms of Disease, 4th ed. Saunders, Philadelphia 1987
3 Heilmeyer, L. M. G., J. C. Rüegg, T. Wieland: Molecular Basis of Motility. Springer, Berlin 1976
4 Peachey, L. D., R. H. Adrian, S. R. Geiger: Handbook of Physiology, section 10: Skeletal Muscle. American Physiological Society, Bethesda 1983
5 Rüegg, J. C.: Calcium in Muscle contraction. Springer, Berlin 1992
6 Siegman, M. S., A. P. Somlyo, N. L. Stephens: Regulation and Contraction of Smooth Muscle. Liss, New York 1987
7 Spudich, J. A.: How molecular motors work. Nature 372 (1994) 515 – 518
8 Stryer, L.: Biochemie. Spektrum, Heidelberg 1994
9 West, J. B.: Physiological Basis of Medical Practice. Williams & Wilkins, Baltimore 1990

... und noch weiter

10 Allen, D. G., J. R. Blinks: The interpretation of light signals from aequorin-injected skeletal and cardiac muscle cells: a new method of calibration. In Ashley, C. C., A. K. Campbell: Detection and Measurement of Free Ca^{2+} in Cells. Elsevier/North-Holland, Amsterdam 1979 (pp. 159 – 174)
11 Blinks, J. R., R. Rüdel, S. R. Taylor: Calcium transients in isolated amphibian skeletal muscle fibres: detection with aequorin. J. Physiol. 277 (1978) 291 – 323
12 Cannon, S. C.: Ion-channel defects and aberrant excitability in myotonia and periodic paralysis. TINS 19 (1996) 3 – 10
13 Farah, C. S., F. C. Reinach: The troponin complex and regulation of muscle contraction. FASEB J. 9 (1995) 755 – 767
14 Huxley, A. F.: Crossbridge tilting confirmed. Nature 375 (1995) 631 – 632
15 Huxley, A. F., R. Niedergerke: Structural changes in muscle during contraction: interference microscopy of living muscle fibres. Nature 173 (1954) 971 – 973

16 Huxley, H. E., J. Hanson: Changes in the cross-striation of muscle during contraction and stretch and their structural interpretation. Nature 173 (1954) 973 – 976
17 Kihara, Y., S. Sasayama, M. Inoko, J. P. Morgan: Sodium/calcium exchange modulates intracellular calcium overload during posthypoxic reoxygenation in mammalian working myocardium. J. clin. Invest. 93 (1994) 1275 – 1284
18 Kushmerick, M. J.: Energetics of muscle contraction. In Handbook of Physiology, section 10: Skeletal Muscle. American Physiological Society, Bethesda 1983 (pp. 189 – 236)
19 Sparrow, M. P., U. Mrwa, F. Hofmann, J. C. Rüegg: Calmodulin is essential for smooth muscle contraction. FEBS Lett. 125 (1981) 141 – 145
20 Trayer, I. P.: Molecular motors. Nature 368 (1994) 294 – 295
21 Walsh, M. P.: Regulation of vascular smooth muscle tone. Canad. J. Physiol. Pharmacol. 72 (1994) 919 – 936
22 Warshaw, D. M.: The in vito motility array: A window into the myosin molecular motor. News in Physiol. Sc. 11 (1996) 1 – 6

Das Herz

J. Schrader

7

7.1 Aufgabe des Herzens im Kreislauf

Dem Herzen kommt im Kreislauf eine zentrale Funktion zu, indem es die Energie bereitstellt, mit der Blut von der venösen Seite auf die arterielle Seite des Kreislaufs gepumpt wird. In funktioneller Hinsicht besteht das Herz aus zwei getrennten Pumpensystemen, wobei der rechten und linken Herzkammer (Ventrikel) je ein Vorhof vorgeschaltet ist (Abb. 7.**1**). Das **rechte Herz** fördert das aus der V. cava inferior und superior stammende venöse Blut durch die Kontraktion des rechten Ventrikels über die A. pulmonalis in den Lungenkreislauf. Das **linke Herz** pumpt das mit Sauerstoff gesättigte Blut durch Kontraktion des linken Ventrikels über die Aorta in den Körperkreislauf. Die Kontraktion von linkem und rechtem Herzen erfolgt gleichzeitig. Die Pumpwirkung des Herzens beruht auf der rhythmischen Abfolge von Kontraktion (**Systole**) und Entspannung (**Diastole**). In der Diastole werden die Herzkammern mit Blut gefüllt, in der Systole wird ein Teil des in den Ventrikeln vorhandenen Bluts, das Schlagvolumen (normalerweise ca. 70 ml), ausgeworfen. Die Stellung des Herzens in einem geschlossenen Kreislaufsystem macht deutlich, daß die Förderleistung des rechten und linken Herzens gleich sein muß (Abb. 7.**2**). Geringste Unterschiede im Schlagvolumen zwischen rechtem und linkem Ventrikel hätten mit der Zeit erhebliche Störungen des Druck- und Volumenverhältnisses in den einzelnen Kreislaufabschnitten zur Folge. Daß der linke Ventrikel wesentlich muskelstärker als der rechte Ventrikel ist, liegt in der Tatsache begründet, daß der linke Ventrikel das gleiche Schlagvolumen gegen einen hohen arteriellen Druck (systolischer Druck 120 mmHg) pumpen muß. Der muskelschwächere rechte Ventrikel hingegen muß lediglich den Druck in der Pulmonalarterie (systolischer Druck 20 mmHg) überwinden.

Die Richtung des Blutflusses ist durch die Anordnung der **Herzklappen** gegeben, die Ventilfunktion haben und den Transport von Blut nur in eine Richtung erlauben. Die Herzklappen sind zwischen Vorhof und Ventrikel in der sog. **Ventilebene** angeordnet (Abb. 7.**1**). Der Trikuspidal- und der Bikuspidal-(Mitral-)Klappe kommt hierbei die Funktion von Einlaßventilen zu. Das entsprechende Auslaßventil für die rechte und linke Herzkammer ist die Pulmonal- und Aortenklappe (Semilunarklappen). Öffnen und Schließen der Herzklappen erfolgen rein passiv durch das Blut, das entsprechend dem im Herzen herrschenden Druckgradienten immer von Orten hohen Drucks zu Orten niedrigen Druckniveaus fließt.

Was die **Lage des Herzens im Thorax** anbetrifft, so wird aus der Betrachtung eines Röntgenbildes deutlich, daß der überwiegende Teil des rechten Ventrikels zur Vorderseite orientiert ist, wobei große Teile des rechten und linken Ventrikels breit dem Zwerchfell aufliegen (Abb. 7.**3**). Die Schräglage des Herzens im Thorax macht verständlich, daß bei einem Tiefertreten des Zwerchfells, z.B. bei tiefer Einatmung, das Herz in eine Steillage

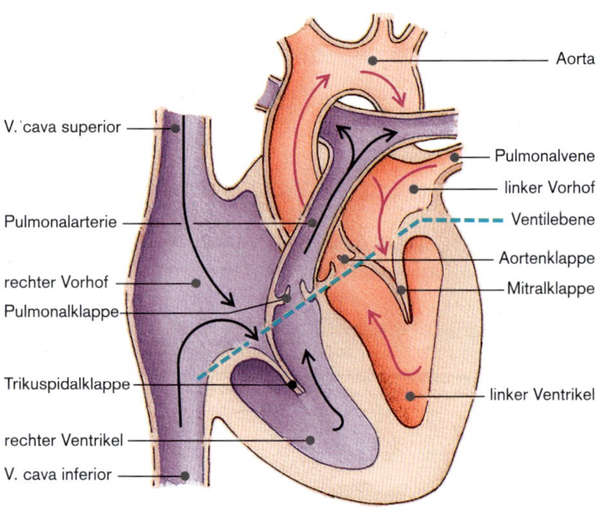

Abb. 7.1 **Blutfluß durch das Herz.** Venöses Blut gelangt über die V. cava superior und inferior in den rechten Vorhof, arterialisiertes Blut fließt über die vier Pulmonalvenen in den linken Vorhof. Nach Öffnung der Segelklappen (Trikuspidal- und Bikuspidalklappen) gelangt das Blut in der Diastole in den rechten und linken Ventrikel und wird in der nächsten Systole nach Öffnung der Taschenklappen in die Pulmonalarterie bzw. Aorta ausgeworfen. Alle Herzklappen liegen in einer Ebene, der Ventilebene.

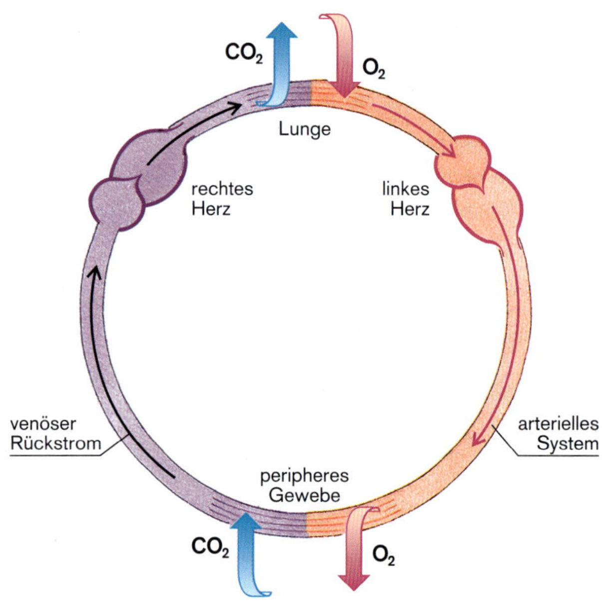

Abb. 7.2 **Herz und Kreislauf.** Schematische Darstellung der wesentlichen Funktionselemente des Herzens in ihrer Stellung im Blutkreislauf. Sauerstoff (O_2) wird im Lungenkreislauf aufgenommen und über die Kapillaren des Körperkreislaufs an das Gewebe abgegeben. CO_2 nimmt den umgekehrten Verlauf. Die Stellung der Herzklappen entspricht der Austreibungsphase während der Systole (Segelklappen geschlossen, Taschenklappen geöffnet).

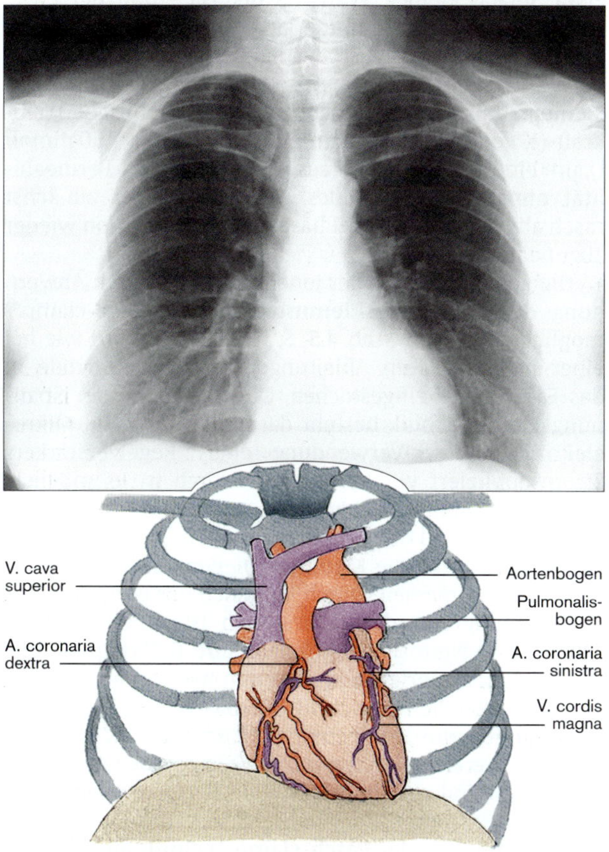

Abb. 7.**3** **Röntgenbild des Thorax in posterioanteriorer Projektion.** Aus der Schemazeichnung ist zu ersehen, daß die rechte Seite des Herzens (vom Probanden aus gesehen) durch die V. cava superior und den rechten Vorhof begrenzt wird. Auf der linken Seite sind es von kranial nach kaudal Aortenbogen, Pulmonalisbogen, linker Vorhof und linker Ventrikel. Beachte, daß das Herz mit dem rechten Ventrikel und Teilen des linken Ventrikels breit dem Zwerchfell aufliegt.

übergeht. Neben der Veränderung der Herzachse in Abhängigkeit von der Atmung kommt es bei jeder Kontraktion zu Formveränderungen des Herzens selbst. Die spiral- und ringförmige Anordnung der Muskelfasern in den Ventrikeln bewirkt, daß sich das Herz bei jeder Kontraktion, sowohl in der Längs- als auch in der Querachse, verkürzt. Dies hat zur Folge, daß bei jeder Systole die Ventilebene des Herzens tiefer tritt.

7.2 Elektrische Signale koordinieren die Kontraktion der Herzmuskelzellen

›› Das Ventrikelmyokard ist durch ein konstantes Ruhepotential (– 85 mV) gekennzeichnet, während sich am automatisch tätigen Sinus- und AV-Knoten eine spontane diastolische Depolarisation findet, die durch eine Verminderung der K^+-Leitfähigkeit der Membran bedingt ist. Das Aktionspotential (300 – 450 ms) wird durch den lawinenartigen Na^+-Einstrom in das Faserinnere ausgelöst, gefolgt von der Plateauphase (Ca^{2+}-Einstrom) und der Repolarisationsphase (K^+-Ausstrom). Im Unterschied zum Skelettmuskel ist die Dauer der absoluten Refraktärzeit gleich groß wie die Dauer der mechanischen Spannungsentwicklung, so daß der Herzmuskel nicht tetanisierbar ist. ‹‹

Um in rhythmischer Folge, d. h. im Wechsel von Systole und Diastole, Blut durch das Kreislaufsystem zu pumpen, müssen Mechanismen vorhanden sein, die die Leistungen der vielen Millionen Herzmuskelzellen zeitlich und räumlich aufeinander abstimmen. Diese Koordination erfolgt mit Hilfe von **elektrischen Signalen,** die normalerweise im **Sinusknoten** des Herzens entstehen, von dort über das Erregungsleitungssystem die Ventrikel erreichen, um dann von Zelle zu Zelle weitergeleitet zu werden, bis schließlich das gesamte Ventrikelmyokard erregt ist. Um das komplexe Zusammenspiel von elektrischen Phänomenen und Herzkontraktion besser zu verstehen, ist es zunächst notwendig, die Elementarprozesse der Erregung an einer einzelnen Herzmuskelzelle zu besprechen.

Ruhepotential

In gleicher Weise wie Nervenzellen besitzt auch jede Zelle des Arbeitsmyokards in der Diastole ein Ruhemembranpotential, das ca. – 85 mV beträgt. Das Ruhepotential entspricht weitgehend dem K^+-Gleichgewichtspotential. Sein Zustandekommen ist in Kap. 4 (S. 48) ausführlich erläutert.

Herzaktionspotential

Herzmuskelzellen reagieren auf einen Reiz, der die Membran bis auf ca. – 65 mV (das sog. Schwellenpotential) depolarisiert, mit einem Aktionspotential. Dieser Reiz stammt normalerweise aus dem Sinusknoten (primärer Schrittmacher des Herzens); im Falle eines künstlichen Schrittmachers ist dieser Reiz ein kurzer Stromstoß. Das Besondere des Aktionspotentials des Ventrikelmyokards ist seine **lange Dauer** von ca. 300 – 450 ms. Es hat eine charakteristische Form und wird in verschiedene Phasen eingeteilt (Abb. 7.**4**):
- schnelle Phase der Depolarisation mit einem Überschießen des Potentials zu positiven Werten (overshoot),
- Plateauphase,
- Phase der Repolarisation.

Für das Zustandekommen des Aktionspotentials sind zeit- und potentialabhängige Veränderungen der Membranleitfähigkeit für Na^+, Ca^{2+} und K^+ verantwortlich. Die grundsätzlichen Einzelmechanismen sind in Kap. 4 (S. 56) sowie auf S. 348 f. besprochen. Das für das Verständnis der elektrischen Erregung Wesentliche ist im folgenden zusammengefaßt.

Die **rasche Depolarisation** kommt durch die vorübergehende Öffnung (Aktivierung) der Natriumkanäle der Membran zustande, die von einem lawinenartigen Einstrom von Na^+ in das Faserinnere gefolgt ist. Triebkraft ist das hohe elektrochemische Potential für Na^+ (Na^+ extrazellulär 145 mmol/l, intrazellulär 12 mmol/l; innen

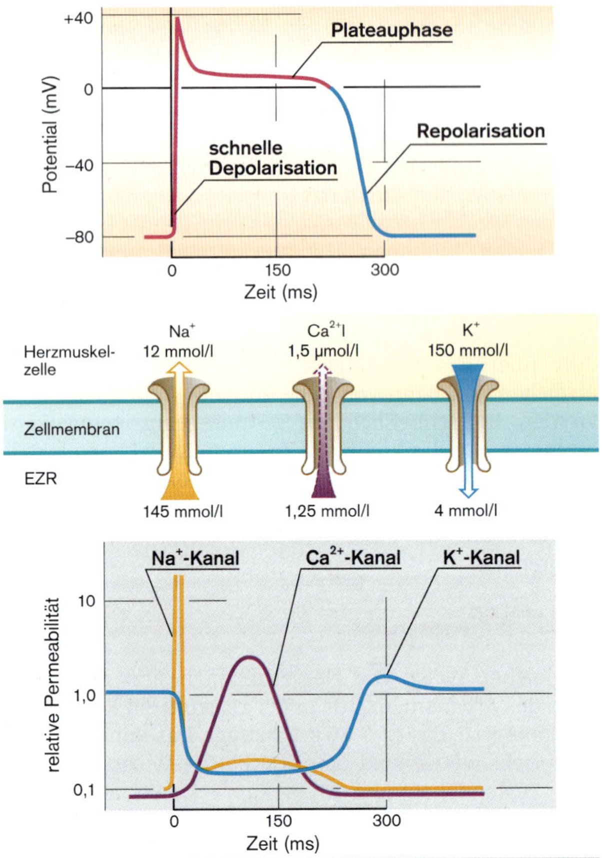

Abb. 7.**4** **Ionale Grundlagen für das Zustandekommen des Aktionspotentials einer Herzmuskelzelle des Arbeitsmyokards.** Die zeitlichen Veränderungen der Permeabilität für Na^+, Ca^{2+} und K^+ sind den einzelnen Phasen des Aktionspotentials zugeordnet. Die intrazelluläre Ca^{2+}-Konzentration von 1,5 µmol/l ist der Maximalwert während der Plateauphase, in Ruhe beträgt er 0,1 µmol/l.

negatives Membranpotential). Der Natriumeinwärtsstrom führt zu einer Umpolarisierung der Membran (+ 40 mV) in Form eines „overshoot". Die Anstiegssteilheit der Membrandepolarisation ist hierbei ein direktes Maß für die Geschwindigkeit des Na^+-Einstroms. Der Einwärtsstrom dauert nur etwa 1 – 2 ms. Danach sind die Natriumkanäle inaktiviert und können erst wieder geöffnet werden, wenn das Membranpotential einen Wert von ca. – 60 mV erreicht hat.

An die rasche Depolarisation schließt sich die **Plateauphase** an, in der es zu einer Erhöhung der Membranleitfähigkeit für Ca^{2+} und damit zu einem langsamen, depolarisierenden Ca^{2+}-Einstrom in die Muskelfasern kommt. Die freie extrazelluläre Ca^{2+}-Konzentration beträgt 1,25 mmol/l, der entsprechende intrazelluläre Wert am ruhenden Muskel liegt mit rund 0,1 µmol/l mehr als 10 000fach niedriger. Neben der elektrischen Triebkraft (Membranpotential) besteht also eine erhebliche chemische Triebkraft für den Ca^{2+}-Einstrom durch die Myokardzellmembran. Im Vergleich zu dem schnellen Na^+-Einwärtsstrom ist aber die Amplitude dieses Ca^{2+}-Stroms etwa 50fach kleiner. Während der Na^+- und der Ca^{2+}-Einwärtsstrom die Membran jeweils depolarisieren, handelt es sich in der Phase der **Repolarisation,** in der die nach innen gerichtete, elektrische Triebkraft für K^+-Ionen kleiner ist als die nach außen gerichtete chemische Triebkraft (K^+ extrazellulär 4 mmol/l, intrazellulär 150 mmol/l), um einen K^+-Ausstrom aus der Zelle. Die K^+-Permeabilität nimmt zu Beginn des Aktionspotentials zunächst rasch ab, um dann in der Phase der Repolarisation wieder zuzunehmen (Abb. 7.**4**).

Die genaue Analyse der Ionenströme ist durch Anwendung der **Spannungsklemmtechnik** („voltage-clamp") möglich geworden (Abb. 4.**5**, S. 53). Hierbei wird wie bei einer intrazellulären Ableitung eine Mikroelektrode in das Faserinnere eingestochen. Das Besondere der Spannungsklemmtechnik besteht darin, daß über die Mikroelektrode unter Verwendung eines Regelverstärkers Strom appliziert werden kann. Dadurch ist es möglich, das Membranpotential sprunghaft auf beliebige Potentiale zu bringen und dort konstantzuhalten (zu „klemmen"). Die hierbei durch die Membran fließenden Ionenströme (I) kann man messen. Durch Vergleich der vorgegebenen Sollspannung mit der gemessenen Istspannung ist es möglich, die Netto-Ionenströme in ihre Teilkomponenten (I_{K^+}, I_{Na^+}, $I_{Ca^{2+}}$) zu zerlegen (s. auch Kap. 4).

Ein erheblicher Fortschritt bei der Analyse von Membranströmen wurde in neuerer Zeit erreicht, als es gelungen war, aus dem Herzen durch Kollagenasebehandlung funktionell und metabolisch stabile Herzmuskelzellen zu isolieren. An diesen enzymatisch isolierten Einzelzellen können mit Hilfe der **Patch-clamp-Technik** Einzelkanalströme analysiert werden (S. 21 f.). Dazu wird eine Saugpipette (innerer Durchmesser ca. 2,5 µm) auf die Zellmembran aufgesetzt und eine kleine Membranfläche („patch") angesaugt. Mit dieser Anordnung ist es möglich, durch Klemmpulse das Potential z. B. auf 0 mV zu halten, wodurch die Aktivität eines einzelnen Ca^{2+}-Kanals gemessen werden kann. Wie aus Abb. 7.**5** zu ersehen ist, besteht die Aktivität des Ca^{2+}-Kanals aus schnellen Stromfluktuationen zwischen zwei Leitfähigkeitsniveaus (offen und geschlossen) und ist gefolgt von einer längeren Ruheperiode. Substanzen, die die Leitfähigkeit der Myokardzellmembran für Ca^{2+} erhöhen, z. B. Adrenalin oder der sympathische Überträgerstoff Noradrenalin, führen zu einer Zunahme der Öffnungswahrscheinlichkeit der **Ca^{2+}-Kanäle.** Dementsprechend gelangt bei jedem Aktionspotential eine größere Menge Ca^{2+} in das Faserinnere. Dieser erhöhte Ca^{2+}-Einstrom ist für die herzkraftsteigernde Wirkung dieser Substanzen verantwortlich. Auf der anderen Seite führen Substanzen, die den Ca^{2+}-Einstrom hemmen, z. B. die sog. **Ca^{2+}-Antagonisten,** zu einer Abnahme der Öffnungswahrscheinlichkeit der Ca^{2+}-Kanäle, sie setzen die Herzkraft herab. Am glatten Gefäßmuskel führt eine Hemmung des Ca^{2+}-Einstroms zu einer Relaxation, d. h. zu einer Vasodilatation. Das gleiche gilt auch für die Koronararterien. Da Ca^{2+}-Antagonisten am Herzen also gleichzeitig den Koronarfluß erhöhen und die Herzarbeit herabsetzen, wird diese Substanzgruppe zur Therapie der koronaren Herzkrankheit (s. u.) eingesetzt.

Die Zahl der Natriumkanäle, die sich bei einer Erregung öffnen, hängt in entscheidendem Maß von der Höhe

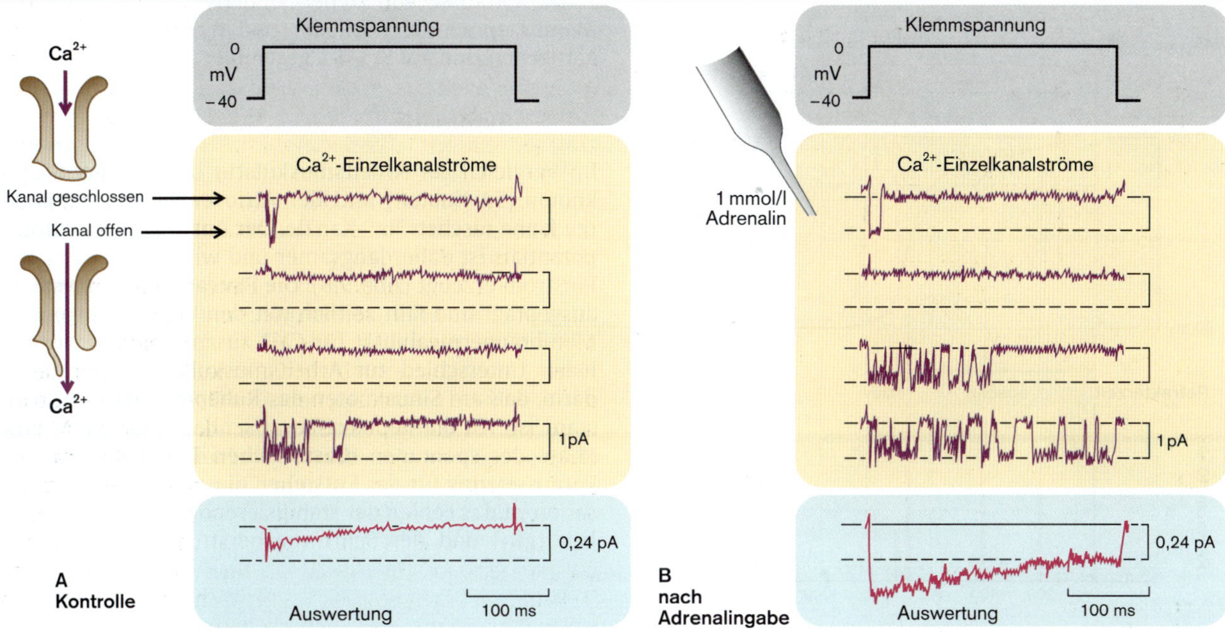

Abb. 7.5 **Analyse von Ca^{2+}-Einzelkanalströmen mit der Patch-clamp-Technik vor und nach Gabe von Adrenalin.** Der Ca^{2+}-Kanal befindet sich normalerweise mit einer bestimmten Wahrscheinlichkeit im geschlossenen oder offenen Zustand (**A**). Nach Gabe von Adrenalin (**B**) nimmt die Öffnungswahrscheinlichkeit des Ca^{2+}-Kanals deutlich zu. Im unteren Teil der Abbildung (Auswertung) sind die Mittelwerte von ca. 400 Ca^{2+}-Einzelkanalströmen aufgetragen (nach 35).

des Membranpotentials *vor* der Erregung ab. Wie Abb. 7.**6** zeigt, führt eine Senkung des Membranpotentials von - 90 mV auf - 80, - 65 und - 60 mV, z. B. durch Erhöhung der extrazellulären K^+-Konzentration, zu einer progredienten Abnahme der Anstiegssteilheit der Depolarisation. Bei einem Membranpotential von ca. - 55 mV ist das Natriumsystem nahezu vollständig inaktiviert, und es läßt sich kein normales Aktionspotential mehr auslösen. Die Tatsache, daß die Anstiegsgeschwindigkeit des Aufstrichs eine Funktion der Höhe des anfänglichen Membranpotentials ist, hat zwei wichtige Konsequenzen:

1. Wenn die Membran vollständig depolarisiert ist, d. h., wenn alle Na^+-Kanäle inaktiviert (geschlossen) sind, ist es nicht möglich, selbst durch hohe Reizintensitäten eine erneute Erregung auszulösen (Abb. 7.**7**). Der Herzmuskel befindet sich in der **absoluten Refraktärphase**. Erst wenn das Membranpotential deutlich negativer als - 40 mV ist, kann mit erhöhten Reizintensitäten eine erneute Erregung ausgelöst werden. Der Herzmuskel befindet sich dann in der **relativen Refraktärphase**. Die funktionelle Bedeutung der Refraktärphase wird durch einen Vergleich zwischen der Dauer des Aktionspotentials und dem zeitlichen Ablauf der dazugehörigen Muskelkontraktion ersichtlich (Abb. 6.**12**, S. 91). Das Maximum der mechanischen Spannungsentwicklung liegt innerhalb der Plateauphase des Aktionspotentials, d. h. in der absoluten Refraktärphase. Der Herzmuskel ist erst dann wieder neu zu erregen, wenn die Kontraktion bereits abgeschlossen ist. Somit ist der Herzmuskel nicht tetanisierbar. Im Unterschied dazu beträgt am Skelettmuskel die Dauer des Aktionspotentials nur 2 – 4 ms bei sonst gleicher Dauer der mechanischen Antwort. Dies ist

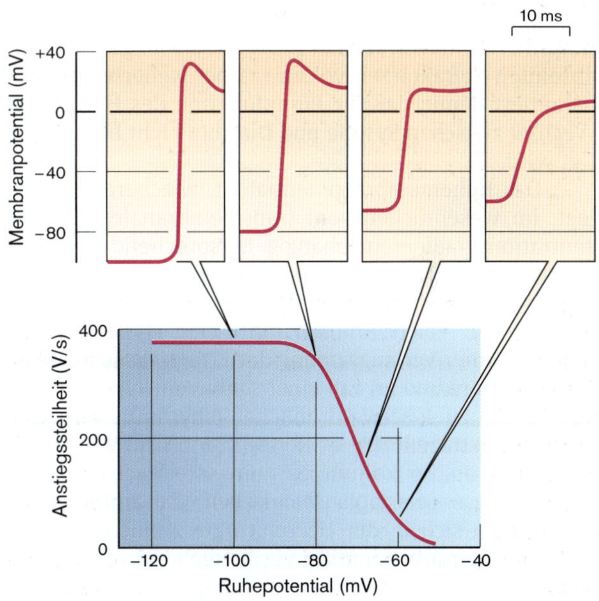

Abb. 7.**6** **Abhängigkeit der Anstiegssteilheit des Herzaktionspotentials vom Ruhepotential.** Die Steilheit des Erregungsanstiegs (Geschwindigkeit der Depolarisation) nimmt mit der Verminderung des Ruhepotentials ab, weil das Na^+-System inaktiviert wird. Die Kurve im unteren Teil der Abbildung wurde aus Versuchen gewonnen, wie sie im oberen Teil dargestellt sind (nach 36).

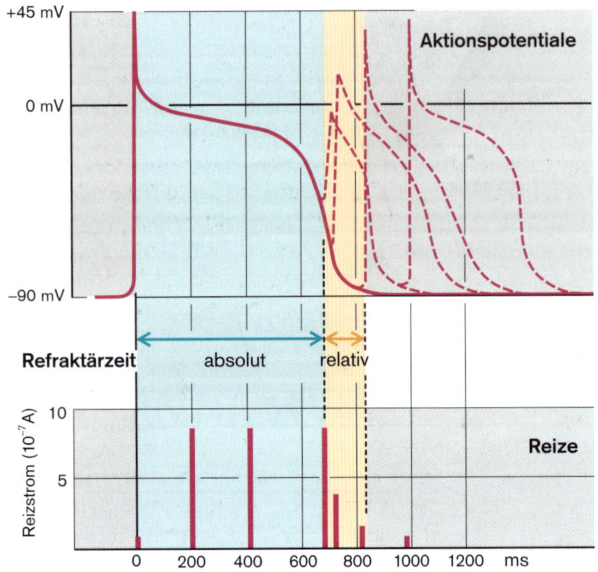

Abb. 7.7 **Refraktärität.** In der absoluten Refraktärphase löst selbst ein starker Reiz keine neue Erregung aus. In der relativen Refraktärphase kann eine erneute Erregung ausgelöst werden; dafür sind jedoch erhöhte Reizintensitäten notwendig (nach 36).

der Grund dafür, daß der Skelettmuskel tetanisierbar ist (Kap. 6). Am Herzen schützt hingegen die lange Dauer der absoluten Refraktärzeit vor zu rascher Neuerregung und garantiert damit, daß die Pumpfunktion des Herzens im Wechsel zwischen Systole und Diastole nicht beeinträchtigt wird.

2. Das Ruhemembranpotential ist, wie bereits dargelegt, im wesentlichen vom transmembranalen K^+-Konzentrationsgradienten abhängig. Entsprechend führt eine Erhöhung der Plasmakonzentration von K^+ zu einer Depolarisation und hat damit Störungen der Erregungsausbreitung zur Folge. Klinisch führt eine **Hyperkaliämie** daher zu einer Verlangsamung der Erregungsausbreitung über das Herz und im Fall einer schweren Hyperkaliämie evtl. sogar zu lebensbedrohlichen Rhythmusstörungen. Steigt die extrazelluläre K^+-Konzentration auf Werte über 25 mmol/l an, so kommt es zum sofortigen Herzstillstand. Diese pathophysiologischen Zusammenhänge macht man sich in der Herzchirurgie zunutze, um das Herz für operative Eingriffe vorübergehend ruhigzustellen. Dabei wird der Kreislauf durch eine extrakorporale Pumpe aufrechterhalten (Herz-Lungen-Maschine) und das Herz mit einer K^+-reichen Pufferlösung (kardioplege Lösung) durchströmt. Der resultierende Herzstillstand in Kombination mit einer Kühlung des Herzens vermindert den myokardialen Energieverbrauch drastisch. Dies führt zu einer deutlichen Verbesserung der Funktionserhaltung und Stabilität des Herzens nach dem Wiederanschluß an die Körperzirkulation.

Die Einflüsse von Hyper- und Hypokaliämie auf das Membranpotential normaler und hypoxämischer Myokardzellen sind auf S. 348 f. geschildert.

Automatie

Im Vergleich zur Arbeitsmuskulatur besitzen der Sinusknoten (SA-Knoten) und der Atrioventrikular-(AV-)Knoten keine raschen Na^+-Kanäle. Der Aufstrich des Aktionspotentials ist daher langsamer und wird durch den Ca^{2+}-Einstrom erzeugt (Abb. 7.**8**). Die Plateauphase ist weniger ausgeprägt und fällt zeitlich mit den Veränderungen der Membranpermeabilität für Ca^{2+} zusammen. Ein wesentlicher Unterschied zur Arbeitsmuskulatur besteht auch darin, daß am Sinusknoten das Ruhepotential nicht konstant ist. An die Repolarisation schließt sich daher eine Phase der spontanen **diastolischen Depolarisation** an. Voraussetzung für das Entstehen dieser Spontandepolarisation ist das Fehlen der stabilisierenden Kaliumleitfähigkeit (gK_1) und der Schrittmacherstrom (I_f), der durch

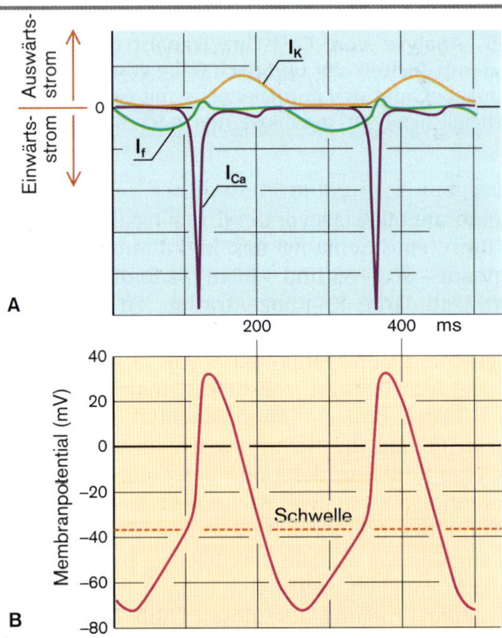

Abb. 7.**8** **Ionenströme während des Schrittmacherpotentials.** Den spontanen Änderungen des Membranpotentials (**B**) im Sinusknoten liegen prinzipiell drei Ströme (und daher drei Leitfähigkeitsänderungen) zugrunde (**A**): 1. Ein nicht-selektiver Einwärtsstrom, i_f (f für „funny"), der vor allem von Kationen getragen wird und nicht TTX-hemmbar ist, 2. ein langsamer Ca^{2+}-Einwärtsstrom (i_{Ca}) und 3. ein K^+-Auswärtsstrom, i_K. Die Ionenkanäle für i_f werden am Ende der Repolarisationsphase aktiviert, wenn das Membranpotential negativer als ca. − 50 mV wird; i_f leitet die spontane Depolarisation ein. Der zweite für die spontane Depolarisation verantwortliche Strom, i_{Ca}, wird aktiviert, wenn das Membranpotential wieder positiver als etwa − 55 mV wird, wobei die einströmenden Kationen die Zelle zunehmend depolarisieren. Dies entspricht dem Aufstrich des Membranpotentials. Gleichzeitig öffnen sich nun K^+-Kanäle, die den Auswärtsstrom i_K fließen lassen, was die Repolarisation der Zelle erlaubt (nach 13).

Hyperpolarisation aktiviert und der von Na^+-Ionen getragen wird, die durch nichtselektive Kationenkanäle einströmen. Erreicht die diastolische Depolarisation die Schwelle, entsteht ein neues Aktionspotential. Die Anstiegssteilheit der diastolischen Depolarisation, d.h. die Zeit, die bis zum Entstehen eines neuen Aktionspotentials verstreicht, bestimmt daher die Frequenz, mit der z.B. der Sinusknoten tätig ist. Welchen Einfluß die Überträgerstoffe von Sympathikus und Parasympatikus auf die Automatie und damit die Herzfrequenz haben, wird auf S. 115 besprochen werden.

7.3 Calciumionen koppeln Membrandepolarisation und Kontraktion

» Während der Plateauphase des myokardialen Aktionspotentials strömt Ca^{2+} aus dem extrazellulären Raum in das Faserinnere und erhöht zusammen mit Ca^{2+} aus dem sarkoplasmatischen Retikulum die intrazelluläre Ca^{2+}-Konzentration von 10^{-7} auf 10^{-5} mol/l. Die Höhe der zytoplasmatischen Ca^{2+}-Konzentration bestimmt das Ausmaß der Kontraktion. Die positiv inotrope Wirkung der Catecholamine kommt durch eine cAMP-vermittelte Steigerung des transmembranalen Ca^{2+}-Einstroms zustande. In der Diastole wird Ca^{2+} aktiv in das sarkoplasmatische Retikulum zurückgepumpt sowie über die Zellmembran nach außen transportiert. «

Die Erregung der Herzmuskelzelle, die ihren Ausdruck in einem Aktionspotential hat, ist ein elektrisches Phänomen, das über die Zellmembran abläuft. Die Kontraktion hingegen ist ein mechanischer Prozeß, der sich an den kontraktilen Strukturen im Inneren der Zelle abspielt. Diejenigen Mechanismen, die die Koppelung zwischen Membrandepolarisation und Kontraktion bedingen, werden unter dem Begriff der **elektromechanischen Koppelung** zusammengefaßt. Hierbei spielen Ca^{2+}-Ionen die Schlüsselrolle. So kann man im Experiment zeigen, daß nach Umschalten auf ein Ca^{2+}-freies Nährmedium zwar noch Aktionspotentiale ausgelöst werden können, doch sind diese von keiner Kontraktion mehr gefolgt. Ca^{2+}-Entzug führt also zu einer elektromechanischen Entkoppelung.

Das Ausmaß der Aktivierung des kontraktilen Apparats des Herzens wird im wesentlichen durch die **intrazelluläre Ca^{2+}-Konzentration** bestimmt. Diese ist in der ruhenden Herzmuskelzelle mit 10^{-7} mol/l außerordentlich niedrig. Bei einer Erregung steigt die zytoplasmatische Ca^{2+}-Konzentration kurzzeitig bis auf das rund 15fache des Ruhewerts an. Das Maximum der Kraftentwicklung wird bei einer Ca^{2+}-Konzentration von etwa 10^{-5} mol/l erreicht. Den zeitlichen Zusammenhang zwischen Veränderungen der intrazellulären Ca^{2+}-Konzentration und Myokardkontraktion kann man experimentell sehr elegant durch intrazelluläre Injektionen eines Ca^{2+}-Indikatorproteins, des Äquorins, messen (Abb. 6.**12**, S. 91).

Für die zyklischen Veränderungen des intrazellulären Ca^{2+} sind eine Reihe von inzwischen gut analysierten Einzelmechanismen verantwortlich (Kap. 6, S. 91).

Obwohl wesentliche Schritte der elektromechanischen Koppelung am Herzmuskel denen am Skelettmuskel gleichen (Abb. 6.**14**, S. 92), bestehen folgende funktionell wichtigen Unterschiede: Der Herzmuskel ist bei jeder Kontraktion auf das während des Aktionspotentials aus dem Extrazellulärraum einströmende Ca^{2+} angewiesen (Triggereffekt). Die Höhe dieses Ca^{2+}-Einstroms bestimmt letztlich die Kontraktionskraft. Am Skelettmuskel hingegen sind die intrazellulären Ca^{2+}-Speicher in Form des sarkoplasmatischen Retikulums wesentlich stärker ausgeprägt und stellen die wichtigste Quelle für das kontraktionswirksame Ca^{2+} dar. Die Kontraktionsamplitude einer einzelnen Skelettmuskelfaser ist im Unterschied zum Herzmuskel nicht graduierbar. Die Kraftentwicklung am Skelettmuskel wird daher durch Rekrutierung einer verschieden großen Anzahl von Muskelfasern erreicht (Kap. 6). Die Unterschiede im Ca^{2+}-Stoffwechsel von Herz- und Skelettmuskel erklären auch den Befund, daß bei Ca^{2+}-freier Perfusion eines Skelettmuskels die durch elektrische Reizung auslösbare Kontraktionsamplitude erst nach einiger Zeit abnimmt (Erschöpfung der Speicher). Beim Herzmuskel hingegen führt der gleiche Eingriff bereits nach wenigen Schlägen zum Herzstillstand.

Der Herzmuskel relaxiert, wenn die zytoplasmatische Ca^{2+}-Konzentration absinkt. Dafür sind zwei Mechanismen verantwortlich. Zum einen ist es die rasche **Wiederaufnahme von Ca^{2+}** in das sarkoplasmatische Retikulum. Hierbei handelt es sich um einen ATP-abhängigen Prozeß (primär-aktiver Transport), der durch ein regulatorisches Protein, Phospholamban, vermittelt wird. Die Phosphorylierung von Phospholamban durch cAMP-abhängige Proteinkinasen steigert die Ca^{2+}-Aufnahme in das sarkoplasmatische Retikulum. Die dadurch erniedrigte zytosolische Ca^{2+}-Konzentration erklärt, daß nach β-adrenerger Stimulation des Herzens (cAMP-Anstieg) die Relaxationsgeschwindigkeit gegenüber Kontrollen gesteigert ist (Abb. 7.**32**, S. 130). Zum anderen wird Ca^{2+}, ebenfalls durch eine primär-aktiv transportierende Ca^{2+}-ATPase, über die Zellmembran **nach außen transportiert.** Wie in Abb. 7.**9** dargestellt ist, wird die zelluläre Ca^{2+}-Konzentration außerdem durch einen 3 Na^+/1 Ca^{2+}-Austauschcarrier beeinflußt. Das entlang seines elektrochemischen Gradienten einströmende Natrium treibt dabei Ca^{2+} (sekundär-aktiv) aus der Zelle. Hiermit steht ein dritter Mechanismus zur Verfügung, die zytoplasmatische Ca^{2+}-Konzentration auf niedrigen Werten zu halten. Vom energetischen Gesichtspunkt wird der Na^+/Ca^{2+}-Austausch indirekt von der membranständigen Na^+-K^+-ATPase getrieben. Die Na^+-K^+-ATPase tauscht intrazelluläres Natrium gegen extrazelluläres Kalium aus. Sie ist damit nicht nur Ursache für die hohe K^+-Konzentration im Zellinneren und den Na^+-Gradienten als Voraussetzung für das Ruhepotential bzw. den Beginn des Aktionspotentials, sondern ist auch, wie im Fall des Ca^{2+}, für sekundär-aktive Transportprozesse verantwortlich (S. 25).

Die in Abb. 7.**9** dargestellten Zusammenhänge erklären wahrscheinlich auch den Wirkungsmechanismus von **Digitalisglykosiden,** einer Gruppe von Pharmaka, die klinisch zur Steigerung der Herzkraft eingesetzt werden. Digitalisglykoside hemmen nämlich die Na^+-K^+-ATPase (S. 25 f.). Dadurch kommt es über eine Zunahme des intrazellulären Natriums zu einer Verminderung des Na^+-Ca^{2+}-Austauschs. Letztlich steigt also die zytosolische Ca^{2+}-Konzentration an, was wahrscheinlich für die unter

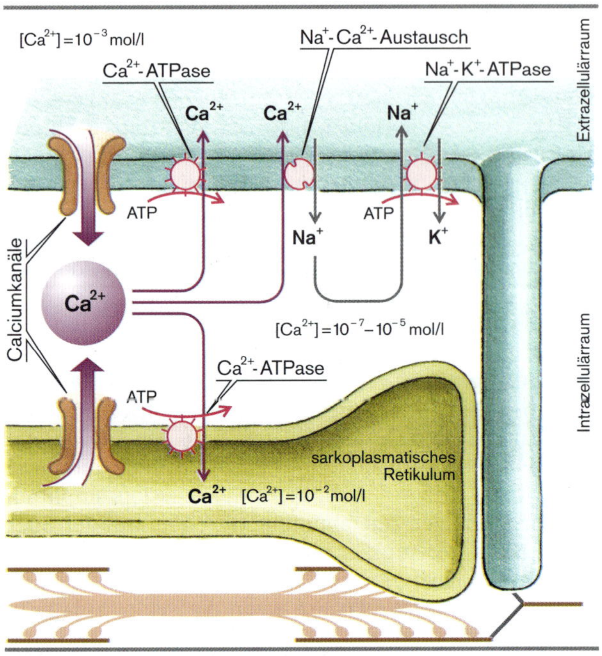

Abb. 7.**9** **Ca^{2+}-Austauschvorgänge an der Myokardzelle.** Die Erhöhung des intrazellulären Ca^{2+} vor der Kontraktion erfolgt durch Ca^{2+}-Einstrom aus dem Extrazellulärraum und durch Ca^{2+}-Freisetzung aus dem sarkoplasmatischen Retikulum. Eine Verminderung der Ca^{2+}-Konzentration (Relaxation) erfolgt durch primär-aktiven Rücktransport in das sarkoplasmatische Retikulum und über die Zellmembran nach außen (Ca^{2+}-ATPasen). Zusätzlich wird über den 3 Na^+/1 Ca^{2+}-Austauscher, der letztlich von der Na^+-K^+-ATPase getrieben wird, Ca^{2+} aus der Zelle transportiert (sekundär-aktiver Transport).

Digitalisglykosiden beobachtete Steigerung der Herzkraft verantwortlich ist.

Eine weitere prinzipielle Möglichkeit, die Herzkraft zu beeinflussen, besteht in der unmittelbaren Erhöhung oder Senkung des transmembranalen Ca^{2+}-Einstroms während des Aktionspotentials. Wie oben bereits erwähnt, führt der sympathische Überträgerstoff Noradrenalin und das Nebennierenmarkhormon Adrenalin über eine Zunahme der Öffnungswahrscheinlichkeit der Ca^{2+}-Kanäle zu einem gesteigerten Einstrom von Ca^{2+} in das Faserinnere. Dies ist gefolgt von einer Zunahme der Kontraktionskraft **(Inotropie).** Die molekularen Mechanismen, die der hormonellen Regulation des Ca^{2+}-Kanals zugrunde liegen, sind in Abb. 7.**10** schematisch zusammengefaßt. Adrenalin bzw. Noradrenalin binden zunächst an den β_1-Rezeptor, der auf der Außenseite der Myokardzellmembran lokalisiert ist. Dadurch kommt es unter Mitwirkung eines GTP-bindenden Proteins (G_s-Protein) zu einer Aktivierung der membrangebundenen Adenylylcyclase, in deren Folge cAMP in der Zelle akkumuliert (S. 31 f.); cAMP als Second messenger der Hormonwirkung bewirkt die Umwandlung einer Proteinkinase aus der inaktiven in die aktive Form. Die aktivierte cAMP-abhängige Proteinkinase führt dann zu einer Phosphorylierung von Membranproteinen des Ca^{2+}-Kanals. Dies hat zur Folge, daß der Ca^{2+}-Kanal sich häufiger öffnet und entsprechend mehr Ca^{2+} in das Faserinnere gelangen kann.

Der parasympathische Überträgerstoff, **Acetylcholin,** antagonisiert am Herzen die inotrope Wirkung von Adrenalin und Noradrenalin. Wie in Abb. 7.**10** dargestellt ist, läßt sich dieser inhibitorische Effekt über eine Hemmwirkung auf das Adenylylcyclasesystem erklären. Acetylcho-

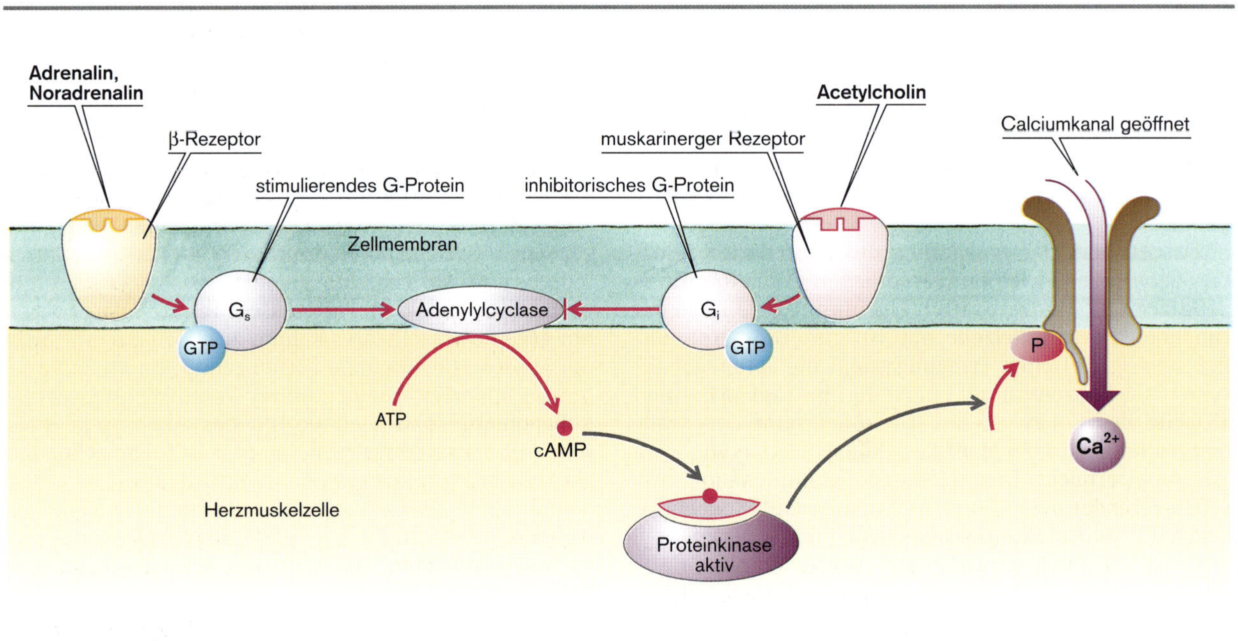

Abb. 7.**10** **β-adrenerge Stimulation und muskarinerge Hemmung des Ca^{2+}-Kanals.** Durch cAMP-abhängige Phosphorylierung des Ca^{2+}-Kanals kommt es zur Kanalöffnung, und Ca^{2+} fließt vermehrt in die Muskelzelle. Sympathische und parasympathische Überträgerstoffe wirken über G_s- und G_i-Proteine antagonistisch auf die gleiche Endstrecke.

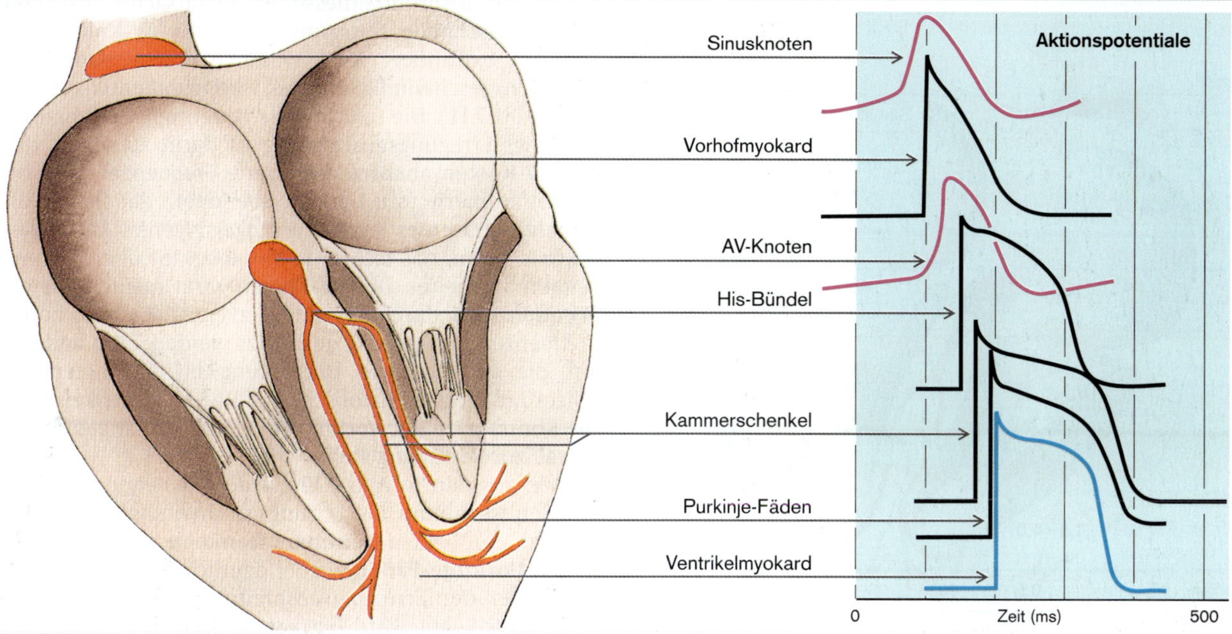

Abb. 7.**11** **Herzerregung.** Erregungsbildung und Erregungsausbreitung sowie die an den entsprechenden Orten gemessenen Aktionspotentiale. Sinus- und AV-Knoten zeigen eine spontane diastolische Depolarisation des Membranpotentials. Die Aktionspotentialdauer ist an den Kammerschenkeln und Purkinje-Fäden am längsten. Man beachte die Verzögerung der Erregungsausbreitung im AV-Knoten (nach 20).

lin bindet primär an einen muskarinergen Rezeptor, der ebenfalls an der Außenseite der Zellmembran lokalisiert ist. Unter Vermittlung eines inhibitorisch wirkenden GTP-bindenden Proteins (G_i-Protein) kommt es dann zu einer Hemmung der Aktivität der Adenylylcyclase. Gemeinsame Endstrecke ist wieder das cAMP-System der Zelle, das eine zentrale Rolle bei der Vermittlung der inotropen Wirkung einnimmt. Einzelheiten s. Kap. 2 (S. 31 f.). Am nichtstimulierten Herzen wirkt Acetylcholin lediglich am Vorhof negativ inotrop und hat keinen direkten Einfluß auf die Inotropie des Ventrikelmyokards. Die Wirkung auf den Vorhof wird durch eine Aktivierung der K^+-Kanäle verursacht. Eine Zunahme der K^+-Leitfähigkeit bedeutet einen vergrößerten repolarisierenden K^+-Strom, der das Aktionspotential verkürzt und die Repolarisation beschleunigt.

7.4 Strukturen und Sequenz der Erregungsausbreitung

›› Die Erregung des Herzens breitet sich, ausgehend vom Sinusknoten (primärer Schrittmacher), über Vorhof, AV-Knoten, His-Bündel, Kammerschenkel und Purkinje-Fasern aus und erreicht das Ventrikelmyokard, wo die Erregung von einer Myokardzelle auf die nächste weitergeleitet wird. Bei der Überleitung im AV-Knoten (sekundärer Schrittmacher) ist die Leitungsgeschwindigkeit stark vermindert. Der AV-Knoten wirkt wie ein Frequenzsieb, das eine zu rasche Neuerregung der Ventrikel verhindert. Die Ausbreitungszeit der Erregung im Ventrikel (140 ms) ist wesentlich kürzer als die Dauer eines Aktionspotentials (300 ms), so daß der Herzmuskel sich wegen der langen Refraktärzeit nicht wieder selbst erregen kann (kein „reentry"). Der Herzsympathikus (Noradrenalin) wirkt über eine Zunahme der Steilheit der spontanen diastolischen Depolarisation im Sinusknoten herzfrequenzsteigernd (positiv chronotrop). Am AV-Knoten beschleunigt der Sympathikus die Überleitungszeit (positiv dromotrop). Die Wirkungen der parasympathischen Fasern des N. vagus sind dem Sympathikus entgegengesetzt: Acetylcholin wirkt negativ chronotrop und dromotrop. ‹‹

Die Herzfrequenz eines Erwachsenen beträgt in Ruhe etwa 70 Schläge pro Minute. Bei körperlicher Arbeit steigt dieser Wert bis auf 180–200 Schläge pro Minute an. Ausgangspunkt für die rhythmische Erregung des Herzens ist der **Sinusknoten,** eine ca. 3 × 10 mm große Struktur, die im rechten Vorhof an der Einmündungsstelle der V. cava superior lokalisiert ist. Der Sinusknoten ist automatisch tätig und durch eine spontane diastolische Depolarisation charakterisiert (Abb. 7.**8** und 7.**11**). Morphologisch handelt es sich beim Sinusknoten, wie auch bei den anderen Strukturen der Erregungsleitung im Herzen, um spezialisierte Herzmuskelzellen, die myofibrillenarm und sarkoplasmareich sind. Biochemisch sind sie durch ein Überwiegen des glykolytischen Stoffwechsels gekennzeichnet. Es finden sich vergleichsweise nur wenige Na^+-Kanäle (s. o.).

Vom Sinusknoten breitet sich die Erregung zunächst fächerförmig über die **Vorhöfe** aus. Die Erregungsübertragung erfolgt von einer Myokardzelle auf die nächste über **Gap junctions.** Gap junctions sind kommunizierende Verbindungen zwischen zwei Zellen (S. 40), die am

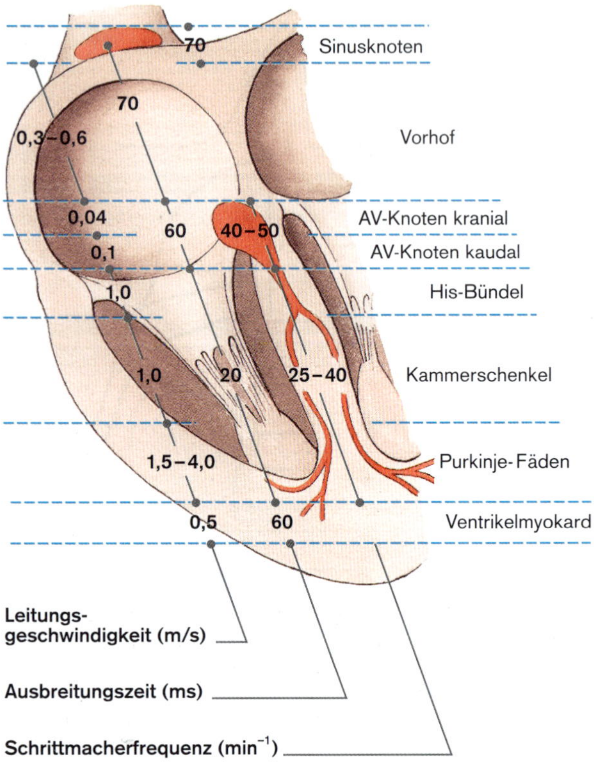

Abb. 7.**12** **Geschwindigkeit der Erregungsausbreitung.** Wegen der starken Abnahme der Leitungsgeschwindigkeit im AV-Knoten wirkt dieser wie ein Frequenzsieb. Die Erregung benötigt insgesamt 210 ms, um vom Sinusknoten aus das Ventrikelmyokard vollständig zu erregen.

Herzen auf Höhe der Z-Streifen (Glanzstreifen) lokalisiert sind und Orte erniedrigten Membranwiderstands darstellen. Deswegen kann das Myokardgewebe auch als ein **funktionelles Synzytium** bezeichnet werden. Die Geschwindigkeit der Erregungsausbreitung in der Vorhofwand beträgt 0,3–0,6 m/s (Abb. 7.**12**). Dieser Wert ist etwas kleiner als die Leitungsgeschwindigkeit einer marklosen Nervenfaser (0,5–2 m/s) und natürlich wesentlich geringer als die in markhaltigen Nervenfasern, die bei 100 m/s liegt (S. 539 ff.).

Ausgehend vom Sinusknoten und den beiden Vorhöfen, ist der **AV-Knoten** die nächste Station der Erregungsausbreitung (Abb. 7.**12**). Der AV-Knoten ist auf Höhe des Septums auf der Grenze zwischen Vorhof und Kammer lokalisiert und stellt die einzige leitende Verbindung zwischen Vorhof und Ventrikel dar, die durch die „Isolierplatte" Ventilebene zum His-Bündel führt. Bei der Erregungsübertragung am AV-Knoten kommt es zu einer erheblichen Verzögerung (Abb. 7.**12**). Die Leitungsgeschwindigkeit geht im kranialen Knotenabschnitt auf etwa 10% von derjenigen am Vorhof zurück, steigt aber im kaudalen Abschnitt des AV-Knotens wieder an. Die Gründe für die langsame Leitungsgeschwindigkeit sind neben dem Faserdurchmesser in der Tatsache zu suchen, daß das „schnelle Natriumsystem" am AV-Knoten nur schwach exprimiert wird, wodurch eine verlangsamte Aufstrichsgeschwindigkeit des Aktionspotentials resultiert (Abb. 7.**11**). Die funktionelle Bedeutung der Verzögerung der Erregungsausbreitung ist darin zu sehen, daß der AV-Knoten abnorm gesteigerte Frequenzen, z.B. bei Vorhofflimmern (s.u.) nicht überleitet, da sie in die Refraktärphase des jeweils vorangegangenen Aktionspotentials fallen, das sich ja relativ langsam über den AV-Knoten ausbreitet. Der AV-Knoten wirkt folglich wie ein **Frequenzsieb**, durch das die Herzventrikel vor zu hohen Frequenzen der Vorhöfe geschützt werden. Zum anderen hat die verlangsamte Überleitung im AV-Knoten zur Folge, daß für die diastolische Füllung der Ventrikel durch die Kontraktion der Vorhöfe ein genügend langes Zeitintervall zur Verfügung steht.

Wie aus den in Abb. 7.**12** wiedergegebenen Daten zu ersehen ist, nimmt die Leitungsgeschwindigkeit im **His-Bündel**, den beiden **Kammerschenkeln**, besonders aber in den **Purkinje-Fäden** wieder deutlich zu (1,0–4,0 m/s). Die Dauer der Erregungsausbreitung vom Sinusknoten zum Ventrikelmyokard beträgt ca. 150 ms, so daß nach insgesamt 210 ms das gesamte Herz erregt ist. Ein Vergleich der Dauer eines Aktionspotentials (300 ms) mit der Zeit, die ein Impuls benötigt, um vom AV-Knoten das Ventrikelmyokard zu erregen (140 ms), zeigt, daß die Erregungsausbreitung bereits weit vor dem Ende eines Aktionspotentials abgeschlossen ist. Für eine Neuerregung des Herzens hat dieser Zusammenhang eine wichtige Konsequenz: Die Erregungsausbreitung im Ventrikel ist zu einem Zeitpunkt abgeschlossen, an dem sich das erregte Gewebe noch in der absoluten Refraktärphase befindet. Die Erregung kommt somit zu Ende, eine erneute Erregung durch Wiedereintritt (Reentry; S. 124) der Erregungsfront in bereits repolarisiertes Myokard ist normalerweise nicht möglich. Die lange Dauer des Aktionspotentials schützt somit das Herz vor einer vorzeitigen Erregung während des Herzzyklus. Die Aktionspotentialdauer an den Purkinje-Fäden unmittelbar vor dem Übergang der Erregung auf den Herzmuskel ist mit ca. 450 ms am längsten, so daß hier ein besonders guter Schutz gegen eine Reentry-Erregung besteht.

Hierarchie der Erregungsausbreitung

Nicht nur der Sinusknoten, sondern auch tiefer liegende Strukturen der Erregungsleitung sind zu spontaner, d.h. automatischer Impulsbildung befähigt. Jedoch nimmt die Eigenfrequenz vom Sinusknoten über den AV-Knoten bis zu den Purkinje-Fäden laufend ab (Abb. 7.**12**). Der Sinusknoten ist nur deshalb der **primäre Schrittmacher** (sog. nomotopes Automatiezentrum), weil er von allen Strukturen die höchste Eigenfrequenz besitzt und den AV-Knoten erregt, bevor dieser selbst automatisch tätig wird. Fällt aber der Sinusknoten aus bzw. kommt es zu einer Unterbrechung der Überleitung seiner Erregung auf den AV-Knoten, so übernimmt der AV-Knoten selbst Schrittmacherfunktion mit einer Eigenfrequenz von ca. 40–50 pro Minute **(sekundärer Schrittmacher)**. Liegt die Unterbrechung der Erregungsausbreitung unterhalb des AV-Knotens, so stellt sich ein Kammerrhythmus von 25–40

Schlägen pro Minute ein. Bei einer Störung der Erregungsausbreitung ist es also immer die Struktur mit der dann höchsten Eigenfrequenz, die als heterotopes Automatiezentrum Schrittmacherfunktion übernimmt.

Beeinflussung des Herzrhythmus durch das autonome Nervensystem

Das Herz ist gut mit sympathischen und parasympathischen (vagalen) Fasern versorgt. Die sympathischen Nerven entstammen den oberen 5–6 Thorakalsegmenten des Rückenmarks und werden im rechten bzw. linken Ganglion stellatum auf postganglionäre Fasern umgeschaltet. Der sympathische Überträgerstoff am Herzen ist vorzugsweise **Noradrenalin,** das bei Reizung aus den terminalen Nervenendigungen zusammen mit Adrenalin im Verhältnis 95 : 5 freigesetzt wird. Während der Herzsympathikus Vorhof und Ventrikelmyokard gleichmäßig versorgt, ziehen die vagalen Nerven bevorzugt zu den Vorhöfen, zum Sinus- und zum AV-Knoten.

Stimulation des N. vagus induziert eine Abnahme der Herzfrequenz. Diese durch **Acetylcholin** ausgelöste sog. **negative Chronotropie** beruht auf einer Abnahme der Schrittmacherfrequenz im Sinusknoten. Sie kommt dadurch zustande, daß Acetylcholin die K^+-Permeabilität der Zellmembran steigert, so daß die diastolische Depolarisation verlangsamt abläuft. Abb. 7.**13** zeigt, daß dadurch die Steigung der diastolischen Depolarisation flacher und somit die Schwelle für die Neuerregung später erreicht wird. Der Schrittmacher des Herzens steht unter dem hemmenden Einfluß des N. vagus (Vagotonus), und im Experiment führt eine Durchtrennung des rechten Herzvagus zu einer Frequenzsteigerung. Der zweite funktionell wichtige Angriffspunkt des N. vagus ist der AV-Knoten. Wie in Abb. 7.**14** dargestellt, führt Acetylcholin am AV-Knoten zu einer Verminderung der Anstiegssteilheit im Aktionspotential, d.h. zu einer zusätzlichen Verzögerung der Erregungsausbreitung von den Vorhöfen auf die Ventrikel, und wirkt somit **negativ dromotrop.** Eine sehr starke Stimulation beider Nn. vagi kann sogar zu einer vollständigen Blockierung der Überleitung im AV-Knoten führen. Ein momentaner Herzstillstand (Asystolie) ist die Folge, der so lange anhält, bis nach wenigen Sekunden ein heterotropes Zentrum, z.B. in den Purkinje-Fäden, erneut Schrittmacherfunktion übernimmt.

Die Wirkung einer Stimulation des Herzsympathikus ist der einer Vagusstimulation entgegengesetzt. Die **positiv chronotrope Wirkung** sympathischer Überträgerstoffe kommt durch ein Steilerwerden der diastolischen Depolarisation am Sinusknoten zustande (Abb. 7.**13**). Am AV-Knoten beschleunigt Noradrenalin die Anstiegssteilheit des Aktionspotentials; dadurch wird die Überleitungszeit vom Vorhof auf den Ventrikel beschleunigt: **positiv dromotrope Wirkung** (Abb. 7.**14**). Neben der Wirkung auf die Herzfrequenz und die Überleitungszeit besteht eine weitere wesentliche Wirkung des Sympathikus in einer Steigerung der Herzkraft (positive Inotropie), auf die weiter unten ausführlich eingegangen werden wird. Zunächst soll aber besprochen werden, wie die Ausbreitung der Erregung über das Herz anhand von typischen Potentialschwankungen an der Körperoberfläche verfolgt werden kann.

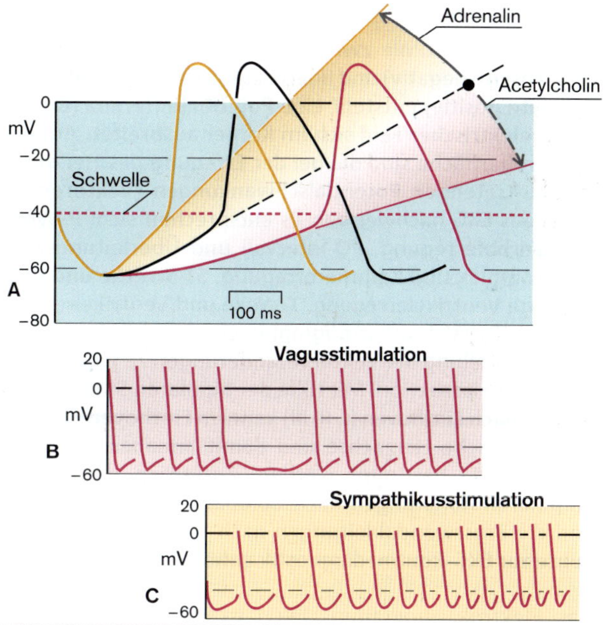

Abb. 7.**13** **Einfluß von sympathischen und parasympathischen Überträgerstoffen auf die Herzfrequenz. A** Adrenalin führt zu einer Zunahme, Acetylcholin zu einer Abnahme der diastolischen Depolarisation im Sinusknoten. Dadurch wird die Schwelle im Fall von Acetylcholin später (negativ chronotrop), im Fall von Adrenalin früher (positiv chronotrop) erreicht. **B** Stimulation des N. vagus senkt die Schrittmacherfrequenz. **C** Sympathikusstimulation erhöht die Schrittmacherfrequenz (B und C nach 21).

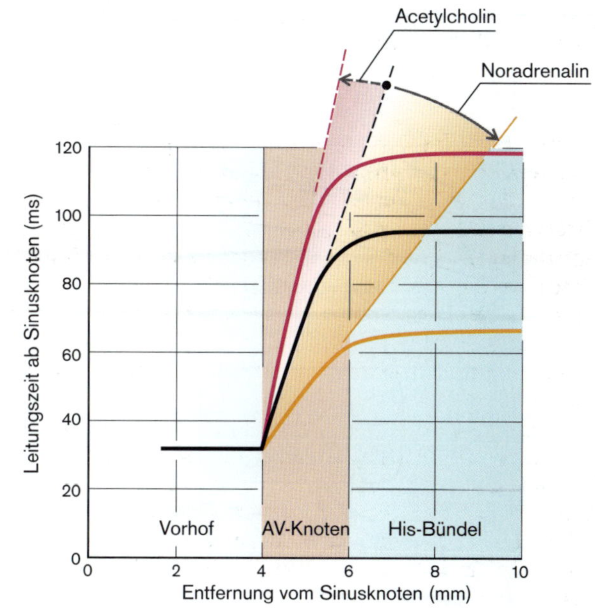

Abb. 7.**14** **Leitungszeiten im AV-Knoten** wurden gemessen, nachdem über eine am Sinusknoten plazierte Elektrode der Vorhof erregt worden war (Entfernung = Abstand zur Reizelektrode). Beachte: Acetylcholin und Noradrenalin beeinflussen die Leitungszeit nur im Bereich des AV-Knotens.

7.5 Grundlagen der Elektrokardiographie

» An der Grenzlinie zwischen erregtem Muskelgewebe (Außenseite negativ) und unerregtem Muskelgewebe (Außenseite positiv) entsteht eine Potentialdifferenz (Dipol), deren elektrisches Feld sich im Körper ausbreitet. Auf der Körperoberfläche sind die bei der Erregung des Herzmuskels auftretenden Potentialschwankungen (Vektoren) in Form des EKG nachweisbar. Es entsprechen sich: P-Welle und Vorhoferregung, PQ-Intervall und Überleitungszeit, QRS-Komplex und Kammererregung, ST-Strecke und vollständige Ventrikelerregung, T-Welle und Ventrikelrepolarisation. Die Vektorkardiographie ermöglicht eine räumliche Darstellung der Vektorveränderungen zu jedem Zeitpunkt der Herzaktion. Mit Hilfe der bipolaren Standardableitung nach Einthoven (I, II, III) kann im Einthoven-Dreieck die elektrische Herzachse und damit annäherungsweise die Herzlage bestimmt werden. Zusätzlich gibt es die unipolaren Ableitungen nach Goldberger (aVR, aVL, aVF) und die Brustwandableitungen nach Wilson ($V_1 - V_6$), die heute zur EKG-Routinediagnostik gehören. «

Das Elektrokardiogramm (EKG) ist ein klinisch häufig eingesetztes diagnostisches Verfahren, das Auskunft über die Ausbreitung der elektrischen Erregung über Vorhof und Ventrikelmyokard gibt. Bei der Registrierung eines EKG werden Veränderungen der Potentialdifferenz zwischen zwei Punkten auf der Körperoberfläche gegen die Zeit aufgezeichnet. Zunächst ist es wichtig zu verstehen, wie es, ausgehend von den einzelnen Aktionspotentialen an den Millionen Muskelfaserzellen im Herzen, zu einer auf der Körperoberfläche meßbaren Potentialdifferenz kommt.

Entstehung des EKG

Betrachtet man die Potentialdifferenz an einer Muskelfaser im nichterregten Zustand, so ist diese bei intrazellulärer Ableitung zwar –85 mV (Membranpotential), bei einer extrazellulären Ableitung über zwei der Faser außen aufgelegte Elektroden jedoch gleich null (Abb. 7.**15**, **1**). Läuft nun an dieser Muskelfaser ein Aktionspotential ab, so entsteht eine Potentialdifferenz zwischen bereits erregten und noch nicht erregten Faserabschnitten (Abb. 7.**15**, **2**). Wenn die gesamte Faser depolarisiert ist, so läßt sich wie an der ruhenden Faser bei extrazellulärer Ableitung keine Potentialdifferenz mehr nachweisen (Abb. 7.**15**, **3**). Erst bei Repolarisation entsteht wieder eine Potentialdifferenz, nun aber in umgekehrter Richtung (Abb. 7.**15**, **4**). Die mit Hilfe der beschriebenen Elektrodenanordnung gemessenen Potentialschwankungen stellen ein sog. **biphasisches Aktionspotential** dar. Die hier für die Einzelfaser angestellten Überlegungen gelten in gleicher Weise für Muskelfasern im Verbund, d. h. im Gewebe bzw. am gesamten Herzen. Die Potentialdifferenzen an jeder Muskelfaser addieren sich hierbei zu einer Summenpotentialdifferenz. Da ein Vektor ganz allgemein eine gerichtete Größe ist und hier die Richtung und Größe einer Potentialdifferenz darstellt, kann man auch sagen, die Einzelvektoren addieren sich zu einem **Summen-** oder **Integralvektor.** Erregte Herzmuskelzellen verhalten sich also zu unerregten wie ein **Dipol,** wobei die jeweilige Richtung durch die Lage des Vektors, seine Größe hingegen durch die Länge des Vektors symbolisiert wird. Der Vektorpfeil zeigt definitionsgemäß von Minus nach Plus, d. h. von erregtem zu unerregtem Gewebe.

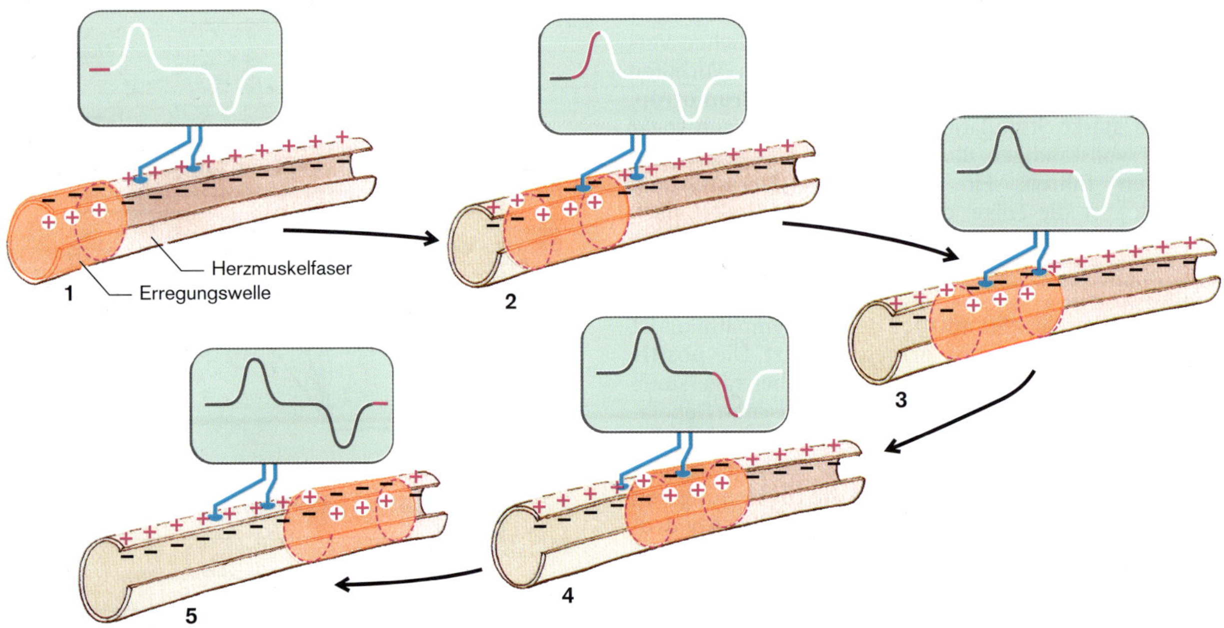

Abb. 7.**15** **Biphasisches Aktionspotential.** Veränderungen der extrazellulär gemessenen Potentialdifferenz, wenn eine Erregung von links nach rechts über eine Muskelfaser abläuft. Sowohl im voll erregten (**3**) als auch im nicht erregten Gewebe (**1**,**5**) läßt sich keine Potentialdifferenz messen. Nur wenn der Muskel teilweise erregt (**2**) bzw. teilweise repolarisiert ist (**4**), entsteht ein Meßsignal.

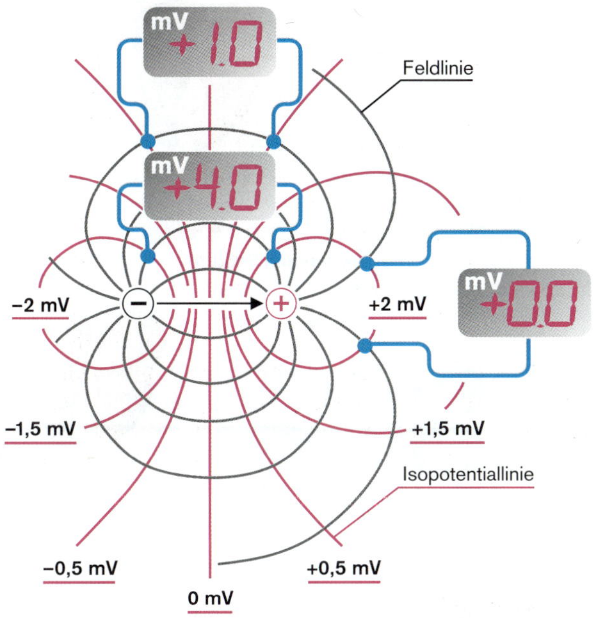

Abb. 7.**16** **Ausbreitung eines elektrischen Feldes in einem homogenen Leiter.** In einem elektrischen Feld stehen die Linien gleichen Potentials (Isopotentiallinien, rote Linien) senkrecht auf den Feldlinien (schwarze Linien). Liegt die Ableitungsebene (wie im hier gewählten Beispiel) parallel zum elektrischen Vektor, so ergibt sich, in Abhängigkeit von der Entfernung, eine Potentialdifferenz von 1,0 bzw. 4,0 mV. Wird senkrecht zum Vektor abgeleitet, so liegen die Ableitungsorte auf der Isopotentiallinie, d. h., die Potentialdifferenz ist gleich Null. Das Beispiel zeigt, daß sowohl die Lage als auch die Entfernung der Ableitelektroden die Größe des Ausschlages im EKG bestimmen.

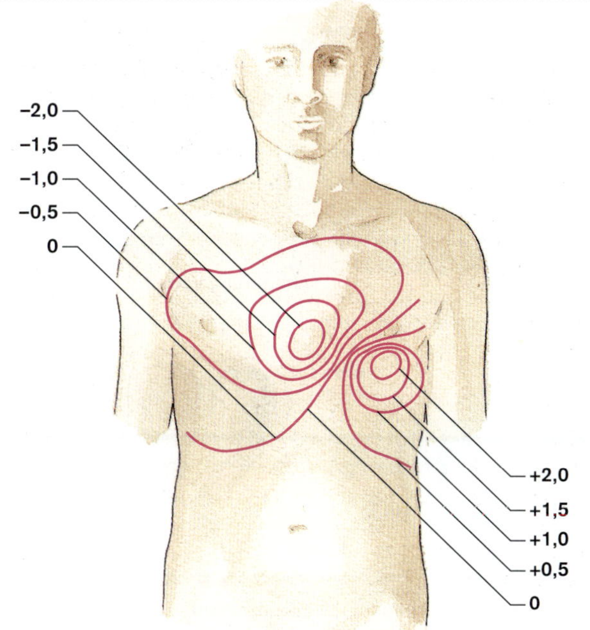

Abb. 7.**17** **Isopotentiallinien.** Projektion der Isopotentiallinien auf den Thorax während der Phase der Ventrikelerregung (R-Zacke im EKG) (nach 33).

Wie in Abb. 7.**16** dargestellt ist, entsteht um einen elektrischen Dipol ein **elektrisches Feld**. Unter der Annahme eines homogenen Leiters greifen die Feldlinien in typischer Weise in den Raum aus (schwarze Linien in Abb. 7.**16**). Senkrecht auf den Feldlinien stehen die Linien gleichen Potentials, d. h. die **Isopotentiallinien** (rot in Abb. 7.**16**). Die im elektrischen Feld meßbaren Potentialdifferenzen sind von folgenden Faktoren abhängig:

- **Spannung** des Dipols. Je größer die Anzahl der erregten Muskelfasern (bei gleicher Richtung), desto größer ist die Potentialdifferenz und der im EKG gemessene Ausschlag.
- **Lage** der Ableitelektroden in bezug auf den Dipol. Befinden sich beide Ableitelektroden parallel zum Dipol (Abb. 7.**16**, obere Ableitungen), so ist die gemessene Potentialdifferenz am größten. Sie geht gegen null, wenn die Lage der Ableitelektroden senkrecht zum Dipol angeordnet ist (Abb. 7.**16**, rechte Ableitung).
- **Entfernung** der Ableitelektroden vom Dipol. Je weiter vom Dipol entfernt die Messung erfolgt, desto kleiner sind die Werte für die dort vorherrschenden Isopotentiallinien, und desto geringer ist die gemessene Potentialdifferenz (Abb. 7.**16**, obere Ableitungen). Die Amplitude des Potentials fällt hierbei mit dem Quadrat der Entfernung vom Dipol. Die im normalen EKG registrierten Potentialschwankungen müssen daher elektrisch verstärkt werden; sie betragen (unverstärkt) bei den Extremitätenableitungen (s. u.) ca. 1 mV.

Die bisherige Betrachtung ging davon aus, daß der Leiter, in dem sich das elektrische Feld ausbreitet, homogen ist. Übertragen auf den Körper des Menschen, ist diese Annahme aber nur z. T. gerechtfertigt. Die in Abb. 7.**17** auf den Thorax projizierten Isopotentiallinien während der Phase der Ventrikeldepolarisation zeigen ein nicht völlig symmetrisches Feld. Dies beruht auf der Tatsache, daß Herz, Lunge und Leber sowie Binde- und Fettgewebe das elektrische Feld in seiner Ausbreitung unterschiedlich beeinflussen. Außerdem kommt es auch dadurch zu einer Randverzerrung des elektrischen Feldes, daß die Isopotentiallinien dort, wo die Extremitäten ansetzen, von der Rumpfwand in Arme und Beine hineinlaufen. Insbesondere bei starkem subkutanem Fettgewebe breitet sich das elektrische Feld nur schlecht aus und hat zur Folge, daß die im EKG gemessenen Potentialschwankungen nur klein sind. Ein sog. Niederspannungs-EKG ist auch typisch für Perikarderkrankungen; es findet sich insbesondere beim Perikarderguß, dem Kurzschlußwirkung zukommt. Die Höhe der Ausschläge bei sonst normal konfiguriertem EKG läßt aber keine Rückschlüsse auf etwaige Störungen der Erregungsbildung und -ausbreitung zu. Das EKG erlaubt natürlich auch keine direkte Beurteilung der Kontraktionskraft des Herzens.

Wie die Ausschläge im EKG im einzelnen zustande kommen, ist in Abb. 7.**18** verdeutlicht. Wenn die Erregung, ausgehend vom Sinusknoten, auf das Vorhofmyokard übergreift, entsteht ein herzspitzenwärts gerichteter Integralvektor. Die Projektion dieses Vektors auf eine Ablei-

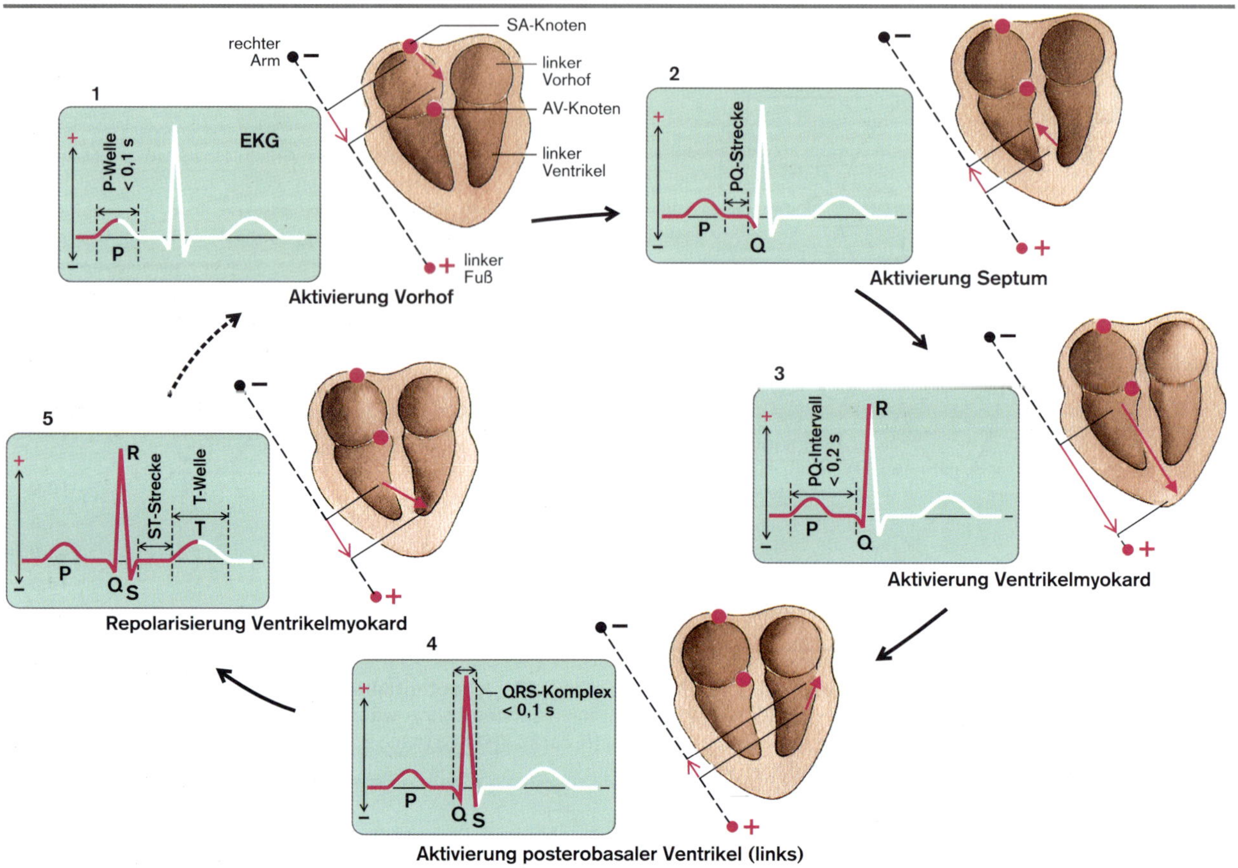

Abb. 7.18 **Sequenz der Vorhof- und Ventrikelerregung und die Entsprechung im EKG.** Die in den einzelnen Phasen auftretenden Integralvektoren sind auf Ableitung II nach Einthoven (rechter Arm – linker Fuß) projiziert.

tungsebene, die als Beispiel derjenigen zwischen rechtem Arm und linkem Fuß entsprechen soll (Ableitung II nach Einthoven, Abb. 7.**21**, S. 120), ergibt einen positiven Ausschlag. Im EKG entspricht dem ein Ausschlag nach oben, die **P-Welle**. Die P-Welle ist folglich Ausdruck der **Vorhoferregung**. Wenn die Vorhöfe vollständig erregt sind, besteht kein Potential mehr, die P-Welle ist zu Ende, das EKG befindet sich auf der Nullinie (Isopotentiallinie). In der sich anschließenden Phase wird die Erregung vom AV-Knoten auf den Ventrikel übergeleitet (Überleitungszeit). Hierbei sind die erregten Zellmassen so niedrig, daß keine Potentiale an der Körperoberfläche meßbar sind. Der **Überleitungszeit** entspricht im EKG das **PQ-Intervall**. Erst wenn die Erregung das Ventrikelmyokard erreicht hat, entsteht wieder ein meßbares Potential. Die **Erregung des Ventrikels** beginnt auf der linken Seite des Septums und breitet sich zunächst herzbasiswärts aus. Dem entspricht in der genannten Ableitung ein Ausschlag nach unten, der **Q-Zacke**. Wenn weite Teile der Herzbasis erregt sind, dreht sich die Ausbreitungsrichtung der Erregungsfront und verläuft nun in Richtung Herzspitze. Da hierbei große Muskelmassen beteiligt sind, die bereits erregt sind bzw. noch erregt werden müssen, entsteht eine große Potentialdifferenz, die **R-Zacke** im EKG. Die letzten Abschnitte des Ventrikels, die erregt werden, sind posterobasale Teile des linken Ventrikels. Aufgrund der Lage des Integralvektors in dieser Phase der Erregungsausbreitung resultiert in Ableitung II ein Ausschlag nach unten, die **S-Zacke**. Am Ende von S ist das Ventrikelmyokard vollständig erregt. Die **Repolarisation** des Ventrikels, deren Ausdruck die **T-Welle** darstellt, beginnt in den Abschnitten des Ventrikels, die zuletzt erregt worden sind, d. h. an der Herzspitze, und schreitet herzbasiswärts fort. Dem entspricht der positive Ausschlag der T-Welle im EKG. Der Grund, warum die Erregungsrückbildung in umgekehrter Reihenfolge wie die Erregungsausbreitung erfolgt, ist darin zu suchen, daß die Geschwindigkeit der Repolarisation in verschiedenen Ventrikelregionen ungleich ist.

Die Repolarisation der Vorhöfe fällt in die Phase der Ventrikeldepolarisation (QRS-Komplex) und ist normalerweise nicht sichtbar. Hinzu kommt, daß der Spannungswert der Vorhofrepolarisation nur sehr gering ist. In elektrischer Hinsicht müssen Vorhöfe und Ventrikel getrennt gesehen werden. Sie sind nämlich voneinander durch elektrisch kaum leitendes Bindegewebe auf der Ebene der Herzklappen (Ventilebene) isoliert, so daß kein meßbares Potential entsteht, wenn z. B. die Ventrikel erregt und die Vorhöfe unerregt sind.

Vektorkardiographie

Die in Abb. 7.**18** in Einzelphasen zerlegte Erregungsausbreitung besteht in Wirklichkeit aus einer Vielzahl von Summationsvektoren, die zu jeder Zeit der Herzaktion ihre Größe und Richtung ändern. Die Verbindungslinie der jeweiligen Spitze des Vektors zu jeder Phase der Herzerregung resultiert in einer dreidimensionalen Figur, der sog. **Vektorschleife.** Meßtechnisch wird sie dadurch gewonnen, daß gegenüberliegende vertikal und horizontal angeordnete Paare von Ableitelektroden, die auf Höhe des Herzens angebracht sind, über einen Verstärker mit den entsprechenden Auslenkplatten eines Oszillographen verbunden werden (Abb. 7.**19**). Der Integralvektor projiziert sich hierbei auf die Ableitelektroden und bewirkt eine Auslenkung des Kathodenstrahls. Die Größe der Auslenkung hängt von der Größe und der Richtung des Integralvektors zu jedem Zeitpunkt ab.

Die Vorhoferregung (P-Welle) manifestiert sich in der Vektorkardiographie als Vorhofschleife. Entsprechend ist die Ventrikeldepolarisation durch eine Ventrikelschleife charakterisiert. Die Repolarisationsschleife entspricht der T-Welle.

Der Vorteil der Vektorkardiographie besteht darin, daß sie ein getreues Abbild der Erregungsausbreitung und -rückbildung zu jeder Phase der Herzaktion liefert. Auf der anderen Seite ist dieses Verfahren technisch aufwendig und erlaubt nicht ohne weiteres die Analyse der zeitlichen Abfolge mehrerer Herzaktionen, was insbesondere bei Rhythmusstörungen von praktischer Bedeutung ist.

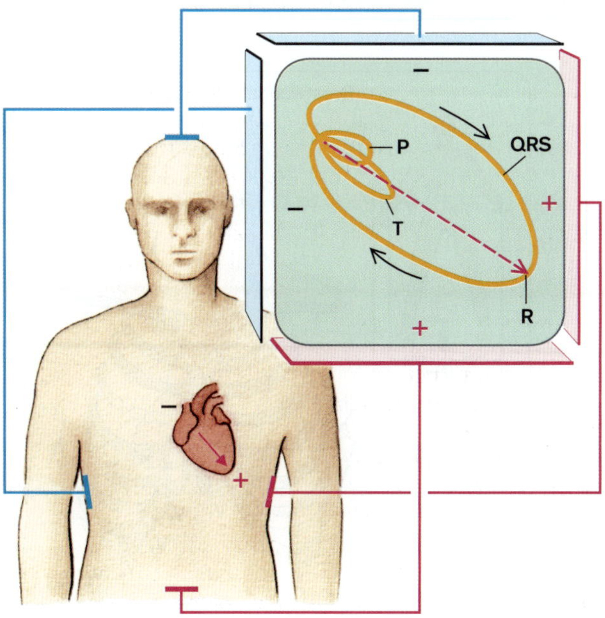

Abb. 7.**19** **Vektordiagramm.** Meßanordnung zur Erfassung des Vektorkardiogramms mit Hilfe eines Kathodenstrahloszillographen. Die Lage des Vektors zum Zeitpunkt der R-Zacke im EKG ist eingezeichnet. (Der QRS-Vektor kann sich, individuell- und altersbedingt, u. U. auch gegen den Uhrzeigersinn bewegen.)

Bipolare Standardableitung

Einthoven hat 1906 in Leiden das erste menschliche EKG abgeleitet. Auf ihn bezieht sich die heute noch geübte Konvention, die Ableitorte am rechten und linken Arm sowie am linken Fuß vereinfacht als Ecken eines gleichseitigen Dreiecks, des **Einthoven-Dreiecks**, darzustellen (Abb. 7.**21**). Die beiden Arme und das linke Bein wirken in dieser Darstellung wie verlängerte Elektroden. Ableitung I betrifft die Verbindung zwischen rechtem und linkem Arm. Ableitung II bezieht sich auf die Verbindung zwischen rechtem Arm und linkem Fuß, Ableitung III auf die Verbindung zwischen linkem Arm und linkem Fuß. Bei den **Standardableitungen nach Einthoven (I, II, III)** handelt es sich also um **bipolare Extremitätenableitungen**. In den drei verschiedenen Ableitungen ändert sich nicht die zeitliche Abfolge der Potentialschwankungen, wohl aber deren Amplitude und unter Umständen die Ausschlagrichtung.

Aus den Extremitätenableitungen lassen sich Rückschlüsse auf die **Herzlage** ziehen. Während der Erregungsausbreitung in die Herzspitze zur Zeit der R-Zacke stimmt nämlich die **elektrische Herzachse** (R-Vektor) mit der Lage des Herzens im Thorax (anatomische Herzachse) normalerweise weitgehend überein. Daher kann man aus der Kenntnis der elektrischen Herzachse Schlüsse auf die anatomische Herzachse ziehen. Allerdings ist hier zu berücksichtigen, daß bei einer Hypertrophie des linken Ventrikels (z. B. beim Bluthochdruck) aufgrund der Zunahme der zu erregenden linksventrikulären Muskelmassen die Lage des R-Vektors entscheidend beeinflußt wird, ohne daß sich die Lage des Herzens im Thorax nennenswert ändert. Gleiche Überlegungen gelten auch für eine Hypertrophie des rechten Ventrikels, die z. B. durch eine Lumeneinengung (Stenose) der Pulmonalklappe oder durch einen zu hohen Druck im Lungenkreislauf ausgelöst werden kann. Als zusätzlicher Punkt muß berücksichtigt werden, daß die R-Zacke definitionsgemäß der erste positive Ausschlag im EKG ist, so daß die R-Zakken in den verschiedenen Ableitungen nicht notwendigerweise synchron zueinander verlaufen.

Die elektrische Herzachse wird mit Hilfe des Einthoven-Dreiecks bestimmt. Hierbei wird – wie Abb. 7.**20** zeigt – vereinfachend so vorgegangen, daß man die Höhe der R-Zacken von mindestens zwei Ableitungen ausmißt und die ermittelte Lage auf die entsprechende Seite des Einthoven-Dreiecks aufträgt. Durch Fällung des Lots von den Anfangs- und Endpunkten der aufgetragenen Strekken entstehen Schnittpunkte innerhalb des Dreiecks, deren Verbindung die Richtung des resultierenden Vektors anzeigt (Abb. 7.**20**). Der Winkel α, den die elektrische Herzachse mit der Horizontalen einnimmt, bildet die Grundlage für die Einteilung der verschiedenen **Lagetypen** des Herzens. Beim Indifferenztyp beträgt der Winkel $+30°$ bis $+60°$ beim Horizontaltyp $0°$ bis $+30°$. Beim Linkstyp ($-30° < \alpha < 0°$) ist die R-Zacke in Ableitung I am größten, während beim Rechtstyp ($+90° < \alpha < +120°$) die Ableitung III die größten Werte aufweist. Beim Steiltyp ($+60° < \alpha < +90°$) sind die R-Zacken in Ableitung II und III etwa gleich groß (Gradeinteilung s. Abb. 7.**22**).

Allgemein gilt: Ausschlag in Ableitung II = Ausschlag in Ableitung I + Ausschlag in Ableitung III (Vorzeichen be-

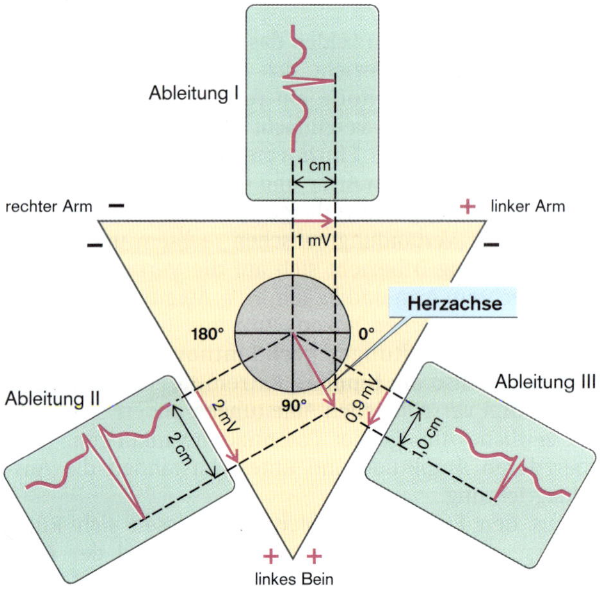

Abb 7.**20** **EKG-Dreieck nach Einthoven.** Die bipolaren Extremitätenableitungen I, II, III werden zur Bestimmung der elektrischen Herzachse herangezogen, indem die in jeder Ableitung gemessene Potentialdifferenz zur Zeit der R-Zacke auf die entsprechende Seite des gleichseitigen Einthoven-Dreiecks aufgetragen werden (nach 25).

achten: Ausschlag nach oben +, nach unten –). Daraus folgt, daß für die Konstruktion der elektrischen Herzachse aus dem EKG mittels des Einthoven-Dreiecks zwei Ableitungen genügen.

Der Lagetyp des Herzens ist **atmungsabhängig**. Bei starker Inspiration kommt es aufgrund eines Tiefertretens des Zwerchfells zu einer Versteilerung der Herzachse. Dieser Übergang (z. B. vom Indifferenz- zum Steiltyp) läßt sich im EKG gut nachweisen. Außerdem kommt es atmungsabhängig zu einer deutlichen Veränderung des Herzrhythmus (s. u.).

Unipolare EKG-Ableitungen

Die oben besprochenen bipolaren Standardableitungen messen die Potentialdifferenzen zwischen zwei Punkten der Körperoberfläche und erfassen nur die frontale Projektionsebene der Vektorschleife. Schaltet man alle drei Extremitäten über hochohmige Widerstände zusammen, so entsteht eine indifferente Elektrode, gegen die verschiedene Orte der Körperoberfläche abgeleitet werden können. Diese Art der Ableitung nennt man **unipolar** oder **V-Ableitung**.

Werden Ableitelektroden präkordial an genau definierten Stellen des Thorax angebracht (Abb. 7.**21**, rechts), so entstehen die sog. **Brustwandableitungen nach Wilson** $V_1 - V_6$. Diese Ableitungen geben Auskunft über die horizontale Vektorprojektion. Ein positiver Ausschlag im EKG wird dabei immer dann gemessen, wenn die Spitze des Vektors auf die Ableitelektrode hinzeigt, ein negativer Ausschlag, wenn die Vektorspitze von der Ableitelektrode wegzeigt.

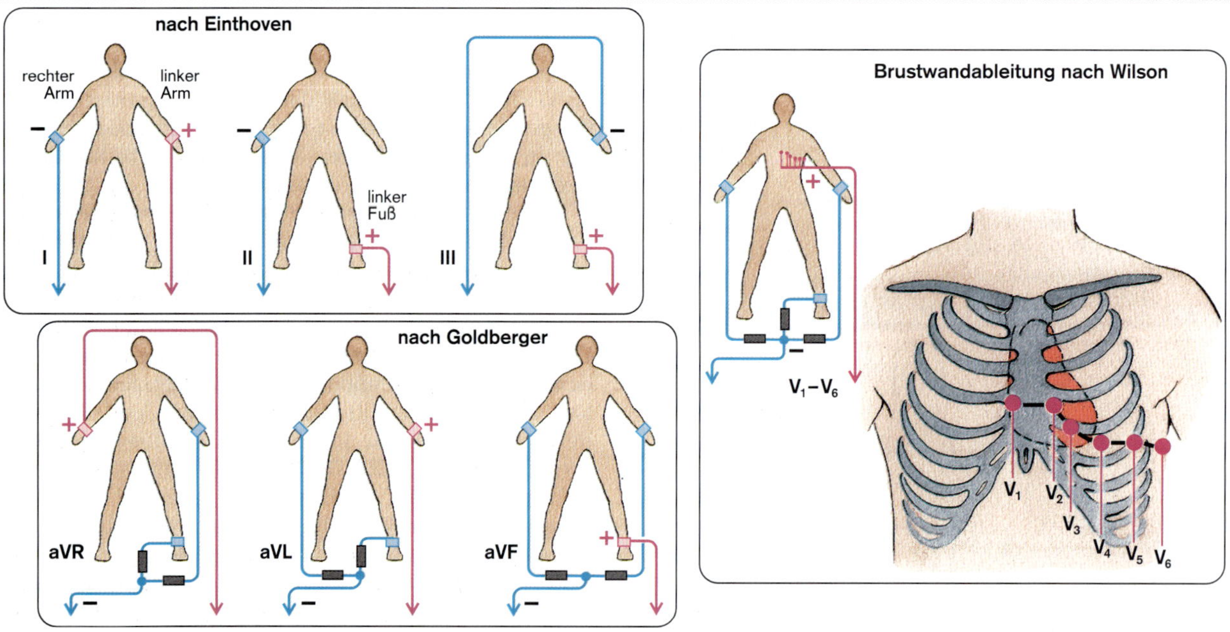

Abb. 7.**21** **EKG: Extremitäten- und Brustwandableitungen.** Meßpunkte und Verschaltungen bei den EKG-Ableitungen nach Einthoven und Goldberger sowie bei der Brustwandableitung nach Wilson (nach 30).

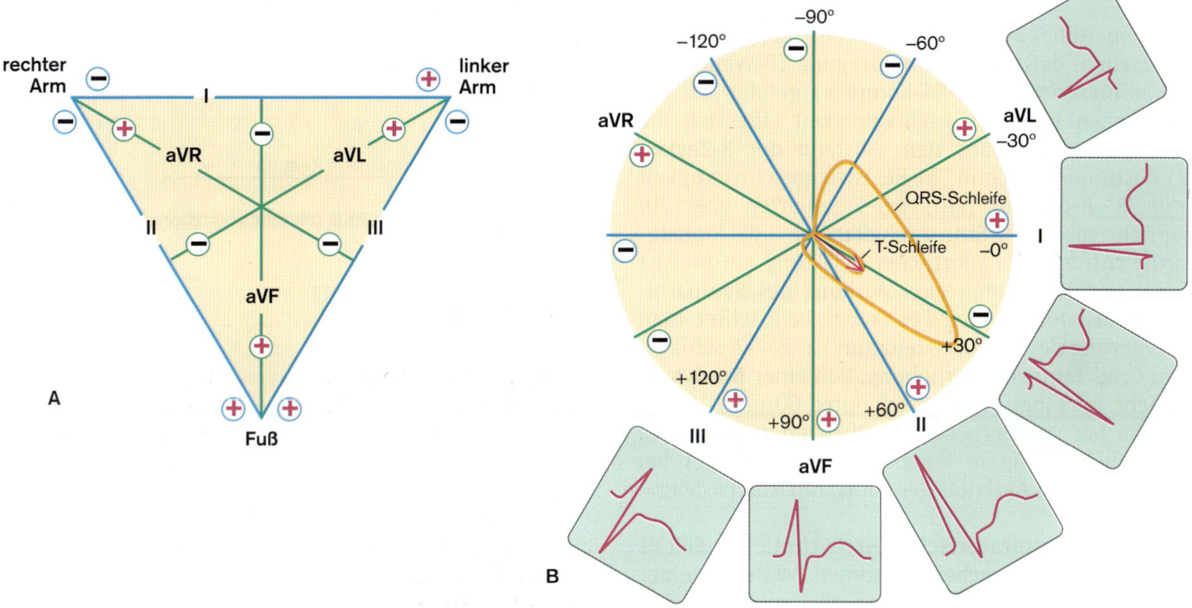

Abb. 7.**22** **EKG: Richtung und Polarität der Extremitätenableitungen** (nach 16). In **A** sind die unipolaren Ableitungen nach Goldberger (Abb. 7.21) in das Einthoven-Dreieck (Abb. 7.20) eingezeichnet. Durch Parallelverschiebung können nun die Ableitungslinien der bipolaren Ableitungen (Dreieckseiten) und der unipolaren Ableitungen (Winkelhalbierende) so gelegt werden, daß sie in einem Kreis (Cabrera) liegen (**B**), dessen Mittelpunkt dem Ursprung der Vektorschleifen (Abb. 7.19) entspricht. (Die P-Schleife ist hier weggelassen.) Mit diesen sechs Ableitungen in der Frontalebene können die Vektorschleifen aus sechs um jeweils 30° versetzten „Blick"-Winkeln registriert werden. So wird z. B. ersichtlich, daß der Maximalvektor der T-Schleife (roter Pfeil, zeigt nach ca. + 35°) als hohe T-Welle in aVR, I und II erscheint. In Ableitung III hingegen ist die T-Welle sehr flach, weil sie zu diesem Vektor fast senkrecht steht. (Die T-Welle in aVR zeigt nach unten, da aVR in Richtung + 30° negativ ist.)

Mit der differenten V-Elektrode können auch die Potentiale gemessen werden, die an der Spitze des Einthoven-Dreiecks, d. h. am rechten Arm (VR), am linken Arm (VL) und am linken Fuß (VF), herrschen. Die resultierenden Amplituden von VR, VL und VF sind jedoch nur klein. Einem Vorschlag von Goldberger entsprechend, können die Amplituden jedoch um ca. 50% vergrößert werden, wenn z. B. bei Ableitung VR der rechte Arm (differente Elektrode) gegen den Zusammenschluß der beiden anderen Elektroden (indifferente Elektrode) abgeleitet wird (Abb. 7.**21**). Es entsteht ein verstärktes (augmented) Meßsignal: aVR. Bei dieser Ableitungsart entspricht die Ableitungsrichtung der Winkelhalbierenden zwischen Ableitung I und II im Einthoven-Dreieck. In analoger Weise werden bei der heute gebräuchlichen **unipolaren Ableitung nach Goldberger** neben aVR die Ableitungen aVL und aVF gemessen. Meßtechnisch erlauben moderne EKG-Geräte die gleichzeitige Registrierung der Standardableitungen, der Ableitungen nach Goldberger und der Brustwandableitungen nach Wilson. Auf den insgesamt 12 Kanälen kann ein Geübter einen umfassenden Überblick über die Erregungsausbreitung am Herzen und seine Störungen gewinnen.

7.6 Aussagemöglichkeiten des EKG

» Das auf der Körperoberfläche ableitbare EKG erlaubt Aussagen über die Herzfrequenz (Tachykardie > 80/min, Bradykardie < 60/min) sowie über Veränderungen der Erregungsbildung und -ausbreitung. Bei Rhythmusstörungen kann zwischen ventrikulären und supraventrikulären Extrasystolen, Vorhof- und Kammerflimmern bzw. -flattern unterschieden werden. Nach Grad und Lokalisation differenziert man Störungen der Erregungsleitung in einen AV-Block 1., 2. und 3. Grades. Faktoren, die auf Erregungsbildung und -leitung Einfluß nehmen, können ebenfalls im EKG nachgewiesen werden, wie z. B. Elektrolytveränderungen, Arzneimittel (Digitalis) und Störungen der Myokarddurchblutung. Beim Myokardinfarkt gibt das EKG Anhaltspunkte über Lokalisation, Ausdehnung und Verlauf. «

Aus der Natur der EKG-Entstehung ergibt sich, daß mit Hilfe des EKG nur **Störungen der Erregungsbildung und der Erregungsausbreitung** diagnostiziert werden können. Das EKG ist also primär Ausdruck der Herzerregung, nicht aber der Herzkontraktion. Im Zusammenhang mit dem klinischen Bild erlauben aber EKG-Veränderungen auch Hinweise auf hämodynamische Veränderungen. Im folgenden soll kurz auf einige klinisch relevante Veränderungen des EKG eingegangen werden.

Der normale Sinus-Rhythmus

Aus dem in Abb. 7.**24** wiedergegebenen normalen EKG ist zu ersehen, daß jede Vorhoferregung (P-Welle) von einer Kammererregung (QRS-Komplex) gefolgt ist. Bei der gegebenen Registriergeschwindigkeit läßt sich die Herzfrequenz einfach aus dem Abstand der R-Zacken (R – R) bestimmen: f (min^{-1}) = Registriergeschwindigkeit (cm/min)/R – R-Abstand (cm). Bei Frequenzen über 80/min spricht man von **Sinustachykardie.** Eine Sinustachykardie tritt z. B. bei sportlicher Belastung auf und ist Folge der positiv chronotropen Wirkung des Sympathikus am Sinusknoten. Auch bei Fieber beobachtet man eine Steigerung der Herzfrequenz um ca. 8 – 12 Schläge/min pro Grad Temperaturerhöhung. Von einer **Bradykardie** spricht man bei Frequenzen unter 60/min. Häufig findet man bei Sportlerherzen Frequenzen zwischen 40 und 50 Schlägen/min in Ruhe. Dies ist Folge der bei Sportlern erhöhten Aktivität des Parasympathikus (Vagotonus).

Auch bei der **respiratorischen Arrhythmie** handelt es sich um ein physiologisches Phänomen. Während einer Inspiration steigt die Herzfrequenz an, bei Exspiration fällt sie ab (Abb. 7.**23**). Dies beruht auf atmungsabhängigen Veränderungen des Parasympathikus-Einflusses auf das Herz. Bei Inspiration kommt es nämlich über eine Dehnung der Lungen zu einer Hemmung des Vagotonus auf das Herz, was die Herzfrequenz ansteigen läßt.

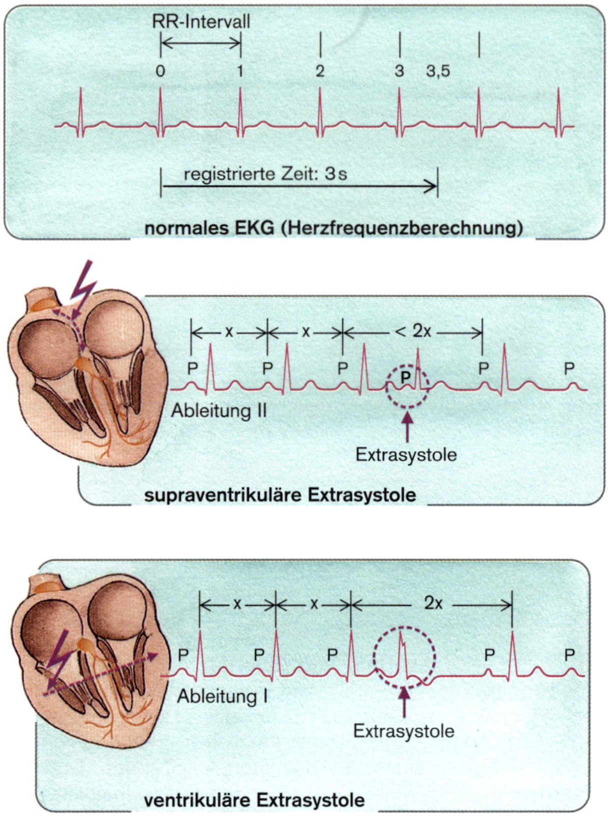

Abb. 7.**24** **EKG: Herzfrequenzbestimmung, supraventrikuläre und ventrikuläre Extrasystole.** Aus dem Abstand der R-Zacken (R – R) und der Registriergeschwindigkeit (cm/min) läßt sich die Herzfrequenz f (min^{-1}) errechnen. Im vorliegenden Fall beträgt sie 70 min^{-1}. Bei den supraventrikulären Extrasystolen liegt der Reizbildungsort im Vorhof. Dabei ist der Abstand vom letzten normalen P zum P der Extrasystole kleiner als das normale P-P-Intervall (= x), und das nachfolgende P – P-Intervall ist vergrößert (postextrasystolische Pause). Insgesamt aber ist der Abstand zwischen dem P vor und dem nach der Extrasystole kleiner als normal, d. h. < 2 ×. Bei den ventrikulären Extrasystolen entsteht die Extrasystole in der Kammer (im Beispiel in der rechten Kammer) und ist von einer kompensatorischen Pause gefolgt, d. h. der Abstand zwischen dem R vor und dem nach der Extrasystole ist gleich 2 × (nach 26).

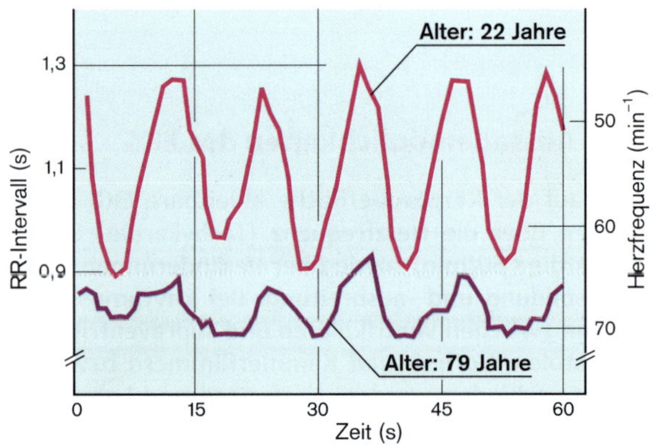

Abb. 7.**23** **Respiratorische Arrhythmie** bei einem jungen und einem älteren gesunden Mann. Die Atmungsfrequenz betrug 5/min. Bei jeder Inspiration nimmt das R – R-Intervall ab, d. h., die Herzfrequenz nimmt zu (aus 27).

Extrasystolen

Bei Extrasystolen treten Herzschläge außerhalb des regulären Grundrhythmus auf, die ihren Ursprung nicht im Sinusknoten haben (ektopischer Herd). Nach dem Entstehungsort unterscheidet man **supraventrikuläre** und **ventrikuläre Extrasystolen.** Fällt bei sehr langsamem Grundrhythmus die Extrasystole zwischen zwei normale Sinusaktivierungen, so kommt es zu keiner Störung der Grundfrequenz. Es liegt eine sog. **interponierte Extrasystole** vor. Bei höherer Grundfrequenz folgt auf eine ventrikuläre Extrasystole eine **kompensatorische Pause** (Abb. 7.**24**). Die nachfolgende reguläre Kammererregung fällt nämlich aus, da die vom Sinusknoten ausgehende Erregung in die absolute Refraktärzeit der Extrasystole fällt. Erst bei der nächsten regulären Sinusaktion ist die P-Welle von einem normalen QRS-Komplex gefolgt. Bei einer ventrikulären Extrasystole – z. B. im AV-Knoten – erfolgt die Erregungsausbreitung retrograd, d. h. vom Ventrikel über den AV-Knoten auf den Vorhof, so daß im EKG ein deformierter Kammerkomplex mit negativer P-Welle resultiert (Abb. 7.**24**).

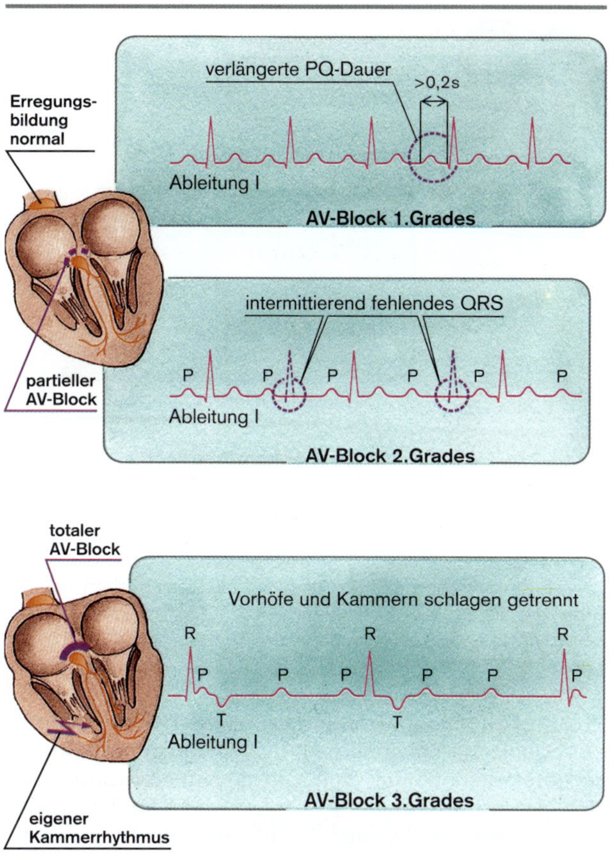

Abb. 7.**25** **Atrioventrikulärer Block.** Bei normaler Reizbildung im Sinusknoten ist die PQ-Dauer entweder verlängert (AV-Block 1. Grades), es fehlt intermittierend ein Kammerschlag (AV-Block 2. Grades) oder Vorhöfe und Kammern schlagen getrennt voneinander (AV-Block 3. Grades). Wird nur jede zweite oder dritte Vorhoferregung übergeleitet, spricht man von einem 2 : 1- bzw. 3 : 1-Block.

Atrioventrikuläre Leitungsstörungen

Normalerweise stellt der AV-Knoten das Nadelöhr dar, in dem die Überleitung der Erregung vom Vorhof auf den Ventrikel stark verzögert wird. Von einem **AV-Block 1. Grades** spricht man, wenn im EKG das PQ-Intervall 200 ms überschreitet (Abb. 7.**25**). Klinisch macht dieser Block keine Symptome. Man findet ihn z. B. bei Sportlern, wo er Ausdruck der negativ dromotropen Wirkung der erhöhten Aktivität des Vagus ist. Ein AV-Block 1. Grades kann aber auch als Folge einer Infektion, bei degenerativen Veränderungen und bei Digitalisintoxikation auftreten.

Bei einem **AV-Block 2. Grades** liegt ein partieller Leitungsblock vor (Abb. 7.**25**). Wenn die Blockade jede zweite oder dritte Vorhoferregung betrifft, spricht man von einem 2 : 1- bzw. 3 : 1-Block.

Bei einem **AV-Block 3. Grades** liegt eine vollständige Blockierung der atrioventrikulären Überleitung vor. Vorhof und Kammer schlagen unabhängig voneinander mit der für sie jeweils typischen Eigenfrequenz (Abb. 7.**25**). Der Eintritt eines AV-Blocks 3. Grades ist klinisch ein sehr dramatisches Ereignis. Nach akuter Blockierung der Überleitung kommt es vorübergehend zum Herzstillstand mit Kreislaufkollaps, bis ein tertiäres Zentrum z. B. im Ventrikel mit einer Frequenz von 25 – 40/min erneut Schrittmacherfunktion übernimmt **(Adams-Stokes-Anfall).** Ein AV-Block 3. Grades ist Indikation für das Legen eines **künstlichen Herzschrittmachers.**

Vorhofflimmern, Vorhofflattern

Dem Vorhofflattern und -flimmern liegt eine unkoordinierte Erregungsausbreitung zugrunde. Der normale Ablauf der Erregung ist derart gestört, daß benachbarte Faserbezirke nicht mehr synchron, sondern unabhängig voneinander erregt werden. Von Flattern spricht man bei Frequenzen zwischen 220 – 350/min, von Flimmern, wenn die Frequenz zwischen 350 – 600/min liegt. Da der AV-Knoten, wie oben ausgeführt, als Frequenzsieb wirkt, werden bei Vorhofflattern und -flimmern die Vorhofaktionen nur in unregelmäßigen Abständen übergeleitet (Abb. 7.**26**). Es resultiert das Bild einer **absoluten Arrhythmie.** Diese ist durch einen irregulären Pulsrhythmus charakterisiert. Zusätzlich ist auch die Pulsamplitude irregulär, da es als Folge der Frequenzschwankungen zu einer wechselnden diastolischen Ventrikelfüllung kommt.

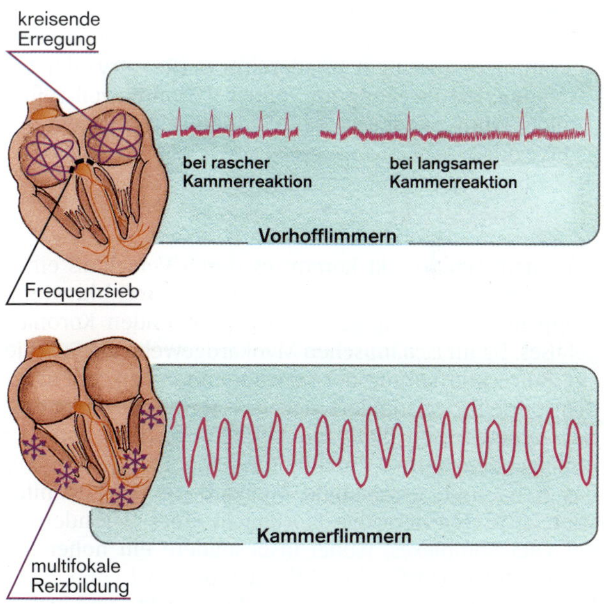

Abb. 7.**26** **EKG bei Vorhof- und Kammerflimmern.** Bei Vorhofflimmern durch regellose kreisende Erregung in den Vorhöfen wirkt der AV-Knoten als Frequenzsieb und läßt nur in unregelmäßigen Abständen eine Erregung zu den Ventrikeln durch. Wegen der hohen Vorhoffrequenz verschmelzen im EKG die P-Wellen zu einem breiten Band. Bei Kammerflimmern durch multifokale Reizbildung in heterotopen ventrikulären Zentren kommt es zu unregelmäßigen Ausschlägen im EKG.

Kammerflimmern

Im EKG manifestiert sich Kammerflimmern als irreguläre Ausschläge ohne erkennbare EKG-typische Form (Abb. 7.**26**). Hämodynamisch entspricht Kammerflimmern einem Herzstillstand. Da keine wirksame Füllung und Entleerung des Ventrikels mehr zustande kommt, resultiert daraus ein sofortiger Kreislaufstillstand. Kammerflimmern kann als Komplikation bei einem Herzinfarkt (s. u.) auftreten. Eine sehr häufige Ursache ist auch der Elektrounfall durch Kontakt mit dem Haushaltsstromnetz (50 Hz, 220 V). Fällt der Stromstoß in die aufsteigende Flanke der T-Welle, so trifft er das Herz in der sog. **vulnerablen Phase**, und Kammerflimmern ist die Folge. Von selbst wandelt sich Kammerflimmern nicht in einen normalen Herzrhythmus zurück. Eine Normalisierung des Rhythmus ist nur durch elektrische **Defibrillation** möglich. Hierbei wird über zwei großflächige Elektroden, die über dem Herzen auf den Thorax aufgelegt werden, ein kurzer Stromstoß (einige tausend Volt für einige wenige Millisekunden) durch Kondensatorentladung appliziert. Dadurch kommt es zu einer momentanen Depolarisierung des gesamten Herzens, und normalerweise übernimmt dann der Sinusknoten als primärer Schrittmacher wieder die Erregung.

Als **Ursache für die Entstehung** von Kammerflimmern werden zwei Hypothesen diskutiert:

- Es liegt eine Störung der **automatischen Erregungsbildung** dadurch vor, daß mehrere ektopische Automatiezentren aktiv sind.
- die Störung betrifft die **Erregungsausbreitung.** Durch Verkürzung der Refraktärzeit des Aktionspotentials und Verlangsamung der Leitungsgeschwindigkeit kommt es zu einem Wiedereintritt (Reentry) der Erregung. Die Erregung im Ventrikel kommt von selbst nicht zum Stillstand, es resultiert ein Kreisen der Erregung.

Herzinfarkt

Bei einem Herzinfarkt kommt es durch Verschluß eines Astes einer Koronararterie zu einem **Durchblutungsstopp** im Versorgungsgebiet des betreffenden Koronargefäßes. Da im ischämischen Myokardgewebe die Energie zur Aufrechterhaltung der transmembranalen Ionengradienten fehlt, vermindert sich das Membranruhepotential. Infolgedessen fließt ein Verletzungsstrom von den umliegenden, normal durchbluteten Myokardgeweben in das ischämisch geschädigte Myokard. Im EKG manifestiert sich eine derartige Störung in einer Veränderung des QRS-Komplexes, wobei insbesondere ein hoher ST-Abgang für einen frischen Infarkt typisch ist (Abb. 7.**27**). Für eine genaue Lokalisation des Herzinfarkts sind insbesondere die Brustwandableitungen des EKG hilfreich. Fällt bei einem größeren Infarkt ein wesentlicher Teil des Myokards für die Kontraktion aus, so kann das verbleibende Restmyokard diesen Ausfall nicht kompensieren, und die Pumpleistung des Gesamtherzens fällt ab. Die hämodynamische Folge ist, daß das Herzzeitvolumen absinkt und das Bild des **kardiogenen Schocks** resultiert (S. 172).

Eine weitere Gefahr bei einem Herzinfarkt ist die Entstehung von **Arrhythmien.** Im Ischämiegebiet kommt es zur Akkumulation von extrazellulärem K^+ und dadurch zur Depolarisation. In diesem Gebiet können insbesondere unter dem Einfluß von Catecholaminen (Streß) Aktionspotentiale ausgelöst werden, die von Ca^{2+}-Ionen getragen werden. Es entsteht eine Arrhythmie, durch die die Pumpleistung des Infarktherzens weiter eingeschränkt wird.

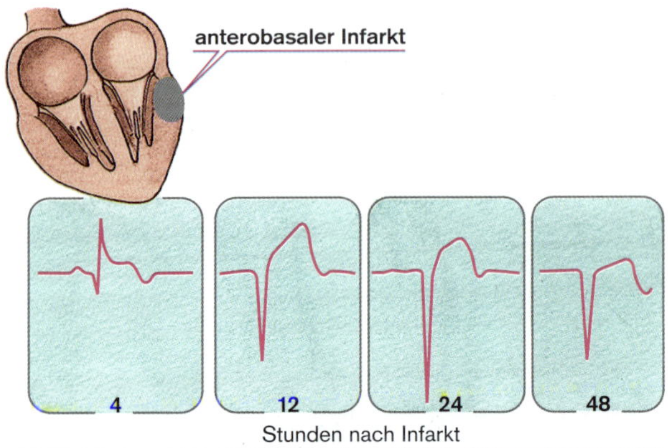

Abb. 7.**27** **EKG bei akutem Myokardinfarkt.** Bei einem akuten Myokardinfarkt, z. B. durch Verschluß eines Seitenastes der linken Koronararterie (anterobasaler Infarkt), kommt es in der ersten Stunde zu einer Hebung der ST-Strecke. In den folgenden 24 Stunden entwickelt sich eine tiefe Q-Zacke, die meist dauerhaft bestehen bleibt. Wenige Tage nach dem Infarkt kehrt die ST-Strecke zur Nullinie zurück, und es kann eine T-Negativierung auftreten (nach 34).

7.7 Druck-Volumen-Veränderungen während des Herzzyklus

» Nach Erregung des Ventrikelmyokards steigt der intraventrikuläre Druck zunächst isovolumetrisch an. In diese Anspannungsphase fällt der 1. Herzton (Muskelton). Nach Öffnen der Aorten- und Pulmonalklappen wird das Schlagvolumen bei weiterem Druckanstieg ausgeworfen (auxotone Austreibungsphase). Mit dem Schluß der Semilunarklappen (2. Herzton) endet die Ventrikelsystole. Sie wird gefolgt von der Entspannungsphase (isovolumetrisch) und der Füllphase. Für die diastolische Ventrikelfüllung ist neben dem Druckgradienten und der Vorhofkontraktion der Ventilebenenmechanismus von Bedeutung. Die graphische Auftragung von ventrikulären Druck- und Volumenänderungen während des Herzzyklus ergibt das Druckvolumendiagramm, aus dem die vom Herzen geleistete Druckvolumenarbeit abgelesen werden kann. Die Fähigkeit des Herzens, ein Schlagvolumen gegen einen bestimmten Druck in der Aorta auszuwerfen, wird durch die Lage der Ruhedehnungskurve sowie den Verlauf der Kurve für die isovolumetrischen und isobarischen Maxima bestimmt. «

Die in der Aorta sich abspielenden Druckveränderungen im Wechsel zwischen Systole und Diastole können auch am Menschen mit Hilfe eines über eine periphere Arterie eingeführten Katheters gemessen werden. Zusammen mit dem Druckverlauf im linken Vorhof läßt sich die

Systole in die Anspannungsphase und Austreibungsphase, die **Diastole** in die Entspannungsphase und Füllungsphase unterteilen (Abb. 7.**28**). Obwohl die gleiche Unterteilung natürlich auch für das rechte Herz gilt, sollen der Einfachheit halber im folgenden die Verhältnisse am linken Ventrikel beispielhaft besprochen werden.

Phasen der Herzaktion

Die **Anspannungsphase** und damit die Ventrikelsystole beginnt mit dem Schluß der Atrioventrikularklappen. Der Klappenschluß kommt dadurch zustande, daß der Ventrikeldruck den Vorhofdruck überschreitet. Damit wird der Rückfluß von Blut in den Vorhof verhindert (A in Abb. 7.**28**). Da auch die Aortenklappe in dieser Phase geschlossen ist, steigt jetzt der Druck im Ventrikel steil an, ohne daß sich dort das Volumen (enddiastolisch ca. 120 ml) ändert. Der Druckanstieg erfolgt also isovolumetrisch. Die Anspannungsphase endet, wenn der Ventrikeldruck den Druck in der Aorta überschreitet und sich die Aortenklappe öffnet (B in Abb. 7.**28**). Jetzt beginnt die **Austreibungsphase,** die durch einen weiteren Druckanstieg in Ventrikel und Aorta charakterisiert ist. Dementsprechend nimmt das Volumen im Ventrikel jetzt ab, und zwar um den Betrag, der als **Schlagvolumen** (ca. 80 ml) in die Aorta gepumpt wird. Ein **Restblutvolumen** von ca. 40 ml bleibt im Ventrikel zurück. (Der Quotient aus Schlagvolumen und enddiastolischem Volumen heißt **Ejektionsfraktion** und beträgt 0,6 – 0,75, in diesem Fall 0,67.) Da sich in der Austreibungsphase sowohl der Druck als auch das Volumen im Ventrikel verändert, bezeichnet man die Kontraktionsform als auxoton. Die Austreibungsphase endet, wenn der Ventrikeldruck den Aortendruck wieder unterschreitet, was zum Schließen der Aortenklappen führt (C in Abb. 7.**28**). In der Druckregistrierung der Aorta findet man synchron zum Klappenschluß eine kurze Druckschwankung (Inzisur). Sie läßt sich mechanisch durch das kurzzeitige Schwingen der Blutsäule über der Aorta bei Klappenschluß erklären.

Die isovolumetrische **Erschlaffungsphase** ist der Zeitabschnitt zwischen Schluß der Aorten- und der Wiederöffnung der Mitralklappe (D in Abb. 7.**28**). In dieser Phase nimmt der Ventrikeldruck rasch ab, unterschreitet den Vorhofdruck, und die **Füllungsphase** beginnt. Wie aus Abb. 7.**28** zusätzlich zu ersehen ist, nimmt bereits im ersten Drittel der Füllungsphase das Ventrikelvolumen um etwa 80% des Schlagvolumens zu. Diese rasche Füllung hat zur Folge, daß selbst bei gesteigerter Herzfrequenz, die mit einer Abnahme der Diastolendauer einhergeht, eine adäquate Ventrikelfüllung garantiert ist.

Ein Vergleich der ventrikulären Druckentwicklung mit dem EKG zeigt, daß zum Zeitpunkt des Öffnens der Aortenklappen das Ventrikelmyokard bereits vollständig erregt ist (Abb. 7.**28**). Trotzdem nimmt der Ventrikeldruck zu Beginn der Austreibungsphase noch deutlich zu. Dieser paradox erscheinende Befund erklärt sich aus den geometrischen Veränderungen des Ventrikels während der Austreibungsphase. Durch das ausgeworfene Schlagvolumen nimmt nämlich der Ventrikelradius ab, und gleichzeitig nimmt die Wanddicke des Ventrikels zu. Entsprechend dem Gesetz von Laplace (S. 132) kommt es aufgrund dieser Größenveränderungen rein physikalisch zu einer zusätzlichen Druckentwicklung.

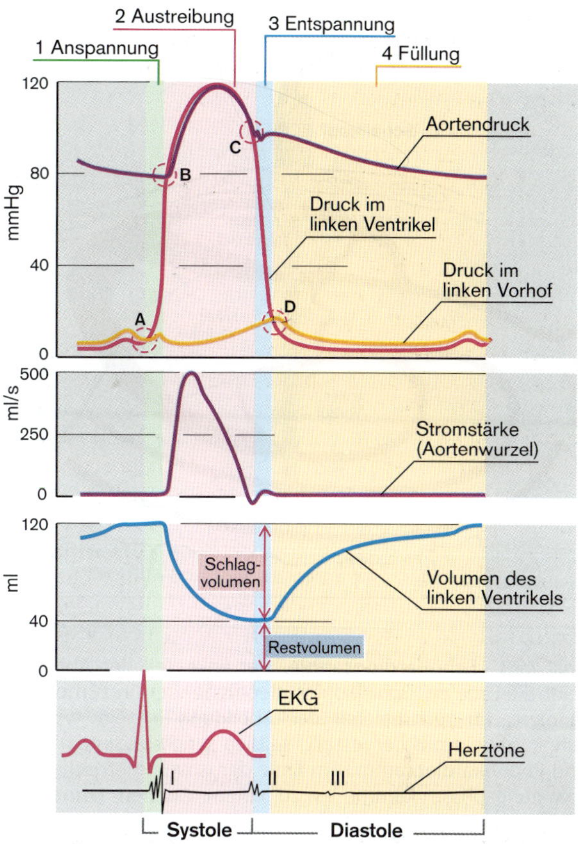

Abb. 7.**28** **Herzzyklus.** Zeitliche Korrelation von Druck, Fluß, Ventrikelvolumen, EKG und Herztönen (I – III) in Systole und Diastole, 1. isovolumetrische Anspannungsphase, 2. auxotone Austreibungsphase, 3. isovolumetrische Entspannungsphase, 4. Füllungsphase. Punkte A und D kennzeichnen den Schluß bzw. die Öffnung der Atrioventrikularklappen, Punkte B und C die Öffnung bzw. den Schluß der Aortenklappen.

Herztöne

Synchron zum Herzzyklus entstehen im Herzen „Töne", die über dem Thorax am besten mit Hilfe eines Stethoskops wahrgenommen werden können. Selbst der Ungeübte kann leicht einen 1. und 2. Herzton hören. In der Medizin werden die normalen **Herztöne** von krankhaften **Herzgeräuschen** abgegrenzt. Im physikalischen Sinne handelt es sich aber bei den Herztönen nicht um Töne, sondern auch um Geräusche, die ein breiteres Frequenzspektrum von 15 – 400 Hz aufweisen.

Der **1. Herzton** entsteht als niederfrequentes, dumpfes Geräusch während der Anspannungsphase (Abb. 7.**28**, I). Er kommt dadurch zustande, daß der Ventrikel sich um das Blut, das als Flüssigkeit inkompressibel ist, anspannt und dadurch zusammen mit den Atrioventrikularklappen in Schwingung gerät. Deshalb spricht man beim 1. Herzton vereinfacht auch von einem Muskel- oder Anspannungston. Er kann insbesondere gut im 5. Interkostalraum links medioklavikulär gehört werden. Der **2. Herzton** fällt mit dem Schluß der Aorten- und Pulmonal-

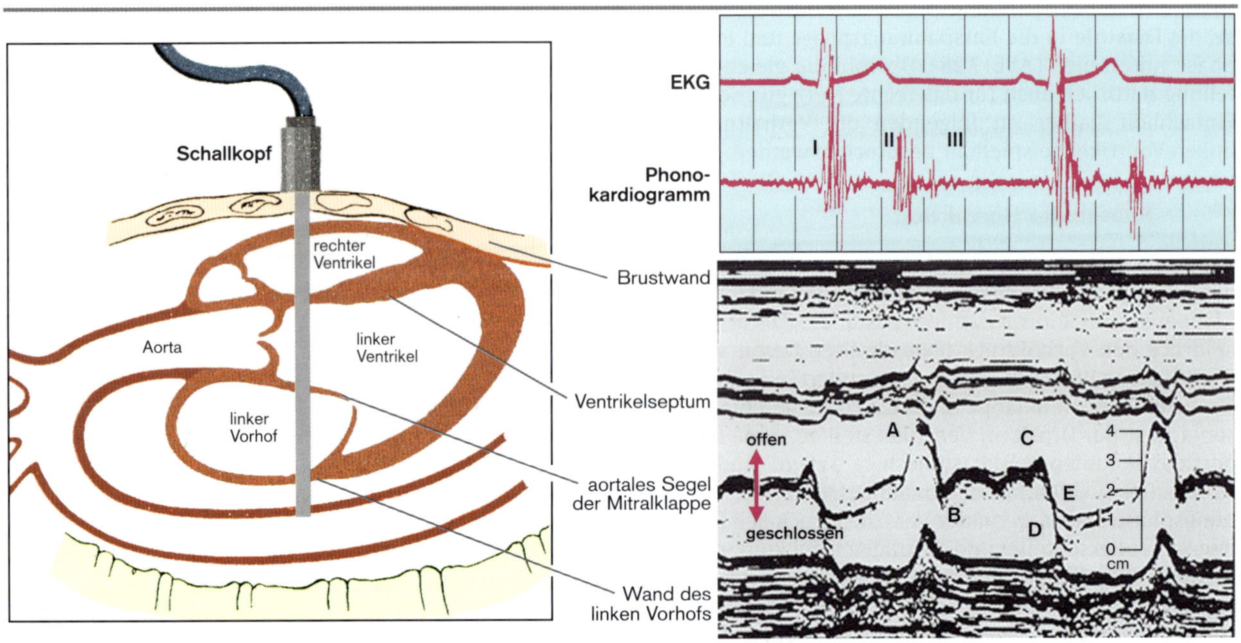

Abb. 7.**29** **Echokardiographie.** Der linke Teil der Abbildung zeigt die Lage des Schallkopfes, der als Sender und Empfänger fungiert. Im rechten Teil der Abbildung ist ein typisches Echokardiogramm dargestellt, zeitlich synchronisiert mit EKG und Phonokardiogramm. Am Ende der isovolumetrischen Entspannungsphase kommt es zu einem raschen Öffnen der Mitralklappe bis zu einer maximalen Stellung (A). Dann kehren die Klappen zu einer Mittelstellung zurück (B), um sich kurz vor der Systole durch Vorhofkontraktion erneut zu öffnen (C). In der sich anschließenden Austreibungsphase schließt sich die Klappe (D) und wölbt sich in den Vorhof (E) (aus 23).

klappe zusammen (Abb. 7.**28**, II). Es ist ein heller „Ton" mit höherfrequenten Anteilen. Seinem Entstehungsmechanismus zufolge ist der 2. Herzton ein Klappenton, der besonders gut im 2. Interkostalraum rechts und links vom Sternum gehört werden kann. Mit besonderer elektronischer Verstärkung (Phonokardiogramm) läßt sich noch ein **3. Herzton** nachweisen, der durch das während der frühen Ventrikelfüllung einströmende Blut zustande kommt (Abb. 7.**28**, III). Veränderungen der Geräusche über dem Herzen findet man insbesondere bei Defekten an den Herzklappen und bei Shunts. Je nach betroffener Herzklappe resultieren typische Geräuschformen, anhand derer man die Art des Herzklappenfehlers diagnostizieren kann.

Echokardiographie

Die Echokardiographie ist eine nichtinvasive Methode, die Aufschluß über die Herzgeometrie sowie über Lage und Bewegung der Herzklappen gibt. Sie beruht auf dem Prinzip des Echolots, wobei durch einen Sender, der auf dem Thorax aufliegt, Ultraschallwellen (2 – 10 MHz) ausgesendet werden. An Grenzflächen, z. B. zwischen Gewebe und Blut, entstehen Reflexionen, die mit Hilfe des Senders, der gleichzeitig als Empfänger dient, registriert werden. Das Empfangssignal wird nach Kalibrierung auf einem Oszilloskop dargestellt bzw. auf einem Schreiber ausgedruckt. Mit der Echokardiographie lassen sich die dynamischen Veränderungen – z. B. der Mitralklappen – während des Herzzyklus darstellen (Abb. 7.**29**).

Mechanismen der Ventrikelfüllung

Wie oben bereits erwähnt, wird der Ventrikel im wesentlichen zu Beginn, d. h. im ersten Drittel der Diastole, gefüllt (Abb. 7.**28**). Für die Füllung sind drei Faktoren verantwortlich. Die **Druckdifferenz** zwischen Vorhof und Ventrikel während der Füllphase stellt eine der treibenden Kräfte dar, mit der Blut in der Diastole in die Ventrikel fließt. Hinzu kommt am Ende der Diastole die **Kontraktion der Vorhöfe,** die zusätzlich die Druckdifferenz vergrößert, aber nur zu einer geringfügigen zusätzlichen Füllung des Ventrikels führt (Abb. 7.**28**). Wichtig, insbesondere für die frühe diastolische Füllung, ist der sog. **Ventilebenenmechanismus.** Er beruht darauf, daß sich das Herz bei jeder Systole in seiner Längsachse verkleinert (Spiralmuskulatur). Da die Herzspitze auf dem Zwerchfell aufliegt und damit fixiert ist, senkt sich dabei die Ventilebene (Abb. 7.**30**). Dadurch kommt es über eine Dehnung der Vorhöfe zu einer gewissen Sogwirkung, mit der Blut aus den zentralen Körpervenen angesaugt wird. In der sich anschließenden Entspannungsphase geht das Herz aufgrund seiner elastischen Rückstellkräfte wieder in seine Ausgangsform zurück. Dabei stülpen sich sozusagen die Ventrikel über das in den Vorhöfen liegende Blutvolumen, wodurch der Ventrikel gefüllt wird. In der nun folgenden Systole schließen sich die Taschenklappen, und das Schlagvolumen wird nach Öffnung der Segelklappen ausgeworfen. Das Herz pumpt also während der Austreibungsphase nicht nur Blut in die Aorta, sondern saugt gleichzeitig Blut aus den großen Venen an und wirkt so in gewisser Weise wie eine Druck-Saug-Pumpe. Der Ventilebenenmechanismus spielt insbesondere bei höheren Herzfrequenzen eine wichtige Rolle.

Arbeitsdiagramm des Herzens

Trägt man die in Abb. 7.**28** wiedergegebenen Werte A, B, C und D der Ventrikeldruckkurve gegen die entsprechenden Werte des Ventrikelvolumens auf, so erhält man das **Druck-Volumen-Diagramm** des linken Ventrikels (Abb. 7.**31**). In diesem Diagramm kennzeichnet die Strecke A – B die isovolumetrische Anspannungsphase, der Abschnitt B – C die auxotone Austreibungsphase, die Strecke C – D stellt die isovolumetrische Erschlaffungsphase dar, während der Abschnitt D – A der Füllphase entspricht. Die von den Punkten A, B, C, D umschriebene, hellrote Fläche hat als Produkt von Druck und Volumen die Dimension einer Arbeit und entspricht somit der vom Herzen geleisteten **Druck-Volumen-Arbeit.** Rechnerisch läßt sich die geleistete Arbeit (A) aus dem enddiastolischen Ventrikelvolumen (V_o), dem endsystolischen Ventrikelvolumen (V_1), dem Ventrikeldruck (P_v) und der Änderung des Ventrikelvolumens (dV) wie folgt bestimmen:

$$A_{(t)} = \int_{V_0}^{V_1} P_V \cdot dV$$

Die in Abb. 7.**31** dargestellte Fläche *unter* dem diastolischen Kurvenanteil D – A stellt diejenige Arbeit dar, die durch Dehnung des Ventrikels in der Füllungsphase aufgebracht wird. Diese Energie wird bei jeder Systole wieder in das System zurückgeführt, so daß die gesamte Arbeit die Differenz beider Flächen darstellt.

Da bei jeder Systole die Stromstärke in der Aorta von 0 auf 500 ml/s erhöht wird (Abb. 7.**28**), addiert sich zur Druck-Volumen-Arbeit die sog. **Beschleunigungsarbeit**. Legt man daher den Berechnungen anstatt des Ventrikeldrucks den Aortendruck zugrunde, so vergrößert sich die Druck-Volumen-Arbeit um die kinetische Energie der Beschleunigungsarbeit:

$$A = \int_{V_0}^{V_1} P_a \cdot dV + \int_{V_0}^{V_1} mv^2 \cdot dV$$

wobei P_a den Aortendruck, m die Dichte des Blutes und v die Stromstärke in der Aorta darstellt. Der Anteil der Beschleunigungsarbeit an der äußeren Herzarbeit beträgt normalerweise nur ca. 1 %. Bei starker körperlicher Arbeit nimmt die Stromstärke in der Aorta deutlich zu, und der Anteil der Beschleunigungsarbeit kann bis auf 5 % ansteigen. Auch unter Bedingungen einer eingeschränkten Windkesselfunktion der Aorta (z. B. durch Abnahme der Aortendehnbarkeit im Alter) ist der Anteil der Beschleunigungsarbeit vergrößert.

Wie Abb. 7.**31** zeigt, liegt Punkt A des Arbeitsdiagramms (Beginn der Ventrikelkontraktion) auf der **Ruhedehnungskurve.** Der Kurvenverlauf macht deutlich, daß der Ventrikeldruck im rechten Teil der Kurve mit zunehmender Ventrikelfüllung sehr stark zunimmt. Im linken Teil der Kurve, d. h. im physiologischen Bereich, kommt es hingegen nur zu geringfügigen Veränderungen des Füllungsdrucks bei Zunahme des Kammervolumens. Der normale enddiastolische Füllungsdruck (A in Abb. 7.**28** und 7.**31**) liegt beim Erwachsenen bei 5 – 8 mmHg.

Das Arbeitsdiagramm des Herzens soll durch einige wichtige **Hüllkurven der Ventrikelfunktion** ergänzt werden, die allerdings nur experimentell zu erheben sind. Bei extrem hohem Aortendruck erreicht die isovolumetrische Ventrikelkontraktion ein Druckmaximum B', ohne daß sich die Aortenklappen öffnen (Abb. 7.**31**). Ist auf der anderen Seite der Aortendruck gleich dem enddiastolischen Füllungsdruck, so wird das Schlagvolumen isotonisch ausgeworfen, und Punkt A' kennzeichnet den Endpunkt dieser Kontraktion.

Die Verbindungslinie von B' bis A' ist die sog. **Kurve der Unterstützungsmaxima** (U-Kurve). Sie gilt nur für Punkt A auf der Ruhedehnungskurve. Jeder andere Punkt auf der Ruhedehnungskurve hat seine eigene U-Kurve und ist durch eigene Maximapunkte A' und B' charakterisiert. Die Verbindungslinie der verschiedenen Punkte A' ergibt die Kurve der **isobarischen (isotonischen) Maxima,** die der Punkte B' die Kurve der **isovolumetrischen Maxima** (Abb. 7.**31**).

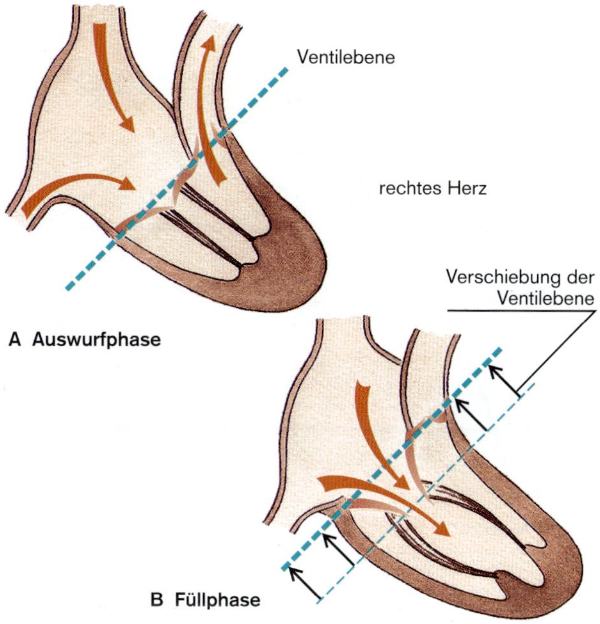

Abb. 7.**30** **Ventilebenenmechanismus.** Schematische Darstellung (für das rechte Herz) der Veränderung der Ventilebene im Herzzyklus als Mechanismus der diastolischen Ventrikelfüllung. **A** Durch Kontraktion tritt die Ventilebene tiefer und saugt damit Blut in den Vorhof. Zustand am Ende der Systole. **B** In der Diastole stülpt sich der Ventrikel durch Höhertreten der Ventilebene über das in den Vorhöfen liegende Blut. Dies trägt wesentlich zur Füllung des Ventrikels bei.

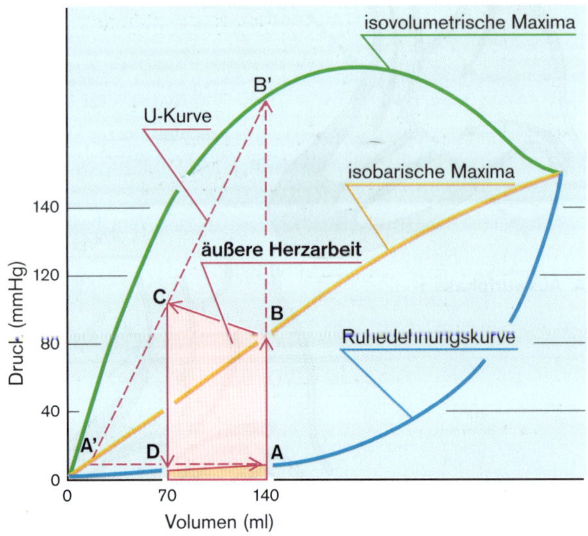

Abb. 7.**31** **Druck-Volumen-Diagramm des linken Ventrikels.** Die Werte A, B, C und D sind aus Abb. 7.28 entnommen. A – B = Anspannungsphase, B – C = Austreibungsphase, C – D = Entspannungsphase, D – A = Füllungsphase. Die von den Punkten A, B, C, D umschriebene, hellrote Fläche entspricht der äußeren Herzarbeit. Die orange Fläche unterhalb des Kurvenabschnitts D – A kennzeichnet diejenige Arbeit, die zur Wiederauffüllung des Ventrikels in der Diastole aufgewendet wird.

7.8 Regulation der Pumpleistung des Herzens

» Das Herzzeitvolumen als Produkt aus Schlagvolumen und Herzfrequenz beträgt in Ruhe 5 – 6 l/min und kann bei körperlicher Belastung bis auf 25 l/min ansteigen. Eine Erhöhung des Schlagvolumens erfolgt über den Frank-Starling-Mechanismus und, insbesondere bei Arbeit, über den Sympathikus. Beim Frank-Starling-Mechanismus ist die Vordehnung des Herzmuskels die entscheidende Größe, die es dem Herzen erlaubt, ein unverändertes Schlagvolumen auch gegen einen erhöhten Blutdruck oder ein erhöhtes Schlagvolumen auszuwerfen, wenn sich der venöse Rückstrom erhöht. Bei gleicher Vordehnung steigert der Herzsympathikus die Herzkraft durch Erhöhung des transmembranalen Ca^{2+}-Einstroms. Die Geschwindigkeit des Druckanstiegs und des Druckabfalls ist unter Sympathikuseinfluß gesteigert, so daß sich die Systolendauer verkürzt. Bei chronischer Druck- und Volumenbelastung kommt es zu Herzhypertrophie. Bei einer Herzinsuffizienz ist die ventrikuläre Kraftentwicklung vermindert, so daß nur bei erhöhtem Vorhofdruck ein normales Herzzeitvolumen gefördert werden kann. «

Die Pumpfunktion des Herzens wird normalerweise so reguliert, daß das pro Zeiteinheit über die Aorta ausgeworfene Volumen, das **Herzzeitvolumen** (l/min), zu jedem Zeitpunkt genau die Bedürfnisse der zu versorgenden Gewebe deckt. Bei körperlicher Arbeit nimmt das Herzzeitvolumen zu, in Ruhe sinkt es ab. Die Größe des Herzzeitvolumens beträgt beim Erwachsenen in Ruhe ca. 4,5 – 6 l/min und errechnet sich aus dem Produkt aus Schlagvolumen (ca. 80 ml) und Herzfrequenz (ca. 70/min). Die Größe des Herzzeitvolumens hängt insbesondere von der Körpergröße, genauer von der Körperoberfläche, ab (Bestimmung s. Abb. 14.**1**, S. 361). Um die Förderleistung des Herzens bei allen individuellen Unterschieden besser vergleichbar zu machen, wird das Herzzeitvolumen normiert, indem man es auf 1 m^2 Körperoberfläche bezieht. Der daraus resultierende **Herzindex** beträgt im Mittel 3,4 l · min^{-1} · m^{-2}. (Das auf die Körperoberfläche bezogene Schlagvolumen beträgt im Mittel 47 ml/m^2.)

Die dynamische Anpassung des Herzzeitvolumens an die wechselnden Bedürfnisse des Körpers kann prinzipiell durch eine Änderung des **Schlagvolumens** und/oder der **Herzfrequenz** hervorgerufen werden. Das Schlagvolumen, oder genauer, die Kraft, die notwendig ist, um ein Schlagvolumen zu fördern, kann über zwei unterschiedliche Mechanismen gesteigert werden: den Frank-Starling-Mechanismus und den Sympathikustonus. Beide Einflußgrößen sollen im folgenden ausführlich besprochen werden.

Frank-Starling-Mechanismus

Bereits im Jahre 1895 hat Otto Frank die bahnbrechende Beobachtung gemacht, daß die **Spannungsentwicklung des Herzmuskels** entscheidend von seiner **Vordehnung** abhängig ist. In einem bestimmten Bereich führt eine Zunahme der Vordehnung des Muskels zu einer Steigerung der entwickelten Muskelspannung (Abb. 7.**32** oben links). Da sich der Zeitpunkt der maximalen Spannungsentwicklung bei Vordehnung nicht verändert, nimmt die Geschwindigkeit der Spannungsentwicklung (dP/dt) ebenfalls zu (Abb. 7.**32** links unten). Zu Beginn dieses Jahrhunderts hat der englische Physiologe Starling zusätzlich zeigen können, daß die von Frank zunächst für das Froschherz gezeigten Gesetzmäßigkeiten in gleicher Weise auch für das Warmblütermyokard gelten. Man spricht daher heute vom Frank-Starling-Mechanismus.

Inzwischen wissen wir, daß die ultrastrukturelle Basis für den Frank-Starling-Mechanismus in den Myofilamenten liegt. Innerhalb gewisser Grenzen wird die Kontraktionsamplitude am Herzmuskel wie auch am Skelettmuskel mit zunehmender Dehnung erhöht (Kap. 6). Der Zusammenhang zwischen Vordehnung und Herzkraft ist auch aus dem Vergleich der in Abb. 7.**31** wiedergegebenen Ruhedehnungskurve mit der Kurve der isovolumetrischen Maxima zu ersehen. Mit zunehmendem Ventrikelvolumen nimmt die Amplitude der isovolumetrischen Kontraktion zunächst stark zu, durchläuft ein Maximum, um danach wieder abzunehmen. Am Schnittpunkt der Ruhedehnungskurve mit der Kurve der isovolumetrischen Maxima ist die aktive Spannungsentwicklung wieder gleich null. Bei der in Abb. 7.**31** gewählten Art der Auftragung stellt das Ventrikelvolumen ein indirektes Maß für die Vordehnung des Herzmuskels dar. Mit steigendem enddiastolischen Volumen nimmt nämlich der enddiastolische Druck und damit die Vordehnung zu. Der enddiastolische Druck beträgt normalerweise ca. 7 mmHg und wird klinisch zur Beurteilung der Vordeh-

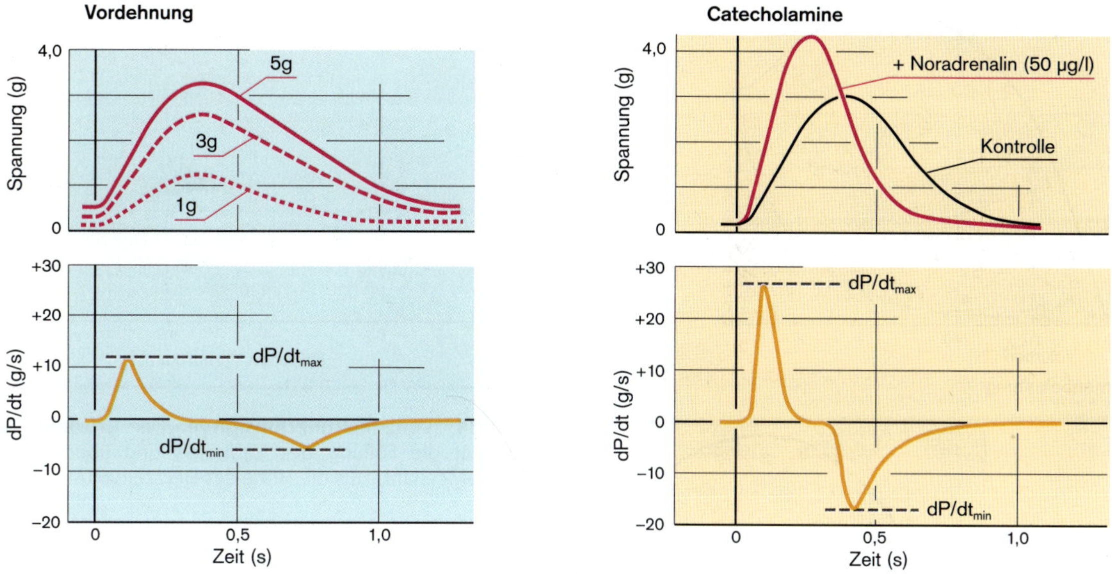

Abb. 7.**32** **Inotropiemechanismen.** Wird ein isolierter Papillarmuskel elektrisch stimuliert, so kommt es bei einer Zunahme der Vordehnung (Frank-Starling-Mechanismus) sowie nach Gabe von Catecholaminen zu einer Steigerung der Kontraktionsamplitude. Die Vordehnung wird über das Anhängen von Gewichten im Bereich von 1–5 g eingestellt. Die Geschwindigkeit der Spannungsentwicklung (dP/dt) im unteren Teil der Abbildung bezieht sich im linken Bild auf die Spannungsentwicklung bei größter Vordehnung (5 g), im rechten Bild auf die bei Gabe von Noradrenalin (nach 32).

nung herangezogen. Selbst unter pathologischen Bedingungen steigt er jedoch kaum über 20 mmHg an und erreicht damit nie Werte, die notwendig wären, um das Optimum der Kraftentwicklung zu überschreiten. Der normale Vordehnungsbereich des Ventrikelmyokards liegt also im aufsteigenden Schenkel der Kurve, die die aktive Kraftentwicklung mit der Sarkomerenlänge korreliert (Abb. 6.**8**, S. 88). Die zunehmende Kraftentwicklung kommt weniger durch eine Änderung der Aktin-Myosin-Überlappung, sondern vielmehr durch eine dehnungsabhängige Empfindlichkeitsänderung der Myofilamente für Ca^{2+} zustande (Kap. 6).

Mit Hilfe des Frank-Starling-Mechanismus ist das Herz in der Lage, bei erhöhtem enddiastolischen Volumen eine gesteigerte Spannung in der nachfolgenden Systole zu entwickeln. Die genaue Analyse einer **akuten Volumenbelastung** („preload", Vorlast), wie sie z. B. durch gesteigerten venösen Rückstrom ausgelöst werden kann, ergibt, daß im Arbeitsdiagramm des linken Ventrikels (Abb. 7.**33 A**) der Arbeitspunkt A auf der Ruhedehnungskurve nach rechts zu A_x verschoben wird. Dem neuen Arbeitspunkt A_x entspricht ein eigener Punkt auf der Kurve der isovolumetrischen Maxima (B_x') und der isotonischen Maxima (A_x'). Unter Zugrundelegung der entsprechenden U-Kurve für den Arbeitspunkt A_x resultiert ein neues, größeres Druck-Volumen-Diagramm. Dies bedeutet, daß die vom Herzen bei akuter Volumenbelastung geleistete Arbeit größer ist, wobei ein **erhöhtes Schlagvolumen gegen einen unveränderten Aortendruck** gepumpt wird. In gewisser Weise funktioniert das Herz also wie eine Servopumpe: Wird ihm ein erhöhtes Volumen angeboten, so pumpt es dies mit dem nächsten Schlag auch weiter in die Körperperipherie.

In ähnlicher Weise lassen sich die Folgen einer **Druckbelastung** („afterload", Nachlast) im Arbeitsdiagramm analysieren (Abb. 7.**33 B**). Bei einer akuten Erhöhung des diastolischen Aortendrucks von z. B. 80 auf 110 mmHg öffnen sich die Aortenklappen erst bei dem erhöhten Druck. Da die U-Kurve bei gleichem Arbeitspunkt A auf der Ruhedehnungskurve nicht verändert ist, nimmt das Schlagvolumen zunächst ab, so daß das Ventrikelvolumen am Ende der Systole erhöht ist. Dies gilt jedoch nur für die erste Herzaktion nach der Druckerhöhung. In der sich anschließenden Füllphase addieren sich nämlich das normale Füllvolumen und das endsystolisch erhöhte Ventrikelvolumen, so daß der Arbeitspunkt für die nächste Herzaktion auf der Ruhedehnungskurve nach rechts zu A_x verschoben ist. In Analogie zu den Verhältnissen bei einer Volumenbelastung kann das Herz über den Frank-Starling-Mechanismus jetzt ein nahezu **gleiches Schlagvolumen gegen einen erhöhten Aortendruck** auswerfen. Das Herzzeitvolumen kann somit konstant gehalten werden, obwohl der Druck in der Aorta angestiegen ist. Bei einem arteriellen Mitteldruck von über 170 mmHg sinkt das Herzzeitvolumen allerdings ab. In energetischer Hinsicht ist die Druckarbeit gegenüber einer Volumenarbeit energieaufwendiger, gemessen am vergleichsweise höheren Sauerstoffverbrauch des Herzens. Dies hat seine Ursache in der bei Druckarbeit erhöhten Wandspannung des linken Ventrikels.

Eine andere, weit verbreitete Art, die Gesetzmäßigkeit des Frank-Starling-Mechanismus darzustellen, besteht

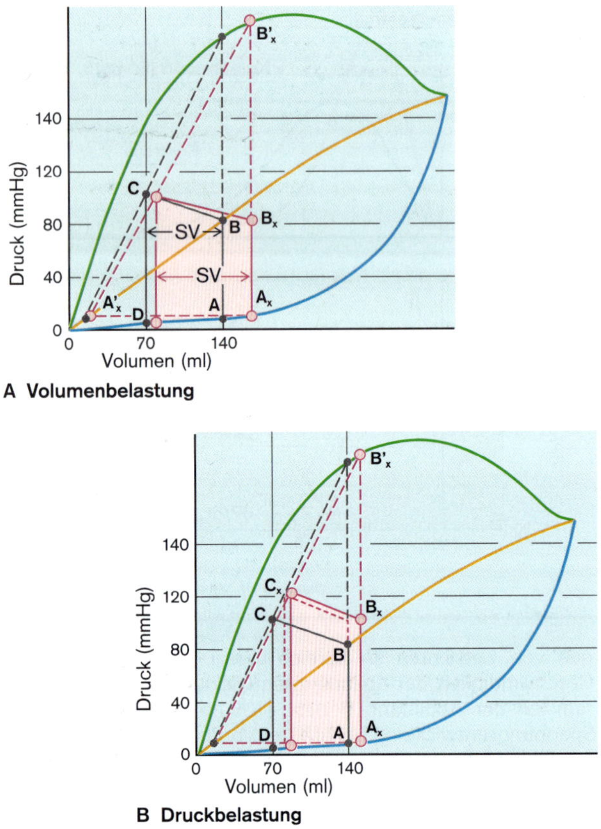

Abb. 7.**33** **Druck-Volumen-Diagramm des linken Ventrikels bei einer akuten Volumenbelastung und einer akuten Druckbelastung.** **A** Bei einer Volumenbelastung verschiebt sich der Arbeitspunkt A auf der Ruhedehnungskurve nach rechts (A_x). Es ergibt sich eine neue Kurve der Unterstützungsmaxima (U-Kurve A'_x, B'_x). Bei gleichbleibendem Druck in der Aorta (B_x) ist das resultierende Schlagvolumen größer. **B** Bei einer akuten Druckbelastung durch Erhöhung des Aortendrucks sinkt das Schlagvolumen zunächst ab, da sich der Arbeitspunkt A auf der Ruhedehnungskurve nicht verändert. Daraus resultiert ein erhöhtes endsystolisches Volumen. Wird bei der darauffolgenden diastolischen Füllung ein normales Volumen aufgenommen, so verschiebt sich der Punkt A auf der Ruhedehnungskurve nach rechts (A_x). Durch die erhöhte Vordehnung kann das Herz nun wieder ein nahezu unverändertes Schlagvolumen gegen den erhöhten Aortendruck auswerfen.

darin, die Abhängigkeit des Herzzeitvolumens vom Vorhofdruck in Form der sog. **Ventrikelfunktionskurve** aufzutragen (Abb. 7.**34**). Durch Erhöhung des Drucks im Vorhof nimmt nicht nur die diastolische Ventrikelfüllung, sondern auch der Ventrikeldruck und damit die Vordehnung zu. Bei gleichbleibender Herzfrequenz resultiert daraus eine Steigerung des Herzzeitvolumens. Aus Abb. 7.**34** wird außerdem deutlich, daß allein durch den Frank-Starling-Mechanismus das Herzzeitvolumen auf über das Doppelte des Kontrollwerts (5 l/min) gesteigert werden kann.

Die **physiologische Bedeutung** des Frank-Starling-Mechanismus besteht in der langfristigen genauen Abstimmung zwischen Herzzeitvolumen und venösem Rückstrom. Außerdem ist der Frank-Starling-Mechanismus für die präzise Abstimmung der Pumpleistung des rechten und linken Ventrikels verantwortlich. Bei den normalerweise geringen Unterschieden in der Pumpleistung zwischen rechtem und linkem Ventrikel verhindert er langfristig Volumenverschiebungen und damit Druckveränderungen im großen und kleinen Kreislauf.

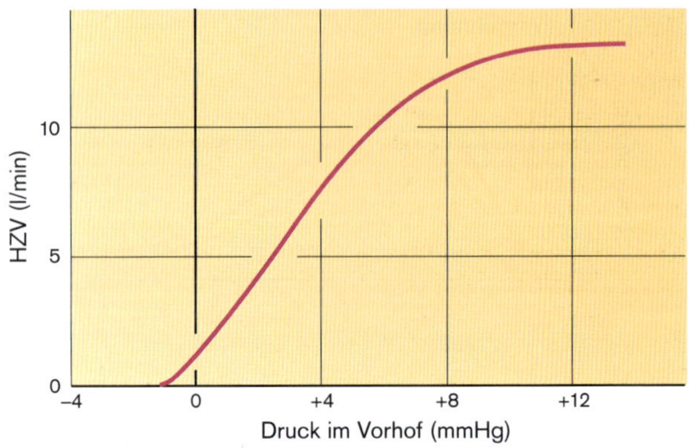

Abb. 7.**34** **Ventrikelfunktionskurve.** Der Druck im Vorhof bestimmt die Füllung des Ventrikels und über den Frank-Starling-Mechanismus die Höhe des Herzzeitvolumens (HZV).

Herzsympathikus

Bei starker körperlicher Belastung nimmt das Herzzeitvolumen maximal bis auf 25 l/min zu, was einer 4- bis 5fachen Steigerung des Ruhewerts entspricht. Bei Leistungssportlern kann dieser Wert bis auf 35 l/min ansteigen. Entscheidend für diese Zunahme der Förderleistung des Herzens ist die Aktivierung des Sympathikus durch seine herzkraft- und herzfrequenzsteigernde Wirkung.

Im Unterschied zum Frank-Starling-Mechanismus ist die positiv inotrope Wirkung des Sympathikus unabhängig von der Vordehnung. Wie Abb. 7.**32** rechts oben zeigt, steigert der sympathische Überträgerstoff Noradrenalin die Herzkraft bei unveränderter Vordehnung. Hinzu kommt, daß unter Catecholamineinfluß die Kraftentwicklung deutlich schneller erfolgt und das Maximum der Kraftsteigerung früher erreicht wird. Dies ist typisch für **Änderungen der Muskelkontraktilität** (Kap. 6). Dieser Sachverhalt drückt sich in der ersten Ableitung des ventrikulären Drucksignals aus (Abb. 7.**32**, rechts unten). Vergleicht man die maximale Druckanstiegsgeschwindigkeit, dP/dt_{max}, bei sympathischer Stimulation mit der der Vordehnung (Abb. 7.**32** links unten), so ist ersichtlich, daß bei ähnlicher Steigerung der Kontraktionsamplitude dP/dt_{max} im Fall einer Sympathikusstimulation wesentlich stärker ansteigt. Zusätzlich zeigt Abb. 7.**32**, daß unter Sympathikuseinfluß auch die maximale Relaxationsgeschwindigkeit, dP/dt_{min}, zunimmt. Dies beruht auf einer beschleunigten Wiederaufnahme von Ca^{2+} in das sarkoplasmatische Retikulum. Verantwortlich hierfür ist die cAMP-abhängige Phosphorylierung von Phospholamban (S. 111). Bezogen auf das gesamte Herz verkürzt sich unter

Sympathikuseinfluß die Dauer der Systole bei starker körperlicher Arbeit um maximal 40%. Entsprechend steht mehr Zeit für die diastolische Ventrikelfüllung zur Verfügung. Das ist von entscheidender Bedeutung für die Füllung der Ventrikel bei erhöhter Herzfrequenz.

Bei der sympathikusbedingten Steigerung des Herzzeitvolumens kommt neben der positiv inotropen besonders der positiv chronotropen Wirkung eine wichtige Bedeutung zu. Unter der Annahme eines konstanten Schlagvolumens nimmt das Herzzeitvolumen entsprechend der Beziehung HZV = Schlagvolumen × Frequenz linear mit der Frequenz zu (violette Kurven in Abb. 7.**35**). Wird in einem Versuch die Herzfrequenz durch künstliche Reizung des Vorhofs erhöht, ohne daß die Kontraktionskraft sich gleichzeitig verändert, so kommt es frequenzbedingt zu einer Einschränkung der Füllphase, das Schlagvolumen nimmt ab, so daß das Herzzeitvolumen insgesamt nur mäßiggradig ansteigt, um bei höheren Frequenzen wieder abzufallen (blaue Kurven in Abb. 7.**35**). Bei Aktivierung des Sympathikus, z.B. durch körperliche Arbeit, steigt aufgrund der positiv inotropen Sympathikuswirkung auch das Schlagvolumen an und vergrößert das schon durch den Frequenzanstieg erhöhte Herzzeitvolumen noch zusätzlich (rote Kurven in Abb. 7.**35**). Lediglich bei Frequenzen über 200/min nimmt das Schlagvolumen wegen der dann zu kurz werdenden Füllungsphase ab und ist von einer steilen Abnahme des Herzzeitvolumens gefolgt.

Zusammenfassend läßt sich also sagen, daß insgesamt vier Faktoren die **Größe des Herzzeitvolumens** bestimmen:

- Vordehnung (preload) – wichtige Determinante ist der enddiastolische Druck;
- Nachlast (afterload) – entspricht im wesentlichen dem Druck in der Aorta, der bei jeder Systole überwunden werden muß;
- Herzfrequenz;
- Inotropie.

Herzfrequenz und Inotropie werden im wesentlichen vom autonomen Nervensystem (Sympathikus, Parasympathikus) beeinflußt. Für die Anpassung des Herzens an gesteigerte Arbeit ist der Sympathikus von entscheidender Bedeutung. Vereinfachend gesagt, liegt der durch Nervenaktivität vermittelten Steigerung des Herzzeitvolumens eine Bedarfssteigerung zugrunde, wogegen der Frank-Starling-Mechanismus sich durch eine Angebotssteigerung charakterisieren läßt.

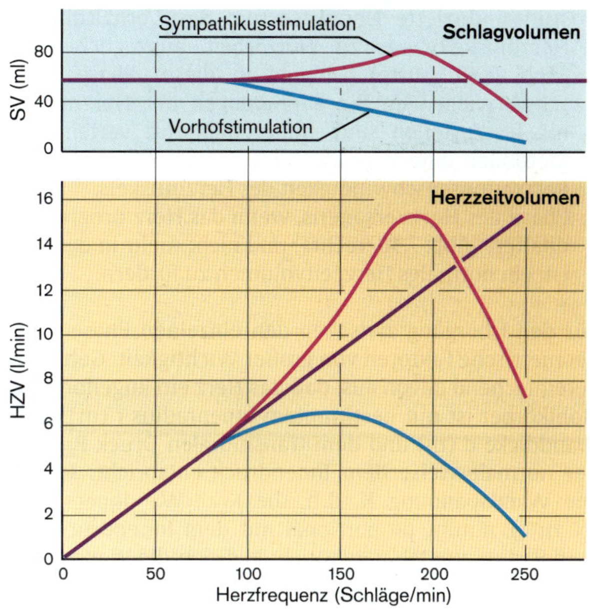

Abb. 7.**35** **Sympathikusstimulation, nicht aber Vorhofstimulation, steigert frequenzabhängig das Schlag- und Herzzeitvolumen.** Bei gleichbleibendem Schlagvolumen (violette Kurven) steigt das Herzzeitvolumen als Funktion der Herzfrequenz linear an. Bei einer alleinigen Frequenzerhöhung ohne positiv inotrope Wirkung, z.B. ausgelöst durch eine künstliche Vorhofstimulation (blaue Kurven), sinkt das Schlagvolumen mit zunehmender Herzfrequenz ab, weil die diastolische Füllung unzureichend wird. Entsprechend nimmt das Herzzeitvolumen im mittleren Frequenzbereich nur mäßiggradig zu, um bei höheren Frequenzen sogar wieder abzusinken. Bei Sympathikusstimulation hingegen nimmt mit Steigerung der Herzfrequenz (chronotrope Wirkung) auch das Schlagvolumen zu (zusätzliche inotrope Wirkung, rote Kurven), so daß insgesamt ein stark gesteigertes Herzzeitvolumen resultiert (nach 31).

Herzhypertrophie

Die Steigerung der Herzkraft durch Vordehnung oder durch Sympathikusstimulation stellt Anpassungsmechanismen dar, die akut, d.h. von einem Herzschlag zum nächsten, zur Verfügung stehen. Wird das Herz über einen längeren Zeitraum einer erhöhten Arbeitsbelastung ausgesetzt, z.B. beim Leistungssportler, bei erhöhtem Blutdruck oder bei Herzklappenfehlern, so kommt es zu strukturellen Veränderungen des Herzmuskels in Form einer Herzhypertrophie. Hierbei bleibt die Zahl der Herzmuskelzellen konstant, lediglich ihre Dicke und ihre Länge nehmen zu, so daß insgesamt die Dicke der Ventrikelmuskulatur und das Herzgewicht (von normalerweise 250–300 g auf maximal 500 g) zunehmen. Typischerweise ist beim **Sportlerherz** das diastolische Ventrikelvolumen und das Schlagvolumen in Ruhe gegenüber Untrainierten erhöht. Da der Sportler außerdem eine niedrige Herzfrequenz aufweist (Folge der gesteigerten Aktivität des N. vagus), bleibt sein basales Herzzeitvolumen aber unverändert. Eine Herzhypertrophie ist normalerweise ein reversibler Prozeß; sie kann sich binnen weniger Wochen zurückbilden, wenn die Auslösefaktoren, die zu der erhöhten Arbeitsbelastung des Herzens führten, beseitigt sind bzw. nicht weiterbestehen. Wenn allerdings eine lang anhaltende Herzhypertrophie zur strukturellen Veränderung im Sinne einer Fibroseentstehung geführt hat, ist die Herzhypertrophie nur partiell reversibel.

Bei der Herzhypertrophie kann man drei Stadien unterscheiden:

1. **Entwicklung** der Hypertrophie, wenn die Arbeitsbelastung des Herzens die für die normale Muskelmasse des Herzens typische Herzarbeit überschreitet.

2. Phase der **Kompensation,** wenn durch das belastungsinduzierte Herzwachstum das Verhältnis von Herzmuskelmasse zu Herzarbeit ausgeglichen ist (Abb. 7.**36**, Mitte). Obwohl in dieser Phase keine schwerwiegenden Einschränkungen der Herzmechanik festzustellen sind, findet man mit verfeinerten Methoden eine Verminderung der Verkürzungs- und Relaxationsgeschwindigkeit des Herzmuskels.
3. Phase des **Herzversagens,** wenn das Herz progredient dilatiert (Abb. 7.**36**, rechts) und nicht mehr in der Lage ist, ein normales Herzzeitvolumen zu fördern.

Für den Übergang zwischen den einzelnen Phasen sind geometrische Faktoren von großer Wichtigkeit. Geht man vereinfachend davon aus, daß das Herz ein kugelförmiger Hohlkörper ist mit bestimmtem Innenradius r (m), einer Wanddicke d (m) und dem transmuralen Druck P_{tm} (Pa), der normalerweise dem Innendruck entspricht, so gilt: Die Wandspannung K, d.h. die Kraft/Wandquerschnitt ($N \cdot m^{-2}$), nimmt proportional mit dem Innendruck und dem Radius zu. Daher gilt auch: Je dicker die Wand, desto geringer ist bei gleichem Innenradius die Wandspannung. Diese zwischen Wandspannung und Innendruck geltenden Gesetzmäßigkeiten wurden erstmals von dem französischen Mathematiker und Physiker **Laplace** (1749–1827) beschrieben:

$$K = P_{tm} \frac{r}{2d} \; [N \cdot m^{-2}] \quad \text{bzw.} \quad P_{tm} = K \frac{2d}{r} \; [Pa]$$

Auf das Herz übertragen gestattet diese Beziehung, folgende Phänomene der Herzfunktion zu erklären. Wie aus Abb. 7.**36** zu ersehen ist, kommt es bei *Druckbelastung* zu einer Zunahme der Wandspannung, die den Hypertrophieprozeß auslöst. Dabei verdickt sich die Ventrikelwand, doch steigt der Kammerradius nicht an: sog. **konzentrische Hypertrophie.** (Bei einer chronischen *Volumenbelastung*, z.B. bei einer Aorteninsuffizienz, hypertrophiert das Kammermyokard ebenfalls, doch wird die Kammer dabei dilatiert, d.h. der Radius steigt, was eine wegen des Laplace-Gesetzes von vornherein ungünstigere Situation darstellt: sog. **exzentrische Hypertrophie.**)

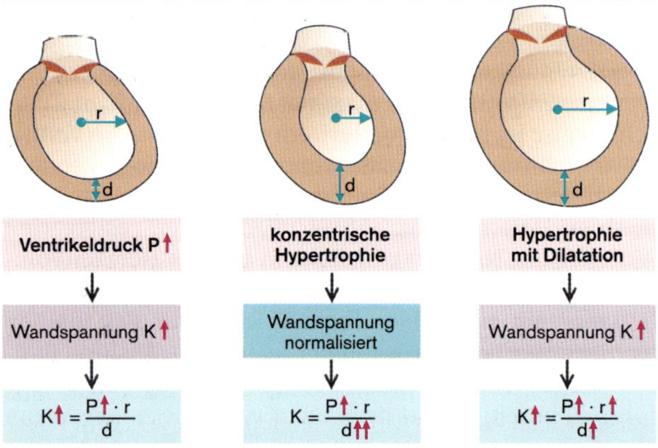

Abb. 7.**36** **Herzhypertrophie.** Bei einer Druckbelastung des Ventrikels (z.B. linker Ventrikel bei Aortenstenose oder Hypertonie) kommt es zunächst zu einer konzentrischen Hypertrophie des Ventrikels und deswegen zu einer normalisierten Wandspannung: Stadium der Kompensation. Wenn der Ventrikel dilatiert wird, also bei starker oder langjähriger Druckbelastung, entwickelt sich wegen der ungünstigen energetischen Situation eine Herzinsuffizienz.

Im Stadium der **Kompensation** ist definitionsgemäß die Wanddicke vergrößert, aber die Wandspannung – d.h. die Kraft pro Muskelquerschnitt – ist wieder normal (Laplace). Wenn das hypertrophierte Herz zusätzlich noch dilatiert, nimmt die Wandspannung proportional mit dem Radius zu, und es resultiert eine Herzinsuffizienz. In dieser Situation benötigt das Herz mehr Energie, um ein gleiches Schlagvolumen zu fördern, dementsprechend nimmt der Wirkungsgrad – d.h. das Verhältnis von aufgewendeter Energie zu äußerer Arbeit – ab. Eine therapeutisch ausgelöste Verkleinerung des Herzens, z.B. durch Digitalis, würde in dieser Situation zu einer Ökonomisierung der Herzarbeit führen und die Herzinsuffizienz in einen Zustand der kompensierten Hypertrophie überführen.

Für den **Übergang vom Stadium der Kompensation zur Herzinsuffizienz** sind eine Reihe von Faktoren wichtig. So kommt es mit zunehmendem Durchmesser der Einzelmyofibrillen bei gleichbleibender Kapillarisierung zu einem ungünstigeren Verhältnis von Muskelmasse und Sauerstoffversorgung. Die Diffusionsstrecken für O_2 werden immer größer und begrenzen damit die Größenzunahme des Herzens, so daß man auch von einem kritischen Herzgewicht (ca. 500 g) spricht. Andere beteiligte Faktoren sind eine Abnahme der Koronarreserve (s.u.) und eine Zunahme des Gehalts an Kollagen mit interstitieller Fibrose.

Beziehungen zwischen Herzzeitvolumen und venösem Rückfluß

Da das Herz seine Pumpfunktion in einem geschlossenen Kreislauf ausübt, fließt in der Zeiteinheit genausoviel Blut zum Herzen zurück, wie das Herz auswirft. Das Herzzeitvolumen und der venöse Rückstrom sind also identisch. Eine graphische Darstellung dieser Zusammenhänge anhand der bereits bekannten Ventrikelfunktionskurve (Abb. 7.**34**) zeigt Abb. 7.**37**. Am Schnittpunkt A der Ventrikelfunktionskurve mit der Kurve, die den venösen Rückstrom in Abhängigkeit vom Druck im Vorhof charakterisiert, befindet sich das System im Gleichgewicht (Gleichgewichtspunkt A). Der Verlauf der Kurve für den venösen Rückstrom zeigt, daß mit Zunahme des Vorhofdrucks der venöse Rückstrom abnimmt. Der Schnittpunkt der Kurve mit der X-Achse liegt bei 8 mmHg. (Dieser Wert stellt sich ein, wenn das Herzzeitvolumen und der venöse Rückstrom gleich null sind, d.h. bei Herzstillstand: sog. **statischer Blutdruck**; S. 142.)

Bei **adrenerger Stimulation** ist die Ventrikelfunktionskurve steiler (Abb. 7.**37**). Bei gleichem Druck im Vorhof, d.h. gleicher Vordehnung der Ventrikel, ist das Herzzeitvolumen gesteigert. Gleichzeitig kommt es unter sympathischem Einfluß zu einer Tonisierung der Venen, so daß die Kurve für den venösen Rückstrom zu höheren Werten verschoben ist und der neue Gleichgewichtspunkt bei B liegt.

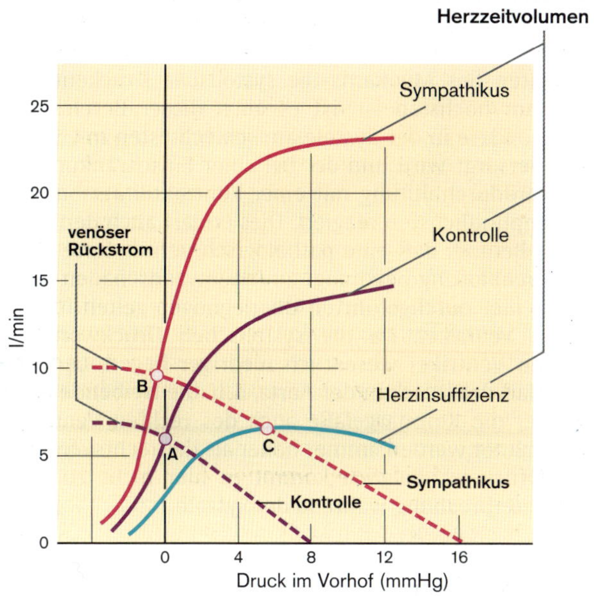

Abb. 7.**37** **Beziehungen zwischen Druck im Vorhof als Maß für die Ventrikelvordehnung und Herzzeitvolumen bzw. venösem Rückstrom.** Durch Erhöhung des Drucks im Vorhof und die dadurch erhöhte Ventrikelfüllung nimmt über den Frank-Starling-Mechanismus das Herzzeitvolumen zu. Gleichzeitig nimmt durch Rückstau der venöse Rückstrom ab. An Punkt A befindet sich das Kreislaufsystem im Gleichgewicht: Das Herzzeitvolumen entspricht dem venösen Rückstrom. Bei Sympathikusstimulation ist die Ventrikelfunktionskurve nach links verschoben und verläuft steiler. Da die Kurve für den venösen Rückstrom gleichzeitig nach oben verschoben ist (Tonisierung der Venen), liegt der Gleichgewichtspunkt bei Sympathikusstimulation bei B. Bei Herzinsuffizienz verläuft die Ventrikelfunktionskurve als Ausdruck der eingeschränkten Pumpleistung abgeflacht. Ein gegenüber der Kontrolle unverändertes Herzzeitvolumen kann nur dann gefördert werden, wenn der Druck im Vorhof erhöht ist (Gleichgewichtspunkt C).

Bei einer **Herzinsuffizienz** ist die Kontraktionskraft der Ventrikel herabgesetzt. Ursache hierfür können toxische Einflüsse oder eine kritische Einschränkung der Koronardurchblutung sein. Die Ventrikelfunktionskurve verläuft gegenüber der Kontrolle deutlich flacher (Abb. 7.**37**). Kompensatorisch tritt bei einer Herzinsuffizienz durch Wasserretention eine Zunahme des Blutvolumens ein. Hinzu kommt, daß sich durch die verminderte Pumpfunktion das Blut vor dem rechten Herzen staut und zu einer Erhöhung des Vorhofdrucks führt. Beide Faktoren zusammen bewirken, daß die Kurve für den venösen Rückstrom nach oben verschoben ist und in dem in Abb. 7.**37** gegebenen Beispiel mit der Kurve unter Sympathikuseinfluß identisch ist. Dies hat zur Folge, daß trotz reduzierter Pumpleistung der Gleichgewichtspunkt bei Herzinsuffizienz bei C liegt. Vergleicht man Gleichgewichtspunkt C mit A eines Kontrollherzens, so wird deutlich, daß das Herzzeitvolumen bei Herzinsuffizienz im kompensierten Zustand etwa gleich groß ist, doch wird dies erkauft durch eine stärkere Vordehnung.

Das Herz als endokrines Organ

Im Vorhof des Herzens wird ein Peptidhormon, das **Atriopeptin** (synonym: atrialer natriuretischer Faktor [ANF], atriales natriuretisches Peptid) synthetisiert, das u.a. an der Niere die Natriumausscheidung steigert und damit einen Einfluß auf den Volumenhaushalt des Körpers ausübt (Kap. 13). Atriopeptin wird in membrangebundenen sekretorischen Grana des Vorhofs gespeichert; seine Freisetzung erfolgt durch Muskeldehnung infolge einer Steigerung des Blutvolumens. Das zirkulierende Atriopeptin besteht aus 28 Aminosäuren und enthält eine über eine Cystinbrücke geschlossene Ringstruktur, die für die biologische Wirkung entscheidend ist. Die natriuretisch-diuretische Wirkung von Atriopeptin führt zu einer Erniedrigung des Plasmavolumens und kann somit den zur Hormonfreisetzung führenden primären Reiz, die erhöhte Vorhofdehnung, wieder vermindern (negativ rückgekoppelter Regelkreis). Bei Herzinsuffizienz sind die Atriopeptinplasmaspiegel erheblich erhöht und korrelieren mit den überhöhten kardialen Füllungsdrücken.

7.9 Regulation der Koronardurchblutung

›› Die arteriovenöse Sauerstoffdifferenz am Herzen ist bereits in Ruhe mit 140 ml/l Blut sehr hoch. Folglich kann das Herz die mit einer Steigerung der Herzarbeit einhergehende Erhöhung des Sauerstoffverbrauchs nur durch eine Zunahme des Koronarflusses decken. Wegen der systolischen Kompression des Ventrikelmyokards erfolgt die Durchblutung im wesentlichen in der Diastole (phasischer Koronarfluß). Der mittlere Koronarfluß beträgt 70 – 80 ml/min pro 100 g Gewebe und kann maximal auf das 4- bis 5fache des Kontrollwerts gesteigert werden (Koronarreserve). Für die Anpassung des Koronarflusses an die Herzarbeit sind metabolische Faktoren von entscheidender Bedeutung. Hinzu kommen physikalische, neurohumorale und endotheliale Faktoren. Veränderungen des Gleichgewichts zwischen myokardialem Sauerstoffverbrauch und dem Sauerstoffangebot über das Koronarsystem kommen bei der Pathophysiologie der koronaren Herzkrankheit eine große Bedeutung zu. ‹‹

Anatomische Voraussetzungen

Die Abgänge für die rechte und linke Koronarseite liegen kurz über den Aortenklappen, so daß die treibende Kraft, mit der die Koronararterien durchblutet werden, dem Druck in der Aortenwurzel entspricht. Die großen Koronararterien verlaufen epikardial und geben von dort nahezu rechtwinklig Versorgungsäste, die bis zum Endokard reichen, in den Herzmuskel ab. Wie die rasterelektronenmikroskopische Aufnahme der Abb. 7.**38** zeigt, ist das Myokard außerordentlich gut kapillarisiert. Jede Muskelfaser ist im Mittel von vier Kapillaren umgeben, so daß insgesamt auf jede Muskelfaser eine Kapillare entfällt. Die hohe Kapillardichte von ca. 4000 Kapillaren/mm^2 garantiert, daß insbesondere der Sauerstoff und das CO_2 nur kurze Diffusionsstrecken zu überwinden haben. Die Koronarvenen verlaufen mit den epikardialen Koro-

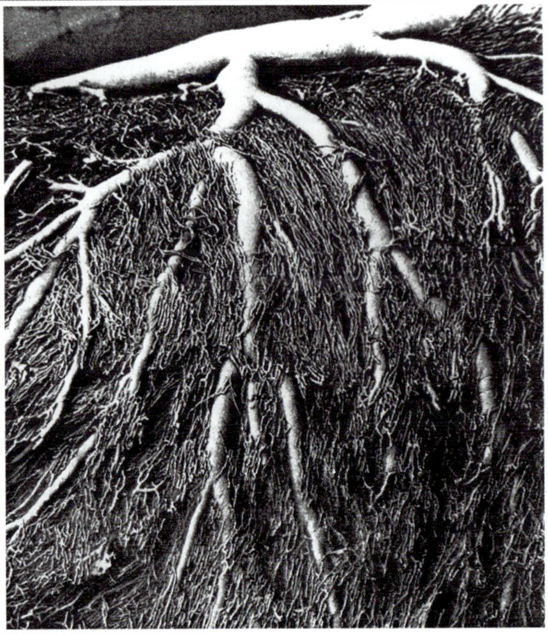

Abb. 7.**38** **Rasterelektronenmikroskopische Aufnahme großer epikardialer Arterien und der Kapillaren des Ventrikels der Ratte.** Für diese Darstellung wurden die Koronargefäße mit einem polymerisierenden Kunststoff gefüllt. Nach Abdauung des Gewebes bleibt das dargestellte Ausgußpräparat des Gefäßbaums übrig (aus 10).

nararterien zusammen und münden über den Koronarsinus in den rechten Vorhof. Ein geringer Anteil des koronarvenösen Blutes entleert sich über sog. Thebesius-Venen direkt in die Ventrikel.

Koronarfluß

Unter Ruhebedingungen beträgt der Koronarfluß (CF) im Mittel 70–80 ml/min pro 100 g Gewebe. Innerhalb jedes Herzzyklus treten jedoch erhebliche Flußschwankungen auf. Die in Abb. 7.**39** wiedergegebene Registrierung des **phasischen Koronarflusses** zeigt, daß der Fluß in der Systole erheblich absinkt, initial sogar unter null, während der wesentliche Anteil der Durchblutung in der Diastole erfolgt. Der Grund für die **systolische Flußabnahme** liegt darin, daß die Koronargefäße, insbesondere die Kapillaren, in der Phase der systolischen Kraftentwicklung durch den Herzmuskel selbst so komprimiert werden, daß der Blutfluß sistiert. Die gleiche Schlußfolgerung läßt sich aus den in Aorta und Ventrikel herrschenden Druckwerten ableiten: In der Austreibungsphase übersteigt der linksventrikuläre Druck den Aortendruck, d. h., der Druck im Myokard, insbesondere in den endokardnahen Schichten, ist größer als die treibende Kraft für den Koronarfluß. Folglich kollabieren die Gefäße, und der Fluß sistiert. Die systolische Kompression der Gefäße hat außerdem zur Folge, daß das Herz, ähnlich einem Schwamm, das venöse Blut während der Systole in den Koronarsinus auspreßt (Abb. 7.**39**). Umgekehrt ist in der Diastole der Ventrikeldruck und damit der Druck in der Wand des Ventrikels deutlich niedriger als der Aortendruck. Dadurch öffnen sich die Gefäße, und der Herzmuskel wird nun durchblutet. Da in den endokardnahen Schichten des Myokards die systolische Druckentwicklung am höchsten ist, ist es auch dieser Bereich, der insbesondere in der Systole am schlechtesten mit Sauerstoff versorgt wird und der bei einer Einschränkung der Myokarddurchblutung mit einer Kontraktilitätsabnahme am empfindlichsten reagiert. Dies erklärt auch den klinischen Befund, daß eine pathologisch verminderte Koronardurchblutung bevorzugt zu Innenwandschäden führt.

Die hier durchgeführten Überlegungen gelten für den linken Ventrikel. Da die systolischen Druckwerte im rechten Ventrikel wesentlich niedriger liegen, bedeutet dies, daß der Druck in der Aorta, d. h. die treibende Kraft, mit der die Koronargefäße auch des rechten Ventrikels durchblutet werden, immer höher als der rechtsventrikuläre Druck ist. Folglich kommt es hier nicht zu einer Flußunterbrechung während der Systole.

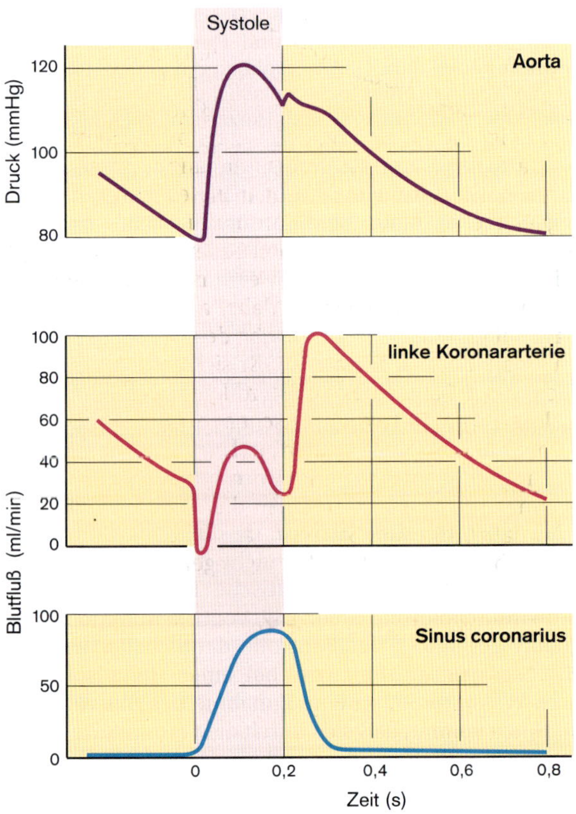

Abb. 7.**39** **Koronardurchblutung.** Gleichzeitige Registrierung des Druckverlaufs in der Aorta, in der linken Koronararterie und im Sinus coronarius (venöser Ausstrom). Während der Systole sinkt der Koronarfluß stark ab, und die Durchblutung erfolgt im wesentlichen in der Diastole. Durch die systolische Kompression der Koronargefäße bedingt, erfolgt die Flußsteigerung im Sinus coronarius nur während der Systole.

Myokardialer Sauerstoffverbrauch

Die Funktion der Koronardurchblutung besteht, wie die jedes anderen Gefäßsystems auch, darin, das Sauerstoffangebot und die Substratversorgung des Herzens über einen breiten Arbeitsbereich zu gewährleisten. Gleichzeitig werden über das Koronarsystem CO_2 und andere Stoffwechselendprodukte abtransportiert. Die Besonderheit des Koronarsystems ist seine **hohe O_2-Extraktionsrate.** Die arteriovenöse Sauerstoffdifferenz, AVD_{O_2}, die sich aus dem Sauerstoffgehalt des arteriellen Bluts (200 ml O_2/l Blut) und dem koronarvenösen Sauerstoffgehalt (60 ml O_2/l Blut) errechnet, beträgt 140 ml O_2/l Blut. Das heißt, bei einmaliger Passage durch das Herz werden aus 1 l Blut 140 ml Sauerstoff vom Herzen aufgenommen und verbraucht. Aus AVD_{O_2} läßt sich durch Multiplikation mit dem Koronarfluß (CF) der **myokardiale Sauerstoffverbrauch** (MVO_2) berechnen, entsprechend der Formel $MVO_2 = AVD_{O_2} \cdot CF$. Der MVO_2 beträgt unter Ruhebedingungen 10–11 ml O_2/min pro 100 g Gewebe.

Bei **körperlicher Belastung** steigt die vom Herzen geleistete Arbeit und damit der myokardiale Sauerstoffverbrauch auf das 4- bis 5fache des Kontrollwerts an. Prinzipiell kann ein blutdurchströmtes Organ eine Zunahme des Sauerstoffverbrauchs entweder durch eine gesteigerte Sauerstoffextraktion und/oder durch eine Steigerung des Flusses decken. Da am Herzen die Sauerstoffextraktionsrate mit 140 ml O_2/l Blut bereits sehr hoch ist, erfolgt die Anpassung des Sauerstoffangebots an den myokardialen Sauerstoffverbrauch nahezu ausschließlich über eine Steigerung des Koronarflusses. Aufgrund dieser Gegebenheiten nimmt der Koronarfluß proportional mit der Erhöhung des myokardialen Sauerstoffverbrauchs zu. Bei starker Stimulation des Herzens im Rahmen einer körperlichen Belastung steigt daher auch der Koronarfluß maximal bis auf das 4- bis 5fache des Ruhewerts an. Eine maximale Koronardilatation läßt sich auch pharmakologisch durch Gabe eines Koronardilatators, z. B. Adenosin, auslösen. Die Differenz zwischen maximal möglichem Koronarfluß und der Koronardurchblutung unter Ruhebedingungen nennt man die **Koronarreserve.** Sie kennzeichnet gleichermaßen auch die Differenz zwischen maximal möglichem Sauerstoffangebot und dem Sauerstoffverbrauch unter Ruhebedingungen.

Determinanten der Koronardurchblutung

Die Parallelität zwischen myokardialem Sauerstoffverbrauch und Koronarfluß läßt sich auch am denervierten Herzen nachweisen. Dies zeigt, daß das Signal für die Koronardilatation von den arbeitenden Myokardzellen stammt. Man nimmt daher an, daß **metabolische Faktoren** für die Anpassung der Koronardurchblutung von entscheidender Bedeutung sind. Allerdings herrscht noch nicht völlige Klarheit darüber, welche gefäßaktiven Substanzen im einzelnen beteiligt sind. Neben Veränderungen der Konzentration von H^+ und K^+ scheinen CO_2 und insbesondere Veränderungen der Adenosinkonzentration eine wichtige Rolle zu spielen.

Diejenigen Faktoren, die insgesamt die Höhe der Myokarddurchblutung beeinflussen, lassen sich in vier Gruppen zusammenfassen, die in Abb. 7.**40** schematisch zusammengestellt sind. Neben den bereits besprochenen metabolischen Faktoren sind es **physikalische Faktoren.** Dazu zählen der Aortendruck als die treibende Kraft für die Koronardurchblutung und die Kompression der Koronargefäße bei jeder Systole. Unter **neurohumoralen Faktoren** versteht man die Überträgerstoffe des vegetativen Nervensystems, die das Herz entweder auf nervösem Wege oder, wie im Fall der Catecholamine aus dem Nebennierenmark, auch auf humoralem Wege erreichen. Die Wirkung von Noradrenalin auf die Koronarien selbst besteht in einer durch α-Rezeptoren-vermittelten Vasokonstriktion. Da Noradrenalin aber über β-Rezeptoren positiv inotrop wirkt, was mit einem gesteigerten Sauerstoffverbrauch einhergeht, werden gleichzeitig metabolische Faktoren freigesetzt, die die Vasokonstriktion überspielen, so daß insgesamt eine Koronardilatation resultiert. Eine alleinige β-adrenerge Stimulation der Koronargefäße führt ebenso wie eine Reizung des N. vagus (Acetylcholin) zu einer Gefäßdilatation, deren Ausmaß jedoch nur gering und physiologisch weniger bedeutsam ist. **Endotheliale Faktoren** spielen bei der Interaktion zwischen Gefäßendothel und glatter Gefäßmuskulatur eine wichtige Rolle. Koronare Endothelzellen werden nach Stimulation z. B. durch Acetylcholin, Noradrenalin, Histamin und ATP zur Freisetzung einer gefäßdilatierenden Substanz (wahrscheinlich Stickstoffmonoxid, NO) angeregt, die ihrerseits die glatte Gefäßmuskulatur über einen cGMP-abhängigen Mechanismus relaxiert (S. 35). Außerdem können Endothelzellen das Prostaglandin PGI_2 sowie Adenosin freisetzen, beides stark koronardilatierende Substanzen. Endotheliale Faktoren scheinen für die Regulation des Gefäßtonus von der Gefäßinnenseite her von Bedeutung zu sein. So setzen Blutplättchen bei der Freisetzungsreaktion u. a. ATP, ADP und Serotonin frei, die

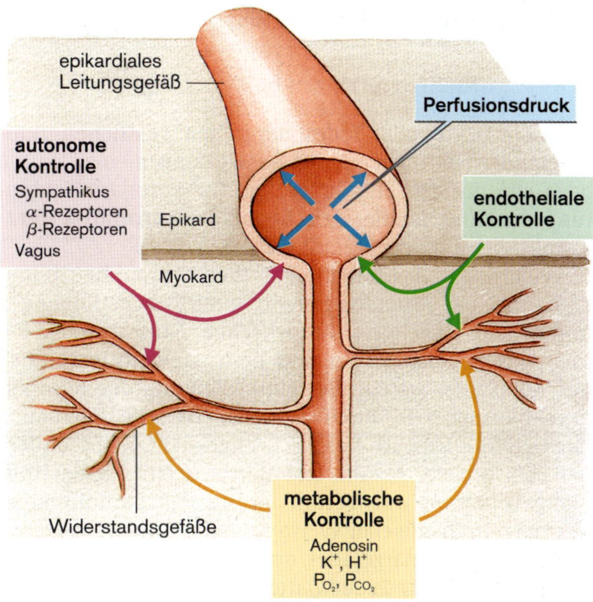

Abb. 7.**40** **Faktoren, die die Koronardurchblutung beeinflussen.**

dann unter Vermittlung des Gefäßendothels die glatte Gefäßmuskulatur dilatieren (S. 168).

Koronare Herzkrankheit

Etwa ein Drittel aller Todesfälle in den westlichen Industrieländern beruhen auf den Auswirkungen einer akuten oder chronischen Einschränkung der Koronardurchblutung, die klinisch unter dem Begriff der **koronaren Herzkrankheit** zusammengefaßt werden.

Wichtig für das Verständnis dieses Krankheitsbildes ist es, daß am gesunden Herzen unter Ruhebedingungen immer ein Gleichgewicht zwischen Sauerstoffangebot über das Koronarsystem und dem Sauerstoffverbrauch des Myokards besteht. Bei Einschränkung der Koronardurchblutung, z. B. durch arteriosklerotische Einengung des Gefäßlumens, ist dieses Gleichgewicht, insbesondere bei Belastungen, gestört und führt zu einer Sauerstoffmangelsituation mit Verminderung der Pumpfunktion des Herzens. In gleicher Weise kann die Lumeneinschränkung eines Koronargefäßes durch einen Thrombus oder durch einen Spasmus der glatten Muskulatur epikardialer Gefäße zu einer Myokardischämie führen. Bleibt die Flußunterbrechung länger als 1 – 2 Stunden bestehen, wird das betroffene Gewebe irreversibel geschädigt, und ein **Herzinfarkt** resultiert. Neben dem ischämiebedingten Funktionsausfall sind es insbesondere Rhythmusstörungen (Extrasystolen, Kammerflimmern), die als Komplikationen auftreten können und den Verlauf und die Prognose eines Herzinfarkts verschlechtern.

7.10 Beziehungen zwischen Energiestoffwechsel und Herzfunktion

›› Der Herzmuskel ist für seine Energiegewinnung hauptsächlich auf die oxidative Phosphorylierung angewiesen. ATP-verbrauchende Reaktionen (Kontraktion, Ionengradienten, Strukturerhaltung) und ATP-synthetisierende Reaktionen sind gewöhnlich im Gleichgewicht. Als Substrate verbrennt das Herz normalerweise freie Fettsäuren (50 – 60 %), gefolgt von Glucose (30 %) und Lactat (20 %). Der relative Substratanteil hängt von der arteriellen Substratkonzentration ab. Bei Gewebehypoxie als Folge unzureichender Koronardurchblutung ist die oxidative ATP-Gewinnung eingeschränkt. Gleichzeitig kommt es über eine Stimulation der Glykolyse zu einer Steigerung der anaeroben ATP-Synthese durch Substratkettenphosphorylierung. Als Ausdruck der Gewebehypoxie wird nicht mehr Lactat verbraucht, sondern Lactat gebildet und aus dem Herzen freigesetzt. ‹‹

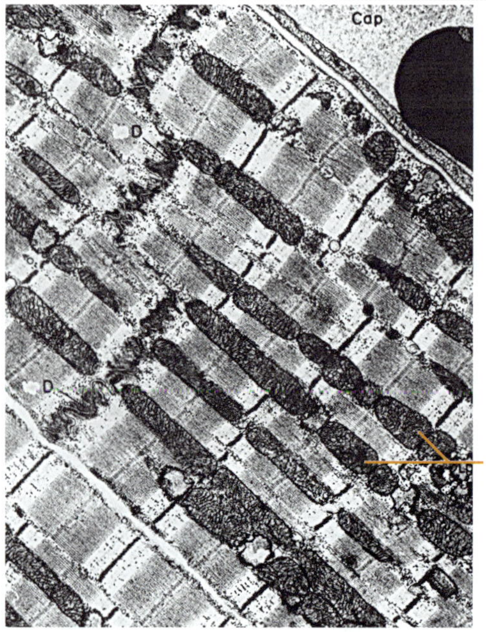

Abb. 7.**41** **Elektronenmikroskopisches Bild des Arbeitsmyokards** (Längsschnitt). Man erkennt die Zellgrenzen einer Muskelfaser mit treppenförmig angeordneten Glanzstreifen (D). Der Sauerstoff gelangt aus dem (hier teilweise sichtbaren) Erythrozyten im Kapillarlumen (Cap) durch Diffusion zu den sehr zahlreichen Mitochondrien (Mito), den Orten der oxidativen Phosphorylierung. Die Mitochondrien sind in Faserrichtung palisadenförmig angeordnet; damit gelangt das dort synthetisierte ATP unmittelbar zu den kontraktilen Elementen, dem Ort des ATP-Verbrauchs.

Die Energie, mit der das Herz seine Pumparbeit leistet, steht ihm in Form von **ATP** zur Verfügung. Der normale Vorrat der Myokardzelle an ATP (4 – 5 µmol/g Gewebe) reicht jedoch nur für wenige Herzschläge. Nach ca. 10 s wäre er erschöpft, und das Herz würde seine Funktion einstellen, wenn nicht laufend mit hoher Geschwindigkeit ATP aus seinem Abbauprodukt, dem ADP, resynthetisiert würde. Die ATP-Bildung erfolgt am Herzmuskel hauptsächlich durch **oxidative Phosphorylierung** in den Mitochondrien, den „Kraftwerken" der Zelle. Die anaerobe, glykolytische ATP-Synthese spielt normalerweise quantitativ eine untergeordnete Rolle. Wie aus dem elektronenmikroskopischen Bild in Abb. 7.**41** zu ersehen ist, ist der Anteil der Mitochondrien sehr hoch. Bezogen auf die Gesamtzelle beträgt deren Volumenanteil 36 %. Dies unterstreicht, daß im Herzmuskel den aeroben energiebildenden Prozessen in den Mitochondrien eine hohe Bedeutung zukommt. Der bei weitem größte Anteil des vom Herzen verbrauchten ATP, ca. 80 %, wird für die eigentliche Kontraktion und die Erschlaffung (Aktin-Myosin-Interaktion und Ca^{2+}-Pumpen) benötigt. Für strukturerhaltende Prozesse werden weitere 15 – 20 % benötigt, während in die Aufrechterhaltung der elektrischen Erregbarkeit (Na^+-K^+-Pumpe) nur 0,5 – 1 % des gesamten ATP-Verbrauchs eingehen (Tab. 7.**1**).

Die Grundzüge des Energiestoffwechsels am Herzen sind in Abb. 7.**42 A** für das normale Myokard zusammengefaßt. Die Substrate, die vorzugsweise im Herzen verstoffwechselt werden, sind **Fettsäuren, Glucose** und **Lactat.** Normalerweise stellen die freien Fettsäuren mit ca. 50 – 60 % den Hauptanteil an der Energiegewinnung, gefolgt von Glucose mit 30 % und Lactat mit 20 %. Der relative Anteil der verbrauchten Substrate hängt jedoch ganz entscheidend von ihrer Blutkonzentration ab. Bei erhöhten Plasmaglucosekonzentrationen, z. B. infolge einer kohlenhydratreichen Nahrung, kann der Anteil der

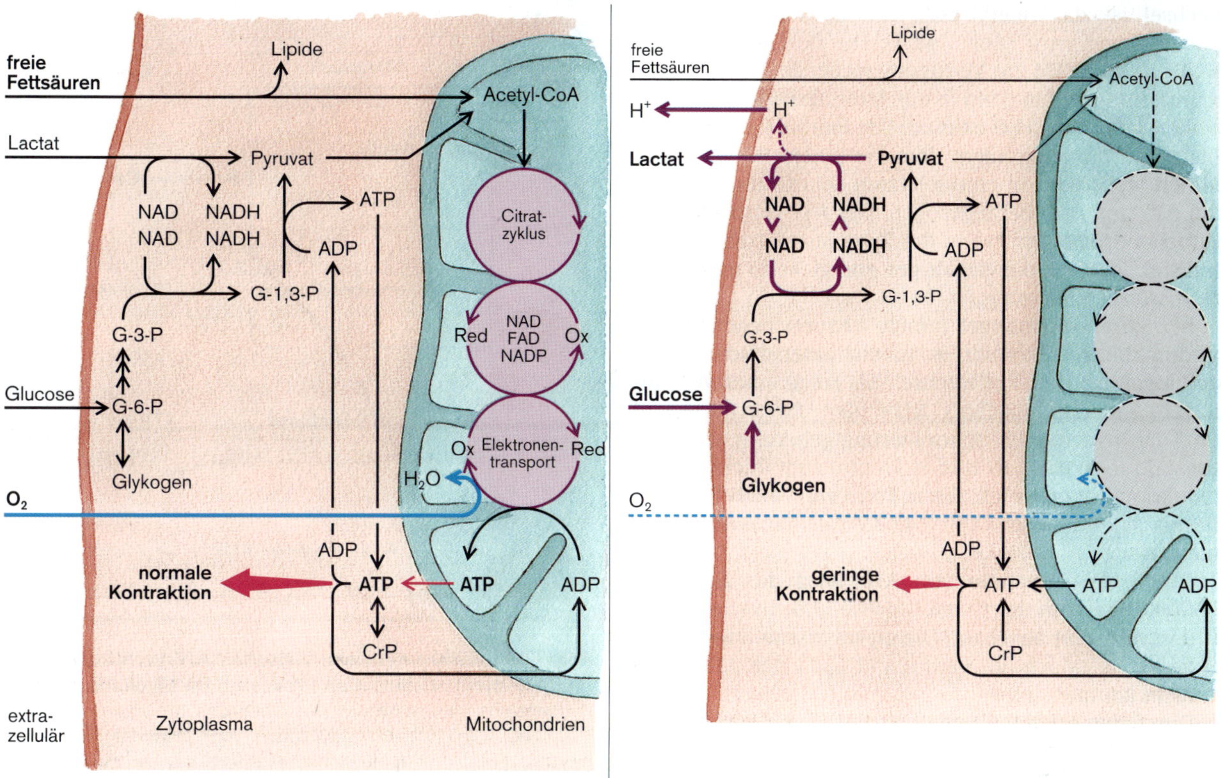

A normaler Energiestoffwechsel B anaerober Energiestoffwechsel

Abb. 7.42 **Grundzüge der Energiegewinnung am Herzen.** **A** Normalerweise steht dem Herzen genügend Sauerstoff zur Verbrennung seiner Substrate, freie Fettsäuren, Glucose und Lactat, zur Verfügung. Die oxidative Energiegewinnung in den Mitochondrien liefert genügend ATP für die Muskelkontraktion. **B** Bei Sauerstoffmangel kommt es zu Gewebehypoxie, und die oxidative Energiegewinnung sistiert. Da die anaerobe glykolytische Energiegewinnung unzureichend ist und Kreatinphosphat nur einen kurzfristigen Energiespeicher darstellt, nimmt der ATP-Gehalt und damit die Kontraktionskraft ab. Als Ausdruck der Gewebehypoxie dreht sich die Richtung der von der Lactatdehydrogenase katalysierten Reaktion um, so daß das Myokard Lactat jetzt nicht mehr aufnimmt, sondern sogar ins Blut abgibt. Da für jedes gebildete Lactat ein H^+ entsteht (aus Milchsäure), kommt es auch zu einer Azidose der Myokardzelle.

Tabelle 7.1 **Anteil der ATP-verbrauchenden Prozesse am Gesamtenergieverbrauch des Herzens**

Energie	Energiebenötigende Strukturen und Prozesse		Funktion	Anteil am Energieverbrauch
ATP →	kontraktile Proteine →		Kontraktion	80%
ATP →	Ionenpumpen →	Ca^{2+} →	Erschlaffung	
ATP →	Ionenpumpen →	Na^+, K^+ →	elektrische Aktivität	0,5–1%
ATP →	Synthese (Proteine, Nucleinsäuren) →		Strukturerhaltung	15–20%

Glucoseverbrennung bis auf 70% ansteigen. Erhöht sich auf der anderen Seite bei körperlicher Belastung der Lactatspiegel im Blut, so wird nun Lactat bevorzugt verstoffwechselt. Das Herz ist also in der Lage, entsprechend der arteriellen Konzentration der jeweiligen Substrate seine Energiegewinnung umzustellen. Dies ist auch der Grund dafür, daß selbst bei eingeschränkter Koronardurchblutung das Substratangebot an das Herz nie zur limitierenden Größe wird, wie dies z.B. beim Sauerstoff der Fall ist. Im Vergleich zum Gehirn, das im wesentlichen nur Glucose verstoffwechselt, ist das Herz also ein „Allesfresser".

Die gemeinsame Endstrecke aller Substrate im Stoffwechsel ist das **Acetyl-CoA,** das in den Citratzyklus eingeschleust wird (Abb. 7.**42 A**). Die dort in Form von NADH und NADPH zur Verfügung stehenden Reduktionsäquivalente werden dann in der Atmungskette bei Anwesenheit von O_2 zu H_2O oxidiert. Die hierbei freiwerdende Energie (Protonengradient über die innere Mitochondrienmembran) wird in einem letzten Schritt zur Synthese von ATP aus ADP herangezogen. Das ATP wird über die Mitochondrienmembran in das Zytoplasma transportiert und steht dort für die vielfältigen energieverbrauchenden Prozesse zur Verfügung.

Bei **Sauerstoffmangel** infolge unzureichender Koronardurchblutung kommt es zu charakteristischen Umstellungen im Herzstoffwechsel. Als Folge eines verminderten Sauerstoffangebots über den Koronarkreislauf wird die oxidative Phosphorylierung gehemmt, die ATP-Konzentration sinkt ab, und es kommt zum Rückstau von Reduktionsäquivalenten, die in Form von NADH im Zytoplasma akkumulieren (Abb. 7.**42 B**). Dies hat zwei Konsequenzen:

- Durch die Abnahme von ATP wird die **anaerobe Glykolyse** stimuliert, und Glucose und Glykogen werden vermehrt abgebaut. Die glykolytische Energieausbeute ist jedoch nur gering und kann den ATP-Abfall nicht kompensieren.
- Durch den erhöhten Gehalt an NADH und Pyruvat, das aus der Glucose vermehrt entsteht, aber nicht mehr im Citratzyklus weiter verstoffwechselt werden kann, dreht sich das Gleichgewicht der von der Lactatdehydrogenase katalysierten Reaktionen um: Aus Pyruvat entsteht nun **Lactat.** Gleichzeitig nimmt damit der pH-Wert ab, d. h., eine **Gewebeazidose** entwickelt sich.

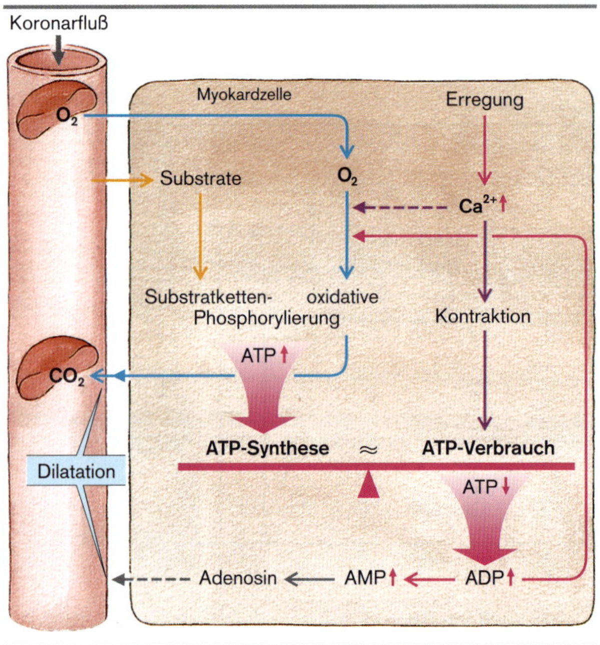

Abb. 7.**43** **Zusammenhang zwischen ATP-verbrauchenden und ATP-synthetisierenden Prozessen im Myokard.** Bei ausreichendem Sauerstoffangebot über das Koronarsystem besteht ein Gleichgewicht zwischen ATP-Synthese und -Verbrauch. Ein Ungleichgewicht resultiert immer dann, wenn entweder der ATP-Verbrauch die Resynthese überschreitet (Steigerung der Herzarbeit) oder bei gleichbleibendem ATP-Verbrauch die ATP-Synthese abfällt (Sauerstoffmangel). Als Folge wird vermehrt ATP über ADP und AMP bis zum Adenosin, einer koronardilatatorisch wirksamen Substanz, abgebaut.

Während also am gut durchbluteten Herzen Lactat aufgenommen wird, kommt es bei Hypoxie des Herzens zu einer vermehrten **Lactatabgabe** in das koronarvenöse Blut. In der klinischen Diagnostik wird häufig die Lactatfreisetzung als ein Maß für die Ausdehnung und den Schweregrad einer Myokardhypoxie herangezogen.

Neben dem ATP steht dem Herzmuskel im Kreatinphosphat (CrP) eine zusätzliche energiereiche Phosphatverbindung zur Verfügung. Über die Kreatinkinasereaktion steht ATP mit dem Kreatinphosphat im Gleichgewicht: $ADP + CrP \rightleftharpoons ATP + Cr$. Das Kreatinphosphat stellt einen schnell mobilisierbaren Energiespeicher dar, der insbesondere bei vorübergehendem Sauerstoffmangel ein zu rasches Absinken des ATP-Gehalts verhindert.

Normalerweise besteht am Herzen ein Gleichgewicht zwischen ATP-verbrauchenden und ATP-bildenden Reaktionen. Beide Prozesse sind, wie in Abb. 7.**43** schematisch dargestellt, eng aufeinander abgestimmt. Welches sind nun die **Mechanismen, die ATP-Synthese und ATP-Verbrauch miteinander koppeln**? Nimmt z. B. primär die Herzarbeit und damit der ATP-Verbrauch durch Aktivierung des Sympathikus zu, so kommt es bei gleicher ATP-Syntheserate zu einem Abfall von ATP und zu einem Anstieg der dephosphorylierten Abbauprodukte ADP und AMP. **ADP** ist wahrscheinlich ein wichtiger Faktor, der die oxidative Phosphorylierung in den Mitochondrien stimuliert und im Sinne eines Rückkopplungskreises die ATP-Syntheserate steigert. Hinzu kommt, daß die bei Sympathikustimulation erhöhte **zytosolische Ca^{2+}-Konzentration** durch Stimulation von Enzymen des Citratzyklus die oxidative Phosphorylierung ebenfalls direkt stimulieren kann (Abb. 7.**43**).

Eine solchermaßen gesteigerte ATP-Synthese setzt allerdings voraus, daß das Sauerstoffangebot ausreichend ist. Am Herzen ist dafür der Koronarkreislauf verantwortlich. Wie oben besprochen, sind es metabolische Faktoren, die die **Anpassung des Koronarflusses an eine gesteigerte Herzarbeit** besorgen. Abb. 7.**43** gibt darüber hinaus Auskunft, wie bei zwei dieser Faktoren, CO_2 und Adenosin, der Energiestoffwechsel des Herzens mit dem Koronarfluß verknüpft sein könnte. So entsteht in der Myokardzelle proportional zur Zunahme des Sauerstoffverbrauchs auch vermehrt CO_2, das seinem Konzentrationsgradienten entsprechend die Myokardzelle verläßt und koronare Widerstandsgefäße dilatiert. Aus dem bei Mehrarbeit in erhöhten Mengen anfallenden ADP entsteht durch eine weitere Dephosphorylierung AMP und daraus **Adenosin,** ebenfalls eine koronardilatierende Substanz.

Zum Weiterlesen ...

1 Antoni, H.: Physiologie und Pathophysiologie der elementaren Myokardfunktionen. In Roskamm, H., H. Reindell (Hrsg.): Herzkrankheiten – Pathophysiologie, Diagnostik, Therapie. Springer, Berlin 1989

2 Berne, R. M., M. N. Levy: Cardiovascular Physiology, 6. Auflage. Mosby, St. Louis 1992

3 Fozzard, H. A., E. Haber, R. B. Jennings, A. M. Katz, H. E. Morgan: The Heart and Cardiovascular System. Raven Press, New York 1991

4 Garfein, O. B. (ed.): Current Concepts in Cardiovascular Physiology. Academic Press, New York, 1990

5 Katz, A. M.: Physiology of the Heart. Raven Press, New York 1992

6 Levick, J. R.: An Introduction to Cardiovascular Physiology. Butterworths, London 1991

7 Marcus, M. L.: The Coronary Circulation in Health and Disease. McGraw-Hill, New York 1983

8 Mirvis, D. M.: Electrocardiography – A Physiological Approach. Mosby, St. Louis 1993

... und noch weiter

9 Bing, R. J.: Cardiac metabolism. Physiol. Rev. 45 (1965) 171

10 Canale, E. D., G. R. Campbell, J. J. Smolich, J. H. Campbell: Cardiac Muscle. Springer, Berlin 1986

11 Feigl, E.: Coronary physiology. Physiol. Rev. 43 (1983) 1–203

12 Fleckenstein, A.: Calcium Antagonism in Heart and Smooth Muscle – Experimental Facts and Therapeutic Prospects. Wiley, New York 1983

13 Francesco, D.: The contribution of the "pacemaker" current (i_f) to generation of spontaneous activity in rabbit sinoatrial node myocytes. J. Physiol. 434 (1991) 23–40

14 Frank, O.: Zur Dynamik des Herzmuskels. Z. Biol. 32 (1895) 370

15 Gerlach, E., B. Deuticke, R. H. Dreisbach: Der Nucleotid-Abbau im Herzmuskel bei Sauerstoffmangel und seine mögliche Bedeutung für die Coronardurchblutung. Naturwissenschaften 50 (1963) 228

16 Grishman, A., L. Scherlis: Spatial Vectorcardiography. W. B. Saunders, Philadelphia 1952

17 Guyton, A. C., J. E. Hall: Textbook of Medical Physiology. W. B. Saunders, Philadelphia 1994

18 Hawthone, E. W.: Symposium: Dynamic geometry of the left ventricle. Fed. Proc. 28 (1969) 1323

19 Hille, B.: Ionic Channels of Excitable Membranes. Sinauer, Sunderland 1984

20 Hoffmann, B. F., P. F. Cranefield: Electrophysiology of the Heart. McGraw-Hill, New York 1960

21 Hutter, O. F., W. Trautwein: Vagal and sympathetic effects on the pacemaker fibers in the sinus venosus of the heart. J. gen. Physiol. 39 (1956) 715

22 Kihara, Y., S. Sasayama, M. Inoko, J. P. Morgan: Sodium/calcium exchange modulates intracellular calcium overload during posthypoxic reoxygenation in mammalian working myocardium. J. Clin. Invest. 93 (1994) 1275–1284

23 Little, R. C.: Physiology of the Heart and Circulation, 3. Aufl. Yearbook Medical Publishers, Inc. Chicago 1985

24 Little, R. C., W. C. Little: Cardiac preload, afterload and heart failure. Arch. intern. Med. 142 (1982) 819

25 Mohrman, D. E., J. Heller: Cardiovascular Physiology. McGraw-Hill, New York 1986

26 Netter, F. H.: Farbatlas der Medizin, Bd. 1: Herz, 3. Aufl. Thieme, Stuttgart 1990

27 Pfeifer, M. A., C. R. Weinberg, C. Cook, J. D. Best, A. Reenan, J. B. Halter: Differential Changes of Autonomic Nerves System Function with Age in Man. Am. J. Med. 75 (1983) 249–258

28 Reuter, H., G. W. Beeler: Calcium current and activation of contraction in ventricular myocardial fibers. Science 163 (1969) 399

29 Rüegg, J. C.: Calcium in Muscle Activation – A Comparative Approach. Springer, Berlin 1986

30 Schaub, F. A.: Grundriß der klinischen Elektrokardiographie. Documenta Geigy, Basel 1965

32 Sonnenblick, E. H.: Implications of muscle mechanics in the heart. Fed. Proc. 21 (1962) 975

33 Taccardi, B.: Distribution of heart potentials on the thoracic surface of normal human subjects. Circulat. Res. 12 (1963) 341

34 Timmis, A. D.: Taschenatlas Kardiologie. Hippokrates, Stuttgart 1986

35 Trautwein, W.: Kalziumkanäle in der Herzzellmembran: physiologische und pharmakologische Kontrolle. Triangel 24 (1985) 101–114

36 Trautwein, W., O. H. Gauer, H. P. Koepchen: Herz und Kreislauf. In Gauer, H., K. Kramer, R. Jung: Physiologie des Menschen, Bd. 3. Urban & Schwarzenberg, München 1972

37 Wikman-Coffelt, J., R. Sievers, R. J. Coffelt, W. W. Parmley: The cardiac cycle: regulation and energy oscillations. Amer. J. Physiol. 245 (1983) H 345

38 Zipes, D. P., J. Jalife (eds.): Cardiac Electrophysiology – From Cell to Bedside. Saunders, Philadelphia 1990

Danksagung

Den Herren Professoren Isenberg, Halle, Spiekermann, Wien, und Peiper, Hamburg, möchte ich für die konstruktive Kritik bei der Revision dieses Kapitels danken.

Das Kreislaufsystem

P. Gaehtgens

8

8.1 Wozu dient und wie funktioniert das Kreislaufsystem?

❯❯ Das Kreislaufsystem ist ein regulierbares Konvektionssystem, das einen schnellen Substanztransport über lange Strecken, eine gezielte Verteilung und eine rasche Anpassung an erhöhten Bedarf ermöglicht. Sein Funktionsprinzip besteht in der Erzeugung eines Druckgefälles zwischen Arterien und Venen, das die Strömung des Blutes durch das Gefäßsystem unterhält. Die bedarfsgesteuerte Anpassung der Kreislaufleistung wird durch eine gezielte Veränderung von Pumpleistung und Strömungswiderstand erreicht. ❮❮

Globale Transportleistung: Konvektion und Diffusion

Ein erwachsener Mensch verbraucht **in körperlicher Ruhe** etwa 0,25 l Sauerstoff (O_2) pro Minute. Der Transport dieser Stoffmenge von der Außenluft zu den Geweben ist in ausreichend kurzen Zeiten nur durch **Konvektion** möglich, die auf kurzen Strecken durch **Diffusion** bis zu und in die Zellen ergänzt wird.

Das Herz eines gesunden Menschen befördert in körperlicher Ruhe ein Stromzeitvolumen von etwa 4–6 l/min (Herzzeitvolumen) durch die Gefäße des „großen Kreislaufs" (zwischen linkem Ventrikel und rechtem Vorhof). Bei einer O_2-Konzentration im arteriellen Blut von etwa 0,2 l/l ergibt dies eine globale O_2-Transportleistung von etwa 1 l/min. Da im Stoffwechsel der Organe in Ruhe etwa 0,25 l/min Sauerstoff verbraucht werden, kehren also etwa 0,75 l/min „ungenutzt" zum rechten Herzen zurück (O_2-Extraktion = 25%). Das gleiche Herzzeitvolumen durchströmt auch den „kleinen Kreislauf" (zwischen rechtem Ventrikel und linkem Vorhof); die dem Blut in den Körperorganen entnommene (extrahierte) O_2-Menge wird dem Blut hier aus der Außenluft wieder zugeführt.

Aufgabe des Kreislaufsystems ist der **schnelle Substanztransport** über lange Wege, nicht allein für die Atemgase, sondern auch für Stoffwechselsubstrate und -produkte sowie für Wärme. Ein Versagen des Kreislaufsystems (z.B. durch Herzstillstand) ist akut lebensbedrohlich, weil die Zu- und Abfuhr von Substraten und Produkten des Stoffwechsels durch Diffusion allein nicht im entferntesten ausreicht.

Ein erwachsener Mensch verbraucht **bei körperlicher Arbeit** 10- bis 20mal soviel Sauerstoff wie in Ruhe. Diese Bedarfssteigerung geschieht nicht in allen Organen und Geweben in gleichem Umfang, sondern vor allem in der Skelettmuskulatur. Die rasche Steigerung der globalen Transportleistung und die gezielte Verteilung der transportierten Stoffmenge sind nur möglich, wenn das Konvektionssystem regulierbar ist.

Das Herzzeitvolumen eines gesunden Menschen kann bei körperlicher Arbeit auf etwa 20 l/min zunehmen. Dabei ist die globale O_2-Transportleistung auf etwa 4 l/min erhöht. Hiervon werden etwa 3 l/min verbraucht, woraus sich eine Erhöhung der O_2-Extraktion auf etwa 75% ergibt.

Aufgabe des Kreislaufsystems ist somit auch die schnelle **Anpassung des Substanztransports** an den örtlich und zeitlich wechselnden Bedarf. Ein Versagen der Kreislaufregulation (z.B. bei einem sog. Kreislaufkollaps) bedroht zwar nicht unbedingt das Leben des Organismus, wohl aber seine Leistungsbereitschaft, weil vermehrte Leistung nur möglich ist, wenn der dabei gesteigerte Bedarf gedeckt wird.

Mit dem zirkulierenden Blut werden auch zahlreiche Wirkstoffe (z.B. Hormone) vom Ort ihrer Bildung zum Ort ihrer Wirkung transportiert. Das Kreislaufsystem ermöglicht daher auch die **chemische Kommunikation** zwischen den spezialisierten Organen. Versagt das Kreislaufsystem, so ist die normale Funktion des Organismus (u.U. sogar sein Leben) auch deswegen bedroht, weil Organfunktionen nicht mehr aufeinander abgestimmt werden können.

Alle dargestellten Funktionen des Kreislaufsystems tragen zur **Homöostase** des Organismus bei, d.h. zur Erhaltung einigermaßen gleichmäßiger Umgebungs- und Arbeitsbedingungen für alle Zellen und Organe, auch bei zeitlich und örtlich stark wechselnder Aktivität.

Die Blaupause: Bau- und Funktionsprinzip des Kreislaufsystems

Das Blutgefäßsystem umschließt ein **Blutvolumen** von etwa 5 l unter einem Innendruck, der bei stillstehendem Herzen überall etwa 6–8 mmHg (ca. 1 kPa) betragen würde (sog. **statischer Blutdruck**). Das Herz entnimmt mit jeder Diastole ein kleines Volumen (etwa 70 ml, d.h. 1,4% des Gesamtvolumens) aus den herznahen Venen und drückt es mit jeder Systole in die Arterien. In denen des großen Kreislaufs steigt dadurch der Druck auf über 100 mmHg (ca. 13 kPa) an. Dieser Druckanstieg ist Folge der relativ geringen Dehnbarkeit der Arterien und des hohen Strömungswiderstandes in den peripheren Abschnitten des Arteriensystems. Nach Passage dieses Widerstandes kehrt das vom Herzen geförderte Volumen über die kleinsten Gefäße, die des Austauschsystems, wieder in das venöse System zurück, in dem der Druck durch die Entnahme des Schlagvolumens nur wenig (auf etwa 5 mmHg = ca. 0,7 kPa) abgesunken ist. Dieser Vorgang, durch den die für den „Kreislauf" des Blutes notwendige Druckdifferenz zwischen Arterien und Venen erzeugt wird, wiederholt sich bei körperlicher Ruhe etwa 70mal in der Minute **(Herzfrequenz).**

Der in Abb. 8.**1** schematisch dargestellte, vereinfachte Funktionsplan enthält somit ein sog. **Hochdrucksystem,** das aus dem Windkessel* zur Dämpfung der rhythmischen Druck- und Stromschwankungen sowie einem variablen Widerstand besteht. Daran schließt sich das System der **Austauschgefäße** an, in dem der für die Ver- und Entsorgung der Organzellen wesentliche Stoffaustausch stattfindet. Darauf folgt das sog. **Niederdrucksystem** mit seiner großen Kapazität.

---

* Ein Windkessel war ein luftgefüllter Aufsatz auf dem Wassertank früherer Feuerwehrwagen. Die Luft darin wurde bei jedem Pumpstoß komprimiert, um sich zwischen zwei Pumpstößen wieder auszudehnen, so daß trotz der nur stoßweisen Druckerhöhung ein kontinuierlicher Strahl des Löschwassers erreicht wurde.

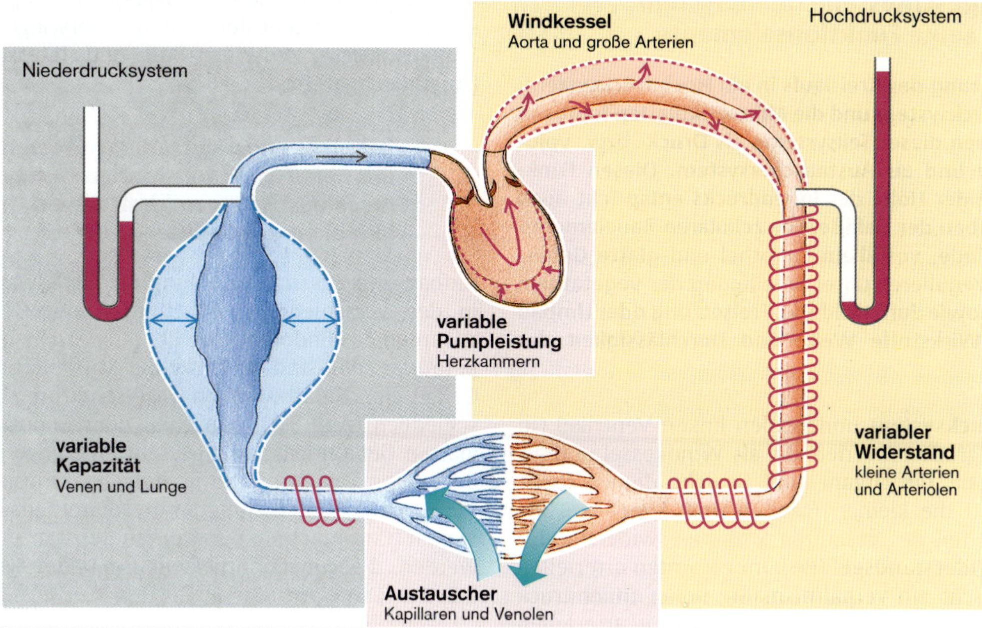

Abb. 8.**1** **Allgemeiner Funktionsplan des Blutkreislaufs** (ohne Unterscheidung von „großem" bzw. „kleinem" Kreislauf). Die Gliederung orientiert sich an der Höhe des intravasalen Drucks und den wesentlichen Funktionen der verschiedenen Abschnitte des Gefäßsystems.

Das Funktionsprinzip des Kreislaufsystems beruht also wesentlich auf der Erzeugung (durch das Herz) eines **hohen Drucks in den Arterien,** der die Blutströmung unterhält. Steigt der Gesamtbedarf (etwa bei Muskelarbeit), so wird die Pumpleistung des Herzens erhöht und der Strömungswiderstand (in den Muskeln) gesenkt, so daß ein erheblich erhöhtes Herzzeitvolumen bei nur wenig verändertem Druck durch die Gefäße strömt. Der hohe Druck im Arteriensystem bedeutet eine erhebliche Belastung des Wandmaterials dieser Gefäße. Das damit verbundene Risiko zeigt sich daran, daß die Todesursachenstatistik an erster Stelle kardiovaskuläre Störungen nennt, die überwiegend Folge von „Verschleißerscheinungen" des Arteriensystems sind.

Allerdings ließe sich das gleiche Herzzeitvolumen auch mit einem viel niedrigeren Druck (unter Schonung der Gefäßwände) sowie bei geringeren energetischen Anforderungen an das Herz fördern, wenn der periphere Widerstand deutlich niedriger wäre. Dann müßte erst bei Steigerung des Bedarfs durch erhöhte Pumpleistung ein größeres Volumen unter höherem Druck gefördert werden.

Das tatsächliche Funktionsprinzip des Kreislaufsystems (variable Pumpleistung, variabler Widerstand, aber konstanter, hoher Druck) bietet gegenüber der „gefäßschonenden Alternativlösung" (variable Pumpleistung, variabler Druck, aber konstanter, niedriger Widerstand) mehrere Vorteile. Einerseits ermöglicht es durch Senkung nur des örtlichen Widerstandes eine bedarfsorientierte, **ökonomische Umverteilung des Herzzeitvolumens** zugunsten einzelner Organe auf Kosten anderer. Bei der Alternativlösung würde die Anpassung an einen Mehrbedarf eines einzelnen Organs auch eine unökonomische Mehrversorgung aller anderen Organe bedeuten, die damit aber vielleicht gar nichts anfangen können. Andererseits sind die für die Versorgung der Organzellen wichtigen **Austauschvorgänge,** vor allem das Gleichgewicht zwischen intra- und extravasalen Flüssigkeitsvolumina, nur bei einigermaßen konstantem Druck in den Austauschgefäßen zu garantieren. Eine starke Erhöhung des Drucks bei gesteigerter Pumpleistung würde zu erheblichem Verlust an Blutflüssigkeit aus dem natürlich nicht perfekt dichten Gefäßsystem führen. Schließlich würde ein sehr viel niedrigerer Gesamtwiderstand ein größeres Blutvolumen zur Füllung des Gefäßsystems erforderlich machen. Der hohe Widerstand ist also auch aus Gründen der **Volumenersparnis** notwendig, die sich mit dem Beginn des extrauterinen Lebens als zunehmend unabdingbar erweist.

Schließlich wäre bei der „Alternativlösung" das Ausmaß der Leistungssteigerung, die vom Herzen bei starker und anhaltender Zunahme des Bedarfs verlangt werden müßte, ungleich größer, so daß unsicher ist, ob eine in langen Ruhepausen nur wenig beanspruchte Pumpe im Augenblick höherer Anforderungen diese auch erbringen könnte. Das Prinzip „Wer rastet, der rostet", dessen biologische Bedeutung auch im Zusammenhang mit Herz- und Blutgefäßen unbestreitbar ist, gebietet Skepsis. Wir werden jedoch sehen, daß die „alternative Kreislaufkonzeption" teilweise im fetalen Zustand realisiert ist, d.h. unter Bedingungen, bei denen plötzliche und erhebliche Steigerungen des Energiebedarfs weit weniger auftreten als beim ausgewachsenen Menschen.

8.2 Das geschlossene Gefäßsystem und seine Funktionselemente

❯❯ Die Gliederung des Kreislaufs in ein Hochdrucksystem, ein Niederdrucksystem und die Mikrozirkulation folgt aus den Funktionen dieser Teilsysteme als Druck- bzw. Volumenreservoir und als Austauschersystem. Diesen Funktionen sowie der Höhe des Innendrucks entspricht auch der Wandaufbau der Gefäße. Die zellulären Bauelemente der Gefäßwände, vor allem Endothel und glatte Gefäßmuskulatur, regulieren unter Beteiligung der vegetativen Innervation sowie durch Bildung, Freisetzung oder Umbau chemischer Wirkstoffe Weite und Durchlässigkeit der Gefäße. ❮❮

Das **Hochdrucksystem** umfaßt den linken Ventrikel (in Systole), die großen Arterien, die als Windkessel und als Zuleitungen für die Organe und Gewebe dienen (Leitarterien), und die kleinen Arterien und Arteriolen, die den größten Teil des gesamten Strömungswiderstandes bedingen **(Widerstandsgefäße).** Im gesamten arteriellen System herrscht ein verhältnismäßig hoher Innendruck („Druckreservoir"); dementsprechend sind die arteriellen Gefäße relativ dickwandig (Abb. 8.**2**).

Wegen des relativ niedrigen Innendrucks werden die Venen, die gesamte Lungenstrombahn, beide Herzvorhöfe, der rechte Ventrikel und der linke Ventrikel (in Diastole) als **Niederdrucksystem** zusammengefaßt. Dieses System repräsentiert ein „Volumenreservoir", dessen relativ dünnwandige Gefäße (Abb. 8.**2**) den größten Teil (etwa 85%) des Blutvolumens enthalten.

Unter dem funktionellen Begriff der **Mikrozirkulation** faßt man Arteriolen, Kapillaren, kleine Venolen und Venen sowie die im Gewebe liegenden Lymphgefäße zusammen. Hier findet der weitaus überwiegende Teil des Stoffaustauschs zwischen Blut und Interstitium statt **(Austauschgefäße).**

Zelluläre und nichtzelluläre Bestandteile der Gefäßwand bestimmen Durchmesser, mechanische Eigenschaften und Durchlässigkeit der Gefäße

Aufbau und Zusammensetzung der Gefäßwand variieren in den verschiedenen Abschnitten des Gefäßsystems. Während das Endothel eine überall einschichtige „Zelltapete" darstellt, sind die Dicke der Muskelschicht und der Gehalt der Gefäßwand an Faserstrukturen sehr unterschiedlich (Abb. 8.**2**). Zwischen dem Endothel und der glatten Gefäßmuskulatur besteht eine enge funktionelle Beziehung. Der Tonus der glatten Gefäßmuskulatur kann durch Signalübermittlung an myoendothelialen Kontaktstellen (Gap junctions) und durch Substanzen beeinflußt werden, die von Endothelzellen gebildet werden (Abb. 3.**3**, S. 44).

Das Endothel ist eine aktive Barriere

In allen Blutgefäßen hat das Endothel die Funktion einer **regulierbaren Barriere** zwischen Intravasalraum und Gefäßwand bzw. interstitiellem Raum. Die Barrierenfunktion beruht auf seiner **selektiven Permeabilität,** die die Passage insbesondere von großmolekularen oder von wasserlöslichen Substanzen nur begrenzt zuläßt. Die Ursache hierfür liegt in dem strukturellen Aufbau von Endothelzellen und ihrer Verknüpfung zu einem ein-

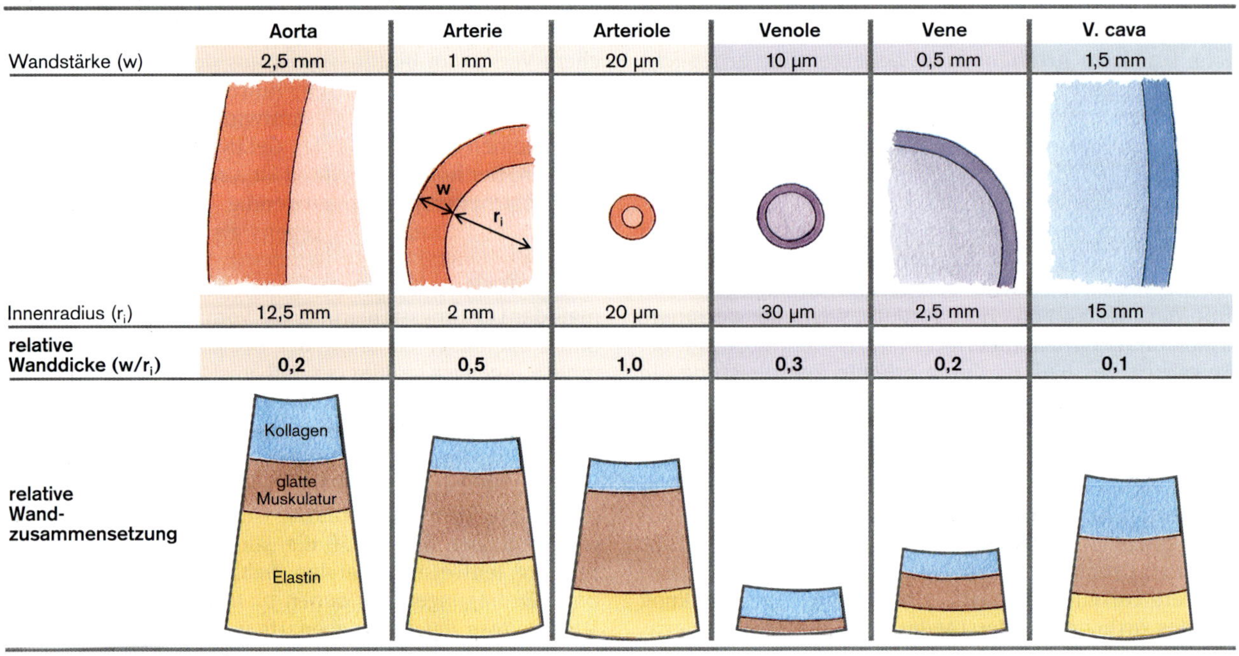

Abb. 8.2 **Schematische Darstellung der relativen Wanddicke und der relativen Wandzusammensetzung verschiedener Blutgefäße** (w/r_i, Verhältnis zwischen Gefäßwanddicke und Innenradius). Arterien sind relativ dickwandig (besonders die kleinen) und muskelstärker als Venen (nach 2).

schichtigen Verband (strukturelle Barriere), aber auch in der hohen Stoffwechselaktivität von Endothelzellen, die permeationsfähige Substanzen um- und abbauen können (metabolische Barriere).

Das normale Endothel bildet Substanzen, die die Adhäsion und Aggregation von Thrombozyten hemmen, und setzt Hemmstoffe der Blutgerinnung frei (Kap. 9). Dadurch wird normalerweise eine spontane Thrombusbildung verhindert **(Antithrombogenität)**. Lokale Schädigung, erst recht aber Verlust der Endotheltapete, kann daher zu lokalen Hämostasevorgängen (Thrombose) führen.

Das Endothel ist durch einen regulierbaren Oberflächenbesatz von Rezeptoren und Adhäsionsmolekülen auch an vielen physiologischen und pathophysiologischen Reaktionen aktiv beteiligt. Daß das Endothel an der **Regulation des Gefäßtonus** teilnimmt und dabei z. B. auch auf die mechanische Stimulation durch den Blutstrom aktiv antwortet, wird weiter unten (S. 168) besprochen. Endotheliale Adhäsionsmoleküle vermitteln z. B. im Rahmen von Entzündungsvorgängen (s. Kap. 9) die **Adhäsion der weißen Blutzellen** vor allem in postkapillären Venolen, von wo diese Zellen schließlich in das umgebende Gewebe emigrieren. Die daran beteiligten Adhäsionsmoleküle werden bei Bedarf in den Endothelzellen neu gebildet oder aus intrazellulären „Vorräten" entnommen und an die luminale Oberfläche transportiert und/oder auf ihrer Oberfläche aktiviert; dies geschieht unter dem Einfluß lokal – aus dem Endothel selbst (autokrin) oder aus Zellen des umgebenden Gewebes (parakrin) – freigesetzter Zytokine und Entzündungsmediatoren. Man kennt mehrere Klassen von adhäsionsvermittelnden Molekülen, unter denen die vaskulären (endothelialen) Selektine (P- und E-Selektin) für die frühe, reversible Anheftung von Leukozyten („Leukozytenrollen"), die leukozytären Integrine (vor allem β_2-Integrine) für ihre anschließende feste Adhäsion verantwortlich sind. Von einigen dieser Moleküle weiß man bereits, daß ihre Bindung an entsprechende Liganden nicht nur die mechanische Adhäsion vermittelt, sondern auch eine Signaltransduktionskaskade auslöst, die zu biologischen Antworten der beteiligten Zellen führt, z. B. der Freisetzung von Inhaltsstoffen intrazellulärer Granula, der Bildung freier O_2-Radikale, oder gesteigerter Phagozytoseaktivität. Bestimmte Klassen von endothelialen Integrinen (vor allem β_1- und β_3-Integrine) sind aber auch an der Haftung der Endothelzellen an der Basalmembran beteiligt und spielen eine Rolle bei der **Angiogenese und Wundheilung.** Die Kenntnis dieser komplizierten molekularen Mechanismen ist von großer Bedeutung, weil es Erkrankungen gibt, bei denen infolge des Fehlens nur einer speziellen Klasse von Adhäsionsmolekülen ein lebensbedrohender Defekt von physiologischen Abwehr- und „Reparatur"vorgängen besteht.

Der Motor der Gefäßwand: die glatte Gefäßmuskulatur

Die glatte Muskulatur der Gefäße reguliert durch **aktive Spannungsentwicklung (Tonus)** die Gefäßweite. Der Ruhetonus der Gefäßmuskulatur wird durch den konkurrierenden Einfluß von zahlreichen Wirkstoffen bestimmt, die mit dem Blut zirkulieren oder aus den vegetativen Gefäßnerven und den Endothelzellen freigesetzt werden.

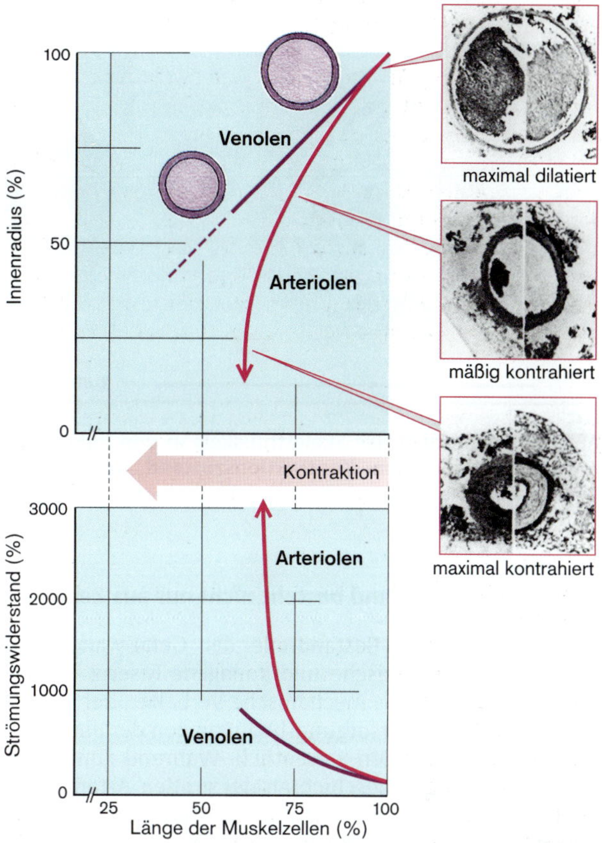

Abb. 8.3 **Eine Verkürzung der Muskelzellen in der Gefäßwand hat wegen der unterschiedlichen Wandstärken einen größeren Einfluß auf Innenradius** (oben) **und Strömungswiderstand** (unten) **von Arteriolen als von Venolen.** Aus diesem Grund ist der „Motor der Gefäßwand" in arteriellen Gefäßen wirkungsvoller als in venösen (nach 5).

Der Ruhetonus der Widerstandsgefäße bestimmt die Größe der sog. Durchblutungsreserve (S. 166). Selbst in Abwesenheit aller äußeren Enflüsse ist die Gefäßmuskulatur jedoch nicht völlig erschlafft, sondern besitzt einen sog. myogenen Basistonus.

Das Lumen einer relativ wandstarken Arteriole verengt sich bei Kontraktion der Gefäßmuskulatur deutlich stärker als das einer dünnwandigen Venole (Abb. 8.**3**). Daher steigt der Strömungswiderstand von Arteriolen selbst bei gleicher Verkürzung der glatten Muskelzellen viel stärker an als der von Venolen. Kleine Arteriolen können sogar bis zu völligem Verschluß konstringieren, weil sich dabei die im übrigen sehr dünne Endothel„tapete" erheblich verdickt und schließlich das verbleibende Lumen völlig ausfüllt (Abb. 8.**4**). Ein kompletter Verschluß ist auch bei den sehr dickwandigen arteriovenösen Anastomosen der Haut möglich. Die Gefäßmuskulatur vor allem der kleineren Arterien und Arteriolen zeigt eine **spontane Kontraktionsrhythmik (Vasomotion)**, die auf der Tätigkeit lokaler Schrittmacherzellen beruht und durch das Entladungsmuster der vegetativen Gefäßnerven moduliert werden kann.

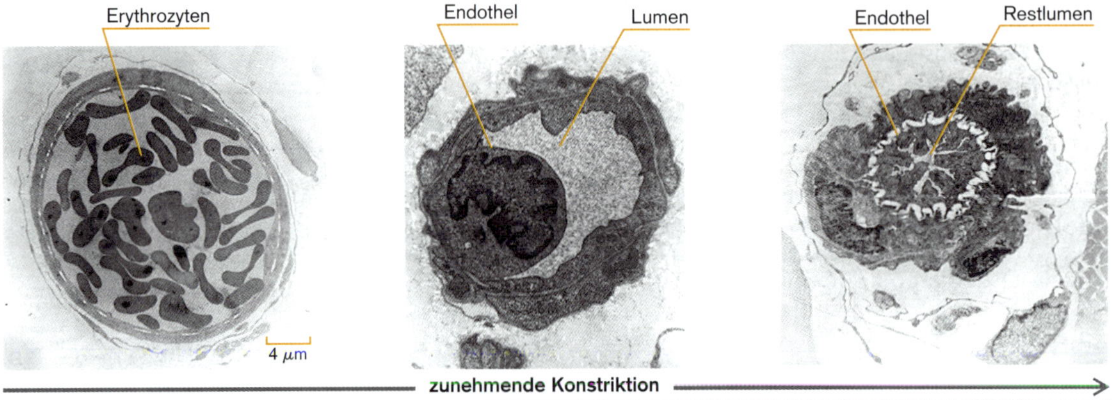

Abb. 8.**4** **Arteriolen des Skelettmuskels in von links nach rechts zunehmendem Kontraktionszustand der glatten Muskulatur.** Die Lumeneinengung kommt in diesen kleinen Gefäßen vor allem durch die sich nach innen vorwölbenden Endothelzellen zustande (nach 23).

Die Gefäßwand besteht nicht nur aus Zellen

Die nichtzellulären Bestandteile der Gefäßwand, also Basalmembran, elastische und kollagene Fasern, Grundsubstanz, sind für das mechanische Verhalten der Gefäßwand und für die Versorgungsbedingungen der eingebetteten Gefäßwandzellen wesentlich. Während zumindest für die äußeren Wandschichten der großen Arterien ein eigenes Versorgungssystem (Vasa vasorum) besteht, werden die kleineren Gefäße wie auch die Innenschichten der größeren nur durch Diffusion vom Lumen her versorgt. Die Diffusionsbedingungen innerhalb der Gefäßwand hängen von der Durchlässigkeit von Endothel und Basalmembran sowie von den physikochemischen Eigenschaften der interzellulären Grundsubstanz ab. Funktionsstörungen der Gefäßwandzellen können daher als Folge ungünstiger Versorgungsbedingungen auftreten, wenn Zusammensetzung und Eigenschaften der nichtzellulären Wandbestandteile altersbedingt oder durch krankhafte Prozesse verändert sind.

Die Innervation der Gefäße: Übermittler zentraler Steuerkommandos

Alle Anteile des Gefäßsystems sind von Fasern des vegetativen Nervensystems innerviert, die zum Teil an den Gefäßwänden entlangziehen und an zahlreichen Kontaktstellen dort gespeicherte Transmitter freisetzen können. In der terminalen Strombahn nimmt der Einfluß vasomotorischer Fasern auf den Gefäßtonus von proximal nach distal ab, so daß die **neurogene Beeinflußbarkeit** der präkapillären Gefäße hier geringer wird (S. 166). Eine besonders hohe Innervationsdichte findet sich an den arteriovenösen Anastomosen der Haut.

Über die efferente Gefäßinnervation wird der Tonus der glatten Muskulatur gesteuert; daher bezeichnet man die entsprechenden Nervenfasern auch als **Vasomotoren.** Sie gehören überwiegend dem sympathischen Nervensystem an und bewirken eine Vasokonstriktion. Daneben gibt es in einigen Gefäßprovinzen eine sympathische Innervation mit dilatierender Wirkung. In einigen Organen (äußeres Genitale, Pia mater, Drüsen des Verdauungstrakts) wirken auch cholinerge Fasern des Parasympathikus gefäßerweiternd.

Bei akuter Unterbrechung der sympathischen Innervation (z. B. durch chirurgische oder pharmakologische Denervierung) nimmt die Durchblutung der meisten Organe zu (deutlich in der Haut, weniger im Skelettmuskel, praktisch nicht im Myokard). Dies weist auf den anhaltenden, konstriktorischen Einfluß der sympathischen Gefäßnerven auf den Ruhetonus der Gefäße hin. Dem entspricht eine tonische Aktivität in Form von Aktionspotentialen niedriger Frequenz (1 – 3/s), die bei sympathischer Aktivierung bis auf etwa 20/s zunehmen oder bei Deaktivierung völlig verschwinden kann.

Die Gefäßnerven beeinflussen den Gefäßtonus durch Freisetzung verschiedener Transmitter. Aus Varikositäten und Endigungen der postganglionären sympathischen Axone wird **Noradrenalin** freigesetzt. Seine Wirkung kommt zustande durch Bindung an α_1**-Adrenozeptoren** in der Membran der Gefäßmuskelzellen. Der Rezeptorbindung folgt eine Signaltransduktion durch die Zellmembran ins Zellinnere und über einen Second messenger (hier Inositoltrisphosphat = IP_3; S. 33) die Auslösung einer Kontraktion nach Anstieg der intrazellulären Ca^{2+}-Konzentration. Bei starker Aktivierung bindet Noradrenalin außerdem an α_2**-Adrenozeptoren** der präsynaptischen Membran (cAMP sinkt) und hemmt dadurch seine eigene Freisetzung. Das aus dem Nebennierenmark stammende **Adrenalin** hingegen fördert durch Bindung an präsynaptische β_2**-Rezeptoren** (cAMP steigt) die Freisetzung von Noradrenalin.

An den Gefäßnerven werden neben Noradrenalin auch andere Transmitter sowie Kotransmitter gefunden, deren Freisetzung zu spezifischen lokalen Wirkungen führen kann; hierzu zählen neben ATP auch Neuropeptid Y, Substanz P, Kinine und Serotonin. In fast allen Anteilen des Gefäßsystems findet sich auch eine afferente Innervation, deren physiologische Funktion allerdings weitgehend unbekannt ist.

Die Verzweigung des Gefäßbaums sichert eine große Austauschfläche

Das dichotome Verzweigungsmuster des arteriellen Gefäßbaums führt zu einer **Zunahme des Gesamtquerschnitts** (Abb. 8.**5**) bei Abnahme des Durchmessers und der Länge der Einzelgefäße. Besonders groß ist der Gesamtquerschnitt in den postkapillären Venolen und kleinen Venen, in denen sich auch der größte Anteil des Blutvolumens befindet. Die gewaltige **Zunahme der Oberfläche,** die durch die Gefäßverzweigung zustande kommt, erreicht in den Kapillaren und postkapillären Venolen ein Maximum von etwa 1000 m^2. Diese für den Stoffaustausch zwischen Blut und Gewebe wichtige Fläche ist damit etwa 8mal größer als die des Epithels im Magen-Darm-Trakt, etwa 12mal größer als die aller Alveolen und etwa 500mal größer als die äußere Körperoberfläche. Die Verzweigung des arteriellen Gefäßbaums führt in verschiedenen Organen zu unterschiedlicher Gefäßdichte. Diese ist ein indirektes Maß für die maximal mögliche Durchblutung und die maximal mögliche Größe des Sauerstoffaustauschs: Gewebe mit hohem Stoffwechsel zeigen meist eine größere Kapillardichte als solche mit geringerer Stoffwechselaktivität.

Wird ein Organ oder Gewebe über längere Zeit funktionell stark beansprucht, so findet eine **Wachstumsveränderung des Gefäßsystems** statt. So beobachtet man z.B. eine vermehrte Kapillarsprossung in Herz- und Skelettmuskel bei gesteigerter Aktivität, aber auch bei relativem O_2-Mangel, z.B. während eines längeren Aufenthalts in großen Höhen. Neben der Wirkung lokal freigesetzter Wirkstoffe, der sog. Angiogenesefaktoren, ist auch die längerfristig gesteigerte Durchblutung selbst ein Reiz für das Gefäßwachstum. Diese Wachstumsantwort ist beispielsweise für die Wirkung körperlichen Trainings, aber auch für die Entwicklung von Kollateralgefäßen nach einem lokalen Gefäßverschluß von großer Bedeutung.

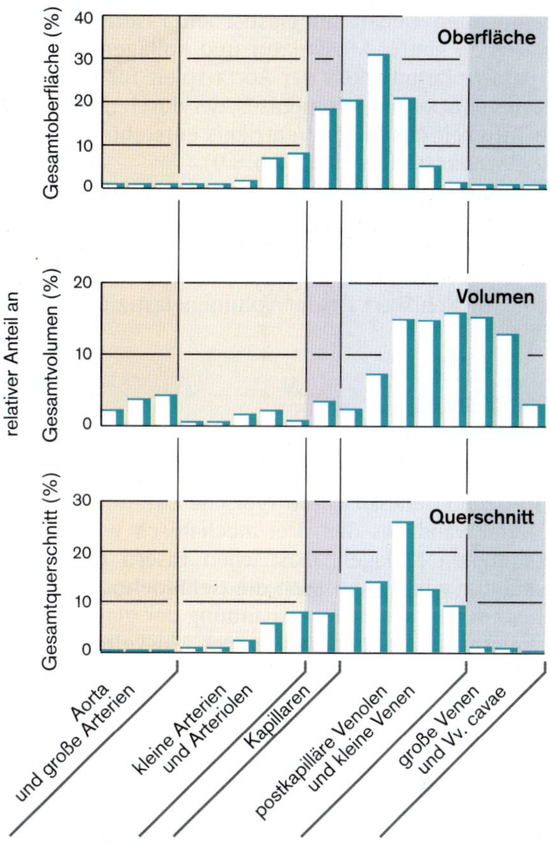

Abb. 8.**5** **Verteilung von Gesamtoberfläche, -volumen und -querschnitt in den verschiedenen Abschnitten des Gefäßsystems.** Die Oberflächenzunahme findet sich vor allem in den Gefäßen des Austauschsystems, das Kapillaren und Venolen umfaßt.

Gefäßwandmechanik: passives und aktives Dehnungsverhalten von Blutgefäßen

›› Entsprechend ihrem unterschiedlichen Wandaufbau verhalten sich arterielle und venöse Gefäße bei passiver Dehnung verschieden. Die Volumenänderungen der dünnwandigeren Venen bei Änderungen des transmuralen Drucks sind größer als die von Arterien; dies spielt für die Blutvolumenverteilung im Niederdrucksystem eine große Rolle. Arteriolen reagieren auf passive Dehnung mit einer myogenen Kontraktion; dies ist die Grundlage der Autoregulation der Durchblutung, die besonders in Niere, Gehirn und Darm ausgeprägt ist. ‹‹

Dehnung und Dehnbarkeit der Gefäßwand

Der passive Dehnungszustand eines Gefäßes wird von der Differenz zwischen intra- und extravasalem Druck (P_i bzw. P_e) bestimmt, die als **transmuraler Druck** P_{TM} bezeichnet wird:

$$P_{TM} = P_i - P_e$$

Änderungen des transmuralen Drucks beruhen meist auf Änderungen des Innendrucks P_i, während der außerhalb der Gefäße wirkende Druck (Gewebedruck P_e) sich in der Regel nur wenig ändert. Eine Ausnahme von dieser Regel ist beispielsweise die Lunge, da der Druck im Alveolarraum, der als Außendruck für die Gefäßmechanik wirksam wird, erheblich variieren kann (S. 178 ff.). Auch in Herz- und Skelettmuskel entstehen durch die Muskelkontraktion so hohe Gewebedrücke, daß die transmurale Druckdifferenz negativ wird und die Gefäße daher zeitweilig komprimiert werden können.

Der transmurale Druck P_{TM} erzeugt eine tangentiale Spannung S_t in der Gefäßwand, die um so größer ist, je größer der Innenradius r_i und je kleiner die Wanddicke w ist:

$$S_t = P_{TM} \cdot \frac{r_i}{w}$$

Diese Spannung müssen die Gefäßwandelemente aufbringen, wenn das Gefäß dem dehnenden Einfluß des transmuralen Drucks nicht nachgeben soll. Arterielle Gefäße, die wegen ihres hohen Innendrucks unter großer Dehnungsbelastung stehen, haben daher eine dickere Wand als Venen, deren Innendruck gering ist. Innerhalb des arteriellen Gefäßbaums nimmt die **Dehnbarkeit** von den großen Leitungsarterien in Richtung auf die Arteriolen ab. Dies entspricht dem von proximal nach distal abnehmenden Gehalt an elastischen Fasern und dem Zuwachs an glatter Muskulatur und Kollagen (Abb. 8.**2**). Die passive Dehnbarkeit der Aorta spielt für die Dämpfung des Druck- und Strompulses, der durch die rhythmische Tätigkeit des linken Ventrikels entsteht, eine große Rolle (Windkesselfunktion; Abb. 8.**9**).

Dehnungsabhängige Änderungen des Gefäßdurchmessers und der Gefäßlänge werden zusammengefaßt beschrieben durch die **Compliance,** die die Volumenänderung ΔV bei Änderung des transmuralen Drucks, ΔP_{TM}, angibt; ihr Kehrwert ist der Volumenelastizitätskoeffizient E':

$$\text{Compliance} = \frac{1}{E'} = \frac{\Delta V}{\Delta P_{TM}}$$

Das passive Dehnungsverhalten der Blutgefäße spiegelt die für jeden Gefäßabschnitt typische Zusammensetzung der Gefäßwand aus den drei mechanisch wesentlichen Bestandteilen Kollagen, elastischen Fasern und glatter Muskulatur wider (Abb. 8.**2**); die Gefäßdehnung ist aber auch stark von der aktiven Spannung der glatten Gefäßmuskulatur abhängig: je höher der Muskeltonus, desto geringer die Compliance.

Mit steigender Wandspannung S_t nimmt der Gefäßradius zu; dabei wird die Gefäßwand zunehmend steifer. Bei länger anhaltender Druckbelastung kann es vor allem in Venen zu einem langsamen Nachgeben der Gefäßwand und damit zu einer wachsenden Volumenspeicherung im Gefäß kommen. Dies ist eine der Ursachen für die „ausgeleierten" Hautvenen des Unterschenkels bei Menschen, die aus z. B. beruflichen Gründen lange stehen müssen.

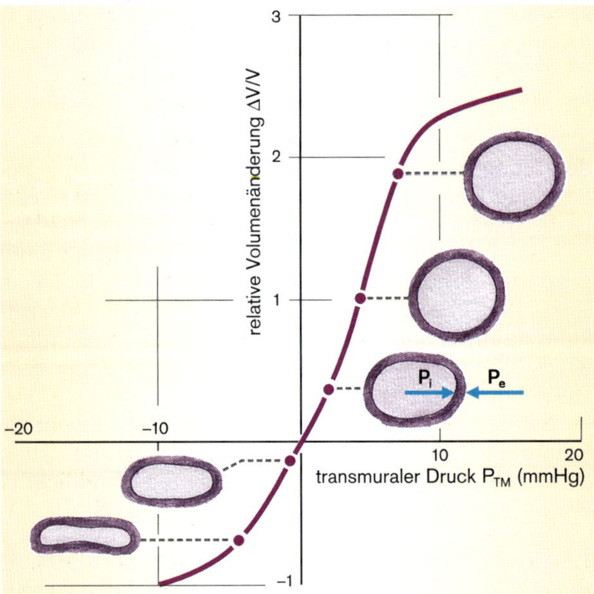

Abb. 8.6 **Beziehung zwischen transmuralem Druck P_{TM} ($P_i - P_e$) und der relativen Volumenänderung $\Delta V/V$ der V. cava.** Die Zeichnungen neben der Kurve verdeutlichen die Formveränderungen des Gefäßquerschnitts. Ein großer Teil des Volumenzuwachses kommt dadurch zustande, daß der ovale Querschnitt zunehmend kreisrund wird (nach 21).

Die **Compliance der Venen** ist bei niedrigen physiologischen Innendrücken deutlich größer als die der Arterien, die des gesamten venösen Systems etwa 25mal größer als die des arteriellen Systems. Dies beruht weniger auf der elastischen Dehnbarkeit der Venenwand als auf einer Formänderung des zunächst elliptischen Venenquerschnitts (Abb. 8.**6**). Die große Compliance der Venen ist für den Kreislauf deswegen wichtig, weil selbst bei relativ geringen Änderungen des Venendrucks erhebliche Blutvolumina im Niederdrucksystem (einschließlich der Lungenstrombahn) ge- bzw. aus ihm entspeichert werden können. Aus dem gleichen Grund führt eine Vergrößerung (z. B. durch Infusion) oder Verminderung (z. B. bei Blutspende) des Blutvolumens zu einer viel größeren Änderung des Volumens im Niederdruck- als im arteriellen System.

Die aktive Antwort auf passive Dehnung

Ohne Beteiligung der Gefäßnerven, d. h. als direkte Folge der Dehnung der glatten Muskelzellen, reagieren vor allem arterielle Gefäße bei Erhöhung von P_{TM} mit einer Kontraktion. Diese **aktive Tonusentwicklung** ist myogen; sie verringert den Gefäßradius u. U. sogar unter seinen Ausgangswert. Damit wird die tangentiale Wandspannung wieder in die Nähe ihres Anfangswerts zurückgeführt (Abb. 8.**7**).

Die als **Bayliss-Effekt** bezeichnete myogene Antwort von Widerstandsgefäßen findet nur in einem mittleren Dehnungsbereich statt und ist nicht in allen Gefäßprovinzen gleich ausgeprägt. Die Vasa afferentia der Niere, die arteriellen Gefäße des Gehirns und des Darms zeigen diese myogene Reaktion auf Änderung der transmuralen Druckdifferenz besonders deutlich. Sie ermöglicht die sog. **Autoregulation der Durchblutung** in diesen Organen (S. 153 ff.) und ist u. a. auch für die lokale Durchblutungsregulation bei Änderungen der Körperlage von Bedeutung (S. 174).

8.3 Ohm, Poiseuille, Newton: drei wichtige Gesetze für die Blutströmung

›› Für die Strömung des Blutes durch das Gefäßsystem gelten die allgemeinen Strömungsgesetze der Physik. Das vom Herzen ausgeworfene Volumen strömt infolge der arteriovenösen Druckdifferenz durch den totalen peripheren Widerstand ab und wird entsprechend den regionalen Strömungswiderständen auf die Organe verteilt. Der arterielle Druck (im Mittel etwa 100 mmHg = 13,3 kPa) zeigt charakteristische Pulsationen, wobei der systolische Druck vor allem durch das Schlagvolumen, der diastolische durch den peripheren Widerstand bestimmt wird. Der zentralvenöse Druck (etwa 3 mmHg = 0,4 kPa) hängt vor allem vom Füllungsvolumen des Niederdrucksystems ab. ‹‹

Nach dem Ohmschen Gesetz

$$\dot{Q} = \frac{\Delta P}{R}$$

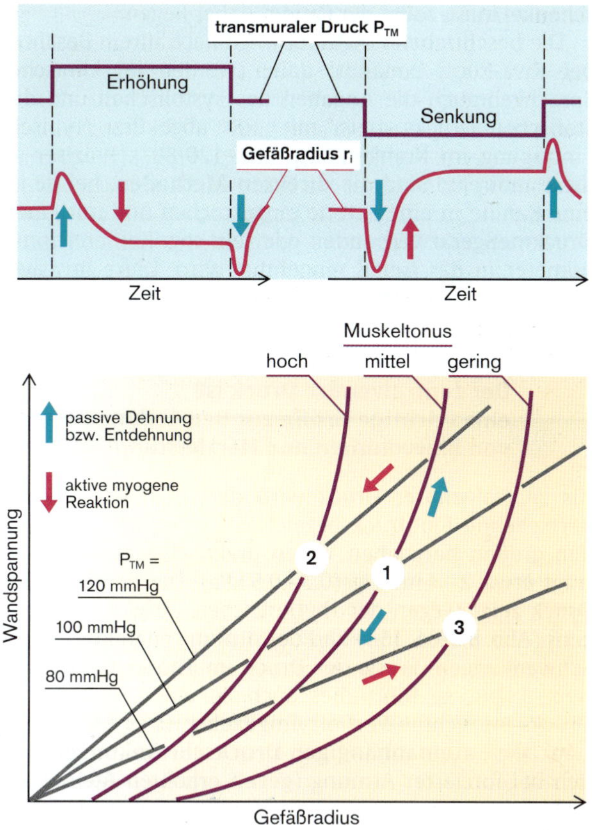

Abb. 8.7 **Passive und aktive Antwort eines Gefäßes auf Dehnung.** Einer plötzlichen Erhöhung des transmuralen Drucks P_{TM} (oben links) folgt nach vorübergehender passiver Zunahme des Gefäßradius r_i eine aktive Verringerung unter den Ausgangswert. Das Umgekehrte geschieht bei Senkung von P_{TM} (oben rechts). Die untere Darstellung zeigt die Beziehung zwischen Gefäßradius und Wandspannung für drei verschiedene Tonuslagen der glatten Muskulatur. Vom Ausgangspunkt 1 führt die myogene Antwort bei Hebung bzw. Senkung des Drucks zu den Endpunkten 2 bzw. 3, wobei die Wandspannung des Gefäßes wieder in die Nähe ihres Ausgangswertes zurückgeführt wird.

nimmt das Stromzeitvolumen (Stromstärke $\dot{Q}$) linear mit der treibenden Druckdifferenz ΔP zu und mit dem Strömungswiderstand R ab. Der bei der Strömung zu überwindende **Widerstand** entsteht durch die innere Reibung der strömenden Flüssigkeit.

Die Tätigkeit des linken Ventrikels, der in Ruhe etwa 70mal pro Minute ein Schlagvolumen von etwa 70 ml und damit ein **Herzzeitvolumen (HZV)** von etwa **5 l/min** auswirft, erzeugt in der Aorta einen Druck (P_a) von im Mittel etwa 100 mmHg (= 13,3 kPa), durch den der Strömungswiderstand des Gefäßsystems des Körperkreislaufs (totaler peripherer Widerstand, TPR) überwunden wird. Das Blut kehrt unter einem sehr niedrigen Druck (zentralvenöser Druck P_v) von etwa 2 – 4 mmHg (0,3 – 0,5 kPa) in den rechten Vorhof zurück. Die für den Körperkreislauf entscheidende **Druckdifferenz** zwischen Aorta und rechtem Vorhof beträgt somit etwa **97 mmHg** (ca. 12,9 kPa). Für den großen Kreislauf gilt demnach

$$\mathrm{HZV} = \frac{P_a - P_v}{\mathrm{TPR}}$$

Für den **totalen peripheren Widerstand** ergibt sich ein Wert von etwa 20 mmHg · l^{-1} · min (2,7 kPa · l^{-1} · min). Die analoge Berechnung für den Lungenkreislauf ergibt bei einem mittleren Druck in der Pulmonalarterie von ewa 12 mmHg (1,6 kPa) und im linken Vorhof von etwa 5 mmHg (0,7 kPa) einen Gesamtwiderstand von etwa 1,4 mmHg · l^{-1} · min (0,19 kPa · l^{-1} · min). Der linke Ventrikel fördert also die gleiche Blutmenge wie der rechte, aber gegen einen wesentlich höheren Strömungswiderstand und daher auch mit wesentlich höherem Energieaufwand (S. 178); dem entspricht auch seine größere Muskelmasse.

Der arterielle Blutdruck: der Antrieb für die Blutströmung

Der Druck in der Aorta zeigt entsprechend der zeitlichen Abfolge von Systole und Diastole des linken Ventrikels deutliche Pulsationen (Abb. 8.**8**). Dem steilen Druckanstieg bei Auswurf des Schlagvolumens folgt nach Überschreiten eines Druckmaximums (**systolischer Blutdruck** P_S) die durch den plötzlichen Schluß der Aortenklappen verursachte Inzisur. Nach einem zweiten kleinen Druckanstieg (Dikrotie), der durch die Reflexion der Druckwelle in der Kreislaufperipherie verursacht wird, fällt der Druck infolge des Abströmens des Blutes aus dem arteriellen Windkessel bis auf ein Minimum (**diastolischer Blutdruck** P_D) ab. Die Amplitude des Druckpulses beträgt beim gesunden Jugendlichen in körperlicher Ruhe etwa 40 mmHg = 5,4 kPa (P_s ca. 120, P_D ca. 80 mmHg). Der über die Zeit gemittelte Druck (**arterieller Mitteldruck**) liegt, wie Abb. 8.**8** zeigt, nicht genau in der Mitte zwischen P_S und P_D, sondern ist wegen der Asymmetrie des Druckpulses etwas niedriger.

Der Druck in der Aorta hängt von der Größe des **Schlagvolumens** und des **totalen peripheren Widerstandes** ab. Eine Steigerung des Schlagvolumens führt zu einer Zunahme besonders des systolischen Drucks, während eine Steigerung des peripheren Widerstandes vor allem den diastolischen Druck erhöht (Abb. 8.**8**). Form und Amplitude des Druckpulses in der Aorta werden auch von der **Dehnbarkeit** des arteriellen Gefäßsystems beeinflußt. Aorta und große Arterien wirken während der Ventrikelsystole wie ein **Windkessel** (Abb. 8.**9**), indem sie die durch das Herz erzeugten Druckschwankungen dämpfen. Je steifer daher die Arterien, desto größer ist die Blutdruckamplitude und um so höher ist die Belastung des Herzens, das eine größere Beschleunigungsarbeit leisten muß (S. 157). Da sich jedoch die Dehnbarkeit der Arterien nicht akut ändert, kann die Blutdruckamplitude als ein qualitatives Maß der Auswurfleistung des Ventrikels gelten. Bei vermindertem Herzschlagvolumen findet man daher auch eine verminderte Blutdruckamplitude.

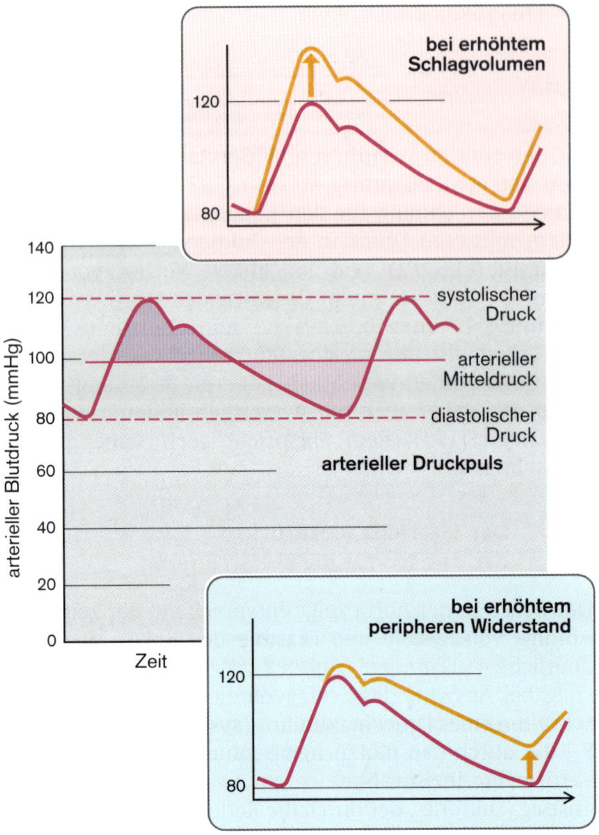

Abb. 8.**8** **Schematische Darstellung des arteriellen Druckpulses.** Definition des arteriellen Mitteldrucks (violette Flächen über der Mitteldrucklinie gleich groß wie die darunter), des systolischen und des diastolischen Blutdrucks (Mitte). Erhöhung des Schlagvolumens (oben) führt überwiegend zur Steigerung des systolischen Blutdrucks (Pfeil), Erhöhung des totalen peripheren Widerstandes (unten) überwiegend zur Steigerung des diastolischen Blutdrucks.

Blutdruckmessung: eine der wichtigsten Methoden der Kreislaufuntersuchung

Mit der klinisch üblichen, **indirekten Methode** wird der Blutdruck nicht in der Aorta, sondern in einer großen Leitarterie (A. brachialis, A. femoralis) gemessen (Abb. 8.**10**). Eine um den Oberarm (Oberschenkel) gelegte Manschette wird aufgeblasen, bis der Manschettendruck sicher über dem erwarteten systolischen Druck liegt, und dann langsam (2–4 mmHg/s) wieder abgelassen. Liegt der Manschettendruck zwischen P_S und P_D, so hört man bei der gleichzeitigen Auskultation der Arterie distal der Manschette charakteristische Klopfgeräusche (sog. Korotkoff-Geräusche), weil nur während der arteriellen Druckspitzen Blut in die peripheren Gefäße einströmen kann. Unterschreitet der Manschettendruck den diastolischen Druck, so verschwinden die Geräusche oder werden merklich leiser (sofern man nicht durch zu festes Andrücken des Stethoskops das Gefäß komprimiert). Aus Gründen, die auf S. 173 besprochen werden, sollte dabei der Meßort etwa in Herzhöhe liegen; wenn man am Oberschenkel mißt, sollte der Patient daher liegen.

Die beschriebene Methode wird nach ihrem Beschreiber Riva-Rocci benannt; daher werden im klinischen Sprachgebrauch die Angaben des systolischen und diastolischen Drucks meist mit „RR“ abgekürzt (typische Eintragung im Krankenblatt: „RR 120/80“). Präziser als diese indirekte sind die **direkten Methoden,** bei denen eine Kanüle in eine Arterie eingestochen und mit einem Druckmeßgerät verbunden oder ein sog. Kathetertipmanometer in das Gefäß eingeführt wird. Diese invasiven Verfahren sind jedoch besonderen Situationen (z. B. Intensivmedizin) vorbehalten.

Der zentralvenöse Druck ist eine wichtige Größe zur Beurteilung von Blutvolumen und Herzleistung

Als zentralvenöser Druck wird der im rechten Vorhof herrschende Blutdruck bezeichnet; er ist dem Druck in den großen herznahen Venen praktisch gleich und beträgt etwa 2–4 mmHg (0,3–0,5 kPa). Der zentralvenöse Druck zeigt wegen der rhythmischen Tätigkeit des Herzens (Abb. 8.**29**, S. 164) und der Atmung charakteristische Schwankungen. Wenn der Druck im Thorax bei Inspiration abfällt, so führt dies auch zu einer Senkung des Drucks im rechten Vorhof; umgekehrt ist es bei Exspiration. Diese **atemabhängigen Druckschwankungen** werden bei forcierter Atmung (gegen erhöhten Atemwider-

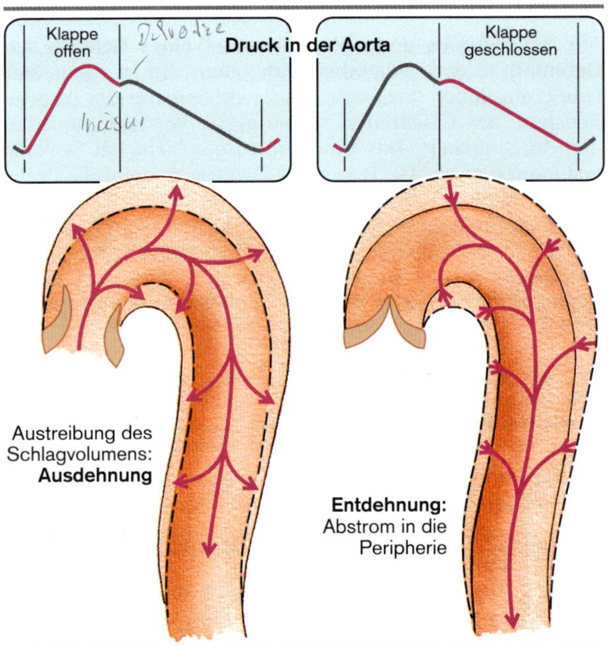

Abb. 8.**9** **Windkesselwirkung der Aorta.** Der ansteigende Druck während der Austreibung des Schlagvolumens führt zu passiver (hier übertrieben gezeichneter) Dehnung der Aorta (links). Das dabei gespeicherte Volumen fließt nach Schluß der Aortenklappe in die Kreislaufperipherie weiter (rechts). Die Windkesselwirkung erstreckt sich über die gesamte Aorta und die großen Arterien, nicht nur (wie hier gezeichnet) über den Aortenbogen.

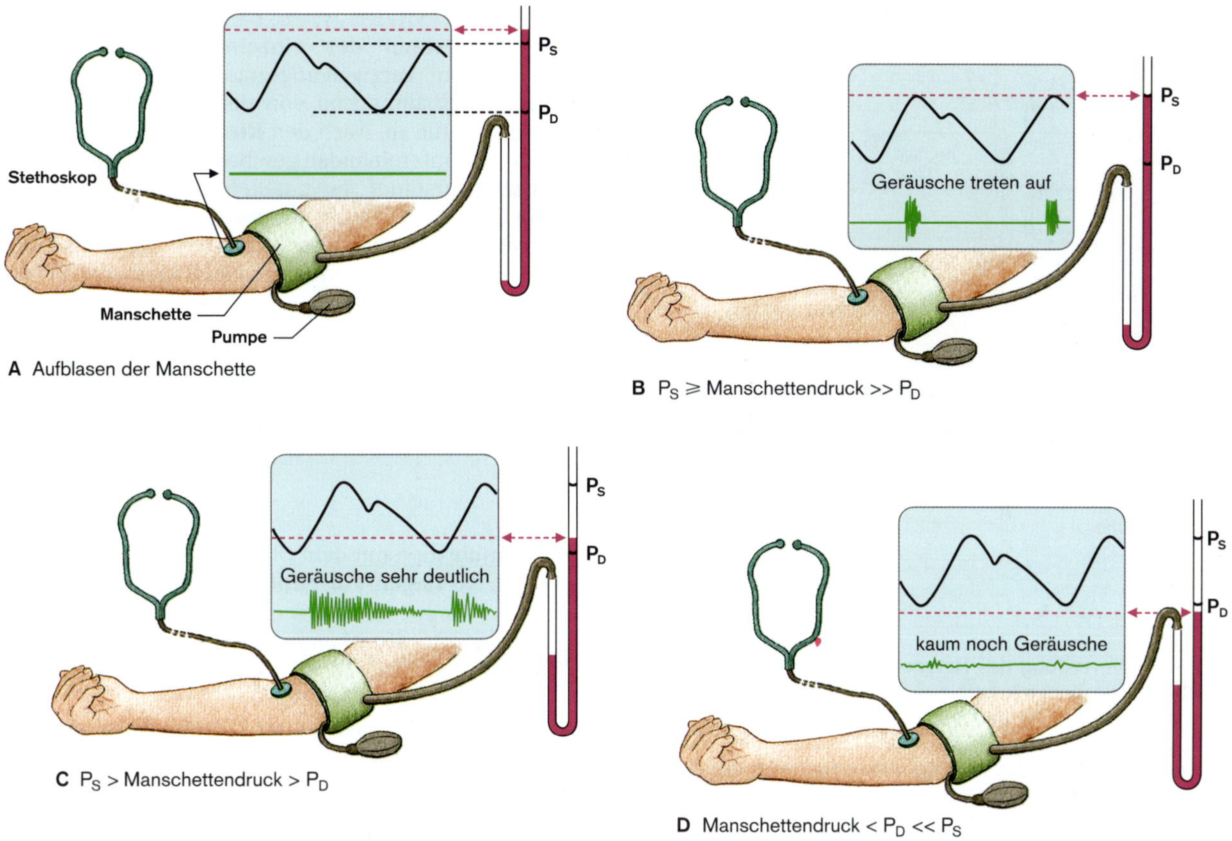

Abb. 8.**10** **Indirekte Blutdruckmessung nach Riva-Rocci.** Geräusche entstehen, wenn der Manschettendruck den systolischen Blutdruck (P_S) unterschreitet (**B**), und werden wieder leiser oder verschwinden, wenn der diastolische Blutdruck (P_D) unterschritten wird (**D**).

stand) deutlicher. Daher schwellen die großen sichtbaren Halsvenen beim Oboisten im Orchester ebenso wie beim schreienden Säugling sichtbar an. Die Höhe des zentralvenösen Drucks hängt vor allem vom **Füllungsvolumen des venösen Systems** ab, d.h. von der Größe des Blutvolumens. Übermäßige Transfusion führt zu einer Zunahme, Blutvolumenverlust zu einer Abnahme des zentralvenösen Drucks. Die kontinuierliche Beobachtung des Drucks in den zentralen Venen, z.B. über einen Katheter in der V. cava thoracalis, ermöglicht daher auch eine indirekte Überwachung des sog. präkordialen Blutvolumens. Schließlich ist auch die Auswurfleistung des rechten Ventrikels für die Höhe des zentralvenösen Drucks von Bedeutung. Daher führt der erhöhte Füllungszustand der großen Halsvenen den aufmerksamen Beobachter zu einem Verdacht auf erhöhten zentralvenösen Druck, z.B. bei Rechtsherzinsuffizienz.

Der totale periphere Widerstand ist der Gesamtwiderstand aller Gefäßgebiete im Körperkreislauf

›› Der Strömungswiderstand beruht auf der inneren Reibung des durch die Gefäße strömenden Blutes. Infolge der Verzweigungsarchitektur des Gefäßsystems entsteht der größte Teil des gesamten Widerstandes in den Arteriolen, die daher die wesentlichen Regulatoren für Durchblutung und Kapillardruck sind. Der Strömungswiderstand und damit auch die Durchblutung sind ferner von der scheinbaren Viskosität des Blutes abhängig, die infolge des ungewöhnlichen rheologischen Verhaltens nicht konstant, sondern strömungsabhängig ist. ‹‹

Gegen den totalen peripheren Widerstand (TPR) wirft der linke Ventrikel das Herzzeitvolumen aus, das sich dann entsprechend den recht unterschiedlichen regionalen Strömungswiderständen auf die verschiedenen Organe verteilt. In körperlicher Ruhe (Abb. 8.**11** links) entfallen die größten Anteile auf Leber- und Darmkreislauf (20–25%), Niere (20%) und Skelettmuskel (15–20%). Diese Verteilung verändert sich bei körperlicher Arbeit (Abb. 8.**11** rechts), weil der Strömungswiderstand in der arbei-

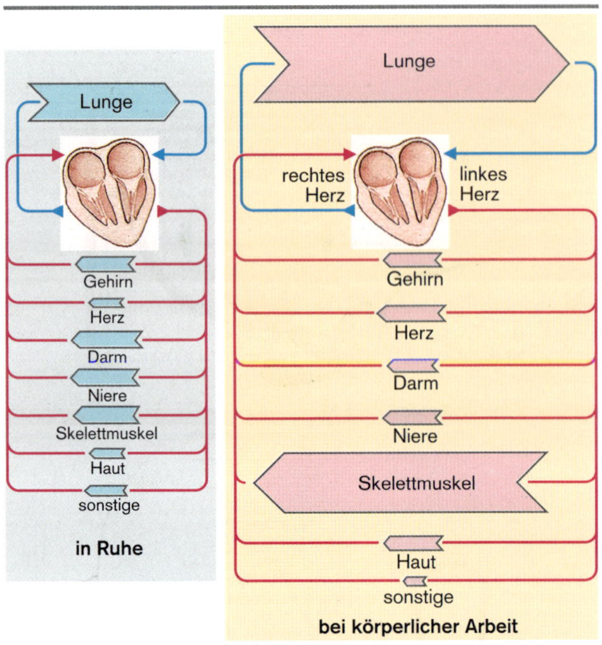

Abb. 8.**11** **Verteilung des Herzzeitvolumens (HZV) in Ruhe und bei körperlicher Arbeit auf die verschiedenen Organe.** Die Flächen der Pfeile entsprechen dem prozentualen Anteil der Organdurchblutung am gesamten HZV. Die Fläche „Lunge" macht deutlich, daß das HZV bei Arbeit natürlich viel größer ist als in Ruhe.

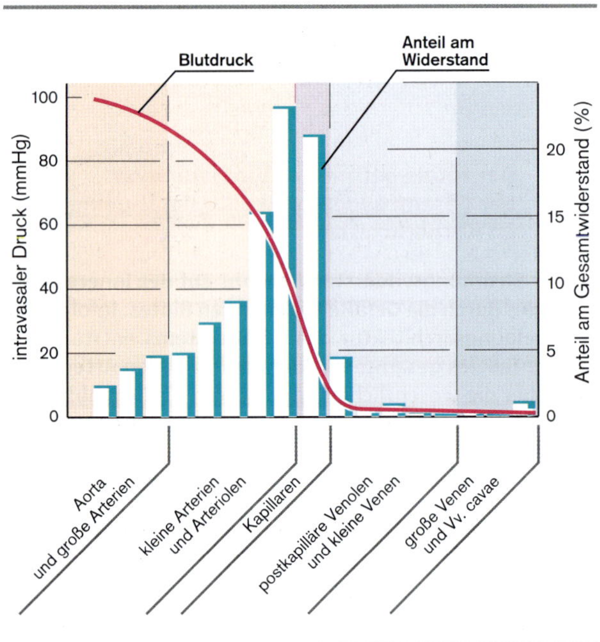

Abb. 8.**12** **Die Verteilung des Blutdrucks in den verschiedenen Abschnitten des Gefäßsystems** (rote Kurve) **ist ein Spiegelbild des jeweiligen Anteils am gesamten Strömungswiderstand.** Der größte Druckabfall findet sich in den Gefäßabschnitten mit dem höchsten Teilwiderstand.

tenden Muskulatur stark abfällt, in anderen Organen u. U. sogar zunimmt (S. 175).

Der **Widerstand der einzelnen Organkreisläufe** hängt von dem Verzweigungsgrad des arteriellen und venösen Gefäßbaums und von dem Tonus der glatten Gefäßmuskulatur ab. Nach den **Kirchhoff-Regeln** addieren sich für hintereinander geschaltete Gefäßabschnitte die Einzelwiderstände, für parallel geschaltete Gefäßabschnitte die Leitfähigkeiten (Kehrwerte der Widerstände). Der Gesamtwiderstand eines Gefäßbaums läßt sich daher ermitteln, wenn man die Einzelwiderstände aller Gefäßsegmente kennt.

In jedem einzelnen Gefäßabschnitt mit dem Radius r und der Länge l errechnet sich der Strömungswiderstand R, der durch die innere Reibung (Viskosität η) der strömenden Flüssigkeit entsteht, nach

$$R = \frac{8}{\pi} \cdot \eta \cdot \frac{l}{r^4}$$

Durch Kombination mit dem Ohmschen Gesetz ($\dot{Q} = \Delta P/R$) ergibt sich das **Hagen-Poiseuille-Gesetz:**

$$\dot{Q} = \Delta P \cdot \frac{\pi}{8} \cdot \frac{1}{\eta} \cdot \frac{r^4}{l}$$

Die wesentliche Aussage dieser Gleichung ist, daß bei einer gegebenen Druckdifferenz ΔP die Höhe der Durchblutung $\dot{Q}$ vor allem vom Gefäßradius (r^4) bestimmt wird. Damit erhält die Regulierung des Gefäßradius durch die glatte Muskulatur eine dominierende Bedeutung für die Regulation der Durchblutung. Erst in zweiter Linie hängt die Durchblutung von der Viskosität des Blutes ab.

Strömungswiderstand und intravasaler Druck sind im Gefäßsystem nicht gleichmäßig verteilt

Nicht alle Abschnitte des Gefäßsystems liefern den gleichen Beitrag zum totalen peripheren Widerstand (Abb. 8.**12**). Vielmehr ist der größte Teil des Widerstandes in den präkapillären Arteriolen und kleinen Arterien lokalisiert, die daher auch als **Widerstandsgefäße** bezeichnet werden. Der Anteil insbesondere der venösen Gefäße am totalen peripheren Widerstand des Kreislaufsystems ist vergleichsweise gering.

Wenn daher der Strömungswiderstand in verschiedenen Organen unterschiedlich ist, so ist dies zwar auch Folge der unterschiedlichen Gefäßdichte dieser Gewebe, vor allem aber Folge eines unterschiedlichen Tonus der präkapillären Widerstandsgefäße. Die Durchblutung und ihre Verteilung innerhalb eines Gewebes wird somit weitgehend durch **Veränderung des Arteriolendurchmessers** reguliert. Durchblutungsregulation heißt im wesentlichen Regulation des Muskeltonus kleiner Arterien und Arteriolen.

Da die Stromstärke in allen hintereinandergeschalteten Abschnitten des Gefäßsystems gleich **(Kontinuitätsprinzip)**, der Strömungswiderstand aber verschieden ist, muß sich nach dem Ohmschen Gesetz auch eine typische Verteilung der intravasalen Drücke im Kreislaufsystem

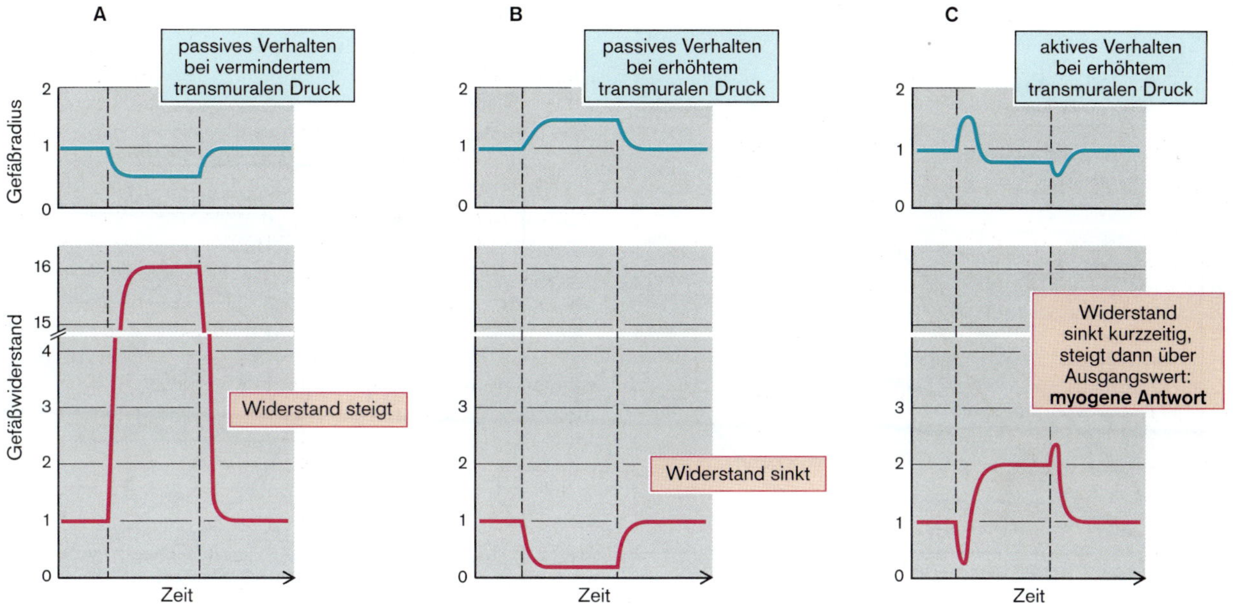

Abb. 8.**13** **Wirkung des transmuralen Drucks auf Gefäßradius und Strömungswiderstand.** Sie wird bestimmt durch passives Verhalten der Gefäßwand (**A, B**) und aktive Reaktion (**C**) der Gefäßmuskulatur.

ergeben (Abb. 8.**12**). Erwartungsgemäß findet in den großen Leitarterien nur ein relativ geringer, in den kleinsten Arterien und Arteriolen jedoch ein sehr großer Druckabfall statt. Während in kleinen Arterien von etwa 100 µm Innendurchmesser noch ein Druck von etwa 70–80 mmHg (9–10 kPa) herrscht, beträgt er in den Kapillaren noch ungefähr 20–25 mmHg (2,5–3 kPa); für das gesamte venöse System steht dementsprechend nur noch ein sehr geringer treibender Druck zur Verfügung.

Diese Druckverteilung ist allerdings eine Idealisierung, da infolge lokaler Unterschiede im Strömungswiderstand innerhalb eines Gefäßgebietes der intravasale Druck in den einzelnen Kapillaren sehr unterschiedlich ist. Darüber hinaus gibt es in einigen Organen typische Abweichungen von der Druckverteilung in Abb. 8.**12**. So ist beispielsweise der Druckabfall in den großen Arterien, die das Gehirn versorgen, deutlich größer (etwa 35% des gesamten arteriovenösen Druckgefälles) als in den großen Arterien anderer Organe.

Passive und aktive Änderungen der Gefäßweite bestimmen Druck- und Widerstandsverteilung in einem Gefäßgebiet

Bei einer Erhöhung des transmuralen Drucks P_{TM} nimmt der Radius dehnbarer Gefäße druckpassiv zu und der Strömungswiderstand dementsprechend ab (Abb. 8.**13 B**). Natürlich gilt dies bei Abnahme des transmuralen Drucks in umgekehrter Richtung (Abb. 8.**13 A**). Wird daher die arteriovenöse Druckdifferenz ΔP verändert, so bestimmt das passive bzw. aktive Dehnungsverhalten der Gefäße die dann auftretenden Veränderungen der Organdurchblutung $\dot{Q}$. Im Gegensatz zu einem starren Rohr (Gerade in Abb. 8.**14**) ist die Beziehung zwischen ΔP und $\dot{Q}$ bei einem Gefäß daher nicht linear. Vielmehr findet sich bei rein druckpassivem Verhalten der Widerstandsgefäße ein überproportionaler Anstieg von $\dot{Q}$ bei Zunahme von ΔP (orange Kurve in Abb. 8.**14**); dieses Verhalten findet sich typischerweise in der Lunge. Im Gegensatz dazu ändert sich die Durchblutung von Niere, Gehirn und intestinalem Gefäßsystem auch bei Änderung der arteriovenösen Druckdifferenz nur wenig, weil die myogene Tonussteigerung in den Arteriolen bei intravasaler Druckzunahme einen Anstieg des Widerstandes bewirkt (Abb. 8.**14**, blaue Kurven); dieses Verhalten der Durchblutung bezeichnet man als **Autoregulation**. Der Druckbereich, in dem die Autoregulation stattfindet, liegt beim Gehirn etwa zwischen 80 und 120 mmHg (10,5–16 kPa), bei der Niere zwischen 80 und 180 mmHg (11–24 kPa; Abb. 12.**11**). Außerhalb dieser Druckbereiche verhalten sich die Gefäße auch dieser Organe überwiegend druckpassiv.

Bei vielen Organen zeigt die **Druck-Stromstärke-Beziehung** einen charakteristischen Schnittpunkt mit der Abszisse (Abb. 8.**14**). Die Durchblutung fällt auf Null, obwohl noch eine endliche Druckdifferenz zwischen Arterie und Vene besteht. Die Ursache dieses Phänomens ist nicht ganz geklärt. Sowohl ein Kollaps von Widerstandsgefäßen bei niedrigem Innendruck („kritischer Verschlußdruck") als auch die Fließeigenschaften des Blutes (S. 155) sind zur Erklärung herangezogen worden.

Konstriktion oder Dilatation der Widerstandsgefäße führt nicht nur zu einer Veränderung des Gesamtwiderstandes und damit der Durchblutung, sondern auch zu einer veränderten **Druckverteilung im Gefäßsystem** (Abb. 8.**15**). Bei Dilatation der Arteriolen steigt der Druck in allen distal davon gelegenen Gefäßabschnitten an und umgekehrt. Daher reguliert der Arteriolentonus nicht

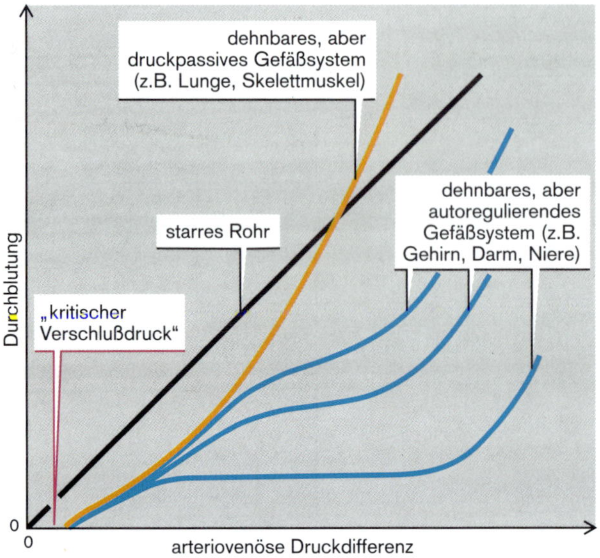

Abb. 8.**14** **Druck-Stromstärke-Beziehungen** für ein starres Rohrsystem, passiv dehnbare Gefäßsysteme und verschieden stark autoregulierende Gefäßsysteme, die sich durch die Grenzen des Autoregulationsbereichs und das Ausmaß der Konstanterhaltung der Durchblutung unterscheiden.

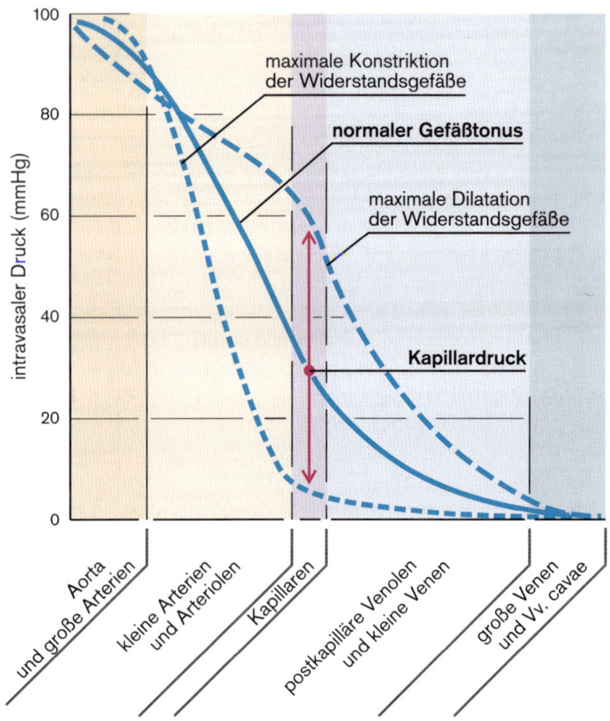

Abb. 8.**15** **Druckverteilung im Gefäßsystem im Normalzustand sowie bei maximaler Dilatation bzw. Konstriktion.** Bei maximaler Dilatation der Arteriolen wird der größte Druckabfall nach distal verschoben, bei Konstriktion nach proximal. Damit steigt bzw. fällt der Kapillardruck.

allein die Größe der Organdurchblutung, sondern auch die Höhe des Drucks in den Kapillaren.

Trotz der überragenden Bedeutung der Arteriolen für den Gesamtwiderstand des Gefäßsystems ist auch der **Widerstand der größeren Leitarterien,** vor allem bei einer Durchblutungszunahme, nicht zu vernachlässigen. Daß auch dieser Widerstand verändert werden kann, ergibt sich schon daraus, daß bei einem Widerstandsanteil dieser Gefäßabschnitte von nur 20% eine Durchblutungszunahme auf das Fünffache bei unverändertem Widerstand dieser Arterien den verfügbaren treibenden Druck völlig aufzehren würde. Bei maximaler Arteriolendilatation kann somit der normalerweise nur geringe Widerstandsanteil der großen Leitarterien oder auch der Venen eine Durchblutungssteigerung begrenzen. Dies ist besonders dann wichtig, wenn, wie etwa bei einer krankhaften Verengung **(Stenose)** der Leitarterien, deren Widerstand noch zunimmt. Es kommt dann zu einer **Einschränkung der Durchblutungsreserve,** d.h., bei gesteigerter Beanspruchung des betroffenen Organs kann die Durchblutung nicht angemessen erhöht werden. Einschränkung der Funktion und plötzliche Schmerzen im betroffenen Organ sind die typischen Folgen dieser Situation, die bei Koronararterienstenose oder Stenose einer großen Extremitätenarterie auftreten können.

Das ungewöhnliche Fließverhalten des Blutes

Das Hagen-Poiseuille-Gesetz (S. 152) ist nur für sog. Newtonsche Flüssigkeiten gültig, deren Viskosität η eine konstante Materialeigenschaft ist und nur von der Temperatur abhängt. Für solche Flüssigkeiten, z. B. für Wasser, gilt das **Newtonsche Gesetz**

$$\tau = \eta \cdot \gamma$$

demzufolge eine lineare Beziehung zwischen der auf die strömende Flüssigkeit einwirkenden Schubspannung τ und dem daraus resultierenden Schergrad γ besteht (Abb. 8.**16**).

Das Blut ist jedoch eine nichthomogene Suspension von Zellen in Plasma, deren Viskosität von der Größe der einwirkenden **Schubspannung** abhängt; man spricht daher von der sog. apparenten oder **scheinbaren Viskosität** (η_{app}). Diese beträgt bei hohen Schubspannungen (schneller Strömung) etwa 3,5 mPa · s und nimmt mit abnehmender Schubspannung, d. h. bei verlangsamter Strömung, deutlich zu (Abb. 8.**17**). Im Gegensatz dazu ist das Plasma eine Newtonsche Flüssigkeit mit einer Viskosität von etwa 1,2 mPa · s. Bei der Beschreibung des Fließverhaltens des Blutes wird oft auch die sog. **relative Viskosität** angegeben, d. h. der Quotient aus der scheinbaren Blutviskosität und der Plasmaviskosität. Ursachen für das rheologische Verhalten (Fließverhalten) des Blutes sind Deformierung und Orientierung der Erythrozyten in schneller Strömung sowie die Bildung von vernetzten **Erythrozytenaggregaten** (Geldrollen, Rouleaux) bei langsamer Strömung (Abb. 8.**17**). Bei extrem niedriger Schubspannung steigt die scheinbare Viskosität gegen Unendlich an; das bei höheren Schubspannungen dünnflüssige Blut wird nun zum Festkörper.

Bei künstlich hergestellten Suspensionen ist dieses Fließverhalten vielfach erwünscht. So sollen Dispersionsfarben während des Streichens (hohe Schubspannungen) möglichst dünnflüssig sein, aber dann, wenn man sie in Ruhe läßt (niedrige Schubspannungen), zähflüssig werden und nicht spontan wieder ablaufen. Beim Ketchup ist es weniger erwünscht als überraschend, wenn aus der umgedrehten Flasche spontan nichts herausläuft (Festkörperverhalten bei geringer Schubspannung), nach dem Faustschlag auf den Flaschenboden (hohe Schubspannung) sich aber unerwünscht viel in Bewegung setzt.

Die Viskosität des Blutes ist ferner von dem **Durchmesser** des **durchströmten Gefäßes** abhängig (Fåhraeus-Lindqvist-Effekt, Abb. 8.**18**). Dies ist eine Folge der sog. **Axialmigration,** d. h. der Eigenschaft deformierbarer Erythrozyten, sich in einem durchströmten Gefäß in Richtung auf die Gefäßmitte zu bewegen. Dieser Effekt wird erst in Blutgefäßen mit Durchmessern von weniger als etwa 300 µm deutlich. Daher ist die effektive Viskosität des Blutes im Gefäßsystem der Mikrozirkulation geringer (etwa nur halb so groß!) wie in den großen Leitarterien oder -venen.

Von großer, auch klinischer Bedeutung ist die starke Abhängigkeit der scheinbaren Blutviskosität vom **Hämatokrit** (Abb. 8.**17**). Dementsprechend ist der periphere Widerstand bei Anämie erniedrigt, bei Polyzythämie er-

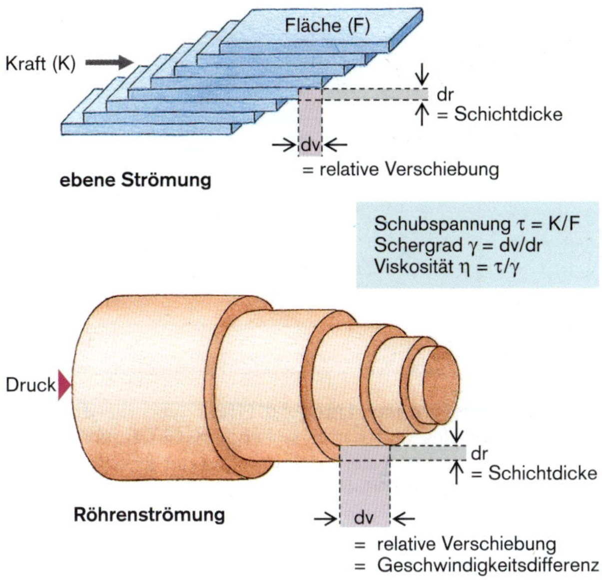

Abb. 8.**16** **Definition der Schubspannung und des Schergrades in der ebenen Strömung** (oben) **bzw. der Röhrenströmung** (unten). Das Ausmaß der relativen Verschiebung der gedachten Flüssigkeitslamellen hängt nach Newtons Gesetz von dem Zähigkeitskoeffizienten der Flüssigkeit, d. h. ihrer Viskosität ab. In der Röhrenströmung ergibt sich ein Geschwindigkeitsprofil, weil die Reibungsfläche zwischen zwei benachbarten Flüssigkeitslamellen nicht wie in der ebenen Strömung überall gleich groß ist, sondern zur Rohrachse hin kleiner wird.

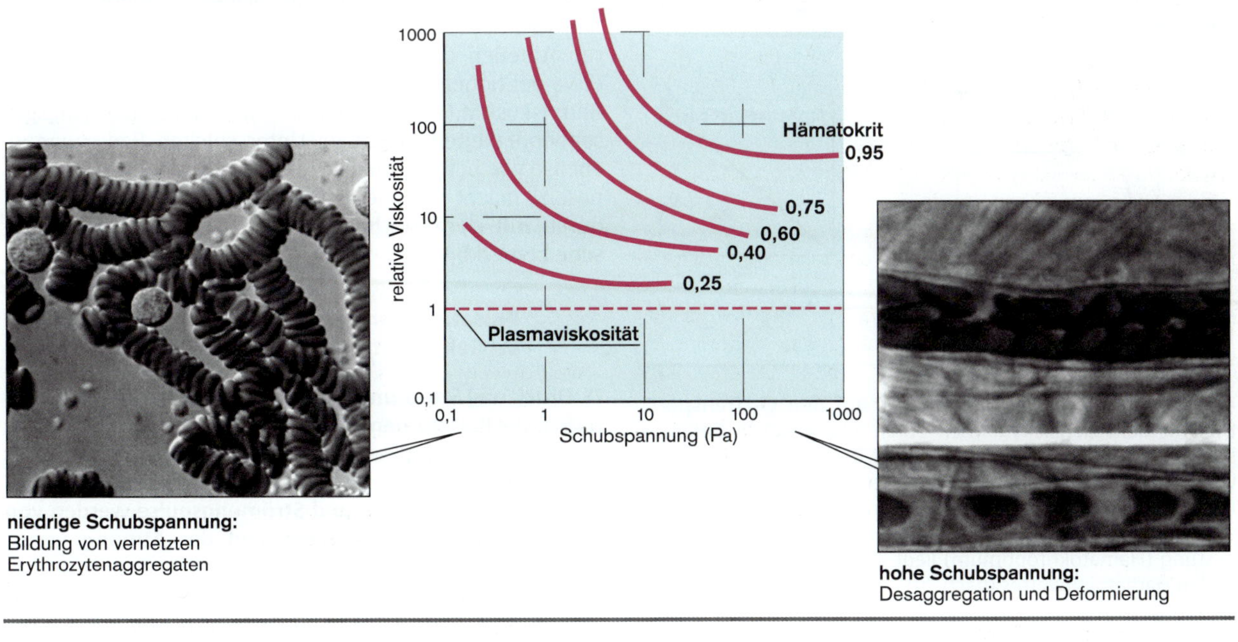

Abb. 8.**17** **Die scheinbare Viskosität des Blutes steigt mit abnehmender Schubspannung und mit zunehmendem Hämatokrit deutlich an.** Hier dargestellt ist die relative Viskosität, d. h. der Quotient aus der scheinbaren Viskosität des Blutes und der des Plasmas. Die wesentlichen Ursachen dieses Fließverhaltens sind die Aggregation von Erythrozyten bei niedrigen Schubspannungen und ihre Deformierung bei hohen Schubspannungen.

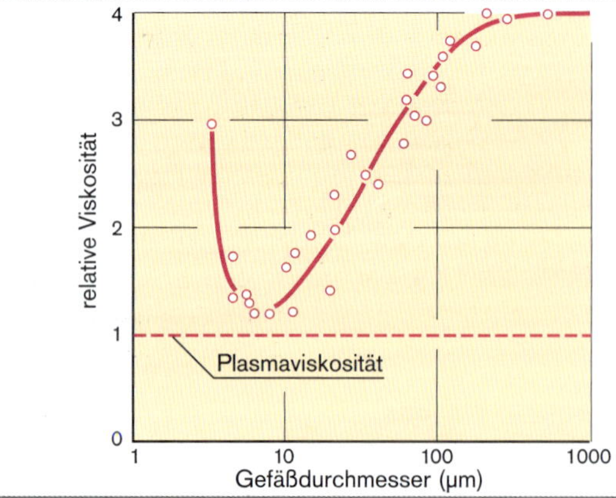

Abb. 8.**18** Mit **Fåhraeus-Lindqvist-Effekt** wird die Abnahme der Viskosität des Blutes mit sinkendem Gefäßdurchmesser bezeichnet. Ursache ist die Axialmigration der Erythrozyten. In Gefäßen mit Durchmessern < 10 µm wird allerdings bald die Verformbarkeitsgrenze der Erythrozyten erreicht, und die Viskosität steigt wieder stark an. Dargestellt ist auf der Ordinate die relative Viskosität, d. h. der Quotient aus scheinbarer Viskosität des Blutes und Plasmaviskosität.

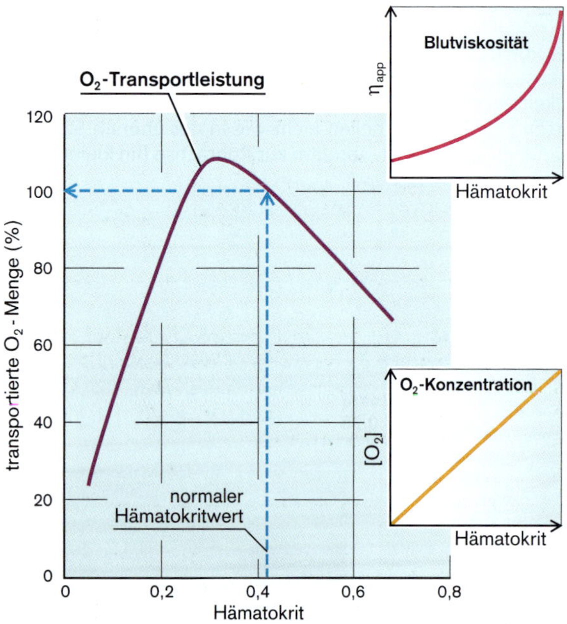

Abb. 8.**19** **Einfluß des Hämatokrits auf den O_2-Transport.** Die mit dem Herzzeitvolumen durch das gesamte Gefäßsystem transportierte O_2-Menge nimmt bei hohem Hämatokrit wegen der Steigerung der scheinbaren Blutviskosität und bei niedrigem Hämatokrit wegen der Verminderung der O_2-Konzentration im Blut deutlich ab. Die maximale O_2-Transportleistung (Hämatokritoptimum) liegt etwas unterhalb des normalen Hämatokritwertes (nach 20).

höht; beides bedeutet eine Mehrbelastung für das Herz, weil im einen Fall das Herzzeitvolumen wegen der verminderten Nachlast (S. 129) deutlich steigt, im anderen der vom Herzen zu überwindende periphere Widerstand zunimmt. Bei Abweichungen vom normalen Hämatokrit ändern sich das Herzzeitvolumen (wegen der Viskositätsänderung) und die O_2-Kapazität des Blutes (wegen der veränderten Hämoglobinkonzentration) gegensinnig. Daher ergibt sich für die globale O_2-Transportleistung (HZV × arterielle O_2-Konzentration) ein **Hämatokritoptimum,** das leicht unter dem normalen Hämatokrit des Blutes liegt (Abb. 8.**19**).

Für einen nichttrainierten alten Menschen kann daher zur Steigerung der Organversorgung eine künstliche Blutverdünnung bei konstantem Blutvolumen **(isovolämische Hämodilution)** u. U. günstiger sein als eine Transfusion von Erythrozytenkonzentrat. Für einen trainierten Sportler andererseits könnte eine Hämatokriterhöhung durch Höhenaufenthalt oder Eigentransfusion von Erythrozyten („Blutdoping") leistungssteigernd wirken, weil sein Herzmuskel den erhöhten Widerstand besser überwinden kann.

Das Hagen-Poiseuille-Gesetz (S. 152) sagt, daß der Strömungswiderstand linear von der Blutviskosität abhängig ist. Dies trifft nur dann zu, wenn die Strömung **laminar** ist, weil nur dann die potentielle Druckenergie ausschließlich durch innere Reibung in Wärme überführt wird. Bei **turbulenter** Strömung entstehen zusätzliche Energieverluste durch die Trägheit der Flüssigkeit, weil die Flüssigkeitsbewegung nicht allein in Stromrichtung, sondern auch quer zu ihr erfolgt und daher ständige Beschleunigung bzw. Abbremsung von Flüssigkeitselementen stattfindet. Die **Strömung im Gefäßsystem** ist jedoch unter physiologischen Bedingungen **weitgehend laminar.** Turbulenz tritt normalerweise nur kurzfristig (während der Austreibung des Schlagvolumens) im Anfangsteil des Aortenbogens auf, kann aber auch in weiteren Anteilen des arteriellen Systems entstehen, wenn, etwa bei hohem Herzzeitvolumen und stark erniedrigter Blutviskosität (z. B. bei Anämie), sehr hohe Strömungsgeschwindigkeiten auftreten. Unter solchen Bedingungen, ebenso wie bei pathologischen Gefäßveränderungen (Stenosen), macht sich die turbulente Strömung gelegentlich durch mit dem Stethoskop **hörbare Strömungsgeräusche** bemerkbar.

Pulsation von Druck und Strömung im Gefäßsystem

›› Druck und Strömung im Arteriensystem zeigen charakteristische Pulsationen, deren Form und Amplitude von der Dehnbarkeit (Windkesselwirkung) der Gefäße bestimmt und durch Palpation von Arterien untersucht werden können. Venöse Druck- und Strömungspulse werden von der Sogwirkung des Herzens und der Atmung verursacht. ‹‹

Die Form des **Druckpulses** in der Aorta (Abb. 8.**8**, S. 150), der sich als **Druckwelle** auch in die peripheren Gefäße fortpflanzt, ändert sich wegen der nach distal abnehmenden Dehnbarkeit der Gefäßwände und wegen der Überlagerung mit reflektierten Druckwellen, die aus der Kreislaufperipherie zurückkehren (Abb. 8.**20**). In den großen muskulären Arterien (A. femoralis, A. subclavia etc.) nimmt die Druckpulsamplitude zunächst zu, wird dann aber in noch weiter peripheren Arterien zunehmend gedämpft. In den Kapillaren finden sich nur relativ geringe pulsatorische Druckschwankungen, die bei maximaler Vasodilatation deutlicher werden. Die vom linken Ventrikel erzeugte Druckwelle läuft mit einer Geschwindigkeit von etwa 3 – 5 m/s in der Aorta und von etwa 5 – 10 m/s in den großen Leitarterien, aber nur von etwa 1 – 2 m/s in den Venen über das Gefäßsystem. Diese **Geschwindigkeiten der Druckpulswelle** sind deutlich höher als die in den gleichen Gefäßen herrschenden Strömungsgeschwindigkeiten (Abb. 8.**21**). Durch Betasten (Palpation) einer Arterie (z. B. der A. radialis) kann man Form und Amplitude des sich über das Arteriensystem ausbreitenden Druckpulses untersuchen. Anhand der sog. **Pulsqualitäten** läßt sich neben der absoluten Höhe des Innendrucks auch die Geschwindigkeit des Druckanstiegs sowie die Druckamplitude und damit indirekt das Schlagvolumen und die Dehnbarkeit des arteriellen Windkessels qualitativ bewerten. Diese einfache Untersuchungsmethode ist auch an anderen peripheren Arterien, z. B. bei Verdacht auf das Vorliegen einer durchblutungsmindernden Gefäßstenose, aufschlußreich.

Die diskontinuierliche Fördertätigkeit des Herzens erzeugt im Gefäßsystem auch eine **pulsierende Strömung**, die infolge der Windkesselfunktion elastischer Gefäße von zentral nach peripher zunehmend gedämpft wird (Abb. 8.**21**). Schon in den peripheren Arterien fällt die „diastolische" Stromgeschwindigkeit daher nicht mehr auf Null, und in den Kapillaren ist die Strömung praktisch kontinuierlich. Der linke Ventrikel muß daher in der Austreibungsphase nicht das gesamte Blutvolumen, sondern nur das Schlagvolumen und den Inhalt des Anfangsteils der Aorta von einer Geschwindigkeit von nahe Null auf einen Spitzenwert von etwa 1,5 m/s beschleunigen. Die mit zunehmendem Lebensalter auftretende Versteifung der großen arteriellen Gefäße (Abb. 8.**53**, S. 183) hat daher auch Folgen für die Leistungsanforderung an das Herz. Je geringer die Dehnbarkeit und daher die Windkesselwirkung der Gefäße, desto größer ist das vom linken Ventrikel zu beschleunigende Blutvolumen und damit die zu leistende **Beschleunigungsarbeit** (S. 127).

Die Abschwächung der Druck- und Strompulse in den peripheren Abschnitten des Gefäßsystems wird von der Höhe des Strömungswiderstandes bestimmt. Bei hoher Durchblutung und niedrigem Widerstand können Druck- bzw. Strompulse beispielsweise in den Fingerspitzen deutlich subjektiv wahrnehmbar sein. In den größeren Venen überlagert sich der durch den linken Ventrikel erzeugte, schon stark abgeschwächte Strompuls mit den Druckschwankungen, die durch die rhythmische Ansau-

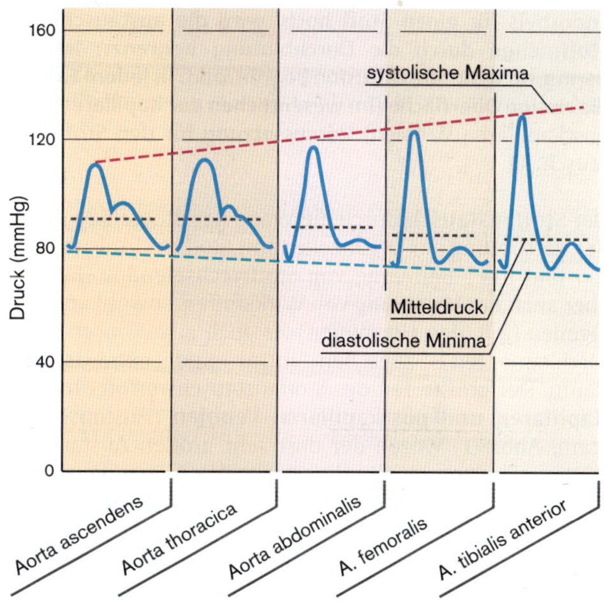

Abb. 8.**20** **Änderung des Druckpulses im Verlauf der großen Leitarterien.** Die Zunahme der Druckamplitude ist Folge des Anstiegs des systolischen und der geringeren Abnahme des diastolischen Drucks. Der Mitteldruck fällt entlang dieser Leitarterien nur wenig ab (nach 12).

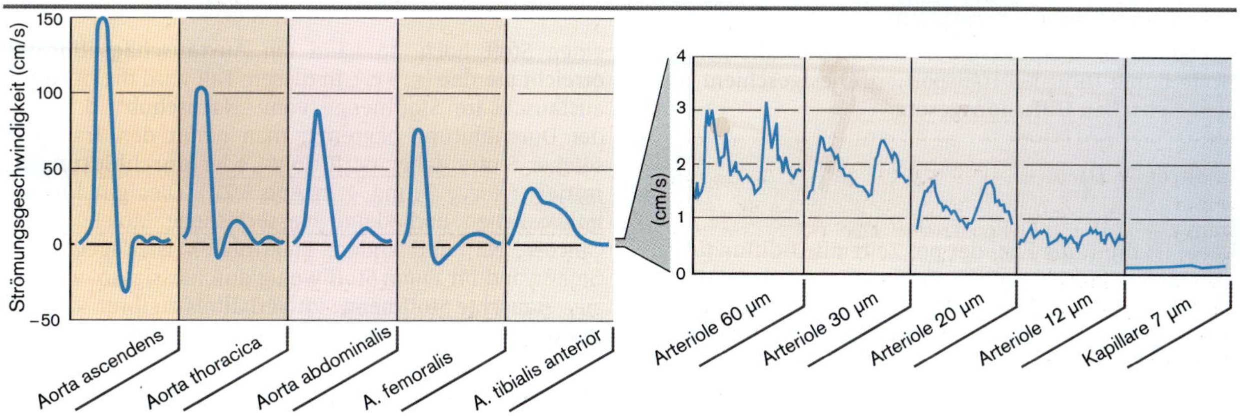

Abb. 8.**21** **Strompulse im arteriellen System.** Die am Eingang des arteriellen Systems noch pulsierende Strömung nimmt mit zunehmender Entfernung von der Aortenklappe immer mehr kontinuierlichen Charakter an. In den Kapillaren ist der Strompuls fast völlig gedämpft (nach 12 und 15).

gung des Blutes in den Thorax, durch die Atmung und durch die Pumptätigkeit des rechten Herzens erzeugt werden. Daher ist die Form venöser Strompulse von der im Arteriensystem sehr verschieden (vgl. Aortendruck und zentralvenösen Druck in Abb. 8.**29**, S. 164).

8.4 Stofftransport: Mengen, Membranen, Mechanismen

» Die wichtigste Barriere für die überwiegend passiven Austauschvorgänge durch die Gefäßwand ist das Endothel, dessen Struktur und Durchlässigkeit in verschiedenen Organen sehr unterschiedlich ist. Ist die Permeabilität des Endothels für einen Stoff hoch, wird die austauschbare Stoffmenge durch die Durchblutung begrenzt; ist sie gering, so wirkt die Diffusion begrenzend. In jedem Fall ist die riesige Oberfläche (im wesentlichen der Kapillaren und postkapillären Venolen) Voraussetzung für den Stoffaustausch. «

Der **Stoffaustausch** durch die Wand der Blutgefäße dient der Versorgung der Organzellen mit Stoffwechselsubstraten und ihrer Befreiung von Stoffwechselendprodukten, aber auch der Verteilung von Wirkstoffen, sowohl körpereigenen (z.B. den Hormonen) als auch zugeführten (z.B. Medikamenten), zwischen intra- und extravasalem Raum. Der größte Teil des Stoffaustauschs erfolgt in den **Kapillaren und postkapillären Venolen** (Austauschsystem, Abb. 8.**1**) wegen der dort sehr großen Austauschfläche, die sich durch die starke Verzweigung ergibt (S. 147 f. und Abb. 8.**5**). Für gut lipidlösliche Stoffe wie etwa die Atemgase CO_2 und O_2 ist die Gefäßwand praktisch kein Hindernis, so daß solche Stoffe auch durch die Wand der Arteriolen ins Gewebe diffundieren können. Die entscheidenden Austauschvorgänge durch die Gefäßwand sind **überwiegend passiv.** Aktive Transportmechanismen, die an Epithelien (z.B. der Darmschleimhaut oder der Nierentubuli) eine große Rolle spielen, finden zwar auch am Endothel statt. Sie sind jedoch für den Stoffaustausch durch die Gefäßwand nur dort wesentlich, wo, wie im Gehirn, wegen besonders ausgeprägter Undurchlässigkeit der Gefäßwand (Blut-Hirn-Schranke, Kap. 3 und 31) der passive Transport stark behindert ist.

Sowohl durch die Gefäßwand als auch innerhalb des interstitiellen Raumes werden Wasser und alle gelösten Stoffe durch Diffusion transportiert. Dies geschieht nach dem **Fickschen Diffusionsgesetz**

$$dn/dt = D \cdot A \cdot \frac{c_i - c_o}{x}$$

Dabei ist dn/dt die Zahl der pro Zeiteinheit diffundierenden Moleküle, D der Diffusionskoeffizient des gelösten Stoffes, $(c_i - c_o)$ die Konzentrationsdifferenz zwischen der Innenseite (i) und der Außenseite (o) der Gefäßwand, x deren Dicke und A die Größe der Austauschfläche.

Diffundiert ein bestimmter Stoff aus einem Gefäß in das umgebende Gewebe, so fällt bei gegebener Stoffkonzentration im Interstitium (c_o) die Stoffkonzentration im Gefäß (c_i) exponentiell über die Gefäßlänge ab (Abb. 8.**22**). Ist die Durchlässigkeit der Gefäßwand für einen Stoff hoch, so kann ein **Austauschäquilibrium** erreicht werden $(c_v = c_o)$. In diesem Fall wird die maximal austauschbare Stoffmenge vom „Nachschub", d.h. von der Durchblutung begrenzt; man nennt den Transport solcher Stoffe daher perfusions- oder **durchblutungslimitiert** (Kurve 3 und 4 in Abb. 8.**22**). Dies gilt für alle lipidlöslichen und kleine wasserlösliche Moleküle (O_2, Glucose, Na^+ und andere Elektrolyte). Ist dagegen die Gefäßwand für einen Stoff wenig durchlässig, so wird die ausgetauschte Stoffmenge im Verhältnis zu ihrer Nachlieferung im Blutstrom gering sein; ein Austauschäquilibrium wird nicht erreicht $(c_v \gg c_o)$. In diesem Fall hängt die Menge des austauschbaren Stoffes vor allem von seiner Diffusionsgeschwindigkeit durch die Wand ab; man nennt den Transport solcher Stoffe **diffusionslimitiert** (Kurve 1 und 2 in Abb. 8.**22**). Dies gilt für wasserlösliche großmolekulare Stoffe, z.B. Proteine.

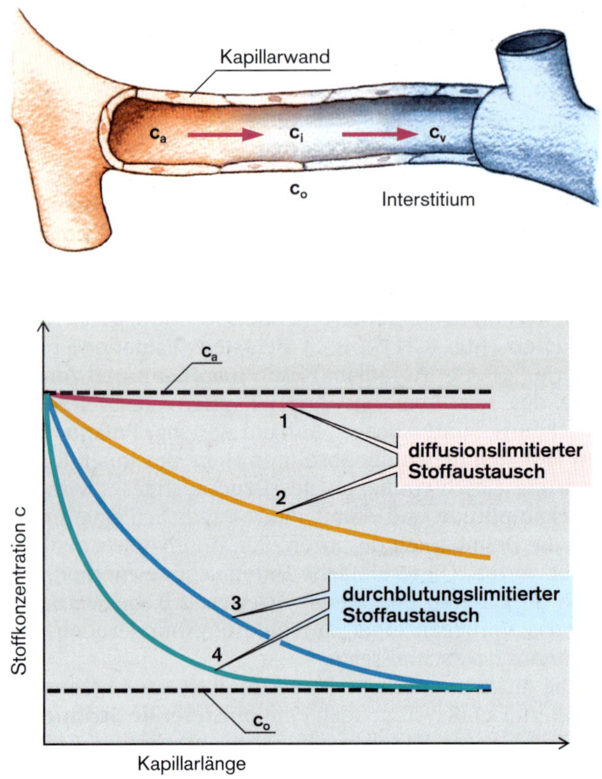

Abb. 8.**22** **Diffusion eines Stoffes aus einer Kapillare.** Die Konzentration des Stoffes innerhalb der Kapillare (c_i) nimmt in Längsrichtung ab. Ist die Gefäßwand nur wenig für den Stoff durchlässig, so wird dessen Konzentration am venösen Ende (c_v) sich kaum von der am arteriellen (c_a) unterscheiden (Diffusionslimitierung; Kurve 1). Je besser die Wanddurchlässigkeit ist (Kurven 2–4), desto schneller sinkt die Innenkonzentration auf die Konzentration im umgebenden Interstitium (c_o) ab. Bei hoher Durchlässigkeit der Wand wird ein Austauschäquilibrium erreicht (Kurven 3 und 4); der Stofftransport ist dann nur noch durchblutungslimitiert.

Die durch die Gefäßwände transportierten Stoffmengen sind für verschiedene Stoffe je nach ihrem Transportweg sehr verschieden. Durch **Diffusion** werden im gesamten Kreislaufsystem etwa 75000 l Wasser pro Tag in beiden Richtungen durch die Gefäßwand ausgetauscht, ebenso etwa 20000 g Glucose. Die Nettobewegung dieser beiden Stoffe von der Blutbahn ins Gewebe, also die Differenz zwischen „Einwärts-" und „Auswärts"diffusion, ist hingegen vergleichsweise sehr klein (für Glucose etwa 400 g pro Tag). Wasser kann allerdings auch durch **Filtration** durch die Gefäßwand ins Gewebe übertreten. Die filtrierte Menge ist mit etwa 20 l pro Tag vergleichsweise gering. Sie macht nur etwa 0,5% der im Gefäßsystem strömenden Flüssigkeitsmenge (Plasmazeitvolumen etwa 4000 l pro Tag) aus; die Gefäßwand ist somit ziemlich „wasserdicht".

Wichtigste Barriere für den Stoffaustausch zwischen intra- und extravasalem Raum ist das Gefäßendothel

Dicke, Kontinuität und Feinstruktur des Endothels können in verschiedenen Organen sehr unterschiedlich sein, so daß man verschiedene **Typen des Kapillarendothels** differenziert (Abb. 8.**23**), die sich durch die Größe und Häufigkeit von potentiellen Durchtrittsstellen (Interzellularfugen, Fenestrationen, intraendotheliale Lücken) unterscheiden.

Da Zellmembranen zu wesentlichen Teilen aus Lipiden bestehen, können **lipidlösliche Stoffe** relativ leicht durch die luminale und abluminale Membran der Endothelzellen (transzellulär) hindurchdiffundieren (Abb. 8.**24**); ihrem Austausch steht daher auch die gesamte Gefäßoberfläche zur Verfügung. Für **wasserlösliche Stoffe** hingegen ist nur ein sehr kleiner Teil (< 0,5%) der Gefäßoberfläche durchlässig; diese Stoffe werden überwiegend durch die Interzellularfugen (parazellulär) ausgetauscht (Abb. 8.**24**). Als weitere, jedoch umstrittene Passagewege gelten die membranumschlossenen **Vesikel** (Durchmesser etwa 50 nm), die mit der luminalen und abluminalen Zelloberfläche, teilweise aber auch miteinander in Verbindung stehen (Abb. 8.**24**).

Wasser und wasserlösliche Stoffe werden durch sog. Porensysteme der Endothelbarriere ausgetauscht

» Je größer das Molekulargewicht eines Stoffes, desto mehr ist seine Passage durch die Poren behindert (molekulare Siebung). Die Filtration von Wasser wird von hydrostatischen und kolloidosmotischen Druckdifferenzen sowie von der Größe der Oberfläche und von der hydraulischen Leitfähigkeit der Gefäßwand bestimmt. Ein Filtrationsäquilibrium wird nur annähernd erreicht, und die Diskrepanz zwischen Auswärts- und Einwärtsfiltration (etwa 10%) wird durch den Lymphstrom ausgeglichen. «

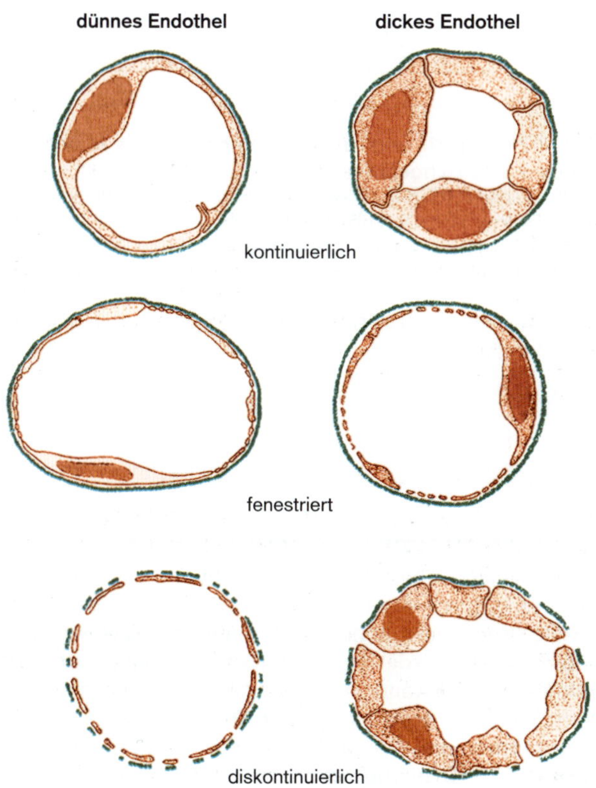

Abb. 8.**23** **Schematische Darstellung verschiedener Typen des Kapillarendothels.** Die Darstellungen rechts und links unterscheiden sich im wesentlichen durch die Dicke des Endothels. Als äußerste Wandschicht ist hier die Basalmembran dargestellt (nach 7).

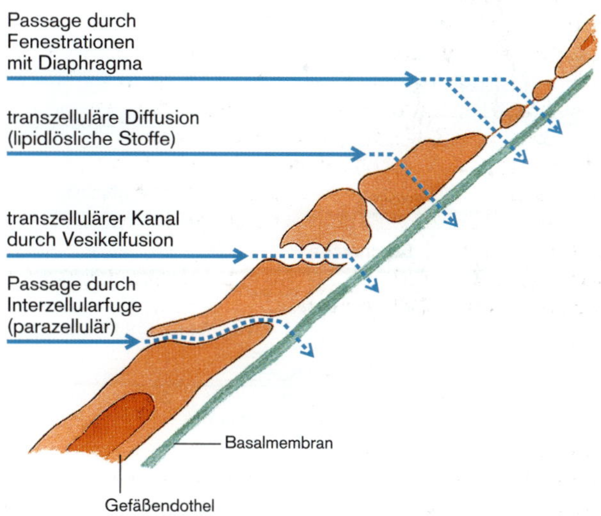

Abb. 8.**24** **Wege für die Stoffpassage durch das Gefäßendothel.** Die Verfügbarkeit dieser Passagewege im Endothel einer Gefäßprovinz bestimmt dessen Leitfähigkeit.

Da die Zellmembran für wasserlösliche Substanzen sehr wenig durchlässig ist, können diese Stoffe nur durch „Lücken" passieren. Man stellt sich dabei zwei verschiedene **funktionelle „Porensysteme"** vor: kleine Poren (2–5 nm Durchmesser) und wesentlich weniger zahlreiche, große Poren (Durchmesser 20–80 nm), deren Anzahl in Richtung auf das venöse Kapillarende zunimmt **(Permeabilitätsgradient)**. Es ist wahrscheinlich, daß die kleinen Poren im wesentlichen den Interzellularfugen entsprechen, während Fenestrationen und Vesikel wahrscheinlich das große Porensystem darstellen (Abb. 8.**24**).

Je nach der Größe der diffundierenden Moleküle (Tab. 12.**1**, S. 296) kann ihre Diffusion durch die Poren mehr oder weniger stark behindert sein. Kleine Moleküle, z. B. Glucose (Radius etwa 0,4 nm) zeigen weitgehend freie Diffusion durch die Membranporen; bei Albumin (Radius 3–4 nm) ist die Behinderung schon erheblich und bei noch größeren Proteinen so stark, daß diese die Endothelbarriere kaum passieren können. Das Ausmaß der Passagebehinderung verschiedener Stoffe in ein und demselben Gefäßgebiet wird in Abb. 8.**25** durch den **Permeabilitätskoeffizienten P**

$$P = \frac{D}{x} \cdot \frac{F_P}{F}$$

ausgedrückt, wobei der Anteil der gesamten Querschnittsfläche der Poren (F_p) an der gesamten Austauschfläche (F) berücksichtigt ist (x = Dicke der Gefäßwand, D = Diffusionskoeffizient).

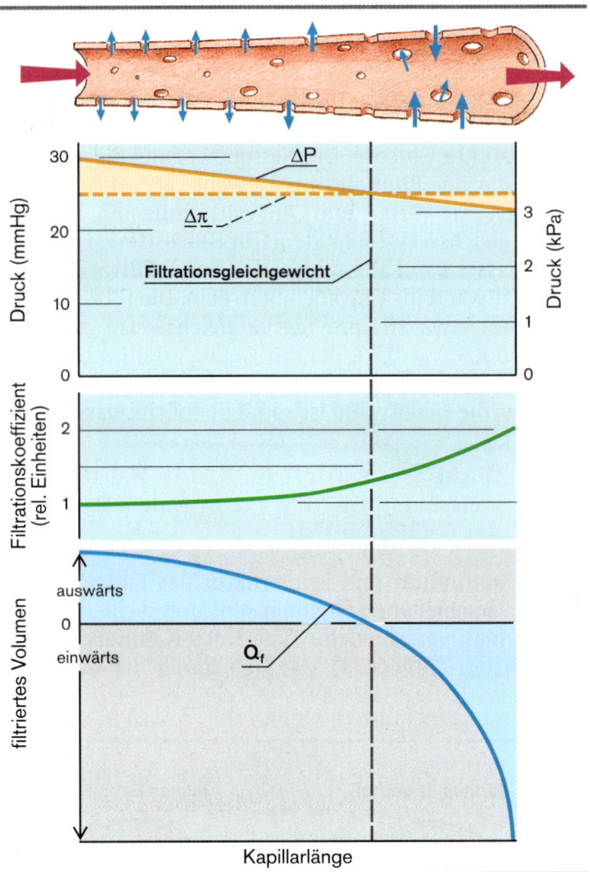

Abb. 8.**26** **Flüssigkeitsaustausch entlang eines hypothetischen Austauschgefäßes.** In der Längsrichtung nimmt die hydraulische Leitfähigkeit wegen der Dichte und Größenverteilung hydrophiler Durchtrittsporen ebenso zu wie die Austauschoberfläche. (Das Produkt beider Größen ist der Filtrationskoeffizient.) Daher ist die Größe des filtrierten Volumens nicht linear mit dem effektiven Filtrationsdruck verknüpft. Im gezeigten Fall tritt ein Filtrationsgleichgewicht etwa nach $^2/_3$ der Kapillarlänge ein.

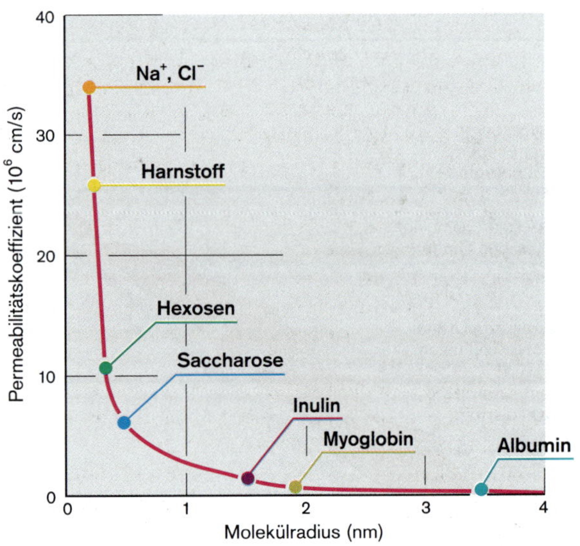

Abb. 8.**25** **Durchlässigkeit (Permeabilität) der Kapillarmembran.** Sie nimmt mit steigendem Molekülradius verschiedener wasserlöslicher Stoffe stark ab; dies beruht auf der zunehmenden Behinderung des Stoffdurchtritts bei der Passage durch die Porensysteme (molekulare Siebung; s. a. Tab. 12.1, S. 296).

Filtration von Flüssigkeit: hydrodynamische Strömung durch die poröse Kapillarwand

Die für wasserlösliche Stoffe verfügbaren Durchtrittsporen sind im Verhältnis zum Molekülradius des Wassers groß, so daß bei bestehender Druckdifferenz eine Wasserströmung durch das Endothel möglich ist. Da der intravasale Druck meist höher ist als der extravasale Druck im Interstitium, würde die Blutflüssigkeit völlig durch die undichte Gefäßwand in das extravasale Gewebe versikkern, wenn der **hydrostatischen Druckdifferenz** ΔP zwischen Innen- und Außenseite der Kapillarwand nicht eine **osmotische Druckdifferenz** Δπ entgegenstünde. Diese osmotische Druckdifferenz, mit deren Hilfe das Wasser zurückgehalten wird, wird durch die Proteine erzeugt, für die die Kapillarwand eine wirksame Barriere darstellt. Da die Gefäßwand selbst Proteine je nach Molekulargewicht in begrenztem Umfang passieren läßt, muß die gesamte osmotische Druckdifferenz mit dem sog. osmotischen **Reflexionskoeffizienten** σ korrigiert werden (S. 739).

Dieser hat den Wert 1 für Moleküle, die von der Gefäßwand zurückgehalten (reflektiert) werden, und den Wert 0 für solche, die frei passieren können. Die transmurale Flüssigkeitsströmung, die als Folge ungleicher hydrostatischer und osmotischer Kräfte entsteht, nennt man **Filtration;** sie kann entweder gewebewärts (Auswärtsfiltration) oder lumenwärts (Einwärtsfiltration = Reabsorption) gerichtet sein (Abb. 8.**26**).

Nach dem sog. **Starling-Gesetz** ist der **effektive Filtrationsdruck** P_{eff}, der die Filtration treibt, gleich der Differenz von hydrostatischen (P) und osmotischen (π) Drükken innerhalb (i) und außerhalb (o) des Gefäßes:

$$P_{eff} = \Delta P - \Delta\pi = (P_i - P_o) - (\pi_i - \pi_o)$$

Das bei einem bestimmten Filtrationsdruck tatsächlich filtrierte Flüssigkeitsvolumen $\dot{Q}_f$ hängt außerdem von der hydraulischen Leitfähigkeit der Gefäßwand und von der Filtrationsfläche ab. Das Produkt dieser beiden Größen wird durch den **Filtrationskoeffizienten** K_f beschrieben:

$$\dot{Q}_f = K_f \cdot P_{eff} = K_f \cdot (\Delta P - \Delta\pi).$$

In der Niere (S. 294) und im Dünndarm ist K_f besonders hoch (fenestriertes Endothel), im Skelettmuskel (kontinuierliches Endothel) etwa 100fach niedriger. Da das Filtrations-/Reabsorptions-Gleichgewicht für die Verteilung der extrazellulären Flüssigkeit zwischen Intra- und Extravasalraum und damit auch für das Füllungsvolumen des Gefäßsystems wesentlich ist, sollen die Größen, die dieses Gleichgewicht bestimmen, jetzt im Detail dargestellt werden.

Der **hydrostatische Druck in den Kapillaren** (P_i; für den Körperkreislauf im Mittel etwa 25 mmHg = 3,3 kPa, für den Lungenkreislauf etwa 10 mmHg = 1,3 kPa) ändert sich bei Änderungen des Arteriolentonus (Abb. 8.**15**, S. 154). Daher hat eine Durchblutungssteigerung durch Dilatation der Arteriolen auch eine vermehrte Filtration ins Gewebe zur Folge und umgekehrt (Abb. 8.**27**). Da der postkapilläre Strömungswiderstand meist niedrig und nur wenig veränderlich ist, führen vor allem venöse Druckänderungen zu entsprechender Änderung des Kapillardrucks und beeinflussen daher die Filtration. Dies kann z. B. bei manchen Menschen, selbst gesunden, zum Anschwellen der Füße nach langem Stehen, vor allem bei warmem Wetter (hoher venöser Druck, niedriger arterieller Widerstand) führen und macht auch verständlich, daß bei Patienten mit Rechtsherzinsuffizienz (S. 151) Ödeme an den Beinen entstehen können.

Der **hydrostatische Druck im Interstitium** (P_o) ist normalerweise sehr gering; die Werte variieren je nach Meßmethode zwischen + 5 und – 6 mmHg. Wahrscheinlich ist der Druck im Interstitium auch infolge der großen Compliance des interstitiellen Gewebes relativ konstant. Ausnahmen hiervon sind allerdings in feste Kapseln eingeschlossene Organe (Gehirn, Niere, Knochenmark), in denen der Gewebedruck sich proportional den intravasalen Drücken ändern kann.

Der **kolloidosmotische Druck des Plasmas** (π_i) ist im wesentlichen von der Plasmaproteinkonzentration abhängig. Infolge der heterogenen Zusammensetzung der Plasmaproteine ist er jedoch ihrer Konzentration nicht proportional (Abb. 32.**1**, S. 740). Als normaler Mittelwert gilt ein Druck von etwa 25 mmHg (3,3 kPa). Bei Proteinmangel im Plasma ist der kolloidosmotische Druck vermindert und die Auswärtsfiltration daher gesteigert (Eiweißmangelödeme).

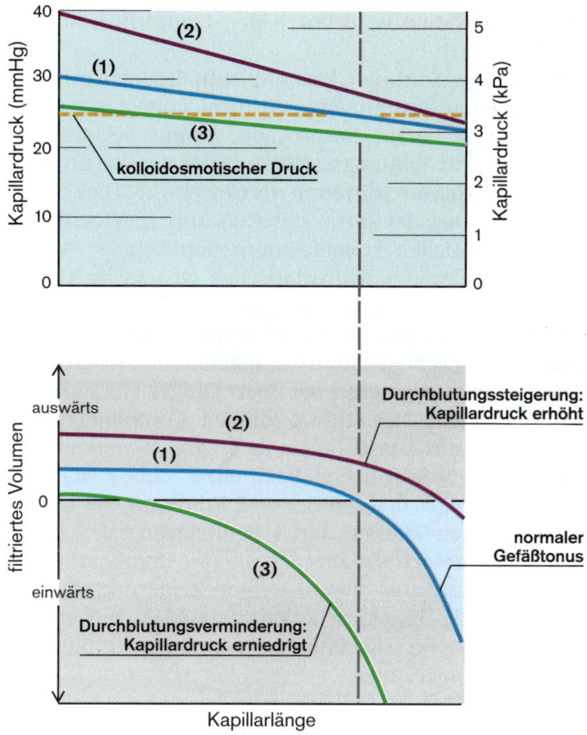

Abb. 8.**27** **Auswirkung von Änderungen des hydrostatischen Kapillardrucks** bei konstantem kolloidosmotischem Druck auf die Aus- und Einwärtsfiltration entlang eines Austauschgefäßes. Bei erhöhtem Kapillardruck (violette Kurve 2) überwiegt die Auswärtsfiltration erheblich, und ein Filtrationsgleichgewicht, das im Normalfall (blaue Kurve 1) auftritt, kommt erst später (violette Kurve 2) oder gar nicht zustande. Bei erniedrigtem Kapillardruck (grüne Kurve 3) findet praktisch nur Einwärtsfiltration statt.

Der **kolloidosmotische Druck im Interstitium** (π_o) ist entsprechend der unterschiedlichen Eiweißpermeabilität der Austauschgefäße in verschiedenen Organen sehr variabel. Die Höhe von π_o läßt sich mit Einschränkungen aus der Proteinkonzentration der Lymphe erschließen. Da mit Ausnahme der Leber und (bedingt) auch des Magen-Darm-Trakts nur wenig Protein im Interstitium enthalten ist (etwa 10% der Plasmakonzentration), wird der kolloidosmotische Druck des Interstitiums meist als nahe Null angesetzt.

Filtrationsgleichgewicht und Filtrationsbilanz

Wir haben schon gesehen, daß am Anfangsteil der Kapillaren Auswärtsfiltration stattfindet, weil hier die hydrostatische Druckdifferenz die kolloidosmotische übersteigt

(Abb. 8.**26**). Am venösen Ende und in den postkapillären Venolen sollte das Umgekehrte der Fall sein. Das in der Regel geringfügige Überwiegen der Auswärts- über die Einwärtsfiltration wird durch den **Lymphfluß** ausgeglichen.

Die in der Starling-Gleichung enthaltenen Größen, die die Filtration bestimmen, sind nicht voneinander unabhängig. Wie bereits besprochen, nimmt beispielsweise bei einer Durchblutungssteigerung der Kapillardruck und damit die Auswärtsfiltration ins Gewebe zu. Dies führt zu einem Anstieg des intrakapillären und zu einem Abfall des interstitiellen kolloidosmotischen Drucks sowie zu einem Anstieg des hydrostatischen Drucks im Gewebe. Damit wird die Reabsorption gefördert, bis sich ein neues Gleichgewicht einstellt. Diese für eine effektive Volumenregulation wichtige **Selbstregulation** funktioniert weit weniger gut, wenn etwa bei übermäßiger Flüssigkeitsansammlung im Interstitium dessen Compliance durch Nachgeben des interstitiellen Fasergerüsts zunimmt. Wie wir schon gesehen haben, kann ein solcher Zustand, der als **Ödem** bezeichnet wird, durch Erhöhung des Kapillar- oder venösen Drucks, durch Behinderung des Lymphabflusses, besonders aber durch die Kombination von Vasodilatation und Permeabilitätssteigerung zustande kommen, die das typische Wirkungsspektrum von Entzündungsstoffen (Histamin, Bradykinin, bestimmte Eikosanoide) kennzeichnet.

Stofftransport im Interstitium

Das Interstitium ist kein homogenes Kompartiment, sondern stellt ein Sol-Gel-Gemisch dar, dessen wesentliche Bestandteile das kollagene und elastische Fasermaterial sowie die makromolekularen Komponenten (Proteoglykane) der sog. **Grundsubstanz** sind. Infolge der hohen Wasserbindungskapazität dieser Makromoleküle ist nur wenig „freies Wasser" verfügbar; daher ist sowohl die **Diffusion** (vor allem von großen Molekülen) als auch die konvektive **Strömung** von Wasser stark behindert. Die Beweglichkeit von gelösten Teilchen in den wassergefüllten Kanälchen (Mikrocanaliculi) zwischen den Gel-Inseln ist sehr eingeschränkt und nicht homogen verteilt. Bei Steigerung des interstitiellen Wassergehalts (z.B. durch vermehrte Auswärtsfiltration) wird der Diffusionswiderstand des Interstitiums geringer. Im einzelnen ist die Bedeutung der physikochemischen und strukturellen Organisation des Interstitiums für den Substanztransport nicht geklärt.

Drainage des Interstitiums: Bildung und Transport der Lymphe

Die Gesamtfördermenge des Lymphgefäßsystems beträgt etwa 2–3 l pro Tag; sie nimmt bei Zunahme der Auswärtsfiltration erheblich, u.U. auf das 20- bis 100fache zu. Die Strömung im Lymphgefäßsystem entsteht durch rhythmische Kontraktionen der glatten Wandmuskulatur der größeren Lymphgefäße; die Strömungsrichtung wird durch Klappen festgelegt. Da die Passage aus dem Intravasalraum durch die Kapillarwand in das Interstitium für Proteine eine Einbahnstraße ist, stellt der Lymphfluß die einzige Möglichkeit für deren Rückführung dar; eine Behinderung des Lymphflusses führt daher zu **Proteinverlust** aus dem Plasma. Die Proteinkonzentration in der Lymphe ist in den verschiedenen Organen entsprechend der Eiweißpermeabilität der Austauschgefäße sehr verschieden: etwa 60 g/l in der Leber, weniger als 5 g/l im Skelettmuskel. Die Lymphe ist wegen ihres Gehalts an Fibrinogen und anderen Gerinnungsfaktoren gerinnungsfähig.

8.5 Kreislaufregulation: zentrale Steuerung, Verbraucherkontrolle und langfristige Adaptation

» Die Ver- und Entsorgung der Gewebe wird dem aktuellen Bedarf durch eine Vielzahl von Regulationsmechanismen angepaßt, durch die der arterielle Druck, das Herzzeitvolumen und der periphere Widerstand eingestellt werden. Die kurzfristige Regulation des arteriellen Blutdrucks erfolgt reflektorisch; sie wird durch Dehnungsrezeptoren in den zentralen Abschnitten des Hoch- und Niederdrucksystems ausgelöst und über das vegetative Nervensystem vermittelt. Die längerfristige Blutdruckregulation umfaßt Veränderungen des Flüssigkeits- und Elektrolythaushalts, die durch verschiedene Hormonsysteme gesteuert werden. «

Unter **Kreislaufregulation** versteht man die Summe aller Vorgänge, durch die alle für die Organdurchblutung wesentlichen hämodynamischen Größen (arterieller Blutdruck, Herzzeitvolumen, totaler und regionaler Strömungswiderstand, Blutvolumen) aufeinander abgestimmt werden. Die Kreislaufregulation ist schon in Ruhe ständig erforderlich, verlangt aber vor allem bei verändertem Bedarf (z.B. Stoffwechselsteigerung bei Muskelarbeit) oder veränderten Umgebungsbedingungen (z.B. Temperatureinwirkungen) eine gezielte Anpassung. Sie umfaßt eine Reihe von zentralen Steuerungsvorgängen, die **neurogen** (über die vegetativen Nerven) oder **hormonal** (über zirkulierende Hormone) übermittelt werden. In der Peripherie des Kreislaufsystems werden diese Vorgänge ergänzt durch **humorale** (mit Hilfe von lokal gebildeten Wirkstoffen) oder **myogene** Einflüsse.

Die Regulation des arteriellen Blutdrucks bedient sich nicht nur der Stellglieder des Kreislaufsystems selbst

Im allgemeinen dominiert bei schnellen und kurzfristig (Sekunden bis Minuten) anhaltenden Regulationsvorgängen die neurogene Signalvermittlung, während eine Regulation durch fern vom Wirkort gebildete Hormone längere Zeit (Minuten bis Stunden) benötigt. An mittelfristigen (Stunden bis Tage) Regulationsvorgängen sind in der Regel nicht allein die Effektoren des Kreislaufsystems (Herz, Gefäßsystem), sondern auch andere Funktionssysteme (z.B. Flüssigkeits- und Elektrolythaushalt, Atmung, Thermoregulation) beteiligt. Sehr langfristige (Wochen und Monate) Regulationsvorgänge umfassen zusätzlich Wachstumsveränderungen von Gefäßsystem und Herzmuskulatur.

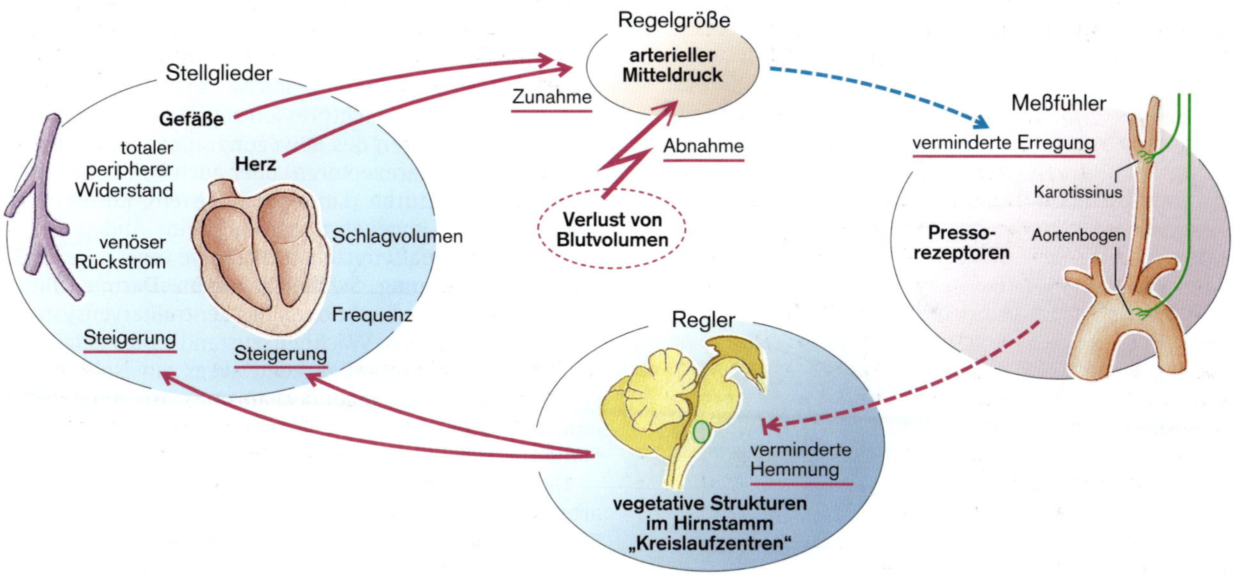

Abb. 8.**28** **Regelkreis für die kurzfristige Regulation des arteriellen Mitteldrucks.** Der primäre Abfall des arteriellen Drucks, der hier als Folge eines Blutverlustes angenommen wurde, setzt eine Kette von Regulationsvorgängen in Gang, die über die Pressorezeptoren zur Sympathikusaktivierung und damit zu vermehrter Herztätigkeit und Gefäßkonstriktion führen.

Die kurzfristige Blutdruckregulation beruht weitgehend auf reflektorischer Veränderung von Herztätigkeit und Gefäßtonus

Dies geschieht über sog. **Kreislaufreflexe,** die nach Erregung von Rezeptoren (z.B. Dehnungsrezeptoren der Gefäßwand) über afferente Nerven, vegetative Kerngebiete im Zentralnervensystem und efferente Nerven schließlich zu einem Effektor (glatte Gefäßmuskulatur, Herzmuskulatur) führen (Prinzip eines Regelkreises mit negativer Rückkopplung; Abb. 8.**28** und S. 9 ff). Dabei spielen sinoaortale Pressorezeptoren eine wichtige Rolle. Im Bereich des sog. Karotissinus, nahe der Teilungsstelle der Aa. carotides communes, am Aortenbogen und an anderen großen Arterien des Thorax- oder Halsbereichs finden sich sog. **Presso-(oder Baro-)rezeptoren,** freie Nervenendigungen in der Media und Adventitia, die bei Gefäßdehnung erregt werden. Die Impulsfrequenz der hier beginnenden afferenten Neurone, die sich über den Karotissinus- bzw. den Aortennerv dem N. glossopharyngeus bzw. dem N. vagus anschließen, ist ein Abbild des transmuralen Drucks, der die Gefäßdehnung bewirkt. Die S-förmige Beziehung zwischen transmuralem Druck (P_{TM}) und Impulsfrequenz ist etwa im Bereich des normalen arteriellen Mitteldrucks am steilsten. Verschiedene Fasern im Karotissinusnerv zeigen verschiedene Schwellenempfindlichkeit; die Zunahme der Gesamtaktivität bei arterieller Drucksteigerung kommt daher durch zunehmende Rekrutierung zunächst unerregter Fasern zustande.

Pressorezeptoren sind weniger für den absoluten Dehnungszustand des Gefäßes als vor allem für seine zeitliche Änderung empfindlich. Man bezeichnet dies als **PD-Verhalten,** weil die Impulsfrequenz der afferenten Nerven nicht nur proportional (P) dem Dehnungszustand der Gefäße ist, sondern auch differentiell (D) ihrer Änderungsrate entspricht (S. 538). Der pulsatile Druck in den großen Arterien führt daher zu rhythmischen Impulsmustern der afferenten Nerven (Abb. 8.**29** oben). Die mittlere Impulsfrequenz steigt mit der Höhe des arteriellen Mitteldrucks, aber auch mit der Druckamplitude und der Herzfrequenz.

Die Pressorezeptorenafferenzen üben einen ständigen **hemmenden Einfluß** auf diejenigen vegetativen Kerngebiete im Hirnstamm aus, die die tonische sympathische Innervation bestimmen. Werden die Pressorezeptoren weniger erregt, wie etwa bei einem Abfall des arteriellen Drucks, so nimmt daher der Sympathikustonus zu, während der Parasympathikustonus abfällt. Dies führt sowohl zu einer Zunahme von Schlagvolumen und Frequenz des Herzens als auch zu einer Zunahme des totalen peripheren Widerstands. Die neurogene Konstriktion der Widerstandsgefäße findet vor allem im Skelettmuskel, weniger in der Haut statt **(differenzierte sympathische Aktivierung).** Bei starker Sympathikusaktivierung kann es auch zu einer Konstriktion vor allem der kleinen Kapazitätsgefäße des Niederdrucksystems kommen, die zu Blutvolumenverlagerung nach zentral und damit zu einem größeren venösen Angebot an das Herz führt. In der Summe wirken diese Veränderungen dem auslösenden arteriellen Druckabfall entgegen und stellen damit den normalen Mitteldruck wieder her (Abb. 8.**28**).

Der **Pressorezeptorenreflex** ermöglicht somit eine schnelle, kontrollierte Gegenregulation bei kurzfristigen

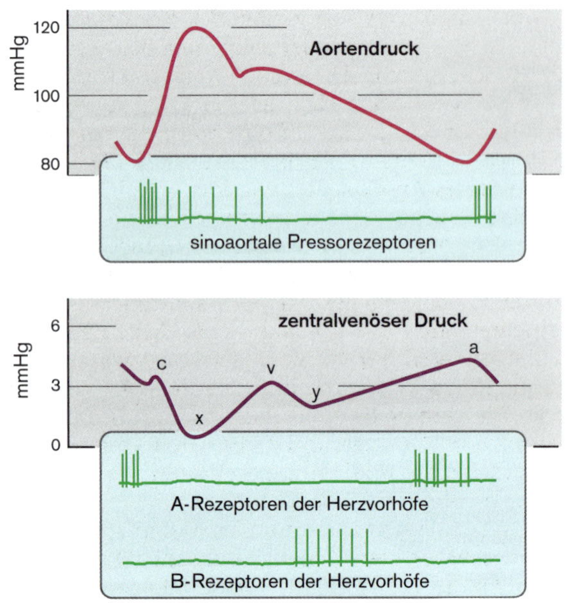

Abb. 8.**29** **Phasische Erregungsmuster der sinoaortalen Pressorezeptoren sowie der Vorhofrezeptoren.** Zeitliche Beziehung zu dem Druck in der Aorta bzw. dem zentralvenösen Druck. Dessen typische Wellen haben folgende Ursachen: Die c-Welle entsteht v. a. durch die Vorwölbung der Trikuspidalklappe während der Anspannungsphase, die Drucksenkung x durch die Verschiebung der Ventilebene (Abb. 7.29, S. 126), die v-Welle spiegelt die Vorhoffüllung während der Entspannungsphase der rechten Kammer wider, die y-Senke den Druckabfall im Vorhof nach Öffnen der Trikuspidalklappe, und die a-Welle entsteht durch die Vorhofkontraktion.

Veränderungen des Drucks in den großen Leitungsarterien. Trotz dieses reflektorisch ablaufenden Regulationsvorgangs kann der arterielle Druck durchaus auch größere Veränderungen zeigen, z. B. bei körperlicher Arbeit oder psychischer Erregung. Solche Veränderungen können entweder über nichtpressorezeptorische Afferenzen (z. B. Propriozeptoren des Bewegungsapparats, Chemorezeptoren, Schmerzrezeptoren) oder auch von höher gelegenen Hirnstrukturen (Limbisches System, Kortex) ausgelöst werden. Umgekehrt beeinflußt eine Änderung der Pressorezeptorenafferenzen auch andere vegetative Funktionen (z. B. Atmung, Schweißsekretion, Darmmotilität) ebenso wie höhere Funktionen des Zentralnervensystems (Skelettmuskeltonus, Wachheitszustand). Dies zeigt, daß der Pressorezeptorenreflex keineswegs ein isolierter, in sich geschlossener Regelmechanismus ist, sondern in einen Zusammenhang mit anderen Regulations- und Steuerungsvorgängen gestellt ist.

Die **Bedeutung des Pressorezeptorenreflexes** für den arteriellen Blutdruck liegt in einer Dämpfung allzu großer Spontanschwankungen, die dann beobachtet werden können, wenn der Reflexbogen unterbrochen wird (Abb. 8.**30**). Unter solchen Bedingungen ist der arterielle Mitteldruck dauerhaft, aber in der Regel nicht sehr stark erhöht. Dies zeigt, daß für die längerfristige Druckeinstellung noch andere Regulationsmechanismen wesentlich sind. Unter pathophysiologischen Bedingungen (z. B. Hochdruckkrankheit, Hypertonie) kann der Pressorezeptorenreflex auch auf einem höheren Druckniveau durch Verstellung des Regelniveaus („resetting") seine volle Wirkung behalten.

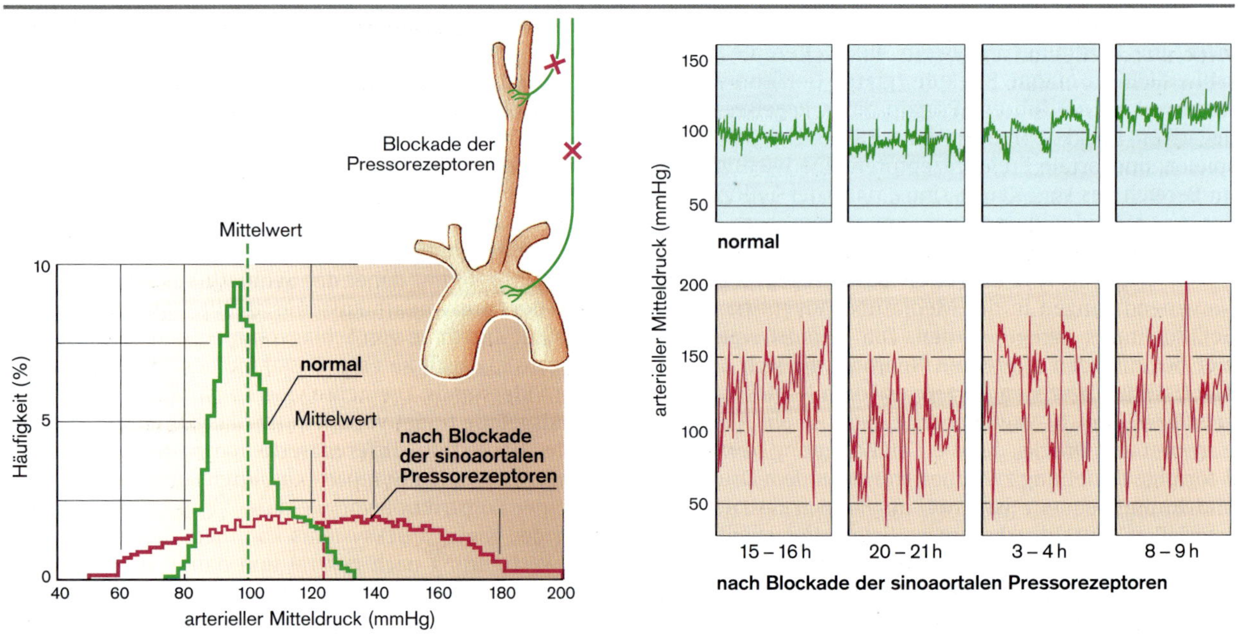

Abb. 8.**30** **Auswirkung der Blockade der sinoaortalen Pressorezeptoren.** Links: Die Häufigkeitsverteilung (Histogramm) der Blutdruckwerte dokumentiert die größere Schwankungsbreite und den gesteigerten Mittelwert nach Ausschaltung der Pressorezeptoren. Rechts: Tagesverlauf des arteriellen Mitteldrucks vor und nach Blockade der sinoaortalen Pressorezeptoren (nach 24).

Dehnungsrezeptoren finden sich auch im Herzen und in Lungengefäßen

Reflektorisch wird der arterielle Blutdruck auch bei Erregung von **Dehnungsrezeptoren** beeinflußt, die sich in der Wand der großen, in das Herz einmündenden Venen, der A. pulmonalis, der Vorhöfe und Ventrikel selbst befinden. Die Vorhofrezeptoren werden je nach der zeitlichen Lage der Maxima ihrer stark phasischen Entladungsmuster als A-Rezeptoren (während der Vorhofsystole) oder als B-Rezeptoren (während der Vorhoffüllung) bezeichnet (Abb. 8.**29**). Ihrer Lokalisation entsprechend stellen sie **Meßfühler für den Füllungszustand** der herznahen Anteile des Niederdrucksystems und damit indirekt für die Größe des Blutvolumens dar. Die Erregung vor allem der B-Rezeptoren führt – ähnlich wie die der sinoaortalen Dehnungsrezeptoren – zu einer Hemmung des Sympathikustonus.

Erregung der **Chemorezeptoren** in den Glomera carotica und aortica (s. a. S. 256 f) beeinflußt ebenfalls kurzfristig den arteriellen Blutdruck. Sinkt der arterielle P_{O_2}, so kommt es zu einer reflektorischen Konstriktion der Widerstandsgefäße, die jedoch meist durch die direkte dilatierende Wirkung der **Hypoxie** sowie durch die Wirkung der aus dem Nebennierenmark freigesetzten Catecholamine auf die Gefäße überspielt wird. So ist, auch infolge einer Zunahme des Herzzeitvolumens, der arterielle Blutdruck in akuter Hypoxie zunächst gesteigert, fällt dann jedoch bei anhaltender Hypoxie wegen der hypoxischen Vasodilatation ab.

Die mittel- und langfristige Blutdruckregulation hängt eng mit Veränderungen des extrazellulären Volumens zusammen

Wir haben gesehen, daß bei akuter Änderung des arteriellen Blutdrucks die Herztätigkeit und der periphere Widerstand reflektorisch beeinflußt werden. An der mittelfristigen Regulation des Blutdrucks ist darüber hinaus auch der renale Renin-Angiotensin-Mechanismus beteiligt, durch den bei Blutdruckabfall eine periphere Vasokonstriktion bewirkt wird (S. 322 f). Änderungen des arteriellen Blutdrucks und anhaltende Änderungen des peripheren Widerstandes haben aber auch einen Einfluß auf die Größe des **intravasalen Volumens**. Zunächst erfolgt eine Flüssigkeitsverschiebung zwischen Intra- und Extravasalraum. Abnahme des hydrostatischen Kapillardrucks (bei Zunahme des peripheren Widerstandes) erhöht die Reabsorption und vergrößert so das intravasale Volumen und umgekehrt. Eine Zunahme des Volumens und damit des Füllungszustandes des Niederdrucksystems fördert ihrerseits das venöse Angebot und damit das Herzzeitvolumen.

Zur langfristigen Einstellung des arteriellen Blutdrucks sind aber vor allem die funktionellen Beziehungen zwischen Blutdruckregulation und **Salz-Wasser-Haushalt** wesentlich (S. 339). In diesen Zusammenhang gehören alle Vorgänge, die die gesamte Na^+- und Flüssigkeitsaufnahme und -ausscheidung aufeinander abstimmen; dazu gehören die Nierenfunktion und ihre Beeinflussung durch den arteriellen Blutdruck (Druckdiurese) sowie die Hormone Adiuretin (ADH) und Aldosteron. Berücksichtigt man den Zusammenhang dieser Einzelmechanismen, so wird die langfristige Adaptation der Kreislauffunktion verständlich: Bei anhaltender Steigerung des peripheren Widerstandes nimmt der arterielle Blutdruck zwar zunächst zu, kehrt aber schon nach Stunden bzw. Tagen zum Ausgangswert zurück. Dies ist Folge einer Abnahme des Herzzeitvolumens, die ihrerseits durch ein vermindertes venöses Angebot entsteht, weil durch Druckdiurese eine erhöhte Flüssigkeitsausscheidung zustande kommt. Umgekehrt führt die bei anhaltender Senkung des peripheren Widerstandes (z. B. bei Anämie) zunächst auftretende Abnahme des arteriellen Blutdrucks zu einer Volumenretention, und die daraus entstehende Zunahme des Blutvolumens bewirkt über Steigerung von Herzfüllung und Herzzeitvolumen eine Normalisierung des Blutdrucks. Die chronische Adaptation der Kreislauffunktion ist somit durch das **reziproke Verhalten von peripherem Widerstand und Herzzeitvolumen** bei praktisch konstantem Blutdruck gekennzeichnet.

Dies setzt allerdings eine normale Nierenfunktion voraus. Bei gestörter Nierenfunktion oder anhaltend vergrößertem Extrazellulärvolumen (etwa infolge anhaltend hoher Kochsalzzufuhr mit der Nahrung) kann es zu einer merklichen Steigerung des arteriellen Mitteldrucks über den Normalwert hinaus kommen **(Hypertonie)**. Dies ist weniger Folge einer reflektorischen Beeinflussung von Herzzeitvolumen oder Gefäßtonus als Folge von Verschiebungen in Stoffwechsel und Elektrolytbilanz der Herz- sowie vor allem der Gefäßmuskulatur, die einen anhaltend erhöhten Tonus aufweist (S. 339 f).

Bei langanhaltender Erhöhung des arteriellen Drucks kommt es zu trophischen Veränderungen sowohl im Myokard als auch in den Gefäßen, deren Wandstärke zunimmt (**Hypertrophie**). Dabei steigt im allgemeinen der periphere Widerstand weiter an. Solche strukturellen Veränderungen können daher eine primär nur funktionelle Blutdrucksteigerung wirksam fixieren. Der genaue Mechanismus dieser druckabhängigen Vorgänge, die bei bestimmten Formen der Hochdruckkrankheit bedeutsam werden, ist nicht bekannt.

Regulation der Durchblutung: Ergebnis zahlreicher konkurrierender Einflüsse auf die Widerstandsgefäße

›› Die Durchblutungsregulation beruht auf Veränderungen des Muskeltonus der arteriellen Widerstandsgefäße und umfaßt neurogene, myogene, humoral-hormonale und endothelvermittelte Mechanismen. An physiologischen Durchblutungsänderungen sind meist mehrere dieser Vorgänge in einem komplexen Wechselspiel beteiligt. Dies gilt vor allem für die funktionelle Hyperämie (bei Steigerung der Stoffwechselaktivität) und für die reaktive Hyperämie (im Anschluß an eine Unterbrechung der Durchblutung). ‹‹

Die **Ruhedurchblutung** des Gewebes ist in verschiedenen Organen sehr unterschiedlich (Abb. 8.**31**). Eine hohe Durchblutung zeigen Gewebe mit hohem Ruhestoffwechsel, aber auch solche, deren Durchblutung spezifischen Funktionen und nicht allein der Gewebeversorgung dient (z. B. Niere; S. 289). Die maximal mögliche Durchblu-

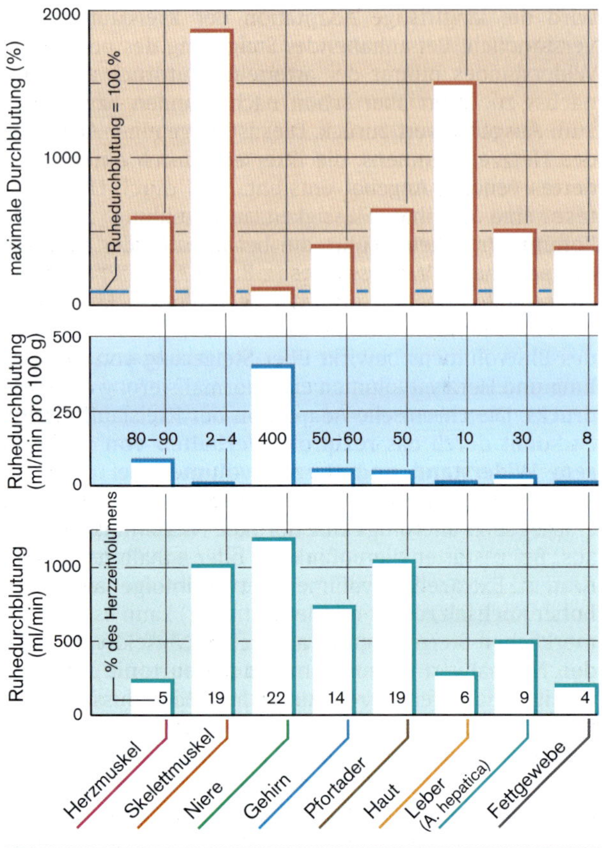

Abb. 8.**31** **Ruhedurchblutung und Durchblutungsreserve verschiedener Organe und Gewebe.** Die Zahlen im untersten Diagramm geben den ungefähren prozentualen Anteil am Herzzeitvolumen an.

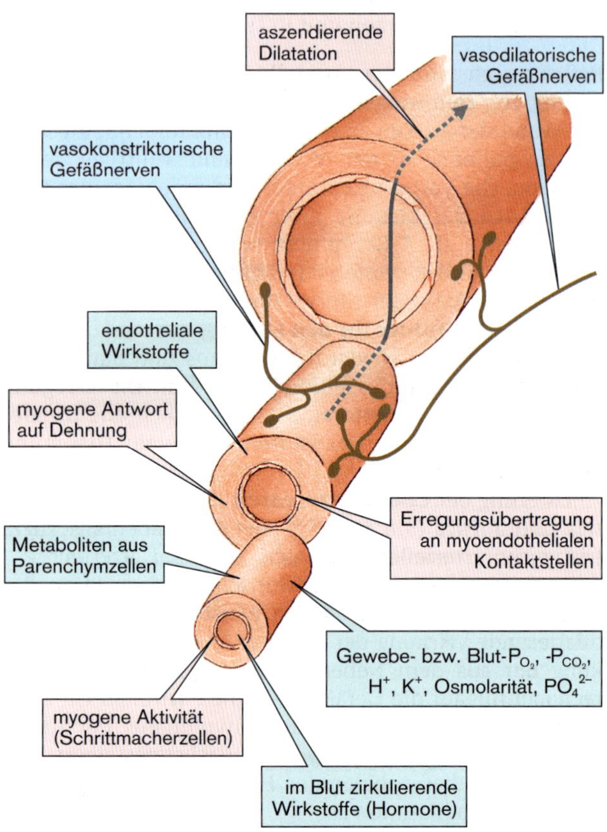

Abb. 8.**32** **Schematische Übersicht über die zahlreichen Regulationsmechanismen des Tonus der Widerstandsgefäße.** Diese sind annähernd nach ihrer Bedeutung den großen und kleinen Arterien sowie den Arteriolen zugeordnet.

tungssteigerung (**Durchblutungsreserve**) ist ebenfalls von Organ zu Organ verschieden (Abb. 8.**31**).

Die große Zahl der Mechanismen, die den Tonus der Gefäßmuskulatur beeinflussen und dadurch die regionale und lokale Durchblutung regulieren, ist in Abb. 8.**32** auszugsweise dargestellt. Diese Einflüsse wirken nicht auf alle Abschnitte des Gefäßbaums in gleichem Maße. Die lokalchemischen (humoralen) Regulationsvorgänge, die auch die sog. **metabolische Dilatation** bei Steigerung des Gewebestoffwechsels hervorrufen, werden vor allem an den kleinsten präkapillären Arteriolen wirksam, während die neurogenen Einflüsse wohl mehr an den kleinen Arterien und größeren Arteriolen vorwiegen.

Durchblutungssteuerung durch Gefäßnerven

Erregung postganglionärer **sympathischer Neurone** bewirkt im allgemeinen eine Durchblutungsabnahme durch **Konstriktion arterieller Widerstandsgefäße**. Die Kontraktion der Gefäßmuskulatur ist in erster Linie Folge der Freisetzung von **Noradrenalin** aus terminalen Varikositäten und seiner Bindung an postjunktionale α_1-Adrenozeptoren. Daneben werden ATP und Neuropeptid Y (NPY) als sog. Kotransmitter freigesetzt und reagieren mit entsprechenden postjunktionalen Rezeptoren. Die Freisetzung aller dieser Transmitter und damit ihre Wirkung auf die Gefäßmuskulatur wird modifiziert durch ihre eigene Bindung an präjunktionale Rezeptoren sowie durch andere Neuromodulatoren, zu denen auch lokale Gewebehormone gehören (Kap. 5). Daher hängt die Änderung der Durchblutung bei neurogener Stimulation stark von dem lokalen Milieu im Gewebe ab. Wegen der charakteristischen Verteilung der sympathischen Gefäßnerven ist ihre konstriktorische Wirkung an den großen Leitungsarterien und an den terminalen Arteriolen relativ geringer als in den dazwischenliegenden Abschnitten des arteriellen Gefäßbaums. Da im allgemeinen nur Spuren des aus sympathischen Nervenendigungen freigesetzten Noradrenalins in die Blutbahn gelangen, bleiben neurogene Durchblutungsänderungen meist auch lokal begrenzt. Stärkere sympathische Aktivierung bewirkt auch eine, wenn auch geringere, Konstriktion von Venolen und Venen; dies führt zwar zu einer Verminderung des Volumens dieser Kapazitätsgefäße, hat aber nur geringen Einfluß auf die Durchblutung. Eine **Vasodilatation** wird im Zusammenhang mit Schmerzempfindungen in der Haut beschrieben; hier sind wahrscheinlich Substanz P und CGRP (calcitonin gene-related peptide) als Transmitter beteiligt (S. 563).

Eine allgemeine **parasympathische Gefäßinnervation** mit physiologischer Funktion gibt es nicht. Neurogene Durchblutungszunahmen sind daher im allgemeinen auf ein Nachlassen der tonischen sympathischen Innervation zurückzuführen. Ausnahmen von dieser Regel sind die Speichel- und Schweißdrüsen sowie die Genitalorgane; hier kommt es bei Stimulation parasympathischer Fasern zu einer Erweiterung der Gefäße, die durch Acetylcholin, aber auch durch andere Transmitter (z. B. VIP = vasoaktives intestinales Peptid) vermittelt wird. Eine cholinerge parasympathische Innervation mit bislang unbekannter Funktion gibt es auch in den Gehirngefäßen.

Die physiologische Bedeutung der vegetativen Innervation ist vor allem in der Haut, in den Nieren und im Gastrointestinaltrakt, aber auch im Skelettmuskel groß, während sie im Koronarsystem und im Gehirn relativ gering zu sein scheint. Im Gegensatz zur Haut wird die Durchblutungsabnahme in Muskel und Darm bei länger anhaltender Sympathikusstimulation nach einiger Zeit schwächer (sog. **Escape-Phänomen**). Die ausgeprägte und differenzierte Beeinflußbarkeit der Hautdurchblutung durch neurogene Mechanismen bei emotionalen Erregungen findet ihren beredten Niederschlag in den zahlreichen literarischen Beschreibungen des Wechsels der Hautfarbe (von „puterrot“ über „apfelblütenrosa“ bis zu „wachsbleich“).

Beeinflussung der Durchblutung durch zirkulierende und Gewebehormone

Zu den gefäßaktiven Hormonen, die mit dem Blutstrom zirkulieren und daher **systemische Wirkung** erzielen, zählen in erster Linie die **Catecholamine** Adrenalin und Noradrenalin, die z. B. bei starker sympathischer Erregung aus dem Nebennierenmark freigesetzt werden. Bei einer solchen Freisetzung überwiegt weitgehend die Wirkung des Adrenalins auf das Herz, während die Erhöhung des peripheren Widerstandes und die entsprechende Durchblutungsabnahme (vor allem in der Haut) auf die α_1-adrenerge Wirkung von Noradrenalin zurückgeht.

Die Wirkung von **Adrenalin** auf die Widerstandsgefäße ist dosisabhängig. Niedrige Konzentrationen führen eher zu einer β_2-Wirkung (Dilatation und Durchblutungssteigerung), sehr hohe auch zu einer α_1-Wirkung (Konstriktion und Durchblutungsabnahme). Die physiologische Wirkung der Catecholamine in einer bestimmten Gefäßprovinz hängt von der lokalen Dichte der α- bzw. β-Adrenozeptoren ab, die in verschiedenen Organen unterschiedlich ist. In den Hautgefäßen sowie in der Niere überwiegen die α_1-, in Gefäßen der Muskulatur und des Darmes finden sich sowohl α_1- wie β_2-Adrenozeptoren, in Koronargefäßen überwiegen die β_2-Adrenozeptoren. Von praktischer Bedeutung ist die Möglichkeit, durch selektive α- bzw. β-Adrenozeptoren-Blocker die Wirkung der Catecholamine auf die Organdurchblutung pharmakologisch aufzuheben oder durch entsprechende Agonisten zu imitieren.

Die konstriktorische Wirkung von Angiotensin II, Adiuretin (antidiuretisches Hormon = ADH = Vasopressin) und Atriopeptin (atriales natriuretisches Peptid = ANP) auf die Widerstandsgefäße wird im Zusammenhang mit der Blutvolumenregulation dargestellt.

Lokal begrenzte Durchblutungsänderungen können nach mechanischen Reizen (Druck, Verletzung), Temperatureinwirkung, im Zusammenhang mit der Blutstillung oder mit entzündlichen Vorgängen auftreten. Dabei spielen sog. **Gewebehormone** eine Rolle, die aus Zellen des Stützgewebes, aus Makrophagen oder auch aus Parenchymzellen freigesetzt werden, aber nicht zu systemischer Wirkung kommen. Die Wirkung dieser Gewebehormone ist unter physiologischen Umständen auf spezielle Gefäßprovinzen begrenzt. So ist etwa ein Teil der Vasodilatation in der Haut bei Temperaturerhöhung ebenso wie die physiologische Durchblutungsregulation der Drüsen des Verdauungstrakts im Zusammenhang mit ihrer sekretorischen Aktivität auf die Wirkung von Bradykinin und Kallidin zurückzuführen, die durch das Enzym Kallikrein aus Kininogenen des Blutplasmas abgespalten werden und durch Peptidasen abgebaut werden. Diese Stoffe bewirken ebenso wie das bei entzündlichen Reaktionen aus Gewebezellen freigesetzte Histamin nach Bindung an entsprechende Membranrezeptoren nicht allein eine Durchblutungszunahme, sondern führen auch zur Steigerung der lokalen Kapillarpermeabilität und damit zur Entstehung lokaler Ödeme.

Unter den **Metaboliten der Arachidonsäure**, die durch die Wirkung der Cyclooxygenasen entstehen, wirken die Prostaglandine (insbesondere PGE_2) stark vasodilatierend, ebenso Prostacyclin (PGI_2), das aus Endothelzellen freigesetzt wird und überdies hemmend auf die Thrombozytenaggregation wirkt. Umgekehrt sind die Prostaglandine der F-Gruppe ($PGF_{2\alpha}$) ebeno wie die aus den Thrombozyten stammenden Thromboxane (TXA_2, TXB_2) stark konstriktorisch wirksam. Ob und in welchem Umfang und Zusammenhang diese Substanzen an der physiologischen Durchblutungsregulation beteiligt sind, ist noch nicht endgültig entschieden; ihre Beteiligung an den Gefäßreaktionen im Rahmen der Hämostase (S. 204 f.) und bei entzündlichen Durchblutungsänderungen ist gesichert.

Lokalchemische Einflüsse auf die Gewebedurchblutung

Die Spannungsentwicklung der glatten Gefäßmuskulatur ist stark von der Zusammensetzung des extravasalen Milieus abhängig, die durch die Stoffwechselaktivität der Parenchymzellen verändert werden kann. Dilatierende Produkte des Energiestoffwechsels, wie die Nucleotide ADP, AMP und **Adenosin,** werden in einigen Gefäßprovinzen, z. B. im Myokard, als wichtige Mediatoren der Durchblutungsregulation angesehen. Dies erklärt die enge Korrelation zwischen Stoffwechselaktivität und Durchblutung (Abb. 8.**33**), die nicht nur in diesem Organ dafür sorgt, daß das O_2-Angebot mit dem erhöhten Bedarf über einen weiten Bereich Schritt hält. Vasodilatierende Wirkung hat auch die Erhöhung der interstitiellen Konzentration von **freien K^+- und H^+-Ionen,** die bei jeder Aktivitätszunahme von Parenchymzellen zu erwarten ist, sowie eine Steigerung der Gewebeosmolalität, eine Zunahme des Gewebe-P_{CO_2} oder eine Abnahme des P_{O_2} im Gewebe.

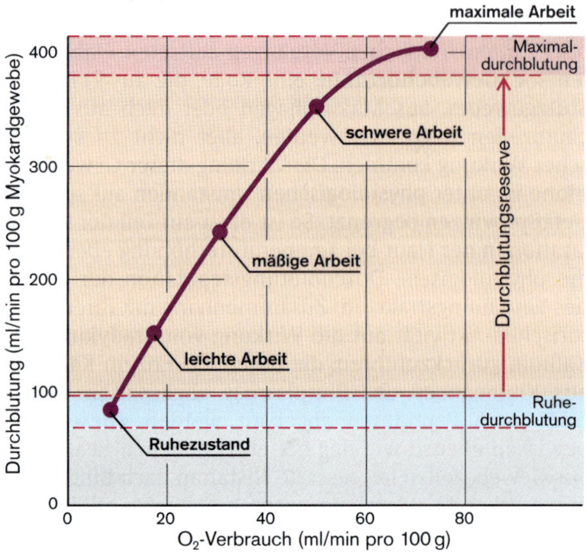

Abb. 8.**33** **Beziehung zwischen O_2-Verbrauch und Durchblutung des Myokards.** Vom Ruhezustand über leichte, mäßige, schwere und schließlich maximale, nur Hochleistungsathleten mögliche körperliche Arbeit nimmt der O_2-Verbrauch des Herzens zu. Ein präziser Regulationsmechanismus paßt die Durchblutung dem gesteigerten Bedarf so an, daß über einen weiten Arbeitsbereich die myokardiale O_2-Extraktion nur wenig geändert wird.

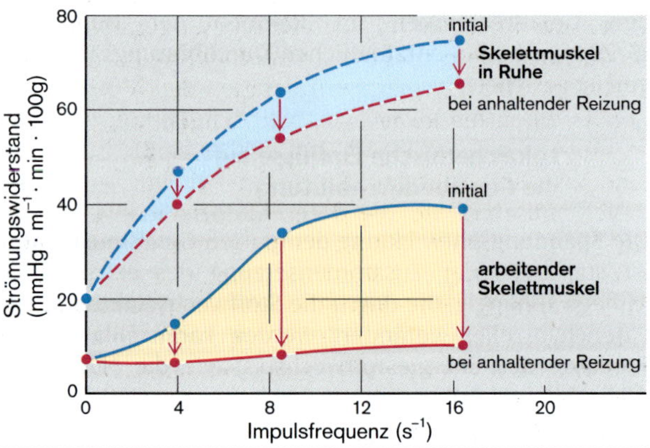

Abb. 8.**34** **Konkurrenz zwischen neurogener Vasokonstriktion und lokalchemischer Dilatation.** Reizung der sympathischen Fasern eines Skelettmuskels in Ruhe (oben) mit steigender Impulsfrequenz führt zunächst zu deutlichem Anstieg des Strömungswiderstandes (blaue gestrichelte Kurve), der dann bei anhaltender Reizung wieder etwas abfällt („Escape"; rote Pfeile). Beim arbeitenden Muskel (unten) ist die initiale Widerstandserhöhung durch die Nervenreizung geringer (blaue durchgezogene Linie) und läßt dann schnell und erheblich (rote Pfeile) nach, so daß die Wirkung anhaltender Reizung letztlich nur sehr schwach ist. Dies zeigt, daß die lokalchemische Dilatation eine neurogene Konstriktion sehr wirksam überspielen kann (nach 17).

An der regionalen Durchblutungsregulation ist auch das Endothel beteiligt

Endothelzellen setzen zahlreiche Stoffe frei, die einen dilatierenden Einfluß auf die Blutgefäße ausüben. Dazu gehört neben PGI_2 das **NO** (= **Stickstoffmonoxid** = endothelium derived relaxing factor = EDRF), das als extrem kurzlebiges (Sekunden) Abbauprodukt des Arginins entsteht und über eine cGMP-Erhöhung in den Gefäßmuskelzellen deren Erschlaffung auslöst. Auch andere dilatierende Substanzen (z. B. Acetylcholin, Bradykinin, Serotonin, ADP, ATP) wirken offenbar nicht direkt auf die glatte Gefäßmuskulatur, sondern über eine sekundäre NO-Freisetzung aus dem Endothel (S. 35). Ganz neue Befunde legen nahe (15a), daß NO auch aus einer Bindung an das Hämoglobin (S-nitroso-Hämoglobin, s. a. S. 204) freigesetzt wird und die Gefäßmuskelzellen erreicht, wenn während der Passage des Blutes durch die peripheren Gefäße der Sauerstoff aus seiner Hämoglobinbindung abgegeben wird. Offenbar übt nicht nur im Endothel „vor Ort" gebildetes NO, sondern auch vom Hämoglobin transportiertes und in der Kreislaufperipherie freigesetztes NO einen ständigen relaxierenden Einfluß auf die Gefäße aus – ein wichtiger Mechanismus der Regulation von Durchblutung und Blutdruck, der bei verschiedenen pathologischen Veränderungen nicht mehr funktioniert.

Von physiologischer Bedeutung im Rahmen der Durchblutungsregulation ist die sog. **flußabhängige Dilatation.** Eine Steigerung der Stromstärke infolge Dilatation terminaler Widerstandsgefäße führt zu Dilatation auch der größeren zuführenden Arterien. Dies ist offenbar Folge einer mechanischen Endothelstimulation (Steigerung der Wandschubspannung) mit anschließender Freisetzung von NO und/oder PGI_2. Pathophysiologisch kann die endothelabhängige Beeinflussung des Gefäßtonus vor allem deswegen wichtig sein, weil bei Störungen der Endothelfunktion häufig lokale Gefäßkontraktionen (Spasmen) sowie eine Wirkungsumkehr von gefäßwirksamen Stoffen beobachtet werden. Auch konstriktorische Wirkstoffe werden vom Endothel freigesetzt, deren physiologische Rolle bislang jedoch nicht klar ist. Dazu gehören auch die Endotheline, Peptide, die wohl mehr pathophysiologische Bedeutung haben (S. 35). Insgesamt ist das Kapitel der endothelabhängigen Durchblutungsregulation zur Zeit noch keineswegs abgeschlossen – die nächste Auflage dieses Buches wird hier schon wieder Neues zu berichten haben.

Das Zusammenspiel verschiedener Mechanismen der Durchblutungsregulation

Wie wir gesehen haben, folgt die Durchblutung in Organen mit stark wechselnder Stoffwechselaktivität (Herz- und Skelettmuskel, Drüsen) weitgehend dem aktuellen Bedarf (Abb. 8.**33**). Für diese **funktionelle Hyperämie** sind zunächst überwiegend die lokalchemischen Dilatationsmechanismen verantwortlich, wahrscheinlich jedoch nicht ein einzelner, sondern mehrere chemische Wirkstoffe **(„metabolischer Cocktail").** Dabei überspielt die direkte Wirkung der humoralen Gefäßdilatatoren den neurogenen konstriktorischen Einfluß der sympathischen Gefäßinnervation (Abb. 8.**34**). Dies erklärt das scheinbare

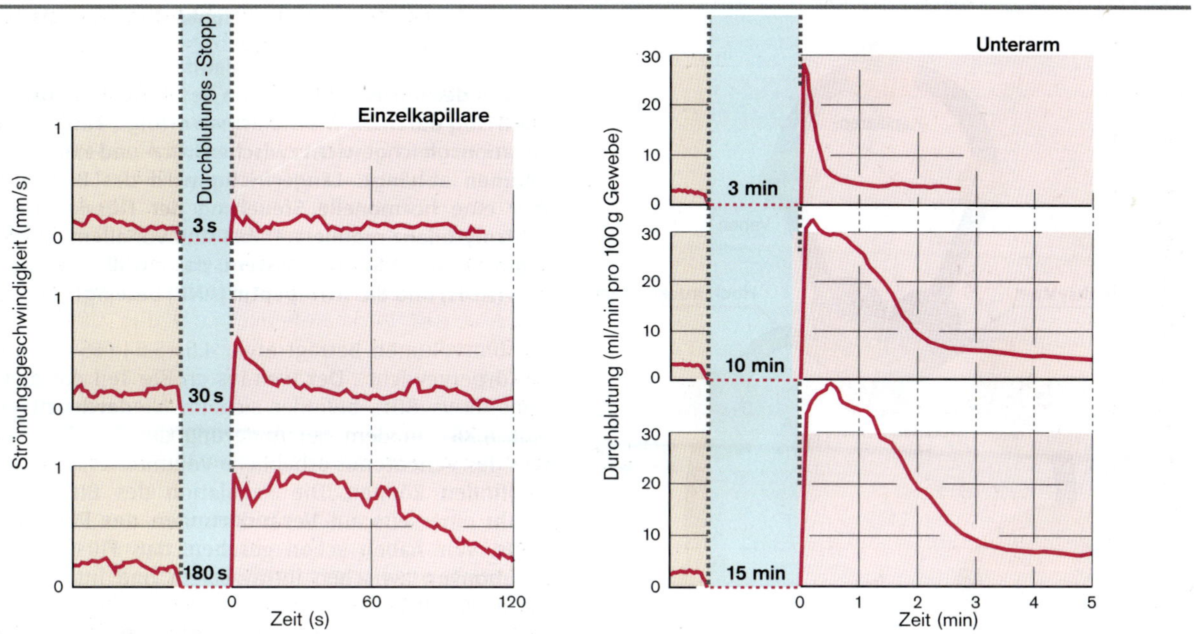

Abb. 8.**35** **Reaktive Hyperämie im Anschluß an eine Ischämie.** Links: Verhalten der Strömungsgeschwindigkeit in einer einzelnen Kapillare nach Durchblutungsstopp verschiedener Dauer. Rechts: Durchblutung des menschlichen Unterarms nach Unterbrechung der Durchblutung durch Aufblasen einer Manschette um den Oberarm. Dauer und Ausmaß der postokklusiven Mehrdurchblutung nehmen mit steigender Ischämiedauer zu (nach 18 und 22).

Paradox einer maximalen Durchblutung des Muskels während körperlicher Arbeit trotz maximaler Steigerung des Sympathikustonus.

Um die volle Durchblutungsreserve z.B. des Skelettmuskels auszuschöpfen, genügt jedoch nicht die Dilatation der terminalen Widerstandsgefäße. Vielmehr werden auch vorgeschaltete größere Arterien, die dem direkten Einfluß dilatierender Metaboliten nicht unmittelbar zugänglich sind, erweitert. Eine zunächst nur lokal ausgelöste Dilatation kann sich nämlich als **fortgeleitete Antwort** auch nach stromaufwärts ausbreiten, so daß größere Abschnitte des Gefäßnetzwerks erfaßt werden. Dies ist wohl Folge einer elektrotonisch vermittelten Hyperpolarisation, die sich über Gap junctions (S. 40) auf dem Endothelzellverband ausbreitet und über myoendotheliale Gap junctions auf die glatte Gefäßmuskulatur übergeleitet wird.

Durch flußabhängige und/oder fortgeleitete Mechanismen entsteht so eine **aszendierende Vasodilatation.** Diese ermöglicht eine koordinierte Reaktion auf einen zunächst nur örtlich begrenzten Stimulus und bewerkstelligt durch Einbeziehung vorgeschalteter, u.U. sogar außerhalb des Organparenchyms liegender Widerstandsgefäße eine wirksame Mehrdurchblutung. Der normalerweise geringe, bei distaler Dilatation aber zunehmende Anteil der Arterien am Gesamtwiderstand wird auf diese Weise gesenkt und eine **maximale Durchblutungssteigerung** ermöglicht. Eine Störung dieses komplexen Zusammenspiels zwischen verschiedenen Mechanismen an verschiedenen Gefäßabschnitten kann Ursache einer ungenügenden Durchblutungssteigerung sein und dadurch bei Mehrbelastung Schmerzen (Muskelschmerzen, Angina pectoris) infolge der Erregung von Nozizeptoren durch ungenügend entsorgte Gewebemetaboliten auslösen.

Im Anschluß an eine Unterbrechung der Durchblutung (Ischämie) kommt es zu einer vorübergehend überschießenden Durchblutungssteigerung, deren Ausmaß mit der Dauer der Durchblutungsunterbrechung zunimmt (Abb. 8.**35**). Auch diese **reaktive (postokklusive) Hyperämie** ist überwiegend Folge einer Dilatation der Widerstandsgefäße durch die lokale Metabolitenanhäufung und den P_{O_2}-Abfall im Gewebe während der Ischämie. Zusätzlich sind, vor allem nach kurzdauernder Ischämie, eine myogene Tonusabnahme, die durch die verminderte Gefäßdehnung während der Ischämie entsteht, sowie eine endothelvermittelte Dilatation infolge der erhöhten Stromstärke (S. 168) beteiligt. Da die Durchblutung während einer reaktiven Hyperämie Maximalwerte erreichen kann, ist diese zur Beurteilung der Durchblutungsreserve eines Gewebes geeignet.

Als **venovasomotorische Reaktion** bezeichnet man die Konstriktion präkapillärer Widerstandsgefäße bei einer Erhöhung des venösen Drucks. Diese Reaktion beruht wohl überwiegend auf der myogenen Antwort der Widerstandsgefäße auf die Zunahme der Gefäßdehnung, die ihrerseits Folge des Druckanstiegs in den Arteriolen ist (S. 148 ff.). Auch lokale neurogene Mechanismen im Sinne eines sog. Axonreflexes, die auf der Stimulation hypothetischer Dehnungsrezeptoren an peripheren Venen beruhen sollen, werden zur Erklärung herangezogen. Die venovasomotorische Reaktion ist wesentlich an der physiologischen Durchblutungsregulation in den Extremitäten bei Auftreten hydrostatischer Drücke beim Lagewechsel beteiligt (S. 173).

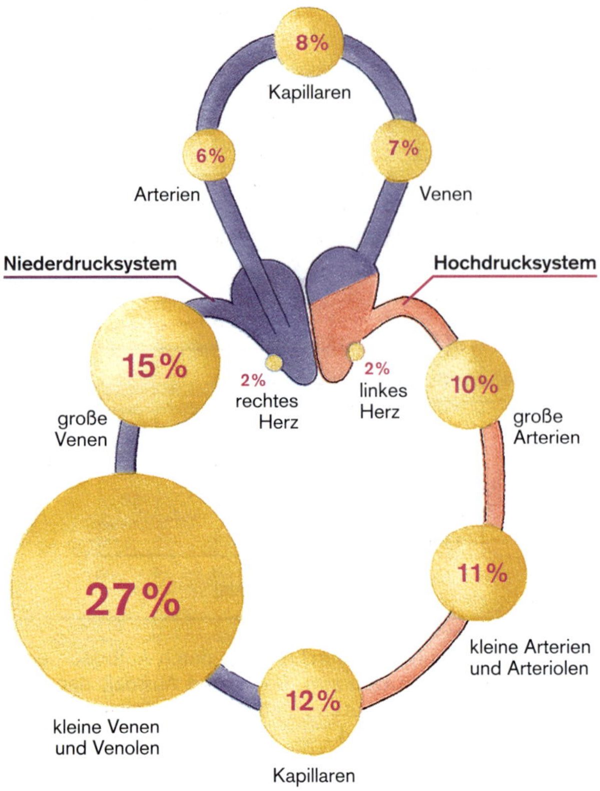

Abb. 8.**36** **Verteilung des Blutvolumens in den Gefäßen des großen und kleinen Kreislaufs.** Der weitaus größte Teil des Blutvolumens befindet sich im Niederdrucksystem (violett).

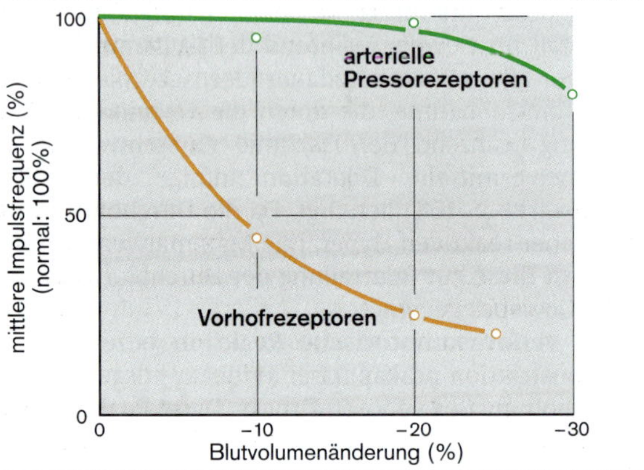

Abb. 8.**37** **Bei Verminderung des Blutvolumens nimmt die Impulsfrequenz der sinoaortalen und der Vorhofrezeptoren ab.** Dabei sprechen zunächst die Dehnungsrezeptoren in den Vorhöfen an und erst bei stärkerer Abnahme des Blutvolumens auch die arteriellen (nach 6).

Regulation und Verteilung des Blutvolumens

» Die Leistungsbreite des Kreislaufsystems hängt wesentlich von der präzisen Regulation des Blutvolumens ab, die kurzfristig durch die Mechanismen erfolgt, von denen das Filtrationsgleichgewicht zwischen intra- und extravasalem Volumen abhängt. Längerfristig wird das Blutvolumen über eine hormonelle Steuerung der Flüssigkeits- und Elektrolytbilanz reguliert. Dabei sind vor allem das Renin-Angiotensin-Aldosteron-System, das antidiuretische Hormon (ADH) und das Atriopeptin (ANP) beteiligt. «

Das Blutvolumen beträgt etwa 4,5–5,5 l (65–80 ml pro kg Körpergewicht). Der weitaus größte Teil dieses Volumens, etwa 80%, befindet sich im **Niederdrucksystem** (Abb. 8.**36**), in dem bei Änderung der Druckverteilung oder des Venentonus erhebliche Volumenverschiebungen stattfinden können. Die Regulation des Blutvolumens beruht einerseits auf **Veränderungen des Plasmavolumens**. Wir haben schon gesehen, daß Flüssigkeitsverschiebungen zwischen intravasalem und interstitiellem Raum ziemlich rasch auftreten können. Daneben aber folgt die Größe des Plasmavolumens auch den Änderungen des gesamten **extrazellulären Flüssigkeitsbestands.** Dabei sind die Regulationsvorgänge des Salz-Wasser-Haushalts beteiligt, d.h. die Steuerung der Zufuhr durch die Nahrungsaufnahme ebenso wie die der Ausscheidung durch die Nieren. Schließlich wird das Blutvolumen bestimmt durch Mechanismen der **Erythropoese,** durch die das gesamte Erythrozytenvolumen reguliert wird (S. 190).

Eine akute Verminderung des Blutvolumens (z.B. bei einer Blutung) führt zu einer über venöse Dehnungsrezeptoren und arterielle Pressorezeptoren ausgelösten **Sympathikusaktivierung.** Die reflektorisch eintretende Widerstandserhöhung durch Arteriolenkonstriktion hat eine Abnahme des effektiven Kapillardrucks zur Folge, so daß eine vermehrte Reabsorption von Flüssigkeit aus dem Interstitium stattfindet **(„innere Infusion“).** Dies ermöglicht eine relativ schnelle (in Minuten), wenn auch nicht unbedingt vollständige Ergänzung des intravasalen Volumens (bei gleichzeitiger Blut„verdünnung“). Die Sympathikusaktivierung kann auch mit einer Drosselung der Nierendurchblutung und damit mit einer Verminderung der Wasserausscheidung verbunden sein. Bei einem akuten Volumendefizit sprechen die venösen Dehnungsrezeptoren (Volumenrezeptoren) infolge ihrer Lokalisation eher an als die arteriellen Pressorezeptoren (Abb. 8.**37**). Daher können gegenregulatorische Vorgänge bereits stattfinden, bevor der arterielle Blutdruck erheblich abfällt.

Mittel- bis langfristig werden Veränderungen des Blutvolumens über verschiedene Hormonsysteme korrigiert (Abb. 8.**38**). Hierzu zählt das **Adiuretin** (antidiuretisches Hormon = ADH = Vasopressin), dessen Freisetzung aus dem Hypophysenhinterlappen bei Erregung der Dehnungsrezeptoren in den Herzvorhöfen gehemmt wird, so daß eine gesteigerte Wasserausscheidung durch die Nieren die Folge ist. Über diesen sog. **Gauer-Henry-Reflex** wird bei verminderter Füllung der Vorhöfe Flüssigkeit vermehrt zurückgehalten. ADH hat neben seiner Wirkung auf die Wasserpermeabilität der Sammelrohre der Niere

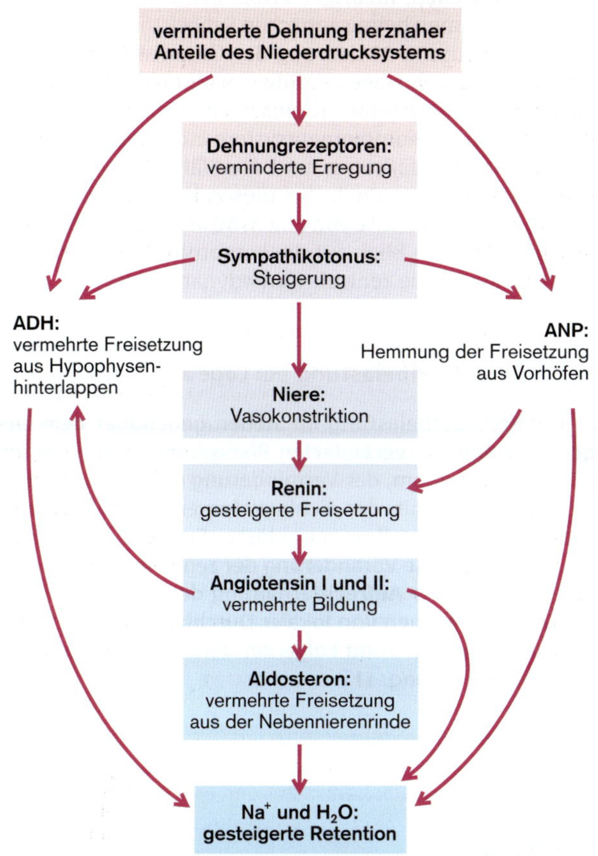

Abb. 8.**38** **Hormonale Mechanismen der Blutvolumenregulation,** die bei Volumenverlust von Dehnungsrezeptoren im Niederdrucksystem ausgelöst werden.

(S. 342 ff.) bei höherer Konzentration auch eine konstriktorische Wirkung auf die Widerstandsgefäße sowie auf die kleinen Gefäße des Niederdrucksystems (daher der Name Vasopressin). Bei verminderter Vorhoffüllung kommt es folglich auch zu einer Umverteilung des Blutvolumens von peripher nach zentral.

Wir haben schon gesehen, daß bei Volumenmangel eine Durchblutungsminderung der Nieren durch sympathische Stimulation auftritt. Dabei wird aus den Zellen des juxtaglomerulären Apparats das Enzym **Renin** freigesetzt, das aus Angiotensinogen (einem α_2-Globulin des Blutplasmas) Angiotensin I bildet, aus dem wiederum durch ein im Plasma und in Endothelzellen (vor allem der Lunge) vorhandenes „converting enzyme" (ACE) **Angiotensin II** entsteht (S. 322 ff.). Neben einer starken vasokonstriktorischen Wirkung fördert Angiotensin II die ADH-Sekretion und vor allem die Freisetzung von **Aldosteron** aus der Nebennierenrinde. Da Aldosteron die Resorptionsmechanismen für Na^+ in den distalen Nephronabschnitten stimuliert, trägt auch dieser Vorgang zur Wiederauffüllung des Extrazellulärvolumens bei (s. a. S. 336 ff.). Schließlich wird in besonderen Zellen der Wand der Herzvorhöfe **Atriopeptin** (atriales natriuretisches Peptid = ANP) gebildet und gespeichert, das bei vermehrter Dehnung der Vorhöfe freigesetzt wird und durch Förderung der glomerulären Filtration und Hemmung der Na^+-Resorption in den Sammelrohren der Niere den extrazellulären Flüssigkeitsbestand beeinflußt.

Alle erwähnten Hormone sind darüber hinaus wohl auch an der Entstehung des **Durstgefühls** beteiligt, so daß nicht allein die Flüssigkeitsausscheidung, sondern auch die Zufuhr beeinflußt wird. Diese hormonellen Mechanismen führen zu Veränderungen des gesamten Extrazellulärvolumens und sind nicht speziell auf die Erhaltung oder Regulierung des Plasmavolumens gerichtet. Dieses ergibt sich aber indirekt aus dem Filtrationsgleichgewicht zwischen Intra- und Extravasalraum.

Wichtig ist, daß nicht die absolute Größe des Blutvolumens, sondern der **Dehnungszustand** der zentralen Abschnitte **des Niederdrucksystems** die beschriebenen Regulationsmechanismen in Gang setzt. Dieser Dehnungszustand ist aber kein eindeutiges Maß für die Größe des Blutvolumens. Daher kommt es durch die dargestellten Regulationsvorgänge auch dann zu einer Volumenverminderung, wenn z. B. infolge verminderter Leistungsfähigkeit des rechten Herzens (Rechtsinsuffizienz) der zentralvenöse Druck angestiegen ist. Da im Liegen das Blutvolumen zugunsten der dann gut gefüllten herznahen Abschnitte des Niederdrucksystems verteilt ist, vermindert sich das Blutvolumen auch nach langer Bettlägerigkeit; daß dies die Kreislaufregulation im Stehen beeinträchtigt, werden wir noch sehen (S. 173).

8.6 Kreislauffunktion unter Belastung: der Härtetest

Es sind im wesentlichen zwei Arten von Zuständen, in denen es einer integrativen Abstimmung lokaler und systemischer **Regulationsmechanismen** bedarf, um die Funktionstüchtigkeit des gesamten Kreislaufsystems zu erhalten. Dies ist einmal erforderlich, wenn das **venöse Angebot** an das Herz so vermindert ist, daß das Herzzeitvolumen zur Erhaltung des arteriellen Blutdrucks nicht ausreicht. Dies ist z. B. dann der Fall, wenn bei orthostatischer Belastung, d. h. bei einem Wechsel von der horizontalen in die vertikale Körperstellung, ein erheblicher Teil des verfügbaren Blutvolumens in die peripheren Abschnitte des Niederdrucksystems „versackt". Zum anderen ist eine integrierende Abstimmung von Kreislauffunktionen erforderlich, wenn infolge maximaler Dilatation der Gefäße in einem oder mehreren Organen der **totale periphere Widerstand** stark abfällt. Dies würde zu einem für die Durchblutung lebenswichtiger Organe (z. B. Gehirn oder Myokard) bedrohlichen Abfall des arteriellen Drucks führen, wenn nicht durch abgestimmte Vasokonstriktion in anderen Organen und/oder durch Steigerung des Herzzeitvolumens gegengesteuert würde. Eine solche Situation ist z. B. gegeben, wenn bei maximaler Muskelarbeit die Durchblutung der Skelettmuskulatur, des nach Gewicht größten Organs des Körpers, so stark gesteigert wird, daß sie etwa 80% des Herzzeitvolumens ausmacht (Abb. 8.**11**). Eine solche Situation ist auch gegeben, wenn im Rahmen der Thermoregulation die Durchblutung der Haut zur Steigerung der Wärmeabgabe erheblich zunimmt. Lagewechsel, Muskelarbeit und thermische Belastung stellen somit physiologische

Belastungen des Kreislaufsystems dar, die alle Regulationsmechanismen maximal fordern.

Mäßige Störungen der Kreislaufregulation machen sich daher zunächst unter diesen Bedingungen, nicht aber in körperlicher Ruhe, bei Indifferenztemperatur oder im Liegen bemerkbar. Die massivste und dann lebensbedrohliche Störung liegt vor, wenn die Kreislaufregulation entweder unzureichend ist oder trotz maximaler Rekrutierung aller Teilmechanismen nicht genügt, um den Perfusionsdruck wenigstens für die unmittelbar lebenswichtigen Organe (Gehirn, Herz) zu gewährleisten. So ist es im sog. **Kreislaufschock,** bei dem dementsprechend massive Veränderungen der zentralen hämodynamischen Größen (arterieller Druck, Herzzeitvolumen, peripherer Widerstand) auftreten. Man unterscheidet nach ihrer Entstehung verschiedene **Schockformen:** kardiogen (bei plötzlicher Einschränkung der kontraktilen Leistungsfähigkeit des Herzens), hypovolämisch oder hämorrhagisch (bei plötzlichem Volumenverlust, z. B. infolge einer Blutung), septisch (bei bakterieller Infektion), traumatisch (bei ausgedehnten Verletzungen), anaphylaktisch (bei massiv auftretenden Antigen-Antikörper-Reaktionen). Wenngleich die hämodynamischen Veränderungen bei diesen Schockformen durchaus unterschiedlich sein können (hoher peripherer Widerstand und niedriges Herzzeitvolumen beim hypovolämischen, niedriger Widerstand und eher hohes Herzzeitvolumen beim septischen Schock), ist ihnen letztlich eine kritische Minderung der Organversorgung und ein Regulationsversagen infolge maximaler Aktivierung vieler Mediatorsysteme (Kininsystem, Gerinnungskaskade, Eikosanoide, Komplementsystem etc.) gemeinsam, die Herzleistung, Gefäßtonus und Fließfähigkeit des Blutes beeinflussen. Man spricht bei diesen lebensbedrohlichen Zuständen daher heute von einem **Multi-Organ-Versagen** (MOV), mehr mit Blick auf die kompromittierte Gewebefunktion als auf die zentrale Hämodynamik.

Der Preis für den aufrechten Gang: Kreislaufbelastung bei Lagewechsel

» Die Kreislaufbelastung im Stehen gegenüber dem Liegen ist Folge der veränderten Blutvolumenverteilung im Niederdrucksystem, der Verminderung des venösen Rückstroms und damit des Schlagvolumens. Die über den Pressorezeptorenreflex ausgelöste Sympathikusaktivierung bestimmt die Veränderung der zentralen Hämodynamik; sie dient der Aufrechterhaltung des arteriellen Blutdrucks. Änderungen von lokaler Durchblutung und Filtrationsgleichgewicht sind Folge der veränderten intravasalen Druckverteilung. «

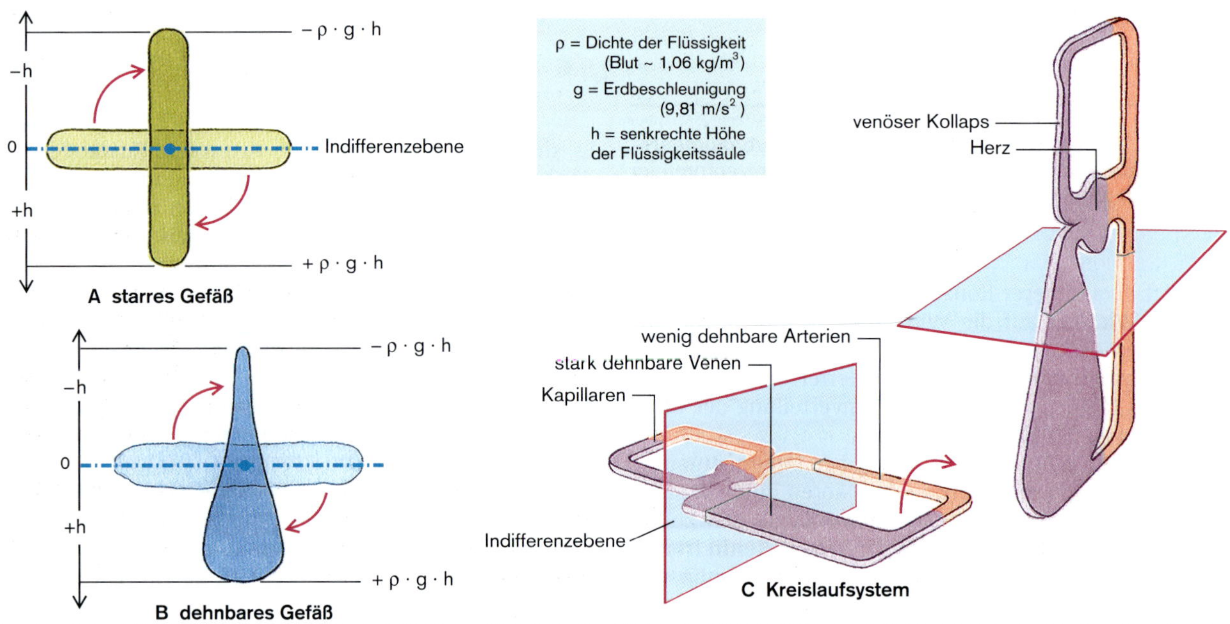

Abb. 8.**39** **Hydrostatische Drücke bei Lagewechsel führen zu Volumenverschiebungen.**
A In einem mit Flüssigkeit gefüllten Hohlkörper mit starrer Wand treten beim Wechsel von der horizontalen zur vertikalen Lage Druckveränderungen an all den Stellen auf, die sich unterhalb (+h) oder oberhalb (−h) der Indifferenzebene befinden: Darunter erhöht sich, darüber erniedrigt sich der Druck um den hydrostatischen Druck der Flüssigkeitssäule ($\pm \rho \cdot g \cdot h$). Achtung: Der intravasale Druck muß in Höhe der Indifferenzebene keineswegs Null sein; tatsächlich ist er in den Venen geringfügig, in den Arterien erheblich höher. Entscheidend ist nur, daß er sich durch den Lagewechsel in der Indifferenzebene nicht ändert.
B Sind die Wände des Hohlkörpers (wie die der Blutgefäße) dehnbar, so kommt es zu einer Volumenverschiebung von den oberen in die unteren Partien; in letzteren ist der transmurale Druck P_{TM} um den Betrag $\rho \cdot g \cdot h$ gestiegen. In den oberen Partien ist P_{TM} gleichzeitig um $\rho \cdot g \cdot h$ abgefallen.
C Besteht der Hohlkörper aus zwei unterschiedlich dehnbaren Anteilen (wie die Venen und Arterien des Kreislaufsystems), die miteinander kommunizieren, so findet die Volumenverschiebung in die abhängigen Partien vorwiegend in dem leichter dehnbaren Venensystem (violett) statt.

Druck und Volumen verteilen sich im Stehen anders als im Liegen

Wir haben auf S. 152 ff. gesehen, daß in jedem Gefäß des Kreislaufsystems ein **hydrodynamischer Druck** herrscht, der eine Folge der Pumptätigkeit des Herzens und des ihr entgegenstehenden Strömungswiderstandes ist. Als Folge des Einwirkens der Schwerkraft treten bei einem Wechsel der Körperlage zusätzlich **hydrostatische Drücke** auf, die der Höhe der Flüssigkeitssäule relativ zu der sog. **hydrostatischen Indifferenzebene** entsprechen; diese ist dadurch definiert, daß der Druck sich hier auch bei Lageänderung nicht ändert (Abb. 8.**39**). Die Indifferenzebene liegt beim Menschen kurz unterhalb des Zwerchfells. Da das Blutgefäßsystem ein System kommunizierender Röhren ist, wird beim Aufrichten aus der Horizontalen in den unterhalb der Indifferenzebene liegenden Gefäßen der jeweils herrschende Innendruck um eine hydrostatische Druckkomponente vermehrt, in den oberhalb liegenden „abhängigen" vermindert (Abb. 8.**40**).

Wegen der sehr verschiedenen Compliance der arteriellen und venösen Gefäße (S. 148) führen die lageabhängigen Änderungen des Innendrucks zu starken **Veränderungen der Volumenverteilung** im venösen Gefäßsystem, jedoch nur unwesentlich in den Arterien. Dies ist an den Hautvenen der Hand deutlich zu sehen. Die oberflächlichen Venen können beim Anheben über die Indifferenzebene unter fast völliger Entleerung kollabieren, während sie an der herabhängenden Hand prall gefüllt sind. Diese sichtbaren Änderungen der Gefäßfüllung spielen sich in gleicher Weise an den tiefer liegenden Venen ab. Bei negativem transmuralen Druck kollabieren auch die Venen oberhalb etwa des Halsbereichs, so daß die Kontinuität der Blutsäule unterbrochen wird. Daher ist der intravasale Druck in den Venen der erhobenen Hand oder des Kopfbereichs höher (weniger negativ) als nach der Höhe über der Indifferenzebene zu erwarten wäre.

Beim Aufrichten des Körpers aus der Horizontalen findet der größte Volumenzuwachs (etwa + 500 ml) natürlich in den unteren Extremitäten statt, wo auch der Druckanstieg am größten ist. Umgekehrt wird das sog. **intrathorakale Blutvolumen** zugunsten des extrathorakalen um etwa 600 ml vermindert. An dieser Umverteilung ist das Blutvolumen in der Lunge entscheidend beteiligt. Dies hängt mit der großen Compliance der Lungenstrombahn zusammen, die zwar wegen des elastischen Zugs des Lungengewebes nicht völlig kollabieren kann, aber wegen der geringen interstitiellen Strukturfestigkeit sehr große Volumina bei schon geringen Druckänderungen aufnehmen bzw. entspeichern kann (S. 178).

Wie reagiert die Kreislaufregulation auf die veränderte Körperlage?

Die Verminderung des venösen Rückstroms beim Übergang vom Liegen zum ruhigen Stehen verursacht eine Abnahme des Schlagvolumens und daher des arteriellen Blutdrucks. Die verminderte Erregung der arteriellen Pressorezeptoren führt zu einer Steigerung des **Sympathikustonus**, deren Wirkung wir schon kennen (S. 163). Neben einer Zunahme der Herzfrequenz (+ 25%) findet eine Erhöhung des peripheren Widerstandes (+ 40%) statt, vor allem in der Muskulatur, aber auch in der Haut und im Splanchnikusgebiet. Wegen der Lage der sinoaortalen Pressorezeptoren oberhalb der Indifferenzebene kann der arterielle Mitteldruck leicht über den Normalwert im Liegen erhöht sein. Während der systolische in der Regel kaum verändert ist, findet sich ein Anstieg des diastolischen Drucks (+ 10%), der zu der anhaltenden Verminderung des Schlagvolumens (– 40%) infolge Erhöhung der Nachlast (S. 129) beiträgt.

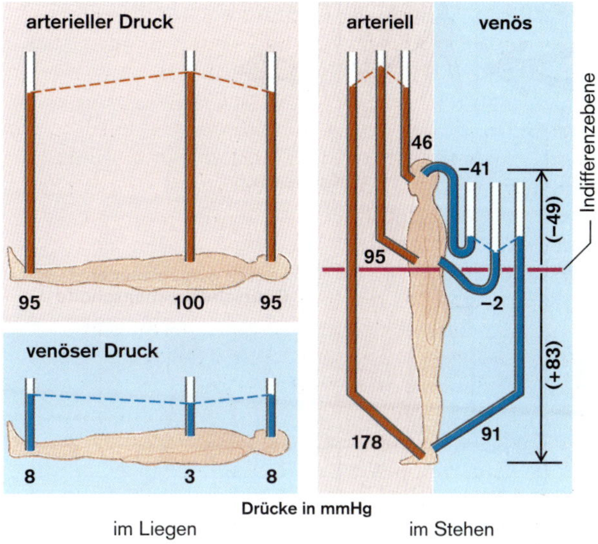

Abb. 8.**40** **Arterielle und venöse Drücke (in mmHg) beim liegenden und stehenden Menschen mit einer Körperlänge von etwa 180 cm.** In allen Gefäßen ändert sich der Druck im Stehen entsprechend der Entfernung von der Indifferenzebene. Der venöse Druck im Kopfbereich ist allerdings wegen des Venenkollapses am Hals (Unterbrechung der Blutsäule) weniger negativ als aufgrund der Höhe über der Indifferenzebene zu erwarten wäre (nach 2).

Diese Schilderung der Kreislaufbelastung in **Orthostase** gilt allerdings für einen eigentlich unphysiologischen, sog. passiven Lagewechsel. Das normale Aufstehen aus dem Liegen ist meist mit mehr oder minder großer Muskeltätigkeit verbunden, die ohehin zur Aktivierung des Sympathikustonus führt (S. 175). Herzfrequenz, peripherer Widerstand und Blutdruck zeigen daher beim Übergang vom Liegen zum Stehen im täglichen Leben häufig noch deutlichere Änderungen. Auch das sog. ruhige Stehen ist eigentlich unphysiologisch, da jeder Mensch im Stehen unwillkürlich von einem Bein auf das andere tritt (aktive Orthostase) und so durch die Muskelpumpe den venösen Rückstrom des Blutes zum Herzen fördert, wie wir noch sehen werden.

Das Ausmaß der Kreislaufbelastung durch Orthostase hängt vor allem von der Minderung des venösen Angebots an das Herz ab. Neben der Größe des Blutvolumens ist dafür die Volumenverlagerung in die abhängigen

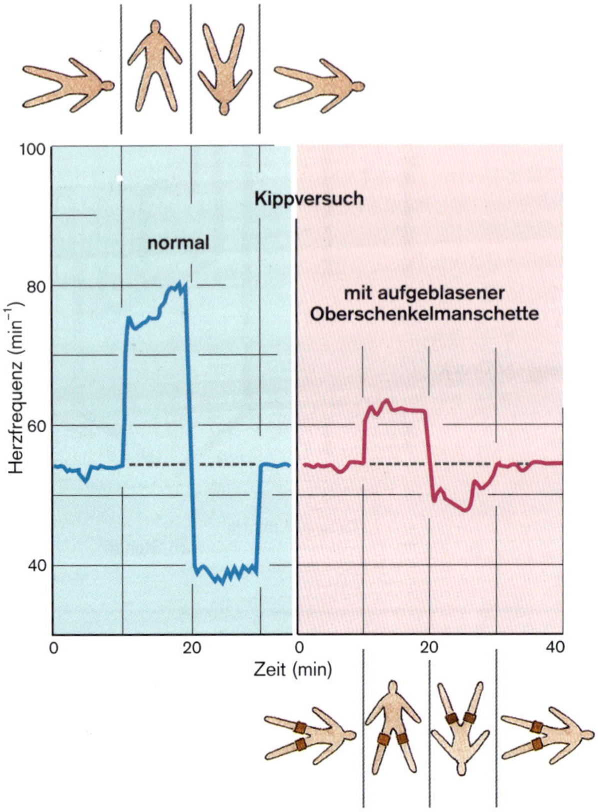

Abb. 8.**41** **Lageabhängigkeit der Herzfrequenz.** Herzfrequenz eines gesunden, gut trainierten Probanden im Liegen, beim ruhigen Stehen, bei Kopftieflagerung und wieder im Liegen. Während des zweiten Kippversuchs wurde die Verlagerung von Blutvolumen aus den Beinen durch Aufblasen von Manschetten um die Oberschenkel verhindert. Die deutlich geringere Änderung der Herzfrequenz zeigt die Bedeutung der Volumenverschiebung entlang der Körperachse für die Reflexantwort beim Lagewechsel (nach 1).

Durchblutung und Flüssigkeitsfiltration in abhängigen Körperpartien

Die lageabhängigen Änderungen des Innendrucks der Gefäße sollten für die Durchblutung des Gewebes eigentlich unerheblich sein, da sie sowohl auf der arteriellen als auch auf der venösen Seite auftreten und daher die treibende Druckdifferenz nicht beeinflussen. Tatsächlich bleibt aber die Durchblutung nicht konstant, weil der veränderte transmurale Druck zu myogener Tonusveränderung der Arteriolen führt und sich damit der Strömungswiderstand ändert (Abb. 8.**13**, S. 153). Daher nimmt z. B. bei Hängenlassen der Arme zwar die Blutfülle der Hand zu, die Durchblutung der Haut jedoch eher ab. An der erhobenen Hand sinkt andererseits die arteriovenöse Druckdifferenz durch den Venenkollaps, so daß die Durchblutung trotz myogener Tonusverminderung nicht erheblich gesteigert, sondern sogar vermindert ist.

Trotz einer hydrostatischen Druckzunahme in den Gefäßen der abhängigen Körperpartien kommt es beim Gesunden nur zu geringen Veränderungen des **Filtrationsgleichgewichts** und somit nicht zu Ödemen in den betreffenden Körperpartien. Das wird einerseits dadurch verhindert, daß der Kapillardruck bei Lageänderung nicht in gleichem Maße ansteigt wie der arterielle und venöse Druck (Abb. 8.**43**), weil die myogene Arteriolenkonstriktion immer dann den hydrodynamischen Druck in den Kapillaren senkt, wenn der hydrostatische zunimmt, und umgekehrt. Außerdem bewirkt die Arteriolenkonstriktion

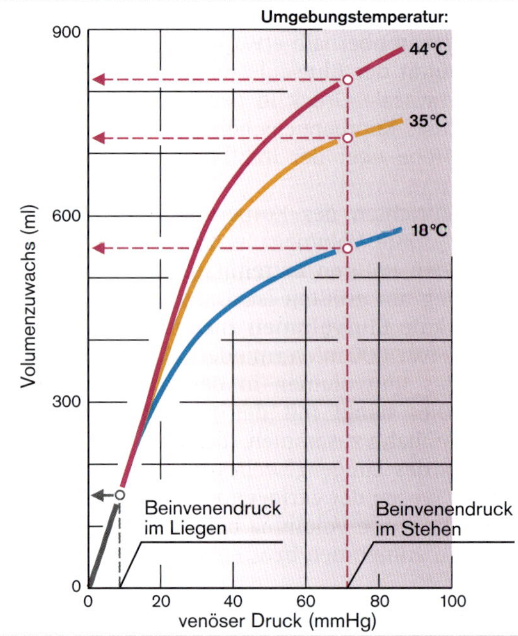

Abb. 8.**42** **Blutvolumenzuwachs der unteren Extremitäten bei verschiedenen Umgebungstemperaturen.** In der Wärme wird bei venöser Druckerhöhung ein wesentlich größeres Volumen in den Beinvenen gespeichert als in der Kälte, weil der Venentonus mit steigender Temperatur nachläßt. Wenn beim Übergang vom Liegen zum ruhigen Stehen der Venendruck in den Beinen von etwa 10 auf etwa 70 mmHg steigt, so würde ein Volumen von 400 ml (bei 18°) bzw. 650 ml (bei 44°) in den abhängigen Partien „versacken“ (nach 6).

Gefäßabschnitte entscheidend (Abb. 8.**41**). Diese hängt auch stark vom Venentonus ab, der seinerseits von der **Umgebungstemperatur** beeinflußt wird. Mit zunehmender Temperatur sinkt der Venentonus, und damit nimmt die Compliance des Venensystems zu (Abb. 8.**42**). Da zusätzlich die durch die Pressorezeptoren ausgelöste Vasokonstriktion in der Haut mit steigenden Umgebungstemperaturen an Wirksamkeit verliert, kann die Kombination von orthostatischer und Wärmebelastung leicht die Regulationsbreite des Kreislaufs übersteigen. Die Folge kann ein sog. **orthostatischer Kollaps** (ungenügende Hirndurchblutung infolge Blutdruckabfalls) mit plötzlichem Tonusverlust der Skelettmuskulatur, u. U. sogar Bewußtlosigkeit, sein. Es gibt viele Menschen, die – ohne gleich zu kollabieren – längeres Stehen „kreislaufmäßig“ nicht gut vertragen, vor allem bei auch sonst beeinträchtigter Gesundheit und mangelndem körperlichen Training. Infolge einer „orthostatischen Dysregulation“ neigen sie zur **arteriellen Hypotonie**.

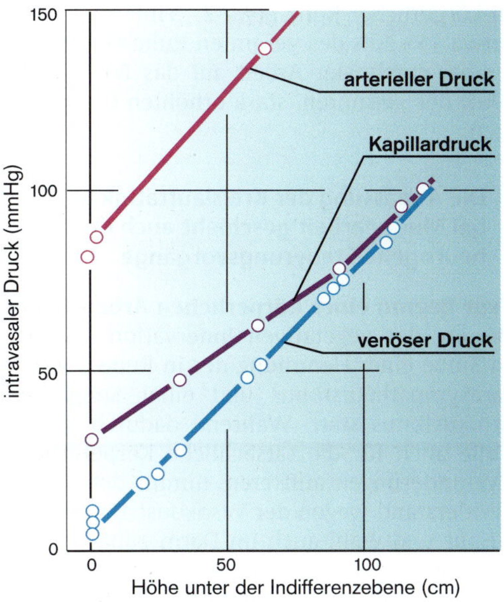

Abb. 8.**43** **Erhöhung des transmuralen Drucks in einem Gefäßgebiet führt zu einer myogenen Steigerung des Strömungswiderstandes.** Dies hat zur Folge, daß der Kapillardruck in abhängigen Körperpartien nicht parallel zu dem arteriellen oder venösen Druck ansteigt, wenn das Gefäßgebiet durch Änderung der Körperlage wachsenden hydrostatischen Drücken ausgesetzt wird (nach 11 und 19).

eine Abnahme des kapillären Filtrationskoeffizienten durch Verminderung der Austauschoberfläche. Ein weiterer, für die lokale Homöostase in den abhängigen Geweben und für die Gesamtfunktion des Kreislaufs wesentlicher Mechanismus ist die sog. **Muskelpumpe.** Rhythmische Kontraktionen der Skelettmuskulatur fördern den venösen Rückstrom, so daß der Druck in den Venensegmenten zwischen den **Venenklappen** in der Erschlaffungsphase der Muskulatur deutlich abfällt. Dieser Vorgang trägt ebenfalls dazu bei, den Anstieg des effektiven Filtrationsdrucks und damit die Auswärtsfiltration in Grenzen zu halten. Sowohl die Zunahme des Arteriolenwiderstandes als auch die Funktion der Venenklappen bei der Muskelpumpe sind bei bestimmten Formen chronischer Gefäßerkrankungen (z. B. chronische venöse Insuffizienz) deutlich gestört. Dann tritt bei gesteigerter Füllung der häufig ausgeweiteten Beinvenen („Krampfadern") auch eine vermehrte Schwellung der Füße infolge erhöhter Filtration auf.

Kreislauffunktion bei körperlicher Arbeit

» Die Kreislaufanpassung bei körperlicher Arbeit (s. a. Kap. 19) erfordert eine Abstimmung zwischen lokalen und systemischen Regulationsmechanismen. Die allgemeine sympathische Aktivierung durch die zentrale Mitinnervation wird durch Rückmeldungen aus der arbeitenden Skelettmuskulatur so präzise ergänzt, daß das Herzzeitvolumen annähernd proportional mit dem gesteigerten O_2-Verbrauch zunimmt. Begrenzend für die Steigerung der Kreislauftätigkeit ist das venöse Angebot, das durch Muskelpumpe und Sogwirkung der Atmung gefördert, bei vermindertem Blutvolumen, Flüssigkeitsverlust oder extrathorakaler Blutvolumenspeicherung jedoch eingeschränkt wird. «

Bei körperlicher Arbeit nimmt das **Herzzeitvolumen** von in Ruhe rund 5 l/min auf 20–25 l/min (also auf das 4- bis 5fache!) zu (Abb. 8.**44**); seine Verteilung ist zugunsten der arbeitenden Skelettmuskulatur verändert (Abb. 8.**11**, S. 152). Dabei steigt die Durchblutung nicht nur in der Skelettmuskulatur (Abb. 8.**34**, S. 168), sondern auch im Myokard (Abb. 8.**33**) und in der Haut an, während sie in anderen Organen (Niere, Darm) abnehmen kann oder unverändert bleibt (Gehirn). Die Herzfrequenz steigt mit zunehmender Leistung fast linear bis auf maximal etwa 200/min an, das Schlagvolumen wird bis auf maximal das Doppelte erhöht (Abb. 8.**44**). Der arterielle Mitteldruck steigt bei stark vergrößerter Blutdruckamplitude um 20–50 mmHg an. Diese Veränderungen sind das Resultat von

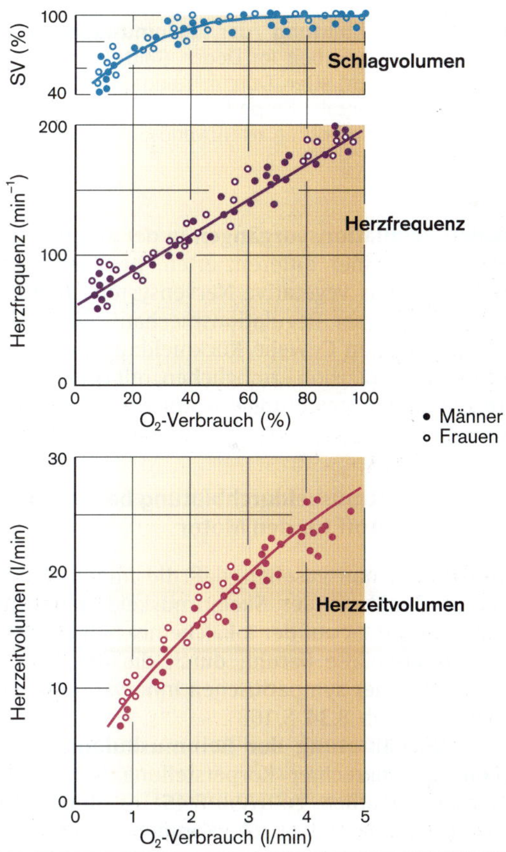

Abb. 8.**44** **Bei körperlicher Arbeit nimmt das Herzzeitvolumen fast linear mit dem O_2-Verbrauch zu** (unten, rote Kurve). Dies beruht auf dem linearen Anstieg der Herzfrequenz und der Steigerung des Schlagvolumens SV (oben, violette bzw. blaue Kurve). In den oberen beiden Teilabbildungen ist der O_2-Verbrauch in % des Maximalwerts jedes einzelnen Probanden dargestellt, unten in Absolutwerten (nach 1).

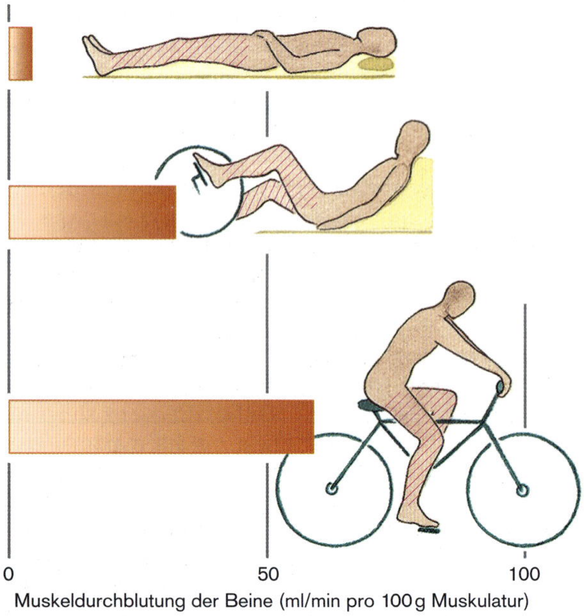

Abb. 8.**45** **Durchblutung der Beinmuskulatur** in Ruhe (oben), bei Muskelarbeit im Liegen (Mitte) und in vertikaler Körperlage (unten). Der Durchblutungsanstieg in vertikaler gegenüber horizontaler Körperlage ist Folge der unterhalb der Indifferenzebene erhöhten arteriovenösen Druckdifferenz.

lokalen Regulationsvorgängen in der arbeitenden Muskulatur und einer differenzierten, **neurogenen Steuerung** durch das vegetative Nervensystem. Beim Zusammenwirken dieser Regulationsmechanismen finden aus dem arbeitenden Gewebe Rückmeldungen statt, die die erstaunliche Präzision ermöglichen, mit der die Kreislauftätigkeit auf die Steigerung des Stoffwechsels abgestimmt ist.

Skelettmuskeldurchblutung bei Arbeit: Kraftstoff für den Motor

Wir hatten schon gesehen, daß die mindestens 10- bis 15fache Zunahme der Skelettmuskeldurchblutung bei maximaler Arbeit auf der lokalchemischen Dilatation der Widerstandsgefäße beruht, durch die der konstriktorische Einfluß der sympathischen Innervation völlig überspielt wird (Abb. 8.**34**, S. 168).

Die **Durchblutung der Beinmuskulatur** nimmt bei Arbeit in senkrechter Körperstellung (z. B. Radfahren) besonders deutlich zu (Abb. 8.**45**), weil der arterielle Druck um die hydrostatische Komponente erhöht ist, der venöse Druck aber wegen der verstärkten Tätigkeit der Muskelpumpe niedrig bleibt. Die Muskelpumpe wirkt allerdings auch schon bei der Arbeit im Liegen durchblutungsfördernd, weil sie die treibende arteriovenöse Druckdifferenz steigert.

Der O_2-Bedarf des arbeitenden Skelettmuskels wird allerdings nicht allein durch die Mehrdurchblutung gedeckt, sondern auch durch eine **Steigerung der O_2-Extraktion**, die von etwa 30% in Ruhe auf etwa 90% zunehmen kann. Während der O_2-Verbrauch der Muskulatur in körperlicher Ruhe etwa 2–5 ml · min^{-1} · kg^{-1} beträgt (etwa 15–20% des gesamten Ruhe-O_2-Verbrauchs), kann er bei maximaler Arbeit auf das 20- bis 50fache (über 90% des gesamten, stark erhöhten O_2-Verbrauchs) ansteigen.

Die Anpassung der Kreislauftätigkeit bei Muskelarbeit geschieht auch durch neurogene Steuerungsvorgänge

Schon **vor Beginn einer körperlichen Arbeit** findet eine Veränderung der vegetativen Innervation („Startreaktion“) im Sinne einer Hemmung des in Ruhe überwiegenden Parasympathikustonus und einer Steigerung des Sympathikustonus statt. Während dadurch am Herzen schon alle auch für die tatsächliche Körperarbeit typischen Veränderungen auftreten, nimmt der totale periphere Widerstand wegen der Vasokonstriktion vor allem in der Haut und wohl auch im Darm zunächst eher zu. Daher ist auch der arterielle Blutdruck meist erhöht.

Mit **Beginn der Körperarbeit** nimmt infolge zentraler Mitinnervation der sympathische Kreislaufantrieb deutlich zu. Dabei steigt auch die Konzentration der Catecholamine im Blut, die aus postganglionären sympathischen Endigungen und dem Nebennierenmark freigesetzt werden. Die jede motorische Aktivierung begleitende **sympathische Stimulation** ist nicht durch die tatsächlich geleistete Muskelarbeit, sondern durch den Umfang des Erregungsprogramms motorischer Neurone bestimmt; daher tritt sie auch bei nur intendierter Muskelarbeit auf, z. B. bei Vorliegen einer Muskellähmung.

Die neurogene Vasokonstriktion betrifft nicht das Gehirn und die arbeitende Herz- und Skelettmuskulatur, aber fast alle anderen Organe. Sie wird als **kollaterale Vasokonstriktion** bezeichnet, weil sie den Widerstand der der Muskulatur parallel geschalteten Organkreisläufe erhöht und so die arteriovenöse Druckdifferenz aufrechterhält. Von dieser Widerstandserhöhung wird auch die Haut ausgenommen, wenn die Thermoregulation eine Mehrdurchblutung der Haut erzwingt. Die Venokonstriktion in der Haut bleibt jedoch auch dann erhalten; dies verhindert eine übermäßige Blutvolumenspeicherung und erleichtert den venösen Rückstrom zum Herzen.

Die genaue Korrelation zwischen Kreislaufantrieb und geleisteter Arbeit setzt eine **Abstimmung zwischen lokalen und systemischen Regulationsmechanismen** voraus. Die aus der arbeitenden Muskulatur stammenden Informationen über die Stoffwechselaktivität des Gewebes und über die Muskelmechanik werden über afferente Nerven an das Zentralnervensystem zurückgemeldet. Dort werden sie für die Steuerung der efferenten vegetativen Aktivität verwertet. Dabei scheinen neben den Afferenzen der motorischen Steuerung (Muskelspindeln und Sehnenorgane) auch bisher nicht eindeutig identifizierte, durch Metaboliten im Muskelgewebe erregbare sog. Stoffwechselrezeptoren beteiligt zu sein; deren Aktivität wird überwiegend über C-Fasern nach zentral vermittelt. Die genauen Mechanismen dieser Rückmeldung sind im einzelnen nur ungenügend aufgeklärt; doch müssen die vegetativen Steuerungszentren ein recht präzises Bild der peripheren Stoffwechselsituation haben, um die lineare Steigerung etwa der Herzfrequenz mit der geleisteten Arbeit (Abb. 8.**44**) zu ermöglichen.

Was bestimmt die Grenzen der Kreislaufleistung bei körperlicher Arbeit?

Die Steigerungsfähigkeit der Herzleistung wird u.a. von einer ausreichenden Füllung der Ventrikel begrenzt. Daher ist sowohl das absolute Blutvolumen als auch seine Verteilung im Niederdrucksystem (das **venöse Angebot**) für ein maximales Herzzeitvolumen wesentlich. Zur beschleunigten Rückkehr des Blutes in das intrathorakale Reservoir trägt die **Muskelpumpe** ebenso bei wie die **Sogwirkung der Atmung.** Da der Füllungsdruck des Herzens von der Größe des Blutvolumens abhängt, wird verständlich, daß das erhöhte Blutvolumen des trainierten Sportlers der Steigerungsfähigkeit seines Herzzeitvolumens zugute kommt oder umgekehrt ein Volumendefizit diese einschränkt. Hieraus ergibt sich die Bedeutung eines ausgeglichenen Flüssigkeitshaushalts für die Leistungsfähigkeit des Kreislaufsystems.

Wie schon betont wurde, deckt die Zunahme der globalen Transportleistung durch das Kreislaufsystem nur einen Teil des gesteigerten O_2-Bedarfs bei Arbeit ab. Der gesamte **O_2-Verbrauch** des Körpers bei schwerer Arbeit kann etwa auf das 10- bis 20fache ansteigen, das Herzzeitvolumen jedoch „nur" um einen Faktor 4–5. Ebenso wesentlich wie die Begrenzung der Herzförderleistung ist also die der **O_2-Extraktion.** Im arbeitenden Gewebe ist diese maximal erhöht, so daß für die Gesamtbilanz das Ausmaß der Vasokonstriktion in den nicht arbeitenden Geweben entscheidend ist. Die Mehrdurchblutung der Haut bei der thermoregulatorischen Wärmeabgabe stellt einen Links-rechts-Kurzschluß für den O_2-Transport dar, der die Förderleistung des Herzens beansprucht, ohne das O_2-Angebot an den entscheidenden Verbraucher, den arbeitenden Muskel, zu erhöhen. Dies macht verständlich, daß die Leistungsgrenzen des Kreislaufs bei körperlicher Arbeit bei hoher Umgebungstemperatur, vermindertem Blutvolumen und bei Flüssigkeitsverlust sehr viel enger sind.

Hitze und Kälte: Kreislauffunktion bei thermischer Belastung

›› Die Veränderungen der Kreislauffunktion bei veränderter Umgebungs- oder Körperkerntemperatur spielen sich vor allem in der Haut als dem für den Wärmeaustausch mit der Umgebung wichtigsten Organ ab. Sie umfassen lokale, auf direkter Gefäßwirkung beruhende und systemische, über das vegetative Nervensystem vermittelte Veränderungen der Durchblutung. ‹‹

Lokale und neurogene Regulation der Hautdurchblutung

Die Haut ist ein poikilothermes Organ, das Änderungen der Umgebungstemperatur zwischen etwa 0 °C und 45 °C bei kurzer Exposition ohne dauernden Schaden toleriert, wenn auch unterhalb von etwa 8 °C und oberhalb von etwa 44 °C Schmerzempfindungen als Warnsignale auftreten. Eine **lokale Temperaturabnahme** senkt die Durchblutung infolge der unmittelbaren Wirkung der Kälte auf die glatte Gefäßmuskulatur („Kältekonstriktion") und der Zunahme der Blutviskosität (bei 8 °C etwa doppelt so hoch wie bei 32 °C). Die Durchblutungsabnahme kann die Dauer der lokalen Kälteeinwirkung überdauern und benachbarte Hautregionen erfassen; so kommt es bei manchen Menschen zu anhaltender Vasokonstriktion („abgestorbene Finger") beim Anfassen eines Glases mit Eiswasser.

Bei Temperaturen unter etwa 10 °C kann es, bevorzugt an den Akren, zu einem oft von Schmerzempfindungen begleiteten Durchblutungsanstieg kommen, der im wesentlichen auf der Dilatation von arteriovenösen Anastomosen beruht. Die Mechanismen dieser **Kältedilatation** sind nicht genau bekannt; als Mediatoren werden aus Gewebezellen oder Nervenendigungen freigesetzte Stoffe (Kinine, Substanz P, ATP, Prostaglandine, Histamin) diskutiert. Hier ist es schwierig, klare Grenzen zu der sog. entzündlichen Mehrdurchblutung zu ziehen, an der die gleichen Mediatoren beteiligt sind. Erhöhung der lokalen Temperatur führt zu lokaler Gefäßdilatation und Mehrdurchblutung des nutritiven Kapillarsystems der Haut.

Alle lokalen Temperaturwirkungen sind wesentlich deutlicher an der **Haut der Extremitäten** (Akren) als am Rumpf. Der Umfang der durch lokale Kühlung oder Erwärmung eintretenden Durchblutungsänderungen ist relativ begrenzt (etwa 50–500 $ml \cdot min^{-1} \cdot kg^{-1}$). An ihrem Zustandekommen werden neben der direkten Temperatureinwirkung auf die Gefäßmuskulatur auch lokale neurogene Mechanismen in Form sog. Axonreflexe angenommen. Weit größere Änderungen der Hautdurchblutung treten auf, wenn bei veränderter Umgebungs- oder Körperkerntemperatur thermoregulatorische Veränderungen in Gang gesetzt werden. Diese in Kap. 15 näher besprochenen Vorgänge führen zu einer veränderten vegetativen Innervation der Hautgefäße.

Die vor allem an den **Akren** sehr zahlreichen arteriovenösen Anastomosen werden überwiegend durch die sympathische Innervation kontrolliert. Ihre Dilatation bzw. Konstriktion (wegen der großen Wanddicke bis zum völligen Verschluß) macht extreme Änderungen der Durchblutung möglich. Maximale sympathische Konstriktion bei niedriger Umgebungstemperatur reduziert die Durchblutung der Haut (Gesamtgewicht etwa 2 kg) auf Minimalwerte von 20 ml/min; umgekehrt kann die Durchblutung bei hoher Umgebungstemperatur bis auf etwa 3–4 l/min ansteigen. Die bei Überwärmung auftretende Mehrdurchblutung ist größer als durch Wegnahme der sympathischen Innervation allein erklärbar; hier wird eine zusätzlich **dilatierende Wirkung lokaler Mediatoren,** u.a. des Kininsystems, angenommen, die bei der sympathisch-cholinergen Stimulation der Schweißdrüsen entsteht. Die lokal **differenzierte sympathische Innervation** der Haut beeinflußt nicht nur die arteriovenösen Anastomosen und die Arteriolen des nutritiven Gefäßsystems der Haut, sondern auch den Tonus der Kapazitätsgefäße und bestimmt damit das nicht unerhebliche Blutvolumen in den ausgedehnten oberflächlichen und tiefen Venenplexus der Haut.

Zentrale Hämodynamik bei hoher Umgebungstemperatur

Die extreme Widerstandsabnahme in der Haut bei hoher Umgebungstemperatur bedeutet eine erhebliche Belastung für die Kreislauffunktion, zumal die gleichzeitige **Verlagerung von Blutvolumen** in die Hautvenen auch das intrathorakale Blutvolumen vermindert. Die thermoregulatorische Sympathikusaktivierung bewirkt eine deutliche Zunahme der Herzfrequenz und des Herzzeitvolumens (bis auf Werte von etwa 15 l/min). Durch die Senkung des Strömungswiderstandes in der Haut, die durch eine gleichzeitige geringe Vasokonstriktion im Darm, u. U. sogar in der Muskulatur, nicht aufgewogen wird, nimmt der **totale periphere Widerstand** deutlich ab, so daß der diastolische Blutdruck sinkt.

Da die Hautdurchblutung über den Pressorezeptorenreflex nur wenig beeinflußt werden kann, ist die Funktion des Kreislaufsystems bei thermischer Belastung weit mehr gefährdet als etwa bei körperlicher Arbeit oder in Orthostase allein. So kann es zu einem **„Hitzekollaps"** insbesondere dann kommen, wenn bei hoher Umgebungstemperatur zusätzlich eine orthostatische Belastung den venösen Rückstrom zum Herzen mindert. Langes Stehen an der Kasse des Kaufhauses im Sommerschlußverkauf oder ein ausgedehntes Ortsgespräch in der durch Sonneneinstrahlung erwärmten Telefonzelle sind typische Beispiele für diese Belastung.

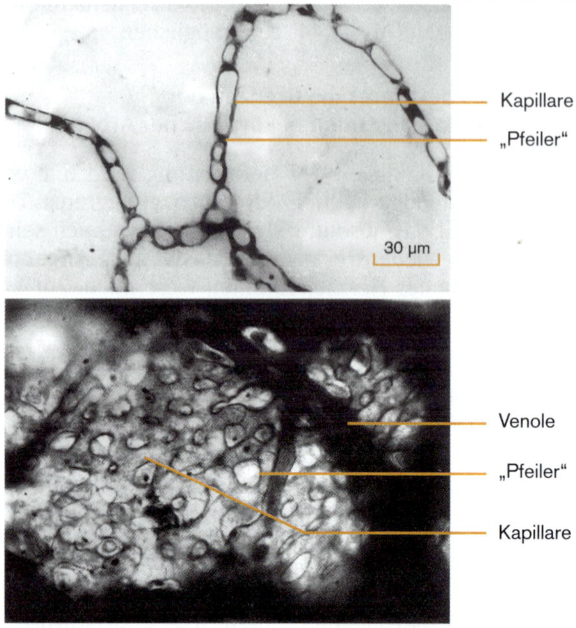

Abb. 8.**46** **Interalveolarsepten der Lunge.** Querschnitt (oben) und Flachschnitt (unten). Länge und Durchmesser einer „Kapillare" im Interalveolarseptum sind etwa gleich; daher gleicht die Strömung des Blutes in diesem „Kapillar"netzwerk eher dem Verkehr von Autos in einer Parkhausetage (Abb. 8.47) als der Strömung in zylindrischen Röhren (aus 10 [oben] und 25 [unten]).

8.7 Der Lungenkreislauf

» Die Hämodynamik der pulmonalen Strombahn, die Teil des Niederdrucksystems ist, zeichnet sich durch eine starke Abhängigkeit der Gefäßmechanik von der Höhe des intraalveolären Drucks, durch einen niedrigen, weitgehend druckpassiven Strömungswiderstand und durch eine relativ geringe Tonusentwicklung der spärlichen Gefäßmuskulatur aus. Die Lungendurchblutung ist stark inhomogen und lageabhängig. Unter den Regulationsvorgängen in der pulmonalen Strombahn ist die Vasokonstriktion bei alveolärer Hypoxie von großer Bedeutung. Das Filtrationsgleichgewicht im pulmonalen Kapillargebiet ist durch ständige Drainage des für den Gasaustausch wichtigsten Gewebes gekennzeichnet. «

Gefäßarchitektur und Hämodynamik der Lunge sind sehr verschieden vom Körperkreislauf

Das Herzzeitvolumen wird vom rechten Ventrikel mit einer im Vergleich zum Körperkreislauf **geringen treibenden Druckdifferenz** durch die Lungenstrombahn gefördert. Systolischer und diastolischer Druck in der A. pulmonalis betragen in Ruhe etwa 20 bzw. 7 mmHg, der Mitteldruck etwa 13 mmHg (1,7 kPa). Der **geringe Strömungswiderstand** im pulmonalen Gefäßsystem ist auf die arteriellen und venösen Gefäßabschnitte ziemlich gleich verteilt. Der Kapillardruck liegt daher mit etwa 7–8 mmHg (1 kPa) ungefähr in der Mitte zwischen arteriellem Zu- und venösem Abstrom.

Die im Vergleich zum Körperkreislauf deutlich kürzeren **Gefäße** sind dünnwandiger und weisen weniger glatte Muskulatur auf. Der arterielle Gefäßbaum versorgt ein ausgedehntes Kapillarnetzwerk in den **interalveolären Septen** (Abb. 8.**46**), dessen Oberflächen wie Decke und Boden einer Parkhausetage mit Pfeilern verbunden sind, zwischen denen das Blut seinen Weg nimmt (Abb. 8.**47** Mitte). Das hydrodynamische Verhalten dieser Art von Blutströmung wird nicht angemessen durch die Hagen-Poiseuille-Gleichung beschrieben. Man spricht von einer sog. **Schichtenströmung** im Gegensatz zu der Röhrenströmung in den zylindrischen Kapillaren anderer Organe.

Eine für die Hämodynamik wesentliche Eigenschaft des pulmonalen Gefäßsystems ist neben seinem niedrigen Strömungswiderstand die **große Dehnbarkeit.** Diese beruht darauf, daß die pulmonalen Gefäße, vor allem das Kapillarsystem in den interalveolären Septen, nicht oder fast nicht von einem mechanisch stützenden Interstitium umgeben sind. Daher wird der transmurale Druck und damit der Dehnungszustand der pulmonalen Gefäße erheblich vom Druck im Alveolarraum beeinflußt.

Pulmonaler **Strömungswiderstand** und pulmonales **Blutvolumen** hängen stark von der Ventilation ab. Das Absinken des Pleuradrucks während einer normalen Inspiration (Abb. 10.**15**, S. 226) bewirkt daher einen Kapazitätszuwachs des intrathorakalen Niederdrucksystems, also auch der Herzvorhöfe und der Ventrikel in Diastole. Daher steigt der venöse Rückstrom in den Thorax und

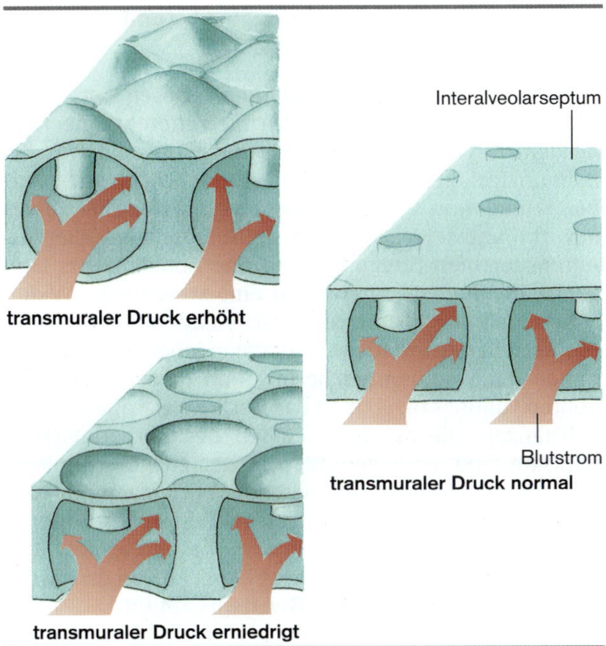

Abb. 8.**47** **Schichtenströmung in den Interalveolarsepten.** Schematische Darstellung der Geometrie bei unterschiedlichem transmuralen Druck. Sie soll anschaulich machen, daß sowohl das intrapulmonale Blutvolumen als auch der pulmonale Strömungswiderstand stark von Änderungen des transmuralen Drucks beeinflußt werden.

infolge vermehrter Vor- und verminderter Nachlast das Schlagvolumen des rechten Ventrikels. Anders ist die Situation des linken Ventrikels, dessen Schlagvolumen bei Inspiration abnimmt. Dafür gibt es zwei Gründe: Erstens steigt die diastolische Füllung des linken Ventrikels nicht wesentlich an, weil die gesteigerte Füllung des rechten Ventrikels dies verhindert (Interdependenz der beiden Herzventrikel) und die Volumendehnbarkeit (Compliance) der Lungengefäße größer ist als die des erschlafften linken Ventrikels. Zweitens und vor allem wirkt der niedrige interpleurale Druck bei der Inspiration wie eine Erhöhung der Nachlast des linken Ventrikels, weil er dessen Volumenabnahme in der Systole behindert. Da der rechte Ventrikel somit mehr auswirft als der linke, kommt es bei der Inspiration zu einer gesteigerten Blutfülle in den Lungengefäßen. Bei Exspiration (und damit Steigerung des interpleuralen Drucks) treten diese Effekte in umgekehrter Richtung auf.

Solange normale Atemdrücke und -widerstände herrschen, sind die Wirkungen der Atmung auf Herz und Kreislauf gering; sie nehmen aber deutlich zu, wenn z.B. wegen erhöhter Atemwegswiderstände In- und Exspiration forciert und die Schwankungen aller intrathorakalen Drücke größer werden. In ganz analoger Weise hat auch der intrapulmonale Druck, der z.B. beim sog. **Valsalva-Versuch** (S. 226 f.) oder bei positiver Druckbeatmung verändert ist, eine deutliche Wirkung auf die pulmonale Kapazität und damit auf intrathorakales Blutvolumen, venösen Rückstrom, Herzzeitvolumen und arteriellen Blutdruck.

Änderungen des Innendrucks der Pulmonalgefäße sind in analoger Weise wirksam. Dies ist wichtig, weil es dazu führt, daß auch bei erheblicher Steigerung des Herzzeitvolumens (z.B. bei Arbeit) und damit bei Steigerung der treibenden Druckdifferenz (zwischen A. pulmonalis und linkem Vorhof) auf maximal etwa das Doppelte der pulmonale Strömungswiderstand geringer wird (Abb. 8.**48**). Dies ist natürlich Folge der erhöhten Drücke in den Lungengefäßen. Auch **hydrostatische Drücke** sind für die Gefäßweite und damit für Strömungswiderstand und intrapulmonales Blutvolumen bestimmend. Daher ist die Durchblutung bei aufrechter Körperhaltung nicht in allen Lungenabschnitten gleich, sondern zwischen Lungenspitzen und Lungenbasis sehr verschieden, und das ist wichtig für den Gasaustausch (S. 235 f.). Man unterscheidet mehrere **Zonen,** die sich durch die Höhe der Durchblutung und ihre Abhängigkeit vom alveolären Druck unterscheiden (Abb. 8.**49**).

In Zone I, den Lungenspitzen, sind die pulmonalen Gefäße praktisch **völlig kollabiert,** weil der alveoläre Druck größer ist als der um die hydrostatische Komponente verminderte pulmonalarterielle Druck (Abb. 8.**49** oben). Die Durchblutung ist sehr gering und findet allenfalls während der systolischen Druckspitze in den Pulmonalarterien und bei sehr niedrigem Alveolardruck statt.

In Zone II ist der pulmonalarterielle Druck größer als der alveoläre, dieser aber größer als der pulmonalvenöse (Abb. 8.**49** Mitte); die Differenz von Alveolardruck und Gefäßinnendruck (= transmuraler Druck) bestimmt die Höhe des Strömungswiderstandes. Daher hängt die Höhe der Durchblutung von der **Druckdifferenz** zwischen Pulmonalarterie und Alveolarraum ab, während sie vom pulmonalvenösen Druck praktisch unbeeinflußt ist. Diese ungewöhnliche hämodynamische Situation wird mit der eines Wasserfalls verglichen, dessen Stromstärke ebenfalls unabhängig ist von der Tiefe der Schlucht, in die das Wasser fällt. Innerhalb der Zone II nimmt die Durchblutung von oben nach unten zu, da der Gefäßinnendruck mit abnehmender Höhe ansteigt, während der Alveolardruck überall gleich ist.

In Zone III, den untersten Lungenpartien, ist der pulmonalvenöse Druck größer als der Alveolardruck (Abb. 8.**49** unten), so daß alle Gefäße eröffnet sind und der **Strömungswiderstand gering** ist. Hier ist die Durchblutung von der arteriovenösen Druckdifferenz abhängig, die innerhalb der ganzen Zone III gleich ist. Dennoch steigt die Durchblutung auch innerhalb dieser Zone von oben nach unten an, da mit wachsendem Innendruck der Strömungswiderstand sinkt.

Eine Erhöhung des Alveolardrucks führt zu einer Vergrößerung der Zone I auf Kosten der Zone II und umgekehrt. Bei körperlicher Arbeit steigt der Druck in der A. pulmonalis bis auf maximal das Doppelte. Damit nimmt die ungleichmäßige Verteilung der Lungendurchblutung ab, da Zone I verschwindet und Zone II in Richtung auf die Lungenspitzen vergrößert ist.

Auch **im Liegen** besteht ein, wenn auch geringer, intrapulmonaler Durchblutungsgradient, dem eine ungleichmäßige Verteilung des intrapulmonalen Blutvolumens entspricht. Daß die Lungendurchblutung insgesamt im Liegen größer ist als im Stehen, ergibt sich aus der lageabhängigen Veränderung des Herzzeitvolumens (S. 172 ff.).

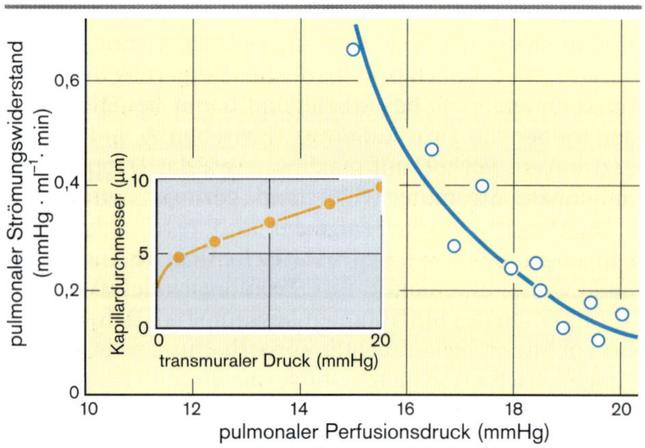

Abb. 8.**48** **Schon bei geringen Änderungen des pulmonalen Perfusionsdrucks kommt es zu erheblichen Änderungen des Strömungswiderstandes,** weil, wie die kleine Zeichnung zeigt, der Durchmesser der interalveolären Kapillaren stark vom transmuralen Druck P_{TM} abhängt (nach 9 und 14).

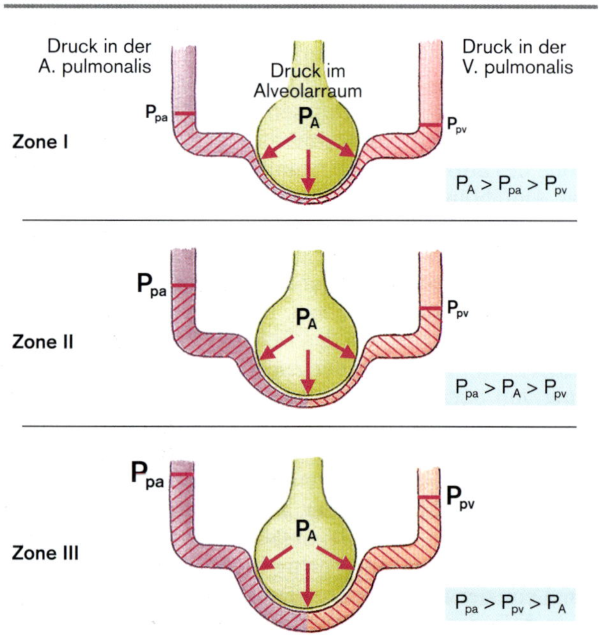

Abb. 8.**49** **Die drei Zonen der Lunge.** Sie unterscheiden sich durch die relative Höhe des Drucks in der A. pulmonalis (P_{pa}), V. pulmonalis (P_{pv}) und im Alveolarraum (P_A). In Zone I ist die Durchblutung Null, weil der Strömungswiderstand infolge der Kompression der Lungengefäße hoch ist; in Zone II hängt die Durchblutung im wesentlichen von der Druckdifferenz $P_{pa} - P_A$ ab; in Zone III findet sich die höchste Durchblutung und das größte intravasale Volumen.

Regulation der pulmonalen Strombahn: überwiegend druckpassiv

Sowohl die arteriellen als auch die venösen Gefäße der pulmonalen Strombahn sind reichlich efferent innerviert. Zu dem in Ruhe vorhandenen, nur geringen Tonus der Pulmonalgefäße trägt diese Innervation jedoch nur wenig bei. Stimulation konstriktorischer sympathischer Fasern bewirkt unter Freisetzung von Noradrenalin über α_1-Adrenozeptoren-Erregung zwar eine Abnahme des Lungengefäßvolumens, aber kaum eine wesentliche Widerstandszunahme. Die physiologische Bedeutung der **sympathischen Stimulation** liegt daher eher in einer verminderten Volumenspeicherung und in dem damit erhöhten Füllungsangebot an das Herz. Eine große Zahl von Substanzen, die an den Gefäßen des Körperkreislaufs wirksam sind, erzeugen auch in der Lungenstrombahn konstriktorische oder dilatierende Wirkungen. Ob und inwieweit sie auch bei physiologischen Regulationsvorgängen beteiligt sind, ist unklar. Die Größe des Strömungswiderstandes ist somit weitgehend von **druckpassiven Änderungen der Gefäßweite** bestimmt.

Von physiologischer Bedeutung ist die Zunahme des pulmonalen Strömungswiderstandes, die durch aktive Gefäßkonstriktion bei **alveolärer Hypoxie** ausgelöst wird. Senkung des P_{O_2} in der Alveolarluft, entweder als Folge eines erniedrigten P_{O_2} in der Einatmungsluft oder einer verminderten Ventilation von Alveolen, führt zu deutlicher pulmonaler Vasokonstriktion. Dieser als **Liljestrand-Euler-Effekt** bezeichnete Vorgang wird bei Unterschreitung eines alveolären P_{O_2} von etwa 60 – 70 mmHg wirksam. Der Mechanismus dieser **hypoxischen Vasokonstriktion** ist nicht völlig geklärt. Betrifft die Vasokonstriktion die gesamte Lunge, so führt dies zu einem deutlichen Anstieg des Pulmonalarteriendrucks. Dies wird bei Aufenthalt in großen Höhen beobachtet und kann nach längerem Aufenthalt zu einer deutlichen Vermehrung der glatten Gefäßmuskulatur der Pulmonalarterien mit chronischem pulmonalen Hochdruck führen.

Austauschfläche und Flüssigkeitsbalance: wichtige Voraussetzungen für den Gasaustausch

Der pulmonale Gasaustausch findet in den interalveolären Septen statt, deren Kapillarsystem insgesamt eine **Austauschfläche** von ewa 70 – 80 m² in Ruhe und etwa 100 m² bei maximaler Durchblutung, d. h. bei Verschwinden der Zone I (S. 179), aufweist. Dies sind nur etwa 10 % der Fläche, die für den Austausch der gleichen Menge von O_2 oder CO_2 in den systemischen Kapillaren zur Verfügung steht. Hieran wird die große Bedeutung der **Diffusionsstrecken** erkennbar, die in den peripheren Organen bei Kapillarabständen zwischen 20 µm (Myokard) und 80 µm (Skelettmuskel) um mehrere Größenordnungen über denen der Lunge liegen, wo nur die außerordentlich dünne (0,1 – 1 µm) Alveolarmembran zu überwinden ist (S. 247).

Das in den Lungenkapillaren enthaltene **Blutvolumen** entspricht mit etwa 100 – 150 ml ungefähr 20 – 30 % des Lungenblutvolumens von etwa 500 ml. Im Vergleich enthält das gesamte Kapillarsystem des Körperkreislaufs

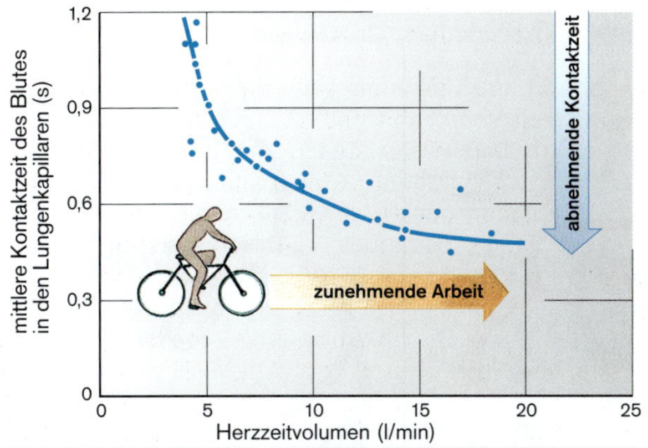

Abb. 8.50 **Die mittlere Kontaktzeit im pulmonalen Kapillarbett** nimmt mit steigendem Herzzeitvolumen (bei körperlicher Arbeit) deutlich ab. Bliebe das intrapulmonale Volumen konstant, so wäre dieser Abfall, der im übrigen die volle O_2-Sättigung des Blutes nicht in Frage stellt, noch erheblich größer (nach 16).

etwa 4–5% des gesamten Blutvolumens oder 200–250 ml. Diese Zahlenangaben weisen noch einmal auf die verschiedene Struktur der Kapillarsysteme in Lungen- und Körperkreislauf hin. Für die Dynamik des O_2-Austauschs nimmt man vereinfachend eine funktionelle Kapillarlänge von etwa 350 µm (etwa der halbe Umfang einer Alveole) an. Dies ergibt rechnerisch eine Kontaktzeit von etwa 0,7–0,8 s, die bei körperlicher Arbeit auf 0,3 s verkürzt sein kann (Abb. 8.**50**), ohne daß darunter der Gasaustausch leidet (Perfusionslimitierung). Unter Arbeitsbedingungen wird der O_2-Austausch außerdem durch die Vergrößerung der Austauschfläche infolge der Homogenisierung der Durchblutungsverteilung erleichtert.

Die Aufrechterhaltung des normalen Filtrationsgleichgewichts in der Lunge ist für den physiologischen Gasaustausch sehr wichtig, weil eine vermehrte Ansammlung von Flüssigkeit in dem spärlichen Interstitium oder in den Alveolen zu **zusätzlichen Diffusionswiderständen** führt. Trotz der eminenten Bedeutung der Flüssigkeitsbalance ist ihr Zustandekommen nicht völlig geklärt. Da der kolloidosmotische Druck des Plasmas etwa 3mal höher ist als der Druck in den pulmonalen Kapillaren, ist anzunehmen, daß das pulmonale Interstitium durch einen negativen effektiven Filtrationsdruck ständig drainiert wird.

Eine Flüssigkeitsansammlung in den Interalveolarsepten bei geringer Erhöhung des Drucks im pulmonalen Kapillarsystem wird durch den Flüssigkeitsstrom aus dem septalen in das extraalveoläre (perivaskuläre) Interstitium sowie durch Steigerung des Lymphstroms verhindert. Ein stärkerer Anstieg des pulmonalen Kapillardrucks (z. B. bei Insuffizienz des linken Ventrikels) führt jedoch trotz erhöhten Lymphabstroms zum manifesten **Lungenödem,** bei dem vermehrte Flüssigkeitsansammlungen in allen Teilen des Interstitiums und in den Alveolen auftreten. Hiervon sind die basalen Lungengebiete der Zone III stets stärker betroffen als die apikalen.

8.8 Kreislauffunktion und Lebensalter

›› Die dramatischsten Änderungen der Kreislauftätigkeit während eines Menschenlebens spielen sich am Übergang vom intra- zum extrauterinen Leben ab (s. a. Kap. 18). Dabei vollzieht sich eine Veränderung des Funktionsplans des Kreislaufsystems, die eng mit der Übernahme des Gasaustauschs durch die Lunge und dem Wegfall der Plazenta zusammenhängt; es differenziert sich das Hoch- und Niederdrucksystem, und beide Ventrikel werden in Serie geschaltet. Mit dem Wachstum des Organismus nimmt das extrazelluläre Flüssigkeitsvolumen relativ zum Körpergewicht ab, das Gefäßsystem wird zunehmend „wasserdicht", der Strömungswiderstand im Körperkreislauf steigt. Dieser Prozeß setzt sich mit zunehmendem Lebensalter fort und wird durch den Umbau der Gefäßwand sowie durch arteriosklerotische Veränderungen verstärkt. ‹‹

Eine ganz andere Blaupause: der fetale Kreislauf

Die beiden Ventrikel des fetalen Herzens sind funktionell nicht in Serie, sondern **parallel geschaltet** (Abb. 8.**51,1**). Der rechte Ventrikel, dessen Zeitvolumen etwa um 20% größer ist als das des linken, versorgt zu etwa einem Drittel die Lungenstrombahn. Der linke Ventrikel versorgt die Organe der oberen Körperhälfte (vor allem Myokard und Gehirn) mit Blut relativ hoher O_2-Sättigung. Arterielles Mischblut von linkem und (über den Ductus arteriosus Botalli) rechtem Ventrikel strömt in den Körperkreislauf. Das Zeitvolumen beider Ventrikel beträgt gegen Ende der Schwangerschaft zusammen etwa 600 ml/min. Davon fließen etwa 55% in die Plazenta, in der das Blut erneut oxygeniert wird. Etwa 10% (aus dem rechten Ventrikel) fließen zur Lunge, die restlichen 35% zu den Körperorganen. Der **Strömungswiderstand** der noch nicht entfalteten Lunge ist hoch, der der Plazenta sehr gering. Das aus der Plazenta über die Umbilikalvene zurückkehrende, arterialisierte Blut fließt zu einem kleineren Teil direkt zur Leber, zum größeren Teil durch den Ductus venosus Arantii über die V. cava inf. in den rechten Vorhof und von dort durch das Foramen ovale in den linken Vorhof. Nieren, Darm, Milz und Lunge werden im Vergleich zum Kreislauf des Erwachsenen geringer durchblutet, während Myokard und Gehirn deutlich höhere Durchblutungswerte aufweisen. Der mittlere arterielle Blutdruck beträgt gegen Ende der Schwangerschaft etwa 40–60 mmHg, die Herzfrequenz 140–160/min.

Die Entwicklung der **reflektorischen Steuerung** des Kreislaufs über die vegetative Innervation zeigt sich an der Reaktion auf eine durch plazentare Minderperfusion oder Nabelschnurabklemmung entstehende **Asphyxie** (Anstieg von P_{CO_2} und Abfall von P_{O_2}). Gegen Ende der Schwangerschaft führt eine Asphyxie zu Blutdruckerhöhung, die ihrerseits über Erregung der Pressorezeptoren eine deutliche Bradykardie bewirkt. Durch die gleichzeitige Vasokonstriktion im Körperkreislauf wird die Plazentadurchblutung erhöht. Regelmäßige, vorübergehende Bradykardien („dips") sind während der Geburtsphase bei jeder Wehe der Uterusmuskulatur zu beobachten.

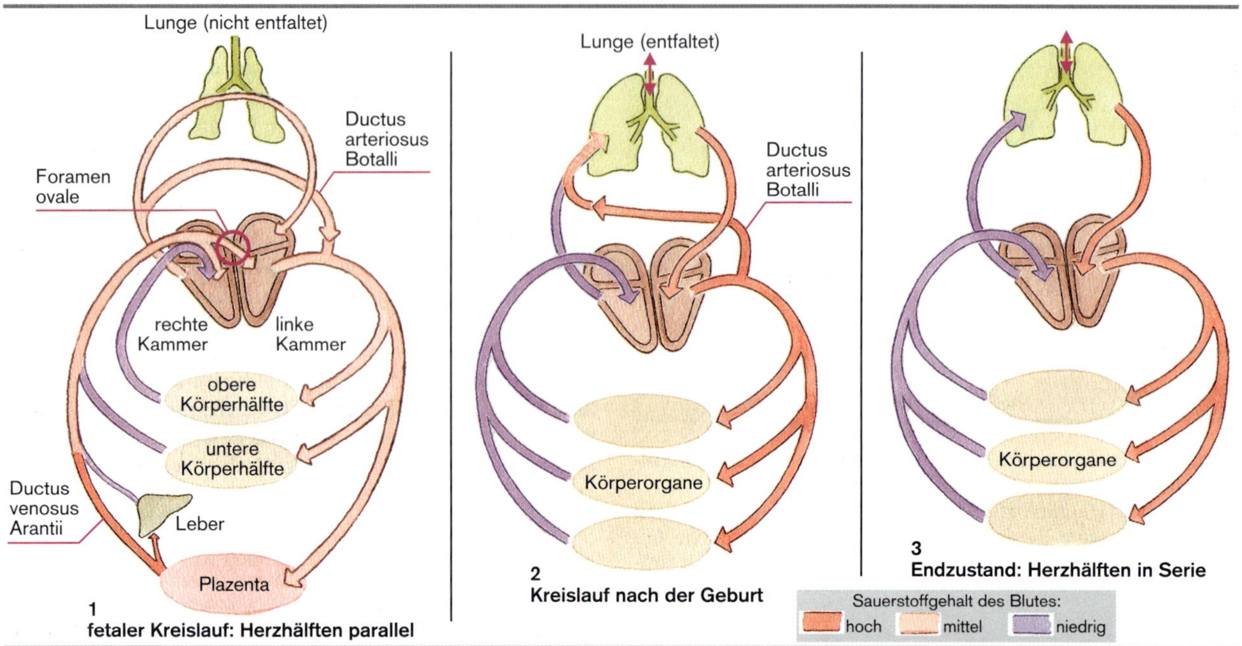

Abb. 8.**51** **Entwicklung des Blutkreislaufs.** Im fetalen Blutkreislauf (1) sind beide Herzventrikel noch teilweise parallel geschaltet. Unmittelbar nach der Geburt (2) schließt sich das Foramen ovale, die Strömungsrichtung im Ductus arteriosus Botalli wird umgekehrt. Erst nach dessen Verschluß (3) sind beide Herzhälften funktionell in Serie geschaltet.

Kreislaufumstellung während der Geburt

Die entscheidende Veränderung der Kreislauffunktion durch die Geburt besteht in der plötzlichen **Umverteilung der Strömungswiderstände** zwischen Lungen- und Körperkreislauf. Durch diese Veränderung entsteht die **Differenzierung von Hoch- und Niederdrucksystem.** Auf das Körpergewicht bezogen, entspricht das vom linken Ventrikel unmittelbar nach der Geburt ausgeworfene Zeitvolumen von etwa 540–600 ml/min dem eines Erwachsenen bei mittelschwerer Arbeit.

Die Unterbrechung der Umbilikalarterien beim Abnabeln erhöht plötzlich den Strömungswiderstand und hat daher eine Drucksteigerung in der Aorta zur Folge. Die Asphyxie, die durch den Wegfall der Plazentafunktion entsteht, bewirkt einen Atemantrieb, so daß mit den ersten Atemzügen die Lunge entfaltet wird. Wegen des noch großen Atemwiderstandes entsteht bei der Inspiration ein starker Unterdruck im Thorax und damit ein starker Sog auf das Blut in den Vv. cavae. Der Druck in diesen Gefäßen sinkt – auch infolge der Unterbrechung der Umbilikalvenen – deutlich ab, so daß das Foramen ovale funktionell verschlossen wird. Die Entfaltung der Lunge senkt den pulmonalen Strömungswiderstand auf weniger als 20%, so daß die Lungendurchblutung auf etwa das Fünffache zunimmt. Der erniedrigte pulmonale Widerstand senkt den Druck in der Pulmonalarterie unter den Aortendruck, so daß sich die Strömungsrichtung im Ductus arteriosus Botalli umkehrt. In dieser Situation (Abb. 8.**51**, **2**) versorgt der linke Ventrikel auch teilweise die Lungenstrombahn. Innerhalb von 10–30 Minuten kontrahiert sich die starke Wandmuskulatur des Ductus arteriosus als Folge des ansteigenden arteriellen P_{O_2} und einer Synthesehemmung von dilatierenden Prostaglandinen im Gefäßendothel. Der völlige Verschluß tritt erst nach mehreren Stunden oder Tagen ein. Damit ist die Parallelschaltung der beiden Herzventrikel endgültig aufgehoben (Abb. 8.**51**, **3**).

Vom Neugeborenen zum Erwachsenen: postnatale Anpassung der Kreislauftätigkeit

Die langsame **Veränderung zahlreicher hämodynamischer Größen** in den Wochen und Monaten nach der Geburt zeigt, daß der Übergang aus dem intrauterinen in das extrauterine Leben manche Ähnlichkeit mit dem Landgang der Säugetiere in der Phylogenese widerspiegelt. Kreislauf- und Volumenregulation des im Uterus schwimmenden Fetus („niedriger Druck, großes Volumen") verändern sich in der postnatalen Periode zunehmend, bis die Verhältnisse denen des adulten Systems („hoher Druck, geringes Volumen") entsprechen (S. 143).

Nicht allein das Blutvolumen, das beim Neugeborenen bis zu 120 ml/kg betragen kann, sondern das gesamte extrazelluläre Flüssigkeitsvolumen nehmen relativ zum Körpergewicht ab. Gleichzeitig wird das noch relativ „undichte" Gefäßendothel zunehmend „dichter". Der totale periphere Widerstand nimmt zu, und der arterielle Blutdruck steigt an, während Herzfrequenz und Herzzeitvolumen absinken (Abb. 8.**52**).

Die neurogene, insbesondere die **reflektorische Steuerung** von Kreislauffunktionen ist schon beim Neugeborenen weitgehend vollständig ausgebildet; dies gilt zumindest für die Presso- und Chemorezeptorenreflexe. Allerdings ist die Beeinflussung der Herzfrequenz, obwohl deutlich geringer als beim Erwachsenen, sowohl beim Fetus als auch beim Neugeborenen stets stärker als die des peripheren Widerstandes. Erst mit dem altersabhängig zunehmenden peripheren Gefäßtonus steigt dann auch die Beteiligung von Durchblutungsreaktionen an der reflektorischen Kreislaufsteuerung.

Der schleichende Strukturumbau bestimmt den Kreislauf im höheren Lebensalter

Die physiologischen Änderungen der Kreislauffunktion im höheren Lebensalter beruhen weitgehend auf den **Strukturveränderungen in Gefäßwänden und Herzmuskulatur,** die im Prinzip schon mit der Geburt einsetzen. In der postnatalen Wachstumsphase kommt die langsam abnehmende Elastizität des Gefäßsystems der Erhöhung der Strömungsgeschwindigkeit zugute, so daß die mittlere Transitzeit des gesamten Körperkreislaufs (Kreislaufzeit) trotz erheblichen Längenzuwachses des Gefäßsystems etwa konstant bleibt.

Infolge des physiologischen **Umbaus der Gefäßwand** (Zunahme des Kollagens, Fragmentierung elastischer Fasern) sowie durch arteriosklerotische Veränderungen werden Aorta und große Arterien mit zunehmendem Alter steifer. Damit ändert sich auch die charakteristische Wellenform von Druck und Strömung im Arteriensystem (S. 157). Die typische **Altersveränderung der Aorta** besteht in einer Zunahme der Steifheit und einer Vergrößerung des Volumens (Abb. 8.**53**). Mit zunehmendem Lebensalter finden sich daher charakteristische Veränderungen des arteriellen Blutdrucks: Die Blutdruckamplitude wird größer, und der arterielle Mitteldruck steigt an (Abb. 8.**54**).

Die verminderte Windkesselwirkung der großen Leitarterien erhöht die Beschleunigungsarbeit des Herzens. Die Mehrbelastung des Herzens trifft ein Organ, dessen kontraktile Leistungsfähigkeit durch den gleichen Prozeß, nämlich Ersatz von Myozyten durch kollagenes Bindegewebe, ebenfalls abnimmt. Die Erhöhung des arteriellen Drucks führt zu einer gleichförmigen Perfusion auch der apikalen Lungenpartien, was sich jedoch wegen der altersveränderten Lungengewebestruktur (Emphysem) eher negativ auf die Arterialisierung des Blutes auswirkt. Entscheidende Altersveränderungen des Kreislaufsystems resultieren aus der zunehmenden Arteriosklerose der großen arteriellen Gefäße, die zur Unterversorgung der Gewebe führen kann, wenn in zuführenden Leitarterien eine wesentliche Gefäßverengung auftritt. Die offenbar genetisch programmierte Abnahme der Wachstums- und Regenerationsfähigkeit läßt die Entwicklung überbrückender Kollateralgefäße im hohen Alter nicht mehr im gleichen Maße zu. Darüber hinaus kommt es zu einer Abnahme der Gefäßdichte im Gewebe, wodurch die Versorgungsbedingungen weiter eingeschränkt werden.

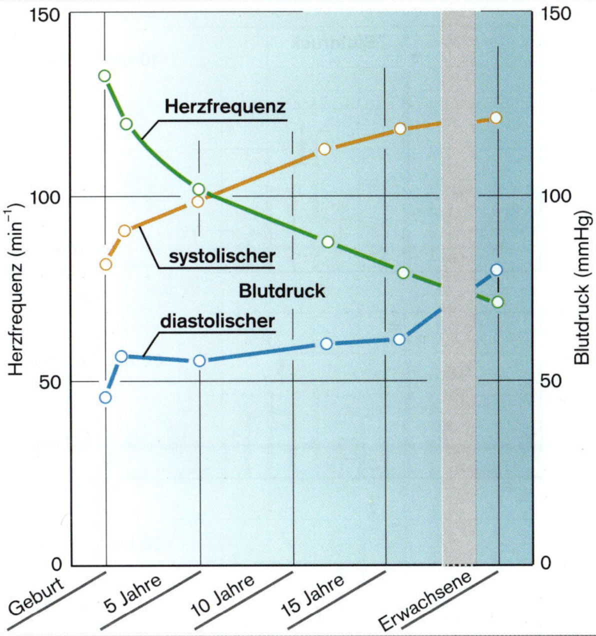

Abb. 8.**52** **Altersabhängigkeit von systolischem und diastolischem Blutdruck und Herzfrequenz.** Von der Geburt bis zum Erwachsenenalter steigt der arterielle Druck als Folge schleichender Widerstandszunahme und Elastizitätsverlustes stetig an.

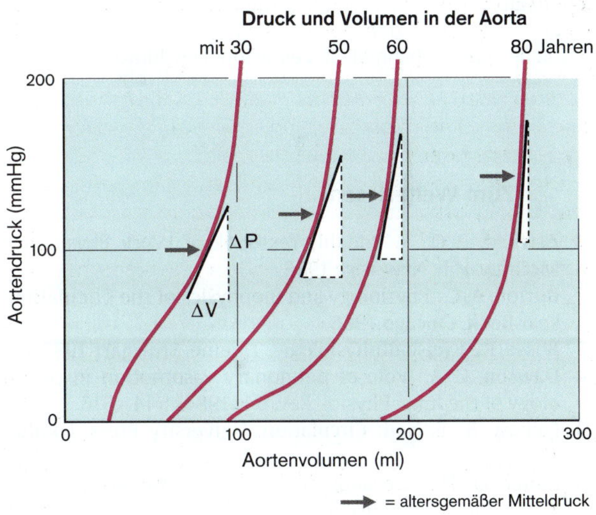

Abb. 8.**53** **Druck-Volumen-Beziehung der Aorta.** Sie wird mit zunehmendem Alter im Sinne steigender Volumina verschoben. Im Bereich des altersgemäßen Innendrucks (Pfeile) nimmt auch die Steilheit der Kurven, d. h. die Steifheit der Gefäßwand, zu. Das bewirkt eine abnehmende Windkesselfunktion mit Folgen für Herzarbeit und arteriellen Blutdruck (nach 13).

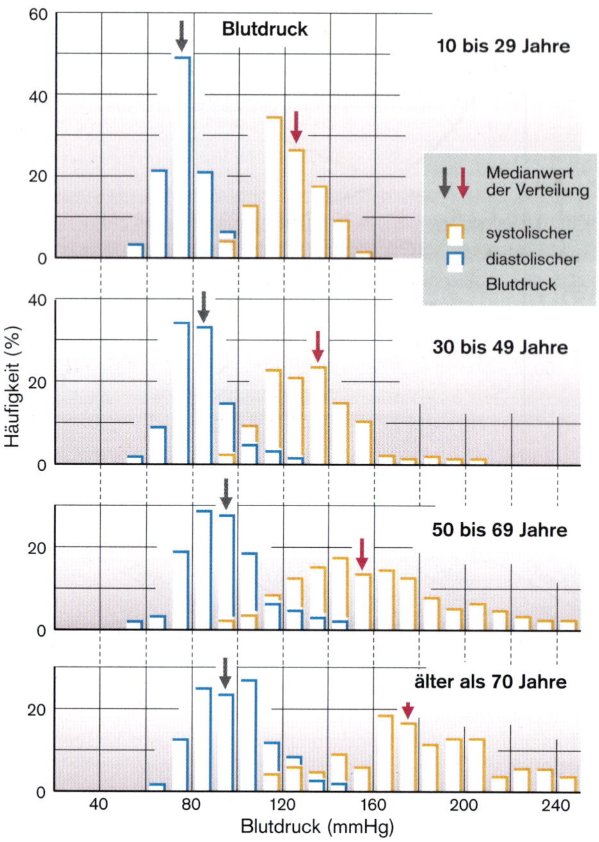

Abb. 8.**54** **Häufigkeitsverteilung des systolischen (orange) und diastolischen (blau) Blutdrucks mit zunehmendem Lebensalter.** Der zunehmende periphere Widerstand und die abnehmende Gefäßdehnbarkeit sind die Ursachen für die deutliche Altersabhängigkeit des arteriellen Blutdrucks (nach 6).

Zum Weiterlesen ...

1 Astrand, P. O., K. Rodahl: Textbook of Work Physiology. McGraw-Hill, New York 1986
2 Burton, A. C.: Physiology and Biophysics of the Circulation. Year Book, Chicago 1966
3 Busse, R.: Kreislaufphysiologie. Thieme, Stuttgart 1982
4 Dawson, C. A.: Role of pulmonary vasomotion in physiology of the lung. Physiol. Rev. 64 (1984) 544 – 616
5 Folkow, B., E. Neil: Circulation. University Press, London 1971
6 Gauer, O. H.: Kreislauf des Blutes. In Gauer, O. H., K. Kramer, R. Jung: Physiologie des Menschen, Band 3. Urban & Schwarzenberg, München 1972
7 Hammersen, F.: Bau und Funktion der Blutkapillaren. In Meesen, H.: Handbuch der allgemeinen Pathologie, Bd. III/ 7. Springer, Berlin 1977
8 Handbook of Physiology, Section 2: The Cardiovascular System. American Physiological Society, Bethesda, 1984
9 Johnson, P. C.: Peripheral Circulation. Wiley, New York 1978
10 Kaley, G., B. M. Altura: Microcirculation. University Park Press, Baltimore, 1977
11 Levick, J. R.: An Introduction to Cardiovascular Physiology. Butterworths, London 1991
12 McDonald, D.: Blood Flow in Arteries. Arnold, London 1960

... und noch weiter

13 Bader, H.: Dependence of wall stress in the human thoracic aorta on age and pressure. Circ. Res. 20 (1967) 354 – 361
14 Edwards, W. S.: The effects of lung inflation and epinephrine on pulmonary vascular resistance. Amer. J. Physiol. 167 (1951) 756 – 762
15 Gaehtgens, P.: Pulsatile pressure and flow in the mesenteric vascular bed of the cat. Pflügers Arch. 316 (1970) 140 – 151
15a Jia, Li, C. Bonaventura, J. S. Stamler: S-nitrosohaemoglobin: a dynamic activity of blood involved in vascular control. Nature 380 (1996) 221 – 226
16 Johnson, R. L., et al.: Pulmonary capillary blood volume, flow and diffusing capacity during exercise. J. appl. Physiol. 15 (1960) 893 – 902
17 Kjellmer, I.: Studies on exercise hyperemia. Acta physiol. scand. 64, Suppl. 244 (1965) 1 – 27
18 Klabunde, R. E., P. C. Johnson: Reactive hyperemia in capillaries of red and white skeletal muscle. Amer. J. Physiol. 232 (1977) H411 – H417
19 Levick, J. R., C. C. Michel: The effects of position and skin temperature on the capillary pressures in the fingers and toes. J. Physiol. (Lond.) 274 (1978) 97 – 109
20 Meßmer, K., et al.: Circulatory significance of hemodilution: rheological changes and limitations. Advanc. Microcirc. 4 (1972) 1 – 77
21 Moreno, A. H., et al.: Mechanics of distension of dog veins and other very thinwalled tubular structures. Circ. Res. 27 (1970) 1069 – 1080
22 Patterson, G. C., R. F. Whelan: Reactive hyperaemia in the human forearm. Clin. Sci. 14 (1955) 197 – 211
23 Schmid-Schönbein, G. W., H. Murakami: Blood flow in contracting arterioles. Int. J. Microcirc. 4 (1985) 311 – 328
24 Schyma, U.: Einfluß der Barorezeptorendenervation auf Blutdruck und Herzfrequenz. Langzeituntersuchungen an wachen Hunden. Diss., Freie Universität Berlin 1988
25 Weibel, E. R.: Morphometry of the Human Lung. Springer, Berlin 1963

Blut: Ein flüssiges Organsystem

C. Bauer

9

9.1 Funktion, Zusammensetzung und Volumen des Blutes

›› Blut ist in sämtlichen Organen vorhanden. Diese entnehmen ihm Substanzen, die sie für ihre geregelte Funktion benötigen (Sauerstoff, Nährstoffe, hormonelle Botenstoffe) und geben an das Blut sowohl Stoffwechselprodukte als auch Hormone ab. Auch Wärme wird mit dem Blut transportiert. Es ist also ein Transport- und Kommunikationssystem, das für die Aufrechterhaltung der normalen Körperfunktionen unerläßlich ist. Da Blut mit allen Organen in ständiger Verbindung steht, kann es auch wichtige Informationen über deren normale und pathologisch veränderte Funktion liefern. Die Partialdrücke von O_2 und CO_2 im arteriellen Blut sind ein guter Indikator für die Lungenfunktion, die Konzentration von Kreatinin im Plasma erlaubt Rückschlüsse auf die Ausscheidungsfunktion der Niere, und die Hormonkonzentration im Blut sagt etwas über die Funktionstüchtigkeit von endokrinen Drüsen aus. Neben diesen Transport- und Kommunikationsaufgaben hat das Blut aber noch Abwehrfunktionen gegen Viren, Bakterien, Pilze und pathologisch veränderte Körperzellen. Eine hochspezialisierte Gruppe von Blutzellen, die Leukozyten, erkennen über spezifische Signalsysteme fremde Eindringlinge oder entfremdete Körperzellen und machen sie in der Regel durch ausgeklügelte Abwehrmaßnahmen unschädlich. Schließlich schützt das Gerinnungssystem des Blutes vor dem Verlust dieses wertvollen Mediums bei Verletzungen des Gefäßsystems. Die wichtigsten Komponenten, die die entsprechenden Reparaturvorgänge einleiten, unterhalten und normalerweise zu einem erfolgreichen Abschluß bringen, sind Gerinnungsproteine in Zusammenarbeit mit zellulären Blutkomponenten, den Thrombozyten. In dem folgenden Kapitel werden die verschiedenen Teilsysteme des Blutes vorgestellt, die diese unterschiedlichen Aufgaben erfüllen. An manchen Stellen werden (auch seltene) Krankheitsbilder dargestellt. Dies geschieht in der Absicht, aus der Analyse von Krankheitsursachen Erkenntnisse über physiologische Funktionen abzuleiten. ‹‹

Das Blutvolumen ist eine Funktion des Körpergewichts

Blut besteht hauptsächlich aus Wasser, in dem Elektrolyte, wasserlösliche Nährstoffe und Vitamine sowie Gase gelöst sind. Diese wäßrige Lösung enthält außerdem Proteine sowie verschiedene Zellpopulationen; Erythrozyten (rote Blutkörperchen), Leukozyten (weiße Blutkörperchen) und Thrombozyten (Blutplättchen). Der Anteil des Blutvolumens am Körpergewicht beträgt ungefähr 7% der fettfreien Körpermasse (2,3). Ein normales **Blutvolumen** ist zur Aufrechterhaltung des Blutkreislaufs erforderlich, da die Größe des Blutvolumens den Druck in den zentralen Venen und dadurch das Füll- und Auswurfvolumen des Herzens bestimmt. Die Messung des Blutvolumens erfolgt direkt durch radioaktiv markierte Erythrozyten (^{51}Cr) oder indirekt durch die Bestimmung des Plasmavolumens mit ^{131}J-markiertem Albumin und des Hämatokrits nach der Formel: Blutvolumen = Plasmavolumen/(1-Hämatokrit). Als **Hämatokrit** (Erythrokrit) bezeichnet man den Volumenanteil der Blutzellen pro Einheit Blutvolumen. Er beträgt im Mittel bei der Frau 0,42 und beim Mann 0,45, wobei über 99% des Hämatokrits durch Erythrozyten (Sauerstoffträger) repräsentiert sind (Tab. 9.**1**). Üblicherweise bezieht sich der Hämatokrit auf Blut, das aus der V. cubitalis gewonnen wurde. Dieser kann zwar als Abschätzung für den mittleren Hämatokrit des Gesamtblutes gelten, nicht jedoch für den Hämatokrit in den kleinen Gefäßen der Mikrozirkulation. Generell ist der Hämatokrit in den dünnen Kapillaren der Mikrozirkulation niedriger als in den großen, zentralen Gefäßen – ruhender Muskel 0,1, arbeitender Muskel 0,4 (14,16) –, wodurch die Blutviskosität in der Kreislaufperipherie deutlich niedriger ist als in den großen Gefäßen. Dieser sog. Fåhraeus-Lindqvist-Effekt wird zurückgeführt auf die schnellere Flußgeschwindigkeit des axialen Erythrozytenstromes im Vergleich zur zellarmen Plasma-Randschicht (S. 155 f.). Eine wichtige Voraussetzung für dieses rheologisch bedeutsame Phänomen ist die hohe Verformbarkeit der Erythrozytenmembran (s. S. 190).

Tabelle 9.**1** **Normalwerte für Erythrozytenparameter und Hämoglobin** (Normalbereich in Klammern)

	Frauen	Männer
Hämoglobinkonzentration ($g \cdot l^{-1}$)	140 (120 – 160)	160 (140 – 180)
Hämatokrit (Fraktion)	0,42 (0,37 – 0,47)	0,47 (0,40 – 0,54)
Erythrozytenzahl ($10^{12} \cdot l^{-1} = 10^6 \cdot \mu l^{-1}$)	4,5 (4,2 – 5,4)	5,0 (4,6 – 6,2)
mittlere Hb-Konzentration der Erythrozyten (MCHC) ($g \cdot l^{-1}$)	333 (300 – 360)	340 (310 – 350)
mittlere Hb-Menge eines Erythrozyten (MCH) ($pg = 10^{-12} g$)	31 (26 – 35)	32 (26 – 32)
mittleres Volumen eines Erythrozyten (MCV) ($fl = 10^{-15} l$)	93 (80 – 120)	94 (80 – 96)

Blutplasma ist aus vielen Komponenten zusammengesetzt

›› Blutplasma besteht zu 90% aus Wasser und zu 10% aus gelösten Substanzen, von denen wiederum die Proteine 70%, niedermolekulare Stoffe 20% und Elektrolyte 10% ausmachen. Hinter diesen nüchternen Zahlen verbirgt sich eine erstaunliche Funktionsvielfalt. Die größte Unterschiedlichkeit weisen die Plasmaproteine auf. Sie sind beteiligt an Transportvorgängen sowie an der Abwehr- und Gerinnungsfunktion des Blutes und mitbestimmend für die Größe des Plasmavolumens. Neben den Plasmaproteinen gibt es Hormone und Nährstoffe, die sich auf dem Weg zwischen verschiedenen Organen befinden. Zu den Stoffwechselendprodukten gehören u. a. stickstoffhaltige Substanzen (Harnstoff, Harnsäure, Kreatinin) und organische Säuren. Schließlich gibt es noch Elektrolyte, deren unterschiedliche Verteilung zwischen dem Extrazellulär-

raum und dem Intrazellulärraum die notwendige Voraussetzung für das Entstehen des Membranpotentials der Zellen darstellt. ((

Blutplasma erhält man durch Zentrifugieren von ungerinnbar gemachtem Blut. Die Proteinkonzentration dieser Flüssigkeit beträgt ca. 70 g/l. Läßt man Blut gerinnen und zentrifugiert dann, so erhält man **Blutserum.** Es unterscheidet sich vom Plasma durch das Fehlen von gerinnungsaktiven Proteinen, hauptsächlich Fibrinogen. Die Proteine des Plasmas sind sehr heterogen; bis jetzt wurden mehr als hundert verschiedene molekulare Spezies nachgewiesen. Eine Trennung dieser verschiedenen Proteine durch Trägerelektrophorese liefert fünf Grobfraktionen: Albumin, α_1- und α_2-Globuline, β-Globuline und γ-Globuline. In Tab. 9.**2** sind einige Vertreter dieser klassischen Proteinklassen aufgeführt.

Die nun folgende Besprechung der Plasmafunktion wird sich auf die Bedeutung der Plasmaproteine für die Aufrechterhaltung des Plasmavolumens und auf ihre Transportfunktion beschränken. Die Abwehr- und Gerinnungsfunktionen des Plasmas werden in den entsprechenden Abschnitten dieses Kapitels behandelt. Für den **kolloidosmotischen (onkotischen) Druck** (S. 739) des Plasmas, der für die Konstanthaltung des Plasmavolumens wichtig ist, sorgt vor allem das Albumin. Wegen seiner im Verhältnis zu anderen Plasmaproteinen relativ niedrigen Molekülmasse (66 kD) und hohen Konzentration (45 g/l Plasma) ist Albumin ungefähr für 80% des kolloidosmotischen Druckes (KOD) des Plasmas verantwortlich. Bei normaler Proteinkonzentration beträgt der KOD des Plasmas ca. 3,3 kPa (25 mmHg). Da die Proteinkonzentration im Interstitium wegen der geringen Proteindurchlässigkeit der Kapillaren (mit Ausnahme von Leber und Darm) sehr viel geringer ist als im Plasma (< 10% der Plasmakonzentration), beträgt der KOD des Interstitiums im Mittel nur 0,7 kPa (5 mmHg; Abb. 32.**1**, S. 738). Der resultierende Unterschied des KOD zwischen Plasma und Interstitium ist daher mitbestimmend für das Verhältnis zwischen Plasmavolumen und interstitiellem Volumen, da er dem hydrostatischen Druck entgegenwirkt und so Flüssigkeit im Kreislaufsystem zurückhält (S. 160 f.). Bei pathologischen **Verlusten von Albumin** durch die Niere, z. B. beim nephrotischen Syndrom, kommt es zu einem Abfall der Albuminkonzentration und damit des KOD im Plasma. Es resultiert eine vermehrte Flüssigkeitsansammlung **(Ödem)** im Interstitium, wenn die Albuminkonzentration auf Werte unter 15–20 g/l Plasma abgefallen ist. Im Zellinnern ist der KOD wegen der hohen intrazellulären Proteinkonzentration höher als im Plasma; er beträgt dort ca. 13 kPa (100 mmHg). Dieser Unterschied wird kompensiert durch eine etwas geringere Elektrolytkonzentration (etwa 1%) im Intrazellulärraum gegenüber dem Extrazellulärraum.

Tabelle 9.**2** **Die quantitativ wichtigsten Fraktionen der Proteine im Serum bzw. im Plasma und ihre Funktionen**

Protein	Konzentration (g/l)	Ausgewählte Funktionen
im Serum		
Albumin	35–40	– kolloidosmotischer Druck – Transport von Ca^{2+}, Fettsäuren u. a. lipophilen Substanzen
α_1-Globuline	1,3–4	– Transport von Lipiden, Thyroxin und Nebennierenrindenhormonen – Inhibitor für Trypsin und Chymotrypsin
α_2-Globuline	4–9	– Oxidasefunktion, Plasmainhibitor – Bindung von freiem Hämoglobin
β-Globuline	6–11	– Transport von Lipiden und Eisen – Komplementproteine
γ-Globuline	7–15	– Mehrzahl der zirkulierenden Antikörper
im Plasma		
Fibrinogen	2–4,5	– Blutgerinnung (Vorstufe von Fibrin)
Prothrombin	0,13–0,15	– Blutgerinnung (Vorstufe von Thrombin)

Spezifische Transportproteine, wie z. B. das Transferrin (eisenbindendes Protein), Transcobalamin (Vitamin-B_{12}-bindendes Globulin) oder Transcortin (Cortisol-bindendes Globulin), stellen nicht nur einfache Vehikel dar, mit deren Hilfe die zu transportierende Substanz zu den Zielzellen befördert wird. Transportproteine sind auch ein *Vorratssystem*, aus dem bei akutem Bedarf die benötigte Substanz entnommen werden kann. Von großer physiologischer und medizinischer Bedeutung sind die Proteine, die am Lipidtransport beteiligt sind (S. 366 ff.). Man kennt verschiedene Klassen von **Lipoproteinen,** deren Fett- und Proteinanteil jeweils unterschiedlich ist. Anhand der unterschiedlichen Dichte kann man Lipoproteine mit sehr geringer Dichte (very low density lipoproteins, VLDL), mit geringer Dichte (low density lipoproteins, LDL) und mit hoher Dichte (high density lipoproteins, HDL) unterscheiden. Die unterschiedlichen Dichten beruhen darauf, daß der Massenanteil der Lipide bei den VLDL hoch (ca. 90%) und bei den HDL niedrig (ca. 50%) ist. Transportiert werden auf diese Weise Triacylglyceride, Phospholipide, Cholesterin, Cholesterinester und fettlösliche Vitamine. Am *cholesterinreichsten* sind die LDL, die zum größten Teil durch den Abbau von VLDL durch die Lipoproteinlipase der Endothelzellen entstehen. Es gibt zahlreiche Hinweise dafür, daß ein hoher Plasmaspiegel an LDL in Kombination mit einem niedrigen Spiegel an HDL einen wichtigen Faktor für die Entstehung der **Atheromatose** und **Arteriosklerose** der Blutgefäße darstellt. Bei dieser Krankheit kommt es zur Ablagerung von Cholesterin und Cholesterinestern in den Zellen der Blutgefäßwände (Atheromatose) und später zu arteriosklerotischen Schädigungen. Hierdurch wird das Risiko für Gefäßverschluß durch lokal gebildete Blutgerinnsel stark erhöht (39).

Plasmaelektrolyte

Die Gesamtheit der Elektrolyte, die im Plasmawasser gelöst sind, haben eine osmolare Konzentration von ca. 290 mosm/l (Osmolarität und Osmolalität, S. 738). Kationen und Anionen sind im Extrazellulärraum und im Intrazellulärraum in charakteristischer Weise verteilt (Tab. 13.**1**, S. 334). Die hohe extrazelluläre Natriumkonzentration ist von Bedeutung für die Aufrechterhaltung des Extrazellulärvolumens, während die hohe intrazelluläre Kaliumkonzentration – gemeinsam mit ungleichen Leitfähigkeiten der Plasmamembran für Na^+ und K^+ – die Voraussetzung für das Entstehen eines Membranpotentials darstellt (S. 48 ff.). Osmotisch wirksame Teilchen (Osmolyte) erzeugen an Membranen, die nur für Wasser durchlässig sind (semipermeable Membranen), einen osmotischen Druck, der nach dem Van't Hoff-Gesetz bei 37 °C (310 K) 770 kPa (5800 mmHg) beträgt (S. 738). An den Kapillaren wird dieser Druck zum größten Teil nicht wirksam, da das Endothel für Elektrolyte gut durchlässig ist. Die Plasmaproteine können das Endothel jedoch nicht passieren, so daß die mittlere kolloidosmotische Druckdifferenz von ca. 3 kPa (20 mmHg) über das Endothel hinweg wirksam wird (S. 161 ff.). Werden Salzlösungen für Infusionen hergestellt, müssen sie also denselben osmotischen Druck haben wie das Plasma, sie müssen *isoton* sein. Ist nämlich der osmotische Druck der Infusionslösung höher *(hyperton)* als derjenige des Plasmas, so kommt es bei Infusion zu einem Austritt von Wasser aus den Körperzellen. Bei Verwendung von *hypotonen* Lösungen strömt dagegen Wasser in die Zellen ein, es kommt zu einem Zellödem. Es sei in diesem Zusammenhang betont, daß eine Lösung mit gleicher Osmolarität wie das Blutplasma nur dann isoton ist, wenn die betrachtete Membran streng semipermeabel ist. Dies trifft aber für biologische Membranen fast nie zu. Substanzen wie etwa Glucose oder Harnstoff können die Zellmembran durchdringen, d. h. eine isosmolare Glucose- oder Harnstofflösung ist nicht isoton (S. 738 f.).

9.2 Zelluläre Bestandteile des Blutes

›› Blutzellen lassen sich nach morphologischen und funktionellen Kriterien einteilen in Erythrozyten (rote Blutkörperchen), Leukozyten (weiße Blutkörperchen) und Thrombozyten (Blutplättchen). Erythrozyten sind rot, weil sie den roten Blutfarbstoff Hämoglobin enthalten. Sie sind zahlenmäßig allen anderen Blutzellen weit überlegen, ihre Hauptaufgabe ist der Gastransport zwischen Lunge und Gewebe. Während der 120 Tage dauernden Lebenszeit legen Erythrozyten etwa 300 Kilometer in zumeist engen Gefäßen zurück, was hohe Anforderungen an Stabilität und Deformierbarkeit ihrer Membran stellt. Die Leukozyten sind im Gegensatz zu den Erythrozyten eine äußerst heterogene Zellpopulation. Sie sind wesentlicher Teil des spezifischen und unspezifischen Abwehrsystems des Körpers, das Fremdes im Körper erkennen und meistens eliminieren kann. Thrombozyten sind kleine unscheinbare Plättchen, die äußerst aktiv und zielsicher ein breites Spektrum an Reaktionen aktivieren, wenn es gilt, verletzte Gefäße abzudichten und dauerhaft zu reparieren. ‹‹

Verschiedene Blutzellen entstehen aus einer hämopoetischen Stammzelle

Blutzellen stammen aus hämopoetischem Gewebe, das sich beim Fetus in Leber und Milz und beim Erwachsenen im roten Mark der flachen Knochen befindet. Das hämopoetische Gewebe enthält **Stammzellen**, aus denen sämtliche Blutzelltypen gebildet werden, also Erythrozyten, alle Formen der Leukozyten sowie die Thrombozyten. Die Stammzellen haben zwei Eigenschaften, die in dieser Kombination bei anderen Körperzellen nicht vorkommen: sie sind *pluripotent*, d. h., sie können sich zu verschiedenen Formen von Blutzellen entwickeln, und sie haben die Fähigkeit zur *Selbsterneuerung*, können also Kopien von sich selbst herstellen (28). Aus pluripotenten Stammzellen werden durch noch unbekannte Differenzierungsschritte die **hämopoetischen Vorläuferzellen,** die sich schließlich zu den reifen Zellformen weiterentwickeln, wie sie im Blut oder Gewebe vorkommen (Abb. 9.**1**). Eine hämopoetische Vorläuferzelle ist also bereits auf einem endgültigen Differenzierungsweg, auf dem sie nicht mehr umkehren kann. Die Gesamtheit aller hämopoetischen Vorläuferzellen, die sich unter dem Einfluß von hämopoetischen Wachstumsfaktoren teilen und weiter differenzieren können, wird als **Proliferationspool** bezeichnet. Das Teilungspotential dieser Zellpopulationen kann bei Bedarf enorm gesteigert werden; z. B. erlaubt die erythropoetische Reservekapazität des Knochenmarks eine Zunahme der Erythrozytenproduktion auf das 5- bis 10fache (4).

Die **Lebenszeit** der reifen Blutzellen in der Körperperipherie ist unterschiedlich. Erythrozyten verbringen 120 Tage in der Zirkulation, bevor sie vom mononukleären Phagozytensystem der Milz und Leber aufgenommen und abgebaut werden. Bei einer Umsatzrate von 1% Erythrozyten/Tag kann man berechnen, daß bei einem Erwachsenen in einer Sekunde 2,5 Millionen Erythrozyten neu gebildet werden, um die Erythrozytenzahl des Blutes konstant zu halten. Um diese erstaunliche Neubildungsrate zu ermöglichen, ist eine entsprechend hohe Syntheserate von DNA und Hämoglobin notwendig. Die wichtigsten Kofaktoren für die DNA-Bildung sind Cobalamin (Vitamin B_{12}) und Folsäure, während der geschwindigkeitsbestimmende Schritt für die Hämoglobinbildung die Verfügbarkeit von Eisen darstellt. Fehlt einer dieser Stoffe, so kommt es zum Erythrozytenmangel **(Anämie),** der je nach Ursache charakteristische Veränderungen aufweist (s. S. 193). Die Lebenszeit der nichterythrozytären Blutzellen ist sehr variabel (s. Tab. 9.**4**, S. 197): Lymphozyten, die im Knochenmark gebildet und in den primären und sekundären lymphatischen Geweben ihre weitere Prägung erhalten, zirkulieren mit dem Blut- und Lymphstrom über Monate bis Jahre zwischen den lymphatischen Geweben hin und her. Demgegenüber sind die Granulozyten sehr viel kurzlebiger; ihre Lebenszeit beträgt nur einige Stunden. Monozyten und Thrombozyten überleben ca. 5–7 Tage (1, 4).

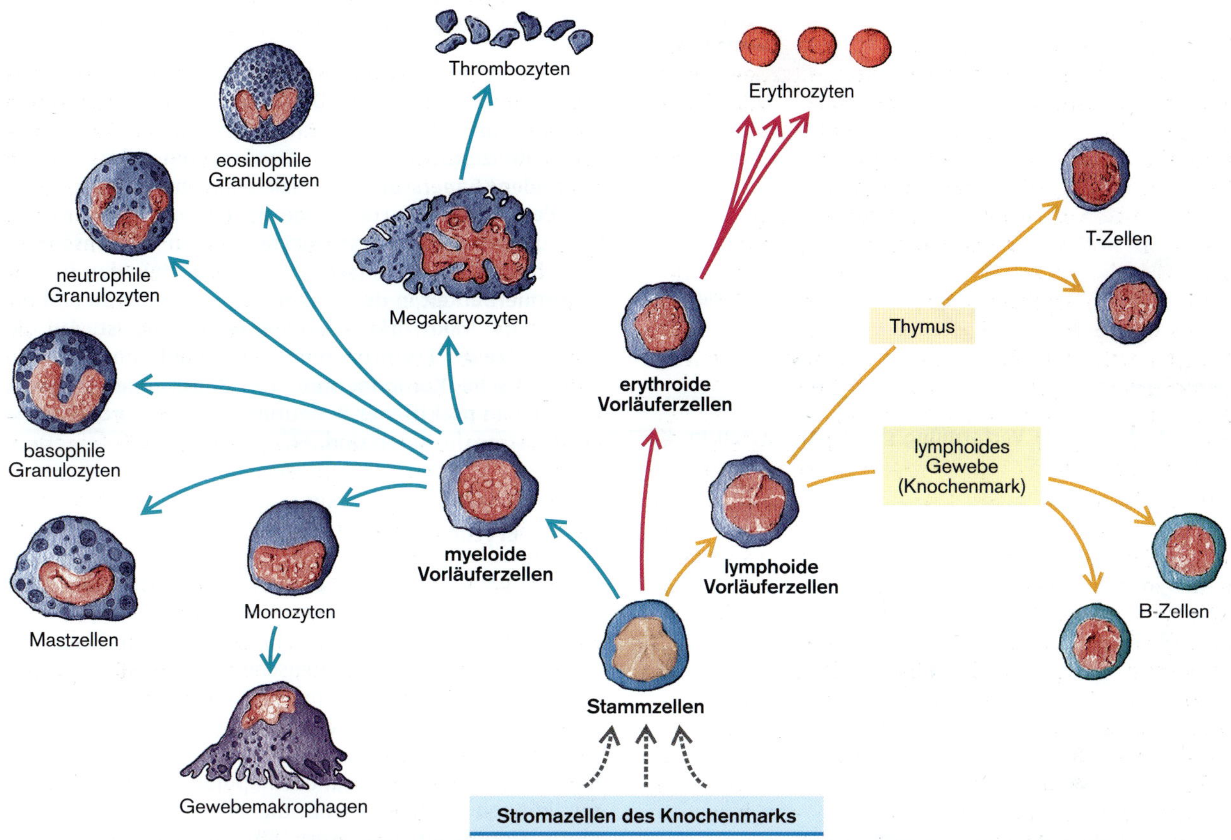

Abb. 9.1 **Stammbaum der Entwicklung und Differenzierung von Blutzellen.** Ausgangspunkt der Blutzelldifferenzierung ist die pluripotente Stammzelle, die identische Kopien von sich selbst herstellen kann (Selbstreplikation). Dieser Vorgang der Selbstvermehrung wird u.a. von Faktoren reguliert, die von den Stromazellen des Knochenmarks abgegeben werden (gestrichelte Pfeile). Aus den pluripotenten Stammzellen entstehen zunächst drei Formen von weiterdifferenzierten myeloiden, erythroiden und lymphoiden Vorläuferzellen, die sich ihrerseits durch weitere Differenzierungsschritte zu reifen Blutzellen entwickeln. Diese Entwicklungsschritte werden unter dem Begriff „terminale Differenzierung" zusammengefaßt, da sie unumkehrbar sind und nur in die Richtung der Weiterentwicklung zu reifen Blutzellen ablaufen können. Die lymphoiden Vorläufer erfahren eine weitere Prägung in Thymus (T-Lymphozyten) oder im Knochenmark (B-Lymphozyten). Mitose und Ausreifung der Vorläuferzellen werden durch lokal gebildete hämopoetische Wachstumsfaktoren (colony stimulating factors, CSF) sowie durch Interleukine (z.B. Interleukin 3) gesteuert. Als Hormone wirken außerdem Erythropoetin auf erythroide Vorläuferzellen und Thrombopoetin auf Megakaryozyten. Von großer Bedeutung ist weiterhin ein Stammzellfaktor, der auf die pluripotenten Vorläuferzellen wirkt (28).

Hämopoetische Wachstumsfaktoren sind auch therapeutisch einsetzbar

Bis heute wurde eine relativ große Anzahl von hämopoetischen Wachstums- und Differenzierungsfaktoren isoliert und z.T. auch das kodierende Gen kloniert. Nur wenige dieser Faktoren wirken auf eine spezifische Population von hämopoetischen Vorläuferzellen; zu ihnen gehören die Hormone **Erythropoetin** und **Thrombopoetin.** Viele hämopoetisch wirksame Faktoren werden jedoch lokal im Knochenmark gebildet und wirken parakrin auf benachbarte Zellen. Zu diesen parakrinen Faktoren gehören die Interleukine und sog. „colony stimulating factors" (CSF). Ein breites Wirkungsspektrum hat **Interleukin 3,** das vor allem auf die frühen Phasen der Hämopoese, einschließlich der Stammzellen, wirkt. In einem späteren Differenzierungsstadium kommen spezifischere Wachstumsfaktoren ins Spiel: Erythropoetin wirkt auf Proerythroblasten (26), GM-CSF und G-CSF sind **colony stimulating factors,** die Granulozyten- und Makrophagen-Vorläuferzellen zur Teilung anregen, und Thrombopoetin wirkt mitogen auf Megakaryozyten (27). Diese hämopoetischen Wachstumsfaktoren können mit gentechnischen Rekombinationsverfahren hergestellt werden und finden therapeutischen Einsatz z.B. bei der Anämie des chronischen Nierenversagens (Erythropoetin) und bei Leukozytopenien (GM-CSF, G-CSF), wie sie nach Knochenmarkstransplantationen oder Chemotherapie bei Tumorpatienten vorkommen (15,42).

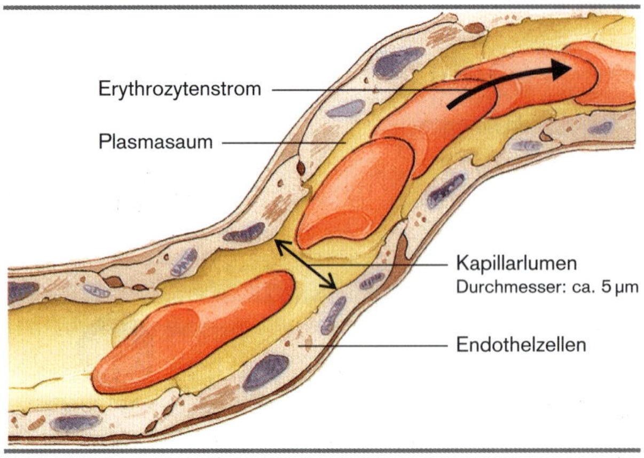

Abb. 9.**2** **Reversible Verformung von Erythrozyten im Kapillarbereich.**

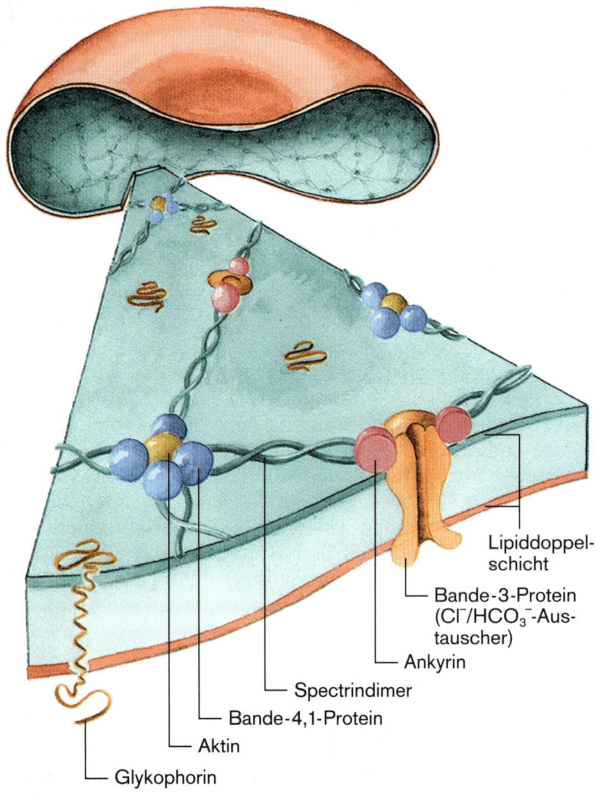

Abb. 9.**3** **Anordnung wichtiger Bestandteile des Zytoskeletts der Erythrozyten.** Die fadenförmigen Spectrindimere bilden ein Maschenwerk, das durch Ankyrin und Bande-4,1-Protein verknüpft ist. Die Anheftung des Cl^-/HCO_3^--Austauschers (Bande-3-Protein) an die Spectrindimere erfolgt durch Ankyrinmoleküle (rot). Glykophorin ist ein Membranprotein, das die Erythrozytenmembran in ihrer ganzen Länge durchspannt. Es scheint innerhalb der Membran mit dem Bande-3-Protein in Wechselwirkung zu stehen und u.U. auch auf der zytosolischen Membranseite mit dem Bande-4,1-Protein assoziieren zu können. (Die Zahlen in den Namen der Proteine beziehen sich auf die Numerierung von Elektrophoresebanden bei der Auftrennung der Erythrozyten-Membranproteine.)

Erythrozyten dienen vor allem dem Gastransport

›› Unter Ruhebedingungen verbraucht der Mensch täglich etwa 500 Liter Sauerstoff. Dieser wird in der Lunge aufgenommen und im Blut an Hämoglobin gebunden, das in hoher Konzentration in den Erythrozyten gelöst ist. Der gebundene Sauerstoff wird zu den Geweben transportiert; auf dem Rückweg zur Lunge ist Hämoglobin am CO_2-Transport beteiligt. Erythrozyten haben ein besonders aufgebautes Membranskelett (Zytoskelett), das für die Deformierbarkeit in den engen Gewebskapillaren und damit für die Mikrozirkulation von Bedeutung ist. Auf der Außenseite der Erythrozytenmembran befinden sich charakteristische Komponenten, die Blutgruppenantigene, welche von praktischer Bedeutung bei der Durchführung von Bluttransfusionen sind. ‹‹

In den engen Kapillaren müssen Erythrozyten ihre Form verändern

Erythrozyten sind kleine, bikonkave Scheiben, die einen Durchmesser von 8 µm haben. Für den Gastransport sind sie aus morphologischen und funktionellen Gründen gut ausgerüstet: aus morphologischen, weil die bikonkave Scheibenform ein hohes Oberflächen/Volumenverhältnis mit sich bringt (Oberfläche: 140 μm^2, Volumen: 90 fl = 10^{-15} l), was den Gasaustausch erleichtert, und aus funktionellen, weil sie sich bei der Kapillarpassage deformieren können (Abb. 9.**2**), was die Fließeigenschaften des Blutes signifikant verbessert (30). Für beide Eigenschaften ist das **Membran- oder Zytoskelett** der Erythrozytenmembran von großer Bedeutung, das im folgenden besprochen wird.

Die Erythrozytenmembran besteht aus einer Phospholipiddoppelschicht, die mit integralen Proteinen durchzogen ist, z.B. Cl^-/HCO_3^--Austauscher (= Bande-3-Protein) und Glykophorin. Auf der Innenseite der Membran, die dem Zytosol zugekehrt ist, befindet sich ein molekulares Maschenwerk, das Membranskelett. Die Hauptkomponente dieses Maschenwerkes bilden die fadenförmigen Spektrinmoleküle, die untereinander durch Aktin und weitere Verbindungsproteine (Bande-4,1-Protein, Ankyrin) verknüpft sind (Abb. 9.**3**). Welche dieser verschiedenen Komponenten des erythrozytären Zytoskeletts im einzelnen für die Deformierbarkeit der roten Blutzellen zuständig ist oder sind, ist nicht genau bekannt. Immerhin ist es möglich, eine spezielle Form von Anämie auf einen Defekt des erythrozytären Membranskeletts zurückzuführen: Eine genetisch bedingte Verminderung der Zahl der Spektrinmoleküle führt zu einer kugelförmigen Auftreibung der Erythrozyten **(kongenitale Sphärozytose)** (9,10,12). Diese kugelförmigen und spektrinarmen Zellen sind mechanisch sehr instabil, wodurch die Lebenszeit der Erythrozyten so stark verkürzt ist (< 10 Tage), daß eine Anämie entsteht, weil die gesteigerte Erythrozytenneubildung den vermehrten Abbau nicht kompensieren kann. Da die Eliminierung von gealterten Erythrozyten oder solchen mit Membrandefekten vor allem durch das Makrophagensystem der Milz erfolgt, kann die Anämie bei hereditärer Sphärozytose durch Splenektomie (Milzentfernung) gemildert werden.

Oberflächenantigene auf der Erythrozytenmembran bestimmen die Blutgruppen

Auf der Membranoberfläche der Erythrozyten befinden sich Glykolipide, die als Antigene wirken können. Sie heißen Antigene, weil sie in einem fremden Organismus das Immunsystem zur Bildung von Antikörpern veranlassen. Diese **Blutgruppenantigene** werden durch Serumantikörper entdeckt, die die Erythrozyten zur Agglutination (Zusammenballung) bringen. Blutgruppenantigene kommen nicht nur auf den Erythrozyten, sondern auf vielen anderen Körperzellen vor (Endothelzellen, Epithelzellen, Thrombozyten, Leukozyten). Sie sind in ihrem Aufbau genetisch determiniert und stellen somit einen Teil der immunologischen Identität des Menschen dar. Nur eineiige Zwillinge haben ein völlig identisches Muster von Blutgruppen. Da diese Blutgruppen ganz spezifischen Membrankomponenten entsprechen und da die Übertragung von Fremdproteinen eine Reaktion des Immunsystems wie z.B. die Bildung von Antikörpern hervorruft, muß bei Blutübertragung zwischen menschlichen Individuen die Verträglichkeit der Blutgruppen unter allen Umständen berücksichtigt werden. Beim Menschen sind bis jetzt etwa 15 gut definierte und unabhängige **Blutgruppensysteme** bekannt, die insgesamt mehr als 100 unterschiedliche Blutgruppenantigene umfassen. Für die tägliche Transfusionspraxis sind das AB0-System und das Rhesus-System von überragender Bedeutung, da diese Blutgruppen eine besonders starke Antigenizität aufweisen. Wegen ihrer praktisch-klinischen Bedeutung sollen diese beiden Blutgruppensysteme näher besprochen werden.

AB0-System. Das AB0-Blutgruppensystem wird nach den Mendel-Gesetzen vererbt. Die Gene A und B kodieren für die Blutgruppe A und B, denen ein spezifischer Zuckerrest der Glykolipide entspricht. Man unterscheidet also zwischen Personen, auf deren Erythrozyten die Antigene A, B oder beide, AB, vorkommen. Bei Menschen mit der Blutgruppe 0 (Blutgruppe H) ist weder das Antigen A noch das Antigen B vorhanden. Ferner besitzen alle Erythrozyten (auch solche der Blutgruppe 0) eine heterogenetische Substanz „H“, die antigenetisch „stumm“ ist und als Grundstruktur der A- und B-Antigene angesehen wird. Im Serum finden sich **Antikörper gegen das jeweils fehlende Antigen,** also Anti-B bei Blutgruppe A, Anti-A bei Blutgruppe B, Anti-A und Anti-B bei Blutgruppe 0 (Blutgruppe H) und keine Anti-A bzw. Anti-B Antikörper bei Blutgruppe AB (Abb. 9.**4**).

Rhesus-System. Beim Menschen besteht das Rhesus-Blutgruppensystem oder Rh-System aus drei unterschiedlichen Antigenen, die mit C, D und E bezeichnet werden und ebenfalls zur Stoffklasse der Glykolipide gehören. Das Antigen D kommt bei weitem am häufigsten vor, so daß man Personen, die das Antigen D besitzen, als **rhesuspositiv** (Rh-positiv) bezeichnet. Bei **rhesusnegativen** (rh-negativen) Personen fehlt das Antigen D auf der Erythrozytenoberfläche. In Europa findet sich die rhesuspositive Eigenschaft bei 85% und die rhesusnegative Eigenschaft bei 15% der Bevölkerung. Im Unterschied zum AB0-System kommen Antikörper gegen die Rhesusantigene natürlicherweise nicht vor. Sie entstehen erst dann, wenn Blut von einem rhesuspositiven Spender auf einen rhesusnegativen Empfänger übertragen wird. Das Immunsystem des Empfängers wird in einem solchen Fall

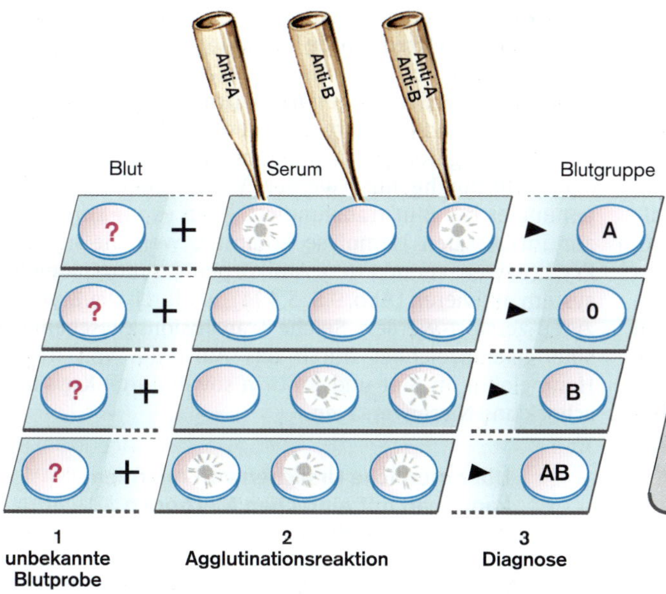

4 Tabelle

Erythrozyten-antigen	Plasma-antikörper	möglicher Genotyp	Häufigkeit in %
A	Anti-B	AA/A0	44
0	Anti-A +Anti-B	00	42
B	Anti-A	BB/B0	10
AB	kein Anti-A kein Anti-B	AB	4

Abb. 9.**4** **Die Blutgruppen des Menschen im AB0-System.** Blutproben, deren Blutgruppen unbekannt sind (**1**), werden entweder mit Anti-A-, mit Anti-B- oder mit Anti-A- + Anti-B-Antiseren vermischt. Je nach dem Auftreten oder dem Ausbleiben einer Agglutination (**2**) kann die Diagnose der Blutgruppe (**3**) gestellt werden. In der Tabelle (**4**) sind die zu jeder Blutgruppe gehörenden Erythrozytenantigene, die im Plasma vorhandenen Antikörper, der mögliche Genotyp sowie die mittlere Häufigkeit der Blutgruppen in Mitteleuropa wiedergegeben.

Tabelle 9.**3** **Funktionscharakteristika der menschlichen Immunglobuline**

Ig-Klasse	Molekülmasse (Dalton)	Normale Plasma-konzentration ($g \cdot l^{-1}$)	Halbwertszeit *in vivo* (Tage)	Funktionen
IgG	150000 (Monomer)	10–15	20	– plazentagängig (passive Immunisierung des Neugeborenen) – Komplementaktivierung – Bindung an F_c-Rezeptoren auf Makrophagen – Opsonisierung von Fremdzellen
IgM	900000 (Pentamer)	1–2	5	– Komplementaktivierung – Bindung an F_c-Rezeptoren auf Makrophagen – Oberflächenrezeptor auf reifen B-Zellen – Agglutination von Fremdzellen und Viren
IgA	300000 (Dimer)	3–4	6	– sekretorisches Immunglobulin (Tränenflüssigkeit; Milch; Sekret des Respirations-, Gastrointestinal-, Genitaltraktes)
IgE	190000 (Monomer)	0,0003	3	– Freisetzung von Histamin aus Mastzellen – Beteiligung bei allergischen Reaktionen – Abwehrfunktion bei Wurminfekten
IgD	150000 (Monomer)	0,03	3	– Oberflächenrezeptoren auf reifen B-Zellen – Aktivierung von B-Zellen durch Antigene

gegen das Rhesusantigen sensibilisiert, d.h. es bildet Antikörper gegen das Rhesusantigen.

Eine besondere Form der Sensibilisierung gegen Rhesusantigene wird bei **Schwangerschaften** beobachtet, wenn die Mutter rhesusnegativ und der Vater rhesuspositiv ist, das Kind also ebenfalls rhesuspositiv sein kann. Beim Geburtsvorgang treten im allgemeinen größere Volumina (10–15 ml) fetaler Erythrozyten in den mütterlichen Kreislauf über. Die Rhesusantigene auf den fetalen Erythrozyten sensibilisieren das Immunsystem der Mutter und rufen die Bildung von **Anti-D-Antikörpern** hervor. Die Anti-D-Antikörper gehören zu den Immunglobulinen der Klasse G (Tab. 9.**3**) und gelangen, wie alle IgG-Antikörper, durch eine F_c-Rezeptor-vermittelte plazentare Transzytose vom mütterlichen in den fetalen Kreislauf. Die Antikörperbildung bleibt allerdings für die erste Schwangerschaft ohne Folgen. Bei nachfolgenden Schwangerschaften mit Rh-positiven Kindern reichen allerdings kleinste Mengen von kindlichen Erythrozyten, die während der Schwangerschaft in den mütterlichen Kreislauf übertreten, um das bereits sensibilisierte Immunsystem der Mutter zu einer massiven Produktion von Anti-D-Antikörpern anzuregen (Booster-Effekt; Abb. 9.**10**, S. 201). Diese treten durch die Plazenta in den kindlichen Kreislauf über und führen dort zur Agglutination und Hämolyse der fetalen Erythrozyten. Das beim Fetus auftretende Krankheitsbild heißt Morbus haemolyticus neonatorum oder Erythroblastosis fetalis und ist durch eine schwere Anämie gekennzeichnet, die mitunter tödlich sein kann. Es muß deshalb versucht werden, die Antikörperbildung der rhesusnegativen Mutter durch die sog. **Anti-D-Prophylaxe** zu verhindern. Eine solche Prohylaxe wird vorgenommen, indem man der rhesusnegativen Mutter sofort nach der Geburt Serum injiziert, das hohe Konzentrationen von Antikörpern gegen das Antigen D enthält. Hierdurch werden fetale Erythrozyten, die das D-Antigen tragen, entsprechend markiert und durch das Makrophagensystem abgebaut (Abb. 9.**7**, S. 196), bevor sie das mütterliche Immunsytem sensibilisieren können (4, 5).

Bluttransfusion. Vor jeder Bluttransfusion muß in jedem Fall die genaue Blutgruppenkonstellation von Spender und Empfänger bestimmt werden, um Transfusionszwischenfälle zu vermeiden. Darüber hinaus wird für jede Blutkonserve, die transfundiert wird, die große Kreuzprobe und auch die kleine Kreuzprobe durchgeführt, um Antigene oder Antikörper zu entdecken, die durch Testseren des AB0- oder Rhesussystems nicht erfaßt werden. Bei der **großen Kreuzprobe** werden Spendererythrozyten und Empfängerserum gemischt und auf Agglutination hin beobachtet. Bei der **kleinen Kreuzprobe** werden Spenderserum und Empfängererythrozyten gemischt. Beim Auftreten von Agglutinationsphänomenen darf die Transfusion nicht durchgeführt werden. Wird nämlich blutgruppenungleiches Blut transfundiert, kann es im Empfänger zur intravasalen Hämolyse kommen, weil die auf den Erythrozyten verankerten Antikörper das Komplementsystem aktivieren (Abb. 9.**5**, S. 194), wodurch die Erythrozyten zerstört werden. Solche Transfusionszwischenfälle sind gekennzeichnet durch das Auftreten von freiem Hämoglobin im Blut und im Urin sowie durch Kreislaufschock und Nierenversagen.

Über mögliche Ursachen von Anämien kann man mit einfachen Methoden Aufschluß erhalten

Die quantitative Bewertung der roten Blutkörperchen umfaßt die Bestimmung der Erythrozytenkonzentration, des Hämatokritwertes und der Hämoglobinkonzentration. Die Normwerte für diese Parameter sind in Tab. 9.**1** (S. 186) aufgeführt. Aus diesen gemessenen Größen können die **Erythrozytenindices** berechnet werden: MCV (mean cellular volume – mittleres Erythrozytenvolumen),

MCH (mean cellular hemoglobin – mittlere Hämoglobinmenge pro Erythrozyt) und MCHC (mean cellular hemoglobin concentration – mittlere Hämoglobinkonzentration der Erythrozyten). Dabei sind: MCV (fl) = Hämatokrit/Erythrozytenkonzentration; MCH (pg) = Hämoglobinkonzentration/Erythrozytenkonzentration; MCHC (g/l Erythrozyten) = Hämoglobinkonzentration/Hämatokrit.

Eine **Anämie** wird in der Regel anhand der Hämoglobinkonzentration diagnostiziert; die Grenzwerte sind: < 120 g/l Blut bei der Frau und < 140 g/l beim Mann. Die physiologisch niedrigere Hämoglobinkonzentration bei Frauen, die auch nach dem Ende der Monatsblutungen (Menopause) beobachtet wird, kann auf die relativ niedrigen Androgenspiegel bei Frauen zurückgeführt werden: Erythropoetin wirkt nämlich bei gleicher Konzentration in Anwesenheit von Androgenen wesentlich stärker erythropoetisch als in ihrer Abwesenheit. Die Parameter MCV, MCHC und MCH werden benützt, um eine Anämie weiter zu klassifizieren (19). Bei *erhöhtem* MCV spricht man von **Makrozytose,** bei *erniedrigtem* MCV von **Mikrozytose.** Zur weiteren Kennzeichnung einer Anämie benützt man die Begriffe *hyperchrom* (MCHC erhöht) und *hypochrom* (MCHC vermindert) (19). Eine makrozytäre Anämie tritt bei einem Mangel von Cobalamin (Vitamin B_{12}) auf, der in Europa meist durch eine Resorptionsstörung von Cobalamin infolge chronischer Gastritis bedingt ist (Mangel an Intrinsic factor, S. 430). Fehlen diese Substanzen, so ist die DNA-Bildung und damit die Mitose im Knochenmark gehemmt, so daß es trotz normaler Hämoglobinsynthese zur Anämie kommt. Dieses charakteristische Mißverhältnis zwischen DNA- und Hämoglobinsynthese führt zu einer stärkeren Füllung der reifen Erythrozyten mit Hämoglobin; es resultiert die makrozytäre Anämie.

Eine mikrozytäre, hypochrome Anämie findet man bei schweren Eisenmangelzuständen, etwa bei chronischen Blutungen, die z. B. durch einen Tumor im Magen-Darm-Bereich verursacht sein können. Bei dieser Anämieform sind die Erythrozyten also weniger stark mit Hämoglobin beladen, wodurch bei ungestörter DNA-Replikation eine mikrozytäre, hypochrome Anämie entsteht. Bei akuten Blutverlusten, etwa nach einem Unfallereignis, tritt eine normozytäre, normochrome Anämie auf, die auf einer „Blutverdünnung“ durch einströmende interstitielle Flüssigkeit beruht.

Neben diesen genannten Parametern ist die Bestimmung der **Retikulozyten** von diagnostischer Bedeutung. Retikulozyten sind die jungen Erythrozytenformen, die das Kochenmark verlassen. Durch geeignete Färbemethoden läßt sich im Blutausstrich in den Retikulozyten eine netzartige Struktur (Retikulum) nachweisen, die aus mRNA mit assoziierten Ribosomen besteht und 2 – 3 Tage nach der Ausstoßung des Kerns aus den Erythrozytenvorläufern (Normoblasten) nachweisbar ist. Der Anteil der Retikulozyten an der gesamten Erythrozytenzahl beträgt normalerweise 0,5 – 1,0 %. Da jeder Erythrozyt das Knochenmark als Retikulozyt verläßt, ist die Bestimmung der Retikulozytenzahl im Blut ein quantitatives Maß für die erythropoetische Leistung des Knochenmarkes. Eine Verminderung der Retikulozytenzahl findet man folglich bei **Proliferationsstörungen,** die hervorgerufen sein können durch Knochenmarkschädigungen (Zytostatika, Röntgenstrahlen), Störung der Hämoglobinsynthese (Eisenmangel) oder der Zellproliferation (Cobalaminmangel, Erythropoetinmangel).

Die Blutsenkungsgeschwindigkeit gibt Auskunft über den Verlauf von Krankheitsprozessen

Das spezifische Gewicht der Erythrozyten (1,1 g/ml) ist höher als dasjenige des Plasmas (1,03 g/ml). Im stehenden und durch Zugabe von Na-Citrat (Ca^{2+}-Chelator) ungerinnbar gemachten Blut sinken sie deshalb langsam ab. Die **Blutsenkungsgeschwindigkeit (BSG)** beträgt bei der gesunden Frau in der ersten Stunde 6 – 12 mm, beim gesunden Mann 3 – 6 mm. Die höhere BSG des Blutes von Frauen ist auf die niedrigere innere Reibung (Viskosität) zurückzuführen, die ihrerseits durch die niedrigere Erythrozytenkonzentration im Blut von Frauen bedingt ist (Tab. 9.**1**, S. 186). Eine Erhöhung der BSG (bis 100 mm in der ersten Stunde) beobachtet man bei Entzündungen und bei vermehrtem Gewebszerfall (z. B. Tumorerkrankungen). Diese Erkrankungen gehen mit der vermehrten Bildung von bestimmten Proteinen einher, die dazu führen, daß sich die Erythrozyten zu größeren Agglomeraten zusammenlagern. Solche **Erythrozytenagglomerate** haben im Verhältnis zu ihrem Volumen eine viel kleinere effektive Oberfläche und damit einen kleineren Strömungswiderstand in der Blutsäule. Sie sinken daher schneller ab als das gleiche Volumen von Einzelzellen. Plasmaproteine, welche die Bildung von Erythrozytenagglomeraten fördern, heißen nach ihrer Funktion Agglomerine. Zu ihnen gehören Plasmaproteine mit hohem Molekulargewicht: Immunglobuline der Klasse M, α_2-Makroglobulin und Fibrinogen, aber auch zirkulierende Antigen-Antikörper-Komplexe und Rheumafaktoren, die normalerweise nicht im Blutplasma vorkommen. Obwohl die BSG wegen der Heterogenität der Agglomerine nur globale Auskunft über den Verlauf von Krankheitsprozessen geben kann, wird sie als begleitende, einfach durchzuführende Kontrolle des Krankheitsverlaufes in der klinischen Routine häufig bestimmt.

9.3 Das spezifische und unspezifische Abwehrsystem des Körpers

» Unsere Umgebung enthält eine große Anzahl von infektiösen Organismen, wie Viren, Bakterien, Pilze und Parasiten, die Krankheiten auslösen können und deshalb als pathogen bezeichnet werden. Als Infektion bezeichnet man das Eindringen von pathogenen Mikroorganismen in den Körper und ihre Vermehrung in verschiedenen Geweben. Der Wirtsorganismus reagiert auf das Eindringen der Krankheitserreger mit Abwehrmechanismen. Die hierbei aktivierten spezifischen und unspezifischen Abwehrmaßnahmen haben das Ziel, fremde Pathogene zu erkennen und zu zerstören. Bei jedem dieser Mechanismen sind humorale Faktoren und Abwehrzellen beteiligt. Die Gesamtheit dieser ineinandergreifenden Partialfunktionen hat zur Folge, daß die überwiegende Mehrheit aller Infektionen nur kurzzeitig andauert und keinen dauernden Schaden hinterläßt. Die Besonderheiten des spezifischen

Systems liegen in seiner Fähigkeit, auf körperfremde Strukturen mit einer spezifisch angepaßten Immunantwort zu reagieren und die einmal gewonnene Information über die Struktur des Pathogens in einer Art immunologischem Langzeitgedächtnis abzulegen. Das unspezifische System dagegen stellt die schnelle Eingreiftruppe dar, die körperfremde Organismen abtötet und phagozytiert, ohne daß auf den Zielzellen spezifische Erkennungsstrukturen vorhanden sein müssen. ‹‹

Unspezifische Abwehrmechanismen sind bereits bei der Geburt voll ausgebildet

Die unspezifischen Abwehrmechanismen sind gegenüber einem weiten Spektrum von Mikroorganismen wirksam und zeigen ausgeprägte Unterschiede zwischen verschiedenen Spezies gegenüber pathogenen Mikroorganismen. Hieraus kann man den Schluß ziehen, daß die unspezifische Immunität bei einer Spezies in fixierter Form vorgegeben ist. Beim Menschen sind die Träger der unspezifischen Abwehr humorale Faktoren (Lysozym, C-reaktives Protein, Interferone und das Komplementsystem) und zelluläre Abwehrsysteme (Granulozyten, phagozytierende Makrophagen und natürliche Killerzellen). Einige dieser Systeme (Komplementsystem, Interferone, Makrophagen) haben eine Vermittlerrolle zwischen spezifischem und unspezifischem Abwehrsystem.

Unspezifische bakterizide und antivirale Stoffe. Zu den humoralen Komponenten des unspezifischen Abwehrsystems gehören u.a. das Lysozym, das C-reaktive Protein und die Interferone. Das Enzym **Lysozym** spaltet Bruchstücke aus der Zellwand grampositiver Bakterien und – zusammen mit Komplement – auch aus der Zellwand gramnegativer Bakterien. Als Folge davon wird die Zellwand des Erregers undicht, und er stirbt ab. Lysozym kommt im Gewebe und in so gut wie allen Körperflüssigkeiten vor, mit besonders hohen Konzentrationen in der Tränenflüssigkeit. **C-reaktives Protein** ist bei normalen Individuen nur in Spuren nachweisbar, steigt jedoch stark bei Patienten an, die z.B. an einer Pneumonie oder an rheumatischem Fieber erkrankt sind. Seinen Namen hat das C-reaktive Protein von seiner Funktion: Es präzipitiert C-Polysaccharide von Pneumokokken. C-reaktives Protein bindet an Oberflächenstrukturen, die sich auf vielen Bakterien und Pilzen befinden, und kennzeichnet diese für den Angriff des Komplementsystems (Abb. 9.**5**) und der Phagozyten (Abb. 9.**6**). C-reaktives Protein begünstigt die Anlagerung von Komplement, wodurch die Phagozytose des Pathogens erleichtert wird. Generell bezeichnet man die Markierung von Antigenen mit Antikörpern oder Komplementfaktoren als **Opsonisierung.** Dieser Vorgang erhöht die „Freßgier" von Phagozyten ganz beträchtlich; z.B. wird die Aufnahme von Antigenen durch Phagozyten um das 5000fache gesteigert, wenn das Antigen durch Antikörper markiert (opsonisiert) wurde (6). **Inteferone** sind speziesspezifische Glykoproteine, die von virusinfizierten Zellen gebildet werden und mit der Virusvermehrung im Wirtsorganismus interferieren, d.h. die Virusausbreitung hemmen. Man unterscheidet drei Familien von Interferonen (IFN): Interferon α (Leukozyten-IFN), Interferon β (Fibroblasten-IFN) und Interferon γ (Immun-IFN). IFNα und IFNβ sind sich strukturell sehr ähnlich und wirken als

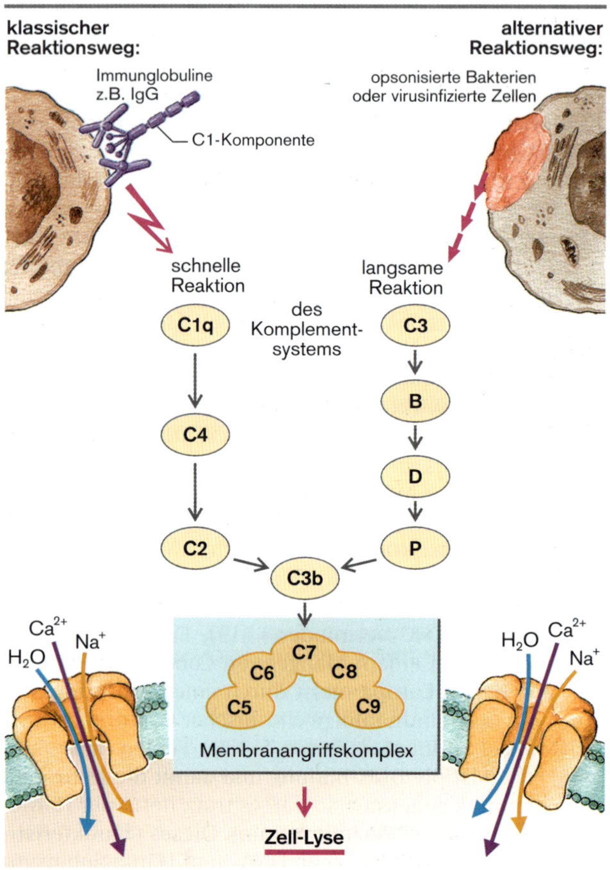

Abb. 9.**5** **Die Aktivierung des Komplementsystems führt zur Auflösung (Lyse) von Fremdzellen und virusinfizierten Körperzellen.** Eine Fremdzelle ist entweder durch Besatz mit Immunglobulinen „gekennzeichnet" (links: klassischer Weg der Komplementaktivierung) oder durch besondere Membranstrukturen (z.B. Lipopolysaccharide, virusinduzierte Membranantigene) für das Komplementsystem „auffällig" gemacht (rechts: alternativer Reaktionsweg). Die beiden Reaktionswege gehen am Reaktionsprodukt C3b ineinander über. Die Komponenten C5 – 8 polymerisieren mit C9 und bilden einen röhrenförmigen Membranangriffskomplex, der durch die Membran der Zielzelle hindurchgeht. Dieser amphophile Hohlzylinder hat eine Länge von 10 nm und einen Durchmesser von 15 nm. Der nach der Bildung des Hohlzylinders erfolgende Einstrom von Ca^{2+} (bei hohen intrazellulären Konzentrationen zytotoxisch!) sowie von Na^+ und H_2O ist wahrscheinlich nicht der einzige Mechanismus, der die Lyse der Zelle herbeiführt. Dies kann aus der Tatsache geschlossen werden, daß auch Viren und große Antigen-Antikörper-Komplexe vom Komplementsystem „zerstückelt" werden können. Die Aktivierung der Komplementkaskade umfaßt sehr viel mehr Teilschritte, als in der schematischen Zeichnung aufgeführt wurden. Insbesondere fehlen auch verschiedene Hemmfaktoren, die, wie beim Gerinnungs- und Fibrinolysesystem, eine überschießende Reaktion kontrollieren helfen.

antivirale Wirkstoffe, indem sie zelluläre Resistenzmechanismen gegen die Virusvermehrung aktivieren. IFNγ wird u.a. von aktivierten T-Zellen gebildet und ist ein wesentlicher humoraler Faktor bei der Vermittlung der Immunantwort. Streng genommen gehört das IFNγ also nicht zu den unspezifischen humoralen Abwehrstoffen, sondern ist ein „Signalmolekül" bei spezifischen Immunreaktionen.

Das Komplementsystem: Eine Proteinfamilie, die Löcher in Zellmembranen bohren kann

Als Komplementsystem wird eine Familie von ca. 20 Proteinasen bezeichnet, die *komplementär* zu spezifischen Antikörpern wirken und mit diesen zusammen Fremdzellen durch Lyse (Zellauflösung) abtöten können (Abb. 9.**5**). Die Proteine des Komplementsystems bilden zwei miteinander verbundene Enzymkaskaden und zeigen von ihrem Reaktionsablauf her Ähnlichkeit mit anderen Proteinasesystemen wie dem Blutgerinnungssystem (Abb. 9.**15**, S. 209). Die Proteinasen des Komplementsystems können örtlich durch mononukleäre Phagozyten freigesetzt werden, kommen aber auch im Plasma und in anderen Körperflüssigkeiten vor. Die Reaktionskaskade des Komplementsystems wird lokal, d.h. auf Zelloberflächen aktiviert und ist darauf gerichtet, Mikroorganismen oder fremd gewordene Körperzellen (z.B. virusinfizierte Zellen) zu lysieren. Das Komplementsystem kann durch Immunglobuline (IgG, IgM) in Gang gesetzt werden; in diesem Fall spricht man vom **klassischen Aktivierungsweg.** Beim **alternativen Aktivierungsweg** erfolgt das „Startsignal" durch Membranpolysaccharide, die für bestimmte pathogene Mikroorganismen charakteristisch sind, aber auch durch C-reaktives Protein, das an die Oberfläche von Pilzen und Bakterien bindet (Opsonisierung). Im Gegensatz zum klassischen wird der alternative Weg durch die Zellwand bestimmter Mikroorganismen aktiviert, ohne daß dabei Antikörper beteiligt sind. Als Endresultat der Komplementaktivierung ist aber auch hier die Phagozytose bzw. Lyse von Mikroorganismen zu beobachten. Einige intermediäre Spaltprodukte, die bei der Komplementaktivierung entstehen, haben auch andere biologische Funktionen bei der Infektabwehr. Das Spaltprodukt C3a des Komplementsystems etwa

- ist ein chemotaktischer und aktivierender Faktor für neutrophile Granulozyten,
- erhöht die Gefäßpermeabilität der Gefäßendothelien, wodurch der Übertritt von Phagozyten aus dem Blut in das Gewebe erleichtert wird, und
- führt zur Freisetzung von vasoaktiven und permeabilitätssteigernden Substanzen (Histamin) aus Mastzellen.

Ein C3-Mangel führt zu hartnäckigen, wiederkehrenden Infektionen mit verschiedenen pyogenen (eitererregenden) Bakterien wie z.B. Pneumokokken und Meningokokken. Solche Lungen- bzw. Hirnhautentzündungen treten schon in sehr jungem Alter auf. Aus diesen Krankheitsbildern wird deutlich, daß die Opsonisierung mit C3 und die darauf folgende Phagozytose von Bakterien überaus wichtige Abwehrmechanismen gegen pyogene (eiterauslösende) Erreger darstellen (5, 6).

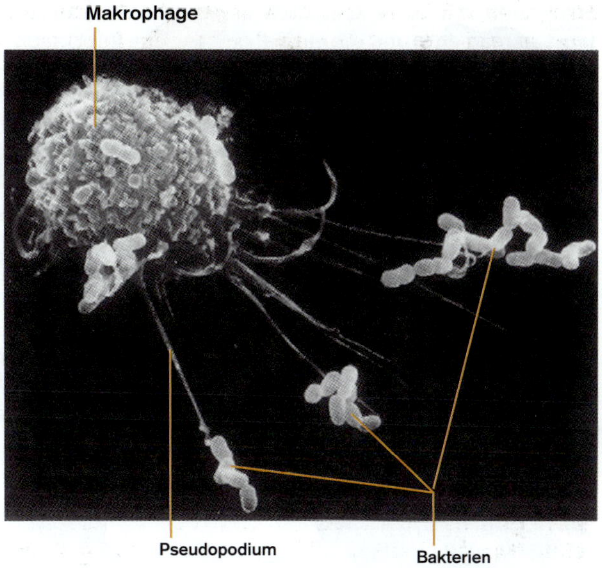

Abb. 9.**6** **Ein Makrophage auf Bakterienfang.** Auf der rasterelektronenmikroskopischen Aufnahme sind die langen Pseudopodien zu erkennen, die Kontakt zu Bakterien aufnehmen – ein früher Schritt bei der Phagozytose. (Aufnahme: Lennart Nilsson; Copyright by Boehringer Ingelheim International GmbH.)

Unspezifische Entzündungszellen schlucken und verdauen Fremdmaterial

In den Körper eingedrungene Mikroorganismen werden in den Körperflüssigkeiten rasch von phagozytierenden Zellsystemen aufgenommen. Zu ihnen gehören die **neutrophilen, polymorphkernigen Leukozyten** des Blutes und die in Blut und Geweben vorkommenden **mononukleären Phagozyten** (Monozyten, Makrophagen). Die verschiedenen Leukozytenformen, ihre Aufteilung und ihre Funktion sind in Tab. 9.**4** (S. 197) aufgeführt. Wenn bei einer Verletzung pathogene Keime in Körpergewebe eingedrungen sind, so müssen zunächst die Zellen des unspezifischen Verteidigungssystems zum Ort der Verletzung gelockt werden. Dies geschieht durch **Chemotaxis,** d.h. einer gerichteten Wanderung der unspezifischen Entzündungszellen, die durch Konzentrationsgradienten chemischer Substanzen eingeleitet und aufrechterhalten wird. Die chemotaktisch wirksamen Faktoren sind äußerst zahlreich und können hier nur zu einem kleinen Teil aufgezählt werden: Sie stammen von verletzten Blutgefäßen (Prostaglandine, Leukotrien B_4), aus Thrombozyten (platelet activating factor, PAF) und aus der Komplementkaskade (Proteine C3 und C5).

Die **Phagozytose** beginnt mit der Anlagerung der Phagozyten an Mikroorganismen (Abb. 9.**6**), geschädigte Zellen oder große Antigen-Antikörper-Aggregate. Die Fähigkeit zur Bindung und Phagozytose wird, wie besprochen, wesentlich erleichtert, wenn die jeweiligen Pathogene durch Komplementfaktoren oder durch Antikörper molekular gekennzeichnet wurden. Mit C3b oder mit

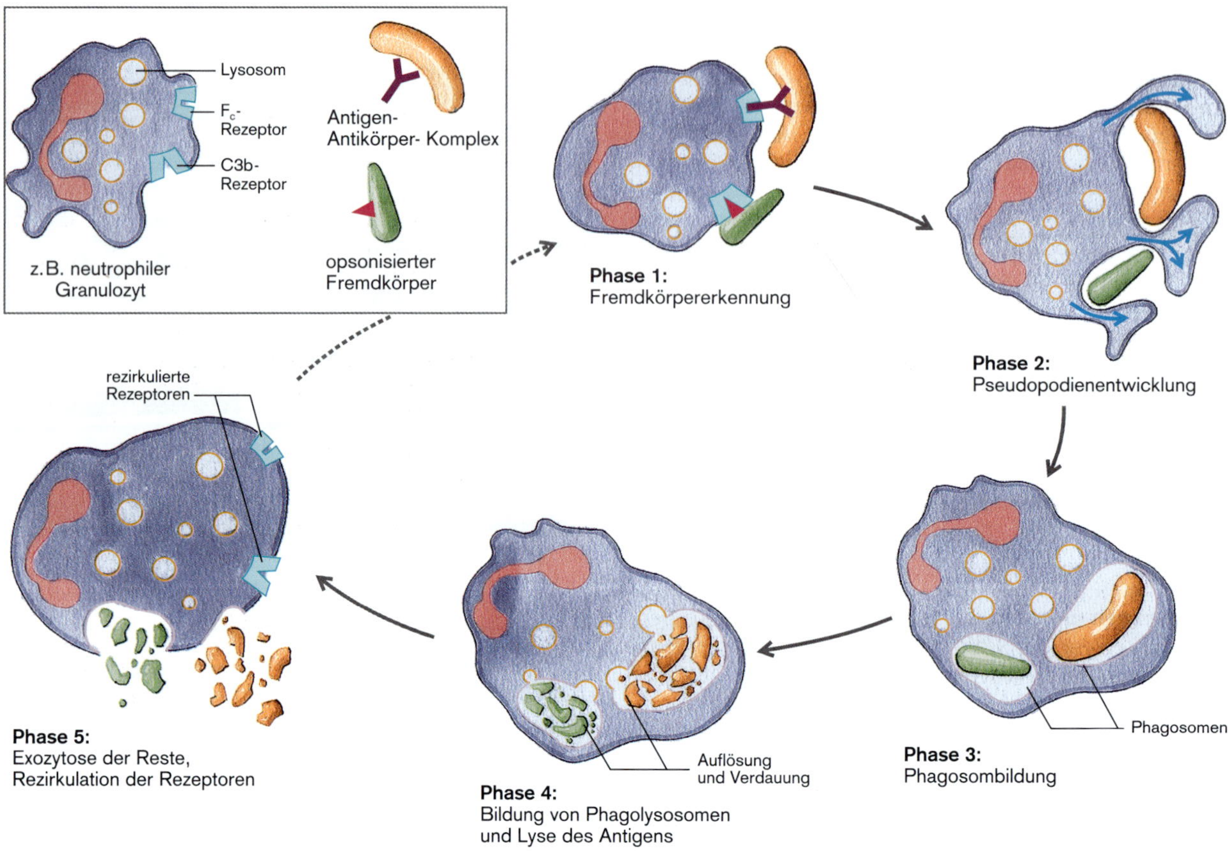

Abb. 9.7 **Phagozytose durch neutrophile Granulozyten oder Makrophagen. Phase 1:** Der mit Antikörpern (z.B. IgG) oder dem Komplementfaktor C3b bedeckte (opsonisierte) Fremdkörper wird durch die entsprechenden Rezeptoren der Phagozyten als etwas Fremdes „erkannt". **Phase 2:** Nach Kontaktaufnahme mit dem Fremdkörper bilden die Phagozyten Pseudopodien, mit denen sie den Fremdkörper „umarmen". **Phase 3:** Nach vollständiger Aufnahme des Fremdkörpers (Phagozytose im eigentlichen Sinn) kommt es zur Bildung von Phagosomen. **Phase 4:** Die hydrolasenreichen Lysosomen verschmelzen mit Phagosomen und bilden Phagolysosomen, in denen der Fremdkörper verdaut wird. **Phase 5:** Unverdaubares Material wird nach außen abgegeben; auf der Zelloberfläche erscheinen wieder die F_c- und C3b-Rezeptoren, die vor der Bildung der Phagosomen abgespalten worden sind (Recycling).

Antikörpern beladene Partikel werden über C3b- oder F_c-Rezeptoren an die Phagozytenmembran gebunden (Abb. 9.**7**). Nach der Anlagerung bilden die Phagozyten Pseudopodien, die den Fremdkörper umschließen (Phagosomenbildung). Der eigentliche Abbau des Fremdkörpers findet statt, wenn die Lysosomen mit dem Phagosomen zum Phagolysosom verschmelzen und der Enzyminhalt der Lysosomen mit dem phagozytierten Material in Kontakt kommt. Die lysosomalen Enzyme umfassen Proteasen, Peptidasen, Oxidasen, Desoxyribonukleasen und Lipasen. Außerdem bilden Phagozyten (v. a. neutrophile Granulozyten) noch **reaktive Sauerstoffmetabolite** wie Wasserstoffperoxid (H_2O_2), Peroxidanionen ($O_2^{\cdot -}$) und Hydroxylradikale ($OH^{\cdot}$). Sie helfen bei der Abtötung von Bakterien, indem sie die Bakterienmembran schädigen und so den Zugriff der lysosomalen Enzyme erleichtern.

Allerdings entziehen sich einige Mikroorganismen der Phagozytose oder der Verdauung in Makrophagen. Erreger der Tuberkulose, des Typhus, der Gonorrhö und der Lepra gehören beispielsweise dazu. Einige können sich, einmal phagozytiert, sogar im Makrophagen vermehren, sie werden also weder vom Makrophagen verdaut noch von den extrazellulär zirkulierenden Immunglobulinen entdeckt. Die letzte Möglichkeit für den Makrophagen, sich dieser Eindringlinge doch noch zu erwehren, ist dann die *Kooperation* mit T-Helferzellen. Deren Subtyp T_H1 ist nämlich in der Lage, Makrophagen durch Interferon γ zu aktivieren (Abb. 9.**11**, S. 202). Die **Aktivierung der Makrophagen** führt u.a. zur Synthese zytotoxischer Peptide, sog. Defensine (29), die in der Bakterienwand Ionenkanäle bilden und die Erreger damit abtöten können, sowie zur Expression hoher Aktivitäten von NO-Synthetase, die aus L-Arginin das sehr reaktive NO abspaltet (S. 35). NO selbst wirkt bereits antimikrobiell, doch kann es mit dem Peroxidanion $O_2^{\cdot -}$ (s.o.) zu noch wirksameren Substanzen wie NO_2^- und HNO_2 reagieren, so daß neben zahlreichen Bakterien auch Pilze, Protozoen und sogar parasitäre Würmer erfolgreich attackiert werden können (6).

Sind die in den Körper eingedrungenen Parasiten zu groß, um direkt phagozytiert zu werden (z.B. Wurmlar-

Tabelle 9.**4** **Leukozytenzahl und -funktion**

	Anzahl/ µl Blut (Normalbereich)	% der Leukozyten	Lebensdauer	Funktionen
Granulozyten				
– Neutrophile	4200 (700–7600)	60%	7–14 Stunden	– Phagozytose und Lyse von Parasiten (Viren, Bakterien) – Freisetzung von leukotaktisch wirksamen Stoffen (Leukotriene) – Bildung von „Antibiotika“ (Lysozym, Laktoferrin, O_2-Radikale)
– Eosinophile	160 (0–400)	2%	1–2 Tage	– Abwehr von parasitären Würmern, z. B. Fadenwürmern (Nematoden) – Synergie mit Mastzellen und basophilen Granulozyten
– Basophile	40 (0–400)	<1%		– Freisetzung von Histamin und Heparin – Rolle bei der Abwehr von Parasiten und Helminthen – histaminabhängige Allergiesymptome – Freisetzung chemotaktischer Lockstoffe für Eosinophile
Monozyten	400 (70–900)	6%	5–7 Tage	– Vorläuferzellen des mononukleären Phagozytensystems; zu diesem gehören z. B. die Kupffer-Zellen in der Leber, die Alveolarmakrophagen, die Langerhans-Zellen der Haut sowie die Mikrogliazellen im Gehirn
Lymphozyten	2200 (1100–3300)	31%	Monate – Jahre	– B- und T-Lymphozyten – humorale und zellvermittelte Immunität
Leukozyten	7000 (2800–11200)	100		

ven), übernehmen die **eosinophilen** und **basophilen Granulozyten** eine wichtige Rolle bei der Infektabwehr. Besonders eosinophile Granulozyten können auf bestimmte Reize hin zytotoxisch wirkende Substanzen aus ihren Granula freisetzen und dadurch vielzellige Parasiten schädigen. Bei einer Infektion des Körpers mit Larven von Spulwürmern, der weltweit häufigsten Wurmkrankheit, findet sich regelmäßig eine Erhöhung der Eosinophilen im Blut, die in Extremfällen bis zu 90% aller Leukozyten ausmachen können. Die basophilen Granulozyten enthalten ebenfalls Granula und sind in vielen Eigenschaften den Mastzellen verwandt. Die Degranulation der Basophilen erfolgt nach Kontakt mit Immunglobulin E (IgE) (Tab. 9.**4**) und dem Antigen, das die IgE-Bildung ausgelöst hat. Ein Inhaltsstoff dieser Granula, Histamin, ist beteiligt bei allergischen Reaktionen, wie dem allergischen Bronchialasthma. Zusätzlich entlassen basophile Granulozyten noch chemotaktische Lockstoffe für eosinophile Granulozyten und sind so indirekt bei der Abwehr von pathogenen Parasiten beteiligt.

Die Merkmale des spezifischen Abwehrsystems

›› Das spezifische Abwehrsystem des Körpers ist in der Lage, fremde Molekülstrukturen mit hoher Präzision zu erkennen und zu eliminieren. Diese Immunität ist erworben und durch folgende wichtige Eigenschaften charakterisiert: hohe Spezifität der Erkennung, enorme Vielfalt von möglichen Immunantworten, ein immunologisches Gedächtnis und das Unterscheidungsvermögen zwischen körpereigenen und körperfremden Strukturen. Die hohe Spezifität und große Vielfalt des erworbenen Immunsystems kommt in der Tatsache zum Ausdruck, daß eine gezielte Antwort gegen viele Milliarden von Antigenen möglich ist, wobei oft kleinste Unterschiede zwischen Molekülstrukturen ausreichen, um spezifische Immunreaktionen auszulösen. Ist ein Antigen einmal vom Immunsystem erkannt, so kann es diese Information oft jahrzehntelang in einer Art von Gedächtnis behalten, um bei einer nächsten Antigenexposition schneller und stärker zu antworten. Die Fähigkeit des Immunsystems, zwischen vielen Fremdantigenen mit hoher Präzision differenzieren zu können, erfordert ein mindestens ebenso hohes Unterscheidungsvermögen wie zwischen eigenen und fremden Molekülstrukturen, d. h. dem immunologischen Selbst und dem Nicht-Selbst. Werden körpereigene Strukturen als etwas Fremdes erkannt, so kann dies zu schweren Autoimmunkrankheiten führen. Gegen ein bestimmtes Antigen hochspezifisch zu reagieren, stellt für das Immunsystem also eine genauso schwierige Aufgabe dar, wie gegen ein anderes Antigen nicht zu reagieren. ‹‹

Zellen des lymphatischen Systems vermitteln Immunreaktionen

Die erste Barriere, die das Eindringen von pathogenen Mikroorganismen in den Körper verhindert, sind die Deckflächen der Haut und der Schleimhäute. Ist dieses mechanische Hindernis nach Verletzungen durchbrochen, so steht den eingedrungenen Mikroorganismen eine zweite Abwehrfront im Gewebe entgegen, die durch umherwandernde Lymphozyten, Granulozyten und Makrophagen repräsentiert ist. Die wichtigsten Abfangstationen sind jedoch die **sekundären lymphatischen Organe,** zu denen die Milz, die Lymphknoten sowie das bronchus- und darmassoziierte Lymphgewebe gehören. Der weitaus größte Teil der in den Körper eingedrungenen Fremdsubstanzen wird in diesen sekundären lymphatischen Organen abgefangen und den **immunkompetenten Lymphozyten** durch **antigenpräsentierende Zellen** „dargereicht" (Abb. 9.**11**, S. 202). Mikroorganismen, die durch die Haut oder Schleimhäute in den Körper eingedrungen sind, gelangen zu den jeweiligen regionalen Lymphknoten; im Blut zirkulierende Fremdkörper werden hauptsächlich in der Milz abgefangen. Die Proliferation der immunkompetenten Lymphozyten in diesen Organen führt zu der auch makroskopisch beobachtbaren Lymphknotenschwellung bzw. Milzvergrößerung bei einer Infektion. Besonders aktiv im Aufspüren von Antigenen sind die mononukleären Phagozyten, die außer in den sekundären lymphatischen Organen auch im Blut und Gewebe sowie in der Leber (Kupffer-Zellen) und im Gehirn (Mikroglia) vorkommen. Die Milz hat neben diesen immunologischen Aufgaben noch die Funktion einer „technischen Überwachungsanstalt". Hier werden gealterte oder geschädigte Zellen von jeder Sorte, also auch Erythrozyten, Leukozyten und Thrombozyten, abgefangen und phagozytiert (13).

Sowohl bei der **Antikörperproduktion** als auch bei der **Gedächtnisfunktion** spielen Lymphozyten eine entscheidende Rolle. Sie entwickeln sich aus lymphatischen Stammzellen im Knochenmark, die zu Lymphozytenvorläuferzellen differenzieren und dann in den **primären lymphatischen Organen** (Thymus, lymphatische Anteile des Knochenmarks) weiterreifen. Dort werden sie geprägt, d. h., unter dem Einfluß lokaler Faktoren entstehen spezifische Lymphozyten. Die T-Zellen werden im Thymus geprägt, die B-Zellen beim Menschen in den lymphatischen Anteilen des Knochenmarks (bone marrow). Vom Thymus oder den lymphatischen Anteilen des Knochenmarks wandern die geprägten Lymphozyten mit dem Blutstrom in die sekundären lymphatischen Organe ein. Beim ersten Kontakt mit einem Antigen proliferieren sie und differenzieren zu den endgültigen Effektorzellen. So werden B-Zellen zu Plasmazellen und T-Zellen zu verschiedenen T-Effektorzellen, die sich nach ihrer Funktion in T-Killerzellen (zytotoxische T-Zellen), T-Gedächtniszellen und T-Helferzellen unterscheiden lassen.

Ein weiteres und funktionell äußerst wichtiges Unterscheidungsmerkmal ist auch die Ausstattung der Lymphozyten mit **Oberflächenrezeptoren.** Bei den B-Zellen sind diese Oberflächenrezeptoren membranständige Immunglobuline (mIgM, mIgD), bei den T-Zellen die T-Zell-Rezeptoren, welche als zwei zellspezifische Typen von Heterodimeren ($\alpha\beta$) vorkommen. Diese Rezeptoren besitzen zwar eine ähnliche Grundstruktur, jedoch weisen die antigenerkennenden Abschnitte durch genetische Rekombination eine große Vielfalt auf. So gibt es potentiell 10^{11} verschiedene Immunglobuline und 10^{15} verschiedene $\alpha\beta$-T-Zell-Rezeptoren. Daneben existieren sowohl auf den B-Zellen als auch auf den T-Zellen weitere Rezeptoren, die bei Adhäsion und Signaltransduktion eine wichtige Rolle spielen. Auf T-Zellen kommen z. B. CD4- und CD8-Rezeptoren vor (CD = cluster of differentiation). CD4-T-Zellen sind ihrer Funktion nach Helferzellen, und CD8-T-Zellen wirken als Killerzellen. Beide Rezeptoren verstärken die spezifische Wechselwirkung zwischen T-Zellen und ihren jeweiligen Zielzellen, wobei CD8 als Korezeptor mit dem MCH-I-Komplex in Wechselwirkung tritt und CD4 dieselbe Funktion bei MCH II erfüllt (Abb. 9.**12**, S. 203).

Plasmazellen produzieren Immunglobuline

» Die spezifische Immunantwort ist gegen immunogene Strukturen von Fremdstoffen gerichtet. Diese „maßgeschneiderte" Immunreaktion ist eine Leistung der Lymphozyten, an der sowohl humorale als auch zelluläre Reaktionen beteiligt sind. Die von den Plasmazellen (= ausdifferenzierte B-Zellen) produzierten Antikörper können in aller Regel einen Krankheitserreger nicht dauerhaft schädigen. Sie stellen aber ein äußerst wichtiges System von Zielmarkierungen für die zellulären und humoralen Abwehrsysteme des Körpers dar. Nach einem Zweitkontakt mit einem bestimmten Antigen reagiert das spezifische Immunsystem schneller und intensiver, und die gebildeten Antikörper sind genauer an die Struktur des Antigens angepaßt. «

Plasmazellen synthetisieren Immunglobulinmoleküle, welche die humorale Immunantwort vermitteln. Sie entstehen aus reifen B-Zellen, die membranständige Immunglobuline (IgM, IgD) als Rezeptormoleküle auf der Oberfläche tragen. Ein **Antigen (Epitop)** wird in aller Regel nur von denjenigen B-Zellen erkannt, die über einen passenden **Immunglobulinrezeptor (Paratop)** verfügen. Das Antigen *selektioniert* also aufgrund der Paßform zwischen Epitop und Paratop eine Sorte von Zellen, die sich nach dieser Aktivierung vermehren und eine große Anzahl identischer Tochterzellen, einen *Zellklon,* bilden. Dieser Vorgang der **klonalen Selektion** von antikörperproduzierenden Zellen führt über ein Zwischenstadium, den B-Lymphoblasten, zur Bildung von **Plasmazellen.** Diese unterscheiden sich von ruhenden B-Zellen dadurch, daß sie ganz darauf ausgerichtet sind, die gebildeten Immunglobuline in die Umgebung zu sezernieren (Abb. 9.**8**). Jede antikörperproduzierende Zelle macht also nur eine Sorte von Antikörpern. Die genetische Entscheidung, *welcher* Antikörper gebildet werden soll, ist zwar schon getroffen, bevor die Zelle je mit einem Antigen in Berührung kommt. Der Antigenkontakt bewirkt jedoch die massenhafte Vermehrung desjenigen Zelltyps, der diesen Antikörper sezerniert. Antigenbildende Zellen, die gegen körpereigene Makromoleküle gerichtet sind, werden während der Embryonalperiode eliminiert. Auf diese Weise kann das Immunsystem zwischen

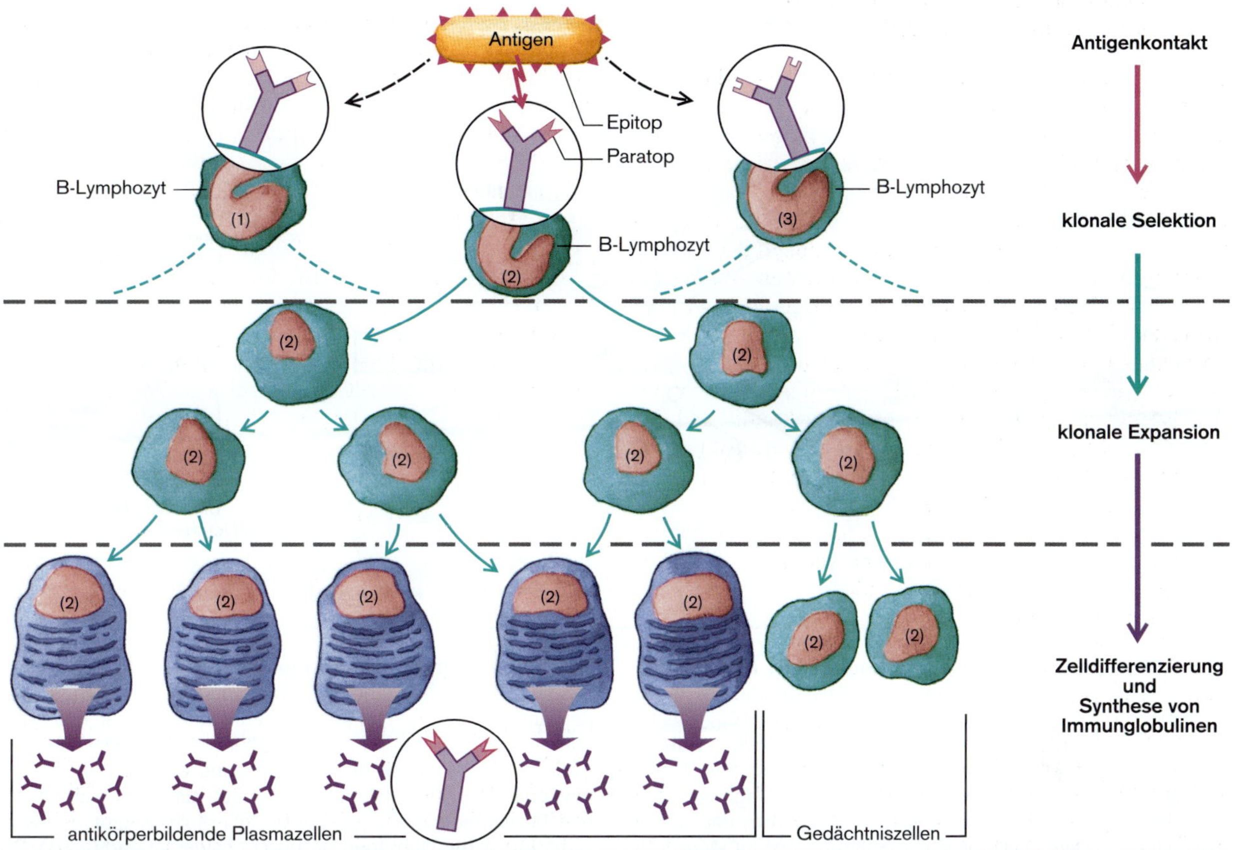

Abb. 9.8 **Klonale Selektion und Differenzierung von B-Lymphozyten.** Es sind drei verschiedene Typen von B-Lymphozyten dargestellt, die durch jeweils einen spezifischen IgG-Rezeptor *(Paratop)* gekennzeichnet sind (Zellklone 1, 2, 3). Nur der Zellklon 2 hat den zu dem antigenen *Epitop* passenden Rezeptor. Diese spezifische Merkmalserkennung führt zur klonalen Selektion mit nachfolgender Vermehrung des Zellklons 2 (klonale Expansion). Die anschließende Differenzierung des expandierten Klons bewirkt die Bildung von antikörperbildenden Plasmazellen und von B-Gedächtniszellen. Die Plasmazellen sezernieren Immunglobuline mit einem dem B-Zell-Rezeptor identischen Paratop (s. Ausschnittsvergrößerung des sezernierten Immunglobulins). Die B-Gedächtniszellen speichern die Information über den stattgefundenen Antigen-Antikörper-Kontakt, so daß bei einer zweiten Exposition mit diesem Antigen eine schnellere und verstärkte Antikörperbildung stattfindet (Abb. 9.10).

Selbst und Fremd unterscheiden, es wird tolerant gegen die körpereigenen Molekülstrukturen.

Für die „Erkennung" des Antigens durch die B-Zellen und die danach erfolgende Umwandlung in antikörpersezernierende Plasmazellen sind in den allermeisten Fällen noch antigenpräsentierende Zellen und T-Helferzellen erforderlich (Abb. 9.**11**, und 9.**12**, S. 202 bzw. 203). Nur sehr große Antigene mit vielen repetitiven Strukturen sind offenbar in der Lage, die B-Zellen *direkt* zu stimulieren (Abb. 9.**8**). Aufgrund der großen Vielfalt möglicher Antigene muß man annehmen, daß es mehrere Milliarden verschiedener B-Zell-Klone gibt. Neben den Plasmazellen entstehen beim Antigenkontakt auch **B-Gedächtniszellen,** die nach Antigenkontakt keine Immunglobuline sezernieren, sondern die Information über die Struktur des Antigens in einer Art von Gedächtnis speichern. Nach einem zweiten Antigenkontakt können dann, in Zusammenarbeit mit T-Helferzellen und T-Gedächtniszellen, unverzüglich große Mengen von Antikörpern produziert werden (Abb. 9.**8** und 9.**12**). Es ist noch nicht bekannt, ob diese Gedächtniszellen einen ständigen Kontakt mit niedrigen Konzentrationen von Antigen brauchen, um diese Botschaft nicht zu vergessen, oder ob die Erinnerung auch ohne Umweltsignale erhalten bleiben kann.

Humorale Antikörper markieren Antigene

Humorale Antikörper werden als Immunglobuline (Ig) bezeichnet; sie bestehen aus fünf verschiedenen Klassen: IgG, IgM, IgA, IgE und IgD. In der einfachsten Form (IgG) besteht die Struktureinheit eines Antikörpers aus je zwei schweren (heavy) H-Ketten und zwei leichten (light) L-Ketten (Abb. 9.**9**). Der sog. **F_C-Anteil** des Moleküls führt zur Komplementfixierung (klassischer Aktivierungsweg) und zur Bindung an verschiedene Zelltypen des Abwehrsystems. Der F_c-Anteil ist also derjenige Anteil des Antikörper-Markierungssystems, der den Phagozyten und dem lytischen Komplementsystem als molekulare Antenne dient. Der **F_{ab}-Anteil** ist die antigenbindende Region des Moleküls. Die Anteile der H- und L-Ketten, die den

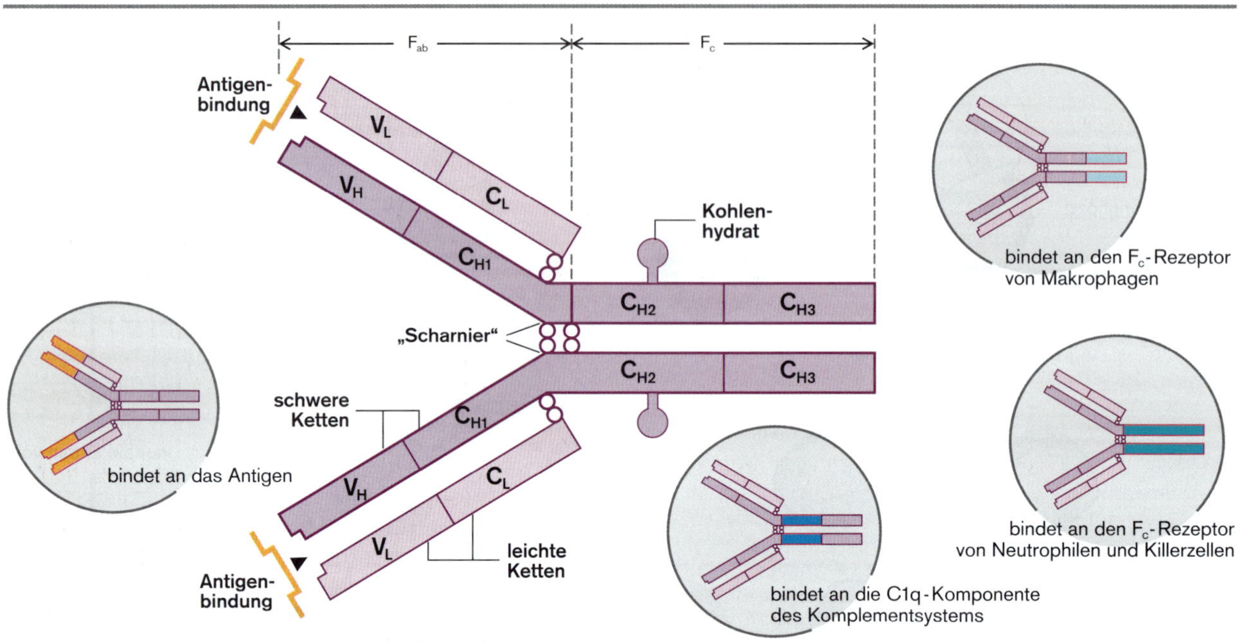

Abb. 9.**9** **Grundstruktur des Immunglobulins G und funktionelle Zuordnung der molekularen Abschnitte.** Die leichten Ketten ($V_L + C_L$) und die schweren Ketten ($V_H + C_{H1,2,3}$) sind über nichtkovalente Bindungen sowie Disulfidbrücken miteinander verbunden. Nach proteolytischer Spaltung mit Papain zerfällt das Molekül in ein antigenbindendes Fragment (F_{ab}) und ein Fragment, das leicht kristallisiert (F_c, vom englischen „cristalline“). (Diese proteolytische Spaltung des IgG-Moleküls durch Papain dient nur der strukturellen Untersuchung; sie findet in vivo nicht statt.) Zwischen dem F_{ab}- und dem F_c-Teil befindet sich ein Abschnitt, der besonders gut beweglich ist (Scharnierabschnitt, „hinge region“), so daß die F_{ab}-Teile des Y-förmigen Moleküls mehr oder weniger stark auseinanderklappen und sich dadurch an unterschiedliche räumliche Distanzen von antigenen Epitopen anpassen können. Die verschiedenen Aminosäureabschnitte der H-Ketten und der L-Ketten weisen eine charakteristische Raumstruktur auf; sie werden als Domänen bezeichnet. Im dargestellten IgG-Molekül gibt es insgesamt 12 solcher Domänen (V_L und C_L sowie V_H und $C_{H1,2,3}$). Die funktionellen Eigenschaften des Moleküls werden durch Domänen bestimmt, die in den entsprechenden Ausschnitten verschiedenfarbig gekennzeichnet sind.

distalen Teil des F_{ab}-Abschnitts (V-Region) bilden, sind variabel in ihrer Aminosäuresequenz. Jeder spezifische Antikörper hat eine unterschiedliche V-Region in der H- und L-Kette, während der Rest innerhalb der einzelnen Ig-Klassen und Subklassen konstant ist (C-Region). Die C-Region der L-Kette umfaßt nur einen Abschnitt (C_L), die C-Region der H-Kette umfaßt vier Abschnitte. Im Gegensatz zu den leichten Ketten unterscheiden sich die konstanten Regionen der schweren Ketten der verschiedenen Immunglobulinklassen deutlich voneinander; sie bestimmen die Einteilung der Immunglobuline in verschiedene Klassen. Eine Übersicht über die verschiedenen Ig-Klassen findet sich in Tab. 9.**3** auf S. 192.

Primär- und Sekundärreaktion. Vergleicht man die Antikörperbildung im Anschluß an einen ersten und an einen zweiten Kontakt mit demselben Antigen, so wird eine Anzahl von Unterschieden deutlich, die die Lern- und Anpassungsleistung des spezifischen Immunsystems erkennen lassen. Nach einem ersten Antigenkontakt steigt die Antikörperkonzentration (typischerweise IgM) mit einer Latenz von ungefähr einer Woche logarithmisch an, um danach schnell wieder abzufallen **(Primärreaktion).** Wenn nach einem Intervall von Wochen, Monaten oder manchmal sogar Jahren das Immunsystem erneut Bekanntschaft mit demselben Antigen macht, so ist die jetzt auftretende **Sekundärreaktion** von der Primärreaktion quantitativ und qualitativ unterschiedlich (Booster-Effekt): 1. Die initiale Latenzphase ist kürzer; bereits nach wenigen Tagen beginnt die Antikörperkonzentration anzusteigen. 2. Die Antikörperbildung ist wesentlich stärker und bleibt über längere Zeit bestehen. 3. Die Antikörper sind besser auf das entsprechende Antigen ausgerichtet, d. h. sie „erkennen“ die molekulare Struktur des Antigens mit größerer Präzision. 4. Die Primärantwort wird vor allem durch Antikörper der Klasse IgM geprägt, bei der Sekundärantwort finden sich fast ausschließlich Antikörper der Klasse IgG (Abb. 9.**10**).

Immunisierung. Der menschliche Körper kann gegen gefährliche Infektionskrankheiten durch Impfungen (Immunisierung) geschützt werden. Bei der **aktiven Immunisierung** werden abgetötete Krankheitserreger oder Teile von ihnen in geeigneter Form verabreicht. Das Immunsystem wird gegen diese antigenen Epitope im Sinne eine Primärreaktion „vorgewarnt“. Bei späterem Kontakt mit dem pathogenen Krankheitserreger kommt es zu einem Booster-Effekt, wodurch die Krankheitserreger unschädlich gemacht werden, bevor sie sich im Körper ausgebreitet haben. Bei unmittelbar drohender oder bereits eingetretener Infektion kann durch Zufuhr von Immunserum **(passive Immunisierung)** ein zeitlich begrenzter Schutz erzielt werden. Eine besondere Form der passiven Immunisierung findet man beim Neugeborenen. Diese über-

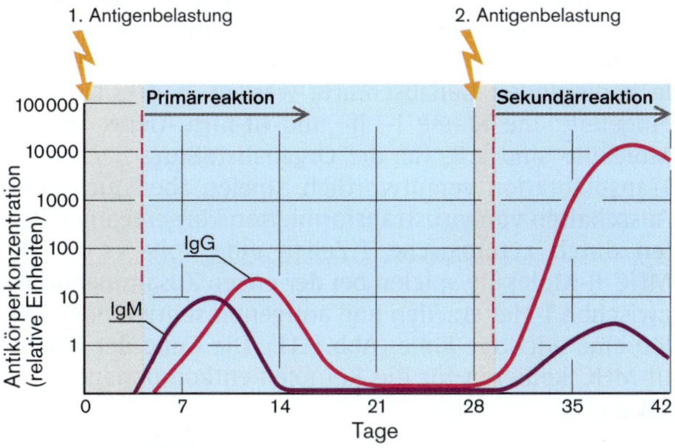

Abb. 9.**10** **Primär- und Sekundärreaktion bei der humoralen Immunantwort.** Auf der logarithmisch eingeteilten Ordinate ist die Antikörperkonzentration angegeben. Die Abszisse entspricht der Zeitachse in Tagen. Der nach einem Intervall von Tagen, Monaten oder sogar Jahren erfolgende Zweitkontakt mit demselben Antigen führt zu einer zeitlich schnelleren und quantitativ intensiveren Antwort bezüglich der Antikörperbildung. Außerdem sind die gebildeten Antikörper im F_{ab}-Teil (Abb. 9.9) besser an die molekularen Epitope des Antigens angepaßt.

tragene Immunität wird durch eine F_c-Rezeptor-vermittelte Transzytose von mütterlichem IgG durch die Plazenta erzielt. Da die Bildung von Immunglobulinen beim Neugeborenen noch nicht entwickelt ist, stellt diese Form der Versorgung mit Immunglobulinen aus dem mütterlichen Blut einen wichtigen Infektionsschutz während der ersten Lebenswochen dar. Zusätzlich wird mit der Muttermilch sekretorisches IgA (Tab. 9.**3**, S. 192) übertragen, das eine wichtige Infektionsbarriere im Darm der Säuglinge bildet.

T-Zellen helfen, töten und haben ein Gedächtnis

» T-Zellen erfüllen in der Zirkulation und den peripheren lymphatischen Organen zahlreiche Aufgaben. Sie vermitteln zelluläre Immunreaktionen und können als zytotoxische T-Zellen auch virusinfizierte Zellen abtöten. Zusammen mit antigenpräsentierenden Zellen sind sie als T-Helferzellen an der Differenzierung von B-Zellen zu antikörperproduzierenden Plasmazellen beteiligt. Bei der Wechselwirkung mit den verschiedenen Zelltypen spielen zwei Arten von Rezeptoren eine Rolle: die T-Zell-Antigenrezeptoren, die strukturelle Ähnlichkeit mit Immunglobulinmolekülen aufweisen, und die Histokompatibilitätsantigene, die weite Bereiche der Immunreaktivität beeinflussen können. Zusätzlich spielen bei der Aktivierung von B- und T-Zellen noch hormonähnliche Signalstoffe, Zytokine (Interleukine, Interferone) eine wichtige Rolle. «

T-Zellen sind die Träger der spezifischen zellulären Immunreaktion. Sie befinden sich, wie die B-Zellen, zum Teil im Blut und zum Teil in den sekundären Lymphorganen. Nach antigener Stimulation proliferieren sie und differenzieren entweder zu den langlebigen **T-Gedächtniszellen** oder zu den **T-Effektorzellen** (6, 7, 8, 36). Die T-Effektorzellen lassen sich unterteilen in **T-Helferzellen** und **zytotoxische T-Zellen.** Eine dritte Kategorie, die sogenannten **T-Suppressorzellen,** sind zwar postuliert, ihre Existenz ist aber nicht sicher nachgewiesen. Die T-Helferzellen fördern die Differenzierung von B-Zellen zu antikörperproduzierenden Plasmazellen und erfüllen somit bei der Induktion der Immunantwort eine wichtige regulatorische Aufgabe. In der überwiegenden Zahl der Fälle ist nämlich ein Antigen alleine nicht fähig, die Umwandlung der B-Zellen in Plasmazellen zu bewirken. Bei der Zusammenarbeit zwischen T-Helferzellen und B-Zellen spielen hormonähnliche Signalstoffe, die **Zytokine,** eine wichtige Rolle. Diese nicht mit Immunglobulinen identischen Faktoren werden von Lymphozyten und mononukleären Phagozyten produziert. Von den mehr als 15 Zytokinen, die bisher isoliert wurden, ist z. B. das von T-Helferzellen gebildete Interleukin 2 wichtig für ihre eigene Aktivierung, und die Interleukine 4 und 5 sind von großer Bedeutung für die Aktivierung von B-Zellen und ihre Differenzierung zu Plasmazellen. Die Entwicklung der T-Helferzellen (T_H0-Zellen) kann, je nach dem in ihrer Umgebung vorherrschenden Zytokinmuster, zu zwei T-Helfer-Zelltypen verlaufen, den T_H1- und den T_H2-Zellen. Die **T_H1-Zellen** (auch inflammatorische T-Zellen genannt) sezernieren u. a. Interferon γ, das die Makrophagen aktiviert, so daß diese mit im Zellinneren überlebenden Erregern, z. B. Mykobakterien, besser fertig werden können (S. 202). Mit der Makrophagenaktivierung startet die Reaktion auf den Erreger also in Richtung *Entzündung.* Der zweite Zelltyp, die **T_H2-Zellen,** sezernieren hingegen Interleukin 4 und 10. Ersteres ist ein Wachstumsfaktor für die T_H2-Zellen, die der B-Zell-Aktivierung und damit letztlich der *Immunglobulinbildung* dienen (Abb. 9.**12**) (6); das gleichzeitig ausgeschüttete Interleukin 10 hemmt andererseits die Aktivierung der Makrophagen. Umgekehrt hemmt Interferon γ die Vermehrung und Differenzierung der T_H2-Zellen. Ist also die Weiche einmal in Richtung Entzündung gestellt, werden kaum mehr Immunglobuline gebildet; umgekehrt werden die Makrophagen nicht aktiviert, wenn durch die Proliferation der T_H2-Zellen die Reaktion auf die Infektion in Richtung Immunglobulinbildung gestartet ist. So kann derselbe Erreger, z. B. Mycobacterium leprae, entweder die entzündliche Form der Krankheit (im Beispiel: tuberkuloide Lepra mit starker Gewebereaktion) oder die Form mit geringer Gewebereaktion auslösen (sog. lepromatöse oder Knotenlepra), bei der die Erreger in den Phagozyten überleben. Dort können sie von den Immunglobulinen nicht opsonisiert werden, so daß die Knotenlepra nicht nur die gefährlichere, sondern auch die ansteckendere Form der Krankheit ist.

Neben den Lymphokinen sind für Immunreaktionen die **Histokompatibilitätsantigene** von zentraler Bedeutung. Diese Zelloberflächenmoleküle werden durch einen Genkomplex kodiert, der als Haupthistokompatibilitätskomplex **(major histocompatibility complex, MHC)** bezeichnet wird. Die Zahl der im MHC lokalisierten Gene ist sehr groß und durch einen ausgesprochenen Polymorphismus gekennzeichnet. Aufgrund des Musters der MHC-Moleküle, beim Menschen auch HLA (Human leu-

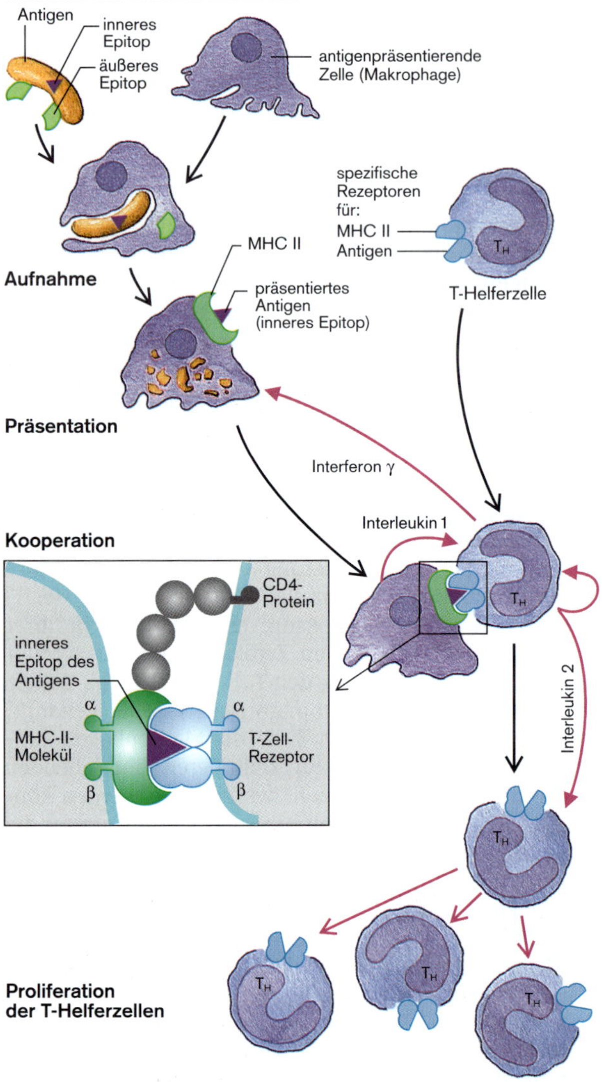

Abb. 9.**11** **Stimulierung von T-Helferzellen durch antigenpräsentierende Zellen.** Antigene bestehen aus Abschnitten, die sowohl nach außen gerichtet sind (äußeres Epitop) als auch im Inneren des Moleküls liegen können (inneres Epitop). Eine antigenpräsentierende Zelle (z. B. Makrophagen, dendritische Zellen der Lymphknoten oder der Milz) fängt das Antigen unspezifisch ein, verdaut es und befördert das innere Epitop, eingebettet in das MHC-II-Molekül, auf die Zelloberfläche (MHC = major histocompatibility complex = MHC-Moleküle). Eine T-Helferzelle, die einen Rezeptor für den Komplex, bestehend aus innerem Epitop und MHC-II-Molekül, erkennt, lagert sich an (Kooperation). Einen solchen Rezeptortyp besitzen alle T-Helferzellen. Nach der Komplex-Rezeptor-Interaktion kommt es unter Freisetzung von Zytokinen (Interleukin 1 und 2, Interferon γ) zur Proliferation von T-Helferzellen (37). In der Ausschnittsvergrößerung ist die Bindung des T-Zell-Rezeptors an den MHC-II-Komplex dargestellt, mit dessen Hilfe das Antigen der T-Helferzelle präsentiert wird. Das CD4-Protein stabilisiert die Bindung zwischen den beiden Zelltypen (38).

kocyte antigen) genannt, kann der Grad der Verwandtschaft zwischen einem Organspender und einem Organempfänger festgestellt werden. Die für die MHC-Moleküle kodierenden Genabschnitte werden in drei Gruppen eingeteilt: die Klasse I-, II- und III-MHC-Gene. MHC-I-Moleküle sind z. B. für die Organabstoßung nach einer Transplantation verantwortlich, spielen aber auch beim Ausschalten von virustransformierten körpereigenen Zellen durch zytotoxische T-Zellen eine Rolle (s. u.). Die MHC-II-Moleküle spielen bei der engen Zusammenarbeit zwischen T-Helferzellen und antigenpräsentierenden Zellen eine wichtige Rolle (Abb. 9.**11**). Die Gene der Klasse-III-MHC kodieren für die Komplementkomponenten C2, C4 und B.

Entscheidende Abschnitte von Antigenen können auf Zelloberflächen präsentiert werden

Die **antigenpräsentierenden Zellen (APC)** sind verwandt, aber nicht identisch mit den mononukleären Phagozyten. Sie tragen auf ihrer Oberfläche antigenbindende Strukturen, die aber nur ein sehr geringes Unterscheidungsvermögen für verschiedene Antigene haben; ihr immunologisches Erkennungsvermögen ist also recht unspezifisch ausgeprägt. Nach Phagozytose des nativen Antigens durch die antigenpräsentierenden Zellen werden die inneren Anteile des Antigens (innere Epitope), eingebettet im MHC-II-Molekül, den T-Helferzellen „dargereicht" (Abb. 9.**11**). Innere Antigenepitope, die den T-Killerzellen präsentiert werden, sind in MHC-I-Moleküle eingebettet. Mobile antigenpräsentierende Zellen kann man sich demnach als „Fahnder-Zellen" vorstellen, die im Blut und im Gewebe unbekanntes Material festhalten und sie den T-Zellen (T-Effektorzellen, T-Gedächtniszellen) in Lymphknoten und Milz zur Identifikation „vorführen". Wenn diese immunkompetenten Zellen das präsentierte Antigen als fremd erkennen, so werden die entsprechenden Abwehrmaßnahmen von aktivierten T-Helferzellen und T-Killerzellen in Gang gesetzt. Außer den antigenpräsentierenden mononukleären Phagozyten gibt es akzessorische antigenpräsentierende Zellen wie die **Mikroglia** im Zentralnervensystem und die **follikulären dendritischen Zellen** in den sekundären lymphatischen Organen. Mit ihren langen, verzweigten Fortsätzen bilden die dendritischen Zellen ein dichtes Netzwerk in den lymphatischen Organen und halten so das zu verarbeitende Material wie ein Filter zurück. Hierdurch bleiben die immunkompetenten Lymphozyten über lange Zeit mit dem Antigen in Kontakt (17, 40).

Die Wechselwirkung zwischen antigenpräsentierenden Zellen, T-Helferzellen und B-Zellen ist in den Abb. 9.**11** und 9.**12** dargestellt. Ein immunogenes Abbauprodukt des aufgenommenen Antigens (inneres Epitop) erscheint zusammen mit einem MHC-II-Rezeptor auf der Oberfläche der antigenpräsentierenden Zellen. Eine zufällig vorbeikommende T-Helferzelle, die auf ihrer Oberfläche spezifische Erkennungsstrukturen (T-Zell-Rezeptor) für den Komplex aus innerem Epitop und MHC-II-Molekül besitzt, wird durch die innige Wechselwirkung mit der antigenpräsentierenden Zelle aktiviert und dadurch zur Teilung angeregt. Hierbei spielen Zytokine wie

Interferon γ und die Interleukine 1 und 2 eine wichtige Rolle (Abb. 9.**11**). Interessanterweise können auch B-Zellen Antigene aufnehmen und innere Epitope auf der Zellmembran präsentieren, wobei es sich um Peptide handelt, die aus 8–10 Aminosäuren bestehen. Der fundamentale Unterschied zwischen antigenpräsentierenden Makrophagen und B-Zellen besteht in der **Spezifität** der Erkennung der äußeren Epitope des Antigens; nur B-Zellen können äußere antigene Strukturen spezifisch erkennen (Abb. 9.**12**), während T-Zellen die inneren Epitope nur nach vorheriger „Aufbereitung" durch die antigenpräsentierenden Zellen zu erkennen vermögen. Nach Präsentation des „zurechtgestutzten" Antigens (inneres Epitop) zusammen mit dem MHC-II-Rezeptorkomplex kommt es zur **Kooperation** mit T-Helferzellen und nachfolgender Differenzierung der B-Zellen zu Plasmazellen. Diese produzieren Antikörper gegen das äußere Epitop des Antigens (Abb. 9.**12**), wobei pro Sekunde bis zu 10 000 identische Antikörpermoleküle gebildet werden können. Der Vorteil der Erkennung von inneren und äußeren antigenen Epitopen liegt in der erhöhten Zuverlässigkeit, mit der molekulare Strukturen durch immunkompetente Zellen identifiziert werden können. Auch die MHC-Moleküle dienen der selektiven Erkennung zwischen antigenpräsentierenden Zellen und T-Helferzellen sowie zwischen T-Helferzellen und B-Zellen. Die Selektivität der Merkmalserkennung durch die MHC-Rezeptoren wird als **MHC-Restriktion** bezeichnet (44): CD-8-Zellen treten in Wechselwirkung mit MHC-I-Molekülen, CD-4-Zellen mit MHC-II-Proteinen.

Neben den T-Helferzellen gibt es noch die **zytotoxischen T-Zellen** oder **T-Killerzellen.** Ihre Interaktion mit den Zielzellen ist ähnlich wie die in Abb. 9.**11** für die T-Helferzellen gezeigte. T-Killerzellen töten körpereigene Zellen direkt ab, an deren Oberfläche ein Fremdantigen auftritt (23), etwa nach Virusinfektion der Zelle. Zusätzlich zu dem vom Virus stammenden Fremdantigen müssen noch MHC-I-Moleküle auf der Zelloberfläche vorhanden sein (MHC-Restriktion). Nur wenn diese Kombination präsentiert wird, binden sich die zytotoxischen T-Zellen mit ihrem T-Zell-Rezeptor, ihrem CD8-Protein und anderen Liganden an die Zielzelle. Das führt zur lokalen Freisetzung von **Perforinen** und damit zu einer irreversiblen Schädigung der Zielzelle. Perforine sind membranschädigende Proteine, die in ähnlicher Weise wie das Komplementsystem wirken. Auch transplantierte Organe werden so attackiert. Deshalb heißen die MHC-I-Moleküle auch **Transplantationsantigene.**

Die Unterscheidung zwischen Selbst und Fremd

Um zwischen körpereigenen und körperfremden Strukturen unterscheiden zu können, werden T-Zellen im Thymus nach positiven und negativen Mechanismen aussortiert.

Positive Selektion. Vorläuferzellen der Prä-T-Lymphoblasten wandern aus dem Knochenmark in die Thymusrinde ein und beginnen kurz darauf, die Gensegmente, die für den T-Zell-Rezeptor kodieren, umzuordnen, um dann „ihren" T-Zell-Rezeptor zu exprimieren. Anschließend prägen die nun zu **Thymozyten** gewordenen Zellen während eines kurzen Zwischenstadiums von wenigen Tagen sowohl CD8- als auch CD4-Moleküle aus. Diese

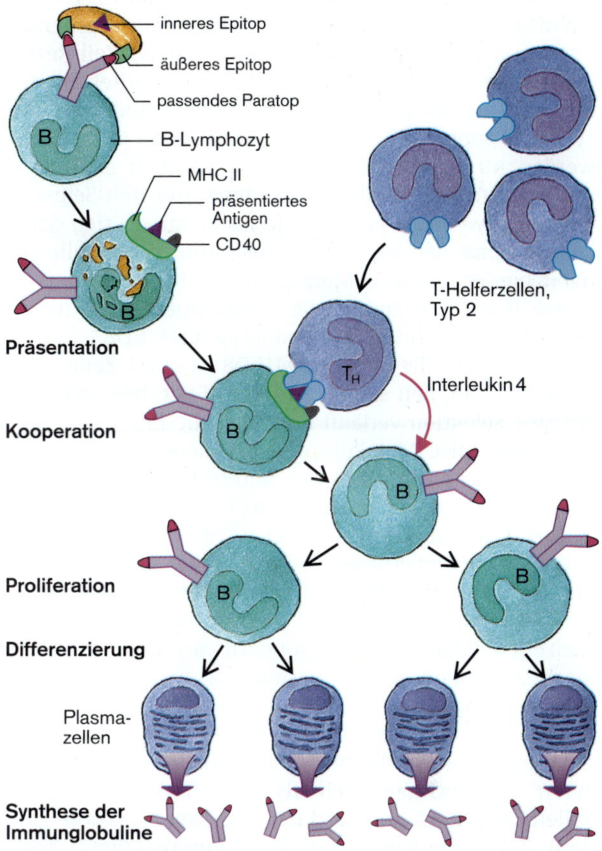

Abb. 9.**12** **Stimulierung von B-Lymphozyten durch T-Helferzellen.** Ein B-Lymphozyt erkennt **spezifisch** das äußere Epitop eines Antigens über einen IgG-Rezeptor, fängt das Antigen ein, verdaut es und befördert das innere Epitop im MHC-II-Komplex auf seine Zelloberfläche. Dieser wird spezifisch von den sich mittlerweile vermehrenden T-Helferzellen erkannt, die auf ihrer Zelloberfläche genau den passenden Rezeptor für den Komplex tragen, der aus innerem Epitop und MHC II besteht (Kooperation). Durch die Wechselwirkung zwischen diesen beiden Zelltypen und unter der stimulierenden Wirkung von Cytokinen (Interleukin 4) kommt es zur Proliferation und Differenzierung der B-Lymphozyten zu Plasmazellen, die Immunglobuline (Antikörper) gegen das äußere Epitop des Antigens bilden. Der Vorteil der spezifischen Erkennung des inneren Epitops eines Antigens durch T-Helferzellen (nach Präsentation durch antigenpräsentierende Zellen) und der spezifischen Erkennung des äußeren Epitops dieses Antigens durch B-Lymphozyten liegt in der erhöhten Zuverlässigkeit, mit der unterschiedlich gelegene Epitope eines Antigens durch immunkompetente Zellen identifiziert werden können. Das CD40-Protein stabilisiert die Bindung zwischen den beiden Zelltypen. Auf die besondere Funktion der T_H-2-Zellen für die Proliferation und Differenzierung der B-Zellen ist im Text verwiesen.

binden sich an konstante, direkt an der Zellmembran gelegene Teile von MHC-Molekülen der Klasse I bzw. II und stabilisieren auf diese Weise die Bindung des spezifischen T-Zell-Rezeptors. Das weitere Schicksal dieser $CD4^+CD8^+$-Thymozyten hängt von der Spezifität ihres T-Zell-Rezeptors ab. Findet der Rezeptor keinen Liganden

(Bindungspartner) im Thymus, so erliegt der $CD4^+CD8^+$-Thymozyt nach nur wenigen Tagen einem vorprogrammierten Zelltod **(Apoptose).** Wenn sich der T-Zell-Rezeptor dagegen an MHC-Moleküle auf den Epithelzellen in der Thymusrinde bindet, entgeht der betreffende Thymozyt der Apoptose (7). Auf den Epithelzellen des Thymus werden MHC-Moleküle der Klasse I und II exprimiert, und zwar in beiden Fällen zusammen mit den Selbstantigenen bzw. deren Peptiden. Je nachdem, ob sich der T-Zell-Rezeptor der selektierten Zelle nun an ein Selbstantigen bindet, das von Molekülen der Klasse I oder der Klasse II auf den Epithelzellen präsentiert wird, nimmt die selektierte Zelle den Phänotyp $CD4^-CD8^+$ (= CD8-Zelle = T-Killerzelle) oder $CD4^+CD8^-$ (= CD4-Zelle = T_H0-Zelle; s.o.) an, den sie bis zu ihrem Ende beibehält. Die positive Selektion verläuft also über die Erkennung körpereigener MHC-Moleküle, die verschiedene Peptide darbieten, welche ihrerseits von unterschiedlichen prozessierten Selbstantigenen stammen (7) (Abb. 9.**11**).

Negative Selektion. Hierbei werden autoreaktive T-Zellen vernichtet. Dieser Vorgang findet an der Grenze zwischen Thymusrinde und -mark statt. Anders als bei der positiven Selektion sind hierfür aber nicht die Epithelzellen verantwortlich, sondern aus dem Knochenmark stammende Zellen, vermutlich die an der Grenze zwischen Thymusrinde und -mark liegenden Makrophagen und dendritischen Zellen. Insgesamt verlassen nicht mehr als 1 Prozent der im Thymus entstehenden Thymozyten dieses Organ auch als reife funktionsfähige T-Zellen. Obschon – aufgrund der positiven Selektion – alle diese Zellen ein gewisses Maß an Autoreaktivität besitzen, reicht dies offensichtlich nicht aus, um eine Autoimmunkrankheit entstehen zu lassen. Vermutlich wird die Affinität des T-Zell-Rezeptors dieser Zellen für die körpereigenen MHC-Moleküle erhöht und somit ihre Aktivierungsschwelle erniedrigt, wenn die normalerweise von den MHC-Molekülen präsentierten Selbstantigene durch Fremdantigene verdrängt werden. Die Entstehung der Immuntoleranz in den B-Lymphozyten, die zu ihrer Ausreifung nicht den Thymus durchlaufen müssen, scheint keine negative Selektion zu umfassen, sondern allein auf klonaler Selektion zu beruhen (7).

Immunsuppression und Immundefizienz

Unter bestimmten Bedingungen ist es wünschenswert, die Aktivität der T-Zellen zu unterdrücken. Eine solche **therapeutisch induzierte Immunsuppression** ist notwendig, wenn das Immunsystem gegen Antigene auf transplantierten Organen oder gegen körpereigene Antigene (z.B. bei Autoimmunkrankheiten) reagiert (36). Als Immunsuppressiva werden Glucocorticoide, Antimetabolite und das sehr viel spezifischer wirkende Cyclosporin eingesetzt. Cyclosporin hemmt die Freisetzung von Interleukin 1 aus antigenpräsentierenden Zellen, z.B. Makrophagen, und von Interleukin 2 aus den T-Helferzellen, sowie von Zytokinen, die u.a. für die Aktivierung von T-Zellen sehr wichtig sind (Abb. 9.**11**, S. 202). Ganz besondere Bedeutung hat in den letzten Jahren die **erworbene Immunschwäche AIDS** (engl. Acquired Immunodeficiency Syndrome) erlangt. Die häufigste Todesursache von AIDS-Patienten ist eine durch Protozoen (Pneumocystis carinii) verursachte Lungenentzündung und eine relativ seltene Form von Hautkrebs, das Kaposi-Sarkom. AIDS kann durch verschiedene Retroviren verursacht werden, die die Bezeichnung HIV (engl. Human Immunodeficiency Virus) erhalten haben. Die für AIDS charakteristische Immunschwäche beruht darauf, daß durch den Befall mit HIV bevorzugt T-Helferzellen ($CD4^+$-Zellen) dezimiert werden, wodurch sowohl die zellvermittelte als auch die antikörpervermittelte Immunantwort gestört ist (18). Beeinträchtigt in ihrer Funktion sind aber auch andere Abwehrzellen wie Monozyten und natürliche Killerzellen. Diese schwere Krankheit veranschaulicht in tragischer Weise die Bedeutung des Immunsystems für die Erhaltung der Integrität des Organismus.

9.4 Blutstillung und Wundheilung

›› Verletzungen im Blutgefäßsystem müssen rasch und zuverlässig abgedichtet werden, um Blutverluste so gering wie möglich zu halten. Die Hämostase (Blutstillung) umfaßt Wechselwirkungen zwischen dem Gefäßendothel und Thrombozyten sowie Gerinnungsfaktoren, die aus dem Blutplasma und verletztem Gewebe stammen. Die Thrombozyten sind diejenigen Blutzellen, die bei Gefäßverletzung innerhalb kürzester Zeit aggregieren und einen ersten Wundverschluß herbeiführen. Die Aktivierung des plasmatischen Gerinnungssystems führt dann zu einer Konsolidierung des Verschlusses durch das bei der Gerinnung entstehende Fibrin. Wenn das Fibringerinnsel seine Aufgaben beim Wundverschluß erfüllt hat, muß es im Verlauf der Wundheilung wieder beseitigt werden. Diese Funktion übernimmt das fibrinolytische Plasminsystem des Plasmas. Die Reparatur des verletzten Gewebes, die Wundheilung, erfolgt durch lokal freigesetzte Wachstumsfaktoren, die von Thrombozyten, Makrophagen und Endothelzellen abgegeben werden. ‹‹

Normalerweise haften Thrombozyten nicht an Endothelzellen

Die Tatsache, daß Thrombozyten durch unverletztes Endothel nicht aktiviert werden, ist auf die besonderen Eigenschaften der Glykokalix der Endothelzellmembran zurückzuführen, für die die Thrombozyten keinen Rezeptor besitzen. Hinzu kommt, daß Endothelzellen Faktoren in das Gefäßlumen hinein abgeben, die einer Aktivierung der Thrombozyten entgegenwirken. Eine direkte **Hemmwirkung auf die Thrombozytenaktivierung** haben *Prostacyclin,* ein Eicosanoid, das von Endothelzellen gebildet und freigesetzt wird (11), sowie *Stickstoffmonoxid, NO* (S. 35) (25, 32). Bedeutsam scheint in diesem Zusammenhang die kürzlich gemachte Beobachtung zu sein, daß $NO^\cdot$ von der SH-Gruppe eines Cysteinyl-Restes (Cys 93β) nur im oxygenierten, nicht jedoch im desoxygenierten Hämoglobin gebunden wird (26a). Dies könnte evtl. eine Erklärung für die klinische Erfahrung sein, daß Thrombozyten im venösen Blut weniger aktivierbar sind als im arteriellen Blut. Ein drittes Endothelzellprodukt, das indirekt die Aggregation der Thrombozyten hemmt, ist *Heparin.* Heparin hemmt die Bildung und Aktivität von Thrombin und damit die thrombininduzierte Thrombozytenaktivierung.

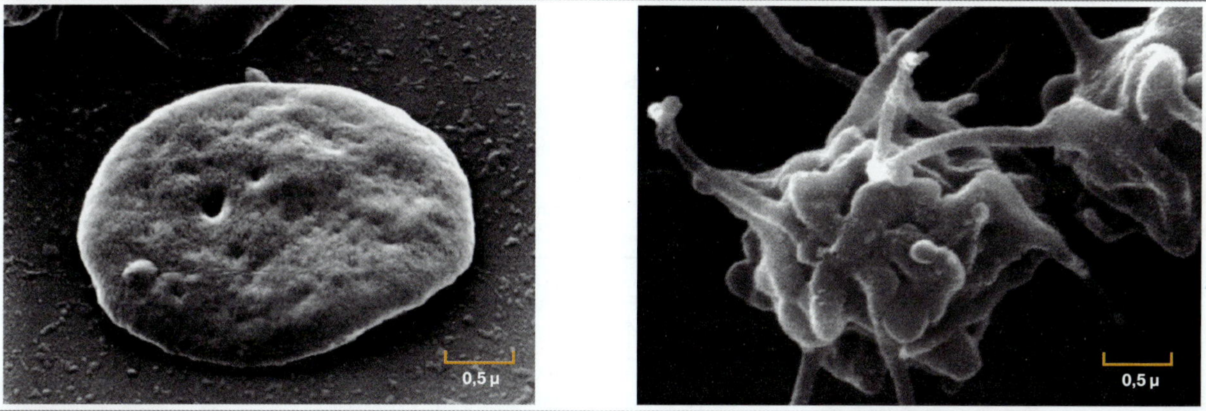

Abb. 9.**13** **Ruhender und aktivierter Thrombozyt.** Die ruhenden Thrombozyten (links) haben eine typische Linsenform mit glatter Oberfläche und einzelnen kraterförmigen Öffnungen des internen Kanalsystems. Nach Stimulierung z. B. mit Kollagen bildet der aktivierte Thrombozyt (rechts) lange, schmale Mikrovilli und z. T. auch abgewinkelte Bläschen. Mit Hilfe dieser Fortsätze verzahnen sich die aktivierten Thrombozyten untereinander (rasterelektronenmikroskopische Aufnahmen: P. Groscurth, Zürich).

Thrombozyten werden klebrig, wenn sie mit Kollagenfasern in Berührung kommen

Thrombozyten (Blutplättchen; Abb. 9.**13** links) entstehen durch Abschnürungen aus den *Megakaryozyten* des Knochenmarks, wobei jede dieser größten aller Knochenmarkszellen etwa 500 Thrombozyten hervorbringt (27, 31). Die normale Thrombozytenzahl beträgt 150 000 – 300 000/ µl Blut; bei einem Abfall unter 50 000/ µl *(Thrombozytopenie)* ist mit Störungen der initialen Phase der Blutstillung zu rechnen. Bei einer Gefäßverletzung werden subendotheliale Kollagenfasern freigelegt, an denen sich die Thrombozyten sofort anheften. Die Anheftung (**Adhäsion**; Abb. 9.**14 B**) erfolgt mit Hilfe eines von Endothelzellen gebildeten Proteins, dem **von Willebrand-Faktor** (vWF), der eine molekulare Brücke bildet zwischen den Kollagenfasern und einem spezifischen Rezeptorkomplex (GP Ib) auf der Thrombozytenmembran. Ist dieser Glykoproteinkomplex (GP) defekt, so ist die normale Anheftung der Thrombozyten an das Kollagen nicht mehr möglich. Dies ist bei einer seltenen Blutstillungsstörung der Fall, dem *Bernard-Soulier-Syndrom.* Die betroffenen Patienten weisen eine Thrombozytopenie auf und leiden an schweren Blutungen im Bereich der Haut und Schleimhäute.

Unmittelbar nach der Anlagerung werden die Thrombozyten in einen Alarmzustand versetzt, den man als **Thrombozytenaktivierung** bezeichnet (Abb. 9.**13** rechts und 9.**14 C**). Dieser Aktivierungsprozeß besteht im wesentlichen aus drei Ereignissen: der Sekretion, der Formveränderung und der Aggregation, die in kurzem zeitlichen Abstand hintereinander und teilweise überschneidend ablaufen. Der erste Schritt ist die Sekretion von zusätzlichen Agonisten (ADP, Thromboxan, Serotonin), wodurch weitere Thrombozyten angelockt werden. Diese aktivierten Thrombozyten werden klebrig und bilden ein Aggregat, den Thrombozytenpfropf. Das morphologische Äquivalent der Plättchenaktivierung ist die dramatische Formänderung (Abb. 9.**13**).

Aktivierte Thrombozyten sind stachelig und setzen Signalmoleküle frei

Aus den glatten, scheibenförmigen Thrombozyten werden kugelige Gebilde mit langen Fortsätzen (Pseudopodien), die es den aggregierten Thrombozyten ermöglichen, in einen engen und verzahnten Kontakt zu treten. Ausgelöst wird die Pseudopodienbildung durch einen Ca^{2+}-induzierten Übergang von globulärem Aktin in langgestrecktes, fibrilläres Aktin. Die Formänderung wird begleitet von der **Sekretion** des Inhalts der elektronendichten Granula und der α-Granula (Tab. 9.**5**). Die in diesen Granula gespeicherten Inhaltsstoffe können nach funktionellen Kategorien geordnet werden in *vasokonstriktorische* Faktoren (Serotonin, platelet-derived growth factor = PDGF), *aggregationsfördernde* Faktoren (ADP, Thrombospondin, Fibrinogen), *adhäsionsfördernde* Faktoren (Fibronectin, von-Willebrand-Faktor) und *wachstumsfördernde* Faktoren (PDGF, transforming growth factor β = TGFβ, fibroblast growth factor = FGF). Außerdem werden Komponenten des Gerinnungssystems sezerniert, die bei der Einleitung *lokaler Gerinnungsprozesse* eine Rolle spielen (Fibrinogen = Faktor I, Faktor V, Faktor VIII). Dies ist insofern von Bedeutung, als das bei der Gerinnung entstehende *Thrombin* einen wichtigen Faktor für die Thrombozytenaktivierung, insbesondere die **Thrombozytenaggregation** darstellt (21, 31, 32).

Außerdem bilden alarmierte Thrombozyten durch die Aktivierung spezieller Stoffwechselwege noch weitere Substanzen. Die beiden wichtigsten sind das Thromboxan A_2, ein Gewebshormon aus der Gruppe der Eicosanoide (35), und der platelet activating factor (PAF), ein biologisch hochaktives Phosphoglycerin (24). **Thromboxan A_2** ist stark *vasokonstriktorisch* und bewirkt synergistisch mit Serotonin und PDGF eine Verengung der verletzten Gefäße. Außerdem verstärkt Thromboxan A_2 zusammen mit PAF und ADP die durch Kollagen und Thrombin induzierte Thrombozytenaktivierung. **PAF** repräsentiert ein interessantes Beispiel für die funktionelle Koppelung

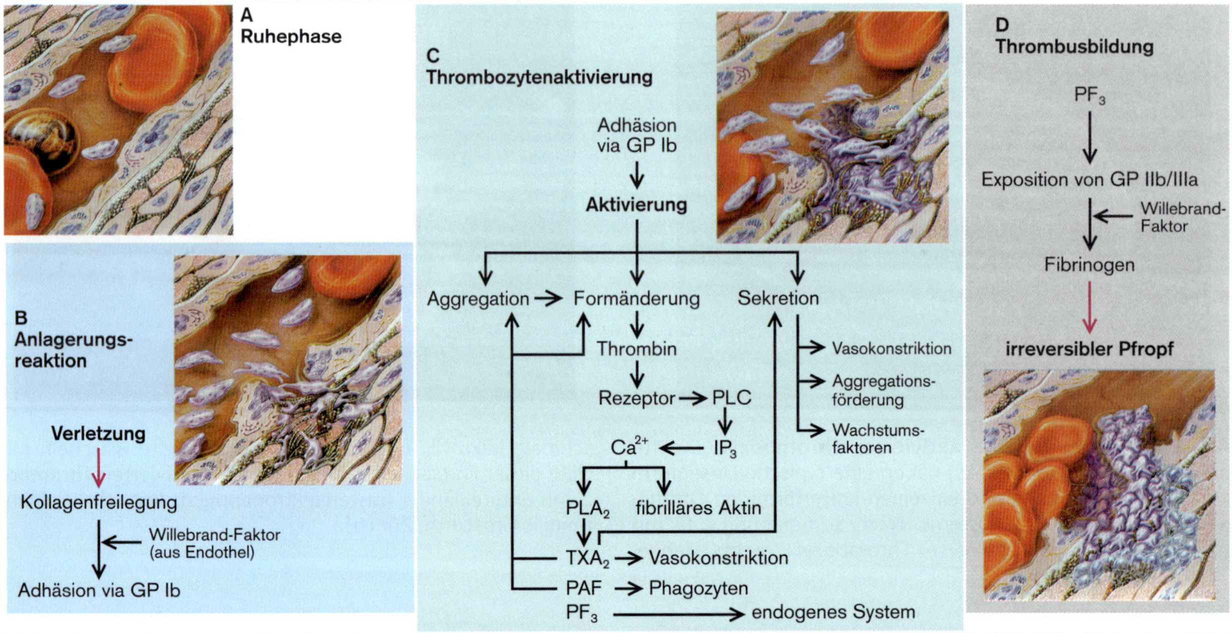

Abb. 9.**14** **Aktivierung von Thrombozyten.** Morphologische Veränderungen: **A** Unverletzte Kapillare; **B** Anlagerungsreaktion der Thrombozyten an Kollagen nach Verletzung; **C** Rekrutierung von Thrombozyten durch Signalstoffe aus aktivierten Thrombozyten und Aggregation von rekrutierten Thrombozyten; **D** Bildung eines weißen Thrombus. Entsprechend der morphologischen Veränderungen sind die biochemischen Phasen der Thrombozytenaktivierung folgendermaßen dargestellt: **A** Ruhephase; **B** Adhäsion an Kollagen vermittels thrombozytärem Glykoprotein (GP Ib); **C** Aktivierung von Phospholipase C (PLC), Freisetzung von Inositoltrisphosphat (IP_3) mit nachfolgender Ca^{2+}-vermittelter Umwandlung von globulärem in fibrilläres Aktin; **D** Exposition von Glykoprotein IIb/IIIa aus Thrombozyten mit nachfolgender Bildung eines Thrombozytenaggregates. (Farbbilder: Copyright by Boehringer Ingelheim Inernational GmbH.)

zwischen dem thrombozytären Anteil des Gerinnungssystems und den phagozytierenden Abwehrzellen, die im vorherigen Abschnitt besprochen wurden. PAF aktiviert nämlich nicht nur Thrombozyten, sondern wirkt auch chemotaktisch und phagozytoseaktivierend auf neutrophile Granulozyten und Makrophagen. Umgekehrt wird PAF nicht nur von Thrombozyten, sondern auch von aktivierten Granulozyten, Makrophagen und Endothelzellen freigesetzt und kann deshalb als *Entzündungsmediator* angesehen werden, der gleichzeitig eine Thrombozytenaggregation verursacht. Durch die Freisetzung von PAF aus verschiedenen Zellen, die entweder für die Blutstillung oder die Infektabwehr zuständig sind, können sich die beteiligten Zelltypen über unmittelbar bevorstehende Aufgaben gegenseitig „in Kenntnis setzen".

Wie entsteht ein Thrombozytenpfropf?

Wesentliche Kennzeichen der Aggregation sind die **Umorganisation** der Thrombozytenmembran und die **Kontraktion** der Aktin-Myosin-Komponenten des thrombozytären Zytoskeletts. Die Umorganisation der Plasmamembran führt zur Exposition eines Rezeptorkomplexes, dem Glykoprotein (GP) IIb/IIIa aus der Thrombozytenmembran (Abb. 9.**14 D**). Die aus den aktivierten Thrombozyten freigesetzten „Klebstoffe" Fibrinogen und Fibronectin (Tab. 9.**5**) binden an GP IIb/IIIa und führen so zu einem Thrombozytenaggregat. Bei einer seltenen hereditären Erkrankung, der *Thrombasthenie Glanzmann,* fehlt das Glykoprotein IIb/IIIa. Die Thrombozyten dieser Patienten können deshalb nicht richtig aggregieren: Es kommt zu langanhaltenden Blutungen nach Banalverletzungen im Bereich der Haut und der Schleimhäute. Bevor Thrombozyten miteinander verkleben können, müssen sie erst in genügender Anzahl zur verletzten Stelle herbeigelockt werden. Wie geschieht das? Diejenigen Thrombozyten, die durch die Anheftung an subendotheliales Kollagen aktiviert wurden, setzen Stoffe frei, durch die noch im Blut schwimmende Thrombozyten in erhöhte Alarmbereitschaft geraten. Solche „Alarmierungsstoffe" sind ADP und Serotonin sowie der Arachidonsäuremetabolit Thromboxan A_2. Die so aktivierten Thrombozyten lagern sich zusammen und bilden innerhalb von kurzer Zeit (< 1 min) ein Thrombozytenaggregat. Die vasokonstriktorische Wirkung von Thromboxan A_2 und Serotonin verlangsamen den Blutstrom, wodurch das Wachstum des Aggregats begünstigt wird. Mit der Aggregation und Kontraktion ist die **primäre Hämostase**, d. h. die Bildung eines **Thrombozytenthrombus** (weißer Thrombus), abgeschlossen. Unter normalen Bedingungen dauert dieser Vorgang 2–4 Minuten *(Blutungszeit).* Eine Verlängerung der Blutungszeit findet man bei Funktionsuntüchtigkeit der Thrombozyten oder einer pathologischen Verminderung ihrer Zahl.

Tabelle 9.**5** **Inhaltsstoffe und Funktion der Thrombozytengranula** (thrombozytäre Lysosomen sind nicht aufgeführt)

	Funktionen
Elektronendichte Granula	
ADP Serotonin	wirken zusammen mit Thromboxan als „Alarmierungsstoffe" für unstimulierte Thrombozyten; verstärken die Wirkung von Thrombin auf die Thrombozytenaktivierung; Vasokonstriktion (Serotonin mit Thromboxan A2)
Ca^{2+}	wichtige Rolle bei der Thrombozytenaktivierung, besonders Sekretion und Pseudopodienbildung sowie extrazelluläre Wirkung als Kofaktor bei der lokalen Gerinnung
α-Granula	
Fibrinogen	Vorstufe für lokale Fibrinbildung; Aggregation von Thrombozyten via GP-IIb/IIIa-Rezeptoren
Gerinnungsfaktoren V + VIII	Substrate für lokale Thrombinbildung
Fibronectin	Adhäsion von Thrombozyten an umgebende Gewebezellen
von-Willebrand-Faktor	Adhäsion von Thrombozyten an Kollagen via GP-Ib/IX-Rezeptoren
Thrombospondin	Kofaktor für die Aggregation von Thrombozyten
Plättchenfaktor 4	chemotaktisch für Granulozyten; inaktiviert Heparin
platelet-derived growth factor (PDGF)	potentes Mitogen für glatte Muskelzellen (Wundheilung); Vasokonstriktion; chemotaktisch für Granulozyten
fibroblast growth factor (FGF)	stimuliert Wachstum und Motilität von Fibroblasten und Endothelien (Angiogenese)
transforming growth factor β (TGF β)	chemotaktisch für Makrophagen; fördert den Einbau von Fibronectin in die extrazelluläre Matrix

Die Gerinnung des Blutes führt zu einem stabilen Wundverschluß

›› Der nach Gefäßverletzung initial gebildete Thrombozytenthrombus ist kein sehr stabiles Gebilde und droht somit weggeschwemmt zu werden. Der Gefahr einer erneuten Blutung wird vorgebeugt durch ein Maschenwerk aus Fibrinfäden, in das auch Erythrozyten eingelagert sind (roter Thrombus). Diese sekundäre Hämostase ist vor allem gekennzeichnet durch die Bildung von mechanisch stabilem Fibrin. Die Bildung des roten Thrombus verläuft in drei Phasen: In der Aktivierungsphase entsteht aus Prothrombin das Thrombin; in der Koagulationsphase werden durch Abspaltung von Fibrinpeptiden aus Fibrinogen lösliche Fibrinmonomere gebildet, die zu unlöslichem Fibrin zusammentreten; in der Retraktionsphase kommt es zu einer Volumenverminderung und Verfestigung des Blutgerinnsels. Die Retraktion wird ausgelöst durch die Kontraktion der Thrombozyten, unter deren Zug am Fibrinfadennetz sich der Thrombus auf einen Bruchteil seines ursprünglichen Volumens zusammenzieht. ‹‹

Die an der **Gerinnungskaskade** beteiligten Faktoren werden übereinkunftsgemäß mit römischen Ziffern bezeichnet, wobei der aktivierte Zustand der betreffenden Komponente durch Hinzufügung eines „a" gekennzeichnet ist. Früher wurden oft Eigennamen gebraucht, die zusammen mit der Ziffernnomenklatur in Tab. 9.**6** aufgeführt sind. Wie beim Komplementsystem handelt es sich auch beim Gerinnungssystem um eine Kaskade von Enzymaktivierungen, in deren Zentrum der **Faktor X** steht. In der aktivierten Form (Faktor Xa) bildet er zusammen mit Faktor V, Phospholipiden und Ca^{2+} den Enzymkomplex **Prothrombinase,** der das inaktive Prothrombin in aktives Thrombin überführt (Abb. 9.**15**). Das Ca^{2+} hat hierbei die wichtige Aufgabe, den Prothrombinasekomplex an negativ geladene Phospholipide von Zellmembranen zu binden, wodurch die Aktivität um ein Vielfaches gesteigert wird.

Aktivierungsphase. Die Aktivierung des Faktors X kann durch ein exogenes System und ein endogenes System von Faktoren geschehen. Der aktivierte Faktor X (FXa) bildet also die gemeinsame Endstrecke beider Aktivierungsschritte. Die **exogene Aktivierung** wird durch Gewebethromboplastin aus verletztem Gewebe in Gang gesetzt. Gewebethromboplastin aktiviert den Faktor VII, der dann als Faktor VIIa mit Ca^{2+} und Phospholipiden einen Komplex bildet, der den Faktor X aktiviert. Die **endogene Aktivierung** geschieht dadurch, daß Faktor XII in Gegenwart von hochmolekularem Kininogen und Kallikrein mit negativ geladenen Oberflächen in Berührung kommt. In der Folge werden die Faktoren XI und IX aktiviert. Faktor IXa bildet zusammen mit Phospholipiden, Ca^{2+} und dem Faktor VIIIa einen Komplex, der Faktor X aktiviert. Neben seiner zentralen Rolle in der Gerinnungsaktivierung wirkt der Faktor Xa auch noch als effizientes Mitogen von Endothelzellen und glatten Muskelzellen sowie als potenter Aktivator von Lymphozyten. Auch bei diesen „Zusatzfunktionen" des FXa zeigt sich, daß ein biologisches Prinzip, in diesem Fall eine Gerinnungsprotease, zur Erfüllung anderer biologischer Aufgaben gebraucht

Tabelle 9.**6** **Die Gerinnungsfaktoren**

Faktor Nr.	Name	Konzentration ($mg \cdot l^{-1}$)	Halbwertszeit im Blut (h)	Synthese Vit.-K-abhängig
I	Fibrinogen	2000–4500	110	–
II	Prothrombin	60–100	50	+
III	Gewebsthromboplastin		–	–
IV	Ca^{2+}	100–120	15	–
V	Proaccelerin	10	5	–
VII	Proconvertin	0,5	1	+
VIII	antihämophiles Globulin A (von-Willebrand-Faktor)	0,2	25	–
IX	antihämophiles Globulin B (Christmas-Faktor)	5–7	30	+
X	Stuart-Prower-Faktor	10	15	+
XI	Plasma-Thromboplastin-Antecedent	6	60	–
XII	Hageman-Faktor	15–50	150	–
XIII	fibrinstabilisierender Faktor	10–40	?	–
–	Präkallikrein (Fletcher-Faktor)	40–50	?	–
–	HMW-(„high molecular weight"-) Kininogen	60	–	–

wird, wie dies auf S. 205 auch bei den pleiotropen Funktionen von PAF besprochen wurde.

Wie wichtig der Komplex aus Faktor VIIIa und IXa für die endogene Blutgerinnung ist, kann aus den Symptomen abgeleitet werden, die beim Fehlen eines dieser beiden Faktoren auftreten. Bei der klassischen **Hämophilie A**, der häufigsten angeborenen Blutgerinnungsstörung, fehlt der Faktor VIII, bei der **Hämophilie B** der Faktor IX. Die Symptome sind bei beiden Formen der Hämophilie gleich, die Hämophilie A ist jedoch 5mal häufiger als die Hämophilie B. Die Patienten leiden an ausgedehnten Blutergüssen (Hämatomen) vor allem im Bereich der Extremitäten und des Kopfes, an langdauernden Blutungen nach Verletzungen, aber auch an Blutungen in die Gelenke (Hämarthrose), die im Lauf der Zeit zu Gelenkversteifungen, besonders des Ellbogen- und Kniegelenkes, führen. Eine Langzeitbehandlung der Hämophilie ist entweder mit Plasmakonzentraten oder mit rekombinantem Faktor VIII möglich (21, 22).

Koagulationsphase. Die Aktivierungsphase endet mit der Bildung von enzymatisch aktivem Thrombin. In der nachfolgenden Koagulationsphase spaltet nun Thrombin aus Fibrinogen niedermolekulare Peptide (Fibrinopeptide) ab. Hierdurch werden Fibrinmonomere gebildet, die sich über nichtkovalente Bindungen (z. B. Wasserstoffbrücken) zu einem Fibrinpolymer zusammenlagern (koagulieren). Das so entstandene Gerinnsel ist jedoch noch recht instabil. Erst durch die Wirkung des Faktors XIII (einer Transamidase), der durch Thrombin aktiviert wird, kommt es zur Bildung von kovalenten (Isopeptid-) Bindungen zwischen den γ-Amidgruppen von Glutaminresten von einem Fibrinmonomer und den ε-Aminogruppen von Lysinresten eines anderen Fibrinmonomers.

Retraktionsphase. Die Fibrinfäden legen sich über den Thrombozytenthrombus und verbinden sich über den Membranrezeptor Glykoprotein IIb/IIIa mit den Thrombozyten. Bei der Adhäsion des Fibrins an die Thrombozyten und das umgebende Gewebe wirkt auch noch das „Verankerungsprotein" Fibronectin (Tab. 9.**5**, S. 207) mit. Das bei der sekundären Hämostase entstehende Thrombin fördert nicht nur die Aggregation der Thrombozyten, sondern auch die Aktivierung ihres kontraktilen Aktin-Myosin-Systems. Unter dem Zug der sich kontrahierenden Thrombozyten am Fibrinfadennetz zieht sich der Thrombus bis auf einen kleinen Bruchteil seines ursprünglichen Volumens zusammen *(Retraktion)*. Hierdurch kommt es zu einer weiteren Verfestigung des Thrombus und zu einem mechanischen Wundverschluß von innen her.

Hemmstoffe der Blutgerinnung in vivo und in vitro

Blutplasma enthält normalerweise verschiedene **Proteaseinhibitoren,** welche die Fibrinbildung verzögern. Auf einer frühen Stufe der Gerinnungskaskade hemmt der *C1-Esterase-Hemmer* die Faktoren XIa, XIIa und Kallikrein. *Antithrombin III* ist der wichtigste Hemmer verschiedener Gerinnungsproteasen sowohl in der Aktivierungsphase (Faktor IXa) als auch in der Koagulationsphase (Faktor Xa und Thrombin). Diese inhibitorische Wirkung von Antithrombin III kann durch einen Antithrombin-Aktivator, das **Heparin,** massiv verstärkt werden. Heparin wird endogen z. B. von Endothelzellen und Mastzellen gebildet und hat damit eine wichtige „Bremsfunktion" bei der lokalen Steuerung der Gerinnung.

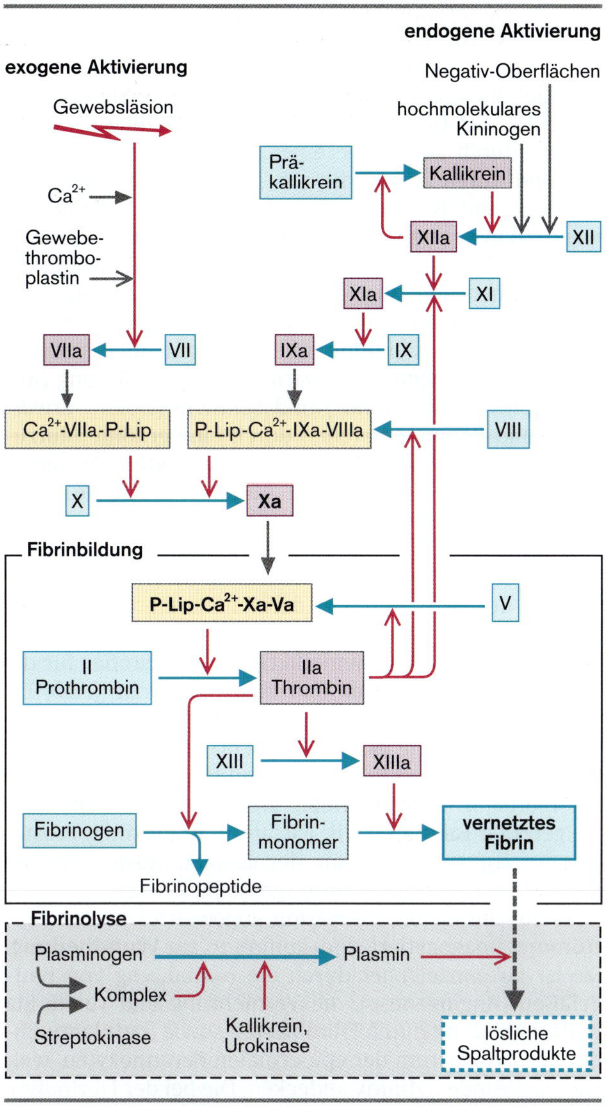

Abb. 9.**15** **Blutgerinnung und Fibrinolyse.** *Exogener Mechanismus* (extravaskuläres System der Blutgerinnung): Gewebeverletzung verursacht den Kontakt des Blutes mit Bestandteilen der zertrümmerten Zellen, in denen sich Gewebethromboplastin (Faktor III) befindet. Dieser Lipid-Protein-Komplex aktiviert den Faktor VIIa, der mit Ca^{2+} und Phospholipiden (P-Lip) einen Komplex bildet. Dieser Komplex aktiviert Faktor X.

Endogener Mechanismus (intravaskuläres System der Blutgerinnung): Die Reaktion wird eingeleitet durch die Aktivierung des Faktors XII (Hageman-Faktor) an negativ geladenen Oberflächen wie Kollagen oder Elastin. Außerdem sind bei der Aktivierung des Faktors XII noch andere Proteine, wie hochmolekulares Kininogen und Kallikrein, beteiligt. In der Folge werden die Faktoren XI und IX aktiviert. Faktor IXa bildet zusammen mit Phospholipiden (P-Lip), Ca^{2+} und aktiviertem Faktor XIII (F XIIIa) einen Enzymkomplex, der den Faktor X aktiviert. Der danach entstandene Enzymkomplex (P-Lip, Ca^{2+}, Xa, Va) wird als Prothrombinaktivator oder Prothrombinase bezeichnet; er leitet die Fibrinbildung ein.

Farbkodierung: Blaugrüne Kästchen entsprechen inaktiven (ruhenden) Profaktoren; violette Kästchen entsprechen aktivierten Faktoren mit enzymatischer Aktivität; orangefarbene Markierungen stellen im Aktivierungsprozeß mitwirkende Komplexe dar. Die roten Pfeile signalisieren enzymatisch aktivierte Vorgänge. Im unteren (schattierten) Teil der Abbildung sind diejenigen Faktoren eingezeichnet, die bei der Fibrinolyse das Plasminsystem aktivieren. Plasmin ist eine Protease, die vernetztes Fibrin, welches als Endprodukt der Gerinnung entsteht, wieder auflösen kann. Die Streptokinase ist ein bakterieller Aktivator des Plasminogens, der physiologisch nicht vorkommt, jedoch therapeutisch zur Thrombolyse eingesetzt wird.

Das zu therapeutischen Zwecken als Antikoagulans (Gerinnungshemmer) verwendete Heparin stammt aus tierischen Geweben. Es muß parenteral verabreicht werden und wirkt sofort, nachdem es in die Blutbahn kommt. **Cumarine** wirken in vivo gerinnungshemmend, indem sie in der Leber die Bildung intakter Vitamin-K-abhängiger Gerinnungsfaktoren (II, VII, IX, X) verhindern. Diese vier Faktoren werden als **Prothrombinkomplex** bezeichnet. Die volle Wirkung von Cumarinderivaten setzt erst nach 36–48 h ein. So lange dauert es nämlich, bis die im Plasma noch vorhandenen Proteine des Prothrombinkomplexes aufgebraucht sind. Im Gegensatz dazu wirkt Heparin sofort und ist auch in vitro gerinnungshemmend. Für die Gerinnungshemmung in vitro werden außer Heparin v. a. Komplexbildner für Ca^{2+} (z. B. Na-Citrat, Na-Oxalat oder EDTA) verwendet, die die Konzentration von freiem Ca^{2+} vermindern.

Gerinnungstests. Bei einer Therapie mit Gerinnungshemmern, wie sie z. B. nach einem Herzinfarkt angezeigt ist, müssen sorgfältige Prüfungen der Gerinnungsfunktion des Blutes durchgeführt werden. Bei den praktisch gebräuchlichsten Verfahren wird in einer Plasmaprobe unter standardisierten Bedingungen die Zeit gemessen, die zur Bildung eines Fibringerinnsels benötigt wird. Mit dem **Quick-Wert*** werden die Faktoren des exogenen Gerinnungssystems und die Endstrecke der Gerinnungsaktivierung erfaßt. Die Dauer der **partiellen Thromboplastinzeit** (PTT) hängt von den Faktoren des endogenen Gerinnungssstems und diejenige der **Thrombinzeit** von der Konzentration und Funktionstüchtigkeit des Fibrinogens ab. Der Quick-Wert ist erniedrigt bei einer Therapie mit Vitamin-K-Antagonisten, da bei diesen Patienten die vier Faktoren vermindert sind, die den Prothrombinkomplex bilden. Bei normalem Quickwert und verlängerter PTT liegt eine Störung der endogenen Gerinnungsaktivierung vor, wie sie z. B. bei Hämophilie A oder B auftritt. Eine Verlängerung der Thrombinzeit weist auf einen Fehler des Fibrinogensystems hin (Hypofibrinogenämie, defektes Fibrinogenmolekül). In einem solchen Fall ist auch die PTT verlängert und der Quick-Wert abgesunken.

* Bei diesem Test wird dem mit Na-Zitrat versetzten Plasma Gewebethromboplastin und Ca^{2+} im Überschuß zugegeben und die Gerinnungszeit gemessen: Thromboplastinzeit. Deren absoluter Wert ist nicht sehr aussagekräftig, so daß er mit der Thromboplastinzeit von verdünnten Normalplasmen verglichen wird. Ein Quick-Wert von 50% z. B. heißt, daß das Plasma ebenso lange zur Gerinnung braucht wie ein 1 : 1 verdünntes Normalplasma.

Einmal gebildetes Fibrin kann auch wieder aufgelöst werden: das Plasminsystem

» Das fibrinolytische System des Plasmas (Plasminsystem) greift am Endprodukt der Blutgerinnung, dem Fibrin, an. Plasmin ist eine Protease, die unlösliches Fibrin in lösliche Fibrinopeptide spaltet. Die inaktive Vorstufe des Plasmins, Plasminogen, kann durch Gewebeaktivatoren und intravasal entstehende Aktivatoren in die proteolytisch aktive Form überführt werden. Plasminogenaktivatoren werden auch therapeutisch zur Auflösung von Blutgerinnseln eingesetzt. «

Dem Prozeß der Blutgerinnung steht ein ähnlich komplexer Vorgang gegenüber, der zur **Fibrinolyse**, also zur Auflösung von gebildetem Fibrin führt. Auch im intakten Organismus entstehen ständig kleine Mengen an Fibrin, die jedoch durch die ebenfalls kontinuierlich ablaufende Fibrinolyse wieder entfernt werden. Nur wenn das Gerinnungssystem bei Verletzungen zusätzlich aktiviert wird, kommt es am Ort der Verletzung zu einem Überwiegen der Fibrinbildung und damit zum Gerinnen des Blutes. Der die Gerinnung hemmende und fibrinolytisch wirksame Faktor, **Plasmin,** ist eine Serinprotease. Plasmin spaltet die Faktoren V und VIII, Fibrinogen und Fibrin (Abb. 9.**15**).

Aktives Plasmin entsteht aus einer inaktiven Vorstufe, dem **Plasminogen**, durch die Wirkung von Blutaktivatoren (endogene Aktivierung) und Gewebeaktivatoren (exogene Aktivierung). Der wichtigste *Plasminogenaktivator des Blutes* ist Faktor XIIa (Hageman-Faktor). Faktor XIIa setzt aus Präkallikrein das Kallikrein frei, welches Plasminogen in Plasmin überführt. Die Prozesse, die zur Freisetzung des *Gewebeaktivators* aus Endothelzellen führen, sind u.a. Gefäßdehnung sowie Zustände, die mit einer erhöhten Freisetzung von Katecholaminen einhergehen, wie etwa körperliche Anstrengung. Sowohl das Plasminogen als auch die Plasminogenaktivatoren haben eine *hohe Affinität zu polymerisiertem Fibrin.* Wenn sich also Fibrinfäden gebildet haben, so wirken sie wie eine „biochemische Falle" für Plasminogen und den Plasminogenaktivator mit dem Resultat, daß die Fibrinfäden durch das entstehende Plasmin aufgelöst werden können. Zusätzlich wird die Neubildung von Fibrin durch Abbau der Faktoren V und VIII gehemmt. Die Gewebeaktivatoren des Plasminogens werden u.a. von Endothelzellen, Leukozyten und den Epithelzellen der Harnwege gebildet. Der renal gebildete Plasminogenaktivator Urokinase wird in die Flüssigkeit der ableitenden Harnwege abgegeben und führt so zu einer Auflösung von allfällig gebildeten Gerinnseln, womit ein Schutz vor lebensbedrohlichen Verstopfungen der Harnwege gegeben ist.

Therapeutische Beeinflussung der Fibrinolyse. Bei bestimmten Erkrankungen ist es angezeigt, das Plasminsystem zu aktivieren, wie z.B. bei der Behandlung von Gefäßverschlüssen durch Thromben. Eine Aktivierung des Plasminsystems kann mit einem Plasminogenaktivator aus Streptokokkenstämmen (Streptokinase) erzielt werden. Andere Plasminogenaktivatoren (PA) sind t-PA (tissue-type PA) und u-PA (urokinase-type PA). t-PA ist routinemäßig in klinischem Gebrauch; es unterscheidet sich von u-PA durch seine höhere Bindungsspezifität für Fibrin.

Die Wundheilung wird von Entzündungszeichen begleitet

Das Ziel der Wundheilung ist die Wiederherstellung der Integrität des Gewebes nach einer Verletzung. Dies geschieht durch Zellen, die eine „Aufräumfunktion" erfüllen, und durch Zellen, die mit „Reparaturaufgaben" beschäftigt sind. Nur einige Stunden nach einer Verletzung wandern in das betroffene Gebiet Lymphozyten, Granulozyten und Makrophagen ein. Sie phagozytieren Bakterien, Zelltrümmer und abgestorbene Gewebezellen. Die bei diesen Vorgängen freiwerdenden Substanzen führen zu einer lokalen Entzündung, die gekennzeichnet ist durch vier *Kardinalsymptome:* Erwärmung (Calor), Rötung (Rubor), Schwellung (Tumor) und Schmerz (Dolor). *Erwärmung* und *Rötung* entstehen durch eine erhöhte Blutzufuhr zu dem Gebiet, in dem die phagozytäre Aufräumarbeit geleistet wird. Sie wird ausgelöst durch die lokale Freisetzung von gefäßerweiternden Substanzen (z.B. Prostaglandin E_2, Histamin) aus Granulozyten und Makrophagen. Die lokale Gefäßerweiterung führt zur Verlangsamung des Blutstromes in den Kapillaren, wodurch der Durchtritt von Granulozyten durch die Kapillarwand begünstigt wird. Als chemotaktische „Lockstoffe" für die Granulozyten sind u.a. *Komplementfaktoren* (Abb. 9.**5**, S. 194) und *Thrombozytenfaktoren* (Tab. 9.**5**, S. 207) identifiziert worden. Die Schwellung entsteht durch den erhöhten Austritt von Flüssigkeit und Plasmaproteinen aus der Blutbahn in das Gewebe. Einige der permeabilitätssteigernden Faktoren (z.B. Histamin, Bradykinin, Prostaglandin E_2) sind auch an der lokalen Auslösung von Schmerzen beim Entzündungsgeschehen beteiligt.

Wenn die Bakterieninvasion abgewehrt und die Zelltrümmer phagozytiert sind, kommt es zur **Wundheilung.** Sie ist gekennzeichnet durch die Neubildung von Blutgefäßen (Angiogenese), die Vermehrung und verstärkte Kollagenbildung durch Fibroblasten sowie (bei Hautwunden) das Wachstum der epidermalen Keratinozyten, welche die Wunde definitiv abdecken. Die bei der Fibrinolyse freiwerdenden Fibrinspaltprodukte (Abb. 9.**15**) locken Fibroblasten an. Die Teilung und verstärkte Kollagenbildung dieser Bindegewebszellen wird u.a. von dem lokal freigesetzten Peptidhormon PDGF angeregt, das aus Thrombozyten und verletzten Endothelzellen stammt (Tab. 9.**5**, S. 207). Durch die Vermehrung der Fibroblasten und die verstärkte Bildung von Faserproteinen des Bindegewebes beginnt sich die Wunde zu schließen. Die Gefäßneubildung wird gefördert von aktiviertem Faktor X sowie dem aus Thrombozyten und aktivierten Makrophagen freigesetzten FGF (Tab. 9.**5**), die zusammen mit anderen angiogenen Polypeptiden, wie dem durch Hypoxie induzierten „vascular endothelial growth factor", die Proliferation und röhrenförmige Anordnung von Endothelzellen in Gang setzt und unterhält (20,34). Für das Neuwachstum von glatten Gefäßmuskelzellen ist das bereits erwähnte PDGF von besonderer Bedeutung. Epidermale Keratinozyten wandern von den Wundrändern her in das Wundgebiet ein und bedecken das Wundgebiet in zeitlicher und räumlicher Koordination mit der Fibroblastenproliferation und der Gefäßneubildung (41,43). Diejenigen Faktoren, die die Anheftung der epidermalen Keratinozyten an das Kollagenmaschenwerk erleichtern und gleichzeitig auch ihre Teilung beschleunigen, sind schon bekannt. Es handelt sich u.a. um FGF und Thrombospondin aus Thrombozyten (Tab. 9.**5**, S. 207), die somit Wachstumsfaktoren für ektodermale Keratinozyten und mesenchymale Fibroblastenzellen sind (41, 43). Wundheilung und Angiogenese werden durch die koordinierte Freisetzung einer ganzen Familie von Peptidhormonen kontrolliert, von denen nur einige erwähnt wurden. Als „Architekturvorlage" für die komplexe Wechselwirkung zwischen Wachstumsfaktoren, Zytokinen und Zellen dient die *extrazelluläre Matrix.* Die Moleküle, welche diese Matrix aufbauen, haben selbst Einfluß auf die Differenzierung und Wanderung von Zellen bei der Wundheilung und stellen darüber hinaus Strukturen dar, an denen verschiedene Angiogenesefaktoren und andere Mitogene in einem räumlichen Ordnungsmuster gebunden werden können (33).

Zum Weiterlesen ...

1 Dainiak, N., E. P. Cronkite, R. McCaffrey, R. K. Shadduck: The Biology of Hematopoiesis. Wiley-Liss, New York 1990

2 Forbes, G. W.: Human Body Composition. Springer, Berlin 1987

3 Hierholzer, K., R. F. Schmidt: Pathophysiologie des Menschen. VCH, Weinheim 1991

4 Hoffman, R., E. J. Benz, S. J. Shattil, B. Furie, H. J. Cohen: Hematology. Basic Principles and Practice. Churchill Livingstone, New York 1991

5 Kayser, F. H., K. A. Bienz, J. Eckert, J. Lindenmann: Medizinische Mikrobiologie: Immunologie, Bakteriologie, Mykologie, Virologie, Parasitologie. Thieme, Stuttgart 1989

6 Kuby, J.: Immunology. 2nd ed. Freemann, New York 1994

7 Van den Tweel, J. G. u. Mitarb.: Immunologie. Das menschliche Abwehrsystem. Spektrum, Heidelberg 1991

8 Zänker, K. S.: Kommunikationsnetzwerke im Körper: Psychoneuroimmunologie – Aspekte einer neuen Wissenschaftsdisziplin. Spektrum, Heidelberg 1991

... und noch weiter

9 Agre, P., J. F. Casella, W. H. Zinkham, C. McMillan, V. Bennett: Partial deficiency of erythrocyte spectrin in hereditary spherocytosis. Nature 314 (1985) 380 – 383

10 Bennett, V.: Spectrin-based membrane skeleton: A multipotential adaptor between plasma membrane and cytoplasm. Physiol. Rev. 70 (1990) 1029 – 1065

11 Carter, T. D., J. D. Pearson: Regulation of prostacyclin: synthesis in endothelial cells. News Physiol. Sci. 7 (1992) 64 – 69

12 Chien, S.: Red cell deformability and its relevance to blood flow. Ann. Rev. Physiol. 49 (1987) 177 – 192

13 Clark, M. R.: Senescence of red blood cells: Progress and problems. Physiol. Rev. 68 (1988) 503 – 554

14 Davies, P. F.: Flow-mediated endothelial mechanotransduction. Physiol. Rev. 75 (1995) 519 – 560

15 Dexter, T. M., E. Spooncer: Growth and differentiation in the hemopoietic system. Ann. Rev. Cell Biol. 3 (1987) 423 – 441

16 Duling, B. R., C. Desjardins: Capillary hematocrit – What does it mean? News Physiol. Sci. 2 (1987) 66 – 69

17 Dyson, H. J., P. E. Wright: Antigenic peptides. FASEB J. 9 (1995) 37 – 42

18 Edelman, A. S., S. Zolla-Azner: AIDS: a syndrome of immune dysregulation, dysfunction, and deficiency. FASEB J. 3 (1989) 22 – 30

19 Fehr, J.: New Wave in automated hematology. Blood 54 (1987) 321 – 324

20 Folkman, J.: Angiogenesis in cancer, vascular, rheumatoid and other disease. Nature Medicine 1 (1995) 27 – 31

21 Furie, B., B. C. Furie: Molecular and cellular biology of blood coagulation. The New Engl. J. of Med. 326 (1992) 800 – 806

22 Furie, B., S. A. Limentani, C. G. Rosenfield: A practical guide to the evaluation and treatment of hemophilia. Blood 84 (1994) 3 – 9

23 Groscurth, P.: Cytotoxic effector cells of the immune system. Anat. Embryol. 180 (1989) 109 – 119

24 Hanahan, D. J.: Platelet activating factor: A biologically active phosphoglyceride. Ann. Rev. Biochem. 55 (1986) 483 – 509

25 Ignarro, L. J.: Endothelium-derived nitric oxide: actions and properties. FASEB J. 3 (1989) 31 – 36

26 Jelkmann, W.: Erythropoietin: Structure, control of production, and function. Physiol. Rev. 72 (1992) 449 – 489

26a Jia, Li, C. Bonaventura, J. Bonaventura, J. S. Stamler: S-nitrosohaemoglobin: a dynamic activity of blood involved in vascular control. Nature 380 (1996) 221 – 226

27 Kaushansky, K.: Thrombopoietin: the primary regulator of platelet production. Blood 86 (1995) 419 – 431

28 Keller, J. R., M. Ortiz, F. W. Ruscetti: Steel factor (c-kit ligand) promotes the survival of hematopoietic stem/progenitor cells in the absence of cell division. Blood 86 (1995) 1757 – 1764

29 Lehrer, R. I., A. K. Lichtenstein, T. Ganz: Defensins: Antimicrobial and cytotoxic peptides of mammalian cells. Annu. Rev. Immunol. 11 (1993) 105 – 128

30 Maeda, N., S. Takeshi: Velocity of oxygen transfer and erythrocyte rheology. News Physiol. Sci. 9 (1994) 23 – 27

31 Marcus, A. J.: Thrombosis and inflammation as multicellular processes: significance of cell-cell interactions. Seminars Hematol. 31 (1994) 261 – 269

32 Marcus, A. J., L. B. Safier: Thromboregulation: multicellular modulation of platelet reactivity in hemostasis and thrombosis. FASEB J. 7 (1993) 516 – 522

33 Raghow, R.: The role of extracellular matrix in postinflammatory wound healing and fibrosis. FASEB J. 8 (1994) 823 – 831

34 Risau, W.: Differentiation of endothelium. FASEB J. 9 (1995) 926 – 933

35 Roth, G. J., D. C. Calverley: Aspirin, platelets, and thrombosis: Theory and practice. Blood 83 (1994) 885 – 898

36 Steinman, L.: Escape from "Horror Autotoxicus": pathogenesis and treatment of autoimmune disease. Cell 80 (1995) 7 – 10

37 Sprent, J., D. F. Tough: Lymphocyte life-span and memory. Science 265 (1994) 1395 – 1400

38 Staines, N., J. Brostoff, K. James: Immunologisches Grundwissen. 2. Aufl., Gustav Fischer, Stuttgart 1994

39 Strickland, D. K., M. Z. Kounnas, W. S. Argraves: LDL receptor-related protein: a multiligand receptor for lipoprotein and proteinase catabolism. FASEB J. 9 (1995) 890 – 898

40 Unanue, E. R., J.-C. Cerottini: Antigen presentation. FASEB J. 3 (1989) 2496 – 2502

41 Varani, J., B. J. Nickoloff, B. L. Riser, R. S. Mitra, K. O'Rourke, V. M. Dixit: Thrombospondin-induced adhesion of human keratinocytes. J. Clin. Invest. 81 (1988) 1537 – 1544

42 Vose, J. M., J. O. Armitage: Clinical applications of hematopoietic growth factors. J. of Clin. Oncology 13 (1995) 1023–1035
43 Werner, S., W. Weinberg, X. Liao, K. G. Peters, M. Blessing, St. H. Yuspa, R. L. Weiner, L. T. Williams: Targeted expression of a dominant-negative FGF receptor mutant in the epidermis of transgenic mice reveals a role of FGF in keratinocyte organization and differentiation. The EMBO J. 12 (1993) 2635–2643
44 Zinkernagel, R. M., P. C. Doherty: MHC-restricted cytotoxic T-cells: Studies on the biological role of polymorphic major transplantation antigens determining T-cell restriction specificity, function and responsiveness. Adv. Immunol. 27 (1979) 52–142

Danksagung

Für viele Anregungen und Verbesserungsvorschläge danke ich Frau Brigitte Egli und Frau Dr. med. Angelika Lottenbach sowie den Herren M. Gekle, P. Groscurth, J. Lindenmann, W. Wuillemin und R. M. Zinkernagel.

Atmung

P. Scheid

10

10.1 Einleitung und Überblick

Die tierische Zelle ist zur Energiegewinnung auf Sauerstoff (O_2) angewiesen. Wegen der weiten Entfernungen zwischen der Umgebung und den Zellen hochentwickelter Organismen sind spezielle Transportsysteme für den Antransport von O_2 und den Abtransport des im oxidativen Stoffwechsel entstehenden Kohlendioxids (CO_2) erforderlich. Diese Transportvorgänge von O_2 und CO_2 bezeichnet man als **Gasaustausch** (Abb. 10.**1**). Dabei bringt die Lungenbelüftung den O_2 in den Alveolarraum, von wo er durch Diffusion ins Blut gelangt, um dann mit dem Blutkreislauf an die Körperzellen verteilt zu werden, die er wiederum durch Diffusion erreicht. Dieses Kapitel behandelt die **äußere Atmung** (Gasaustausch in der Lunge), die **innere Atmung** (Gewebeatmung) sowie die Eigenschaften des Blutes als O_2- und CO_2-Transportvehikel. Die Prozesse der biologischen Oxidation werden in Lehrbüchern der Biochemie dargestellt.

Morphologische Vorgaben der Lunge

Blut-Gas-Barriere

Die Gewebeschicht, die das Gas im **Alveolarraum** vom Blut in den **Lungenkapillaren** trennt (Abb. 10.**2** u. 10.**4** rechts), ist hauchdünn. Ihre Dicke stellt den Kompromiß dar zwischen einer ausreichenden mechanischen Schutzfunktion, die eine Blutung in die Alveolen verhindert, und einer möglichst kurzen Diffusionsstrecke für O_2 und CO_2. Die Gesamtfläche dieser Diffusionsbarriere ist mit 50–100 m² (etwa die Größe eines Tennisplatzes) ungefähr 50mal so groß wie die äußere Körperoberfläche. Eine so enorme Austauschfläche findet nur deshalb im Thoraxraum Platz, weil die Lunge in eine große Anzahl (ca. 300 Millionen) feiner **Alveolen** (Durchmesser etwa ¹/₃ mm) gekammert ist.

Das Gas gelangt durch die Luftwege hindurch zur einen Seite dieser Austauschfläche, das Blut erreicht die andere Seite über die Lungenkapillaren.

Luftwege und Ventilation

Wie ein Baum verzweigen sich die Luftwege in mehrere Generationen (Abb. 10.**3**), wobei die proximalen (Mund, Nase, Rachen, Trachea bis zum Bronchiolus terminalis) lediglich der Zuleitung und Verteilung der Atemluft dienen. Ihre Bezeichnung als **anatomischer Totraum** weist zwar darauf hin, daß hier Gasaustausch nicht stattfindet; dennoch erfüllen diese Atemwege neben ihrer Zuleitungsfunktion wichtige Aufgaben bei der **Anwärmung, Anfeuchtung** und **Reinigung** der Atemluft. Auch eine sehr kalte, trockene Einatmungsluft ist körperwarm und feucht, bevor sie das zarte Alveolarepithel erreicht.

Nur die letzten ca. sieben Verzweigungsgenerationen (Bronchiolus respiratorius bis Saccus alveolaris) tragen Alveolen und dienen somit dem Gasaustausch. Dem Totraum werden sie als **Alveolarraum** gegenübergestellt, dessen Volumen (*Alveolarvolumen*, etwa 3000 ml am Ende einer normalen Exspiration) weit größer ist als das *anatomische Totraumvolumen* (etwa 150 ml; also etwa 5% des endexspiratorischen Alveolarvolumens). Das *Atem-*

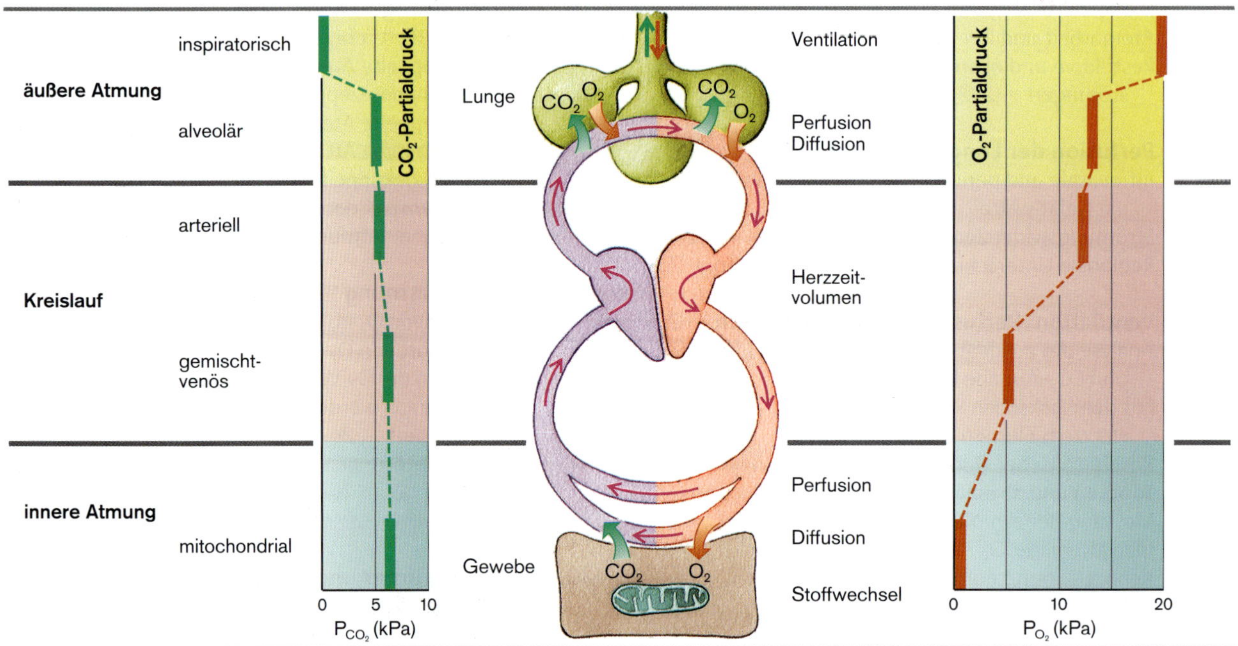

Abb. 10.**1** **Transportsystem der Atmung mit äußerer Atmung, Kreislauf und innerer Atmung.** Die wesentlichen Teile des Transportsystems sind Ventilation, Diffusion und Perfusion für die äußere Atmung; Herzzeitvolumen (und Transporteigenschaften des Blutes für O_2 und CO_2) für den Kreislauf; Gewebedurchblutung, Diffusion und Stoffwechsel (O_2-Verbrauch, CO_2-Bildung) für die innere Atmung. Entlang dieser Transportkette steigt der CO_2-Partialdruck (P_{CO_2}, links) an, und der P_{O_2} (rechts) fällt ab.

zugvolumen ist etwa dreimal so groß wie das Totraumvolumen, so daß etwa zwei Drittel der Frischluft eines jeden Atemzugs den Alveolarraum erreichen. Somit wird die Luft mit dem Inspirationsstrom dicht an die Austauschfläche herangetragen; den Rest des Weges legen die Gase durch *Diffusion* zurück. Am Ende einer Einatmung befindet sich also im Alveolarraum ein weitgehend durchmischtes Gas, während im Totraum der luftleitenden Wege die Frischluft undurchmischt bleibt.

Blutgefäße und Blutstrom

Auch die Äste der A. pulmonalis verzweigen sich vielfältig, wobei sie den Verzweigungen der luftleitenden Atemwege folgen. Danach spalten sie sich auf in ein kapilläres Netz, das die Alveolen umspinnt und so auch auf der Blutseite eine sehr große Austauschfläche für das Alveolargas bildet (Abb. 10.**2**). Die Venen treffen erst wieder im Zentrum der Lunge auf den Arterien-Bronchien-Stamm.

Schutz und Abwehr in der Lunge

Die Luft, die wir atmen, enthält neben den Atemgasen eine große Zahl anderer Gase, die zumeist schon in geringen Konzentrationen toxisch wirken (NO, NO_2, SO_2,

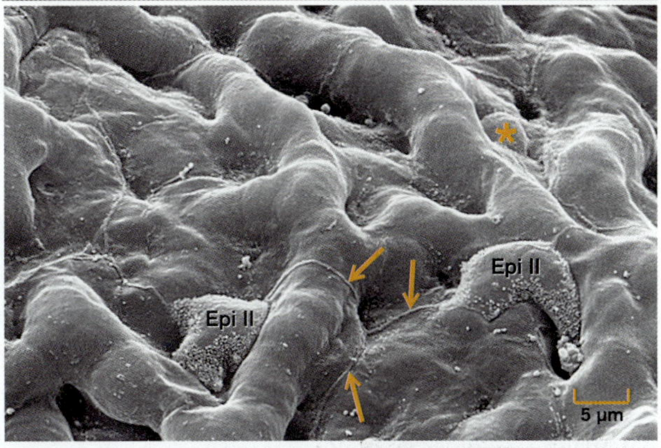

Abb. 10.**2** **Alveolaroberfläche der menschlichen Lunge.** Die rasterelektronenmikroskopische Aufnahme zeigt die geschlossene Wand aus Epithelzellen vom Typ I, die sich wie eine Hülle über die Alveolarkapillaren hinwegzieht. Die Pfeile zeigen auf die Grenzen dieser Zellen und machen deutlich, wie weit sich jede einzelne Zelle ausbreitet: Auf dem Bild ist nur ein einziger Kern einer Typ-I-Zelle zu sehen (mit * gekennzeichnet). Weit weniger ausladend sind die Epithelzellen vom Typ II (Epi II), die den Surfactant produzieren. Die gesamte Anzahl der Typ-II-Zellen übertrifft diejenige der Typ-I-Zellen (aus 24).

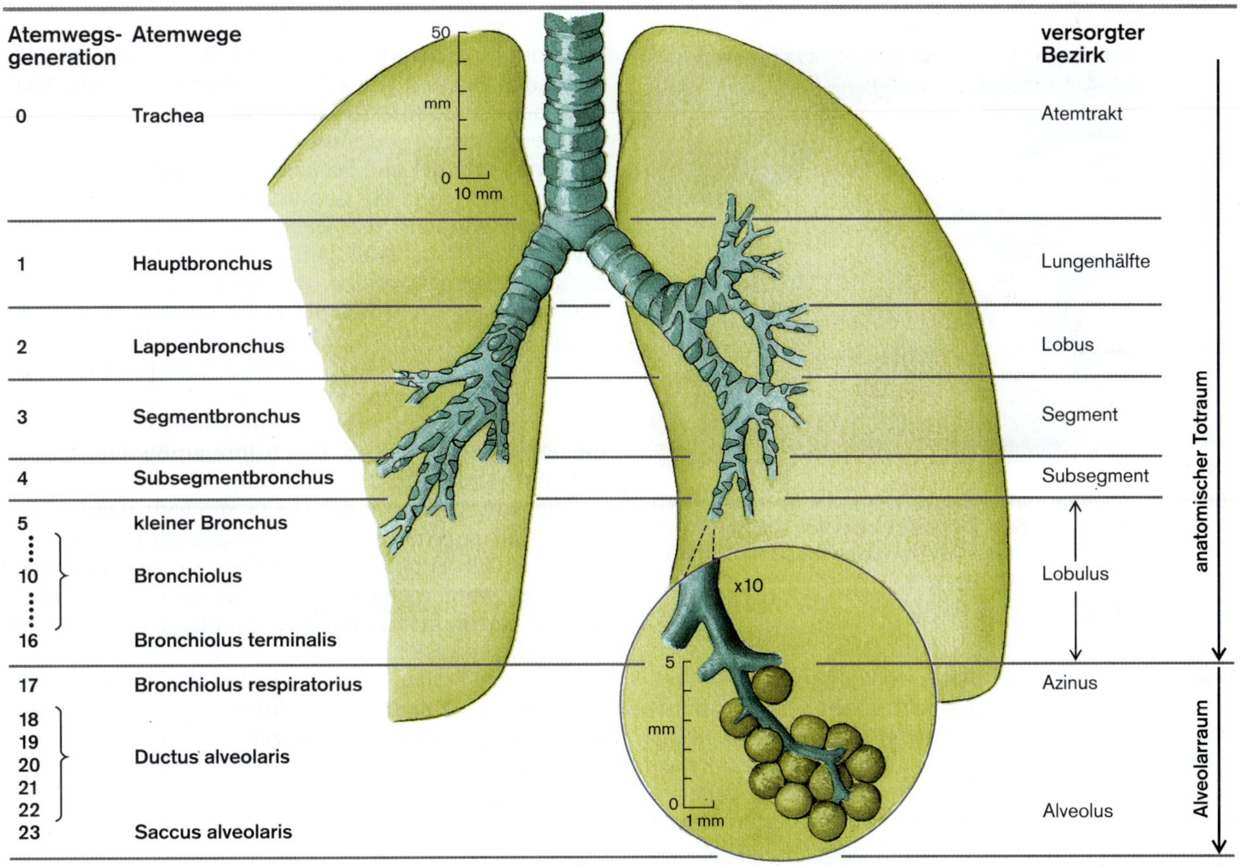

Abb. 10.**3** **Verzweigungen der Atemwege.** Der Azinus ist der Gesamtbereich der von einem Bronchiolus terminalis versorgten Atemwege; diese tragen Alveolen. Die proximaler gelegenen Atemwege haben luftleitende Funktion (anatomischer oder serieller Totraum). Beachte den 10mal vergrößerten Maßstab in den peripheren Atemwegen.

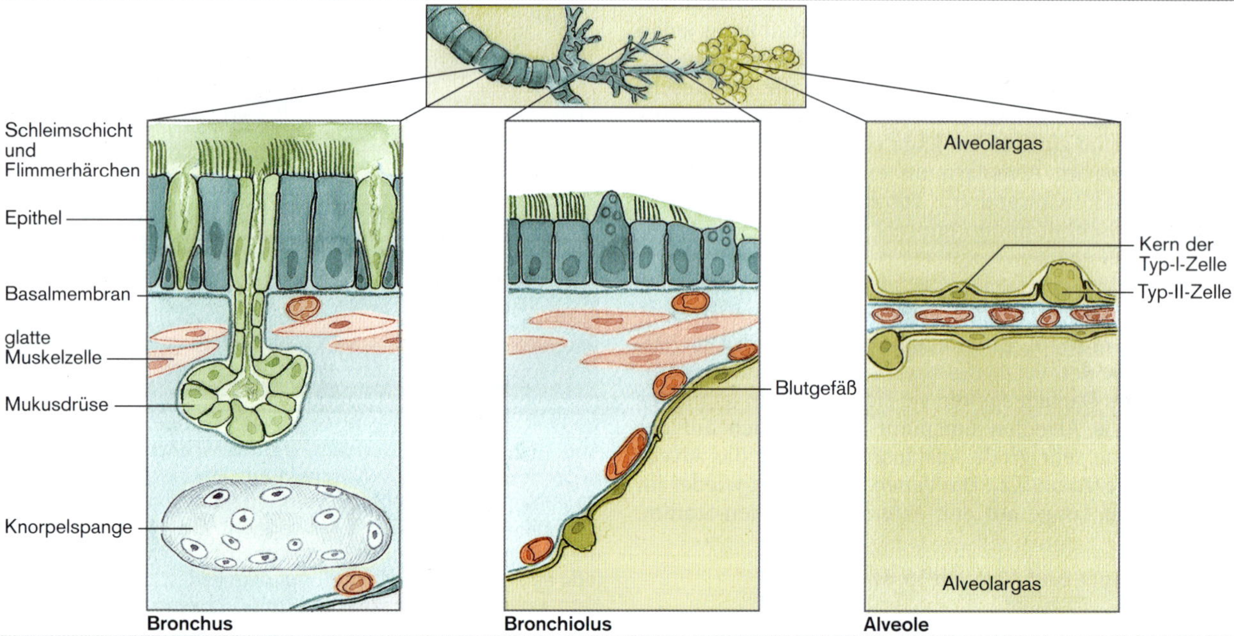

Abb. 10.**4** **Epithel der Atemwege.** Bronchus: Flimmerepithel mit exokrinen (mukösen) Zellen und Drüsen. Bronchiolus: Die Epithelzellen flachen ab. Alveole: Alveolarepithelzellen vom Typ I (bilden große Fläche) und Typ II (sezernieren Bestandteile des Surfactant).

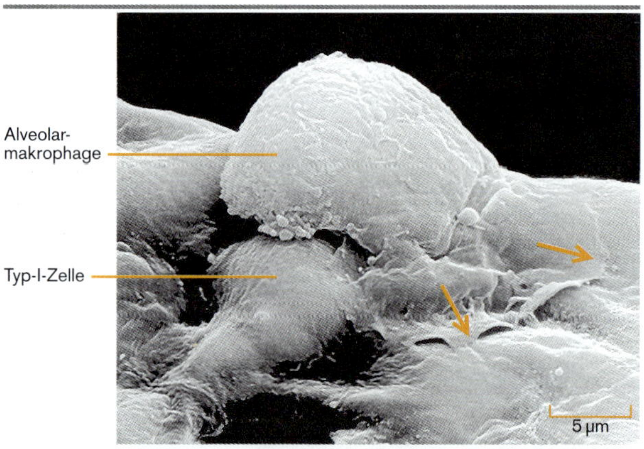

Abb. 10.**5** **Alveolarmakrophage.** Er kriecht über das Alveolarepithel, indem er eine Zytoplasmalamelle (mit Zellmembran) ausstülpt, die sich auf der Unterlage vorschiebt (Pfeile). Raster-EM-Aufnahme (aus 23).

CO, O_3 u. a.). Auch unter den Fremdkörpern in der Atemluft befinden sich toxische Substanzen und schädliche Mikroorganismen. Größere Partikel bleiben in den oberen Atemwegen (Nasen-Rachen-Raum) hängen, kleinere sedimentieren in den Atemwegen. Das schleimbedeckte *Flimmerepithel* der Luftwege und die alveolären *Makrophagen* sorgen für die Entfernung dieser Eindringlinge.

Die luftleitenden Atemwege sind mit einem zilientragenden **Flimmerepithel** und **mukösen Drüsen** ausgestattet (Abb. 10.**4**). Ein zusammenhängender Teppich viskösen Schleims wird vom raschen Zilienschlag des Flimmerepithels oralwärts getrieben, wobei er die auf ihm haftenden Teilchen wie auf einem Förderband zum Pharynx befördert **(mukoziliärer Transport),** wo sie dann mit dem Schleim abgehustet und verschluckt werden.

Flimmerepithel und Schleim finden sich nicht in den Alveolen, wo sie ja die Gasaustauschbarriere unzulässig verdicken würden. Aber auch und gerade diese zarte Alveolaroberfläche muß von eindringenden Fremdsubstanzen gereinigt werden, und diese Funktion erfüllen wie Staubsauger die **Alveolarmakrophagen** (Abb. 10.**5**). Sie phagozytieren Fremdstoffe und bauen diese enzymatisch ab (organisches Material); wo Abbau nicht gelingt (z. B. Staubpartikel aus Kohle und Quarz, Asbestfasern etc.), schirmen sie die phagozytierten Fremdstoffe vom umgebenden Gewebe ab. Durch ihre **amöboide Beweglichkeit** wandern sie auch bis in die luftleitenden Wege, wo sie mukoziliär aus der Lunge geschafft werden. Ein Teil der phagozytierten Substanzen gelangt ins peribronchiale und interlobäre Gewebe, wo sie in Histiozyten deponiert werden und dort z. T. lebenslang liegenbleiben und für bestimmte Krankheiten verantwortlich sind (z. B. Silikose, Asbestose).

Die Lunge besitzt besonders in den oberen Atemwegen auch Zellen der **spezifischen Infektabwehr,** hauptsächlich **Lymphozyten** und **Plasmazellen** (bronchusassoziiertes lymphatisches System). Plasmazellen kommen außer in den Lymphknoten besonders in der Nähe der Bronchialdrüsen vor. Sie bilden vermutlich Immunglobulin A (IgA), das, wie in den Speicheldrüsen, in die Drüsenzelle aufgenommen, dort mit einem Polypeptid gekoppelt und in den Schleim sezerniert wird.

10.2 Physik der Gase

›› Während in den Alveolen der Sauerstoff, das Kohlendioxid und alle anderen Komponenten der Luft in der gasförmigen Phase vorliegen, sind sie in den Körperflüssigkeiten gelöst. (Die chemische Bindung der Atemgase im Blut wird in Abschnitt 10.7 behandelt.) Da alle physiologisch interessanten Gase – mit Ausnahme von Wasserdampf – als ideale Gase angesehen werden können, lassen sich die meisten quantitativen Zusammenhänge für die Gasphase aus dem idealen Gasgesetz herleiten. In der flüssigen Phase gilt hingegen das Henry-Gesetz. Eine wichtige Größe zur Beschreibung insbesondere der Übergänge zwischen gasförmiger und flüssiger Phase ist der Partialdruck einer Komponente. ‹‹

Druck, Volumen und Temperatur eines Gases

Die meisten Berechnungen beruhen auf der **idealen Gasgleichung,** die Druck (P), Volumen (V) und Temperatur (T) einer Gasmenge (M) miteinander verbindet:

$$P \cdot V = M \cdot R \cdot T \qquad (10.1)$$

Dabei ist die absolute Temperatur T (in Kelvin) = t (in °C) + 273. In den in Europa verbindlichen Maßeinheiten des Système International des Unités (SI-Maßeinheiten S. 734 ff.) wird P in kPa, V in l, M in mol gemessen. Die **allgemeine Gaskonstante,** R, hat für alle idealen Gase den gleichen Wert von 8,31 $(l \cdot kPa) \cdot (mol \cdot K)^{-1}$. Die ideale Gasgleichung gilt für reine Gase sowie für Mischungen idealer Komponenten. Das **Molvolumen** ist dasjenige Volumen, das 1 mol eines idealen Gases bei **„physikalischen Normalbedingungen"** (P_0 = 101 kPa = 760 mmHg, T_0 = 0 °C = 273 K) einnimmt:

$$\frac{V}{M} = R \cdot \frac{T_0}{P_0} = 22{,}4\ l \cdot mol^{-1} \qquad (10.2)$$

Unter den meisten Bedingungen verhalten sich alle physiologisch wichtigen Gase wie ideale Gase; die Abweichungen des CO_2 (Molvolumen 22,3 $l \cdot mol^{-1}$) sind quantitativ unbedeutend. Die einzig beachtenswerte Ausnahme stellt der Wasserdampf dar.

Wasserdampf

Wasserdampf ist das gasförmige, unsichtbare Wasser in der Gasphase. (Der sichtbare Wasser„dampf" ist eine Suspension von flüssigem Wasser in der Luft.) Sein Partialdruck (s. u.) hat einen oberen Grenzwert, den **Sättigungsdruck,** der von der Temperatur abhängt und bei dem der Wasserdampf im Gleichgewicht steht mit flüssigem Wasser. Das Gas in den Atemwegen der Lunge und insbesondere in den Alveolen ist körperwarm und mit Wasserdampf gesättigt; der **H_2O-Partialdruck** ist also gleich dem Sättigungsdruck bei 37 °C, der den Wert P_{H_2O} = 6,3 kPa (47 mmHg) besitzt.

Druck und Partialdruck

Der **Partialdruck** eines Gases x in einem Gasgemisch ist derjenige Druck, der allein von der Molekülart x ausgeübt wird, der also bei Entfernen aller anderen Gaskomponenten übrigbliebe. Nach dem **Dalton-Gesetz** ergibt die Summe der Partialdrücke aller Komponenten eines Gasgemisches (auch H_2O) den Gesamtdruck:

$$P = P_1 + P_2 + \ldots + P_n + P_{H_2O} \qquad (10.3)$$

Das ideale Gasgesetz gilt für das in einem Volumen V eingeschlossene Gasgemisch (Gl. 10.1) ebenso wie für jede seiner idealen Gaskomponenten:

$$P_x \cdot V = M_x \cdot R \cdot T_0 \qquad (10.4)$$

wobei M_x die Menge (Anzahl Mole) der Gasart x bedeutet. Der fraktionelle Anteil von x an der Gesamtmenge der Gasmoleküle

$$F_x = M_x / M \qquad (10.5)$$

wird als **Fraktion** oder (sprachlich nicht korrekt) **fraktionelle Konzentration** von x bezeichnet (dimensionslos). Für sehr geringe Konzentrationen sind auch noch die Nicht-SI-Einheiten ppm (parts per million) und ppb (parts per billion) in Gebrauch; dabei entspricht 1 ppm einer Fraktion von 10^{-6}, 1 ppb einer solchen von 10^{-9} (S. 738).

Für P_{H_2O} gilt die ideale Gasgleichung nicht. Wenn diese auf das feuchte Gasgemisch angewendet werden soll, so muß der P_{H_2O} zunächst (rechnerisch) entfernt werden, was mit Gl. 10.3 durch einfache Subtraktion gelingt:

$$(P - P_{H_2O}) \cdot V = M \cdot R \cdot T \qquad (10.6)$$

In dieser Gleichung ist $(P - P_{H_2O})$ der Gesamtdruck des **Trockengasgemischs** (Gemisch der idealen Gaskomponenten) und M die Menge dieser Trockengase. Aus den Gleichungen 10.4 bis 10.6 ergibt sich die wichtige Beziehung zwischen Fraktion und Partialdruck einer Gaskomponente:

$$P_x = F_x \cdot (P - P_{H_2O}) \qquad (10.7)$$

wobei der P_{H_2O} bei gegebener Temperatur unabhängig vom Gesamtdruck einen konstanten Wert hat; bei 37 °C beträgt er 6,3 kPa (s. o.).

In Abb. 10.**6** sind die Partialdrücke physiologischer Gase dem Gesamtdruck gegenübergestellt.

Volumen

Nach der idealen Gasgleichung (Gl. 10.1) ändert sich das Volumen eines Gases (oder Gasgemischs) mit P und T; Erhöhung des Drucks vermindert, Erhöhung der Temperatur erhöht das Volumen. Zusätzlich beeinflußt die Wasserdampfmenge bzw. der P_{H_2O} das Volumen. Es ist daher von Bedeutung, die Bedingungen (P, T, P_{H_2O}) anzugeben, unter denen ein bestimmtes Gasvolumen gemessen wurde. Die Umrechnung von einer auf eine andere **Meßbedingung** folgt aus der idealen Gasgleichung für Trockengase (Gl. 10.6):

$$V = \frac{M \cdot R \cdot T}{P - P_{H_2O}} \qquad (10.8)$$

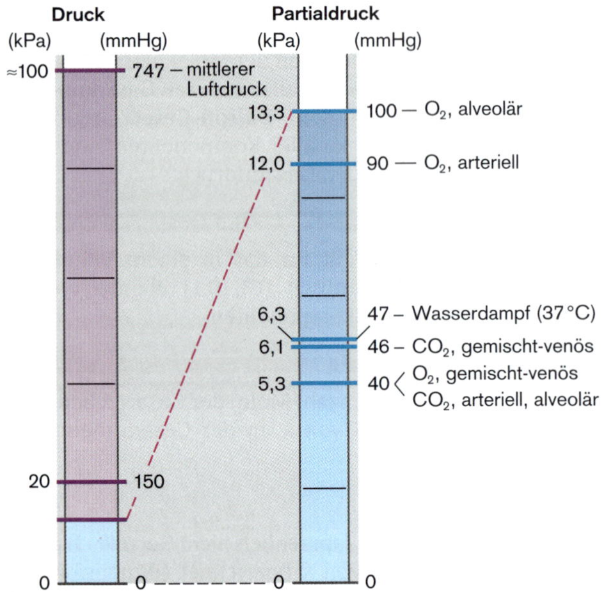

Abb. 10.**6** **Gesamtdruck und alveoläre Partialdrücke** von Wasserdampf sowie von O_2 und CO_2 (Tab. 10.3, S. 239) und Partialdrücke im Blut (Tab. 10.5, S. 253).

Gebräuchliche Meßbedingungen sind:

BTPS (body temperature pressure saturated = Körperbedingungen): T = 37 °C = 310 K, P = Umgebungsluftdruck P_B, P_{H_2O} = 6,3 kPa.

ATPS (ambient temperature pressure saturated = Spirometerbedingungen): T = Spirometertemperatur T_S, P = P_B, P_{H_2O} = Sättigungsdruck des Wassers bei T_S.

STPD (standard temperature pressure dry = Standardbedingungen): T = 0 °C = 273 K, P = 101 kPa, P_{H_2O} = 0.

Setzt man diese Werte für T, P und P_{H_2O} in Gl. 10.8 ein, so erhält man die folgenden Umrechnungen zwischen den Gasvolumina:

$$\frac{V_{BTPS}}{V_{ATPS}} = \frac{310}{T_S} \cdot \frac{P_B - P_{H_2O}}{P_B - 6,3} \approx 1,10 \qquad (10.9)$$

$$\frac{V_{STPD}}{V_{ATPS}} = \frac{273}{T_S} \cdot \frac{P_B - P_{H_2O}}{101} \approx 0,89 \qquad (10.10)$$

$$\frac{V_{BTPS}}{V_{STPD}} = \frac{310}{273} \cdot \frac{101}{P_B - 6,3} = \frac{115}{P_B - 6,3} \approx 1,17 \qquad (10.11)$$

Der Zahlenwert von 115 ergibt sich bei Messung von P_B in kPa. Die ungefähren Zahlenwerte gelten für mittleren Luftdruck (100 kPa ≈ 747 mmHg) und mittlere Zimmertemperatur (20 °C; P_{H_2O} = 2,3 kPa). Als **Richtwerte** kann man sich merken, daß V_{BTPS} etwa 10% höher, V_{STPD} etwa 10% niedriger ist als das spirometrisch gemessene Volumen V_{ATPS}.

Gase in Flüssigkeiten

Wird ein Gas z. B. in der Lunge in Kontakt mit einer Flüssigkeit gebracht, so werden Gasmoleküle in der Flüssigkeit gelöst **(physikalische Lösung)**. Im Gleichgewicht hängt die Menge der pro Volumen in der Flüssigkeit gelösten Gasmoleküle x, also die Konzentration C_x, vom Partialdruck P_x ab **(Henry-Gesetz)**:

$$C_x = \alpha_x \cdot P_x \qquad (10.12)$$

Der **Löslichkeitskoeffizient** α_x hängt dabei ab von der Art der Moleküle x, der Art der Flüssigkeit sowie der Temperatur. Der Flüssigkeitspartialdruck P_x ist definitionsgemäß dem Gaspartialdruck von x gleich, wenn Gas und Flüssigkeit im Gleichgewicht miteinander stehen. Im Plasma bei 37 °C ist α_{O_2} = 0,211 und α_{CO_2} = 5,06 $ml_{STPD} \cdot l^{-1} \cdot kPa^{-1}$; oder ausgedrückt in mmol (Gl. 10.2): α_{O_2} = 0,00943 und α_{CO_2} = 0,226 $mmol \cdot l^{-1} \cdot kPa^{-1}$. Die Löslichkeit für CO_2 ist also mehr als 20mal so hoch wie die für O_2.

Gasmenge

Die Gasmenge ist das Produkt aus Konzentration C_x und Volumen V. Für die **flüssige Phase** ergibt sich daher mit Gl. 10.12:

$$M_x = \alpha_x \cdot V \cdot P_x \qquad (10.13)$$

wobei M_x die Menge nur der physikalisch gelösten Moleküle darstellt und nicht die chemisch gebundenen Moleküle umfaßt.

In der **Gasphase** wird die Gasmenge üblicherweise als ein Volumen (V_x) des Gases (z. B. l O_2) angegeben:

$$V_x = F_x \cdot V \qquad (10.14)$$

wobei verabredungsgemäß V_x auf STPD-Bedingungen umgerechnet wird (z. B. l_{STPD}). Wird, wie dies häufig geschieht, V in BTPS angegeben, so muß der Faktor der Gl. 10.11 verwendet werden, so daß Gl. 10.14 für Körpertemperatur (37 °C, P_{H_2O} = 6,3 kPa) lautet:

$$V_x = \frac{1}{115} \cdot F_x \cdot (P_B - 6,3) \cdot V \qquad (10.15)$$

(V_x in l_{STPD}, V in l_{BTPS}, P_B in kPa; der Zahlenwert 115 ist nach Gl. 10.11 mit der Einheit kPa behaftet). So befindet sich in 1 l_{BTPS} Frischluft (O_2-Fraktion = 0,209, S. 219) bei einem Druck von P_B = 100 kPa eine O_2-Menge von 0,17 l_{STPD}. Bei Verwendung der Gl. 10.7 kann Gl. 10.15 auch mit dem Partialdruck P_x geschrieben werden:

$$V_x = \frac{1}{115} \cdot P_x \cdot V \qquad (10.16)$$

Atmosphärische Luft

Die trockene atmosphärische Luft hat die folgende **Zusammensetzung:** 78,1% N_2; 20,9% O_2; 0,9% Argon; 0,03% CO_2 und Spuren anderer Edelgase. Für die Atmungsphysiologie kann der CO_2-Anteil der Umgebungsluft vernachlässigt werden. Argon wird mit N_2 und den übrigen chemisch inerten Edelgasen summarisch als „Stickstoff" zusammengefaßt. Damit ergibt sich für die atmosphärische Luft

20,9% Sauerstoff:	$F_{O_2} = 0{,}209$,
0,0% Kohlendioxid:	$F_{CO_2} = 0{,}000$,
79,1% Stickstoff:	$F_{N_2} = 0{,}791$.

Diese Zusammensetzung ist von der Höhe über dem Meeresspiegel weitgehend unabhängig. Die bei Körpertemperatur angefeuchtete Luft hat daher bei einem typischen Barometerdruck von 100 kPa die Partialdrücke (in kPa) $P_{O_2} = 19{,}6$, $P_{CO_2} = 0$, $P_{N_2} = 74{,}1$ und $P_{H_2O} = 6{,}3$.

Der atmosphärische Druck hängt neben witterungsbedingten Schwankungen von der Höhe h über dem Meeresspiegel ab.

$$P_B(h) = P_B(0) \cdot e^{-0{,}127 \cdot h} \qquad (10.17)$$

In dieser **barometrischen Höhenformel** sind $P_B(h)$ und $P_B(0)$ der Luftdruck in der Höhe h (km) und auf Meereshöhe (h = 0). Pro 5,5 km Höhenaufstieg halbiert sich demnach der Luftdruck.

10.3 Lungenvolumina und Atemvolumina

» Mit jeder Einatmung vergrößert sich das Lungenvolumen um das Atemzugvolumen, mit jeder Ausatmung nimmt es um das Atemzugvolumen wieder ab. Das ein- und ausgeatmete Gasvolumen kann, wie auch Veränderungen des Lungenvolumens, mit einem Spirometer gemessen werden. Um jedoch das bei maximaler Ausatmung in der Lunge verbleibende Residualvolumen zu messen, bedarf es spezieller Verfahren, z.B. der Fremdgasverdünnungsmethode. «

Als **Lungenvolumen** bezeichnet man das Gasvolumen, das sich in der Lunge befindet, als **Atemvolumen** das ein- oder ausgeatmete Gasvolumen. Am Ende einer normalen Ausatmung verbleibt ein Gasvolumen von etwa 3 l in der Lunge (endexspiratorisches Lungenvolumen). Dieser Gaspuffer begrenzt die atemzyklischen Schwankungen der alveolären Konzentrationen der Atemgase und stellt eine Sauerstoffreserve für besondere Bedingungen wie Sprechen, Singen, Atemanhalten dar. Auch nach maximaler Ausatmung verbleibt noch Gas in der Lunge. Es gibt also ein mit Hilfe der Atemmuskeln mobilisierbares und ein nichtmobilisierbares Lungenvolumen. Die Messung beider Anteile erfordert unterschiedliche Methoden.

Das mobilisierbare Lungenvolumen wird mit der Spirometrie erfaßt

Ein **Spirometer** (Abb. 10.**7**) ist ein gasdichter Raum, aus dem Gas eingeatmet und in den Gas ausgeatmet werden kann. Verbindet man die Atemwege eines Probanden mit dem Spirometer, so kann man die Veränderungen seines Lungenvolumens als Zeitverlauf des Atemvolumens, als **Spirogramm,** aufzeichnen (Abb. 10.**7**). Aus ihm können die folgenden Atemvolumina abgelesen werden (s. auch Abb. 10.**9**):

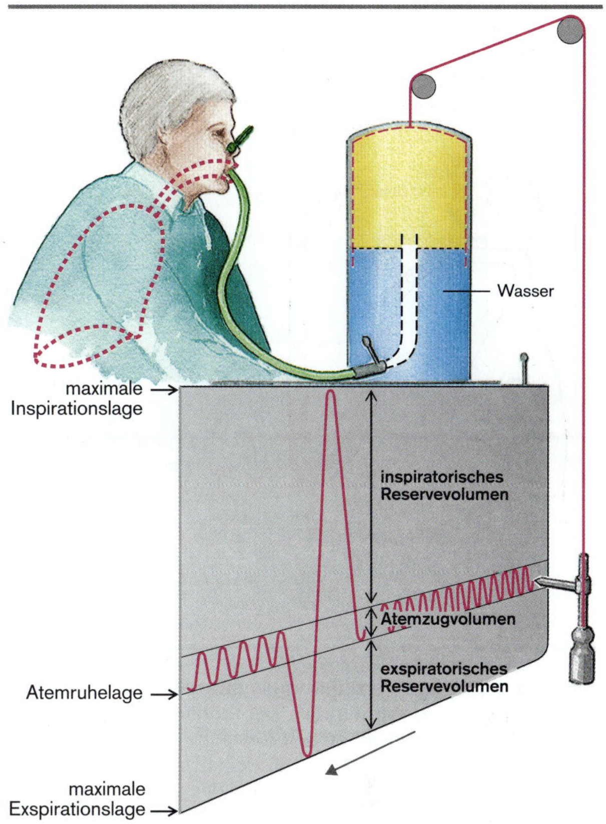

Abb. 10.7 **Spirometer und Spirogramm.** Der Proband atmet über einen Schlauch aus einem geschlossenen Raum hin und her, wobei sich eine schwebend aufgehängte Glocke, die in Wasser taucht, auf und ab bewegt. Seine Nase ist mit einer Nasenklemme verschlossen. Über Umlenkrollen ist diese Glocke mit einem Schreibhebel verbunden, dessen aufgezeichnete Auslenkung die Volumenveränderungen gegen die Zeit registriert. Die gesamte Apparatur heißt Spirometer. Atmet der Proband maximal ein, so sinkt die Glocke, und der Schreibhebel steigt bis zu einer Höhe, die die maximale Inspirationslage kennzeichnet; bei maximaler Ausatmung steigt die Glocke, und der Schreibhebel sinkt bis zur maximalen Exspirationslage. Der Ausschlag bei normaler Atmung ergibt das Atemzugvolumen; normale Exspiration erfolgt bis zur Atemruhelage.

- **Atemzugvolumen,** V_T = ein- und ausgeatmetes Volumen (Index T für engl. tidal);
- **exspiratorisches Reservevolumen, ERV** = das Volumen, das nach normaler Ausatmung **(Atemruhelage)** noch ausgeatmet werden kann;
- **inspiratorisches Reservevolumen, IRV** = das Volumen, das nach normaler Einatmung noch eingeatmet werden kann;
- **Vitalkapazität VC** = maximales Atemzugvolumen = IRV + V_T + ERV.

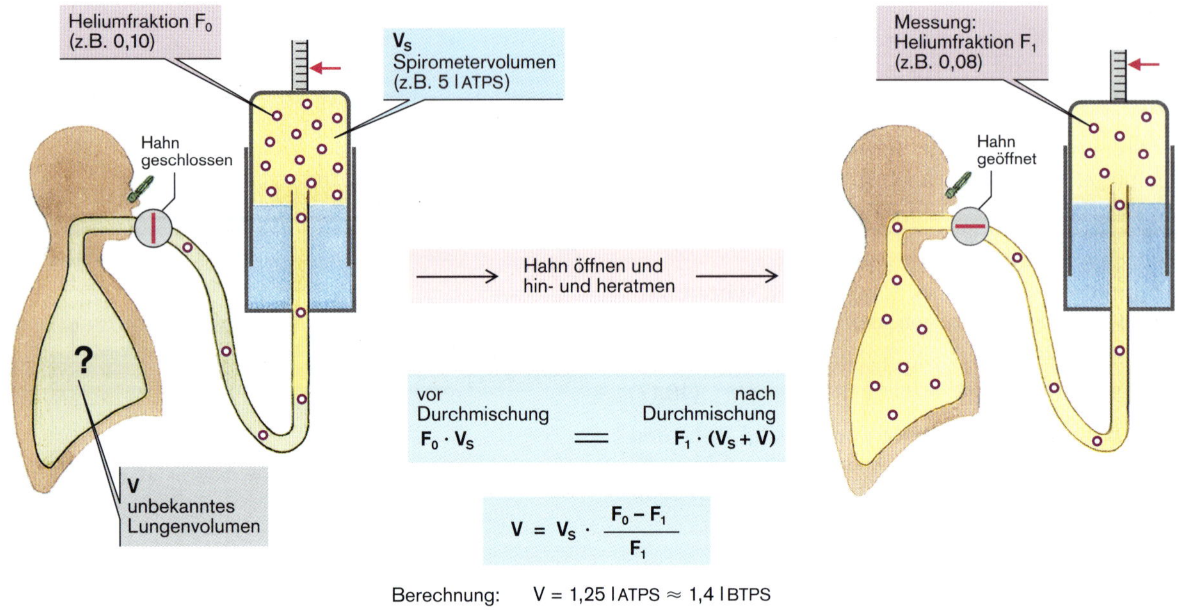

Abb. 10.**8** **Fremdgasverdünnungsmethode zur Bestimmung des Lungenvolumens** (V). Der Proband wird mit einem Spirometer verbunden, in dessen Gasraum (Volumen V_S) sich ein schlecht lösliches Inertgas (z. B. Helium) mit einer bekannten Fraktion (F_0) befindet. Nach Öffnen des Verbindungshahns durchmischt der Proband mit einigen tiefen Atemzügen sein Lungengas mit dem Spirometergas, so daß die Inertgasfraktion nach Durchmischen in Lunge und Spirometer gleich groß ist (F_1). Da das schlecht lösliche Inertgas nicht ins Blut entweicht, ist seine Menge vor und nach Durchmischen gleich: $F_0 \cdot V_S = F_1 \cdot (V_S + V)$. Sind F_0 und V_S bekannt und wird F_1 gemessen, so kann das unbekannte Lungenvolumen V errechnet werden. Hat der Proband den Spirometerhahn nach maximaler Exspiration geöffnet und die Durchmischung begonnen, so ist das berechnete V gleich seinem Residualvolumen; beginnt er damit aus der Atemruhelage, so ist V gleich seiner funktionellen Residualkapazität (FRC; s. Abb. 10.9).

Nichtmobilisierbares Lungenvolumen = Residualvolumen

Nach maximaler Ausatmung verbleiben noch etwa 1,5 l Gas in der Lunge. Dieses Residualvolumen (RV) kann nicht ausgeatmet, also auch nicht spirometrisch erfaßt werden. Man kann es aber z. B. mit der **Fremdgasverdünnungsmethode** bestimmen (Abb. 10.**8**), bei der eine bekannte Menge eines schlecht löslichen Inertgases, z. B. Helium, mit dem Lungengas vermischt wird. Aus der Konzentration nach Durchmischung kann das Lungenvolumen einfach berechnet werden (Abb. 10.**8**).

Mit dem Residualvolumen wird die Liste der Atemvolumina um die folgenden Lungenvolumina ergänzt (Abb. 10.**9**):

- **funktionelle Residualkapazität, FRC** = endexspiratorisches Lungenvolumen (RV + ERV). Dieses ist normalerweise gleich dem Lungenvolumen bei Atemruhelage, d. h., wenn die Atemmuskeln nicht aktiv sind;
- **totale Lungenkapazität, TLC** = maximales Lungenvolumen (RV + VC).

Alle Lungen- und Atemvolumina werden unter Körperbedingungen (BTPS) angegeben (S. 218).

Meßwerte

Obwohl Residualvolumen, Vitalkapazität und totale Lungenkapazität von Körpergröße, Geschlecht, Alter und Trainingszustand abhängen, ist der Anteil, den RV und VC an TLC haben, von Größe und Geschlecht weitgehend unabhängig. In Abb. 10.**9** und in Tab. 10.**1** sind daher auch diese Prozentualwerte angegeben.

Die Veränderungen von RV, VC und TLC mit dem Alter zeigt Abb. 10.**10**. Beim Erwachsenen nimmt RV zu Lasten von VC zu. Dies liegt im wesentlichen am Verlust der Elastizität des Thorax (Abnahme von VC) und an einem Schwund von Lungengewebe mit Minderung der elastischen Retraktion der Lunge (Vergrößerung von RV). Richtwerte der Lungenvolumina und ihrer Abhängigkeit von Alter, Geschlecht etc. findet man für den klinischen Bedarf z. B. bei Tammeling u. Quanjer (17) und Ulmer u. Mitarb. (19).

Tabelle 10.**1** **Normalwerte atemmechanischer Parameter** für etwa 25jährige, 1,80 m große Männer und Frauen. Alle Volumenangaben in BTPS. Die Werte der Compliance gelten im Bereich um die Atemruhelage. Einige der aufgeführten Größen werden weiter unten besprochen (nach 17)

Parameter	Symbol	Normalwert (relativ)	Normalwert Männer	Normalwert Frauen	Einheit
Totalkapazität	TLC		7,0	6,2	l
Vitalkapazität	VC	80% von TLC =	5,6	5,0	l
Forcierte Vitalkapazität	FVC	80% von TLC =	5,6	5,0	l
Residualvolumen	RV	20% von TLC =	1,4	1,2	l
Funktionelle Residualkapazität	FRC	45% von TLC =	3,2	2,8	l
Einsekundenkapazität	FEV_1	80% von FVC =	4,5	4,0	l
Maximale exspiratorische Atemstromstärke	$\dot{V}_{E max}$		10		$l \cdot s^{-1}$
Atemgrenzwert (bei einer Frequenz von 30 min^{-1})			110	100	$l \cdot min^{-1}$
Compliance des Atemapparats (Lunge + Thorax)	C_{L+Th}		1,3		$l \cdot kPa^{-1}$
Compliance des Thorax	C_{Th}		2,6		$l \cdot kPa^{-1}$
Compliance der Lunge	C_L		2,6		$l \cdot kPa^{-1}$
Atemwegswiderstand	R_L		0,13		$kPa \cdot l^{-1} \cdot s$

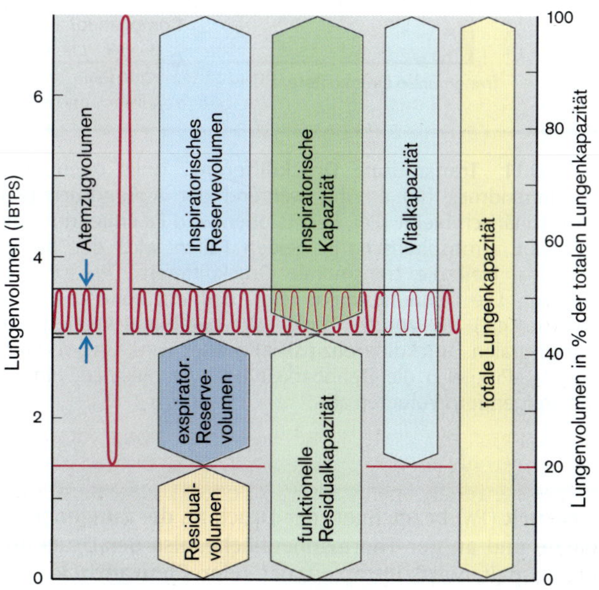

Abb. 10.**9** **Lungenvolumina.** Aus den spirometrischen Messungen (Abb. 10.7) und der Messung des Residualvolumens (Abb. 10.8) ergeben sich alle Lungenvolumina. Linke Ordinate: absolute Werte für einen lungengesunden jungen Mann; rechte Ordinate: Lungenvolumina in Prozent der totalen Lungenkapazität (s. auch Tab. 10.1).

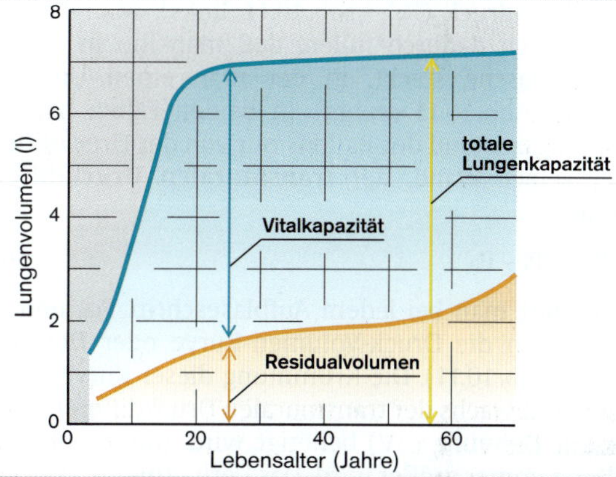

Abb. 10.**10** **Residualvolumen und Vitalkapazität ändern sich mit dem Lebensalter.** Einem Anstieg bis zum Abschluß der Wachstumsphase folgt eine Abnahme der Vitalkapazität und eine Zunahme des Residualvolumens. Die totale Lungenkapazität bleibt beim Erwachsenen weitgehend konstant. (Mittlere Werte für Männer von 1,75 m Körpergröße.)

10.4 Atemmechanik

Die Aktivität der Atemmuskeln führt zu den rhythmischen Volumenveränderungen der Lunge, durch die die Atemluft ein- und ausgeatmet wird. Die Tiefe der Atemzüge wird dabei aber nicht nur von der Stärke der Muskelkraft bestimmt, sondern auch von der Elastizität der Lunge und des sie umgebenden Thorax, der aus Knochen, Muskeln und Bindegewebe besteht.

Elastizität und Dehnbarkeit des Atemapparats

» Der Atemapparat besteht aus zwei ineinandergeschachtelten Hohlgebilden, Lunge und Thorax. Das passiv-elastische Verhalten dieser Gebilde wird durch die Ruhedehnungskurven bestimmt, die die Abhängigkeit des Volumens vom dehnenden Druck (transmurale Druckdifferenz) beschreiben. Der Atemapparat ist bei Atemruhelage am dehnbarsten. «

Transmurale Druckdifferenz und Elastizität bestimmen das Füllungsvolumen eines Ballons

Wird ein Ballon schrittweise mit Luft gefüllt, so entwickelt sich in seinem Innern ein Druck (P_i), der höher ist als der Außendruck (P_o) (Abb. 10.**11** links). Man kann den Ballon auch dadurch füllen, daß man ihn in eine gasdichte Flasche steckt, in der man einen Unterdruck erzeugt (Abb. 10.**11** rechts). In beiden Fällen hängt der Dehnungszustand des Ballons nur von der Druckdifferenz über seiner Wand, der **transmuralen Druckdifferenz** P_{tm}, ab:

$$P_{tm} = P_i - P_o \quad (10.18)$$

Registriert man bei jedem Aufblaseschritt P_{tm} und V, so erhält man die Druck-Volumen-Kurve oder **Dehnungskurve** (Abb. 10.**11**). Die Krümmung dieser Kurve zeigt an, daß der Zuwachs der transmuralen Druckdifferenz (ΔP_{tm}), der zur Dehnung (ΔV) benötigt wird, mit zunehmender Füllung immer größer wird. Das Verhältnis

$$C = \Delta V / \Delta P_{tm} \quad (10.19)$$

wird als Dehnbarkeit oder **Compliance** bezeichnet. Der Reziprokwert, 1/C, wird auch **Elastance** (Steifigkeit) genannt. Mit steigender Dehnung nimmt die Dehnbarkeit (Compliance) ab, die Steifigkeit (Elastance) also zu.

Transmurale Druckdifferenzen im Atemapparat

Man kann sich den Atemapparat vereinfachend als zwei ineinandergeschachtelte elastische Hohlgebilde vorstellen: Lunge im Thorax. Als **Thorax** sollen dabei im folgenden alle die Lunge umgebenden Gewebe einschließlich der Rippenmuskulatur und des Zwerchfells bezeichnet werden. Die elastischen Eigenschaften von Lunge und Thorax sind sehr unterschiedlich; man kann sie jedoch mit Hilfe der jeweiligen transmuralen Druckdifferenz ermitteln.

Der Innendruck der Lunge, also der Druck in den Alveolen, wird als **intrapulmonaler Druck** oder **Alveolardruck** (P_A) bezeichnet; der Druck an der Lungenoberfläche und an der Thoraxinnenfläche, also der Druck im Pleuraspalt, wird intrapleuraler oder **Pleuradruck** (P_{pl}) genannt. An der Thoraxaußenfläche herrscht im allgemeinen der Barometerdruck (P_B), auf den in der Atemmechanik alle Drücke bezogen werden. Druck null heißt somit atmosphärischer Druck; ein negativer Druck ist subatmosphärisch. Mit diesen Drücken ergeben sich die gesuchten transmuralen Druckdifferenzen (Innendruck minus Außendruck):

- Lunge: $P_A - P_{pl}$ **transpulmonale Druckdifferenz,**
- Thorax: P_{pl} **transthorakale Druckdifferenz,**
- Atemapparat: P_A **„Transatemapparat"-Druckdifferenz,** also die Druckdifferenz zwischen dem Inneren der Lunge und der Thoraxaußenfläche.

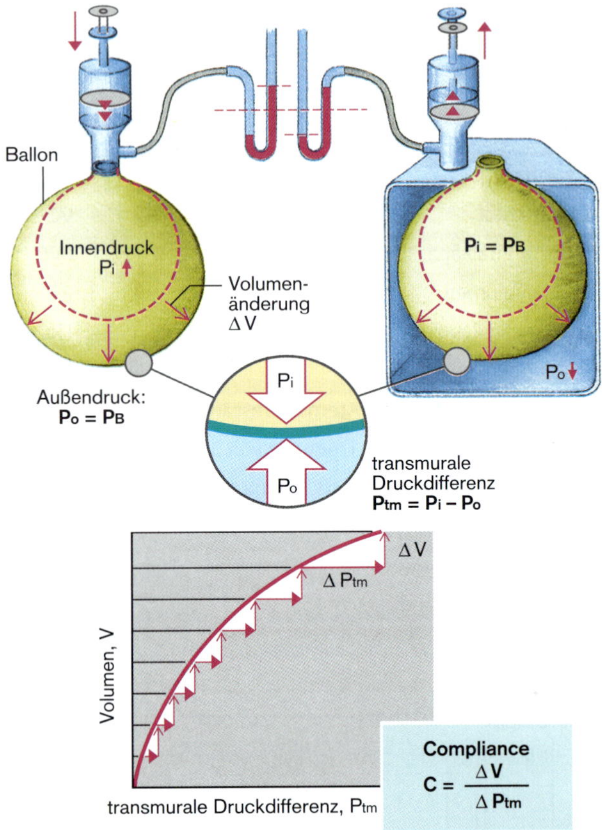

Abb. 10.**11** **Transmurale Druckdifferenz.** Links oben wird der Innendruck (P_i) erhöht, während der Außendruck (P_o) atmosphärisch bleibt (P_B). Rechts oben wird P_o erniedrigt und P_i bleibt atmosphärisch. In beiden Fällen wird der Ballon gedehnt, weil die transmurale Druckdifferenz, $P_{tm} = P_i - P_o$, ansteigt. Die Dehnungskurve zeigt, daß mit zunehmendem Volumen (V) der zur Dehnung (ΔV) benötigte Anstieg der transmuralen Druckdifferenz (ΔP_{tm}) größer wird. Das Verhältnis $\Delta V / \Delta P_{tm}$, also die Dehnbarkeit oder Compliance, nimmt mit steigendem Volumen ab.

Den Alveolardruck (P_A) kann man bei geöffneter Glottis als Munddruck messen, vorausgesetzt, es strömt keine

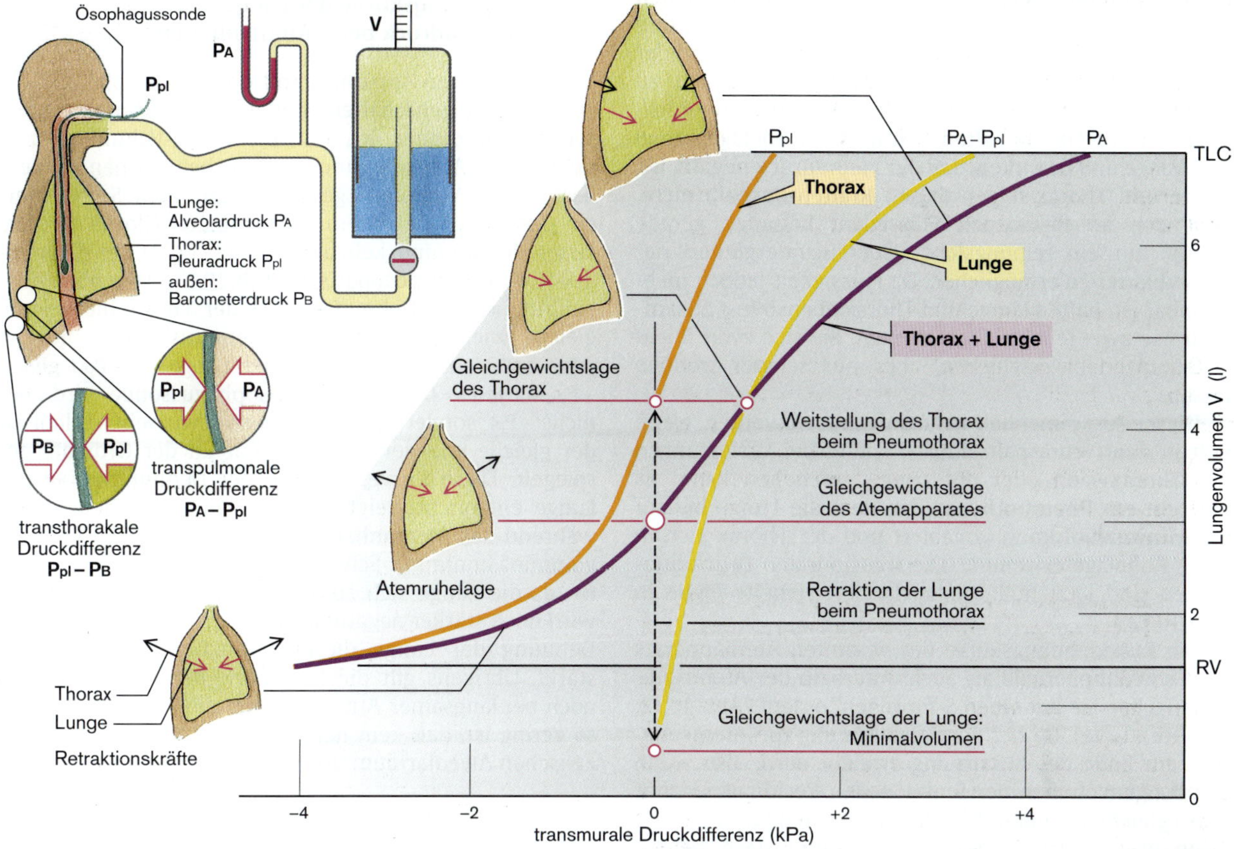

Abb. 10.**12** **Passive Druck-Volumenbeziehung von Lunge, Thorax und Atemapparat.** Der Proband atmet ein bestimmtes Volumen ein, schließt den Hahn am Spirometer und entspannt dann seine Atemmuskulatur. Da er seine Glottis geöffnet läßt, kann der Alveolardruck (P_A) am Verbindungsschlauch zum Spirometer gemessen werden. Der Pleuradruck (P_{pl}) wird mit einer Ösophagussonde ermittelt, und aus beiden Drücken ergeben sich die transmuralen Druckdifferenzen von Lunge ($P_A - P_{pl}$), Thorax (P_{pl}) und gesamtem Atemapparat (P_A). Die Messung kann dann nach Ein- oder Ausatmen weiterer Volumina wiederholt werden; das Spirometer dient dabei lediglich der Bestimmung dieser ein- oder ausgeatmeten Volumina. Trägt man Lungenvolumen (Ordinate) gegen die jeweilige transmurale Druckdifferenz (Abszisse) auf, so erhält man die drei Ruhedehnungskurven, für Thorax (braune Kurve), Lunge (gelbe Kurve) und Thorax + Lunge (violette Kurve). Die Gleichgewichtslage der Lunge befindet sich dort, wo ihre transmurale Druckdifferenz ($P_A - P_{pl}$) gleich Null ist; entsprechend ist die Gleichgewichtslage des Thorax bei $P_{pl} = 0$. Die Einsatzfiguren zeigen schematisch Größe und Richtung der Retraktionskräfte von Lunge (rote Pfeile) und Thorax (schwarze Pfeile).

Luft, so daß entlang den Atemwegen kein Druckabfall auftritt (S. 227). Um den Pleuradruck zu messen, kann man den Pleuraspalt mit einer Nadel anstechen oder eine **Ösophagussonde** verwenden. Bei aufrechtem Thorax gleicht nämlich der im unteren Ösophagusdrittel gemessene Druck weitgehend dem Pleuradruck.

Passive Druck-Volumen-Beziehungen im Atemapparat

Während die Dehnbarkeit der Lunge von passiven Strukturelementen bestimmt wird (s. S. 224), also nicht aktiv (z. B. durch Muskelkraft) verändert werden kann, gilt dies für den Thorax nicht: Die Dehnbarkeit der Muskeln der Brustwand und des Zwerchfells ändern sich bei Aktivierung – wie dies bei jedem Skelettmuskel der Fall ist (Kap. 6). Die Dehnbarkeit der Lunge kann daher bei entspannten oder angespannten Atemmuskeln gemessen werden; Messung der passiven Dehnbarkeit des Thorax erfordert jedoch entspannte Atemmuskeln. Wie man die Messung durchführt, zeigt Abb. 10.**12**. Dort sind die Druck-Volumen-Kurven für Thorax und Lunge getrennt sowie für den gesamten Atemapparat aufgezeichnet, wie sie sich aus den jeweiligen transmuralen Druckdifferenzen ergeben. Sie sind bei entspannter Atemmuskulatur registriert und werden daher als **Ruhedehnungskurven** bezeichnet. (Während der Zusatz „Ruhe“ für die so erhaltene Ruhedehnungskurve des Thorax auf die entspannte Atemmuskulatur hinweist, ist dieser Zusatz für die Lunge nicht nötig, da nach dem oben Gesagten die elastischen Eigenschaften der Lunge unabhängig sind vom Spannungszustand der Atemmuskeln.)

Bei **Atemruhelage** ist der Alveolardruck (P_A), d. h. die transmurale Druckdifferenz des gesamten Atemapparats, null: Der Atemapparat ist im Gleichgewicht. Dabei ist der Pleuradruck (P_{pl}) negativ (etwa – 0,5 kPa); die transmurale Druckdifferenz der Lunge, $P_A - P_{pl}$, ist um den gleichen Betrag positiv (+ 0,5 kPa). Die Lunge ist also gedehnt und hat das Bestreben, sich zusammenzuziehen, während der Thorax gestaucht ist und das Bestreben hat, sich zu erweitern. Die Retraktionskraft der Lunge und die Rückstellkraft des Thorax halten sich in Atemruhelage genau die Waage und bewirken, daß der Pleuradruck negativ ist. Lunge und Thorax folgen diesen Kräften deshalb nicht, weil sich im Pleuraspalt Flüssigkeit befindet, gerade genug, um ein reibungsloses Übereinandergleiten der Pleurablätter zu ermöglichen. Da Flüssigkeit jedoch nicht dehnbar ist, haften Lunge und Thorax ebenso fest zusammen wie zwei feuchte Glasscheiben, die sich zwar leicht gegeneinander verschieben, aber nur schwer trennen lassen.

Dieser Zusammenhalt kann aufgehoben werden, wenn Luft in den Pleuraspalt eintritt, wie es bei Verletzungen der Thoraxwand oder der Lunge geschehen kann. Es entsteht ein **Pneumothorax,** bei dem die Lunge bis auf ein **Minimalvolumen** kollabiert und der Thorax sich in seine Ruhelage erweitert. (Die transmuralen Druckdifferenzen sind jetzt null; senkrechte gestrichelte Pfeile in Abb. 10.**12.**)

Die Ruhedehnungskurve des gesamten Atemapparats wird sowohl oberhalb als auch unterhalb der Atemruhelage flacher, sie hat einen S-förmigen Verlauf (Abb. 10.**12**, violette Kurve). Da bei normaler Atmung die Atemruhelage am Ende der Ausatmung erreicht wird, also wenn das Lungenvolumen der funktionellen Residualkapazität (FRC) gleicht, bedeutet dies, daß der Atemapparat bei FRC seine größte Dehnbarkeit aufweist und nach beiden Seiten hin steifer wird. Unterhalb von FRC nimmt die Rückstellkraft des gestauchten Thorax zu, oberhalb von FRC und oberhalb der Gleichgewichtslage des Thorax werden mit zunehmender Dehnung sowohl Lunge als auch Thorax steifer.

Compliance des Atemapparats

Die Compliance von Lunge (C_L), Thorax (C_{Th}) und Atemapparat (C_{L+Th}) kann als Steilheit aus der jeweiligen Ruhedehnungskurve abgelesen werden (Gl. 10.19):

$$C_L = \frac{\Delta V}{\Delta(P_A - P_{pl})}; \; C_{Th} = \frac{\Delta V}{\Delta P_{pl}};$$

$$C_{L+Th} = \frac{\Delta V}{\Delta P_A} \qquad (10.20)$$

Aus diesen Beziehungen ist ersichtlich, daß sich die Werte der Elastance (Steifigkeit, 1/C) von Lunge und Thorax zur Gesamt-Elastance des Atemapparats addieren:

$$\frac{1}{C_{L+Th}} = \frac{1}{C_L} + \frac{1}{C_{Th}} \qquad (10.21)$$

Bei Atemruhelage haben C_L und C_{Th} etwa den gleichen Wert von 2,6 $l \cdot kPa^{-1}$, C_{L+Th} ist also halb so groß (Tab. 10.**1**).

Dehnungskurve der Lunge: Pleuradruck beim Atemanhalten

Mit der gleichen Apparatur, mit der wir in Abb. 10.**12** die elastischen Eigenschaften von Lunge und Thorax gemessen haben, können wir nun die Druck-Volumen-Beziehung beim Atemanhalten untersuchen. Atmen wir ein bestimmtes Volumen (gemessen mit dem Spirometer) ein und halten den Atem bei geöffneter Glottis an (d.h. lassen die Atemmuskeln angespannt), so ist der Alveolardruck 0 (also atmosphärisch; Abb. 10.**13**). Wie oben ausgeführt, ist die Dehnungskurve der Lunge hierbei die gleiche wie bei entspannter Atemmuskulatur; nur ist jetzt der transmurale Druck der Lunge ($P_A - P_{pl}$) gleich $-P_{pl}$, da ja $P_A = 0$ ist. Mit der Ösophagussonde wird aber nicht $-P_{pl}$, sondern P_{pl} selbst gemessen; sein Verlauf ist der gleiche wie der von $-P_{pl}$, nur an der Ordinate gespiegelt. Diese Kurve, die also der Dehnungskurve der Lunge entspricht, zeigt, welche Werte der Pleuradruck während des Atemanhaltens bei verschiedenen Lungenvolumina annimmt: Schon bei Atemruhelage ist P_{pl} negativ, da die Lunge sich zusammenziehen möchte; und er wird noch stärker negativ nach Einatmung, weil dann die Dehnung der Lunge dieses Retraktionsbestreben verstärkt. Übrigens gilt die Beziehung der Abb. 10.**13** auch noch bei langsamer Atmung, wenn die Atemstromstärke so gering ist, daß kein nennenswerter Druckunterschied zwischen Alveolarraum und Umgebungsluft besteht.

Ursachen der Elastizität der Lunge

›› Drei Faktoren bestimmen die Elastizität der Lunge:
- **die elastischen Fasern der Lunge und ihre geometrische Anordnung,**
- **Oberflächenkräfte in den Alveolen und ein Film oberflächenaktiver Substanzen,**
- **die Verankerung jeder Alveole im umgebenden Lungengewebe. ‹‹**

Elastische Fasern und Oberflächenkräfte

Nicht nur die Dehnbarkeit der einzelnen elastischen Fasern, sondern auch ihre geometrische Anordnung sind für die Elastizität des Lungengewebes verantwortlich (25). Dies ist das gleiche Prinzip, das an den Arterienwänden verwirklicht ist.

Eine mit Flüssigkeit gefüllte Lunge ist erheblich dehnbarer als eine luftgefüllte. Dies beruht darauf, daß neben dem elastischen Fasermaterial auch Oberflächenkräfte einer Dehnung der Lunge entgegenwirken. Diese Kräfte entstehen an gekrümmten Grenzflächen zwischen flüssiger und gasförmiger Phase, also in den Alveolen, die die am stärksten gekrümmten Strukturen in der Lunge darstellen.

Nach dem **Laplace-Gesetz** entsteht in einer von Flüssigkeit umgebenen Gasblase eine transmurale Druckdifferenz (P_{tm}), deren Größe vom Radius der Blase (r) und von der Oberflächenspannung der Flüssigkeit an der Grenzfläche (γ) abhängt:

$$P_{tm} = \frac{2\gamma}{r} \qquad (10.22)$$

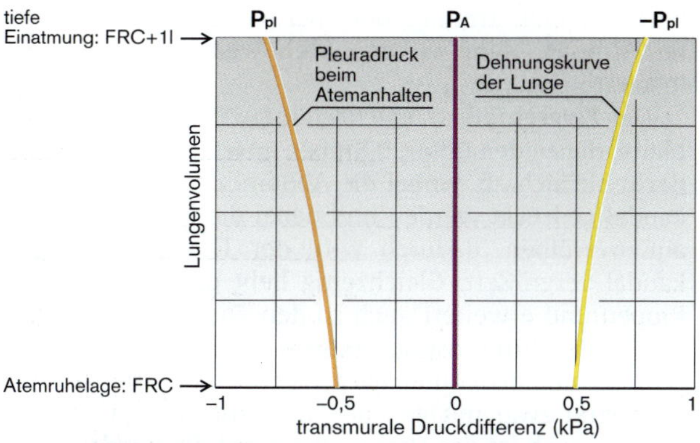

Abb. 10.**13** **Dehnungskurve der Lunge und Pleuradruck beim Atemanhalten.** Die Kurven wurden ähnlich wie in Abb. 10.12 registriert, nur daß hier nach dem Einatmen von der Ruhelage (FRC) der Atem angehalten wird, also die Atemmuskeln nicht entspannt werden. Auch ist in dieser Darstellung nur der Bereich von Atemruhelage (FRC) bis zur Einatmung von einem Liter (FRC + 1 l) aufgezeichnet. Da die Glottis geöffnet ist, ist der Alveolardruck bei jedem Lungenvolumen gleich dem Atmosphärendruck, $P_A = 0$ (violette Gerade). Da die angespannten Atemmuskeln keinen Einfluß auf die Dehnbarkeit der Lunge haben, ist die Dehnungskurve der Lunge (rechte, gelbe Kurve) die gleiche wie die Ruhedehnungskurve ($P_A - P_{pl}$) in Abb. 10.12. Da aber hier $P_A = 0$ ist, entspricht diese Dehnungskurve der Lunge dem Verlauf von $-P_{pl}$, also dem negativen Verlauf des Pleuradruckes. Die an der Vertikallinie gespiegelte Kurve entspricht dann $+P_{pl}$, also dem Verlauf des Pleuradruckes selbst. Man sieht, daß der Pleuradruck bei FRC negativ ist, etwa – 0,5 kPa, und nach Einatmung noch stärker negative Werte annimmt, was von der stärkeren Dehnung der Lunge und ihrer steigenden Rückstellkraft herrührt.

Die Oberflächenspannung in den Alveolen wird durch Surfactant vermindert

Für Wasser hat γ den Wert 0,072 $N \cdot m^{-1}$. Für eine Alveole mit einem Radius von 48 µm ($48 \cdot 10^{-6}$ m) ergäbe sich damit im Gleichgewicht eine transmurale Druckdifferenz der Lunge von $2 \cdot 0{,}072/(48 \cdot 10^{-6}) = 3000$ Pa = 3 kPa. Bei Atemruhelage beträgt die transpulmonale Druckdifferenz aber nur etwa 0,5 kPa (Abb. 10.**13**). Tatsächlich wird nämlich in der Lunge die Oberflächenspannung durch einen Film oberflächenaktiver Substanzen oder **Surfactant** (surface active agents) vermindert, die ähnlich wie ein Detergens wirken.

Der Surfactant ist ein Gemisch, das im wesentlichen aus **Phospholipiden** (90 %), und hier insbesondere Phosphatidylcholin (Lecithin), besteht; daneben enthält es vier spezifische **Surfactant-Proteine** (SP-A, SP-B, SP-C und SP-D) sowie einen geringen Kohlenhydratanteil. Surfactant wird in Typ-II-Alveolarzellen (Abb. 10.**2**, 10.**4**) gebildet, in deren sekretorischen Vesikeln, den Lamellarkörperchen, gespeichert und auf verschiedene Reize hin in eine wäßrige Randschicht des Alveolarraums (Hypophase) abgegeben (11). Dort wird Surfactant, unter Mithilfe von SP-A, in tubuläres Myelin umgewandelt, und Lipid- und Proteinanteile werden getrennt: Die Lipide lagern sich, gefördert von SP-B und SP-C, als monomolekulare Tapete in die Grenzschicht Flüssigkeit/Gas so ein, daß sie mit ihren hydrophilen Anteilen in der wäßrigen Phase verankert sind und ihre lipophilen Bestandteile in die Gasphase hineinragen. Die oberflächenaktive Wirkung des Surfactant wird den abstoßenden intermolekularen Kräften dieser lipophilen Teile zugeschrieben. Diese tapezierte Flüssigkeitsschicht glättet alle Ecken und Zwickel der Alveolarwand (Abb. 10.**14**).

Störungen der Bildung des Surfactant führen zur Vergrößerung der Retraktionskraft der Lunge (C_L sinkt) mit der Folge, daß die zur Dehnung benötigten Kräfte ansteigen. Beim Frühgeborenen ist die Surfactantbildung noch nicht ausgereift, was zum Atemnotsyndrom des Frühgeborenen führt (infant respiratory distress syndrome, IRDS). Auch beim akuten Lungenversagen (acute respiratory distress syndrome, ARDS) ist die Wirkung des Surfactant gestört. Pränatale Gabe von Glucocorticoiden (und anderen Hormonen) an die Mutter vermag das IRDS zu mildern, da Glucocorticoide die fetale Bildung des Surfactant fördern. Künstliche Surfactants sind mit Erfolg bei IRDS und ARDS eingesetzt worden.

Die Alveolen halten sich gegenseitig offen

Als dritter Faktor bestimmt die Verankerung jeder Alveole im umgebenden Gewebe die Elastizität der Lunge. Der Kollaps einer Alveole wird dabei durch die Retraktion der umgebenden Alveolen verhindert. Dieser elastische Zug des Lungengewebes ist auch für die Weite der kleinen Bronchien (und Gefäße) im Lungengewebe von großer

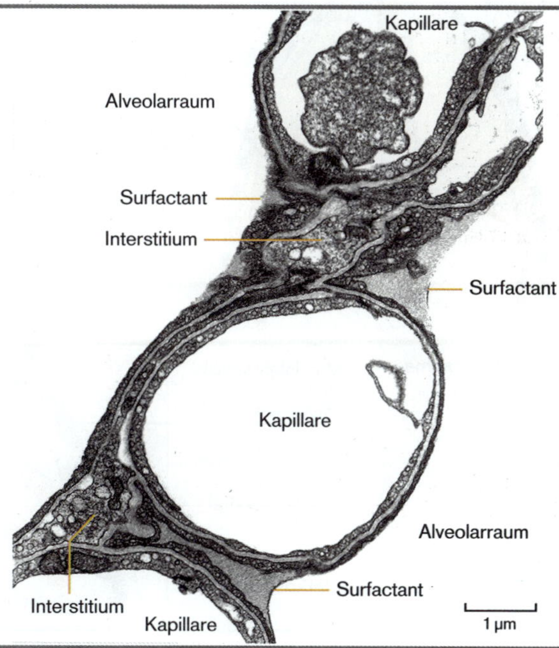

Abb. 10.**14** **Surfactant.** Ausschnitt aus einem Alveolarseptum mit Ansammlung von Surfactant, besonders in den Ecken. So werden starke Krümmungen (kleine Krümmungsradien) vermieden, die nach dem Laplace-Gesetz hohe Retraktionskräfte (Entfaltungsdrücke) erzeugen würden (aus 1).

Bedeutung (Abb. 10.**18**, S. 229). Vermindert sich dieser Zug (Vergrößerung von CL im Alter oder bei Emphysem), so kann es zu Verengung oder Kollaps kleiner Bronchien kommen mit dem Erfolg, daß der Atemwegswiderstand zunimmt (S. 227). Die Retraktionskraft darf also weder zu hoch sein (steife Lunge; Entfaltungsschwierigkeiten, z. B. bei Surfactantmangel), noch darf sie zu niedrig sein (schlaffe Lunge; Bronchiolenkollaps, z. B. bei Emphysem).

Atemmuskeln

›› Die Atemmuskeln bilden den Motor der Ventilation. Bei Ruheatmung ist das Zwerchfell der wichtigste Inspirationsmuskel, und Exspirationsmuskeln werden nicht aktiviert. Bei vermehrter Atmung werden weitere inspiratorische und auch exspiratorische Atemmuskeln aktiv. ‹‹

Inspiration

Bei normaler Ruheatmung wird die Atemruhelage am Ende der Exspiration erreicht (FRC, S. 220). Während der Inspiration lenken die **Inspirationsmuskeln** den Atemapparat aus seiner Gleichgewichtslage aus; die Exspiration erfolgt dagegen passiv durch die elastischen Rückstellkräfte, so wie eine gedehnte Feder von selbst zur Ruhelage zurückkehrt.

Die wichtigsten Atemmuskeln bei Ruheatmung sind das Zwerchfell, die Mm. scaleni und die Mm. intercartilaginei. Ein erhöhter Tonus in den Mm. intercostales externi dient lediglich der Stabilisierung der Thoraxwand; als Inspiratoren treten sie erst bei starker Inspirationsanstrengung in Aktion, etwa bei körperlicher Arbeit, willkürlicher Mehratmung, oder bei pathologisch erschwerter Atmung; dann werden auch weitere akzessorische Inspiratoren aktiv.

Das **Zwerchfell** ist eine nach kranial gewölbte Muskelplatte, die an den unteren Rippen ansetzt. Bei Aktivierung flacht sie sich ab, wobei die Abdominaleingeweide nach kaudal gedrückt werden und dabei die Bauchwand nach außen wölben; dadurch wird der Thorakalraum nach kaudal vergrößert. Gleichzeitig hebt das Zwerchfell die Rippen und erweitert auch so den Thorax (Abb. 10.**15 A**).

Die **Mm. intercostales externi** (Abb. 10.**15 B**) verlaufen schräg von dorsokranial nach ventrokaudal. Ihre Kontraktion wirkt zwar mit gleicher Kraft auf die benachbarten Rippen, doch ist das Drehmoment auf die kaudale Rippe (längerer Hebelarm) größer als auf die kraniale. Daher werden die Rippen gehoben, und der laterale sowie der sagittale Durchmesser des Thorax werden erweitert (Abb. 10.**15 C**). Gleiche Wirkung haben die **Mm. intercartilaginei.**

Exspiration

Sie erfolgt normalerweise passiv. Zu Beginn der Exspiration sind sogar die Inspiratoren noch aktiv und bewirken so eine sanfte Rückführung zum Gleichgewicht (so wie man ein Gewicht vorsichtig zu Boden setzt, anstatt es fallenzulassen). Bei vermehrter Atmung wird jedoch auch die Exspiration aktiv unterstützt, in erster Linie von den **Bauchwandmuskeln** (Mm. obliqui abdominis externi und interni, Mm. transversus und rectus abdominis), die

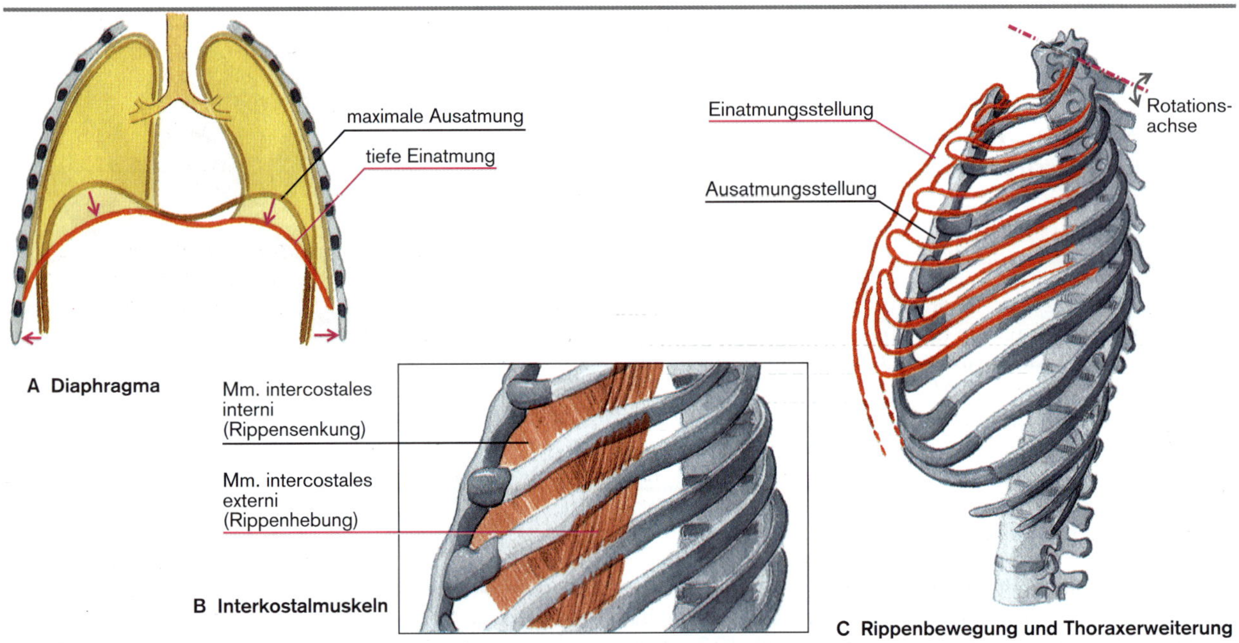

Abb. 10.**15** **Wirkung der Atemmuskeln. A** Bei Abwärtsbewegung des Zwerchfells (Diaphragma) wird der Thorax erweitert; gleichzeitig bewirkt diese Abwärtsbewegung ein Heben der unteren Rippenränder, was den Thoraxraum zusätzlich erweitert. **B** Die Innervation der Mm. intercostales externi hebt die Rippen und vergrößert aufgrund der schrägen Rotationsachse der Rippen an den Wirbeln sowohl den sagittalen als auch den transversalen Durchmesser des Thorax (**C**), d. h. diese Muskeln dienen der Inspiration. Die Mm. intercostales interni haben den gegenteiligen Effekt, sie wirken exspiratorisch.

die Baucheingeweide nach oben und damit das Zwerchfell wieder in den Thorax drängen. Hinzu kommen die **Mm. intercostales interni,** die antagonistisch zu den Mm. intercostales externi wirken (Abb. 10.**15 B**). Zwerchfell und Bauchmuskeln wirken zusammen, wenn ein hoher Abdominaldruck erzeugt werden soll, etwa bei der Defäkation. Auch beim Pressen während des Geburtsaktes wird ein hoher Abdominaldruck durch gleichzeitige Aktivierung sowohl inspiratorischer als auch exspiratorischer Muskeln erreicht.

Maximale statische Kraft der Atemmuskeln

Als **Valsalva-Versuch** wird die maximale exspiratorische Anstrengung gegen die verschlossenen Atemwege bezeichnet. Die Höhe des dabei entstehenden alveolären Drucks ist ein Maß für die Kraftentfaltung der exspiratorischen Muskeln. Aus der Atemruhelage heraus kann ein Druck von etwa 15 kPa (112 mmHg) entwickelt werden, bei höherem Lungenvolumen mehr, bei geringerem Lungenvolumen weniger (höhere Kraftentfaltung bei Vordehnung der Muskeln). Das Aufblasen eines Luftballons gelingt leichter nach vorheriger tiefer Inspiration. Bei dem umgekehrten Manöver einer maximalen inspiratorischen Anstrengung gegen verschlossene Atemwege **(Müller-Versuch)** kann P_A auf Werte um – 10 kPa gesenkt werden. Stärker negative (subatmosphärische) Drücke werden von einem kleineren, weniger starke von einem höheren Lungenvolumen aus erreicht. Diese Zahlen zeigen, daß mit einem zur Wasseroberfläche offenen Schnorchel ($P_A = 0$) schon bei ca. 100 cm Wassertiefe (Umgebungsdruck 10 kPa) der Atemapparat mit den Inspiratoren nicht mehr wirkungsvoll erweitert werden kann und das Atmen somit unmöglich wird (S. 264). Beim Valsalva- und Müller-Versuch kommt es außerdem zu Rückwirkungen auf den Kreislauf (S. 179f.). So wird durch den hohen Intrathorakaldruck beim Valsalva-Manöver der venöse Rückstrom zum Herzen behindert, so daß das Herzzeitvolumen absinkt, was zum Bewußtseinsverlust führen kann.

Atemwegswiderstand

›› Luftströmung im Atemtrakt erfordert eine treibende Druckdifferenz: Beim Einatmen ist P_A niedriger, beim Ausatmen höher als der Druck am Mund. Das Verhältnis von dieser Druckdifferenz zur Atemstromstärke ist der Atemwegswiderstand, der zum größten Teil in den oberen Atemwegen lokalisiert ist. Er sinkt mit zunehmendem Lungenvolumen und steht unter der Kontrolle des vegetativen Nervensystems: Der Sympathikus senkt, der Parasympathikus erhöht ihn. ‹‹

Wie in jedem Rohrsystem, so kann eine Luftströmung im Atemtrakt nur dann erfolgen, wenn eine **treibende Druckdifferenz,** kurz ein **Strömungsdruck,** besteht. Bei Einatmung muß der Druck am Mund (P_{ao}) höher sein als der Alveolardruck (P_A), bei Ausatmung muß der P_A höher sein als der P_{ao}. Dies gilt für jede Strömungsform, sei sie nun laminar oder turbulent, und für jede Verzweigungsform der Atemwege.

Atemwegswiderstand

In Anlehnung an die Definition des Strömungswiderstands bezeichnet man als Atemwegswiderstand oder **Resistance** (R_L) das Verhältnis der treibenden Druckdifferenz zur Atemstromstärke ($\dot{V}$):

$$R_L = (P_A - P_{ao})/\dot{V} \qquad (10.23)$$

Je höher $\dot{V}$, je stärker wir also atmen, desto höher muß die treibende Druckdifferenz sein (bei konstantem R_L). Je höher andererseits der Atemwegswiderstand, desto höher muß die treibende Druckdifferenz zur Erzeugung einer gegebenen Atemstromstärke sein.

Die Gl. 10.23 ist analog dem Ohmschen Gesetz der Elektrizitätslehre: Der treibenden Druckdifferenz entspricht dort eine Potentialdifferenz (elektrische Spannung), der Gasstromstärke eine elektrische Stromstärke.

Zur Bestimmung von R_L können $\dot{V}$ und Munddruck (P_{ao}) leicht gemessen werden. Der Alveolardruck (P_A) ist hingegen direkt nicht meßbar; er kann jedoch aus dem Pleuradruck P_{pl} abgeleitet werden.

Alveolar- und Pleuradruck sind über die Elastizität der Lunge miteinander verbunden

In Abb. 10.**16** bedienen wir uns wieder des Aufbaus in Abb. 10.**12** (S. 223), jedoch messen wir diesmal mit Hilfe eines Strömungsmessers (Pneumotachograph) zusätzlich die Atemstromstärke ($\dot{V}$), während der Proband atmet. In Abb. 10.**16** sind die gemessenen Zeitverläufe für Atemvolumen (V), Atemstromstärke ($\dot{V}$) und Pleuradruck (P_{pl}) während eines Atemzuges aufgetragen. Bei ganz langsamer Atmung mit kaum meßbarer Atemstromstärke ergeben sich die blauen Kurven: Das Volumen steigt bei der Einatmung von A über B nach C an und fällt dann bei der Ausatmung wieder ab. Der Pleuradruck ist schon bei Atemruhelage negativ und wird während der Einatmung noch negativer (Abb. 10.**13**); der Alveolardruck bleibt praktisch null, da ja die kaum meßbare Atemstromstärke auch zu keinem meßbaren Druckabfall entlang der Atemwege führt.

Atmet der Proband nun dasselbe Volumen mit höherer Atemstromstärke, so benötigt er eine von null wesentlich verschiedene treibende Druckdifferenz; der Alveolardruck (P_A) muß jetzt also bei Einatmung negativ, bei Ausatmung positiv sein. Dabei ist aber bei jedem Lungenvolumen die Differenz $P_A - P_{pl}$ (nahezu) die gleiche wie ohne Strömung, da sie ja von der Elastizität der Lunge bestimmt wird, die wiederum von der Aktivität der Atemmuskeln unabhängig ist (s. o.). Daher muß der Pleuradruck während der Inspiration mit ins Gewicht fallender Atemstromstärke noch negativer werden (Abb. 10.**16**, orange Kurve AB'C) als bei sehr geringer Atemstromstärke (blaue Kurve ABC). Die Differenz des Pleuradruckes zwischen blauer und oranger Kurve ist gerade die gesuchte treibende Druckdifferenz, also der Alveolardruck P_A. Dividiert man diese Differenz durch den zugehörigen Wert von $\dot{V}$, so erhält man den gesuchten Atemwegswiderstand (R_L).

Der Alveolardruck läßt sich auch mit Hilfe eines Ganzkörperplethysmographen messen, und aus der hierbei registrierten **Druck-Stromstärke-Beziehung** kann der

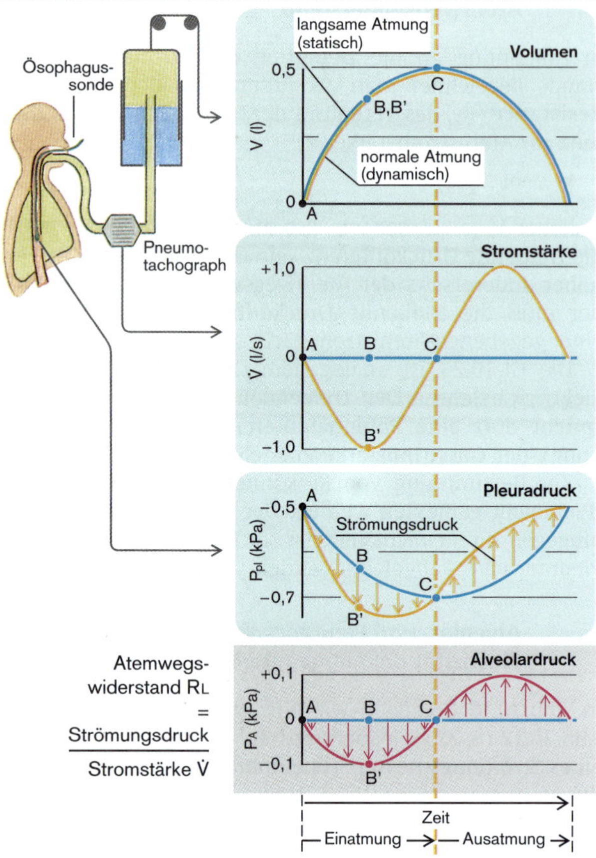

Abb. 10.**16** **Atemstromstärke, Alveolardruck und Pleuradruck.** Bei sehr langsamer Atmung, bei der die Atemstromstärke ($\dot{V}$) nahe null bleibt, sind Atemstromstärke und Alveolardruck (P_A) praktisch null (blaue Kurven, ABC). Hierbei sind das Lungenvolumen (V) und der (negative) Pleuradruck (P_{pl}) über die Ruhedehnungskurve der Lunge miteinander verbunden („Lunge" in Abb. 10.13). Bei normaler Atmung (orange Kurven AB'C) ist eine Stromstärke meßbar, und der Alveolardruck (der selbst nicht gemessen wird) ist inspiratorisch negativ, exspiratorisch positiv (rote Kurve). Der Pleuradruck wird inspiratorisch stärker negativ (AB'C) und exspiratorisch weniger stark negativ als bei langsamer Atmung. Die Differenz der beiden Pleuradruckkurven ist zu jedem Zeitpunkt gleich dem Alveolardruck, kann also aus diesen Pleuradruckkurven abgelesen werden.

Atemwegswiderstand abgeschätzt werden. Dieses Verfahren wird insbesondere in der Klinik routinemäßig eingesetzt (4).

Bei normaler Atmung beträgt der Maximalwert des **Strömungsdrucks** entlang den Atemwegen nur etwa 0,1 kPa, doch kann dieser Wert bei vermehrter Atmung stark zunehmen. Es müssen dann entsprechend stärker negative Pleuradrücke bei Inspiration erzeugt werden, und bei Exspiration kann der Pleuradruck sogar positiv werden mit der Gefahr der Kompression von Atemwegen (S. 230). Dies ist bei Patienten mit erhöhtem Atemwegswiderstand (obstruktives Lungenleiden) schon bei normaler Atmung von Bedeutung.

Der Atemwegswiderstand ist in den oberen Atemwegen lokalisiert

Da die Atemwege zur Peripherie hin immer enger werden, könnte man vermuten, daß dort auch der hauptsächliche Sitz des Atemwegswiderstands sei. Die zur Peripherie hin stark anwachsende Anzahl von Bronchien jeder Generation führt jedoch zu einem immer größer werdenden Gesamtquerschnitt, so daß der Atemwegswiderstand im wesentlichen in den oberen Atemwegen lokalisiert ist: in Mund, Nase und Rachen sowie in der Trachea, den Stamm-, Lappen- und Segmentbronchien bis hin etwa zur sechsten Verzweigungsgeneration (Abb. 10.**17**). In den peripheren Atemwegen mit Durchmessern unter 2 mm findet man weniger als 20% des Widerstands; dafür ist hier der wesentliche Teil der Compliance (C_L) lokalisiert. Dies ist klinisch deshalb bedeutsam, weil Lungenkrankheiten oft in der Peripherie beginnen. Die Messung des Atemwegswiderstands ist dann kein gutes diagnostisches Mittel zur Erkennung von Frühstadien, und es müssen spezielle diagnostische Maßnahmen ergriffen werden (29).

Lungenvolumen und Bronchialmuskulatur beeinflussen den Atemwegswiderstand

Die elastische Retraktion zieht auch an den im Lungengewebe gelegenen Bronchien (und Gefäßen) und bestimmt so ganz wesentlich ihre Weite (Abb. 10.**18**). Da im wesentlichen die größeren und mittelgroßen Bronchien den Atemwegswiderstand (R_L) bestimmen (Abb. 10.**17**), nimmt R_L mit zunehmendem Lungenvolumen stark ab (Abb. 10.**19**). In Atemruhelage beträgt R_L etwa 0,13 kPa $\cdot\, l^{-1} \cdot$ s (Tab. 10.**1**). Bei sehr kleinem Lungenvolumen kommt es andererseits zum Kollaps kleiner Bronchien (s. u.), was für den starken Anstieg von R_L mitverantwortlich ist. Patienten mit erhöhtem R_L atmen oft bei vergrößertem Lungenvolumen, da dies hilft, R_L zu senken.

Die Abhängigkeit vom Volumen verursacht passive atemzyklische Schwankungen von R_L; daneben gibt es eine **aktive Kontrolle des Atemwegswiderstands,** die eine Anpassung an unterschiedlichen Bedarf gewährleistet. Die glatte Bronchialmuskulatur steht nämlich unter dem Einfluß des vegetativen Nervensystems. Der Parasympathikus (Acetylcholin) kontrahiert, der Sympathikus (Noradrenalin) und zirkulierendes Adrenalin relaxieren (über β_2-Rezeptoren). So werden im Sinne einer ergotropen Umstellung die Bronchien bei Arbeit weiter gestellt. Auch eine Abnahme des CO_2-Partialdrucks in den Atemwegen führt zu Bronchokonstriktion, was zusammen mit der hypoxischen Vasokonstriktion der Lungengefäße eine Verminderung von Verteilungsstörungen zur Folge hat (S. 250).

Die forcierte Exspiration

›› Die mit maximaler Anstrengung ausgeführte oder forcierte Exspiration erlaubt wichtige diagnostische Rückschlüsse auf den Funktionszustand des Atemapparats. Am Ende der Exspiration wird die Atemstromstärke durch Kompression der kleinen Atemwege begrenzt. ‹‹

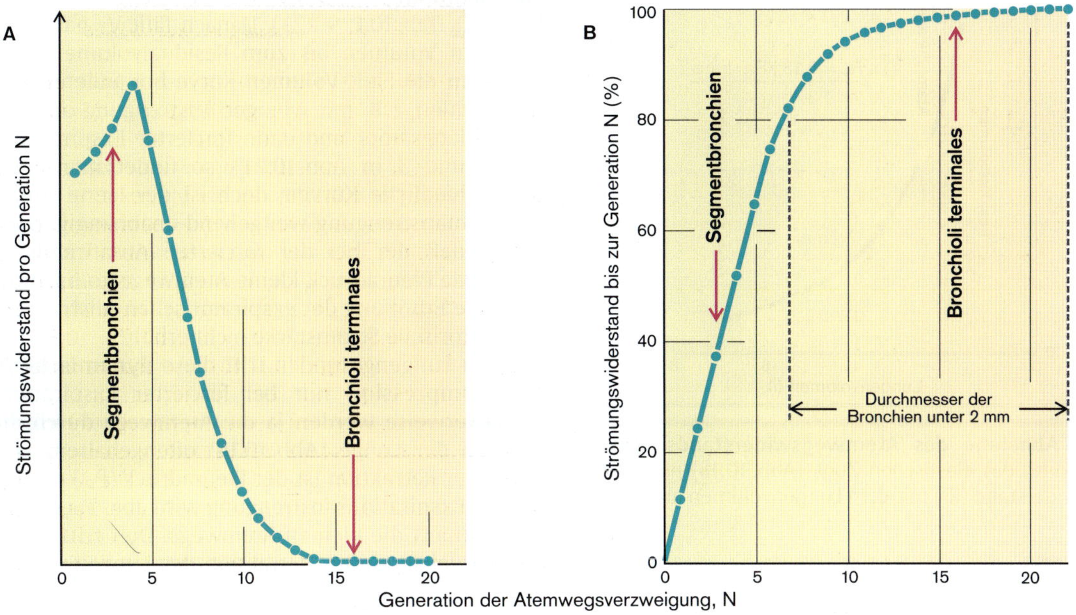

Abb. 10.**17** **Strömungswiderstand im Atemtrakt. A** Der Strömungswiderstand aller (parallel angeordneten) Bronchien einer gegebenen Verzweigungsgeneration N nimmt zur Peripherie hin ab. Etwa 80% des gesamten Strömungswiderstands liegen also in Atemwegen mit einem Durchmesser über 2 mm (**B**). (Zur Verzweigungsgeneration s. Abb. 10.3, S. 215; nach 27.)

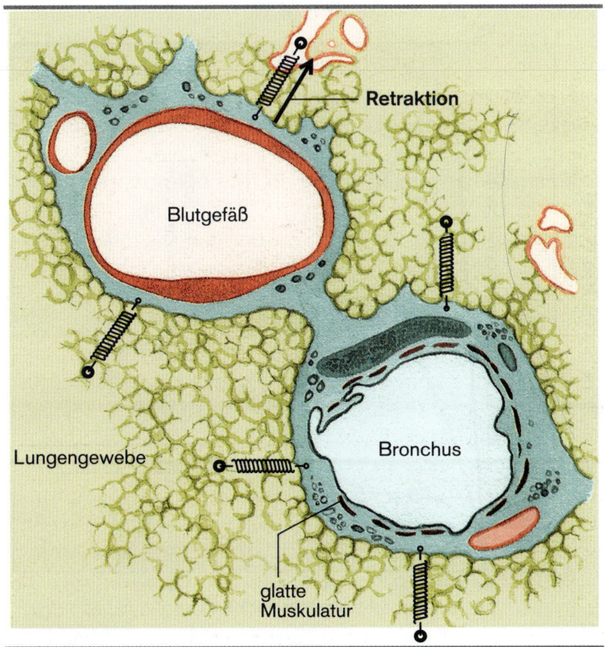

Abb. 10.**18** **Retraktion des Lungengewebes.** Das elastische Alveolargewebe übt einen Zug auf die intrapulmonalen Bronchien und Gefäße aus, der durch die Federn symbolisiert ist. Dieser Zug nimmt mit dem Lungenvolumen zu (Retraktionskraft verstärkt).

Das forcierte Exspirogramm

Das Verfahren ist einfach und schnell durchführbar. Der Proband ist mit einem Spirometer verbunden, in das er von maximaler Inspirationsstellung aus mit maximalem Kraftaufwand so tief wie möglich exspiriert (Abb. 10.**20**). Aus der gegen die Zeit registrierten Volumenkurve können unmittelbar zwei diagnostisch wichtige Größen abgelesen werden: die **forcierte Vitalkapazität FVC** sowie das forcierte exspiratorische Volumen in einer Sekunde oder die **Einsekundenkapazität FEV_1**, d.h. das in einer Sekunde maximal exspirierbare Volumen.

Die Werte von FVC und VC (Vitalkapazität bei langsamer Exspiration) sind normalerweise weitgehend gleich (Tab. 10.**1**, S. 221). Daß FVC oft etwas kleiner ist als VC, liegt am Verschluß der Atemwege bei forcierter Exspiration (dynamische Atemwegskompression, s.u.). Der Wert von FEV_1 ist genau wie VC (und FVC) von Alter, Körpergröße, Geschlecht und Trainingszustand abhängig (S. 220). Die Verhältnisse FEV_1/TLC und FEV_1/FVC sind aber weitgehend unabhängig von diesen Faktoren (Tab. 10.**1**, S. 221). Als **Richtwert** kann man sich merken, daß der Lungengesunde in einer Sekunde etwa 80% seiner Vitalkapazität ausatmen kann (die ihrerseits 80% der totalen Lungenkapazität beträgt).

Fluß-Volumen-Kurve

Die im forcierten Exspirogramm gemessenen Werte der exspiratorischen Atemstromstärke ($\dot{V}_E$) und des Volumens (V) können auch direkt gegeneinander aufgetragen werden; man erhält die Fluß-Volumen-Kurve (Abb. 10.**21**, grüne Kurve 1). Schon kurz unterhalb von TLC erreicht $\dot{V}_E$

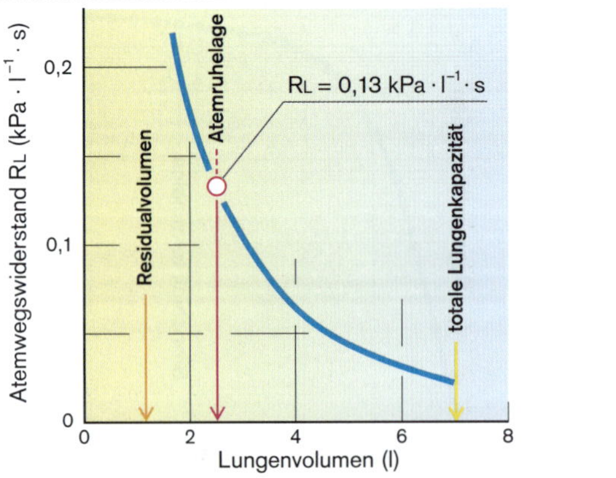

Abb. 10.**19** **Abnahme des Atemwegswiderstands.** Wegen der Verstärkung des elastischen Zugs (Abb. 10.18) nimmt der Atemwegswiderstand (RL) mit dem Lungenvolumen ab.

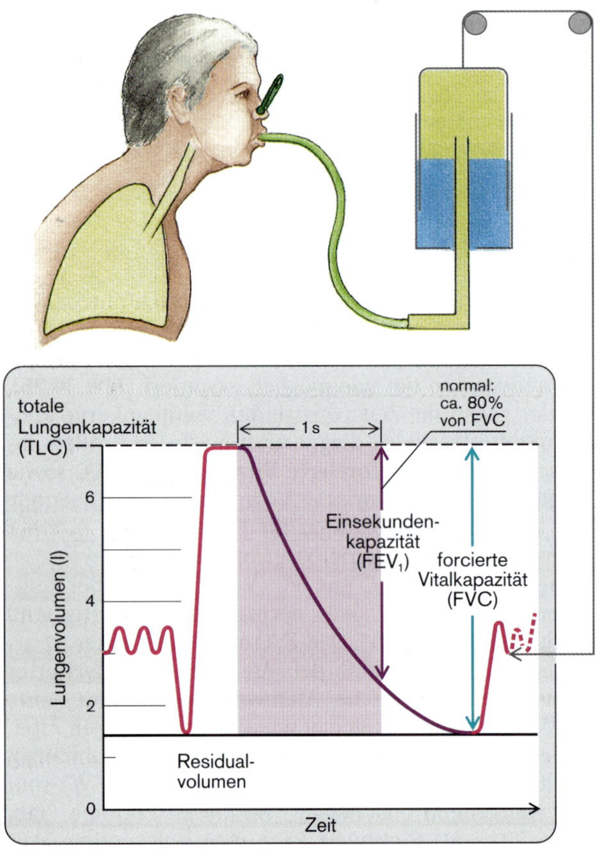

Abb. 10.**20** **Forcierte Exspiration.** Nach ruhiger Atmung atmet der Proband so tief wie möglich aus (bis RV), dann so tief wie möglich ein (bis TLC); sodann atmet er so rasch wie möglich und so tief wie möglich aus, und dieses forcierte Exspirogramm wird mit schnellem Vorschub registriert (violetter Kurvenabschnitt). Danach folgt wieder ruhige Atmung. Aus diesem mit maximaler Anstrengung ausgeführten Exspirogramm von totaler Lungenkapazität (TLC) bis zum Residualvolumen (RV) können die Einsekundenkapazität (FEV_1) und die forcierte Vitalkapazität (FVC) abgelesen werden. Die Steilheit ergibt die exspiratorische Atemstromstärke (Abb. 10.21).

ein Maximum (maximale exspiratorische Atemstromstärke, $\dot{V}_{E_{max}}$, Tab. 10.**1**, S. 221). Danach fällt $\dot{V}_E$ nahezu linear mit dem Volumen bis zum Residualvolumen ab. Mißt man nun die Fluß-Volumen-Kurve bei anderen Exspirationsformen, z. B. mit weniger Anstrengung oder bei zunächst langsamer und dann forcierter Exspiration (Kurven 2 und 3 in Abb. 10.**21**), so findet man durchaus unterschiedliche Kurven, doch ist der letzte Anteil von der Atemanstrengung weitgehend unabhängig. Dies liegt daran, daß der bei der forcierten Ausatmung positiv werdende Pleuradruck kleine Atemwege komprimiert, so daß eine Erhöhung der exspiratorischen Anstrengung die exspiratorische Stromstärke nicht erhöht.

Beim Lungengesunden tritt diese **dynamische Atemwegskompression** nur bei forcierter Exspiration auf. Normalerweise werden ja die Atemwege durch die Retraktion der Lunge (Abb. 10.**18**) offengehalten; als Ausdruck der Retraktion ist der Pleuradruck (P_{pl}) negativ. Bei starker Exspirationsanstrengung wird aber P_{pl} positiv und komprimiert die kleinen Atemwege. Dies tritt besonders auf bei verminderter Retraktion des Lungengewebes (C_L erhöht) und bei erhöhtem Atemwegswiderstand, bei dem die treibende Druckdifferenz zunimmt. Dynamische Atemwegskompression gibt es aber nur bei Exspiration, nicht bei Inspiration, bei der ja P_{pl} stärker negativ wird und die Atemwege offen hält.

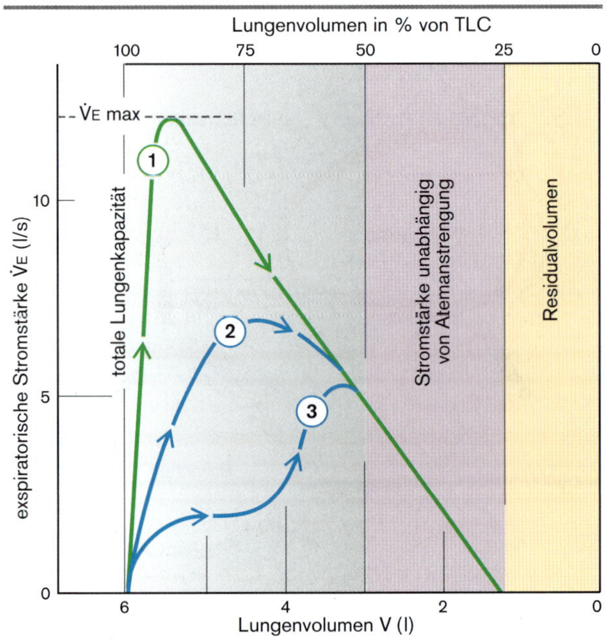

Abb. 10.**21** **Fluß-Volumen-Kurven der Lunge.** Bei forcierter Exspiration von 100% des TLC bis RV (grüne Kurve 1) wird eine maximale exspiratorische Atemstromstärke ($\dot{V}_{E_{max}}$) erreicht. Der rechte Teil der Kurve ist unabhängig von der Atemanstrengung, ist also auch bei anderen Exspirationsformen (blaue Kurven 2 und 3) gleich wie bei maximaler Exspirationsanstrengung.

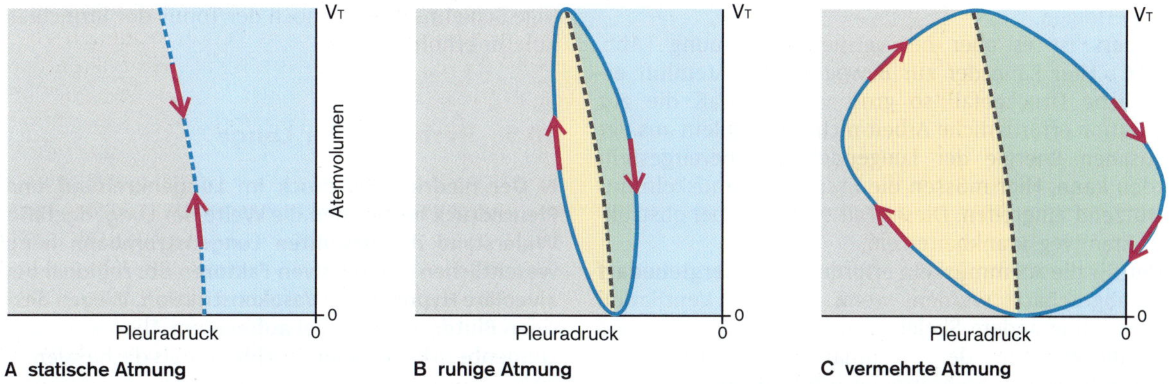

Abb. 10.**22** **Atemarbeit.** Dargestellt ist das Atemvolumen gegen den Pleuradruck bei Einatmung eines Zugvolumens (V_T) bei verschiedenen Atemformen. In **A** erfolgen Inspiration und Exspiration so langsam, daß keine Luftströmung in den Atemwegen meßbar ist. Die Pleuradruckkurve entspricht derjenigen der Abb. 10.13, S. 225. Die für die Dehnung der Lunge bei der Inspiration erforderliche Arbeit wird durch die blaue Fläche dargestellt. Diese Arbeit ist in der elastischen Lungendehnung gespeichert und kann für die Exspiration wiederverwendet werden. Bei ruhiger Inspiration (**B**) wird zusätzlich zu dieser elastischen auch visköse Arbeit geleistet (orange Fläche), die als Reibungswärme verloren geht und nicht für die Exspiration verfügbar ist. Die visköse Arbeit während der Exspiration (grüne Fläche) kann aber aus der elastischen Dehnungsenergie der Lunge aufgebracht werden (grüne Fläche bleibt innerhalb der blauen Fläche): Auch hier ist die Exspiration passiv. Bei vermehrter Atmung (**C**) wird hingegen die visköse Exspirationsarbeit so groß (grüne Fläche reicht über blaue Fläche hinaus), daß zusätzlich exspiratorische Muskeln aktiviert werden müssen.

Beim **Husten** wird die Atemwegskompression sinnvoll ausgenutzt; denn die hierbei eingeengten Bronchien bilden eine Düse, durch die eine hohe „Windgeschwindigkeit" erzeugt wird, die einen Fremdkörper mechanisch mitreißen kann.

Als **Atemgrenzwert** bezeichnet man die maximal mögliche willkürliche Ventilation. Dabei atmet der Proband mit einer Atemfrequenz von z.B. 30 min^{-1} so tief er kann. Da dabei der arterielle P_{CO_2} sinkt (Hyperventilation, S. 239), was schädliche Folgen hat, wird das Manöver auf etwa 10 s begrenzt, die Ventilation aber auf 1 min umgerechnet. Für den lungengesunden Jugendlichen ergibt sich ein Wert von etwa 110 l · min^{-1} (Tab. 10.**1**, S. 221). Bei höherer Atemfrequenz (40–60 min^{-1}) können höhere Werte erreicht werden (120–170 l · min^{-1}). Vermindert ist der Atemgrenzwert sowohl bei restriktiven als auch obstruktiven Lungenfunktionsstörungen (S. 231).

Atemarbeit und ihre Kosten

Die Atemmuskeln leisten physikalische Arbeit gegen eine ganze Reihe von Kräften, von denen die wichtigsten sind
- die elastischen Kräfte zur Dehnung von Lunge und Thorax sowie
- die viskösen Kräfte zur Bewegung der Atemluft durch den Bronchialbaum.

Diese **Atemarbeit** kann, ähnlich wie beim Herzen (S. 121 f.), als **Druck-Volumen-Arbeit** aus den Änderungen des Lungenvolumens und den zugehörigen transmuralen Drücken abgeschätzt werden. Betrachten wir zunächst den Fall sehr langsamer (= statischer) Atmung, bei der also kein nennenswerter Druckabfall in den Atemwegen auftritt und die viskösen Kräfte zur Bewegung der Atemluft daher vernachlässigt werden können. Die Dehnungskurve der Lunge, also die Beziehung zwischen Lungenvolumen und Pleuradruck, ist für diesen Fall diejenige, die in Abb. 10.**13** (S. 225) dargestellt ist. Abb. 10.**22 A** zeigt diese Pleuradruckkurve vom Beginn der Inspiration (Atemvolumen = 0) bis zur Einatmung eines Zugvolumens V_T. Die Arbeit, die zur Dehnung der Lunge bei der *Inspiration* erforderlich ist, ist die blaue Fläche in Abb. 10.**22 A**. Diese Arbeit leisten die inspiratorischen Atemmuskeln. Bei der *Exspiration* verläuft der Pleuradruck auf der gleichen Kurve zurück. Hierbei müssen die Exspiratoren nicht aktiviert werden; die elastisch gespeicherte Energie reicht zur Ausatmung ebenso aus, wie eine gedehnte Feder ohne äußere Energiezufuhr in die Ruhelage zurückkehrt.

Die so bestimmte Druck-Volumen-Kurve ergibt nur die Dehnungsarbeit für die Lunge. Bei normaler Inspiration kommt ein Teil dieser Arbeit aus der Entdehnung des Thorax (Abb. 10.**12**), jedoch soll dies hier der Einfachheit halber unberücksichtigt bleiben.

Bei ruhiger Atmung (Abb. 10.**22 B**) kommt es durch die Strömung der Luft zum Druckabfall entlang den Atemwegen. Wie bereits mit der orangen Kurve in Abb. 10.**16** (S. 228) gezeigt, ist hierbei der Pleuradruck inspiratorisch stärker negativ (inspiratorische Kurve in Abb. 10.**22 B**). Die inspiratorische Arbeit ist also größer, und dieser Zuwachs entspricht der **viskösen Arbeit** (= Reibungsarbeit), die zur Bewegung der Luft aufgebracht werden muß. Exspiratorisch ist der Pleuradruck weniger stark negativ (orange Kurve im Vergleich zur blauen in Abb. 10.**16**), wie Abb. 10.**22 B** zeigt. Auch exspiratorisch wird also visköse Arbeit geleistet, doch kann auch sie aus der mit der Lungendehnung elastisch gespeicherten Arbeit bereitgestellt werden. Daher müssen auch bei ruhiger Atmung die Exspiratoren keine zusätzliche Arbeit leisten: Die Exspiration kann auch bei ruhiger Atmung passiv erfolgen.

Anders ist es aber bei vermehrter Atmung (Abb. 10.**22 C**). Hier kann der zur Bewegung der Atemluft erforderliche Druckabfall so groß werden, daß die zur Exspiration erforderliche Arbeit nicht mehr allein aus der elastischen Energie der Lungendehnung bereitgestellt werden kann. Hier müssen die Exspirationsmuskeln unterstützend eingreifen. Dieser Fall tritt auch bei obstruktiven Atemwegskrankheiten ein.

Der für die Atemmuskeln erforderliche **Energiebedarf** kann abgeschätzt werden, wenn man die Ventilation steigert, ohne andere Skelettmuskeln zu aktivieren, und dabei die Zunahme der O_2-Aufnahme mißt. Dies kann durch willkürliche Mehratmung erfolgen oder dadurch, daß man die Atmung mit CO_2 (S. 256) oder einem apparativen Totraum (Rohr, durch das man ein- und ausatmet) antreibt.

Unter normalen Bedingungen stellt die Atemarbeit und ihr O_2-Bedarf einen nur geringen Anteil am Energieumsatz des ruhenden und des arbeitenden Menschen dar. So beträgt bei ruhiger Atmung durch die Nase die **mechanische Leistung** der Atemmuskulatur, $\dot{W}m(resp)$, nur etwa 0,7 W. Entsprechend ist auch der für die Atemarbeit benötigte O_2-Bedarf $\dot{V}_{O_2}(resp)$ bei Ruheatmung gering; er wurde auf 2–4 ml · min^{-1} geschätzt, was einem Energiebedarf $\dot{W}e(resp)$ von 0,7–1,4 W entspricht (13). Damit stellt der O_2-Bedarf der Atmung unter Ruhebedingungen einen Anteil von etwa 1% des gesamten O_2-Bedarfs (Tab. 10.**3**, S. 239) dar. Sowohl die geleistete Atemarbeit wie der hierfür benötigte O_2-Bedarf steigen jedoch mit der Ventilation mehr als proportional an (6). Aber auch unter hypoxischen Bedingungen, z. B. in großer Höhe, scheinen die Atemmuskeln nicht zum begrenzenden Faktor zu werden. Allerdings kann unter pathologischen Bedingungen die Atemarbeit so groß werden, daß sie das Atemzeitvolumen begrenzt, so daß es zur CO_2-Retention kommt. Zu nennen sind z. B. Entfaltungsstörungen der Lunge (Lungenfibrose, Pleuraverwachsungen, Emphysem) und Verwachsungen im Bereich des Thorax.

Restriktive und obstruktive Lungenfunktionsstörungen

Nach den atemmechanischen Veränderungen kann man pathophysiologisch zwei große Gruppen atemmechanischer Funktionsstörungen unterscheiden, wobei jedoch klinisch häufig Mischformen beobachtet werden.

Restriktive Lungenfunktionsstörung. Hierbei ist die Expansionsfähigkeit des Atemapparats, d. h. die *Vitalkapazität*, eingeschränkt. Dies kann am Lungenparenchym (z. B. Verlust von Lungengewebe, Lungenfibrose), an der Pleura (z. B. Verwachsungen) oder an der Beweglichkeit des Thorax (z. B. Skoliose) liegen. Die Compliance des Atemapparats ist dabei erniedrigt.

Obstruktive Lungenfunktionsstörung. Hierbei ist der *Atemwegswiderstand* erhöht. Dies kann durch Fremdkörper oder Sekret in den Atemwegen erzeugt sein (z. B. chronische Bronchitis), durch verminderten Zug des umgebenden Gewebes (z. B. Emphysem, Abb. 10.**18**, S. 229) oder durch einengenden Druck von außen (z. B. Ödem, Tumoren). Beim Asthma ist neben der Wandverdickung durch hypertrophierte Schleimdrüsen und eine übermäßige Schleimsekretion noch der Tonus der Bronchialmuskulatur erhöht.

10.5 Perfusion der Lunge

» Der niedrige Blutdruck im Lungenkreislauf und der Pleuradruck bestimmen die Weite der Lungengefäße. Der Widerstand der gesamten Lungenstrombahn hängt im wesentlichen von passiven Faktoren ab; regional bewirkt alveoläre Hypoxie eine Vasokonstriktion. Wegen des niedrigen Blutdrucks sind bei aufrechtem Thorax die apikalen Lungenbezirke weniger durchblutet als die basalen. «

Intravasale und perivaskuläre Drücke bestimmen die Gefäßweite

Im Gegensatz zum Systemkreislauf sind die **intravasalen Drücke** in der Lungenstrombahn sehr niedrig (Abb. 10.**23**). Der Druckabfall entlang der Strömung ist nach heutiger Kenntnis viel gleichmäßiger als im Systemkreislauf; es fehlen ausgeprägte Widerstandsgefäße, die den Arteriolen vergleichbar wären. Wegen des niedrigen intravasalen Drucks ist die Strömung stark von hydrostatischen Effekten und von den perivaskulären Drücken abhängig.

Entlang der Strombahn kann man bezüglich des **perivaskulären Druckes** drei Gefäßabschnitte unterscheiden.

- Die großen **extrapulmonalen Gefäße** liegen zusammen mit dem Herzen und den großen Körpervenen im Mediastinum, wo der Pleuradruck (P_{pl}) herrscht. Da er meist negativ ist (Abb. 10.**13**, S. 225), „zieht" er von außen an den Gefäßen und hilft so, sie offenzuhalten. Während einer Inspiration sinkt der Pleuradruck, die Gefäße werden weiter, und die Strömung in ihnen wird begünstigt.
- Die die Bronchien begleitenden **Arterien-** und **Venenäste** sind, ebenso wie die Bronchien selbst, von Lungengewebe mit seinem elastischen Zug umgeben (Abb. 10.**18**). Der perivaskuläre Druck dieser Gefäße ist daher weitgehend dem Pleuradruck gleich, so als verliefen auch sie im Pleuraraum.
- Die alveolären **Kapillaren** schließlich sind vom Alveolardruck umgeben, wenn man den zusätzlichen Zug der Oberflächenkräfte vernachlässigt.

Strömungswiderstand der Lungengefäße

Die Lunge ist das am stärksten durchblutete Organ des Körpers, da sie vom gesamten Herzzeitvolumen durchströmt wird. Die niedrige treibende Druckdifferenz (Druck im rechten Ventrikel minus Druck im linken Vorhof; Tab. 10.**2**, S. 233) zeigt an, daß der **pulmonale vaskuläre Widerstand** (PVR) viel niedriger ist als der totale periphere Widerstand TPR des Systemkreislaufs. In Analogie zur Gl. 10.23 (S. 227) berechnet sich der PVR als Verhältnis von treibender Druckdifferenz zu Durchblutung in Ruhe zu 7,7 kPa · l^{-1} · s. Das ist etwa 16mal niedriger als der TPR (Tab. 10.**2**).

Bei körperlicher Arbeit steigt zwar, je nach Trainingszustand, die Lungendurchblutung (Herzzeitvolumen) auf

Tabelle 10.**2** **Druck und Strömung im Lungen- und Systemkreislauf.** Mittlere Werte (s. auch Abb. 10.23)

Parameter	Lungenkreislauf	Symbol	Wert	Körperkreislauf	Symbol	Wert
Mittlere Drücke (kPa)	A. pulmonalis V. pulmonalis = linker Vorhof	P_{pa} P_{pv}	1,7 0,9	Aorta rechter Vorhof (zentraler Venendruck)	P_{aorta} ZVD	13 0,5
Strömungsdruck (kPa)		$P_{pa} - P_{pv}$	0,8		P_{aorta} – ZVD	12,5
Durchblutung ($l \cdot min^{-1}$)	Herzzeitvolumen	HZV	6,2	Herzzeitvolumen	HZV	6,2
Strömungswiderstand ($kPa \cdot l^{-1} \cdot s$)	pulmonaler vaskulärer Widerstand	PVR	7,7	totaler peripherer Widerstand	TPR	120

das Drei- bis Sechsfache des Ruhewerts an; der Druck in der A. pulmonalis steigt aber viel weniger, höchstens auf das Doppelte. Da also die treibende Druckdifferenz weniger ansteigt als die Durchblutung, muß der PVR abgesunken sein. Welche Faktoren bestimmen den PVR?

Passive Beeinflussung des Strömungswiderstands

Erniedrigung des Strömungswiderstands erfolgt zum einen durch **Erweiterung** von bereits durchströmten Gefäßen und zum anderen durch Eröffnung zuvor nicht durchströmter Gefäße **(Rekrutierung).** Beides sind fast ausschließlich *passive* Änderungen der Gefäßweite; die im Körperkreislauf so wichtige aktive Regulation ist, mit Ausnahme der hypoxischen Vasokonstriktion (s. u.), im Lungenkreislauf von untergeordneter Bedeutung.

Eine Erhöhung des **intravasalen** (Blut-)**Druckes,** sowohl der Pulmonalarterie wie der Pulmonalvene, dehnt die Pulmonalgefäße und führt so zur Senkung des PVR. Mit zunehmendem Lungenvolumen erhöht sich der öffnende Retraktionszug auf die extraalveolären Gefäße (Abb. 10.**18**, S. 229), und ihr Widerstand sinkt ganz ähnlich wie derjenige der kleinen Bronchien (Abb. 10.**19**, S. 230). Gleichzeitig werden die Kapillaren in den Alveolarsepten gequetscht, wodurch sich ihr Widerstand erhöht. Insgesamt ergibt sich so ein **Minimum des pulmonalvaskulären Widerstandes** im Bereich normaler Atmung (Abb. 10.**24**).

Aktive Beeinflussung des Strömungswiderstands

Sympathische und parasympathische Einflüsse auf den Strömungswiderstand sind kaum nachweisbar (Gegensatz zur Innervation der Bronchien, S. 228). Hingegen führt eine Senkung des O_2-Partialdrucks in den Alveolen zur Konstriktion der sie versorgenden Blutgefäße: **hypoxische pulmonale Vasokonstriktion (HPV).** Verantwortlich hierfür sind die kleinen Arterien der Lungenstrombahn, mit Durchmessern zwischen 200 und 400 µm. Nach neueren Befunden wirkt die Hypoxie unmittelbar auf die glatten Muskelzellen in den Wänden dieser Gefäße (26). Der Mechanismus der Hypoxieantwort dieser Zellen hat bemerkenswerte Ähnlichkeit mit demjenigen der Typ-I-Zellen im Glomus caroticum (S. 257). Wie dort hemmt Hypoxie einen K^+-Kanal in der Zellmembran, wodurch es zur Membrandepolarisation kommt. Dadurch wird die Leitfähigkeit eines spannungsgesteuerten Ca^{2+}-Kanals erhöht, so daß Ca^{2+} aus dem Extrazellulärraum einströmt. Die erhöhte intrazelluläre Ca^{2+}-Konzentration führt zur Kontraktion der glatten Muskelzelle. Wahrscheinlich ist der K^+-Kanal selbst hypoxieempfindlich und reagiert auf hypoxiebedingte Veränderungen seines Redoxzustandes.

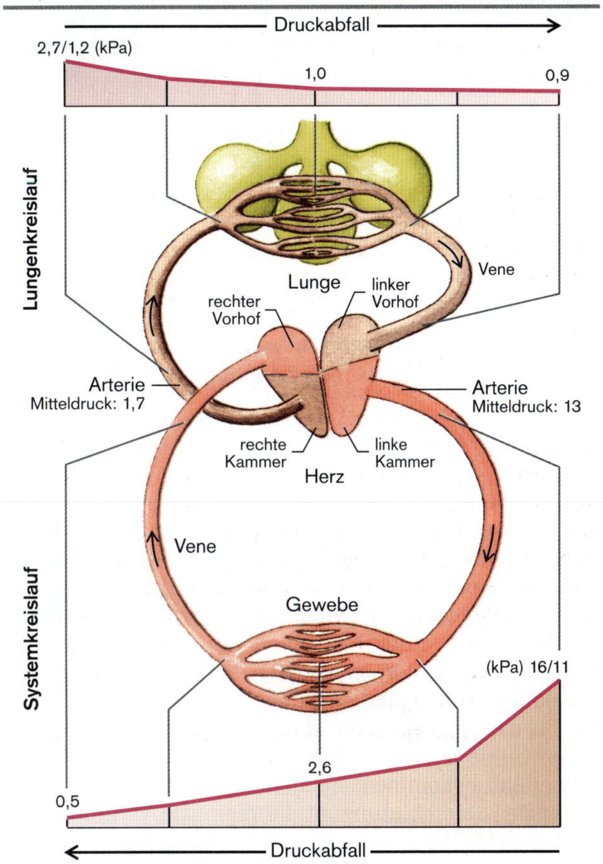

Abb. 10.**23** **Intravasale Drücke in Lungen- und Systemkreislauf** (in kPa). Während der hauptsächliche Druckabfall im Systemkreislauf präkapillär erfolgt (Arteriolen), ist er im Lungenkreislauf gleichmäßiger auf die Strombahnabschnitte verteilt. Für die Aorta und die Pulmonalarterie sind neben den Mitteldrücken auch die systolischen und diastolischen Druckwerte angegeben. Die Werte für das Lungengefäßbett sind geschätzt.

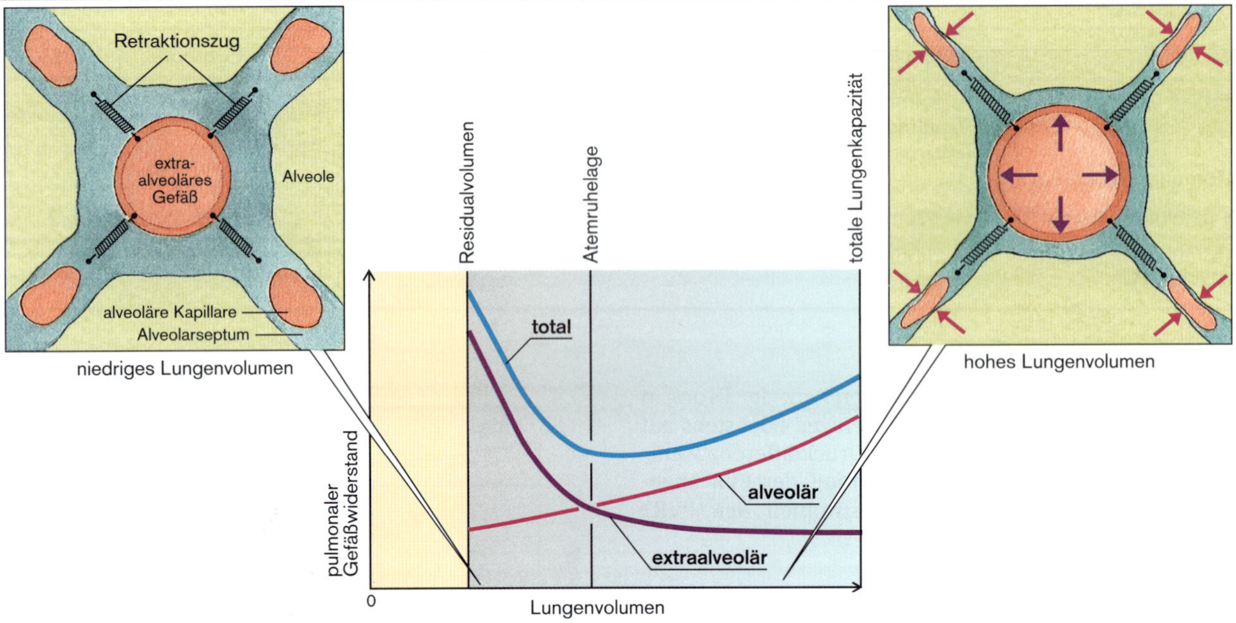

Abb. 10.**24** **Abhängigkeit des pulmonalen Gefäßwiderstands der Lungengefäße vom Lungenvolumen.** Während die extraalveolären Gefäße mit zunehmendem Lungenvolumen gedehnt werden, werden die in der Alveolarwand gelegenen Kapillaren gequetscht. Der sich ergebende totale Widerstand (blaue Kurve) hat demnach im Bereich der Atemruhelage ein Minimum und nimmt zu kleineren wie zu größeren Volumina zu.

Die HPV ist eine Besonderheit der Lungenstrombahn. In den arteriellen Gefäßen des großen Kreislaufs führt Hypoxie im Gegenteil zur Vasodilatation, die von einem ATP-abhängigen K^+-Kanal vermittelt wird (Hypoxie öffnet diesen Kanal und bewirkt so eine Hyperpolarisation). Besondere Bedeutung hat die HPV für den Embryonalkreislauf, da sie dort wesentlich am Zustandekommen des hohen pulmonalen Strömungswiderstandes beteiligt ist. Für das spätere Leben ist die HPV aber auch sinnvoll, da sie verhindert, daß schlecht belüftete Alveolarbezirke zu viel Blut bekommen; sie dient also der Anpassung der regionalen Durchblutung an die regionale Ventilation in der Lunge (S. 250).

Der Strömungswiderstand in der Lunge wird noch durch eine Reihe von Substanzen beeinflußt, z. B. Histamin, Serotonin, Angiotensin II, Prostaglandine und Stickstoffmonoxid. Alle diese Substanzen haben beim Gesunden allenfalls modulierenden Einfluß, sind jedenfalls nicht ursächlich an der HPV beteiligt. Das **Stickstoffmonoxid (NO)** ist allerdings von praktisch-klinischem Interesse, da es als potenter Vasodilatator therapeutisch eingesetzt werden kann; im Endothel gebildet, führt es zur Erhöhung des cGMP auch in den benachbarten glatten Gefäßmuskeln, die somit relaxieren. Auch eingeatmetes NO relaxiert die Lungengefäße, insbesondere wenn sie zuvor kontrahiert waren, z. B. durch Hypoxie (s. o.). NO kommt als sehr geringe Fraktion von unter 10^{-6} schon in der Umgebungsluft vor; bei Werten über etwa 10^{-4} (100 ppm) wirkt es toxisch. NO ist in jüngster Zeit mit sehr gutem Erfolg therapeutisch beim akuten Lungenversagen (ARDS, S. 225) eingesetzt worden, wo es den stark erhöhten PVR zu senken vermochte und den Gasaustausch verbesserte (12).

Regionale Unterschiede der Lungenperfusion

Die Schwerkraft bewirkt, daß der Blutdruck in den oben gelegenen Lungenbezirken geringer ist als unten (Abb. 10.**25**). Bei aufrechtem Thorax gibt es daher Bereiche nahe der Lungenspitze, in denen der kapilläre Blutdruck niedriger ist als der alveoläre Druck (P_A), der normalerweise weitgehend atmosphärisch ist. In dieser sogenannten **Zone I** drückt daher der alveoläre Druck die Kapillaren zusammen, so daß sie nicht durchblutet werden. Demgegenüber sind die Kapillaren an der Basis, wo nicht nur der pulmonalarterielle (P_{pa}), sondern auch der pulmonalvenöse Druck (P_{pv}) höher ist als P_A, stets durchblutet **(Zone III).** In dem Bereich dazwischen, in dem P_A zwar niedriger ist als P_{pa}, aber höher als P_{pv} **(Zone II),** kommt es zum Kollaps der Kapillaren an der Stelle, wo ihr Blutdruck den alveolären Druck unterschreitet.

Es gibt also einen starken vertikalen Durchblutungsgradienten in der aufrechten Lunge (Abb. 10.**25**). Auch in waagerechter Körperlage sind die unten liegenden Abschnitte mehr durchblutet als die oben liegenden, jedoch sind die Unterschiede wegen der geringeren Höhenunterschiede weniger ausgeprägt. Die Erhöhung des Drucks in der A. pulmonalis bei körperlicher Arbeit (S. 232) führt zur Verkleinerung der Zone I und damit zur Abnahme des Durchblutungsgradienten. Diese regionalen Durchblutungsunterschiede beeinflussen die Effizienz des pulmonalen Gasaustauschs (S. 250).

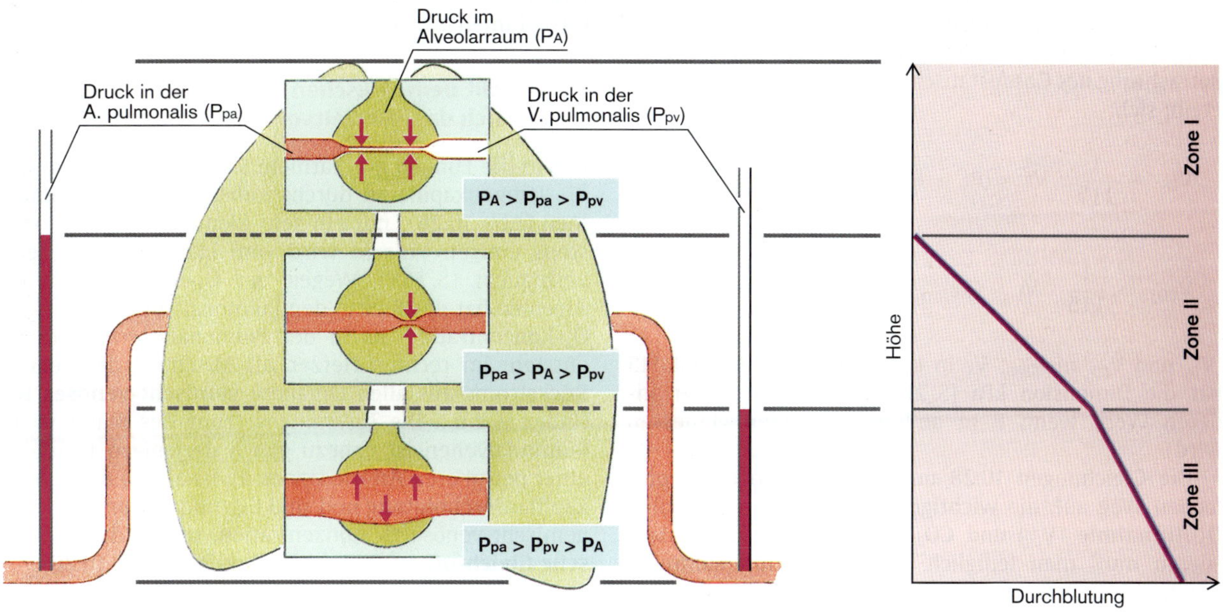

Abb. 10.**25** **Schwerkraftabhängige Durchblutungsverteilung in der aufrechten Lunge.** Der Perfusionsdruck erreicht die Spitze nicht (Zone I). In Zone II kommt es zur Kompression der Kapillare, so daß die Perfusion von der Differenz ($P_{pa} - P_A$) abhängt, von P_{pv} aber unabhängig ist. In Zone III herrschen normale Perfusionsverhältnisse; der relativ hohe Blutdruck dehnt die Kapillaren.

10.6 Ventilation, Perfusion und Gasaustausch

›› Pulmonale O_2-Aufnahme und CO_2-Abgabe können aus der Ventilation und der Zusammensetzung der ausgeatmeten Luft bestimmt werden. Mit der O_2-Aufnahme und der O_2-Konzentration in arteriellem und gemischt-venösem Blut läßt sich das Herzzeitvolumen errechnen. ‹‹

Analyse der ausgeatmeten Luft läßt O_2-Aufnahme und CO_2-Abgabe berechnen

Mit jedem Liter Luft atmen wir etwa 170 ml O_2 (STPD) ein (S. 218). Ein Teil des Sauerstoffs gelangt in den Alveolarraum und von dort ins Blut, so daß die ausgeatmete Luft bei normaler Atmung in Ruhe noch etwa 130 ml O_2 je Liter enthält. Wird die Ventilation bei unveränderter O_2-Aufnahme ins Blut gesteigert, so wird sogar noch mehr O_2 wieder ausgeatmet. Wird umgekehrt der O_2-Bedarf des Organismus gesteigert, ohne daß die Ventilation in gleichem Maß erhöht wird, so wird auch mehr O_2 aus der Atemluft ausgeschöpft.

Die wichtige Beziehung zwischen (exspiratorisch gemessener) **Ventilation $\dot{V}_E$, O_2-Aufnahme $\dot{V}_{O_2}$** (aufgenommene O_2-Menge pro Zeit) und **exspiratorischer Gaszusammensetzung** läßt sich durch die folgende Bilanzgleichung ausdrücken (Abb. 10.**26**):

$$\dot{V}_{O_2} = \dot{V}_E \cdot (F_I - F_E)_{O_2} \qquad (10.25)$$

F_I und F_E sind hier die O_2-Fraktionen in der Inspirationsluft bzw. Exspirationsluft. Für die **CO_2-Abgabe** (abgegebene CO_2-Menge pro Zeit, $\dot{V}_{CO_2}$) gilt eine analoge Beziehung (wobei die inspiratorische CO_2-Fraktion $F_{I_{CO_2}}$ null ist; S. 219):

$$\dot{V}_{CO_2} = \dot{V}_E \cdot F_{E_{CO_2}} \qquad (10.26)$$

Die Ventilation, auch **Atemzeitvolumen** genannt, wird meist aus Atemzugvolumen (V_T) und **Atemfrequenz** (f_R) bestimmt:

$$\dot{V}_E = V_T \cdot f_R \qquad (10.27)$$

Inspiratorisches und exspiratorisches Atemzugvolumen (unter BTPS-Bedingungen) sind nahezu gleich groß; geringfügige Unterschiede ergeben sich daraus, daß die CO_2-Abgabe in der Regel etwas niedriger ist als die O_2-Aufnahme (RQ < 1; S. 237), so daß insgesamt etwas weniger Volumen aus- als eingeatmet wird. Für die weitere Betrachtung sollen diese Unterschiede, die durch Einführung der sog. **Stickstoffkorrektur** berücksichtigt werden können, vernachlässigt werden, und das Symbol V_T kennzeichnet das (exspiratorisch gemessene) Atemzugvolumen. Entsprechende Unterschiede gibt es zwischen der inspiratorischen und der exspiratorischen Ventilation, die jedoch auch als gering vernachlässigt werden sollen. Statt des Symbols $\dot{V}_T$ für die Ventilation hat sich allgemein als Symbol $\dot{V}_E$ eingebürgert; es trägt der Tatsache Rechnung, daß die Ventilation meist exspiratorisch, z. B. durch Sammeln im Spirometer, gemessen wird (Abb. 10.**26**).

Bei der Verwendung der Gleichungen 10.25 und 10.26 müssen die Meßbedingungen beachtet werden. So sind $\dot{V}_{O_2}$ und $\dot{V}_{CO_2}$ in STPD, $\dot{V}_E$ aber in BTPS einzusetzen. Mit den Gleichungen 10.7, 10.9 und 10.11 auf S. 217 ff. können diese Umrechnungen in die Gleichungen 10.25 und 10.26 eingeführt werden, und es kann die Fraktion F ersetzt werden durch den Partialdruck P (der bei der weiteren Betrachtung des Gasaustausches vorgezogen wird). Daher ergibt sich:

$$\dot{V}_{O_2} = \frac{1}{115} \cdot \dot{V}_E \cdot (P_I - P_E)_{O_2} \qquad (10.28)$$

$$\dot{V}_{CO_2} = \frac{1}{115} \cdot \dot{V}_E \cdot (P_E)_{CO_2} \qquad (10.29)$$

($\dot{V}_{O_2}$ und $\dot{V}_{CO_2}$ in l_{STPD}; $\dot{V}_E$ in l_{BTPS}; P in kPa; die Zahl 115 hat die Dimension kPa [S. 218] und besitzt einen anderen Wert, wenn P in anderen Einheiten gemessen wird).

Die Gleichungen 10.28 und 10.29 zeigen einen einfachen Weg auf, die wichtigen Größen der pulmonalen **O_2-Aufnahme** ($\dot{V}_{O_2}$) und **CO_2-Abgabe** ($\dot{V}_{CO_2}$) zu messen. Hierzu muß man lediglich die Ausatemluft sammeln (gemischt-exspiratorisches Gas) und hierin die O_2- und CO_2-Fraktion oder deren Partialdruck messen. Die Ventilation (Atemzeitvolumen) $\dot{V}_E$ ergibt sich als gesammeltes Gasvolumen pro Zeit.

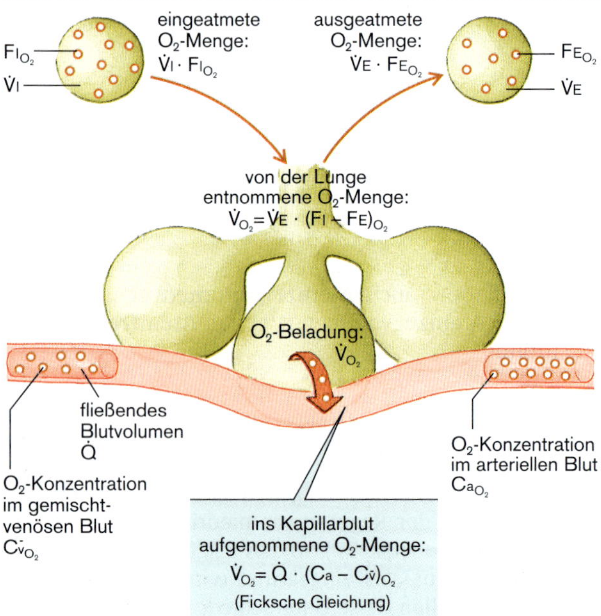

Abb. 10.**26** **Bilanzen der O_2-Aufnahme mit der Atmung und der O_2-Beladung des Lungenkapillarblutes.** Die von der Lunge aus der Atemluft pro Zeit entnommene O_2-Menge ($\dot{V}_{O_2}$) ergibt sich als Differenz zwischen eingeatmeter O_2-Menge ($\dot{V}_I \cdot F_{I_{O_2}}$) und ausgeatmeter O_2-Menge ($\dot{V}_E \cdot F_{E_{O_2}}$). Da eingeatmete ($\dot{V}_I$) und ausgeatmete Ventilation ($\dot{V}_E$) nahezu gleich sind, kann diese Differenz durch die vereinfachte Beziehung der Gl. 10.25 dargestellt werden, in der $\dot{V}_I$ durch die leicht meßbare exspiratorische Ventilation $\dot{V}_E$ ersetzt ist. $\dot{V}_{O_2}$ belädt das pro Zeit durch die Lungenkapillaren fließende Blutvolumen ($\dot{Q}$ = Herzzeitvolumen), so daß dessen O_2-Konzentration vom gemischt-venösen ($C_{\bar{v}_{O_2}}$) zum arteriellen Wert ($C_{a_{O_2}}$) ansteigt. Mißt man $\dot{V}_{O_2}$ und $(C_a - C_{\bar{v}})_{O_2}$, so läßt sich das Herzzeitvolumen $\dot{Q}$ bestimmen (Ficksches Prinzip).

Mit dem Fickschen Prinzip läßt sich das Herzzeitvolumen messen

Der in die Lungen eingeatmete Sauerstoff wird von dem die Lungenkapillaren durchströmenden Blut aufgenommen (Abb. 10.**26**); nur ein sehr kleiner Anteil von höchstens einigen Prozent wird vom Lungengewebe selbst verbraucht (S. 259). Wegen der O_2-Aufnahme in den Alveolen hat das Blut in den Pulmonalvenen eine höhere O_2-Konzentration als in der Pulmonalarterie. Letzteres entsteht im rechten Herzen als Mischung des venösen Rückstroms aus allen Organen: **gemischt-venöses Blut** (Index $\bar{v}$, s. u.). Die Zusammensetzung des Blutes in den Pulmonalvenen ist nahezu gleich derjenigen in irgendeiner peripheren Arterie (Index a). Ist also $\dot{Q}$ die Lungenkapillardurchblutung und sind $C_{a_{O_2}}$ und $C_{\bar{v}_{O_2}}$ arterielle und gemischt-venöse O_2-Konzentration, so gilt die als **Ficksche Gleichung** benannte Massenbilanz (Abb. 10.**26**):

$$\dot{V}_{O_2} = \dot{Q} \cdot (C_a - C_{\bar{v}})_{O_2} \qquad (10.30)$$

Für CO_2 gilt entsprechend:

$$\dot{V}_{CO_2} = \dot{Q} \cdot (C_{\bar{v}} - C_a)_{CO_2} \qquad (10.31)$$

Die Lungenkapillardurchblutung $\dot{Q}$ ist normalerweise etwa gleich dem Herzzeitvolumen HZV. Die praktische Bedeutung der Gl. 10.30 liegt daher darin, daß sie das **Herzzeitvolumen** aus der Messung von O_2-Aufnahme und arteriovenöser Konzentrationsdifferenz zu messen gestattet (Ficksches Prinzip):

$$HZV = \frac{\dot{V}_{O_2}}{(C_a - C_{\bar{v}})_{O_2}} \qquad (10.32)$$

Wenn die Sauerstoffaufnahme $\dot{V}_{O_2}$ in $ml_{STPD} \cdot min^{-1}$ gemessen wird und das HZV in l Blut pro min (kurz: $l \cdot min^{-1}$) errechnet werden soll, so sind die Konzentrationen C_a und $C_{\bar{v}}$ in ml_{STPD} pro l Blut ($ml_{STPD} \cdot l^{-1}$) einzusetzen.

Bei bekannter Herzfrequenz (Puls) läßt sich aus Gl. 10.32 auch das **Herzschlagvolumen** ermitteln. (Mit dieser Methode gelang es Adolf Fick 1872 erstmalig, das Herzschlagvolumen mit hinreichender Genauigkeit zu messen; s. a. Legende zu Abb. 12.**7**, S. 288.)

Zur Messung von C_a kann arterielles Blut irgendeiner Arterie des Systemkreislaufs entnommen werden, da sich ja die O_2-Konzentration des Blutes auf dem Weg von der Lunge zu den Arterien nicht ändert. Anders ist es mit dem gemischt-venösen Blut. Da die einzelnen Organe eine sehr unterschiedliche O_2-Ausnutzung haben (Tab. 10.**7**, S. 260), ist die Zusammensetzung des venösen Blutes von Organ zu Organ sehr verschieden. Das Blut von all diesen Organen mischt sich erst im rechten Ventrikel, und daher muß gemischt-venöses Blut zur Messung von $C_{\bar{v}}$ aus dem rechten Ventrikel, besser noch aus der A. pulmonalis entnommen werden.

Typische Werte für das HZV bei körperlicher Ruhe finden sich in Tab. 10.**2** (S. 233) und für die O_2-Konzen-

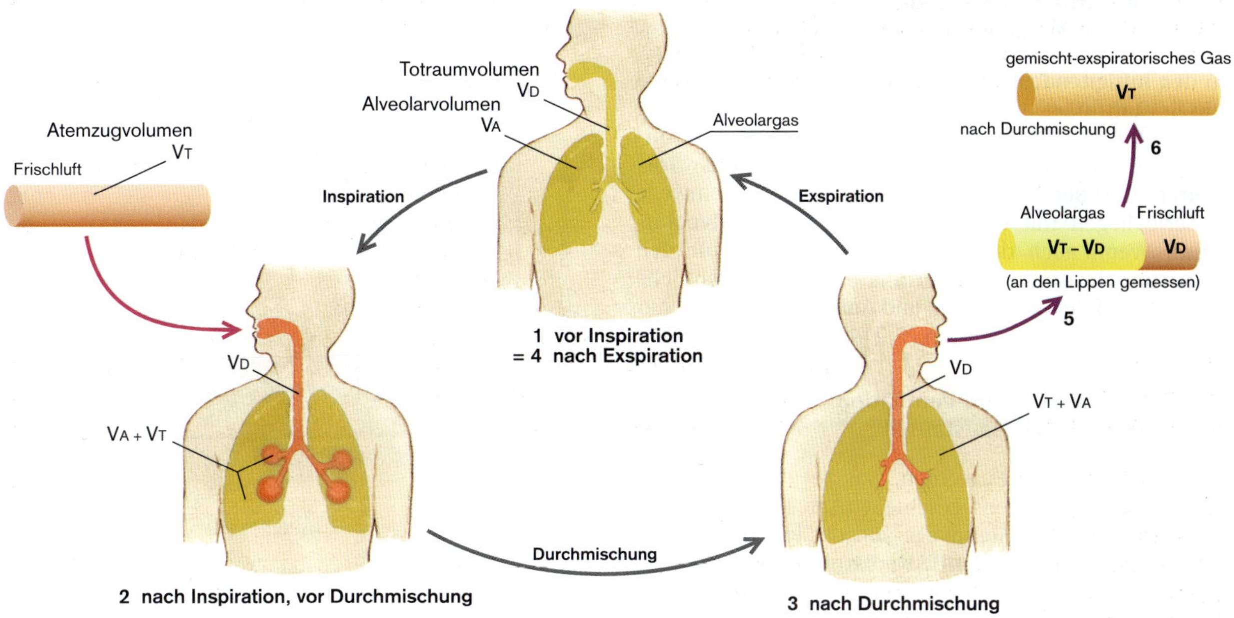

Abb. 10.**27** **Alveolargas und exspiriertes Gasgemisch.** Vor der Inspiration (**1**) sind Alveolar- und Totraum (von der letzten Exspiration) mit Alveolargas gefüllt. Nach der Inspiration (**2**) des Atemzugvolumens V_T hat sich der Alveolarraum um V_T erweitert. Der Anteil $V_T - V_D$ der inspirierten Frischluft hat den Alveolarraum erreicht, der Rest befindet sich im Totraum. Der in den Alveolarraum gelangte Frischluftanteil vermischt sich (schon während der Inspiration) mit dem Alveolargas (**3**), was dieses auffrischt. Bei der Exspiration wird zunächst Totraumgas (V_D, Frischluft) ausgeatmet, dann Alveolargas ($V_T - V_D$) (**5**). Die Mischung beider Anteile ergibt gemischtexspiratorisches Gas (**6**). Die Gaskonzentration in der Lunge ist am Ende der Exspiration (**4**) die gleiche wie vor der Inspiration (**1**) (Abb. 10.29, S. 240); denn während des gesamten Atemzyklus diffundiert O_2 ins Blut und CO_2 aus diesem in den Alveolarraum, so daß das aufgefrischte Alveolargas (**3**) wieder O_2 verliert und mit CO_2 angereichert wird.

trationen in Tab. 10.**5** (S. 253). Das Ficksche Prinzip kann auch zur Messung der O_2-Aufnahme jedes (kreislaufmäßig) isolierten Organs verwendet werden (S. 260), wobei statt der gemischt-venösen die organ-venöse O_2-Konzentration einzusetzen ist.

Gleichung 10.32 setzt voraus, daß alle Meßgrößen zum gleichen Zeitpunkt gemessen werden; wenn das nicht möglich ist, dürfen sich die Größen während der gesamten Messung nicht nennenswert ändern. Diese Forderung nach einem wirksamen Gleichgewichtszustand der Meßgrößen (steady state) ist für O_2 recht gut zu erfüllen, da die Kapazität der O_2-Speicher sehr gering ist (S. 262), deren Auffüllen oder Entleeren beim Übergang zu einem neuen Gleichgewichtszustand also rasch erfolgt. Für CO_2 ist die Speicherkapazität sehr viel höher, und das Erreichen eines Steady state dauert daher auch sehr viel länger (S. 247); man kann daher nicht sicher sein, daß sich die Meßgrößen im Verlauf der Messung nicht noch ändern. Aus diesem Grund verwendet man das Ficksche Prinzip für O_2 und nicht für CO_2.

Respiratorischer Quotient

Das Verhältnis von CO_2-Abgabe zu O_2-Aufnahme wird **respiratorischer Quotient, RQ,** genannt:

$$RQ = \dot{V}_{CO_2}/\dot{V}_{O_2} \qquad (10.33)$$

Man kann den RQ in Gas- oder Blutproben bestimmen; denn mit den obigen Bilanzbeziehungen ist

$$RQ = \frac{F_{E\,CO_2}}{(F_E - F_E)_{O_2}} = \frac{P_{E\,CO_2}}{(P_I - P_E)_{O_2}} = \frac{(C_{\bar{v}} - C_a)_{CO_2}}{(C_a - C_{\bar{v}})_{O_2}} \qquad (10.34)$$

Nur wenn sich der Organismus im **Fließgleichgewicht** (steady state) befindet, sind pulmonale O_2-Aufnahme und CO_2-Abgabe dem O_2-Verbrauch bzw. der CO_2-Bildung im Stoffwechsel gleich; nur dann ist also der im Atemgas gemessene **Lungen-RQ** gleich dem durch die Zellatmung bestimmten **Stoffwechsel-RQ.** Abweichungen des Lungen-RQ vom Stoffwechsel-RQ ergeben sich besonders bei Veränderung der Ventilation (S. 247).

Totraum und alveoläre Ventilation

›› Die Belüftung der luftleitenden Atemwege trägt nicht zum Gasaustausch bei. Nach Abzug dieser Totraumbelüftung von der gesamten Ventilation verbleibt die alveoläre Belüftung, deren Höhe die Zusammensetzung des Alveolargases bestimmt. ‹‹

Die luftleitenden Wege bilden den anatomischen Totraum

Zu den luftleitenden Atemwegen, in denen kein Gasaustausch stattfindet, gehören Mundhöhle, Nase, Pharynx, Larynx, Trachea, Bronchien bis zu den Bronchioli terminales. Sie werden als **anatomischer** oder **serieller Totraum** bezeichnet; seriell deswegen, weil seine Atemwege in Serie liegen mit dem gasaustauschenden **Alveolarraum.** Wenn auch der anatomische Totraum für den Gasaustausch „tot" ist, so erfüllt er doch wesentliche Aufgaben bei der Erwärmung und Anfeuchtung sowie der Reinigung der Einatmungsluft (S. 214).

Nur die alveoläre Ventilation dient dem Gasaustausch

Es soll jetzt betrachtet werden, was bei der Einatmung eines Atemzugvolumens geschieht (Abb. 10.**27**). Vor der Inspiration sind die Atemwege von der letzten Exspiration her mit Gas aus dem Alveolarraum **(Alveolargas)** gefüllt (Abb. 10.**27/1**). Wird nun ein Atemzugvolumen V_T mit Frischluft eingeatmet, so gelangt in den Alveolarraum zunächst das Alveolargas, das sich noch im Totraum befindet (Volumen V_D), und nur mit dem Rest, $V_T - V_D$, kommt Frischluft in die Alveolen (Abb. 10.**27/2**); der übrige Teil der Frischluft bleibt im Totraum liegen. Nur der alveoläre Teil des Atemzugvolumens, $V_{TA} = V_T - V_D$, wird mit dem Alveolargas durchmischt (Abb. 10.**27/3**) und dient so der Frischgasbelüftung des Alveolarraums; das Totraumvolumen wird unverändert wieder ausgeatmet (Abb. 10.**27/4**). Ist also $\dot{V}_A$ die **alveoläre Ventilation,** d. h. die gesamte Ventilation ($\dot{V}_E$) abzüglich der Totraumventilation ($\dot{V}_D = V_D \cdot f_R$),

$$\dot{V}_A = \dot{V}_E - \dot{V}_D \qquad (10.35)$$

so hängt die **Zusammensetzung des alveolären Gases** genauso von der alveolären Ventilation ab, wie es in Gl. 10.28 für exspiratorisches Gas und gesamte Ventilation dargestellt ist:

$$\dot{V}_{O_2} = \frac{1}{115} \cdot \dot{V}_A \cdot (P_I - P_A)_{O_2} \qquad (10.36)$$

Und für CO_2:

$$\dot{V}_{CO_2} = \frac{1}{115} \cdot \dot{V}_A \cdot P_{A_{CO_2}} \qquad (10.37)$$

Die alveoläre Ventilation bestimmt die Zusammensetzung des Alveolargases

Je höher die alveoläre Ventilation, desto „frischer" ist das Alveolargas, d. h., desto ähnlicher ist seine Zusammensetzung der eingeatmeten Luft. Diese einfache, aber für das Verständnis des Gasaustauschs äußerst wichtige Tatsache erkennt man besonders gut, wenn man die Gleichungen 10.36 und 10.37 nach den alveolären Partialdrücken auflöst:

$$P_{A_{O_2}} = P_{I_{O_2}} - 115 \cdot \dot{V}_{O_2}/\dot{V}_A \qquad (10.38)$$

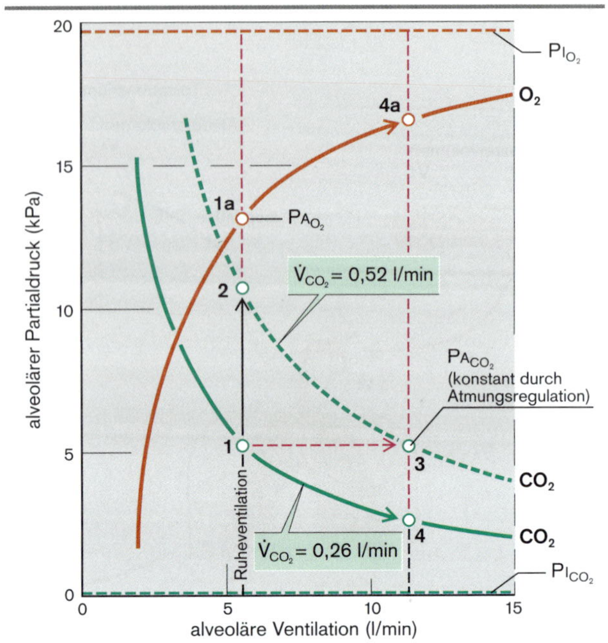

Abb. 10.**28** **Alveoläre Partialdrücke, alveoläre Ventilation und Stoffwechsel.** Die Kurven zeigen drei wichtige Fakten.

- Bei konstantem Stoffwechsel (durchgezogene Linien, grün für CO_2, rot für O_2) wird bei Erhöhung der alveolären Ventilation (Abszisse) die alveoläre Luft „frischer", d. h., ihr P_{CO_2} sinkt ab, ihr P_{O_2} steigt an. Ausgehend vom Ruhewert (**1** für CO_2 und **1 a** für O_2) sinkt bei Verdoppelung von $\dot{V}_A$ der alveoläre P_{CO_2} auf die Hälfte (**1** → **4**), und der alveoläre P_{O_2} steigt so weit (**1 a** → **4 a**), daß sich sein Abstand vom inspiratorischen Wert ($P_{I_{O_2}}$) auf die Hälfte vermindert.
- Bei Erhöhung des Stoffwechsels (gestrichelte grüne Kurve, $\dot{V}_{CO_2}$ auf das Doppelte erhöht) verdoppelt sich auch der alveoläre P_{CO_2}, wenn die alveoläre Ventilation unverändert bleibt (**1** → **2**). (Für O_2 gilt Entsprechendes, das aber der Übersichtlichkeit halber nicht dargestellt ist.)
- In vivo hingegen steigt bei Steigerung des Stoffwechsels $\dot{V}_A$ aufgrund der Atmungsregulation etwa in gleichem Maße wie die CO_2-Produktion, so daß der alveoläre P_{CO_2} weitgehend unverändert bleibt (**1** → **3**).

$$P_{A_{CO_2}} = 115 \cdot \dot{V}_{CO_2}/\dot{V}_A \qquad (10.39)$$

In Abb. 10.**28** sind diese hyperbolischen Beziehungen zwischen den alveolären O_2- und CO_2-Partialdrücken einerseits und alveolärer Ventilation andererseits graphisch dargestellt.

Bohr-Totraumformel

Abb. 10.**27** zeigt, welche Gaskonzentrationen während der Exspiration an den Lippen eines Probanden gemessen werden können. Zunächst wird Frischluft (Konzentration F_I, Volumen V_D), dann Alveolarluft (Konzentration F_A, Volumen $V_T - V_D$) ausgeatmet. Die Mischung beider Portionen verändert nicht die gesamte Gasmenge im Exspirat (Konzentration F_E), so daß die folgende Massenbilanz gilt:

$$V_D \cdot F_I + (V_T - V_D) \cdot F_A = V_T \cdot F_E \qquad (10.40)$$

oder aufgelöst nach dem Totraumanteil am Atemzugvolumen:

$$\frac{V_D}{V_T} = \left[\frac{F_E - F_A}{F_I - F_A}\right]_{O_2} = \left[\frac{F_A - F_E}{F_A}\right]_{CO_2} \quad (10.41)$$

Diese sog. Bohr-Formel für das Volumen des anatomischen oder seriellen Totraums gilt auch für die Partialdrücke, die ja den Fraktionen proportional sind (Gl. 10.7, S. 217):

$$\frac{V_D}{V_T} = \left[\frac{P_E - P_A}{P_I - P_A}\right]_{O_2} = \left[\frac{P_A - P_E}{P_A}\right]_{CO_2} \quad (10.42)$$

Zur Messung des anatomischen Totraums muß man also neben gemischt-exspiratorischem Gas auch Alveolargas gewinnen. Man erhält es angenähert als die letzte Portion des Ausatemstroms (endexspiratorisch, Abb. 10.**27/5**).

Beim gesunden Menschen beträgt das Volumen des seriellen Totraums (V_D) etwa 150 ml, das ist bei Ruheatmung (V_T = 0,5 l) ein Anteil von 30% am Atemzugvolumen (Tab. 10.**3**) oder 5% von der funktionellen Residualkapazität (FRC, Tab. 10.**1**, S. 221). Aus Normalwerten von Totraumvolumen und Atemfrequenz errechnet sich eine Totraumventilation von 2,4 $l_{BTPS} \cdot min^{-1}$, also ebenfalls ca. 30% der Gesamtventilation. Die normale alveoläre Ventilation ergibt sich dann als Gesamtventilation abzüglich Totraumventilation zu etwa 5,6 $l_{BTPS} \cdot min^{-1}$ (Tab. 10.**3**).

Das Totraumvolumen ändert sich geringfügig mit Atemtiefe und Atemfrequenz, was teils rein mechanische Ursachen hat, teils auf der nervösen Beeinflussung der Bronchienweite beruht (S. 228). Wichtiger ist allerdings sich zu vergegenwärtigen, daß jede Erhöhung der Atemfrequenz (f_R) die Totraumventilation erhöht. Bei konstanter Gesamtventilation ($\dot{V}_E$) heißt dies, daß die alveoläre Ventilation ($\dot{V}_A$) zugunsten der Totraumventilation absinkt (Gl. 10.35), so daß $P_{A_{O_2}}$ abfällt (Gl. 10.38) und $P_{A_{CO_2}}$ ansteigt (Gl. 10.39). Diese Form der **schnellen, flachen Atmung** oder Hechelatmung wird häufig bei Patienten mit akutem Lungenversagen beobachtet. Umgekehrt führt langsame und tiefe Atmung (bei gleichbleibendem $\dot{V}_E$) zur Steigerung der alveolären Ventilation (Hyperventilation, S. 240) mit Absinken des alveolären (und arteriellen) P_{CO_2}.

Messung der alveolären Partialdrücke

Sind Stoffwechsel und alveoläre Ventilation bekannt, so können die Gleichungen 10.38 und 10.39 zur Berechnung der alveolären Partialdrücke benützt werden. Für körperliche Ruhe ergibt sich so aus den Normalwerten der Tab. 10.**3**: $P_{A_{O_2}}$ = 13,3 kPa (100 mmHg) und $P_{A_{CO_2}}$ = 5,3 kPa (40 mmHg).

In der Regel ist aber die alveoläre Ventilation nicht genau genug meßbar, so daß man vorzieht, die alveolären Partialdrücke direkt zu messen, z. B. am Ende einer normalen oder vertieften Ausatmung. Dieser Wert entspricht jedoch nicht einem repräsentativen alveolären Wert, da die alveolären Partialdrücke einerseits atemzyklischen Schwankungen unterliegen (Abb. 10.**29**) und da sie andererseits in verschiedenen Regionen der Lunge unterschiedlich sind (S. 249). Im folgenden ist ein Weg gezeigt, die mittleren alveolären Partialdrücke zu bestimmen.

Idealalveolärer O_2-Partialdruck

Wegen der guten Diffusionseigenschaften von CO_2 (S. 248) und wegen der steilen CO_2-Bindungskurve im Blut (S. 247) ist der arterielle P_{CO_2} ein gutes Maß für den

Tabelle 10.3 **Normalwerte für Atmung und Gasaustausch** bei lungengesunden jüngeren Menschen in körperlicher Ruhe. Die Werte unterliegen erheblicher Streuung. Luftatmung, P_B = 100 kPa. Weitere Blutwerte s. Tab. 10.5, S. 253

Parameter	Symbol	Normalwert und Einheit	
O_2-Aufnahme	$\dot{V}_{O_2}$	0,31	$l_{STPD} \cdot min^{-1}$ = 14 $mmol \cdot min^{-1}$
CO_2-Abgabe	$\dot{V}_{CO_2}$	0,26	$l_{STPD} \cdot min^{-1}$ = 12 $mmol \cdot min^{-1}$
Respiratorischer Quotient	RQ	0,84	–
Atemzugvolumen	V_T	0,5	l_{BTPS}
Totraumvolumen	V_D	0,15	l_{BTPS}
Atemfrequenz	f_R	16	min^{-1}
Atemzeitvolumen (exspiratorisch gemessen)	$\dot{V}_E$	8	$l_{BTPS} \cdot min^{-1}$
Alveoläre Ventilation	$\dot{V}_A$	5,6	$l_{BTPS} \cdot min^{-1}$
Totraumventilation	$\dot{V}_D$	2,4	$l_{BTPS} \cdot min^{-1}$
Gemischt-exspiratorische O_2-Fraktion	$F_{E_{O_2}}$	0,163	–
Gemischt-exspiratorische CO_2-Fraktion	$F_{E_{CO_2}}$	0,040	–
Alveolärer P_{O_2}	$P_{A_{O_2}}$	13,3	kPa = 100 mmHg
Alveolärer P_{CO_2}	$P_{A_{CO_2}}$	5,3	kPa = 40 mmHg
Herzzeitvolumen	$\dot{Q}$	6,2	$l \cdot min^{-1}$

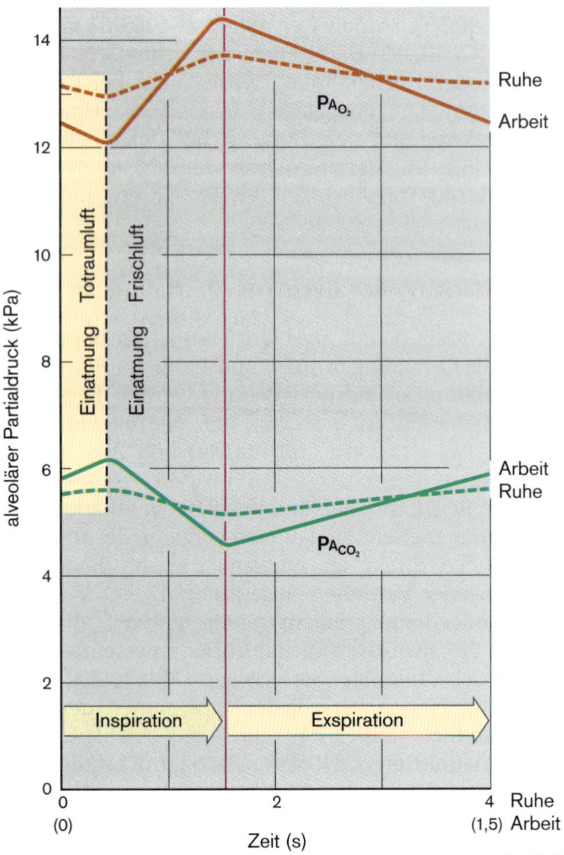

Abb. 10.**29** **Zeitliche Schwankungen der alveolären Partialdrücke von CO_2 und O_2 im Atemzyklus.** Am Ende der Exspiration verbleibt Alveolarluft im Totraum (Abb. 10.27, 1 und 4). Während der Inspiration steigt der $P_{A_{CO_2}}$ wegen des Einatmens der Totraumluft daher zunächst an, sinkt dann aber ab, wenn Frischluft die Alveolen erreicht. Während der Exspiration steigt der $P_{A_{CO_2}}$ an, da fortlaufend CO_2 aus dem Blut in den Alveolarraum eintritt. Die Veränderungen des $P_{A_{O_2}}$ sind spiegelbildlich zu denen des $P_{A_{CO_2}}$. Während in Ruhe die Amplitude der Schwankungen 0,3 – 0,4 kPa nicht überschreitet (gestrichelte Kurven), ist sie bei körperlicher Arbeit weit größer (durchgezogene Kurven), da die O_2-Aufnahme ins Blut und die CO_2-Abgabe ins Alveolargas größer sind, wodurch sich die alveolären Gaskonzentrationen rascher ändern. Man beachte die unterschiedliche Zeitskala für Ruhe und Arbeit.

(räumlich und zeitlich) gemittelten alveolären P_{CO_2}. Für O_2 gilt dies nicht. Um dennoch einen verläßlichen (räumlichen und zeitlichen) Mittelwert auch für den alveolären P_{O_2} zu erhalten, berechnet man den idealalveolären Partialdruck von O_2 unter Zuhilfenahme des arteriellen P_{CO_2} ($P_{a_{CO_2}}$). Aus der Division der Gl. 10.37 durch Gl. 10.36 ergibt sich nämlich unter Berücksichtigung von Gl. 10.33 die sog. **Alveolarluftgleichung:**

$$P_{A_{O_2}} = P_{I_{O_2}} - P_{A_{CO_2}}/RQ \qquad (10.43)$$

Ersetzt man hierin $P_{A_{CO_2}}$ durch $P_{a_{CO_2}}$, so erhält man den idealalveolären O_2-Druck $P_{Ai_{O_2}}$:

$$P_{Ai_{O_2}} = P_{I_{O_2}} - P_{a_{CO_2}}/RQ \qquad (10.44)$$

(Auch in dieser Gleichung ist die „Stickstoffkorrektur" [S.235] der Einfachheit halber vernachlässigt.)

Kennzeichnung normaler und veränderter Ventilation

Nicht die gesamte Ventilation, sondern nur die alveoläre Ventilation ($\dot{V}_A$) bestimmt also die alveolären Partialdrücke von CO_2 und O_2 und damit auch die arteriellen Partialdrücke dieser Gase. Man charakterisiert die Zustände normaler oder veränderter alveolärer Ventilation daher auch nach dem Verhalten des arteriellen P_{CO_2} ($P_{a_{CO_2}}$):

- **Normoventilation.** Normale alveoläre Ventilation, d. h. $P_{a_{CO_2}}$ normal (≈ 5,3 kPa = 40 mmHg).
- **Hyperventilation.** Alveoläre Ventilation über die Stoffwechselbedürfnisse hinaus gesteigert, so daß $P_{a_{CO_2}}$ erniedrigt ist (< 5,3 kPa).
- **Hypoventilation.** Gegenteil hiervon, d. h., $P_{a_{CO_2}}$ ist erhöht (> 5,3 kPa).

Rein beschreibend und ohne Bezug auf Gasaustausch oder Blutgase sind die Begriffe *Eupnoe* (normale Ruheatmung), *Hyperpnoe* (erhöhtes Atemzeitvolumen), *Tachypnoe* (Atemfrequenz gesteigert) und *Apnoe* (Atemstillstand). *Dyspnoe* und *Orthopnoe* bezeichnen subjektiv empfundene Atemnot.

10.7 Atemgastransport im Blut

Das Blut hat die wichtige Aufgabe, den Sauerstoff aus der Lunge in die Gewebe zu transportieren und von dort das Kohlendioxid zu entfernen. Die Leistungsfähigkeit des Blutes als Transportvehikel für CO_2 und O_2 hängt ganz wesentlich davon ab, welche Mengen dieser Gase ein gegebenes Blutvolumen zu transportieren vermag, also von der *Konzentration* von O_2 und CO_2 im Blut. Maßgeblich für den Gasaustausch in der Lunge und den Geweben ist der *Partialdruck* als treibender Druck für die *Diffusion* von O_2 und CO_2. Für die Transportfähigkeit des Blutes ist somit entscheidend die Beziehung zwischen der Konzentration und dem Partialdruck der Atemgase. Diese Beziehung wird als *Bindungskurve des Blutes* für O_2 und CO_2 beschrieben (Abb. 10.**30**).

Physikalische Lösung als Durchgangsstufe

Wegen der geringen Löslichkeit (S. 218) sind die Mengen von O_2 und CO_2, die physikalisch im Blut transportiert werden, sehr gering; quantitativ stehen sie hinter den chemisch gebundenen Mengen weit zurück. Trotzdem ist die physikalische Lösung unerläßlich; denn nur in dieser Form treten die Gase durch die Alveolarmembran, wandern sie zu ihren Reaktionspartnern im Blut; und nur in dieser Form werden sie in den Geweben mit dem Blut ausgetauscht. Die physikalische Lösung stellt also eine unerläßliche Durchgangsstufe für jedes Gasmolekül dar, das mit dem Blut transportiert wird.

Chemische Bindung von O_2 im Blut

❯❯ Sauerstoff wird in den Erythrozyten des Blutes reversibel an Hämoglobin gebunden, das somit ein Transportprotein für O_2 darstellt. Die O_2-Bindungskurve hat einen charakteristisch S-förmigen Verlauf, der sowohl für die O_2-Aufnahme in der Lunge als auch für die O_2-Abgabe in den Geweben günstig ist. Beim arteriellen O_2-Partialdruck ist nahezu das gesamte Hämoglobin mit O_2 beladen, doch können zahlreiche Faktoren die O_2-Affinität des Hämoglobins beeinflussen. ❮❮

O_2-Bindungskurve des Blutes

Setzt man eine Blutprobe mit einem Gas bei unterschiedlichen Werten des P_{O_2} ins Gleichgewicht, so erhält man die O_2-Bindungskurve des Blutes (Abb. 10.**30**) als Beziehung zwischen O_2-Konzentration (Gesamtmenge O_2 pro Volumen Blut) und O_2-Partialdruck. Nur ein geringer Teil des gesamten O_2 ist physikalisch gelöst; dieser Anteil nimmt linear mit dem P_{O_2} zu (Henry-Gesetz, Gl. 10.12, S. 218). Der weit überwiegende Anteil ist hingegen chemisch gebunden. Der Maximalwert der Konzentration des chemisch gebundenen O_2 wird als **O_2-Kapazität** bezeichnet. Die chemische Bindung ist reversibel: Bei Erniedrigung des P_{O_2} wird O_2 aus der Bindung freigesetzt, bis die Konzentration dem neuen P_{O_2} gemäß der Kurve der Abb. 10.**30** entspricht.

Das Hämoglobin bindet O_2

Verantwortlich für die chemische Bindung des O_2 ist das Hämoglobin. Es ist ein Chromoproteid, das aus dem Globin und vier Häm-Molekülen besteht (Abb. 10.**31 A**). Das Globin des Erwachsenen (HbA) setzt sich aus vier Untereinheiten zusammen (je zwei α- und β-Ketten), deren jede ein Häm-Molekül trägt (Abb. 10.**31 B**). Die Molekularmasse jeder Kette beträgt etwa 16 100 Dalton, die des tetrameren (aus vier Untereinheiten bestehenden) Hämoglobin-Moleküls also etwa 64 500 Dalton. Bei der reversiblen Anlagerungsreaktion im Häm wird das O_2-Molekül an das Eisenatom gebunden, das in der zweiten Oxidationsstufe (Fe^{II}, kurz auch als zweiwertiges Eisen bezeichnet) vorliegt. Die Anlagerungsverbindung heißt **Oxyhämoglobin (HbO_2)**, das Hämoglobin ohne O_2 heißt **Desoxyhämoglobin (Hb).** Diese O_2-Anlagerung, die ohne Änderung der Oxidationsstufe des Fe erfolgt, heißt Oxygenation (nicht Oxidation), die O_2-Abspaltung Desoxygenation. Das Globin des fetalen Hämoglobins (HbF) besteht im Unterschied zum Hämoglobin des Erwachsenen aus je zwei α- und γ-Ketten.

Oxygeniertes Blut ist hellrot, desoxygeniertes bläulich-dunkelrot. Ist die Absolutkonzentration des desoxygenierten Hämoglobins im Kapillarblut über etwa 50 g/l erhöht, so kommt es zu einer Blaufärbung von Haut und Schleimhäuten *(Zyanose)*.

O_2-Kapazität und Hämkonzentration

Die O_2-Kapazität (Abb. 10.**30**) ergibt sich aus der Konzentration an zweiwertigem Hämeisen (Fe^{II}). Maximal kann 1 mol Hämoglobin an seinen 4 mol Hämeisen 4 mol O_2 binden. Unter Berücksichtigung seiner Molekularmasse (64 500 Dalton = g · mol^{-1}) bindet daher 1 g Hämoglobin 4/64 500 = 0,062 mmol O_2 = 1,39 ml O_2 (Molvolumen idealer Gase: 22,4 l/mol; Gl. 10.2, S. 217). Messungen im Blut ergeben einen etwas geringeren Wert, da ein Teil des Hämoglobins in einer Form vorliegt, die nicht bindungsaktiv ist (MetHb, HbCO). Für praktische Zwecke verwendet man den als **Hüfner-Zahl** bekannten Wert von 1,34 ml O_2 pro Gramm Hämoglobin, mit dem sich aus der Hämoglobinkonzentration des Blutes die O_2-Kapazität ergibt (Tab. 10.**4**).

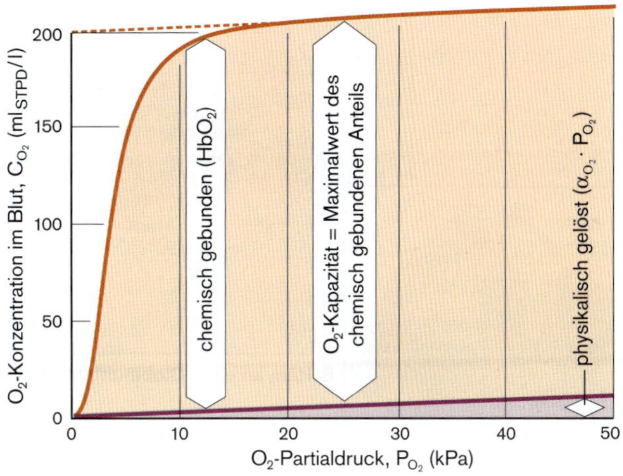

Abb. 10.**30** **O_2-Bindungskurve des Blutes.** Aufgetragen ist die O_2-Konzentration C_{O_2} gegen den O_2-Partialdruck P_{O_2}. Die O_2-Konzentration setzt sich zusammen aus dem physikalisch gelösten und dem chemisch (an Hämoglobin) gebundenen Anteil, der einen oberen Grenzwert besitzt, die O_2-Kapazität des Blutes.

Tabelle 10.**4** **Mittlere Normalwerte von Blutparametern bei erwachsenen Männern und Frauen**

Parameter	Normalwert Männer	Normalwert Frauen	Einheit
Hb-Konzentration des Blutes (Hb)	155	145	g · l^{-1}
O_2-Kapazität	9,4	8,7	mmol · l^{-1}
	210	195	ml O_2 · l^{-1}
P_{O_2} bei Halbsättigung, $P_{0,5}$	3,6	3,6	kPa
	27	27	mmHg

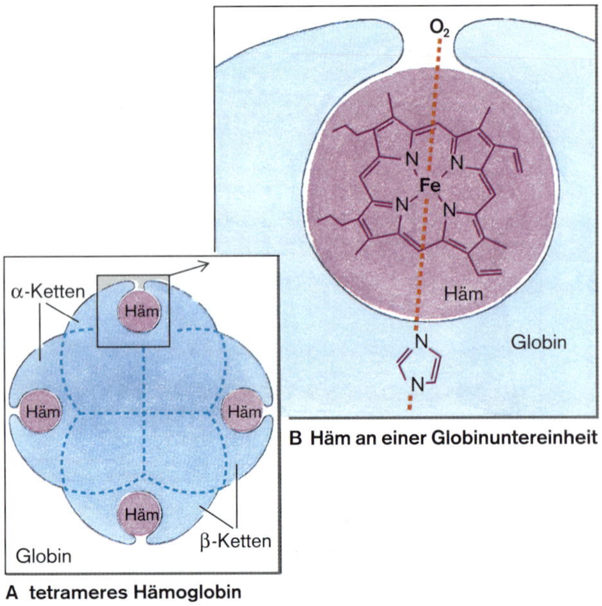

Abb. 10.**31** **Schema des Hämoglobinmoleküls. A** Tetrameres Hämoglobin des Erwachsenen (HbA) mit vier Untereinheiten, zwei α- und zwei β-Ketten, deren jede ein Häm-Molekül trägt. **B** Das Häm besteht aus einem Protoporphyrinring und dieser aus vier Pyrrolringen, die über Methinbrücken miteinander verbunden sind und charakteristische Seitengruppen tragen. Für die reversible O_2-Anlagerung entscheidend ist das Eisenatom im Zentrum des Häms, das in der zweiten Oxidationsstufe (Fe^{II}) vorliegt. Das Häm ist in erster Linie über das Fe-Atom an einem Histidinrest des Globins verankert.

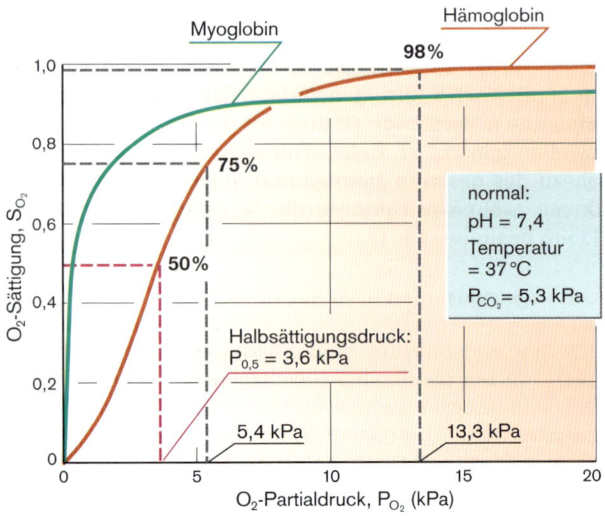

Abb. 10.**32** **O_2-Bindungskurve des menschlichen Blutes** (rote Kurve). Im Gegensatz zu Abb. 10.30 ist hier die O_2-Sättigung (S_{O_2}) gegen den P_{O_2} aufgetragen. Die Kurve ist S-förmig und hat einen Halbsättigungsdruck ($P_{0,5}$) von 3,6 kPa. Ferner sind P_{O_2}-Werte bei 75% und 98% O_2-Sättigung hervorgehoben. Die Kurve gilt für die angegebenen Bedingungen, wie sie für arterielles Blut normal sind. Zum Vergleich ist die hyperbolische Bindungskurve des Myoglobins eingezeichnet (grüne Kurve), die im unteren Bereich bei gleichem S_{O_2} kleinere P_{O_2}-Werte, im oberen Bereich bei gleichem P_{O_2} geringere S_{O_2}-Werte aufweist.

O_2-Sättigung des Hämoglobins

Um die Bindungseigenschaften des Hämoglobins für O_2 besser darzustellen, betrachtet man nur die hämoglobingebundene O_2-Konzentration, d. h. die Konzentration des oxygenierten Häms im Hämoglobin (HbO_2). Diese kann man auf die O_2-Kapazität, d. h. auf die gesamte bindungsfähige Hämoglobinkonzentration beziehen und erhält so die **O_2-Sättigung:**

$$S_{O_2} = \frac{[HbO_2]}{[Hb] + [HbO_2]} \qquad (10.45)$$

Hierin ist Hb die Konzentration an desoxygeniertem Häm im Hämoglobin. ([Hb] und [HbO_2] werden auch kurz als Konzentrationen von desoxygeniertem und oxygeniertem Hämoglobin bezeichnet; man muß aber bedenken, daß jedes Mol Hämoglobin vier Mol O_2 zu binden vermag.) S_{O_2} kann Werte zwischen 0 (vollständig desoxygeniertes Blut) und 1,0 (vollständig oxygeniertes Blut) annehmen. Die Konzentration des chemisch gebundenen O_2 im Blut ist das Produkt aus S_{O_2} und O_2-Kapazität.

Abb. 10.**32** zeigt die Bindungskurve des Hämoglobins als Abhängigkeit der O_2-Sättigung vom P_{O_2}. Ein zur Beschreibung dieser Kurve wichtiger Parameter ist der **$P_{0,5}$**, d. h. der **P_{O_2} bei Halbsättigung** des Hämoglobins (S_{O_2} = 0,5). Im menschlichen Blut beträgt $P_{0,5}$ = 3,6 kPa = 27 mmHg (Tab. 10.**4**).

Der S-förmige Verlauf der O_2-Bindungskurve ist durch die kooperative Wechselwirkung der vier Untereinheiten des tetrameren Hämoglobins bedingt. Anlagerung von O_2 an das Häm einer Untereinheit erhöht die Affinität für die O_2-Anlagerung an die übrigen Untereinheiten. Die O_2-Bindungskurve des monomeren **Myoglobins,** eines O_2-bindenden Proteins in den Muskelzellen, ist hingegen hyperbolisch (Abb. 10.**32**), wie sich aus der einstufigen Reaktion $Mb + O_2 \rightleftharpoons MbO_2$ herleiten läßt (9).

Die **S-Form der O_2-Bindungskurve** ist von großer Bedeutung für die Transportfunktion des Blutes. Im P_{O_2}-Bereich oberhalb etwa 8 kPa ist die Kurve flach, und Veränderungen des P_{O_2} ändern an der O_2-Sättigung nur wenig. Dies ist der Bereich des normalen alveolären P_{O_2}, der also ein wenig abfallen kann, ohne daß das Blut der Lungenkapillaren merklich weniger O_2-gesättigt ist; aber auch bei einem Anstieg des alveolären P_{O_2} (z. B. bei Atmung von O_2-angereicherter Luft) nimmt das Blut nicht nennenswert mehr O_2 auf, da es schon bei Luftatmung nahezu vollständig gesättigt ist. Der steile Abfall im unteren Bereich der Bindungskurve gewährleistet andererseits, daß der P_{O_2} im kapillären Blut der peripheren Gewebe trotz der O_2-Abgabe hoch genug bleibt, um die Gewebe durch Diffusion zu versorgen (S. 259).

Einflüsse auf die O_2-Bindung

Eine Reihe von Faktoren beeinflußt die **O_2-Affinität** des Hämoglobins, d.h. die O_2-Sättigung bei gegebenem P_{O_2} (2). Dabei wird in erster Linie die Lage und viel weniger die Form der Kurve verändert. Daher läßt sich eine Affinitätsabnahme als Rechtsverschiebung der Bindungskurve (erhöhter $P_{0,5}$) beschreiben, eine Affinitätszunahme als Linksverschiebung (erniedrigter $P_{0,5}$). Erhöhung der **Temperatur** bewirkt eine Erniedrigung der Affinität, also eine Rechtsverschiebung der O_2-Bindungskurve (Abb. 10.**33**). Umgekehrt bewirkt Abkühlung eine Linksverschiebung. Beim homöothermen Organismus ist die Bedeutung dieses Einflusses allerdings gering, obwohl die Temperatur des Blutes in der Körperperipherie deutlich von der Körperkerntemperatur abweichen kann.

Wichtiger sind die Effekte der H^+-Konzentration und des P_{CO_2}. Erhöhung der H^+-Konzentration (Erniedrigung des pH) bewirkt eine Affinitätsabnahme (Rechtsverschiebung), Erniedrigung der H^+-Konzentration eine Affinitätszunahme. Diese als **Bohr-Effekt** bekannte Abhängigkeit kommt zustande durch eine allosterische Wechselwirkung zwischen H^+- und O_2-Bindung. Der Bohr-Effekt ist auch durch Veränderung des P_{CO_2} auslösbar: Erhöhung des P_{CO_2} verschiebt die O_2-Bindungskurve nach rechts, Erniedrigung nach links. Dieser Einfluß beruht in erster Linie darauf, daß Erhöhung des P_{CO_2} zur Erniedrigung des pH führt und umgekehrt. Der Einfluß des CO_2-Moleküls selbst auf die O_2-Affinität ist dagegen gering.

Der Bohr-Effekt begünstigt sowohl die **O_2-Aufnahme in der Lunge** als auch die **O_2-Abgabe in den Geweben.** In der Lunge wird nämlich durch die CO_2-Abgabe der P_{CO_2} des Blutes gesenkt und der pH erhöht; dadurch wird die Bindungsfähigkeit für O_2 erhöht. In den Geweben wird durch die CO_2-Aufnahme der P_{CO_2} des Blutes erhöht und der pH erniedrigt; dadurch wird die O_2-Freisetzung aus dem Blut begünstigt. Ganz allgemein begünstigt eine Linksverschiebung der O_2-Bindungskurve die O_2-Aufnahme in der Lunge, da bei gleichem P_{O_2} eine höhere O_2-Sättigung erreicht wird; andererseits begünstigt Rechtsverschiebung die O_2-Abgabe in den Geweben, da bei gleicher O_2-Sättigung der die Diffusion treibende P_{O_2} erhöht wird.

Auch das intraerythrozytäre Milieu, insbesondere die Kationenkonzentration, hat eine Bedeutung für die O_2-Affinität des Hämoglobins. Besonders ausgeprägt aber ist der affinitätsmindernde Effekt des **2,3-Bisphosphoglycerats** (2,3-BPG), dessen Konzentration in den Erythrozyten nahezu derjenigen des tetrameren Hämoglobins gleicht (ca. 2,5 mmol · l^{-1}). In Abwesenheit von 2,3-BPG ist die O_2-Affinität sehr hoch ($P_{0,5} = 2$ kPa); die Hauptfunktion des 2,3-BPG besteht mithin in einer Rechtsverlagerung der O_2-Bindungskurve in einen Bereich, der den physiologischen Bedingungen entspricht. Ob darüber hinaus die O_2-Affinität unter physiologischen Bedingungen über Konzentrationsänderungen von 2,3-BPG geregelt wird (z.B. bei Höhenanpassung), ist umstritten.

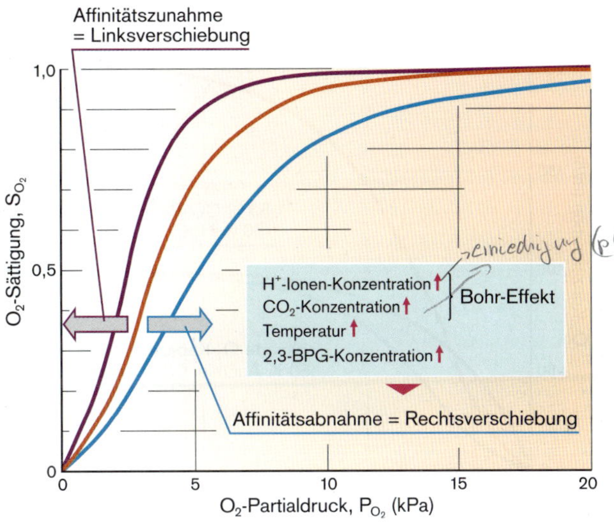

Abb. 10.**33** **Größen, die die O_2-Affinität beeinflussen.** Eine Affinitätsabnahme, d.h., bei gleichem P_{O_2} wird weniger O_2 an Hb gebunden, stellt sich als Rechtsverschiebung der Kurve dar. Sie wird durch Erhöhung der angegebenen Faktoren im Erythrozyten verursacht. Verminderung dieser Faktoren bewirkt umgekehrt eine Affinitätszunahme, also eine Linksverschiebung.

Inaktive Formen des Hämoglobins

Die O_2-Transportfähigkeit ist gestört, wenn das Hämoglobin nicht mehr zur O_2-Anlagerung zur Verfügung steht. Hierbei sind zwei Formen praktisch wichtig. **Kohlenmonoxid** (CO) kann anstelle von O_2 reversibel an das zweiwertige Hämeisen binden, wobei das Carboxyhämoglobin (HbCO) entsteht. Die Affinität des Hämoglobins für CO ist etwa 300mal größer als für O_2; CO bindet also sehr fest an Hämoglobin, das damit für den O_2-Transport ausfällt. Hinzu kommt, daß die O_2-Bindungskurve in Anwesenheit des CO stark links verlagert ist (Abb. 10.**34**), wodurch die O_2-Abgabe in den Geweben behindert wird (s.o.). Wegen der hohen Affinität des Hämoglobins zu CO führen schon sehr niedrige CO-Partialdrücke zu nennenswerter HbCO-Sättigung. Daß im Straßenverkehr oder beim Rauchen CO-Vergiftungen nicht häufiger auftreten, liegt an dem nur langsamen Übertritt von CO aus dem Alveolargas ins Blut.

Durch Oxidationsmittel kann das zweiwertige Eisen des Häms (Fe^{II}) zum dreiwertigen (Fe^{III}) oxidiert werden. Das Hämoglobin mit dreiwertigem Eisen heißt **Methämoglobin** (MetHb, auch Hämiglobin); es kann O_2 nicht reversibel anlagern und ist daher für den O_2-Transport inaktiv (Abb. 10.**35**). Durch Reduktionsmittel (z.B. Dithionit) kann MetHb wieder zu Hämoglobin reduziert werden (Fe^{III} wird zu Fe^{II}). Im Organismus besorgt die **Methämoglobinreduktase** die Reduktion des MetHb, das spontan oder durch Gifte (z.B. Nitrate, Nitrite, anilinhal-

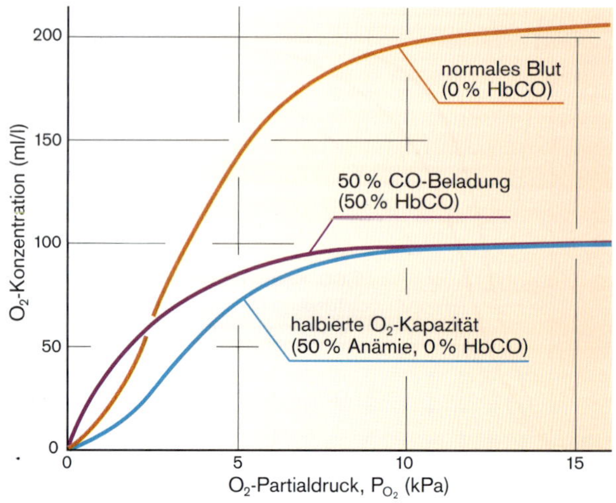

Abb. 10.**34** **Einfluß von Kohlenmonoxid auf die O_2-Bindung des Blutes.** Bei Halbierung der O_2-Kapazität (50% Anämie, blaue Kurve) ist die Bindungskurve in ihrer Höhe um einen Faktor zwei gestaucht, ihre Form ist aber sonst normal. Hingegen führt eine Beladung von 50% des Hämoglobins mit CO (50% HbCO, violette Kurve) zwar auch zu einer Halbierung der O_2-Kapazität; darüber hinaus ist aber die Form der Bindungskurve stark verändert (Linksverschiebung), was zu einer Behinderung der O_2-Abgabe im Gewebe führt.

tige Stoffe) entsteht. Säuglinge sind gegen MetHb-bildende Gifte besonders anfällig, da bei ihnen die MetHb-Reduktase noch nicht ausgereift ist.

Chemische Bindung von CO_2 im Blut

» Ähnlich wie O_2 wird auch CO_2 im Blut im wesentlichen in chemischer Bindung, und zwar als HCO_3^- und Carbamat transportiert. Die CO_2-Bindungsfähigkeit ist im desoxygenierten Blut höher als im oxygenierten, was die CO_2-Aufnahme in den Geweben und die CO_2-Abgabe in der Lunge begünstigt. «

CO_2 liegt im Blut in drei Formen vor

Wie O_2 so kommt auch CO_2 im Blut sowohl physikalisch gelöst als auch chemisch gebunden vor. Die reversible chemische Bindung erfolgt zum größten Teil als **Bicarbonat** (in Erythrozyten und Plasma):

$$CO_2 + H_2O \rightleftharpoons HCO_3^- + H^+ \qquad (10.46)$$

Zum kleineren Teil ist CO_2 als **Carbamat** an freie Aminogruppen der Proteine (besonders des Hämoglobins) nach folgendem Summenschema gebunden:

$$CO_2 + R - NH_2 \rightleftharpoons R - NH - COO^- + H^+ \qquad (10.47)$$

wobei R den Proteinrest bezeichnet. Aus beiden Bindungsgleichgewichten ist ersichtlich, daß die chemische CO_2-Bindung mit der Bildung von H^+-Ionen einhergeht. Um CO_2 in größerer Menge chemisch zu binden, muß also für die **Pufferung** dieser H^+-Ionen gesorgt sein, und bei dieser Pufferung spielt Hämoglobin die wichtigste Rolle (S. 270 ff.).

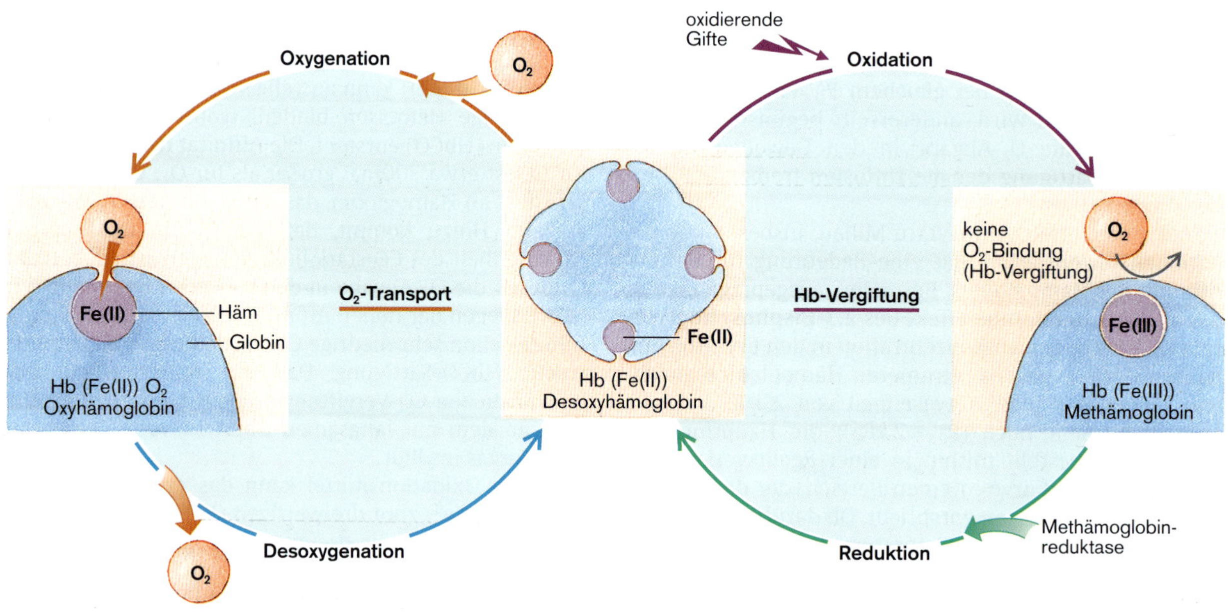

Abb. 10.**35** **Oxygenation und Oxidation des Hämoglobins.** Bei der Oxygenation (links) erfolgt eine reversible Anlagerung von molekularem O_2 an das zweiwertige Hämeisen (O_2-Transport). Bei Oxidation (rechts) hingegen wird das Hämeisen zur dreiwertigen Stufe oxidiert, wodurch das Methämoglobin entsteht, das O_2 nicht anlagern kann (Hb-Vergiftung). Das Enzym Methämoglobinreduktase begünstigt die Rückwandlung von Methämoglobin zu (Desoxy-)Hämoglobin.

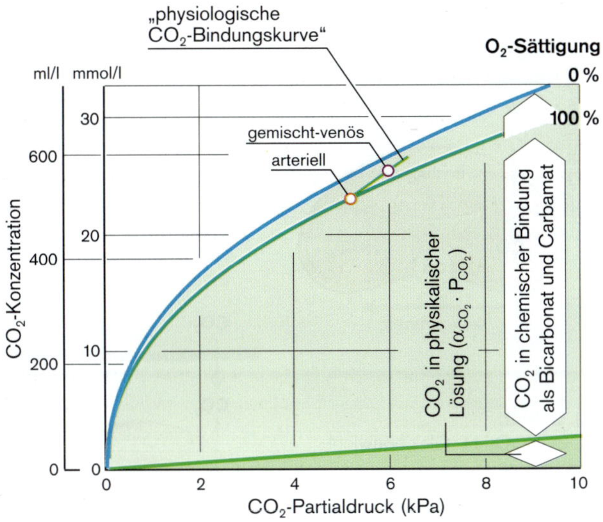

Abb. 10.**36** **CO_2-Bindungskurve des menschlichen Blutes.** Die gesamte CO_2-Konzentration setzt sich aus physikalisch gelöstem und chemisch gebundenem Anteil (HCO_3^-, Carbamat) zusammen. Aufgrund des Haldane-Effekts bindet desoxygeniertes Blut (O_2-Sättigung $S_{O_2} = 0\%$) mehr CO_2 als oxygeniertes Blut ($S_{O_2} = 100\%$). Die physiologische CO_2-Bindungskurve, die die S_{O_2}-Änderung in Lunge und Geweben berücksichtigt, verläuft daher steiler als die Bindungskurven bei konstantem S_{O_2}.

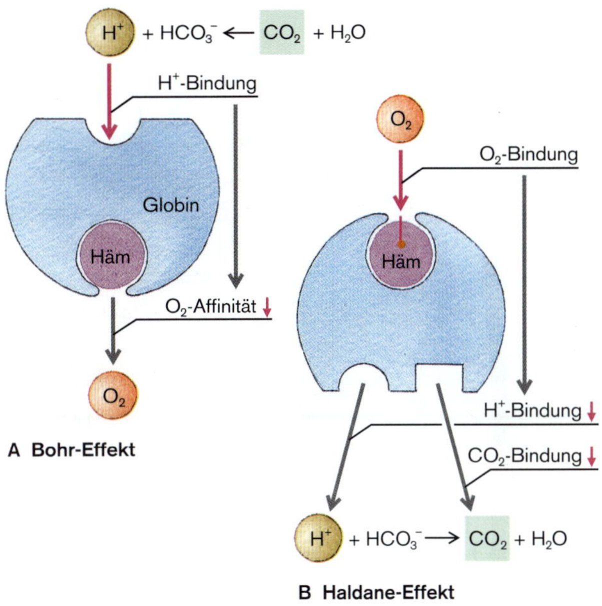

Abb. 10.**37** **Äquivalenz von Bohr- und Haldane-Effekt.** **A** Der Bohr-Effekt beschreibt die Auswirkung einer Änderung der H^+-Konzentration, und damit der H^+-Bindung an Hämoglobin, auf die O_2-Bindung. Die Änderung der H^+-Konzentration kann auch durch Veränderung von CO_2 bewirkt sein, das seinerseits bei Bindung als Carbamat die O_2-Affinität beeinflußt. **B** Beim Haldane-Effekt beeinflußt die Änderung der O_2-Beladung die H^+-Bindung (Pufferung), die ihrerseits das Gleichgewicht von HCO_3^- und CO_2 beeinflußt. Zusätzlich wird ein Teil der Carbamatbindung des CO_2 von der O_2-Sättigung beeinflußt (oxylabile Carbamatbindung).

CO_2-Bindungskurve

Analog zur O_2-Bindungskurve beschreibt die CO_2-Bindungskurve den Zusammenhang zwischen CO_2-Konzentration (alle drei Formen) und CO_2-Partialdruck des Blutes (Abb. 10.**36**). Wie bei dieser überwiegt die Konzentration des chemisch gebundenen CO_2 (besonders HCO_3^-) den physikalisch gelösten Anteil. Im Gegensatz zur O_2-Bindungskurve erreicht jedoch der chemisch gebundene CO_2-Anteil keinen „Sättigungswert“, es gibt also keine „CO_2-Kapazität“ des Blutes.

Die CO_2-Bindungskurve wird durch eine Reihe von Faktoren beeinflußt. Erniedrigung des pH wie Erhöhung der Temperatur verschieben die Bindungskurve nach rechts. Bei gleichem P_{CO_2} bindet desoxygeniertes Blut erheblich mehr CO_2 als oxygeniertes (Abb. 10.**36**). Dieses als **Haldane-Effekt** bezeichnete Phänomen beruht im wesentlichen auf dem gleichen Mechanismus wie der Bohr-Effekt, nämlich auf der allosterischen Wechselwirkung der H^+- und O_2-Bindung am Hämoglobin (Abb. 10.**37**). Zusätzlich ist ein Teil des Carbamino-CO_2 von der O_2-Sättigung abhängig **(oxylabile Carbamatbindung)**: Anlagerung von O_2 vermindert die CO_2-Bindungsfähigkeit als Carbamat.

Wie der Bohr-Effekt ist auch der Haldane-Effekt von erheblicher physiologischer Bedeutung. Die Erhöhung des O_2-Partialdrucks in der Lunge führt zur Freisetzung von CO_2 aus der chemischen Bindung in die physikalische Lösung: Die Konzentrationen von HCO_3^- und Carbamat werden erniedrigt, der P_{CO_2} steigt an, so daß das CO_2 besser ins Alveolargas diffundieren kann. Umgekehrt bewirkt die O_2-Entsättigung in den Geweben eine Zunahme der CO_2-Bindung im Blut. Bei den Bedingungen des arteriellen Blutes (pH = 7,4, P_{CO_2} = 5,3 kPa) werden durch den Haldane-Effekt bei Bindung von 1 mol O_2 0,28 mol CO_2 freigesetzt, wovon etwa zwei Drittel durch die abdissoziierten H^+-Ionen aus HCO_3^- entstehen, ein Drittel aus der Carbamatbindung. Bei einem RQ von 0,85 werden pro Mol O_2 0,85 mol CO_2 gebildet, wovon demnach 0,28 mol, also ein Drittel durch den Haldane-Effekt, d.h. ohne Veränderung des P_{CO_2} im Blut, ausgetauscht werden (2).

Austauschvorgänge im Blut bei CO_2-Beladung und -Entladung

Abb. 10.**38** zeigt die Vorgänge, die im Blut vor sich gehen, wenn es in den Geweben CO_2 aufnimmt bzw. in der Lunge CO_2 abgibt. Im Gewebe diffundiert CO_2 ins Plasma und in die Erythrozyten. Wegen des hohen Diffusionsvermögens kommt es rasch zu einem vollständigen Partialdruckangleich zwischen Erythrozyten und Plasma.

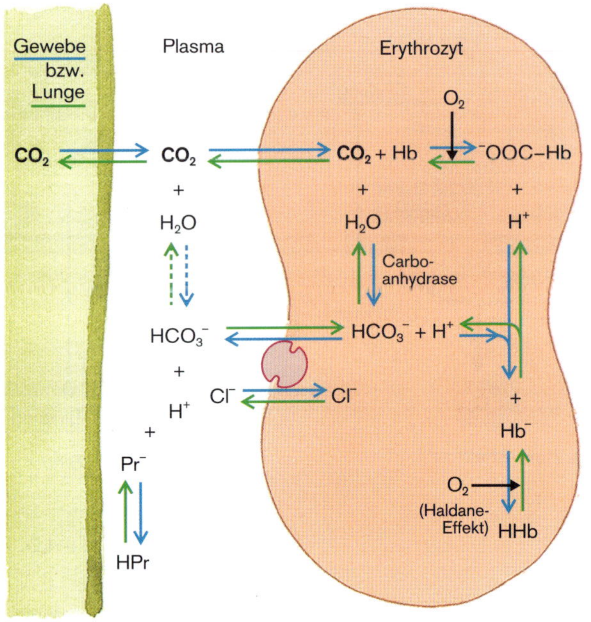

Abb. 10.**38** **Reaktionen bei Aufnahme von CO_2 ins Blut** (Gewebe, blaue Pfeile) **und bei Abgabe von CO_2 aus dem Blut** (Lunge, grüne Pfeile). Die gestrichelten Pfeile im Plasma deuten an, daß die Gleichgewichtseinstellung langsam erfolgt (Abb. 10.39). $Hb\text{-}COO^-$ = Carbamat am Hämoglobin, HHb/Hb^- deutet auf die puffernden Gruppen am Hämoglobin hin; das Minuszeichen steht für die Änderung der Ladung, nicht für die Nettoladung selbst. Der violett gezeichnete Carrier (Bande-3-Protein, s. Abb. 9.3, S. 190) besorgt den gekoppelten HCO_3^--Cl^--Austausch (Hamburger-Shift).

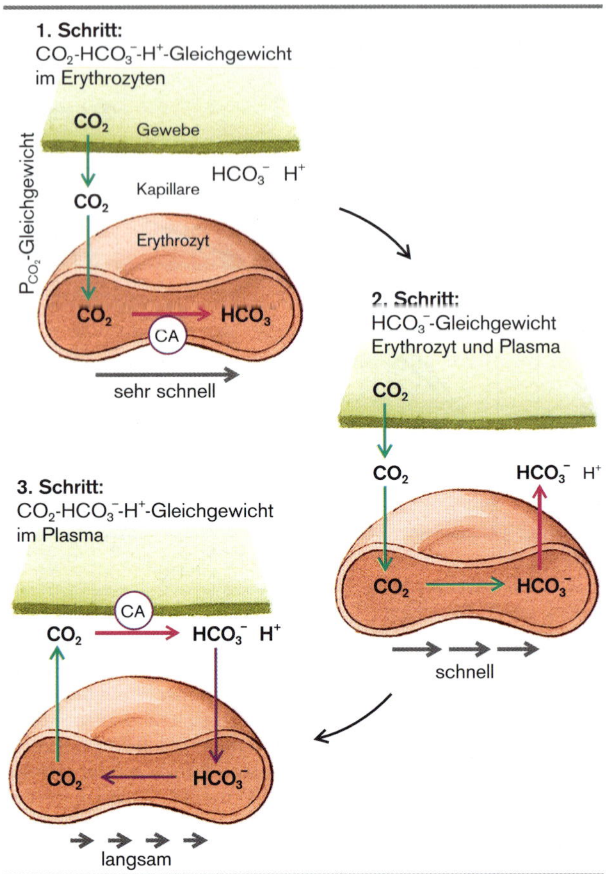

Abb. 10.**39** **Unterschiedlicher Zeitbedarf der Gleichgewichtseinstellung im CO_2-HCO_3^--H^+-System des Blutes,** wenn es CO_2 im Gewebe aufnimmt. Der 1. Schritt verläuft schnell: CO_2 diffundiert aus dem Gewebe ins Plasma und in den Erythrozyten, wo sich dank der Carboanhydrase (CA) rasch ein neues Gleichgewicht mit HCO_3^- (und H^+) einstellt (roter Pfeil). Der 2. Schritt verläuft langsamer: HCO_3^- gelangt (im Austausch gegen Cl^-) aus dem Erythrozyten ins Plasma (roter Pfeil). Im Plasma ist das Gleichgewicht $CO_2 + H_2O \rightleftharpoons HCO_3^- + H^+$ noch nicht eingestellt, da die H^+-Ionen noch nicht nennenswert vermehrt sind. Dies geschieht im sehr langsamen 3. Schritt durch Bildung aus CO_2 im Plasma (roter Pfeil) unter Mithilfe der endothelständigen Carboanhydrase (CA). Das dabei gleichzeitig entstehende HCO_3^- gelangt in den Erythrozyten und wird dort teils wieder in CO_2 verwandelt (Jacob-Stewart-Zyklus).

Die Erhöhung des P_{CO_2} führt zur Bildung von HCO_3^-, und zwar in dem Ausmaß, in dem Nichtbicarbonatpuffer die in der Reaktion $CO_2 + H_2O \rightleftharpoons HCO_3^- + H^+$ entstehenden H^+ abpuffern können (S. 272 ff.). Da die Pufferkapazität der Nichtbicarbonatpuffer in Erythrozyten (Hämoglobin, ca. 60 mmol · l^{-1} · pH^{-1}) weit größer ist als die des Plasmas (Plasmaproteine, ca. 8 mmol · l^{-1} · pH^{-1}), wird in den Erythrozyten mehr HCO_3^- gebildet als im Plasma. Hinzu kommt, daß die Einstellung des Gleichgewichts $CO_2 + H_2O \rightleftharpoons HCO_3^- + H^+$ normalerweise langsam verläuft. In den Erythrozyten gibt es jedoch ein Enzym, die **Carboanhydrase,** das diese Reaktion erheblich beschleunigt, so daß das Gleichgewicht in den Erythrozyten sehr viel schneller erreicht wird als im Plasma (Abb. 10.**39**). Insgesamt steigt daher die Konzentration von HCO_3^- in den Erythrozyten schneller und stärker an als im Plasma, und es entsteht ein chemischer Gradient, demzufolge Bicarbonat über einen elektroneutralen carriervermittelten Austausch gegen Cl^- aus dem Erythrozyten ins Plasma gelangt **(Hamburger-Shift).**

Endgültig ist das Gleichgewicht jedoch erst erreicht, wenn auch die H^+-Konzentration des Plasmas den geänderten Werten von HCO_3^- und CO_2 entspricht. An dieser Einstellung des H^+-Gleichgewichts ist weniger ein Austausch von H^+ oder OH^- über die Erythrozytenmembran beteiligt als vielmehr die (langsame) Reaktion von CO_2 mit H_2O zu H^+ und HCO_3^- im Plasma (Abb. 10.**38**). Nach neueren Befunden wird diese Reaktion durch Carboanhydrase beschleunigt, die im Endothel der Kapillaren verankert, aber dem Plasma zugängig ist (s. auch die intrazelluläre und membrangebundene Carboanhydrase der Niere, S. 318 f.). Im Plasma reagiert somit ein Teil des CO_2 und führt so zum Anstieg der H^+-Konzentration hin zu ihrem Gleichgewichtswert. Das dabei ebenfalls gebildete HCO_3^- gelangt wieder in den Erythrozyten und reagiert dort zu CO_2 (Abb. 10.**39/3**). Dieser Ereigniskreis **(Jacob-Stewart-Zyklus)** verläuft also entgegengerichtet der primären Abfolge.

In Abb. 10.**38** sind ferner die Reaktion von CO_2 zu Carbamat und die Pufferung entstehender H^+-Ionen durch Plasmaproteine und Hämoglobin dargestellt sowie die Einflüsse des **Bohr-Haldane-Effekts.** In der Lunge verlaufen alle Teilschritte in umgekehrter Richtung ab (grüne Pfeile in Abb. 10.**38**).

Die CO_2-Bindungskurve verläuft steiler als die O_2-Bindungskurve

In Abb. 10.**40** sind beide Bindungskurven im gleichen Maßstab dargestellt, und es sind die mittleren Werte im arteriellen und gemischt-venösen Blut bei körperlicher Ruhe angegeben. Die unterschiedliche Kurvenform hat einige wichtige Konsequenzen. Angenommen, es werde aufgrund einer Verdoppelung der alveolären Ventilation der alveoläre (und arterielle) P_{CO_2} halbiert und der arterielle P_{O_2} um den entsprechenden Betrag erhöht (Abb. 10.**28**, S. 238). Da schon normalerweise das Hämoglobin im arteriellen Blut nahezu vollständig gesättigt ist, führt die P_{O_2}-Erhöhung zu keiner nennenswerten Erhöhung der O_2-Aufnahme ins Blut (S. 242). Andererseits wird aber die CO_2-Konzentration im Blut und in allen CO_2-Speichern des Körpers erheblich gesenkt, und dieses CO_2 wird abgeatmet. Solange, bis die CO_2-Speicher auf den neuen Wert entleert sind, wird also die pulmonale CO_2-Abgabe die pulmonale O_2-Aufnahme weit übersteigen, der pulmonale RQ also über 1,0 liegen und den Stoffwechsel-RQ (S. 237) übertreffen. Bei einer vorübergehenden Hypoventilation ist alles gerade umgekehrt. Nur im Zustand des Fließgleichgewichts (steady state) bezüglich O_2- und (besonders) CO_2-Austausch ist also der pulmonale RQ als Maß für den Stoffwechsel-RQ verwendbar. Diese transienten Effekte des CO_2 sind auch der Grund dafür, daß die Bestimmung des Herzzeitvolumens nach dem Fickschen Prinzip (Gl. 10.32, S. 236) mit O_2 viel zuverlässiger ist als mit CO_2.

Gasansammlungen in geschlossenen Körperhöhlen (geschlossener Pneumothorax, Mittelohr bei geschlossener Tube Eustachii und intaktem Trommelfell, Lungenbezirke hinter verschlossenen Atemwegen) stehen angenähert unter Atmosphärendruck. Die Summe aller Partialdrücke im Kapillarblut ist aber, ähnlich wie im gemischt-venösen Blut, subatmosphärisch, da die Abnahme des P_{O_2} im Kapillarblut viel größer ist als die Zunahme des P_{CO_2} (Abb. 10.**40**). Aufgrund dieser Druckdifferenz zwischen Gasansammlung und Kapillarblut wird laufend Gas aus der Gasansammlung resorbiert, bis diese entweder verschwindet (kollabierbare Wände) oder in ihr ein entsprechender Unterdruck entstanden ist (starre Wände), der zu Schmerzen und Exsudation führt. Man kann sich leicht ausmalen, daß derartige Gasansammlungen größer werden müßten, wenn die O_2-Bindungskurve steiler verliefe als diejenige für CO_2; ein stabiler Zustand wäre sogar überhaupt nicht erreichbar, da solche Gasansammlungen spontan entstünden und wüchsen.

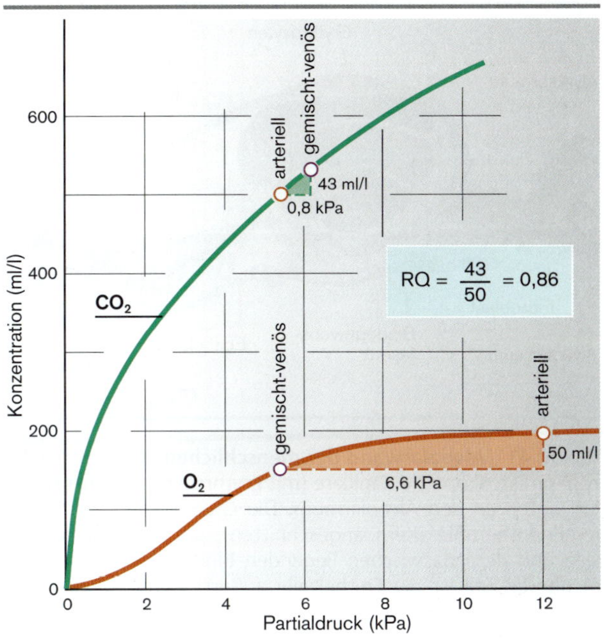

Abb. 10.**40** **O_2- und CO_2-Bindungskurven im gleichen Maßstab**. Dargestellt sind normale Werte für arteriellen P_{O_2} (13,3 kPa) und P_{CO_2} (5,3 kPa). Das Verhältnis der arteriovenösen Konzentrationsdifferenzen für CO_2 und O_2 ist gleich dem respiratorischen Quotienten, $RQ = \dot{V}_{CO_2}/\dot{V}_{O_2} = (C_{\bar{v}} - C_a)_{CO_2}/(C_a - C_{\bar{v}})_{O_2}$ (Gl. 10.34, S. 237). Wegen der unterschiedlichen Steilheit der Bindungskurven ist die zugehörige Partialdruckdifferenz für CO_2 viel kleiner als für O_2 (0,8 gegenüber 6,6 kPa). Das bedeutet, daß gegenüber dem arteriellen Blut im gemischt-venösen Blut der P_{CO_2} weniger stark ansteigt als der P_{O_2} abfällt, so daß die Summe aller Gaspartialdrücke im gemischt-venösen Blut subatmosphärisch ist (im arteriellen Blut ist sie weitgehend atmosphärisch). Die Folge ist eine Resorption von Gasen ins Blut, z. B. aus der geschlossenen Paukenhöhle bei Tubenverschluß oder aus der Pleurahöhle bei Pneumothorax.

10.8 Diffusion durch die Alveolarmembran

» Diffusion treibt O_2 und CO_2 durch die Alveolarwand, die so dünn ist und eine so große Fläche hat, daß sie nur ein geringes Diffusionshindernis darstellt. Ihre Leitfähigkeit, die Diffusionskapazität der Lunge, ergibt eine Maßzahl für die Durchlässigkeit der Diffusionsbarriere. «

Diffusiver Gastransport durch die Alveolarmembran

Die größten Strecken zwischen Umgebung und Geweben legen O_2 und CO_2 konvektiv zurück, d. h. durch Mitführung in den Transportmedien Atemgas (in der Lunge) und Blut (im Kreislauf). Es bleibt jedoch die, wenn auch dünne, alveoläre Trennwand zwischen Gas im Alveolarraum und Blut im Lumen der Lungenkapillaren, die die Gase durch **Diffusion** überwinden müssen (Abb. 10.**41**). Diese Wand ist zum größten Teil äußerst dünn, obwohl sie aus mehreren Schichten aufgebaut ist: Alveolarepithel, Interstitium und Kapillarendothel. Zusätzlich muß der Sauerstoff auf seinem Weg zum Hämoglobin noch Plasma, Erythrozytenmembran und Erythrozyteninneres durchdringen. Da die Reaktion von O_2 mit Hämoglobin (und von CO_2 zu HCO_3^-) sehr schnell verläuft, begrenzt sie den Transport dieser Gase nicht nennenswert. Es ist daher gerechtfertigt, den Übertritt von O_2 und CO_2 zwischen Alveolargas und Lungenkapillarblut als diffusiv anzusehen, und man faßt die gesamte Barriere mit ihren Gewebe- und Blutschichten zur **„Alveolarmembran"** zusammen.

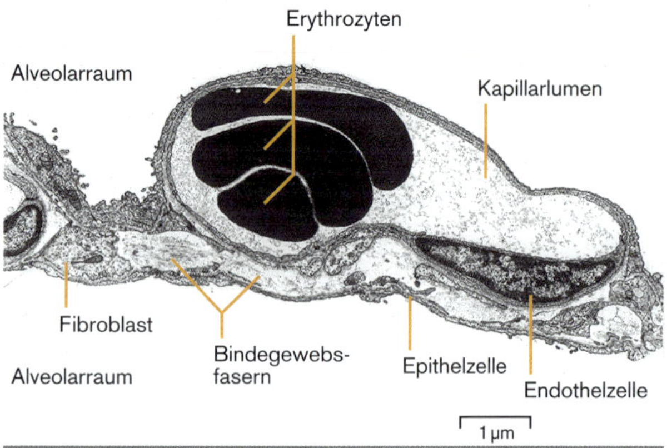

Abb. 10.**41** **Alveolarwand der menschlichen Lunge** im Elektronenmikroskop. Die Kapillare (mit Erythrozyten) grenzt oben und unten an den Alveolarraum. Die Grenzbarriere wird von der Endothelzelle (Kern angeschnitten), der Alveolarepithelzelle und dem dazwischen liegenden Bindegewebe gebildet. Im oberen Teil ist die Epithelzelle äußerst dünn, so daß die gesamte Alveolarwand hier nicht dicker ist als etwa 0,2 µm (aus 24).

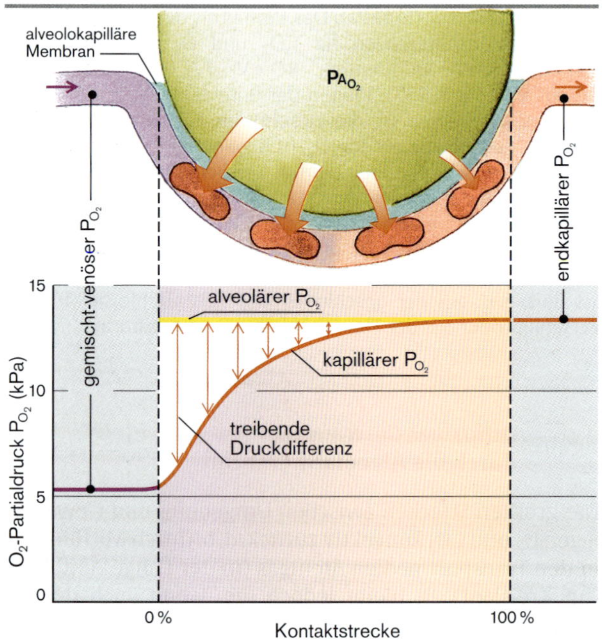

Abb. 10.**42** **O_2-Aufnahme aus dem Alveolargas ins Lungenkapillarblut.** Zu Beginn der Kapillare ist die treibende Druckdifferenz hoch, und viel O_2 diffundiert durch die alveolokapilläre Membran. Durch die O_2-Aufnahme ins Blut steigt dessen P_{O_2} entlang der Kapillare an, wodurch die treibende Druckdifferenz und damit der Diffusionsstrom absinken. Das endkapilläre Blut, das die Kapillare verläßt, hat praktisch denselben P_{O_2} (und P_{CO_2}) wie das Alveolargas. Die Kurve des kapillären P_{O_2}-Angleichs verläuft normalerweise noch steiler, als hier zur Verdeutlichung dargestellt; die gemittelte alveolokapilläre P_{O_2}-Differenz beträgt normalerweise nur etwa 1 kPa (s. Text).

Der **Diffusionsstrom** ($\dot{V}$) durch diese Alveolarmembran ist der treibenden Druckdifferenz proportional, also der Differenz der Partialdrücke (ΔP) zwischen Alveolargas und Lungenkapillarblut:

$$\dot{V} = D_L \cdot \Delta P \text{ (l/min)} \qquad (10.48)$$

Der Proportionalitätsfaktor D_L heißt **Diffusionskapazität der Lunge.** Er hängt nach dem *Fickschen Diffusionsgesetz* ab von der Durchtrittsfläche (A) und der Dicke (x) der Membran sowie von der Löslichkeit (α) und dem Diffusionskoeffizienten *(D)* des diffundierenden Gases:

$$D_L = D \cdot \alpha \cdot A/x \qquad (10.49)$$

Das Produkt $D \cdot \alpha$ wird auch als **Krogh-Diffusionskonstante K** bezeichnet.

Die geometrischen Faktoren A und x sind in vivo kaum abzuschätzen; auch ist die Dicke x in verschiedenen Teilen der Alveole sehr unterschiedlich (Abb. 10.**41**). Ferner sind K und α nicht leicht zu messen, da ihre Werte in den einzelnen Schichten der Alveolarmembran durchaus unterschiedlich sein können. Dies ist der Grund, weshalb man all diese Faktoren zu der globalen, aber meßbaren Größe der Diffusionskapazität D_L zusammenfaßt.

Die Gl. 10.49 zeigt jedoch, wie sich D_L für unterschiedliche Gase verhält. Da nämlich A/x für alle Gase gleich ist, beruhen Unterschiede der Diffusionskapazität einzelner Gase (O_2, CO_2, CO etc.) auf Unterschieden von $D \cdot \alpha$, wobei *D* für O_2, CO_2 und CO sehr ähnliche Werte besitzt. Sehr unterschiedlich ist hingegen der Wert von α, der für CO_2 mehr als 20mal so groß ist wie für O_2 (S. 218); CO_2 diffundiert daher erheblich leichter durch die Alveolarmembran als O_2. Tatsächlich gibt es für CO_2 keine meßbare Diffusionsbehinderung in der Lunge.

Partialdruckverlauf in der Lungenkapillare

Im Kontakt mit der Alveolarmembran nimmt das Lungenkapillarblut fortlaufend O_2 auf, wodurch der O_2-Partialdruck entlang der kapillären Kontaktfläche vom gemischt-venösen Ausgangswert ($P_{\bar{v}O_2}$) zu einem höheren Wert am Ende der Kapillare ansteigt (Abb. 10.**42**). Dieser **endkapilläre P_{O_2}** ($P_{c'O_2}$) ist in der normalen Lunge bei Luftatmung praktisch gleich dem alveolären P_{O_2} (P_{AO_2}), denn die Diffusionskapazität der normalen Lunge ist so hoch, daß die Alveolarmembran in Ruhe auch für O_2 (wie für CO_2) kein Diffusionshindernis darstellt. Erst bei stark erhöhter O_2-Aufnahme (schwere Arbeit) oder in Hypoxie ist eine geringfügige Diffusionslimitierung für O_2 festzustellen (20). In tiefer Hypoxie kann die Diffusionslimitierung erheblich werden; denn wegen des steilen Verlaufs der O_2-Bindungskurve im hypoxischen P_{O_2}-Bereich ändert sich bei der O_2-Aufnahme der kapilläre P_{O_2} entlang der Lungenkapillaren nur wenig, so daß eine große Differenz zwischen P_{AO_2} und $P_{c'O_2}$ verbleibt.

Wie Abb. 10.**42** zeigt, ändert sich die treibende Druckdifferenz ΔP_{O_2} entlang der Kapillare; ein mittlerer Wert zur Berechnung von D_L für O_2 nach Gl. 10.48 ist daher nicht einfach meßbar. Mit besonderen Verfahren ist D_L für O_2 für die gesunde Lunge zu etwa 275 ml · min^{-1} · kPa^{-1} bestimmt worden. Mit der O_2-Aufnahme in Ruhe, $\dot{V}_{O_2}$ = 310 ml · min^{-1}, ergibt sich daraus mit Gl. 10.48 eine

mittlere alveolokapilläre P_{O_2}-Differenz von etwa 1,1 kPa (8 mmHg).

Obwohl in der einzelnen Alveole alveoläres Gas und endkapilläres Blut praktisch gleiche P_{O_2}- und P_{CO_2}-Werte haben, gibt es wegen der Inhomogenität der Lunge deutlich meßbare P_{O_2}-Unterschiede zwischen gemischt-alveolärem Gas und arteriellem Blut, das sich aus dem endkapillären Blut aller Alveolen mischt (S. 250).

10.9 Verteilung von Ventilation und Perfusion

» Unterschiedliche Verteilung von Ventilation und Perfusion auf die einzelnen Lungenabschnitte führt zu regionalen Unterschieden der alveolären Gaszusammensetzung und beeinträchtigt die Effizienz des Gasaustauschs. «

Ventilation und Perfusion sind in der Lunge ungleichmäßig verteilt

Aufgrund der Schwerkraft ist die **Perfusion ($\dot{Q}$)** nicht auf alle Lungenabschnitte gleichmäßig verteilt (Abb. 10.**25**, S. 235). Ähnliches gilt für die **alveoläre Ventilation ($\dot{V}_A$**, Abb. 10.**43**). Denn die unteren Lungenabschnitte hängen an den oberen, dehnen sie und machen ihre Alveolarwände steif. Daher werden die oberen Lungenabschnitte schlechter ventiliert als die unteren. Insgesamt ist der vertikale Gradient der Ventilation jedoch weniger stark ausgeprägt als derjenige für die Perfusion, so daß das **$\dot{V}_A/\dot{Q}$-Verhältnis** in den oberen Lungenabschnitten höher ist als in den unteren. Auch im Liegen gibt es solche schwerkraftbedingten vertikalen $\dot{V}_A/\dot{Q}$-Gradienten, doch sind sie weniger ausgeprägt, da die vertikale Ausdehnung der Lunge im Liegen geringer ist. Neben diesen schwerkraftbedingten $\dot{V}_A/\dot{Q}$-Gradienten gibt es eine zufällige Verteilung von $\dot{V}_A/\dot{Q}$ in der Lunge, die auf der Variabilität von Bronchien- und Gefäßversorgung einzelner Regionen beruht. Es gibt also schon in der gesunden Lunge eine ungleichmäßige Verteilung von $\dot{V}_A$ und $\dot{Q}$, die man **$\dot{V}_A/\dot{Q}$-Inhomogenität** nennt. Wie im folgenden dargestellt, schränkt sie die Effizienz des pulmonalen Gasaustauschs ein, was besonders deutlich wird, wenn bei krankhaften Veränderungen der Lunge die $\dot{V}_A/\dot{Q}$-Inhomogenität erheblich zunimmt.

Regionale $\dot{V}_A/\dot{Q}$-Inhomogenität bedeutet regionale Unterschiede der alveolären Partialdrücke

Die alveoläre Ventilation ($\dot{V}_A$) führt den Alveolen O_2 zu, die Lungenperfusion ($\dot{Q}$) transportiert ihn von dort ab (Abb. 10.**26**, S. 236). Es ist daher leicht verständlich, daß die alveoläre O_2-Konzentration bzw. der alveoläre O_2-Partialdruck (P_A) sowohl von $\dot{V}_A$ als auch von $\dot{Q}$ abhängt: Je höher $\dot{V}_A$ für einen Bereich und je niedriger $\dot{Q}$ in diesem, desto höher ist der P_A für O_2, desto „frischer" ist also das Alveolargas. Hoher $\dot{V}_A/\dot{Q}$-Wert einer Region bedeutet also „frisches" Alveolargas (Partialdrücke nahe dem inspiratorischen Wert), niedriger $\dot{V}_A/\dot{Q}$-Wert bedeutet alveoläre Partialdrücke näher den venösen Werten (Abb. 10.**44**). Daher entspricht einer Ungleichmäßigkeit in

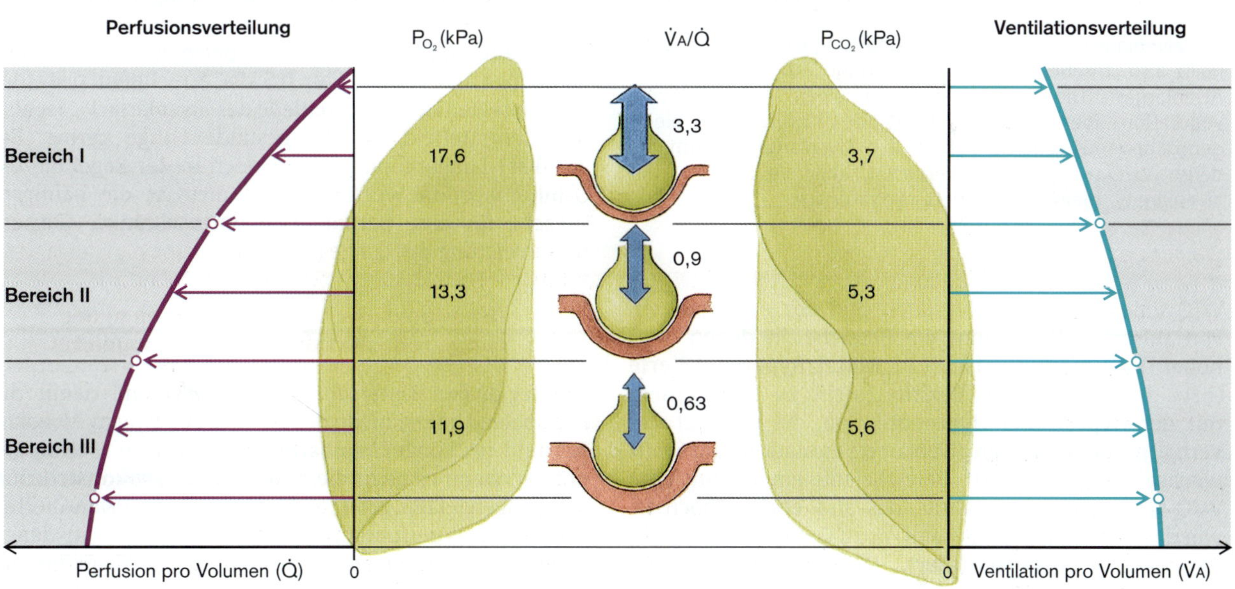

Abb. 10.**43** **Ventilations-Perfusions-Verteilung in der Lunge.** Aufgrund der Schwerkraft nehmen Perfusion ($\dot{Q}$, links) und alveoläre Ventilation ($\dot{V}_A$, rechts) bei aufrechtem Thorax von oben nach unten zu. Dargestellt sind Perfusion und Ventilation (pro Einheit des Lungenvolumens) in verschiedener Höhe der Lunge. Da die Perfusion stärker mit der Höhe variiert als die Ventilation, ist das Ventilations-Perfusions-Verhältnis $\dot{V}_A/\dot{Q}$ oben höher und unten niedriger als im Mittel, d. h. höher bzw. niedriger als das Verhältnis von Gesamtventilation zu Gesamtperfusion. Die P_{O_2}- und P_{CO_2}-Werte, die sich aus dieser $\dot{V}_A/\dot{Q}$-Inhomogenität ergeben, sind in drei Alveolarbereichen (I, II, III) exemplarisch gezeigt.

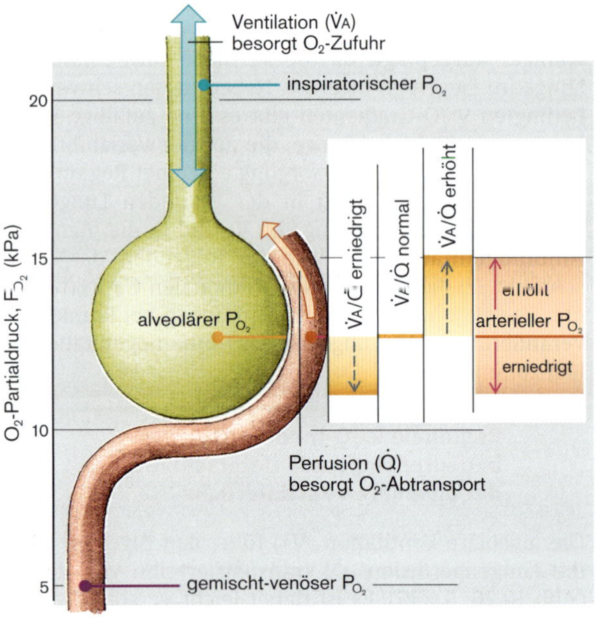

Abb. 10.**44** Das **Verhältnis von Ventilation und Perfusion** ($\dot{V}_A/\dot{Q}$) einer Alveole bestimmt deren Gaszusammensetzung (hier nur O_2 gezeigt). Die Ventilation ($\dot{V}_A$) bestimmt die O_2-Zufuhr zur Alveole, die Perfusion ($\dot{Q}$) den O_2-Abtransport aus ihr mit dem Blut. Der alveoläre P_{O_2} ist durch das Verhältnis von Zufuhr zu Abfuhr, also durch das $\dot{V}_A/\dot{Q}$-Verhältnis bestimmt. Sinkt $\dot{V}_A$ und/oder steigt $\dot{Q}$, wird also $\dot{V}_A/\dot{Q}$ erniedrigt, so verarmt das Alveolargas an O_2, der alveoläre P_{O_2} sinkt und mit ihm der arterielle P_{O_2}. Umgekehrt wird das Alveolargas frischer, also reicher an O_2, wenn $\dot{V}_A/\dot{Q}$ ansteigt: Alveolärer und arterieller P_{O_2} steigen an. Dies ist im rechten Teilbild dargestellt (linke Skala). Für CO_2 gilt Entsprechendes: Steigt $\dot{V}_A/\dot{Q}$, so sinkt der alveoläre und arterielle P_{CO_2}, und umgekehrt. Hohe $\dot{V}_A/\dot{Q}$ heißt also „frisches Alveolargas", niedrige $\dot{V}_A/\dot{Q}$ „verbrauchtes Alveolargas". Die Grenzen sind zum einen $\dot{V}_A/\dot{Q} = 0$ (keine Ventilation, aber Perfusion), der P_{O_2} des Kapillarblutes bleibt gemischt-venös, ebenso der P_{O_2} des Alveolargases; zum anderen $\dot{V}_A/\dot{Q} \rightarrow \infty$ (keine Perfusion, aber Ventilation), der alveoläre P_{O_2} bleibt unverändert inspiratorisch.

$\dot{V}_A/\dot{Q}$ eine solche der alveolären und der endkapillären Partialdrücke. Man nennt die Bereiche, in denen $\dot{V}_A/\dot{Q}$ höher (bzw. niedriger) ist als im Mittel, **hyperventilierte** (bzw. **hypoventilierte**) **Bezirke** (nicht zu verwechseln mit der Hyper- oder Hypoventilation, die sich auf das Verhältnis der gesamten alveolären Ventilation zum Stoffwechsel bezieht, S. 240). Bereiche mit einem mittleren $\dot{V}_A/\dot{Q}$-Wert, einem Verhältnis, das also ebenso hoch ist wie das Verhältnis von Gesamt-$\dot{V}_A$ zu Gesamt-$\dot{Q}$, bezeichnet man als **normoventiliert.** Die oberen Bezirke der Lunge sind bei aufrechtem Thorax hyperventiliert, weil ihre Perfusion noch stärker eingeschränkt ist als ihre Ventilation. Ihr alveolärer P_{O_2} ist etwa 6 kPa höher, ihr P_{CO_2} etwa 2 kPa niedriger als in den basalen Abschnitten (Abb. 10.**43**).

Regionale $\dot{V}_A/\dot{Q}$-Inhomogenität mindert die Gasaustauschleistung der Lunge

Hyperventilierte Bereiche tragen mit ihrer „frischen" Alveolarluft viel zum Gasaustausch bei, hypoventilierte Bereiche wenig. Man könnte also meinen, daß die $\dot{V}_A/\dot{Q}$-Inhomogenität die Gasaustauschleistung der Lunge gar nicht beeinträchtigt. Daß dies nicht zutrifft, zeigt Abb. 10.**45**, in der vereinfachend zwei Bereiche dargestellt sind, ein hyperventilierter (Alveolarbezirk 1) und ein hypoventilierter (Alveolarbezirk 2). Im ersten sind alveolärer und endkapillärer P_{O_2} hoch, im zweiten niedrig. Das ausgeatmete Alveolargas ergibt sich nun als Mischung aus beiden Bereichen. Da der hyperventilierte Bezirk zur Ausatemluft mehr beiträgt als der hypoventilierte, liegt der gemischt-alveoläre P_{O_2} näher am P_{O_2} der hyperventilierten als an dem der hypoventilierten Region. Für das Blut ist es genau umgekehrt, da der hypoventilierte (hyperperfundierte) Bereich mehr zur Mischung beiträgt; der arterielle P_{O_2} liegt näher an demjenigen des hypoventilierten Bezirks.

Hieraus ergibt sich für die gesamte Lunge, daß der arterielle P_{O_2} niedriger ist als der P_{O_2} im gemischt-alveolären Gas; d. h., es entsteht eine **alveolär-arterielle P_{O_2}-Differenz,** kurz **AaD_{O_2},** für die gesamte Lunge, obwohl in jedem Bezirk Alveolargas und endkapilläres Blut gleichen Partialdruck haben, es also in keinem Bezirk eine alveolokapilläre P_{O_2}-Differenz gibt. Daß diese AaD_{O_2} Ausdruck einer eingeschränkten Gasaustauschleistung ist, versteht man bei Betrachtung des Extrems: Wenn ein Teil der Lunge alle Ventilation, der andere alle Perfusion bekommt, gibt es gar keinen Gasaustausch mehr. Was in Abb. 10.**45** exemplarisch für zwei Alveolarbezirke dargestellt ist, gilt auch in der normalen Lunge mit ihrer sehr viel größeren Anzahl funktionell unterschiedlicher paralleler Alveolarbezirke. Für das Beispiel der Abb. 10.**43** kann man eine AaD_{O_2} von 0,5 kPa errechnen; trotz der großen regionalen Unterschiede des alveolären P_{O_2} ist also der Gesamteffekt für die gesunde Lunge gering. Bei gestörter Lungenfunktion ist jedoch in der Regel die $\dot{V}_A/\dot{Q}$-Inhomogenität verstärkt, und dies ist die häufigste Ursache für eine pathologisch eingeschränkte Gasaustauschleistung der Lunge (S. 252 ff.).

Die hypoxische Vasokonstriktion in der Lunge reduziert die $\dot{V}_A/\dot{Q}$-Inhomogenität

Die regionalen Unterschiede von $\dot{V}_A/\dot{Q}$ und damit die regionalen Unterschiede des P_{O_2} und des P_{CO_2} im Alveolargas und im Lungenkapillarblut wären noch viel ausgeprägter, wenn es nicht die **hypoxische Vasokonstriktion** der Lungengefäße gäbe (S. 233). In den hypoventilierten (relativ hyperperfundierten) Alveolarbezirken, in denen ja der P_{O_2} niedrig ist, kommt es nämlich zur Vasokonstriktion, wodurch die Perfusion gedrosselt wird und der $\dot{V}_A/\dot{Q}$-Quotient ansteigt. Dies wirkt dem Absinken des P_{O_2} entgegen. Umgekehrtes gilt für die hyperventilierten Bezirke. Da eine ausgeprägte regionale Inhomogenität von $\dot{V}_A/\dot{Q}$ die Gasaustauschfunktion der Lunge mindert (s.o.), ist also die hypoxische Vasokonstriktion für die Gasaustauschleistung günstig. Das Umgekehrte ist in den Kapillarbezirken des Systemkreislaufs der Fall, wo *hypoxische*

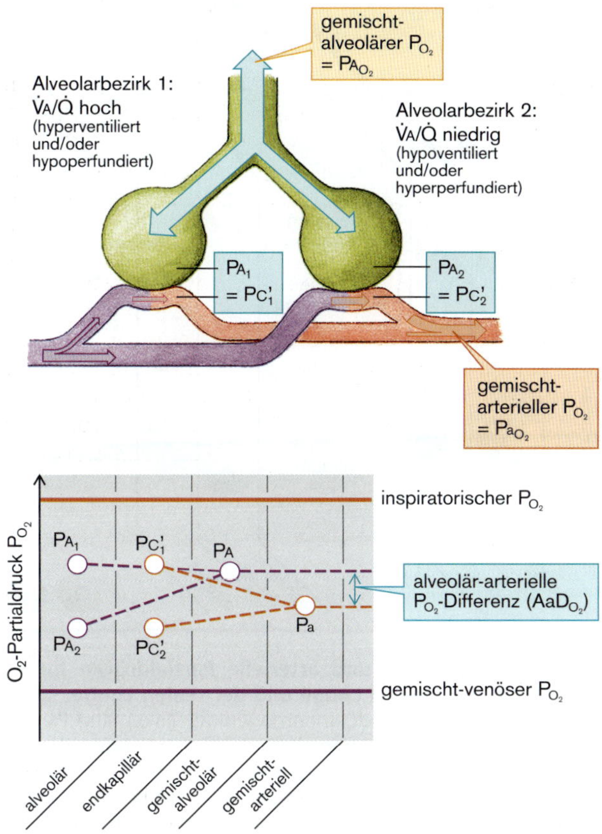

Abb. 10.**45** **Ungleichmäßige Verteilung von Ventilation ($\dot{V}_A$) und Perfusion ($\dot{Q}$)** erzeugt Partialdruckdifferenzen zwischen alveolärem Gas und arteriellem Blut, obwohl sich in jeder Alveole die Gas- und Blutpartialdrücke (P_A und $P_{c'}$) einander angleichen. Als einfachstes Beispiel zur Verdeutlichung dieses Sachverhalts ist eine aus zwei Alveolarbezirken aufgebaute Lunge dargestellt. Im Bezirk 1 ist $\dot{V}_A$ hoch und $\dot{Q}$ niedrig, $\dot{V}_A/\dot{Q}$ also hoch (relativ hyperventilierter Bezirk), und damit das Gas „frisch" (relativ hoher P_{O_2}, niedriger P_{CO_2}). Im Bezirk 2 ist es gerade umgekehrt (relativ hypoventilierter Bezirk). Das (gemischt)alveoläre Gas, das z.B. am Ende einer Exspiration am Mund gesammelt werden kann, ist eine Mischung von viel Gas aus Bezirk 1 mit hohem P_{O_2} und wenig Gas aus Bezirk 2 mit niedrigem P_{O_2}; der P_{O_2} der Mischung ist also näher an P_{A_1} als an P_{A_2}. Da mehr Blut aus Bezirk 2 als aus Bezirk 1 herrührt, ist der (gemischt)arterielle P_{O_2} näher an $P_{c'_2}$ als an $P_{c'_1}$. Im unteren Diagramm sind auf einer P_{O_2}-Skala die alveolären Werte (P_{A_1} und P_{A_2}) sowie die endkapillären Werte beider Bezirke ($P_{c'_1}$ und $P_{c'_2}$) dargestellt. Mischung auf der Gasseite führt zu dem näher an P_{A_1} gelegenen gemischt-alveolären Wert P_A (es kommt mehr Gas von Bezirk 1 als von Bezirk 2). Mischung auf der Blutseite führt zu dem näher an $P_{c'_2}$ gelegenen arteriellen Wert P_a (es kommt mehr Blut von Bezirk 2 als von Bezirk 1). Insgesamt ergibt sich für die gesamte Lunge eine alveolär-arterielle P_{O_2}-Differenz (AaD_{O_2}). Für CO_2 ergibt sich entsprechend eine (kleinere) aAD_{CO_2}.

Vasodilatation das O_2-Angebot an einen Gefäßabschnitt begünstigt (S. 261). Der Unterschied beruht darauf, daß O_2 in das Kapillarblut der Lunge aufgenommen, aus dem Blut der Körperkapillaren hingegen abgegeben wird.

Die Effekte der $\dot{V}_A/\dot{Q}$-Inhomogenität sind für O_2 viel größer als für CO_2

Es ist also im wesentlichen die Mischung aus den unterschiedlichen $\dot{V}_A/\dot{Q}$-Bereichen, die die AaD_{O_2} verursacht. Natürlich gibt es diese Mischeffekte genauso für CO_2, so daß auch eine aAD_{CO_2} entsteht. Ihr Wert ist allerdings geringer als der für O_2; für das Beispiel der Abb. 10.**43** beträgt die aAD_{CO_2} nur etwa 0,1 kPa. Dies liegt an der im Vergleich zu O_2 viel steileren Blutbindungskurve für CO_2 (Abb. 10.**40**, S. 247). Die Zusammensetzung des arteriellen Blutes wird ja im wesentlichen von den hypoventilierten (hyperfundierten) Bereichen bestimmt, in denen der Partialdruck zum gemischt-venösen Wert hin verschoben ist. Wegen der steilen CO_2-Bindungskurve liegt aber dieser P_{CO_2} nahe am arteriellen Wert, so daß der Zufluß von Blut aus hypoventilierten Bereichen in der inhomogenen Lunge den P_{CO_2} nur wenig über den Wert erhöht, der in der Lunge bei gleichmäßiger $\dot{V}_A/\dot{Q}$-Verteilung vorläge.

Hyperventilierte Bereiche und alveolärer Totraum, hypoventilierte Bereiche und venöse Beimischung

Ausgehend vom mittleren $\dot{V}_A/\dot{Q}$-Wert, den die Lunge hätte, wenn $\dot{V}_A$ und $\dot{Q}$ überall gleichmäßig verteilt wären **(ideale Lunge)**, gibt es in der gesunden Lunge alle Grade von hyper- und hypoventilierten Bezirken (Abb. 10.**46**). Die Extreme sind zum einen die Bereiche mit $\dot{V}_A/\dot{Q} = 0$, die man auch als **Rechts-links-Shunt** bezeichnet, da sie venöses Blut dem arterialisierten beimischen, und zum anderen Bereiche mit $\dot{V}_A/\dot{Q} \rightarrow \infty$, **alveolärer Totraum** genannt. Da alle hypoventilierten Bezirke relativ (d.h. gemessen an ihrer alveolären Ventilation) zu stark durchblutet sind, sind sie an der venösen Beimischung ebenso beteiligt wie die hyperventilierten Bereiche am alveolären Totraum.

Wie tragen alveoläre Totraumbelüftung und venöse Beimischung zur Differenz zwischen alveolären und arteriellen Partialdrücken (AaD_{O_2}) bei? Die Abb. 10.**47** zeigt, daß die venöse Beimischung sich stark auf den O_2-Partialdruck, aber praktisch nicht auf den CO_2-Partialdruck auswirkt (s.o.). Die alveoläre Totraumbelüftung beeinflußt hingegen O_2 und CO_2 in etwa gleichem Ausmaß. Damit wird verständlich, daß viele Lungenfunktionsstörungen, die die $\dot{V}_A/\dot{Q}$-Inhomogenität verstärken, eher zu arterieller Hypoxie führen als zu CO_2-Retention mit arterieller Hyperkapnie (S. 252 ff.).

An der venösen Beimischung sind nicht nur die hypoventilierten (bis hin zu den überhaupt nicht ventilierten) Bezirken der Lunge beteiligt; es gibt auch einen *anatomischen Rechts-links-Shunt* (Abb. 10.**46**). Er wird verursacht durch den Zufluß eines Teils des Bronchialvenenblutes zu den Pulmonalvenen (die arterialisiertes Blut führen!) und eines kleinen Teils der Myokardperfusion zum linken Herzen (Vv. Thebesii). Zusammen beträgt

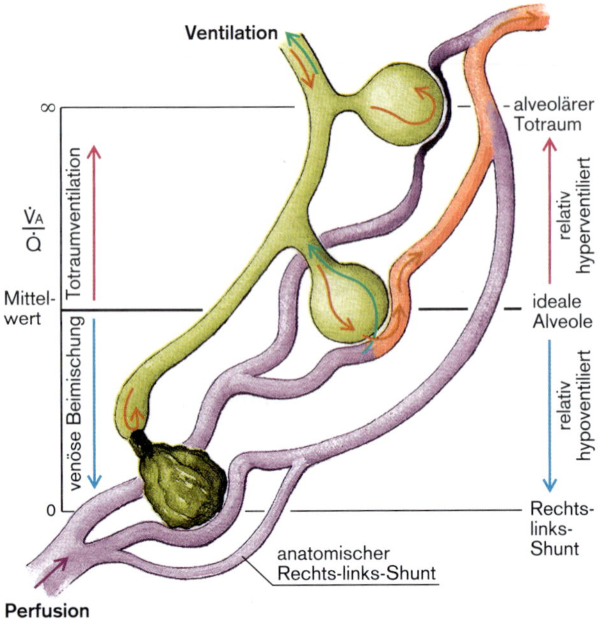

Abb. 10.**46** **Ventilations-Perfusions-Verhältnis in der gesunden Lunge.** Schon in der normalen Lunge gibt es Bereiche mit sehr unterschiedlichen Werten von $\dot{V}_A/\dot{Q}$. Als ideale Alveolen bezeichnet man alle diejenigen Bereiche, deren $\dot{V}_A/\dot{Q}$ dem mittleren Wert gleicht (Gesamt-$\dot{V}_A$/Gesamt-$\dot{Q}$; nach Tab. 10.3 ist dieser Wert in körperlicher Ruhe 5,6/6,2 = 0,90). Bereiche mit höherem als diesem mittleren $\dot{V}_A/\dot{Q}$-Wert sind relativ hyperventiliert, mit dem Extrem von $\dot{V}_A/\dot{Q} \to \infty$; sie werden als alveoläre Totraumbelüftung zusammengefaßt. Demgegenüber sind Bereiche mit niedrigerem $\dot{V}_A/\dot{Q}$-Wert relativ hypoventiliert; ihr Extrem ($\dot{V}_A/\dot{Q} = 0$) ist der Rechts-links-Shunt; alle diese Bereiche tragen zur venösen Beimischung bei. Blut, das mit Alveolen gar nicht in Berührung kommt, wird als anatomischer Rechts-links-Shunt bezeichnet; funktionell verhält es sich wie Blut, das an nichtventilierten Alveolen vorbeiströmt.

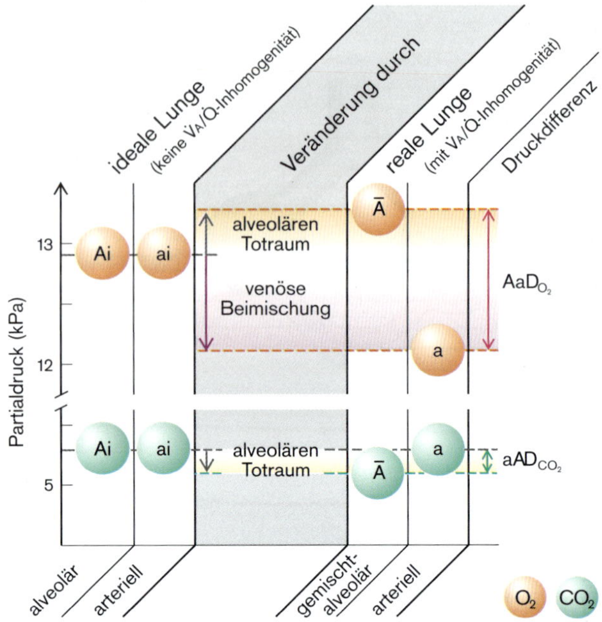

Abb. 10.**47** **Alveoläre und arterielle Partialdrücke für O_2 und CO_2 in der idealen Lunge und der realen Lunge.** In der idealen Lunge (keine $\dot{V}_A/\dot{Q}$-Inhomogenität, links) sind P_A und P_a gleich (ideale Werte Ai und ai). In der realen Lunge (normale $\dot{V}_A/\dot{Q}$-Inhomogenität, rechts) ist der (gemischt)alveoläre Partialdruck (Ā) für O_2 höher, für CO_2 niedriger als der Wert in der idealen Lunge (Ai). Für O_2 ist der arterielle Partialdruck (a) niedriger als der idealalveoläre (Ai), für CO_2 sind beide gleich (Ai = a). Die Differenz zwischen Ai und Ā ist das Resultat der alveolären Totraumbelüftung (die sich auf O_2 und CO_2 etwa gleich stark auswirkt); die Differenz zwischen Ai und a beruht auf der venösen Beimischung (die für CO_2 praktisch nicht meßbar ist). Daher ist auch die AaD_{O_2} größer als die aAD_{CO_2}.

dieser Rechts-links-Shunt normalerweise etwa 2% des Herzzeitvolumens.

Die alveoläre Totraumbelüftung als Ausdruck der relativ hyperventilierten Bezirke beträgt beim Gesunden 3–12% der gesamten alveolären Belüftung. Der gesamte Totraum, auch **physiologischer** oder **funktioneller Totraum** genannt, setzt sich also zusammen aus dem *anatomischen* Totraum der luftleitenden Atemwege und dem *alveolären* Totraum der überbelüfteten Alveolarbereiche.

10.10 Blutgase: Normalwerte und Störungen

Normalwerte

Arterielle Blutgase, d. h. die Partialdrücke von O_2 und CO_2, die O_2-Konzentration bzw. -Sättigung sowie der arterielle pH-Wert sind die klinisch wichtigsten Parameter zur Beurteilung der globalen Lungenfunktion. In Tab. 10.**5** sind Normalwerte in körperlicher Ruhe zusammengestellt. Die Partialdruckdifferenzen zwischen alveolärem Gas und arteriellem Blut (Blut der V. pulmonalis und der Arterien des Körperkreislaufs) sind im wesentlichen durch $\dot{V}_A/\dot{Q}$-Inhomogenitäten und Rechts-links-Shunt bedingt, die ja auch in der gesunden Lunge stets vorhanden sind (S. 250). Schon in der gesunden Lunge nimmt die $\dot{V}_A/\dot{Q}$-Inhomogenität mit dem Alter zu, und viele Lungenkrankheiten sind mit charakteristischer Zunahme der $\dot{V}_A/\dot{Q}$-Inhomogenität verbunden. Dies führt zu arterieller **Hypoxämie** (Erniedrigung des arteriellen P_{O_2} und der arteriellen O_2-Sättigung). Dabei ist der arterielle P_{CO_2} praktisch unverändert. Denn einerseits wirkt sich die $\dot{V}_A/\dot{Q}$-Inhomogenität auf den arteriellen P_{CO_2} viel weniger aus als auf den arteriellen P_{O_2} (Abb. 10.**47**); andererseits bewirken Veränderungen des arteriellen P_{CO_2} Veränderungen der Ventilation, die den arteriellen P_{CO_2} im Normbereich halten (S. 256).

Tabelle 10.5 **Mittlere Normalwerte arterieller und gemischtvenöser Blutgase** für jüngere Menschen in körperlicher Ruhe. Für die Werte auf der Gasseite s. Tab. 10.3 (S. 239)

Parameter	Symbol	Normalwert und Einheit	
Arteriell (a)			
O_2-Partialdruck	Pa_{O_2}	12,0 kPa	= 90 mmHg
CO_2-Partialdruck	Pa_{CO_2}	5,3 kPa	= 40 mmHg
Alveolär-arterielle P_{O_2}-Differenz	AaD_{O_2}	1,3 kPa	= 10 mmHg
Arterio-alveoläre P_{CO_2}-Differenz	aAD_{CO_2}	0,1 kPa	= 1 mmHg
O_2-Konzentration	Ca_{O_2}	$197\ ml \cdot l^{-1}$	= $8{,}8\ mmol \cdot l^{-1}$
O_2-Sättigung	Sa_{O_2}		0,97
CO_2-Konzentration*	Ca_{CO_2}	$493\ ml \cdot l^{-1}$	= $22{,}0\ mmol \cdot l^{-1}$
pH*	pHa		7,40
Gemischtvenös ($\bar{v}$)			
O_2-Partialdruck	$P\bar{v}_{O_2}$	5,3 kPa	= 40 mmHg
CO_2-Partialdruck	$P\bar{v}_{CO_2}$	6,1 kPa	= 46 mmHg
CO_2-Konzentration	$C\bar{v}_{O_2}$	$147\ ml \cdot l^{-1}$	= $6{,}6\ mol \cdot l^{-1}$
O_2-Sättigung	$S\bar{v}_{O_2}$		0,75
CO_2-Konzentration*	$C\bar{v}_{CO_2}$	$535\ ml \cdot l^{-1}$	= $23{,}9\ mmol \cdot l^{-1}$
pH*	$pH\bar{v}$		7,37

* s. auch Kapitel 11

Wie lassen sich die Ursachen einer arteriellen Hypoxämie unterscheiden?

Atmung von 100% O_2 als Mittel zur Unterscheidung von $\dot{V}_A/\dot{Q}$-Inhomogenität und Rechts-links-Shunt

Sowohl vermehrte $\dot{V}_A/\dot{Q}$-Inhomogenität als auch gesteigerter Rechts-links-Shunt führen zur Hypoxämie mit normalem arteriellen P_{CO_2}; dabei findet man eine erhöhte AaD_{O_2} bei nur wenig erhöhter aAD_{CO_2} (Tab. 10.**6**). Zur Unterscheidung beider Faktoren kann man den Patienten für kurze Zeit 100% O_2 atmen lassen und den arteriellen P_{O_2} beobachten. Liegt eine $\dot{V}_A/\dot{Q}$-Inhomogenität vor, so steigt der arterielle P_{O_2} bei O_2-Atmung, da nun auch die schlecht ventilierten Alveolen genügend O_2 zur Sättigung ihres Kapillarblutes erhalten. Bei Vorliegen eines Rechts-links-Shunts ändert sich dagegen der arterielle P_{O_2} nicht, da das Shuntblut mit gasaustauschenden Alveolen gar nicht in Kontakt kommt.

Diffusionsstörungen sind von $\dot{V}_A/\dot{Q}$-Inhomogenitäten schwer zu unterscheiden

Auch Diffusionsstörungen führen zu Hypoxämie mit erhöhter AaD_{O_2} (Tab. 10.**6**). Die aAD_{CO_2} ist wegen des guten CO_2-Diffusionsvermögens praktisch nicht erhöht. Inspiration von reinem O_2 führt zur Erhöhung des arteriellen P_{O_2}, da die treibende Partialdruckdifferenz in den Alveolen erhöht wird. Diffusionsstörungen und $\dot{V}_A/\dot{Q}$-Inhomogenität haben also ein sehr ähnliches Erscheinungsbild und verhalten sich bei O_2-Atmung gleich.

Hypoventilation

Eine (globale) alveoläre Minderventilation führt zu arterieller Hypoxämie und arterieller Hyperkapnie (Tab. 10.**6**), wobei die Veränderungen des P_{O_2} und P_{CO_2} von ähnlicher Größe sind. Die Erhöhung des arteriellen P_{CO_2} stellt einen starken Atemreiz dar (S. 256), so daß die Hypoventilation

Tabelle 10.**6** **Ursachen der Hypoxie** und Auswirkung der Atmung reinen Sauerstoffs

	Pa_{O_2}	AaD_{O_2}	Pa_{CO_2}	aAD_{CO_2}	Pa_{O_2} erhöht mit 100% O_2
Zunahme der $\dot{V}_A/\dot{Q}$-Inhomogenität	↓	↑	–	(↑)	ja
Zunahme des Rechts-links-Shunts	↓	↑	–	–	nein
Diffusionsstörung	↓	↑	–	–	ja
Hypoventilation	↓	–	↑	–	ja, aber Vorsicht

↑ = Zunahme, ↓ = Abnahme, – = unverändert

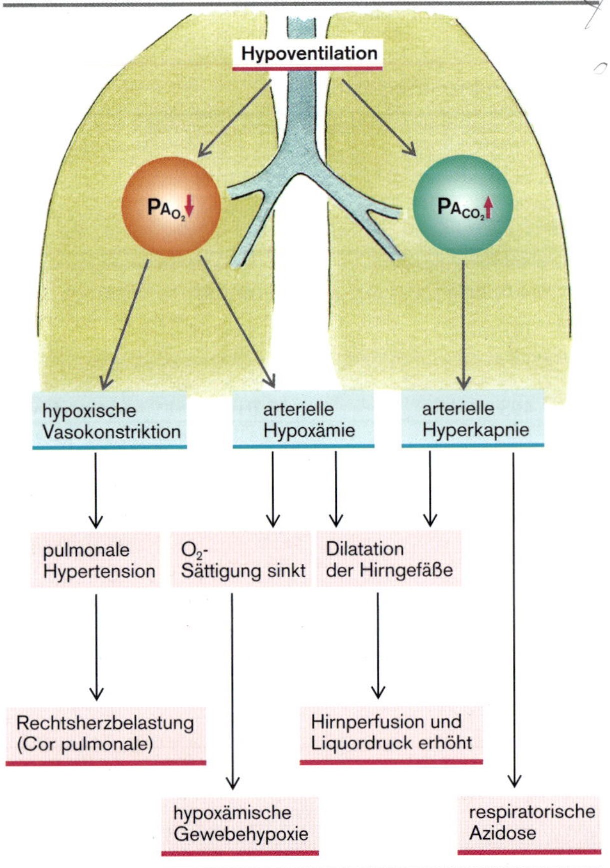

Abb. 10.**48** **Auswirkungen einer Hypoventilation.** Sie führt zu alveolärer und arterieller Hypoxie (links) und Hyperkapnie (rechts). Pulmonale Hypertension (erhöhter Blutdruck in der arteriellen Lungenstrombahn als Folge der hypoxischen Vasokonstriktion der Lungengefäße, S. 233) belastet das rechte Herz und führt bei längerem Andauern zur Rechtsherzinsuffizienz. Die hypoxämische Gewebehypoxie wird auf S. 261, die respiratorische Azidose auf S. 279 ff. behandelt. Die hypoxische und hyperkapnische Vasodilatation der Hirngefäße führt zu erhöhter Hirnperfusion (S. 726 ff.) mit ansteigendem Druck in den Hirnventrikeln und neurologischen Symptomen.

nur dann fortbesteht, wenn die Atmung durch CO_2 nicht mehr angetrieben wird (z. B. zentrale Störung) oder wenn dieser Antrieb ohne Wirkung bleibt (z. B. Schwäche der Atemmuskeln, mechanische Verlegung der Atemwege). Erhöhung der inspiratorischen O_2-Konzentration kann die arterielle Hypoxämie leicht beheben, erhöht unter Umständen jedoch den arteriellen P_{CO_2} noch weiter, da der hypoxische Atemantrieb (S. 256) wegfällt. Da die inspiratorische CO_2-Konzentration nicht gesenkt werden kann (sie ist bei Luftatmung ohnehin nahezu Null), ist die CO_2-Retention (Erhöhung der arteriellen CO_2-Konzentration) nur durch Behebung der Hypoventilation selbst zu beseitigen (evtl. künstliche Beatmung). In Abb. 10.**48** sind die vielfältigen Störungen zusammengestellt, die im Gefolge einer Hypoventilation auftreten können.

10.11 Atmungsregulation

›› Unter Atmungsregulation versteht man die Anpassung der Lungenbelüftung an die Stoffwechselbedürfnisse des Organismus. Medulläre respiratorische Neurone bilden einen rhythmischen Antrieb, der durch eine Reihe von Afferenzen in Zeitdauer und Intensität verändert werden kann. Besonders gut beschrieben sind die Afferenzen von Lungendehnungsrezeptoren und von arteriellen und zentralen Chemorezeptoren. Sie allein können aber weder die Einstellung der normalen Atmung noch die Atmungsanpassung bei Arbeit erklären. ‹‹

Zentrale Rhythmogenese

Die Atembewegungen werden von rhythmisch tätigen Neuronengruppen in der Medulla oblongata gesteuert. Bei Ableitung mit Mikroelektroden am Hund und an der Katze hat man in der Medulla oblongata Neurone gefunden, deren Tätigkeit streng an den Atemrhythmus gekoppelt ist. Dabei findet man **inspiratorische Neurone,** die in der Inspiration (und frühen Exspiration) aktiv sind, und **exspiratorische Neurone,** deren Entladung in die Exspiration fällt. Eine genauere Analyse hat noch zu weiteren Untergruppierungen geführt (10). Die inspiratorischen Neurone liegen im Kerngebiet des Tractus solitarius und nahe dem Nucleus ambiguus sowie im Zervikalmark der Segmente C1 und C2; exspiratorische Neurone finden sich neben dem Nucleus ambiguus und rostral am Nucleus retrofacialis (Abb. 10.**49**). Die rhythmische Aktivität beruht auf einer komplexen Verschaltung dieser medullären Atemneurone. Sie werden deshalb auch gemeinsam als **Rhythmusgenerator** bezeichnet, eine Bezeichnung, die dem Begriff **Atemzentrum** deshalb vorzuziehen ist, weil bei der verstreuten Lage der Neurone ein echtes Zentrum kaum zu erkennen ist. Gegenseitige Hemmung und Förderung der Neurone ist für die Rhythmogenese ebenso wichtig wie eine *tonische* (nicht atemrhythmische) Aktivierung aus der Formatio reticularis, die durch spezifische und unspezifische Afferenzen aus der Körperperipherie moduliert wird. Zu diesen modulierenden Einflüssen zählen insbesondere die im folgenden beschriebenen rückgekoppelten und nicht rückgekoppelten Atemreize.

Die medullären respiratorischen Neurone haben efferenten Kontakt nicht nur mit anderen respiratorischen Neuronen der Medulla, sondern auch mit den spinalen Motoneuronen der Atemmuskulatur. Bei normaler Ruheatmung reicht die Aktivität der exspiratorischen medullären Neurone nicht zur Erregung der exspiratorischen Motoneurone aus, so daß die Exspiration passiv erfolgt (S. 226).

Der Rhythmusgenerator bewirkt einen basalen Atemrhythmus, der durch andere Einflüsse **(Atemreize),** teils von höheren Hirnzentren, teils aus der Körperperipherie, modifiziert und den jeweiligen Bedürfnissen angepaßt wird. Diese Atemreize sind z. T. rückgekoppelt und wirken im Sinne einer Homöostase der Atmung (Regelung); z. T. sind sie nicht rückgekoppelt (Steuerung; s. a. S. 8 ff.).

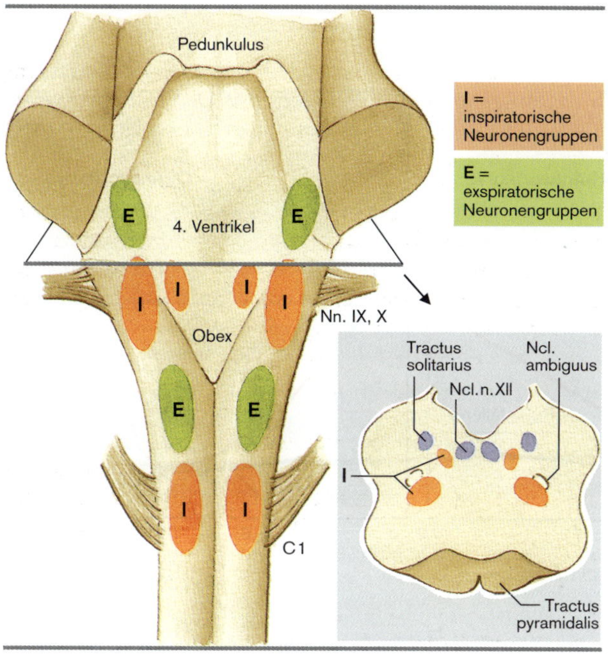

Abb. 10.**49** **Verteilung respiratorischer Neurone im Hirnstamm.** Links: Aufsicht auf die Medulla oblongata nach Abtrennung des Kleinhirns. Inspiratorische (I, orange) und exspiratorische Neuronengruppen (E, grün) in ihrer ungefähren Lage; in Wirklichkeit sind sie innerhalb der Formatio reticularis nur schwer abgrenzbar. Rechts: Querschnitt in angegebener Höhe mit inspiratorischen Neuronengruppen. Nn. IX, X = Austrittsstellen der Nn. glossopharyngeus und vagus. Ncl. n. XII = Hypoglossuskern.

Rückgekoppelte Atemreize: 1. Mechanorezeptoren des Atemapparats

Langsam adaptierende Lungendehnungsrezeptoren und Dehnungsreflex

Beim narkotisierten Tier hemmt Lungendehnung die Zwerchfellaktivität; Entdehnung fördert sie. Durchtrennung beider Nn. vagi eliminiert diese Effekte und führt gleichzeitig zur Vertiefung und Verlangsamung der Ruheatmung. Es handelt sich also um einen Lungendehnungsreflex mit hemmender Wirkung auf die Inspiration, der eine Lungenüberdehnung verhindern kann. Lungendehnung und Atemtiefe sind also Bestandteile eines geschlossenen Regelkreises (S. 9 ff.), und daher wird die Lungendehnung als **rückgekoppelter Atemreiz** bezeichnet.

Dieser **Hering-Breuer-Reflex** wird von langsam adaptierenden Dehnungsrezeptoren in der Wand von Trachea und Bronchien ausgelöst (**Lungendehnungsrezeptoren**). Die afferenten Bahnen verlaufen im N. vagus und erreichen die respiratorischen Neurone in der Medulla oblongata. Beim Menschen ist der Hering-Breuer-Reflex für die Einstellung der normalen Ruheatmung wenig bedeutsam, wie Versuche mit reversibler Ausschaltung der Nn. vagi gezeigt haben. Bei vermehrter Atmung scheint er jedoch die Atemtiefe zu begrenzen. Die Lungendehnungsrezeptoren führen auch zu reflektorischer Bronchodilatation und zu Stimulation der Herzaktivität, was bei Arbeit von Bedeutung ist.

Andere Lungenrezeptoren

Deflation der Lunge, z. B. beim Pneumothorax, führt zu erhöhter Atemfrequenz. An diesem Reflex sind schnelladaptierende Rezeptoren in der Schleimhaut des Bronchialbaums beteiligt, die auch **Irritationsendigungen** genannt werden, da sie durch schleimhautreizende Gase und Stäube erregt werden. Diese Endigungen sind für die reflektorischen Veränderungen des Atemmusters bei einer großen Zahl von Lungenerkrankungen verantwortlich und verursachen daneben bronchiale und laryngeale Konstriktion. Schnell adaptierende Rezeptoren in der Trachealwand lösen den **Hustenreflex** aus.

Eine dritte Gruppe von Endigungen mit nichtmyelinisierten **(C-Fasern)** oder dünnen myelinisierten vagalen Afferenzen kommt in den Bronchial- und Alveolarwänden vor; letztere werden auch **J-Rezeptoren** genannt. Sie werden erregt durch Flüssigkeitsansammlung in der Alveolarwand (Ödem) sowie durch eine Reihe von Mediatorsubstanzen (z. B. Histamin, Bradykinin, Prostaglandine), die bei Erkrankungen und Verletzungen der Lunge freigesetzt werden. Erregung dieser Endigungen führt zu Apnoe, Senkung der Herzfrequenz und des arteriellen Blutdrucks, laryngealer Konstriktion und Minderung der Skelettmuskelaktivität durch Hemmung der α-Motoneurone. Es handelt sich also um eine komplexe somatische und viszerale Reflexantwort.

Muskelspindeln

An der Einstellung der Atmung sind weiterhin spinale **Eigenreflexe der Atemmuskeln** beteiligt. Mit Ausnahme des Zwerchfells enthalten die Atemmuskeln, wie andere quergestreifte Muskeln auch, Muskelspindeln, die ihre Afferenzen nicht nur den spinalen Motoneuronen der Atemmuskeln selbst, sondern auch den medullären respiratorischen Neuronen zuleiten. Auf diese Weise kann die Tätigkeit der Atemmuskeln an die Widerstände von Lunge und Thorax angepaßt werden.

Rückgekoppelte Atemreize: 2. Chemische Atemreize

Veränderung der alveolären Ventilation verändert die arteriellen Werte von P_{O_2}, P_{CO_2} und pH (Abb. 10.**28**, S. 238). Umgekehrt wirken aber auch Veränderungen der arteriellen Blutgase und des arteriellen pH auf die respiratorischen Neurone der Medulla oblongata zurück und verändern die Atmung. Auch arterielle Blutgase und Ventilation sind also Bestandteile eines geschlossenen Regelkreises; ebenso wie die Lungendehnung bezeichnet man daher die arteriellen Blutgase und den arteriellen pH als rückgekoppelte Atemreize. Wie der Lungendehnungsreflex ist auch dieser chemische Reflex sinnvoll, da er einer Veränderung der Sollwerte der arteriellen Blutgase entgegenwirkt (S. 258) und somit der Homöostase des Organismus bezüglich O_2-Versorgung (S. 259) und Säure-Basen-Status (Kap. 11) der Gewebe dient.

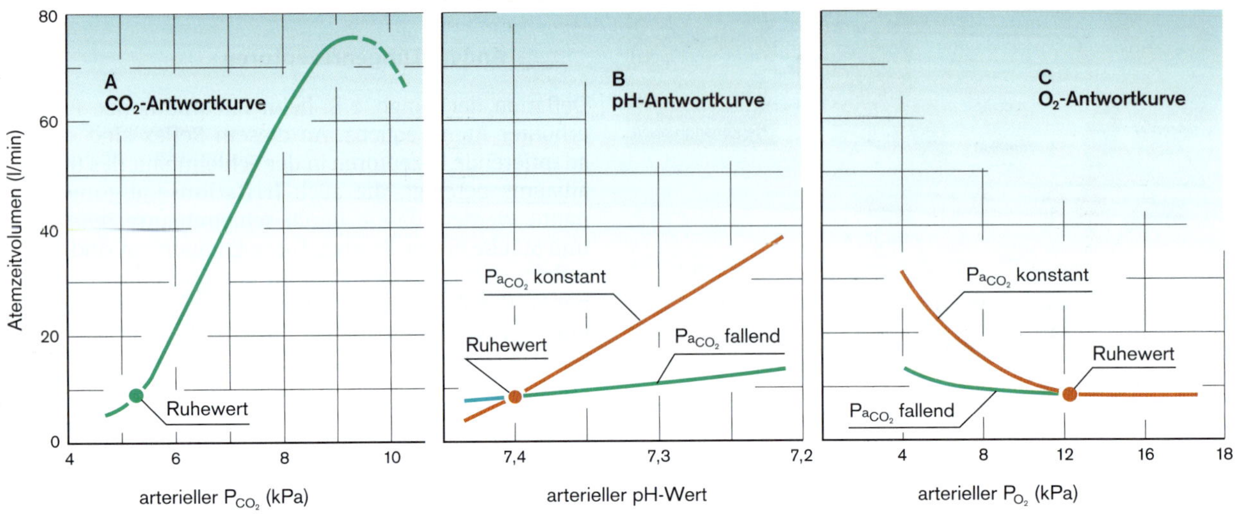

Abb. 10.**50** **Chemische Atemreize.** Veränderung des Atemzeitvolumens (Ventilation) bei Veränderungen der arteriellen Werte von P_{CO_2} (**A**), pH (**B**) und P_{O_2} (**C**). Diese Beziehungen werden Antwortkurven der Atmung für CO_2, pH bzw. O_2 genannt. Wird der arterielle P_{CO_2} (etwa durch inspiratorische Gabe von CO_2) konstant gehalten, so verlaufen die pH- und O_2-Antwortkurven (rot in **B** und **C**) viel steiler als ohne diese Manipulation (grüne Kurven). Daher kann beispielsweise der inspiratorische P_{O_2} sehr tief sinken, bevor es zu einer deutlichen Atemsteigerung kommt (S. 263).

Wirkung von CO_2

Wird die CO_2-Konzentration in der Atemluft erhöht, so beobachtet man einen Anstieg des Atemzeitvolumens, vornehmlich durch Anstieg des Atemzugvolumens. Die Beziehung zwischen arteriellem P_{CO_2} und Atemzeitvolumen, die sog. **CO_2-Antwortkurve der Atmung** (Abb. 10.**50 A**), zeigt, daß bei Zunahme des arteriellen P_{CO_2} die Ventilation um das 8- bis 10fache gesteigert werden kann. Oberhalb dieses Bereichs fällt die Ventilation wieder ab als Folge der narkotischen Wirkung von CO_2.

Wirkung von H^+-Ionen

Sinkt der arterielle pH-Wert unter seinen Normalwert von etwa 7,4, so kommt es zur Atmungssteigerung; steigt er über diesen Wert, so vermindert sich die Ventilation (**pH-Antwortkurve der Atmung,** Abb. 10.**50 B**). Wird die pH-Senkung durch Aufnahme oder vermehrte Bildung von H^+ erzeugt, so ist der Atemantrieb recht gering, da die schon geringfügig gesteigerte Ventilation den arteriellen P_{CO_2} (Pa_{CO_2}) senkt (Hypokapnie), was sich wiederum atmungshemmend auswirkt (Abb. 10.**50 A**). Tatsächlich ist die pH-Antwortkurve wesentlich steiler, wenn der Pa_{CO_2} konstant gehalten wird.

Wirkung von O_2

Auch O_2-Verarmung im Blut treibt die Ventilation an. Jedoch führt erst eine starke Erniedrigung des arteriellen P_{O_2} zu deutlicher Steigerung der Ventilation (**O_2-Antwortkurve der Atmung,** Abb. 10.**50 C**). Auch hier bewirkt die hypoxiebedingte Ventilationssteigerung eine Senkung des arteriellen P_{CO_2}, so daß die O_2-Antwortkurve einen *Kompromiß* zwischen *hypoxischem Atemantrieb und hypokapnischer Atembremse* darstellt. Experimentelle Konstanthaltung des arteriellen P_{CO_2} führt denn auch zu einer steileren O_2-Antwortkurve. Die O_2-Antwortkurve verläuft im normoxischen Bereich recht flach: Oberhalb von etwa 8 kPa hat O_2 fast keine Wirkung auf die Atmung, also auch nicht bei Hyperoxie.

Von den drei chemischen Atemreizen – CO_2, H^+ und O_2 – hat also CO_2 bei weitem die stärkste Wirkung. Daher führen auch Störungen der Lungenfunktion viel seltener zu Veränderungen des arteriellen P_{CO_2} als zu Veränderungen des arteriellen P_{O_2} (S. 252 ff.).

Periphere und zentrale Chemorezeptoren

Die chemischen Atemreize werden von Chemorezeptoren vermittelt, die teils in der arteriellen Strombahn (periphere Chemorezeptoren), teils im Hirnstamm liegen (zentrale Chemorezeptoren). Die **peripheren Chemorezeptoren** finden sich insbesondere in den Glomera carotica, daneben auch in den Glomera aortica (Abb. 10.**51 A**).

Die **Glomera carotica** sind kleine, stark vaskularisierte Gebilde, die aus Ansammlungen von Typ-I-Zellen bestehen, die von gliaähnlichen Typ-II-Zellen umhüllt sind und engen Kontakt mit gefensterten Kapillaren haben; benachbarte Typ-I-Zellen sind über Gap junctions (S. 40) miteinander gekoppelt (Abb. 10.**51 B**). Die Typ-I-Zellen sind sekundäre Sinneszellen, besitzen also kein Axon,

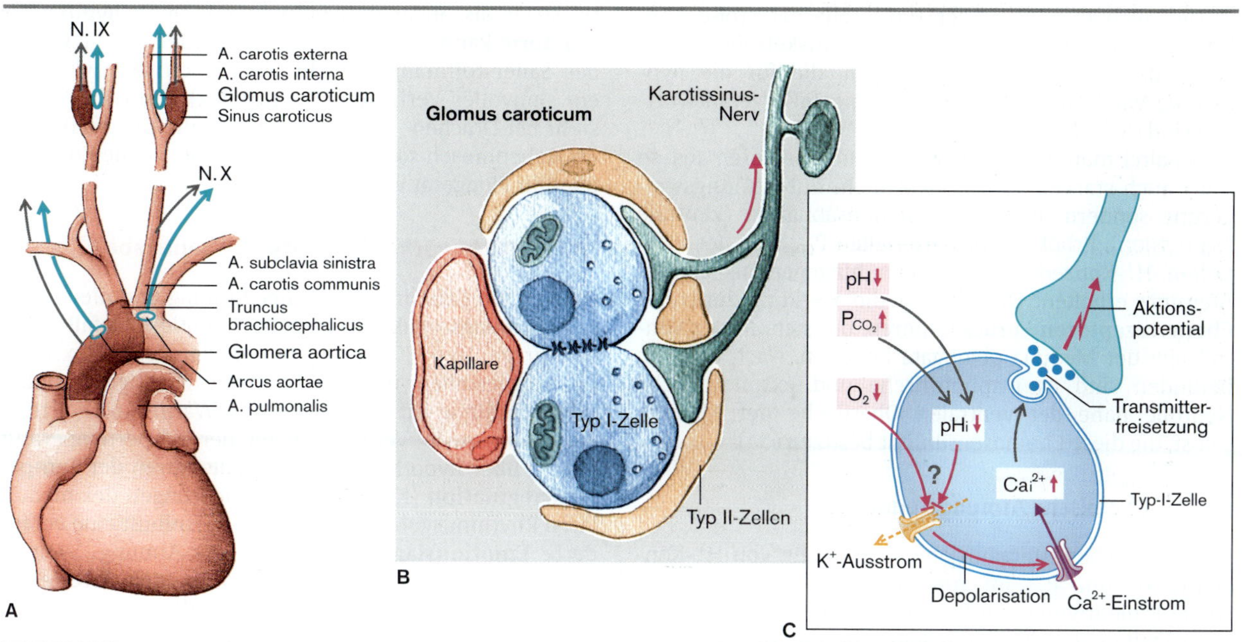

Abb. 10.**51** **Periphere Chemorezeptoren. A** Die Glomera carotica an der Karotisgabel werden mit Blut aus der A. carotis externa versorgt und vom N. glossopharyngeus (N. IX) innerviert. Die Glomera aortica werden von Blut aus der Aorta durchströmt und von Ästen des N. vagus (N. X) versorgt. Pressorezeptorische Gebiete im Karotisgebiet (Sinus caroticus) und im Aortensystem sind dunkelbraun gezeichnet. **B** zeigt zwei Typ-I-Zellen mit ihren Synapsen zu den Endigungen des afferenten Karotissinusnervs, den umhüllenden Typ-II-Zellen und einer Kapillare. In **C** sind schematisch die Mechanismen der Transduktion der Signale auf die Transmitterfreisetzung dargestellt (Näheres im Text).

haben aber synaptischen Kontakt mit den afferenten Endigungen des Karotissinus-Nervs. Ein und dieselbe Typ-I-Zelle reagiert mit Transmitterfreisetzung und Erregung dieser Afferenzen sowohl auf Hypoxie als auch auf Hyperkapnie und Azidose (7). Hypoxie vermindert auf noch nicht genau geklärte Weise die Leitfähigkeit eines K^+-Kanals in der Zellmembran, was zur Membrandepolarisation führt. Dadurch wird ein spannungsabhängiger Ca^{2+}-Kanal geöffnet, und Ca^{2+} strömt aus dem Extrazellularraum in die Zelle (Abb. 10.**51 C**). Die Erhöhung der zytosolischen Ca^{2+}-Konzentration ($Ca^{2+}{}_i$) bewirkt die Ausschüttung des Transmitters Dopamin, der Aktionspotentiale in den afferenten Fasern des Karotissinus-Nervs auslöst. Der zelluläre Reiz bei Veränderung des extrazellulären pH oder P_{CO_2}, wie sie bei respiratorischen und nichtrespiratorischen Störungen des Säure-Base-Status auftreten (Kap. 11), ist eine Änderung des intrazellulären pH (pH_i) der Typ-I-Zelle (Abb. 10.**51 C**). Auf ebenfalls nicht genau bekannte Weise vermindert ein Abfall von pH_i die Leitfähigkeit eines K^+-Kanals, wodurch die gleiche Ereignisfolge wie bei Hypoxie zur Transmitterausschüttung führt. Ob es die gleichen K^+- und Ca^{2+}-Kanäle sind, die bei Hypoxie und intrazellulärer Azidose angesprochen werden, ist bisher nicht genau bekannt. Ebenso sind bislang die chemischen Ereignisse an der Synapse nicht völlig erforscht; es gibt nämlich sowohl eine efferente Kontrolle der Typ-I-Zelle durch die Nervenendigungen wie auch Autorezeptoren auf der Typ-I-Zellmembran, so daß eine Modulation der Empfindlichkeit der chemischen Reize wahrscheinlich ist.

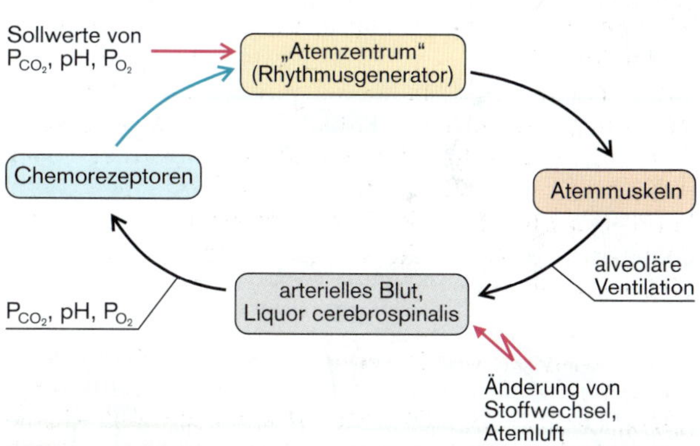

Abb. 10.**52** **Regelkreis der chemischen Atmungsregulation.** Die Werte von P_{CO_2}, pH und P_{O_2} im arteriellen Blut und von P_{CO_2} und pH im Liquor cerebrospinalis werden von den peripheren bzw. zentralen Chemorezeptoren fortlaufend gemessen und im „Atemzentrum" mit den Sollwerten verglichen. Abweichungen, ausgelöst z. B. durch Veränderungen im Stoffwechsel oder der Zusammensetzung der Atemluft, vermitteln über die Aktivität der Atemmuskeln Anpassungen der alveolären Ventilation mit dem Ziel, die Werte von P_{CO_2}, pH und P_{O_2} wieder auf ihre Sollwerte zurückzuführen.

Die Hypoxie-Antwort der Typ-I-Zelle hat große Ähnlichkeit mit derjenigen der glatten Muskelzelle in der Wand der kleinen Pulmonalarterien, die für die hypoxische Vasokonstriktion der Lungengefäße verantwortlich sind (S. 234).

Schaltet man die peripheren Chemorezeptoren aus, so führt auch starke Hypoxie nicht mehr zur Atmungssteigerung, sondern eher zur Ventilationsabnahme (zentrale Depression). Erhöhung des arteriellen P_{CO_2} und der arteriellen H^+-Konzentration bleiben hingegen als starker Atemreiz erhalten. Dies ist auf die Wirkung **zentraler Chemorezeptoren** zurückzuführen, die sich an der Ventralseite der Medulla oblongata befinden. Nach neueren Befunden sind es inspiratorische und exspiratorische Neurone nahe der ventralen Oberfläche der Medulla selbst, die diese Chemosensibilität besitzen (5a).

Chemische Atmungsregulation

Die chemischen Atemantriebe – Erhöhung von H^+-Konzentration und P_{CO_2} im arteriellen Blut und im Liquor sowie Erniedrigung von P_{O_2} im arteriellen Blut – führen zur Zunahme der alveolären Belüftung, die ihrerseits eine Verminderung der chemischen Atemantriebe bewirkt. Es handelt sich also um einen **Regelkreis mit negativer Rückkopplung** (Abb. 10.**52**). Obwohl die chemischen Atemreize stets gemeinsam wirken, ist die führende Regelgröße normalerweise der **arterielle P_{CO_2}** (s. o.).

Subjektiv ruft eine Erhöhung des arteriellen P_{CO_2} ein beklemmendes Gefühl des Erstickens hervor; der hierdurch ausgelöste Fluchtreflex ist physiologisch sinnvoll. Im scharfen Gegensatz hierzu löst Hypoxie nicht nur eine schwache Ventilationsantwort aus; Hypoxie wird subjektiv sogar als angenehm empfunden. Diese **hypoxische Euphorie** kann äußerst gefährlich werden, da die Gefahr des Sauerstoffmangels nicht wahrgenommen wird und ein sinnvolles Verhalten (Fluchtreflex) ausbleibt. So besteht bei Drachen- oder Segelfliegern die Gefahr, daß sie im Höhenrausch so weit aufsteigen, daß sie die Kontrolle über ihr Fluggerät verlieren.

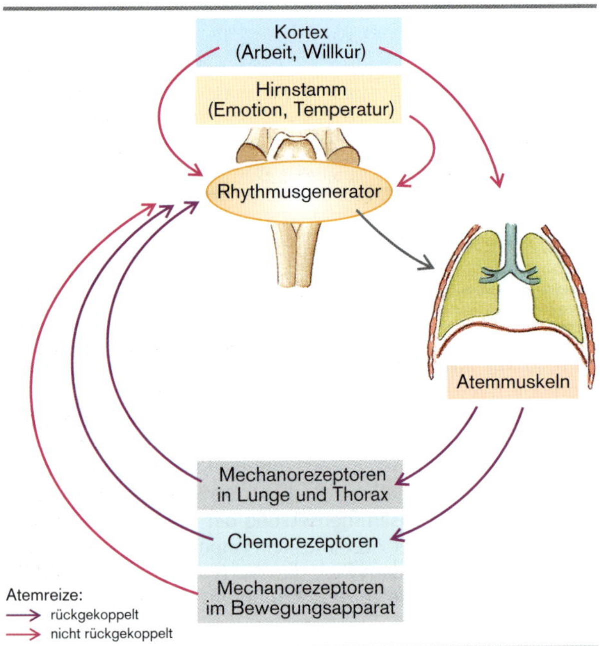

Abb. 10.**53** **Zusammenwirken der verschiedenen Atemantriebe,** die z. T. rückgekoppelt, z. T. nicht rückgekoppelt sind (s. Text).

Nicht rückgekoppelte Atemantriebe

Obwohl ein Grundrhythmus der Atmung und die chemische Atmungsregulation auch bei Funktionsausfall höherer Hirnzentren (Kleinhirn, Hypothalamus, Cortex cerebri) fortbestehen, üben diese Areale wichtige modulierende Einflüsse auf die Atmung aus. Warm- und Kaltreize der Haut sowie Veränderungen der Körpertemperatur führen über hypothalamische Schaltzentren der **Temperaturregulation** (Kap. 15) zu Veränderungen des medullären Rhythmusgenerators. Ebenso beeinflußt eine veränderte **Emotionslage** das Muster der Atmung. Weitere Atemreize werden von **Nozizeptoren,** den **arteriellen Pressorezeptoren** und von verschiedenen **Hormonen** (z. B. Adrenalin, Progesteron) vermittelt.

Die Atmung kann von bisher nicht näher bekannten Feldern des Cortex cerebri aus **willkürlich** verändert werden, z. B. beim Sprechen, Singen, Husten und beim willkürlichen Atemanhalten. Diese willkürliche Beeinflussung der Atemmuskeln ist stets bilateral, die neuronalen Verbindungen verlaufen in der Pyramidenbahn und ziehen unter Umgehung des medullären Rhythmusgenerators direkt zu den spinalen Motoneuronen. Bei Patienten mit Zerstörung dieser Willkürbahn, z. B. nach einem Schlaganfall, ist die unwillkürliche Atmung meist weitgehend normal, doch sind Sprechen, willkürliches Husten etc. nicht möglich. Das Umgekehrte findet man selten einmal bei Hirnstammläsionen; bei dieser Erkrankung, die nach J. Giraudoux' Erzählung auch als **„Undines Fluch"** benannt ist, fehlt jeder unwillkürliche Atemantrieb, und die Patienten müssen im Schlaf beatmet werden.

Zusammenspiel der Atemantriebe

Abb. 10.**53** zeigt die verschiedenen Atemreize. Ihr Zusammenspiel bei der Einstellung der Ruheatmung ist komplex und heute noch weitgehend ungeklärt; über die chemische Atmungsregulation allein läßt sie sich nicht erklären. Das gleiche gilt für die Steigerung der Atmung bei mittelschwerer **körperlicher Arbeit** (Arbeitshyperpnoe), bei der P_{CO_2} und H^+-Konzentration im arteriellen Blut eher niedriger und der arterielle P_{O_2} eher höher als normal sind, so daß die chemischen Atemreize nicht als Auslöser der Atemsteigerung in Betracht kommen. Wahrscheinlich sind neuronale Faktoren bei der Arbeitshyperpnoe wichtig, z. B. Kollateralen der kortikalen motorischen Efferenzen, die zu direkter **Mitinnervation des Rhythmusgenerators** führen. Ferner könnte über Mechanorezeptoren des Bewegungsapparats eine Mitinnervation der medullären Neurone durch Rückmeldung erfolgen. Bei schwerer körperlicher Arbeit mit Milchsäureproduktion (S. 262) führt die Laktazidose zu zusätzlicher Atmungssteigerung mit Hyperventilation (Abnahme des

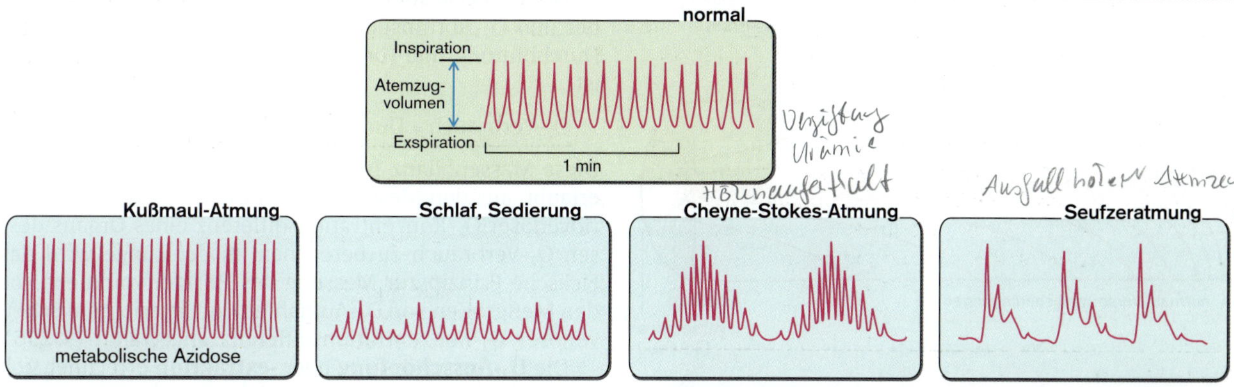

Abb. 10.**54** **Unterschiedliche Atmungsformen.** Zu verschiedenen, teils pathologischen Zuständen gehören charakteristische Atmungsformen (nach 15).

arteriellen P_{CO_2}, S. 240). Die Atmungssteigerung bei **Hypoxie** läßt sich im Unterschied zur normoxischen Ruheatmung und zur Arbeitshyperpnoe gut durch die Wirkung chemischer Atemantriebe verstehen (S. 263).

Verschiedene Atmungsformen

Schon bei normaler Atmung zeigen Atemzugvolumen und Frequenz erhebliche Variabilität (Abb. 10.**54**). Bei starker metabolischer Azidose, etwa beim diabetischen Koma, kommt es zur vertieften Atmung, der sog. *Kußmaul-* oder *großen Atmung*. Schon beim Gesunden beobachtet man bei Höhenaufenthalt eine als *Cheyne-Stokes-Atmung* bezeichnete periodische Atemform, die man auch bei Patienten mit Vergiftungen oder Urämie findet. Eine weitere Variante pathologischer periodischer Atemformen ist die *Seufzeratmung* (z. B. bei Ausfall höherer Atemzentren in der Agonie).

10.12 Gewebeatmung

›› Unter Gewebeatmung versteht man die Mechanismen von Antransport und Verbrauch des Sauerstoffs sowie die von Bildung und Abtransport des CO_2 innerhalb der Gewebe. Bei Störungen der Gewebeatmung führt in erster Linie der O_2-Mangel zu Funktionsminderung. Der Weg des Sauerstoffs umfaßt drei Abschnitte:

- **Antransport mit dem Blutstrom,**
- **Diffusion aus dem Kapillarblut in die Zellen und deren Mitochondrien,**
- **chemische Reaktion mit dem mitochondrialen Cytochromsystem zur Bildung von ATP. ‹‹**

Diffusion von O_2 im Gewebe

Der O_2 gelangt durch **Diffusion** entlang eines Partialdruckgefälles aus dem Blut der Gewebekapillaren in die Zellen und zu den Mitochondrien. Dieser Transport folgt den gleichen Diffusionsgesetzen wie in der Lunge. Während dort jedoch eine sehr dünne Membran, die selbst kaum O_2 verbraucht, das Blut vom Alveolargas trennt, grenzen an die Gewebekapillaren in der Regel mehrere Zellschichten, die zudem selbst O_2 verzehren. Die Diffusionsstrecke ist im Gewebe demzufolge relativ groß, und der O_2-Verbrauch jeder einzelnen Zelle führt zu einem **P_{O_2}-Abfall** mit zunehmendem **radialen Abstand** von der Kapillare. Ferner verarmt das Blut an O_2, während es durch die Kapillaren strömt, so daß es im allgemeinen auch einen **longitudinalen P_{O_2}-Abfall** im Kapillarblut entlang der Kapillare gibt. Diese P_{O_2}-Gradienten sind im Krogh-Zylindermodell erkennbar, das schematisch eine Kapillare mit den umgebenden Zellen darstellt (Abb. 10.**55**). Der P_{O_2} am venösen Kapillarende muß nun noch so hoch sein, daß er für die Versorgung der kapillarfernen Zellen an diesem Ende ausreicht. Unter O_2-Versorgungsmangel entstehen gerade dort anoxische Bereiche (Abb. 10.**55 B**, violett).

Wichtig für die oxidative Energiegewinnung der Zelle ist der P_{O_2} im Bereich ihrer Mitochondrien. Der niedrigste **mitochondriale P_{O_2}**, bei dem die Cytochromoxidase den O_2 noch zu reduzieren vermag, liegt jedoch sehr niedrig (0,01 – 0,1 kPa). Erst unterhalb dieses Wertes wird die oxidative Energiegewinnung der Zelle eingeschränkt.

Antransport von O_2 mit dem Blut

Die pro Zeiteinheit mit dem Blutstrom ins Gewebe transportierte O_2-Menge oder das **O_2-Angebot** ergibt sich als Produkt von Durchblutung des Gewebes und arterieller O_2-Konzentration (Ca_{O_2}).

$$O_2\text{-Angebot} = \text{Durchblutung} \cdot Ca_{O_2} \qquad (10.50)$$

Da der O_2 größtenteils an Hämoglobin gebunden ist, ist Ca_{O_2} in guter Näherung gleich dem Produkt aus O_2-Kapazität und arterieller O_2-Sättigung (Sa_{O_2}, S. 242):

$$O_2\text{-Angebot} = \text{Durchblutung} \cdot O_2\text{-Kapazität} \cdot Sa_{O_2} \qquad (10.51)$$

Diese Beziehung ist wichtig für das Verständnis der O_2-Versorgungsstörungen des Gewebes (S. 261). Das O_2-Angebot stellt das Maximum des **O_2-Verbrauchs** des Gewebes dar. Jedoch wird es praktisch nie ausgenutzt, so daß im venösen Blut, das die Gewebe verläßt, stets noch O_2 enthalten ist.

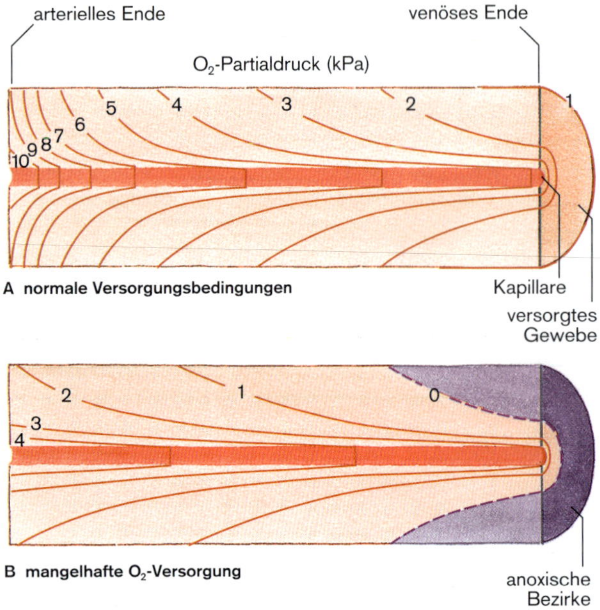

Abb. 10.**55** **Radiales und longitudinales P_{O_2}-Profil im Krogh-Gewebszylinder.** Eine zentrale Kapillare ist von einem homogenen Gewebezylinder umgeben, der im Schnitt dargestellt ist. Blut strömt von links (arterielles Ende) nach rechts (venöses Ende). Die Zahlen sind Werte des P_{O_2} (in kPa), die Linien verbinden Punkte mit gleichem P_{O_2}. Unter normalen Versorgungsbedingungen (**A**) werden alle Bereiche des Gewebes ausreichend versorgt. Der zunächst rasche, dann geringere P_{O_2}-Abfall im Blut beruht auf der in ihrem oberen Bereich flachen O_2-Bindungskurve (Abb. 10.30, S. 241). (Der Abfall der O_2-Konzentration entlang der Kapillare ist linear, da angenommen ist, daß das Gewebe einen überall gleichen O_2-Verbrauch hat.) Bei arterieller Hypoxie kommt es zur Gewebehypoxie (**B**), bei der anoxische Bereiche („tödliche Ecken", violetter Bereich) an charakteristischer Stelle auftreten.

Der **O_2-Verbrauch** ist die Differenz zwischen O_2-Angebot und O_2-Abtransport, der seinerseits das Produkt aus Durchblutung und (organ)venöser O_2-Konzentration (Cv) ist:

$$O_2\text{-Verbrauch} = \text{Durchblutung} \cdot (Ca - Cv)_{O_2} \qquad (10.52)$$

Diese Massenbilanz ist als *Ficksches Prinzip* bekannt. Sie erlaubt, aus den Messungen von Durchblutung und arteriovenöser O_2-Konzentrationsdifferenz eines Organs dessen O_2-Verbrauch zu berechnen. In der Lunge wird das Ficksche Prinzip zur Messung des Herzzeitvolumens aus den Meßgrößen von O_2-Aufnahme und arterio(gemischt)-venöser O_2-Konzentrationsdifferenz angewandt (S. 236).

Die **O_2-Ausschöpfung** oder **-extraktion** errechnet sich aus dem Verhältnis O_2-Verbrauch/O_2-Angebot:

$$O_2\text{-Ausschöpfung} = (Ca - Cv)_{O_2}/Ca_{O_2} \qquad (10.53)$$

O_2-Verbrauch und O_2-Ausschöpfung sind von Organ zu Organ verschieden (Tab. 10.**7**). Besonders hohe Ausschöpfung (niedrige Durchblutung pro O_2-Verbrauch) hat der Herzmuskel sowie der Skelettmuskel bei Arbeit. Niedrig sind die O_2-Extraktions-Werte für Haut und Niere, jedoch steht hier die Durchblutung auch im Dienst weiterer Funktionen. Auch innerhalb der Organe gibt es regionale Unterschiede von O_2-Bedarf und O_2-Ausnutzung. Die graue Substanz des Gehirns (Nervenzellen) hat beispielsweise einen höheren O_2-Bedarf und eine höhere Durchblutung als die weiße Substanz (Nervenfasern); ebenso sind die O_2-Verbrauchswerte und die Durchblutung der Nierenrinde höher als diejenigen der äußeren Markzone, und diese sind wiederum höher als in der inneren Markzone.

Gesteigerter O_2-Bedarf bei gesteigerter Organleistung wird im allgemeinen durch Erhöhung der Durchblutung (Steigerung des O_2-Angebots) und der O_2-Ausschöpfung gedeckt. Die Anpassung der O_2-Versorgung an den Bedarf ist also Aufgabe der lokalen Durchblutungsregulation (Kap. 8).

Tabelle 10.**7** **O_2-Verbrauch (-Bedarf) und O_2-Ausschöpfung einzelner Organe.** Mittlere Werte eines normalen Erwachsenen unter Ruhebedingungen (außer dem Wert für arbeitende Skelettmuskulatur). O_2-Verbrauch und Durchblutung sind pro Gramm Organgewebe (Feuchtgewicht) angegeben

Organ	Masse (kg)	O_2-Verbrauch* (mmol · min⁻¹ · kg⁻¹)	Durchblutung (l · min⁻¹ · kg⁻¹)	$(Ca - Cv)_{O_2}$ (mmol · l⁻¹)	O_2-Ausschöpfung** (%)
Herz	0,3	4,0	0,8	5,0	57
Nieren	0,3	2,4	4,0	0,6	7
Leber	1,5	2,5	1,0	2,5	28
Gehirn	1,5	1,5	0,5	3,0	34
Skelettmuskel	30				
bei Ruhe		0,1	0,04	2,5	28
bei Arbeit		7,0	1,0	7,0	80
Haut	0,5	0,04	0,1	0,14	4

* O_2-Verbrauch (normalerweise = O_2-Bedarf) = Durchblutung · $(Ca - Cv)_{O_2}$, wobei Cv die O_2-Konzentration im organvenösen Blut ist.
** $([Ca - Cv] / Ca)_{O_2}$; berechnet für Ca_{O_2} = 8,8 mmol · l⁻¹ (Tab. 10.5, S. 253).

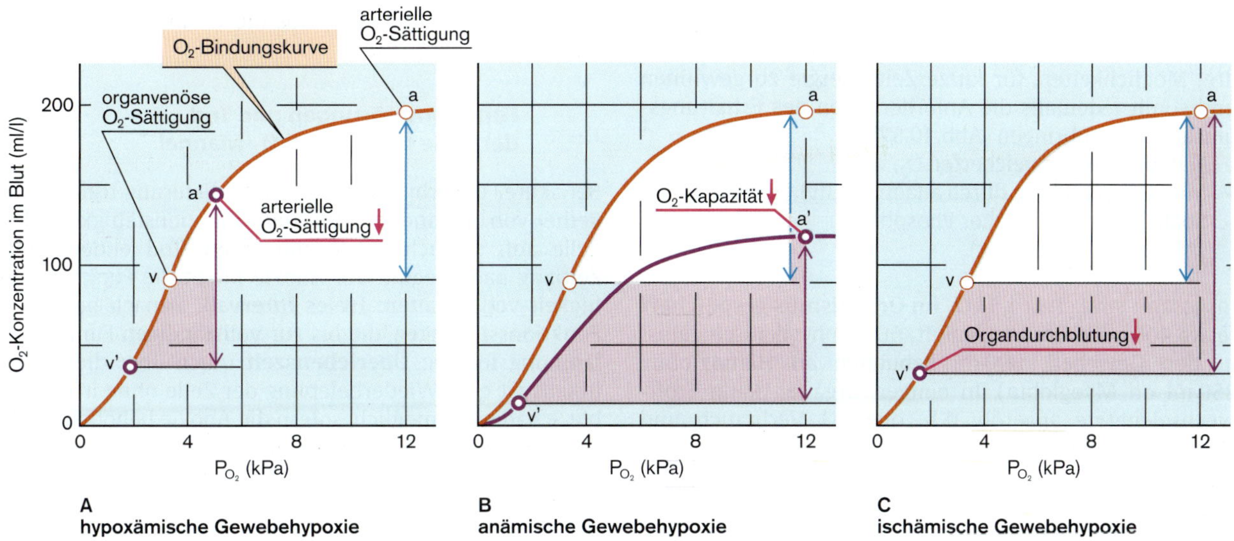

Abb. 10.**56** **Formen der O_2-Versorgungsstörung (der Gewebe-Hypoxie).** Arterieller (a) und organvenöser Punkt (v) sind durch rote Kreise auf der normalen O_2-Bindungskurve (rot, s. a. S. 241 f.) gekennzeichnet, die pathologischen Punkte durch a', v' und violette Kreise. Bei der hypoxämischen (**A**) und anämischen Gewebehypoxie (**B**) ist die arteriovenöse Konzentrationsdifferenz (Doppelpfeile) normal, bei der ischämischen Gewebehypoxie (**C**) ist sie wegen der verminderten Durchströmung vergrößert (violetter Pfeil → blauer Pfeil). Nur in **B** ist die Bindungskurve verändert (violett).

Störungen der O_2-Versorgung

›› Störungen der O_2-Versorgung des Gewebes (Gewebehypoxie) können auf einer Minderung des O_2-Angebots beruhen, wie sie bei arterieller Hypoxie, Anämie oder Durchblutungsstörung auftritt. Sie können aber auch durch Störung der O_2-Verwertung verursacht sein, z. B. bei Vergiftung der Enzyme der Atmungskette. In all diesen Fällen kann die Energie kurzzeitig aus Energiespeichern oder aus dem anaeroben Stoffwechsel bereitgestellt werden. Bei kompletter Unterbrechung der O_2-Zufuhr kann allerdings der Organismus nur wenige Minuten überleben. ‹‹

Als **Gewebehypoxie** bezeichnet man eine Störung der O_2-Versorgung, bei der sich einzelne Geweberegionen im O_2-Mangel befinden. Als Ursache kommen in erster Linie **Störungen des O_2-Angebots** in Betracht, wobei nach Gl. 10.51 drei Gruppen von Ursachen unterschieden werden können (Abb. 10.**56**).

Hypoxämische Gewebehypoxie (Abb. 10.**56 A**). Hierbei ist das O_2-Angebot durch erniedrigte **arterielle O_2-Sättigung** vermindert. Als Ursache kommen Lungenfunktionsstörungen (z. B. $\dot{V}_A/\dot{Q}$-Inhomogenität oder Hypoventilation, S. 253 ff.) oder inspiratorische Hypoxie (z. B. Höhenaufenthalt, S. 263) in Frage. Bei länger anhaltender arterieller Hypoxie kommt es zur Stimulierung der Erythropoese und damit zu einer Erythrozytenvermehrung im Blut mit Anstieg der O_2-Kapazität, die die Störung zum Teil kompensiert.

Anämische Gewebehypoxie (Abb. 10.**56 B**). Hierbei ist das O_2-Angebot durch erniedrigte **O_2-Kapazität** vermindert. Ursächlich kommen alle Faktoren in Frage, die zu einer Anämie führen (z. B. Blutverlust, Blutbildungsstörungen etc.). Auch bei CO-Vergiftung oder vermehrter Methämoglobinbildung ist die O_2-Bindungsfähigkeit des Blutes eingeschränkt (funktionelle Anämie), und es kann zur anämischen Gewebehypoxie kommen (Abb. 10.**34**, S. 244).

Ischämische Gewebehypoxie (Abb. 10.**56 C**). Hierbei ist die **Organdurchblutung** vermindert. Dabei ist die arteriovenöse O_2-Konzentrationsdifferenz des betroffenen Gewebes erhöht, so daß der O_2-Verbrauch nicht in gleichem Ausmaß absinkt.

Während die ersten beiden Störungen stets den gesamten Organismus betreffen, kann die ischämische Gewebehypoxie auch in einzelnen Organen isoliert auftreten (z. B. Thrombose, Embolie, Arteriosklerose). Ferner ist bei der Ischämie auch der An- und Abtransport anderer Stoffe betroffen. Umgekehrt führt die hypoxische Vasodilatation zur Erhöhung der Perfusion und damit des O_2-Angebots an hypoxische Gewebebezirke (S. 250 ff.).

Auch gestörte **O_2-Diffusion** in den Geweben kann Anlaß einer Gewebehypoxie sein, etwa bei Gewebeödem oder schlecht vaskularisierten, schnellwachsenden Tumoren. In allen diesen Fällen ist der venöse P_{O_2} erniedrigt, und die Zellen in den „tödlichen Ecken" (Abb. 10.**55 B**) werden als erste anoxisch. Anders ist es, wenn die O_2-Versorgung und damit die oxidative Energiegewinnung der Zelle durch **spezifische Gifte** gestört ist (z. B. HCN oder ihr Kaliumsalz Cyankali). Hierbei ist die venöse O_2-Konzentration hoch, weil sich der O_2 nicht verwerten läßt.

Im O_2-Mangel werden Energiereserven mobilisiert

Bei Unterbrechung des O_2-Angebots hat die Zelle noch drei Möglichkeiten, für kurze Zeit Energie zu gewinnen und somit jedenfalls die Anforderungen des Erhaltungsumsatzes aufzubringen (Abb. 10.**57**):

- Nutzung des gespeicherten O_2,
- Milchsäurebildung durch anaerobe Glykolyse,
- Spaltung energiereicher Phosphate (ATP, Kreatinphosphat).

Insgesamt sind etwa **1,5 l O_2 im Organismus gespeichert** (etwa 400 ml in der Lungenluft; 50 ml physikalisch gelöst in den Geweben; 800 ml gebunden an Hämoglobin, 250 ml an Myoglobin). In einigen Organen kann Stoffwechselenergie anaerob, d.h. ohne O_2-Verbrauch und CO_2-Bildung, durch Bildung von **Milchsäure** aus Glucose freigesetzt werden. Hierbei kommt es zu einer nichtrespiratorischen Azidose (Laktazidose, S. 279 ff.). Bei allen Arten der Gewebehypoxie können die **energiereichen Phosphate** (z.B. ATP, Kreatinphosphat) als Energiereserve dienen.

Zu Beginn einer auch leichten Muskelarbeit hinkt die Erhöhung des O_2-Angebots dem gesteigerten O_2-Bedarf hinterher; es werden dann alle drei Energiereserven mobilisiert. Das O_2-Defizit zu Beginn der Arbeit wird nach ihrer Beendigung wieder ausgeglichen. Bei leichter und mittelschwerer Arbeit kann die Steigerung des O_2-Angebots den O_2-Bedarf decken. Übersteigt die Arbeitsleistung den Wert, bis zu dem genügend O_2 angeliefert werden kann (sog. **anaerobe Schwelle**), so wird auch im **Steady state** Milchsäure gebildet, was die Gesamtdauer der Arbeit begrenzt (Kap. 19).

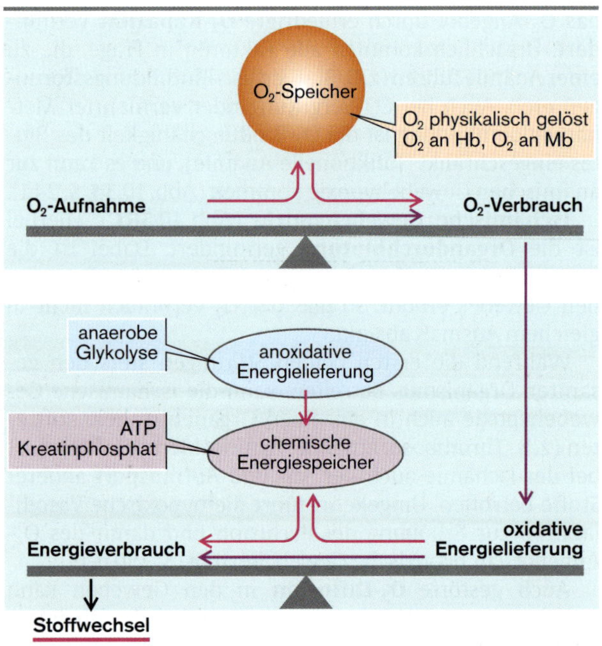

Abb. 10.**57** **Energieversorgung im O_2-Mangel.** Sind O_2-Aufnahme und O_2-Verbrauch nicht gleich, so werden O_2-Speicher gefüllt oder entleert (rot). Sind oxidative Energielieferung und Energieverbrauch ungleich, so werden chemische Energiespeicher (ATP, Kreatinphosphat) gefüllt oder geleert, die auch aus anoxidativer Energielieferung (anaerobe Glykolyse) beschickt werden können. Mb = Myoglobin.

Funktionsstörungen und Tod der Zelle bei akutem O_2-Mangel

Bei akuter Unterbrechung der O_2-Anlieferung treten eine Reihe von Veränderungen der Funktionsfähigkeit der Zelle auf, die schließlich mit ihrem Tod enden. Eine Zeitlang nach Beginn der Anoxie bleibt die Funktionsfähigkeit voll erhalten: **freies Intervall.** Danach beginnen Funktionsstörungen, die bis zur vollständigen Funktionslähmung führen: **Überlebenszeit.** Auch über diese Zeit hinaus ist eine Wiederbelebung der Zelle ohne irreversible Schädigung möglich, sofern die Anoxie behoben wird: **Wiederbelebungszeit.** Dauert die Anoxie länger an, so ist eine Wiederbelebung nur mit bleibender Zellschädigung möglich, bis schließlich der **Zelltod** eintritt.

Die Werte für Überlebenszeit und Wiederbelebungszeit sind von Organ zu Organ sehr verschieden und hängen vom Verhältnis des Energiebedarfs zur ausnutzbaren Energiereserve der Zelle ab. Besonders empfindlich gegen Anoxie sind die Zellen des Gehirns und hier besonders diejenigen der Großhirnrinde (Abb. 10.**58**). Weit länger sind die Zeiten für den Skelettmuskel. Das Schicksal des Gesamtorganismus ist jedoch bestimmt von der O_2-Empfindlichkeit seiner lebenswichtigen Organe (insbesondere Gehirn und Herz). Eine Verlängerung der Überlebenszeit einzelner Organe kann durch Perfusion mit Lösungen erreicht werden, die den Stoffwechsel reversibel reduzieren (z.B. kardioplege Lösung zur Verwendung bei offener Herzoperation).

Aus dem Gesagten wird deutlich, daß ein Herzstillstand weit bedrohlicher ist als ein Atemstillstand; denn bei letzterem können noch die O_2-Speicher in Blut und Lungengas genutzt werden, während bei Unterbrechung der Durchblutung lediglich die äußerst mageren O_2-Speicher im Gewebe zur Verfügung stehen.

Auch zuviel O_2 ist schädlich

Nicht nur Hypoxie, sondern auch **Hyperoxie** ist für den Organismus schädlich, so daß eine therapeutische Erhöhung der inspiratorischen O_2-Konzentration nur mit Vorsicht angewandt werden darf (Abb. 10.**60**, S. 265). Neben allgemeinen Symptomen (Unruhe, Lethargie, Anorexie) treten früh **Funktionsstörungen der Lunge** auf (Dyspnoe, Entzündung der Atemwege mit Husten und Schmerzen). Bei längerer Exposition entwickelt sich eine Permeabilitätssteigerung von alveolärem Endothel und Epithel mit interstitiellem und alveolärem Ödem. Als Ausdruck dieser Störungen beobachtet man bei Patienten, die länger als 36 Stunden mit reinem O_2 beatmet wurden, einen Abfall des arteriellen P_{O_2}. Bei hyperbarem O_2-Angebot (reiner O_2 bei erhöhtem Druck; s.a. S. 264 f.) treten auch **zentralnervöse Symptome** auf, insbesondere Krämpfe. Um die O_2-Vergiftung zu vermeiden, sollten inspiratorische O_2-Fraktionen über 0,5 nicht länger als zwei Tage ohne Unterbrechung verabfolgt werden. Bei *Neugeborenen* führt Beatmung mit reinem Sauerstoff zu

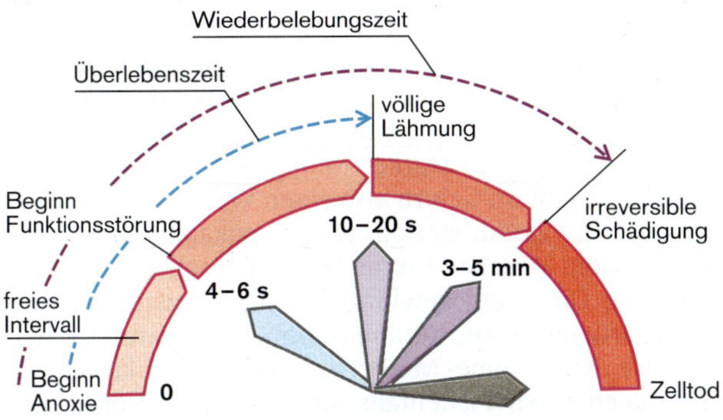

Abb. 10.**58** **Funktionsstörungen und Tod der Zelle bei akutem O_2-Mangel** am Beispiel der Großhirnrinde. Die angegebenen Zeitwerte sind grobe Richtwerte.

einer Veränderung der Gefäße des Auges (retrolentale Fibroplasie), die Blindheit zur Folge haben kann.

10.13 Atmung unter ungewöhnlichen Bedingungen

Die Mehrzahl der Menschen lebt in Gegenden unterhalb von 3000 m über dem Meeresspiegel. Doch auch in größere Höhen kann der Mensch ohne technische Hilfsmittel aufsteigen, und selbst unter der Wasseroberfläche kann er mit bestimmten Hilfsmitteln atmen. Leben in großer Höhe und Aufenthalt unter Wasser stellen besondere Anforderungen an die Atmung, und die Reaktionen des Organismus können als Anpassung an diese ungewöhnlichen Bedingungen verstanden werden.

Als ungewöhnliche Bedingung mag auch das Atmen verschmutzter Luft gelten; die Abwehrmechanismen sind kurz auf S. 216 ff. erwähnt. Ferner ist auch die mechanische Beatmung von Patienten eine Form der Atmung unter ungewöhnlichen Bedingungen (s. Lehrbücher der Anästhesiologie und Intensivmedizin).

Aufstieg in große Höhe

» Inspiratorische Hypoxie mit ihren Folgen für den Gewebestoffwechsel begrenzt den Aufstieg in große Höhe. Der Organismus reagiert mit Anpassungsreaktionen, die teils rasch einsetzen (Steigerung der Atmung), teils längere Zeit benötigen (z. B. Polyglobulie) und die auf eine Verbesserung der O_2-Versorgung der Gewebe abzielen. «

In der Höhe wird der O_2 knapp

Da die fraktionelle Konzentration der Gase in allen Luftschichten etwa gleich ist, nimmt der Partialdruck von O_2 in der Luft ebenso exponentiell mit der Höhe über dem Meeresspiegel ab wie der Luftdruck (S. 219). Auf dem Montblanc (4807 m) z. B. beträgt der Barometerdruck etwa 54 kPa (Gl. 10.17, S. 219), woraus sich nach Gl. 10.7 (S. 217) der P_{O_2} der angefeuchteten Atemluft zu etwa 10 kPa errechnet. Bliebe nun die alveoläre Ventilation bei Aufstieg vom Meeresspiegel in diese Höhe unverändert, so daß der alveoläre P_{CO_2} weiterhin 5,3 kPa betrüge, so würde nach der Alveolarluftgleichung (10.43, S. 240) der alveoläre P_{O_2} bei einem RQ von 0,8 nur noch etwa 3,4 kPa betragen (Punkt A in Abb. 10.**59**). Der arterielle P_{O_2} wäre wegen der in Hypoxie wirksamen Diffusionsbarriere (S. 248) sogar noch etwa 0,5 kPa niedriger als dieser alveoläre Wert, so daß sich eine erhebliche hypoxämische Hypoxie entwickelte (S. 261). Um diese Bedrohung der Körpergewebe abzuwenden, kommt es zu Anpassungsreaktionen des Organismus, die teils rasch, teils langsam einsetzen.

Rasch kommt es in der Höhe zur Hyperventilation

Arterielle Hypoxie stimuliert die Atmung über die peripheren, arteriellen Chemorezeptoren (S. 256 ff.). Dadurch wird zwar der O_2-Antransport verbessert, jedoch wird auch vermehrt CO_2 abgeatmet, was zu einer **respiratorischen Alkalose** führt. Im arteriellen Blut sind dann der P_{CO_2} erniedrigt (Hyperventilation) und der pH-Wert erhöht (S. 278). Beides bremst nun die Atmung, so daß die Höhenatmung einen Wettstreit darstellt zwischen hypoxischem Atemantrieb und hypokapnischer Atembremse. Man findet bei dieser akuten Anpassung im Beispiel des Montblanc einen alveolären (≈ arteriellen) P_{CO_2} von etwa 4,1 kPa und daher nach Gl. 10.44 (S. 240) bei einem RQ von 0,8 einen alveolären P_{O_2} von 4,9 kPa (Punkt B in Abb. 10.**59**), eine deutliche Verbesserung gegenüber der Situation mit unveränderter Ventilation (s. o.).

In Flugzeugen der zivilen Luftfahrt wird der Kabinendruck auf Werten gehalten, die einer Höhe von weit weniger als 3000 m entsprechen. Daher muß beim Gesunden nicht mit reflektorischer Atmungssteigerung gerechnet werden. Für den Lungenkranken hingegen kann die geringfügige Hypoxie den Zusatz von O_2 zur Einatmungsluft erfordern.

Die langsame Akklimatisation an große Höhe führt zur weiteren Verbesserung der O_2-Versorgung

Nach einem Aufenthalt von einigen Tagen bis Wochen in der Höhe wird die respiratorische Alkalose durch renale Ausscheidung von HCO_3^- (S. 280) großteils kompensiert, wodurch ein Teil der Atembremse wegfällt, so daß sich die alveoläre Hyperventilation verstärkt. Im Beispiel der Abb. 10.**59** würde, nach experimentellen Untersuchungen, der alveoläre (und arterielle) P_{O_2} auf etwa 5,9 kPa ansteigen, wobei der arterielle P_{CO_2} weiter bis auf etwa 3,3 kPa abfiele (Punkt C in Abb. 10.**59**).

Die Akklimatisation führt weiterhin zu einer **Polyglobulie** (sekundäre Polyzythämie) durch die hypoxische Stimulation der renalen *Erythropoetinbildung* (S. 189). So hat man bei Andenbewohnern, die permanent in einer Höhe von 5000 m leben, bei einem arteriellen P_{O_2} von nur 6,0 kPa und einer O_2-Sättigung von 81 % eine O_2-Konzentration im Blut von etwa 10 mmol · l^{-1} gefunden. Dieser Wert ist trotz verminderter O_2-Sättigung höher als der Normalwert für Bewohner der Niederungen, da die Hb-

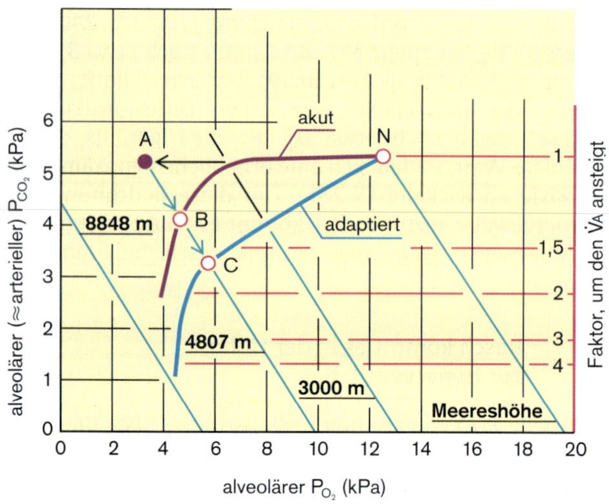

Abb. 10.**59** **Alveoläre Partialdrücke in großer Höhe**. Auf der Abszisse und der linken Ordinate sind die alveolären Partialdrücke von O_2 bzw. CO_2 aufgetragen. Die Geraden zeigen die nach der Alveolarluftgleichung (Gl. 10.43, S. 240) zusammengehörenden Werte (RQ = 0,8). Normoventilation in Meereshöhe wird durch den Punkt N dargestellt; wird in dieser Höhe hyperventiliert, so fällt der P_{CO_2} und steigt der P_{O_2} entlang der Geraden „Meereshöhe". Aufstieg in große Höhen ohne Hyperventilation führt andererseits zum Abfall des P_{O_2} ohne Änderung des P_{CO_2} (horizontaler Pfeil von N nach A). In der Höhe des Montblanc (4807 m) würde dies zum stark hypoxischen Punkt A führen. Die reflektorisch ausgelöste Hyperventilation von Nichtakklimatisierten führt zu Punkt B, der auf einer Kurve liegt, die die Meßwerte bei akuter Höhenexposition verbindet (violette Kurve „akut"). Die rechte Ordinate zeigt, um wieviel die alveoläre Ventilation ($\dot{V}_A$) in der Höhe angestiegen ist, z. B. führt Verdopplung von $\dot{V}_A$ zur Reduktion des alveolären P_{CO_2} um den Faktor 2. Man beachte, daß beim akuten Aufstieg des Nichtangepaßten bis zur Höhe von etwa 3000 m die Atmung nicht ansteigt, der alveoläre P_{CO_2} also nicht abfällt. Adaptierte Individuen hyperventilieren hingegen früher und stärker (Punkt C); ihre P_{O_2}- und P_{CO_2}-Werte verbindet die blaugrüne Kurve „adaptiert". Die höchste Erhebung auf der Erde (Mount Everest) beträgt 8848 m; sie ist selbst nach Adaptation nur von wenigen Menschen ohne zusätzlichen O_2 in der Einatmungsluft erklommen worden (nach 28).

Konzentration von 150 auf nahe 200 $g \cdot l^{-1}$ angestiegen war (Tab. 10.**4**, S. 240).

Grenzen der Höhentoleranz

Da das Zentralnervensystem die höchste Hypoxieempfindlichkeit von allen Organen besitzt (S. 262), dominieren neurologische Störungen beim Aufstieg in hohe Höhen und bestimmen die ohne zusätzlichen O_2 maximal erreichbare Höhe. Dafür ist die **Hypoxieempfindlichkeit der Nervenzellen** nicht allein verantwortlich; es treten auch starke Veränderungen der **Hirndurchblutung** auf, die die O_2-Versorgung des ZNS beeinflussen (S. 729). So führt Hypoxie unterhalb eines arteriellen P_{O_2} von etwa 10 kPa zur Zunahme der Hirndurchblutung, und bei 3,5 kPa wurde bei Ratten eine Steigerung auf das Fünffache gemessen (21). Demgegenüber führen der aufgrund der Hyperventilation verminderte arterielle P_{CO_2} und der erhöhte pH-Wert zu starker Minderung der Hirndurchblutung. Es gibt im Gehirn also einen Wettstreit zwischen hypoxischer Vasodilatation und hypokapnischer Vasokonstriktion. Welcher Faktor beim Menschen in großer Höhe die Oberhand gewinnt, ist nicht genau bekannt. Eine (partielle) renale Kompensation der respiratorischen Alkalose, somit eine Minderung der konstriktorischen Komponente, wird jedenfalls für die bessere Höhentoleranz nach Akklimatisation mitverantwortlich gemacht.

Als **akute Bergkrankheit** werden einige Symptome wie Kopfschmerz, Müdigkeit, Nausea bezeichnet, deren Ursachen noch nicht genau bekannt sind (21, 28). Häufig tritt auch ein Lungenödem bei Bergsteigern auf, das wenigstens zum Teil auf eine Erhöhung des pulmonalen Gefäßwiderstands zurückzuführen ist. Hierfür wird einerseits die hypoxische Vasokonstriktion der Lungengefäße (S. 250), andererseits die mit der Polyglobulie einhergehende Erhöhung der Blutviskosität verantwortlich gemacht.

Unterhalb von 4500 m treten gravierende Störungen seltener auf, wenngleich kleine Funktionseinbußen nicht auszuschließen sind. Die höchste tolerierte Höhe hängt einerseits von der Akklimatisation ab, ist andererseits auch individuell verschieden. Die höchste Erhebung auf der Erde, der Gipfel des Mount Everest (8848 m), ist bisher nur von wenigen Menschen ohne zusätzlichen Sauerstoff (natürlich nach Akklimatisation) erreicht worden. Es ist interessant, daß Vögel in Höhen bis über 11 000 m fliegen können, und dies sogar ohne vorherige Adaptation. Die Gründe hierfür sind noch nicht im einzelnen bekannt (14).

Tauchen

» Längeres Tauchen ist nur möglich, wenn komprimiertes Gas geatmet wird, dessen Druck dem hydrostatischen Umgebungsdruck gleicht. Wegen der Gefahr der O_2-Vergiftung muß das Atemgas viel Inertgas enthalten, dessen Lösung in den Körpergeweben jedoch seinerseits zu Schwierigkeiten führen kann. So kann es in der Tiefe zur Inertgasnarkose kommen und beim Wiederauftauchen zur Dekompressionskrankheit. «

Der hydrostatische Druck nimmt mit der Tauchtiefe zu

Der hydrostatische Druck nimmt pro 10 m Wassertiefe um etwa 100 kPa zu. Bis zu Tiefen von 300–500 m ist der erhöhte Druck per se für die Funktion des Organismus weitgehend unschädlich. Wenn jedoch eine gasgefüllte Körperhöhle mit dehnbarer Wandung, z. B. die Lunge, keine offene Verbindung mit der Außenwelt hat, so kommt es beim Abstieg in die Tiefe zu Kompression, beim Aufstieg zu Dekompression des Gases. Wenn ein Sporttaucher in der Tiefe komprimiertes Gas atmet (s. u.) und dann mit geschlossener Glottis auftaucht, kann es

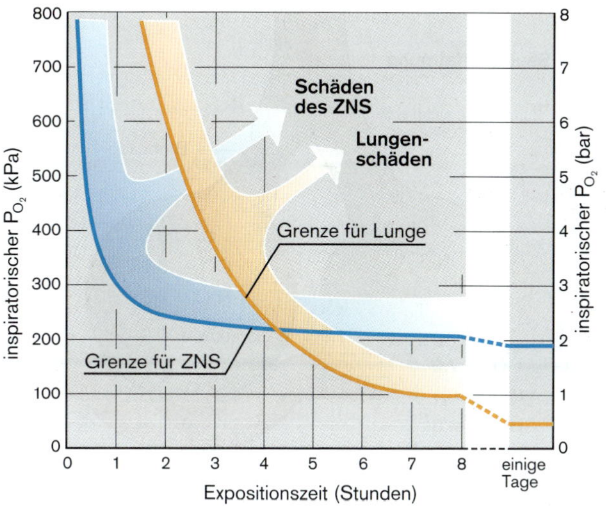

Abb. 10.**60** **Grenzen für den inspiratorischen P_{O_2} in Abhängigkeit von der Expositionszeit.** Bei Überschreiten der Grenzen bilden sich zentralnervöse (ZNS) bzw. pulmonale Störungen (Lunge) aus. Hohe Werte des inspiratorischen P_{O_2} (über 200 kPa) führen rasch zu Störungen des ZNS. Bei längerer Exposition treten pulmonale Symptome auf, und zwar schon bei P_{O_2}-Werten von etwa 50 kPa, d. h., wenn das bei normalem Druck geatmete Gasgemisch einen O_2-Anteil von 50% hat (normal etwa 21%).

daher zur *Überblähung der Lunge* mit *Ruptur* der Alveolarwände kommen.

Tauchen mit Schnorchel

Beim Schnorcheln atmet der Taucher Luft von der Wasseroberfläche; der intrapulmonale Druck bleibt also atmosphärisch, während der hydrostatische Druck zusätzlich auf der Körperoberfläche lastet. Schon bei etwa 1 m Wassertiefe kann die Atemmuskulatur *keine wirkungsvolle Inspiration* mehr erzeugen (S. 227). Zudem werden die Venen beim Übergang in den Thorax komprimiert, und der *venöse Rückstrom* zum rechten Herzen wird vermindert, was zum Abfall von arteriellem Blutdruck und Herzzeitvolumen bis zum Verlust des Bewußtseins führt. Tauchen mit verlängertem Schnorchelrohr ist daher höchst gefährlich. Ein längeres Verweilen in größerer Tauchtiefe erfordert komprimierte Atemgase.

Tauchen mit komprimierten Gasen

Üblicherweise nimmt der Sporttaucher das komprimierte Gas in Flaschen mit in die Tiefe, und Ventile sorgen dafür, daß der Druck des eingeatmeten Gases recht genau dem hydrostatischen Druck in der Tauchtiefe entspricht. Beim längeren Tauchen drohen dennoch zwei Gefahren, die *O_2-Vergiftung* und die *Inertgasnarkose*, denen sich die *Dekompressionskrankheit* beim Wiederauftauchen hinzugesellt.

O_2-Vergiftung

Beim Abstieg in z. B. 150 m Tiefe wird Luft auf 1600 kPa komprimiert (1500 kPa hydrostatischer Druck plus 100 kPA Luftdruck an der Wasseroberfläche), so daß der P_{O_2} etwa 300 kPa beträgt. Dieser hohe P_{O_2} kann zu *Schäden des Lungengewebes*, aber auch zu *Konvulsionen* führen (S. 262). Die Ausprägung dieser Symptome hängt von der Höhe des P_{O_2} und der Expositionszeit ab (Abb. 10.**60**). Bei 400 kPa P_{O_2} treten Konvulsionen häufig schon nach 30 Minuten auf. Daher muß der O_2 des Tauchgases mit zunehmender Tiefe des geplanten Tauchausflugs durch inerte Gase ersetzt werden, was jedoch die beiden anderen Gefahren heraufbeschwört: Inertgasnarkose und Dekompressionskrankheit (s. u.).

Eine weitere Gefahr bei Atmung von Gasen mit erhöhtem P_{O_2} betrifft die Entwicklung von *Atelektasen* in der Lunge (S. 247). Bei Erhöhung des arteriellen P_{O_2} wird die arterielle O_2-Konzentration nur wenig erhöht, so daß auch O_2-Konzentration und P_{O_2} im gemischtvenösen Blut nur wenig ansteigen (Abb. 10.**61**). Es entsteht daher eine

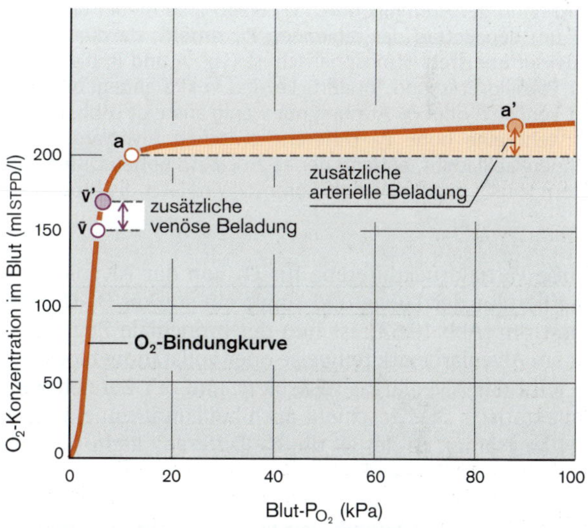

Abb. 10.**61** **Erhöhung des inspiratorischen P_{O_2}** (hier auf 100 kPa) erhöht die arterielle O_2-Beladung des Blutes nur wenig, obwohl der P_{O_2} vom Punkt a zum Punkt a' stark ansteigt. Der Grund hierfür ist, daß das Hb schon normalerweise nahezu vollständig beladen und die physikalische O_2-Löslichkeit im Blut sehr gering ist. Wenn sich Kreislauf und Stoffwechsel durch diese O_2-Atmung nicht ändern, so ist die gemischt-venöse O_2-Konzentration um den gleichen Betrag erhöht wie die arterielle (O_2-Ausschöpfung unverändert), was wegen der steilen O_2-Bindungskurve zu nur geringer Zunahme des gemischt-venösen P_{O_2} führt (von Punkt v zum Punkt v'). Die Körpergewebe, außer der Lunge, „sehen" also nur wenig von der Erhöhung des P_{O_2} und sind daher auch mehr vor der O_2-Toxizität geschützt. Erst bei noch höheren Werten des inspiratorischen P_{O_2} kommt es auch dort zu Störungen, wobei das empfindlichste Organ das ZNS ist (Abb. 10.60).

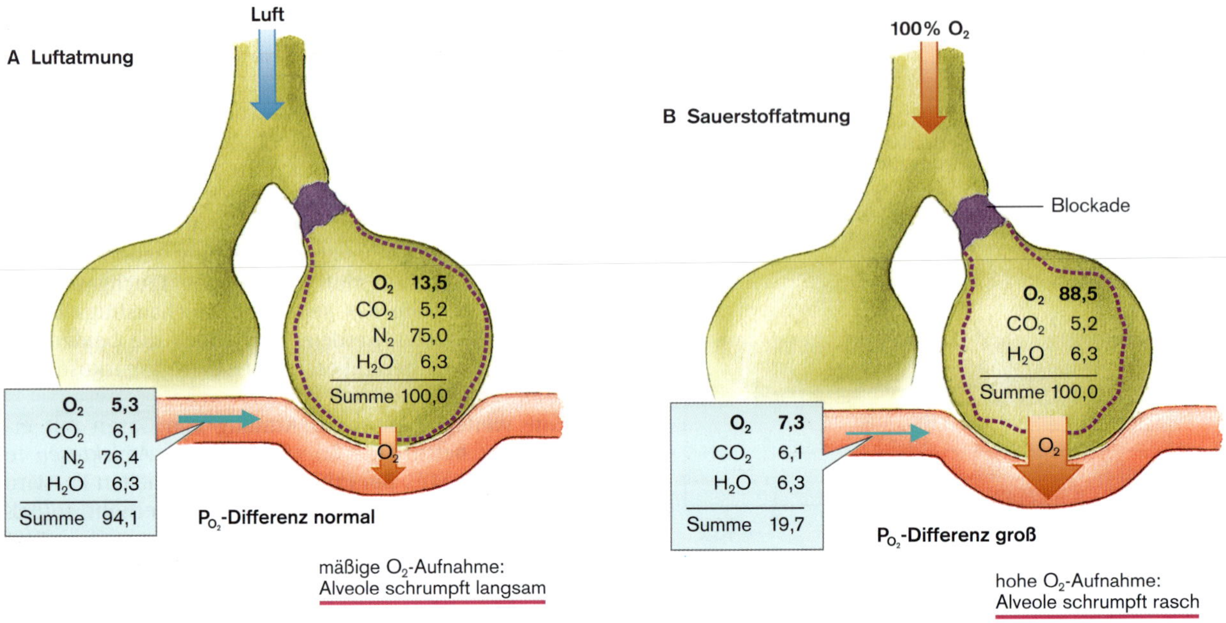

Abb. 10.**62** **Atelektasebildung bei Atmung von 100% O_2.** Wird N_2 in der Atemluft durch O_2 ersetzt, so ist der alveoläre P_{O_2} um den Betrag des fehlenden P_{N_2} erhöht, da die Partialdrucksumme stets atmosphärisch ist (vgl. A und B; die Werte der Partialdrücke und Totaldrücke sind in kPa angegeben). Da der venöse P_{O_2} bei O_2-Atmung nur wenig ansteigt (Abb. 10.61), entsteht eine hohe P_{O_2}-Differenz zwischen Alveolargas und Lungenkapillarblut, entlang der es zu einem hohen Diffusionsstrom von O_2 aus der Alveole kommt. Wird jetzt die bronchiale Gaszufuhr blockiert (wie jeweils in der rechten Alveole dargestellt), so schrumpft die Alveole und wird atelektatisch (ohne Gas), und dies geschieht schneller bei Atmung von 100% O_2 (**B**) als bei Atmung von Luft (**A**). Ist die Blockade nur partiell, so kommt es zu Atelektase, sobald die bronchiale Gasnachlieferung die Nettogasaufnahme ins Blut unterschreitet. Dies erfolgt bei O_2-Atmung eher als bei Luftatmung, so daß bei O_2-Atmung größere Bereiche der Lunge atelektatisch werden.

große Partialdruckdifferenz für O_2 von der Alveole zum Kapillarblut der Lunge und somit ein starker O_2-Diffusionsstrom (Abb. 10.**62**). Ist nun der bronchiale Zugang zu einem Alveolarbezirk teilweise oder vollständig blockiert, so wird das Alveolargas resorbiert, und der Bereich wird atelektatisch. Dies geschieht auch bei Luftatmung, jedoch viel langsamer, da der N_2 die P_{O_2}-Differenz klein hält (N_2 ist ein „Antiatelektasefaktor").

Erhöhter P_{O_2} kommt nicht nur beim Tauchen vor. Gelegentlich wird **hyperbarer O_2** als Therapeutikum verwendet, so z. B. bei der Therapie der Dekompressionskrankheit (s. u.) oder bei einigen Formen der Hypoxämie (S. 261). Gerade bei der klinischen Anwendung muß neben der O_2-Toxizität auch auf die Gefahr der Atelektasebildung mit der damit verbundenen Zunahme der Verteilungsstörungen geachtet werden, die ja den alveolären Gasaustausch verschlechtern (S. 250).

Inertgasnarkose

Obwohl der Stickstoff (N_2) biochemisch und physiologisch inert ist, führt er doch ab Drücken von etwa 500 kPa zu zentralnervöser Symptomatik, die in Euphorie und abnehmender Koordination bis hin zum Koma besteht. Auch andere Inertgase lösen diese Symptome aus, und dies um so mehr, je höher ihre Lipidlöslichkeit ist. Besonders hohe Lipidlöslichkeit haben Narkosegase. Andererseits kann die Inertgasnarkose bei Verwendung von Gasen mit geringerer Lipidlöslichkeit wie H_2 oder Helium (He) deutlich verringert werden.

Dekompressionskrankheit

Der erhöhte Druck während des Tauchens mit Luft treibt N_2 in die Körpergewebe, besonders in das Fettgewebe, dessen N_2-Löslichkeit höher ist als diejenige von Wasser. Das Gleichgewicht für den gesamten Organismus ist zwar erst nach Stunden erreicht, da das Blut nur wenig N_2 transportieren kann; dennoch befindet sich in einer Tauchtiefe von 100 m schließlich etwa 10mal so viel N_2 in den Geweben wie beim Aufenthalt an der Wasseroberfläche. Beim Auftauchen läßt der hydrostatische Druck nach, die Körperflüssigkeiten sind mit N_2 übersättigt, und es entstehen in ihnen Gasblasen wie beim Öffnen einer Sektflasche (dort ist es CO_2). In großer Zahl verursachen die Bläschen Schmerzen, besonders in den Gelenken („bends"); im Lungenkreislauf führen sie zu Atemnot und Husten („chokes"). Auch zentralnervöse Symptomatik (Taubheit, Seh- und Gleichgewichtsstörungen) kommen vor. Die Dekompressionskrankheit kann in schweren Fällen zu Kollaps und Tod führen.

Die Dekompressionskrankheit kann durch langsames Auftauchen vermieden werden, da dann genügend Zeit zur Abgabe von N_2 ohne Bläschenbildung gewährt wird. Es gibt Tabellen, die in Abhängigkeit von Tauchtiefe und Verweildauer angeben, in welcher Tiefe beim Aufstieg wie lange gewartet werden muß. Daß diese Tabellen recht kompliziert sind, hängt damit zusammen, daß die einzelnen Körpergewebe aufgrund unterschiedlicher spezifischer Durchblutung auch unterschiedliche Halbwertszeiten für das Einwaschen und Auswaschen von N_2 besitzen.

Auch das Risiko der Dekompressionskrankheit kann durch Ersatz des N_2 durch das geringer fettlösliche He vermindert werden. He vermindert also sowohl die Gefahr der Inertgasnarkose (s.o.) wie diejenige der Dekompressionskrankheit. Reiner O_2, bei dem es keine Dekompressionssymptomatik gibt, scheidet wegen seiner Toxizität aus.

Zur Therapie wird der Dekompressionskranke rekomprimiert, wodurch die Bläschen eliminiert werden. Atmen von reinem O_2 beschleunigt das Inertgasauswaschen; es muß allerdings wegen der O_2-Toxizität mit Perioden niedrigen inspiratorischen Sauerstoffs abgewechselt werden.

Tauchunfälle auch im Schwimmbecken

Auch in seichtem Wasser kommt es zu Tauchunfällen. Ein Grund hierfür kann sein, daß der Schwimmer vor einem Streckentauchen hyperventiliert in der Absicht, seine O_2-Reserve zu vergrößern. Wegen des ohnehin nahezu vollgesättigten Hämoglobins ist der Erfolg nicht groß (Abb. 10.**61**); dafür wird aber CO_2 abgeatmet, und es dauert viel länger, bis der hyperkapnische Atemreiz zum Auftauchen zwingt. Denn Hypoxie wirkt euphorisierend statt beängstigend, und erst tiefe Hypoxie stellt einen ausreichenden Atemreiz dar (S. 256). In dieser Zeit bis zum Einsetzen des Auftauchreizes kann es zu kritischer Hypoxie kommen. Beim Auftauchen fällt der Umgebungsdruck, mit ihm der alveoläre P_{O_2}, und die Hypoxie kann rasch so stark werden, daß es zum Verlust des Bewußtseins kommt.

Zum Weiterlesen ...

1 Bachofen, H., S. Schürch, M. Urbinelli, E. R. Weibel: Relations among alveolar surface tension, surface area, volume, and recoil pressure. J. appl. Physiol. 62 (1987) 1878–1887

2 Bauer, C.: On the respiratory function of haemoglobin. Rev. Physiol. Biochem. Pharmacol. 70 (1974) 1–31

3 Gilbert, D. L.: Oxygen and Living Processes. An Interdisciplinary Approach. Springer, Berlin 1981

4 Hierholzer, K., R. F. Schmidt: Pathophysiologie des Menschen. Edition Medizin, Weinheim 1991

5 Jones, N. L.: Blood Gases and Acid-Base Physioloy, 2nd ed. Thieme, Stuttgart 1987

5a Kawai, A., D. Ballantyne, K. Mückenhoff, P. Scheid: Chemosensitive medullary neurons in the brainstem-spinal cord preparation of the neonatal rat. J. Physiol. 492 (1996) 277–292

6 Milic-Emili, G., J. M. Petit: Mechanical efficiency of breathing. J. appl. Physiol. 15 (1960) 359–362

7 Peers, C., K. J. Buckler: Transduction of chemostimuli by the type I carotid body cell. J. Membrane Biol. 144 (1995) 1–9

8 Perkins, J. F. jr.: Historic development of respiratory physiology. In Fenn, W. O., H. Rahn (Section edts.): Handbook of Physiology, Section 3: Respiration, Vol. 1, p. 40, American Physiological Society, Washington D. C. 1964

9 Piiper, J.: Physiologie der Atmung. In Gauer, O. H., K. Kramer, R. Jung: Physiologie des Menschen Bd. 62: Atmung. Urban & Schwarzenberg, München 1975

10 Richter, D. W., D. Ballantyne, J. E. Remmers: How is the respiratory rhythm generated? A model. NIPS 1 (1986) 109–112

11 Rooney, S. A., S. L. Young, C. E. Mendelson: Molecular and cellular processing of lung surfactant. The FASEB J. 8 (1994) 957–967

12 Rossaint, R., K. J. Falke, F. Lopez, K. Slama, U. Pison, W. M. Zapol: Inhaled nitric oxide in adult respiratory distress syndrome. New Engl. J. Med. 328 (1993) 399–405

13 Roussos, C.: Energetics. In Roussos, C., P. T. Macklem: The Thorax. Dekker, New York 1985

14 Scheid, P., J. Piiper: Control of breathing in birds. In Fishman, A. P., N. S. Cherniack, J. G. Widdicombe: Handbook of Physiology, Section 3: The Respiratory System, Vol. II: Control of Breathing. American Physiological Society, Bethesda 1986 (pp. 815–832)

15 Siegenthaler, W.: Klinische Pathophysiologie, 7. Aufl. Thieme, Stuttgart 1994

16 Sinclair, J. D.: Respiratory drive in hypoxia: Carotid body and other mechanics compared. NIPS 2 (1987) 57–60

17 Tammeling, G. J., Ph. H. Quanjer: Physiologie der Atmung, Bd. I und II. Thomae, Biberach 1980

18 Tweeddale, P. M.: Respiratory gas analysis and blood pH. In Laszlo, G., M. F. Sudlow: Measurement in Clinical Respiratory Physiology. Academic Press, London 1983 (pp. 57–94)

19 Ulmer, W. T., G. Reichel, D. Nolte, M. S. Islam: Die Lungenfunktion. Physiologie und Pathophysiologie, Methodik, 5. Aufl. Thieme, Stuttgart 1991

20 Wagner, P. D.: The lungs during exercise. NIPS 2 (1987) 6–10

21 Ward, M. P., J. S. Milledge, J. B. West: High Altitude Medicine and Physiology. Chapman & Hall, London 1989

22 Weibel, E. R.: The Pathway for Oxygen. Harvard University Press, Cambridge (Mass.) 1984

23 Weibel, E. R.: Lung cell biology. In Fishman, A. P., A. B. Fisher: Handbook of Physiology, Section 3: The Respiratory System, Vol. I: Circulation and Nonrespiratory Function. American Physiological Society, Bethesda 1985 (pp. 47–91)

24 Weibel, E. R.: Design and structure of the human lung. In Fishman, A. P.: Pulmonary Diseases and Disorders, 2nd ed. McGraw-Hill, New York 1988 (pp. 224–271)

25 Weibel, E. R., H. Bachofen: How to stabilize the pulmonary alveoli: surfactant or fibers? NIPS 2 (1987) 72–75

26 Weir, E. K., S. L. Archer: The mechanism of acute pulmonary vasoconstriction: the tale of two channels. The FASEB J. 9 (1995) 183–189

27 West, J. B.: Respiratory Physiology – The Essentials, 4th ed. Williams & Wilkins, Baltimore 1989

28 West, J. B.: Respiration in unusual environments. In West, J. B.: Best and Taylor's Physiological Basis of Medical Practice, 12th ed. Williams & Wilkins, Baltimore 1990 (pp. 614–632)

29 West, J. B.: Pulmonary Pathophysiology – The Essentials, 4th ed. Williams & Wilkins, Baltimore 1991

30 Widdicombe, J., A. Davies: Respiratory Physiology, 2nd ed. Arnold, London 1991

... und noch weiter

31 Acker, H.: Mechanisms and meaning of cellular oxygen sensing in the organism. Respir. Physiol. 95 (1994) 1 – 10
32 Adnot, S., B. Raffestin, S. Eddahibi: NO in the lung. Respir. Physiol. 101 (1995) 109 – 120
33 Bonham, A. C.: Neurotransmitters in the CNS control of breathing. Respir. Physiol. 101 (1995) 219 – 230
34 Coleridge, H. M., J. C. G. Coleridge: Neural regulation of bronchial blood flow. Respir. Physiol. 98 (1994) 1 – 13
35 Fandrey, J.: Hypoxia-inducible gene expression. Respir. Physiol. 101 (1995) 1 – 10
36 González, C., J. R. López-López, A. Obeso, P. Pérez-Garcia, A. Rocher: Cellular mechanisms of oxygen chemoreception in the carotid body. Respir. Physiol. 102 (1995) 137 – 147
37 Scheid, P., J. Piiper: Diffusion. In Crystal, R. G., J. B. West: The Lung, Scientific Foundations, Vol. 2, pp. 1277 – 1287, Raven Press, New York 1991
38 Sant'Ambrogio, G., H. Tsubone, F. B. Sant'Ambrogio: Sensory information from the upper airway and its role in the control of breathing. Respir. Physiol. 102 (1995) 1 – 16
39 Widdicombe, J. H., J. G. Widdicombe: Regulation of human airway surface liquid. Respir. Physiol. 99 (1995) 3 – 12

Danksagung

Ich danke meinen Kollegen und Freunden Prof. Dr. J. Piiper, Prof. Dr. P. Haab und Privatdozent Dr. H. Shams für viele wichtige Anregungen zu diesem Kapitel. Herrn Prof. E. Weibel sei Dank für seine vorzüglichen mikroskopischen Bilder. Meinen Sekretärinnen Frau M. Duparc und Frau B. Schmitt sei Dank für die geduldige Betreuung des Manuskriptes in all seinen Versionen.

Säure-Basen-Gleichgewicht

P. Scheid

11

11.1 Einleitung und Überblick

Die **Homöostase des pH-Werts** der Gewebe ist ein wichtiges Regulationsziel des Organismus. Denn die Funktion der Proteine – mit ihr die Aktivität der Enzyme, die Struktur der Zelle und die Permeabilität ihrer Membranen – wird von Veränderungen des pH-Werts beeinflußt. Die Lunge als Organ der CO_2-Ausscheidung und die Niere als Organ der H^+- bzw. HCO_3^--Ausscheidung sorgen zwar für eine langfristig ausgeglichene H^+-Bilanz und somit für die pH-Homöostase (Abb. 11.**1**). Ort der Bildung und der Ausscheidung von Säuren bzw. Basen sind aber im allgemeinen verschieden, und die Anpassung der Ausscheidung an Schwankungen der Bildung benötigt Zeit. Um temporale und lokale pH-Schwankungen gering zu halten, bedient sich der Organismus der Mechanismen der chemischen Pufferung, die auch bei Funktionsstörungen allzu große pH-Veränderungen verhindert.

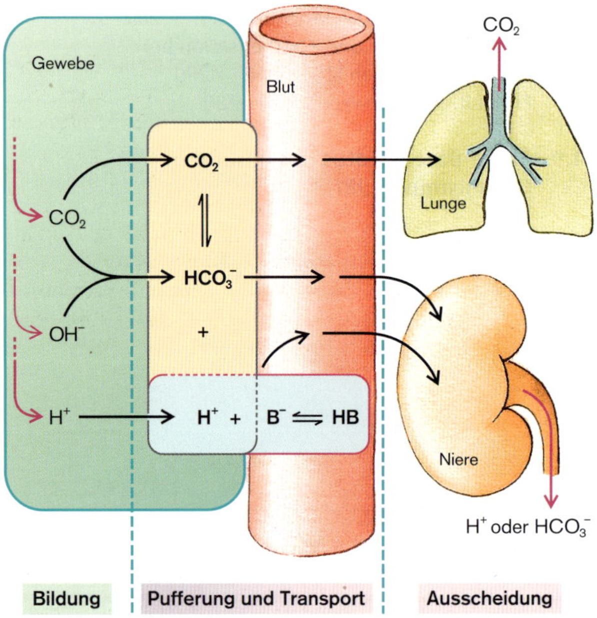

Abb. 11.**1** **Bilanz im Säure-Basen-Haushalt des Organismus.** Im Stoffwechsel der Gewebe entstehen neben CO_2 auch H^+ und OH^-, die an Puffer der Gewebe gebunden werden. Mit dem Blut gelangen sie zum Ort der Ausscheidung: Lunge bzw. Niere. B^-/HB = System der Nichtbicarbonatpuffer.

* In wäßriger Lösung liegt H^+ als Hydroniumion H_3O^+ vor; der Einfachheit halber sprechen wir von freien H^+-Ionen.

11.2 Chemische Pufferung

›› Puffer sind Substanzen, die H^+- oder OH^--Ionen zu binden oder abzugeben vermögen und dadurch die pH-Veränderungen bei Zugabe oder Verlust von H^+- oder OH^--Ionen gering halten. Jeder Puffer wirkt in einem bestimmten pH-Bereich. Physiologisch wichtige Puffer sind die Proteine, Phosphate und das CO_2-/Bicarbonat-System. ‹‹

Pufferung bei Veränderung der H^+-Konzentration

Werden einer Lösung H^+-Ionen zugegeben (z. B. durch Zugabe einer starken, vollständig dissoziierten Säure), so steigt ihre H^+-Konzentration $[H^+]$, der pH-Wert sinkt ab.* Das Ausmaß der **pH-Änderung** pro zugegebener H^+- (oder OH^--)Menge ist in reinem Wasser oder in ungepufferten Lösungen besonders groß, wird jedoch wesentlich verringert, wenn Substanzen in der Lösung vorhanden sind, die die zugegebenen H^+- oder OH^--Ionen zu binden vermögen. Diese Eigenschaft wird als **Pufferung** bezeichnet; die sie bewirkenden Substanzen heißen **Puffer.**

Als Puffer wirkt prinzipiell jedes konjugierte Säure-Basen-Paar (Brønsted-Definition), das gemäß dem Reaktionsschema

$$H^+ + A^- \rightleftharpoons HA \qquad (11.1)$$

H^+ aufzunehmen bzw. abzugeben in der Lage ist. Hierin ist A^- die Basenform (Protonenakzeptor), HA die Säureform (Protonendonator) des Puffers. Bei Zugabe von H^+ wird A^- in HA umgewandelt; bei Verlust von H^+ (Zugabe von OH^-) reagiert HA zu A^- unter Nachlieferung von H^+. Im Organismus können Veränderungen der H^+- und OH^--Konzentration durch Zufuhr von außen (exogen, z. B. alimentär oder iatrogen), durch Verlust nach außen (Erbrechen, Durchfall) oder durch Bildung im Stoffwechsel (endogen = metabolisch) entstehen.

Wirksamkeit der Pufferung: Pufferkurven und Pufferkapazität

Das Ausmaß der Pufferung von H^+-Ionen hängt nur von der vorhandenen Menge von **Pufferbase** A^-, das Ausmaß der OH^--Pufferung von der Menge der **Puffersäure** HA ab. Die Menge der einzelnen Komponenten A^- und HA wird zum einen von der Gesamtkonzentration des Puffers, $[A^-] + [HA]$, zum anderen vom Dissoziationsgrad des Puffers bestimmt, d. h. vom Verhältnis $[A^-]/[HA]$. Dieses Verhältnis ergibt sich aus dem Massenwirkungsgesetz der Reaktion der Gl. 11.1:

$$\frac{[H^+] \cdot [A^-]}{[HA]} = K' \qquad (11.2)$$

Hierbei ist K' die (scheinbare) Gleichgewichtskonstante oder Dissoziationskonstante des Säure-Basen-Paares. (Im Unterschied zur wahren Dissoziationskonstante K berücksichtigt K', daß die Lösung nicht unendlich verdünnt ist und daß in Gl. 11.2 die Konzentrationen statt der Aktivitäten der Reaktionspartner eingesetzt werden.) In der logarithmierten Form

$$pH = pK' + \log \frac{[A^-]}{[HA]} \quad (11.2a)$$

ist pK' = – logK'. In Abb. 11.**2** sind die prozentualen Anteile der Pufferbase (A^-) und der Puffersäure (HA) aufgetragen gegen die Abweichung des pH vom pK'. Für pH = pK' ist $[A^-]$ = [HA]; bei pH < pK', wenn also die Lösung saurer ist als beim pK', überwiegt die Puffersäure (HA); bei pH > pK', wenn die Lösung alkalischer ist als beim pK', überwiegt die Pufferbase.

Werden dieser Pufferlösung H^+ (bzw. OH^-) zugegeben, so werden diese nahezu vollständig an A^- (bzw. an H^+, die von HA freigegeben werden) gebunden. Daher ist die Änderung der freien H^+-Konzentration, die sich als Änderung des pH darstellt, sehr gering. (Bei Änderung des pH von 7,0 auf 6,0 beispielsweise beträgt die Änderung der freien H^+-Konzentration nur $10^{-6} - 10^{-7} = 9 \cdot 10^{-7}$ mol · l^{-1} = 0,0009 mmol · l^{-1}.) Die **Pufferkapazität** β, die definitionsgemäß angibt, wieviel H^+ (bzw. OH^-) je Liter einer Lösung pro Änderung des pH zugegeben werden kann, ist daher praktisch gegeben als

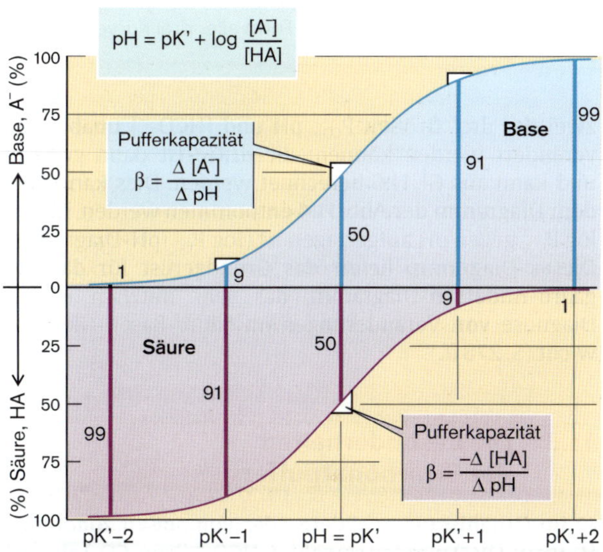

Abb. 11.**2** **Pufferkurve** eines Säure-Basen-Paares, HA/A^-. Die S-förmige Pufferkurve ist zweimal dargestellt, um das Verhältnis von Base (A^-, blaue Kurve und blaue senkrechte Linien) zu Säure (HA, violette Kurve und violette senkrechte Linien) besser darstellen zu können; die Summe von $[A^-]$ und [HA] ist überall 100%. Auf der Abszisse ist die Abweichung des pH vom pK' aufgetragen. Die Steilheit der Kurve ist gleich der Pufferkapazität, **β**. Diese hat ihren größten Wert bei pH = pK', also dort, wo $[A^-]$ = [HA]. Für pH-Werte, die um mehr als etwa 1,5 Einheiten von pK' abweichen, ist die Pufferkapazität praktisch null (flache Kurvenabschnitte). Man beachte, daß die Pufferkapazität, d. h. die Fähigkeit, eine begrenzte Menge an H^+ oder OH^- abzupuffern, weniger vom Absolutwert von A^- oder HA abhängt, als vielmehr von der Steilheit der Pufferkurve.

$$\beta = \frac{\Delta[A^-]}{\Delta pH} = \frac{-\Delta[HA]}{\Delta pH} \quad (11.3)$$

Die Pufferkapazität ergibt sich somit als die **Steilheit der Pufferkurve** (Abb. 11.**2**); sie hängt ab von der Gesamtkonzentration des Puffers, $[A^-]$ + [HA], und von der Abweichung des pH vom pK'. Eine hohe Pufferkapazität (pro Mol Puffer) besitzen Puffer im Bereich pK' ± 1 pH-Einheit; jenseits von pK' ± 1,5 pH-Einheiten ist eine Pufferung kaum vorhanden, da die Pufferkurve sehr flach verläuft.

Abb. 11.**3** zeigt die Pufferkurven von drei biologischen Säure-Basen-Paaren. Im Gegensatz zum Phosphat ist das System Milchsäure/Lactat⁻ als physiologischer Puffer nicht geeignet, da der pH-Bereich der wirksamen Pufferung zu niedrig ist; Milchsäure liegt, wie die meisten organischen Säuren, bei physiologischem pH dissoziiert (als Lactat⁻) vor. Auch das Paar NH_3/NH_4^+ wirkt unter physiologischen Bedingungen nicht als Puffer, da bei physiologischem pH praktisch nur das NH_4^+ vorliegt.

Physiologisch wichtige Puffersysteme des Körpers

Der pH-Wert des Blutplasmas und des übrigen Extrazellularraumes liegt bei 7,4, der des Intrazellularraumes zwischen etwa 6,8 und 7,2. Nur in den Körpersekreten und in der Tubulusflüssigkeit der Niere (transzellulärer Raum) kommen pH-Werte außerhalb dieses engen Bereichs vor. Physiologisch wirksame Puffer des intra- und extrazellulären Raumes müssen daher einen pK' zwischen 6,0 und 8,0 besitzen und in ausreichender Konzentration vorhanden sein. Diese Bedingungen erfüllen organische und anorganische Phosphate, Proteine und das Bicarbonat/CO_2-System.

Phosphatpuffer

Das System primäres/sekundäres Phosphat

$$H_2PO_4^- \rightleftharpoons H^+ + HPO_4^{2-} \quad (11.4)$$

hat einen für die physiologische Pufferung günstigen pK' von 6,8 (Abb. 11.**3**). Im Blut und im Extrazellularraum spielt es wegen der geringen Konzentration (etwa 1 mmol · l^{-1}) nur eine geringe Rolle als Puffer. Intrazellulär (mit Ausnahme der Erythrozyten) ist die Konzentration jedoch viel höher, und auch die organischen Phosphate (ATP, Kreatinphosphat, Phosphatide, Nucleinsäuren, phosphorylierte Intermediärprodukte) unterstützen die Pufferung. Anorganisches Phosphat ist besonders als Puffer bei der H^+-Ausscheidung im Harn beteiligt (S. 275 und S. 318).

Proteine

Sie spielen eine wichtige Rolle für die intrazelluläre Pufferung. Nicht nur die endständige Amino- und Carboxylgruppe, sondern auch Seitengruppen der Aminosäuren können H^+ reversibel binden. Allerdings sind die pK'-Bereiche, die sich für die einzelnen Gruppen im Proteinverband ergeben, sehr unterschiedlich. Physiologisch wirksam sind nur drei Gruppen: der Imidazolring des Histidins, die Sulfhydrylgruppe des Cysteins und die

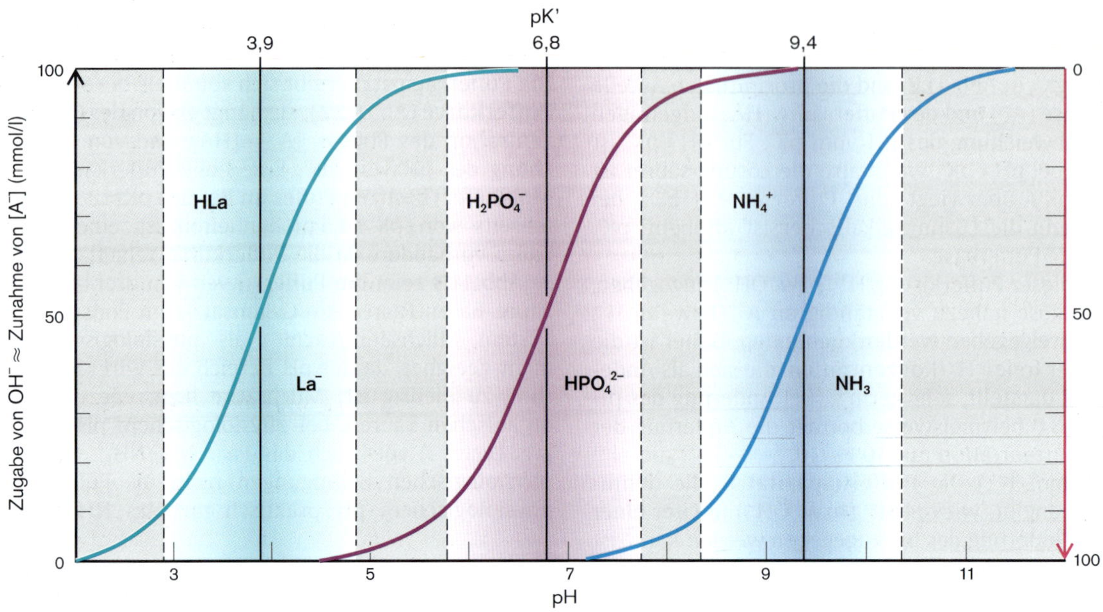

Abb. 11.**3** **Pufferkurven von drei biologisch wichtigen Säure-Basen-Paaren.** Im biologischen pH-Bereich puffert hiervon nur der Phosphatpuffer. Dort liegen die Milchsäure vollständig dissoziiert (La^-) und Ammoniak vollständig protoniert (NH_4^+) vor. Der Einfachheit halber ist die Konzentration für alle drei Puffer zu 100 mmol · l^{-1} angenommen worden, so daß die Ordinaten auch, wie in Abb. 11.2, als % gelesen werden können. Beachte die identische Form aller drei Kurven.

terminale NH_2-Gruppe. Da Proteine in der Regel mehrere Histidin- und Sulfhydrylgruppen mit jeweils unterschiedlichem pK' enthalten, ist ihre Pufferkurve komplex, jedenfalls nicht S-förmig wie bei einfachen Puffersystemen (Abb. 11.**3**). In den Erythrozyten ist das Hämoglobin der wichtigste Puffer; seine Pufferkurve ist im physiologischen pH-Bereich nahezu linear (konstante Pufferkapazität).

Bicarbonatpuffer

Diesem System liegt die Reaktion zugrunde:

$$CO_2 + H_2O \rightleftharpoons H^+ + HCO_3^- \qquad (11.5)$$

Die logarithmierte Form der Massenwirkungsgleichung (Gl. 11.2 a, S. 271) wird **Henderson-Hasselbalch-Gleichung** genannt:

$$pH = pK' + \log \frac{[HCO_3^-]}{[CO_2]} \qquad (11.6)$$

Im Blutplasma ist bei 37 °C der pK' = 6,1. Für den normalen pH-Wert des arteriellen Plasmas von 7,4 (s. o.) errechnet sich daraus das Verhältnis $[HCO_3^-]/[CO_2]$ zu 20 : 1. Für die Konzentration des physikalisch gelösten CO_2 gilt das Henry-Gesetz (S. 218), $[CO_2] = \alpha_{CO_2} \cdot P_{CO_2}$, wobei der Löslichkeitskoeffizient $\alpha_{CO_2} = 0{,}226$ mmol · (l · kPa)$^{-1}$ beträgt. Beim arteriellen P_{CO_2} von 5,3 kPa (40 mmHg) ist daher $[CO_2] = 1{,}2$ mmol · l^{-1}, und daraus ergibt sich für das arterielle Plasma $[HCO_3^-] = 24$ mmol · l^{-1}.

Die Henderson-Hasselbalch-Gleichung besagt, daß in einer gegebenen Flüssigkeit (pK' gegeben) nur jeweils zwei der drei Größen P_{CO_2}, pH und $[HCO_3^-]$ unabhängig verändert werden können; die dritte ist dann gegeben und kann aus Gl. 11.6 berechnet werden. Dies kann auch dem Diagramm der Abb. 11.**4** entnommen werden, in dem log P_{CO_2} gegen pH aufgetragen ist (log P_{CO_2}/pH-Diagramm). Dieses Diagramm liefert das Grundgerüst für das Siggaard-Andersen-Diagramm, das sehr nützlich ist zur Diagnose von Veränderungen im Säure-Basen-Gleichgewicht (S. 278 ff.).

11.3 Die Besonderheiten des Bicarbonatpuffers

›› Im Organismus gebildete oder von außen zugeführte H^+ (bzw. OH^-) werden sowohl an HCO_3^- (bzw. CO_2) als auch an die Basen (bzw. Säuren) der Nichtbicarbonatpuffer gebunden. Dabei wird die Pufferkapazität des CO_2/HCO_3^--Systems dadurch besonders erhöht, daß die Konzentration von CO_2 mit der Lungenbelüftung eingestellt werden kann. Im Gegensatz hierzu werden die bei Erhöhung des P_{CO_2} entstehenden H^+ nur von den Nichtbicarbonatpuffern abgefangen. ‹‹

Warum puffert Bicarbonat im physiologischen pH-Bereich?

Mit 6,1 ist der pK' des Bicarbonatpuffers so niedrig, daß man eine schlechte Pufferung bei pH 7,4 erwartet (Abb. 11.**2**). Daß die Pufferung dennoch sehr gut ist, ist nicht allein mit der im Vergleich zu den anderen Puffern hohen Konzentration des HCO_3^-/CO_2-Systems ($[HCO_3^-] + [CO_2]$

= 25,2 mmol · l^{-1} im Extrazellularraum) zu erklären. Es ergibt sich vielmehr eine zusätzliche Besonderheit für dieses Puffersystem daraus, daß mit der alveolären Belüftung eine der Pufferkomponenten, die CO_2-Konzentration, im Blut und damit im ganzen Organismus eingestellt und konstant gehalten werden kann.

Abb. 11.**5 A** und **B** zeigt schematisch die Pufferung von vermehrt anfallenden H^+-Ionen. Sie binden sowohl an HCO_3^- als auch an die Basen der Nichtbicarbonatpuffer (B^-); es entstehen HB und CO_2. Im **geschlossenen System** (Abb. 11.**5 A**), in dem das bei H^+-Zugabe gebildete CO_2 ebensowenig entweichen kann wie das HB, ist der Beitrag von HCO_3^- zur H^+-Bindung wegen der geringen Pufferkapazität gering (s. o.). Kann jedoch das gebildete CO_2 über die Lungen entweichen (Abb. 11.**5 B**), so können weitere H^+ mit HCO_3^- zu CO_2 reagieren, d. h., die Pufferung von H^+ durch das HCO_3^-/CO_2-Puffersystem wird verstärkt. Dieses **offene System** des HCO_3^-/CO_2 hat mithin eine höhere Pufferkapazität als das geschlossene; d. h., die gleiche Zugabe von H^+ hat eine geringere pH-Abnahme zur Folge. Zugabe von OH^- verhält sich wie eine Abnahme von H^+, da OH^- mit H^+ zu H_2O reagiert.

Entstehen nun in einem Organ H^+-Ionen (z. B. in der Leber oder im arbeitenden Skelettmuskel), so verhält sich dieses Organ zunächst wie das geschlossene System (Abb. 11.**5 A**): Die HCO_3^--Konzentration fällt ab, die CO_2-Konzentration (also der P_{CO_2}) steigt an, und der pH-Wert sinkt. Diese Veränderungen können im venösen Blut des betreffenden Organs gemessen werden. Wenn das Blut in die Lunge gelangt, wird es „geöffnet": CO_2 wird abgegeben, der P_{CO_2} sinkt und die Konzentration des HCO_3^- fällt noch weiter, da es ja mit H^+ zu CO_2 reagiert und entweicht (Abb. 11.**5 B**). Die ursprüngliche pH-Abnahme wird hierdurch vermindert. Trotzdem bleibt der pH-Wert noch erniedrigt, da das Verhältnis $[HCO_3^-]/[CO_2]$ abgesunken ist. Durch diesen verminderten pH-Wert wird nun die Atmung stimuliert (S. 256), was zu einer weiteren Milderung der pH-Abweichung führt (respiratorische Kompensation einer nichtrespiratorischen Azidose, S. 280).

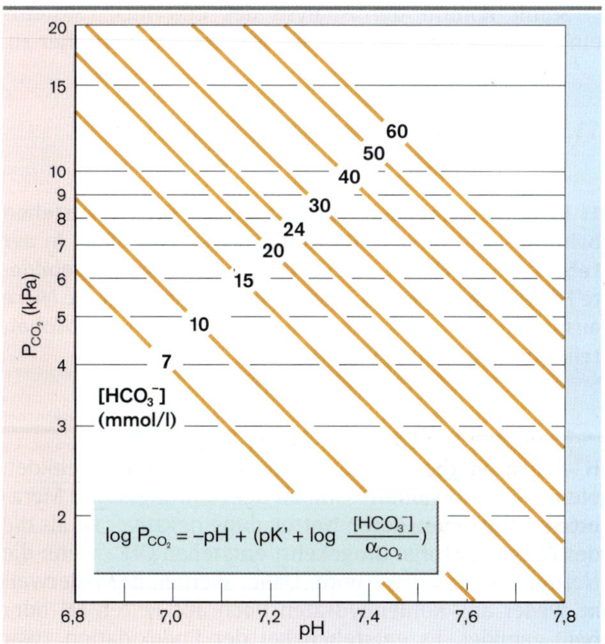

Abb. 11.**4** **Diagramm zur Darstellung der Henderson-Hasselbalch-Gleichung** (log P_{CO_2}/pH-Diagramm). Die Beziehung von P_{CO_2} (Ordinate, logarithmische Teilung) zu pH (Abszisse) ergibt sich durch Umformung der Henderson-Hasselbalch-Gleichung (Gl. 11.6). In diesem Diagramm sind die Linien konstanter Bicarbonatkonzentration Geraden, die beim gewählten Koordinatenmaßstab (eine pH-Einheit ist ebenso groß wie eine Einheit von log P_{CO_2}) einen Winkel von 45° zu den Koordinaten bilden (Steigung: – 1).

Bei respiratorischen Veränderungen puffern nur die Nichtbicarbonatpuffer

Veränderungen des P_{CO_2} können also die Auswirkungen von Zugabe oder Verlust von H^+- oder OH^--Ionen auf den pH-Wert merklich abmildern. Umgekehrt folgt jedoch auch der pH-Wert jeder primären Änderung des P_{CO_2}, bedingt etwa durch Veränderungen der alveolären Ventilation. Hierbei verhält sich das HCO_3^-/CO_2-Puffersystem nun aber ganz anders (Abb. 11.**5 C**) als oben geschildert. Es entstehen nämlich bei $[CO_2]$-Erhöhung in stöchiometrisch gleichen Mengen H^+ und HCO_3^-, und die entstehenden H^+-Ionen können nur von den Nichtbicarbonatpuffern gepuffert werden. Das CO_2/HCO_3^--System vermag also nicht, die durch Veränderung des P_{CO_2} entstehenden H^+- (oder OH^--)Ionen zu puffern, da sie ja gerade durch die Reaktion in diesem System gebildet wurden. Wegen dieser grundsätzlichen Unterschiede im Pufferungsverhalten unterscheidet man folgende zwei Veränderungen im Säure-Basen-Gleichgewicht:

- **Nichtrespiratorische Veränderungen.** Sie entstehen dadurch, daß primär H^+ oder OH^- vermehrt anfallen, die jedoch nicht in der Reaktion $CO_2 + H_2O \rightleftharpoons HCO_3^- + H^+$ gebildet wurden;
- **Respiratorische Veränderungen.** Sie sind durch eine primäre Veränderung des P_{CO_2} verursacht, wodurch H^+ bzw. OH^- in der Reaktion $CO_2 + H_2O \rightleftharpoons HCO_3^- + H^+$ gebildet werden.

Typische Ursachen solcher Störungen sind auf S. 279 ff. dargestellt. Die Besonderheiten im Pufferungsverhalten rechtfertigen auch die Unterscheidung des CO_2/HCO_3^--Puffers von den Nichtbicarbonatpuffern.

Die Unterschiede bei nichtrespiratorischer und respiratorischer Veränderung sind in Tab. 11.**1** für den Fall einer pH-Erniedrigung (Azidose, S. 279) zusammengestellt. Bicarbonat ist für die Unterscheidung beider Azidoseformen besonders wichtig, da es im einen Fall erhöht, im anderen erniedrigt ist.

In einer reinen Bicarbonatlösung, die keine Nichtbicarbonatpuffer enthält, führt hiernach eine Veränderung der CO_2-Konzentration (des P_{CO_2}) nicht zu nennenswerten Veränderungen der HCO_3^--Konzentration. Zwar läuft, z. B. bei Erhöhung des P_{CO_2}, die Reaktion $CO_2 + H_2O \rightarrow HCO_3^- + H^+$ (Gl. 11.5) unter Bildung stöchiometrisch gleicher Mengen von H^+ und HCO_3^- ab (Abb. 11.**5 C**), jedoch ist das neue Gleichgewicht sehr bald erreicht; denn schon geringe Mengen von H^+ verändern die im Vergleich zur HCO_3^--Konzentration (~ 25 mmol/l) sehr geringe H^+-Konzentra-

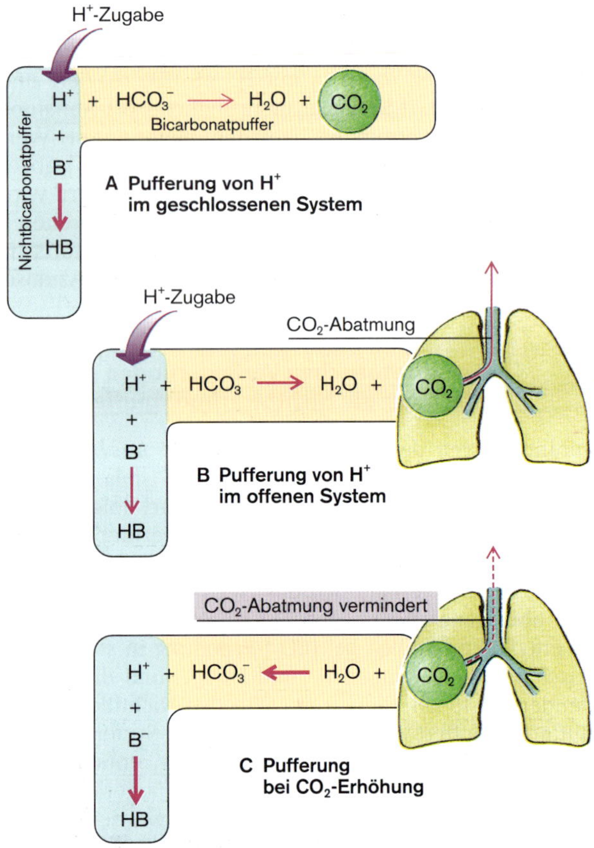

Abb. 11.**5** **Pufferung bei Zugabe (oder Bildung) von H^+-Ionen und bei Erhöhung des P_{CO_2}.** Die Pufferungsfähigkeit des HCO_3^-/CO_2-Puffersystems ist bei Zugabe von H^+ größer, wenn das in den Körpergeweben gebildete CO_2 über die Lunge abgegeben werden kann (offenes System, **B**), als wenn es im Organismus verbleibt (geschlossenes System, **A**). Bei **C** steigt primär die CO_2-Konzentration, z. B. weil die Abatmung von CO_2 behindert ist. Die Reaktion im HCO_3^-/CO_2-System verläuft daher in Richtung HCO_3^-, und die hierbei gebildeten H^+-Ionen werden von den Nichtbicarbonatpuffern (B^-) gebunden. Netto entstehen dabei gerade soviel HCO_3^--Ionen wie B^--Ionen zur Pufferung der H^+ verbraucht werden; die Gesamtkonzentration der Pufferbasen, $[HCO_3^-] + [B^-]$, bleibt also unverändert.

Tabelle 11.**1** **Unterschiedliche Auswirkungen von nichtrespiratorischer und respiratorischer Azidose.** Dem Wesen der Azidose entsprechend ist in beiden Fällen $[H^+]$ erhöht, d. h. der pH-Wert erniedrigt. (Bei Alkalosen ist die Richtung aller Veränderungen umgekehrt wie bei Azidosen.) Man beachte besonders das unterschiedliche Verhalten von $[HCO_3^-]$. B^- = Nichtbicarbonatpufferbase. Die wesentlichen Unterschiede zwischen beiden Azidoseformen sind kursiv hervorgehoben

	Nichtrespiratorische Azidose	Respiratorische Azidose
Primäre Ursache	*$[H^+]$* erhöht	*P_{CO_2}* erhöht
Pufferung durch	B^- *und* HCO_3^-	*nur* B^-
Aktuelles $[HCO_3^-]$	*erniedrigt*	*erhöht*

tion (0,00004 mmol/l) so sehr, daß die Gleichgewichtskonzentrationen der Massenwirkungsbeziehung wiederhergestellt sind. Im log P_{CO_2}/pH-Diagramm (Abb. 11.**4**) erfolgen demnach die pH-Veränderungen bei Veränderung des P_{CO_2} entlang der Geraden praktisch konstanter HCO_3^--Konzentration.

Enthält die Bicarbonatlösung hingegen Nichtbicarbonatpuffer, so ergibt sich im log P_{CO_2}/pH-Diagramm bei Veränderung des P_{CO_2} (respiratorische Veränderung) eine Linie, die steiler verläuft als die Linien konstanter HCO_3^--Konzentration: **CO_2-Äquilibrierungslinie** (Abb. 11.**6**). In der solcherart gepufferten Lösung verändert sich mit dem P_{CO_2} auch die HCO_3^--Konzentration, und die pH-Veränderungen fallen geringer aus als in der reinen HCO_3^--Lösung. Bei einer respiratorischen Veränderung (Abb. 11.**5 C**) entstehen praktisch so viele HCO_3^--Ionen, wie H^+-Ionen durch Nichtbicarbonatpuffer gepuffert werden:

$$\Delta[HCO_3^-] = -\Delta[B^-] = \Delta[HB] \quad (11.7)$$

(gilt für respiratorische Veränderungen).

Die Pufferkapazität der Nichtbicarbonatpuffer, β_{NB}, läßt sich nach Gl. 11.7 aus der $[HCO_3^-]$-Differenz bei respiratorischen Veränderungen berechnen. Mit Gl. 11.3 ist nämlich

$$\beta_{NB} = \frac{\Delta\,[HCO_3^-]}{\Delta\,pH} \quad (11.8)$$

(gilt für respiratorische Veränderungen).

Somit kommt der Analyse des CO_2/HCO_3^--Systems eine Schlüsselrolle auch für die Nichtbicarbonatpuffer zu.

11.4 Bilanz von Säuren und Basen im Organismus

» Im Gegensatz zu Kohlenhydraten und Fetten entstehen beim Ab- und Umbau der Aminosäuren (vor allem in der Leber) sowohl H^+- als auch OH^--Ionen. Die täglich gebildete H^+-Menge von netto etwa 50 mmol wird über die Niere ausgeschieden, teils gebunden an Puffer wie Phosphat, teils über die Bildung von NH_4^+. «

Bildung von H^+ und OH^- im Stoffwechsel

H^+-Ionen werden im Stoffwechsel immer dann gebildet, wenn beim Abbau oder Umbau der Nahrungsstoffe Metaboliten entstehen, deren Nettoladung negativer ist als die des Ausgangsstoffs. Umgekehrt entstehen OH^-, wenn die Nettoladung positiver wird. Daher werden normalerweise weder aus Kohlenhydraten noch aus Fetten H^+ oder OH^- gebildet. Es entstehen bei der Endoxidation zwar große Mengen von CO_2 (mehr als 15 000 mmol pro Tag), die aber in der Lunge abgeatmet werden und daher netto den Säure-Basen-Haushalt nicht belasten.

H^+ und OH^- entstehen aber beim Abbau einiger Aminosäuren oder bei ihrem Umbau (zu Glucose oder Triglyceriden), vor allem in der Leber. Aus den (ungeladenen) **S-haltigen Aminosäuren** (Methionin, Cystein, Cystin) entstehen H^+ wie am Beispiel des Cysteins (Cys) gezeigt:

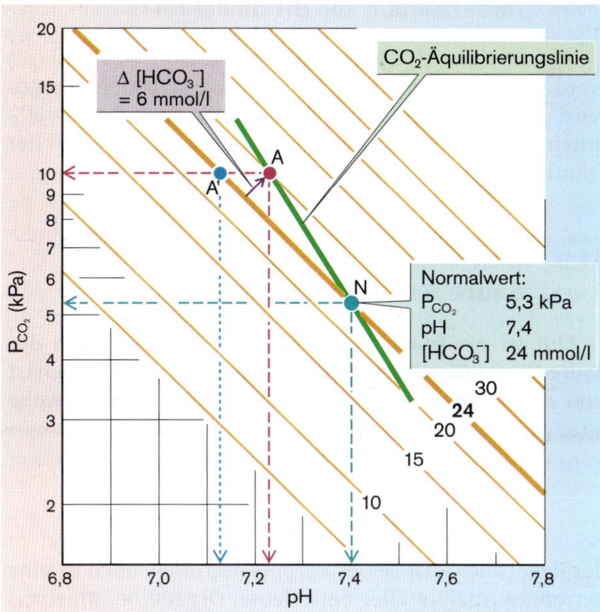

Abb. 11.**6** **CO_2-Äquilibrierungslinie** einer Lösung, in der Nichtbicarbonatpuffer vorhanden sind, dargestellt im log P_{CO_2}/pH-Diagramm (Abb. 11.4). Die Form dieser Linie (grün) und ihre Steilheit hängt von den Nichtbicarbonatpuffern und ihrer Pufferkapazität ab. Dargestellt ist die Situation im Vollblut, in dem die CO_2-Äquilibrierungslinie angenähert linear verläuft. Punkt N bezeichnet den Normalwert im arteriellen Blut (bzw. in dessen Plasma). Punkt A ist durch Äquilibrierung mit hohem P_{CO_2} (10 kPa) entstanden, wobei sich die aktuelle HCO_3^--Konzentration um 6 mmol · l^{-1} erhöht (von 24 auf 30 mmol · l^{-1}) und der pH-Wert auf 7,23 erniedrigt hat. Ohne Nichtbicarbonatpuffer wäre bei gleichem P_{CO_2} Punkt A' erreicht worden, bei dem $[HCO_3^-]$ bei 24 mmol · l^{-1} geblieben, dafür aber der pH-Wert auf etwa 7,12 abgesunken wäre.

$$Cys^\circ \rightarrow Glucose^\circ \text{ (oder Triglyceride}^\circ \text{ oder } CO_2^\circ) + Harnstoff^\circ + SO_4^{2-} + 2\,\mathbf{H^+}$$

(Der Superskript ° kennzeichnet, daß die Substanz keine Nettoladung trägt.) Ebenfalls entstehen H^+ aus den **kationischen Aminosäuren** (Lysin, Arginin, ein Teil des Histidins), wie für Arginin (Arg) dargestellt:

$$Arg^+ \cdot Cl^- \rightarrow Glucose^\circ \text{ (oder Triglyceride}^\circ \text{ oder } CO_2^\circ) + Harnstoff^\circ + \mathbf{H^+} + Cl^-$$

Umgekehrt entstehen OH^- aus dem Ab- und Umbau **anionischer Aminosäuren** (Glutamat, Aspartat) zu neutralen Endprodukten. Am Beispiel des Glutamats (Glu):

$$Na^+ \cdot Glu^- \rightarrow Glucose^\circ \text{ (oder Triglyceride}^\circ \text{ oder } CO_2^\circ) + Harnstoff^\circ + Na^+ + \mathbf{OH^-}$$

Hinzu kommen **Salze organischer Säuren,** die mit der Nahrung aufgenommen und zu ungeladenen Stoffen abgebaut werden (Acetat, Lactat, Malat, Citrat, Gluconat etc.). Am Beispiel des Malats:

$$2\,K^+ + {}^-OOC - CHOH - CH_2 - COO^- + 3\,O_2 \rightarrow 4\,CO_2 + H_2O + 2\,K^+ + 2\,\mathbf{OH^-}$$

Entscheidend für die Säure-Basen-Bilanz des Organismus ist also die Nettoladung der *aufgenommenen* Nahrungsstoffe im Vergleich zu derjenigen der *ausgeschiedenen* Stoffwechselendprodukte. Welche Nettoladung eine Substanz trägt, hängt dabei vom Protonierungsgrad ab, also vom pK' der Substanz im Vergleich zum pH der Körperflüssigkeit (S. 270 ff.).

Bei der normalen proteinreichen Mischkost der Bewohner westlicher Länder entstehen pro Tag etwa 70 mmol H^+-Ionen aus den schwefelhaltigen und weitere etwa 140 mmol aus den kationischen Aminosäuren. Demgegenüber werden pro Tag etwa 100 mmol OH^- aus den anionischen Aminosäuren gebildet und etwa 60 mmol aus den Salzen organischer Säuren. Netto verbleiben also 70 + 140 – 100 – 60 = 50 mmol H^+ pro Tag, die ausgeschieden werden müssen (2). In der Leber müssen sie zunächst gepuffert werden, wobei die HCO_3^--Konzentration vermindert wird. Im Lebervenenblut findet man diese Verminderung sowie einen erhöhten P_{CO_2}. Aufgabe der Niere ist es, die überschüssigen H^+-Ionen auszuscheiden und damit auch die Puffer, also auch die HCO_3^--Konzentration, zu regenerieren.

Ausscheidung von H⁺ in der Niere

Das wichtigste Organ der H^+-Ausscheidung ist die Niere (S. 318 ff.). Die Tubuluszellen der Niere sezernieren H^+ ins Tubuluslumen (Abb. 11.**7**). Diese werden aus der Reaktion $CO_2 + H_2O \rightleftharpoons H^+ + HCO_3^-$ bereitgestellt, die durch das Enzym Carboanhydrase (CA) katalysiert wird. Die sezernierten H^+-Ionen dienen größtenteils der Resorption der glomerulär gefilterten HCO_3^--Ionen (ca. 5000 mmol pro Tag), deren Ausscheidung ja die Bilanz zur Seite überschüssiger H^+ verschärfen würde. Wirksam im Sinne der Säure-Basen-Bilanz ist nur die der Tubulusflüssigkeit zugeführte Menge an H^+, die mit dem Endharn an Puffer gebunden ausgeschieden wird, sowie die H^+-Menge, die beim tubulären Glutaminabbau verbraucht wird. Ein Maß für letztere ist die NH_4^+-Ausscheidung im Urin.

Die gepufferten H⁺-Ionen bilden die Titrationsazidität des Harns

Die sezernierten H^+-Ionen können an Säureanionen der Tubulusflüssigkeit binden, zu denen vor allem sekundäres Phosphat (neben Urat, Citrat etc.) gehört (Abb. 11.**7**). Die Menge der freien H^+-Ionen im Harn ist selbst bei niedrigstem Harn-pH (pH 4,5) verschwindend gering (S. 271, S. 318). Die Menge der gepufferten H^+-Ionen kann durch Rücktitration des Harns zum pH des Plasmas bestimmt werden (Titrationsazidität, S. 318). Im Blut und im Primärharn liegt Phosphat zu etwa 80% als HPO_4^{2-} vor, bei einem Harn-pH-Wert unterhalb von 5 jedoch nahezu vollständig als $H_2PO_4^-$ (Abb. 11.**3** und 12.**38**, S. 320). Die Titrationsazidität beträgt normalerweise 10–40 mmol pro Tag.

Die Niere bildet NH₄⁺

Die Tubuluszelle kann aus der ungeladenen Aminosäure Glutamin° Ammonium bilden, wobei pro Glutamin° zwei NH_4^+ sowie das zweiwertig negative α-Ketoglutarat

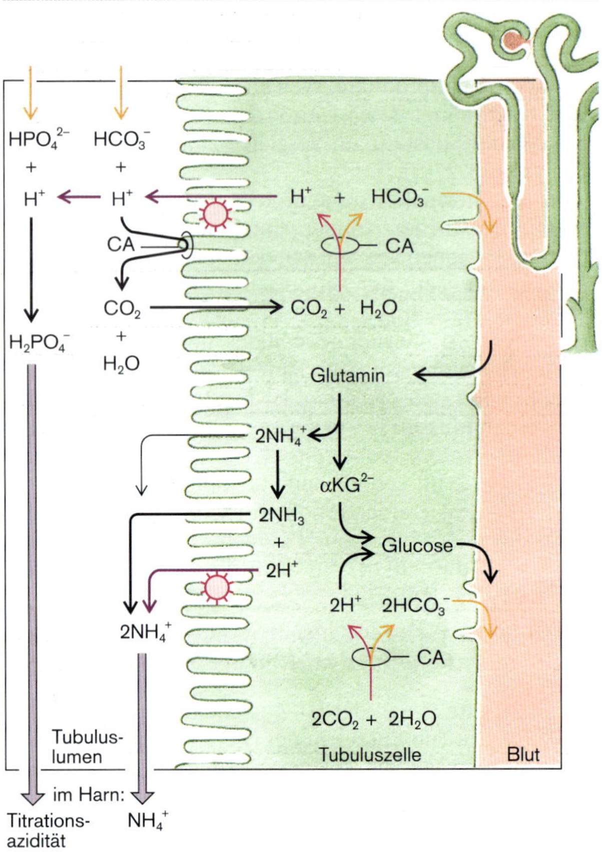

Abb. 11.7 **Renale Mechanismen der H^+-Ausscheidung und HCO_3^--Resorption.** Die ins Tubuluslumen sezernierten H^+-Ionen binden an HCO_3^-, das somit als CO_2 resorbiert wird, und an HPO_4^{2-} (und andere Pufferbasen des Primärharns). Die H^+-Ionen, die an Pufferbasen gebunden im Harn erscheinen, sind durch Rücktitration des Harns auf den Wert des Plasma-pH meßbar (Titrationsazidität). Aus Glutamin, das der Nierenzelle mit dem Blut zugeführt wird, entsteht NH_4^+, das (zusammen mit NH_3 und begleitendem H^+) in die Tubulusflüssigkeit gelangt. Eine der NH_4^+-Elimination entsprechende Zahl von H^+ wird entfernt beim Abbau des zweifach negativ geladenen α-Ketoglutarat (αKG^{2-}) zu elektroneutralen Metaboliten (z. B. Glucose). Netto gelangt für jedes mit dem Harn eliminierte H^+ ein HCO_3^- ins Blut. Die Gleichgewichtseinstellung $H^+ + HCO_3^- \rightleftharpoons CO_2 + H_2O$ wird von der Carboanhydrase (CA) beschleunigt.

(αKG^{2-}) entstehen (Abb. 11.**7**). NH_4^+ wird, z. T. über nichtionische Diffusion als NH_3, z. T. als NH_4^+ in die Tubulusflüssigkeit abgegeben und erscheint im Harn. Der Verbrauch von H^+ erfolgt beim Abbau oder Umbau des αKG^{2-} zu seinen ungeladenen Endprodukten Glucose oder CO_2, der im wesentlichen ebenfalls in der Tubuluszelle stattfindet. Die tägliche NH_4^+-Ausscheidung im Harn beträgt 20 – 50 mmol (S. 319).

Die in der Leber gebildeten H^+-Ionen sind natürlich nicht identisch mit den in der Niere verbrauchten; sie belasten zunächst den Säure-Basen-Haushalt, indem sie z. B. HCO_3^- in CO_2 umwandeln. Wie aus Abb. 11.**7** ersichtlich, wird für jedes in der Niere eliminierte H^+ (Abb. 11.**7** oben) bzw. für jedes sezernierte NH_4^+ (Abb. 11.**7**, unten) wieder ein HCO_3^- ins Blut abgegeben.

Ausscheidung von OH^- in der Niere

Überschüssige OH^--Ionen (alkalotische Stoffwechsellage) werden in der Niere als HCO_3^- ausgeschieden. Hierzu wird die Menge der in der Tubuluszelle sezernierten H^+-Ionen gedrosselt, so daß nicht alles HCO_3^- aus der Tubulusflüssigkeit resorbiert wird (S. 318 f.).

11.5 Blut als Indikator für den Säure-Basen-Status des Organismus

» Blut ist ein brauchbarer Indikator für Störungen des Säure-Basen-Gleichgewichts, da es leicht zu entnehmen ist und da es einen mittleren Zustand aller Körpergewebe anzeigt. «

Warum mißt man im Blut?

Bei Störungen des Säure-Basen-Gleichgewichts sind in der Regel alle Gewebe des Körpers betroffen, doch ist eine getrennte Analyse aller betroffenen Organe im allgemeinen nicht durchführbar. Man hilft sich statt dessen mit der **Analyse des „Gewebes" Blut,** das alle Organe durchströmt und verbindet und somit einen mittleren Zustand aller Gewebe erkennen läßt. Darüber hinaus ist Blut leicht zu gewinnen und zu analysieren.

Die Pufferfähigkeit des Blutes

Die Puffer des Blutes

Die wichtigsten Puffer des Blutes sind CO_2/HCO_3^-, Hämoglobin und Plasmaproteine (S. 271 ff.). Phosphatverbindungen spielen daneben nur eine untergeordnete Rolle im Blut. Die genannten Puffersysteme sind sehr unterschiedlich auf Plasma und Erythrozyten verteilt. Wegen des niedrigeren pH-Wertes (bei gleichem P_{CO_2}) ist die HCO_3^--Konzentration in den Erythrozyten niedriger als im Plasma. Hämoglobin findet sich nur im Erythrozyten, die Plasmaproteine nur im Plasma.

Als **Pufferbase** (Buffer base, **BB**) bezeichnet man die Summe der Konzentrationen der puffernden Anionen des Blutes. Sie setzen sich zusammen aus der $[HCO_3^-]$ des Plasmas und der Erythrozyten sowie aus den Pufferanionen der Plasmaproteine und des Hämoglobins. Die *Verteilung* der Pufferbasen auf HCO_3^- und die Nichtbicarbonatpuffer ist allerdings nicht konstant, sondern hängt vom herrschenden P_{CO_2} ab (Abb. 11.**8**). Beim P_{CO_2} des arteriellen Blutes beträgt die $[HCO_3^-]$ des Plasmas etwa 24 mmol · (l Plasma)$^{-1}$, die $[HCO_3^-]$ der Erythrozyten 14 mmol · (l Erythrozyten)$^{-1}$; die Konzentration der Nichtbicarbonatpuffer beläuft sich im Plasma auf etwa 18 mmol · (l Plasma)$^{-1}$ und in den Erythrozyten auf 42 mmol · (l Erythrozyten)$^{-1}$. Die *Gesamtkonzentration* der Pufferbasen hängt von der Hämoglobinkonzentration (als wichtigstem Nichtbicarbonatpuffer), nicht jedoch vom P_{CO_2} ab (Abb. 11.**8**), da ja bei einem P_{CO_2}-Anstieg ebenso viel HCO_3^- entsteht wie Nichtbicarbonatpufferbasen verbraucht werden (Abb. 11.**5 C** u. Gl. 11.7). Bei einem Hämatokrit von 0,45 ergibt sich hieraus $[HCO_3^-] = 0{,}55 \cdot 24 + 0{,}45 \cdot 14 = 19$ mmol · (l Vollblut)$^{-1}$ und eine Konzentration der Nichtbicarbonatpufferbasen von $0{,}55 \cdot 18 + 0{,}45 \cdot 42 = 29\ \text{mmol} \cdot (\text{l Vollblut})^{-1}$. Der Normalwert der Pufferbasen (HCO_3^- und Nichtbicarbonatpufferbasen) im arteriellen Blut beträgt also $48\ \text{mmol} \cdot l^{-1}$. Für die Pufferung wichtiger als die Konzentration der Pufferbasen (oder Puffersäuren) im Blut ist aber ihre Veränderung mit dem pH, also die Pufferkapazität (S. 270 ff.).

Der Säure-Basen-Status wird im arteriellen Blut erhoben

Bei Anlagerung von O_2 dissoziieren vom Hämoglobin H^+-Ionen ab (**Haldane-Effekt,** S. 245), die an Pufferbasen binden. Umgekehrt werden bei Desoxygenierung H^+-Ionen an Hämoglobin angelagert. Daher steigt die Menge der Pufferbasen um etwa 1,3 mmol, wenn 1 mmol (tetrameres) Hämoglobin desoxygeniert wird; dies ergibt beim Normalwert der Hämoglobinkonzentration im Blut von (150 g/l =) 2,3 mmol/l bei (vollständiger) Desoxygenierung eine Zunahme der Pufferbasenkonzentration von 3 mmol/l (7) (Abb. 11.**8**). Um vergleichbare Bedingungen zu schaffen, wird der Säure-Basen-Status daher im oxygenierten Blut erhoben, d.h. bei kompletter O_2-Sättigung.

Pufferkapazität des Vollblutes

Die Pufferkapazität der Nichtbicarbonatpuffer im Blut, β_{NB}, beträgt etwa $28\ \text{mmol} \cdot (\text{l} \cdot \text{pH})^{-1}$ (nicht zu verwechseln mit der Konzentration der Nichtbicarbonatpuffer von $29\ \text{mmol} \cdot l^{-1}$, s.o.). An dieser Pufferkapazität ist im wesentlichen das Hämoglobin beteiligt [$\beta_{NB} = 60\ \text{mmol} \cdot (\text{l Erythrozyten})^{-1} \cdot \text{pH}^{-1}$] zum einen wegen seiner hohen Konzentration, zum anderen wegen der großen Zahl seiner puffernden Gruppen. Die Pufferkapazität des von den Erythrozyten abgetrennten Plasmas ist weit geringer [$\approx 8\ \text{mmol} \cdot (\text{l Plasma})^{-1} \cdot \text{pH}^{-1}$]. Der Wert der im Plasma des Vollblutes (Plasma in Kontakt mit Erythrozyten oder **wahres Plasma**) gemessenen Pufferkapazität wird auch von der intraerythrozytären Pufferung mitbestimmt, da die Komponenten des Puffersystems $CO_2/HCO_3^-/H^+$ über die Zellmembran zwischen Erythrozyt und Plasma ausgetauscht werden (S. 245 ff.). Daher vermittelt die mit den gängigen Methoden durchgeführte Messung im (wahren) Plasma einen Einblick in den Säure-Basen-Status des Vollblutes einschließlich der Erythrozyten.

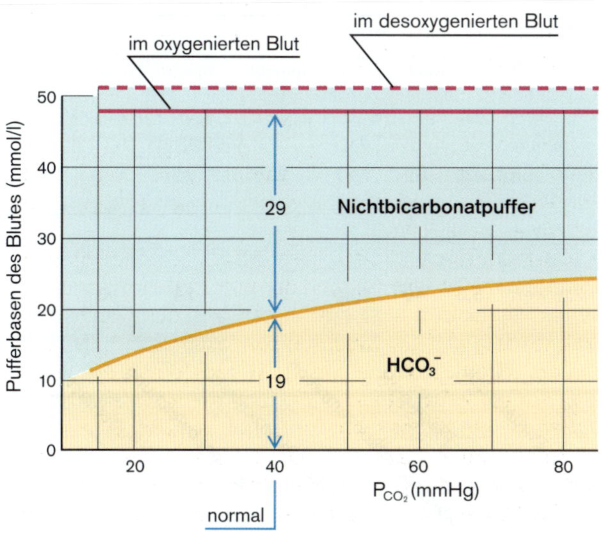

Abb. 11.**8** **Abhängigkeit der Pufferbasen des Blutes vom P_{CO_2}.** Bei Erhöhung des P_{CO_2} wird die HCO_3^--Konzentration vermehrt, jedoch die Konzentration der Nichtbicarbonatpufferbasen im gleichen Maß vermindert, so daß die Gesamtkonzentration an Pufferbasen vom P_{CO_2} unabhängig ist. Wegen des Bohr-Haldane-Effekts ist die Konzentration der Pufferbasen im vollständig desoxygenierten Blut um etwa $3\ \text{mmol} \cdot l^{-1}$ höher ($51\ \text{mmol} \cdot l^{-1}$) als im vollständig oxygenierten Blut ($48\ \text{mmol} \cdot l^{-1}$).

11.6 Diagnostik des Säure-Basen-Status im Blut und Normalwerte

›› Zur Erhebung des Säure-Basen-Status im Blut werden der pH-Wert und der P_{CO_2} einer Blutprobe gemessen, und hieraus wird die aktuelle HCO_3^--Konzentration oder der Basenüberschuß (BE) berechnet. Der BE gibt an, wieviel Säure oder (bei negativem BE) wieviel Base zur Rücktitration des Blutes auf den Normalwert benötigt wird. ‹‹

Meßparameter

Da respiratorische und nichtrespiratorische Einflüsse auf das Säure-Basen-Gleichgewicht einwirken, müssen zur Charakterisierung des Säure-Basen-Status des Blutes die Werte von drei Parametern angegeben werden:

1. Parameter zur Kennzeichnung der freien H^+-Konzentration: pH;
2. Parameter zur Kennzeichnung respiratorischer Einflüsse: P_{CO_2};
3. Parameter zur Kennzeichnung nichtrespiratorischer Einflüsse: z.B. die Konzentrationen des aktuellen Bicarbonats, des Standardbicarbonats, der Pufferbasen oder der Basenüberschuß.

Während pH und P_{CO_2} eindeutige Parameter darstellen, die zudem heute mit Routineverfahren meßbar sind, gibt es mehrere Möglichkeiten für die Wahl des dritten Parameters.

Das **aktuelle Bicarbonat** ist die HCO_3^--Konzentration im Plasma des Vollblutes. Es verändert sich bei respiratorischen wie auch bei nichtrespiratorischen Veränderungen, was seinen differentialdiagnostischen Wert einschränkt.

Das **Standardbicarbonat** ist die HCO_3^--Konzentration im wahren Plasma einer volloxygenierten Blutprobe beim normalen P_{CO_2} von 5,3 kPa (40 mmHg) und bei 37 °C. Es ist vom aktuellen P_{CO_2} unabhängig, seine Abweichung vom Normalwert kennzeichnet somit eine nichtrespiratorische Störung.

Auch die **Pufferbasen** (Buffer base, **BB**) des volloxygenierten Blutes sind vom P_{CO_2} unabhängig (Abb. 11.**8**) und nur bei nichtrespiratorischen Störungen verändert: erniedrigt bei Azidosen, erhöht bei Alkalosen. Jedoch kann

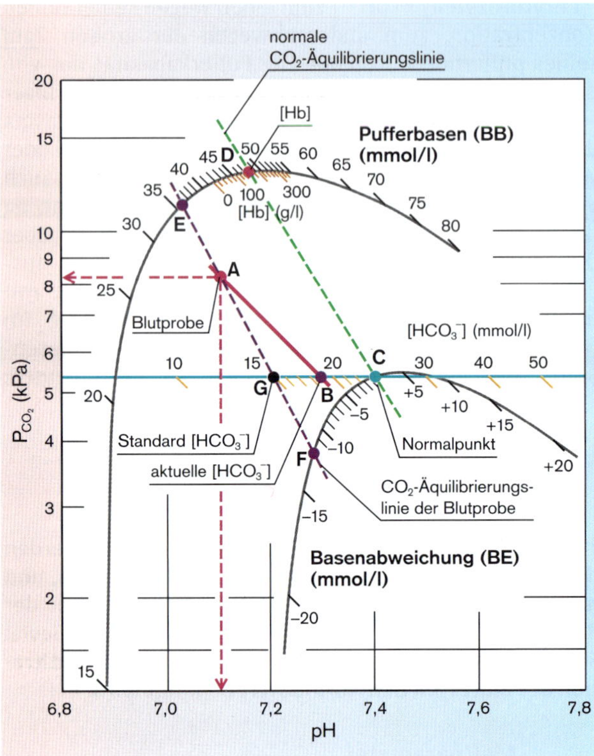

Abb. 11.**9** **Siggaard-Andersen-Diagramm** zur Analyse des Säure-Basen-Status des Blutes. Das Diagramm entspricht Abb. 11.6, jedoch sind zusätzlich die Kurven zur Ermittlung der Pufferbasenkonzentration (BB) und der Basenabweichung (BE) eingezeichnet. Die Iso-HCO_3^--Geraden sind hier nur noch in den Schnittpunkten mit diesen Kurven und mit der Horizontalen bei P_{CO_2} = 5,3 kPa angedeutet. Die untere gebogene Linie gibt die Werte von BE an; sie sind unabhängig von der absoluten Pufferbasenkonzentration der Blutprobe. Die obere Kurve zeigt die Konzentration der Pufferbasen und enthält eine Skala der Hämoglobinkonzentration, die den Normalwert der Pufferbasenkonzentration des Blutes beeinflußt. Es sei in einer Blutprobe ein P_{CO_2} von 8,2 kPa, ein pH von 7,11 (Punkt A) und eine Hb-Konzentration von 160 g · l^{-1} gemessen worden. Die aktuelle [HCO_3^-] ergibt sich aus dem Schnittpunkt der Isobicarbonatgeraden (45°-Gerade) durch A mit der Horizontalen bei P_{CO_2} = 5,3 kPa zu 19 mmol · l^{-1} (Punkt B). Zur Bestimmung von BE und BB wird zunächst an der oberen Kurve – mittels der (in der gleichen Blutprobe gemessenen) Hb-Konzentration – die entsprechende Soll-Pufferbasenkonzentration der Blutprobe abgelesen (hier 48 mmol · l^{-1}; Punkt D). Die tatsächliche CO_2-Äquilibrierungslinie der Blutprobe ist diejenige Gerade durch A, für die die Differenz der aktuellen zur normalen Pufferbasenkonzentration (E – D) gleich ist der Basenabweichung (F – C, BE = – 12 mmol · l^{-1}). Der Schnittpunkt dieser CO_2-Äquilibrierungslinie (Iso-BE-Linie) mit der Horizontalen bei P_{CO_2} = 5,3 kPa ergibt die Standard-[HCO_3^-] (Punkt G); sie beträgt hier 15,0 mmol · l^{-1}. Es handelt sich hier also um die Kombination einer respiratorischen (P_{CO_2} erhöht) mit einer nichtrespiratorischen Azidose (BE negativ; Standard-[HCO_3^-] erniedrigt).

beispielsweise eine Minderung der Pufferbasen auch durch erniedrigte Hämoglobinkonzentration des Blutes bei regelrechtem Säure-Basen-Status bedingt sein.

Die **Basenabweichung** (oder der Basenüberschuß, engl. Base excess, **BE**) ist die Differenz zwischen aktueller Pufferbase und Pufferbase nach Rücktitration des Blutes mit starker Säure bzw. Base zum pH = 7,40 bei P_{CO_2} = 5,3 kPa und 37 °C. Sie ist von der Hämoglobinkonzentration und vom P_{CO_2} unabhängig und gibt am direktesten an, wieviel Säure- oder Basenäquivalente eine gegebene Störung des Gleichgewichtes im Blut verursacht haben. Da sich der BE einer Blutprobe bei Veränderung des P_{CO_2} nicht verändert (die Summe der Pufferbasen bleibt ja bei respiratorischer Veränderung konstant; Abb. 11.**8**), stellt die CO_2-Äquilibrierungslinie des Blutes (Abb. 11.**6**) gleichzeitig eine Iso-BE-Linie dar, entlang derer der BE der Blutprobe also konstant ist. Der BE ist der heute in der Klinik am weitesten verbreitete Parameter zur Kennzeichnung einer nichtrespiratorischen Störung des Säure-Basen-Haushalts des Blutes. Pufferbase und Basenabweichung können aus den Meßwerten von pH und P_{CO_2} errechnet werden, wenn die Hämoglobinkonzentration der Blutprobe bekannt ist. Man verwendet jedoch zur Bestimmung in der Regel Nomogramme, z. B. das auf dem log P_{CO_2}/pH-Diagramm aufgebaute Siggaard-Andersen-Nomogramm (Abb. 11.**9**).

Normalwerte und Normalbereiche der wichtigsten Parameter des Säure-Basen-Status des arteriellen Blutes sind in Abb. 11.**10** zusammengestellt.

Symbol	Pa_{CO_2}		pH_{Pl}	[HCO_3^-]Pl	[HCO_3^-]St	BE	BB
Einheit	kPa	mmHg	–	mmol/l	mmol/l	mmol/l	mmol/l
normal							
von	4,3	32	7,37	20	21	–3	42
bis	6,0	45	7,45	27	26	+3	54
Mittelwert	**5,3**	**40**	**7,40**	**24**	**24**	**0**	**48**
	CO_2-Partialdruck		Plasma-pH	Plasmabicarbonatkonzentration	Standardbicarbonatkonzentration	Basenabweichung	Pufferbasen

Abb. 11.**10** **Mittlere Normalwerte und Normalbereiche** wichtiger Parameter des Säure-Basen-Status im arteriellen Blut oder dessen Plasma (nach 5).

11.7 Primäre Störungen des Säure-Basen-Gleichgewichts und chemische Pufferung als Sofortmaßnahme

» Ist der pH-Wert im Organismus unter den Normwert erniedrigt, so liegt eine Azidose vor, ist er über die Norm erhöht, eine Alkalose. Je nach der primären Ursache unterscheidet man respiratorische von nichtrespiratorischen Azidosen oder Alkalosen. In einer passiven Sofortmaßnahme verhindert die chemische Pufferung zu starke pH-Veränderungen. «

Ist der pH-Wert niedriger als normal (Abb. 11.**11**), so spricht man von einer **Azidose**; ist er höher, von einer **Alkalose**. Diese rein beschreibende Definition der Azidose und Alkalose ist unabhängig von der Ursache der Störung. Beruht die Abweichung primär auf einer Veränderung des P_{CO_2}, ist es eine respiratorische Störung; beruht sie primär auf Veränderungen der H^+- oder OH^--Konzentration, so ist es eine nichtrespiratorische oder metabolische Störung (S. 273). Man unterscheidet mithin eine **respiratorische Azidose (Alkalose)** von einer **nichtrespiratorischen Azidose (Alkalose)**. Azidose und Alkalose werden im arteriellen Blut diagnostiziert (S. 277).

Die Auswirkung dieser primären Störungen wird durch die Pufferung gemildert, wie dies schematisch in Abb. 11.**5** dargestellt ist. Die Pufferung stellt somit eine physikochemische Sofortmaßnahme zur Begrenzung der pH-Veränderungen bei respiratorischen und nichtrespiratorischen Störungen dar. Sie ist passiv und bedeutet noch keine Anpassungsreaktion des Organismus.

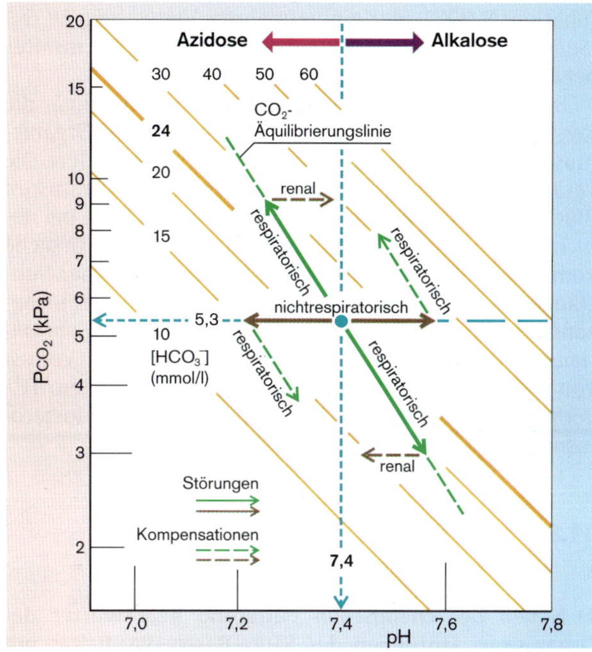

	Azidose		Alkalose	
	respiratorisch	nicht-respiratorisch	respiratorisch	nicht-respiratorisch
pH	↓	↓	↑	↑
P_{CO_2}	↑	•	↓	•
aktuelle $[HCO_3^-]$	↑	↓	↓	↑
BE	•	↓	•	↑
Standard $[HCO_3^-]$	•	↓	•	↑

Abb. 11.**11** **Primäre Störungen und Kompensationen** im log P_{CO_2}/pH-Diagramm. Ausgehend vom Normalwert (blauer Punkt) verlaufen primär respiratorische Veränderungen entlang der CO_2-Äquilibrierungslinie (grüne durchgezogene Pfeile), primär nichtrespiratorische Veränderungen verlaufen horizontal (braune durchgezogene Pfeile). Die Kompensationen zielen auf die Rückführung des pH-Wertes zur Norm: Die renale Kompensation (braun gestrichelt) der primär respiratorischen Veränderungen verläuft horizontal (wie die primär nichtrespiratorische Veränderung); die respiratorische Kompensation (grün gestrichelt) der primär nichtrespiratorischen Veränderung verläuft entlang der CO_2-Äquilibrierungslinien (wie die primär respiratorische Veränderung). Die angegebenen Pfeile gelten streng nur für die Veränderungen in einer Blutprobe in vitro. Bei Veränderungen in vivo kommen Abweichungen durch die Austauschvorgänge zwischen Blut und den übrigen Körperflüssigkeiten zustande. In der Tabelle sind die entsprechenden Veränderungen in den Parametern des Säure-Basen-Gleichgewichts dargestellt; in ihr geben die Pfeile Erhöhung oder Erniedrigung an; • = keine Veränderung.

Primär respiratorische Störungen

Bei der **respiratorischen Azidose** ist primär der P_{CO_2} im arteriellen Blut (und im Organismus) erhöht, und die aktuelle Bicarbonatkonzentration des Plasmas, $[HCO_3^-]_{Pl}$, folgt dieser Erhöhung entlang der CO_2-Äquilibrierungslinie (Abb. 11.**11**). Die Konzentration der Pufferbasen bleibt unverändert (Abb. 11.**8**), so daß der BE (und das Standardbicarbonat) unverändert sind (s. o.; Tabelle in Abb. 11.**11**). Als Ursache kommen alle Zustände in Frage, die mit einer **CO_2-Retention** einhergehen (S. 254): Störungen des zentralen Atemantriebes, der peripheren Nerven und der Atemmuskeln, der Atemwege, der Beweglichkeit des Thorax oder der Mechanismen des Gasaustauschs.

Bei der **respiratorischen Alkalose** ist primär der arterielle P_{CO_2} erniedrigt, und alle weiteren Störungen sind in ihrer Richtung gerade umgekehrt wie bei der respiratorischen Azidose (Tabelle in Abb. 11.**11**). Ursache dieser Störung kann eine direkte oder reflektorische Reizung der Atemzentren sein, z. B. bei Hirnschädigung, oder eine verstärkte Atmung in großer Höhe (S. 263).

Primär nichtrespiratorische Störungen

Bei der **nichtrespiratorischen Azidose** ist primär die Konzentration der H^+-Ionen im Blut (und im Organismus) erhöht. Dies führt zu einer Abnahme sowohl der aktuellen HCO_3^--Konzentration wie auch der Basen der Nichtbicarbonatpuffer. Pufferbasen und Standardbicarbonat sind also ebenfalls erniedrigt, und BE ist negativ (Abb. 11.**11**). Da der arterielle P_{CO_2} primär nicht verändert ist, verläuft die Veränderung im logP_{CO_2}/pH-Diagramm horizontal. Ursachen für eine nichtrespiratorische Azidose sind eine vermehrte Zufuhr oder Bildung fixer Säuren (*Additionsazidose;* z. B. Milchsäurebildung bei schwerer körperlicher Arbeit oder in Hypoxie [Laktazidose], Bildung von β-Hydroxybuttersäure und Acetessigsäure bei Diabetes mellitus), eine verminderte Ausscheidung von

H^+ in der Niere (*Retentionsazidose* bei Störung der Nierenfunktion; S. 327) oder ein vermehrter Verlust von HCO_3^- (*Subtraktionsazidose*, z. B. Verlust alkalischen Darmsaftes bei Diarrhö).

Bei der **nichtrespiratorischen Alkalose** ist primär die Konzentration der OH^--Ionen im Blut (und im Organismus) erhöht, d. h. diejenige der H^+-Ionen vermindert. Die Veränderungen der Parameter des Säure-Basen-Status im Blut sind in ihrer Richtung gerade umgekehrt wie bei der nichtrespiratorischen Azidose (Abb. 11.**11**). Als Ursache kommt neben einer überhöhten Zufuhr alkalischer Substanzen (*Additionsalkalose*, z. B. Bicarbonat, Lactat) insbesondere ein Verlust von H^+-Ionen in Betracht (*Subtraktionsalkalose*). Dieser tritt z. B. bei Erbrechen auf (Verlust von saurem Magensaft), aber auch bei vermehrtem H^+-Verlust über die Niere (z. B. K^+-Mangel, Hyperaldosteronismus, S. 350).

11.8 Antwort des Organismus auf primäre Störungen

›› Neben der chemischen Pufferung beantwortet der Organismus Störungen des Säure-Basen-Haushaltes mit aktiven Maßnahmen. Zum einen wird eine direkte, gegenregulatorische Korrektur der primären Störung dadurch angestrebt, daß bei (extrarenalen) nichtrespiratorischen Störungen die renale Ausscheidung von NH_4^+ und titrierbarer Säure (bzw. die von HCO_3^-) sowie bei respiratorischen Störungen die Alveolarventilation den veränderten Bedürfnissen angepaßt wird. Zum anderen kommt es zu respiratorischer Kompensation bei primär nichtrespiratorischen Störungen und zu renaler Kompensation bei primär respiratorischen Störungen. Dabei handelt es sich um Teilkompensationen, die auf ein nahe der Norm liegendes Verhältnis von $[HCO_3^-]$ zu $[CO_2]$ abzielen, also auf einen nahezu normalen pH-Wert, wobei verstärkte Abweichungen in der HCO_3^--Konzentration oder im P_{CO_2} in Kauf genommen werden. ‹‹

Isolierte respiratorische oder nichtrespiratorische Störungen des Säure-Basen-Gleichgewichts werden selten beobachtet, da der Organismus die Störung mit aktiven **Kompensationsmaßnahmen** beantwortet. Ziel dieser Kompensation ist die Normalisierung des pH. Nach der Henderson-Hasselbalch-Gleichung (Gl. 11.6, S. 272) ist dies gleichbedeutend mit der Normalisierung des *Verhältnisses* von $[HCO_3^-]/[CO_2]$, das im arteriellen Blut normalerweise bei 20 : 1 liegt (Abb. 11.**12**).

Gegenregulation und Kompensation bei nichtrespiratorischen Störungen

Bei einer extrarenal verursachten nichtrespiratorischen **Azidose**, bei der sowohl die HCO_3^- als auch die Nichtbicarbonatbasen-Konzentration im Blut vermindert ist (Subtraktions- oder Additionsazidose), hat die **Niere** die gegenregulatorische Aufgabe, H^+-Ionen vermehrt zu verbrauchen bzw. auszuscheiden, d. h. die *Pufferbasen wieder aufzufüllen*. Dazu fällt der Harn-pH-Wert auf ein Minimum von ca. 4,5 (erhöhte H^+-Sekretion), so daß die Titrationsazidität (S. 275) ihr Maximum erreicht. Quantitativ noch wichtiger ist die Erhöhung der **Glutaminaseaktivität** im proximalen Tubulus innerhalb von 1–2 Tagen, so daß der an die tubuläre NH_4^+-Sekretion gekoppelte H^+-Verbrauch der Niere (Abb. 11.**7**, unten, S. 276) erheblich ansteigt. Diese Gegenregulation ist natürlich dann nicht möglich, wenn die Azidose durch eine Fehlfunktion der Niere selbst verursacht ist (Retentionsazidose durch Störung der proximal- oder distal-tubulären H^+-Sekretion, S. 319 u. 321).

Zusätzlich beteiligt sich die Lunge daran, die pH-Abweichung zu begrenzen (**respiratorische** oder **pulmonale Kompensation**). Der verminderte pH-Wert wird nämlich von den Atemzentren mit vermehrter alveolärer Ventilation beantwortet (S. 256), so daß der arterielle P_{CO_2} sinkt. Zwar sinkt hierdurch die aktuelle HCO_3^--Konzentration entlang der CO_2-Äquilibrierungslinie noch weiter ab (Abb. 11.**11**), doch wird damit ein zu starkes Absinken des pH-Wertes verhindert (Abb. 11.**12**), solange die renale Gegenregulation unvollständig ist oder überhaupt nicht eintritt (z. B. renal-tubuläre Azidose oder Nierenversagen).

Bei nichtrespiratorischer **Alkalose** ist alles gerade umgekehrt: die Niere scheidet gegenregulatorisch HCO_3^- aus (S. 276); solange der pH-Wert noch zu hoch ist, wird die Atmung gehemmt (alveoläre Hypoventilation), der P_{CO_2} steigt an, mit ihm die aktuelle HCO_3^--Konzentration, und die pH-Abweichung wird begrenzt (respiratorische Kompensation; Abb. 11.**11**, 11.**12**).

Gegenregulation und Kompensation bei respiratorischen Störungen

Bei der primär respiratorischen Azidose, bei der der P_{CO_2} (und die aktuelle, nicht aber die Standard-HCO_3^--Konzentration) erhöht sind, kommt es zur Stimulation der **Atmung** (S. 256), und die erhöhte alveoläre Ventilation wirkt der primären Störung entgegen. Ist diese gegenregulatorische Anpassung nicht möglich, z. B. bei verlegten Atemwegen oder Lungenfunktionsstörungen, so scheidet die Niere vermehrt H^+- und NH_4^+-Ionen aus und hilft damit, den pH-Wert zu normalisieren (**renale Kompensation**).

Bei der respiratorischen Alkalose ist alles umgekehrt: Gegenregulatorisch vermindert sich die alveoläre Ventilation (limitiert, da sonst Hypoxiegefahr), und die Niere kompensiert die pH-Erhöhung durch Ausscheidung von HCO_3^- (Abb. 11.**11**, 11.**12**).

Endgültige Normalisierung

Man beachte also, daß die durch primär nichtrespiratorische Störungen bewirkte Veränderung der HCO_3^--Konzentration durch die respiratorischen (pulmonalen) Kompensationsmechanismen noch weiter verändert wird. Auch respiratorische Störungen werden dadurch kompensiert, daß die primär normale Standard-$[HCO_3^-]$ verändert wird (Abb. 11.**11**). Die Kompensation zielt also auf die **pH-Homöostase** ab, nicht auf die Konstanterhaltung der normalen CO_2- und HCO_3^--Konzentration. Eine endgültige Normalisierung ist erst dann erreicht, wenn auch P_{CO_2} und $[HCO_3^-]$ ihre Normwerte wiedererlangt haben.

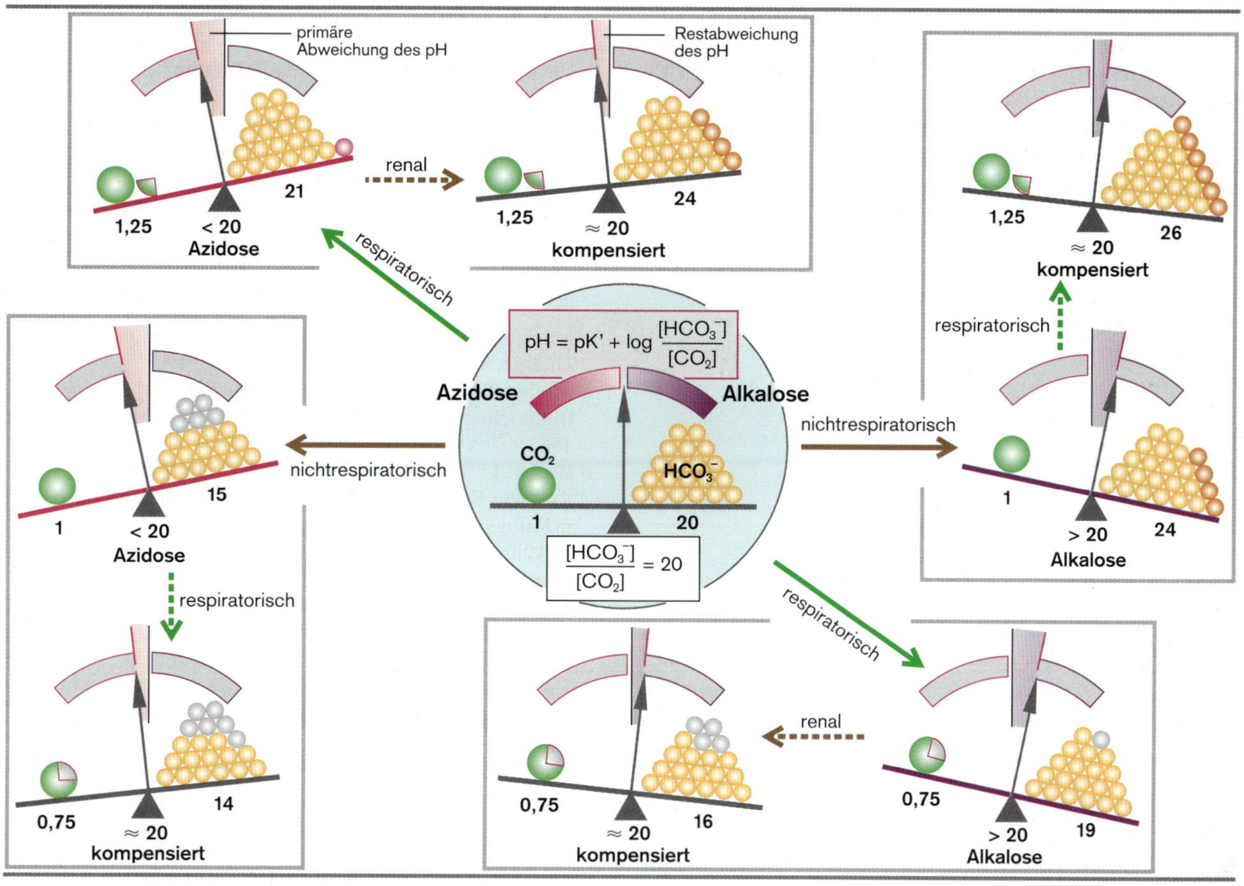

Abb. 11.**12** **Azidosen und Alkalosen als Imbalance zwischen $[HCO_3^-]$ und $[CO_2]$ und deren Kompensation.** Die Anzahl der Kugeln rechts auf der Waage entspricht der HCO_3^--Konzentration, die der Kugeln links auf der Waage der CO_2-Konzentration. Durchgezogene Pfeile kennzeichnen die primären Störungen, gestrichelte Pfeile deren (Teil-)Kompensation. In der Mitte sind normale Verhältnisse dargestellt. Bei der nichtrespiratorischen Störung ist primär nur die $[HCO_3^-]$ verändert, bei der primär respiratorischen Störung ist neben $[CO_2]$ aufgrund der Pufferung (durch Nichtbicarbonatpuffer) auch die aktuelle $[HCO_3^-]$ verändert (entlang der CO_2-Äquilibrierungslinie des log P_{CO_2}/pH-Diagramms, Abb. 11.9). Ziel der Kompensation ist es, die Balance durch weitgehende Herstellung des normalen $[HCO_3^-]/[CO_2]$-Verhältnisses wiederherzustellen. Es bleibt jedoch stets eine Restabweichung des pH.

11.9 Säure-Basen-Status des gesamten Organismus

›› Aus der Diagnostik im Blut können nur bedingt quantitative Rückschlüsse auf Ort und Ausmaß einer Störung des Säure-Basen-Gleichgewichts im Organismus gezogen werden, da Austauschvorgänge zwischen Blut und übrigem Körper den Status im Blut beeinflussen. ‹‹

Strenggenommen werden bei primären Störungen, respiratorischen und nichtrespiratorischen, die geschilderten Veränderungen im Blut nur dann beobachtet, wenn Blut in vitro diesen Störungen unterworfen wird. Treten die Störungen hingegen in vivo auf, so kommt es zu **Austauschvorgängen** zwischen Blut und den übrigen Räumen (Interstitium, Intrazellularraum), die insbesondere die HCO_3^--Konzentration des Plasmas verändern.

Bei einer respiratorischen Azidose ist der P_{CO_2} in allen Körperflüssigkeiten erhöht, doch ist der Anstieg der HCO_3^--Konzentration je nach dem Nichtbicarbonatpufferwert (β_{NB}) der einzelnen Kompartimente unterschiedlich stark ausgeprägt (Gl. 11.8, S. 274). Da β_{NB} im Interstitium besonders niedrig ist, fällt der Bicarbonatanstieg dort gering aus, und ein Teil des im Blut gebildeten HCO_3^- verläßt das Blut ins Interstitium. Bei der Analyse einer Blutprobe scheint daher ein negativer BE vorzuliegen (HCO_3^--Verminderung wie bei nichtrespiratorischer Azidose).

Bei nichtrespiratorischen Veränderungen sind die Änderungen der Pufferbasen und damit die BE-Werte in den einzelnen Kompartimenten unterschiedlich, so daß aus dem im Blut gemessenen Wert des BE nicht einfach auf einen BE des gesamten Organismus geschlossen werden darf. Als Faustregel für den Basenbedarf des Organismus bei einer nichtrespiratorischen Azidose, bei der im Blut ein Basendefizit (BE negativ) festgestellt wurde, gilt die folgende Formel (5):

$$\text{Basenbedarf (mmol)} = \text{BE (mmol} \cdot l^{-1}) \cdot 0{,}3 \cdot \text{Körpergewicht (kg)}$$

Jedoch sind derartige, rein empirische Formeln mit Vorsicht anzuwenden, da sie die Gefahr einer iatrogenen Überkompensation beinhalten. Insgesamt liegt die große Bedeutung der Analyse des Blutes darin, daß sie Störungen im Säure-Basen-Gleichgewicht zu erkennen gestattet, daß sie differentialdiagnostische Kriterien liefert und daß sie den Erfolg der Therapie zu überwachen erlaubt.

Zum Weiterlesen ...

1 Davenport, H. W.: Säure-Basen-Regulation, 2. Aufl. Thieme, Stuttgart 1979
2 Halperin, M. L., M. B. Goldstein, B. J. Stinebaugh, R. L. Jungas: Biochemistry and physiology of ammonium excretion. In Seldin, D. W., G. Giebisch: The Kidney. Physiology and Pathophysiology, Vol. 2. Raven Press, New York 1985 (pp. 1471 – 1490)
3 Heisler, N.: Buffering and transmembrane ion transfer processes. In Heisler, N.: Acid-Base Regulation in Animals. Elsevier, Amsterdam 1986 (pp. 3 – 47)
4 Jones, N. L.: Blood Gases and Acid-Base Physiology, 2nd ed. Thieme, Stuttgart 1987
5 Müller-Plathe, O.: Säure-Basen-Haushalt und Blutgase. Pathobiochemie, Klinik, Methodik, 2. Aufl. Thieme, Stuttgart 1982
6 Piiper, J.: Physiologie der Atmung. In Gauer, O. H., K. Kramer, R. Jung: Physiologie des Menschen. Bd. 6 (2): Atmung. Urban & Schwarzenberg, München 1975
7 Siggaard-Andersen, O.: The Acid-Base Status of the Blood. Munksgaard, Copenhagen 1974
8 Silbernagl, S., D. Scheller: Formation and excretion of $NH_3 \rightleftharpoons NH_4^+$. New aspects of an old problem. Klin. Wschr. 64 (1986) 862 – 870

... und noch weiter

9 Fencl, V., D. E. Leith: Stewart's quantitative acid-base chemistry: Applications in biology and medicine. Respir. Physiol. 91 (1993) 1 – 16
10 Jennings, D. B.: Breathing for protein function and $[H^+]$ homeostasis. Respir. Physiol. 93 (1993) 1 – 12

Die Funktion der Nieren

S. Silbernagl

12

12.1 Ein Überblick

Wenn etwas „an die Niere geht", wird es ernst, ja bedrohlich. Noch vor wenigen Jahrzehnten war ein völliges Versagen der Nieren gleichbedeutend mit einem Todesurteil. Glücklicherweise können heute maschinelle Dialyse („künstliche Niere"), Peritonealdialyse oder die Transplantation einer Niere das Schicksal solcher Patienten fast immer zum Besseren wenden (S. 325). Festzuhalten ist jedoch: Unsere Nieren haben offenbar lebensnotwendige Aufgaben. Welche sind das?

Was passiert, wenn die Nieren versagen?

Die meisten Aufgaben der Nieren lassen sich an den Folgen einer Niereninsuffizienz (S. 326 f.) ablesen. Bei solchen Patienten kommt es zur Ansammlung oder Retention von Harnstoff, Kreatinin, Harnsäure, Ammoniumionen, Polyaminen und anderen Stoffwechsel-Endprodukten im Organismus. Ohne Urinausscheidung können solche Substanzen den Körper offenbar nicht verlassen; man spricht daher von **harnpflichtigen Substanzen,** für die die Nieren also die entscheidende **Entsorgungsfunktion** haben.

Ein Nierenversagen ist weiterhin von einer Entgleisung des **Elektrolyt- und Wasserhaushalts** begleitet, insbesondere wenn die Zufuhr von Wasser und Salzen nicht strikt reglementiert wird. Bei hoher Kochsalzzufuhr etwa vergrößert sich der Extrazellulärraum durch die Einlagerung großer Wassermengen, d. h., es kommt zu Ödemen (vor allem in der Lunge). Bei starker Kaliumbelastung entwickelt sich rasch eine bedrohliche Hyperkaliämie, und ähnliches gilt für Magnesium und Phosphat. Je nach Bedarf des Körpers regulieren die Nieren also den Wasser- und Elektrolythaushalt. In dieser, großteils hormongesteuerten **Bilanzierungsfunktion** sind sie z. B. für die Größe des Extrazellulärvolumens, für die Sicherung des Säure-Basen-Gleichgewichts, für die Konstanz der Osmolalität im Plasma und für die Homöostase des extrazellulären Ionenmilieus verantwortlich (Kap. 1, 11 und 13).

Nierenpatienten leiden oft an einer Erhöhung des arteriellen Blutdrucks (Hypertonie), d. h., die Nierenfunktion hat auch etwas mit der **Einstellung des arteriellen Blutdrucks** zu tun. Daran beteiligt ist das Renin, das die Bildung des vasoaktiven Angiotensins II und in der Folge auch die Ausschüttung von Aldosteron auslöst (Kap. 13).

Eine Niereninsuffizienz geht weiterhin mit einem Mangel an bestimmten Hormonen einher, so etwa von Erythropoietin, was schließlich zu einer Anämie führt (Kap. 9), oder von Calcitriol, so daß solche Patienten von einer Hypokalzämie und, als Reaktion darauf, von einem sekundären Hyperparathyreoidismus bedroht sind (S. 323 und Kap. 13). Die Nieren sind also ein wichtiger **Produktionsort für Hormone**. Aus verschiedenen Gründen erhöht sich bei Niereninsuffizienz andererseits die Konzentration extrarenal gebildeter Hormone, was z. T. darauf beruht, daß die Niere **Abbauort von Peptidhormonen** ist (S. 324).

Schließlich haben die Nieren weitere wichtige **Aufgaben im Zwischenstoffwechsel** des Gesamtorganismus. Glukoneogenese (aus Glutamin u. a.) und Argininsynthese (aus Citrullin) sind zwei Beispiele dafür (S. 324).

Ein kurzer Blick auf die Anatomie

Um zu beantworten, wie die Nieren ihre Aufgaben bewältigen, müssen wir uns kurz mit dem Bau dieses paarigen Organs beschäftigen (Abb. 12.**1** u. 12.**2**). Jede Niere hat einen arteriellen Zufluß (A. renalis), einen venösen Abfluß (V. renalis), Lymphgefäße und einen Harnleiter **(Ureter),** in dem der in der Niere gebildete Urin kontinuierlich abfließt. Über den linken und rechten Ureter gelangt der Urin in die **Harnblase,** sammelt sich dort an, um schließlich von Zeit zu Zeit über die Harnröhre **(Urethra)** ausgeschieden zu werden (Miktion; Steuerung Kap. 28).

Im histologischen Schnitt unter dem Mikroskop (Abb. 12.**3**) sieht man in der oberflächennahen Nierenrinde (Kortex) ein Gewirr von Kanälchen, die Tubuli, und dazwischen ab und zu ein rundes Nierenkörperchen, in das ein Knäuel von Blutkapillaren, der Glomerulus, einge-

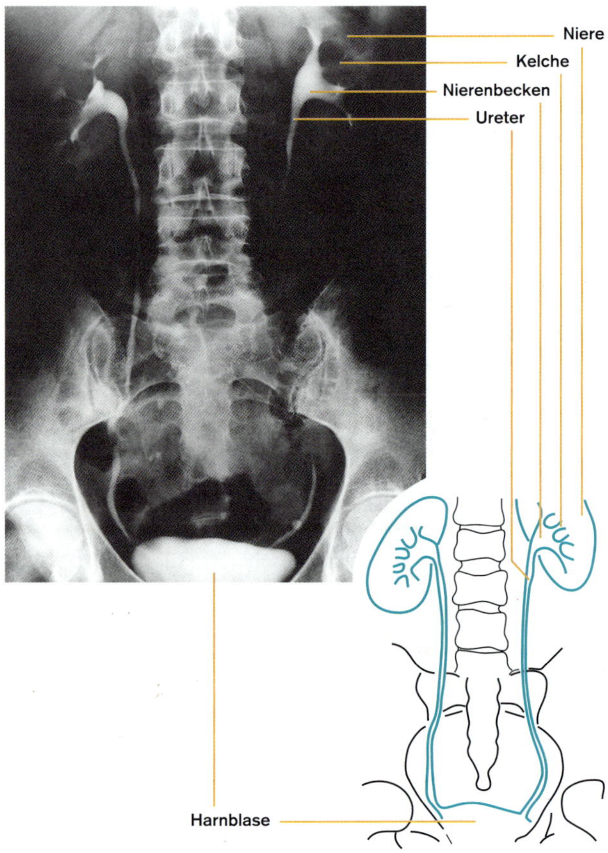

Abb. 12.**1** **Harnwege.** Sie werden in einem Urogramm dadurch sichtbar gemacht, daß dem Patienten eine röntgendichte (meist jodhaltige) Substanz injiziert wird, die die Nieren durch tubuläre Sekretion (S. 301 f.) rasch ausscheiden. Der Harn wird von den Kelchen aufgefangen und gelangt über Nierenbecken und Ureter zur Harnblase. Der Harnabfluß wird durch die Peristaltik des Ureters gefördert; sie ist beim linken Ureter (rechts im Bild) als Konturunterbrechung erkennbar (Röntgenbild: G. Schindler).

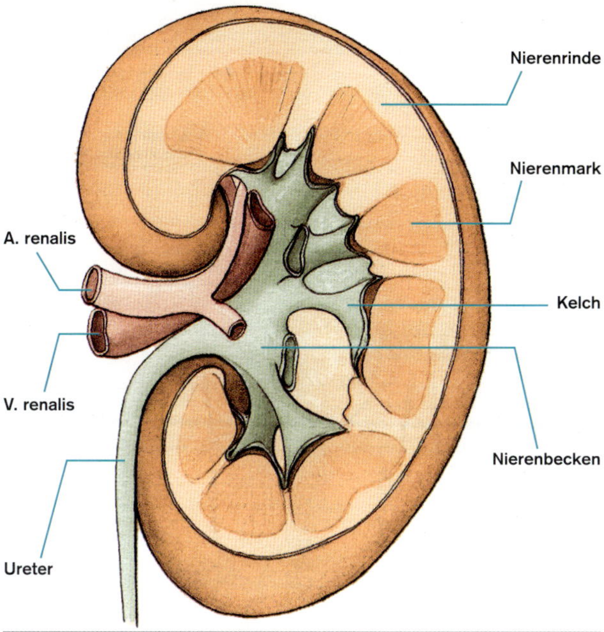

Abb. 12.**2** **Bau der Niere.** Die Rückseite der rechten Niere ist hier abgetragen, um die Schichten des Nierenparenchyms (Nierenrinde und -mark) sowie das Kelchsystem und das Nierenbecken sichtbar zu machen. Die gesamte Niere ist von einer widerstandsfähigen Kapsel umgeben.

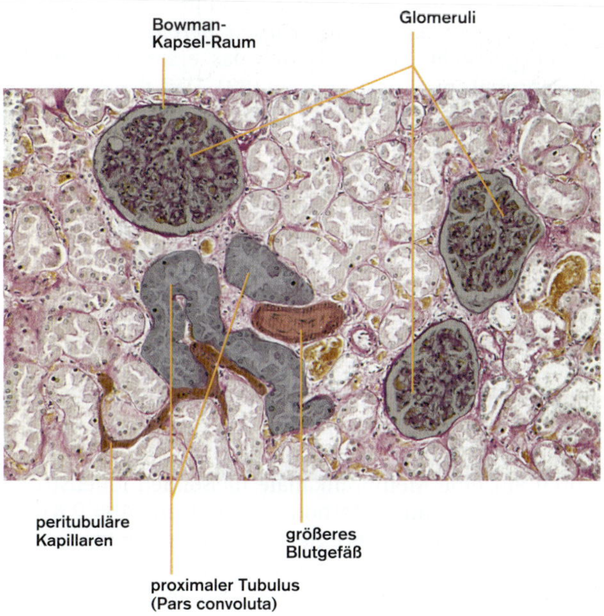

Abb. 12.**3** **Feinbau der Niere.** In diesem Schnitt durch die Nierenrinde sind drei Glomeruli (Durchmesser ca. 0,2 mm) sichtbar, um die sich die Konvolute proximaler und distaler Tubuli knäueln (s. auch Abb. 12.10; histologischer Schnitt: U. Pfeifer). Dazwischen verlaufen die peritubulären Kapillaren. Ein Teil dieser Strukturen ist zur Verdeutlichung dunkelgrau hervorgehoben.

stülpt ist. Der Glomerulus samt dort entspringendem Tubulus wird **Nephron** genannt. Jede Niere besitzt mehr als 1 Million solcher Nephrone.

Wie entsteht der Harn?

Diese Frage hat der deutsche Physiologe Carl Ludwig (Abb. 12.**4**) in der Mitte des vorigen Jahrhunderts erstmals richtig beantwortet (42). Er postulierte, daß der Harn primär durch **Filtration in den Glomeruli** entsteht, wobei es der Blutdruck in den glomerulären Kapillaren sei, der den Primärharn aus diesen abpreßt. Danach entspräche der dabei gebildete **Primärharn (Ultrafiltrat)** in seiner Zusammensetzung weitgehend dem Plasmawasser. Der endgültige Urin ist allerdings ganz anders zusammengesetzt. Das erklärte Ludwig damit, daß die Stoffe, die im Endurin fehlen, entlang des Tubulusrohres **resorbiert** werden, d. h. vom Tubuluslumen in die peritubulären Kapillaren und damit wieder zurück ins Blut gelangen. Er machte dafür Diffusionsvorgänge verantwortlich, doch wissen wir heute, daß dies nur teilweise richtig ist und eine Reihe von Stoffen mittels **aktiver Transportmechanismen** (S. 24 f.) aus dem Tubuluslumen entfernt wird. Bleibt noch zu erklären, warum die Menge einiger Stoffe im Endurin größer ist als die im glomerulären Filtrat: Tubuluszellen resorbieren nicht nur, sondern sie können zusätzlich bestimmte Stoffe in der Gegenrichtung **aktiv sezernieren,** d. h. aus dem peritubulären Blut ins Tubuluslumen schaffen.

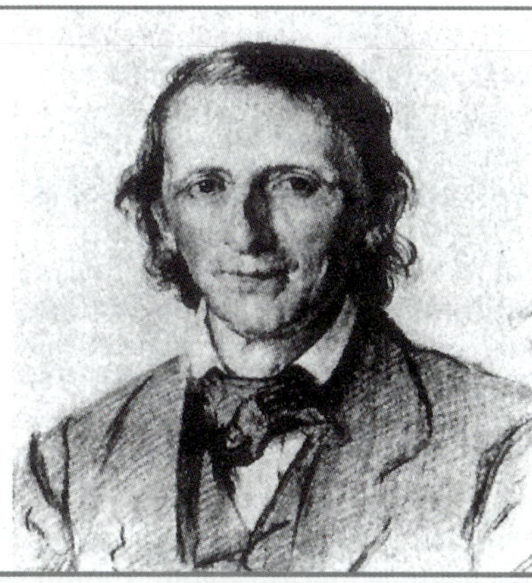

Abb. 12.**4** **Carl F. Ludwig** (1816–1895; Physiologe in Marburg, Zürich, Wien und Leipzig) stellte 1842 erstmals die Hypothese auf (42), daß der Harn durch Ultrafiltration am Glomerulus entsteht und anschließend durch tubuläre Resorption modifiziert wird (Lithographie von M. Brödel nach einer Zeichnung von Ludwig Knaus, 1867).

Damit ergibt sich folgendes Bild: Sieht man von Makromolekülen ab, enthält das Glomerulusfiltrat alle im Plasma gelösten Stoffe, und zwar in praktisch der gleichen Konzentration. Da die **glomeruläre Filtrationsrate (GFR)** beider Nieren rund **180 l pro Tag** beträgt, filtrieren unsere Nieren die im Filtrat gelösten Stoffe in riesigen Mengen. (Die filtrierte Menge/Zeit errechnet sich aus der jeweiligen Plasma-(Wasser-)Konzentration mal GFR;

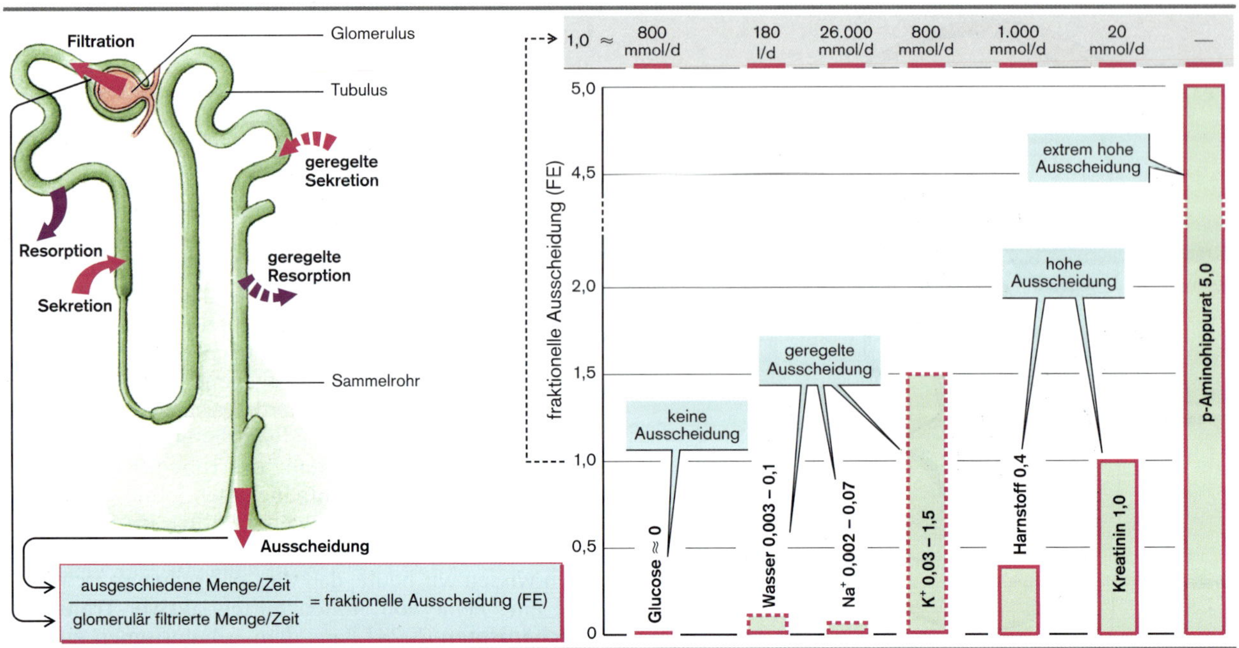

Abb. 12.5 **Filtriert wird (fast) alles; über die Ausscheidung entscheiden Tubulus und Sammelrohr.** Ohne Resorption und Sekretion – wie bei Kreatinin (mit kleinen Einschränkungen) – gilt: filtrierte Menge/Zeit = ausgeschiedene Menge/Zeit, d. h., die fraktionelle Ausscheidung (FE) beträgt 1,0. Harnstoff wird teilweise resorbiert (FE = 0,4; s. auch Legende zu Abb. 12.28), Glucose praktisch vollständig (FE = 0,0005) und Wasser, Na^+, K^+ und andere nach Bedarf (Regelung u. a. durch Hormone). Durch tubuläre Sekretion kann die FE auf über 1 steigen, im Extremfall (Hippurat, p-Aminohippurat) sogar auf etwa 5.

s. u.). Für Na^+ z. B. sind das täglich etwa 26 000 mmol, für Glucose und Harnstoff rund 800 bzw. 1000 mmol! Davon erscheinen allerdings ganz unterschiedliche Anteile im **Endurin** (Abb. 12.**5**).

Mit dieser Kombination von immens hoher Filtrationsrate und mehr oder minder stark ausgeprägter Resorption sind alle Anforderungen an die Niere erfüllt: „Harnpflichtige" Stoffwechsel-Endprodukte wie Kreatinin, Sulfat und Harnstoff können den Körper in großen Mengen verlassen, während die Ausscheidung von Wasser und Elektrolyten je nach Bedarf in einem weiten Ausmaß variiert werden kann. Für Stoffe, die entlang des Tubulus zusätzlich **sezerniert** werden (z. B. Hippurat), bietet das hohe Filtrat zudem ein großes Lösungsvolumen, was ihrer raschen Ausscheidung im Urin zugute kommt (Abb. 12.**5**).

Woher weiß man, was in der Niere vorgeht?

Unzugänglich, wie das Innere der Niere ist, war man bei ihrer Erforschung bis ins 17. Jahrhundert auf die Untersuchung des Urins angewiesen. Ihr Ergebnis bildete dann zusammen mit histologischen Erkenntnissen in der Mitte des 19. Jahrhunderts die Grundlage, eine fundierte Hypothese über die intrarenale Urinbildung aufzustellen (42). Erst in diesem Jahrhundert wurden moderne **Untersuchungstechniken** entwickelt, die ein besseres Verständnis der Nierenfunktion ermöglichten. So wurde in den 30er Jahren dieses Jahrhunderts mit der Clearancemessung eine noch heute benützte Methode zur quantitativen Erfassung dessen entwickelt, was die ganze Niere leistet. Die ersten Versuche zu erfahren, was in dieser Black box vor sich geht, wurden bereits in den 20er Jahren gemacht, als am Frosch das erste Mal einzelne Nierentubuli punktiert wurden (53). Daß diese Methode erst 40 Jahre später wirkliche Früchte brachte, lag daran, daß dazu Ultramikromethoden entwickelt werden mußten, mit denen man in den winzigen Harnproben von einigen Nanolitern (10^{-9} l!) Stoffe wie Na^+, Glucose, Inulin usw. quantitativ messen konnte. Mikropunktion, Mikroinfusion und Mikroperfusion (63) einzelner Nierentubuli der Ratte in vivo (Abb. 12.**6**) brachten dann eine Fülle neuer Erkenntnisse über die Niere und zeigten andererseits, wie heterogen die Tubulusabschnitte arbeiten. Später wurden isolierte Tubuli in vitro perfundiert, die Bürstensaum- und Basolateralmembranen in Form von Vesikeln isoliert und getrennt untersucht sowie Nierenzellen in Kultur gezüchtet (Abb. 1.**4**). Es gelang auch, die durch einzelne Membrankanäle fließenden Ionenströme mit der Patchclamp-Methode zu messen (Abb. 2.**8**), für deren Entwicklung 1991 der Nobelpreis für Physiologie an E. Neher und B. Sakmann verliehen wurde. Schließlich konnten kürzlich Kanal- und Carriermoleküle isoliert und deren Aminosäurensequenz bestimmt werden. Das Wissen über tubuläre, zelluläre, subzelluläre und molekulare Mechanismen der Nierenfunktion wuchs dadurch in den letzten Jahrzehnten immens, doch sind integrative Leistungen der Niere wie z. B. die Blutdruckregulation nach wie vor nur am intakten Organ im lebenden Tier zu untersuchen. Moderne, empfindliche und gleichzeitig schonende Meßmethoden haben auch hier große Fortschritte gebracht (z. B. 25, 26, 35).

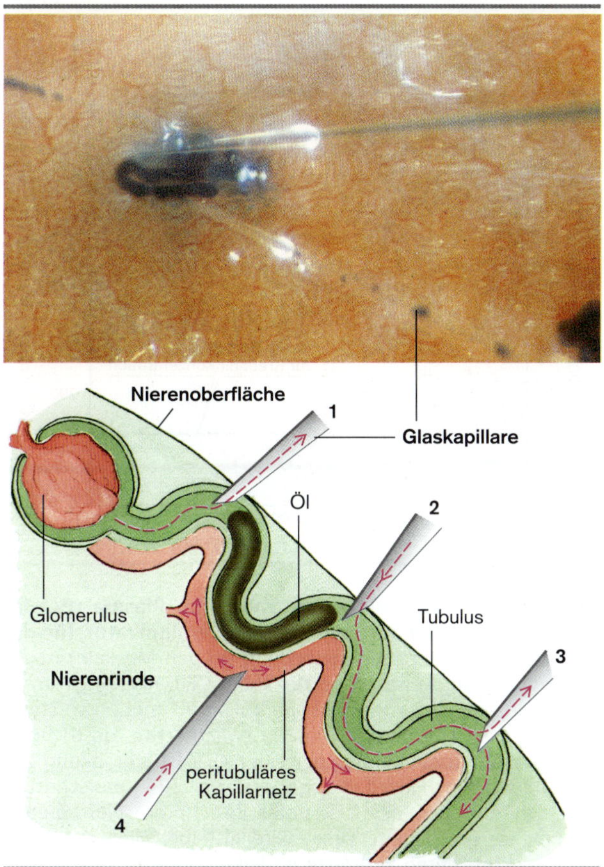

Abb. 12.**6** Die **Mikropunktion einzelner Nierentubuli** (beim narkotisierten Versuchstier, meist bei der Ratte; s. Foto) erlaubt es, die Funktion des einzelnen Tubulus in vivo in der intakten Niere zu untersuchen. Unter dem Mikroskop wird mit feinen Glaskapillaren (Kapillare Nr. 1 – 4 im Bild, Spitzendurchmesser ca. 10 μm) in oberflächliche Tubuli eingestochen. (Das Foto zeigt die Aufsicht auf die Nierenoberfläche.) Eine in Kapillare 1 gesammelte Probe z. B. gibt, verglichen mit dem Plasma, Aufschluß darüber, wie sich die Zusammensetzung des Primärharns zwischen Glomerulus und Punktionsstelle geändert hat (z. B. Abb. 12.19/1, 12.22, 12.23, 12.28, 12.31 und 12.32). Kapillare 2 ist mit einer Mikroperfusionspumpe verbunden (63). Damit kann dem Tubulus eine Flüssigkeit angeboten werden, die eine vorgewählte Zusammensetzung hat und deren Veränderung nach der Tubuluspassage (Probe wird in Kapillare 3 gesammelt) analysiert wird (z. B. Konzentrationsabfall im Vergleich zu mitperfundiertem Inulin = Resorption eines Stoffes). Ein stromaufwärts der Kapillare 2 injizierter Ölblock (im Foto schwarz) verhindert dabei die Vermischung mit dem natürlichen Tubulusharn. Mit Kapillare 4 kann schließlich auch das peritubuläre Kapillarnetz durchströmt werden, so daß z. B. die Sekretion eines Stoffes vom Blut ins Tubuluslumen verfolgt werden kann.

Leider ist in einem solchen Lehrbuch kein Platz, die Geschichte und die Methoden der Nierenforschung ausführlicher zu schildern, so daß dem interessierten Leser dafür die spannende Schilderung der Historie (7) und die methodischen Kapitel in ausführlicheren Werken (9, 15, 18) empfohlen werden.

12.2 Menge ist Volumen mal Konzentration: die Clearance

» Für die inerte Substanz Inulin ist die Tubuluswand dicht, so daß die filtrierte Inulinmenge gleich der ausgeschiedenen Menge ist. Aus dieser Bilanz folgt: GFR = Inulin-Clearance = $\dot{V} \cdot U/P$ (ml/min). Da die endogene Kreatinin-Clearance ≈ GFR, ist die Kreatininplasmakonzentration theoretisch ein reziprokes Maß für die GFR, hat aber praktisch nur eine beschränkte Aussagekraft. Die Clearance (C) kann für jeden frei filtrierten Stoff (x) bestimmt werden. Ist C_x/GFR < 1, wird der Stoff nettoresorbiert (z. B. Na^+, Glucose), gilt $C_x > 1$, wird er nettosezerniert (z. B. PAH). Der Quotient C_x/GFR ist identisch mit der fraktionellen Ausscheidung (FE). Die fraktionelle Resorption = 1 – FE. «

Nach dem im vorigen Abschnitt Gesagten ist eine ausreichend hohe glomeruläre Filtrationsrate (GFR) für eine normale Nierenfunktion entscheidend. Normalerweise beträgt die **GFR 85 – 135 ml/min pro 1,73 m² Körperoberfläche**. Viele Nierenerkrankungen werden vor allem deshalb gefährlich, weil in ihrem Verlauf die GFR auf zu geringe Werte abzusinken droht (S. 325). Die GFR-Bestimmung steht daher im Zentrum, wenn die Nierenfunktion beurteilt werden soll. Wie aber läßt sich die intrarenal ablaufende Filtration beim Patienten von außen messen?

Nach einem von Adolf Fick eingeführten Prinzip kann aus der Mengenbilanz eines Indikators, dessen Konzentrationen an den Ein- und Ausgängen des jeweiligen Organs gemessen werden, auf die Flußraten der Medien geschlossen werden, in denen der Indikator gelöst ist (Abb. 12.**7**). Was heißt das im Fall der Niere? Prinzipiell sind es drei Arten, auf die sich die Menge einer Substanz im Tubuluslumen erhöhen kann, nämlich durch **Filtration, Sekretion** und **metabolische Bildung,** sowie drei Wege, auf denen die Menge im Lumen verringert werden kann, nämlich **Resorption, Ausscheidung (Exkretion)** und **metabolischer Abbau**. Kreist nun im Blut ein Stoff, z. B. das Polysaccharid **Inulin**, der

- frei filtriert,
- nicht resorbiert,
- nicht sezerniert und
- weder im Tubuluslumen gebildet noch abgebaut wird,

so kann er nur durch Filtration ins Tubuluslumen gelangen und aus diesem nur durch Ausscheidung mit dem Urin wieder verschwinden. Für Inulin muß also gelten:

$$\text{filtrierte Menge/Zeit} = \text{ausgeschiedene Menge/Zeit} \quad (12.1)$$

Da Menge/Zeit = (Volumen/Zeit) mal Konzentration und außerdem die Konzentrationen eines frei filtrierbaren Stoffes wie Inulin in Plasma und Filtrat praktisch gleich groß sind (P_{In} [g/l]), lautet Gleichung (12.1) nun:

$$GFR \cdot P_{In} = \dot{V} \cdot U_{In} \quad (12.2)$$

wobei GFR in ml/min, $\dot{V}_u$ = Urinzeitvolumen (ml/min) und U_{In} = Inulinkonzentration im Endurin (g/l) ist. Praktisch infundiert man dazu Inulin und mißt anschließend (z. B. photometrisch) seine Konzentrationen in Plasma und Urin. Für die Bestimmung von $\dot{V}_u$ wird initial die Harn-

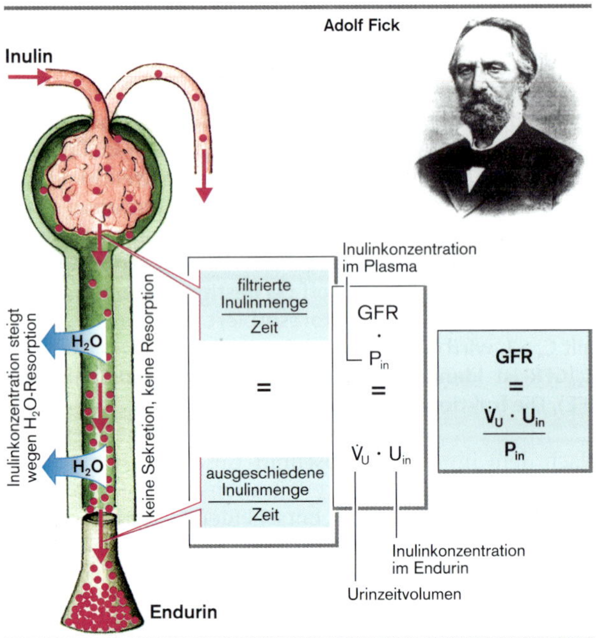

Abb. 12.7 **Inulin-Clearance = glomeruläre Filtrationsrate (GFR),** da Inulin frei filtriert, aber weder resorbiert noch sezerniert wird. Die GFR errechnet sich aus einer Mengenbilanz, wie sie Adolf Fick (1829–1901, Physiologe in Marburg, Zürich und Würzburg) 1872 erstmalig für die unblutige Bestimmung des Herzzeitvolumens angewandt hat (Ficksches Prinzip). Die normale GFR beträgt ca. 85–135, durchschnittlich rund 125 ml/min pro 1,73 m² Körperoberfläche (nach 58).

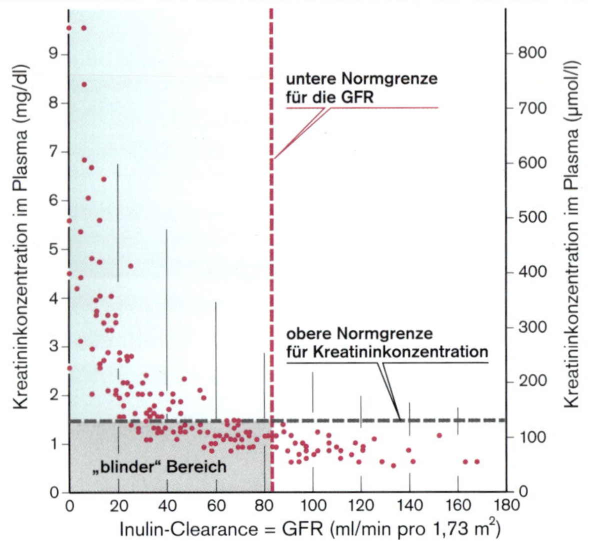

Abb. 12.8 **Die Kreatininkonzentration im Plasma (P_{Kr}) ist ein einfacher, aber nur sehr ungenauer Indikator für die GFR.** Bei konstanter Kreatininbildung (in den Muskeln) ist P_{Kr} theoretisch umgekehrt proportional der GFR. Allerdings streuen die Einzelwerte um diese hyperbolische Funktion so stark, daß die obere Normgrenze von P_{Kr} (waagrechte, gestrichelte Linie) im Durchschnitt erst bei einer GFR-Einschränkung auf 40–50% und im Einzelfall sogar erst bei 20% überschritten wird. Ein Absinken der GFR unter ihre untere Normgrenze (senkrechte gestrichelte Linie) wird also bei allen Patienten nicht erkannt, deren P_{Kr}-Werte im linken unteren Quadranten liegen: „blinder" Bereich (nach 41).

blase geleert (und dieser Harn verworfen: Volumen = 0, Zeit = 0) und anschließend möglichst lange (12–24 Stunden) der Urin gesammelt. Aus dem gesammelten Urinvolumen geteilt durch den Zeitabstand zur initialen Blasenentleerung ergibt sich $\dot{V}_u$. Mit dieser Anwendung des **Fickschen Prinzips** läßt sich so erstaunlicherweise die auf direktem Wege praktisch unbestimmbare Größe GFR aus der umgeformten Gleichung (12.2) berechnen:

$$GFR = \dot{V}_u \cdot U_{In}/P_{In} \qquad (12.3)$$

Man nennt die rechte Seite der Gleichung (12.3) auch **Clearance,** so daß festzustellen ist: **Inulin-Clearance = GFR.**

Da die Infusion von Inulin ein relativ aufwendiges Verfahren ist, wird die Inulin-Clearance nur ausnahmsweise bestimmt. Einfacher ist die GFR-Messung mit einem Indikator, der normalerweise schon im Plasma vorhanden ist, dem Kreatinin; es entsteht im Muskelstoffwechsel aus Phosphokreatin. Endogenes Kreatinin erfüllt die oben genannten Kriterien (vor allem die der Nichtsekretion) nicht so streng wie Inulin, doch ist die **endogene Kreatinin-Clearance** für die Routineüberprüfung der renalen Filtrationsleistung völlig ausreichend.

Angenommen, die Kreatininproduktion im Körper ist konstant (was außer nach starker Muskeltätigkeit meist der Fall ist), so steigt die **Kreatininkonzentration im Plasma (P_{Kr})** bei einer abfallenden GFR so lange an, bis die filtrierte (Menge/Zeit) (GFR · P_{Kr}) wieder der der produzierten Menge/Zeit gleicht. Je niedriger die GFR, desto höher steigt also P_{Kr}. Kann man sich also die Clearancebestimmung sparen und schon allein aus der P_{Kr} eines Patienten auf die Höhe seiner GFR schließen? Wie Abb. 12.**8** zeigt, geht dies leider nur äußerst ungenau, es sei denn, die GFR ist schon auf etwa ein Viertel ihrer normalen Größe abgesunken. Einen größeren Aussagewert hat die (einfach zu messende) P_{Kr} allerdings dann, wenn bei ein und demselben Patienten der Verlauf seiner Nierenfunktion in engen Zeitabständen verfolgt werden soll.

Auch für einen x-beliebigen Stoff im Filtrat läßt sich eine Clearance (C_x) bestimmen, wobei jede renale Clearance formal das bei der Nierenpassage vom Stoff X völlig befreite oder „geklärte" Plasmavolumen/Zeit ist (daher der Name Clearance). Anschaulicher ist wohl der **Clearancequotient** (C_x/C_{In}). Er ist identisch mit der Fraktion der filtrierten Stoffmenge/Zeit, die ausgeschieden wird. Man nennt ihn daher auch **fraktionelle Ausscheidung** oder fraktionelle Exkretion, kurz **FE.** Bei Inulin und Kreatinin wird die gesamte filtrierte Menge ausgeschieden: FE = 1. Ist FE < 1,0, wird der betreffende Stoff entlang des Tubulus und des Sammelrohrs nettoresorbiert. (Eine solche Netto- oder Per-saldo-Resorption kann u. U. das Ergebnis einer Resorption in einem Tubulusabschnitt und einer im Vergleich dazu geringeren Sekretion in einem anderen Tubulusabschnitt sein; s. u.). Der Teil der filtrierten Menge/Zeit, der wieder resorbiert wird, heißt **fraktio-**

nelle Resorption; sie errechnet sich aus 1,00 – FE (Abb. 12.**5**).

Für bestimmte Substanzen wird eine FE > 1,00 gefunden. Wenn ein solcher Stoff nicht im Tubuluslumen gebildet wird, muß daraus geschlossen werden, daß er durch **Sekretion** ins Lumen gelangt ist (Abb. 12.**5**). Das ist typisch für Substanzen, die besonders rasch aus dem Organismus entfernt werden sollen. Bestimmte Abfall-, Gift- und Fremdstoffe, z. B. Hippurat oder Penicillin, gehören dazu. Aber auch schon bei einer FE von 0,2 – 0,4, wie sie etwa für Harnstoff bei Antidiurese (Harnzeitvolumen 0,4 – 2 ml/min), und von 0,6 – 0,7, wie sie für Harnstoff bei Diurese (Harnzeitvolumen 5 – 12 ml/min) gemessen wird, ist die absolute Ausscheidung bereits sehr hoch, da ja die Bezugsgröße (filtrierte Menge/Zeit = GFR · Harnstoffplasmakonzentration = 180 l/d · 5 mmol/l = 900 mmol/d) so gewaltig ist.

Die FE von **p-Aminohippurat (PAH)** beträgt, als Extremfall, sogar rund 5, d. h., die sezernierte PAH-Menge/Zeit ist rund viermal so groß wie die filtrierte Menge/Zeit. 100 % Filtration + 400 % Sekretion ermöglichen eine so schnelle Ausscheidung, daß in der Nierenvene kaum mehr PAH zu finden ist (s. u.). Da die Sekretion von PAH und anderen organischen Säuren und Basen durch sättigbare Carrier vermittelt wird (Abb. 12.**21**), sinkt die FE dieser Stoffe, wenn ihre Plasmakonzentration ansteigt (Abb. 12.**9**, obere Kurve).

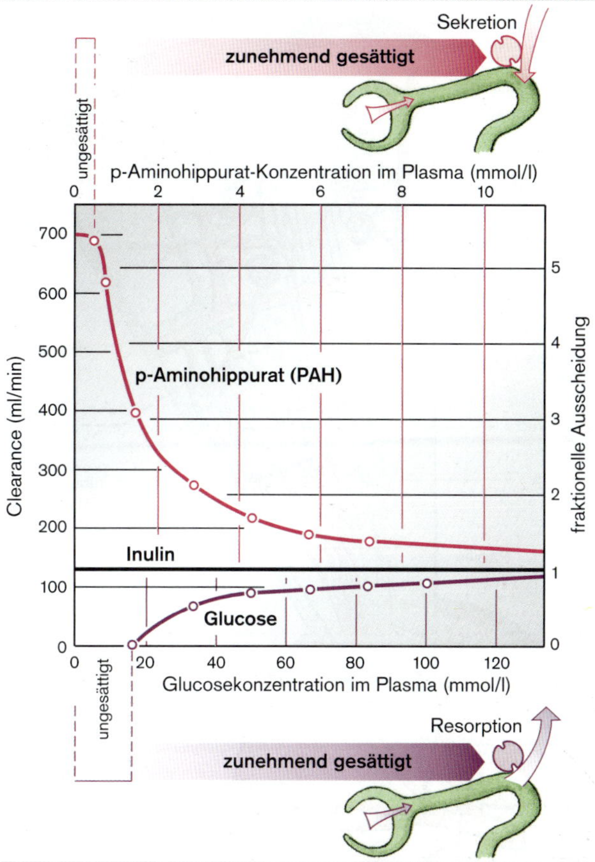

Abb. 12.**9** **Hohe Plasmakonzentrationen sättigen die tubulären Carrier.** Im Falle der Glucose (Resorptionscarrier) steigt dadurch die fraktionelle Ausscheidung (FE) von praktisch 0 bei normalen Plasmawerten gegen 1 an. Beim p-Aminohippurat (PAH; Sekretionscarrier) hingegen, das zur Bestimmung des renalen Plasmaflusses infundiert wird, fällt die FE von ca. 5 (bei niedriger Plasmakonzentration) in Richtung 1 ab. Die PAH-Clearance ist daher nur bei ungesättigter Sekretion als Maß für den renalen Plasmafluß gültig (nach 50).

12.3 Die Nierendurchblutung

» Die hohe renale Durchblutung (RBF ≈ 1,2 l/min) kommt zu 90 % der Rinde zugute, wo O_2 größtenteils für Resorptionsprozesse verbraucht wird. Da PAH renal fast vollständig extrahiert wird, ist die PAH-Clearance ein Maß für den renalen Plasmafluß (RPF), aus dem sich mit dem Hämatokrit der renale Blutfluß (RBF) errechnet. RBF und GFR sind autoreguliert, so daß die GFR der meisten Glomeruli weitgehend blutdruckunabhängig ist und ganz den Anforderungen des Salz-Wasser-Haushalts angepaßt werden kann. Eine Blutdruckabhängigkeit der Nierenmarkdurchblutung ist Ursache der Druckdiurese, die für die Langzeitregulation des Blutdrucks wichtig ist. Als Mechanismen liegen der Autoregulation die myogene Reaktion der präglomerulären Gefäße und ein tubuloglomeruläres Rückkoppelungssignal im juxtamedullären Apparat sowie der Renin-Angiotensin-Mechanismus zugrunde. «

Das Wundernetz

Jede der beiden Nieren bekommt ihr arterielles Blut durch die A. renalis, das über die Aa. interlobares in die Aa. arcuatae gelangt. Aus ihnen zweigen senkrecht in Richtung Nierenoberfläche die Aa. interlobulares ab, von denen während des ganzen Verlaufs durch die **Rinde** allseits **afferente Arteriolen** abgehen, an denen die Glomeruli wie Äpfel am Stiel hängen (Abb. 12.**10**). Die afferente Arteriole (Vas afferens) verzweigt sich im **Glomerulus** in die **glomerulären Kapillaren**. Im Unterschied zu anderen Organkreisläufen schließen sich jetzt keine Venolen an, sondern die Glomeruluskapillaren treten wieder zu einer efferenten Arteriole (Vas efferens) zusammen, die sich in den oberflächlichen und mittelkortikalen Glomeruli anschließend erneut zu den **peritubulären Kapillaren** verzweigt (daher die alte Bezeichnung „Wundernetz“). Sie versorgen vor allem die Tubuluszellen der Nierenrinde. Das **Nierenmark** wird nicht durch Arterien, sondern durch die efferenten Arteriolen der marknahen, sog. juxtamedullären Glomeruli versorgt. Diese Arteriolen verzweigen sich im Mark in die absteigenden Vasa recta (Abb. 12.**10**). Über aufsteigende Vasa recta gelangt das venöse Blut nacheinander in die Vv. interlobulares, die Vv. arcuatae, die Vv. interlobares und die V. renalis und erreicht schließlich die V. cava.

Die Nierenrinde ist stark durchblutet

Zu den Nieren fließen etwa 15 – 25 % des Herzzeitvolumens (im Mittel rund 1,2 l/min), eine enorm starke **Durchblutung (renaler Blutfluß, RBF)** also, wenn man bedenkt, daß sie am Körpergewicht nur mit 0,4 % beteiligt sind. Ihre auf das Organgewicht bezogene Durchblutung

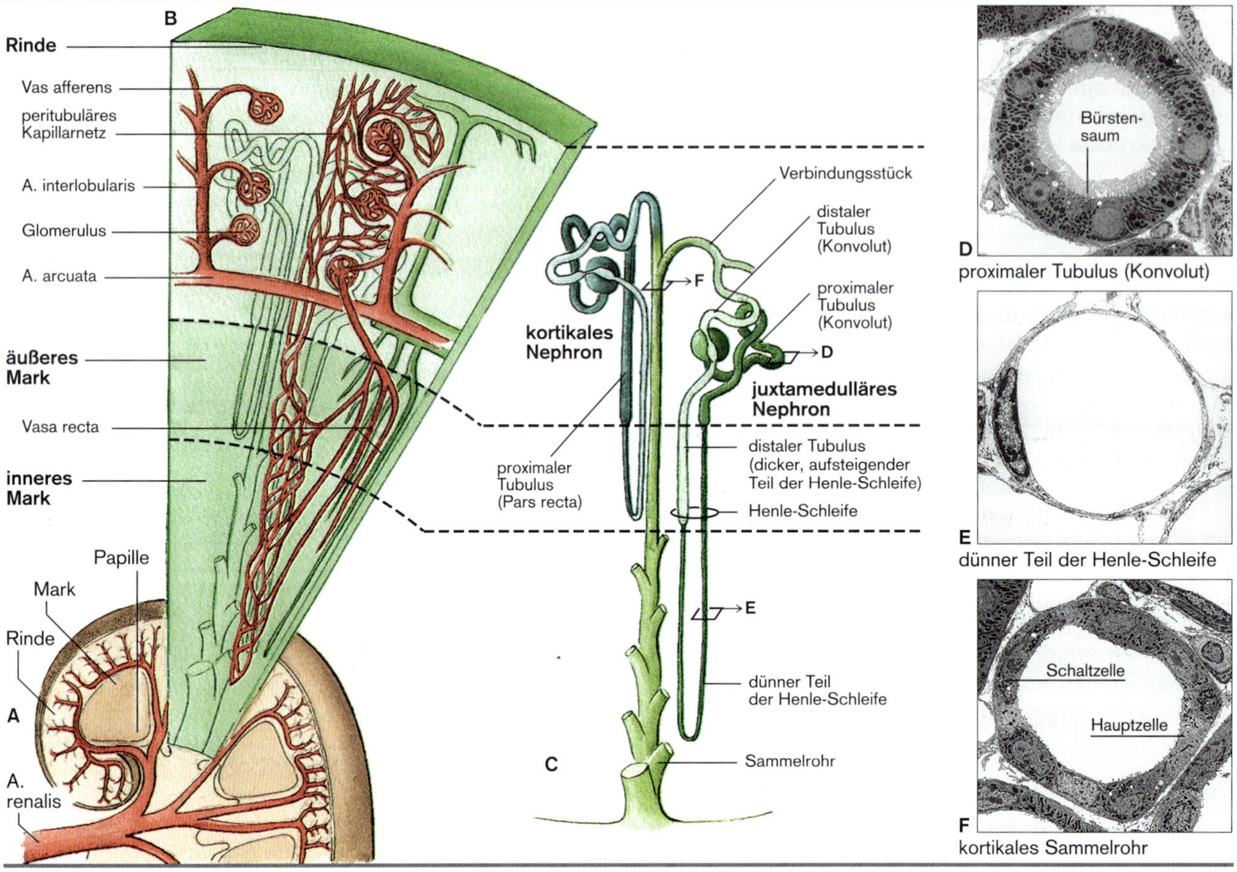

Abb. 12.**10** **Feinstruktur der Niere.** Die Nierenrinde enthält pro Niere ca. eine Million Glomeruli, die großteils kortikal (**C** links) und zu rund 20% marknah (juxtamedullär, **C** rechts) angeordnet sind. Zu jedem Glomerulus gehört ein Tubulus (zusammen Nephron genannt), dessen Henle-Schleife bei juxtamedullären Nephronen bis ins innere Nierenmark hinabreicht. Der distale Tubulus mündet über ein Verbindungsstück in ein Sammelrohr. Das Kapillarnetz der Rinde wird von den Vasa efferentia der kortikalen Glomeruli, die Vasa recta des Marks von den Vasa efferentia juxtamedullärer Glomeruli gespeist (**B**) (elektronenmikroskopische Aufnahmen: W. Kriz).

von 3–5 ml/min pro g Gewebe wird z.B. vom Myokard nur bei maximaler Koronardilatation erreicht. Während es beim Herzmuskel aber der Sauerstoffbedarf ist, der die hohe Durchblutung erfordert, steht die hohe renale Durchblutung ganz im Dienste der Filtratbildung und damit letztendlich in dem der Regulations- und Ausscheidungsaufgaben der Nieren. Da die Filtratbildung eine Aufgabe der Rinde ist, verwundert es nicht, daß diese rund 90% des RBF erhält, während das äußere Mark ca. 10% und das innere Mark gar nur 1–2% bekommt.

Die renale **arteriovenöse O_2-Differenz** beträgt wegen der vergleichsweise hohen Durchblutung nur etwa 14ml/l Blut, d.h., dem arteriell herangeführten Blut werden nur 7% seines O_2 entnommen. Benötigt wird der Sauerstoff hauptsächlich für die primär-aktive, d.h. ATP-verbrauchende **Resorption des filtrierten Na^+**. In einer nicht filtrierenden und daher nicht resorbierenden Niere sinkt der O_2-Verbrauch auf einen basalen Wert von etwa 10% der Norm. Das heißt, wenn RBF und GFR kleiner werden, sinkt die Na^+-Resorption und folglich auch der O_2-Bedarf. Hier **bestimmt also die Durchblutung den O_2-Verbrauch** und nicht umgekehrt – wie etwa beim Myokard – der O_2-Bedarf die Durchblutung. Damit wird auch klar, daß die renale Durchblutung nicht (wie etwa die von Herz und Gehirn) metabolisch geregelt sein kann, sondern im Dienste der spezifischen Nierenfunktionen, nämlich Filtration, Resorption und Ausscheidung, steht.

Durchblutungsmessung mit PAH

Wie bereits oben erwähnt, wird p-Aminohippurat (PAH) nicht nur filtriert, sondern auch sehr stark sezerniert, so daß fast das gesamte (90%) arteriell ankommende PAH mit dem Urin ausgeschieden wird. Setzt man also die arteriell ankommende mit der ausgeschiedenen PAH-Menge (ungefähr) gleich, so ergibt sich:

$$RPF \cdot P_{PAH} \approx \dot{V}_u \cdot U_{PAH} \quad \text{oder} \qquad (12.4)$$

$$RPF \approx (\dot{V}_u \cdot U_{PAH})/P_{PAH} \qquad (12.5)$$

Mit anderen Worten: Der **renale Plasmafluß (RPF)** entspricht in etwa der **PAH-Clearance** (S. 289). Das heißt, nach Messung der drei Größen auf der rechten Seite der Gleichung (12.5) kann der RPF errechnet werden. Wird auch noch berücksichtigt, daß im Urin nicht 100%, sondern nur 90% des arteriell herangeführten PAH erscheinen, so muß die PAH-Clearance noch durch 0,9 geteilt werden, um den RPF zu erhalten. Und nun der letzte Schritt, die Umrechnung von renalem Plasmafluß (RPF) in **renale Durchblutung** (renaler Blutfluß, **RBF**) mit Hilfe des Hämatokrits (Hkt; S. 186):

$$RBF = RPF/(1 - Hkt) \qquad (12.6)$$

Voraussetzung für die Bestimmung des RBF mit der PAH-Clearance ist, daß die Nieren auch wirklich die oben genannten 90% des arteriellen PAH extrahieren. Das tun sie allerdings nur bei relativ niedriger PAH-Plasmakonzentration, bei der die PAH-Sekretion noch nicht gesättigt ist (Abb. 12.**9**, obere Kurve).

Wird der Urin nicht aus der Harnblase, sondern mittels eines Katheters aus einem der beiden Ureteren gesammelt, kann die Nierendurchblutung mit der PAH-Clearance auch seitengetrennt bestimmt werden. Mit Radioisotopen oder Röntgenkontrastmitteln, die sich in der Niere ähnlich wie PAH verhalten, ist es möglich, die Nierendurchblutung auch mit Scannern bzw. am Röntgenschirm abzuschätzen und vor allem einen Vergleich zwischen den beiden Nieren anzustellen.

Blutdruckabfall entlang der Nierengefäße

Der Druck am Ende der Aa. arcuatae beträgt rund 96 mmHg. Wie groß der Druckabfall in den anschließenden Aa. interlobulares ist, hängt nun von deren einbezogener Länge ab, d. h., wie früh die betrachtete afferente Arteriole abzweigt: 90 mmHg marknah und 67 mmHg unter der Nierenoberfläche sind Werte, die bei der Ratte gemessen wurden. Ändern sich diese unterschiedlichen Werte entlang dieses Gefäßes absolut und/oder relativ zueinander, sei es durch Widerstandsänderung entlang der A. interlobularis selbst oder im Verlauf der nachgeschalteten Gefäße, so wird sich der Druck in den marknahen und markfernen Glomeruli unterschiedlich ändern. Dies ist eine der Möglichkeiten, den Anteil der Markdurchblutung an der gesamten Nierendurchblutung sowie den jeweiligen Beitrag der kortikalen und der juxtamedullären Glomeruli zur gesamten glomerulären Filtrationsrate (GFR) zu verändern.

In den glomerulären Kapillaren herrscht ein Druck von ca. 48 mmHg. (Dieser Druck wurde an der Ratte direkt gemessen und dürfte beim Menschen sehr ähnlich sein.) Dieser Kapillardruck ist die treibende Kraft für die glomeruläre Filtration (S. 294). Der Druckabfall innerhalb der Glomeruluskapillaren ist sehr gering (ca. 1–2 mmHg). Ändert sich der **präglomeruläre Widerstand** (A. interlobularis und afferente Arteriole), so variieren Durchblutung und GFR gleichsinnig, während eine Änderung des **postglomerulären Widerstands** eine weitgehend unabhängige Regulation der beiden Größen ermöglicht (S. 295). Zum postglomerulären Widerstand tragen nicht nur die efferenten Arteriolen, sondern auch die intrarenalen Venen bei.

Während die Gefäßweite der A. interlobularis und der Arteriolen vorwiegend durch deren glatte Muskulatur eingestellt wird, ist die Weite der intrarenalen Venen sehr stark vom interstitiellen Druck in der Niere abhängig. Eine Abflußbehinderung z. B. in den ableitenden Harnwegen oder eine osmotische Diurese (S. 309), bei der die Lumina der Tubuli vergrößert sind, erhöhen diesen Druck in der gesamten Niere, weil sie von einer widerstandsfähigen Kapsel umgeben ist.

Autoregulation im Dienst von Filtration und Salzausscheidung

Die Nierendurchblutung (RBF) steigt zwar mit dem mittleren Blutdruck bis etwa 80 mmHg linear an, bleibt dann aber trotz weiterer Steigerung des Mitteldrucks bis ca. 160 mmHg weitgehend konstant. Ganz Analoges gilt für die GFR (Abb. 12.**11**). Die zunehmende Drucksteigerung zwischen 80 und 160 mmHg wird also offenbar mit einer zunehmenden Erhöhung des renalen Strömungswider-

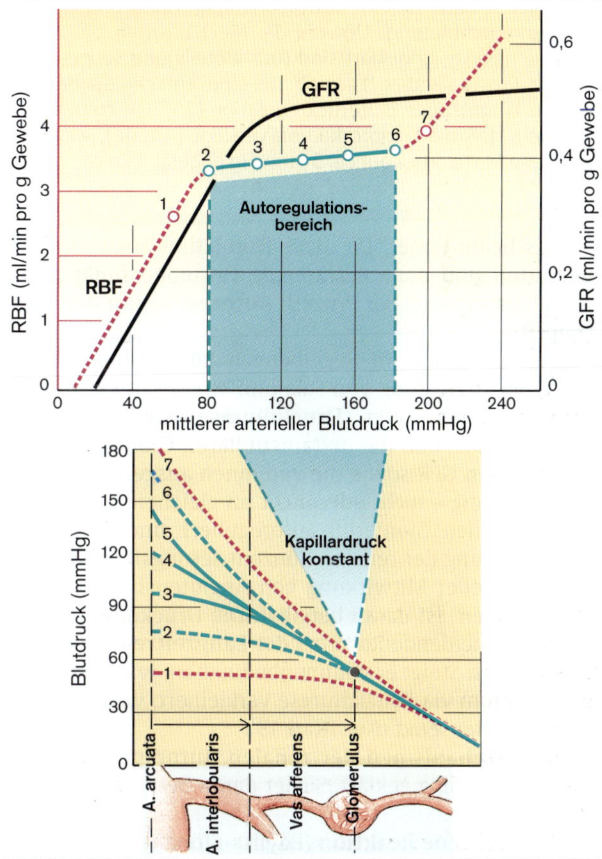

Abb. 12.**11** **Autoregulation der Niere.** Die Nieren(rinden)-durchblutung (RBF) bleibt bei Schwankungen des systemischen mittleren Blutdrucks im Bereich von ca. 80–170 mmHg weitgehend konstant. Die Folge davon ist eine ebenfalls konstante glomeruläre Filtrationsrate (GFR). Diese autoregulatorische Änderung der intrarenalen Strömungswiderstände scheint bei kleinen Abweichungen (3 und 5) vom Normaldruck (4) in den Aa. interlobulares und bei stärkeren Änderungen (2 und 6) zusätzlich in den Vasa afferentia zu geschehen. Bei noch größeren Druckabweichungen fällt bzw. steigt RBF (1 und 7). (Der hier im Tierversuch gefundene Ausgangsdruck bei 4 von 120 mmHg beträgt beim Menschen normalerweise ca. 100 mmHg) (nach 48 und 55).

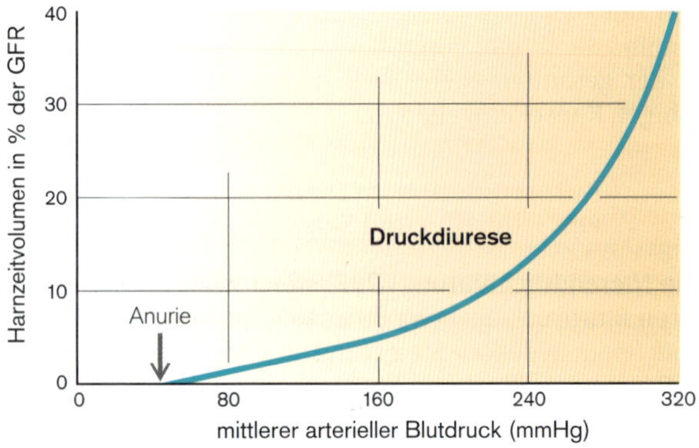

Abb. 12.**12** **Druckdiurese.** Trotz Autoregulation von RBF und GFR (Abb. 12.11) steigt bei einer Blutdruckerhöhung die fraktionelle Wasserausscheidung (Harnzeitvolumen/GFR) (50). Verantwortlich dafür ist eine druckabhängige Änderung der Nierenmarkdurchblutung. Obwohl die Mechanismen der Druckdiurese nicht ganz geklärt sind (u. a. Beteiligung vasodilatatorischer Prostaglandine?), spielt sie eine entscheidende Rolle bei der langfristigen Blutdruckregulation (25, 30). Zu beachten ist auch, daß die Urinproduktion versiegt (Anurie), wenn der arterielle Mitteldruck auf ca. 50 mmHg abgesunken ist.

stands beantwortet. Da diese Regulation auch ohne Innervation und ohne extrarenale Hormone funktioniert, ist sie ein intrarenaler Prozeß: **Autoregulation der Niere** (Kap. 8).

Daß trotz der im Regelbereich konstanten GFR die renale Ausscheidung von Salz und Wasser mit dem Blutdruck etwas ansteigt (**Druckdiurese**, Abb. 12.**12**), wird damit erklärt, daß die juxtamedullären Glomeruli – und damit deren GFR sowie die von ihnen ausgehende Markdurchblutung – nicht oder nicht im gleichen Umfang wie die kortikalen Glomeruli autoreguliert sind (s. o.). Eine Verminderung der renalen Konzentrierungsfähigkeit (unter eventueller Mitwirkung von Angiotensin II und Prostaglandinen) ist daran beteiligt. Die Druckdiurese spielt eine entscheidende Rolle bei der **Langzeitregulation des Blutdrucks.** Steigt er volumenbedingt an, wird der Extrazellulärraum via Druckdiurese verkleinert, was den Blutdruck wieder senkt usw. (Kap. 13).

Die **Mechanismen der renalen Autoregulation** sind noch nicht völlig geklärt. Sicher daran beteiligt sind zwei Prozesse:

1. Die **myogene Reaktion** (Bayliss-Effekt) der präglomerulären Nierengefäße. Die Aa. interlobulares und die afferenten Arteriolen beantworten eine Blutdruckerhöhung mit einer Konstriktion. Bei nur geringer Druckerhöhung reagieren von diesen in Serie geschalteten Gefäßabschnitten die am weitesten stromaufwärts liegenden, so daß die Druckerhöhung gar nicht bis zu den afferenten Arteriolen durchdringt. Steigt der Blutdruck stärker an, werden zunehmend auch die weiter stromabwärts liegenden Gefäßabschnitte in die Reaktion mit einbezogen. Erst bei Drücken jenseits der Autoregulationsgrenze von ca. 160 mmHg schlägt die Druckerhöhung auf Glomerulus und postglomeruläre Gefäße durch (Abb. 12.**11**).
2. Der **tubuloglomeruläre Rückkopplungs-(Feedback-) Mechanismus** (**TGF**; S. 295). Voraussetzung für ihn ist die anatomische Tatsache, daß die in der Wand des distalen Tubulus gelegene **Macula densa** innerhalb des **juxtaglomerulären Apparats** mit dem eigenen Glomerulus in direktem Kontakt steht (Abb. 12.**13**). Informationen über die Zusammensetzung des distalen Tubulusharns könnten somit, so besagt eine 50 Jahre alte Idee, über Macula-densa- und Mesangiumzellen die afferente und efferente Arteriole erreichen und dort die Strömungswiderstände verändern. Tatsächlich konnte dann (viel später) gezeigt werden, daß eine Erhöhung der luminalen NaCl-Konzentration an der Macula densa die Filtrationsrate am zugehörigen Glomerulus senkt. Wahrscheinlich spielt dabei die lokale Bildung von **Renin** eine Rolle, doch ist die Signalkette im einzelnen noch nicht geklärt. Da die distale NaCl-Konzentration (unter anderem) von der Filtrationsrate des eigenen Glomerulus abhängt, kann diese Rückkopplungsschleife der RBF- und GFR-Autoregulation dienen.

Trotz vieler noch offener Fragen läßt sich über die physiologische Bedeutung der beiden Mechanismen vereinfachend folgendes sagen: Der myogene Mechanismus hält über eine Widerstandsänderung präglomerulärer Gefäße den RBF und (davon abhängig) die GFR trotz stark wechselndem (vor allem erhöhtem) systemischen Blutdruck konstant (Reaktionszeit ca. 1 s). Der TGF-Mechanismus hingegen paßt im normalen Blutdruckbereich die GFR den Salz-Wasser-Ausscheidungsbedürfnissen an, wobei die Gefäßweite von afferenter und efferenter Arteriole verstellt wird (Reaktionszeit ca. 15 – 20 s). Sind diese Bedürfnisse konstant, werden GFR und RBF durch den TGF-Mechanismus stabilisiert.

Zu den beiden genannten Mechanismen kommt ein weiterer Regelkreis hinzu: der **Renin-Angiotensin-Mechanismus** (S. 322 f. und Kap. 13). Zusammen mit den beiden obigen Mechanismen verhindert er am unteren Ende des Autoregulationsbereichs (80 – 90 mmHg) wahrscheinlich dadurch ein Absinken der GFR, daß er den Widerstand in der efferenten Arteriole erhöht, wobei die Filtrationsfraktion (s. u.) ansteigt.

12.4 Der Primärharn: Poren, Flächen und Drücke bestimmen das Filtrat

›› Rund ein Fünftel des renalen Plasmaflusses (RPF) wird filtriert (Filtrationsfraktion = GFR/RPF), da die Glomeruluskapillaren eine sehr hohe Wasserdurchlässigkeit besitzen, die, mit der Filterfläche und dem effektiven Filtrationsdruck multipliziert, die glomeruläre Filtrationsrate (GFR) ergibt. Im Plasma gelöste Stoffe werden mit Ausnahme von Makromolekülen und Blutzellen mitfiltriert. Das Filter hat drei Schichten (Endothel, Basalmembran und Epithel). Seine Durchlässigkeit wird durch die Porenweite und durch Wandladungen bestimmt. Der intrakapilläre Blutdruck (abzüglich des onkotischen Drucks im Plasma und des Drucks im Bowman-Kapsel-Raum) bestimmt den effektiven Filtrationsdruck. Die Filtrationsfraktion kann durch unabhängige Änderung von prä- und postglomeru-

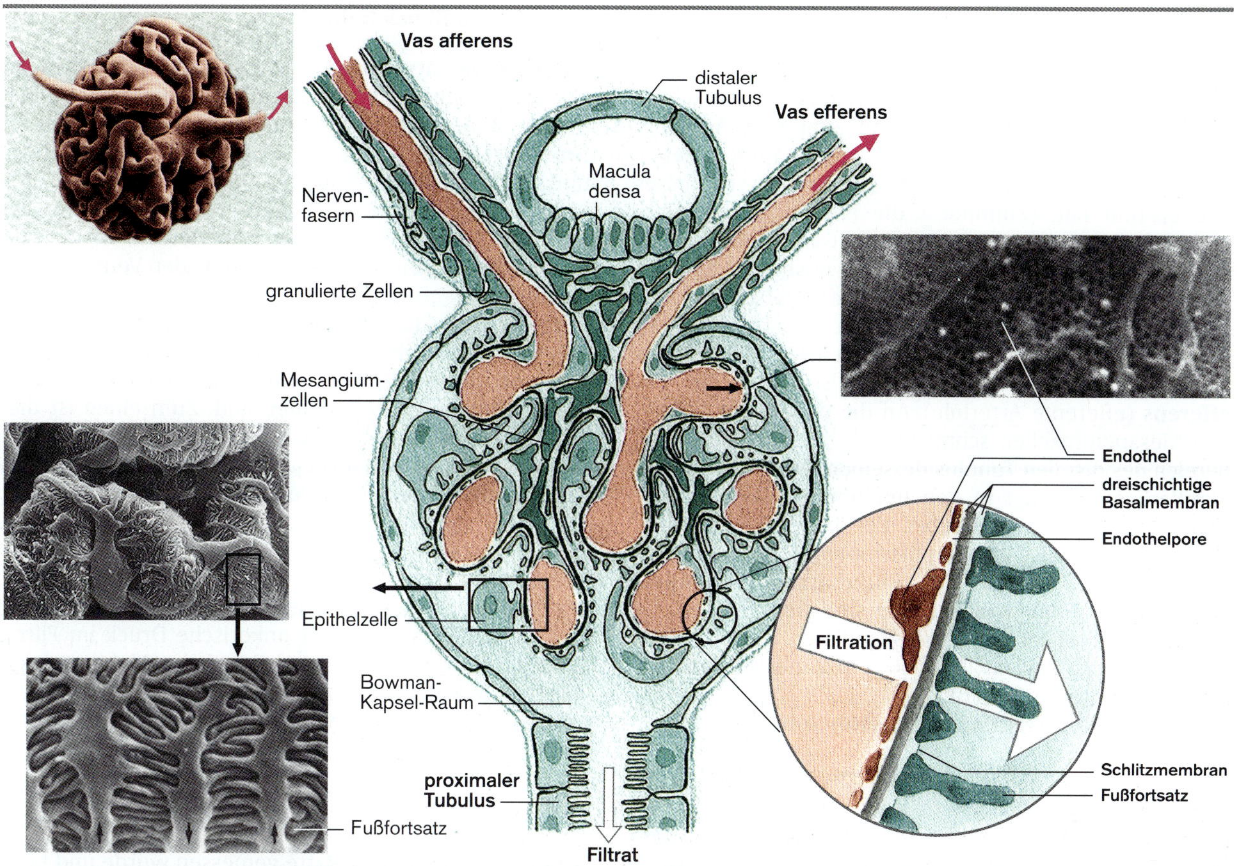

Abb. 12.**13** **Glomeruläres Filter und juxtaglomerulärer Apparat.** Das glomeruläre Filter besteht aus drei Schichten, dem gefensterten Kapillarendothel, der Basalmembran und dem harnseitigen Epithel mit Podozyten, zwischen deren Fußfortsätzen Schlitzmembranen mit kleinen Poren ausgespannt sind. Durch dieses Filter werden pro Glomerulus ca. 70 µl/d und in beiden Nieren zusammen 180 l/d abfiltriert (GFR). Zum juxtaglomerulären Apparat (JGA) gehören die reninhaltigen, sog. granulierten Zellen (in der Wand des Vas afferens), die Macula-densa-Zellen des zu diesem Glomerulus gehörigen distalen Tubulus und die extraglomerulären Mesangiumzellen (Polkissen). Der JGA bietet die Möglichkeit, die GFR der Zusammensetzung (NaCl!) des frühdistalen Tubulusharns anzupassen: tubuloglomerulärer Rückkopplungsmechanismus (nach 13 und 43; rasterelektronenmikroskopische Aufnahmen: W. Kriz).

lärem Widerstand variiert werden. Durch tubuloglomeruläre Rückkopplung wird die GFR des einzelnen Nephrons an seine NaCl-Resorptionsfähigkeit angepaßt. ‹‹

Von den Glomeruli beider Nieren werden pro Minute im Mittel 125 ml Primärharn abfiltriert (GFR). Bei einem durchschnittlichen renalen Plasmafluß (RPF; s.u.) von 620 ml/min heißt das, daß die **Filtrationsfraktion** (GFR/RPF, hier 125/620) **0,2** beträgt; im Glomerulus wird dem Blut also ein Fünftel seines Plasmawassers entzogen. Diese Filtrationsfraktion ist ca. 70mal größer als die in den Kapillaren anderer Organe (0,003; Kap. 8). Es sind drei Faktoren, die die GFR bestimmen:

- die (vergleichsweise hohe) Wasserdurchlässigkeit oder **hydraulische Leitfähigkeit** (k),
- die **Filterfläche** (F) und,
- als treibende Kraft, der mittlere **effektive Filtrationsdruck** ($\bar{P}_{eff}$), d.h. der nutzbare Druckunterschied zwischen dem Kapillarlumen und der Harnseite des Filters.

Aus dem Produkt dieser drei Größen errechnet sich die Einzelnephron-GFR, wobei k · F gewöhnlich als **Ultrafiltrationskoeffizient** K_f zusammengefaßt wird:

$$\text{Einzelnephron-GFR} = K_f \cdot \bar{P}_{eff} \approx 50\ \text{nl/min} \qquad (12.7)$$

Bei Betrachtung der GFR der ganzen Niere ist diese Größe natürlich mit der **Anzahl intakter Glomeruli** zu multiplizieren.

Mußte z.B. einem Patienten eine Niere entfernt werden (Nephrektomie), so sinkt die GFR zwar akut auf die Hälfte, doch kann er trotzdem mit nur einer Niere leben, da **Kompensationsmechanismen** in der verbliebenen Niere diesen Ausfall funktionell weitgehend wettmachen. Sinkt die GFR allerdings auf weniger als 10% ab, entsteht in kurzer Zeit eine lebensbedrohliche Urämie (S. 326).

Mit dem Wasser werden die darin **gelösten Stoffe** filtriert. Welche von ihnen ins Filtrat gelangen, hängt von ihrer Molekülgröße und, bei bestimmten Molekülen, von ihrer Ladung ab (s.u.).

Kapillarendothel, Basalmembran und Fußfortsätze bilden das Filter

Im engeren Sinn umfaßt der **Glomerulus** nur das Kapillarknäuel zwischen afferenter und efferenter Arteriole (Abb. 12.**13**). Zusammen mit der Bowman-Kapsel bildet er das Nierenkörperchen (Abb. 12.**3**), das einen Durchmesser von 0,2 mm hat. (Zumindest die Physiologen sind da meist etwas ungenau und nennen das Ganze Glomerulus; auch dieses Buch macht davon keine Ausnahme.) In der Abb. 12.**13** ist die Struktur des Glomerulus schematisch an einem Querschnitt gezeigt (nach 13). Die (parallel geschalteten) Kapillarschlingen haben als Zufluß das **Vas afferens** (afferente Arteriole) und als Abfluß das **Vas efferens** (efferente Arteriole). An die dazwischenliegenden Mesangiumzellen schmiegt sich der Macula-densa-Bereich des distalen Tubulus desselben Nephrons an. Das Kapillarkonvolut ragt in den Innenraum der Bowman-Kapsel hinein, wo gegenüber der proximale Tubulus beginnt (Abb. 12.**18**). Vom Kapillarlumen ist der Raum der Bowman-Kapsel durch eine **Filterbarriere mit drei Schichten** getrennt (Abb. 12.**13**). Es sind dies

- das **Endothel** der Glomeruluskapillaren, dessen Kontinuität durch **Poren** mit einem Durchmesser von 50–100 nm unterbrochen ist,
- die ihrerseits dreischichtige **Basalmembran** und schließlich
- das „viszerale“ Blatt des **Epithels der Bowman-Kapsel**.

Auch das „viszerale“ Blatt ist im Querschnitt diskontinuierlich, was dadurch zustande kommt, daß die Fußfortsätze der Epithelzellen **(Podozyten)** miteinander interdigitierend verzahnt sind und dabei Schlitze freilassen. Bei noch höherer Vergrößerung ist schließlich zu erkennen, daß die Schlitze weitgehend mit einer Schlitzmembran überbrückt sind und nur rund 4 × 14 nm weite Durchlässe besitzen.

Die Blutzellen werden schon von der ersten Schicht, dem Endothel, zurückgehalten. Da dessen Poren in vivo wahrscheinlich mit einer (negativ geladenen) Proteinschicht bedeckt sind, gilt dies auch für größere Proteine. Für die Filtrierbarkeit der Makromoleküle (Molekülmasse ca. 10–70 kDa) auch durch die nächsten beiden Schichten spielen nicht nur die Porenweite der Filterkomponenten, sondern auch deren elektrische Wandladungen eine Rolle (Abb. 12.**15**).

Für die **Reinigung des Filters** sorgen Mesangiumzellen und die Podozyten des Glomerulus, die in der Lage sind, großmolekulare Ablagerungen durch Phagozytose und anschließende lysosomale Verdauung zu entfernen. Kommt es allerdings pathologisch zu sehr massiven Ablagerungen (z. B. von Antigen-Antikörper-Komplexen), so proliferiert kompensatorisch das Mesangium. Wegen der beengten Platzverhältnisse hat das nun allerdings zur Folge, daß Kapillaren verdrängt werden und somit das Filtrat absinkt.

Ohne Druck kein Filtrat

Der **effektive Filtrationsdruck** ist die treibende Kraft der Filtration, wobei der Blutdruck in den Glomeruluskapillaren die wesentliche Komponente darstellt. Der **Filtrationsprozeß** selbst ist zwar ein **passiver Vorgang**, doch muß natürlich in die Aufrechterhaltung des treibenden Druckgradienten laufend Energie gesteckt werden. Das geschieht, fernab von der Niere, im Herzen, wo ATP für die blutdruckerzeugende Kontraktion der Ventrikel verbraucht wird.

Bis zu den Glomeruluskapillaren fällt der Blutdruck auf ca. 48 mmHg ab (P_{kap}; Abb. 12.**14 A**). Er kann allerdings nicht voll für die Filtration genutzt werden, da ihm zweierlei Drücke entgegengerichtet sind. Zum einen ist dies der Druck in der Bowman-Kapsel (P_{Bow}) von etwa 13 mmHg, so daß sich aus P_{kap} minus P_{Bow} eine **hydraulische Druckdifferenz (ΔP)** von 35 mmHg errechnet. Zum anderen können Plasmaproteine das Filter kaum passieren, so daß sie auf der Blutseite einen **kolloidosmotischen (onkotischen) Druck (π_{kap})** erzeugen, der ΔP entgegenwirkt. Im systemischen Plasma beträgt π_{kap} im Mittel etwa 25 mmHg. (Der onkotische Druck im Filtrat ist vernachlässigbar, da es praktisch keine Makromoleküle enthält; daher auch der Name Ultrafiltrat). Zusammengefaßt errechnet sich der initiale **effektive Filtrationsdruck (P_{eff})** also aus:

$$P_{eff} = P_{kap} - P_{Bow} - \pi_{kap} = 48 - 13 - 25 = \text{ca. } 10\ \text{mmHg} \qquad (12.8)$$

Dieser Wert, der an der Ratte gemessen wurde und beim Menschen nicht wesentlich verschieden sein dürfte, herrscht also am afferenten Ende der Glomeruluskapillare. Was sich nun entlang der Kapillare wesentlich ändert, ist nicht etwa P_{kap}, sondern π_{kap}, und zwar deswegen, weil dem Plasma während der Kapillarpassage ja durch die Filtration laufend Wasser entzogen wird. Dadurch **steigt** π_{kap} überlinear an (Abb. 32.**1**, S. 740) und erreicht bei 20 % Wasserentzug (Filtrationsfraktion) schließlich Werte um 35 mmHg, die P_{eff} nach obiger Gleichung auf 0 schrumpfen lassen (Abb. 12.**14 A**). Damit versiegt die Filtration. Wird dieser Punkt schon vor dem Ende der Glomeruluskapillare erreicht, begrenzt dieses **Filtrationsgleichgewicht** die Filtration (Abb. 12.**14 B**). Erhöht sich in diesem Fall die Nierendurchblutung, so verschiebt sich der Ort des Filtrationsgleichgewichts ans Ende der Kapillare, so daß jetzt mehr Filterfläche genutzt wird. Dies ist evtl. der Grund dafür, daß die GFR von der Nierendurchblutung abhängig ist.

Für eine normale GFR sind also nicht nur intakte Glomeruli (Filterfläche, hydraulische Leitfähigkeit, Anzahl), sondern auch

- ein normaler Kapillardruck P_{kap},
- ein normaler Proteingehalt und somit ein normaler onkotischer Druck des Plasmas (π_{kap}) sowie
- ein normaler Druck im Tubulus (P_{Bow}) vonnöten.

Änderungen der GFR können daher u. a. durch Variation dieser drei Drücke verursacht werden. So sinkt die GFR z. B. bei einem Abfall des mittleren systemischen Blutdrucks unter ca. 75 mmHg, etwa im Schock (P_{kap} sinkt), sowie bei einer pathologisch erhöhten Proteinkonzentra-

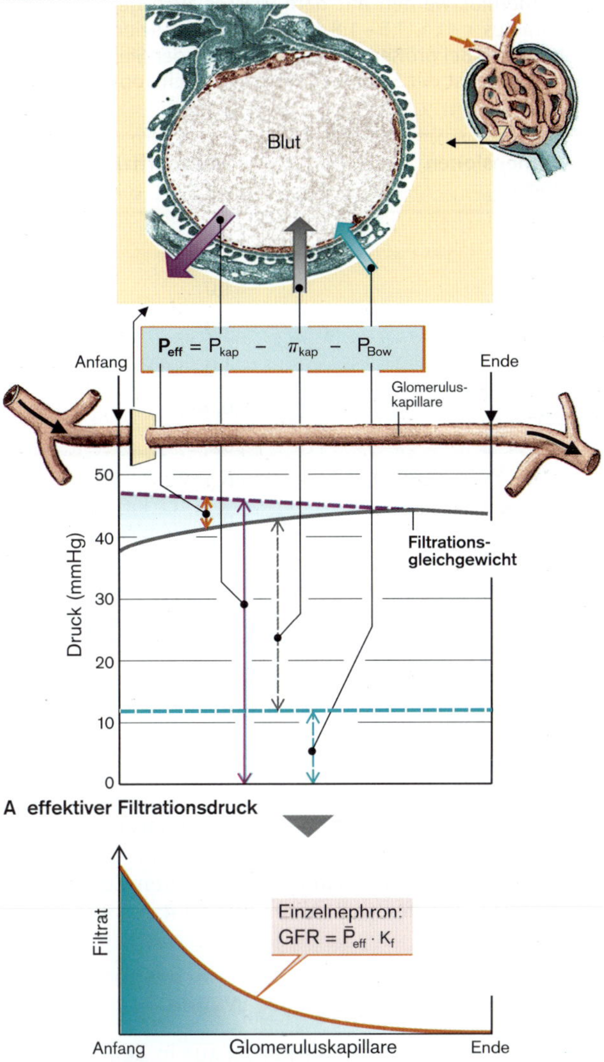

Abb. 12.**14** **Effektiver Filtrationsdruck (P_{eff}).** Er treibt das Filtrat durch das Filter (Abb. 12.13). P_{eff} beinhaltet den Kapillardruck P_{kap} abzüglich des onkotischen Drucks im Plasma (π_{kap}) und des Drucks auf der Harnseite (P_{Bow}). Da der hohe Wasserausstrom aus dem Plasma (Filtrationsfraktion = 0,2 = 20%) die Plasmaproteinkonzentration und damit π_{kap} entlang der Kapillare erhöht (Abb. 32.1, S. 740), wird P_{eff} immer kleiner, um evtl. sogar Null zu erreichen (Filtrationsgleichgewicht; **A**). Das Produkt aus mittlerem effektiven Filtrationsdruck $\bar{P}_{eff}$, Wasserdurchlässigkeit des Filters und seiner Fläche (zusammen K_f) ergibt schließlich die glomeruläre Filtrationsrate eines Glomerulus (**B**). Wird das Filtrationsgleichgewicht ans Ende der Kapillare verschoben, wie etwa bei einer erhöhten renalen Durchblutung, kann mehr Filterfläche genutzt werden, und die GFR steigt an (elektronenmikroskopische Aufnahme: W. Kriz).

tion im Plasma (z. B. beim multiplen Myelom; π_{kap} steigt) oder wenn ein Abflußhindernis im Harntrakt (z. B. ein Tumor oder ein Nierenstein) den Harn staut (P_{Bow} steigt). Umgekehrt wird die GFR erhöht, wenn P_{kap} ansteigt (z. B. bei einer Hypertonie mit Blutdruckwerten oberhalb des Autoregulationsbereichs; Abb. 12.**11**) oder wenn π_{kap} sinkt (z. B. bei einer Hypalbuminämie durch Unterernährung).

Die GFR ist aber auch unabhängig vom RPF variierbar und umgekehrt, d. h. auch die **Filtrationsfraktion** (GFR/RPF) kann geändert werden. Dies wird dadurch ermöglicht, daß die Weite der prä- und postglomerulären Widerstandsgefäße getrennt voneinander regelbar ist. Sinkt z. B. der präglomeruläre Strömungswiderstand ($R_{prä}$) um den gleichen Betrag, wie der postglomeruläre (R_{post}) ansteigt, so bleibt der Gesamtwiderstand ($R_{prä}$ + R_{post}) und daher auch RPF unverändert. P_{kap} hingegen ist wegen des kleineren $R_{prä}$ angestiegen, so daß sich die GFR (und gleichzeitig die Filtrationsfraktion) erhöht.

Eine hormonelle oder neuronale Steuerung dieser beiden Widerstände bietet also die Möglichkeit, die GFR unabhängig von der Nierendurchblutung (und umgekehrt) regulatorisch zu verändern. Vasopressorische Plasmakonzentrationen von **Angiotensin II** (S. 322) oder **Noradrenalin** z. B. senken den RPF sehr viel stärker als die GFR. Diese Mechanismen tragen bei verminderter Nierendurchblutung zur Aufrechterhaltung, d. h. zur **Autoregulation der GFR**, bei.

Wie oben bereits beschrieben, bietet der juxtaglomeruläre Apparat zusätzlich die Möglichkeit, die GFR-Regelung dem Ausmaß der NaCl-Resorption und damit der Salzausscheidung des einzelnen Tubulus unterzuordnen: **tubuloglomeruläre Rückkopplung**. Kommen an der Macula densa (Abb. 12.**13**) hohe NaCl-Mengen an, wird die zugehörige Einzelnephron-GFR gedrosselt. Dieser im einzelnen noch nicht geklärte Mechanismus hat auch bei einer Schädigung der proximalen Tubulusabschnitte eine wichtige gegenregulatorische Funktion. Proximal wird nämlich normalerweise der Großteil des filtrierten NaCl resorbiert. Ist der geschädigte Tubulus dazu nicht mehr in der Lage, würden bei unverminderter GFR große NaCl-Mengen verlorengehen, da die Resorptionskapazität des distalen Tubulus und des Sammelrohres damit völlig überfordert wäre. Die Reduktion der GFR mittels tubuloglomerulärer Rückkopplung verhindert also in diesem Fall einen sonst unvermeidlichen Salzverlust.

Das Filter als Barriere für Makromoleküle und Erythrozyten

Im Glomerulus entsteht ein **Ultrafiltrat**, das neben dem Lösungsmittel Wasser nur kleine Moleküle enthält (Tab. 12.**1**, S. 296). Frei filtriert werden nur Stoffe, deren Molekülradius kleiner als 1,6 – 1,8 nm ist, was einer Molekülmasse von 6 – 15 kDa entspricht. Inulin z. B., das auf S. 287 zur Bestimmung der GFR verwendet wurde, gehört mit rund 5 kDa noch zu dieser Gruppe. Für Globuline mit einem Radius von > 4,4 nm (> 80 kDa) ist das Filter normalerweise dicht, und das gleiche gilt natürlich auch für die noch viel größeren Erythrozyten. Stoffe, deren Molekülradius zwischen diesen Grenzen liegt, werden nur teilweise filtriert: Myoglobin (17 kDa) zu 75% und Albumin (69 kDa) nur noch zu ca. 0,03% (Siebkoeffizient = 0,75 bzw. < 0,001; Tab. 12.**1**). Schlecht filtrierbar sind auch kleinmolekulare Stoffe, wenn sie an Plasmaproteine gebunden sind. Ca^{2+} z. B. kann wegen seiner **Proteinbindung** im Plasma (ca. 40%) nur zu 60% filtriert werden. Viele Medikamente, z. B. die meisten Sulfonamide oder

Tabelle 12.**1** **Die Molekülgröße bestimmt die Filtrierbarkeit.** Im Glomerulus werden mit dem Wasser auch gelöste Stoffe abfiltriert (solvent drag). Frei filtrierbar sind solche mit einem Molekülradius r < ca. 1,5 – 1,8 nm. Ihr Siebkoeffizient, d. h. das Verhältnis ihrer Konzentration im Filtrat zu der im Plasmawasser, ist daher ca. 1. Bei größeren Molekülen sinkt der Siebkoeffizient zunehmend unter 1, um bei r > ca. 4,4 nm Null zu erreichen. Bei 1,8 < r < 4,4 nm ist der Siebkoeffizient zusätzlich von der Ladung des Moleküls abhängig (Abb. 12.15) (nach 50).

Substanz	Molekülmasse (Dalton)	Radius (nm)	Dimensionen (nm)	Siebkoeffizient
Wasser	18	0,10		1,0
Harnstoff	60	0,16		1,0
Glucose	180	0,36		1,0
Rohrzucker	342	0,44		1,0
Inulin	5 500	1,48		0,98
Myoglobin	17 000	1,95	5,4; 0,8	0,75
Eieralbumin	43 500	2,85	8,8; 2,2	0,22
Hämoglobin	68 000	3,25	5,4; 3,2	0,03
Serumalbumin	69 000	3,55	15,0; 3,6	< 0,001

das Herzglykosid Digitoxin, haben eine noch viel stärkere Proteinbindung, so daß sie renal nur sehr langsam ausgeschieden werden.

Aus Experimenten mit Ratten weiß man, daß Makromoleküle, die genauso groß sind wie (das negativ geladene) Albumin, immer dann stärker filtriert werden, wenn sie ungeladen, und noch stärker, wenn sie positiv geladen sind (22), d. h., die Durchlässigkeit des Filters für Makromoleküle mit einem Radius < 4,4 nm ist **ladungsabhängig** (Abb. 12.**15 A**). Grund dafür sind die fixen negativen Wandladungen im Filter (s. o.), für die anionische Glykosialoproteine verantwortlich sind. Sie finden sich in den beiden Außenschichten der Basalmembran sowie auf der Oberfläche der Podozytenfortsätze. Diese Tatsache ist auch pathophysiologisch wichtig, da eine Verminderung dieser Wandladungen die Filtration von Albumin steil ansteigen läßt (Abb. 12.**15 B**), so daß große Mengen dieses Plasmaproteins mit dem Urin verlorengehen: **Albuminurie**. Ein Beispiel ist die sog. *Minimal-change-Nephropathie*, bei der, wie der Name schon sagt, nicht die (morphologisch sichtbaren) mechanischen Eigenschaften des Filters, sondern seine Wandladungen verändert sind. Erhöht sich bei einer glomerulären Erkrankung hingegen die Porenweite des Filters, so werden auch große Globuline, ja u. U. sogar Erythrozyten mitfiltriert und über den Harn ausgeschieden.

12.5 Tubulus und Sammelrohr: der weite Weg vom Ultrafiltrat zum Endurin

Tubulus und Sammelrohr bestehen aus Epithelzellen, in deren luminaler und basolateraler Membran Pumpen, Carrier und Kanäle asymmetrisch eingebaut sind, was einen vektoriellen transzellulären Transport ermöglicht (Kap. 2 und 3). Die Na^+-K^+-ATPase in der basolateralen Membran senkt unter ATP-Verbrauch die intrazelluläre Na^+-Konzentration (primär-aktiver Transport) und verursacht durch K^+-Akkumulation und nachfolgende K^+-Auswärtsdiffusion ein Membranpotential (Kap. 4), so daß ein hoher elektrochemischer Na^+-Gradient entsteht (Abb. 12.**18/1 – 4**, S. 298), der die Triebkraft bildet für eine Na^+-Diffusion (via Na^+-Kanäle) oder für den sekundär-aktiven Transport anderer Stoffe (mittels Na^+-Symport- und Na^+-Antiportcarrier; Abb. 12.**18**). Passiver tubulärer Transport kann entlang chemischer oder elektrischer Gradienten auch durch die Schlußleisten zwischen den Zellen, d. h. parazellulär, ablaufen (z. B. Abb. 12.**19/3** u. **4;** S. 399).

Proximaler Tubulus: Massentransport durch nicht ganz dichte Wände

Blickt man von der Bowman-Kapsel aus in den Anfangsteil des proximalen Tubulus (Abb. 12.**16**), so fällt auf, daß seine Innenwand mit einem dichten **Bürstensaum** besetzt ist, d. h. mit fingerförmigen Ausstülpungen der Tubuluszellmembran. Durch diese Vergrößerung der luminalen Zelloberfläche auf etwa das 30- bis 60fache sowie dank ihrer Länge von 10 mm besitzen die proximalen Konvolute beider Nieren zusammengenommen eine luminale Membranfläche von 40 – 80 m². Diese gewaltige Fläche erlaubt es, in diesem Tubulusabschnitt sehr große Salz- und Wassermengen zu resorbieren (pro Tag ca. 900 g Kochsalz und 110 l Wasser!). Da transzellulär transportierte Stoffe ja auch die basolaterale Membran überwinden müssen, ist deren Oberfläche durch tiefe, mit den Nachbarzellen interdigitierende Faltenbildung ebenfalls enorm vergrößert: **basolaterale Einfaltungen** (Abb. 12.**17**).

Der „Brennstoff" für die Na^+-K^+-ATPase, das **ATP,** wird in den Mitochondrien (vor allem aus Fettsäuren) produziert, mit denen die proximale Tubuluszelle wegen ihrer großen Transportaufgaben besonders reichlich ausgestattet ist. Der enge Kontakt zwischen Mitochondrien und basolateraler Membran macht die Wege der ATP-Zufuhr vom Erzeuger zum Verbraucher extrem kurz (Abb. 12.**17**).

Die Wand des proximalen Tubulus ist wegen ihrer schmalen Schlußleisten ein sog. leckes Epithel (Kap. 3), so

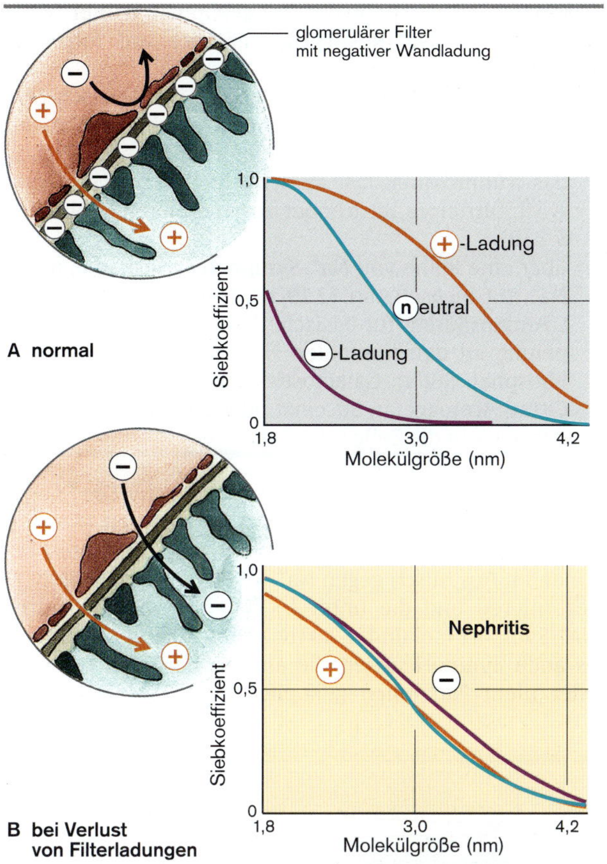

Abb. 12.**15** **Die Filterdurchlässigkeit ist ladungsabhängig.** Das gilt für Makromoleküle mit einem Molekülradius von ca. 1,8 nm < r < 4,4 nm (s. a. Tab. 12.1). Bei gleichem Radius werden Moleküle mit negativer Ladung wesentlich schlechter durchgelassen als neutrale oder gar solche mit positiver Ladung (**A**). Die Ursache dafür ist, daß auch die Schichten des glomerulären Filters Ladungen tragen. Gehen diese, wie bei glomerulären Entzündungsprozessen, verloren, erhöht sich die Filterdurchlässigkeit für anionische Makromoleküle (**B**), was zu einer vermehrten Filtration der negativ geladenen Plasmaproteine (Albumin!) und zu einer Proteinurie führt (nach 22).

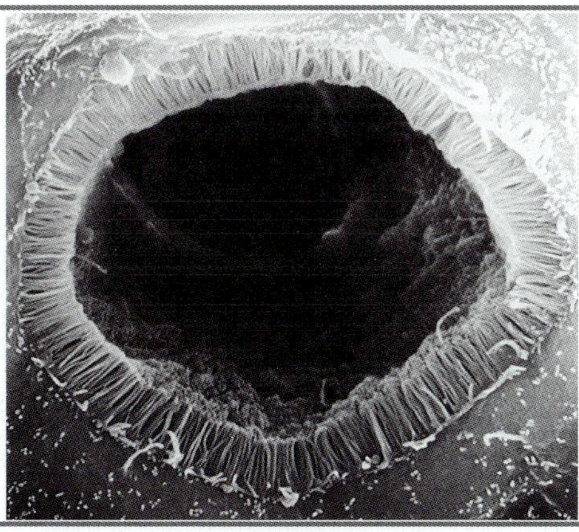

Abb. 12.**16** **Blick in den proximalen Tubulus.** In den Ecken des Bildes ist die Wand der Bowman-Kapsel zu sehen, an die das proximale Tubulusepithel mit seinem dichten Bürstensaum anschließt (rasterelektronenmikroskop. Aufnahme: W. Kriz).

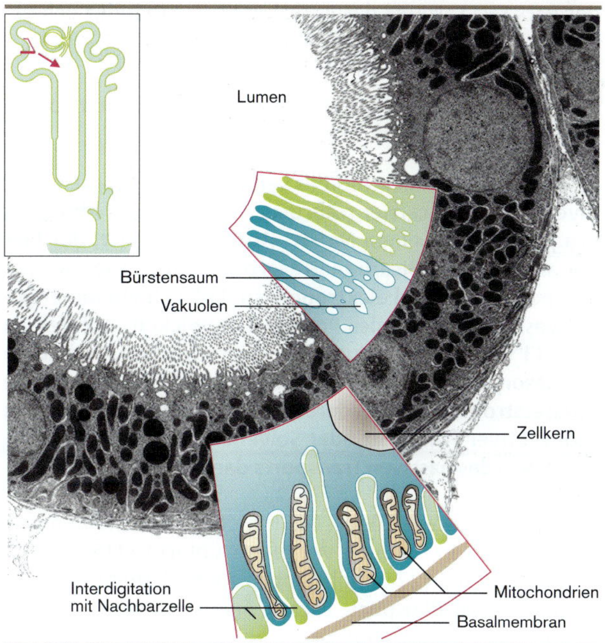

Abb. 12.**17** **Der proximale Tubulus,** insbesondere der Großteil des Konvoluts (Segment P1) besteht aus hohen, miteinander verzahnten Epithelzellen, die lumenseitig einen dichten Bürstensaum tragen und basalseitig tief eingefaltet sind (basales Labyrinth). Diese beidseitige Oberflächenvergrößerung (Faktor 30–60!) spiegelt die quantitativ hohen Transportaufgaben des proximalen Tubulus wider. In der Pars recta (Segment P2 und P3) sind diese Charakteristika weniger stark ausgeprägt. Die eng an die basalen Einfaltungen angeschmiegten Mitochondrien versorgen die Na^+-K^+-ATPase der basolateralen Membran auf kurzem Weg mit ATP (Foto: W. Kriz).

daß dort zwischen Lumen und peritubulärem Interstitium praktisch keine Tonizitätsunterschiede aufrechterhalten werden können und die Resorption von gelösten Stoffen zwangsläufig die Resorption von Wasser zur Folge hat. Dies ist die Ursache für die enge **Koppelung der Wasser- und Salzresorption** in diesem Nephronabschnitt. Aus dem gleichen Grund beträgt im proximalen Tubulus die transepitheliale Potentialdifferenz nur maximal ca. 2 mV. Gleichzeitig bedeutet dieses „Lecksein" des proximalen Tubulus, daß schon solch geringe transepitheliale elektrische Potentiale bzw. kleine (z. B. die kaum meßbaren osmotischen) Konzentrationsdifferenzen relativ große Stoffmengen parazellulär durch das Epithel treiben können. Auch dies stellt eine wesentliche Eigenschaft eines Massentransport-Epithels dar.

Nach seinen vielfachen Windungen **(Pars convoluta)** durch die Nierenrinde steigt der proximale Tubulus mit einer **Pars recta** in den äußeren Streifen des Nierenmarks ab (Abb. 12.**10**). Daß die Zellgröße, die Dichte und Höhe des Bürstensaums, die Tiefe der basolateralen Einfaltungen sowie die Mitochondriendichte entlang des proximalen Tubulus abnehmen, ist ein Zeichen dafür, daß die Transportaufgaben entlang des proximalen Tubulus quantitativ abnehmen. Man unterscheidet die (nicht scharf getrennten) Segmente P1 oder S1 (Großteil des Konvoluts) und P2 (S2; spätes Konvolut und erster Teil der Pars recta) sowie das ausschließlich medullär gelegene Segment P3 (S3; Rest der Pars recta).

Die erste Phase der proximalen Resorption: Na^+-Symport und Na^+-Antiport

» Im frühproximalen Tubulus verläßt Na^+ das Lumen über diverse Symportcarrier (Glucose, Aminosäuren, Phosphat u.a.) sowie über einen Na^+-H^+-Austauschcarrier, der hier vor allem für die Bicarbonatresorption sorgt. Die meisten Symportcarrier sind elektrogen, so daß sich ein lumennegatives transepitheliales Potential entwickelt, mit dessen Hilfe Cl^--Ionen parazellulär resorbiert werden. Der durch die Resorption jedweder Substanz ausgelöste osmotische Wasserstrom kann wiederum gelöste Stoffe mitreißen (konvektiver Transport oder Solvent drag), was eine weitere Form des passiven Transports darstellt. «

Das Ultrafiltrat enthält ca. 145 mmol/l Natriumionen und als begleitende Anionen vor allem Chlorid (115 mmol/l) und Bicarbonat (27 mmol/l), aber auch kleinere Konzentrationen von Phosphat, Lactat, Acetat, Citrat u.a. Dazu kommen je etwa 5 mmol/l Glucose und Aminosäuren sowie K^+, Ca^{2+} usw. Die Resorption fast aller genannten Stoffe ist in einer ersten, frühproximalen Phase der Resorption direkt an die des Na^+ gekoppelt. Frühproximal geschieht die **Na^+-Resorption** nämlich auf folgenden Wegen:

a) über einen (elektroneutralen) **Na^+/H^+-Austausch-(Antiport-)Carrier**, so daß für jedes resorbierte Na^+- ein H^+-Ion (sekundär-)aktiv sezerniert wird (Abb. 12.**18/5**), das frühproximal fast ausschließlich dazu verwendet wird, filtriertes Bicarbonat zu resorbieren (Abb. 12.**37** S. 319);
b) über eine Reihe von **Na^+-Symportcarriern,** die, neben Na^+, D-Glucose (Abb. 12.**19/1** u. **2**), neutrale oder saure L-Aminosäuren (für basische Aminosäuren ist die Koppelung an den luminalen Na^+-Transport umstritten), Phosphat, Sulfat, Galactose, Vitamin C, Lactat, Acetat, Citrat, Acetoacetat, Succinat oder andere Stoffe sekundär-aktiv in die Zelle schaffen.

Der Na^+-Einstrom in die Zelle ist dabei *passiv*. Die Energie des hohen elektrochemischen Na^+-Gradienten (Kap. 2 u. 3) wird also dazu benützt, die unter a) genannten H^+-Ionen im Austausch gegen Na^+-Ionen (sekundär-)aktiv zu sezernieren und die unter b) genannten Stoffe mittels Na^+-Symport (sekundär-)aktiv zu resorbieren. Dabei gibt es auch Symportcarrier, die an den Einstrom von zwei oder mehr Na^+-Ionen gekoppelt sind. Dadurch erhöht

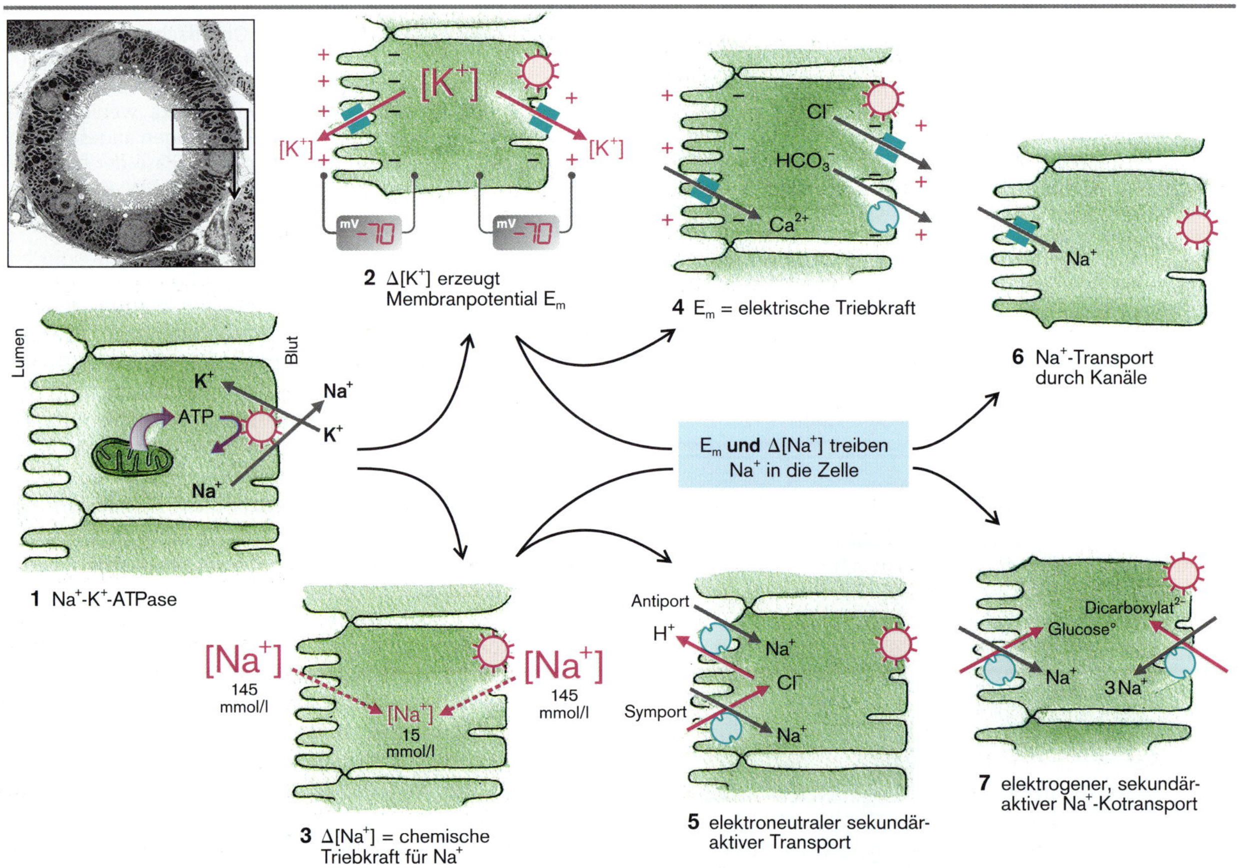

Abb. 12.**18 Triebkräfte des tubulären Transports.** Der primär-aktive Transport von Na^+ aus der Zelle und von K^+ in die Zelle (**1**) erzeugt chemische (**3**), elektrische (**2**) und osmotische Triebkräfte für fast alle anderen Transportmechanismen, ein Umstand, der die Effizienz der Na^+-K^+-ATPase und damit des ATP-Verbrauchs stark erhöht. Das Minuszeichen bei den mV-Werten in **2** heißt, daß das Zellinnere negativ ist (elektronenmikroskopische Aufnahme: W. Kriz).

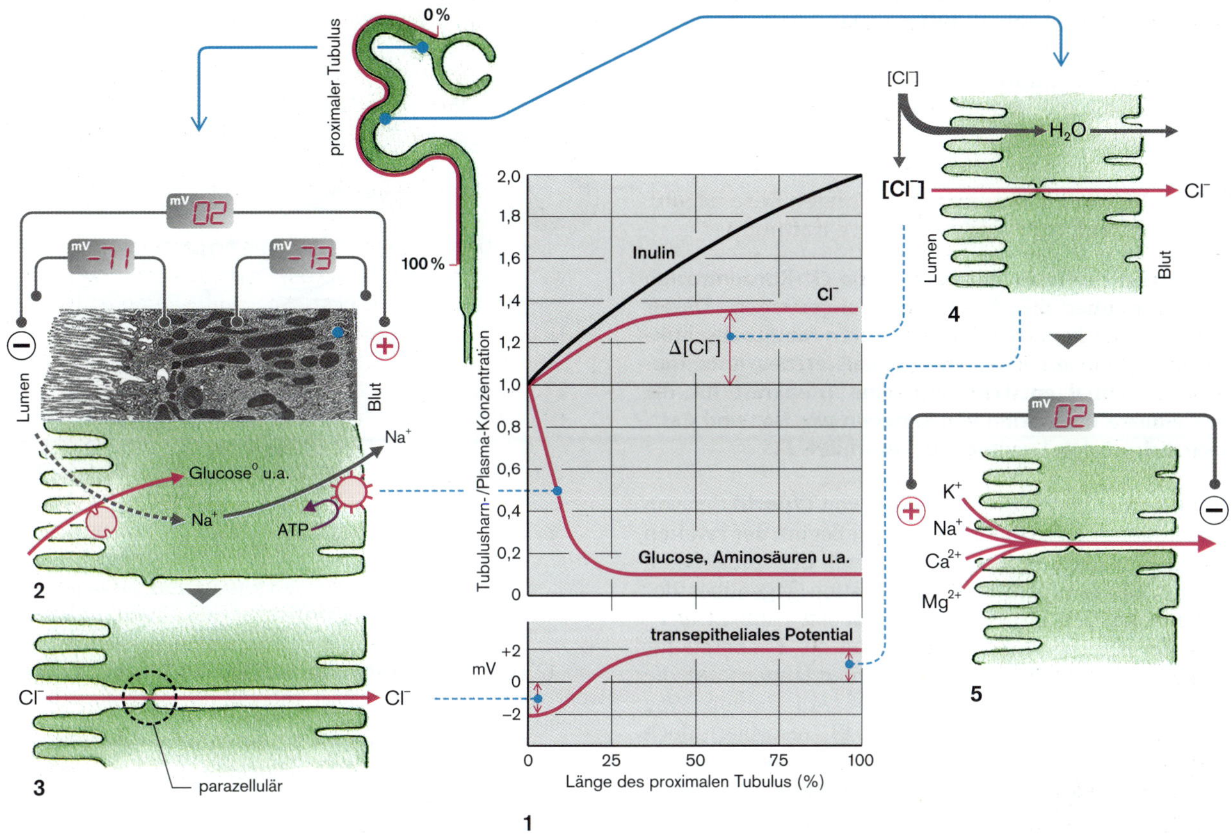

Abb. 12.**19** **Transepitheliales Potential und parazelluläre Resorption von Cl^-, Na^+, K^+, Ca^{2+} und Mg^{2+} entlang des proximalen Tubulus.** Frühproximal werden Glucose und Aminosäuren durch elektrogenen Na^+-Symport rasch resorbiert (**1**, **2**). Dabei wird die luminale Tubuluszellmembran depolarisiert, so daß ein lumennegatives transepitheliales Potential von 1–2 mV entsteht (**1**), das kleine Anionen wie Cl^- parazellulär aus dem Lumen treibt (**3**). Durch die frühproximale Resorption von Na^+, Glucose, HCO_3^- (Abb. 12.23, 12.31, 12.37) etc. baut sich ein osmotischer Gradient auf, der Wasser aus dem Lumen treibt (ersichtlich am Anstieg des TF/P-Werts für Inulin in **1**), so daß die luminale Konzentration von Stoffen wie Cl^-, die langsamer als Wasser resorbiert werden, über die des Plasmas ansteigt (**1**) und Cl^- nun mit einer chemischen Triebkraft ($\Delta[Cl^-]$) das Lumen verlassen kann: parazelluläre Diffusion durch die Schlußleisten (**4**). Mittel- bis spätproximal entsteht dadurch nun ein lumenpositives transepitheliales Diffusions-Potential (Potentialumkehr in **1**), das seinerseits für die parazelluläre Resorption von Kationen wie Na^+, K^+, Ca^{2+} und Mg^{2+} sorgt (**5**) (elektronenmikroskopische Aufnahme: W. Kriz).

sich die Triebkraft für die sekundär-aktiv transportierte Substanz, und zwar bei zwei Na^+-Ionen auf das Doppelte. Ein Beispiel dafür ist der in der Kaninchenniere gefundene, hochaffine luminale Glucosecarrier SGLT1 am Ende des proximalen Tubulus (P3-Segment). Wegen der Verdoppelung der Triebkraft (und auch wegen der hohen Affinität zu Glucose) kann dieser Carrier die luminale Glucosekonzentration auf wesentlich niedrigere Werte senken als dies der frühproximale, niedrigaffine SGLT2-Carrier vermag, der pro Glucosemolekül nur ein Na^+-Ion transportiert (s. a. S. 311).

Während es bei a) zum Austausch zweier positiver Ladungen kommt **(elektroneutraler Transport)**, werden bei b) in den meisten Fällen positive Ladungen (z. B. Na^+ + neutrale Glucose) in die Zelle geschleust. Ein solcher **elektrogener** oder **rheogener Transport** depolarisiert die luminale und, etwas weniger, die basolaterale Zellmembran und ruft durch diese elektrische Asymmetrie ein **lumennegatives transepitheliales Potential** hervor (1–2 mV; Abb. 12.**19/1**), das nun in der Folge einen Teil des filtrierten Chlorids auf parazellulärem Weg aus dem Lumen treibt (Abb. 12.**19/3**). Die Resorption all dieser im Filtrat gelösten Stoffe verursacht schließlich aus osmotischen Gründen die Resorption von Wasser (relativ leckes Epithel, s. o.), und dieser Wasserfluß reißt wiederum gelöste Stoffe mit: **konvektiver Transport** oder **Solvent drag.** Dies ist ein passiver Transportmechanismus, der dann zum Tragen kommt, wenn der Reflexionskoeffizient σ des betreffenden Stoffes kleiner als 1 ist. Für Na^+ und Harnstoff z. B. beträgt σ im proximalen Tubulus 0,68, so daß diese beiden Stoffe (ebenso wie einige andere) das Lumen auch per Solvent drag passiv verlassen können.

Die **Bilanz der frühproximalen Phase** lautet, daß mehr als 80% des Bicarbonats und mehr als 90% der Glucose und der meisten Aminosäuren sowie die Hauptmasse der anderen zusammen mit Na^+ transportierten Substanzen resorbiert worden sind. Die luminale Konzentration dieser Stoffe sinkt daher trotz der gleichzeitigen

Wasserresorption im ersten Drittel des proximalen Tubulus sehr stark ab (Abb. 12.**19/1** u. 12.**31,** S. 312). Auch ein Teil des Na^+ und des Cl^- hat das Lumen verlassen, doch ist dort die Konzentration von Na^+ praktisch unverändert geblieben und die von Cl^- sogar deutlich angestiegen (Abb. 12.**19/1**).

Die zweite Phase der proximalen Resorption: Chlorid, Natrium und andere Kationen

›› Im frühproximalen Tubulus war die Cl^--Konzentration im Lumen über die des Plasmas angestiegen. Dieser chemische Gradient treibt Cl^- in späteren Tubulusabschnitten parazellulär aus dem Lumen, so daß jetzt ein lumenpositives Potential entsteht, also eine Triebkraft für die parazelluläre Resorption von Kationen wie Na^+ und Ca^{2+}. Zusätzlich wird Na^+ weiter aktiv resorbiert. ‹‹

Frühproximal hinkte die Resorption von **Chlorid** der von Wasser hinterher, so daß sich bis zum Beginn der zweiten Phase, d. h. nach etwa einem Viertel des proximalen Tubulus, die luminale Cl^--Konzentration gegenüber der im peritubulären Interstitium erhöht hat (Abb. 12.**19/1**). Diese Konzentrationsdifferenz ist nun die Triebkraft für die parazelluläre Cl^--Diffusion von der Lumen- auf die Blutseite des Epithels (Abb. 12.**19/4**). Auf diesem Weg wird ein weiterer Teil des filtrierten Cl^- resorbiert, doch entwickelt sich jetzt, da Cl^- ja negativ geladen ist, ein **lumenpositives transepitheliales Potential** von bis zu 2 mV (Potentialumkehr; Abb. 12.**19/1**). Dieses treibt Na^+-Ionen aus dem Lumen, so daß es jetzt auch zu einer passiven parazellulären Resorption von Na^+, K^+, Mg^{2+} und Ca^{2+} kommt (Abb. 12.**19/5**).

Festzuhalten ist, daß die Triebkräfte für den parazellulären Transport durch die aktive Na^+-Resorption in der ersten und zweiten Phase aufgebaut werden. Die passiven Folgemechanismen erhöhen also die Anzahl der transportierten Na^+-Ionen pro verbrauchter ATP-Menge und damit die **Effizienz der Na^+-K^+-ATPase.** Während diese nämlich nur 3 mol Na^+/mol ATP durch die basolaterale Membran pumpen kann, erhöht sich dieses Verhältnis durch die passiven Folgemechanismen auf fast 10 mol Na^+/mol ATP.

Die passive Resorption von Cl^- und Na^+ in der zweiten Phase reicht allerdings nicht aus, um das „Klassenziel" des proximalen Konvoluts, die Resorption von ca. 60% des filtrierten Na^+ und gut die Hälfte des Cl^-, zu erreichen. Deshalb wird auch in der zweiten Phase **Na^+ aktiv resorbiert.**

Was jetzt allerdings fehlt, sind die bereits frühproximal resorbierten Partner für den luminalen Symport, und auch der Na^+/H^+-Austausch wird kaum mehr für die Titration von Bicarbonat gebraucht, da es ja großteils bereits stromaufwärts resorbiert worden ist. Als Mechanismen der **Na^+-Aufnahme aus dem Lumen** kommen nun in Frage:

1. **Na^+-Kanäle,**
2. **Na^+/H^+-Austausch** parallel mit einem carriervermittelten **Cl^-/OH^--Austausch,** wobei OH^- mit H^+ im Lumen zu Wasser reagieren und somit Na^+ und Cl^- äquimolar in die Zelle eintreten, und
3. ein **Na^+-Cl^--Symportcarrier.**

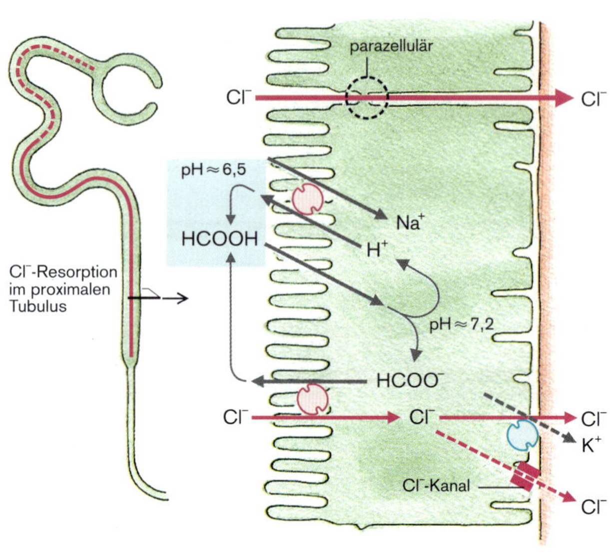

Abb. 12.**20** **Cl^--Resorption im proximalen Tubulus.** Cl^- wird wohl vorwiegend parazellulär (Abb. 12.19), aber auch transzellulär resorbiert. An der luminalen Membran wurde ein Carrier nachgewiesen, der Cl^- gegen Formiat$^-$ ($HCOO^-$) austauscht (19); außerdem ist die Zellmembran für Ameisensäure (HCOOH) gut durchlässig (nichtionische Diffusion). Unter Hinzunahme des Na^+/H^+-Austauschcarriers könnte Cl^- somit sekundär-aktiv in der Zelle akkumuliert werden. Dazu muß allerdings das Lumen saurer als die Zelle sein, damit das sezernierte $HCOO^-$ im Lumen zu HCOOH titriert werden kann. Erst nachdem frühproximal das filtrierte Bicarbonat resorbiert worden ist, sinkt der pH-Wert in mittleren und späten Teilen des proximalen Tubulus auf 6,4–6,6, so daß die formiatvermittelte Cl^--Aufnahme, deren quantitative Bedeutung noch unklar ist, auch erst hier zum Zuge käme. Basolateral könnte Cl^- die Zelle passiv über Cl^--Kanäle und einen K^+-Cl^--Symportcarrier verlassen.

Für alle drei Möglichkeiten gibt es experimentelle Hinweise, doch ist die quantitative Beteiligung der drei Prozesse ungeklärt.

Wie die Möglichkeiten (2) und (3) zeigen, kann Chlorid offenbar auch transzellulär transportiert werden. Für den Cl^--Eintritt in die Zelle wurden darüber hinaus zwei weitere Mechanismen gefunden, bei denen ein Recycling von Formiat (Abb. 12.**20**) bzw. die Sekretion von Oxalat involviert ist (19). Für den (passiven) Austritt von Cl^- an der basolateralen Zellseite kommen Cl^--Kanäle, ein K^+-Cl^--Kotransport (Abb. 12.**20**) und ein Cl^-/HCO_3^--Austausch in Frage.

Konzentrierung schafft Triebkräfte für passive Resorption

›› Durch die Wasserresorption erhöht sich die luminale Konzentration aller Filtratbestandteile, die langsamer als Wasser resorbiert werden. Harnstoff, Cl^- und Mg^{2+} gehören dazu. Für sie entsteht also eine chemische Triebkraft,

die die parazelluläre Resorption dieser Stoffe durch Diffusion ermöglicht. ‹‹

Für Inulin ist die Tubuluswand undurchlässig (S. 287). Aus dem Quotienten der Inulinkonzentration im Plasma zu der in der Tubulusflüssigkeit (P/TF_{In}) an irgendeiner Stelle des Nephrons läßt sich daher direkt die bis dorthin abgelaufene **fraktionelle Wasserresorption** ablesen. So hat die Analyse von (mit Mikropunktion gewonnener) Tubulusflüssigkeit am Ende des proximalen Konvoluts eine ca. 2,5fach höhere Konzentration als im Plasma ergeben (so daß sich ein P/TF_{In} von 1/2,5 = 0,4 errechnet), was heißt, daß dort nur noch 40% des Filtrats fließen und folglich bereits 60% des Wassers resorbiert sind.

Ähnlich wie oben für Cl^- besprochen, hat die Wasserresorption entlang des Tubulus zur Folge, daß sich die tubuläre Konzentration (TF) aller Filtratbestandteile, die nicht rasch aktiv resorbiert werden, im Vergleich zur Plasmakonzentration (P) laufend erhöht, d. h., ihr **TF-P-Quotient** steigt über 1 an. Entlang dieses Konzentrationsgefälles können solche Stoffe folglich das Lumen durch Diffusion dann verlassen, wenn das Epithel für sie permeabel ist. Neben **Chlorid** (Abb. 12.**19/1** u. **4**) und **Magnesium** gehört dazu auch der **Harnstoff,** von dessen filtrierter Menge im proximalen Tubulus etwa die Hälfte auf diesem Weg resorbiert wird (Abb. 12.**28,** S. 309).

Die Kapillarwand als letzte Hürde der Resorption

›› Für den Übertritt der resorbierten Flüssigkeit vom Interstitium ins Blut ist die Summe von interstitiellem Druck und onkotischem Druck (der postglomerulär erhöht ist) abzüglich des Drucks in den peritubulären Kapillaren die treibende Kraft. ‹‹

Die vorigen Abschnitte zeigen bereits, daß die **Wasserresorption** durch die Tubuluswand eine **Folge der Salzresorption** ist. Für den anschließenden Übertritt des Wassers vom basolateralen Interstitium in die peritubulären Kapillaren sind, wie an allen Kapillaren (S. 161 f.), die dort herrschenden Druckverhältnisse maßgebend. Schon der relativ hohe hydraulische **interstitielle Druck P_{int}** treibt das Resorbat ins Kapillarlumen; er entsteht dadurch, daß sich die resorbierten Stoffe im basolateralen Raum anhäufen, Wasser aus dem Lumen mit sich ziehen und so diesen Raum ausweiten. Das peritubuläre Kapillarblut hat – wegen des glomerulär abfiltrierten Wassers (Abb. 12.**14,** S. 295) – zudem einen stark **erhöhten onkotischen Druck π_{kap}**, was den Druckgradient in Richtung Kapillarlumen weiter erhöht (der interstitielle onkotische Druck soll hier einfachheitshalber vernachlässigt werden). Resorptionshemmend wirkt der hydraulische **Kapillardruck P_{kap}**, doch ist dieser bei der Passage des Vas efferens im Vergleich zum Glomerulus deutlich abgefallen. Summa summarum existiert also ein hoher effektiver Druck in Richtung Kapillarlumen.

Alle drei Drücke variieren mit der Filtrationsfraktion. Steigt sie, so erhöhen sich π_{kap} (erhöhter glomerulärer Wasserentzug) und P_{int} (vermehrtes Resorbat). Da eine vergrößerte Filtrationsfraktion meist durch eine Widerstandserhöhung im Vas efferens verursacht ist, sinkt außerdem P_{kap}. Jede dieser drei Druckänderungen erhöht also die Flüssigkeitsaufnahme ins Kapillarlumen und gleicht diese sozusagen automatisch an das vergrößerte Filtrat an. Diese Anpassung ist eine wichtige Komponente der **glomerulotubulären Balance,** d. h. einer konstanten fraktionellen Resorption bei wechselnder GFR. Ob diese Balance noch durch weitere, etwa humorale Signale gehalten wird, ist nicht eindeutig geklärt.

Proximale Sekretion als Ausscheidungsmechanismus

›› Der proximale Tubulus besitzt Carrier, die organische Säuren und Basen aktiv ins Tubuluslumen sezernieren. Damit kann eine weite Palette von Abfall-, Fremd- und Giftstoffen rasch ausgeschieden werden. Diese Sekretion kann so wirksam sein, daß die sezernierte Menge viermal so hoch wie die filtrierte ist (z. B. PAH). ‹‹

Zu den Aufgaben des proximalen Tubulus gehört auch die **Sekretion von organischen Anionen** (⇌ organischen Säuren). Dazu existieren drei Typen (65) von Carriern in der basolateralen Membran, die Salze organischer Säuren wie p-Aminohippurat (PAH; s. auch S. 290), $Urat^-$, $Oxalat^{2-}$, $Hippurat^-$ in der Tubuluszelle akkumulieren (Abb. 12.**21**), wobei der aktive Transport von PAH und anderen relativ hydrophoben Anionen über einen Antiportcarrier an den Ausstrom eines Dicarboxylat-Ions wie 2-Oxoglutarat gekoppelt ist. Letzteres stammt entweder aus dem mitochondrialen Stoffwechsel (Glutaminabbau; S. 320) oder wird über den $3\,Na^+$-$Dicarboxylat^{2-}$-Symportcarrier (51, 54) sekundär-aktiv in die Zelle geschafft. (In letzterem Fall ist die intrazelluläre Akkumulation von PAH also ein tertiär-aktiver Prozeß.) Passiv arbeitende Carrier in der Bürstensaummembran, über deren Eigenschaften noch wenig bekannt ist, entlassen diese Stoffe anschließend ins Lumen, so daß sie mit dem Harn ausgeschieden werden können. Auch **organische Kationen** (⇌ organische Basen), z. B. eine Reihe von pflanzlichen Alkaloiden wie Atropin und Morphin oder der körpereigene Stoff Histamin, werden im proximalen Tubulus sezerniert, wobei der aktive Transportschritt in diesem Fall in der luminalen Membran lokalisiert ist, wo ein Antiportcarrier die organischen Kationen gegen H^+-Ionen austauscht. Die Triebkraft dafür ist der H^+-Gradient über die luminale Membran, der vom Na^+/H^+-Antiporter und von der H^+-ATPase aufrechterhalten wird (Abb. 12.**21**, s. auch S. 318 f.).

Diese Sekretionsmechanismen beschleunigen (im Vergleich zu Stoffen, die nur filtriert werden, wie etwa Harnstoff) die Ausscheidung sehr stark, da sich zur filtrierten Menge ja die (oft wesentlich größere) sezernierte Menge hinzuaddiert. Viele Abfall-, Fremd- und Giftstoffe müssen im **Entgiftungsstoffwechsel** von Leber und Niere erst metabolisch aufgearbeitet werden (**Koppelung** an Glucuronat, Glutathion, Sulfat sowie N-Azetylierung u. a.), ehe sie von den Sekretionscarriern als Substrate akzeptiert werden (S. 323 f.).

Die rasche sekretorische Ausscheidung ist allerdings bei Medikamenten, z. B. *Penicillin,* meist nicht erwünscht. Die gleichzeitige Gabe eines kompetitiven Hemmers des sezernierenden Carriers, z. B. *Probenecid,* kann hier die zu rasche Ausscheidung verhindern. Für Medikamente hin-

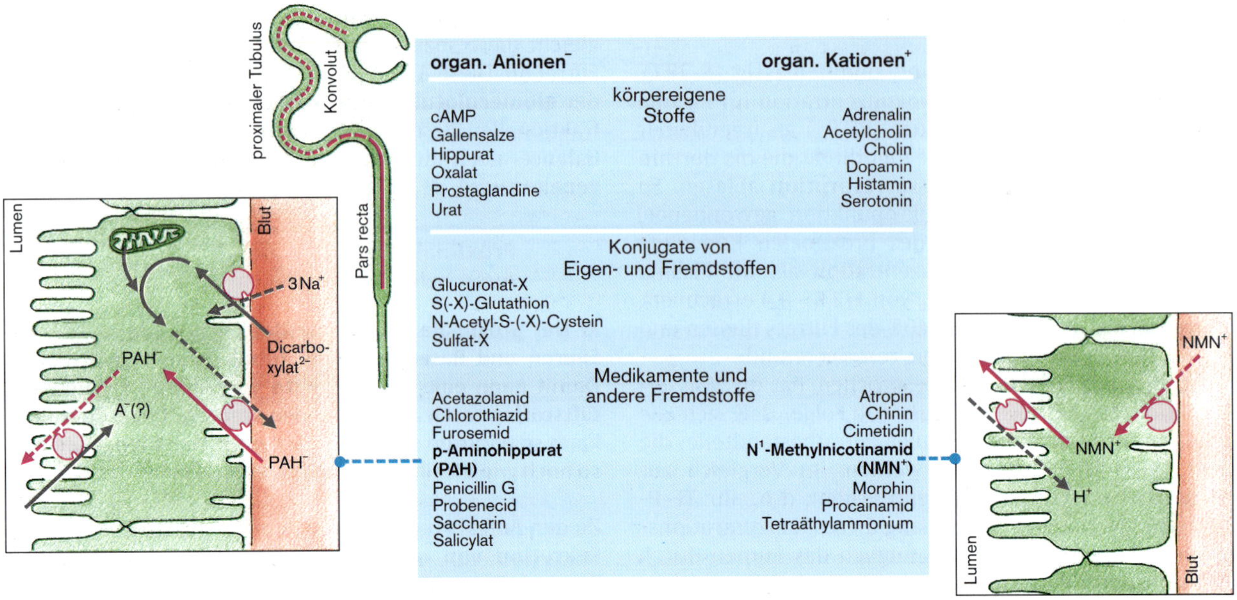

Abb. 12.**21** **Proximal-tubuläre Sekretion organischer Anionen und Kationen.** Sie dient der raschen Ausscheidung von körpereigenen Substanzen und von Fremdstoffen. Ein Teil davon (X) muß, um von den Sekretionscarriern akzeptiert zu werden, zuvor in Leber und Niere durch Konjugation mit Sulfat, Glucuronat oder Glutathion aufbereitet werden (z. B. Abb. 12.44). Über die Sekretion der Modellsubstanzen PAH^- und NMN^+ ist am meisten bekannt: PAH wird basolateral im Austausch gegen $Dicarboxylate^{2-}$ in die Zelle geschafft. Dieser PAH-Transport ist „tertiär"-aktiv, wenn die Dicarboxylate dort ihrerseits sekundär-aktiv (Na^+-Symport) akkumuliert werden. Meist stammen sie jedoch aus dem Zellstoffwechsel (2-Oxoglutarat). Der luminale PAH-Austritt ist passiv. NMN^+ hingegen wird luminal aktiv im Austausch gegen H^+-Ionen aus der Zelle geschafft, wobei der dazu nötige H^+-Gradient von der primär- oder sekundär-aktiven H^+-Sekretion herrührt (Abb. 12.36). Beim NMN^+ ist es die Aufnahme in die Zelle, die passiv ist.

gegen, die, wie die Diuretika *Furosemid* oder *Amilorid,* im distalen Nephron vom Lumen her wirken sollen, ist ihre proximale Sekretion sehr vorteilhaft, weil sie dadurch trotz niedriger Dosierung (wenig systemische, unerwünschte Nebenwirkungen!) am Wirkort hochkonzentriert ankommen.

Auch **Kreatinin** wird schwach sezerniert. Bei halbwegs normaler GFR spielt die sezernierte gegenüber der filtrierten Menge prozentual keine nennenswerte Rolle. Bei sehr niedriger GFR (fortgeschrittene Niereninsuffizienz) wächst allerdings die relative Bedeutung dieser Sekretion, so daß dann die GFR mit der Kreatinin-Clearance überschätzt wird (S. 288).

Resorption in der Henle-Schleife

›› In der Henle-Schleife werden ca. ein Viertel des filtrierten Wassers (vor allem im absteigenden Schleifenschenkel) und ein Drittel des filtrierten NaCl resorbiert, und zwar vor allem im dicken aufsteigenden Teil der Schleife, dessen Wand relativ wasserdicht ist und dessen luminale Membran einen Na^+-K^+-2 Cl^--Symportcarrier besitzt, der durch Schleifendiuretika wie Furosemid gehemmt werden kann. In Kooperation mit der basolateralen Na^+-Pumpe resorbiert dieser Carrier aktiv NaCl, so daß der Tubulusharn hypoton, das Interstitium dagegen hyperton wird. Das lumenpositive transepitheliale Potential sorgt für die parazelluläre Resorption von Na^+, K^+, Ca^{2+} und Mg^{2+}. ‹‹

Die Hauptaufgabe der Henle-Schleife, die haarnadelförmig von der Rinde ins Mark und wieder zurück zieht, ist die **Etablierung osmotischer Gradienten;** sie sind die **Voraussetzung für die Konzentrierung des Urins,** eine gemeinsame Leistung von Henle-Schleife, Sammelrohr und Vasa recta. Im nächsten Abschnitt dieses Kapitels wird davon eingehend die Rede sein. Hier soll nur kurz betrachtet werden, was sich am Tubulusharn zwischen Beginn („spätproximal") und Ende („frühdistal") der Henle-Schleife ändert:

- Der Quotient P/TF_{In} (S. 301) ist auf etwa 0,14 abgesunken, d h., frühdistal kommen nur noch rund 14 % des filtrierten **Wassers** an (endproximal waren es noch etwa 40 %).
- die Konzentration von **Natrium** und **Chlorid** ist frühdistal fast auf die halbe Plasmakonzentration abgesunken ($TF/P_{Na} = 0,6$). Berücksichtigt man die Wasserresorption bis zu diesem Punkt, so läßt sich errechnen (TF/P_{Na} mal $P/TF_{In} = 0,6 \cdot 0,14 = 0,08$), daß frühdistal nur noch 8 % der filtrierten Na^+-Menge ankommen, während es spätproximal noch rund 40 % waren.
- Auch die **Osmolalität** des Urins ist von den isosmolalen Werten des spätproximalen Tubulus (290 mosm/kg H_2O) frühdistal auf rund 70 – 150 mosm/kg H_2O gesunken.

Diese Zahlen zeigen, daß die Henle-Schleife rund ein Viertel der filtrierten Menge an Wasser, ca. ein Drittel des

Natriums und Chlorids resorbiert und einen **hypotonen Tubulusharn** in Richtung distales Konvolut entläßt (daher auch der Name „Verdünnungssegment" für diesen Tubulusabschnitt). Neben den bereits besprochenen Resorptionsmechanismen im proximalen Tubulus (Pars recta) ist an diesen Resorptionsleistungen ein Symportcarrier in der luminalen Membran der dicken, aufsteigenden Schleife beteiligt, der gleichzeitig 1 Na^+, 1 K^+ und 2 Cl^- transportiert, wobei es wieder die Na^+-K^+-ATPase ist, die den treibenden Na^+-Gradienten aufrechterhält (Abb. 12.**24/1**; S. 305). Cl^- wird so sekundär-aktiv in der Zelle akkumuliert und verläßt diese basolateral durch Cl^--Kanäle (Abb. 12.**24/2**). Medikamentös gehemmt werden kann der luminale Na^+-K^+-2 Cl^--Carrier durch die nach dem Wirkort benannten **Schleifendiuretika** (S. 310). Statt K^+ kann dieser Carrier auch NH_4^+-Ionen resorbieren (S. 320).

Wichtig ist, daß diese NaCl-Resorption in erster Linie durch den von ihr geschaffenen NaCl-Gradienten von ca. 200 mmol/l limitiert ist (Abb. 12.**27**, unten; S. 308), so daß bei einem höheren Harnstrom (und unverändertem Gradienten) mehr resorbiert wird. Diese **Harnstromabhängigkeit der Na^+-Resorption** gilt für den gesamten distalen Tubulus ebenso wie für das Sammelrohr. Ein Absinken der NaCl- und Wasserresorption in stromaufwärts gelegenen Tubulusteilen erhöht den Harnstrom in distaleren Abschnitten und wird daher dort durch eine vermehrte Resorption zumindest teilweise wettgemacht.

Das von beiden Seiten in die Zelle geschaffte K^+ (Symporter bzw. Na^+-K^+-ATPase) verläßt die Zelle wieder über ebenfalls beidseitig lokalisierte K^+-Kanäle (19). Während aber die K^+-Diffusion basolateral durch die dortige Cl^--Auswärtsdiffusion (s. o.) elektrisch neutralisiert wird, gibt es in der luminalen Membran keine Cl^--Kanäle, so daß die ins Lumen diffundierenden K^+-Ionen (**K^+-Recycling**) eine Hyperpolarisierung der luminalen Membran und damit ein **lumenpositives transepitheliales Potential** verursachen. Dieses treibt nun **Na^+, K^+, Ca^{2+} und Mg^{2+} passiv** durch die Schlußleisten, die in diesem Tubulusteil besonders für Kationen durchlässig sind (Abb. 12.**24/3**; S. 305) (27,29).

Distal wird über die Zusammensetzung des Endurins entschieden

›› Hormone und andere Signale passen die Wasser- und NaCl-Resorption in distalem Konvolut, Verbindungsstück und Sammelrohr an den Bedarf an. In Anwesenheit von Adiuretin wird der Harn im distalen Konvolut isoton und im Sammelrohr hyperton. Dabei werden weiterhin Na^+ und Cl^- resorbiert und als wichtigste Osmolalitätskomponente zunehmend durch den aus dem Mark herangeführten Harnstoff ersetzt. In die Zellen des distalen Konvoluts gelangt NaCl über einen Na^+-Cl^--Symportcarrier, in die Hauptzellen von Verbindungsstück und Sammelrohr durch einen Na^+-Kanal. Letzteres erzeugt ein lumennegatives transepitheliales Potential, mit dessen Hilfe parazellulär Cl^- resorbiert werden kann. Im Sammelrohr kann NaCl gegen einen chemischen Gradienten resorbiert werden, so daß die NaCl-Konzentration im Endharn bei Bedarf auf wenige mmol/l absinken kann. ‹‹

An die Henle-Schleife schließt sich die Pars convoluta des **distalen Tubulus** an, der über ein **Verbindungsstück** in das **Sammelrohr** mündet. Dieses beginnt als kortikales Sammelrohr, in das etwa 10 Tubuli einmünden, und zieht als medulläres Sammelrohr durchs Nierenmark. Auf diesem Weg treten die Sammelrohre zu immer dickeren Röhren zusammen, so daß schließlich an der Papille der Harn von gut einer Million Nephrone in rund 350 papillären Sammelrohren das Nierenbecken erreicht.

Im distalen Konvolut, im Verbindungsstück und im Sammelrohr wird weiter Wasser und NaCl resorbiert (Abb. 12.**22** u. 12.**23**), doch steht dieser Transport jetzt unter strenger **hormonaler Kontrolle: Adiuretin (ADH)** erhöht die Resorption von Wasser, **Aldosteron** die Resorption von Na^+ und die Sekretion von K^+, und **Atriopeptin** (atrialer natriuretischer Faktor, ANF) vermindert, vor allem im medullären Sammelrohr, die Na^+-Resorption. Darüber hinaus können hier je nach Bedarf H^+- oder HCO_3-Ionen sezerniert werden (Abb. 12.**36**; S. 317).

Die Schlußleisten des distalen Konvoluts sind mehrfach gestaffelt, so daß es sich hier um ein relativ **dichtes Epithel** handelt (Kap. 3). In den Verbindungsstücken tauchen erstmalig sog. **Schalt-** oder **Zwischenzellen** (intercalated cells) auf, die in den Epithelverband der **Hauptzellen** (principal cells) einzeln eingestreut sind (Abb. 12.**35**, S. 316, u. Abb. 12.**10 F**, S. 290). Die Schaltzellen finden sich auch im kortikalen und frühmedullären Sammelrohr. Sie haben zwei Funktionszustände (Abb. 12.**36**, S. 317): Entweder ragen sie mit einer großflächigen, mikrovillibesetzten luminalen Zellseite in das Lumen vor (**Funktionstyp A**), oder die luminale Zellmembran ist kleinflächig retrahiert (**Funktionstyp B**). Typ A sezerniert H^+-Ionen, während Typ B HCO_3^- sezerniert. Die „Umschaltung" von A nach B beinhaltet also u. a. einen „seitenverkehrten" Einbau der Transportproteine für H^+- bzw. HCO_3^--Ionen. Dies zeigt, daß die Regelung der distal-tubulären Transporteigenschaften sogar einen morphologisch sichtbaren Umbau der Epithelzellen einschließen kann.

Der Harn, der ins distale Konvolut eintritt, ist hypoton (Abb. 12.**27**). In Anwesenheit von ADH ist die Wand dort wasserdurchlässig, so daß so lange **Wasser** resorbiert wird, bis sich die Harntonizität an die des plasmaisotonen Interstitiums der Nierenrinde angeglichen hat. Da jetzt ein wachsender Anteil der luminalen Osmolalität vom Harnstoff bestritten wird (Abb. 12.**25** u. 12.**28**), sinken die tubulären Konzentrationen von Na^+ und Cl^- (infolge ihrer Resorption) stark ab. Ähnliches gilt für das Verbindungsstück sowie das kortikale und das frühe medulläre Sammelrohr.

Im distalen Konvolut wird **NaCl** höchstwahrscheinlich über einen (K^+-unabhängigen) luminalen Na^+-Cl^--Symportcarrier resorbiert, wobei es wieder die Na^+-K^+-ATPase ist, die den Na^+-Gradienten über die luminale Membran aufrechterhält (Abb. 12.**18/5**, S. 298) (28). Im Verbindungsstück sowie im gesamten Sammelrohr wird Na^+ von den Hauptzellen resorbiert, die in ihrer luminalen Membran einen amiloridempfindlichen (S. 310) und durch **Aldosteron** steuerbaren Na^+-Kanal besitzen (Abb. 12.**18/6**, S. 298) (49). Da die Schlußleisten des Sammelrohrs für Kationen relativ dicht sind, depolarisiert das in die Zelle einströmende Na^+ die luminale Membran. Die

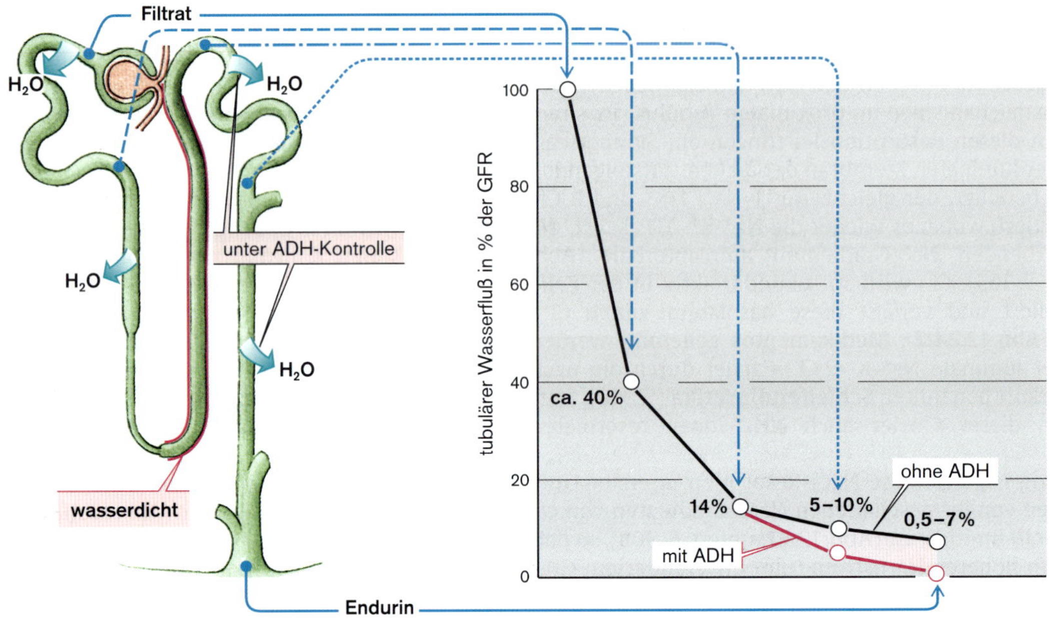

Abb. 12.**22** **Wasserresorption:** Sie ist am Ende der Henle-Schleife zu ca. 86% abgeschlossen. Distales Konvolut und Sammelrohr stehen unter der Kontrolle von ADH, in dessen Anwesenheit (bei Wassermangel) bis auf wenige Bruchteile eines Prozents auch der Rest des filtrierten Wassers resorbiert wird (Antidiurese). Bei Wasserüberfluß (keine ADH-Ausschüttung) kann die fraktionelle Wasserausscheidung andererseits 7% und mehr betragen (Wasserdiurese).

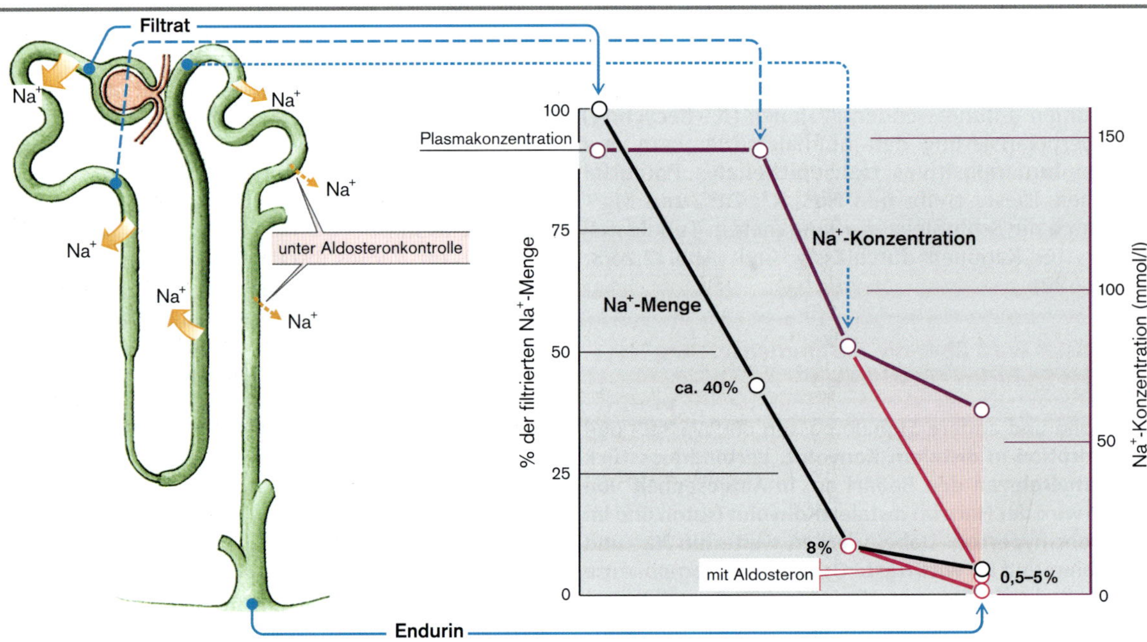

Abb. 12.**23** **Die Na^+-Resorption** ist Aufgabe des ganzen Nephrons und des Sammelrohrs, wobei dieses und der spätdistale Tubulus unter der Kontrolle von Aldosteron stehen, das die Na^+-Resorption erhöht; somit kann die fraktionelle Na^+-Ausscheidung zwischen ca. 0,5 und 5% variieren. Während die proximal-tubuläre Na^+-Konzentration nicht von der im Plasma abweicht, wird ab der Henle-Schleife ein zunehmender Teil der luminalen Osmolalität durch Harnstoff ersetzt (Abb. 12.25 u. 12.28), so daß die Na^+-Konzentration im Harn bei Na^+-Mangel auf wenige Prozent der Plasmakonzentration absinken kann.

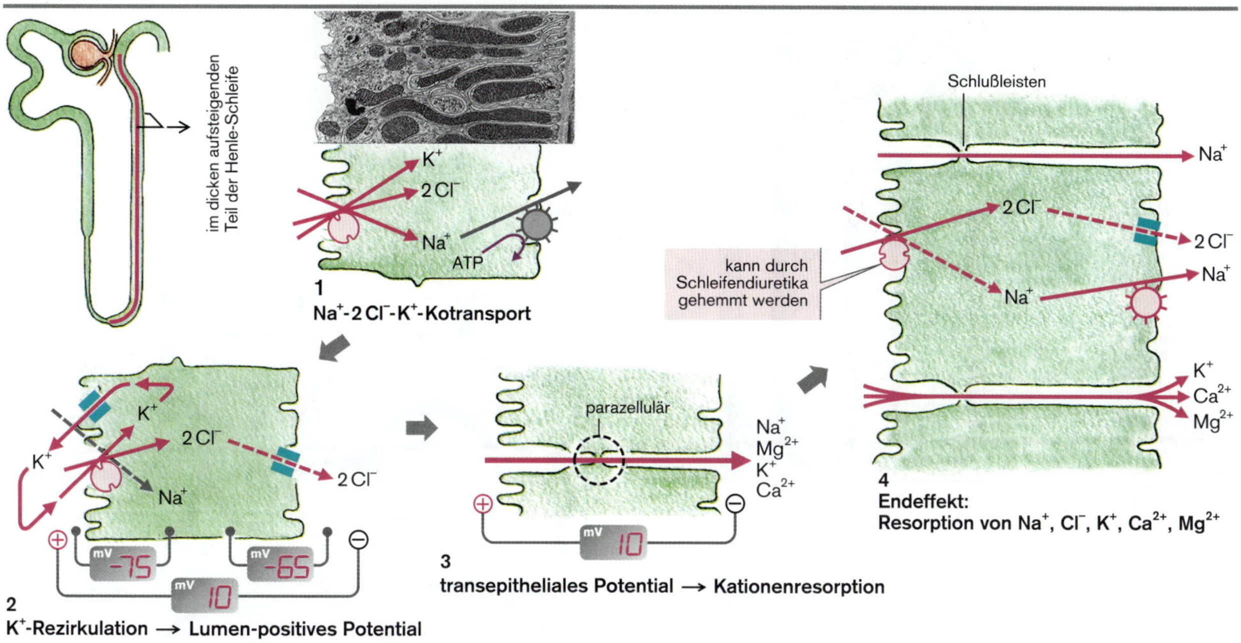

Abb. 12.**24** **Die Resorption im dicken aufsteigenden Teil der Henle-Schleife** ist durch eine hohe Na^+-Pumpaktivität gekennzeichnet (dichtgepackte, ATP-liefernde Mitochondrien, s. Foto). Lumenseitig wird der Na^+-Gradient zur sekundär-aktiven, elektroneutralen Aufnahme von Cl^- und K^+ genutzt (**1**). Durch Kanäle diffundiert K^+ zurück ins Lumen (Rezirkulation), Cl^- hingegen auf die Blutseite (**2**). Die Diffusion von K^+ hyperpolarisiert dabei die luminale Membran, und die von Cl^- depolarisiert die basolaterale Membran, so daß ein hohes, lumenpositives transepitheliales Potential entsteht (**2**), entlang dessen nun Na^+, K^+, Ca^{2+} und Mg^{2+} durch die kationenpermeablen Schlußleisten resorbiert werden können (**3**). Im Endeffekt wird hier also aktiv NaCl resorbiert, dem Kationen (inkl. Na^+) passiv folgen (**4**); der transmembranale K^+-Transport durch Kanäle und mittels Na^+-K^+-ATPase ist hier der Übersichtlichkeit wegen nicht mit eingezeichnet. Für Wasser ist dieses Tubulussegment weitgehend dicht, so daß der aktive NaCl-Transport einen transepithelialen osmotischen Gradienten schafft (Abb. 12.27) (elektronenmikroskopische Aufnahme: W. Kriz).

Folge ist ein **lumennegatives transzelluläres Potential**, das (a) den **Ausstrom von K^+ ins Lumen** fördert (S. 316 f.) und (b) eine Triebkraft für die (hauptsächlich transzelluläre) **Cl^--Resorption** darstellt. Im Gegensatz zum distalen Tubulus ist also der Na^+-Transport durch die luminale Membran der Sammelrohrhauptzellen elektrogen und daher vom Membranpotential getrieben. Folglich ist hier ein ins Zellinnere gerichteter chemischer Na^+-Gradient für die Resorption nicht nur unnötig, sondern die luminale Na^+-Konzentration kann sogar unter die in der Zelle herrschenden Werte (10 – 30 mmol/l) abgesenkt werden. Damit können im Harn extrem niedrige Na^+-Konzentrationen erreicht werden, bei Na^+-Mangel bis herab auf wenige mmol/l.

Weitgehend unabhängig von der Na^+-Resorption kann im distalen Konvolut und vor allem im Sammelrohr die Resorption von **Wasser** geregelt werden. Soll sie, wie etwa bei Wassermangel, erhöht sein, „öffnet" **Adiuretin** Wasserkanäle in der Epithelwand (S. 342). Im späten distalen Konvolut, im Verbindungsstück und im frühen Sammelrohr werden von den dortigen Schaltzellen (Typ A) außerdem **H^+-Ionen sezerniert** (s. o.), was für die Säureausscheidung eine wichtige Rolle spielt (S. 275 u. 318).

12.6 Harnkonzentrierung und Diurese

» Je nach Wasseraufnahme können die Nieren 0,3 – 20 % der GFR ausscheiden, also etwa 0,35 ml/min (Antidiurese; Urinosmolalität ca. 1300 mosm/kg H_2O) bis maximal 25 ml/min (Wasserdiurese; 50 mosm/kg H_2O). Voraussetzungen für die Urinkonzentrierung sind

- **ein kortikomedullärer osmotischer Gradient, dessen Motor der NaCl-Transport im dicken aufsteigenden Teil der Henle-Schleife (DATHS) ist und der durch Gegenstrom-Multiplikation aufrechterhalten wird;**
- **eine Blutversorgung im Gegenstrom (Gegenstromaustausch in den Vasa recta);**
- **eine Rezirkulation von Harnstoff: Sammelrohr → DATHS → distales Konvolut → DATHS;**
- **eine (durch ADH verursachte) Wasserdurchlässigkeit des Sammelrohrs.**

Ohne ADH sind distales Konvolut und Sammelrohr wasserdicht, so daß der am Ende des DATHS bereits hypotone Urin durch NaCl-Resorption noch hypotoner wird: Wasserdiurese. Eine osmotische Diurese wird durch Nichtresorption filtrierter Stoffe ausgelöst, während Diuretika die Na^+-Resorption in unterschiedlichen Tubulusabschnitten hemmen. «

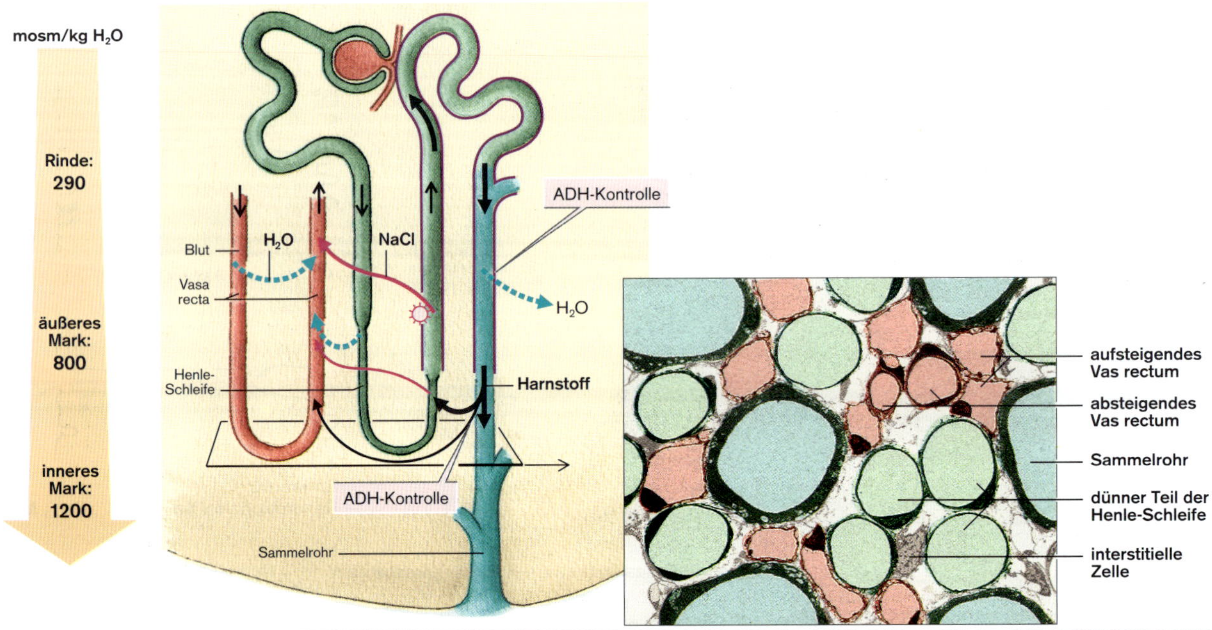

Abb. 12.**25** Das **Nierenmark** wird von fünf eng benachbarten Strukturen durchzogen, die in kortikomedullärer Richtung zueinander parallel verlaufen: ab- und aufsteigender Teil der Henle-Schleife, ab- und aufsteigende Vasa recta sowie das Sammelrohr. Aktiver NaCl-Transport (Abb. 12.24), Harnfluß im Gegenstrom (Abb. 12.27) in der Henle-Schleife sowie das Kreisen des Harnstoffs im Nierenmark sorgen für einen kortikomedullären osmotischen Gradienten (290 → ca. 1200 mosm/kg H_2O) im Interstitium, der die treibende Kraft für die Wasserresorption aus der Henle-Schleife und aus dem Sammelrohr darstellt. Da ab der Henle-Schleife NaCl im Lumen zunehmend durch rezirkulierenden Harnstoff ersetzt wird (Abb. 12.28), kann im Nierenmark prozentual mehr NaCl als Wasser resorbiert werden (Foto: W. Kriz).

Die Niere ist für die **Bilanzierung des Wasserhaushalts** verantwortlich (Kap. 13). Bei hoher Wasseraufnahme wird ein großes Volumen hellen Harns (maximales Harnzeitvolumen = 25 ml/min = 20% der GFR) mit geringer Osmolalität (minimal ca. 50 mosm/kg H_2O) ausgeschieden (zum Begriff Osmolalität s. S. 738). Bei Wassermangel kann die Osmolalität des (nun dunklen) Urins auf rund 1300 mosm/kg H_2O ansteigen. Da pro Tag etwa 600 mosm harnpflichtige Substanzen (Harnstoff u. a.) ausgeschieden werden müssen, genügt dazu also ein minimales Harnzeitvolumen von ca. 0,35 ml/min oder 0,5 l/d, was nur etwa 0,3% der GFR entspricht. Wie Harn einmal konzentriert und einmal verdünnt wird, ist Thema der nachfolgenden Abschnitte.

Der Gegenstromtrick

Warum kühlt ein Vogel nicht aus, wenn er auf dem Eis steht? Weil in seinen Beinen das Blut in den Venen in entgegengesetzter Richtung zu den eng benachbarten Arterien fließt, so daß das in den Füßen abgekühlte venöse Blut auf jeder Ebene wieder vom arteriellen Blut aufgewärmt wird. Gleichzeitig kühlt das Arterienblut Schritt für Schritt ab und hat an der Fußsohle nur noch wenige °C. In diesem **Gegenstrom-Austauschsystem** entsteht also auf jeder Ebene ein Wärmekurzschluß zwischen Arterie und Vene (Abb. 12.**26C**).

Mit den langgestreckten arteriellen und venösen **Vasa recta** besitzt auch das Nierenmark ein Gegenstrom-Austauschsystem, doch wird es in Richtung Schleifenscheitel natürlich nicht kälter, sondern es steigt die Osmolalität kontinuierlich an, und zwar von 290 mosm/kg H_2O in der Rinde bis auf ca. 1300 mosm/kg H_2O in der Papillenspitze. Dieser **kortikomedulläre osmotische Gradient** entzieht dem papillenwärts fließenden arteriellen Blut zunehmend Wasser, welches gleich wieder in das von der Papille kommende, hyperosmolale Blut der venösen Gefäße aufgenommen wird (Abb. 12.**25** u. 12.**26D**). Ein Großteil des Wassers kehrt also sozusagen schon im äußeren Markbereich wieder um, so daß die Konzentration der meisten gelösten Stoffe im Gefäßlumen papillenwärts laufend ansteigt. Mit diesem Gegenstromaustausch wird die notwendige Durchblutung erreicht, ohne daß der für die Harnkonzentrierung wichtige osmotische Gradient im Nierenmark ausgewaschen wird. Wie dieser Gradient entsteht, zeigt der nächste Abschnitt.

Der Motor im dicken Schleifenende

Auch der Harn in der Henle-Schleife fließt im Gegenstrom von der Rinde zum Mark und wieder zurück (Abb. 12.**10**, S. 290). Die dabei unterwegs ablaufende **aktive NaCl-Resorption** im dicken aufsteigenden Schleifenschenkel (Abb. 12.**24/4** und S. 302 f.) ist der „Motor" des Konzentrierungsmechanismus. Der ganze aufsteigende Schleifenschenkel ist außerdem weitgehend **wasserdicht**. Das hinausgepumpte NaCl hinterläßt daher nicht nur einen verdünnten Schleifenurin (S. 302), sondern erhöht jenseits der Epithelwand die Osmolalität des Interstitiums, so daß jetzt aus dem dünnen absteigenden

Schleifenschenkel, der (im Gegensatz zum aufsteigenden Schenkel) sehr gut wasserdurchlässig ist, osmotisch Wasser abgezogen werden kann (Abb. 12.**25**). Dieser Effekt wird dadurch vervielfacht, daß der Tubulusharn im absteigenden Schenkel an einem zunehmend hypertoneren Interstitium und im aufsteigenden Schenkel an einem solchen mit abnehmender Osmolalität vorbeifließt, d. h., es kann Schritt für Schritt weiter Wasser resorbiert bzw. NaCl nachgepumpt werden. Diese Kombination von Gegenstrom und einzelnem Pumpeffekt wird **Gegenstrom-Multiplikation** genannt (Abb. 12.**27**). Sie treibt indirekt auch die passiven Transportvorgänge bei der Harnkonzentrierung an (66).

Auch der dünne aufsteigende Schleifenschenkel (den nur juxtamedulläre Nephrone besitzen) ist praktisch wasserdicht. Hier findet zwar kein aktiver NaCl-Transport statt, doch ist dieser Nephronabschnitt sehr gut durchlässig für NaCl. Wegen des Wasserentzugs entlang des absteigenden Schenkels ist die NaCl-Konzentration am Schleifenscheitel außerdem sehr hoch, so daß im anschließenden aufsteigenden dünnen Schleifenteil **passiv NaCl resorbiert** werden kann. Wie gleich anschließend zu sehen sein wird, tritt hier zwar **Harnstoff** ins Lumen über, doch ist diese Harnstoffaufnahme geringer als die NaCl-Abgabe, so daß der Harn der juxtamedullären Nephrone bereits in diesem Schleifenabschnitt (relativ zur Umgebung) durch rein passiven Transport verdünnt wird. Hier wird also bereits Vorarbeit geleistet für die „aktive Verdünnung" im dicken aufsteigenden Schleifenteil (s. o.).

Recycling von Harnstoff spart Kochsalz

Bis zum Ende des proximalen Tubulus wird etwa die Hälfte des filtrierten Harnstoffs resorbiert (Abb. 12.**28**). Da die anschließende Henle-Schleife in das harnstoffreiche Interstitium des Nierenmarks eintaucht (s. u.), kann Harnstoff von dort ins Lumen der dünnen Schleifenteile diffundieren. Im weiteren Verlauf sind der gesamte distale Tubulus sowie das kortikale und äußere medulläre Sammelrohr praktisch undurchlässig für Harnstoff, so daß er durch die dort ablaufende Wasserresorption (Abb. 12.**22**, S. 304) sehr stark konzentriert wird. Er löst dabei sogar NaCl als wichtigste Osmolalitätskomponente des Harns ab. Erst die Wände des papillären Sammelrohrs sind (in Gegenwart von ADH) wieder für Harnstoff durchlässig (Harnstoff-Carrier), der nun entlang seines hohen chemischen Gradienten ins Interstitium des inneren Marks ausströmt (Abb. 12.**25**). Im Endeffekt **kreist** also der Harnstoff von der Henle-Schleife über den distalen Tubulus und das Sammelrohr zum papillären Interstitium. Dort (wo es im Gegensatz zum dicken aufsteigenden Teil der Henle-Schleife ja keine aktive NaCl-Resorption gibt) dient Harnstoff der Harnkonzentrierung, bevor er letztendlich als harnpflichtige Substanz ausgeschieden wird (Abb. 12.**28**).

Da der Harnstoff auch im medullären Interstitium wesentlich zur Gesamtosmolalität beiträgt, kann dort die NaCl-Konzentration relativ niedrig gehalten werden, was, wie oben erwähnt, die passive NaCl-Resorption im inneren Mark ermöglicht.

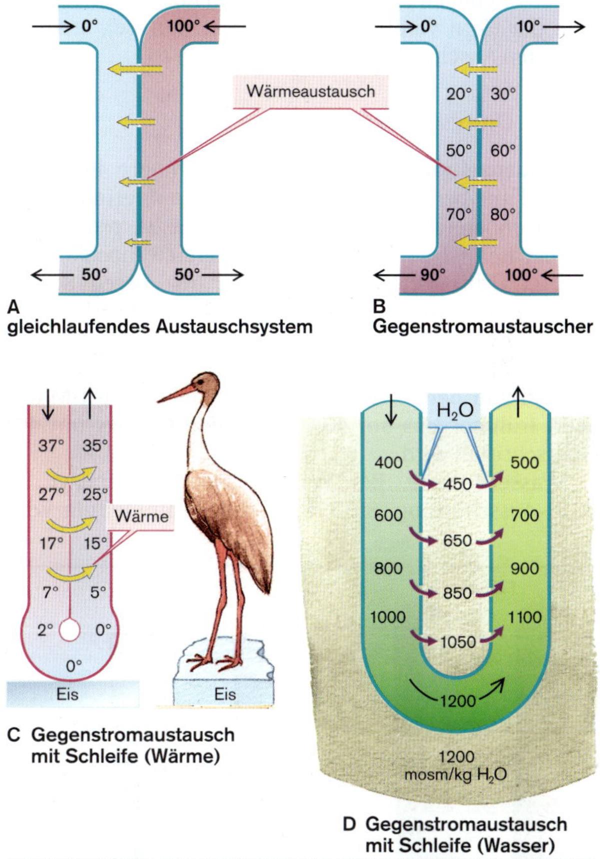

Abb. 12.**26** **Gegenstromsysteme** erhöhen die Effizienz von Austauschprozessen (vergleiche Wärmeaustausch in **B** mit dem in **A**). Der arteriovenöse Wärmeaustausch im Gegenstrom einer Schleife erlaubt es, die Temperatur der Körperschale unter die des Körperkerns abzusenken (S. 379), so daß z. B. Vögel auf Eis stehen können (**C**), ohne daß ihr Körperkern abkühlt. In der Niere versorgen die Gegenstromschleifen der Vasa recta das Nierenmark mit Blut, ohne daß dadurch der kortikomedulläre osmotische Gradient ausgewaschen wird (Wasser„kurzschluß" durch Gegenstromaustausch; **D**) (nach 58). Auch in der Henle-Schleife findet eine Art Gegenstromaustausch statt, doch befindet sich in ihrem aufsteigenden dicken Teil gleichzeitig der „Motor" des osmotischen Ungleichgewichts: Gegenstrom-Multiplikation (Abb. 12.27).

Konzentriert wird im Sammelrohr

Der im letzten Abschnitt der Henle-Schleife verdünnte Urin wird (in Anwesenheit von ADH, s. u.) im distalen Konvolut wieder isoton. Er erreicht schließlich das Sammelrohr, in dem er nun erneut von der Rinde in Richtung Papille fließt. Was auf diesem Weg passiert, hängt ebenfalls von der Plasmakonzentration von **ADH** ab. Ist sie hoch, wie bei Wassermangel, werden **Wasserkanäle** in die Sammelrohrwand eingebaut, die einen osmotischen Wasserausstrom ermöglichen (S. 342). Der Harn kann damit auf seinem Weg zur Papille laufend an die immer höher werdende Osmolalität des Interstitiums angepaßt werden und erreicht schließlich hochkonzentriert (maximal ca. 1300 mosm/kg H_2O) das Nierenbecken. Unter diesen Bedingungen wird also Wasser im Körper konserviert. Wie der Harn verdünnt wird (Wasserdiurese), steht im nächsten Abschnitt.

Diurese und Diuretika

Das **Harnzeitvolumen** beträgt bei Männern im Mittel 1,35 l/d und bei Frauen 1,15 l/d, wobei ein interindividueller Streubereich von ca. 0,5 bis ca. 2,0 l pro Tag zu beobachten ist. Werte im unteren Bereich (hochkonzentrierter Urin) werden **Antidiurese**, im oberen Bereich **Diurese** genannt. Bei Harnmengen über 2 l/d spricht man von Polyurie, bei weniger als 0,5 bzw. 0,1 l/d von Oligurie bzw. Anurie. Außerdem existiert eine ausgeprägte Tagesperiodik, in deren Verlauf der individuelle 24-h-Mittelwert frühmorgens um 40% unter- und mittags um 40% überschritten wird.

Wasserdiurese. Bei Wasserüberschuß versiegt die ADH-Ausschüttung (S. 305 f.), und das Sammelrohr wird, ebenso wie das distale Konvolut, undurchlässig für Wasser (und Harnstoff). Damit bleibt der Harn so hypoton, wie er die Henle-Schleife verläßt, ja er wird durch die aktive NaCl-Resorption im distalen Konvolut und im Sammelrohr noch hypotoner (minimal ca. 50 mosm/kg H_2O). Diese **Urinverdünnung** macht also die Ausscheidung großer Wassermengen möglich, ohne daß gleichzeitig NaCl oder andere Stoffe verlorengehen. Bei der Wasserdiurese spricht man auch von der **Ausscheidung „freien" Wassers**. Damit ist die Wassermenge gemeint, die einem Urin entzogen werden könnte, bis er die gleiche Osmolalität wie das Plasma (P_{osm} = 290 mosm/kg H_2O) annimmt. Der relative Anteil freien Wassers am Urinvolumen errechnet sich aus $1-(U_{osm}/P_{osm})$, wobei U_{osm} die Urinosmolalität ist. Beträgt letztere z. B. 145 mosm/kg H_2O, so macht der Anteil freien Wassers 0,5 oder 50% aus.

Pathologisch tritt eine Wasserdiurese (erworben oder hereditär) als **Diabetes insipidus** dann auf, wenn selbst

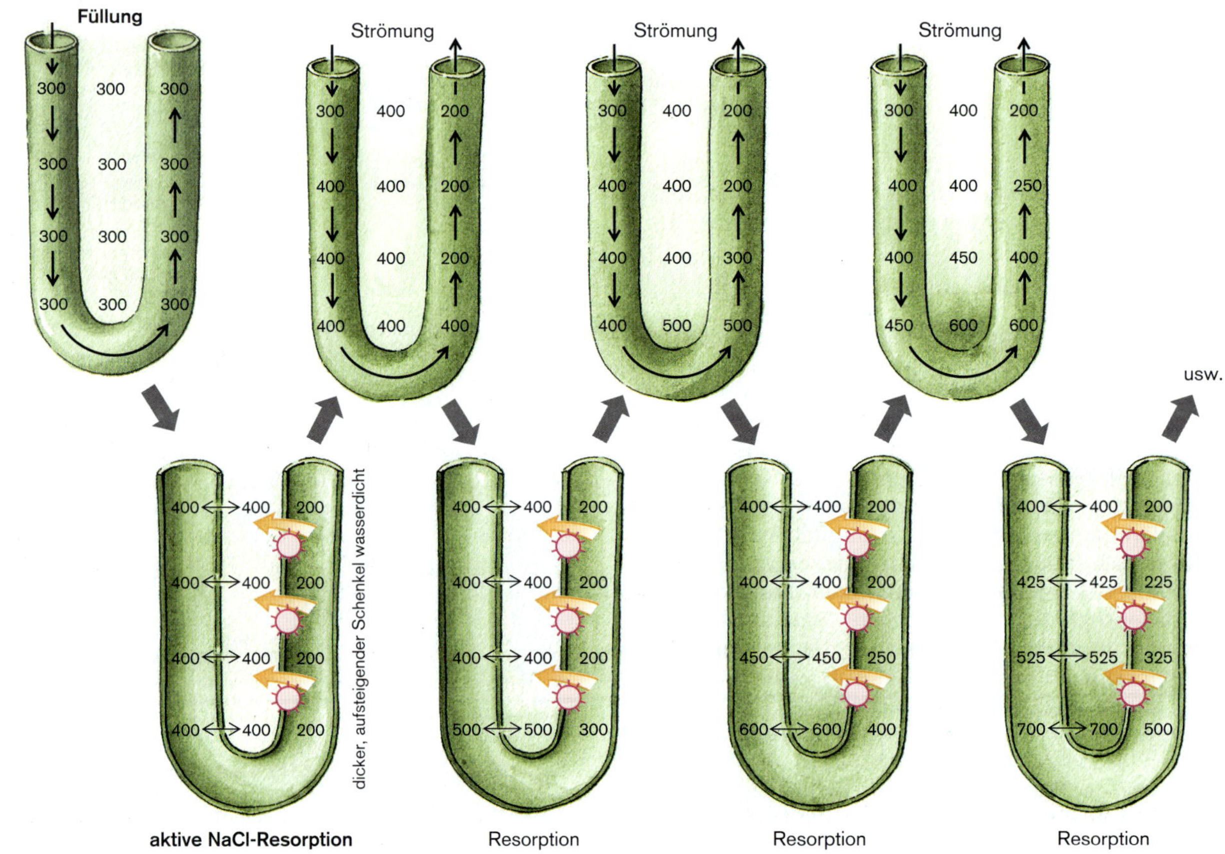

Abb. 12.**27** **Schema der Gegenstrom-Multiplikation in der Henle-Schleife.** In der Henle-Schleife fließt der Harn von der Nierenrinde ins Mark und parallel dazu wieder zurück. Aus dem (dicken) aufsteigenden Teil (hier rechts) wird aktiv NaCl resorbiert (Abb. 12.24), dem Wasser nicht folgen kann (weitgehend wasserdichtes Epithel). Der aktive NaCl-Transport (untere Reihe) senkt daher die luminale und erhöht gleichzeitig die interstitielle Osmolalität; er erzeugt dabei an jeder Stelle des aufsteigenden Schleifenschenkels einen maximalen osmotischen Gradienten (hier 200 mosm/kg H_2O). Der absteigende Schleifenschenkel hingegen steht mit dem Interstitium an jeder Stelle osmotisch im Gleichgewicht (waagrechte, schwarze Pfeile). In Kombination mit der axialen Strömung (obere Reihe), die hier der Übersichtlichkeit halber als zeitlich getrennter Schritt eingezeichnet ist, resultiert ein in kortikomedullärer Richtung zunehmend hyperosmolales Interstitium, die entscheidende Voraussetzung für die Harnkonzentrierung. Die damit verbundene Wasserresorption findet (in Anwesenheit von ADH) allerdings erst im Sammelrohr statt, das in seinem kortikomedullären Verlauf ja von dem zunehmend hyperosmolalen Milieu des Marks umgeben ist (s. auch Abb. 12.25).

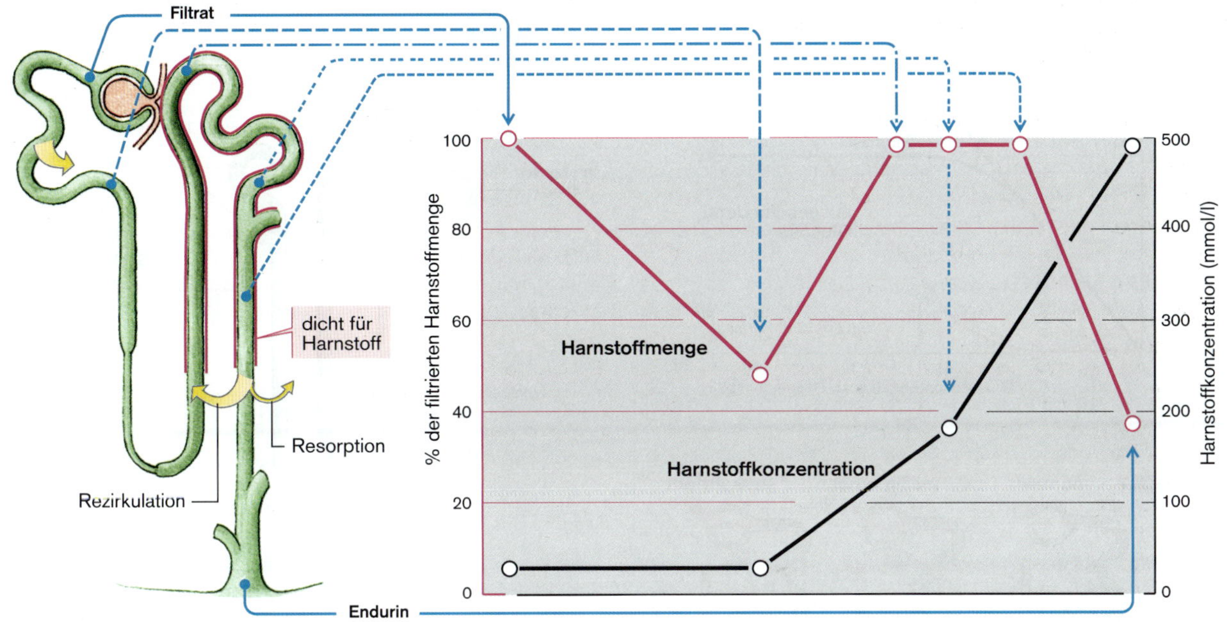

Abb. 12.**28** **Harnstoff** ist ein Stoffwechsel-Endprodukt, wird aber, etwa im Gegensatz zu Kreatinin, wegen der Harnstoffdurchlässigkeit des proximalen Tubulus, des absteigenden Teils der Henle-Schleife und des papillären Sammelrohrs teilweise (passiv) resorbiert. Bevor Harnstoff die Niere verläßt, wird seine osmotische Wirksamkeit für den Konzentrierungsprozeß und für die Einsparung von Na^+ im Urin verwendet (Abb. 12.25). Ab Beginn des dicken aufsteigenden Teils der Henle-Schleife bis zum Beginn des papillären Sammelrohrs kann Harnstoff den Urin nämlich nicht verlassen, so daß er luminal durch Wasserentzug hochkonzentriert wird und, in Anwesenheit von ADH, erst in diesem innermedullären Sammelrohrsegment ins Interstitium ausströmt. Dort macht er einen wesentlichen Teil der hohen Osmolalität aus. Er tritt dann großteils wieder in die Henle-Schleife ein (medullomedulläre Rezirkulation), der Rest wird über Vasa recta resorbiert. (Die im Bild gezeigte fraktionelle Harnstoffausscheidung von 40% gilt für ein Harnzeitvolumen von ca. 2 ml/min; ein höherer Harnfluß läßt diesen Prozentsatz ansteigen, ein niedrigerer abfallen.)

bei Wassermangel kein ADH ausgeschüttet werden kann (zentrale Form) oder die Niere auf ADH nicht anspricht (nephrogene Form). Solche Patienten scheiden bis über 20 l Harn pro Tag aus, wovon rund 80% freies Wasser sind.

Osmotische Diurese. Eine ganz andere Form der Diurese ist häufig bei Patienten mit **Diabetes mellitus** (Zuckerkrankheit; Kap. 17) zu beobachten, bei denen die Glucosekonzentration im Plasma (P_{glc}) auf das Vielfache der Norm erhöht ist. Dies führt zwangsläufig auch zu einem Anstieg der glomerulär filtrierten Glucosemenge ($GFR \cdot P_{glc}$), so daß die Resorptionskapazität der Tubuli rasch überfordert wird und Glucose im Harn erscheint (Abb. 12.**29**). Diese nichtresorbierte Glucose behindert aus osmotischen Gründen die Resorption von Wasser, und eine osmotische Diurese ist die Folge. Für andere Stoffe tritt sie auch physiologisch auf, z. B., wenn bei einem Höhenaufenthalt vermehrt Bicarbonat ausgeschieden wird (Kap. 11). Schließlich kann sie auch therapeutisch durch Infusion von tubulär nicht resorbierbarem Mannit(ol) ausgelöst werden.

Druckdiurese. Wie oben bereits erwähnt, löst ein erhöhter Blutdruck eine vermehrte Wasser- und Salzausscheidung aus (Abb. 12.**12**, S. 292). Eine der möglichen Erklärungen dafür ist, daß die juxtamedullären Glomeruli nicht streng autoreguliert werden (S. 292), so daß ein erhöhter Blutdruck eine vermehrte Markdurchblutung und damit eine Auswaschung des medullären osmotischen Gradienten verursacht, dessen Existenz ja Voraussetzung für die Harnkonzentrierung ist. (Die Druckdiurese spielt möglicherweise bei der längerfristigen Blutdruckregulation eine wichtige Rolle; S. 339.)

Diuretika. Therapeutisch wird eine Diurese zumeist durch diuretisch wirksame Medikamente erzeugt, wobei es häufig Ziel der Therapie ist, das Extrazellulärvolumen zu verringern. Hypertonie und Ödeme sind dabei die Hauptindikationen. Das Wirkungsprinzip der Diuretika ist primär die **Hemmung der tubulären Na^+-Resorption** (daher auch der Name Saluretika; Abb. 12.**30**), da sie nicht nur das Primum movens der Wasserresorption darstellt, sondern auch, weil der Na^+-Bestand des Körpers das extrazelluläre Volumen bestimmt (S. 336 f.).

Im proximalen Tubulus wirken die **Hemmer der Carboanhydrase** (z. B. Acetazolamid). Ohne Hilfe dieses Enzyms stehen dem proximal-tubulären Na^+/H^+-Austauschcarrier (S. 318) nicht genug H^+-Ionen zur Verfügung, so daß die Na^+-Resorption sinkt. Die erzielte Diurese ist allerdings nicht sehr stark, da distalere Nephronabschnitte jetzt einem erhöhten Harnstrom ausgesetzt sind und daher vermehrt NaCl resorbieren (S. 303). Außerdem wird durch die Carboanhydrasehemmer gleichzeitig die proximale Bicarbonatresorption gehemmt, so daß diese Pharmaka als Diuretikum nur noch dann eingesetzt werden, wenn mit der Bikarbonaturie eine gleichzeitig bestehende Alkalose behandelt werden soll. Furosemid, Bumeta-

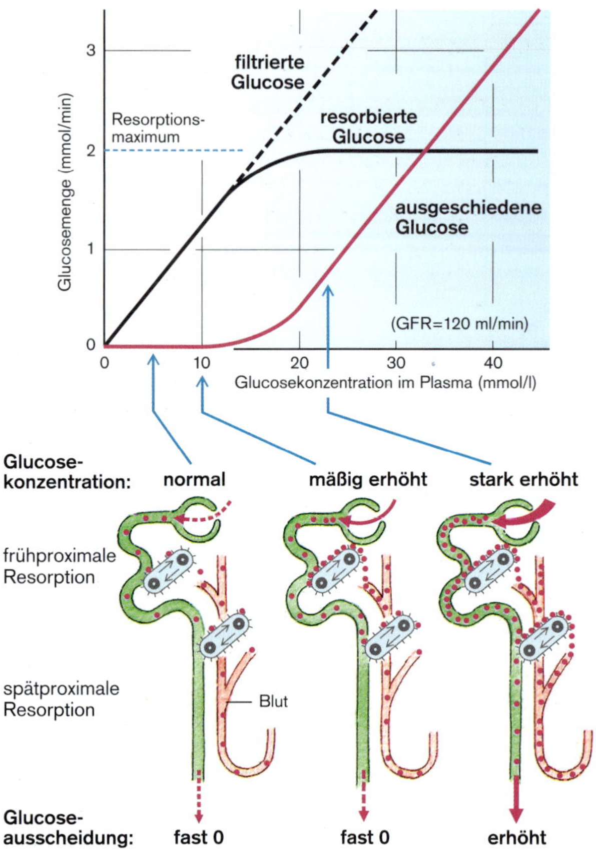

Abb. 12.**29** **Transportmaximum (T_m) als Ausdruck der Carriersättigung.** Bei normaler Glucoseplasmakonzentration von ca. 5 mmol/l ist der Harn praktisch glucosefrei, d.h. die resorbierte Glucosemenge ist so groß wie die filtrierte (links). Das ändert sich, wenn sich die Plasmakonzentration etwa verdoppelt (Mitte). Bei noch höheren Konzentrationen (rechts) laufen schließlich die Kurven für die filtrierte und die ausgeschiedene Glucosemenge zueinander parallel. Ihr Abstand ist die resorbierte Glucosemenge, die zwischen 10 und 20 mmol/l ein Resorptionsmaximum, das T_m, erreicht. (Bei Änderungen der GFR bleibt T_m nicht konstant.) Wie im unteren Teil des Bildes schematisch an einem Förderband gezeigt, liegt diesem Verhalten die zunehmende Sättigung des Glucose-Resorptionscarriers im frühproximalen Tubulus zugrunde. Bei mäßiger Erhöhung der Plasmakonzentration werden zunehmend weiter stromabwärts gelegene Tubulusabschnitte einbezogen, bis schließlich auch diese gesättigt sind und Glucose im Urin erscheint. Ähnliche Kurven lassen sich für Aminosäuren und Phosphat ermitteln, wobei letzteres schon bei einem geringen Überschreiten seiner normalen Plasmakonzentration vermehrt ausgeschieden wird („Schwellensubstanz"; S. 313) (nach 50).

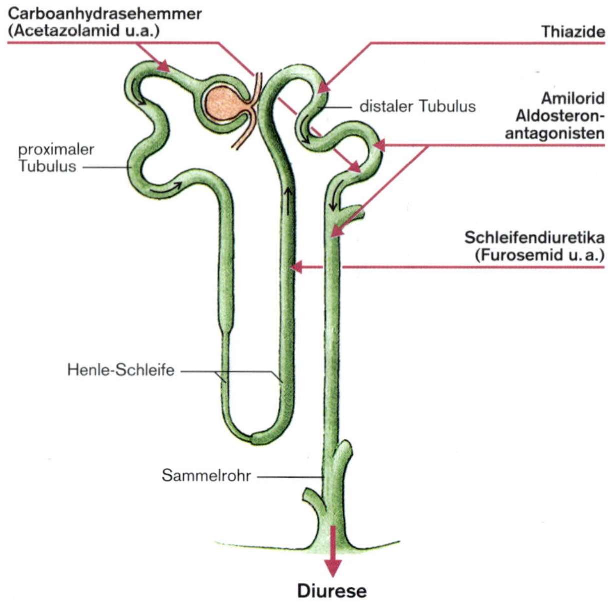

Abb. 12.**30** **Tubuläre Wirkorte der Diuretika.** Diuretika werden meist dazu eingesetzt, das Extrazellulärvolumen zu vermindern. Sie wirken vor allem über eine Hemmung der tubulären Na^+-Resorption. Die Carboanhydrasehemmer vermindern indirekt den proximal-tubulären Na^+/H^+-Austausch dadurch, daß sie die Bereitstellung von H^+-Ionen in der Zelle vermindern. Besonders wirksam sind die sog. Schleifendiuretika, die den Na^+-$2Cl^-$-K^+-Symport im dicken aufsteigenden Schenkel der Henle-Schleife inhibieren (Abb. 12.24/4). Im distalen Konvolut sind die Thiazide wirksam, die dort den Na^+-Cl^--Symport hemmen. Amilorid blockiert die Na^+-Kanäle der Hauptzellen des Sammelrohrs, während die Aldosteronantagonisten die intrazellulären Aldosteronrezeptoren von Verbindungsstück und Sammelrohr hemmen (nach 58).

nid, Piretanid und andere **Schleifendiuretika** hingegen hemmen die NaCl-Resorption im dicken aufsteigenden Schenkel der Henle-Schleife (S. 303 u. 308). (Bei maximaler Dosierung sind sie in der Lage, eine Diurese auszulösen, die ein Viertel der GFR ausmacht!) Auch in diesem Falle gilt, daß ein Teil des Effekts durch eine erhöhte NaCl-Resorption stromabwärts rückgängig gemacht wird, was mit einer gesteigerten K^+-Sekretion (und H^+-Sekretion) verbunden ist; Hypokaliämie und Azidose können daher unerwünschte Nebenwirkungen sein. Da diese Diuretika proximal-tubulär sezerniert werden, kommen sie am Wirkort hochkonzentriert an (s.o.), was auch für die beiden folgenden Diuretika gilt. **Benzothiadiazide** hemmen den Na^+-Cl^--Symport im distalen Konvolut, während therapeutische Dosen von **Amilorid** die Na^+-Kanäle der Hauptzellen in Verbindungsstück und Sammelrohr blockieren. **Aldosteronantagonisten**, wie z.B. Spironolacton, verhindern die Na^+-retinierende Wirkung des Aldosterons durch Kompetition um den zytoplasmatischen Aldosteronrezeptor. Da die beiden letzten Diuretika die elektrogene Na^+-Resorption vermindern, wird gleichzeitig die Triebkraft für die K^+-Sekretion kleiner (S. 316): *K^+-sparende Diuretika.*

12.7 Tubulärer Transport auf den zweiten Blick

In den vorangehenden Abschnitten wurde der tubuläre Transport in erster Linie unter dem Blickwinkel der Kochsalz- und Wasserresorption besprochen. Zu kurz gekommen sind dabei die anderen Elektrolyte und eine Reihe von organischen Substanzen, auf die im folgenden eingegangen wird.

Carrier lassen sich sättigen und sind spezifisch: Glucose und Aminosäuren

» Im proximalen Tubulus werden Glucose und Aminosäuren praktisch vollständig resorbiert. Verantwortlich dafür sind diverse Na^+-Symportcarrier in der luminalen Membran, die für eine sekundär-aktive Akkumulation von Glucose und (der meisten) Aminosäuren in den Tubuluszellen sorgen. Für den passiven Ausstrom an der Blutseite der Zellen sorgen eine Reihe von Uniportcarriern in der basolateralen Membran. Die luminalen Carrier werden dann gesättigt, wenn die filtrierte Menge an Glucose bzw. Aminosäuren stark ansteigt (z. B. bei erhöhter Plasmakonzentration). Eine prärenale Glukosurie (z. B. beim Diabetes mellitus) bzw. prärenale Hyperaminoazidurie sind die Folge. Eine solche Mehrausscheidung kann auch renal, etwa durch einen Carrierdefekt (spezifisch) oder durch eine generelle Tubulusstörung (unspezifisch), bedingt sein. Es gibt eine Reihe verschiedener Aminosäurecarrier. Ist einer davon defekt, umfaßt die Hyperaminoazidurie nur eine chemisch verwandte Gruppe von Aminosäuren. «

D-Glucose wird in der Niere normalerweise praktisch vollständig resorbiert (Abb. 12.**39**). Ort der Resorption ist der proximale Tubulus. Beim Kaninchen wurden die dafür verantwortlichen Carrier inzwischen molekularbiologisch charakterisiert: In der luminalen Membran der Pars convoluta dieser Tiere gibt es einen elektrogenen Symportcarrier mit niedriger Affinität, der Na^+ und Glucose (nicht aber Galactose) im Verhältnis 1 : 1 transportiert (sodium-glucose transporter, Typ 2: SGLT2) (31). Mit einem solchen Carrier werden bis zum Ende des proximalen Konvoluts (der Ratte) ca. 95% der filtrierten Glucosemenge resorbiert (6). Im Segment P3 der Pars recta des Kaninchentubulus ließ sich ein weiterer luminaler Symporter nachweisen (SGLT1), der mit hoher Affinität pro Glucosemolekül zwei Na^+-Ionen kotransportiert (31), so daß dort eine doppelt so hohe Triebkraft zur Verfügung steht wie bei SGLT2 (s. auch S. 299). Mit diesem Carrier kann offenbar die Glucosekonzentration im Lumen der Pars recta so weit gesenkt werden, daß im Endurin nur noch weniger als 1/1000 der filtrierten Glucosemenge erscheint. (In der menschlichen Niere konnte allerdings bisher kein hochaffiner, SGLT1-ähnlicher Carrier gefunden werden.) Der Übertritt der luminal aufgenommenen Glucose ins peritubuläre Blut ist ein passiver Schritt, der durch einen (ionenunabhängigen) Uniportcarrier (glucose transporter 2; GLUT2) vermittelt und vom chemischen Glucosegradienten getrieben wird (sog. „erleichterte Diffusion"). GLUT2 transportiert auch **Galactose** und **Fructose,** wobei erstere über SGLT1 sekundär-aktiv und letztere über den Uniporter GLUT5 passiv vom Tubuluslumen in die Zelle aufgenommen werden (32).

Weiter oben (S. 311) haben wir bereits gesehen, daß eine starke Erhöhung der Glucoseplasmakonzentration zu einer erheblichen Ausscheidung von Glucose führt: **Glukosurie.** Wie die Abb. 12.**29** zeigt, beginnt die Glukosurie bei einer Plasmakonzentration um die 10 mmol/l (180 mg/dl), ab der die Niere offenbar überfordert ist, die gesamte filtrierte Glucosemenge zu resorbieren. Dabei wird das sog. (GFR-abhängige) **Transportmaximum (T_m)** der Niere für Glucose überschritten, was auf Tubulusebene bedeutet, daß zuerst die Carrier am Anfang des proximalen Tubulus und dann auch die Resorptionsorte am Ende dieses Nephronabschnitts gesättigt werden (Abb. 12.**29** u. 12.**31**; Sättigungskinetik Kap. 2). (Diese Sättigung betrifft die luminalen Carrier, weil der basolaterale GLUT2-Carrier mit seiner K_m von ca. 30 mmol/l kaum zu sättigen ist.)

Da die Ursache einer solchen Glukosurie nicht in, sondern „vor" der Niere liegt, spricht man von einer **prärenalen Glukosurie.** Eine (angeborene) **renale Glukosurie** hingegen tritt dann auf, wenn die Glucosecarrier im proximalen Tubulus entweder eine zu geringe Transportkapazität (J_{max}; Typ A) oder eine verminderte Affinität für Glucose haben (hohe K_m; Typ B). In beiden Fällen handelt es sich um eine isolierte Störung der Glucoseausscheidung. Darüber hinaus kann es bei generellen Tubulusstörungen zu einer Glukosurie kommen, z. B. dann, wenn die Pumprate der Na^+-K^+-ATPase verringert ist und so der Na^+-Gradient über die Bürstensaummembran zu niedrig ist, die Na^+-Glucose-Symporter in vollem Ausmaß anzutreiben. Im Falle eines solchen **Fanconi-Syndroms** werden dann auch vermehrt Bicarbonat, Aminosäuren, Phosphat und andere Stoffe ausgeschieden, da ja auch deren Resorption Na^+-abhängig ist.

Aminosäuren werden zu > 98% resorbiert (manche essentiellen Aminosäuren zu > 99,8%; Abb. 12.**31**). Ausnahmen sind Glycin (96%), Histidin (94%) sowie Taurin (rund 90%), das ein Endprodukt des Schwefelstoffwechsels darstellt. Steigt die renale Ausscheidung von Aminosäuren **(Hyperaminoazidurie),** so kann das ebenfalls **prärenal** bedingt sein (Carriersättigung durch eine erhöhte Plasmakonzentration einer Aminosäure) oder aber der Carrier im proximalen Tubulus ist defekt: **renale Hyperaminoazidurie** z. B. Zystinurie. Sieht man vom Fanconi-Syndrom ab (s. o.), sind in beiden Fällen nicht alle Aminosäuren, sondern nur bestimmte Gruppen betroffen. Daraus hat man schon früh geschlossen, daß es **mehrere Carrier für Aminosäuren** gibt, die jeweils eine bestimmte Spezifität für eine Gruppe strukturell verwandter L-Aminosäuren besitzen.

So gibt es (ähnlich wie im Dünndarmepithel) in der luminalen Membran des proximalen Tubulus **Na^+-gekoppelte Symportcarrier** für a) anionische Aminosäuren wie L-Glutamat$^-$ und L-Aspartat$^-$ (transportiert 2 Na^+/Aminosäure$^-$), für b) die meisten neutralen L-Aminosäuren (1 Na^+/Aminosäure^0; hohe Kapazität), für c) sekundäre Aminosäuren wie L-Prolin, für d) β-Aminosäuren wie Taurin und β-Alanin u. a. Dadurch werden die intrazellulären Aminosäurekonzentrationen auf das Vielfache der jeweiligen Plasmakonzentrationen angehoben, z. B. Taurin auf das 30fache und L-Glutamat$^-$ auf das 50fache (62), so daß

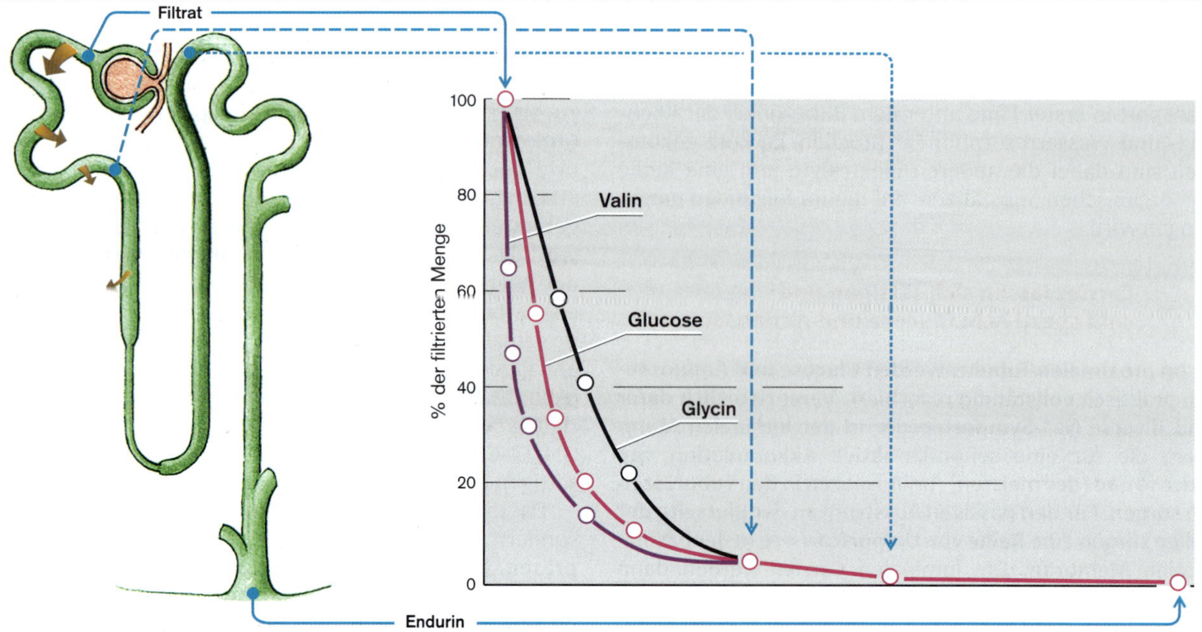

Abb. 12.**31** **Resorption von Glucose und Aminosäuren.** Sie findet großteils frühproximal statt; erhöht sich die filtrierte Menge, so kommt es dort zwar zur Carriersättigung, doch übernehmen dann mittel- und spätproximale Segmente vermehrt die Aufgabe, diese für den Organismus so wertvollen Stoffe praktisch vollständig zu resorbieren (s. auch Abb. 12.29) (nach 58).

der Ausstrom auf der Blutseite der Zelle passiv erfolgen kann („erleichterte Diffusion" durch verschiedene Uniporter). Die kationischen Aminosäuren L-Arginin$^+$, L-Lysin$^+$ und L-Ornithin$^+$ können luminal wahrscheinlich sowohl passiv in die Zelle aufgenommen werden (Membranpotential als Triebkraft!) als auch u. U. sekundär-aktiv zusammen mit Na^+ transportiert werden. Letzterer Carrier (D2H genannt) akzeptiert auch Cystin und andere neutrale Aminosäuren. Wie kationische Aminosäuren die Zelle auf der Blutseite trotz des an dieser Stelle gegengerichteten Membranpotentials verlassen, ist ungeklärt. Beim Salamander wurde dort ein Austausch von Lysin$^+$ gegen Na^+ beschrieben (45).

Mit einigen Ausnahmen, z. B. D-Aspartat beim Carrier (a), sind die Aminosäurecarrier **stereospezifisch.** Ist es beim Glucosecarrier nur die D-, aber nicht die L-Glucose, die akzeptiert wird, sind es die L- und nicht die D-Isomeren der Aminosäuren, die von den Carriern transportiert werden.

Da ähnliche Aminosäuren vom gleichen Carrier transportiert werden, kann eine solche Aminosäure (z. B. Arginin$^+$) die Resorption einer anderen (im Beispiel Lysin$^+$) **kompetitiv hemmen.** So führt z. B. eine angeborene Hyperargininämie nicht nur zu einer Mehrausscheidung von Arginin$^+$ selbst, sondern auch von Lysin$^+$ und Ornithin$^+$, obwohl deren Plasmakonzentrationen normal oder sogar erniedrigt sind.

Phosphat, Calcium und Magnesium

❯❯ Anorganisches Phosphat (P_i) liegt im Plasma (pH 7,4) als HPO_4^{2-} und als $H_2PO_4^-$ im Verhältnis 4 : 1 vor. Beide Formen werden frei filtriert und im proximalen Tubulus durch Na^+-Symport großteils resorbiert. Die fraktionelle Ausscheidung (FE) von Phosphat (meist 10–20 %) erhöht sich bei steigender und sinkt bei fallender Plasmakonzentration; letztere wird also renal geregelt (Überlauffunktion der Niere für solche Schwellensubstanzen). Parathyrin (PTH) erhöht die Phosphatausscheidung. Die Ausscheidung von $H_2PO_4^-$ trägt zur H^+-Ausscheidung bei. Ca^{2+} und Mg^{2+} sind im Plasma z. T. proteingebunden, d. h., sie werden nur teilweise filtriert. Ca^{2+} wird in mehreren Tubulusabschnitten para- und transzellulär resorbiert, so daß seine FE meist nur 1–2 % beträgt. Für Mg^{2+}, das parazellulär hauptsächlich in der Henle-Schleife resorbiert wird, liegt dieser Wert bei 5–20 %. PTH und Calcitriol senken, Schleifendiuretika erhöhen die FE von Ca^{2+} und Mg^{2+}. ❮❮

Die Niere ist wesentlich an der Bilanzierung des Phosphat-, Ca^{2+}- und Mg^{2+}-Haushalts beteiligt, wobei die Exkretion aller drei Ionen unter hormonaler Kontrolle steht. Parathyrin (PTH) z. B. steigert die Ausscheidung von Phosphat und senkt die von Ca^{2+} und Mg^{2+} (S. 354 ff.).

Phosphat wird – ähnlich wie Glucose, Aminosäuren und andere organische Substanzen (s. o.) – im proximalen Konvolut sekundär-aktiv durch den luminalen Na^+-Symportcarrier NaP_i-2 (Ratte) bzw. NaP_i-3 (Mensch) zu ca. zwei Dritteln resorbiert, wobei mindestens 3 Na^+-Ionen pro Phosphatmolekül (sowohl als HPO_4^{2-} als auch als $H_2PO_4^-$) in die Zelle geschafft werden (44). Parathyrin, das sowohl über cAMP als auch über IP_3/DAG (S. 31 ff.) wirkt, sowie ein Phosphatüberschuß vermindern die Anzahl dieser Carrier in der Membran, während Phosphatmangel sie erhöht. Daneben wurde in der Nierenrinde von Mensch und Ratte ein zweiter luminaler NaP_i-Symportcarrier (NaP_i-1) molekularbiologisch charakterisiert, jedoch ist dessen Funktion noch unklar. Der Ausstrom von P_i auf der basolateralen Zellseite ist passiv, wobei der/die dafür verantwortlichen Carrier noch nicht sicher identifiziert sind (44). Auch weiter distal wird noch resorbiert, so daß die **fraktionelle Ausscheidung 10–20%** beträgt (Abb. 12.**32**). Im Gegensatz etwa zur Glucose (s. o.) erhöht sich die Phosphatausscheidung bereits dann erheblich (Erreichen der sog. **Nierenschwelle**), wenn die normale Plasmakonzentration von 0,8–1,4 mmol/l (und damit die normalerweise filtrierte Menge) überschritten wird. Die renale Resorptionskapazität von Phosphat ist (ähnlich übrigens wie die von Bicarbonat und Sulfat) also so ausgelegt, daß die Niere schon unter normalen Bedingungen quasi als **Überlauf** funktioniert und einen erhöhten Phosphatbestand sogleich ausscheidet. Phosphat liegt in Plasma und glomerulärem Filtrat (pH 7,4) zu 80% als HPO_4^{2-} und nur zu 20% als $H_2PO_4^-$ vor ($pK_a' = 6{,}8$). Während der Tubulus- und Sammelrohrpassage wird das nicht-resorbierte HPO_4^{2-} durch sezernierte H^+-Ionen zu $H_2PO_4^-$ titriert, was wesentlich zur renalen Ausscheidung von H^+-Ionen beiträgt (S. 319).

Calcium. Die Ca^{2+}-Konzentration im Plasma beträgt rund 2,5 mmol/l und im Glomerulusfiltrat ca. 60% davon, also rund 1,5 mmol/l. Vom filtrierten Ca^{2+} werden im proximalen Tubulus ca. 60%, in der Henle-Schleife ca. 30% und in weiter distal gelegenen Nephronabschnitten 5% bis über 9% resorbiert, so daß die **fraktionelle Ausscheidung** meist nur **1–2%**, max. 5%, beträgt (Abb. 12.**32**).

Wesentlicher Resorptionsmodus im proximalen Tubulus und im dicken aufsteigenden Schenkel der Henle-Schleife ist wahrscheinlich der passive, **parazelluläre Transport** von Ca^{2+} (Abb. 12.**19/5**, S. 399, u. Abb. 12.**24/4**, S. 305). Da das lumenpositive transzelluläre Potential dafür die Triebkraft darstellt und Schleifendiuretika (S. 310) dieses im dicken aufsteigenden Schleifenschenkel vermindern, erhöhen solche Diuretika auch die Ca^{2+}- (und Mg^{2+}-)Ausscheidung. Der **transzelluläre Transport** von Ca^+ setzt sich zusammen aus einem passiven Einstrom (Ca^{2+}-Kanäle) und einem aktiven Transportschritt (gegen einen sehr hohen elektrochemischen Gradienten) durch die basolaterale Membran. Dort arbeitet ein sekundär-aktiver 1 Ca^{2+}/3 Na^+-Antiportcarrier im proximalen Tubulus und eine primär-aktive Ca^{2+}-Pumpe (Ca^{2+}-ATPase) im distalen Konvolut. Hier wird Ca^{2+} auf dem Weg zwischen luminaler und basolateraler Membran wahrscheinlich an das zytosolische calciumbindende Protein, auch Calbindin genannt, gebunden. Das Hormon **Calcitriol,** das die renale Ca^{2+}-Resorption steigert, stimuliert die Calbindinsynthese. Da **Parathyrin** (PTH) wiederum die renale Calcitriolsynthese erhöht, könnte die Ca^{2+}-retinierende Wirkung von Parathyrin zumindest z. T. über diesen indirekten Weg laufen (S. 352).

Magnesium. Im Plasma finden sich 0,7–1 mmol/l Magnesium (z. T. proteingebunden), im Glomerulusfiltrat ca. 0,5–0,7 mmol/l. Die fraktionelle Ausscheidung beträgt 5–20% (Abb. 12.**32**) und steigt bei erhöhtem Extrazellulärvolumen, Hypermagnesiämie und Hyperkalzämie sowie durch Schleifendiuretika (s. u.), während Volumen-, Mg^{2+}- und Ca^{2+}-Mangel sowie einige cAMP-vermittelte Hormone (Parathyrin, Calcitonin u. a.) die Mg^{2+}-Ausscheidung herabsetzen.

Im proximalen Tubulus wird Mg^{2+} wesentlich langsamer als Na^+, Ca^{2+} und Wasser resorbiert, so daß die

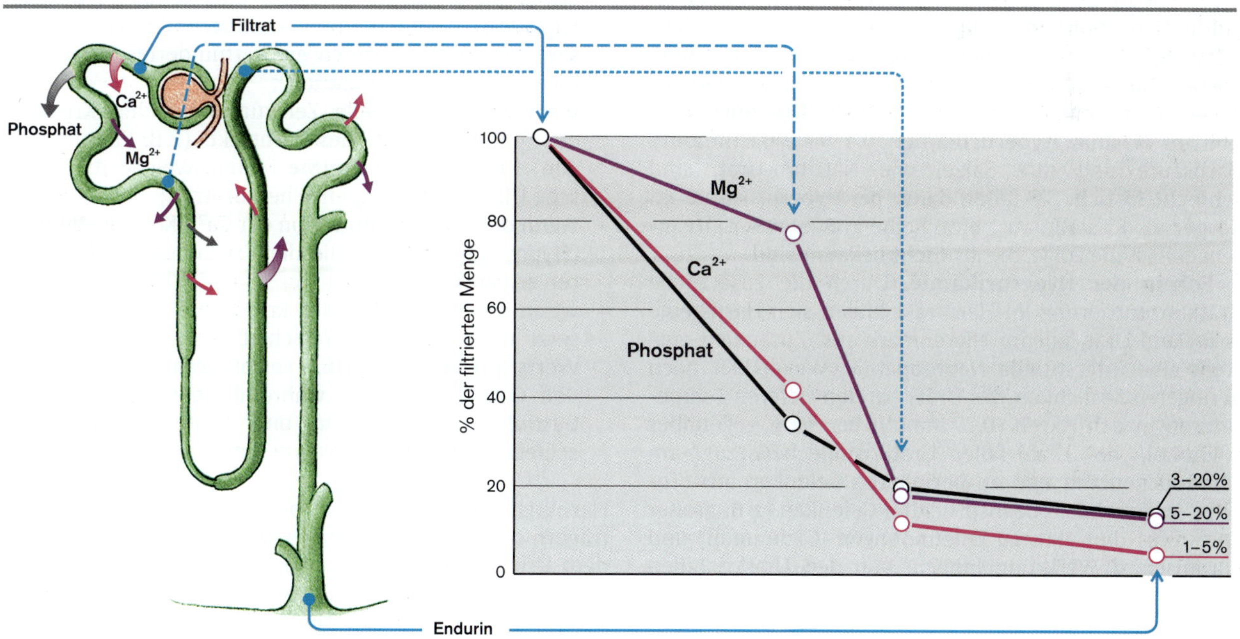

Abb. 12.**32** **Resorption von Ca^{2+}, Phosphat und Mg^{2+}.** Sie erstreckt sich über das ganze Nephron, doch wird der Löwenanteil von Ca^{2+} und Phosphat im proximalen Konvolut, der von Mg^{2+} hingegen erst in der Henle-Schleife resorbiert.

luminale Mg^{2+}-Konzentration über die des (nicht proteingebundenen) Mg^{2+} im Plasma ansteigt ($TF/P_{Mg} = 1{,}5$), was zusammen mit dem lumenpositiven transepithelialen Potential des mittel- und spätproximalen Tubulus die parazelluläre Mg^{2+}-Resorption antreibt. Am Ende des proximalen Konvoluts sind rund 25% resorbiert, weitere 15% verlassen die Pars recta. Den Löwenanteil der Mg^{2+}-Resorption (50%, durch Regulation variabel) übernimmt der dicke aufsteigende Schenkel der Henle-Schleife (parazellulärer Transport). Da dessen transepitheliales Potential eng an die dort stattfindende aktive NaCl-Resorption gekoppelt ist (Abb. 12.**24**, S. 305), beeinflussen Änderungen dieser NaCl-Resorption, z. B. durch Schleifendiuretika oder einen erhöhten Harnstrom, auch in erheblichem Umfang die Mg^{2+}-Resorption. Schließlich resorbiert das distale Konvolut weitere 2–5% der filtrierten Menge.

Harnsäure ist harnpflichtig

›› Urat ⇌ Harnsäure ist das harnpflichtige Endprodukt des Purinstoffwechsels. Die fraktionelle Ausscheidung beträgt rund 10%. Verminderte renale Ausscheidung oder vermehrte Bildung im Stoffwechsel führen zu Hyperurikämie und u. U. zu Gicht und Harnsteinen. ‹‹

Urat (⇌ **Harnsäure**) ist ein harnpflichtiges Endprodukt des Purinstoffwechsels, wobei die letzten beiden Schritte der Uratbildung (Hypoxanthin → Xanthin → Urat) von der Xanthinoxidase katalysiert werden. Im proximalen Tubulus wird Urat gleichzeitig **resorbiert** und **sezerniert;** die Resorption überwiegt, so daß etwa 10% der filtrierten Menge mit dem Harn ausgeschieden werden. Bei einem hochkonzentrierten Urin bedeutet dies, daß die Konzentration von Urat bzw. Harnsäure im Urin das 20- bis 30fache der Plasmakonzentration betragen kann, deren Normalwert rund 0,25 mmol/l beträgt. Vermindert sich die renale Ausscheidung (verminderte Sekretion oder erhöhte Resorption) oder fällt Urat vermehrt im Stoffwechsel an, wie bei purinreicher Nahrung (Fleisch, Innereien), bei bestimmten Enzymdefekten oder bei Krankheiten mit vermehrtem Zelluntergang, so steigt die Uratkonzentration im Plasma: **Hyperurikämie** (0,4 bis > 0,6 mmol/l). Harnsäure und ihre Salze, wie Natrium-Urat, sind **schlecht löslich.** Sie fallen daher bei Hyperurikämie im Körper als Kristalle aus; eine Reihe gravierender Organschäden ist die Folge, die als **Gicht** bekannt sind.

Folgen der Hyperurikämie. Durch die zusätzliche Uratkonzentrierung im Harntrakt bilden sich Harnsteine (s. u.) und Urat fällt im Nierenmark aus. Zusätzlich entsteht eine interstitielle Nephropathie. Wegen der noch geringeren Löslichkeit des Urats bei den tieferen Temperaturen in den Akren (0,27 mmol/l bei 30 °C gegenüber 0,4 mmol/l bei 37 °C) fallen Uratkristalle bevorzugt am Ohrläppchenrand und an peripheren Gelenken aus (Tophi). An besonders beanspruchten Gelenken (z. B. großer Zeh) führt dies akut zu Entzündungen (Gichtanfall) und chronisch zu Verkrüppelungen. Von den Uratkristallen werden nämlich Leukozyten chemotaktisch angelockt, die die (mit Immunglobulinen opsonisierten) Natriumuratkristalle phagozytieren. Auch Synovialzellen beteiligen sich an dieser Phagozytose. Die Kristalle zerstören die Phagolysosomen, lysosomale Enzyme ergießen sich ins Zytoplasma, und die Zellen sterben ab, was in der Folge die gesamte Entzündungskaskade auslöst (S. 195).

Kristalle und Steine im Harn: ein Löslichkeitsproblem

›› Substanzen, die schlecht löslich sind und im Urin hoch konzentriert werden, bilden dann Kristalle, wenn ihre kritische Übersättigungsgrenze überschritten wird. Eine Aggregation solcher Kristalle führt zu Harnsteinen, die u. U. den Harnabfluß gefährden. Sie bestehen meist aus Calciumoxalat oder Calciumphosphat, seltener aus Harnsäure oder Cystin. Der Harn enthält Substanzen, die die Löslichkeit und die kritische Übersättigungsgrenze erhöhen sowie die Kristallaggregation hemmen. ‹‹

Eine Reihe von schlecht löslichen Stoffen wird von Tubulus und Sammelrohr im Harn so hoch konzentriert, daß die Grenze ihrer Löslichkeit, d. h. diejenige Konzentration, bei der gerade noch eine stabile Lösung möglich ist, überschritten wird. Das führt normalerweise nicht automatisch zur Ausfällung, da der Harn bis zu einer kritischen Grenze (z. B. mit Calciumoxalat 2- bis 10fach) **übersättigt** werden kann (metastabile Lösung). Normaler Harn enthält **Inhibitoren der Kristallbildung** (Nephrocalcin, Tamm-Horsefall-Protein, Pyrophosphat), die eine hohe kritische Übersättigungsgrenze aufrechterhalten. Darüber hinaus enthält der Harn **Ca^{2+}-Komplexbildner** wie Citrat sowie Proteine mit zahlreichen Ca^{2+}-bindenden γ-Carboxyglutamyl-Resten, die die Konzentration freier Ca^{2+}-Ionen im Harn niedrig halten und damit der Ausfällung von Calciumsalzen entgegenwirken. **Kristalle im Harn** können sich dann bilden.

- wenn sich die **Harnkonzentration der ausfällungsgefährdeten Stoffe** bzw. die ihrer Komponenten erhöht (Ca^{2+}, Oxalat, Phosphat, Harnsäure, Cystin), sei es a) durch eine erhöhte Bildung (und somit vermehrte Filtration), b) durch eine verminderte Resorption dieser Stoffe, oder c) durch ein vermindertes Harnvolumen (z. B. bei Dehydratation);
- wenn Harnbestandteile (Zelltrümmer, andere Kristalle etc.) und die Wände des Harntrakts (z. B. Entzündungen) **Kristallisationskeime** bieten, welche die kritische Übersättigungsgrenze herabsetzen;
- wenn die Harnkonzentration der Ca^{2+}-Komplexbildner (Hypozitraturie) oder die der Kristallisationsinhibitoren erniedrigt ist;
- wenn die **Löslichkeit** der kritischen Stoffe herabgesetzt ist, etwa durch Verschiebungen des Harn-pH-Werts. pH-Werte über 6,7 vermindern die Löslichkeit von Calciumphosphat, während tiefe pH-Werte die Cystinlöslichkeit senken und Urate in die noch schlechter lösliche Harnsäure umwandeln ($pK_a = 5{,}46$).

Harnkristalle, deren Anzahl bei potentiellen Harnsteinträgern oft 10^7/l Harn beträgt, sind so klein, daß sie mit dem Urin ausgeschieden werden können. Ihre Aggregation und ihr Wachstum zu größeren Konkrementen werden in einem gewissen Umfang durch physiologische **Aggregationshemmer** verhindert (Proteinüberzug der Kristalle u. ä.). **Harnsteine** können aber dann entstehen (Urolithiasis), wenn

- die Kristalle im Harntrakt zurückgehalten werden und so genug Zeit zum Wachstum solcher Steine zur Verfügung steht;
- sich die Kristalloberflächen oder die Zelloberflächen im Harntrakt in einer Weise verändern, die die Aggregation begünstigt; oder
- die physiologische Aggregationshemmung gestört ist.

Kleinere Nierenbeckensteine werden durch die Ureterperistaltik zur Blase transportiert, was oft sehr schmerzhafte **Koliken** auslöst. Größere Steine blockieren u. U. den Urinabfluß (Abb. 12.**33**); die vorerst weiterlaufende Filtration erhöht anschließend den Druck in der von einer Kapsel umgebenen Niere so weit, bis das Filtrat versiegt (effektiver Filtrationsdruck wird null). Der Tubulusapparat wird geschädigt und atrophiert: **hydronephrotische Schrumpfniere.** Da es vor allem die Höhe der Konzentration eines Stoffes ist, die seine Löslichkeit begrenzt, kann der Harnsteinbildung durch eine ununterbrochene Wasserdiurese vorgebeugt werden (häufiges Trinken von Wasser!).

Calciumoxalatsteine. Oxalsäure stammt aus dem Aminosäurestoffwechsel und wird im proximalen Tubulus sezerniert, aber kaum resorbiert, so daß die fraktionelle Ausscheidung rund 130% beträgt. Das läßt in einem hochkonzentrierten Harn die Oxalatkonzentration auf das mehr als 200fache der Plasmakonzentration anwachsen. Erhöht sich die Oxalatkonzentration im Plasma über den Normalwert (wegen eines angeborenen Enzymdefekts, eines Vitamin-B_6-Mangels oder, als häufigste Ursache, wegen einer vermehrten Oxalatabsorption im Darm), so steigt auch die Oxalatkonzentration im Urin an: **Hyperoxalurie.** Eine Ausfällung von Calciumoxalat ist die Folge.

Eine **Hyperkalzurie**, mit der z. B. eine erhöhte Ca^+-Resorption aus dem Darm bilanziert wird (S. 353), kann sowohl für die Ausfällung von Calciumoxalat- als auch für die von Calciumphosphatkristallen bzw. -konkrementen die Ursache sein. (Rund 80% der Harnsteine bestehen aus Calciumoxalat und/oder Calciumphosphat.)

Calciumphosphatsteine. Die fraktionelle Phosphatausscheidung beträgt 10–20% (s. o.). Ein relativ saurer Harn-pH-Wert erhöht die Löslichkeit von Calciumphosphat (s. o.). Da die entscheidende Ansäuerung des Harns im Sammelrohr stattfindet (S. 319), können z. B. eine distale renal-tubuläre Azidose (S. 322) oder dort ablaufende Entzündungen einen pH-Anstieg im Urin (evtl. durch bakterielle Ammoniakproduktion verstärkt) verurachen, so daß schließlich Calciumphosphatkristalle ausfallen.

Harnsäuresteine und Uratsteine sind häufig Folge einer Hyperurikämie (s. o.), die vor allem bei proteinreicher Nahrung gehäuft vorkommt, die – wie Fleisch – meist auch purinreich ist. Eine hohe Eiweißzufuhr säuert gleichzeitig den Harn stark an (Kap. 11), so daß sich aus Urat vermehrt die besonders schlecht lösliche Harnsäure bildet (s. o.).

Cystinsteine. Bei der erblichen, „klassischen" **Zystinurie** werden sowohl die kationischen („basischen") Aminosäuren Arginin$^+$, Lysin$^+$ und Ornithin$^+$ als auch die neutrale Aminosäure Cystin stark vermehrt ausgeschieden. (Auch die Absorption im Darm ist gestört; S. 427).

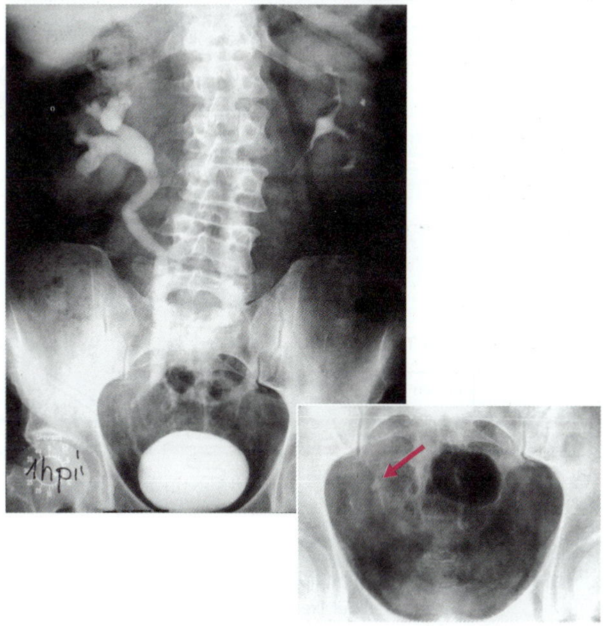

Abb. 12.**33** **Harnsteine** entstehen durch Ausfällung von Harnbestandteilen wie Calciumoxalat, Calciumphosphat, Harnsäure oder Cystin. Verlegt ein solcher Stein die Harnwege, so kommt es zum Rückstau des Harns, und die Druckerhöhung schädigt schließlich die betroffene Niere. Im hier gezeigten Pyelogramm (s. auch Abb. 12.1) staut sich das Kontrastmittel in Ureter und Nierenbecken der rechten Niere (im Bild links). Ursache dafür ist ein in der Röntgenleeraufnahme sichtbarer Ureterstein in der Nähe der Blase (Pfeil) (Röntgenbilder: G. Schindler).

Den Namen dieser Aminosäure trägt diese Fehlfunktion zu Recht, da es die schlechte Löslichkeit von Cystin ist, die den genetischen Defekt zur Krankheit macht: Das im proximalen Tubulus nichtresorbierte Cystin wird stromabwärts durch die Wasserresorption so hoch konzentriert, daß es ausfällt und Harnsteine bildet. Eine der möglichen Erklärungen für die Resorptionsstörung könnte ein Defekt des Carriers D2H sein (S. 312), doch bleibt dies noch abzuklären.

Die Flexibilität der Kaliumausscheidung

›› Der K^+-Haushalt wird renal bilanziert. Die fraktionelle K^+-Ausscheidung beträgt im Mittel 5–15%, doch variiert sie bei Kaliummangel bzw. bei starker Hyperkaliämie zwischen 1–3 und 150–200%. Da die fraktionelle Resorption im proximalen Konvolut und in der Henle-Schleife konstant 85–90% beträgt, ist die Flexibilität der K^+-Ausscheidung eine Leistung von Verbindungsstück und Sammelrohr. Hier kann eine sehr starke K^+-Sekretion stattfinden, die eng an die Na^+-Resorption der Hauptzellen gekoppelt ist, oder K^+ primär-aktiv durch eine H^+-K^+-ATPase in der luminalen Membran der Schaltzellen resorbiert werden. ‹‹

Die Einhaltung einer nur in engen Grenzen variierenden K^+-Konzentration im Plasma ist lebensnotwendig (normal 4,1 ± 0,6 mol/l). Da die Niere für die K^+-Ausscheidung

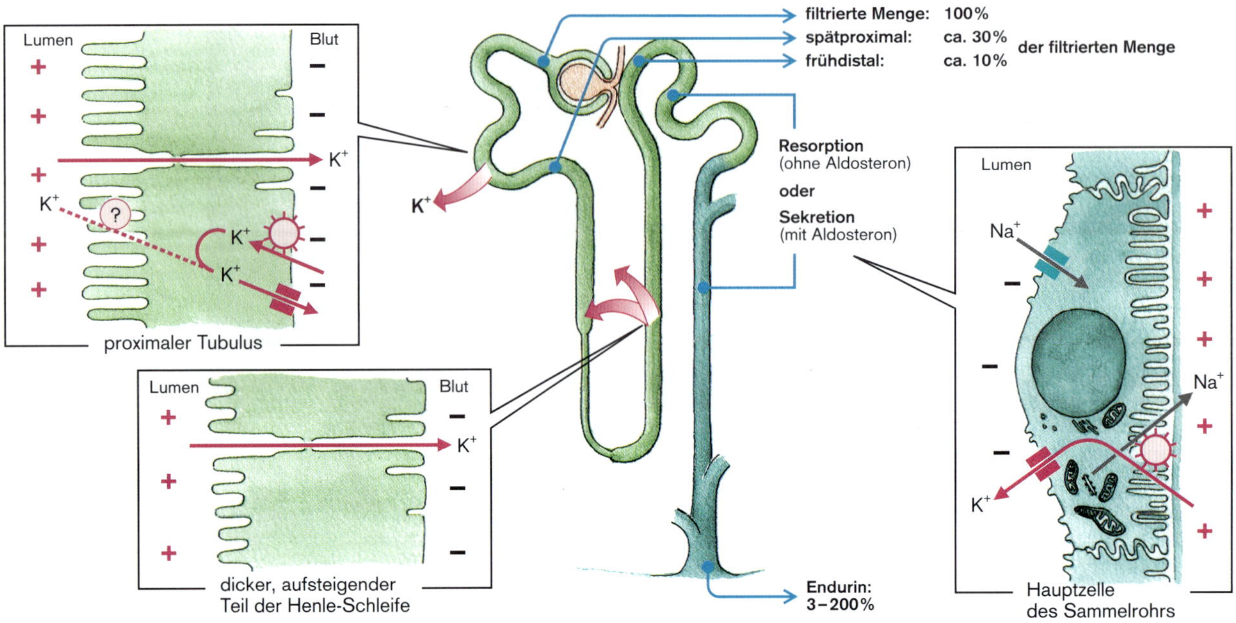

Abb. 12.**34** **K^+-Transport.** Im proximalen Tubulus und im aufsteigenden Teil der Henle-Schleife werden (weitgehend konstant) bis zu 90% des filtrierten K^+ resorbiert; dies geschieht großteils parazellulär. Die Verbindungsstücke und das Sammelrohr sind durch eine besonders starke Anpassungsfähigkeit an die Bedürfnisse der K^+-Homöostase gekennzeichnet. Sie können bei K^+-Überfluß (und daher hoher Aldosteronausschüttung) mit ihren Hauptzellen große K^+-Mengen sezernieren oder bei K^+-Mangel (keine Aldosteronausschüttung) mit ihren Schaltzellen (Abb. 12.36, Typ A) K^+ resorbieren.

hauptverantwortlich ist, muß sie in einem weiten Bereich auf Hyper- und Hypokaliämien reagieren können. Die Regulation des K^+-Haushalts, vor allem mit Hilfe des Aldosterons, wird in Kap. 13 ausführlich besprochen (S. 347 ff.). Hier soll nur kurz auf den tubulären K^+-Transport eingegangen werden (Abb. 12.**34**).

Die fraktionelle K^+-Ausscheidung beträgt im Mittel 5–15%, doch finden sich bei K^+-Mangel auch Werte von 1–3%, bei sehr hoher K^+-Aufnahme oder -freisetzung hingegen solche von 150–200%. K^+ kann also sowohl nettoresorbiert als auch nettosezerniert werden. Diese Flexibilität ist eine Eigenschaft des distalen Nephrons und des Sammelrohrs, da, unabhängig von den Bedürfnissen der K^+-Bilanz, im **proximalen Tubulus** und in der **Henle-Schleife** zusammengenommen konstant 85–90% der filtrierten Menge resorbiert werden. Dies geschieht zumindest großteils durch passiven, **parazellulären Transport.** (Die durch die Na^+-K^+-ATPase basolateral in die Zelle gepumpten K^+-Ionen verlassen die Zelle auf der gleichen Seite wieder über K^+-Kanäle; Abb. 12.**34,** links.) Treibende Kräfte für die parazelluläre Resorption sind der durch Wasserresorption etablierte chemische Gradient, das lumenpositive, transepitheliale Potential (im späten proximalen Tubulus und im dicken aufsteigenden Schenkel der Henle-Schleife) sowie der Solvent drag (S. 399). Darüber hinaus scheint es auch im proximalen Tubulus eine aktive K^+-Resorption zu geben („?“ in Abb. 12.**34**).

Von den **Hauptzellen** des Verbindungsstücks und des Sammelrohrs wird K^+ wegen der Depolarisierung der luminalen Membran *sezerniert.* Da diese Verminderung des Potentials von der aldosterongesteuerten, elektrogenen Na^+-Resorption herrührt (S. 303), ist die **K^+-Sekretion** hier eng **an die Na^+-Resorption gekoppelt** und **aldosteronabhängig** (Abb. 12.**34**). Darüber hinaus ist die K^+-Permeabilität der luminalen Zellmembran und damit die K^+-Sekretion um so stärker, je alkalischer der intrazelluläre pH-Wert ist (Abb. 13.**18;** S. 349) (47).

Für die bei K^+-Mangel notwendige **K^+-Resorption** in Verbindungsstück und Sammelrohr sind wahrscheinlich die **Schaltzellen** (Abb. 12.**35**) verantwortlich, die in ihrer luminalen Membran, ähnlich wie die Belegzellen des

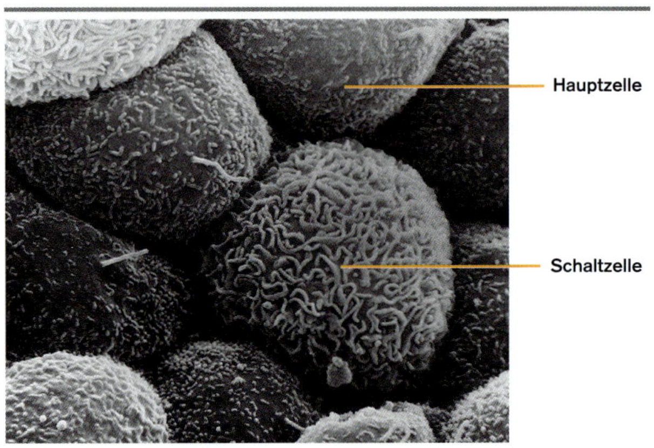

Abb. 12.**35** **Hauptzellen und Schaltzellen** bilden das Epithel des spätdistalen Tubulus (Verbindungsstück) und des Sammelrohrs (Abb. 12.34 u. 12.36) (rasterelektronenmikroskopische Aufnahme: W. Kriz).

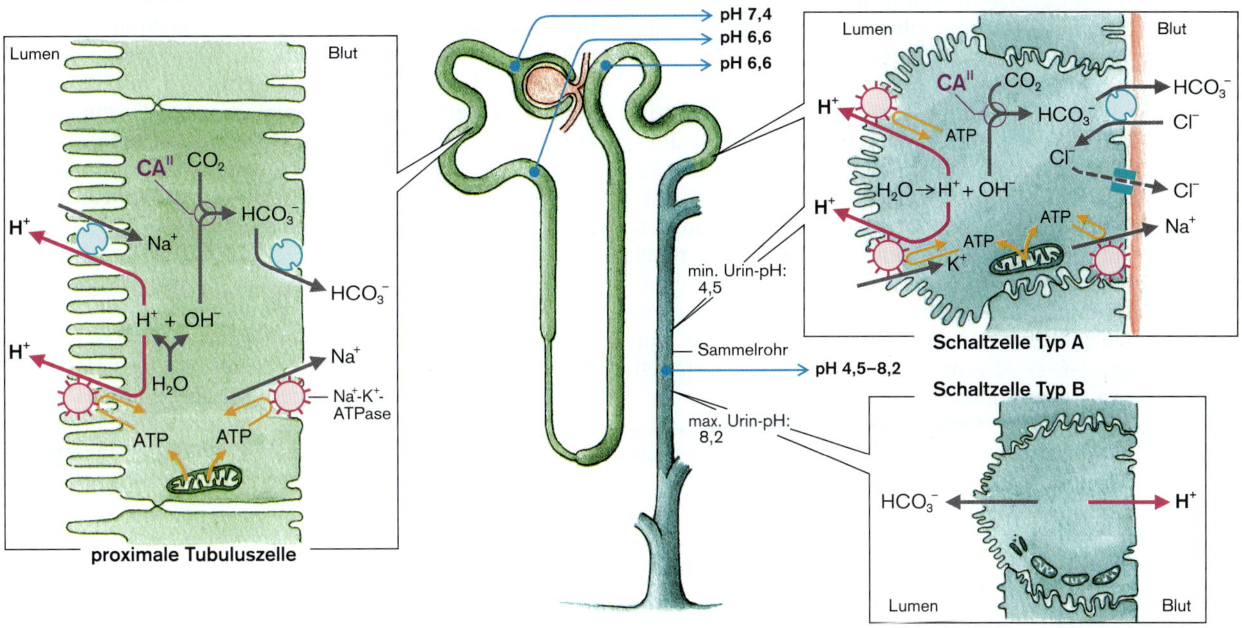

Abb. 12.**36** **H^+-Sekretion.** Im proximalen Tubulus titrieren die H^+-Ionen im Lumen glomerulär filtriertes $Bicarbonat^-$ und $Phosphat^{2-}$ (Abb. 12.37 u. 12.38), so daß luminal der pH-Wert auf ca. 6,4–6,8 absinkt. Die H^+-Sekretion in der Henle-Schleife hält diesen transepithelialen H^+-Gradienten aufrecht. In beiden Tubulusabschnitten sorgt dafür hauptsächlich der Na^+-H^+-Austauschcarrier in der luminalen Membran (links oben). Weiter stromabwärts kann der luminale pH-Wert im Verbindungsstück sowie im kortikalen und medullären Sammelrohr dann durch die primär-aktive H^+-Sekretion der Typ-A-Schaltzellen noch wesentlich weiter gesenkt werden, bei Azidose bis herab auf ca. 4,5! (Ob, wie hier rechts oben gezeichnet, H^+-K^+-ATPase und H^+-ATPase in der gleichen A-Zelle kolokalisiert sind und welchen quantitativen Beitrag sie jeweils zur H^+-Sekretion leisten, ist nicht eindeutig geklärt.) Bei alkalotischer Stoffwechsellage kann von den Schaltzellen (statt H^+-Ionen) Bicarbonat sezerniert werden (Funktionszustand B, rechts unten, bei dem die Carrier „seitenverkehrt" eingebaut sind), so daß der Urin-pH auf Werte bis zu 8,2 ansteigt. CA^{II} = zytoplasmatische Carboanhydrase II. Beim Typ B wird ein Teil der Carrier (im Vergleich zum Typ A) „seitenverkehrt" eingebaut.

Magens, eine H^+-K^+-ATPase besitzen, die primär-aktiv K^+ resorbiert und H^+-Ionen sezerniert (Abb. 12.**36**, rechts).

Eiweiß im Urin?

›› Trotz der weitgehenden Undurchlässigkeit des glomerulären Filters für Makromoleküle gelangen täglich doch einige Gramm an Albumin sowie eine ins Gewicht fallende Menge kleinerer Proteine ins Filtrat. Diese Proteine werden zu mehr als 96% durch rezeptorvermittelte Endozytose im proximalen Tubulus resorbiert und lysosomal abgebaut. Eine Proteinurie entsteht dann, wenn eine zu hohe Proteinmenge filtriert wird, sei es

- **durch eine zu hohe Plasmakonzentration (Überlauf-Proteinurie) oder**
- **wegen eines undichten Filters (glomeruläre Proteinurie) oder wenn**
- **ein geschädigter Tubulus zu wenig resorbiert (tubuläre Proteinurie);**
- **u. U. kann das Eiweiß im Urin auch postrenalen Ursprungs sein. ‹‹**

Für größere Proteine ist das glomeruläre Filter weitgehend dicht, insbesondere wenn sie, wie Albumin, negativ geladen sind (S. 295 f.). Das quantitativ wichtigste Plasmaprotein **Albumin** hat daher im Filtrat nur 0,01–0,05% der Konzentration, die im Plasma (ca. 40 g/l) herrscht. Trotz dieser sehr kleinen Durchlässigkeit des Filters läßt sich bei einer GFR von 180 l/d mit (180 · 40 · 0,0001 bzw. 0,0005 =) 0,75–4 g/d allein für Albumin eine doch erhebliche filtrierte Menge errechnen, zu der sich andere, insbesondere kleinmolekulare Plasmaproteine wie Lysozym, Immunglobulinbruchstücke, α_1- und β_2-Mikroglobulin etc. hinzuaddieren. Im Harn dagegen erscheinen normalerweise maximal nur 30 mg Albumin pro Tag, was bedeutet, daß mehr als 96% des filtrierten Albumins (und ähnliches gilt für andere Proteine) im Tubulus resorbiert werden.

Mechanismus der Proteinresorption. Während lineare Peptide bereits im Tubuluslumen hydrolysiert werden (S. 324), werden disulfidhaltige Peptide (Insulin, β_2-Mikroglobulin) und Proteine wie Albumin im proximalen Tubulus durch spezifische, **rezeptorvermittelte (adsorptive) Endozytose,** die ATP-abhängig ist (Kap. 2), resorbiert. Das an Rezeptoren der Bürstensaummembran angedockte Protein wandert anschließend in der Membran an die Basis der Mikrovilli, wo sich endozytotische Vesikel, **Endosomen,** abschnüren, die im Zellinneren auf **Lysosomen** treffen, mit denen sie verschmelzen und deren **Proteasen** die endozytierten Proteine abbauen. (Manche Proteine werden bereits in den Endosomen hydrolysiert.) Die entstehenden Aminosäuren werden über Carrier der Vesikelmembran ins Zytoplasma transportiert, und die Vesikelmembran wird wieder in die luminale Plasmamembran eingebaut (Membranrecycling).

Ist der lysosomale Aminosäurentransport für Cystin defekt, akkumuliert diese schwer lösliche Aminosäure intravesikulär, es bilden sich Kristalle, was schließlich zu schweren Zellschäden führt (**Zystinose**). Bei Niereninsuffizienz treten ähnliche Zellschäden auch in anderen Organen auf, da das β_2-Mikroglobulin (11800 Da) renal nicht mehr ausreichend filtriert, endozytiert und abgebaut werden kann, so daß seine Konzentration im Plasma bis auf das 50fache der Norm anwächst und es zur Ablagerung des β_2-Mikroglobulins in Leber, Gefäßen u. a. m. kommt: **Amyloidose.**

Proteinurie. Eine Eiweißausscheidung von 100–150 mg/d ist normal, bei mehr als 200 mg/d spricht man von einer Proteinurie. Sie kann mehrere Gründe haben:

- **Prärenale oder Überlaufproteinurie.** Die Konzentration bestimmter Proteine (z.B. Hämoglobin, Myoglobin, Paraproteine) im Plasma ist krankhaft erhöht, so daß die Endozytose mit der gesteigerten Menge im Filtrat überfordert wird.
- **Glomeruläre Proteinurie.** Das glomeruläre Filter ist geschädigt (meist entzündlich) und damit durchlässig, so daß vor allem hohe Albuminmengen ins Filtrat gelangen und ebenfalls die Resorptionskapazität erschöpfen.
- **Tubuläre Proteinurie.** Hier ist die Tubuluszelle geschädigt (z.B. bei Fanconi-Syndrom, Zystinose, Cadmiumvergiftung, Entzündung), so daß auch normale Proteinmengen im Filtrat der Resorption entgehen.
- **Postrenale Proteinurie.** Hier stammt das Protein nicht aus der Niere, sondern z.B. von Blutungen oder Bakterien in den abführenden Harnwegen.

Als Folge, zumindest der glomerulären Proteinurie, bei der bis zu 50 g/d an Proteinen verlorengehen können, tritt häufig ein Albuminmangel im Plasma auf, was den onkotischen Druck senkt und daher den effektiven Filtrationsdruck in den Kapillaren steigert. Plasmawasser strömt daraufhin ins Interstitium, so daß **Ödeme** entstehen und sich gleichzeitig die Viskosität des Blutes erhöht.

12.8 Die Niere im Dienste des Säure-Basen-Haushalts

» Im proximalen Tubulus werden H^+-Ionen sezerniert (vor allem durch Na^+/H^+-Austausch), so daß der luminale pH-Wert bis auf 6,5–6,8 abfällt. Pro sezerniertem H^+-Ion bleibt in der Zelle ein OH^--Ion zurück, das dort, katalysiert durch Carboanhydrase II, mit CO_2 zu HCO_3^- reagiert, welches die Zelle basolateral verläßt. Im Sammelrohr kann der luminale pH-Wert durch eine H^+-ATPase und eine H^+-K^+-ATPase der Schaltzellen sogar auf unter 5 gesenkt werden. Die sezernierten H^+-Ionen wandeln im Lumen des frühproximalen Konvoluts das filtrierte HCO_3^- mit Hilfe der Carboanhydrase IV zu CO_2 um, das in die Zelle diffundiert (HCO_3^--Resorption), und titrieren entlang des Tubulus und des Sammelrohrs HPO_4^{2-} zu $H_2PO_4^-$, das als sog. titrierbare Säure im Urin erscheint. Der proximale Tubulus bildet aus Glutamin 2 NH_4^+ und 2-Oxoglutarat^{2-}, bei dessen Umwandlung zu Glucose^0 2 H^+-Ionen verbraucht (d.h. 2 HCO_3^--Ionen gebildet) werden. Der Anteil des so gebildeten NH_4^+, der den Körper mit dem Harn verläßt, ist ein indirektes Maß für die H^+-Eliminierung bei diesem Prozeß. Eine Alkalose vermindert die H^+-Sekretion, während eine Azidose nicht nur den Na^+/H^+-Austauschcarrier aktiviert, sondern auch die NH_4^+-Ausscheidung und damit zusätzlich „indirekt" die H^+-Eliminierung erhöht. «

H^+-Sekretion, proximal und distal

Im Anfangsteil des proximalen Tubulus wird ein Großteil der aus dem Lumen in die Zelle resorbierten Na^+-Ionen von einem **Antiportcarrier** gegen intrazelluläre H^+-Ionen ausgetauscht, der elektroneutral arbeitet (1:1-Austausch) und vom chemischen Na^+-Potential angetrieben wird. Dabei werden H^+-Ionen also sekundär-aktiv ins Lumen sezerniert. Ein Absinken des intrazellulären pH-Wertes aktiviert diesen Na^+/H^+-Antiporter, so daß bei einer Azidose vermehrt H^+-Ionen sezerniert werden; umgekehrt werden bei einer Alkalose vermindert H^+-Ionen sezerniert. Neben diesem Carrier scheinen (besonders spätproximale Tubuluszellen) auch eine **primär-aktive H^+-Pumpe (H^+-ATPase)** in ihrer Bürstensaummembran zu besitzen, die es ermöglicht, H^+-Ionen auch unabhängig von der Na^+-Resorption zu sezernieren (Abb. 12.**36** links). Jedenfalls senkt die proximale H^+-Sekretion den luminalen **pH-Wert** bereits im ersten Drittel des proximalen Tubulus von ca. 7,4 im Filtrat auf Werte von 6,5–6,8.

Jedes H^+-Ion, das aus der Zelle geschafft wird, stammt aus der Dissoziation von H_2O, läßt also ein OH^--Ion zurück. Katalysiert von der **zytoplasmatischen Carboanhydrase II** (auch Carbonatdehydratase II genannt), reagiert OH^- mit CO_2 zu HCO_3^-, das z.T. zu Carbonat (CO_3^{2-}) weiterreagiert. Schließlich verlassen Na^+, HCO_3^- und CO_3^{2-} (im Verhältnis 1:1:1) die Zelle über einen gemeinsamen Symportcarrier auf der basolateralen Seite. In spätproximalen Tubulusabschnitten verläßt HCO_3^- die Zelle auch durch einen Cl^-/HCO_3^--Antiporter. Auch dort wird Na^+ natürlich durch die Na^+-K^+-ATPase hinausgepumpt (Abb. 12.**37**).

Im **dicken aufsteigenden Teil der Henle-Schleife** gibt es luminal ebenfalls den **Na^+/H^+-Austauschcarrier.** Er verhindert einen Wiederanstieg des proximal auf 6,5–6,8 gesenkten pH-Wertes im Tubulusharn, zumal in diesem Nephronabschnitt das lumenpositive transepitheliale Potential eine treibende Kraft für eine parazelluläre H^+-Resorption darstellt. Außerdem dient der luminale Na^+/H^+-Antiporter hier dazu, die H^+-Ionen wieder ins Lumen zu schaffen, die dadurch entstehen, daß das resorbierte NH_4^+ (S. 320) intrazellulär zu $NH_3 + H^+$ dissoziiert.

Im **Verbindungsstück** und im kortikalen und medullären **Sammelrohr** sitzen **Schaltzellen**, deren Typ A in der luminalen Membran, wie schon erwähnt, eine **H^+-K^+-ATPase** und eine **H^+-ATPase** besitzen (Abb. 12.**36**).

Das Membranpotential ist für den Na^+-H^+-Austausch-Carrier keine Triebkraft, da dieser elektroneutral arbeitet. Wenn also die intrazelluläre Na^+-Konzentration rund 1/10 der extrazellulären beträgt (Tab. 13.**1**, S. 334), reicht die Triebkraft des chemischen Na^+-Potentials höchstens dazu aus, die extrazelluläre H^+-Konzentration auf das

10fache des intrazellulären Wertes anzuheben, was bei einem intrazellulären pH-Wert von ca. 7,2 einem luminalen pH-Wert von 6,2 entspricht (proximaler Tubulus). Soll der luminale pH-Wert, wie im Sammelrohr (s.o.) oder in den Magendrüsen (Kap.16), weiter abgesenkt werden, muß eine H^+-transportierende ATPase zur Verfügung stehen; in diesem Fall stört sogar ein Na^+-H^+-Austauscher in derselben Zellmembran, da der hohe chemische H^+-Gradient den Austauscher dann rückwärts treiben und zur H^+-Resorption führen würde.

Mit der primär-aktiven Pumpwirkung der H^+-transportierenden ATPasen der A-Schaltzellen gelingt es, den **pH-Wert in Sammelrohr und Endurin** schließlich auf unter 5 zu senken. Das auch in diesen Zellen unter Mitwirkung der Carboanhydrase entstehende HCO_3^- wird basolateral über einen HCO_3^-/Cl^--Austauschcarrier aus der Zelle geschleust, wobei das dabei aufgenommene Cl^- über Cl^--Kanäle wieder nach außen rezirkuliert (Abb. 12.**36**).

Bei alkalotischer Stoffwechsellage können die Schaltzellen des Typs A durch „seitenverkehrten" Einbau der Transporter zum **Typ B** umgebaut werden, der nun statt H^+-Ionen HCO_3^- sezerniert (Abb. 12.**36**).

Ohne H^+-Ionen keine HCO_3^--Resorption

Frühproximal werden die H^+-Ionen in ein Filtrat sezerniert, das rund 27 mmol/l HCO_3^- enthält (wegen des Gibbs-Donnan-Gleichgewichts etwas mehr als im Plasmawasser; S. 334f.); das HCO_3^- wird von den sezernierten H^+-Ionen rasch zu $\mathbf{CO_2}$ und H_2O titriert; auch diese Reaktion wird katalysiert, diesmal von der außen am Bürstensaum sitzenden **membranständigen Carboanhydrase IV.** Das entstehende CO_2 diffundiert in die Zelle und wird dort zu Bicarbonat und z.T. zu Carbonat umgewandelt, die anschließend die Zelle auf der anderen Seite verlassen. Im proximalen Konvolut existiert dafür ein Carrier, der 1 HCO_3^- und 1 CO_3^{2-} mit 1 Na^+ kotransportiert (S. 318 und Abb. 12.**37**). Dieser Transport ist also elektrogen und wird vom Membranpotential getrieben (passiver Transport).

Bei einer **Alkalose sinkt die H^+-Sekretion** (s.o.), so daß ein spürbarer Teil des HCO_3^- der Resorption entgeht und im Urin erscheint; der Blut-pH-Wert wird dadurch wieder der Norm genähert (Kap. 11). Eine **Bikarbonaturie** tritt auch dann auf, wenn die Carboanhydrase, z.B. mit dem Diuretikum Acetazolamid, gehemmt wird (S. 309) oder wenn die proximal-tubuläre HCO_3^--Resorption defekt ist. Bei diesen Patienten gelangen so große Bicarbonatmengen ins Sammelrohr, daß auch die dortige H^+-Sekretion einen **Bicarbonatverlust** nicht verhindern kann. Die Folge ist eine renal bedingte, nichtrespiratorische Absenkung des Blut-pH-Werts: **proximale renaltubuläre Azidose.**

Phosphat als Harnpuffer: titrierbare Säure

Während also der Löwenanteil der tubulär sezernierten H^+-Ionen der Bicarbonatresorption dient (rund 5000 mmol/d), wird ein kleiner, aber unverzichtbarer Teil (bei gemischter Kost 40–80 mmol/d) mit dem Harn ausgeschieden (Kap. 11). Selbst bei extrem saurem Harn (pH 4,5) tragen freie H^+-Ionen dazu sehr wenig bei (ca. 0,1 mmol/d). Die Hauptmenge wird a) mit Hilfe von Nichtbicarbonatpuffern wie Phosphat ausgeschieden (sog. titrierbare Säure, meist 10–30 mmol/d) und b) durch eine Bicarbonateinsparung wettgemacht, die sich in der **NH_4^+-Ausscheidung** widerspiegelt (25–50 mmol/d; s.u.). Der quantitativ weitaus wichtigste Nichtbicarbonatpuffer im Glomerulusfiltrat ist das **Phosphat** (S. 312 f.), also das Pufferpaar $HPO_4^{2-} \rightleftharpoons H_2PO_4^-$ mit einem pK_a-Wert von 6,8 (Abb. 12.**38** und 11.**3**, S. 272).

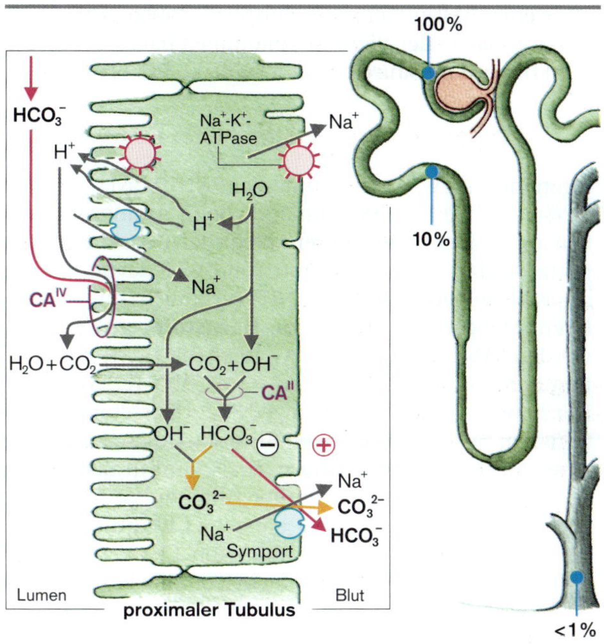

Abb. 12.**37** Die **Resorption von Bicarbonat im frühproximalen Tubulus** beträgt 90% der filtrierten Menge. Primum movens der Resorption ist die Sekretion von H^+-Ionen (Abb. 12.36), die mit HCO_3^- zu CO_2 reagieren, das in die Zelle diffundiert. Dort entsteht daraus wieder HCO_3^-, das z.T. mit OH^- zu CO_3^{2-} und H_2O) weiterreagiert. Schließlich verlassen HCO_3^-, CO_3^{2-} und Na^+ (im Verhältnis 1:1:1) die Zelle über einen gemeinsamen basolateralen Carrier. Katalysiert wird die Umwandlung von HCO_3^- in CO_2 (und umgekehrt) durch eine membranale (CA^{IV}) bzw. zytoplasmatische (CA^{II}) Carboanhydrase der Tubuluszelle. Zusätzlich verläßt HCO_3^- die Zelle im Austausch gegen Cl^- (Antiporter; nicht abgebildet).

Im Filtrat (pH 7,4) beträgt der Anteil des HPO_4^{2-} am Gesamtphosphat rund 80%, spätproximal und frühdistal (pH um 6,6) knapp 40% und im Endurin, wenn er extrem angesäuert ist (pH 4,5), weniger als 1% (Berechnung nach Gl. 11.2a auf S. 271). Rund die Hälfte des sekundären Phosphats wird also im proximalen Tubulus titriert, die andere Hälfte in distalem Tubulus und Sammelrohr. Bei höherem Urin-pH (bei gemischter Kost beträgt er meist 5,5–6,5) vermindert sich vor allem die distale Titration. Da täglich 140–250 mmol Phosphat filtriert werden, dessen fraktionelle Ausscheidung etwa 10–20% beträgt, können ca. 10–30 mmol/d an H^+-Ionen mit Hilfe des Phosphats ausgeschieden werden. Titriert man den Harn mit NaOH zurück auf den Blut-pH-Wert, kann man die

H^+-Menge bestimmen, die Phosphat (sowie etwas Urat, Citrat u. v. a.) in der Niere aufgenommen hat; diese Menge wird **titrierbare Säure** genannt (Abb. 12.**38**).

Die verschlungenen Wege des Ammoniaks

Ammoniak (bzw. Ammoniumionen: $NH_3 \rightleftharpoons NH_4^+$) fällt in großer Menge (ca. 1000 mmol/d) beim Aminosäurenabbau an, ist aber bereits in sehr niedrigen Konzentrationen giftig, so daß im Durchschnitt rund 95 % davon in Form des NH_4^+ in der Leber (unter ATP-Verbrauch) mit äquimolaren Mengen an **HCO_3^-** zu **Harnstoff** umgewandelt werden (Abb. 12.**39**), der als weitgehend inerte Substanz mit dem Urin ausgeschieden wird (Abb. 12.**28,** S. 309). Der normalerweise also geringe NH_4^+-Überschuß vergrößert sich bei einem relativen Bicarbonatmangel, d. h. bei einer **metabolischen Azidose.** NH_4^+ wird in den perivenösen Leberzellen mit Hilfe der Glutaminsynthetase an Glutamat⁻ gekoppelt. Dabei entsteht **Glutamin**, das auf dem Blutweg zur Niere gelangt (Abb. 12.**39**), wo es sowohl von der luminalen als auch von der basolateralen Seite in die proximalen Tubuluszellen aufgenommen wird (Abb. 12.**40**). In den Mitochondrien dieser Zellen ist eine hochaktive **Glutaminase** lokalisiert, die Glutamin wieder in **NH_4^+** und Glutamat⁻ hydrolysiert, das durch Glutamatdehydrogenase weiter zu einem **zweiten NH_4^+** und zu 2-Oxoglutarat^{2-} (α-Ketoglutarat^{2-}) gespalten wird. Das NH_4^+ dissoziiert intrazellulär zu NH_3 + H^+; beide Reaktionsprodukte erreichen getrennt voneinander (durch nichtionische Diffusion bzw. Na^+-H^+-Austausch) das Tubuluslumen, wo sie erneut zu NH_4^+ zusammentreten (Abb. 12.**40**). Jüngste Befunde zeigen, daß mindestens die gleiche Menge in der ionisierten NH_4^+-Form sezerniert wird, und zwar über den Na^+-H^+-Austauscher, dessen H^+-Bindungsstelle offenbar auch NH_4^+ akzeptiert. Kleine Mengen von NH_4^+ können von Glutamin auch im Lumen des proximalen Tubulus abgespalten werden (Abb. 12.**40**). Hier wirkt die γ-Glutamyltransferase (γ-GT) als „Glutaminase" (56).

Aufgrund der Sekretion von NH_3 bzw. NH_4^+ im proximalen Tubulus findet sich an dessen Ende 9mal mehr

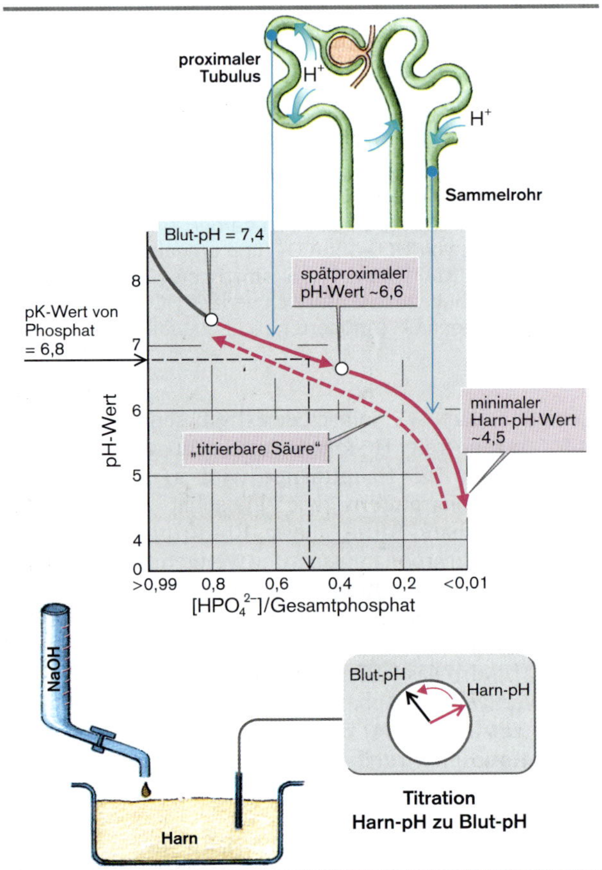

Abb. 12.**38** **Renale Säureausscheidung.** Ein Teil wird vom Phosphat getragen, dessen nichtresorbierter Anteil während des Absinkens des tubulären pH-Werts (von 7,4 bis herab auf 4,5; Abb. 12.36) H^+-Ionen aufnimmt; $HPO_4^{2-} + H^+ \rightleftharpoons H_2PO_4^-$. Zusammen mit einigen anderen Substanzen im Harn (Citrat u. a.) kann man die während der Tubuluspassage aufgenommenen H^+-Ionen dadurch messen, daß man den Harn mit NaOH auf den Blut-pH-Wert zurücktitriert („titrierbare Säure").

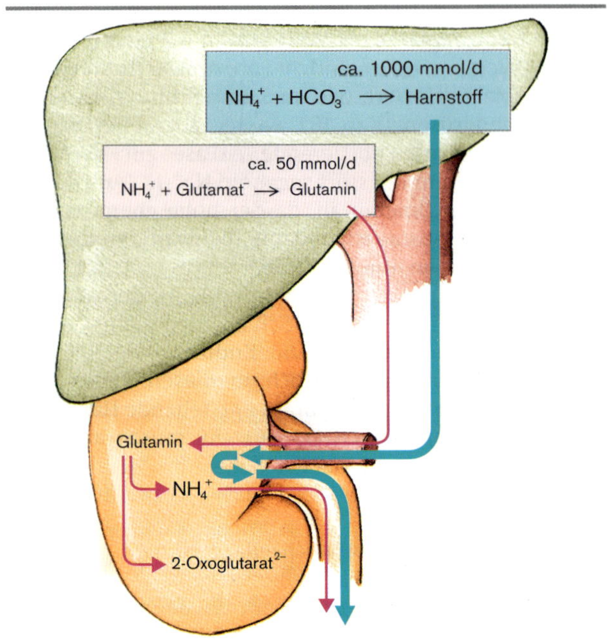

Abb. 12.**39** **Hepatorenale Kooperation bei der Ammoniakausscheidung.** Aus dem Protein- bzw. Aminosäurenabbau fallen täglich rund 1000 mmol $NH_3 \rightleftharpoons NH_4^+$ an, wovon in der Leber rund 95 % mit ebensoviel Bicarbonat⁻ zu Harnstoff umgewandelt werden, der renal ausgeschieden wird ($2\ NH_4^+ + 2\ HCO_3^- \rightleftharpoons NH_2\text{–}C(=O)\text{–}NH_2 + CO_2 + 3\ H_2O$). Die restlichen 5 % des $NH_3 \rightleftharpoons NH_4^+$ (ca. 50 mmol/d) gelangen entweder als solches oder in Form von Glutamin in die Niere, wo daraus wieder $NH_3 \rightleftharpoons NH_4^+$ abgespalten wird, das zum größeren Teil der Ausscheidung anheimfällt (Abb. 12.40). Für jedes $NH_3 \rightleftharpoons NH_4^+$, das so ausgeschieden wird, wird in der Leber ein HCO_3^- weniger zur Harnstoffsynthese verbraucht. Damit ist die Menge des ausgeschiedenen $NH_3 \rightleftharpoons NH_4^+$ ein Maß für die Bicarbonateinsparung in der Leber („indirekte" H^+-Ausscheidung; s. Text). Bei Azidose erhöht sich sowohl die renale Glutaminaseaktivität als auch der hepatorenale Glutamintransfer und damit die „indirekte" H^+-Ausscheidung.

NH_4^+ ($\rightleftharpoons NH_3$) als im Filtrat; allerdings erreicht nur ein Drittel davon das distale Konvolut, die anderen zwei Drittel nehmen eine Abkürzung; sie werden als NH_4^+-Ion im dicken aufsteigenden Teil der Henle-Schleife wieder (sekundär-aktiv) durch den luminalen Na^+-Symporter **resorbiert** (S. 318). Nach intrazellulärer Dissoziation von NH_4^+ (zu NH_3 und H^+) rezirkulieren H^+-Ionen zurück ins Lumen (Na^+/H^+-Austauscher; S. 318), und NH_3 diffundiert ins Interstitium des Nierenmarks, so daß dort eine hohe (papillenwärts bis auf 10 mmol/l ansteigende) NH_4^+ ($\rightleftharpoons NH_3$)-Konzentration aufgebaut wird. NH_3 gelangt von dort durch nichtionische Diffusion in das Sammelrohrlumen, wo es durch den gewöhnlich sehr niedrigen pH-Wert (s. o.) sofort zu NH_4^+ umgewandelt wird. Fast 80% der proximal sezernierten Menge erreichen so den Endurin (Abb. 12.**40**).

Bei der proximal-tubulären Bildung von NH_4^+ ($\rightleftharpoons NH_3$) entsteht 2-Oxoglutarat^{2-}, bei dessen Umwandlung zu Glucose^0 zwei H^+-Ionen verbraucht, d. h. zwei HCO_3^--Ionen gebildet werden. Vorausgesetzt, daß das so gebildete NH_4^+ den Körper mit dem Harn tatsächlich verläßt (und nicht etwa zur Leber zurückkehrt und dort bei der Harnstoffsynthese das renal gebildete HCO_3^- gleich wieder verbraucht), ist die Menge von NH_4^+ ($\rightleftharpoons NH_3$) im Harn ein indirektes Maß für die H^+-Eliminierung bei diesem Prozeß. Die NH_4^+-Ausscheidung leistet also dadurch einen Beitrag zur H^+-Ausscheidung, daß für jedes ausgeschiedene NH_4^+ ($\rightleftharpoons NH_3$) in der Leber ein HCO_3^- weniger für die Harnstoffsynthese verbraucht wird, und nicht etwa dadurch, daß NH_3 nach der Sekretion H^+-Ionen abpuffert. (Bei einem pH-Wert von ungefähr 9 liegt NH_4^+ ($\rightleftharpoons NH_3$) ja zu mehr als 97% bereits ionisiert vor.) Diese Art der H^+-„Ausscheidung" unterscheidet sich also grundsätzlich von der tubulären Phosphattitration (s. o.) und ist daher auch nicht als titrierbare Säure erfaßbar.

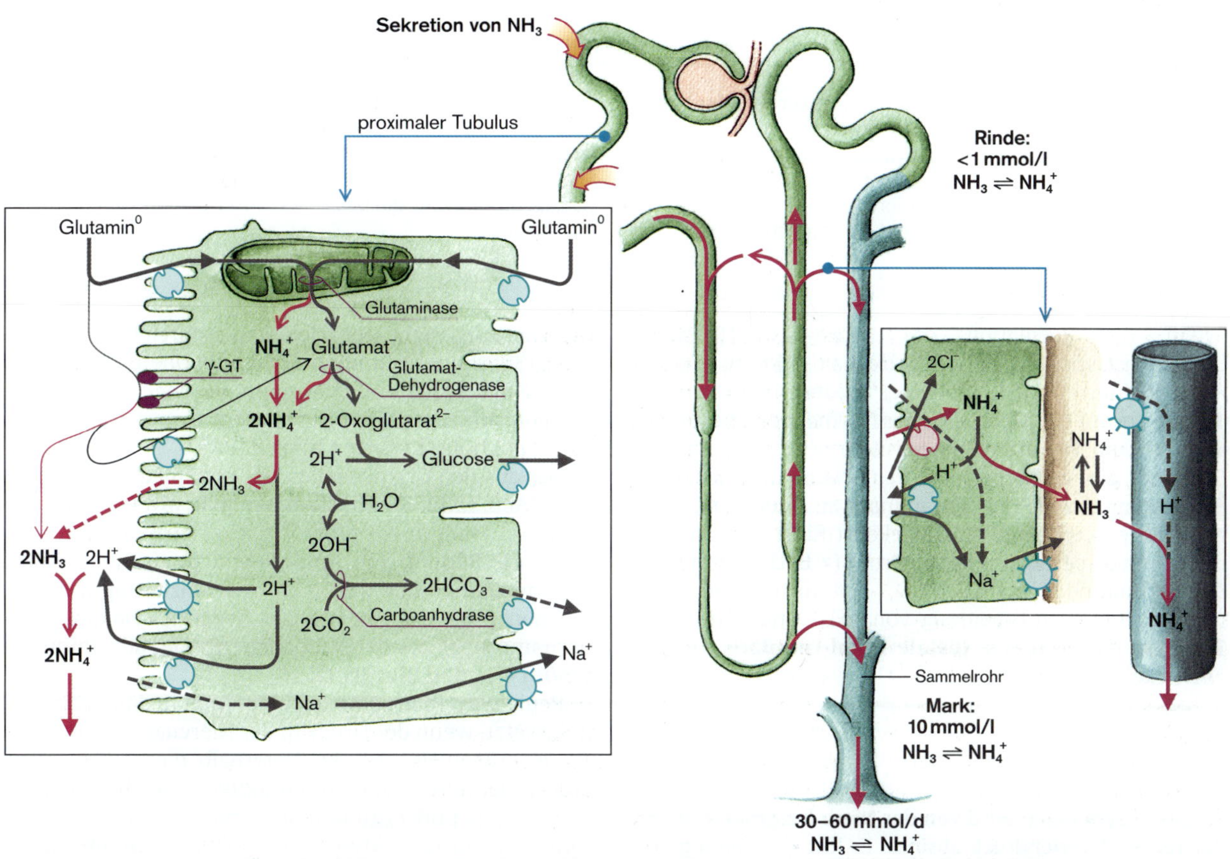

Abb. 12.**40** **Renale Sekretion und Ausscheidung des Ammoniaks.** Die proximalen Tubuluszellen nehmen beidseitig Glutamin auf (Na^+-Symport), das in der Leber gebildet und renal zu 2 NH_4^+ + 2-Oxoglutarat^{2-} verstoffwechselt wird (Abb. 12.39). NH_4^+ dissoziiert in der Tubuluszelle zu NH_3 und H^+, die z. T. getrennt voneinander ins Lumen gelangen (nichtionische Diffusion bzw. aktive H^+-Sekretion), z. T. undissoziiert als geladenes NH_4^+-Ion über den Na^+-H^+-Carrier (statt H^+) die Zelle in Richtung Lumen verlassen (im Bild nicht gezeigt). Durch die γ-Glutamyltransferase (γ-GT) des Bürstensaums kann NH_4^+ in geringem Umfang auch im Tubuluslumen aus Glutamin abgespalten werden. Der Großteil des proximal gebildeten $NH_3 \rightleftharpoons NH_4^+$ wird im dicken aufsteigenden Teil der Henle-Schleife als Ion wieder resorbiert (NH_4^+ benützt hier die K^+-Bindungsstelle des Na^+-2 Cl^--K^+-Kotransporters; Abb. 12.24/1) und erreicht das medulläre Interstitium, aus dem es durch nichtionische Diffusion schließlich ins Sammelrohrlumen gelangt. Die hohe Konzentration von $NH_3 \rightleftharpoons NH_4^+$ im Nierenmark und der niedrige pH-Wert im Sammelrohr beschleunigen diese Diffusion. Obwohl die NH_4^+-Ausscheidung im Urin per se keine Säureausscheidung darstellt, ist sie mengenmäßig ein indirektes Maß dafür (s. Legende zu Abb. 12.39) (nach 61).

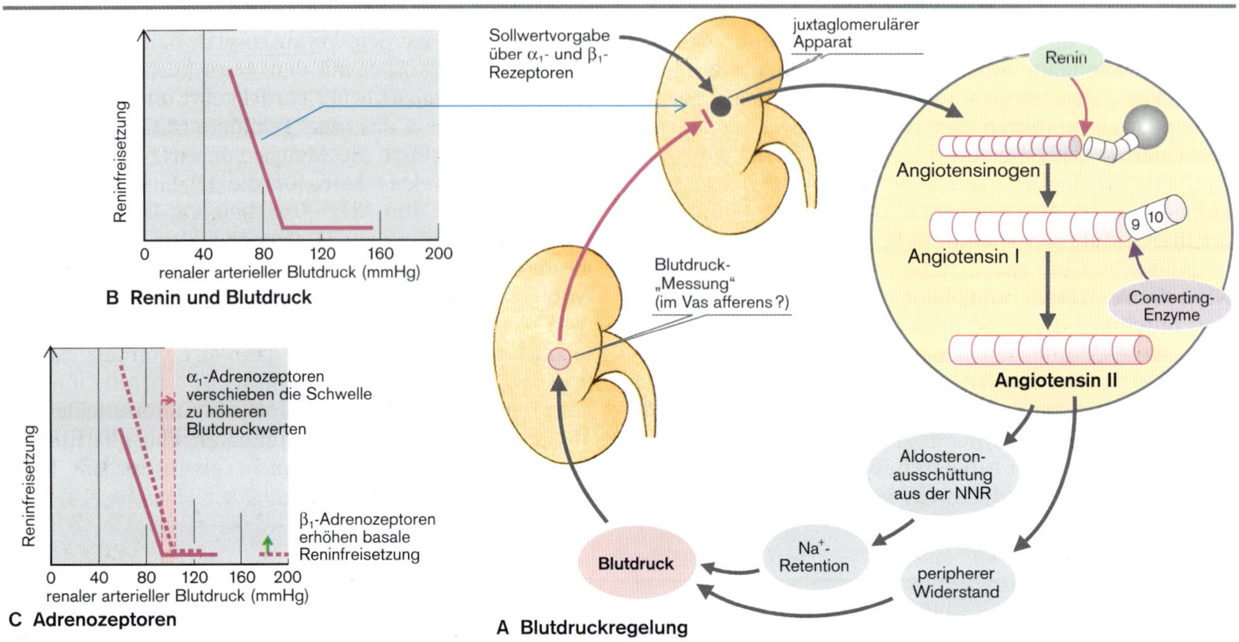

Abb. 12.**41** **Der Renin-Angiotensin-(Aldosteron-)Mechanismus regelt mittelfristig den Blutdruck** (s. auch Abb. 1.7). Fällt der mittlere Blutdruck (in der Niere) unter einen bestimmten Wert („Schwelle"), wird im juxtaglomerulären Apparat Renin ausgeschüttet, das die Angiotensin-II-Konzentration im Plasma erhöht. Angiotensin II wirkt vasokonstriktorisch und setzt Aldosteron frei, beides Effekte, die den Blutdruck über einen Anstieg des peripheren Widerstands bzw. des Extrazellulärvolumens erhöhen (**A, B**). Über α_1-Adrenozeptoren kann die Schwelle zu höheren Blutdruckwerten verstellt werden, über β_1-Rezeptoren wird die basale Reninfreisetzung angehoben (**C**) (Daten aus 26).

Für die Regulation des Säure-Basen-Haushalts (Kap. 11) ist wichtig, daß die proximale Bildung und die Ausscheidung von NH_4^+ bei einer **Azidose** innerhalb von 1 – 2 Tagen auf das Mehrfache des Normalwerts gesteigert werden kann. Daran sind ein vermehrter Antransport von Glutamin aus der Leber (s. o.) zur Niere und dort eine Aktivierung sowohl der Glutaminase als auch der Glukoneogenese (s. u.) beteiligt. Umgekehrt führt eine Störung der Harnansäuerung im Sammelrohr (z. B. Defekt der H^+-ATPase und/oder des Cl^-/HCO_3^--Antiporters) zu einer ungenügenden Ausscheidung von NH_4^+ und titrierbarer Säure, so daß sich eine **distale renal-tubuläre Azidose** entwickelt.

12.9 Renin und Nierenhormone

›› Das Enzym Renin wird von der Niere freigesetzt, wenn der renale Arteriendruck absinkt. Es löst die Bildung von Angiotensin II aus, das vasokonstriktorisch wirkt und die Aldosteronfreisetzung stimuliert. Das Renin-Angiotensin-System regelt mittelfristig den Blutdruck. Calcitriol ist der wirksame Vitamin-D-Metabolit, der, gefördert von PTH, renal gebildet wird und in Darm und Niere die Ca^{2+}-Resorption stimuliert. Erythropoietin wird bei einem verminderten renalen Po_2 gebildet und steuert die O_2-Kapazität des Blutes. Thrombopoietin fördert die Megakaryozytenbildung im Knochenmark, während Prostaglandine, Adenosin und Kallikrein intrarenal wirken. ‹‹

Die Niere ist nicht nur Zielorgan zahlreicher Hormone (Kap. 13), sondern steuert auf endokrinem Weg selbst eine Reihe bedeutender Körperfunktionen, so daß eine Niereninsuffizienz auch aus diesem Grund zu bedrohlichen Funktionsstörungen führt (S. 284).

Das aus den Granulazellen des juxtamedullären Apparates (Abb. 12.**13,** S. 293) stammende **Renin** selbst ist kein Hormon, sondern ein proteolytisches Enzym, doch steuert es die Bildung von **Angiotensin II,** ein für die Blutdruckregulation und die Elektrolytbilanzierung wichtiges Hormon (Kap. 13). Angiotensin II wirkt vasokonstriktorisch und setzt aus der Nebennierenrinde Aldosteron frei, **erhöht** also **den Blutdruck.**

Renin wird in Bruchteilen einer Minute dann vermehrt freigesetzt, wenn der Druck in der Nierenarterie um mehr als 10 – 15 mmHg absinkt. Unterhalb dieses Schwellendrucks, der durch Sympathikusaktivität (α_1-Adrenozeptoren, Neuropeptid Y) zu höheren Druckwerten verschoben werden kann (26), steigt die Reninaktivität im Plasma drastisch an (Abb. 12.**41;** 25). Das in den systemischen Kreislauf freigesetzte Renin spaltet dort von dem aus der Leber stammenden **Angiotensinogen** das Dekapeptid **Angiotensin I** ab, aus dem durch weitere enzymatische Hydrolyse mittels des **Converting enzyme** (vor allem in der Lunge) schließlich das aktive Oktapeptid Angiotensin II entsteht (Abb. 12.**41**). Es wird heute angenommen, daß dieser nierendruckvermittelte Renin-Angiotensin-(Aldosteron-)Mechanismus nicht nur eine Notreaktion darstellt, sondern auch wesentlich an der **mittelfristigen Blutdruckregulation** (min bis h) beteiligt ist (25, 30;

Abb. 12.**41**). Dieser Regelmechanismus kann allerdings „getäuscht" werden. Er kommt nämlich auch in Gang, wenn es z. B. eine Nierenarterienstenose ist, die den renalen Blutdruck drosselt. Jetzt wird zwar der arterielle Druck in der betroffenen Niere ebenfalls normalisiert, doch gelingt dies nur bei einem systemisch erhöhten Blutdruck, so daß sich eine **renale Hypertonie** entwickelt.

Calcitriol ist der wirksame Metabolit des **Vitamin D** (S. 352 f.). In der ultraviolettbestrahlten Haut gebildetes oder mit der Nahrung aufgenommenes Vitamin D wird in der Leber zu 25-OH-Cholecalciferol, das die Speicherform im Plasma darstellt, und anschließend in den Mitochondrien des proximalen Tubulus zu 1,25-$(OH)_2$-Cholecalciferol (Calcitriol) hydroxyliert. Die Regelung der Calcitriolkonzentration setzt an der 1α-Hydroxylase in der Niere an, wobei das bei einer Hypokalzämie vermehrt ausgeschüttete Parathyrin der Hauptstimulator des Enzyms ist. Zielorgane des Calcitriols sind der Darm (Kap. 16) und die Niere selbst (Abb. 13.**21**, S. 353). Sistiert bei einer Niereninsuffizienz die renale Calcitriolbildung, entwickelt sich eine **Hypokalzämie,** die gegenregulatorisch durch einen **sekundären Hyperparathyreoidismus** bekämpft wird (Abb. 13.**23**, S. 355). Dieser kann zwar der Hypokalzämie Einhalt gebieten, ruft aber seinerseits gravierende Funktionsstörungen an anderen Organen hervor (Knochen, Herz, u. a. m.).

Erythropo(i)etin (EPO) steuert in einem Regelkreis die Proliferation und Differenzierung der Erythrozyten-Vorläuferzellen im Knochenmark und damit die O_2-Transportkapazität des Blutes (Kap. 9). Es ist ein Glykoproteinhormon mit 165 Aminosäuren und vier Kohlenhydratketten und wird beim Erwachsenen zu mehr als 90% in der Niere (der Rest in der Leber) gebildet, und zwar in den Kapillarendothelzellen und/oder in den Fibroblasten der Nierenrinde (40). Anämie, arterielle Hypoxie (z. B. Höhenaufenthalt) und eine erhöhte Sauerstoffaffinität des Hämoglobins lösen einen Anstieg der Erythropoetin-Plasmakonzentration aus. Adäquater Reiz dafür scheint ein verminderter O_2-Partialdruck im kortikalen Interstitium zu sein. Dabei erhöht sich offenbar nicht die Syntheserate der einzelnen Zelle, sondern es werden mehr Zellen für die Hormonbildung rekrutiert (40). Bei Niereninsuffizienz versiegt die Haupterythropoetinquelle, so daß es zu einer **renalen Anämie** kommt.

Thrombopoietin (TSF) wird ein Faktor genannt, der die Megakaryozytenbildung im Knochenmark und somit die Thrombozytopoese stimuliert. Er stammt ebenfalls aus der Niere (34). **Prostaglandine** wie PGE_2 werden renal vor allem in marknahen Rindenschichten oder im Mark selbst gebildet und scheinen als Vasodilatatoren eine Rolle bei der Druckdiurese (S. 309) zu spielen. Auch die physiologischen Aufgaben des ATP-Metaboliten **Adenosin** (GFR-Regulation?) und des **Kallikreins** (Hemmung der postproximalen NaCl-Resorption?) sind nicht eindeutig geklärt.

12.10 Renaler Transport und Nierenstoffwechsel

» Die meiste Stoffwechselenergie verbraucht die Niere für den tubulären Transport (Na^+-K^+-ATPase). Hauptsubstrate dabei sind Fettsäuren und Ketonkörper. Glucose wird kortikal nicht verbraucht, sondern aus Glutamin gebildet. Diese Glukoneogenese steht vor allem im Dienste des Säure-Basen-Haushalts. Filtrierte Peptide, Peptidhormone und Glutathionkoppelungsprodukte werden luminal enzymatisch hydrolysiert und als freie Aminosäuren resorbiert. Manche Dipeptide können das Lumen auch intakt verlassen (H^+-Symport). Die Niere ist außerdem Hauptlieferant für Arginin im Körper. «

Ähnlich wie das Herz arbeitet die Niere Tag und Nacht, nur daß die chemische Energie in Form des ATP in der Niere nicht zu mechanischer Arbeit, sondern für die aktiven Transportmechanismen, vor allem für die Na^+-K^+-ATPase, verwendet wird. Substrate des völlig O_2-abhängigen Energiestoffwechsels im proximalen Tubulus sind zwar überwiegend **Ketonkörper** und **freie Fettsäuren,** doch dienen auch einige andere Stoffe (z. B. Prolin) der ATP-Produktion. Glucose allerdings wird dort nicht nur nicht verbraucht, sondern sogar gebildet (Glukoneogenese). Distale Nephronabschnitte und das Sammelrohr hingegen sind mit den Enzymen des Glucoseabbaus reichlich bestückt, so daß ATP dort notfalls sogar aus der anaeroben Glykolyse gewonnen werden kann, was besonders im O_2-armen Papillenbereich des Nierenmarks notwendig ist.

Neben diesem Stoffwechsel für den Eigenbedarf hat die Niere bedeutende **metabolische Servicefunktionen** für den Gesamtorganismus (Abb. 12.**42**). Eine davon ist die **Glukoneogenese,** die im Dienste der Azidosebekämpfung steht (Abb. 12.**40**). Bei der Hungerazidose ist die gebildete Glucose nicht nur ein „Nebenprodukt", sondern wird für den Organismus dringend gebraucht, da er unter diesen Umständen bis zu 50% seines Bedarfs aus der

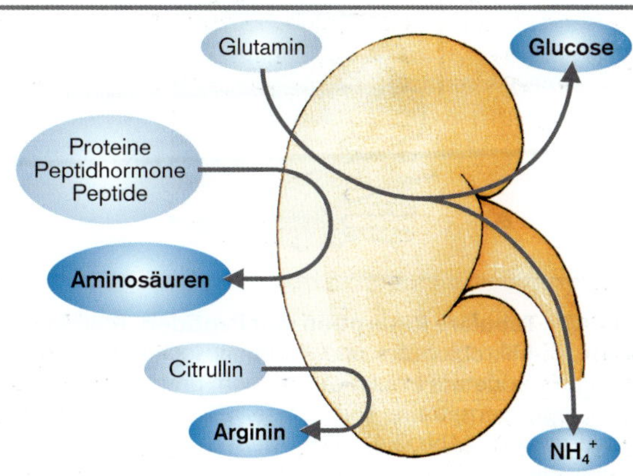

Abb. 12.**42** **Metabolische Servicefunktionen der Niere.** Neben der Bildung von Renin, Calcitriol und Erythropoetin obliegt der Niere die vorwiegend im Dienste des Säure-Basen-Haushalts stehende Glukoneogenese, die Versorgung des Organismus mit Arginin sowie der Abbau von Peptiden inkl. der Peptidhormone (Abb. 12.43) u. a.

renalen Glukoneogenese deckt. Von einigen weiteren metabolischen Servicefunktionen der Niere wird im folgenden die Rede sein.

Aminosäurenstoffwechsel. Wie oben erwähnt, dient Glutamin bei einer Azidose als Ammoniumvehikel von der Leber zur Niere (S. 320) und ist Ausgangsprodukt der Glukoneogenese. Bei nichtazidotischer Stoffwechsellage hingegen produziert die Niere kaum Glucose, sondern bildet Alanin und Serin. Beide können in der Leber (nicht in der Niere) zur Glukoneogenese verwendet werden, die dort azidoseunabhängig abläuft. Die Niere ist außerdem Hauptproduktionsort für Arginin$^+$ im Körper; es wird in den proximalen Tubuluszellen aus Aspartat$^-$ und Citrullin gebildet, das vor allem aus der Darmmukosa stammt. Prinzipiell kann Arginin$^+$ im Nierenmark weiter zu Harnstoff verarbeitet werden, doch ist die physiologische Bedeutung dieser medullären Harnstoffbildung nicht geklärt.

Peptide. Größere Peptide mit Disulfidbrücken wie Insulin und Proteine wie Albumin werden im proximalen Tubulus endozytiert und lysosomal zu Aminosäuren verdaut (S. 317). Für lineare Peptide gibt es einen weiteren Resorptionsmodus. Der Bürstensaum des proximalen Tubulus besitzt nämlich neben einer Reihe von anderen Enzymen (z.B. Maltase, Trehalase) hohe Aktivitäten von Aminopeptidasen, Endopeptidase und γ-Glutamyltransferase (γ-GT), die ihre katalytische Wirkung lumenwärts ausüben. Sie sind in der Lage, filtrierte Peptide intraluminal so rasch zu spalten, daß innerhalb der Kontaktzeit des Harns im proximalen Tubulus (ca. 12 s) noch genug Zeit bleibt, die entstehenden Spaltprodukte, d.h. die freien Aminosäuren, zu resorbieren (Abb. 12.**43 A;** 57). Diese **intraluminale „Verdauung"** von Peptiden rettet also nicht nur deren Aminosäuren vor der Ausscheidung, sondern entfernt gleichzeitig die Peptide aus dem Organismus. Das gilt auch für die meisten **Peptidhormone**, so daß die Niere deren wichtigster Abbauort ist.

Endokrine Störungen bei einer Niereninsuffizienz können also ganz unterschiedliche Ursachen haben. Einerseits fehlen die renal gebildeten Hormone (S. 322f.), andererseits steigen die Plasmakonzentrationen extrarenal gebildeter Hormone. Das kann daran liegen, daß es sich, wie auf S. 323 für Parathyrin gezeigt, um eine **gegenregulatorische Maßnahme** handelt. Eine andere Ursache ist, daß der eben geschilderte **Abbau von Peptidhormonen vermindert** ist. Glucagon, Parathyrin und Gastrin sind einige Beispiele. Auch die glandotropen Hormone der Adenohypophyse gehören dazu. Entfällt ihr renaler Abbau (z.B. LH, FSH, ACTH), so werden die untergeordneten Hormone, darunter nun auch Steroidhormone (Sexualhormone, Cortisol etc.), vermehrt ausgeschüttet. Dadurch kommt es nicht nur zu Störungen des Kohlenhydrat-, Protein- und Fettstoffwechsels, sondern, sowohl beim Mann als auch bei der Frau, zur Sterilität.

Bestimmte Dipeptide (z.B. Carnosin) sind resistent gegen die luminalen Peptidasen. Für sie gibt es im proximalen Tubulus einen **Peptid-H$^+$-Symportcarrier, PEPT2** (31,59), mit dem Dipeptide (und bestimmte Antibiotika, Aminocephalosporine) wegen des in die Zelle gerichteten H$^+$-Gradienten („tertiär") aktiv über die Bürstensaummembran transportiert werden können (Abb. 12.**43 B**). Solche Peptide werden dann meist intrazellulär in ihre Aminosäuren gespalten.

Glutathion ist ein Tripeptid (γ-Glutamyl-Cysteinyl-Glycin), das intrazellulär in hohen Konzentrationen (mehrere mmol/l) vorkommt und mit seiner SH-Gruppe als **Redoxpuffer** dient, durch den z.B. zelluläre Membranschäden durch Lipidoxidation verhindert werden. Oxidiertes Glutathion kann im proximalen Tubulus wahrscheinlich sezerniert werden, so daß daraus im Lumen mit Hilfe der γ-GT und zweier Aminopeptidasen die drei Aminosäuren des Peptids freigesetzt, wieder resorbiert und zur erneuten Glutathionsynthese verwendet werden können (57). Ohne Filtration oder Ausscheidung zu berühren, wird hier also das Tubuluslumen nur als **extrazelluläres Stoffwechselkompartiment** verwendet.

Renaler Entgiftungsstoffwechsel. Glutathion hat außerdem eine wichtige Funktion bei der Entgiftung von Fremd- und Giftstoffen (Abb. 12.**44**). Sowohl in der Leber als auch in der Niere können durch Glutathion-S-Transferasen eine Vielzahl solcher Stoffe an die SH-Gruppe des Glutathions gekoppelt werden. Die Koppelungsprodukte aus der Leber werden renal filtriert, die aus Leber und Tubuluszelle ins Lumen sezerniert und dort genau wie ungekoppeltes Glutathion zu Aminosäuren hydrolysiert. Obwohl das Cystein an seiner SH-Gruppe nun den gekoppelten Fremdstoff trägt, wird es vom Carrier für neutrale

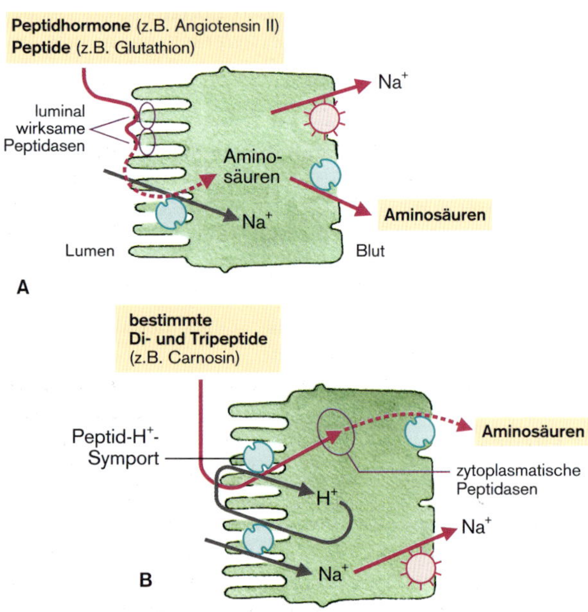

Abb. 12.**43** **Tubuläre Resorption von Peptiden.** Proteine wie Lysozym, β_2-Mikroglobulin und Albumin sowie disulfidbrükkenhaltige Peptide wie Insulin werden vom proximalen Tubulus durch rezeptorvermittelte Endozytose resorbiert und lysosomal hydrolysiert (Abb. 2.4). Die meisten linearen Peptide hingegen, wie z.B. Glucagon, Angiotensin II, Releasingfaktoren und Glutathion, werden von luminal wirksamen Peptidasen so rasch hydrolysiert, daß die entstehenden freien Aminosäuren noch vor dem Ende des proximalen Tubulus resorbiert werden können (**A**). Bestimmte Di- und Tripeptide (z.B. Carnosin) sind gegen die Peptidasen weitgehend resistent. Sie benützen daher einen Peptid-H$^+$-Symportcarrier im proximalen Tubulus und werden erst intrazellulär abgebaut (**B**) (nach 57).

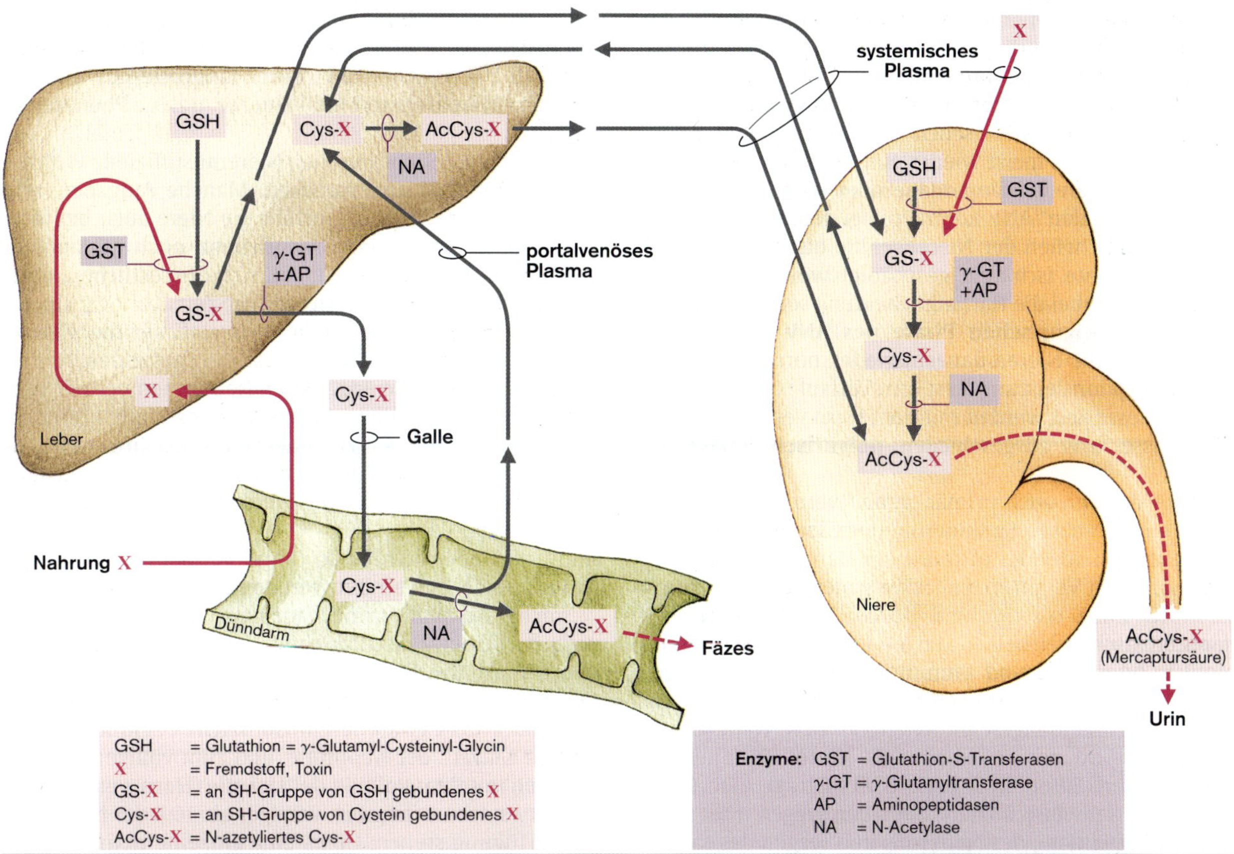

Abb. 12.**44** **Hepatorenale Kooperation bei der Entgiftung und Ausscheidung von Fremdstoffen und Toxinen.** Körpereigene Abfallstoffe und fremde Substanzen können an Glucuronsäure, Sulfat und, wie hier gezeigt, an Glutathion gekoppelt werden, was ihre Sekretion in Galle und Urin ermöglicht (Abb. 12.21). Nach der Koppelung eines Fremdstoffs X an die SH-Gruppe des Tripeptids Glutathion (GSH) wird das entstehende GS-X in den Gallekanälchen oder im Tubuluslumen (Abb. 12.43 A) hydrolysiert; das nun an Cystein gekoppelte X wird als Aminosäure in Darm und Tubulus resorbiert, um schließlich in Leber oder Niere N-azetyliert zu werden. Die so entstandene Mercaptursäure wird tubulär sezerniert und mit dem Harn ausgeschieden (nach 60).

Aminosäuren (der bezüglich der Seitengruppe relativ unspezifisch ist) resorbiert, allerdings nur bis ins Zellinnere. Dort wird seine α-Aminogruppe nämlich azetyliert (N-Acetylase). Damit entsteht eine sog. **Mercaptursäure,** die nun nicht mehr vom Aminosäurecarrier, sondern von dem für die Sekretion von organischen Säuren (wie PAH; Abb. 12.**21,** S. 302) akzeptiert und folglich in den Harn ausgeschieden wird. Damit sezerniert der Tubulus nicht nur im Plasma bereits vorhandene Stoffe, sondern formt auch Fremd- und Giftstoffe „sekretionsgerecht" um (60).

12.11 Nierenversagen und künstliche Niere

›› Ein akutes Nierenversagen kann „prärenal" (Ischämie) oder primär „renal" (Toxine u. a.) verursacht sein. Bei der ischämiebedingten Nierenschädigung sinkt die Harnausscheidung zuerst für 1 – 2 Tage stark ab (Oligurie). Beginnt sich die Niere dann zu erholen, wird die volle Resorptionsleistung für Kochsalz, Wasser etc. erst nach Wochen wieder erreicht (Polyurie). Eine chronische Niereninsuffizienz entsteht plötzlich (nach akutem Nierenversagen) oder entwickelt sich langsam bei diversen Nierenerkrankungen. Kompensationsmechanismen sind die Ursache dafür, daß das Vollbild des Nierenversagens (Urämie) erst auftritt, wenn mehr als 90 % der Nephrone ausgefallen sind. Ein Überleben kann dabei durch eine Nierenersatztherapie (Dialyse) gesichert werden. Dabei wird das Blut des Patienten über eine großflächige selektive Membran mit einer Dialyseflüssigkeit in Kontakt gebracht. Bei der raschen Hämodialyse ist es eine künstliche Membran, die an den Blutstrom angeschlossen ist, bei der langsameren Peritonealdialyse sind es das Peritoneum und Kapillarwände, d. h., hier muß der Bauchraum durchströmt werden. Der Stoffaustausch durch die Membran geschieht durch Diffusion (Konzentrationsgefälle), der von Flüssigkeit durch Filtration (Druckunterschiede). ‹‹

Nierenversagen, akut und chronisch

Sinkt der arterielle Blutdruck stark ab (z. B. bei hohem Blutverlust oder akutem Herzversagen), werden Nierendurchblutung und GFR doppelt in Mitleidenschaft gezogen. Bei der schockbedingten Zentralisation des Kreislaufs (Kap. 8) zählen die Nieren nämlich zur „Peripherie", in der durch adrenerge „Notfall"-Vasokonstriktion die Durchblutung verstärkt gedrosselt wird. Das kann so weit führen, daß die Nieren ihre Funktion praktisch einstellen: „prärenales" **akutes Nierenversagen (ANV).** Nach Normalisierung des systemischen Blutdrucks nehmen die Nieren ihre Arbeit meist wieder auf, doch kann es sekundär, insbesondere bei längerdauernder renaler **Ischämie**, zu einem „renalen" ANV kommen, bei dem die Nephrone und die Endothelien der Nierengefäße durch die „prärenal" verursachte Ischämie geschädigt worden sind. Zunächst sinkt dabei die Harnausscheidung sehr stark ab, es kommt zur **oligurischen Phase des ANV** (1–2 Tage). Erholen sich die Nieren danach wieder, normalisiert sich ihre Resorptionsleistung erst im Verlauf von Wochen, d. h., in dieser Zeit werden mit dem Harn vermehrt Kochsalz, Wasser usw. ausgeschieden: **polyurische Phase des ANV.**

Ein ANV kann auch primär „renal" verursacht sein, so durch eine perakute Entzündung der Glomeruli (Glomerulonephritis) oder der intrarenalen Harnwege (Pyelonephritis), durch Vergiftungen (Schwermetalle, Kohlenwasserstoffe, Pilze u. a. m.) und durch Medikamente mit nephrotoxischen Nebenwirkungen (z. B. bestimmte Antibiotika, Zytostatika und Immunsuppressiva). Bei ausgedehnten Muskelzerstörungen oder bei starker Hämolyse gelangen große Mengen an Myoglobin bzw. Hämoglobin ins Plasma. Da der Siebkoeffizient dieser Proteine am glomerulären Filter 0,75 bzw. 0,03 beträgt (Tab. 12.**1**), werden sie teilweise filtriert. Sie fallen wegen ihrer Konzentrierung entlang des Nephrons und wegen des sauren Milieus im Tubuluslumen dort aus und blockieren den Harnabfluß, was ebenfalls Ursache eines ANV sein kann.

Auf zellulärer Ebene verursacht die Ischämie einen **Sauerstoff- und Substratmangel** sowie eine **Akkumulation von Stoffwechselprodukten.** Damit wird die Energieversorgung der Ionenpumpen der Tubuluszellen (Na^+-K^+-ATPase, Ca^{2+}-ATPase) gefährdet (ein ATP-Defizit ist schon nach 5 Minuten meßbar), womit sich in der Folge nicht nur die Resorptions- und Sekretionsleistungen der Tubuli vermindern, sondern auch die Homöostase in der Tubuluszelle selbst zusammenbricht. Es kommt zur **Zellschwellung** sowie zum **Anstieg der intrazellulären Ca^{2+}-Konzentration.** In der Folge werden daraufhin vasoaktive Substanzen freigesetzt sowie intrazelluläre Enzyme aktiviert, die Bestandteile der eigenen Zelle, etwa das Zytoskelett, angreifen. Die Abstoßung des Bürstensaums ist eine der Folgen. Durch die Zellschwellung werden sowohl Blutgefäße als auch Tubuluslumina verengt (unnachgiebige Nierenkapsel!), was die Durchblutung weiter reduziert bzw. den Harnabfluß erschwert. Werden nur einzelne Zellen geschädigt, so lösen sie sich von der Basalmembran ab, und benachbarte, noch erholungsfähige Zellen schließen die Epithellücke dadurch, daß sie sich abflachen und teilen und längere Wege durch Migration überwinden.

Wird die Ischämie bzw. der toxische Einfluß nicht rechtzeitig unterbrochen, werden die Nieren auf Dauer geschädigt, d. h., das akute Nierenversagen kann in eine **chronische Niereninsuffizienz** übergehen. Eine solche kann aber auch langsam entstehen, sei es durch Entzündung und Verödung von Glomeruli (Glomerulonephritis, die häufigste Ursache), durch bakterielle Entzündung der extra- und intrarenalen Harnwege (Pyelonephritis), durch chronische Verlegung des Harnabflusses durch Konkremente (S. 314 u. Abb. 12.**33**), durch langdauernde Einnahme nephrotoxischer Medikamente (z. B. Phenacetin) u. a. m.

Die Folgen der chronischen Niereninsuffizienz wurden bereits auf S. 284 angesprochen. Manche Aufgaben, wie z. B. die K^+-Ausscheidung, erfüllt die Niere auch bei fortgeschrittener chronischer Insuffizienz noch erstaunlich gut. Die Erklärung dafür ist, daß sich die restlichen, noch intakten Nephrone, sofern genug Zeit zur Verfügung steht, so weit **adaptieren** können, daß sie die gleiche Arbeit bewältigen können, die in den gesunden Nieren auf die normal große Anzahl von Nephronen verteilt war. So führt die anfängliche (insuffizienzbedingte) Minderausscheidung von K^+ zu einer Hyperkaliämie, so daß vermehrt Aldosteron ausgeschüttet wird (Kap. 13). Unter dessen chronischer Wirkung werden Mitochondrienzahl, Membranoberflächen, Na^+-K^+-ATPase-Dichte etc. in Tubulus und Sammelrohr so lange vermehrt, bis wieder ausreichend K^+ sezerniert werden kann.

Solche Adaptationsmechanismen sorgen dafür, daß auch bei einer Einschränkung der Nierenfunktion auf weniger als die Hälfte keine nennenswerte Störungen auftreten. (Deshalb kann ja auch eine Niere transplantiert werden; S. 292). Eine Niereninsuffizienz beginnt bei Ausfall von ca. 75 % der Nephrone, und zum völligen Nierenversagen mit dem Vollbild der **Urämie** (Harn„vergiftung") kommt es, wenn nur noch weniger als 10 % der Nephrone zur Verfügung stehen. Ob es eine einzelne toxische Substanz („Urämiegift") ist, deren Retention im Körper zur Urämie und (unbehandelt) zum Tode führt, ist äußerst fraglich. Keinesfalls ist es der Harnstoff oder das Kreatinin. Wahrscheinlich ist die Urämie das Ergebnis des Versagens mehrerer Nierenfunktionen, nämlich der Störung von Ausscheidung, Stoffwechsel und Regulation sowie von daraus resultierenden kompensatorischen Prozessen. Die meisten dieser Störungen, insbesondere die akut lebensbedrohlichen, sind durch Dialyse behandelbar (s. u.), doch kann nur eine erfolgreich transplantierte Niere alle der genannten Aufgaben wieder voll übernehmen.

Was ist und was kann die künstliche Niere?

Am Anfang dieses Kapitels wurden die Folgen der Niereninsuffizienz geschildert, und dabei wurde festgestellt, daß eine tödlich endende Urämie entweder durch Transplantation einer Spenderniere oder durch Dialyse verhindert werden kann. Man unterscheidet zwei Typen der Dialyse: eine apparative **Hämodialyse** (**künstliche Niere** im engeren Sinn), bei der das Blut des Patienten extrakorporal über eine künstliche semipermeable Membran mit sehr großer Fläche ($> 1\ m^2$) mit einer Dialyseflüssigkeit im Gegenstrom (S. 307 f.) in Berührung gebracht wird, sowie eine **Peritonealdialyse,** für die der Peritonealraum des Patienten punktiert und mit Dialyseflüssigkeit durchspült wird, so daß deren diffusible Inhaltsstoffe über das Peritoneum und die Kapillarwand mit denen des Patientenblutes ausgetauscht werden (Abb. 12.**45**). Ähnlich wie das glomeruläre Filter ist die künstliche Membran bzw. die Peritonealwand für Makromoleküle (und daher natürlich

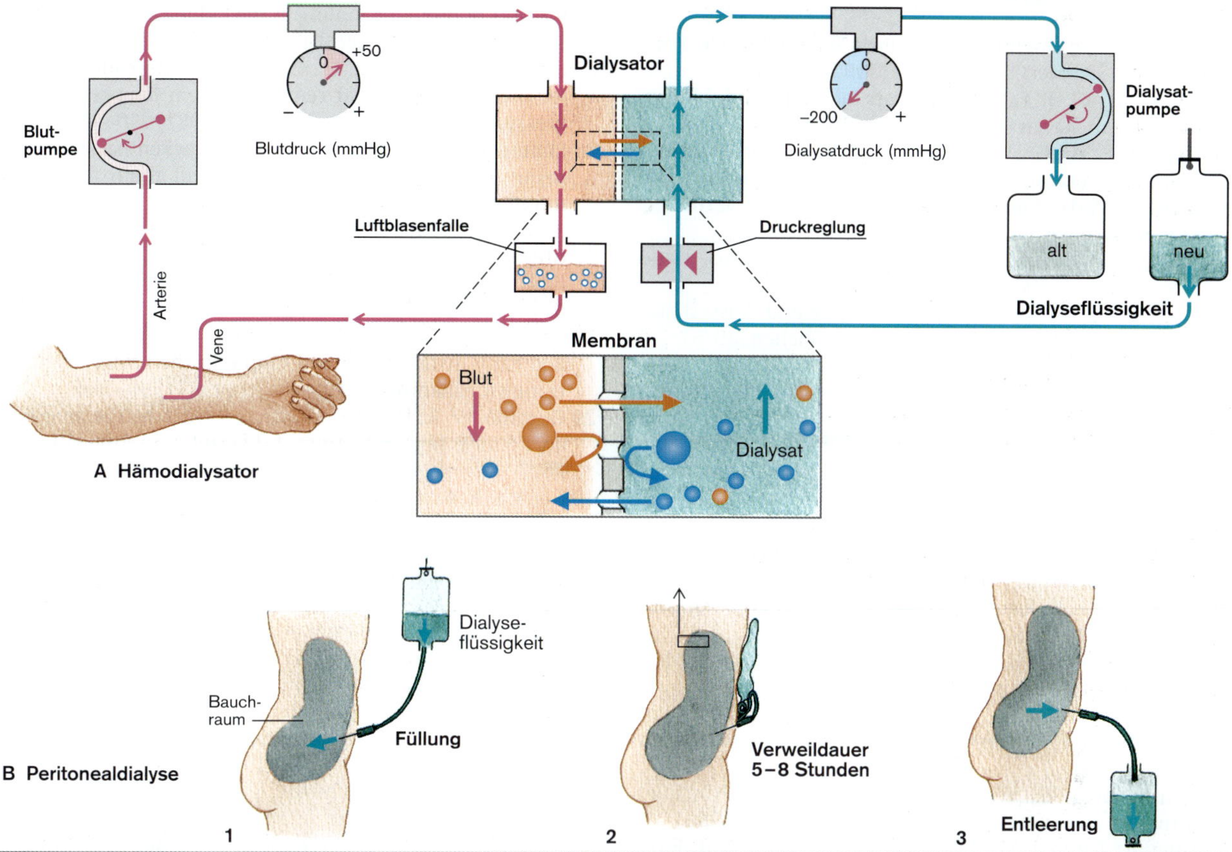

Abb. 12.**45** **Dialyse als Nierenersatz.** Mit der Dialyse werden harnpflichtige Stoffe aus dem Blut entfernt, die sich im niereninsuffizienten Patienten angesammelt haben (Harnstoff, Kreatinin, K^+, H^+, Na^+, Wasser u. a.). Der Dialysator (Mitte oben) enthält eine großflächige Membran, auf deren einer Seite das Blut des Patienten, auf deren anderer Seite (im Gegenstrom; Abb. 12.26 B) die Dialyseflüssigkeit entlangfließt. Die Membran läßt nur Wasser und kleine Moleküle durch, nicht jedoch Proteine, Bakterien oder Blutkörperchen. Die Entfernung des Stoffs aus dem Blut kann durch Diffusion (Stoffkonzentration im Dialysat < im Plasma!) oder durch Ultrafiltration geschehen; für letztere muß ein hydrostatischer (Dialysatdruck < Blutdruck; im Bild + 50-[– 200] = + 250 mmHg) oder onkotischer Druckunterschied (z. B. sehr hohe Glucosekonzentration im Dialysat) bestehen. Der dadurch ausgelöste Wasserausstrom reißt auch darin gelöste Stoffe mit sich (solvent drag). Statt der künstlichen Membran des Hämodialysators (**A**) wird bei der Peritonealdialyse (**B**) das Peritoneum (inkl. des Kapillarendothels) als natürliche Dialysemembran benützt (nach 5).

auch für Blutzellen) dicht, läßt aber alle kleineren Moleküle und Ionen sowie Wasser durch. An diesem Austausch über die Membran sind zwei Mechanismen beteiligt:

- **Diffusion** von Stoffen, für die eine **Konzentrationsdifferenz** über die Membran besteht, und
- **Ultrafiltration** von Wasser inkl. der darin gelösten (und permeablen) Stoffe, wenn eine hydrostatische und/oder onkotische **Druckdifferenz** über die Membran hergestellt wird.

Unabhängig davon, ob es sich um eine **akute** oder **chronische Dialyse** handelt, wird sowohl die Hämodialyse als auch die Peritonealdialyse eingesetzt, wobei beide Methoden jeweils ihre Vor- und Nachteile haben (5).

Eine hohe Harnstoff- oder Kreatininkonzentration im Patientenblut z. B. kann also dadurch gesenkt werden, daß die Dialyseflüssigkeit diese harnpflichtigen Stoffe nicht enthält. Eine nichtrespiratorische Azidose des Patienten (dessen Nieren nicht mehr genug H^+-Ionen ausscheiden können) kann z. B. dadurch korrigiert werden, daß die Dialyseflüssigkeit 35 mmol/l Bicarbonat enthält, so daß während einer vierstündigen Hämodialysedauer das Plasmabicarbonat des Patienten von typischerweise 21 mmol/l auf 27 – 28 mmol/l ansteigt.

Indikationen für eine akute Dialyse sind eine Urämie (Kreatinin-Clearance < 0,1 ml/min pro kg Körpergewicht), eine ernste Hyperkaliämie, eine schwere Azidose, eine Vergiftung (z. B. mit einem Barbiturat) sowie eine Hypervolämie. Um die Hypervolämie rasch zu beheben, wird bei der Hämodialyse der hydrostatische Druck des Dialysats weit unter den des Blutes im Dialysator gesenkt, so daß durch den entstehenden Druckgradienten dem Patienten durch Ultrafiltration rasch große Wassermengen entzogen werden. Bei der Peritonealdialyse wird ein Wasserentzug durch Ultrafiltration dadurch erreicht, daß statt des hydrostatischen ein osmotischer Druckgradient durch Zugabe hoher Glucosemengen zur Dialyseflüssigkeit hergestellt wird.

Zum Weiterlesen ...

1 Brenner, B. M.: Brenner and Rector's The Kidney, vol. I and II, 5th ed. Saunders, Philadelphia (1995)
2 Coe, F. L., M. J. Favus: Disorders of Bone and Mineral Metabolism. Raven Press, New York (1992)
3 Coward, R. A., C. D. Short, N. P. Mallick: Nephrologie – Fallbeschreibungen. Edition Medizin, Weinheim (1989)
4 Dantzler, W. H.: Comparative Physiology of the Vertebrate Kidney. Springer, Berlin (1989)
5 Daugirdas, J. T., T. S. Ing: Handbook of Dialysis. Little, Brown, Boston (1988)
6 Deetjen, P., J. W. Boylan, K. Kramer: Niere und Wasserhaushalt, 3. Aufl. Urban & Schwarzenberg, München (1976)
7 Gottschalk, C. W., R. W. Berliner, G. H. Giebisch: Renal Physiology – People and Ideas. American Physiological Society, Bethesda (1987)
8 Greger, R. F., H. Knauf, E. Mutschler: Diuretics. In Born, G. V. R., P. Cuatrecasas, D. Gauten, H. Herken, K. L. Melmon: Handbook of Experimental Pharmacology, Vol. 117. Springer, Berlin (1995)
9 Greger, R., F. Lang, S. Silbernagl: Renal Transport of Organic Substances. Springer, Berlin (1981)
10 Guder, W. G., H. Lang: Pathobiochemie und Funktionsdiagnostik der Niere. Springer, Berlin (1991)
11 Hierholzer, K., R. F. Schmidt: Pathophysiologie des Menschen. Edition Medizin, Weinheim (1991)
12 Jamison, R. L., L. Kriz: Urinary Concentrating Mechanism: Structure and Function. Oxford University Press, London (1982)
13 Koushanpour, E., W. Kriz: Renal Physiology. Principles, Structure and Function, 2nd ed. Springer, Berlin (1986)
14 Lang, F.: Pathophysiologie, Pathobiochemie, 4. Aufl. Enke, Stuttgart (1990)
15 Seldin, D. W., G. Giebisch: The Kidney. Physiology and Pathophysiology, vol. I–III, 2nd ed. Raven Press, New York (1992)
16 Silbernagl, S., F. Lang: Taschenatlas der Pathophysiologie. Thieme, Stuttgart (in Vorbereitung)
17 Valtin, H., J. A. Schafer: Renal Function – Mechanisms Preserving Fluid and Solute Balance in Health, 3rd ed. Little, Brown, Boston (1995)
18 Windhager, E. E.: Handbook of Physiology, Section 8: Renal Physiology, vol. I and II. Oxford University Press, London (1992)

... und noch weiter

19 Aronson, P. S.: Mechanisms of Na^+, Cl^-, and HCO_3^- transport in the proximal tubule. In Hatano, M.: Nephrology. Springer, Berlin 1991 (100–115)
20 Bleich, M., E. Schlatter, R. Greger: The luminal K^+ channel of the thick ascending limb of Henle's loop. Pflügers Arch. 415 (1990) 449–460
21 Bohle, A., J. Christensen, F. Kokot, H. Osswald, B. Schubert, H. Kendziorra, H. Pressler, J. Marcovic-Lipkovski: Acute renal failure in man: new aspects concerning pathogenesis. Amer. J. Nephrol. 10 (1990) 374–388
22 Bohrer, M. P., C. Baylis, H. D. Humes, R. J. Glassock, C. R. Robertson, B. M. Brenner: Permselectivity of the glomerular capillary wall: facilitated filtration of circulating polycations. J. clin. Invest. 61 (1978) 71–78
23 Bronner, F.: Renal calcium transport: mechanisms and regulation – an overview. Amer. J. Physiol. 257 (1989) F707–F711
24 Christensen, E. I., S. Nielsen: Structural and functional features of protein handling in the kidney proximal tubule. Semin. Nephrol. 11 (1991) 414–439
25 Ehmke, H., P. Persson, H. Kirchheim: A physiological role for pressure-dependent renin release in long-term blood pressure control. Pflügers Arch. 410 (1987) 450–456
26 Ehmke, H., P. Persson, S. Fischer, E. Hackenthal, H. Kirchheim: Resetting of pressure-dependent renin release by intrarenal α_1-adrenoceptors in concious dogs. Pflügers Arch. 413 (1989) 261–266
27 Greger, R.: Ion transport mechanisms in thick ascending limb of Henle's loop of mammalian nephron. Physiol. Rev. 65 (1985) 760–797
28 Greger, R., H. Velázquez: The cortical thick ascending limb and early distal convoluted tubule in the urinary concentrating mechanism. Kidney int. 31 (1987) 590–596
29 Guggino, W. B., H. Oberleithner, G. Giebisch: The amphibian diluting segment. Amer. J. Physiol. 254 (1988) F615–F627
30 Guyton, A. C.: Blood pressure control – special role of the kidneys and body fluids. Science 252 (1991) 1813–1816
31 Hediger, M. A., Y. Kanai, G. Yon, S. Nussberger: Mammalian ion-coupled solute transporters. J. Physiol. 482 (1995) 7 S–17 S
32 James, D. E.: The mammalian facilitative glucose transporter family. NIPS 10 (1995) 67–71
33 Jelkmann, W.: Erythropoietin: Structure, control of production, and function. Physiol. Rev. 72 (1992) 449–489
34 Kaushansky, K.: Thrombopoietin: The primary regulator of platelet production: Blood 86 (1995) 419–431
35 Kirchheim, H. R., H. Ehmke, E. Hackenthal, W. Löwe, P. Persson: Autoregulation of renal blood flow, glomerular filtration rate and renin release in conscious dogs. Pflügers Arch. 410 (1987) 441–449
36 Knepper, M. A., F. Roch-Ramel: Pathways of urea transport in the mammalian kidney. Kidney int. 31 (1987) 629–633
37 Kriz, W., L. Bankir: A standard nomenclature for structures of the kidney. Amer. J. Physiol. 254 (1988) F1–F8; Anat. Embryol. 178 (1988) N1–N8
38 Kumar, R.: The metabolism and mechanism of action of 1,25-dihydroxyvitamin D_3. Kidney int. 30 (1986) 793–803
39 Lang, F.: Physiology of diuretic action. Renal Physiol. 10 (1987) 135–220
40 Le Hir, M., K.-U. Eckardt, B. Kaissling, S. T. Koury, A. Kurtz: Structure-function correlations in erythropoietin formation and oxygen sensing in the kidney. Klin. Wschr. 69 (1991) 567–575
41 Levey, A. S., R. D. Perrone, N. E. Madias: Serum creatinine and renal function. Ann. Rev. Med. 39 (1988) 465–490
42 Ludwig, C.: Viribus Physicis Secretionem Urinae Adjuvantibus. Elwert, Marburg (1842)
43 Murakami, T.: Glomerular vessels of the rat kidney. A scanning electron microscope study of corrosion casts. Arch. Histol. Cytol. 34 (1972) 87
44 Murer, H., J. Biber: Renal sodium-phosphate cotransport. Curr. Opin. Nephrol. Hypertens. 3 (1994) 504–510
45 Nunokawa, T., T. Hoshi: Electrophysiological study of L-lysine transport across *Triturus* proximal tubule: Evidence for Na^+-independent entry and Na^+-dependent exit. Renal Physiol. Biochem. 13 (1990) 295–305
46 Oberleithner, H.: Acute aldosterone action in renal target cells. Cell. Physiol. Biochem. 1 (1991) 2–12
47 Oberleithner, H., U. Kersting, S. Silbernagl, W. Steigner, U. Vogel: Fusion of cultured dog kidney (MDCK) cells: II. Relationship between cell pH and K^+ conductance in

response to aldosterone. J. Membr. Biol. 111 (1989) 49–56
48 Ofstad, J., K. Aukland: Renal circulation. In Seldin, D. W., G. Giebisch: The Kidney: Physiology and Pathophysiology. Raven Press, New York 1985
49 Palmer, L. G., G. Frindt: Amiloride-sensitive Na^+ channels from the apical membrane of the rat cortical collecting tubule. Proc. nat. Acad. Sci. 83 (1986) 2767–2770
50 Pitts, R. F.: Physiologie der Niere und der Körperflüssigkeiten. Schattauer, Stuttgart (1972)
51 Pritchard, J. B., D. S. Miller: Mechanisms mediating renal secretion of organic anions and cations. Physiol. Rev. 73 (1993) 765–796
52 Quamme, G. A., J. H. Dirks: The physiology of renal magnesium handling. Renal Physiol. 9 (1986) 257–269
53 Richards, A. N.: Methods and Results of Direct Investigations of the Function of the Kidney. Williams & Wilkins, Baltimore (1929)
54 Shimada, H., B. Moewes, G. Burckhardt: Indirect coupling to Na^+ of p-aminohippuric acid uptake into rat renal basolateral membrane vesicles. Amer. J. Physiol. 253 (1987) F795–F801
55 Shipley, R. E., R. S. Study: Changes in renal blood flow, extraction of inulin, GFR, tissue pressure and urine flow with acute alterations of renal artery blood pressure. Amer. J. Physiol. 167 (1951) 675–688
56 Silbernagl, S.: Ammoniagenesis catalyzed by hippurate-activated γ-glutamyltransferase in the lumen of the proximal tubule. A microperfusion study in rat kidney in vivo. Pflügers Arch. 407 (1986) S72–S79
57 Silbernagl, S.: The renal handling of amino acids and oligopeptides. Physiol. Rev. 68 (1988) 911–1007
58 Silbernagl, S., A. Despopoulos: Taschenatlas der Physiologie, 4. Aufl. Thieme, Stuttgart; DTV, München (1991)
59 Silbernagl, S., V. Ganapathy, F. H. Leibach: H^+ gradient-driven dipeptide reabsorption in the proximal tubule of rat kidney. Studies in vivo and in vitro. Amer. J. Physiol. 253 (1987) F448–F457
60 Silbernagl, S., A. Heuner: Renal transport and metabolism of mercapturic acids and their precursors. Toxicol. Lett. 53 (1990) 45–51
61 Silbernagl, S., D. Scheller: Formation and excretion of $NH_3 \rightleftharpoons NH_4^+$. New aspects of an old problem. Klin. Wschr. 64 (1986) 862–870
62 Silbernagl, S., K. Völker, W. H. Dantzler: Compartmentation of amino acids in the rat kidney. Am. J. Physiol. 270 (1996) F154–F163
63 Sonnenberg, H., P. Deetjen: Methode zur Durchströmung einzelner Nephronabschnitte. Pflügers Arch. ges. Physiol. 278 (1964) 669–674
64 Steinhausen, M., K. Endlich, D. L. Wiegman: Glomerular blood flow. Kidney int. 38 (1990) 769–784
65 Ullrich, K. J.: Transport of organic molecules. In Hatano, M.: Nephrology. Springer, Berlin 1991 (1372–1375)
66 Ullrich, K. J., K. H. Jarausch: Untersuchungen zum Problem der Harnkonzentrierung und Harnverdünnung. Pflügers Arch. 262 (1956) 537–550
67 Wirthensohn, G., W. G. Guder: Renal substrate metabolism. Physiol. Rev. 66 (1986) 469–497

Danksagung

Meiner Frau, Dr. Heidi Silbernagl, Herrn Prof. Dr. Dr. h.c. Adalbert Bohle, meinem Mitarbeiter Dr. Michael Gekle sowie meinen Freunden und Kollegen Prof. Dr. Rainer Greger und Prof. Dr. Hans Oberleithner danke ich herzlich für die kritische Durchsicht dieses Kapitels für die 1. Auflage. Mein besonderer Dank geht auch an Herrn Prof. Dr. Wilhelm Kriz für die zahlreichen elektronenmikroskopischen Aufnahmen, an Herrn Prof. Dr. Ulrich Pfeifer für das Nierenschnittfoto sowie an Herrn Prof. Dr. Gerhard Schindler für die beiden Röntgenbilder.

Salz- und Wasserhaushalt

H. Oberleithner

13

13.1 Die Zelle und ihre Umgebung: vom Einzeller zum Vielzeller

» Der menschliche Organismus besteht aus einer Vielzahl verschiedener Zellen, die von einem bewegten, der Regeneration ständig unterworfenen Flüssigkeitsmantel umgeben sind. Eine hohe Kaliumkonzentration und polyvalente, impermeable Anionen (z.B. Proteine) charakterisieren die intrazelluläre Flüssigkeit, während hohe Konzentrationen von Na^+- und Cl^--Ionen die extrazelluläre Flüssigkeit kennzeichnen. Das Ungleichgewicht der diffusiblen Ionen zwischen Zellinnerem und Extrazellulärraum wird in der lebenden Zelle durch die ständig aktive Na^+-/K^+-Pumpe aufrechterhalten. Inaktivierung dieses Transportsystems führt zu Zellschwellung und nachfolgendem Zelltod. «

Das Leben entwickelte sich vor einigen Milliarden von Jahren in Form winziger, einzelliger Organismen. Damals schwamm der Einzeller in einem großen Urmeer. Es bildete ein Milieu konstanter Zusammensetzung, Nährstoffe waren vorhanden, die ausgeschiedenen Abfallprodukte wurden unendlich verdünnt, und der osmotische Druck blieb unverändert. Dann wurden im Laufe der Zeit Gebirge gefaltet und Becken geformt, die der Regen mit salzarmem Wasser füllte. Der in einem so entstandenen Binnensee eingeschlossene Einzeller war durch den osmotisch bedingten Wassereinstrom in sein Zellinneres bedroht. Um der tödlichen Schwellung zu entgehen, bildete er z.B. kontraktile Vakuolen aus (Amöbe), um damit das ins Zellinnere strömende Wasser wieder loszuwerden. Umgekehrt schützte ein wasserdichter Mantel vor Austrocknung in Zeiten der Dürre. Der Preis für das Überleben in einer solch feindlichen Umgebung waren Immobilität und Inaktivität. „Vielzelligkeit" wurde notwendig, um Mobilität und Aktivität wiederzugewinnen.

Der Mensch, ein vielzelliges Lebewesen, trägt die Flüssigkeit, welche die Zellen wie ein maßgeschneiderter Mantel umgibt, ständig mit sich herum. Diese extrazelluläre Flüssigkeit (EZF) wird in ihrer Zusammensetzung genau reguliert und bietet den angrenzenden Zellen des Körpers das für ihr Überleben nötige konstante Milieu **(„inneres Milieu")**. Zwei Eintrittspforten und vier Auslaßwege charakterisieren dieses Kompartiment (Abb. 13.**1**). Während ein großer Teil der EZF, die **interstitielle Flüssigkeit**, die einzelnen Zellen direkt umgibt, zirkuliert ein kleiner Teil, das **Blutplasma**, im Gefäßsystem. Darin werden über weite Strecken metabolische Abfallprodukte rasch transportiert. Gleichzeitig wird die interstitielle Flüssigkeit mit Sauerstoff, Nährstoffen, Hormonen oder eventuell Medikamenten angereichert, mit Substanzen also, die dann über eine kurze Diffusionsstrecke aus den Blutkapillaren an die Zellmembran gebracht und in die Zellen eingeschleust werden können.

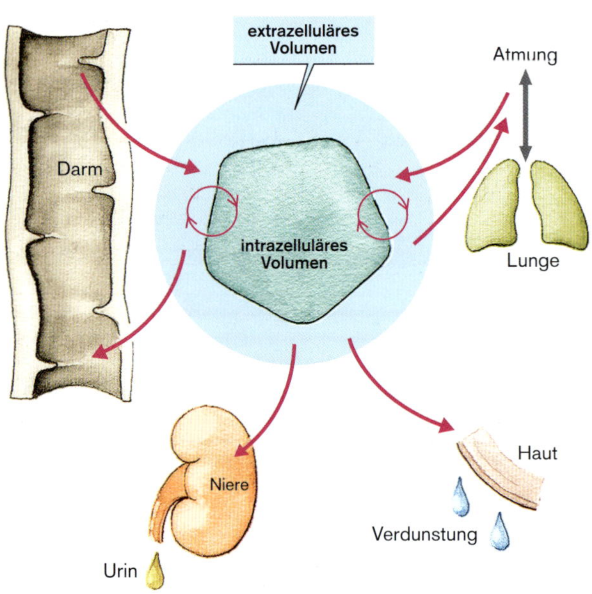

Abb. 13.1 **Wasser- und Stoffaustausch zwischen Außen- und Innenwelt.** Über den Darm werden Wasser, Salze und Nährstoffe dem Extrazellulärraum zugeführt. Über die Lunge erfolgt die O_2-Zufuhr. Niere und Darm scheiden unbrauchbare bzw. schädliche Stoffe aus, und Wasser verläßt den Körper über Niere, Haut und Atmung. Der intrazelluläre Raum – die Summe der einzelnen Zellen – ist quasi geschlossen. Über die Zellmembran findet jedoch ein lebhafter Stoffaustausch mit dem zur Außenwelt offenen Extrazellulärraum statt.

13.2 Das Medium Wasser

Der Mensch besteht zum überwiegenden Teil aus Wasser. Die Fettzellen bilden eine Ausnahme, ihr **Wassergehalt** beträgt nur etwa 20%. Das bedeutet, daß ein „großer, magerer" Mensch relativ zum Körpergewicht mehr Wasser enthält als der, der „klein und dick" ist. Da die Frau durchschnittlich mehr Körperfett besitzt, ist ihr Wassergehalt niedriger als der des Mannes (Abb. 13.**2**). Dagegen besitzt der kindliche Organismus einen besonders hohen Wasseranteil. Ein gestörtes Verhältnis zwischen Wasseraufnahme und Wasserabgabe **(Wasserbilanz)** hat ernste Folgen. Ein unterernährtes Kind z.B. mit einem Gesamtkörperwasser von u.U. mehr als 80% gerät sehr schnell in Lebensgefahr, sobald sein Organismus Wasser verliert (z.B. durch Durchfall, durch Erbrechen oder durch Schwitzen bei Fieber).

Zwei Räume voll Wasser

Mehr als 60% des Körperwassers befinden sich als sog. Intrazellulärflüssigkeit **(IZF)** im Innern der Zellen, der Rest, die oben bereits beschriebene **EZF** außerhalb. Wie schon erwähnt, besteht die EZF aus einem ständig bewegten Anteil, dem Blutplasma, und einem weitgehend ruhenden Flüssigkeitsmantel, der die Zellen direkt umgibt, der interstitiellen Flüssigkeit. Beim Kind ist das Volumen der interstitiellen Flüssigkeit deutlich größer als beim Erwachsenen (Abb. 13.**3**). Ein 5 kg schwerer Säugling besitzt ewa 3,5 l Körperwasser. Ginge 1 l davon verloren, z.B. bei starkem Durchfall, so entspräche dieses Volumen bereits der gesamten EZF. Das verlorene Volumen müßte also sofort (durch Trinken oder durch Infusion) ersetzt werden, um das Überleben des Kindes zu sichern.

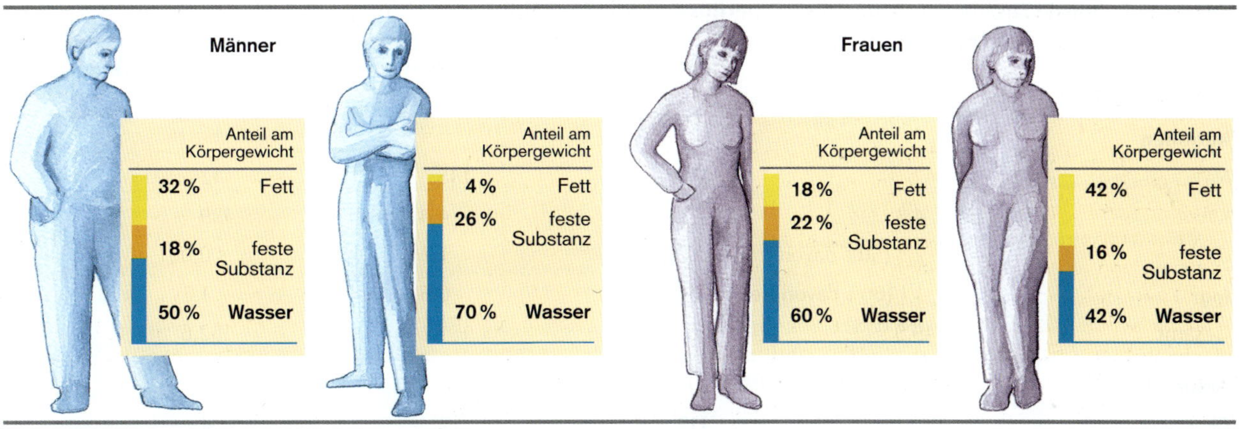

Abb. 13.**2** **Verteilung von Wasser, fester Substanz und Fett.** Der relative Wassergehalt des Körpers hängt vom vorhandenen „Fettpolster" und dem jeweiligen Geschlecht ab.

Das Raumvolumen wird gemessen

Löst man 10 g Kochsalz in einem Topf Wasser und beträgt die Kochsalzkonzentration darin dann 5 g/l, so errechnet sich ein Wasservolumen von 2 l. Nach demselben Prinzip können wir die einzelnen Flüssigkeitsräume des Körpers berechnen. Wird z. B. eine kleine Menge von Antipyrin, einem ungiftigen Stoff, der sich im gesamten Körperwasser verteilt, in die Blutbahn gebracht, verteilt sich dieses Quantum im gesamten Körper. Aus der bekannten injizierten Menge (M) und der nach gleichmäßiger Verteilung gemessenen Konzentration des Antipyrins im Blutplasma (C) errechnet sich nach dem Grundsatz **M = V · C** das Volumen (V) des Verteilungsraumes, im Falle des Antipyrins das **Gesamtkörperwasser.** Eine wesentliche Voraussetzung ist die gleichmäßige Verteilung der Substanz in dem zu messenden (und keinem anderen) Raum. So wird z. B. ^{131}J-Albumin verwendet, um das **Plasmavolumen** zu bestimmen. Der Farbstoff Evans-Blau wird ebenfalls an Plasmaprotein gebunden und dient demselben Zweck. Inerte Zucker wie Inulin oder Mannitol werden verwendet, um das gesamte **Extrazellulärvolumen** (EZV) zu bestimmen, da solche Substanzen, in die Blutbahn injiziert, zwar das Gefäßbett verlassen können, nicht jedoch in Zellen aufgenommen werden. Das **interstitielle Volumen** wird schließlich indirekt aus der Differenz von Extrazellulärvolumen und Plasmavolumen ermittelt.

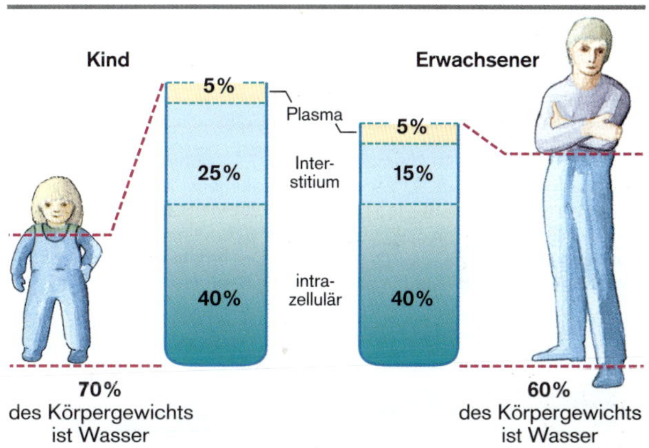

Abb. 13.**3** **Verteilung der Flüssigkeitsvolumina beim Kind und Erwachsenen.** Das interstitielle Volumen des Kindes ist im Vergleich zu dem des Erwachsenen deutlich größer. Dadurch liegt der Gesamtwassergehalt des kindlichen Organismus (ca. 70% des Körpergewichts) über dem des Erwachsenen (ca. 60%; s. auch Abb. 13.2).

Die Flüssigkeitsräume und ihre Zusammensetzung

Plasmawasser: das Wasser im Gefäßsystem

Im Labor werden die verschiedenen Ionen des Plasmas in „mol/l Plasma" gemessen (Tab. 13.**1**). Dabei sollten wir berücksichtigen, daß den Ionen von 1000 ml Plasma tatsächlich nur 930 ml Lösungsmittel zur Verfügung stehen, der Rest sind nämlich Proteine, Fette und Salze. Daran muß der Arzt bei der Beurteilung der Plasmawerte denken, denn eine krankhafte Veränderung der Plasmaproteinkonzentration (z. B. Hypoproteinämie bei Leberzirrhose oder Hyperproteinämie beim Plasmozytom) kann den Anteil des Wassers im Plasma erheblich verändern. Das heißt, in solchen Fällen kann eine „normale" Ionenkonzentration pro l Plasma eine pathologische Abweichung der (funktionell entscheidenden) Ionenkonzentration im Plasma*wasser* (Tab. 13.**1**) bedeuten und umgekehrt (s. a. S. 737 f.).

Interstitielle Flüssigkeit: Wasser zwischen den Zellen

Aus der Tab. 13.**1** erkennen wir, daß sich die **Elektrolytkonzentration** der interstitiellen Flüssigkeit von der des Plasmas unterscheidet. Das kommt dadurch zustande, daß die Wand der Blutkapillaren zwar alle kleinen Ionen und niedermolekularen organischen Substanzen durchläßt, jedoch nicht die großen, anionischen Proteine. Ein vereinfachtes Beispiel soll das verständlich machen (Abb. 13.**4**). Zwei Räume 1 und 2 (z. B. Interstitium und Intrazellulärraum) seien durch eine Membran getrennt,

Tabelle 13.**1** **Ionale Zusammensetzung der Körperflüssigkeiten (mmol/l)**

Ion	Plasma	Plasmawasser	Interstitielle Flüssigkeit	Intrazelluläre***
Kationen				
Na^+	142	153	145	12
K^+	4,3	4,6	4,4	139
Ca^{2+}	2,5 (50% davon frei)	2,7	1,2	< 0,001 (frei)*
Mg^{2+}	1,1 (60% davon frei)	1,2	0,6	1,6 (frei)*
Gesamt	149,9	161,5	151,2	152,6
Anionen				
Cl^-	104	112	117	4
HCO_3^-	24	26	27	12
$HPO_4^{2-}/H_2PO_4^-$	2	2,2	2,3	29
Proteine**	14	15	0,4	54
organische Phosphate und sonstige**	5,9	6,3	4,5	53,6
Gesamt	149,9	161,5	151,2	152,6

Die Konzentrationen im Plasmawasser sind 7,5% höher als im Plasma, da das Plasmawasser nur 93% des Plasmavolumens ausmacht. Bei den Angaben für die interstitielle Flüssigkeit wurde der Gibbs-Donnan-Faktor berücksichtigt, nämlich 0,95 für 1wertige Kationen, 0,90 für 2wertige Kationen und 1,05 für 1wertige Anionen. Die organischen Phosphatverbindungen im Zytosol wurden unter „sonstige" eingeordnet.

* Anstelle der intrazellulären Gesamtkonzentrationen für Ca^{2+} und Mg^{2+} wurden die biologisch wichtigeren Größen, nämlich die Ionenaktivitäten angegeben (S. 738); sie sind für Calcium ca. 10 000mal, für Magnesium ca. 10mal niedriger als die jeweiligen Gesamtkonzentrationen.

** Bei den Proteinen ist die Konzentration der Ladungsäquivalentmenge (mval/l) und nicht die Stoffmengenkonzentration angegeben.

*** Die intrazellulären Ionenkonzentrationen können je nach Zellart erheblich voneinander abweichen (s. a. Tab. 2.1, S. 27).

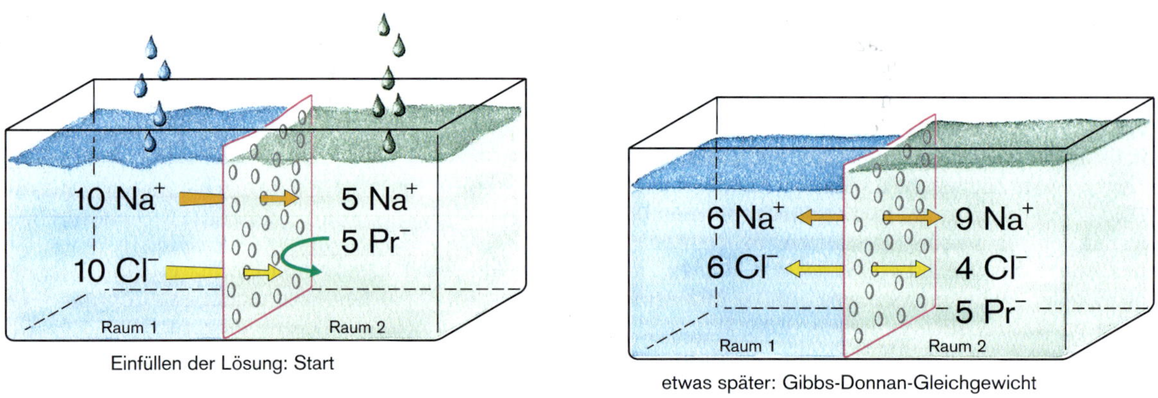

Abb. 13.**4** **Entstehung des Gibbs-Donnan-Gleichgewichts.** Sind zwei Flüssigkeitsräume durch eine Membran getrennt, die nur kleine Ionen durchläßt, stellt sich ein Ungleichgewicht der Ionenkonzentration zwischen den beiden Räumen ein. Ursache dafür ist die Anwesenheit impermeabler Proteine in einem der beiden Räume (Näheres im Text).

die nur kleine Ionen durchläßt. Füllen wir den Raum 1 mit reiner NaCl-Lösung, den Raum 2 aber mit proteinhaltiger Elektrolytlösung (Abb. 13.**4**, links), so werden sofort die permeablen Cl^--Ionen vom Raum 1 in den noch Cl^--freien, aber proteinhaltigen Raum 2 einströmen. Dabei wird das negativ geladene Cl^--Ion von einem Kation – in unserem Fall Na^+ – begleitet, da in den einzelnen Räumen Elektroneutralität herrschen muß. Der Akkumulation von Na^+-(bzw. Cl^--)Ionen im Raum 2 sind Grenzen gesetzt, weil gleichzeitig in zunehmendem Maße eine Na^+- und Cl^--Rückdiffusion einsetzt. Sobald die **chemische** („Bergab"-)**Triebkraft** der diffusiblen Ionen, d.h. das Verhältnis ihrer Konzentrationen im Raum 2 zu dem in Raum 1 (für Na^+) bzw. dem in Raum 1 zu dem in Raum 2 (für Cl^-), denselben Endwert erreicht hat (9:6 bzw. 6:4; Abb. 13.**4**), sistiert die Nettobewegung. Ein durch impermeable

Proteine ausgelöster Zustand, das sog. **Gibbs-Donnan-Gleichgewicht,** ist erreicht. Dabei machen wir drei Beobachtungen:

- Die Anzahl der positiven Ladungen innerhalb der einzelnen Räume ist gleich groß wie die der negativen Ladungen.
- Die einzelnen Ionenarten sind in den Räumen ungleich verteilt.
- Das Produkt der Konzentrationen diffusibler Kationen und Anionen ist nach Erreichen des Gleichgewichts auf beiden Seiten gleich groß.
- Die Teilchenkonzentration (Osmolalität, S. 738) der beiden Lösungen ist ungleich (rechts > links), was zu einem osmotisch ausgelösten Wasserstrom von links nach rechts führt (erhöhter Flüssigkeitsspiegel in der rechten Lösung).

Was bedeutet diese etwas spröde Betrachtung für die Funktion unseres Organismus? Da in der Zelle hohe Konzentrationen polyvalenter Makromoleküle (Proteine) vorliegen, welche die Zellmembran nicht passieren können, würde Wasser, durch **(kolloid-)osmotische Kräfte** getrieben, aus dem Extrazellulärraum ins Zellinnere einströmen. Zellschwellung und Zelltod wären die Folge. Deshalb besitzt jede Zelle des menschlichen Organismus ein Ionentransportsystem (die sog. Na^+-K^+-Pumpe), das unter Verbrauch von Stoffwechselenergie a) die einströmenden Na^+-Ionen ständig zurück in den Extrazellulärraum transportiert und b) gleichzeitig K^+-Ionen in die Zelle schafft (Austausch von 3 Na^+ gegen 2 K^+; s. S. 24 ff.). Außerdem erzeugt das entlang seines chemischen Gradienten wieder aus der Zelle hinausdiffundierende K^+ ein Membranpotential (innen negativ; Kap. 4), das Cl^- aus der Zelle treibt, so daß die intrazelluläre Cl^--Konzentration weit unter die extrazelluläre abgesenkt wird (Tab. 13.**1**). Dies trägt zusätzlich dazu bei, die intrazelluläre Osmolalität der lebenden Zelle soweit zu verringern, daß es zu keinem Wassereinstrom kommt. Folglich wird sich das Gibbs-Donnan-Gleichgewicht mit Zellschwellung erst dann einstellen, wenn den Zellen die Energieversorgung entzogen wird und dadurch die Aktivität der Ionenpumpe ihren Dienst einstellt.

Auch das Blutplasma ist im Vergleich zur interstitiellen Flüssigkeit proteinreich. Auch hier würden also kolloidosmotische Kräfte zum Wassereinstrom in den proteinhaltigen Intravasalraum führen, doch wirkt in diesem Fall der intravasale hydrostatische Druck dieser ins Blutgefäß gerichteten Wasserbewegung entgegen (S. 159 ff.).

Transzelluläre Flüssigkeit: Wasser in Hohlräumen und an Oberflächen

Epithelzellen sezernieren Flüssigkeiten, deren Ionengehalt sich von Plasma und interstitieller Flüssigkeit wesentlich unterscheiden kann. Tab. 13.**2** gibt einen Überblick. Zwar sind diese transzellulären Räume normalerweise klein, doch das täglich dorthin sezernierte Volumen kann u. U. beträchtlich sein. Bereits unter physiologischen Bedingungen werden täglich rund 6 l in den Magen-Darm-Trakt sezerniert und danach wieder resorbiert. Erbrechen wie Durchfall kann also zu großen Volumenverlusten führen und die Wasser- und Elektrolythomöostase empfindlich stören.

Tabelle 13.**2** **Elektrolyte der transzellulären Flüssigkeiten (in mmol/l)**

Sekret	Na^+	K^+	Cl^-	HCO_3^-
Speichel	33	20	34	23
Magensaft	60	9	84	–
Lebergalle	149	5	101	45
Pankreassaft	141	5	77	92
Dünndarmsaft	129	11	116	29
Dickdarmsaft	80	21	48	22
Hirnliquor	141	3	127	23
Schweiß	45	5	58	–

Intrazelluläre Flüssigkeit: Wasser, von der Zellmembran umschlossen

Kalium ist das mengenmäßig dominierende Kation der Zelle. Die organischen Phosphate und Proteine bilden den Hauptanteil intrazellulärer Anionen (Tab. 13.**1**). Wie oben erwähnt, entstehen durch die Anwesenheit der nichtdiffusiblen, intrazellulären Proteine osmotische Kräfte, die einen Wassereinstrom in die Zelle zur Folge hätten, wenn nicht die Na^+-K^+-Pumpe für eine niedrige intrazelluläre Na^+-Konzentration und – indirekt – Cl^--Konzentration sorgen würde. Wird die Pumpe gehemmt (z. B. durch Sauerstoffentzug oder Herzglykoside), verbleibt das einströmende Na^+ in der Zelle zusammen mit den (dem elektrischen Gradienten gehorchenden) Cl^--Ionen. Es kommt zur Zellschwellung und, bei vollständiger Blokkierung der Na^+-K^+-Pumpe, zum Zelltod.

13.3 Regulation der Körperflüssigkeiten

Die Natriumbilanz

›› Die Nieren kontrollieren den Na^+-Gehalt des Körpers. Natrium wiederum bestimmt als wichtigstes extrazelluläres Kation das Volumen des Extrazellulärraumes. Rund 25 000 mmol Na^+ werden täglich von beiden Nieren filtriert. Davon werden etwa 24 000 mmol im proximalen Tubulus und in der Henle-Schleife resorbiert. An diesen Na^+-Transport ist die Resorption und Sekretion verschiedener organischer und anorganischer Substanzen energetisch gekoppelt. Wieviel von den verbleibenden 1000 mmol Na^+ im Endharn ausgeschieden wird, ist der Kontrolle des Aldosterons unterworfen. Dieses Steroidhormon paßt die Ausscheidung von Na^+ der mit der Nahrung aufgenommenen Menge an. ‹‹

Das Körpernatrium

Der durchschnittliche **Na^+-Gehalt** des Erwachsenen beträgt ungefähr 4000 mmol. Davon sind ca. 40% im Knochen gelagert. Mehr als zwei Drittel von diesem Anteil sind an kristalline Strukturen des Knochens gebunden und daher nicht ohne weiteres austauschbar. Der Rest steht wie das Natrium des Plasmas, des Interstitiums und der Zelle zum Austausch zur Verfügung. Auf diese schnellverfügbaren Speicher greift der Organismus zurück, sobald die Na^+-Homöostase in ein Ungleichgewicht zu kommen droht.

Natriumaufnahme und -ausscheidung

Wir nehmen Na^+-Ionen großteils in Form von Kochsalz zu uns. Die tägliche **Na^+-Aufnahme** mit der Nahrung ist individuell sehr verschieden. Sie schwankt zwischen wenigen mmol bis zu 1000 mmol (1 mmol entspricht 58 mg NaCl). Da praktisch alle Lebensmittel Na^+ enthalten, nimmt der einzelne durchschnittlich mehr als 100 mmol/Tag zu sich. Für die **Na^+-Ausscheidung** sorgt unter normalen Umständen hauptsächlich die Niere. Nur geringe Mengen werden über Stuhl und Schweiß eliminiert. Der menschliche Organismus kann jede Änderung des Körpernatriums und des Extrazellulärvolumens (EZV) registrieren. Beantwortet wird eine solche Änderung durch eine Zu- oder Abnahme der Na^+-Ausscheidung durch die Nieren.

Wo und wie mißt der Organismus das Körpernatrium?

Es ist weniger die Na^+-Konzentration als vielmehr die **Gesamtmenge** des Körpernatriums, die „gemessen" wird. Dazu eignet sich ganz besonders das Blutgefäßsystem. Es stellt selbst einen Teil des Extrazellulärraums dar, ist dehnbar und reichlich innerviert. Jede Änderung des Natriumgehalts des Extrazellulärraums zieht eine Volumenänderung desselben nach sich. Rezeptoren erkennen eine Änderung des Volumens über eine veränderte Wandspannung der Gefäße, hauptsächlich solchen des **Niederdrucksystems.** Zu diesem gehören u. a. die großen Hohlvenen im Thorax, die Portalvene der Leber wie auch die beiden Vorhöfe des Herzens. Über Erregung dieser Strukturen erreichen afferente Impulse das Zentralnervensystem, in dem die Eingangssignale verarbeitet werden. Efferente Impulse, welche den Transport von Natrium in der Niere beeinflussen, sind die Folge. So führt eine Zunahme des Blutvolumens zur verstärkten Erregung der Dehnungsrezeptoren der Herzvorhöfe. Daraus resultiert eine Hemmung der zentralen Freisetzung von **Adiuretin** (ADH) über afferente Nervenfasern. Dieser als **Gauer-Henry-Reflex** bekannte Mechanismus führt innerhalb von Minuten zu verstärkter renaler Flüssigkeitsausscheidung.

Ein weiterer Mechanismus wird seit einiger Zeit diskutiert: Ein in der Vorhofswand des Herzens gebildetes Peptidhormon, der sog. **atriale natriuretische Faktor (ANF, Atriopeptin),** wird bei Zunahme der Wandspannung freigesetzt; er führt in der Niere zur Natriurese und trägt dadurch auf noch nicht vollständig geklärte Weise zur Na^+-Homöostase bei. Mit Hilfe molekularbiologischer Methoden konnte die chemische Struktur dieses Peptidhormons innerhalb von weniger als 2 Jahren nach der Entdeckung der natriuretischen Wirkung vollständig ermittelt werden (21). Gegenwärtig wird vermutet, daß der atriale natriuretische Faktor die afferenten Arteriolen der Glomeruli der Niere erweitert und durch verstärkte Filtration und erhöhten Blutfluß im Nierenmark die renale Salz- und Wasserausscheidung fördert (25). Die hormoninduzierte Diurese erfolgt bereits Sekunden bis Minuten nach Vorhofdehnung, so daß diesem Peptid eine unter Umständen bedeutende Rolle in der **kurzfristigen Regulation** von Extrazellulärvolumen und Blutdruck zukommen könnte. Darüber hinaus führt ANF zu einer Hemmung der Reninsekretion im juxtaglomerulären Apparat der Niere, einmal direkt und zum anderen indirekt über die vermehrte Natriumausscheidung. Hieraus resultiert letztlich eine erhebliche Unterdrückung der Aldosteronsekretion aus den Nebennieren. ANF hemmt aber auch direkt die Aldosteronsynthese und -freisetzung, so daß dadurch die Natriurese weiter verstärkt wird. Überraschenderweise wird ANF auch im Gehirn (besonders präoptische Region, Hypothalamus) produziert. Dort führt ANF zur Senkung des Blutdrucks, zur Hemmung der ADH-Freisetzung und der Sympathikusaktivität sowie zur Verminderung des Durstes und des Salzappetits. Die hier geschilderten und noch nicht eindeutig geklärten Mechanismen dienen offensichtlich dazu, einer Volumen- bzw. Drucküberlastung des Herzens und des Kreislaufs entgegenzuwirken.

Die Niere im Dienste der Natriumhomöostase

25 000 mmol Na^+ werden täglich durch die Glomeruli ins renale Kanälchensystem filtriert. Davon gelangt normalerweise weniger als 1% zur Ausscheidung, d. h., mehr als 99% werden vom Tubulusepithel wieder ins Blut resorbiert. Daraus leiten wir ab, daß jede Änderung der beiden Parameter Filtration und Resorption schwerwiegende Auswirkungen auf die Na^+-Ausscheidung haben muß.

Das glomeruläre Filter: Zugang zu den Nierenkanälchen

Die kleinen Na^+-Ionen passieren das glomeruläre Filter problemlos (S. 292 ff.). Allerdings entgehen Na^+-Ionen zunehmend der Filtration, wenn die gesamte Filterfläche (d. h. beispielsweise die Anzahl der Glomeruli) abnimmt. Na^+ und damit Wasser werden im Organismus retiniert, der Extrazellulärraum expandiert, ein krankhafter Zustand tritt ein, der u. a. zum (Volumen-)Hochdruck führt.

Der proximale Tubulus: Massentransport zurück ins Blut

60–70% der filtrierten Na^+-Menge werden bereits in diesem Abschnitt des Nephrons resorbiert (Abb. 12.**23**, S. 304). Die sog. **glomerulotubuläre Balance** sorgt dafür, daß die Resorption der Filtration angepaßt ist. Je mehr filtriert wird, um so geringer ist der hydrostatische Druck im nachgeschalteten Kapillarbett, das die einzelnen Nephrone umgibt. Gleichzeitig steigt auch der onkotische Druck in den Blutkapillaren. Beides sind wichtige Faktoren, welche die Flüssigkeitsresorption fördern (S. 301). Im proximalen Tubulus steuern diese physikalischen Triebkräfte den Na^+-Transport. Zusätzliche nervale wie auch hormonelle Einflüsse sind bekannt, doch sind sie in ihrer Bedeutung noch unklar.

Die Henle-Schleife: Diuretika hemmen die Salzresorption

Weitere 25 – 30 % des filtrierten Na^+ werden in diesem Teil des Nierenkanälchens resorbiert (Abb. 12.**23**, S. 304). Mit sog. Schleifendiuretika (z. B. Furosemid) kann das dafür verantwortliche Transportsystem gehemmt werden (s. a. S. 309 f.). Dadurch werden große Mengen an Salzen durch die Nieren ausgeschieden. Auf diese Weise werden Ödeme beseitigt, d. h., die pathologische Ansammlung von Salz und Wasser im Extrazellulärraum wird verringert.

Distaler Tubulus und Sammelrohr: das letzte Stellglied

Die restlichen 4 – 5 % des filtrierten Na^+ werden in diesen Abschnitten resorbiert (s. a. S. 304 f.). Unter physiologischen Bedingungen bestimmen letztlich diese Nephronabschnitte das genaue Ausmaß der Na^+-Ausscheidung. Das Steroidhormon **Aldosteron** steuert in komplexer Weise Ionenpumpen, Kanäle und Carrier. Das sind jene molekularen Strukturen der Zellmembran, die den Na^+-Ionen als Transportwege vom Tubuluslumen in die Blutkapillaren zur Verfügung stehen. Auf diese Weise wird die jeweilige Natriummenge, die wir täglich mit der Nahrung zu uns nehmen, wieder ausgeschieden.

Jede Anhäufung von Na^+-Ionen im Extrazellulärraum – sei es durch exzessive Salzaufnahme oder durch pathologisch verminderte Ausscheidung (z. B. bei Niereninsuffizienz) – erweitert das Volumen des Plasmas mit der Folge des Volumenhochdrucks und der Vergrößerung des interstitiellen Raums **(Ödem)**, vorausgesetzt, daß Wasser verfügbar ist. Umgekehrt führt Kochsalzverlust zur Einengung des Extrazellulärraumes, besonders bei zusätzlichem Wasserverlust. Abnahme des Plasmavolumens und dadurch verminderte Organperfusion sowie Zellschrumpfung führen sehr schnell zu lebensbedrohlichen Zuständen.

Ödeme – häufig die Folge einer Natriumretention

Die Vergrößerung des interstitiellen Volumens führt zum Ödem (24). Dabei muß das interstitielle Volumen um mindestens 2 l zunehmen, um klinisch sichtbar zu werden. 8 – 10 l können zusätzlich im Interstitium eingelagert werden. Da sich die Schwerkraft (d. h. in diesem Fall der Druck der Blutsäule) zum Blutdruck hinzuaddiert, ist der Schweregrad der Ödementwicklung in den einzelnen Körperteilen von der Körperlage abhängig (Abb. 13.**5**). Ein Ödem entsteht durch die Verlagerung von Plasmawasser ins Interstitium. Aufgrund der Tatsache, daß bis zu 10 l verschoben werden können, aber insgesamt nur etwa 3 l Plasmavolumen zur Verfügung stehen, können wir ableiten: Die Voraussetzung für die Ödementwicklung ist die Retention von Na^+ und Wasser durch die Nieren. Im Gewebe entsteht das Ödem durch ein Ungleichgewicht der **Starling-Ludwig-Kräfte** (Abb. 13.**6** u. S. 161). Ein erhöhter Druck im venösen Teil des Kapillarbettes (z. B. Herzschwäche), ein bei erniedrigter Plasmaeiweißkonzentration gesenkter kolloidosmotischer Druck (z. B. reduzierte Proteinsynthese bei Leberzirrhose) oder eine erhöhte Durchlässigkeit der Blutkapillaren für Proteine (z. B. Histaminausschüttung bei Anaphylaxie) verlagert Volumen aus dem Plasma ins Interstitium. Lokale Ödeme können durch Histamin (z. B. Insektenstich) oder durch

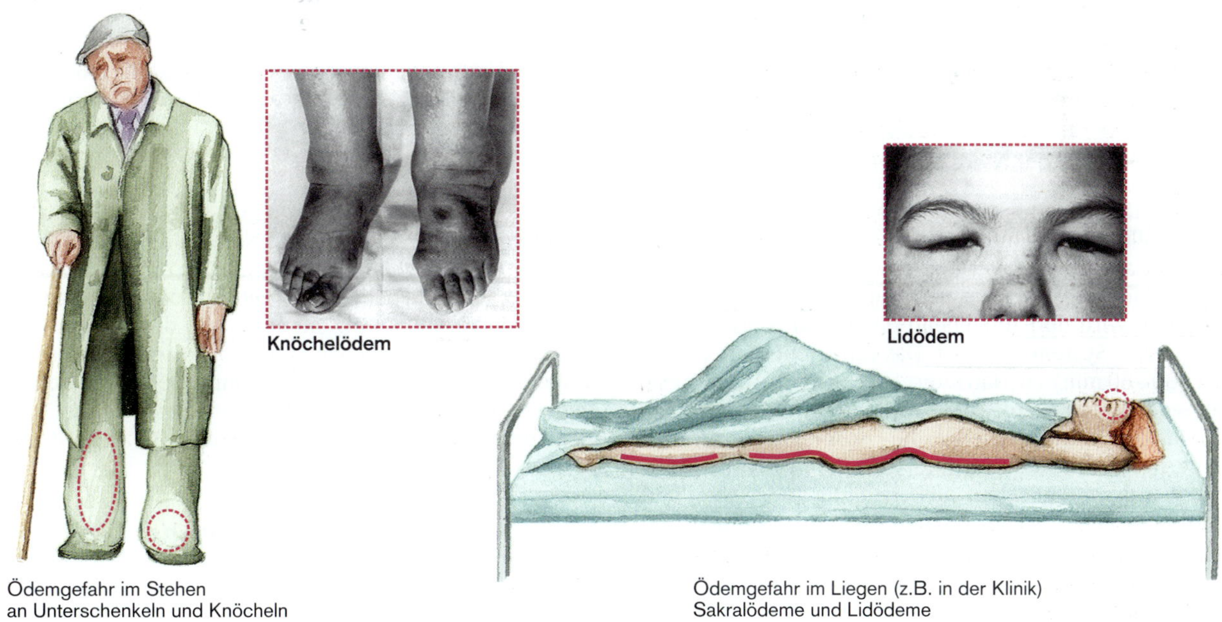

Abb. 13.**5** **Ödeme – Salz- und Wasseransammlung im Interstitium.** Die Lokalisation von Ödemen richtet sich nach der Körperlage. Der zusätzliche hydrostatische Druck der Blutsäule führt in den abhängigen Körperpartien zur vermehrten Filtration im Kapillarbett und dadurch zur Volumenzunahme des Interstitiums.

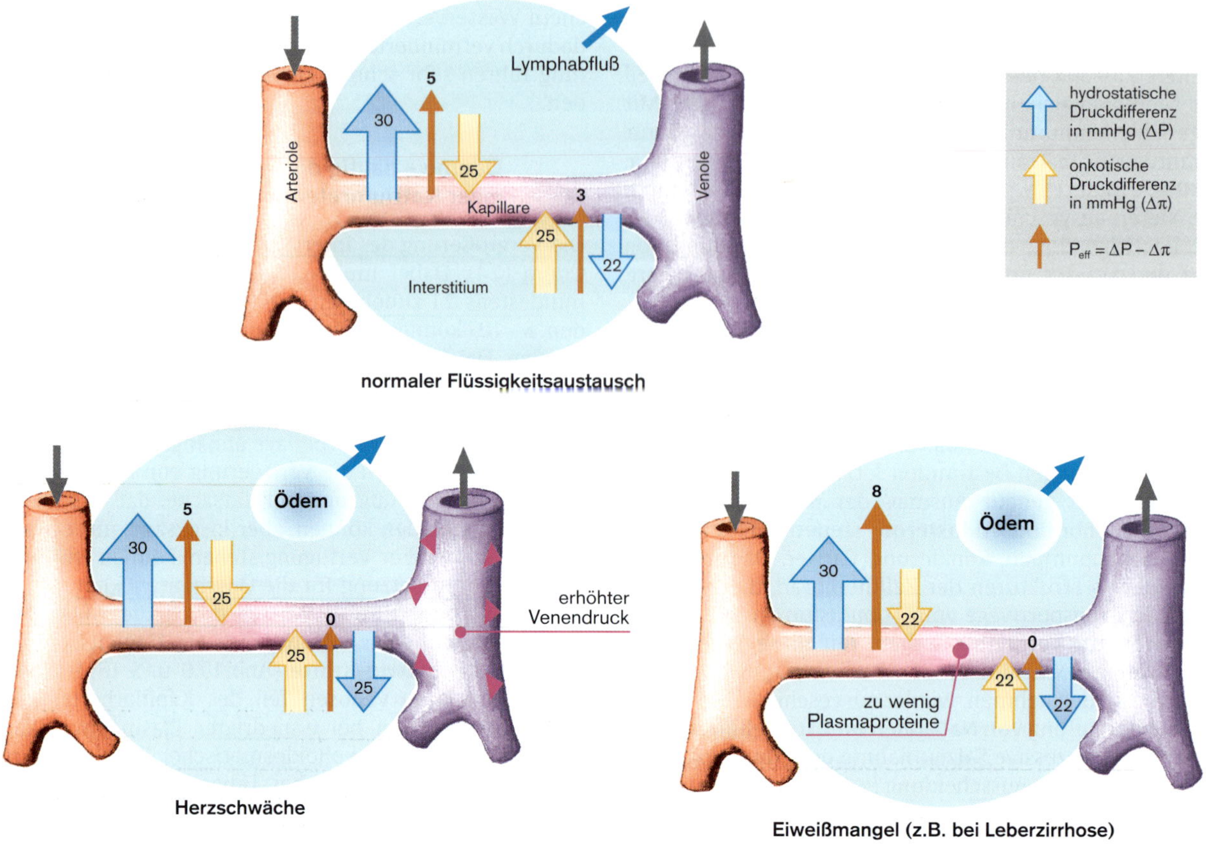

Abb. 13.**6** **Pathophysiologie des Flüssigkeitsaustausches im Kapillarbett.** Die durch die hydrostatische bzw. kolloidosmotische Druckdifferenz (Starling-Ludwig-Kräfte) getriebene Flüssigkeits- und Elektrolytnettobewegung zwischen Blutkapillaren und Interstitium verlagert sich im Zuge mancher Krankheiten zugunsten der Filtration, die ins Interstitium gerichtet ist. Der Lymphabfluß aus dem Zwischenzellraum ist überfordert – ein Ödem entsteht.

Blockierung des Lymphabflusses (z. B. bei Lymphknotentumoren) entstehen.

Die Rolle der Niere bei der Ödementstehung

Jede verstärkte Nettobewegung von Salz und Wasser aus dem Kapillarbett ins Interstitium reduziert das Plasmavolumen. Das hat eine verminderte Perfusion sämtlicher Organe zur Folge. Als Antwort auf die Minderperfusion der Niere wird dort umgehend das **Renin-Angiotensin-Aldosteron-System** aktiviert. Das führt innerhalb kurzer Zeit (30 – 60 min) zu Natriumretention und Antidiurese. Salz und Wasser werden vor der Ausscheidung bewahrt, das Plasmavolumen wieder der Norm zugeführt. Das heißt, das beim Ödem im Interstitium angehäufte Volumen war ursprünglich zur Ausscheidung vorgesehen und wurde nur aufgrund der renalen Minderperfusion durch hormonellen Einfluß (Aldosteron) im Körper zurückbehalten. Die Nieren halten auf diese Weise das Plasmavolumen und damit Blutdruck und Organdurchblutung konstant. Das ist eine Voraussetzung für das Überleben des Organismus. Pathophysiologisch gesehen tragen sie aber dadurch zur Ödementwicklung bei. Daraus läßt sich ableiten: Neben der Behandlung der Grundkrankheit stellt die Hemmung der renalen Salzretention (z. B. durch Diuretika, S. 309 f.) die wirksamste Therapie zur Ausschwemmung der Ödeme dar.

Natriumverlust

Es gibt viele Möglichkeiten, daß Na^+ aus dem Extrazellulärraum verlorengeht (Erbrechen, Diarrhö, Schwitzen, Blutung, Diuretikabehandlung etc.). Solche Ereignisse führen zur Verkleinerung (Kontraktion) des Plasmavolumens und aktivieren neben dem subjektiven Durstgefühl ähnlich wie bei der Ödementstehung (s. o.) das Renin-Angiotensin-Aldosteron-System. Auf diese Weise versucht der Organismus, den Volumenverlust zu kompensieren.

Der Mensch auf einer Insel im Ozean

Nehmen wir an, ein Schiffbrüchiger strandet auf einer kleinen Insel inmitten der Südsee (Abb. 13.**7**). Trinkwasser ist nicht vorhanden. Durch starkes Schwitzen verliert sein Organismus hypotone Flüssigkeit (Schweiß). Ferner geht unaufhaltsam Wasser durch die Atmung verloren (Perspiratio insensibilis). Da das Wasser nicht ergänzt werden kann, steigt die **Osmolalität** des Plasmas über die Norm (> 285 mosm/kg H_2O) an. **Adiuretin** (Vasopressin = antidiuretisches Hormon = ADH), ein im Hypothalamus gebildetes Peptidhormon, wird freigesetzt. Es führt zur maximalen Wasserretention durch die Nieren. Gleichzeitig werden Osmorezeptoren im Zentralnervensystem stimuliert, Durst setzt ein. Die Kontraktion des Plasmavolumens führt über das **Renin-Angiotensin-Aldosteron-System** zur renalen **Na^+-Retention.** Erfolgt keine Wasseraufnahme von außen, kann die erhöhte Osmolalität des Blutplasmas nicht normalisiert werden. Da prinzipiell keine osmotischen Gradienten aufrechterhalten werden können, steigt auch die Osmolalität des Interstitiums und des Zytoplasmas. Die Zellen schrumpfen und Funktionsstörungen treten auf; Verwirrung, Halluzinationen und Krämpfe (Schrumpfung der Nervenzellen) folgen.

Was passiert, wenn nun dieser Mensch in seinem verzweifelten Bemühen, den Durst zu stillen, 1 l **Meerwasser** trinkt? Sein Zustand wird sich verschlechtern! Im Meerwasser sind nämlich ca. 450 mmol/l Na^+ enthalten. Die Niere kann jedoch Na^+ nur bis maximal 300 mmol/l im Harn konzentrieren. Das heißt, ein Harnvolumen von 1,5 l ist notwendig, um jene Salzmenge auszuscheiden, die in 1 l Meerwasser enthalten ist. Die Osmolalität im Organismus wird jetzt noch schneller steigen, die Überlebenszeit wird verkürzt.

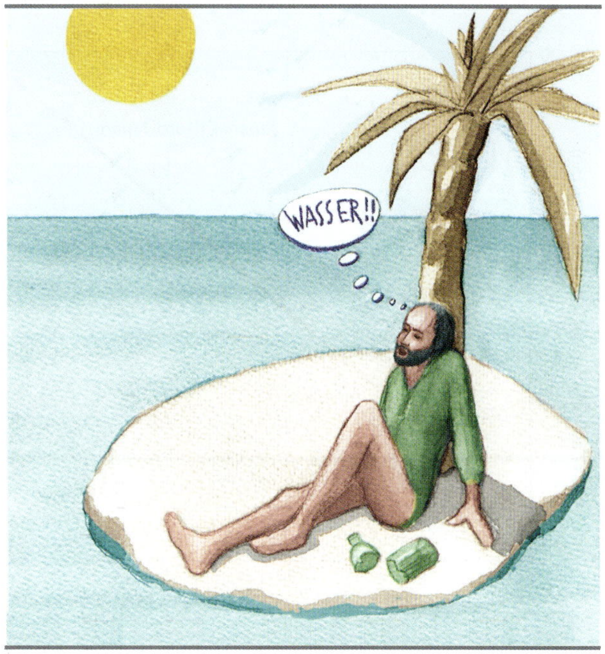

Abb. 13.7 **Inadäquate Wasseraufnahme und Dehydratation.** Ein Schiffbrüchiger strandet auf einer Insel ohne Trinkwasser. Durch Atmung und Schweiß geht unaufhörlich Wasser verloren. Die Osmolalität des Plasmas steigt, Durst setzt ein, die Niere retiniert Wasser maximal. Schließlich schrumpft auch der Intrazellulärraum. Schwere Funktionsstörungen treten auf, die sich nach Trinken von Meerwasser verschärfen (Näheres im Text).

Langzeitregulation des Blutdrucks durch das „Kidney-fluid"-System

Beim normalen Erwachsenen liegt der arterielle Blutdruck (S. 149 ff.) systolisch bei etwa 120 mmHg und diastolisch bei rund 80 mmHg. Wenn wir von Blutdruckregulation im allgemeinen sprechen, meinen wir gewöhnlich nicht diese beiden Einzelwerte, sondern den **arteriellen Mitteldruck** während des ganzen Herzzyklus. Dieser Druck liegt also bei ungefähr 100 mmHg. Er kann jedoch bei Patienten mit arteriellem Bluthochdruck auf über 160 mmHg ansteigen oder, wenn viel Blut verlorengeht oder der Kreislauf auf andere Weise zusammenbricht, bis auf wenige mmHg absinken. Eine plötzlich auftretende Blutdruckschwankung löst innerhalb von Sekunden über die Reizung von Rezeptoren **(Barorezeptoren, Chemorezeptoren)** Reflexe aus, die der kurzfristigen Blutdruckregulation dienen (S. 162 ff.). Hormonsysteme (z. B. der **Renin-Angiotensin-Mechanismus,** S. 322 f.) reagieren innerhalb von Minuten. Schließlich gibt es noch ein weiteres System – von seinem Beschreiber, dem amerikanischen Physiologen Guyton, kurz als **„Kidney-fluid"-System** bezeichnet (22) –, welches erst in Stunden bis Tagen reagiert; letztlich aber ist sein Beitrag bei weitem am ausschlaggebendsten. Dieses „Kidney-fluid"-System funktioniert nach Guytons Vorstellung folgendermaßen: Sobald der arterielle Blutdruck über die Norm ansteigt, scheidet die Niere mehr Salz und Wasser aus, als der Organismus während desselben Zeitraums aufnimmt. Dadurch sinkt das Blutvolumen, das Herz pumpt weniger Blut, und der arterielle Blutdruck sinkt. Umgekehrt wird bei einem Blutdruckabfall mehr Flüssigkeit aufgenommen als renal ausgeschieden; der Blutdruck steigt folglich wieder an. Die Bedeutung des „Kidney-fluid"-Systems liegt wahrscheinlich in der **Langzeitkontrolle des Blutdrucks.** Dadurch, daß die gesamte Körperflüssigkeit in diesen Regulationsprozeß mit einbezogen ist, führt dieses Kontrollsystem den arteriellen Blutdruck nur in sehr kleinen Schritten wieder der Norm zu. Sogar unter optimalen Bedingungen dauert es gewöhnlich mehrere Tage, bis der normale arterielle Blutdruck wieder erreicht ist. Beim herzkranken Patienten, dessen Kreislaufsystem nicht stabil ist, kann die Normalisierung des Blutdrucks durch das „Kidney-fluid"-System Wochen dauern und unter Umständen nie abgeschlossen werden.

Ein alarmierender Zusammenhang: Kochsalzkonsum und Bluthochdruck

Der tägliche Kochsalzverbrauch ist in den einzelnen Ländern sehr unterschiedlich, in Deutschland liegt er bei 12 – 15 g/Tag. NaCl wird im Darm praktisch vollständig resorbiert und gelangt zusammen mit Wasser ins Blutgefäßsystem. Werden große Mengen an Kochsalz (und über den Durstmechanismus dann auch Wasser) zugeführt, tritt eine von Individuum zu Individuum unterschiedlich stark ausgeprägte (Extrazellulär-) **Volumenexpansion** ein. Das Renin-Angiotensin-Aldosteron-System wird supprimiert, und die renale Na^+-Ausscheidung nimmt dadurch zu. Während jedoch die aldosteronabhängige Na^+-Retention als lebenswichtiger Mechanismus bei jeder Art der Volumenkontraktion (Na^+-Mangel) sehr schnell in Aktion tritt, benötigt die Ausscheidung von

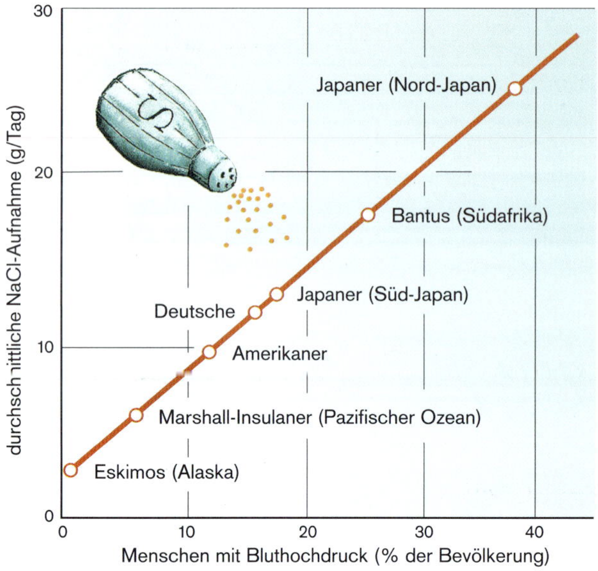

Abb. 13.**8** **Salz und Blutdruck.** Positive Korrelation zwischen Kochsalzkonsum und Bluthochdruck (nach 15).

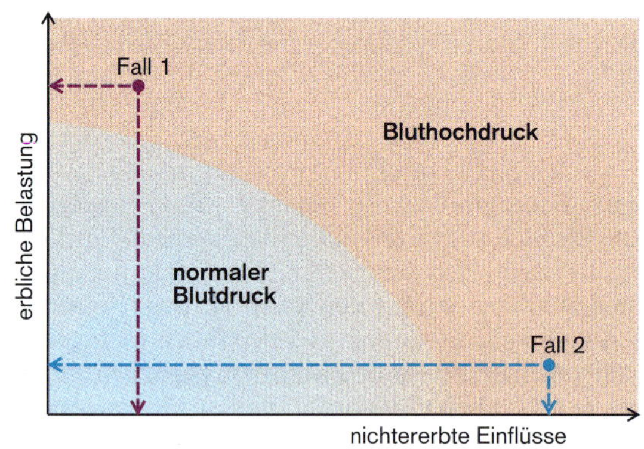

Abb. 13.**9** **Blutdruck und Vererbung.** Dieses Diagramm veranschaulicht das mögliche Zusammenspiel erblicher und nichterblicher Faktoren (Streß, Salzkonsum, Nierenschaden) bei der Entstehung des Bluthochdrucks. Im Fall 1 liegt eine erbliche Belastung vor. Das Ausmaß des Bluthochdrucks kann jedoch durch Reduzierung der nichterblichen Faktoren vermindert werden. Im Fall 2 liegt eine geringe erbliche Belastung für Bluthochdruck vor. Nur sehr starke nichterbliche Einflüsse lösen Bluthochdruck aus (nach 16).

überschüssigem Kochsalz u. U. mehrere Stunden. Nehmen wir also ständig stark gesalzene Nahrungsmittel zu uns – eine weit verbreitete Gewohnheit in unserer Gesellschaft – wird sich zumindest bei einem Teil der Bevölkerung ein sog. **arterieller Bluthochdruck (Hypertonie)** einstellen. Wir erkennen aus der Abb. 13.**8**, daß mit zunehmender Kochsalzzufuhr die Menschen in verstärktem Ausmaß einen Bluthochdruck entwickeln, was ja bekanntlich zu schweren Gefäßschäden führt.

Der Mediziner Allen hat bereits im Jahre 1925 postuliert, daß „die Sterblichkeit aufgrund von Nieren- und Gefäßkrankheiten durch eine generelle Salzabstinenz erheblich reduziert werden könnte“ (10). Der Hypertonieforscher Dahl errechnete, daß eine tägliche Kochsalzzufuhr von 200–400 mg bei weitem ausreichend ist, was nur 1–10% der üblicherweise zugeführten Salzmenge entspricht (14). Im Gegensatz zum Salzhunger, dem bei extrem salzarmer Kost eine regulatorische Bedeutung zukommt (Pflanzenfresser; Vegetarier?), scheint der verbreitete Salzappetit eine erworbene Geschmacksgewohnheit zu sein. Mit Ausnahme von Obst und Gemüse enthalten sämtliche kommerziell erhältlichen Nahrungsmittel mehr oder weniger viel Salz. Das zeigt auch die Beobachtung, daß ein übergewichtiger Hochdruckpatient seinen Blutdruck durch verminderte Nahrungszufuhr und die damit verbundene reduzierte Kochsalzaufnahme häufig normalisieren kann.

Überträgt man das aus Tierexperimenten erworbene Wissen auf den Menschen, muß man annehmen, daß zirka ein Drittel der Erdbevölkerung die erbliche Anlage zur Ausbildung eines Bluthochdrucks in sich trägt. Wie die Abb. 13.**9** verdeutlicht, hängt das unterschiedlich starke Auftreten der Hypertonie vom Zusammenspiel zwischen **genetischen** und **erworbenen Faktoren** ab. Hoher Kochsalzkonsum und Streß führen beim genetisch prädisponierten Menschen mit großer Wahrscheinlichkeit zum Bluthochdruck, während bei Menschen ohne Prädisposition die eben erwähnten hypertensiven Stimuli ziemlich wirkungslos bleiben (20). Deshalb erscheint es nicht sinnvoll, jedem Individuum die Einschränkung seines Salzkonsums zu empfehlen. Zielführender wäre es, den Salzgehalt in industriell verarbeiteten Nahrungsmitteln von vornherein niedrigzuhalten, so daß der einzelne nach Bedarf „hinzusalzen“ kann.

Hypothesen zur Entstehung der arteriellen Hypertonie

Bereits 1969 wurde von Dahl und Mitarbeitern die Hypothese aufgestellt, daß der sog. primären oder essentiellen Hypertonie eine angeborene Ausscheidungsschwäche der Niere für Kochsalz zugrunde liegt (17). Die damit unausweichlich verbundene Expansion des Extrazellulärvolumens (Retention von Salz und Wasser) führt dabei wahrscheinlich zur Freisetzung eines sog. **natriuretischen Hormons,** das die Salzresorption in der Niere hemmt und dadurch das Extrazellulärvolumen wieder normalisiert (19). Man vermutet, daß das natriuretische Hormon, ähnlich den Herzglykosiden, die „Pumpe“ des renalen Salztransports, nämlich die Na^+-K^+-ATPase hemmt (S. 25), so daß eine Salz- und Wasserdiurese ausgelöst wird. Wodurch aber entsteht nun der arterielle Bluthochdruck? Offensichtlich besteht ja auch unter den Bedingungen des nunmehr normalisierten Extrazellulärvolumens ein Mißverhältnis zwischen Plasmavolumen und arterieller Gefäßweite. Diesen Zusammenhang hat der amerikanische Physiologe Blaustein im Jahr 1977 erkannt (12). Hemmt nämlich das natriuretische Hormon die Na^+-K^+-ATPase auch in nichtrenalen Zellen, wie z. B. in den glatten

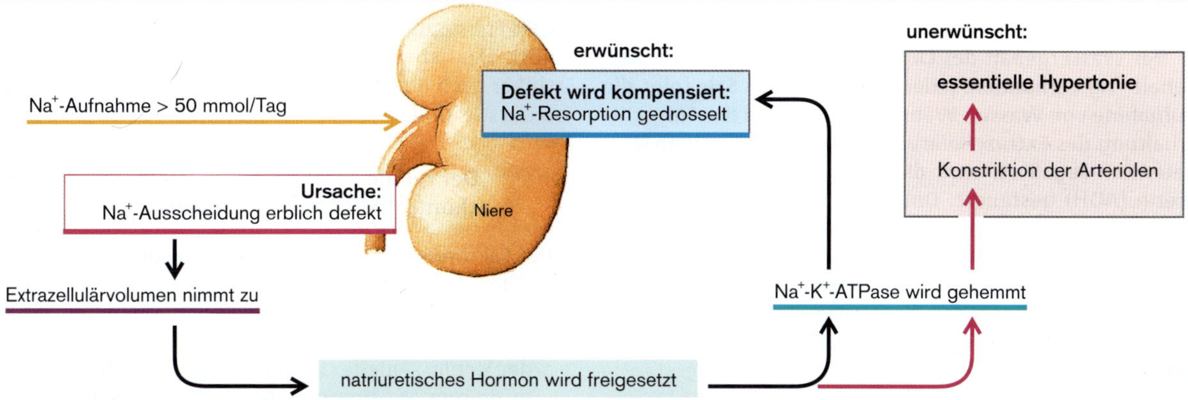

Abb. 13.**10** **Hypothese zur Entstehung des essentiellen Bluthochdrucks.** Eine erblich bedingte renale Ausscheidungsschwäche für Natrium stimuliert die Freisetzung eines bisher noch hypothetischen natriuretischen Hormons. Dieses unterdrückt über Hemmung der Na^+-K^+-ATPase die renale Na^+-Resorption und kompensiert dadurch den angeborenen Defekt. Gleichzeitig führt es aber – als „unerwünschte Nebenwirkung" – zur Tonussteigerung der glatten Muskulatur der Arteriolen (Widerstandserhöhung) und damit zum Bluthochdruck.

Muskelzellen der Arteriolenwände, so wird dort in der Folge die intrazelluläre Na^+-Konzentration ansteigen, was den Auswärtstransport von Ca^{2+}-Ionen aus dem Zellinneren über den Na^+-Ca^{2+}-Austauschcarrier in der Plasmamembran dieser Zellen beeinträchtigt. Ähnlich wie im Herzmuskel digitalisbehandelter Patienten (S. 111 f.) nimmt die intrazelluläre Calciumkonzentration zu. Das steigert den Tonus der glatten Muskelzelle und führt zur **Vasokonstriktion** – der Blutdruck steigt. Diese attraktive, wenn auch noch umstrittene Hypothese zur Entstehung der essentiellen Hypertonie ist in der Abb. 13.**10** dargestellt.

Die Entstehung eines Bluthochdrucks kann einerseits durch Expansion des Extrazellulärvolumens (primärer **Volumenhochdruck,** z. B. bei exzessiver Kochsalzzufuhr), andererseits durch den Einfluß von „Pressorsubstanzen", zu denen Catecholamine und (indirekt wirkend) ein natriuretisches Hormon gehören (primärer **Widerstandshochdruck**) erklärt werden. Der primären Salz- und Wasserretention folgt initial in jedem Fall eine Expansion des Extrazellulärvolumens. Abb. 13.**11** macht deutlich, daß der Organismus offensichtlich versucht, das Volumen wieder zu normalisieren, allerdings auf Kosten eines erhöhten arteriellen Blutdrucks. Das heißt, bei der klinischen Erkennung des Bluthochdrucks hat sich das Plasmavolumen bereits wieder normalisiert.

Wenn die Pressorsubstanzen die primäre Ursache des Bluthochdrucks darstellen, so schrumpft das anfänglich normale Plasmavolumen (Abb. 13.**11**). Der Organismus versucht, durch zunehmende **Verminderung seines Extrazellulärvolumens** die blutdrucksteigernde Wirkung der Pressorsubstanzen abzuschwächen. Aus der Tatsache jedoch, daß bei der chronischen essentiellen Hypertonie das Extrazellulärvolumen nicht reduziert ist, schließen wir: Die wahrscheinliche Ursache dieser Erkrankung liegt in einem Defekt der Salz- und Volumenregulation der Niere und *nicht* in der primären, exzessiven Sekretion von Pressorsubstanzen. Es ist daher offensichtlich die renale Salzausscheidung, die beim Hypertoniker unzureichend ist.

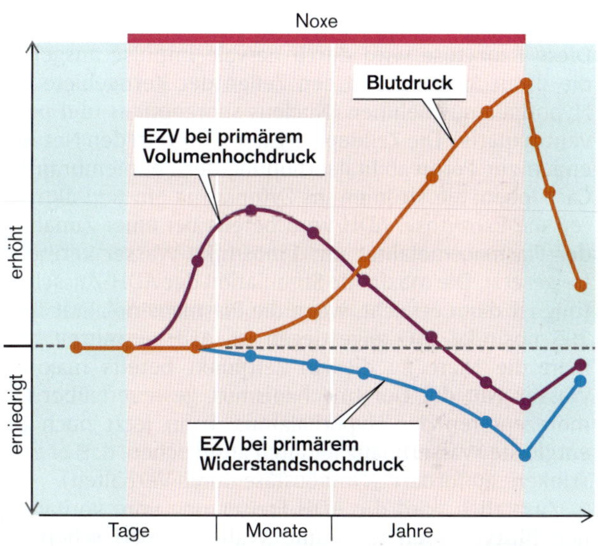

Abb. 13.**11** **Extrazellulärvolumen (EZV) bei Volumen- und bei Widerstandshochdruck.** Ungenügende renale Salzausscheidung, unabhängig von der Genese (Noxe), führt zur Expansion des EZV (violette Kurve). Diese Erhöhung ist allerdings nur vorübergehend, denn in der Folge erhöht sich der Blutdruck (rote Kurve), wodurch das EZV wieder normalisiert wird. Hingegen führt ein primäres Überangebot vasopressorisch wirksamer Substanzen zur unmittelbaren Einschränkung des EZV (blaue Kurve) und gleichzeitig zum Anstieg des arteriellen Blutdrucks. Das heißt, bei Volumenhochdruck ist der Blutdruck kompensatorisch, bei Widerstandshochdruck zwangsläufig erhöht (nach 23).

Die Wasserbilanz

» Der Wassergehalt des Organismus ist mit seinem Salzgehalt eng verbunden. Jeder Aufnahme von Salz folgt die Aufnahme von Wasser. Während Aldosteron die Aufrechterhaltung des Extrazellulärvolumens über die renale Na^+-Retention reguliert, wird die Osmolalität durch das Adiuretin (ADH) gesteuert. Dabei kontrolliert der Durstmechanismus die Wasseraufnahme, während ADH mittels Einbau sogenannter Wasserkanäle in die Hauptzellen des Sammelrohrs die renale Ausscheidung reguliert. Die physiologischen Grenzen der Plasmaosmolalität werden dadurch auf einen Bereich zwischen 280 und 295 mosm/kg Wasser eingestellt. «

Der zentrale Mechanismus: Osmorezeptoren steuern Durst und ADH-Freisetzung

Das zyklische Oktapeptid Adiuretin (ADH = antidiuretisches Hormon; Vasopressin) wird von Nervenzellen des Hypothalamus gebildet, im Golgi-Apparat in kleine Vesikel verpackt, in dieser Form entlang der Axone in die Neurohypophyse transportiert und dort in sog. Sekretgranula gespeichert (s. a. S. 448). Auf einen Nervenreiz hin fusionieren die Granula mit der Plasmamembran und stülpen ihren Inhalt, ADH, in den extrazellulären Raum. Diese Exozytose wird durch nervale Impulse ausgelöst, die ihren Ausgang von den Zellen der Kerngebiete des Hypothalamus nehmen (Nucleus supraopticus und paraventricularis). Die Zelldepolarisation führt in den Nervenenden zur Permeabilitätserhöhung der Zellmembran für Ca^{2+}-Ionen; sie strömen ins Zytoplasma ein und aktivieren die Exozytose. ADH wird bereits bei einer Zunahme der Plasmaosmolalität um 1 mosm/kg Wasser vermehrt freigesetzt. Die maximale Stimulation der ADH-Ausschüttung ist dann erreicht, wenn die Plasmaosmolalität über 295 mosm/kg H_2O angestiegen ist. ADH-vermittelt retiniert die Niere zu diesem Zeitpunkt bereits maximal Wasser. Nur der Durstmechanismus, gesteuert über Osmorezeptoren des Hypothalamus, kann jetzt noch die entgleiste Wasserbilanz dadurch ausgleichen, daß er zum Trinken „auffordert" (Homöostase durch Verhalten).

Zusätzlich wird die ADH-Freisetzung vom vorhandenen **Blutvolumen** bestimmt. Während ADH schon bei sehr geringen Schwankungen der Plasmaosmolalität (um 1%) vermehrt bzw. vermindert ausgeschüttet wird (ADH im Plasma 0–10 ng/l) und die Wasserpermeabilität des Sammelrohrs über hochaffine V_2-Rezeptoren steuert (s. o.), führt eine starke Verminderung des Blutvolumens (10–20%) über eine geringere Vorhofdehnung (Gauer-Henry-Reflex, S. 336) zu so hohen Plasmakonzentrationen von ADH (20–50 ng/l), daß es über die niederaffinen V_1-Rezeptoren der Gefäßmuskulatur zur **Vasokonstriktion** kommt (daher auch der Name Vasopressin, S. 170). Verstärkt wird dieser vasokonstriktorische Effekt von ADH dadurch, daß seine Ausschüttung durch Angiotensin II (das ja selbst schon stark vasokonstringiert) verstärkt wird. Im Gegensatz zur tagtäglichen Feinsteuerung der Plasmaosmolalität durch ADH hat die ADH-vermittelte Vasokonstriktion daher mehr den Charakter einer Notreaktion. Daneben modifiziert eine Reihe anderer Faktoren die ADH-Freisetzung. Beispielsweise stimulieren Nicotin und Narkotika die ADH-Sekretion, während Alkohol die ADH-Freisetzung hemmt und dadurch zur Wasserdiurese führt. Das ist wohl der Grund, warum Bier- und Weintrinker nach durchzechten Abenden am nächsten Morgen so durstig sind.

Der renale Mechanismus: Wasser verläßt „kontrolliert" den Organismus

Drei Faktoren bestimmen die Wasserausscheidung durch die Niere (s. a. S. 305 ff.):

- Ca. 30% des filtrierten Wassers entgehen der proximalen Resorption und erreichen den aufsteigenden Teil der Henle-Schleife (Verdünnungssegment).
- In diesem Verdünnungssegment wird Salz resorbiert, während Wasser im Tubuluslumen zurückbleibt.
- Die intraluminale Flüssigkeit wird entlang des distalen Tubulus durch NaCl-Resorption weiter verdünnt.

Die so gebildete hypotone Flüssigkeit passiert auf dem Weg durch das Nierenbecken das hypertone Nierenmark, ohne selbst hyperton zu werden. Das setzt ein **wasserimpermeables Sammelrohr,** d. h. eine **geringe ADH-Aktivität** im Plasma voraus, da ADH die Wasserdurchlässigkeit der Hauptzellen des Sammelrohrs steigert.

ADH aktiviert Wasserkanäle

Die Abb. 13.**12** illustriert den gegenwärtigen Wissensstand. Aus den Speichern der Neurohypophyse freigesetzt, gelangt ADH auf dem Blutweg in die Niere und bindet dort an die membranständigen V_2-Rezeptoren der Zellen des Sammelrohrs. Daraufhin wird der intrazelluläre Botenstoff 3'5'-Cyclo-AMP gebildet, der über eine Erhöhung der intrazellulären Ca^{2+}-Konzentration die Wasserpermeabilität der luminalen Zellmembran steigert. Offensichtlich werden auf das hormonelle Signal hin in Bruchteilen von Sekunden sog. Wasserkanäle in die Plasmamembran eingebaut (33, 34). Jetzt kann Wasser entlang eines steilen osmotischen Gradienten von der Tubulusflüssigkeit der Sammelrohre ins hypertone Interstitium des Nierenmarks abströmen. Auf diese Weise kann der Harn maximal die Osmolalität des Nierenmarks erreichen, nämlich etwa 1200 mosm/kg H_2O.

Die Wasserkanäle, **Aquaporine** benannt, wurden in den frühen 90er Jahren als Eiweißmoleküle in der Plasmamembran vieler verschiedener Zellen (Erythrozyten, Kapillarendothel, Epithelien der Gallenblase, der Bauchspeicheldrüse, der Cornea, des Plexus chorioideus, der Lunge, der Schweißdrüsen, des Magens, der Niere, etc.) entdeckt und kloniert (30). Das für die ADH-induzierbare Wasserpermeabilität des Sammelrohrs der Niere verantwortliche Aquaporin, das sog. AQP2, ist ein je nach dem Grad seiner Glykosylierung unterschiedlich großes Porenprotein mit einer Molekularmasse zwischen 28 und 45 kDa. Es tritt ausschließlich in den Hauptzellen des Sammelrohrs auf und wird dort dann besonders stark exprimiert, wenn der Organismus Wasser einsparen muß, also im dehydrierten Zustand. Es konnte kürzlich gezeigt werden, daß eine erbliche Form des sog. **nephrogenen Diabetes insipidus** (S. 344) auf eine Mutation jenes Gens zurückzuführen ist, welches für das AQP2-

Protein kodiert (18). Ein gentherapeutischer Ansatz, nämlich die Einschleusung des gesunden Gens in das Genom der Sammelrohrzellen der Diabetes-insipidus-Patienten, könnte eine vollständige Wiederherstellung der ADH-induzierbaren Wasserpermeabilität für die betroffenen Nieren bedeuten.

Das Plasmanatrium sinkt: ein Zeichen der Überwässerung

Hyponatriämie und Hypoosmolalität charakterisieren die sog. **Wasserintoxikation.** Sie tritt dann ein, wenn die Wasseraufnahme die Wasserausscheidung wesentlich übersteigt. Extra- wie auch Intrazellulärräume werden sich dann in ähnlichem Maße erweitern. Nicht das Zuwenig an Natrium, sondern das Zuviel an Wasser führt in der Folge zur Hyponatriämie. Der ADH-Plasmaspiegel sinkt unter die Nachweisgrenze. Die Aufnahme eines großen Wasservolumens *innerhalb kurzer Zeit* führt zu einem raschen Wasserübertritt vom Extra- in den Intrazellulärraum, was aufgrund der eingeschränkten Ausdehnungsmöglichkeiten des Gehirns besonders dort zu mehr oder minder schweren Ausfallerscheinungen führt (Abb. 13.**13**). Wird im Organismus hingegen *langfristig* Wasser über Gebühr retiniert, wie z.B. bei stark eingeschränkter Nierenfunktion, kann die Plasmanatriumkonzentration unter Umständen ohne besondere klinische Symptomatik bis 100 mmol/l absinken. Offensichtlich erlaubt eine *langsame* (chronische) Volumenretention die Anpassung des intrazellulären Milieus an die niedrigen Salzkonzentrationen im Extrazellulärraum (Volumenregulation der Zellen).

Grundsätzlich kennen wir zwei Möglichkeiten, wie Wasser retiniert wird, nämlich abhängig oder unabhängig von der ADH-Sekretion. Wir wissen, daß sowohl Zunahme der Osmolalität wie auch Abnahme des Plasmavolumens die physiologischen Stimuli für die **ADH-abhängige Wasserretention** sind. Bei stark verkleinertem Plasmavolumen wird also in verstärktem Maß ADH freigesetzt und dadurch Wasser retiniert. Das erklärt z.B. die Beobachtung, warum der Herzkranke zunehmend Wasser zurückhält. Aufgrund der verminderten Herzkraft verteilt sich nämlich sein Blut vermehrt im dehnungsfähigen Venensystem und nimmt daher in geringerem Maß an der Zirkulation teil. Sein sog. **effektives Plasmavolumen** sinkt, und ADH wird freigesetzt. Zugleich erhöht sich bei

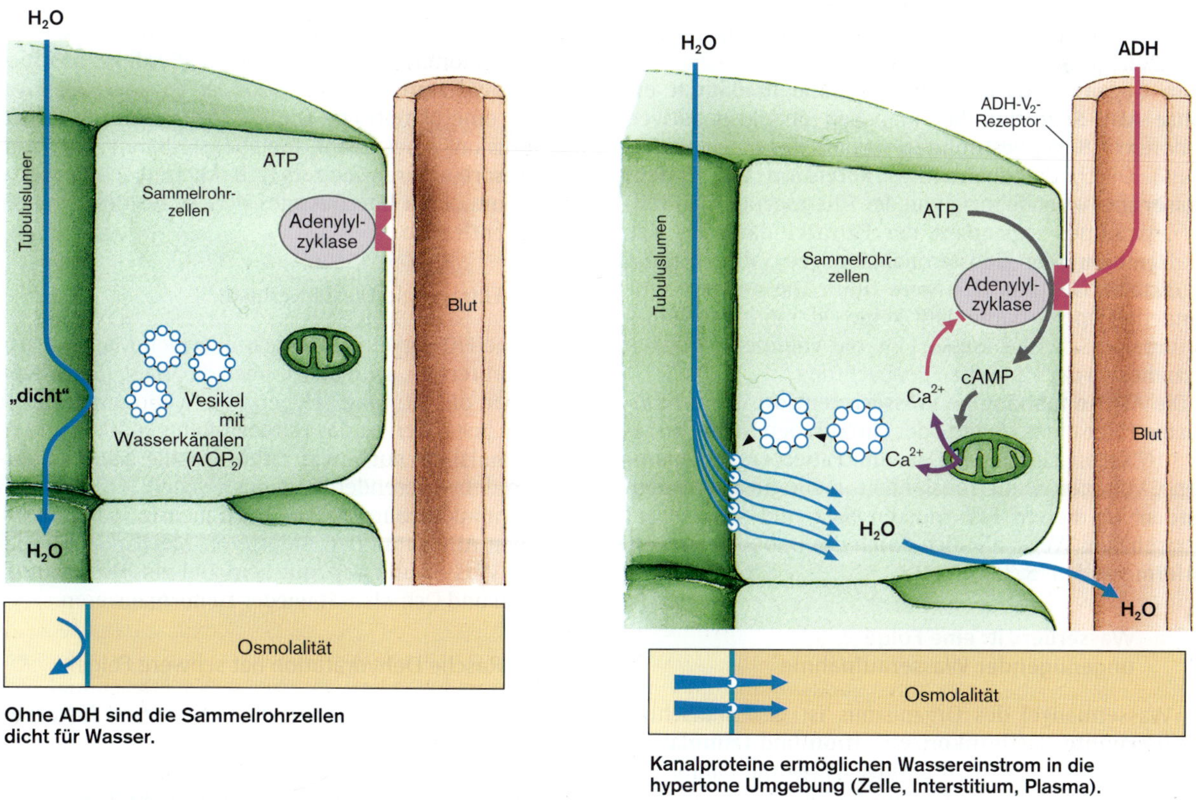

Abb. 13.**12** **Wirkmechanismus von Adiuretin (ADH) in den Sammelrohrzellen der Niere.** Vorgeformte Wasserkanäle (blaue Kreise) sind in der Membran intrazellulärer Vesikel gespeichert. ADH-Stimulation führt zur Freisetzung intrazellulärer Botenstoffe (cAMP und Ca^{2+}-Ionen), wodurch in Sekundenbruchteilen die Vesikel mit der luminalen Zellmembran fusionieren (33, 34). Dadurch werden die Wasserkanäle (AQP2) in die luminale Zellmembran eingebaut. Die ursprünglich wasserundurchlässige Membran wird dadurch hydraulisch leitfähig. Wasser, von osmotischen Kräften getrieben, gelangt vom Tubuluslumen in die Zelle und von dort durch die permanent wasserdurchlässige basolaterale Zellmembran ins Interstitium.

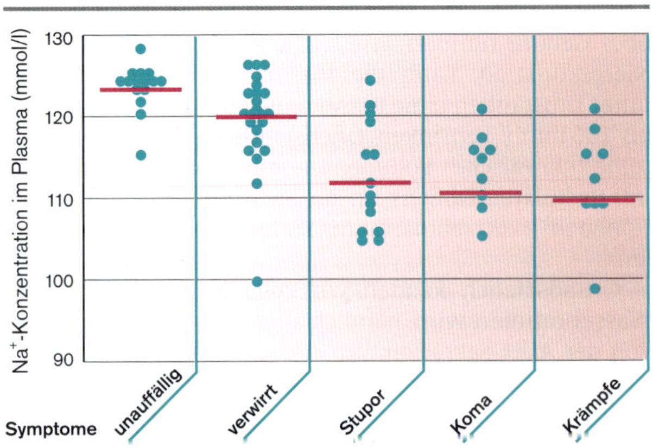

Abb. 13.**13** **Verschiedene Schweregrade der Hyponatriämie.** Beziehung zwischen der Na^+-Konzentration im Plasma und der Einengung des Sensoriums bei 65 Patienten mit einer Plasmanatriumkonzentration von 124 mmol/l und weniger (nach 11).

einer Herzinsuffizienz der Blutdruck im venösen Kapillarende (Rückstau!), so daß sich das Filtrations-Resorptions-Verhältnis im Kapillarbett zugunsten der Filtration verändert. Hierdurch fließt verstärkt Salz und Wasser ins Interstitium ab; kardiale **Ödeme** treten auf. Trotzdem ist in dieser Situation der ADH-Mechanismus dem physiologischen Stimulus noch angepaßt.

Im Gegensatz dazu findet man eine **inadäquat erhöhte ADH-Sekretion** bei manchen endokrin aktiven Tumoren (z. B. bei bestimmten Formen des Lungenkarzinoms). Durch die übermäßige **Retention von freiem Wasser** (frei = unabhängig von der Salzresorption; S. 308) im Organismus expandiert der Extrazellulärraum, was zur Hemmung der aldosteronabhängigen Salzresorption im distalen Nephron der Niere führt. Die dadurch entstandene Hyponatriämie läßt keine Ödembildung (Ablagerung von Salz und Wasser) zu, die Volumenexpansion entzieht sich der klinischen Beobachtung.

Die **ADH-unabhängige Wasserretention** ist gewöhnlich die Folge eines akuten oder chronischen Nierenversagens (Niereninsuffizienz). Das vom Patienten aufgenommene Volumen kann renal nicht mehr ausgeschieden werden. In diesem Fall müssen Salz und Wasser auf extrarenalem Wege, nämlich durch das Dialyseverfahren, entfernt werden (S. 326).

Wasserdefizit: eine Folge ungenügender Wasseraufnahme

Ein Wassermangel des Organismus ist gekennzeichnet durch **erhöhte Natriumkonzentration** und **Osmolalität** im Plasma, wobei eine zu geringe Wasseraufnahme die Ursache ist. Der Patient ist entweder zu jung, zu alt oder zu krank, um nach Wasser zu fragen, oder aber das einem Schwerkranken infundierte Volumen ist nicht ausreichend, um die physiologischen Wasserverluste zu decken. Verschlimmert wird die Situation, wenn Wasser zudem durch die Niere (renal) oder über andere Wege (extrarenal) verlorengeht.

Diabetes insipidus und osmotische Diurese: Wasserverlust durch die Niere

Übermäßige renale Wasserausscheidung (Polyurie), Durst und dadurch erhöhte Wasseraufnahme (Polydipsie) kennzeichnen den sog. **Diabetes insipidus.** Liegt eine zentrale Störung in der ADH-Produktion oder ADH-Freisetzung vor (Tumor, Verletzung, Entzündung), so sinkt die Durchlässigkeit der renalen Sammelrohre für Wasser aufgrund des ADH-Mangels. Dabei können täglich mehr als 15 l Wasser verlorengehen, ein Volumen, das der stets durstige Patient durch Trinken ausgleichen muß. Im Gegensatz dazu ist beim sog. **nephrogenen Diabetes insipidus** der zentrale Anteil des ADH-Mechanismus intakt, die Zielstrukturen dieses Hormons, nämlich die Sammelrohre der Niere, sind jedoch defekt (krankhafte Veränderungen des Nierenmarks bzw. angeborener Defekt der Wasserkanäle; S.342). Trotz hoher ADH-Plasmaspiegel bleibt die Harnkonzentrierung aus, und ein hypotoner Harn wird ausgeschieden.

Eine Polyurie tritt auch bei **osmotischer Diurese** auf, einem häufigen Begleitsymptom des Diabetes mellitus. Dabei wird mehr Glucose in den Nieren filtriert, als tubulär resorbiert werden kann. Die der Resorption entgangene Glucose hält Wasser im Lumen des Nierentubulus zurück, so daß dieses Volumen ausgeschieden wird: osmotische Diurese (S. 309). Der Patient hat Durst und wird daher das Volumen ergänzen; der bewußtseinsgetrübte, präkomatöse Diabetiker wird allerdings austrocknen (Dehydratation). Manchmal ist es aber auch von Nutzen, eine osmotische Diurese therapeutisch – durch die Infusion eines nicht metabolisierbaren und renal nicht resorbierbaren Zuckers (z. B. Mannitol) – herbeizuführen, um damit überflüssiges Wasser aus dem Organismus zu entfernen.

Extrarenale Wasserverluste

Hypotone Flüssigkeit kann auch über den Magen-Darm-Trakt (Erbrechen, Durchfall), über die Haut (Schwitzen) und über die Atmung (Hyperpnoe) verlorengehen. Bei solchen Zuständen ist das Harnzeitvolumen klein und die Harnosmolalität hoch, was zeigt, daß die Niere adäquat auf den dehydrierenden Stimulus reagiert. Außerdem ist die Natriumkonzentration im Harn niedrig (< 10 mmol/l). Über den ADH- und den Aldosteron-Mechanismus spart sie also Wasser und Salz mit dem Ziel ein, Extrazellulärvolumen und Osmolalität wieder zu normalisieren.

Rasche Dehydratation hat schwere Folgen

Osmotische Gradienten zwischen Extra- und Intrazellulärraum können längerfristig nicht aufrechterhalten werden, so daß der Dehydratation des Extrazellulärraums notgedrungen die **Schrumpfung des Intrazellulärraums** folgt. Die Funktion der Zellen des **zentralen Nervensystems** ist davon am stärksten beeinträchtigt. Neurologische Ausfallerscheinungen wie Lethargie, Muskelschwäche, Krämpfe und Koma treten auf. Glücklicherweise besitzt jedoch die Nervenzelle (wie andere Zellen auch) Mechanismen, ihr Zellvolumen wieder zu normalisieren. Das Hirnvolumen kann nämlich innerhalb von

Stunden sein Ausgangsvolumen dadurch wieder erreichen, daß Elektrolyte (wie Kalium- und Bicarbonationen) oder auch Glucose im Innern der Zellen angehäuft werden (Volumenregulation der Zellen). Für das Überleben des Organismus ist deshalb nicht nur entscheidend, *wie stark* die Dehydratation ist, sondern auch *wie rasch* sie auftritt. Rapide hypotone Flüssigkeitsverluste (z. B. Brechdurchfall des Säuglings) geben dem Gehirn wenig Zeit zur Volumenregulation, die Dehydratation wird lebensbedrohend. Umgekehrt betrachtet, muß ein stark dehydrierter Patient vom Arzt behutsam rehydriert werden. Das zugeführte Wasser wird nämlich die hyperosmolalen Nervenzellen anfänglich zum Schwellen bringen, was zum **Hirnödem** führen kann.

Die Säurebilanz

» Alle Zellen des Organismus besitzen Regelmechanismen, die die ständig drohende intrazelluläre Azidose verhindern. Die in den Extrazellulärraum transportierten H^+-Ionen werden gepuffert, auf dem Blutweg in Niere und Lunge gebracht und dann in Form titrierbarer Säure bzw. als CO_2 ausgeschieden (s. Kap. 11). Jede Azidose bzw. Alkalose führt zu Elektrolytverschiebungen zwischen Intra- und Extrazellulärraum. Besonders die K^+-Homöostase wird dadurch erheblich gestört. «

Die Konstanz des Zell-pH-Werts: Voraussetzung zum Leben

Der menschliche Organismus ist ständig der Überflutung durch H^+-Ionen ausgesetzt, die überwiegend aus dem Intermediärstoffwechsel stammen. Etwa 15 000 mmol CO_2 entstehen täglich beim Abbau von Kohlenwasserstoffverbindungen. Diese Menge wird ausschließlich von den Lungen ausgeschieden, trägt also nicht zur Nettoproduktion von Säure bei. Hingegen werden täglich ca. 50 – 100 mmol „fixe" Säuren produziert, die nur über die Nieren ausgeschieden werden können. Damit ist auch die Niere wesentlich an der Säure-Basen-Balance des Organismus beteiligt (Kap. 11 und S. 318 ff.).

Nun ist jede stoffwechselaktive Zelle mit einem Transportsystem ausgestattet, das die H^+-Ionen aus dem Zytoplasma in den Extrazellulärraum transportiert. Die Abb. 13.**14** zeigt jene Prozesse, die an der intrazellulären pH-Regulation beteiligt sind. Der sog. **Na^+/H^+-Antiporter,** ein in der Zellmembran vorhandener Transportcarrier, sorgt dafür, daß die intrazelluläre H^+-Ionen-Konzentration ähnlich niedrig wie im Extrazellulärraum bleibt, eine wesentliche Voraussetzung für die normale Funktion der einzelnen Zelle. Die Aktivität dieses Transportproteins ist von der Nachfrage abhängig. Entstehen beispielsweise bei physischer Belastung vermehrt H^+-Ionen in Herz- und Skelettmuskelzellen, so wird der Na^+/H^+-Antiporter stimuliert. Fällt hingegen die intrazelluläre Säureproduktion ab, so inaktiviert der steigende pH-Wert dieses Transportprotein. Voraussetzung für die einwandfreie Funktion dieses Mechanismus ist allerdings ein von außen ins Zellinnere gerichteter „Bergab"gradient für Na^+-Ionen, der bei jeder gesunden Zelle vorhanden ist. Auf diese Weise hält die Zelle ihren intrazellulären pH-Wert konstant, unabhängig von ihrem metabolischen Zustand. In

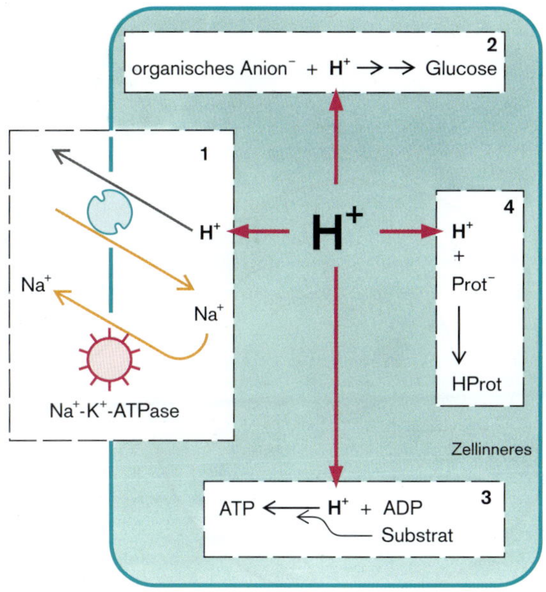

Abb. 13.**14** **Das Schicksal der im Zellinneren entstehenden H^+-Ionen.** **1** Transport von H^+-Ionen in den Extrazellulärraum. **2** Umwandlung organischer Anionen (z. B. Lactat$^-$) in neutrale Metaboliten (z. B. CO_2 oder Glucose). **3** Bildung von ATP (reversibel). **4** Pufferung durch zytoplasmatische Proteine und andere Puffer.

den polaren Epithelzellen (Niere, Darm, Pankreas etc.) tritt dieses Transportsystem hauptsächlich (wenn auch nicht ausschließlich) auf einer Seite der Zellmembran auf, so daß daraus ein gerichteter Säuretransport entsteht (13).

Azidose und Alkalose: die Folgen für den Elektrolythaushalt

Metabolismus und Ionentransport der einzelnen Zellen ändern sich, sobald der Organismus von Säure überflutet wird. Dabei ist es erst einmal nicht so wichtig, wodurch eine **Azidose** entsteht: ob durch eine eingeschränkte Atmung (respiratorische Azidose) oder durch gestörten Metabolismus (nichtrespiratorische oder metabolische Azidose). In jedem Fall werden Elektrolytverschiebungen zwischen Intra- und Extrazellulärraum stattfinden. (Quantitative Unterschiede s. S. 348.) Stellen wir uns das vereinfachte Modell einer Zelle vor, das mit den hier wesentlichen Ionentransportsystemen ausgestattet ist (Abb. 13.**15**). Beim Auftreten einer Azidose in der Zelle wird ein in der Zellmembran gelegenes Säuretransportvehikel (häufig der oben bereits genannte Na^+/H^+-Antiporter) aktiviert und gleichzeitig der Transport von Basen (OH^-, HCO_3^-) gehemmt, wodurch eine Nettobewegung von H^+-Ionen aus der Zelle in die extrazelluläre Flüssigkeit stattfindet. Lunge und Niere übernehmen dann die endgültige Ausscheidung der Säureäquivalente in Form des flüchtigen Kohlendioxids bzw. der fixen Säuren. Schwere, renal bzw. respiratorisch nicht mehr kompen-

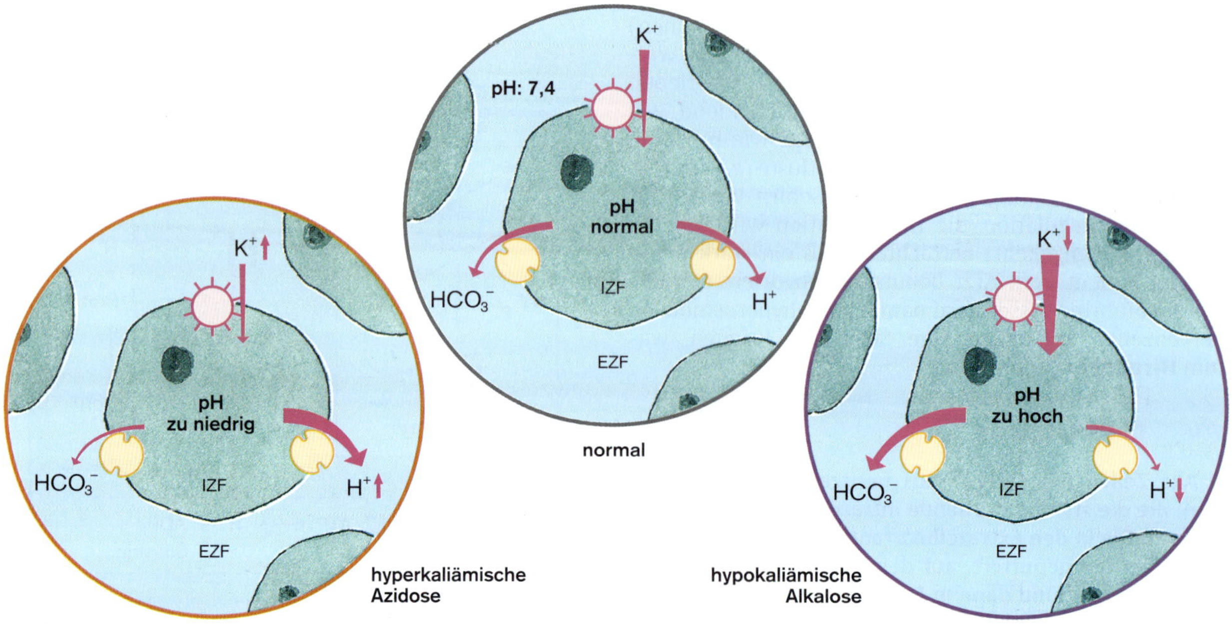

Abb. 13.**15** **Kaliumhomöostase und Säure-Basen-Gleichgewicht.** Ein erniedrigter pH-Wert (erhöhte H^+-Ionen-Konzentration) im Zellinneren stimuliert den Säuretransport in den Extrazellulärraum, während der Basentransport verlangsamt wird. Die Übersäuerung hemmt auch die Na^+-K^+-ATPase, wodurch Kaliumionen in der Extrazellulärflüssigkeit (EZF) akkumulieren. Eine hyperkaliämische Azidose ist entstanden. Das Gegenteil trifft auf die hypokaliämische Alkalose zu. Bei steigendem intrazellulärem pH-Wert wird der Säuretransport aus den Zellen reduziert, während der Basentransport stimuliert wird. Die Na^+-K^+-Pumpe arbeitet im alkalischen Milieu verstärkt, wodurch K^+-Ionen vermehrt im Zellinnern angehäuft werden und außen fehlen.

sierbare Azidosen beeinträchtigen allerdings zunehmend die Funktion der Na^+-K^+-Pumpe. Die intrazelluläre K^+-Konzentration sinkt, und K^+ akkumuliert im Extrazellulärraum. Eine mehr oder minder schwere Hyperkaliämie ist die Folge. Daraus erklärt sich, daß die systemische Azidose häufig mit der extrazellulären Anhäufung von K^+-Ionen einhergeht **(hyperkaliämische Azidose).**

Verliert der Organismus verstärkt Säureäquivalente, z. B. durch Hyperventilation (respiratorische Alkalose) oder durch Erbrechen (nichtrespiratorische Alkalose), treten die umgekehrten Ereignisse ein. Durch die intrazelluläre **Alkalose** wird der Säuretransport aus der Zelle zunehmend inaktiviert, während der Basentransport stimuliert wird. HCO_3^- fließt verstärkt vom Zytoplasma in den Extrazellulärraum und wird von der Niere ausgeschieden (renale Kompensation der respiratorischen Alkalose). Der basische pH-Wert aktiviert die Na^+-K^+-Pumpe, wodurch zunehmend mehr Kalium im Zellinnern akkumuliert wird, während der Extrazellulärraum an Kalium verarmt. Eine **hypokaliämische Alkalose** entsteht (Abb. 13.**15**). Diese Darstellung ist vereinfacht, denn die einzelnen Zellen sind je nach Zelltyp (polar – apolar, erregbar – unerregbar) mit spezifischen Transportsystemen und Enzymen ausgestattet. Die beschriebene „Grundausstattung" an Ionentransportsystemen und deren Regulation trifft allerdings für beinahe jeden Zelltyp zu; das erlaubt uns, die H^+-induzierten Ionenverschiebungen auf zellulärer Ebene weitgehend zu generalisieren.

Die Anionenlücke

Bei der Beurteilung von Störungen des Säure-Basen-Haushalts verwendet der Arzt manchmal den Ausdruck der sog. Anionenlücke (engl. anion gap). Dieser Begriff ist definiert als die Konzentration von „$Na^+ - (Cl^- + HCO_3^-)$" im Plasma. Der Normwert liegt zwischen 12 und 14 mmol/l. Diese Lücke kann unter pathophysiologischen Bedingungen beträchtlich schwanken, woraus diagnostische Schlüsse gezogen werden können. Die **metabolische Azidose** ist die häufigste Ursache für eine vergrößerte Anionenlücke. Dabei wird offensichtlich das Natriumbicarbonat im Plasma durch die im Organismus verstärkt produzierten Säuren (z. B. Lactat) ersetzt. Bei der sog. Lactatazidose **(Laktazidose)** kann das Plasma 10–30 mmol/l Lactat enthalten, Werte, die dem reziproken Abfall des Plasmabicarbonats entsprechen. Die Anionenlücke hat in diesem Fall also zugenommen. Dagegen erwartet der Arzt keine Veränderung der Anionenlücke, wenn Natriumbicarbonat, z. B. bei starker Diarrhö, verlorengeht. Dabei führt nämlich die kompensatorische Retention von NaCl in der Niere (Erhaltung des EZV) zur sog. **hyperchlorämischen metabolischen Azidose.** Das Bicarbonat im Plasma ist durch Cl^- ersetzt worden, so daß die Anionenlücke konstant bleibt.

Die Kaliumbilanz

›› Die K^+-Homöostase des Organismus wird durch das Zusammenspiel von Na^+-K^+-Pumpe und K^+-Permeabilität der Zellen aufrechterhalten. Wird die Funktion eines dieser beiden K^+-Transportsysteme beeinträchtigt, treten u. U. lebensbedrohliche K^+-Bewegungen zwischen Intra- und Extrazellulärraum auf. Änderungen der extrazellulären K^+-Konzentration können am Herzen Rhythmusstörungen auslösen. Die Niere ist das entscheidende Kontrollorgan, das die K^+-Ausscheidung den jeweiligen Bedingungen anpaßt. ‹‹

Kaliumaufnahme ist gleich Kaliumausscheidung

Kalium ist als positiv geladenes Ion das Hauptkation in den Zellen unseres Organismus. Nur etwa 2% des Gesamtkörperkaliums befinden sich im extrazellulären Raum. Die normale Kaliumkonzentration im Blutplasma schwankt zwischen 3,5 und 4,8 mmol/l. Die intrazelluläre Kaliumkonzentration ist mit etwa 150 mmol/l um einen Faktor von fast 40 höher. Wir wissen, daß für die Aufrechterhaltung dieses extremen Ungleichgewichts die Na^+-K^+-Pumpe verantwortlich ist, jenes ubiquitär in tierischen Plasmamembranen vorkommende Transportenzym (S. 25 ff.).

Die **K^+-Aufnahme** beträgt durchschnittlich 50–100 mmol pro Tag. Diese Zahlen können je nach Zusammensetzung der Nahrung um den Faktor 10 schwanken. Im Fleisch, in frischem Gemüse (z.B. Kartoffeln) und Obst (besonders in Bananen, Aprikosen, Feigen) ist viel Kalium enthalten, das allerdings häufig durch zu langes Kochen aus den Zellen dieser Nahrungsmittel ausgewaschen wird und mit dem Kochwasser verlorengeht. Ca. 90% der durch die Nahrung aufgenommenen K^+-Menge werden von den **Nieren** eliminiert, der Rest erscheint im Stuhl und im Schweiß. Stellen die Nieren ihre Funktion ein (Nierenversagen; S. 326), so kann das Epithel des **Kolons** mehr als ein Drittel der auszuscheidenden K^+-Menge in den Stuhl sezernieren. Der **Schweiß** enthält durchschnittlich 9 mmol/l Kalium. Bei normaler Schweißbildung (100–200 ml/Tag) sind die Verluste also verhältnismäßig gering. Geht jedoch in trockener und heißer Umgebung oder bei schwerer körperlicher Anstrengung literweise Schweiß verloren, ist der Kaliumverlust beträchtlich. Das macht sich ganz besonders dann bemerkbar, wenn das durch den systemischen Flüssigkeitsverlust (Volumenkontraktion) vermehrt freigesetzte Hormon Aldosteron die Kaliumsekretion in den Schweißdrüsen noch zusätzlich stimuliert.

Kalium pendelt zwischen zwei Räumen

Leben und Funktion der einzelnen Zelle in unserem Organismus sind an die Aktivität der **Na^+-K^+-Pumpe** und an die **passive K^+-Permeabilität** der Plasmamembran gebunden. Diese Situation ist in Abb. 13.**16** schematisch dargestellt (s. a. S. 29 f.). Es wird deutlich, daß jede Beeinflussung von Pumpe oder Permeabilität (Leck) gezwungenermaßen zur Verschiebung von Kaliumionen zwischen Intra- und Extrazellulärraum führt. Das mag bei schnellen Verschiebungen für den K^+-Gehalt des Intrazellulärraums belanglos sein, nicht jedoch für den um ein Drittel kleineren und außerdem extrem „kaliumarmen" Extrazellulärraum. Jede K^+-Konzentrationsänderung im Blutplasma über oder unter die Norm führt zu beträchtlichen Funktionsstörungen der einzelnen Körperzellen (z.B. Herzrhythmusstörungen). So würde bereits bei einer Zunahme der intrazellulären Kaliumkonzentration von nur 1% die Kaliumkonzentration im Plasma um mehr als 50% sinken. Eine lebensbedrohliche Hypokaliämie wäre die Folge.

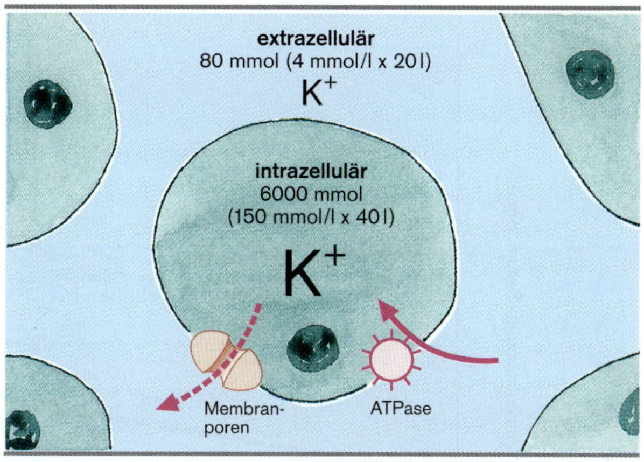

Abb. 13.**16** **Kalium im Intra- und Extrazellulärraum.** Weitaus der größte Teil des Körperkaliums befindet sich im Zellinnern. Die hohe intrazelluläre K^+-Konzentration wird unter Energieverbrauch durch die Na^+-K^+-Pumpe aufrechterhalten. Laufend strömen je nach den physiologischen bzw pathophysiologischen Bedingungen mehr oder weniger K^+-Ionen durch Membranporen (sog. Kaliumkanäle oder -poren) wieder zurück in den Extrazellulärraum. Das Verhältnis von Pumprate zu Ausstrom bestimmt somit die intrazelluläre bzw. extrazelluläre K^+-Konzentration.

Säure-Basen-Gleichgewicht und K^+-Homöostase sind untrennbar miteinander verbunden

Oben wurde bereits erwähnt, daß durch eine Azidose die Aktivität der Na^+-K^+-ATPase eingeschränkt wird, wodurch K^+-Ionen im Zellinnern vermindert akkumuliert werden. Zwar wird gleichzeitig mit der Na^+-K^+-Pumpe auch der Kaliumausstrom aus der Zelle über die Kaliumkanäle durch die Azidose beeinträchtigt – die Kaliumkanäle sind nämlich ebenfalls pH-empfindlich (s.a. S. 349 f.) –, doch läßt sich dadurch eine Anhäufung von Kalium im Extrazellulärraum nicht vermeiden. Eine sog. **hyperkaliämische Azidose** entsteht. Die **hypokaliämische Alkalose** ist das umgekehrte Erscheinungsbild. Wie ausgeprägt allerdings die jeweilige Kaliumumverteilung zwischen den beiden Räumen ist, hängt von der Art der Säure-Basen-Störung ab. Die Tab. 13.**3** zeigt, daß **nichtrespiratorische Störungen** die K^+-Homöostase wesentlich stärker beeinflussen als **respiratorische Störungen.** Ein weiterer, besonders klinisch wichtiger Zusammenhang zwischen Gesamtkörperkalium, Plasmakalium und dem Säure-Basen-Status sei erwähnt. Wie wir aus der Abb. 13.**17** entnehmen können, ist die Beziehung zwischen Plasmakalium und Gesamtkörperkalium keines-

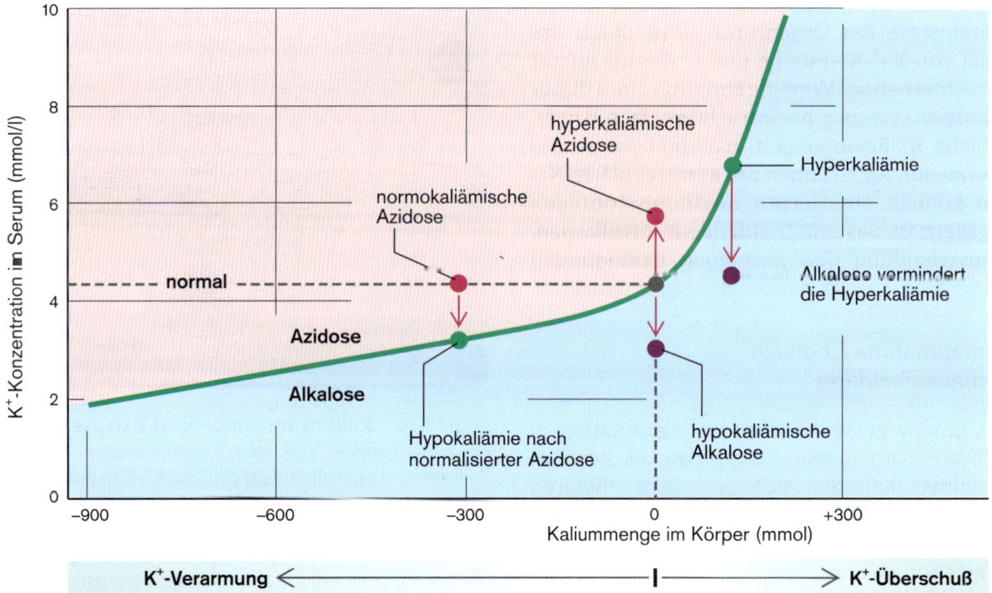

Abb. 13.**17** **Körperkalium und Serumkonzentration von Kalium unter Berücksichtigung des Säure-Basen-Status.** K^+-Überschuß (z. B. durch eine gestörte renale Ausscheidung) führt sehr rasch zur Hyperkaliämie, die durch eine Alkalisierung des Organismus abgeschwächt werden kann. Umgekehrt wird das Auftreten einer Azidose die Hyperkaliämie verstärken. K^+-Verarmung (z. B. durch chronische renale Kaliumverluste) führt allmählich zur Hypokaliämie. Der zelluläre Kaliumspeicher verhindert offensichtlich den raschen Abfall der Kaliumkonzentration im Serum. Natürlich müssen diese Speicher wieder gefüllt werden (z. B. durch kaliumreiche Diät) (nach 32).

Tabelle 13.**3** **Transzelluläre K^+-Verschiebungen, die durch pH-Veränderungen hervorgerufen werden**

	Δ K^+ pro Δ pH (mmol/l pro 0,1 pH-Einheit)
Nichtrespiratorische Azidose	+ 0,6
Respiratorische Azidose	+ 0,1
Nichtrespiratorische Alkalose	− 0,3
Respiratorische Alkalose	− 0,25

– = Abnahme, + = Zunahme der Plasmakaliumkonzentration pro Änderung des pH-Werts um 0,1 Einheit (nach 9).

wegs linear. Ist der Organismus, z. B. durch mangelhafte Kaliumaufnahme in der Nahrung oder durch exzessive Kaliumausscheidung im Zuge einer Entwässerungstherapie (Gabe von Diuretika), an Kalium verarmt, so wird das Plasmakalium zwar sinken, der Einfluß des Säure-Basen-Status aber mit zunehmender Hypokaliämie geringer werden. Wird hingegen, z. B. in der Folge einer renalen Ausscheidungsstörung, Kalium im Körper retiniert, tritt unter Umständen sehr rasch eine schwere Hyperkaliämie auf, die ihrerseits durch den Säure-Basen-Haushalt stark beeinflußt werden kann. Diese Erkenntnis macht sich der Arzt zunutze, indem er eine lebensbedrohende Hyperkaliämie durch **Natriumbicarbonatinfusionen** (Alkalisierung des Blutplasmas) abschwächt.

Hyper- und Hypokaliämie: Herz und Gefäße machen Probleme

Die Herzmuskelzellen reagieren in ganz besonderer Weise auf Veränderungen der K^+-Konzentration im Plasma. Um die physiologische Basis solcher Störungen zu verstehen, machen wir einen kurzen Ausflug in die ionalen Mechanismen der Herzerregung und Impulsausbreitung (s. a. S. 107 ff.).

Neben den Na^+- und Ca^{2+}-Kanälen besitzt eine Herzmuskelzelle noch fünf funktionell unterschiedliche Typen von **K^+-Kanälen** in ihrer Plasmamembran. Sie sorgen für den reibungslosen Ablauf der rhythmisch wiederkehrenden Aktionspotentiale. An der unerregten Herzmuskelzelle ist Kanaltyp 1 aktiv, wodurch das stark negative *Ruhepotential* aufrechterhalten wird. Am Gipfel des Aktionspotentials kümmert sich der Kanaltyp 2 um den problemlosen Übergang in die sog. *Plateauphase.* Unmittelbar danach wird Kanaltyp 3 aktiv, allerdings nur, wenn die Zelle stark *ATP-verarmt* ist, d. h. während einer Ischämie. Kanaltyp 4 (er ist Ca^{2+}-sensitiv) öffnet sich durch den Anstieg der zytosolischen *Ca^{2+}-Konzentration,* beendet dadurch die Plateauphase und führt die Zelle in die *Repolarisationsphase.* Durch die Aktivierung des Kanaltyps 5 am Ende des Aktionspotentials wird das *Ruhepotential* der Zelle wieder erreicht. Besonders dieser Kanaltyp 5 antwortet empfindlich und scheinbar paradox auf Änderungen der extrazellulären Kaliumkonzentration. Abb. 13.**18** soll diesen klinisch wichtigen, jedoch recht komplexen Zusammenhang illustrieren. Nach der *Nernst-*

Gleichung (S. 21) gibt es eine lineare Beziehung zwischen dem Membranpotential und dem Logarithmus des Ionenkonzentrationsverhältnisses außen/innen, die als grüne Linie in Abb. 13.**18** eingezeichnet ist; diese Gerade gilt für eine theoretische Modellzelle, in deren Membran ausschließlich K^+-Kanäle aktiv sind. Bei der normalen extrazellulären K^+-Konzentration von etwa 4 mmol/l und einer intrazellulären K^+-Konzentration von 150 mmol/l ergibt sich für diese Modellzelle ein Membranpotential von – 96 mV (K^+-Gleichgewichtspotential). Die tatsächliche Membranspannung einer „echten" Herzmuskelzelle weicht allerdings erheblich davon ab, weil ja auch in Ruhe, also im Zeitraum zwischen den einzelnen Aktionspotentialen, andere Ionen (z. B. Na^+, Ca^{2+}) – wenn auch relativ schlecht – in die Zelle diffundieren können und dadurch das Ruhepotential abschwächen.

Wenn sich nun eine **Hypokaliämie** entwickelt und die extrazelluläre K^+-Konzentration unter 3,5 mmol/l sinkt, wird die Aktivität des Kanaltyps 5 deutlich geringer, die Zelle repolarisiert nicht mehr vollständig und das Ruhepotential ist weniger negativ (Abb. 13.**18,** rote Kurve). Das läuft beim gesunden Herzmuskel einigermaßen glimpflich ab, so daß mildere Formen der Hypokaliämie noch zu keinen wesentlichen Störungen führen.

Schlimmer ist die Situation bei **Myokardischämie.** Ganz offensichtlich arbeitet unter Hypoxie der Kanaltyp 5 überhaupt nicht mehr, auch wenn die extrazelluläre K^+-Konzentration noch völlig normal ist (Abb. 13.**18,** violette Kurve). Das ischämische Myokard besteht also aus Zellen, die auch in Ruhe ein stark erniedrigtes Membranpotential haben und damit funktionsgestört sind. Paradoxerweise reagieren nun diese hypoxischen Muskelzellen mit einer massiven Hyperpolarisation (beinahe bis zum normalen Ruhewert des diastolischen Potentials), wenn die extrazelluläre K^+-Konzentration steigt, d. h. bei **Hyperkaliämie** (Abb. 13.**18,** violette Kurve). Auf den ersten Blick widerspricht dieses Verhalten der Nernst-Gleichung, doch die Erklärung ist folgende: Eine bereits geringfügige Hyperkaliämie führt in den ischämischen Zellen zur Aktivierung der oben geschilderten Kaliumkanäle, besonders des Kanaltyps 5; die Leitfähigkeit der Zellmembran für K^+ nimmt also zu, so daß K^+-Ionen entlang des immer noch steilen K^+-Konzentrationsgradienten über die Zellmembran nach außen treten.

Das Nebeneinander gesunder und ischämischer Zellen kommt im Myokard häufig vor und kann zu lebensbedrohender **Herzarrhythmie** führen, weil die Zellen ja elektrisch miteinander gekoppelt sind.

Die Tatsache, daß eine Änderung der extrazellulären K^+-Konzentration die Funktion der Zellen in einer Weise beeinflußt, die vom metabolischen Zustand des Myokards abhängt, macht die Behandlung eines Herzpatienten äußerst schwierig. So kann es vorkommen, daß die K^+-Konzentration in der interstitiellen Flüssigkeit des arbeitenden Myokards von der im peripheren Blutplasma wesentlich abweicht. Zum Beispiel sinkt in einem tachykarden Herz die intrazelluläre ATP-Konzentration ab, so daß sich die oben geschilderten ATP-gesteuerten K^+-Kanäle (Typ 3) öffnen und die engen Spalten zwischen den Myokardzellen durch die ausströmenden K^+-Ionen „hyperkaliämisch" werden. Das führt dazu, daß – wie oben geschildert – gesunde Myokardzellen, von einem hohen Membranpotential ausgehend, „Nernst-konform" depolarisieren (Abb. 13.**18,** rote Kurve), während ischämische Zellen ihren stark depolarisierten Zustand verlassen und zunehmend hyperpolarisieren (Abb. 13.**18,** violette Kurve) (31). Dadurch können sich die voneinander ursprünglich stark abweichenden Ruhemembranspannungen der gesunden bzw. ischämischen Zellen einander annähern, was die normale Impulsausbreitung im Myokard begünstigt. So kann also eine von der Norm abweichende lokale Veränderung der K^+-Homöostase auch durchaus positive Folgen für die Herzerregung haben.

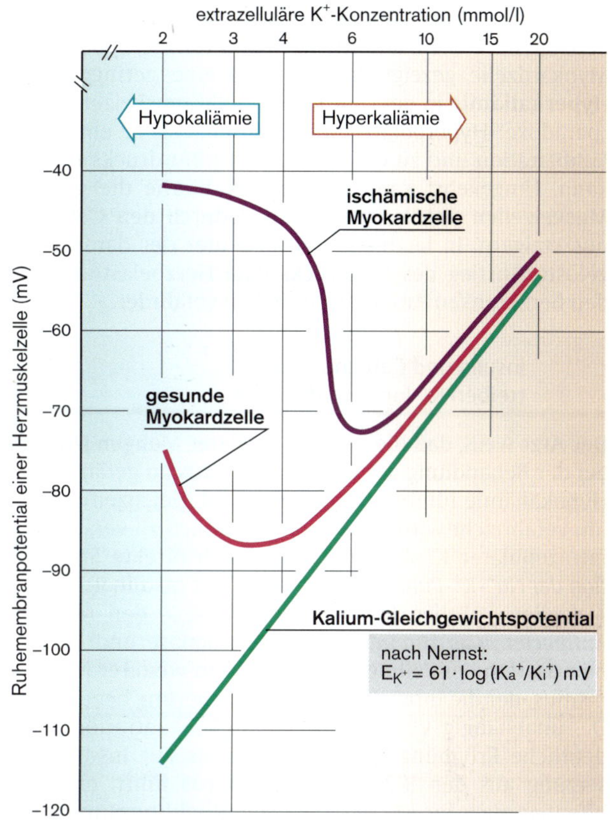

Abb. 13.**18** **Ruhepotential normaler und ischämischer Myokardzellen bei Hypo-, Normo- und Hyperkaliämie.** Das diastolische Ruhemembranpotential einer normalen (gesundes Herz) und einer durch Hypoxie bedrohten Herzmuskelzelle (ischämisches Herz) ist in Abhängigkeit der extrazellulären K^+-Konzentration (K_a^+) dargestellt. Die grüne Linie gibt das der jeweiligen extrazellulären K^+-Konzentration zugeordnete (nach der Nernst-Gleichung berechnete) K^+-Gleichgewichtspotential unter der Annahme wieder, daß die intrazelluläre K^+-Konzentration (K_i^+) 150 mmol/l beträgt und konstant ist (31).

Im übrigen besitzen die **glatten Muskelzellen** der kleinen Arterien und Arteriolen einen ganz ähnlichen Satz von K^+-Kanälen, so daß die eben am Myokard geschilderten elektrischen Phänomene grundsätzlich auch hier gelten (26). Den glatten Muskelzellen stehen zudem noch Mechanismen zur Verfügung, mit denen sie

Cl^- in der Zelle akkumulieren, sowie ziemlich aktive Cl^--Kanäle, so daß der ständige Efflux von Cl^--Ionen die Zelle depolarisiert. Ganz ähnlich wie oben für die hypoxische Myokardzelle gezeigt, kann bereits eine geringgradige **Hyperkaliämie** in der (normalen) Gefäßmuskelzelle eine „paradoxe" Hyperpolarisation auslösen, was zu einer Gefäßdilatation und zu einem Abfall des Blutdrucks führen kann. Umgekehrt kann eine **Hypokaliämie** die glatten Muskelzellen depolarisieren und dadurch den Gefäßtonus steigern. In letzterem Fall bedeutet der damit ausgelöste Anstieg des Blutdrucks eine Herzbelastung, die den herzkranken Patienten zusätzlich gefährdet.

Insulin und Catecholamine treiben K^+-Ionen in die Zelle

Der Arzt weiß, daß die Infusion größerer Mengen **Insulin** bei der Behandlung des Diabetes mellitus zu gefährlicher Hypokaliämie führen kann, wenn nicht gleichzeitig Kalium verabreicht wird. Insulin führt nämlich zu verstärkter intrazellulärer K^+-Akkumulation durch direkte *Stimulation der Na^+-K^+-Pumpe.* Ferner stimuliert Insulin in seinen Zielzellen – Leber, Muskel, Fettgewebe – den *Na^+/H^+-Antiporter,* was zur intrazellulären Alkalose und Hyperpolarisation der Zellmembran führt, ein weiterer Mechanismus, der die intrazelluläre K^+-Speicherung begünstigt. Da, unabhängig von der Blutglucosekonzentration, jede deutliche Erhöhung des Plasmakaliums zur Insulinfreisetzung aus den B-Zellen des Pankreas führt, existiert offenbar auch für K^+-Ionen ein sog. **Rückkopplungsmechanismus,** an dem die Insulinausschüttung beteiligt ist. Der Organismus schwächt eine drohende Hyperkaliämie dadurch ab, daß er Insulin freisetzt, wodurch die im Überschuß vorhandenen K^+-Ionen ins Zellinnere, insbesondere in die Leberzellen, abfließen. Ähnlich wie Insulin führen β-adrenerge Agonisten (z. B. *Adrenalin*) zur Stimulation der Na^+-K^+-Pumpe und zur verstärkten intrazellulären Speicherung von Kalium. Hyperkaliämie bewirkt die Freisetzung von Catecholaminen aus dem Nebennierenmark, was zu nachfolgender K^+-Akkumulation besonders in den Muskelzellen führt. Wenn auch die Wechselwirkung zwischen Insulin bzw. Catecholaminen und Kalium im physiologischen Schwankungsbereich des Plasmakaliums keine entscheidende regulatorische Rolle spielt, so erlangen diese Regelmechanismen bei pathologisch veränderter Plasmakaliumkonzentration durchaus Bedeutung.

In der Niere wird Kalium sezerniert

Die einzelnen Transportmechanismen für K^+-Ionen und deren Lokalisation entlang des Nephrons sind auf S. 315 f. beschrieben. Das Ausmaß der K^+-Sekretion im Sammelrohr ist entscheidend für die Eliminierung oder Retention von K^+-Ionen. Tritt eine **Hyperkaliämie** akut auf, wird sie sofort mit einer dramatischen Stimulation der K^+-Sekretion beantwortet. Bei chronischer Kaliumbelastung ist die K^+-Ausscheidung maximal sogar doppelt so groß wie die filtrierte K^+-Menge. Bei einer akuten **Hypokaliämie** und bei chronischem K^+-Mangel wird die K^+-Sekretion praktisch abgeschaltet, K^+ wird (von anderen Sammelrohrzellen, S. 316) sogar resorbiert, so daß der Harn praktisch K^+-frei ist. Steigt die **tubuläre Flußrate** in den Henle-Schleifen, wie z. B. bei der therapeutischen Anwendung von Schleifendiuretika oder der glucoseinduzierten osmotischen Diurese des Diabetikers, werden große Mengen von Kalium in das Tubulussystem sezerniert, was zu lebensgefährlicher Kaliumverarmung führen kann. Eine hohe Plasmakonzentration des Mineralkortikoids **Aldosteron** (Hyperaldosteronismus) stimuliert die renale K^+-Ausscheidung und erhöht gleichzeitig die intrazelluläre K^+-Aufnahme. Wahrscheinlich führt das Hormon ähnlich wie Insulin und Catecholamine (wenn auch bei grundsätzlich verschiedener Rezeptorlokalisation und intrazellulärer Signalkette) zur Stimulation der Na^+-K^+-Pumpe und in der Folge zu verstärkter intrazellulärer K^+-Akkumulation in den Nierenepithelzellen. Da Aldosteron außerdem die Säureausscheidung der Niere durch Stimulation der Wasserstofftransportvehikel fördert, tritt gleichzeitig eine intrazelluläre Alkalisierung auf (28). Dadurch wird das extrazelluläre Kalium (meßbar als Plasmakaliumkonzentration) weiter erniedrigt, denn die intrazelluläre Alkalose erleichtert den Durchtritt von K^+-Ionen durch die Zellmembran ins Lumen der Nierenkanälchen (27; Abb. 13.**19**). Gleichzeitig stimuliert die Alkalose die

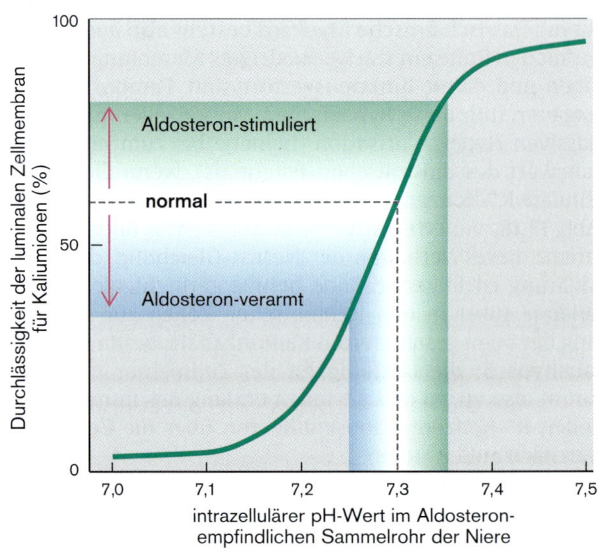

Abb. 13.**19** **Zelluläre Basis der K^+-Sekretion im Sammelrohr der Niere.** Das Nebennierenrindenhormon Aldosteron führt durch Aktivierung des Säuretransports aus der Zelle zur Alkalisierung des Zytoplasmas, was zur Stimulation der basolateralen Na^+-K^+-Pumpe führt und die Durchlässigkeit der luminalen Zellmembran für Kaliumionen erhöht (d. h., die Kaliumporen werden durch die intrazelluläre Alkalisierung aktiviert), so daß Kalium ins Tubuluslumen sezerniert wird. Verminderte Aldosteronfreisetzung aus der Nebenniere (z. B. durch kaliumarme, kochsalzreiche Diät) reduziert umgekehrt die Aktivität der basolateralen Na^+-K^+-Pumpe und die passive Kaliumpermeabilität der luminalen Membran der Sammelrohrzellen, wodurch das lebensnotwendige Kalium im Organismus zurückgehalten wird (nach 27).

Na^+-K^+-Pumpe in der basolateralen Plasmamembran, so daß die ins Tubuluslumen sezernierten Kaliumionen ständig aus dem Blut nachgeliefert werden. Die so sezernierten K^+-Ionen werden dann im Harn ausgeschieden.

Die Calcium- und Phosphatbilanz

» Die Calcium- und Phosphathomöostase wird durch die Hormone Parathyrin, Calcitriol (D-Hormon) und Calcitonin reguliert. Die Konzentrationen der beiden Elektrolyte Ca^{2+} und HPO_4^{2-} sind durch ein konstantes Löslichkeitsprodukt untrennbar miteinander verbunden. Im Knochen werden Calcium und Phosphat als Kristalle in großen Mengen gespeichert. Ein Ungleichgewicht von Aufnahme (über den Darm) und Ausscheidung (über die Niere) wird durch schnelle Einlagerung oder Entspeicherung von Calcium und Phosphat in den bzw. aus dem Knochen korrigiert, d. h., er hat für diese Ionen eine Art Pufferfunktion. «

Der menschliche Organismus enthält 25 000 mmol Calcium (1 kg). Beinahe die gesamte Menge liegt im **Knochen** in Form sog. Hydroxylapatitkristalle ($Ca_{10}[PO_4]_6[OH]_2$) vor, also in Verbindung mit Phosphat. Die hier eingelagerten **Kristalle** sorgen für die Steifigkeit der Knochenstruktur und dienen als reversibler Speicher, in den je nach Bedarf eingelagert oder aus dem Ca^{2+} und Phosphat mobilisiert werden können. Calcium wie auch Phosphat (damit sind alle PO_4-haltigen Moleküle gemeint) nehmen in ganz entscheidender Weise an der Regulation der Zellfunktion teil. Während die Ca^{2+}-Ionen selbst Ionenkanäle regulieren und dadurch die Funktion erregbarer und epithelialer Zellen bestimmen, dienen die Phosphate unter anderem dem Aufbau von Energiespeichern, wie z. B. von Adenosintriphosphat. Weniger als 1% des Gesamtkörpercalciums befindet sich in der Extrazellulärflüssigkeit, mehr als 99% im Knochen. Trotz dieser extrem ungleichen Verteilung ist es die Plasmakonzentration des Calciums, die in einem engen Bereich präzise reguliert wird.

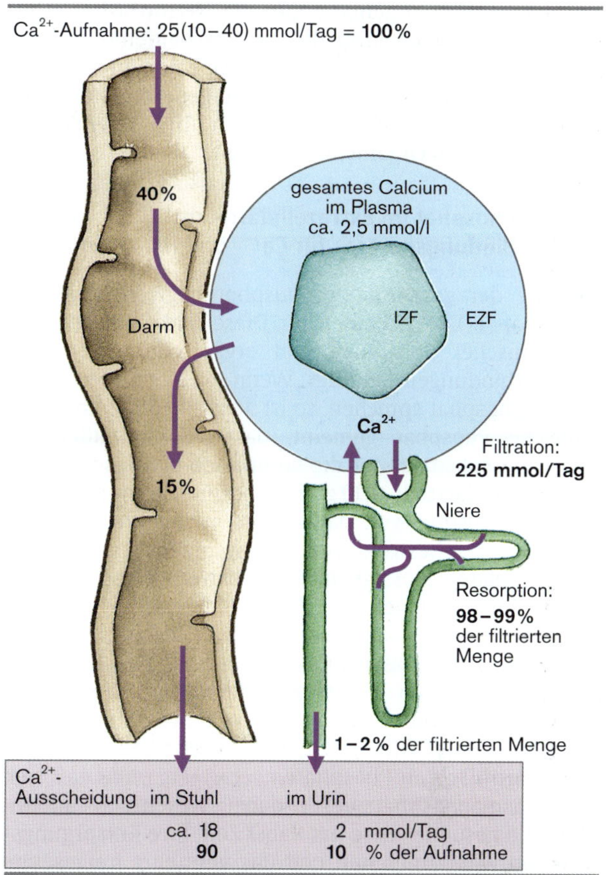

Abb. 13.**20** **Aufnahme und Ausscheidung von Calcium.** Calcium wird im Darm „bidirektional" transportiert, d. h. resorbiert und sezerniert. Die Summe beider Prozesse, die Nettobewegung, ist unter physiologischen Verhältnissen vom Darmlumen in den Extrazellulärraum gerichtet. Die Summe der ausgeschiedenen Menge über Stuhl und Urin entspricht der aufgenommenen Menge von Calcium. Der Transport der Ca^{2+}-Ionen im Darm und in der Niere ist hormonell gesteuert und genau auf den Bedarf des Organismus abgestimmt.

Calcium im Extrazellulärraum: nur die Hälfte ist biologisch wirksam

Die **Konzentration** des Calciums im Plasma liegt im Mittel bei 2,5 mmol/l. Da ca. 38% an Plasmaalbumin gebunden werden und etwa 12% lösliche Komplexe mit anorganischen Anionen (Phosphat, Citrat, Sulfat) bilden, liegen nur 1,25 mmol/l Ca^{2+} in **freier Form** vor. Nur dieser Anteil ist **biologisch aktiv.** Wasserstoffionen kompetieren mit den Ca^{2+}-Ionen um die Bindungsstellen am Plasmaalbumin. Wegen dieser **pH-Abhängigkeit** ist bei einer Alkalose die Konzentration freier Ca^{2+}-Ionen im Plasma reduziert und bei einer Azidose erhöht. In beiden Fällen jedoch ist die Gesamtkonzentration von Calcium im Plasma unverändert, sofern die Säure-Basen-Störung akut abläuft und die Pufferfunktion des Knochens (Bildung bzw. Auflösung der Hydroxylapatitkristalle) noch nicht zum Tragen gekommen ist. Ferner hängt der Anteil des gebundenen – also biologisch inaktiven – Calciums im Plasma direkt von der Konzentration der Plasmaalbumine ab. Je höher die Eiweißkonzentration im Plasma ist, um so größer ist der gebundene Anteil des Calciums im Plasma. Aus diesen Überlegungen schließen wir, daß die Bestimmung der Gesamtkonzentration von Calcium im Blutplasma keine klaren Rückschlüsse auf die Konzentration freier Ca^{2+}-Ionen erlaubt. Entweder muß also der freie Anteil direkt gemessen werden (mit Hilfe Ca^{2+}-empfindlicher Elektroden), oder es müssen zumindest die Konzentration des Plasmaalbumins und der Blut-pH-Wert zur Abschätzung des freien Plasmacalciums berücksichtigt werden.

Calcium: Aufnahme und Ausscheidung

Der Mensch nimmt mit der Nahrung täglich im Mittel etwa 25 mmol Calcium auf. Davon werden im Darm 25% nettoresorbiert, der Rest über den Stuhl ausgeschieden. Der Calciumtransport durch das Darmepithel erfolgt in beiden Richtungen, d. h., er ist bidirektional. Calcium kann im oberen Dünndarm sowohl **resorbiert** als auch mit den Verdauungssäften **sezerniert** werden. Die Summe der beiden Vorgänge ergibt die Nettoresorption. Ist die Calciumbalance ausgeglichen, so scheiden die Nieren die gesamte im Darm nettoresorbierte Calciummenge aus (Abb. 13.**20**). Die mit der Nahrung aufgenommene Menge wird also mit Stuhl (90%) und Harn (10%) wieder vollständig aus dem Organismus entfernt.

Phosphat im Extrazellulärraum: Bindungspartner für Ca^{2+}- und H^+-Ionen

Beinahe der gesamte Blutphosphor liegt in Form von Phosphat-(PO_4^-)Molekülen vor. Diese sind an der Bildung anorganischer Phosphate und organischer Ester- und Lipidverbindungen beteiligt. Wenn wir nachfolgend von Plasmaphosphat sprechen, so ist ausschließlich das anorganische Phosphat gemeint, das gewissermaßen die „Ausgangssubstanz" für die komplexen organischen Verbindungen darstellt. 700 g Phosphor liegen im menschlichen Organismus vor, davon 85% im Knochen, 14% in weichen Gewebestrukturen und weniger als 1% in der extrazellulären Flüssigkeit. Diese extrem ungleiche Verteilung führt zu einer ähnlichen Problematik, wie wir sie beim Kalium kennengelernt haben. Kleinste Mengen, **akut** aus dem großen Phosphatspeicher des Knochens mobilisiert, führen bereits zu erheblicher Plasmaphosphaterhöhung mit u. U. ernsten Folgen (Kristallbildung in Gelenken, in der Niere etc.). Andererseits kann der Knochen **chronisch** an Phosphaten verarmen, ohne daß sich der Plasmaphosphatspiegel dabei wesentlich ändert, denn die gesunde Niere hat dabei Zeit, ihre Entsorgungsfunktion wahrzunehmen und das vermehrt freigesetzte Phosphat auszuscheiden.

Die Komponenten des Pufferpaars $HPO_4^{2-}/H_2PO_4^-$ (Abb. 11.**3**, S. 272) liegen bei einem Plasma-pH von 7,4 im Verhältnis 4 : 1 vor (Gesamtkonzentration ca. 1 mmol/l). Die Dissoziationskonstante ($pK'_a = 6{,}8$) zeigt, daß sich der Phosphatpuffer hervorragend zur Säureausscheidung im Harn eignet (S. 319), während er im (relativ alkalischen) Blutplasma nur geringe Bedeutung als Puffer besitzt. Phosphat wird in der Niere frei filtriert, wovon ein großer Anteil (etwa 80%) entlang des proximalen Nephrons resorbiert wird (S. 312 f.).

Physikochemische Wechselwirkungen zwischen Ca^{2+}- und HPO_4^{2-}-Ionen führen dazu, daß **Hydroxylapatitkristalle** innerhalb der Knochenmatrix präzipitieren. Da das **Löslichkeitsprodukt** von Ca^{2+} und HPO_4^{2-} (das ist das Produkt der Konzentrationen von Ca^{2+} und HPO_4^{2-}, das gerade noch die volle Löslichkeit des Salzes im Plasma erlaubt) annähernd konstant ist, wird eine Erhöhung des Phosphatspiegels im Plasma immer mit einer erniedrigten Konzentration von Calcium im Plasma einhergehen und umgekehrt. Wird das Löslichkeitsprodukt überschritten, lagern sich Kristalle (physiologischerweise) im Knochen ab, oder es treten bei starker Kristallisation (pathologische) Ablagerungen auch in anderen Geweben (Niere, Gelenke, Muskel etc.) auf. Entzündung und teilweise Zerstörung des betroffenen Gewebes sind die Folge.

Hormone regulieren den Calcium- und Phosphathaushalt

Mindestens drei Hormone erhalten die Calcium-Phosphat-Homöostase; Parathyrin, Calcitriol (D-Hormon) und Calcitonin.

Parathyrin verhindert die Hypokalzämie

Fällt der ionisierte Anteil des Plasmacalciums unter die Norm, wird das Peptidhormon Parathyrin (Synonyme: Parathormon, PTH) aus den **Epithelkörperchen,** den sog. Nebenschilddrüsen, freigesetzt und gelangt in Sekundenschnelle über die Blutbahn an seine Zielzellen. PTH verhindert eine Hypokalzämie dadurch, daß es im Knochen zur raschen Mobilisierung der kristallinen Strukturen führt. Dabei gelangt das freigesetzte Calcium in die Blutbahn. Im proximalen Tubulus der Niere hemmt PTH die Resorption von Phosphat. Dadurch wird es vermehrt renal ausgeschieden, so daß das aus den abgebauten Hydroxylapatitkristallen ebenfalls freigewordene Phosphat die Löslichkeit der lebenswichtigen Ca^{2+}-Ionen im Plasma nicht beeinträchtigen kann. Gleichzeitig führt PTH in den Henle-Schleifen der Niere zu einer vermehrten Resorption von Calcium. Dadurch bleibt das aus dem Knochen mobilisierte Ca^{2+} dem Organismus erhalten.

Calcitriol entsteht aus Vitamin D und konserviert das Calcium im Körper

Cholecalciferol, das sog. Vitamin D_3 **(Calciol),** ist der wichtigste Vertreter der D-Vitamine. Es entsteht durch Ultraviolettbestrahlung in der Haut aus dem Provitamin, dem 7-Dehydrocholesterin. Genügend Sonnenbestrahlung sorgt für ausreichende Mengen von Vitamin D_3, welches dann durch zwei Hydroxylierungsprozesse in der Leber bzw. der Niere zum wirksamen Hormon, dem **1,25(OH)$_2$-Cholecalciferol (D-Hormon, Calcitriol)** umgewandelt wird. Dabei steigert PTH die Aktivität der renalen 1α-Hydroxylase und fördert dadurch die rasche Bildung von Calcitriol. Abb. 13.**21** zeigt die einzelnen Schritte der Hormonsynthese. Calcitriol beeinflußt den Calcium- und Phosphathaushalt an mindestens drei Zielorganen, nämlich an **Darm, Knochen** und **Niere** (Abb. 13.**22**).

Wird einem Vitamin-D-verarmten Patienten Calcitriol verabreicht, vervielfacht sich bereits 30–60 min nach der Injektion der Ca^{2+}-Einstrom vom Dünndarmlumen ins Blut. Der Mechanismus ist folgender: Calcitriol führt nach Bindung an spezifische, intrazellulär gelegene Rezeptoren zur Öffnung von Ca^{2+}-Kanälen in der intestinalen Bürstensaummembran. Ca^{2+}-Ionen strömen ins Zellinnere, werden sofort an spezifische Eiweiße – die sog. calciumbindenden Proteine – gebunden und in diesem biologisch inaktiven Zustand an die antiluminale Membran gebracht. Hier werden die Ca^{2+}-Ionen, wahrscheinlich im Austausch gegen Natrium, ins Blut transportiert. Parathyrin fördert auf bislang unbekannte Weise diesen Calcitriol-induzierten Resorptionsprozeß. Der daraus resultierende Ca^{2+}-Einstrom vom Darm ins Plasma erhöht die Konzentration der freizirkulierenden Ca^{2+}-Ionen, was zur Unterdrückung der Parathyrinsekretion führt. Dadurch

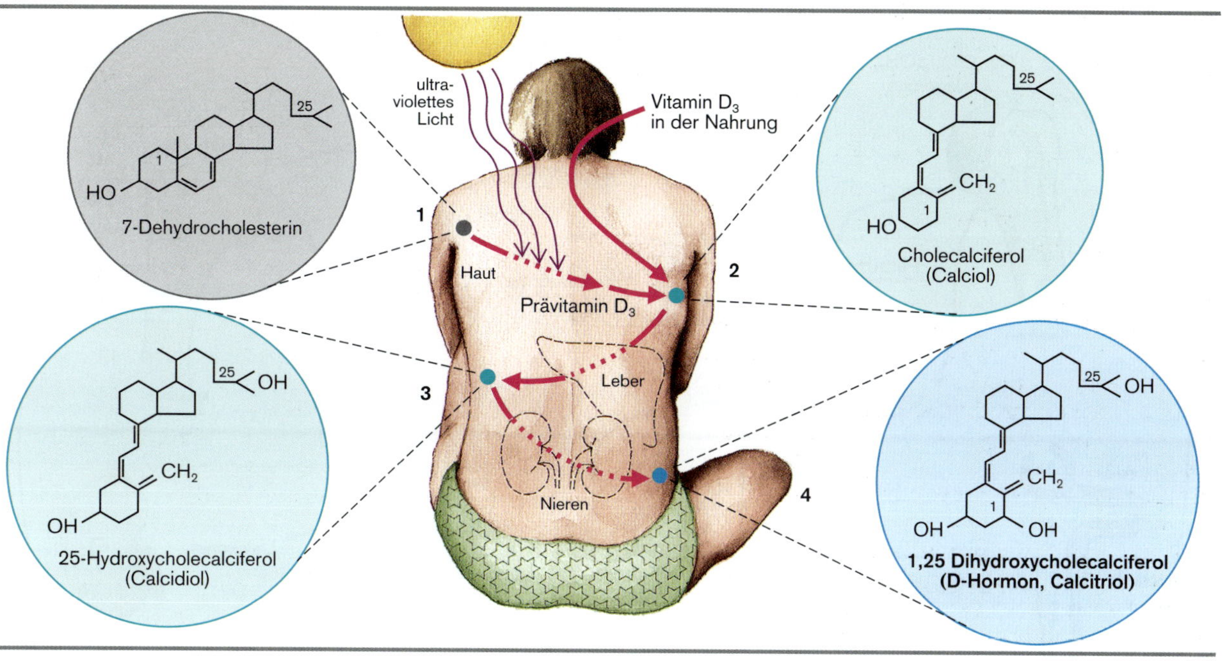

Abb. 13.**21** **Vitamin-D-Metabolismus:** Bildung des 1,25-Dihydroxycholecalciferols (Synonyme: Calcitriol, D-Hormon) aus seinen Vorstufen.

verschiebt sich das Gleichgewicht zwischen der Aktivität von **Osteoklasten** (Knochenabbau) und **Osteoblasten** (Knochenaufbau) zugunsten letzterer, die Knochenmatrix nimmt zu und wird durch das auf dem Blutweg heranflutende Calcium kalzifiziert. Calcitriol stimuliert auf noch nicht völlig geklärte Weise auch die intestinale HPO_4^{2-}-Resorption und die renale Ca^{2+}-Resorption, beides Mechanismen, die die Bildung von Hydroxylapatitkristallen (d.h. die Präzipitation von Ca^{2+} und HPO_4^{2-}) im Knochen weiter begünstigen. Auf diese Weise führt Calcitriol zur maximalen Ca^{2+}-Aufnahme in den Organismus, während die Ausscheidung auf ein Minimum gesenkt wird.

Calcitonin: Notbremse bei Hyperkalzämie?

Das Peptidhormon Calcitonin wird in den sog. **C-Zellen** gebildet, die als parafollikuläre Zellen vor allem in der Schilddrüse, aber auch in Nebenschilddrüsen und Thymus vorkommen. Erhöhung des Plasmacalciumspiegels über die Norm setzt dieses Hormon frei, worauf Calcium im Skelett eingelagert wird (Abb. 13.**22**). Calcitonin ist also offensichtlich ein *Gegenspieler des Parathyrins*, was den Calciummetabolismus des **Knochens** betrifft. In der **Niere** jedoch wirken die beiden Hormone *synergistisch*. Sowohl Parathyrin wie auch Calcitonin finden an Zellen des proximalen Tubulus und der Henle-Schleife spezifische Membranrezeptoren vor und führen dort – nach Stimulation der jeweiligen hormonspezifischen Adenylylcyclase und der Bildung von cAMP – zur Phosphaturie (*verstärkte Phosphatausscheidung*) und Antikalzurese (*verstärkte Calciumresorption*). Wenn auch die physiologische Bedeutung des Calcitonins (besonders was die renalen Prozesse betrifft) noch nicht befriedigend geklärt ist, so kann es therapeutisch eingesetzt werden, um eine pathologisch stimulierte Osteoklastenaktivität zu unterdrücken, und damit die Kalzifizierung des Skeletts begünstigen.

Störungen der Calcium-Phosphat-Homöostase

Tetanie: eine Folge von Hypokalzämie oder Alkalose

Verringert sich die Ca^{2+}-Konzentration, d.h. die Konzentration des ionisierten Anteils des Plasmacalciums, unter die Norm, kommt es zunehmend zu neuromuskulärer Übererregbarkeit und Störungen der Sensorik: **Tetanie.** Das Spektrum der Symptome reicht von einzelnen Muskelzuckungen und Parästhesien über schmerzhafte tonische Krämpfe (Pfötchenstellung der Hände; Tetaniegesicht mit gespitzten Lippen) zu generalisierten Krampfanfällen. Ursache einer Tetanie kann entweder eine zu geringe Konzentration des Gesamtcalciums sein (Hypokalzämie), wobei sowohl das gebundene Calcium als auch das freie Ca^{2+} betroffen ist, oder, durch Alkalose bedingt, eine vermehrte Proteinbindung des Calciums, so daß zwar die Konzentration des Gesamtcalciums im Plasma kaum verändert (Normokalzämie), jedoch die des freien Ca^{2+} vermindert ist. In Abb. 13.**23** (links) sind die Ursachen einer Verminderung der Ca^{2+}-Konzentration im Plasma und damit einer möglichen Tetanie zusammengefaßt.

Die Calciumresorption im Darm ist ungenügend, wenn nicht ausreichend **Vitamin D** für die Calcitriolsynthese zur Verfügung steht. Mit der sich entwickelnden **Hypokalzämie** sinkt die Ca^{2+}-Konzentration, was ein Dauerstimulus für die Parathyrinfreisetzung und für die

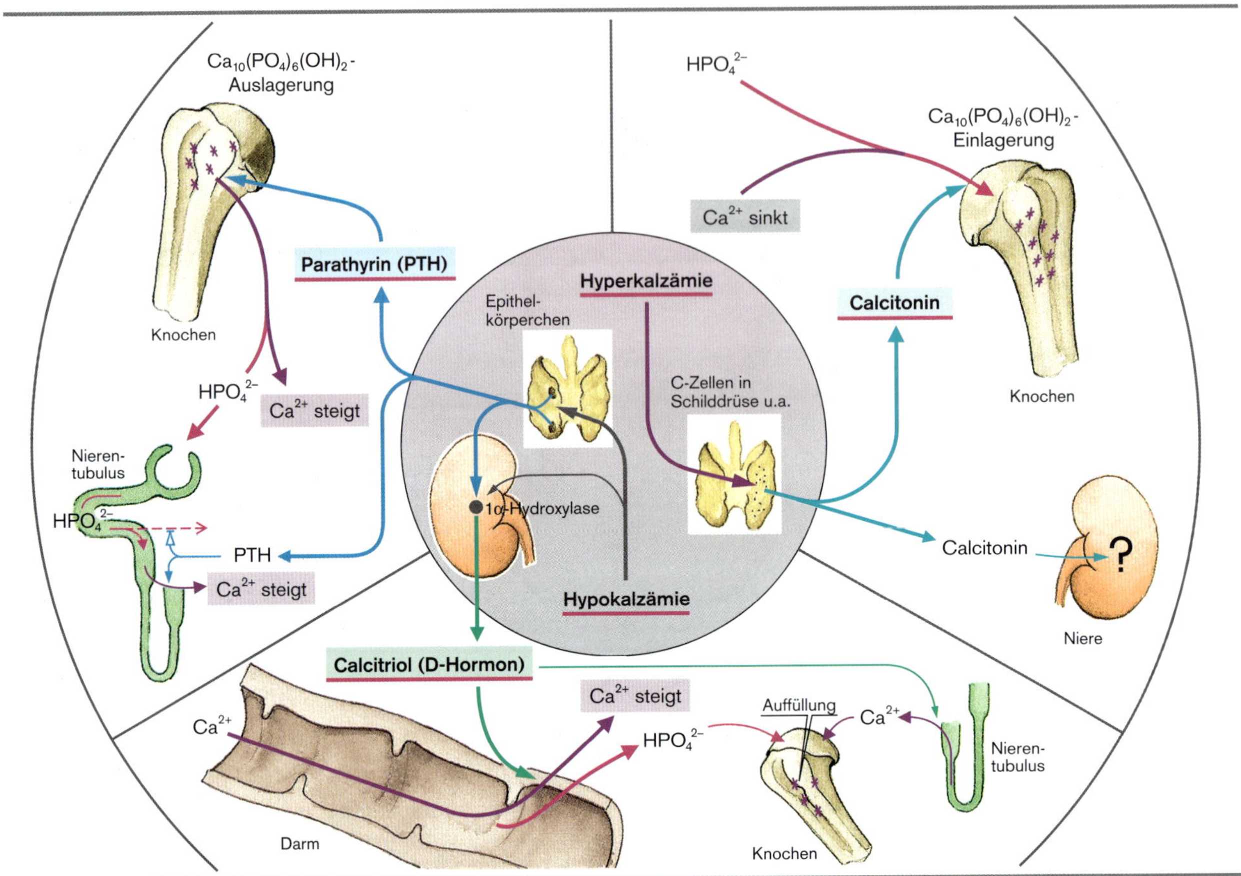

Abb. 13.**22** **Regulation der Calcium-Phosphat-Homöostase durch Parathyrin (PTH), Calcitriol (D-Hormon) und Calcitonin.** Der entscheidende Stimulus für die Freisetzung bzw. Bildung dieser Hormone ist die Veränderung der Konzentration ionisierten („freien") Calciums im Plasma. Hypokalzämie führt zur Parathyrin-Freisetzung aus den Epithelkörperchen. Das Hormon stimuliert den Hydroxylapatitabbau im Knochen, wobei Ca^{2+}- und HPO_4^{2-}-Ionen ins Blut gelangen. In der Niere stimuliert PTH die Calciumresorption und fördert die Phosphatausscheidung. Durch Stimulation der renalen 1α-Hydroxylase lösen PTH und auch die Hypokalzämie selbst eine verstärkte Calcitriolsynthese aus. Letzteres steigert vor allem die Ca^{2+}- und Phosphatresorption im Dünndarm, wodurch die Mineralspeicher der Knochen wieder aufgefüllt werden. Hyperkalzämie setzt Calcitonin aus den parafollikulären Zellen der Schilddrüse frei, was zur raschen Verlagerung von Calcium und Phosphat in den Knochen und zum Aufbau von Hydroxylapatitkristallen führt.

Hyperplasie der Epithelkörperchen ist. Parathyrin-induzierte Osteolyse und Entkalkung treten auf, das Knochenskelett wird deformierbar. Das heranwachsende Kleinkind entwickelt eine **Rachitis,** eine Krankheit, die durch Knochendeformierung, Tetanie und eingeschränktes Skelettwachstum gekennzeichnet ist. Beim Erwachsenen bildet sich eine sog. **Osteomalazie** aus; dieses Krankheitsbild ist vorwiegend durch Entkalkung des Skeletts und Knochenschmerz gekennzeichnet. Ferner kann operative Entfernung oder Schädigung der Epithelkörperchen zu ungenügender Parathyrinbildung führen **(Hypoparathyreoidismus),** wodurch dem Organismus weitgehend die Möglichkeit genommen ist, Calcium aus den großen Speichern des Skeletts zu mobilisieren. Ebenso wie bei der Rachitis kann sich bei diesem PTH-Mangel eine *hypokalzämische Tetanie* entwickeln. (Hierbei ist also die Konzentration des freien Ca^{2+} im Plasma erniedrigt, weil die des Gesamtcalciums abgesunken ist.)

Auch wird jede Erhöhung des Plasmaphosphats mit einer Hypokalzämie einhergehen, weil ja das Löslichkeitsprodukt aus Ca^{2+} und HPO_4^{2-} konstant ist. Schließlich wird eine Reduktion der renalen 1α-Hydroxylase-Aktivität (z. B. aufgrund eines Nierenparenchymschadens) eine hypokalzämische Stoffwechsellage begünstigen, weil die Bildung des $1{,}25(OH)_2$-Cholecalciferols, also des Calcitriols, herabgesetzt ist, was die Ca^{2+}-Resorption aus dem Darm ins Blut wesentlich verringert.

Wie bereits mehrfach erwähnt, führt ein Anstieg des Plasma-pH-Werts über die Norm (**Alkalose,** z. B. bei Hyperventilation oder Erbrechen, S. 279 ff.) zu **verstärkter Bindung** von ursprünglich freien Ca^{2+}-Ionen an Plasmaalbumine. Wenn auch die Gesamtkonzentration des Plasmacalciums dabei konstant bleibt („Normo"kalzämie), treten trotzdem die Symptome neuromuskulärer Übererregbarkeit ein, weil sich der freie Anteil der Ca^{2+}-Ionen zugunsten der albumingebundenen Fraktion verringert hat (sog. *normokalzämische Tetanie*).

Kristallisation: eine Folge der Hyperkalzämie

Dem Anstieg der Plasmakonzentration des (Gesamt-)Calciums (Hyperkalzämie) sind durch seine begrenzte Löslichkeit Grenzen gesetzt. Werden also pathologisch hohe Mengen aus dem Darm resorbiert (z.B. nach exzessiver Zufuhr von Vitamin D) oder die schnell austauschbaren Calciumspeicher des Skeletts rigoros entleert, wie es bei der Überfunktion der Epithelkörperchen, dem sog. (primären) **Hyperparathyreoidismus** der Fall ist, fällt Calcium in den weichen Geweben aus (Abb. 13.**23**). Verkalkungsherde mit Funktionsverlust des betroffenen Organs (z.B. der Niere durch rezidivierende Calciumphosphatsteine, S. 314 f.) sind die Folge.

Renaler Phosphatverlust: Ursache der Hypophosphatämie

Zu geringe Zufuhr von Phosphaten über die Nahrung bzw. renale Verluste lassen die Plasmaphosphatkonzentration unter die Norm sinken. Während die Natur uns gewöhnlich ausreichend mit Phosphat versorgt, kann eine Hypophosphatämie entweder bei zu rigoroser Hemmung der intestinalen Phosphatresorption durch **phosphatbindende Medikamente** wie Aluminiumhydroxid oder als Folge der renalen Phosphaturie bei **primärem Hyperparathyreoidismus** eintreten.

Nierenschaden: eine Ursache der Hyperphosphatämie

Übersteigt die Phosphataufnahme die renale Ausscheidung, so kommt es zur Hyperphosphatämie und, wegen des Löslichkeitsprodukts ($[Ca^{2+}] \cdot [HPO_4^{2-}]$ = konstant) in der Folge zur Hypokalzämie. Die Ursache dieser Hyperphosphatämie ist meist das **inadäquate Filtrationsvermögen** pathologisch veränderter Nieren (z.B. bei chronischem Nierenparenchymschaden). Diese komplexen pathophysiologischen Zusammenhänge einschließlich der Folgen des dabei entstehenden **sekundären Hyperparathyreoidismus** (s.a. S. 323) sind in Abb. 13.**24** dargestellt.

Die Magnesiumbilanz

» Die biologisch überaus wichtigen Magnesiumionen sind innerhalb des Organismus ungleich verteilt (hohe intrazelluläre bzw. niedrige extrazelluläre Konzentration), und, wie beim Calcium, ist ihre Bilanz von Calcitriol und Parathyrin reguliert. Magnesiummangel bewirkt Hypokalzämie einschließlich der klinischen Folgen. «

Ein 70 kg schwerer Mensch enthält ungefähr 900 mmol Magnesium. Im Extrazellulärraum befindet sich davon kaum mehr als 1%, der Löwenanteil ist in den Zellen (31%) und im Knochen (67%) verteilt. Die Magnesiumkonzentration im Plasma des Erwachsenen beträgt

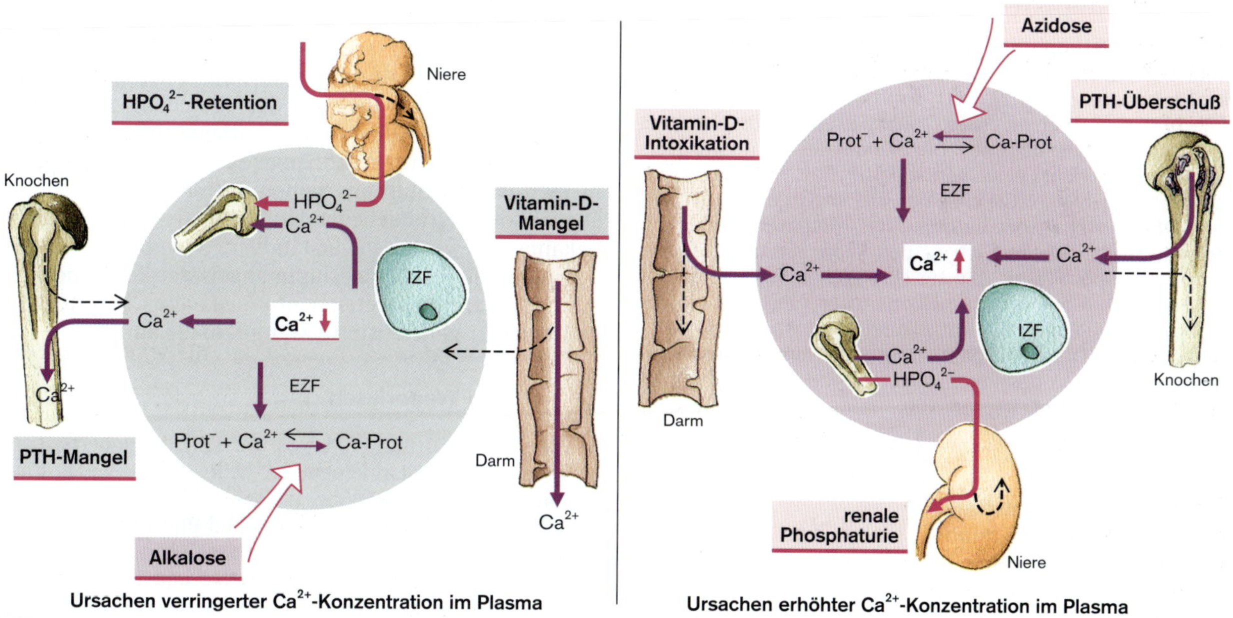

Abb. 13.**23** **Störungen der Calciumhomöostase.** Die Ca^{2+}-Konzentration im Plasma sinkt, wenn die renale Phosphatausscheidung ungenügend ist (Überschreiten des Löslichkeitsprodukts $[Ca^{2+}] \cdot [HPO_4^{2-}]$, z.B. bei Niereninsuffizienz), wenn PTH-Mangel die Calciummobilisation aus dem Knochen beeinträchtigt (z.B. nach Radikaloperation der Epithelkörperchen), wenn Vitamin-D-Mangel (z.B. ungenügende Zufuhr mit der Nahrung) die Calciumresorption im Darm verschlechtert oder wenn, bei normaler Gesamtcalcium-Konzentration, Alkalose zu erhöhter Proteinbindung von Calcium im Plasma führt (z.B. bei starker Hyperventilation). Die Ca^{2+}-Konzentration im Plasma steigt hingegen bei PTH-Überschuß (z.B. Adenom der Epithelkörperchen), wobei einerseits Calcium aus dem Knochen mobilisiert wird und andererseits wegen des renalen (PTH-bedingten) Phosphatverlusts die Ca^{2+}-Konzentration ansteigt. Eine exzessive Vitamin-D-Aufnahme führt zu überschießender Calciumresorption aus dem Darm, was ebenfalls die Ca^{2+}-Konzentration im Plasma erhöht.

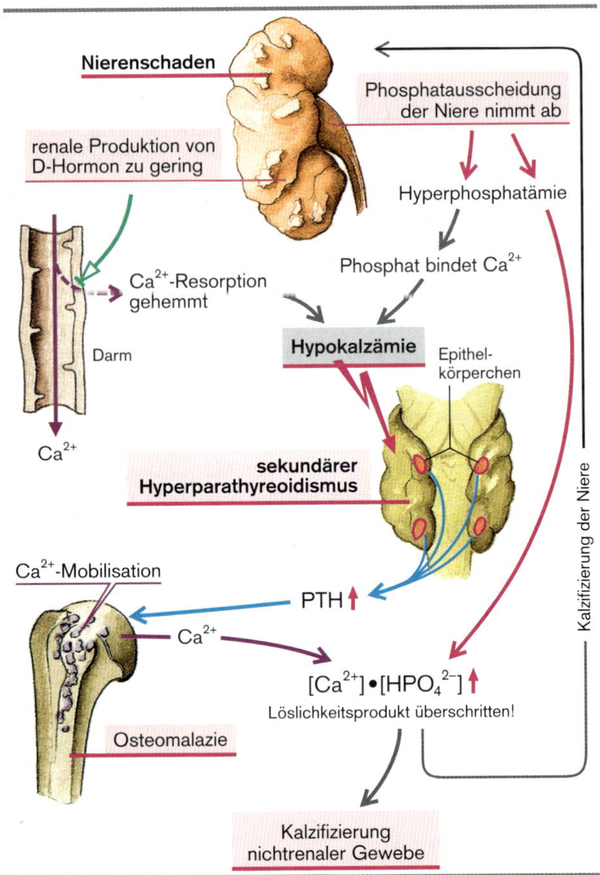

Abb. 13.**24** **Pathophysiologie des Calcium-Phosphat-Haushalts bei chronischer Niereninsuffizienz.** Sind große Teile des Nierenparenchyms zerstört, so sinkt die Aktivität der 1α-Hydroxylase, des in der Niere lokalisierten Schlüsselenzyms des Vitamin-D-Metabolismus. Die mangelnde Calcitriol(D-Hormon)-Bildung zieht eine verminderte Ca^{2+}-Resorption im Dünndarm nach sich. Gleichzeitig wird im Organismus anorganisches Phosphat, das aufgrund des Nierenschadens nicht mehr ausreichend eliminiert werden kann, retiniert. Es entsteht eine Hypokalzämie, die zur chronischen Stimulation der PTH-Freisetzung aus den Epithelkörperchen führt (sekundärer Hyperparathyreoidismus). Entkalkung des Knochenskeletts (Osteomalazie) und Präzipitation von Calcium-Phosphat-Kristallen im weichen peripheren Gewebe sind die Folge (Überschreiten des Löslichkeitsprodukts).

durchschnittlich 0,85 mmol/l. Davon sind ca. 20% an Plasmaeiweiße gebunden. Ihre große biologische Bedeutung erlangen die Mg^{2+}-Ionen offensichtlich durch ihre Eigenschaft, mit Enzymen und anderen Stoffen (z. B. Proteinen, Nucleinsäuren, Phospholipiden) zu chelatieren. Das erklärt auch die Tatsache, daß ein Großteil (6–9 mmol/l) des intrazellulär vorliegenden Mg^{2+} an Membranstrukturen (z. B. Plasmamembran, Mitochondrien) gebunden ist, während das frei austauschbare, in ionisierter Form vorliegende Mg^{2+} nur einen bescheidenen Anteil (1 mmol/l) des gesamten intrazellulären Mg^{2+} ausmacht. Es sind jedoch die freien Mg^{2+}-Ionen, die eine kritische Rolle als **Katalysatoren** jener enzymatischen Prozesse spielen, die für Transfer, Speicherung und Verbrauch von Stoffwechselenergie zuständig sind.

Der tägliche **Mg^{2+}-Bedarf** des Menschen wird auf 9–16 mmol geschätzt. Dieser Bedarf ist normalerweise durch eine gemischte Kost gedeckt. Ein Mg^{2+}-Mangel tritt auf, wenn entweder durch **falsche Nahrungsaufbereitung** zu wenig Mg^{2+} aufgenommen wurde (z. B. gehen durch langes Kochen und Warmhalten von Fleisch und Gemüse in Großküchen intrazelluläre Elektrolyte ins Kochwasser verloren) oder wenn Resorptions- bzw. Ausscheidungsmechanismen in Darm und Niere gestört sind.

Magnesiumaufnahme und -ausscheidung

Etwa 30–40% des durch die Nahrung aufgenommenen Mg^{2+} werden im Darm resorbiert. Offensichtlich fördert Calcitriol die Resorption, ähnlich wie beim Calcium. Die Niere ist praktisch das einzige physiologisch relevante Ausscheidungsorgan (29). Der freie Anteil des Plasma-Mg^{2+} (80%) passiert ungehindert den glomerulären Filter der Niere. Im Gegensatz zum Calcium und den meisten anderen Elektrolyten werden davon aber nur etwa 20% im proximalen Tubulus resorbiert, während der Löwenanteil im Bereich der Henle-Schleifen das Tubuluslumen verläßt (S. 313 f.). Parathyrin steigert, ähnlich wie beim Calcium, die renale Magnesiumresorption.

Hypokalzämie: die Folge einer Magnesiumverarmung

Ein ausgeprägter Magnesiummangel führt zum Absinken der Ca^{2+}-Plasmakonzentration. Daraus dürfen wir allerdings nicht voreilig schließen, daß die Verarmung an Mg^{2+} den Ca^{2+}-Gehalt des Organismus verringert hat. Im Gegenteil, die Ca^{2+}-Speicher des Knochens sind sogar überfüllt. Offensichtlich führt der Magnesiummangel zur Störung der parathyrinabhängigen Freisetzungsmechanismen von Calcium aus seinen Speichern im Knochen. Obwohl die zugrundeliegenden Mechanismen noch nicht bekannt sind, wird also verständlich, warum die klinische Symptomatik des Magnesiummangels der der Hypokalzämie ähnlich ist: Es treten neuromuskuläre Übererregbarkeit und u. U. generalisierte Krampfanfälle auf.

Zum Weiterlesen ...

1 Alberts, B., D. Bray, I. Lewis, M. Raff, K. Roberts, I. D. Watson: Molekularbiologie der Zelle, 2. Aufl. Verlag Chemie, Weinheim 1990
2 Bronner, F., M. Peterlik: Calcium and phosphate transport across biomembranes. Academic Press, London 1981
3 Greger, R.: Advances in Comparative and Environmental Physiology. NaCl Transport in Epithelia. Springer, Berlin 1988
4 Kokko, J. P., R. L. Tannen: Fluid and Electrolytes. Saunders, Philadelphia 1986
5 Pitts, R. F.: Physiology of the Kidney and Body Fluids, 3 rd ed. YearBook, Chicago 1974
6 Seldin, D. W., G. Giebisch: The Kidney: Physiology and Pathophysiology, 2 nd ed. Raven Press, New York 1991
7 Smith, E. K. M.: Fluid and Electrolytes – A Conceptual Approach. Churchill-Livingstone, Edinburgh 1980
8 Smith, E. K. M.: Renal Disease – A Conceptual Approach. Churchill-Livingstone, Edinburgh 1987

... und noch weiter

9 Adroque, H. J., N. E. Madias: Changes in plasma potassium concentration during acute acid-base disturbances. Amer. J. Med. 71 (1981) 456 – 467

10 Allen, F. M.: Treatment of Kidney Diseases and High Blood Pressure. The Physiatric Institute, Morristown/New Jersey 1925

11 Arieff, A. I., F. Llach, S. G. Massry: Neurological manifestations and morbidity of hyponatriemia: Correlation with brain water and electrolytes. Medicine 55 (1976) 121 – 129

12 Blaustein, M. P.: Sodium ions, calcium ions, blood pressure regulation, and hypertension: a reassessment and a hypothesis. Amer. J. Physiol. 232 (1977) C165 – C173

13 Boron, W. F.: Intracellular pH regulation in epithelial cells. Ann. Rev. Physiol. 48 (1986) 377 – 388

14 Dahl, L. K.: Salt in processed baby foods. Amer. J. clin. Nutr. 21 (1968) 787

15 Dahl, L. K.: Salt and hypertension. Amer. J. clin. Nutr. 25 (1972) 231 – 244

16 Dahl, L. K., M. Heine, L. Tassinari: Effects of chronic salt ingestion. Further demonstration that genetic factors influence the development of hypertension: evidence from experimental hypertension due to cortisone and to adrenal regeneration. J. exp. Med. 122 (1965) 533

17 Dahl, L. K., K. D. Knudsen, I. Iwai: Humoral transmission of hypertension: evidence from parabiosis. Circulat. Res. 1, Suppl. 24/25 (1969) 21 – 33

18 Deen, P. M. T., M. A. J. Verdijk, N. V. A. M. Knoers, B. Wieringa, L. A. H. Monens, C. H. van Ost, B. A. van Ost: Requirement of human renal water channel aquaporin-2 for vasopressin-dependent concentration of urine. Science 264 (1994) 92 – 95

19 De Wardener, H. E., G. A. Mac Gregor: Dahl's hypothesis that a saluretic substance may be responsible for a sustained rise in arterial pressure: its possible role in essential hypertension. Kidney int. 18 (1980) 1 – 9

20 Folkow, B.: Salt and hypertension. News Physiol. Sci. 5 (1990) 220 – 224

21 Genest, J., M. Cantin: Regulation of body fluid volume: the atrial natriuretic factor. News Physiol. Sci. 1 (1986) 3 – 5

22 Guyton, A. C.: Blood pressure control – Special role of the kidneys and body fluids. Science 252 (1991) 1813 – 1816

23 Hamlyn, J. M., M. P. Blaustein: Sodium chloride, extracellular fluid volume, and blood pressure regulation. Amer. J. Physiol. 251 (1986) F563 – F575

24 Humphreys, M. H., F. C. Rector jr.: Pathophysiology of edema formation. In Seldin, D. W., G. Giebisch: The Kidney: Physiology and Pathophysiology. Raven Press, New York 1985 (pp. 1163 – 1178)

25 Knox, F. G., J. P. Granger: Control of sodium excretion: the kidney produces under pressure. News Physiol. Sci. 2 (1987) 26 – 29

26 Nelson, M. T., J. M. Quayle: Physiological roles and properties of potassium channels in arterial smooth muscle. Am. J. Physiol. 268 (Cell Physiol. 37) (1995) C799 – C822

27 Oberleithner, H., U. Kersting, M. Hunter: Cytoplasmic pH determines K^+ conductance in fused cells of the amphibian kidney. Proc. Nat. Acad. Sci., USA 85 (1988) 8345 – 8349

28 Oberleithner, H., M. Weigt, H.-J. Westphale, W. Wang: Aldosterone activates Na^+/H^+ exchange and raises cytoplasmic pH in target cells of the amphibian kidney. Proc. Nat. Acad. Sci., USA 84 (1987) 1464 – 1468

29 Quamme, G. A.: Renal handling of magnesium: drug and hormone interactions. Magnesium 5 (1986) 248 – 272

30 Sabolic, I., D. Brown: Water channels in renal and nonrenal tissues: News in Physiol. Sci. 10 (1995) 12 – 17

31 Ten Eik, R. E., D. W. Whalley, H. H. Rasmussen: Connections: heart disease, cellular electrophysiology, and ion channels. FASEB J. 6 (1992) 2568 – 2580

32 Valtin, H.: Renal dysfunction: Mechanisms involved in fluid and solute imbalance. Little Brown, Boston (1979) 89 – 111

33 Verkman, A. S., W. I. Lencer, D. Brown, D. A. Ausiello: Endosomes from kidney collecting tubule cells contain the vasopressin-sensitive water channel. Nature 333 (1988) 268 – 269

34 Wade, J. B.: Role of membrane fusion in hormonal regulation of epithelial transport. Ann. Rev. Physiol. 48 (1986) 213 – 233

Ernährung, Energiehaushalt und Stoffwechsel *

D. I. Cook, J. M. Lingard, E. Wegman und J. A. Young

* Übersetzt und bearbeitet von H. und S. Silbernagl

14

14.1 Energie, woher und wozu?

» Leben ist untrennbar mit der Zufuhr von Energie verbunden. Im Stoffwechsel wird die chemische Energie aus Nahrungsstoffen oder Körperdepots zur Erzeugung von Konzentrationsgradienten (vor allem für Ionen) und für Synthesearbeit genutzt, beides Voraussetzung dafür, daß auch mechanische Arbeit innerhalb und außerhalb des Körpers geleistet werden kann. Bei diesen Energieumwandlungen entsteht in jedem Fall auch Wärme. «

Ein lebender Organismus muß ständig Energie aufnehmen. Was davon nutzbar ist, wird im Körper als chemische Energie in einer Reihe organischer Substanzen (vor allem **ATP**) und als potentielle Energie in Form von **Konzentrationsgradienten** (vor allem von Ionen wie Na^+, K^+, Ca^{2+} und H^+) gespeichert. Diese Energie kann zur Leistung von mechanischer Arbeit (z.B. bei der Muskelkontraktion), chemischer Transportarbeit (z.B. bei der Sekretbildung in Drüsen) oder Stoffwechselarbeit (z.B. Synthese komplexerer organischer Moleküle aus einfacheren Substanzen) herangezogen werden. Bei all diesen Energieumwandlungen entsteht auch **Wärme**. Ein Lebewesen braucht ständigen Energienachschub. Damit wird der Verlust wettgemacht, der dadurch entsteht, daß laufend Wärme an die Umgebung abgegeben wird, daß Energie auf Körper, an denen Arbeit geleistet wird, übergeht und daß außerdem einige im Körper synthetisierte Stoffe durch Ausscheidung verlorengehen (so Harnstoff mit dem Urin). Während Pflanzen diese Energie während der Photosynthese aus dem Tageslicht gewinnen (und dabei aus CO_2 energiereiche Kohlenwasserstoffverbindungen synthetisieren), sind Mensch und Tier auf den Verzehr von Pflanzen und Tieren sowie deren Produkte angewiesen. Damit wird Energie in Form chemischer Verbindungen in den Körper aufgenommen und zur Auffüllung der Energiespeicher benutzt. Zusätzliche Energie benötigt natürlich der Organismus während seines **Wachstums**.

Stoffwechsel ist die Umwandlung von Energie im Körper von einer Form in die andere. **Katabolismus** (Abbaustoffwechsel) setzt die potentielle chemische Energie komplexer organischer Moleküle zur Leistung von Arbeit und zur Erzeugung von Wärme durch Oxidation frei, während der **Anabolismus** (Aufbaustoffwechsel) solche Stoffe wieder synthetisiert. Selbst im Zustand körperlicher Ruhe läuft der Stoffwechsel weiter, und zwar zur Aufrechterhaltung der Körpertemperatur, der Zellfunktionen u. a. m.

Will man den **Energiegehalt der Nahrung** bestimmen, kann man sie in einem *Kalorimeter* verbrennen und die dabei freiwerdende Wärmemenge messen. (Die Maßeinheit für Wärme und Energiegehalt ist das **Joule**, $J = kg \cdot m^2 \cdot s^{-2}$; s. S. 736.) Für die energieliefernden Nahrungsbestandteile, also Kohlenhydrate, Fette und Proteine, ergibt sich kalorimetrisch (bei Standardtemperatur und -druck) eine Energiefreisetzung von durchschnittlich 17, 39 bzw. 22 kJ/g (**physikalischer Brennwert**). Dieser Wert schwankt, je nachdem, um welches Kohlenhydrat, Fett oder Protein es sich genau handelt. Im Körper hängt der Energiegewinn außerdem davon ab, ob der jeweilige Stoff – wie im Kalorimeter – völlig oxidiert wird oder nicht. Generell läßt sich sagen, daß Kohlenhydrate und

Tabelle 14.1 **Im Körper metabolisch freigesetzte Energie üblicher Nahrungsstoffe**

Substrat	Energiegehalt (kJ/g)
Kohlenhydrate und Alkohole	
– Stärke	17,6
– Glucose	15,5
– Äthanol	29,7
– Glycerin	18,0
Lipide und Fettsäuren	
– typisches Triglycerid	38,9
– Stearinsäure	39,8
– Essigsäure	14,7
*Proteine und Aminosäuren**	
– typisches tierisches Eiweiß	17,2
– Glycin	8,8
– Leucin	24,7

* Diese Werte basieren auf der Annahme, daß Harnstoff das metabolische Endprodukt ist (physiologischer Brennwert). Ein vollständiger Abbau des Proteins würde einen Wert von etwa 22,2 kJ/g ergeben (physikalischer Brennwert).

Fette praktisch völlig (zu CO_2 und H_2O) verstoffwechselt werden, so daß die aus ihnen gewonnene Energie (**physiologischer Brennwert**) aus den kalorimetrischen Messungen (physikalischer Brennwert) vorhergesagt werden kann. Beim Abbau von Proteinen entsteht im menschlichen Körper hingegen neben CO_2 und Wasser auch Harnstoff, so daß der physiologische Brennwert der Proteine mit etwa 17 kJ/g niedriger ist als ihr physikalischer Brennwert von ca. 22 kJ/g. Fette (in erster Linie Triglyceride) haben also pro Gramm einen ca. 2,2mal so hohen physiologischen Brennwert wie Kohlenhydrate oder Proteine. (Zwischen diesen Werten liegt mit fast 30 kJ/g der physiologische Brennwert von Äthylalkohol.) Der Brennwert der aufgenommenen Nahrung wird also von ihrer jeweiligen Zusammensetzung bestimmt. Typische Brennwerte für einige Nahrungsstoffe zeigt die Tab. 14.**1**.

14.2 Die körperliche Aktivität bestimmt den Energieumsatz

» Der Energieumsatz im Körper hängt in erster Linie von der körperlichen Tätigkeit ab, doch spielt u. a. auch die Umgebungs- und Körpertemperatur eine Rolle. Wird der Energieumsatz unter standardisierten Ruhebedingungen gemessen, so spricht man vom Grundumsatz. «

Der Energieumsatz im Körper kann indirekt dadurch bestimmt werden, daß man den Sauerstoffverbrauch mißt (s. u.). Am besten vergleichbar werden solche Energieumsatzwerte, wenn sie unter Standardbedingungen gemessen werden (**Grundumsatz**). Dafür gilt:

- Der Proband muß nüchtern sein, da die Aufnahme von Nahrung, insbesondere von Proteinen, den Umsatz steigert (s. u.).
- Der Proband muß völlig ruhig und entspannt liegen und darf vor der Messung keine größeren körperlichen Aktivitäten unternommen haben.

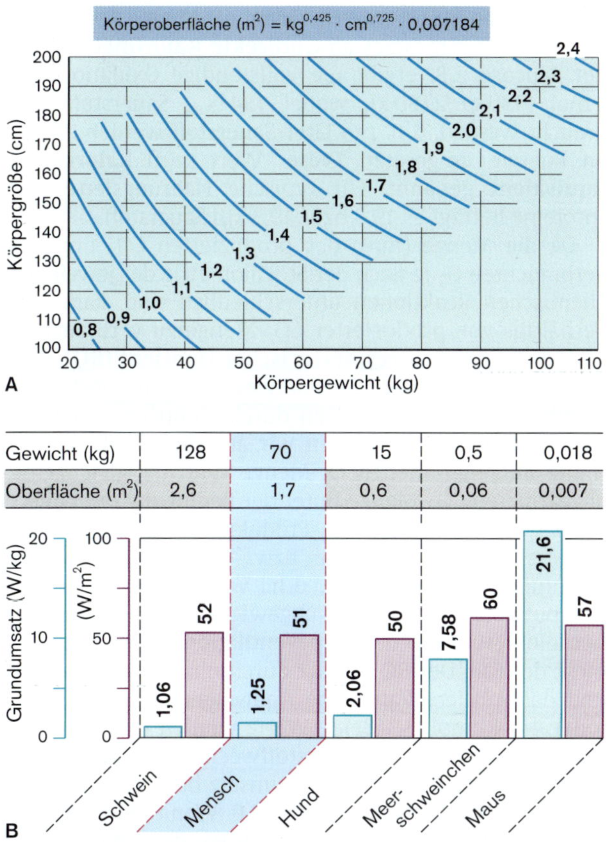

Abb. 14.**1** **A Formel und Nomogramm zur Bestimmung der Körperoberfläche** eines Menschen aus seinem Körpergewicht und seiner Körpergröße (nach 15). **B Grundumsatz** (W = J/s) des Menschen und verschiedener Säugetiere, bezogen auf das Körpergewicht bzw. auf die Körperoberfläche. Die auf das Körpergewicht bezogenen Werte sind bei kleinen Säugern wesentlich größer als bei großen, während sich die auf die Körperoberfläche bezogenen Werte nur geringfügig unterscheiden. Bei mageren Tieren kann die Körperoberfläche (in m²) vom Körpergewicht (in kg) mit folgender empirischer Formel abgeschätzt werden: $0{,}1 \cdot \text{Körpergewicht}^{0{,}67}$.

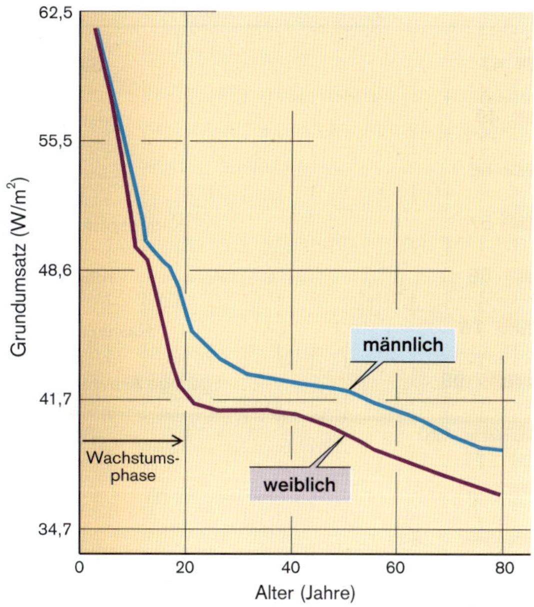

Abb. 14.**2** **Altersabhängigkeit des Grundumsatzes.** Zu beachten ist, daß der Grundumsatz am höchsten in der Kleinkindphase ist, in der das rascheste Wachstum stattfindet (nach 27).

- Die Umgebungstemperatur muß sich in der thermoneutralen Zone befinden („Behaglichkeitstemperatur"), und der Proband muß eine normale Körpertemperatur haben.

Trotz der Standardisierung der Meßbedingungen stellt sich heraus, daß der dabei gemessene Energieumsatz ziemlich variabel ist. Hier spielt die Körpergröße eine große Rolle, wobei der gemessene Umsatz am besten mit der **Körperoberfläche** korreliert (Abb. 14.**1**). Ein 70 kg schwerer Mann hat eine Körperoberfläche von ungefähr 1,73 m². Sein Grundumsatz beträgt ca. 77 – 88 W (J/s), d. h. etwa 45 – 51 W/m². Der entsprechende Wert für eine Frau ist mit 37 – 47 W/m² um ca. 10 – 20% niedriger. Neben der Körperoberfläche und dem **Geschlecht** (Abb. 14.**2**) beeinflussen auch eine Reihe anderer Faktoren den Energieumsatz. Dazu gehören neben der körperlichen Aktivität (s. u.) das **Alter** (Abb. 14.**2**) und die Konzentration der zirkulierenden **metabolisch wirksamen Hormone** wie Adrenalin, Trijodthyronin sowie Steroide (Kap. 17). Die Aufnahme von Nahrung erhöht den Umsatz zum Teil wegen des Energiebedarfs der Verdauung und der Absorption aus dem Darm und zum Teil wegen des umsatzsteigernden Effekts des erhöhten Substratangebots im Körperstoffwechsel. Dieser Effekt, der bei proteinreicher Nahrung besonders ausgeprägt ist, wird **spezifisch-dynamische Wirkung** genannt.

Der Energieumsatz steigt natürlich stark während **körperlicher Aktivität** an. Trotz sonstiger körperlicher Ruhe erhöht z. B. das Lesen eines Buches den Energieumsatz bereits um 3%. Das Aufstehen und Anziehen am Morgen hebt den Energieumsatz etwa um den Faktor 2,7 (Abb. 14.**3**). Harte körperliche Arbeit kann den Energieumsatz kurzzeitig leicht auf das 15fache steigern. Er steigt auch bei erhöhter Körpertemperatur, also bei Fieber, in der Schwangerschaft und in der zweiten Hälfte des Menstruationszyklus. Während des Schlafes sinkt der Energieumsatz um ungefähr 10%.

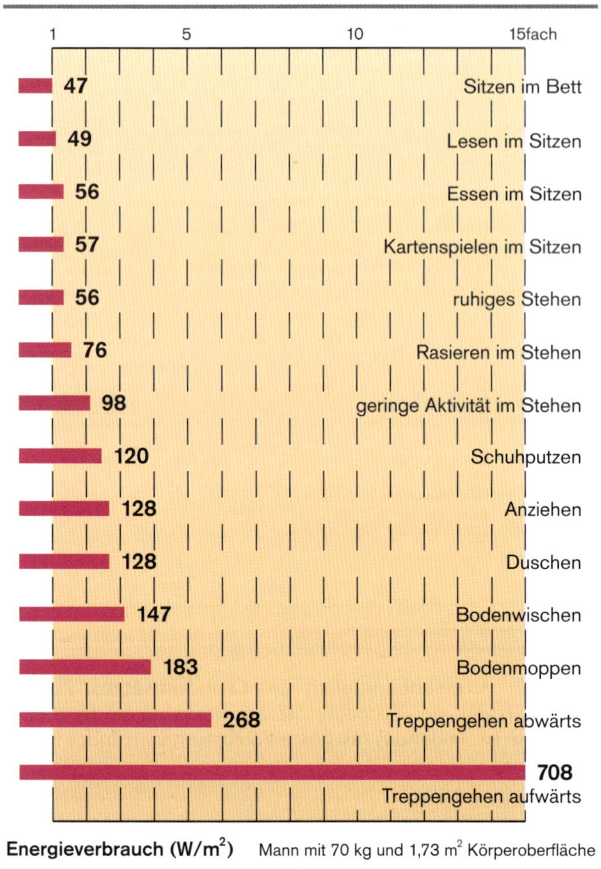

Abb. 14.**3** **Energieverbrauch bei körperlicher Tätigkeit.** (Daten aus 13). Dabei sind die anstrengenderen Tätigkeiten wie Treppensteigen natürlich nur sehr kurzzeitig möglich. Der über den ganzen Tag gemittelte Energieverbrauch ist selbst bei schwerstarbeitenden Männern wesentlich geringer: Beträgt er an Einzeltagen noch bis max. $30\,MJ \cdot m^{-2} \cdot d^{-1}$ (= $350\,W/m^2$), so sind über Jahre hinweg im Mittel nur $12\,MJ \cdot m^{-2} \cdot d^{-1}$ (= $130\,W/m^2$) möglich.

14.3 Vom respiratorischen Quotienten zur Energiebilanz

›› Bei der indirekten Kalorimetrie wird der Energieverbrauch aus dem O_2-Verbrauch, dem kalorischen Äquivalent (19 – 20 kJ/l O_2) und dem respiratorischen Quotienten (0,7 – 1,0) ermittelt. Letzterer entspricht dem Quotienten aus CO_2-Abgabe und O_2-Verbrauch. ‹‹

Wenn das Körpergewicht konstant bleiben soll, muß die zugeführte Nahrung soviel Energie zuführen, daß Verbrauch und Verlust gerade ausgeglichen werden. Kommt die Energiezufuhr zu kurz, entstehen eine **negative Energiebilanz** und Gewichtsverlust, während aus einer über den Verbrauch hinausgehenden Energieaufnahme eine **positive Energiebilanz** und damit ein Anstieg des Körpergewichts resultiert. Um den Energieumsatz im Körper genau zu messen, wäre es nötig, die gesamte Wärmeproduktion des Körpers zu bestimmen (**direkte Kalorimetrie**). Da dies technisch schwierig ist, mißt man gewöhnlich den Sauerstoffverbrauch und leitet bei bekannter Oxidationsstöchiometrie davon die Menge des chemischen Energieumsatzes ab (**indirekte Kalorimetrie**). Bei der Glucose z.B. ergibt die vollständige Oxidation von 1 mol (180 g) 2780 kJ, wobei 134 l_{STPD} Sauerstoff verbraucht werden, d.h. pro Liter Sauerstoff werden 20,7 kJ an Energie umgesetzt. Dieser Wert wird **kalorisches Äquivalent** genannt. Für typische Nahrungsfette und -proteine beträgt es 19,6 bzw. 19,3 kJ/l Sauerstoff.

Da die Menge (mol) des produzierten CO_2 und des verbrauchten O_2 je nach der Stöchiometrie der jeweiligen chemischen Reaktionen unterschiedlich sind, kann das Verhältnis von produzierter CO_2-Menge zu verbrauchter O_2-Menge, genannt **respiratorischer Quotient (RQ)**, darüber informieren, welche energieliefernden Substanzen gerade oxidiert werden. Den durchschnittlichen RQ des Körperstoffwechsels können wir aus der durch die Atmung aufgenommenen O_2-Menge und der gleichzeitig abgeatmeten CO_2-Menge unter der Bedingung errechnen, daß O_2-Verbrauch bzw. CO_2-Produktion in den Zellen des Körpers und O_2-Aufnahme bzw. CO_2-Abgabe mit der Atemluft gleich groß sind, d.h., wenn Stoffwechsel-RQ und pulmonaler RQ im Gleichgewicht sind; beim Entstehen einer Hyper- oder Hypoventilation (S. 247) ist dies nicht der Fall. Der RQ beträgt durchschnittlich etwa 0,82 und das mittlere kalorische Äquivalent rund 20 kJ/l O_2 (oder 448 kJ/mol O_2). Beide Werte werden kleiner, wenn zu Lasten des Kohlenhydratstoffwechsels vermehrt Fett abgebaut wird. Bei reinem Fettumsatz beträgt der RQ 0,7, bei reinem Kohlenhydratumsatz 1,0. Wenn Kohlenhydrate im Körper in Fette umgewandelt werden (Mast), kann der RQ auch größer als 1 werden.

14.4 Essen, Fettsucht und Fasten

›› Hypothalamische Zentren steuern die Nahrungsaufnahme (Hunger, Appetit, Eßverhalten); sie erhalten ihre Informationen aus dem Magen-Darm-Trakt (Reflexe, Hormone), von den zirkulierenden Substraten und Metaboliten (z.B. Glucose) sowie aus den Fettdepots (Leptin). Fehlsteuerung, z.B. psychogener Natur oder genetisch bedingt, führt zu Fett- oder Magersucht. ‹‹

Die vagalen Zentren, die die Aktivitäten der Nahrungsaufnahme wie das Kauen und Schlucken steuern, liegen in der Medulla oblongata. Übergeordnet sind ihnen zwei Kerne des Hypothalamus, ein laterales „Eßzentrum" und ein ventromediales „Sattheitszentrum" (Abb. 14.**4**). Das **Eßzentrum** steuert die Aktivitäten, die mit der Suche und der Aufnahme von Nahrung verbunden sind. Wenn es zerstört wird, sistiert die Nahrungsaufnahme (**Aphagie**), was Abmagerung und schließlich den Tod zur Folge hat. Wenn dieses Eßzentrum andererseits kontinuierlich aktiv ist, entwickelt sich eine übermäßige Nahrungsaufnahme (**Hyperphagie**), aus der eine Zunahme des Körpergewichts und schließlich eine Fettsucht (s.u.) resultiert. Das Sattheitszentrum wirkt offenbar inhibitorisch auf das Eßzentrum. Wird ersteres zerstört, kommt es zur Hyperphagie.

Die **Steuerung der Nahrungsaufnahme** läuft auf drei Ebenen ab:

- Auf der Ebene des **Magen-Darm-Trakts,** wo Rückkopplungsmechanismen eine Überfüllung von Magen und Dünndarm verhindern. Diese Mechanismen sind abhängig von vagalen Reflexen, doch spielen zusätzlich intestinale Peptidhormone (z. B. Cholecystokinin) und andere, ähnliche Peptide (z. B. GRP, Tab. 16.**1** auf S. 393) eine Rolle. Solche „Sattheitshormone" scheinen direkt auf das hypothalamische Sattheitszentrum einzuwirken.
- Auf der Ebene des **Stoffwechsels,** wobei zirkulierende Stoffwechselsubstrate und -produkte über Chemorezeptoren die hypothalamischen Regelungszentren beeinflussen. Das Hungergefühl bei Hypoglykämie kommt so zustande.
- Auf der Ebene der **Energiespeicher,** wozu die Fettzellen ein Protein (Leptin) freisetzen, dessen Plasmakonzentration ein Maß für die Fettmasse ist und für das der Hypothalamus wahrscheinlich Rezeptoren besitzt (s. u.).

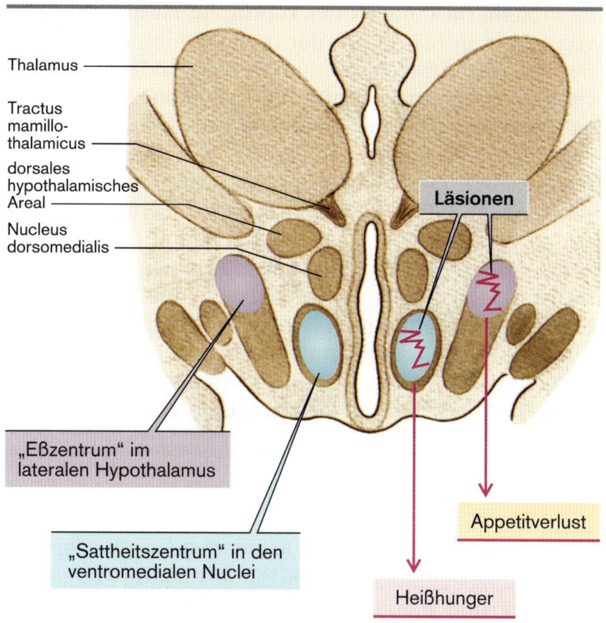

Abb. 14.**4** **„Eß- und Sattheitszentren" im ZNS.** Querschnitt durch den Hypothalamus der Katze. Störungen im lateral gelegenen Eßzentrum führen zu Appetitverlust, solche im ventromedialen Sattheitszentrum zu unersättlichem Heißhunger (nach 27).

Zu dick

Fettsucht (Adipositas, Obesitas) ist ein bedeutendes medizinisches Problem, da es die betroffenen Personen für bestimmte Krankheiten wie Hypertonie (arterieller Bluthochdruck) und Diabetes mellitus (Zuckerkrankheit) prädisponiert. Eine Fettsucht wird dann medizinisch bedeutsam, wenn bei einem Erwachsenen der **Körpermassenindex (Body mass index** = Körpergewicht in kg geteilt durch das Quadrat der Körpergröße in m) über 30 liegt. Um fettsüchtig zu werden, muß die betroffene Person vorübergehend dadurch eine positive Energiebilanz erreicht haben, daß sie mehr Energie aufgenommen als verbraucht hat. Diese Feststellung ist zweifelsohne richtig, doch erklärt sie noch nicht das Zustandekommen der Fettsucht. Die entscheidenderen Fragen sind, warum manche Leute zu dick werden und manche nicht und wie unser Körpergewicht reguliert wird.

In Wohlstandsgesellschaften haben etwa 20–30% der Erwachsenen Übergewicht. Studien mit eineiigen Zwillingen lassen darauf schließen, daß Fettsucht zu etwa 70% (poly)genetischen Ursprungs und zu 30% durch Umweltfaktoren bedingt ist. Die Tatsache, daß unser Körpergewicht, über Wochen und Monate gesehen, trotz oft ganz unterschiedlicher Energiezufuhr erstaunlich konstant bleibt, belegt, daß es eine interne **Regelung des Körpergewichts** geben muß. Dafür sind drei Mechanismen (s. u.) vorgeschlagen worden, wobei es in jedem Fall der *Nucleus ventromedialis des Hypothalamus („Sattheitszentrum"*, s. o.) ist, der die Nahrungsaufnahme und/oder den Energieverbrauch an den Sollwert (S. 9) des Körpergewichts anpaßt. Läsionen dieses Hypothalamuskerns haben nämlich eine Gewichtszunahme sowohl durch vermehrte Nahrungsaufnahme als auch durch reduzierten Energieverbrauch zur Folge. Der Ventromedialkern steuert den Energieumsatz wahrscheinlich über den Sympathikus, wobei das postganglionär freigesetzte Noradrenalin an β_3-Adrenozeptoren in verschiedenen Geweben bindet. Bei Ratten wird vor allem das braune Fettgewebe angesteuert, mit dem Nager (ebenso wie menschliche Neugeborene) sehr reichlich ausgestattet sind. Beim Erwachsenen ist das braune Fettgewebe nur noch spärlich vorhanden; wenn die sympathische Steuerung des Stoffwechsels daher in der Gewichtsregulation eine Rolle spielen soll, müssen andere Zielgewebe involviert sein.

Während also das Regelzentrum weitgehend identifiziert ist, ist unklar, woher es seine Information über das Körpergewicht erhält, d. h. über welche **Sensoren** der Istwert (S. 9) des Körpergewichts gemessen wird. Drei Möglichkeiten werden dafür diskutiert: 1. *Lipostasemechanismus:* Die Fettmasse des Körpers wird mittels eines im Blut gelösten Stoffes festgestellt, der von den Fettzellen sezerniert wird, und über eine Rückkopplungsschleife via Hypothalamus wird diese Fettmasse konstant gehalten; 2. *Glukostasemechanismus:* Die Energievorräte des Körpers werden aus der Blutkonzentration bestimmter Indikatoren wie Glucose oder Insulin abgelesen; 3. *Thermomechanismus:* Die Körpertemperatur dient als Gradmesser zur Abschätzung des Energieumsatzes. Vermutlich spielen alle drei Mechanismen eine Rolle, doch spricht einiges dafür, daß dem Lipostasemechanismus die entscheidende Bedeutung zukommt. So kann die Gewichtszunahme von Tieren mit einer Läsion des Sattheitszentrums durch Blut eines gesunden Tieres (gekreuzte Kreisläufe) verhindert werden; auch wird operativ abgetragenes Fett sehr rasch wieder ersetzt.

Erst kürzlich hat die Lipostasehypothese weitere Nahrung dadurch erhalten, daß in zwei Mäusestämmen mit extremer Fettsucht, Typ-II-Diabetes, vermindertem Energieumsatz und erhöhter Nahrungsaufnahme je ein defektes Gen (*ob-* bzw. *db*-Gen) entdeckt wurde: Ist das *ob*-Gen defekt, das normalerweise im weißen Fettgewebe (und nur dort) exprimiert wird, so fehlt das entsprechende Protein, OB-Protein oder **Leptin,** im Plasma. Injektion von Leptin in Mäuse mit der homozygoten *ob*-Mutation normalisiert sämtliche Symptome des Gendefekts, Verabreichung an normale Mäuse führt zu deren Abmagerung. Ist hingegen das *db*-Gen defekt, so zirkulieren hohe Leptinkonzentrationen im Plasma, aber der Hypothalamus reagiert darauf nicht; das gilt auch für exogen zugeführtes Leptin. Eine Reihe von weiteren Befunden deutet darauf hin, daß bei der Leptinwirkung auf das Sattheitszentrum *Neuropeptid Y* als Transmitter zwischengeschaltet ist. Ganz kürzlich wurde schließlich bei der Maus im Plexus chorioideus ein Protein identifiziert, an das Leptin bindet und das wahrscheinlich als Carrier für den Transport von Leptin über die Blut-Hirn-Schranke (Kap. 31) dient. Im menschlichen Gehirn wurde ein weiteres Protein entdeckt, dessen Molekülstruktur bekannten Cytokinrezeptoren ähnelt und das für den eigentlichen Leptinrezeptor gehalten wird (11). Auch wenn noch nicht alle Zusammenhänge geklärt sind (27a), bedeuten diese Befunde, daß die Forschung „einen Fuß in der Tür" zur Aufdeckung der Mechanismen der Regulation des Körpergewichts und damit u.U. auch zu Pharmaka hat, mit denen zukünftig in Störungen dieser Regulation therapeutisch eingegriffen werden kann.

Zu dünn

Fasten. Wenn die Nahrungsaufnahme wesentlich eingeschränkt wird und sich für längere Zeit eine negative Energiebilanz entwickelt, spricht man vom Fasten. In der ersten Phase werden dabei im Körper zunächst Kohlenhydrate (Glykogen) abgebaut, so daß deren Speicher innerhalb weniger Stunden erschöpft werden und der Citratzyklus in der Leber verlangsamt wird. Später werden auch körpereigene Fette und Proteine abgebaut. Die Fettdepots nehmen während der ersten 5 – 6 Tage nach Beginn des Fastens wesentlich ab. Der Proteinabbau ist anfangs beschleunigt, da die Leber versucht, den Glucosespiegel im Blut durch Glukoneogenese aus Aminosäuren aufrechtzuerhalten. Da die aus Fett geformten **Ketonkörper** aber die Glucose als wesentliches Substrat für den Stoffwechsel zunehmend verdrängen und damit die Glukoneogenese aus Aminosäuren an Bedeutung verliert, verlangsamt sich der Proteinabbau (S. 363).

Dem Fasten verwandt ist die medizinisch bedeutsame **Anorexia nervosa** (Magersucht). Bei dieser vorwiegend psychosomatischen Krankheit, die hauptsächlich bei jungen Frauen zu beobachten ist, wird die Nahrungsaufnahme abgelehnt, und/oder in Massen Gegessenes wird wieder erbrochen **(Bulimia nervosa),** so daß auch in diesem Fall die Symptome eines langdauernden Fastens entstehen. Zusätzlich zum Gewichtsverlust und der Ketose zeigen diese Patientinnen eine **hypothalamische Fehlfunktion** mit einer allgemeinen Unterfunktion der Hypophyse, die einen verminderten Energieumsatz, Amenorrhö und anderes beinhaltet. Offenbar wird in diesem Fall der „Schaltpunkt" der Rückkopplungsfunktionen, die das Körpergewicht bestimmen, verändert, doch sind die Mechanismen, die dieser Störung zugrunde liegen, noch weitgehend unbekannt.

14.5 Energie„währung" und Energietransport

» Der Hauptteil der potentiellen chemischen Energie, die die Nahrung enthält, wird im Körper in die hochenergetische, universell „konvertierbare" Energie„währung" Adenosintriphosphat (ATP) umgewandelt, das in der Folge die Energie für eine Unzahl zellulärer Prozesse liefert. Chemische Energie wird von der Leber zu anderen Geweben in Form von Glucose und von den Fettspeichern zur Leber in Form von albumingebundenen Fettsäuren oder von Lipoproteinen transportiert. «

Die Hauptmenge der chemischen Energie der Nahrungsstoffe wird im Stoffwechsel in eine einzelne Substanz übergeführt, die von fast allen energieabhängigen Prozessen im Organismus genutzt werden kann. Diese universell einsetzbare Energie„währung" ist das **Adenosintriphosphat (ATP)**. Steigt sein Bedarf schlagartig (z.B. bei plötzlicher Muskelkontraktion oder Drüsensekretion), kann ATP aus dem rasch nutzbaren Energiespeicher des **Kreatinphosphats** regeneriert werden; dabei wird dessen hochenergetischer Phosphatrest auf ADP übertragen.

Da die großen Energiespeicher (vor allem die Fettdepots) im Körper nicht gleichmäßig verteilt sind und die Nahrungsaufnahme nur im Darm stattfindet, ist auch ein **Transport von Energie** von den Speichern bzw. aus dem Darm zu den energieverbrauchenden Geweben notwendig. Es ist hauptsächlich die Leber, die in der Lage ist, Aminosäuren, Fettsäuren und Glucose ineinander umzuwandeln; sie spielt deshalb in der **Energieverteilung** eine zentrale Rolle. Da es Gewebe wie das Gehirn und die Erythrozyten gibt, deren „Brennstoff" mehr oder weniger ausschließlich die Glucose ist, verteilt die Leber Energie an die Endverbraucher konsequenterweise in Form von Glucose.

14.6 Wohin mit den Kohlenhydraten?

» In der Leber entsteht aus Monosacchariden, die im Darm aufgenommen wurden oder durch Glukoneogenese aus Lactat oder Aminosäuren entstanden sind, Glucose-6-Phosphat. Dieses kann

- **in Glucose-1-Phosphat und Glykogen umgewandelt,**
- **für die ATP-Produktion verbraucht oder**
- **in der Form von Glucose in andere Organe des Körpers exportiert werden. Darüber, welcher dieser Wege vorzugsweise eingeschlagen wird, entscheiden die Stoffwechselhormone. «**

Bei der Verdauung von Polysacchariden entsteht vor allem **Glucose,** die vom Darmepithel absorbiert wird und zur **Leber** gelangt, die sie unter ATP-Verbrauch zu Glucose-6-Phosphat phosphoryliert. Die Leber ist auch in der Lage, Glucose-6-Phosphat aus sog. glukogenen Aminosäuren (z.B. Alanin) oder aus Lactat neu zu bilden: **Glukoneogenese.**

Glucose-6-Phosphat kann (vor allem von der Leber) nun in dreierlei Weise genutzt werden:

- Es kann zur **Speicherung** in Glucose-1-Phosphat umgewandelt und anschließend in Form von *Glykogen* gespeichert oder zu Acetyl-CoA verstoffwechselt und in Form von *Triglyceriden* gespeichert werden (Fettdepots).
- Es kann zur **sofortigen Energiebereitstellung** in ATP umgewandelt werden (s. u.).
- Es kann in Form von Glucose zu anderen Organen des Körpers exportiert werden (s. o.).

Welcher dieser drei Wege vorzugsweise eingeschlagen wird, unterliegt der **hormonalen Steuerung:** Bei hohen *Insulin*konzentrationen im Blut erhöht sich in den Leberzellen die Speicherung von Glucose in Form von Glykogen, wobei gleichzeitig die Glukoneogenese gehemmt wird. Außerdem wird vermehrt Glucose abgebaut, wobei das entstehende ATP und Acetyl-CoA zur Fettsynthese verwendet wird (Speicherung). Insgesamt wird dabei die Glucoseabgabe aus der Leber vermindert. Wenn im Blut hingegen die Konzentration von *Glucagon* oder *Adrenalin* hoch ist, gibt die Leber vermehrt Glucose ab. Drei Prozesse in der Leber tragen dazu bei: ein erhöhter Glykogenabbau, eine vermehrte Glukoneogenese und ein verminderter Glucoseabbau (S. 482).

Bei zu geringer Kohlenhydratzufuhr über die Nahrung ist die Leber in der Lage, Glucose aus bestimmten Aminosäuren zu synthetisieren, so daß auch in diesem Fall die notwendige Versorgung der Erythrozyten und der Nervenzellen mit Glucose sichergestellt ist. Allerdings führen die Änderungen, die mit dieser kompensatorischen Antwort auf einen Kohlenhydratmangel verbunden sind, also etwa die niedrige Insulin- und die hohe Glucagonkonzentration im Blut, zu einem erhöhten Triglyceridabbau, so daß die Konzentration der zirkulierenden Fettsäuren und Ketonkörper ansteigen, ein Zustand, von dem angenommen wird, daß er die Entwicklung einer Arteriosklerose begünstigt (s. u.).

Kohlenhydrate sind also wichtige Nahrungsbestandteile, und Abmagerungsdiäten, deren Wirkung nur auf einer Vermeidung von Kohlenhydraten beruhen (sog. Atkins-Diät) sind gesundheitsschädlich.

14.7 Vom Eiweiß zu den Aminosäuren und zurück

» Von den 20 natürlich vorkommenden Aminosäuren, die zur Eiweißsynthese im Körper gebraucht werden, können 10, die essentiellen Aminosäuren, nicht oder unzureichend synthetisiert werden und müssen daher mit der Nahrung aufgenommen werden. Praktisch alle Proteine des Körpers dienen als Aminosäurenquellen, die über die freien Aminosäuren im Plasma miteinander in Verbindung stehen. «

Zehn Aminosäuren sind essentiell

Die Nahrungsproteine werden im Darm zu freien Aminosäuren gespalten (S. 427), in dieser Form zur Leber transportiert und dort entweder verstoffwechselt oder weiter im Körper verteilt. Es gibt 20 **natürlich vorkommende Aminosäuren,** für die bei Säugetieren spezifische Transfer-RNA-Moleküle existieren, mit deren Hilfe die körpereigenen Proteine in den Ribosomen der Zellen synthetisiert werden (außer bei Glycin, das kein Stereoisomer besitzt, werden ausschließlich L-Aminosäuren verwendet). Viele Aminosäuren können im Organismus aus anderen Aminosäuren gebildet werden, doch gibt es 10, für die dies nicht gilt und die daher mit der Nahrung aufgenommen werden müssen. Es sind dies die sog. **essentiellen Aminosäuren** Leucin, Lysin, Methionin, Phenylalanin, Isoleucin, Histidin, Valin, Threonin, Arginin und Tryptophan. Davon sind Histidin und Arginin nur im wachsenden Organismus essentiell. Da die meisten tierischen Proteine ausreichende Mengen aller essentiellen Aminosäuren enthalten, wird ein Mangelsyndrom, das nur eine oder wenige essentielle Aminosäuren betrifft, hauptsächlich bei Patienten beobachtet, die einen angeborenen Defekt eines der spezifischen intestinalen Aminosäuren-Transportmechanismen aufweisen (S. 427). Das einzig wohldefinierte Aminosäuren-Mangelsyndrom ist die **Pellagra.** Sie entsteht bei Tryptophanmangel in der Nahrung und bei gleichzeitigem Fehlen des Vitamins Nikotinsäure (Niacin) bzw. Nikotinamid, das der Körper notfalls aus Tryptophan synthetisieren kann. Neben ihrer Rolle als Proteinbausteine werden bestimmte Aminosäuren spezifisch für die Synthese zahlreicher stickstoffhaltiger Substanzen im Körper benötigt, z. B. Catecholamine, Histamin, Serotonin, Kreatin und verschiedene Purine. Außerdem liefern Methionin, Cystin und Cystein den Schwefel für die Synthese von Koenzym A, Taurin und anderen Stoffen.

Aminosäuren werden überall gespeichert

Nach der Aufnahme aus dem Darm zirkulieren die Aminosäuren in relativ niedrigen Konzentrationen (zusammengenommen ungefähr 3 mmol/l) im Plasma. Sie werden von den Geweben rasch aufgenommen und für die Proteinsynthese verwendet. Diese **Proteine** dienen nicht nur spezifischen strukturellen und katalytischen Aufgaben, sondern sie können nötigenfalls auch jederzeit wieder zu Aminosäuren abgebaut werden. Im Gegensatz zu Fetten und Kohlenhydraten scheint es unter den Proteinen keine spezifische Speicherform zu geben, obwohl die kontraktilen Proteine der Skelettmuskeln und die Plasmaproteine als erste zur Aminosäurenmobilisation herangezogen werden.

Wann immer die Aminosäurenkonzentration im Plasma abfällt, werden Proteine abgebaut, und die dabei freigesetzten Aminosäuren gelangen in den Kreislauf, so daß ein reversibles Gleichgewicht zwischen den Proteinpools der verschiedenen Körpergewebe aufrechterhalten wird (Abb. 14.**5**). Eine wesentliche Komponente stellen dabei die **Plasmaproteine** dar, von denen die meisten in der Leber mit sehr großer Geschwindigkeit gebildet werden: Albumin, Fibrinogen und (Nichtimmun-)Globuline.

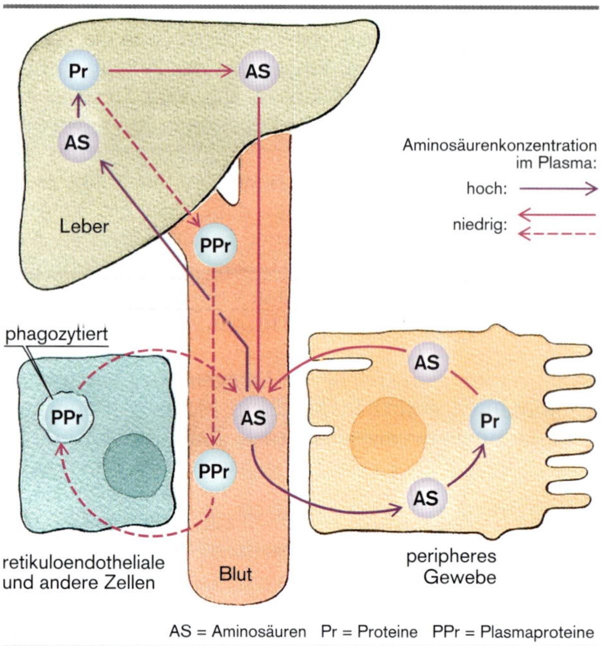

Abb. 14.**5** **Schema des Aminosäuren- und Proteinpools.** Gezeigt ist, daß Änderungen der Aminosäurenkonzentrationen im Plasma bestimmen, ob Proteine synthetisiert oder abgebaut werden, und daß Plasmaproteine, die in der Leber rasch gebildet und vor allem im retikuloendothelialen System schnell wieder in Aminosäuren zerlegt werden können, eine wichtige Aminosäurenquelle sein können.

Bei hoher Proteinzufuhr werden Aminosäuren verheizt

Wenn die Gewebeproteine in normaler Menge vorhanden sind, werden zusätzlich aufgenommene Aminosäuren für die **Gewinnung metabolischer Energie** verbraucht oder in Fett oder Glykogen umgebaut und in dieser Form als Stoffwechselenergie gespeichert. Die Aminogruppen, die bei diesem Prozeß frei werden, werden letztlich zu Ammoniumionen, $\mathbf{NH_4^+}$, umgewandelt, die im Gleichgewicht mit Ammoniak, $\mathbf{NH_3}$, stehen. Für den Abbau von Aminosäuren ist vor allem die Leber verantwortlich. Der dort entstehende Ammoniak ist zu toxisch, um als Stickstoff-Ausscheidungsprodukt zu dienen. Im **Harnstoffzyklus** der Leber wird NH_4^+ daher in Harnstoff eingebaut, der im Urin ausgeschieden wird. $NH_3 \rightleftharpoons NH_4^+$ wird ebenfalls in der Niere (vor allem aus Glutamin) gebildet, doch gelangt auch davon der Großteil in den Urin (S. 320).

Bei vollständiger Unterbindung der Nahrungsaufnahme beträgt die anfängliche Abbaurate der Körperproteine etwa 60 g/Tag, doch vermindert sie sich auf 30 g/Tag, wenn die Konzentration von Ketonkörpern im Plasma steigt. Die Nahrung muß also, wenn der Körper nicht an stickstoffhaltigen Verbindungen verarmen soll, zumindest den Teil an Proteinen bzw. Aminosäuren enthalten, der im Körper verbraucht wird **(Bilanzminimum);** ca. 0,5 g/kg Körpergewicht. Für eine normale Leistungsfähigkeit ist jedoch das Doppelte, also ca. 1 g/kg, notwendig **(funktionelles Eiweißminimum)**. Wenn die Proteinaufnahme den Abbau übersteigt, z.B. beim wachsenden Kind, spricht man von einer **positiven Stickstoffbilanz.** Wenn der Abbau hingegen die Aufnahme übersteigt, wie beim Fasten, sprechen wir von einer **negativen Stickstoffbilanz.** Zu letzterer kann es auch dann kommen, wenn trotz gewichtsmäßig adäquater Proteinaufnahme eine oder mehrere essentielle Aminosäuren in den Nahrungsproteinen in zu geringer Menge vorkommen.

14.8 Lipide: Energiepakete, Zellbausteine und Hormonvorläufer

›› Lipide zirkulieren im Organismus als an Albumin gebundene Fettsäuren oder als Lipoproteine. Letztere sind winzige „Tröpfchen“, in deren „Kern“ sich die stark hydrophoben Triglyceride, Cholesterinester und fettlösliche Vitamine, in deren „Schale“ sich jedoch Cholesterin und Phospholipide befinden, worin Apoproteine eingebettet sind. Die Triglyceride der Lipoproteine werden im Kapillarbett durch die Lipoproteinlipase abgebaut. Die dabei freigesetzten Fettsäuren werden vor allem von den Fettzellen aufgenommen und zu Triglyceriden resynthetisiert. Fettsäuren, die aus Fettgewebe wieder freigesetzt werden, zirkulieren, an Albumin gebunden, im Blut und werden besonders von der Leber aufgenommen und metabolisiert. Der Stoffwechsel der Fettsäuren läuft in den Mitochondrien ab, wo Acetyl-CoA durch β-Oxidation gebildet wird. Die Lipide der Nahrung müssen auch die essentiellen Fettsäuren enthalten, die als Vorläufersubstanzen für die Synthese von Prostaglandinen dienen. ‹‹

Mit Lipiden wird eine heterogene Gruppe von Substanzen bezeichnet, zu der sog. freie Fettsäuren, Triglyceride, Phospholipide, Steroide und die fettlöslichen Vitamine gehören. Die meisten natürlich vorkommenden Fettsäuren besitzen eine gerade Anzahl von C-Atomen und können entweder gesättigt oder ungesättigt sein, je nachdem ob in ihrer Kohlenstoffkette Doppelbindungen vorkommen (ungesättigt) oder nicht (gesättigt). Nicht veresterte, sog. **freie Fettsäuren** sind im Plasma an Albumin gebunden und stammen hauptsächlich aus mobilisierten Fettspeichern. **Triglyceride** bestehen aus Glycerin, das an jedem seiner drei OH-Gruppen mit einer Fettsäure verestert ist; Triglyceride sind die wichtigste Speicherform für Fett. Die meisten **Phospholipide** haben ebenfalls ein Glycerin„rückgrat“, doch sind in diesem Fall nur zwei der Seitenketten Fettsäuren, während die dritte OH-Gruppe mit einem Phosphatrest verestert ist. Phospholipide sind, ebenso wie das zu den Steroiden gehörende Cholesterin (engl. Cholesterol), Hauptbestandteile der Zellmembran. Aus Cholesterin leiten sich Cholesterinester, Steroidhormone und Gallensalze ab.

Hormone mobilisieren Fettdepots

Die Triglyceride, die im Fettgewebe des Körpers gespeichert sind, stellen seine wesentliche Energiereserve dar. Mobilisiert werden diese Fettspeicher durch **fettmobilisierende Hormone** (Catecholamine, Nebennierenrindensteroide, Glucagon und Trijodthyronin) sowie durch eine herabgesetzte Freisetzung von **Insulin.** Bei der Entspeicherung werden die Triglyceride durch **hormonsensitive Lipasen** in den Fettzellen abgebaut, und die freigesetzten Fettsäuren gelangen ins Plasma, wo sie, an Albumin gebunden, so lange zirkulieren, bis sie von der Leber und anderen Organen aufgenommen und weiter verstoffwechselt werden.

Fettsäuren werden zu C_2-Stücken zerhackt und meist verbraucht

In tierischen Zellen werden die Fettsäuren in den Mitochondrien in einem Prozeß abgebaut, der **β-Oxidation** genannt wird. Dabei werden von den aktivierten Fettsäuren wiederholt **Acetyl-CoA-Gruppen** (zwei C-Atome) abgespalten, die in den Citratzyklus eingeschleust und somit für die ATP-Produktion verwendet werden können; auch für die Neusynthese anderer langkettiger Fettsäuren sind sie dienlich. In der Leber können Acetyl-CoA-Einheiten auch zu Acetoacetyl-CoA kondensiert werden, das dann in Acetessigsäure, β-Hydroxybuttersäure und Aceton umgewandelt wird. Diese drei Moleküle, die sog. **Ketonkörper**, werden nicht in der Leber verstoffwechselt, sondern dienen anderen Geweben, wie etwa dem Herzmuskel, als Energiequelle. Sie werden beim Fasten wichtig, da sie Glucose einsparen helfen. Unter Bedingungen, wie sie beim **Diabetes mellitus** (Zuckerkrankheit) zu finden sind, d.h., die mit einer Reduktion der Aktivität des Citratzyklus in der Leber einhergehen, kann Acetyl-CoA in der Zelle akkumulieren und die Ketonkörperbildung erhöhen, so daß schließlich eine **Ketose** und eine **metabolische Azidose** entstehen (Kap. 11).

Fettransport, in Wasser ein Problem – Lipoproteine als Lösung

Die schlechte Wasserlöslichkeit der Lipide in der Nahrung erfordert spezielle Strategien, die es erlauben, Fette innerhalb des Körpers zu transportieren. Außer als albumingebundene Fettsäuren werden Lipide im Blut auch als **Lipoproteine** transportiert (rot in Abb. 14.**6**, Tab. 14.**2**). Damit ist nicht ein spezielles Protein gemeint, sondern winzige „Tröpfchen", die aus einem „Kern" mit hydrophoben Lipiden (Triglyceriden und Cholesterinestern) und aus einer „Schale" mit relativ weniger hydrophoben Lipiden (Phospholipiden und Cholesterin) bestehen, an die Proteine, sog. **Apoproteine,** assoziiert sind (Typ AI–III, B, CI–III und E). Diese Protein-Phospholipid-„Schale" ist ähnlich aufgebaut wie die Außenschicht der Zellmembran (nur daß es dort eine Doppelschicht ist; Abb. 2.**2**) und dient als „Lösungsvermittler" zwischen dem Lipid„kern" des Lipoproteins und der wäßrigen Umgebung (Abb. 14.**7**). Zusätzlich haben die Apoproteine spezifische

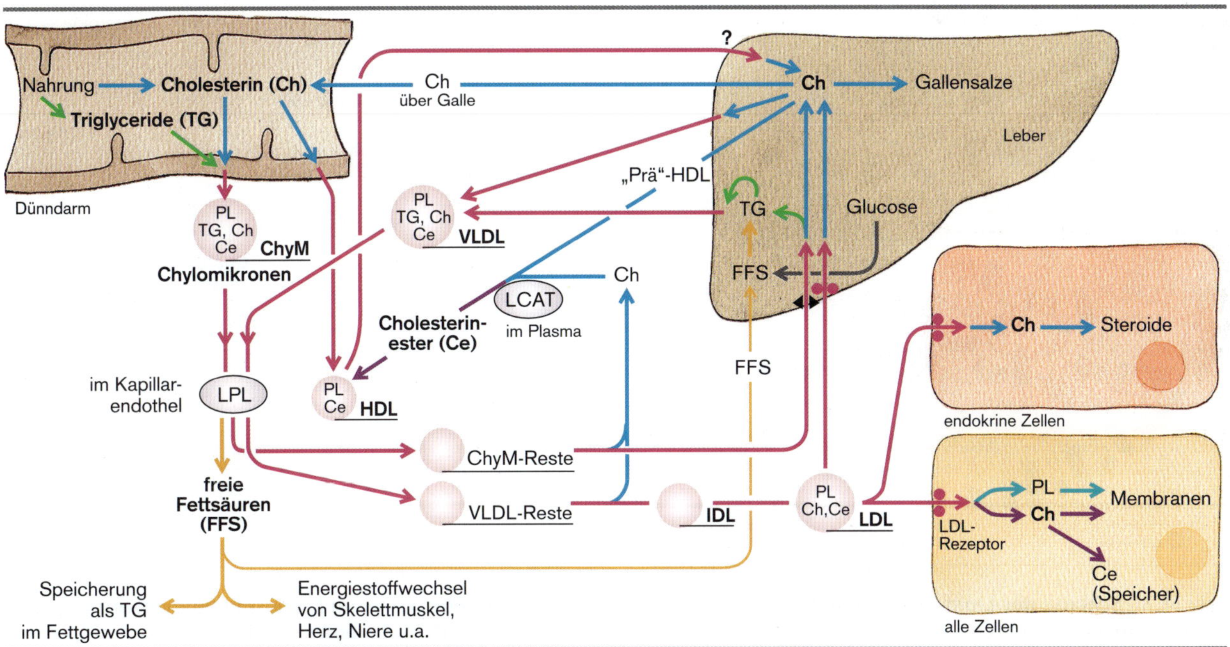

Abb. 14.**6** **Funktion der Lipoproteine** (rot). Die Triglyceride (TG, grün) aus der Nahrung werden vor der Resorption gespalten, in den Darmzellen jedoch wieder zu TG synthetisiert und zusammen mit anderen Lipiden (Abb. 14.7, Tab. 14.2) in Chylomikronen eingebaut. Diese verlassen den Darm über die Lymphbahn, gelangen ins Blut und verlieren im Kapillarbett (vor allem des Fettgewebes) einen Teil ihrer TG, der von der endothelialen Lipoproteinlipase (LPL) in freie Fettsäuren (orange) gespalten wird (Speicherung als TG in Fettzellen). Die Chylomikronenreste (remnants) erreichen die Leber, die spezifische Rezeptoren dafür besitzt, und laden dort ihren Inhalt (Tab. 14.2) ab. Die Leber formt neue Lipoproteine, VLDL, die in der Peripherie ebenfalls Fettsäuren abgeben. Die VLDL-Reste beladen u. a. „Prä"-HDL mit Cholesterinestern (Ce, violett), wobei die vorausgehende Veresterung des Cholesterins (Ch, blau) durch die Lecithin-Cholesterolacyl-Transferase (LCAT) des Plasmas katalysiert wird, und es entstehen HDL. VLDL-Reste werden dabei zu IDL und LDL umgewandelt. LDL dienen vor allem der Versorgung der Zellen mit Cholesterin (Ch) und Phospholipiden (PL, blaugrün) (Abb. 14.8). Die Funktion der HDL, die auch vom Darm gebildet werden, ist nicht ganz geklärt; evtl. dienen sie dem Ch-Transport von der Peripherie zur Leber.

Tabelle 14.**2** **Eigenschaften der Lipoproteine im Plasma.** Neben den aufgeführten Komponenten enthalten die Lipoproteine u. a. auch fettlösliche Vitamine. Freie (d. h. nicht triglyceridgebundene) Fettsäuren werden im Plasma albumingebunden oder, vor allem im Fall der kurzkettigen Fettsäuren, in freier Form transportiert.

Lipoprotein	Größe (nm)	Zusammensetzung (%)					Herkunft	Ziel
		Protein (Typ)	Chole-sterin	Chole-sterin-ester	Trigly-ceride	Phospho-lipide		
Chylomikronen	75–500	1,5–2,5 (A, **B, C,** E)	1–3	3–5	84–89	7–9	Darm	Kapillarbett
Chylomikronenreste	50–100	5–7	6	7	50–70	15–18	Kapillarbett	Leber
VLDL[1]	30–70	5–10 (**B, C,** E)	5–10	10–15	50–65	15–20	Leber, Darm	IDL, LDL, HDL
IDL[2]	25–40	15–20	8	22	30	22	VLDL	LDL, HDL
LDL[3]	17–25	20–25 (**B,** C, E)	7–10	35–40	7–10	15–20	VLDL	Kapillarbett, Leber
HDL[4]	2–10	40–55 (**A,** B, C, E)	3–4	12	3–5	22	Leber, Darm	Kapillarbett? Leber

[1] Very low density lipoproteins = Prä-β-Lipoproteine.
[2] Intermediate density lipoproteins.
[3] Low density lipoproteins = β-Lipoproteine.
[4] High density lipoproteins = α_1-Lipoproteine.

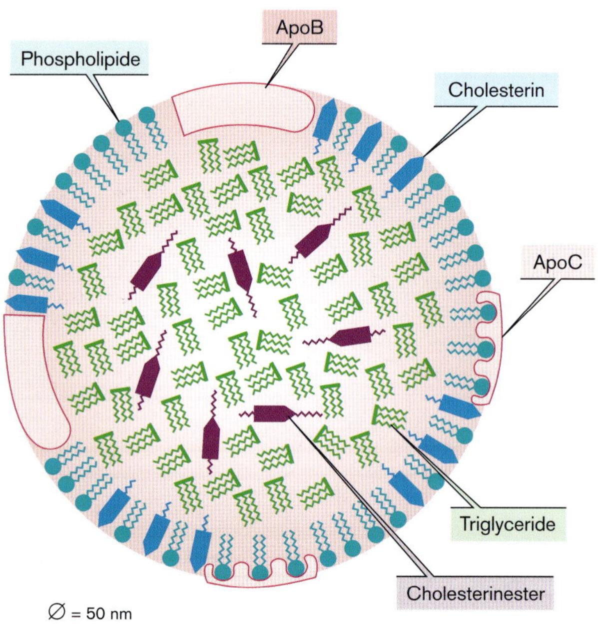

Abb. 14.**7** **Schema der Lipid- und Apoproteinverteilung in Lipoproteinen.** Sie dienen dem Lipidtransport im wäßrigen Milieu des Plasmas. Die „Schale" wird von Molekülen gebildet, die sowohl hydrophile Teile (dem Wasser zugewandt) als auch lipophile Teile (dem Inneren zugewandt) besitzen, also Cholesterin und Phospholipide, während stark hydrophobe Lipide wie Cholesterinester, Triglyceride und fettlösliche Vitamine das lipophile Milieu im Inneren bilden. Die polare „Schale" aller Lipoproteine enthält einen oder mehrere Apoproteintypen, im hier gezeigten Beispiel der VLDL sind dies v. a. ApoB und ApoC. Der prinzipielle Aufbau aller Lipoproteine ist sehr ähnlich, doch unterscheiden sie sich in der Art der Apoproteine und der quantitativen Verteilung der Lipide (Tab. 14.2) (nach 14).

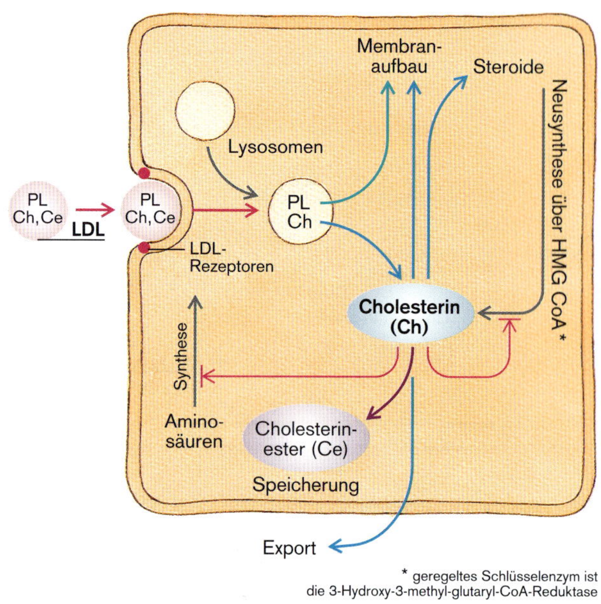

Abb. 14.**8** **Cholesterin- und Phospholipidversorgung der Zellen durch LDL-Aufnahme.** Die LDL, die reichlich Cholesterinester (Ce) und Phospholipide (PL) enthalten (Tab. 14.2), werden über spezifische LDL-Rezeptoren in die Zellen endozytiert und fusionieren mit primären Lysosomen. Lysosomale Enzyme spalten die Ce, und das entstehende Cholesterin (Ch) wird ins Zytosol abgegeben, wo es (wie die PL) für den Membraneinbau (Abb. 14.10), aber auch für die Synthese von Steroidhormonen, Gallensäuren und Calcitriol (Abb. 14.9) zur Verfügung steht oder nach erneuter Veresterung gespeichert wird. Steht der Zelle genügend Ch zur Verfügung, wird die Eigensynthese von Ch und von LDL-Rezeptoren gehemmt. Krankhaft verminderte oder fehlende LDL-Rezeptoren z. B. sind Ursache der Hypercholesterinämie.

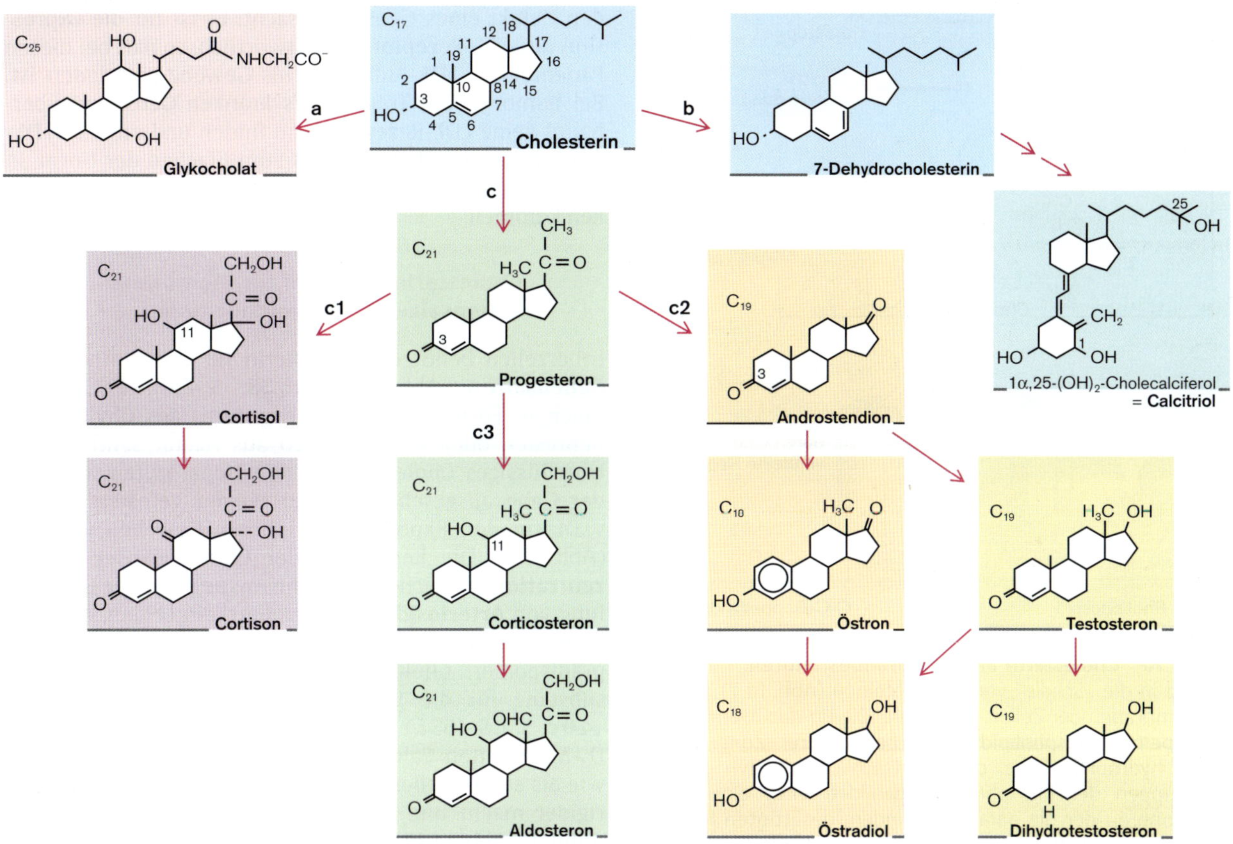

Abb. 14.**9** **Hauptstoffwechselwege des Cholesterins.** Cholesterin kann enzymatisch (LCAT, Abb. 14.6) zu Cholesterinestern (hydrophobe Speicherform) umgewandelt und vermittels Esterasen daraus wieder gewonnen werden. Wichtige Produkte des Cholesterinstoffwechsels sind (Bildungsorte): **a** Gallensalze (Leber), z. B. Glykocholat (s. a. Abb. 16.38, S. 420); **b** 7-Dehydrocholesterin (Leber), aus dem durch UV-Strahlung (Haut) das Vitamin D_3 entsteht, das durch Hydroxylierung an C_{25} (Leber) und C_1 (Niere) zum Hormon 1α,25-$(OH)_2$-Cholecalciferol = Calcitriol umgewandelt wird. **c** Progesteron, das selbst ein weibliches Sexualhormon ist (Gelbkörper), aber auch die Ausgangssubstanz für (**c 1**) Gluco- und (**c 3**) Mineralocorticoidhormone (Cortisol bzw. Aldosteron; Nebennierenrinde) sowie für (**c 2**) Östrogene (Follikel) und Testosteron (Hoden) darstellt (S. 465 f.). Überflüssiges Cholesterin kann über die Galle ausgeschieden (S. 419 f.) oder, pathologischerweise, in atherosklerotische Plaques eingelagert werden.

Funktionen. so ist z. B. das **Apoprotein C II,** das in Chylomikronen und anderen Low-density-Lipoproteinen enthalten ist, ein Aktivator der Lipoproteinlipase (s. u.).

Die größten Lipoproteine, die **Chylomikronen,** werden von den absorbierenden Zellen des Dünndarmepithels gebildet und gelangen über den Ductus thoracicus in den systemischen Kreislauf. Sie sind ein Vehikel, mit dem Triglyceride der Nahrung *vom Darm direkt zu den peripheren Geweben* gebracht werden können, insbesondere zum Fettgewebe, wo sie gespeichert werden. Die **VLDL** (very low density lipoproteins) werden hingegen in der Leber geformt; mit ihnen können Triglyceride, Cholesterin und Cholesterinester *von der Leber zu den übrigen Geweben* des Körpers transportiert werden. Wenn Chylomikronen oder VLDL durch das Kapillarbett zirkulieren, baut das Enzym **Lipoproteinlipase** (LPL; Abb. 14.**6**), das an der Oberfläche der Endothelzellen lokalisiert ist, die Triglyceride dieser beiden Lipoproteine zu Glycerin und freien Fettsäuren ab. Letztere gelangen dann in benachbarte Fettzellen, wo sie zu Triglyceriden resynthetisiert werden.

Wenn die Chylomikronen einen Teil dieser Triglyceride abgegeben haben, heißen sie **Chylomikronenreste** (remnants). Die Chylomikronenreste werden durch **Endozytose** (über spezifische Rezeptoren) von der Leberzelle aufgenommen; nach ihrem Abbau in den Lysosomen speisen sie mit ihren Cholesterinestern den Cholesterinpool der Leberzelle. Die **VLDL** werden in **IDL** (intemediate density lipoproteins) und anschließend in **LDL** (low density lipoproteins) umgewandelt. Diese Lipoproteine sind mit Cholesterinestern und Phospholipiden angereichert. LDL werden praktisch in alle Zellen aufgenommen, und zwar ebenfalls durch rezeptorvermittelte Endozytose (Abb. 14.**8**). Die sechste Lipoproteinklasse, **HDL** (high density lipoproteins), ist besonders reich an Apoproteinen; HDL werden direkt von den Mukosazellen des Darms und von den Leberzellen („Prä"-HDL) sowie indirekt als Nebenprodukt der Weiterverarbeitung von Chylomikronen und

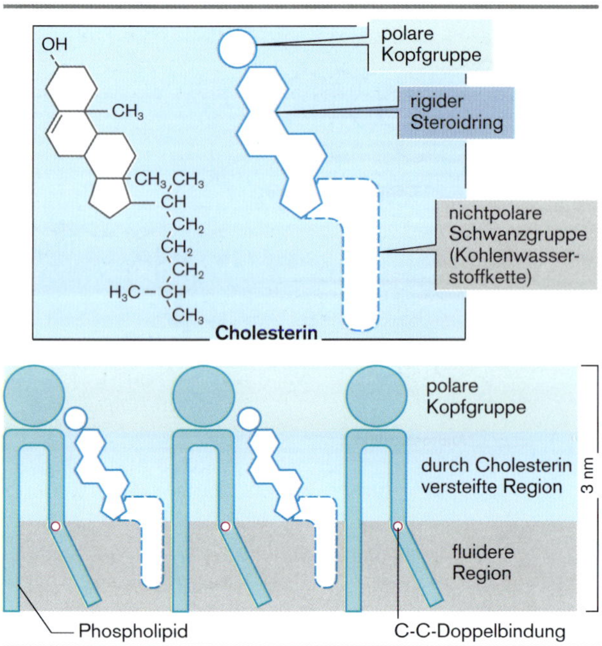

Abb. 14.**10** **Cholesterin als Membranbestandteil.** Cholesterin wird in die „Schale" von Lipoproteinen (Abb. 14.7) oder in die Membranen der Zellen eingebaut. Die (in den Membranen verdoppelte) Phospholipidschicht besitzt drei Zonen: eine äußere hydrophile Zone, die hauptsächlich von den polaren Kopfgruppen der Phospholipide gebildet wird, eine steife Mittelzone, in der die parallel liegenden, gesättigten Kohlenstoffketten des Fettsäureanteils der Phospholipide liegen, und schließlich eine fluidere Innenzone, die wegen der peripheren C-C-Doppelbindungen (meist ab C_9) der Fettsäurereste etwas „unordentlicher" aufgebaut ist. Cholesterin, das eine polare OH-Gruppe an C_3 besitzt (Abb. 14.9), legt sich so zwischen die Phospholipide, daß diese OH-Gruppe nach außen zeigt und die planare Steroidringstruktur in der Mittelzone zu liegen kommt, wo es deren Steifheit weiter erhöht. Diese Steifheit erschwert u. a. den Wasserdurchtritt durch die Lipidschicht, so daß eine verminderte Wasserpermeabilität der Membran resultiert (nach 9).

VLDL gebildet. Die HDL-Konzentration im Plasma korreliert negativ mit dem Vorkommen der koronaren Herzerkrankung. Es könnte ihre Funktion sein, Cholesterin aus der Peripherie in die Leber zu transportieren. Bei Patienten mit einem angeborenen HDL-Mangel (Tangier-Krankheit) akkumuliert Cholesterin in der Peripherie.

Gesteigerte Mengen zirkulierender Lipoproteine werden bei einer Gruppe von Krankheiten beobachtet, die zusammengenommen als **Hyperlipoproteinämien** bezeichnet werden. Unter diesen ist der häufigste Typ *(Typ-2-Hyperlipoproteinämie* oder *Hypercholesterinämie)* charakterisiert durch eine erhöhte Plasmakonzentration von LDL (und manchmal VLDL) und zusätzlich durch einen Anstieg der Plasmacholesterinkonzentration. Die Krankheit, die es sowohl vererbt als auch in einer erworbenen Form gibt, ist begleitet von einer frühzeitigen, schweren Arteriosklerose, insbesondere der Koronararterien, und einer sehr hohen Myokardinfarkthäufigkeit. Die erbliche Form der Krankheit, die *familiäre Hypercholesterinämie* (von der 1 unter 500 Menschen betroffen ist), ist durch den Defekt eines Gens verursacht. Es ist für die Expression des LDL-Rezeptors verantwortlich, so daß bei diesen Patienten die LDL-Aufnahme ins Gewebe vermindert ist. Bei homozygoten Trägern des kranken Gens sind überhaupt keine LDL-Rezeptoren zu finden und die Blut-LDL-Konzentrationen betragen bis zum 6fachen der Norm. In diesen Fällen kann es schon in der Kindheit zu Herzattakken kommen.

Cholesterin: Rohstoff für Membranen, Gallensalze und Steroidhormone

Leberzellen benützen Cholesterin für die Synthese von **Gallensalzen** (Abb. 14.**9 a** u. 16.**38**, S. 420); es stammt (auch in Form von Cholesterinestern) aus Chylomikronenresten oder wird de novo aus Acetat synthetisiert. Überflüssiges Cholesterin in den Hepatozyten wird mit der Galle ausgeschieden oder wieder verestert und in VLDL für den Export zu peripheren Geweben verpackt (Abb. 14.**6**). Die Regulation der **Cholesterinserumkonzentration** ist wichtig, weil ihr Anstieg mit der Entwicklung von **Arteriosklerose** korreliert, ein Leiden, das zum Myokardinfarkt und zur Thrombose von Gehirngefäßen prädisponiert. Cholesterin dient außerdem als Ausgangssubstanz für die Synthese der Steroidhormone (Abb. 14.**9 c**; s. a. S. 463 f.) und des hormonell aktiven Vitamin-D_3-Metaboliten Calcitriol (Abb. 14.**9 b** u. 13.**20**, S. 351) sowie als strukturelles Element in der Zellmembran, die es rigider macht und deren Wasserdurchlässigkeit es vermindert (Abb. 14.**10**).

Essentielle Fettsäuren werden für die Synthese von Prostaglandinen und anderen Signalstoffen gebraucht

Das normale Wachstum des Organismus setzt die Anwesenheit bestimmter, mehrfach gesättigter Fettsäuren in der Nahrung voraus. *Linolsäure* ist der wichtigste Vertreter dieser **essentiellen Fettsäuren.** Sie sind Ausgangsstoffe für die *Prostaglandine, Leukotriene und Thromboxane.* Prostaglandine kommen in praktisch jedem Gewebe vor. Beim Menschen geht die Prostaglandinsynthese von der *Arachidonsäure* aus, die aus der Nahrung stammt oder aus Linolsäure synthetisiert wird. Die Prostaglandinsynthese läuft in der Plasmamembran ab, wo Arachidonsäure als Seitenkette einiger Membranphospholipide vorkommt. Insgesamt haben die Prostaglandine, Leukotriene und Thromboxane die Funktion **lokaler Botenstoffe (Mediatoren),** die ganz in der Nähe ihrer Bildungsorte ihre Wirkung entfalten (Kap. 17).

14.9 Energie allein ist nicht genug

›› Neben Kohlenhydraten, Proteinen und Fetten muß die Nahrung auch eine Minimalmenge an Wasser, Mineralstoffen, Spurenelementen und Vitaminen enthalten, wenn der Organismus normal funktionieren soll. Ballaststoffe, eine heterogene Gruppe kaum verdaubarer Substanzen pflanzlichen Ursprungs, sind für die Verdauung wichtig, weil sie u.a. durch ihre Masse den Weitertransport des Stuhls durch das Kolon beschleunigen. ‹‹

Weiter oben wurde gezeigt, daß die Nahrung eine adäquate Energiemenge und genügend essentielle Aminosäuren und essentielle Fettsäuren enthalten muß. Zusätzlich sind eine Reihe von **Spurenelementen** notwendig, insbesondere F, Cu, Si, V, Sn, Ni, Se, Mn, Mo, Cr und Co, sowie große Mengen der gewöhnlichen **Mineralstoffe,** wie Na, K, Cl, P, Mg, Ca, Zn, J, S, Fe (Tab. 14.**3**).

Vitamine gehören zu einer anderen Gruppe essentieller Nahrungsbestandteile. Es sind organische Stoffe, die nicht als metabolische Substrate für die Energieversorgung, sondern z.T. als Kofaktoren bei wichtigen enzymatischen Reaktionen dienen. Dies gilt nicht für die Vitamine A, C, D und E. Vitamin D wird im Körper zu 1,25-$(OH)_2$-Cholecalciferol (auch D-Hormon oder Calcitriol genannt) umgewandelt und an spezifische Rezeptoren der Zelle gebunden, so daß es mehr ein Hormonvorläufer als ein Koenzym ist. Es ist üblich, **wasserlösliche** (Tab. 14.**4**) von **fettlöslichen Vitaminen** (Tab. 14.**5**) zu unterscheiden, und zwar hauptsächlich, weil ein Mangel an den fettlöslichen Vitaminen A, K und E bei Patienten gesehen wird, die eine verminderte Fettabsorption aus dem Darm haben. (Das vierte fettlösliche Vitamin, Vitamin D, wird auf S. 352 besprochen.)

Bei Krankheiten des Dünndarms, z.B. bei Morbus Crohn, und nach chirurgischer Entfernung größerer

Tabelle 14.**3** **Elektrolyte und Spurenelemente.** Wichtige Funktionen, Mangelsymptome, Hauptquellen und täglicher Bedarf*

Element	Funktion	Mangelsymptome	Quellen	Täglicher Bedarf (Erwachsene)
Calcium	Knochen- und Zahnbildung; Blutgerinnung, Signalübertragung	Osteoporose, Rachitis; neuromuskuläre Übererregbarkeit	Milchprodukte	800 mg
Chlor	extrazelluläres Anion, exokrine Sekretion, Zell-pH-Regulation	nicht bekannt	Kochsalz	2,0 g
Chrom	Glucosestoffwechsel	Glucosestoffwechsel gestört	Hefe, Nüsse	< 50 µg
Eisen	Hämoglobin- und Cytochrom-bestandteil	Anämie	Fleisch, Getreide	10 mg
Fluor	Knochen- und Zahnbildung	Zahnschäden	Tee, Seetiere	2 mg
Jod	Schilddrüsenhormonbestandteil	Hypothyreoidismus, Kropf	Seetiere, Milchprodukte	140 µg
Kalium	Zellvolumen, Zellpotential	intrazelluläre Azidose, neuromuskuläre Erregung	Fleisch, Früchte	2,5 g
Kobalt	Cobalaminbestandteil	nicht bekannt	Leber, Fleisch	0,1 µg
Kupfer	Enzymbestandteil	Anämie	Fleisch	2 mg
Magnesium	Enzymaktivator	neuromuskuläre Übererregbarkeit	Getreide, grünes Gemüse	350 mg
Mangan	Enzymbestandteil	nicht bekannt	weit verbreitet	< 6 mg
Molybdän	Enzymbestandteil	bei Patienten mit ausschließlich parenteraler Ernährung	Gemüse, Getreide	< 40 µg
Natrium	Extrazellulärvolumen, Zellpotential	Hypotonie, Hypovolämie	Kochsalz	2,5 g
Phosphor	Knochen- und Zahnbildung	Knochenentkalkung, Hypophosphatämie	Milchprodukte, Getreide	800 mg
Schwefel	Bestandteil von Proteinen	nicht bekannt	Cystin, Cystein, Methionin	300 mg
Selen	an Vitamin-E-Wirkung beteiligt	Anämie, Kardiomyopathie, Myopathie	Seetiere, Fleisch, Getreide	< 50 µg
Zink	Enzymbestandteil, Insulinspeicherung	verzögerte Sexualentwicklung, Hautläsionen, Immunstörungen, Geschmacksstörungen	weit verbreitet	15 mg

* Silicium, Vanadium, Zinn, Nickel und Arsen werden auch für essentielle Nahrungsbestandteile gehalten, doch sind der tägliche Bedarf beim Menschen sowie spezifische Mangelsymptome nicht bekannt.

Tabelle 14.**4** **Wasserlösliche Vitamine.** Wichtige Funktionen, Mangelsymptome, Hauptquellen und täglicher Bedarf

Vitamin	Funktion	Mangelsymptome	Quellen	Täglicher Bedarf[1]
Thiamin (Vitamin B_1)	Dekarboxylierungskofaktor	Beriberi; Wernicke-Enzephalopathie	Schweinefleisch, unbehandeltes Getreide	1,4 mg
Riboflavin[2]	Flavoproteinbestandteil	Glossitis; Lippenschrunden	Leber, Hefe, Milch, Weizenkeime	1,6 mg
Nicotinamid und -säure[3]	Bestandteil von NAD^+ und $NADP^+$	Pellagra	Leber, Nahrungs-tryptophan	18 mg
Pantothensäure[2]	CoA-Bestandteil	Burning-foot-Syndrom	Eier, Leber, Hefe	5 – 10 mg
Folsäure[2]	Koenzym bei der Fettsynthese	Sprue; megaloblastische Anämie	grünes Gemüse, Leber, Getreide	0,4 mg
Pyridoxol (Vitamin B_6)	Bestandteil von Pyridoxalphosphat	Krämpfe (Kinder), periphere Neuropathie (Erwachsene)	Hefe, Weizen, Leber, Fleisch	2,2 mg
Cobalamin (Vitamin B_{12})	Koenzym für Homo-cystinmethylierung	perniziöse Anämie	Leber, Fleisch, Eier	0,003 mg
Ascorbinsäure (Vitamin C)	Redoxsystem	Skorbut	Zitrusfrüchte, Obst und Gemüse	60 mg
Biotin (Vitamin H)	Koenzym bei der Fettsynthese	Dermatitis, Hypercholesterinämie	Eigelb, Leber, Hefe	0,2 mg[4]

[1] Empfohlene Menge für einen 70 kg schweren Mann. Die Werte für Frauen sind sehr ähnlich.
[2] Gehört zum Vitamin-B_2-Komplex (Mangelerscheinungen wurden früher auf ein Vitamin B_2 zurückgeführt).
[3] Eigensynthese. Pellagra tritt nur bei verminderter Tryptophanbereitstellung auf (S. 365).
[4] Bedarf unbekannt. Diese Menge ist etwa in der normalen Nahrung enthalten.

Tabelle 14.**5** **Fettlösliche Vitamine.** Wichtige Funktionen, Mangelsymptome, Hauptquellen und täglicher Bedarf

Vitamin	Funktion	Mangelsymptome	Quellen	Täglicher Bedarf[1]
Retinol (Vitamin A)	Rhodopsinbestandteil; reguliert Epithelwachstum und -differenzierung	Nachtblindheit, Xerophthalmie, trockene Haut	gelbe(s) Gemüse und Früchte; Leber	1 mg
Calciol (Vitamin D)	erhöht Ca^{2+}- und PO_4^--Absorption im Darm	Rachitis, Osteomalazie	Fischöl[2]	5 µg
Tocopherol (Vitamin E)	Antioxidans, schützt Membranproteine	Muskelschwäche	grünes Gemüse, Pflanzenöle	10 mg
Menachinon (Vitamin K)	Kofaktor bei der γ-Karboxylierung der Gerinnungsfaktoren II, VII, IX und X	Gerinnungsstörungen	grünes Gemüse[3]	0,03 mg

[1] Empfohlene Menge für einen 70 kg schweren Mann. Die Werte für Frauen sind sehr ähnlich.
[2] Calciol kann im Körper aus Cholesterin gebildet werden, vorausgesetzt, die Haut ist ausreichend der UV-Strahlung ausgesetzt, die in den Keratinozyten 7-Dehydrocholesterin zu Prävitamin D_3 umwandelt.
[3] Vitamin K wird von den Bakterien im Kolon synthetisiert, so daß normalerweise eine Zufuhr mit der Nahrung unnötig ist.

Darmsegmente kann die intestinale Absorption von Nahrungsstoffen so stark beeinträchtigt sein, daß der Patient chronischer **parenteraler Ernährung** bedarf. Eine solche Therapie ist notwendig für das Überleben von Patienten, die nur noch ihr Duodenum und weniger als etwa 0,5 m funktionierendes Jejunum oder Ileum besitzen. Eine solche Ernährung muß nicht nur energetisch adäquat sein, sondern auch alle Mineralien, Spurenelemente, Vitamine und essentiellen Amino- und Fettsäuren in genügender Menge enthalten.

Schließlich ist **Wasser** ein essentieller Nahrungsbestandteil, da das im Stoffwechsel gebildete Wasser beim Menschen nicht ausreicht, um den Wasserverlust durch Verdunstung von Haut und Schleimhäuten sowie durch die Ausscheidung mit Urin und Stuhl auszugleichen. Wasser wird auch mit festen Nahrungsmitteln aufgenommen, doch das meiste ist in Getränken enthalten. **Durst** und Trinken werden wie Hunger und Essen durch den Hypothalamus geregelt; dabei ist der Hypothalamus in eine negative Rückkopplungschleife eingebunden, die auf Änderungen der Plasmaosmolalität und des Extrazellulärvolumens reagiert (Kap. 13).

Der Ausdruck **Ballaststoffe** beschreibt eine Gruppe mehr oder weniger inerter, aber trotzdem wichtiger Nahrungsbestandteile pflanzlichen Ursprungs. Dazu gehören *Cellulose*, eine Reihe von *anderen Polysacchariden* und *Lignin*, ein Bestandteil höherer Pflanzen mit einer steroidähnlichen Struktur. Obwohl Ballaststoffe durch körpereigene Enzyme nicht angreifbar sind, kann Cellulose durch die Darmbakterien (S. 432) zu kurzkettigen, im Darm resorbierbaren Fettsäuren abgebaut werden. Aber auch unverdaute Ballaststoffe haben eine ganze Reihe von Effekten auf die Verdauung. Im *Magen* fördern sie das Gefühl der Sattheit dadurch, daß sie sein Füllvolumen erhöhen und seine Entleerung verlangsamen. Sie stimulieren zudem die Magensaftresektion. Im *Dünndarm* verlangsamen visköse Ballaststoffe, wie z.B. Pektin (aus Haferkörnern und Gemüsen), die Absorption von Glucose und verringern die von Cholesterin. Konsequenterweise werden solche Ballaststoffe bei der Behandlung des Diabetes mellitus und in Fällen benützt, bei denen Lipid- und LDL-Konzentrationen im Plasma erhöht sind. Im *Kolon* erhöhen die Ballaststoffe das Volumen des Darminhalts, was über eine Dehnung der Darmwand zu einer Verkürzung der Passagezeit in diesem Darmabschnitt führt. Man nimmt an, daß Darmdivertikel (Ausstülpungen) besonders dann entstehen, wenn zuwenig Ballaststoffe aufgenommen werden. Auch das Kolonkarzinom scheint bei den Personengruppen weniger häufig aufzutreten, die in Ländern mit einem hohen Ballaststoffanteil in der Nahrung leben. Darüber hinaus erhöhen Ballaststoffe die Ausschüttung von GIP (glucose-dependent insulin-releasing peptide) und Glucagon, während die Insulinsekretion gebremst wird.

Zum Weiterlesen...

1 Goldstein, J. L., M. S. Brown: Familial hypercholesterolemia. In: Scriver, C. R., A. L. Beandet, W. S. Sly, D. Vanee: The Metabolic Basis of Inherited Disease, 6th ed. Vol. I, Part 7: Lipoprotein and Lipid Metabolism Disorders. McGraw Hill, New York 1989 (pp. 1215 – 1250)

2 Green, M., H. L. Greene: The Role of the Gastrointestinal Tract in Nutrient Delivery. Academic Press, New York 1984

3 Grundy, S. M.: HMG-CoA reductase inhibitors for treatment of hypercholesterolemia. New Engl. J. Med. 319 (1989) 24 – 33

4 Havel, R. J., J. P. Kane: Structure and metabolism of plasma lipoproteins. In: Scriver, C. R., A. L. Beandet, W. S. Sly, D. Vanee: The Metabolic Basis of Inherited Disease, 6th ed. Vol. I, Part 7: Lipoprotein and Lipid Metabolism Disorders. McGraw Hill, New York, 1989 (pp. 1129 – 1138)

5 Heatley, R. V., M. S. Losowsky, J. Kelleher: Clinical Nutrition in Gastroenterology. Churchill-Livingstone, Edinburgh 1986

6 Kuchel, P. W., G. B. Ralston: Schaum's Outline of Theory and Problems of Biochemistry. McGraw Hill, New York 1988

7 Stryer, L.: Biochemistry, 3rd ed. Freeman, New York 1988

7a Wieser, W.: Bioenergetik. Energietransformationen bei Organismen. Thieme, Stuttgart 1986

8 Woods, S. C., G. J. Taborsky, D. Porte: Central nervous system control of nutrient homeostasis. In: Mountcastle, V. B., F. E. Bloom, S. R. Geiger: Handbook of Physiology. The Nervous System, Sect. I, Vol. IV: Intrinsic Regulatory Systems of the Brain. American Physiological Society, Washington 1986 (pp. 365 – 412)

... und noch weiter

9 Alberts, B., D. Bray, J. Lewis, M. Raff, K. Roberts, J. D. Watson: Molecular Biology of the Cell, 2nd ed. Garland, New York 1989

10 Barinage, M.: "Obese" protein slims mice. Science 269 (1995) 475 – 476

11 Barinage, M.: Obesity: Leptin receptor weighs in. Science 271 (1996) 29

12 Campfield, L. A., F. J. Smith, Y. Guisez, R. Devos, P. Burn: Recombinant mouse OP protein: evidence for a peripheral signal linking adiposity and central neural networks. Science 269 (1995) 546 – 548

13 Consolazio, C. F., R. E. Johnson, L. J. Pecors: Physiological Measurements of Metabolic Functions in Man. McGraw Hill, New York 1963

14 Devlin, T. M.: Textbook of Biochemistry with Clinical Correlations. Wiley, New York 1986

15 DuBois, D., E. F. DuBois: The measurement of the surface area of man. Arch. intern. Med. 15 (1915) 868 – 881

16 Frederich, R. C., A. Hamann, S. Anderson, B. Löllmann, B. B. Lowell, J. S. Flier: Leptin levels reflect body lipid content in mice: Evidence for diet-induced resistance to leptin action. Nature Medicine 1 (1995) 1311 – 1314

17 Friedman, J. M., R. L. Leibel: Tackling a weighty problem. Cell 69 (1992) 217 – 220

18 Ganong, W. F.: Review of Medical Physiology. Lange Medical Publications, Los Altos/Calif.

19 Guyton, A. C.: Textbook of Medical Physiology, 7th ed. Saunders, Philadelphia 1986

20 Halaas, J. L., K. S. Gajiwala, M. Maffei, S. L. Cohen, B. T. Chait, D. Rabinowitz, R. L. Lallone, S. K. Burley, J. M. Friedman: Weight-reducing effect of the plasma protein encoded by the obese gene. Science 269 (1995) 543–546

21 Hamilton, B. S., D. Paglia, A. Y. M. Kwan, M. Deitel: Increased obese mRNA expression in omental fat cells from massively obese humans. Nature Medicine 1 (1995) 953–955

22 Lonnqvist, F., P. Arner, L. Nordfors, M. Schalling: Over-expression of the obese (ob) gene in adipose tissue of human obese subjects. Nature Medicine 1 (1995) 950–953

23 Pelleymounter, M. A., M. J. Cullen, M. B. Baker, R. Hecht, D. Winters, T. Boone, F. Collins: Effects of the obese gene product on body weight regulation in ob/ob mice. Science 269 (1995) 540–543

24 Silbernagl, S., A. Despopoulos: Taschenatlas der Physiologie, 4. Aufl. Thieme, Stuttgart 1991

25 Tartaglia, L. A. et al.: Identification and Expression cloning of a leptin receptor, OB-R. Cell 83 (1995) 1263–1271

26 Van Driel, I.: The low density lipoprotein receptor and cholesterol homeostasis. Life Sci. 2 (1990) 18–26

27 Vick, R. L.: Contemporary Medical Physiology. Addison-Wesley, Reading/Mass 1984

27a Wurtman, R. J.: What is leptin for, and does it act on the brain? Nature Medicine 2 (1996) 492–493

28 Young, J. A., D. I. Cook, A. D. Conigrave, C. R. Murphy: Gastrointestinal Physiology. Rainforest Publishing, Sydney 1991

29 Zhang, Y., R. Proenca, M. Maffei, M. Barone, L. Leopold, J. M. Friedman: Positional cloning of the mouse obese gene and its human homologue. Nature 372 (1994) 425–432

Temperaturregulation und Wärmehaushalt

C. Jessen

15

15.1 Ein Regelkreis

» Eine konstante Körpertemperatur setzt die Gleichheit von Wärmeproduktion und Wärmeabgabe voraus. Wenn innere oder äußere Störungen eine dieser beiden Größen verändern, wird die andere so nachgeführt, daß sich ein neues Gleichgewicht einstellt. Signale aus Temperaturmeßfühlern im Körperkern und in der Haut bilden die Eingangsgrößen dieser Regelung. «

Homoiothermie

Der Mensch ist homoiotherm (gleichwarm). Seine Temperatur bleibt auch dann in gewissen Grenzen konstant, wenn er sich nicht in einer thermisch neutralen Umgebung befindet, sondern äußeren Kälte- oder Wärmebelastungen ausgesetzt ist. Da die Temperatur eines wärmeproduzierenden Körpers nur dann stabil ist, wenn Wärmeproduktion und Wärmeabgabe gleich groß sind, erfordert Homoiothermie in Kälte und Wärme **geregelte Anpassungen** von Wärmeproduktion und Wärmeabgabe. Das wird am Gegenbeispiel eines thermisch idealisierten unbelebten Körpers deutlich (Abb. 15.**1**), der eine nichtgeregelte Temperatur von 37 °C hat und in dem aus einer Energiequelle 70 W freigesetzt werden. Die Wärmeabgabe dieses Körpers durch Strahlung, Leitung und Konvektion ist proportional der Temperaturdifferenz zwischen Körper und Umgebung und daher Null, wenn die Temperatur der Umgebung ebenfalls 37 °C beträgt. Mit sinkender Temperatur der Umgebung nimmt die Wärmeabgabe linear zu, und wir nehmen in diesem Fall an, daß sie bei 28 °C die Höhe der Wärmeproduktion erreicht (Schnittpunkt der Geraden). Dann gilt, daß nur bei 28 °C ein **passives Gleichgewicht** von Wärmeproduktion und -abgabe besteht und eine zeitlich konstante Temperatur des Körpers gewährleistet. Unterhalb 28 °C ist die Wärmeabgabe größer als die Wärmeproduktion, so daß der Körper abkühlt. Oberhalb einer Umgebungstemperatur von 28 °C heizt sich der Körper auf.

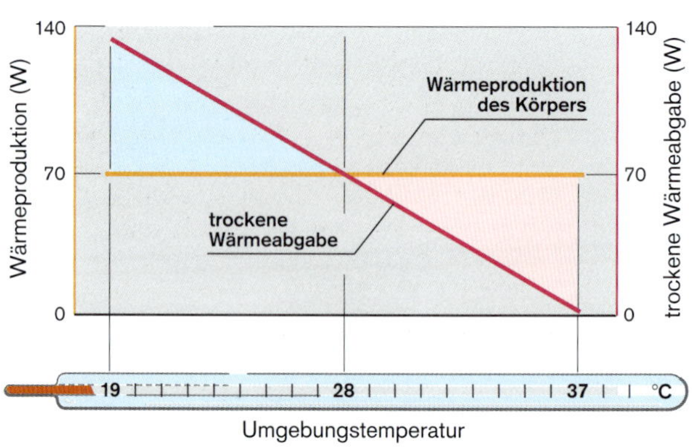

Abb. 15.**1** **Trockene Wärmeabgabe eines 37 °C warmen (unbelebten) Körpers durch Strahlung, Leitung und Konvektion (rote Gerade) als Funktion der Umgebungstemperatur.** Die Wärmeproduktion dieses thermisch idealisierten Körpers beträgt 70 W (orange Gerade) und steht damit nur bei einer Umgebungstemperatur von 28 °C in einem passiven Gleichgewicht mit der trockenen Wärmeabgabe. Um das thermische Gleichgewicht auch in einem erweiterten Umgebungstemperaturbereich erhalten zu können, bedarf es zusätzlicher Mechanismen; sie stehen dem lebenden Homoiothermen zur Verfügung. Wenn die Temperatur des Körpers (37 °C) auch bei Umgebungstemperaturen über 28 °C nicht ansteigen soll, muß das Defizit der trockenen Wärmeabgabe (rote Fläche) durch Verdunstungskühlung ausgeglichen werden, während unterhalb einer Umgebungstemperatur von 28 °C die Wärmeproduktion steigen muß (blaue Fläche), um ein Absinken der Körpertemperatur zu verhindern.

Diese Gesetzmäßigkeiten gelten auch für lebende Körper. Wenn die **Körpertemperatur konstant** sein und als Voraussetzung eine Gleichheit von Wärmeproduktion und Wärmeabgabe eingestellt werden soll, dann muß das temperaturregulierende System bei Umgebungstemperaturen unterhalb des Schnittpunkts von Basiswärmeproduktion und Wärmeabgabe die Produktion erhöhen (z. B. durch Kältezittern). Andererseits muß oberhalb des Schnittpunkts das Defizit der „trockenen" Wärmeabgabe durch Verdunstungskühlung (Schwitzen) ausgeglichen werden.

Der Vergleich zwischen den Wärmebilanzen von Mensch und unbelebtem Körper hat insofern Grenzen, als auch die trockene Wärmeabgabe durch das Regulationssystem variiert wird, und zwar durch Änderungen der Hautdurchblutung, welche die Hauttemperatur und damit die für die trockene Wärmeabgabe entscheidende Temperaturdifferenz zur Umgebung beeinflussen. Hier greift auch das **Verhalten** als weiteres Stellglied des Systems an. In der Regel versucht man, durch Änderung der Isolation (Kleidung) die trockene Wärmeabgabe so anzupassen, daß sie allein die aktuelle Wärmeproduktion ausgleicht.

Biologische Regulation in technischen Begriffen

Die geregelte Größe des Systems (S. 8 ff.) ist die Innentemperatur des Körpers, die sog. **Kerntemperatur** (Abb. 15.**2**, 15.**6**). Ihr Istwert wird durch Kerntemperaturfühler gemessen und mit einem Sollwert verglichen. Differenzen zwischen Ist- und Sollwert ergeben Regelabweichungen und aktivieren die Stellglieder der Wärmeabgabe oder -produktion, so daß die Abweichungen der Kerntemperatur begrenzt werden. Die Aktivität der Stellglieder ist proportional der Größe der Regelabweichung. Innere Störgrößen (z. B. erhöhte Wärmeproduktion bei Arbeit) treffen direkt den Kern, während äußere Störgrößen (z. B. erhöhte Wärmeabgabe bei niedriger Lufttemperatur) primär auf die Körperschale einwirken. Auch die Haut als Teil der Schale enthält Temperaturmeßfühler.

Aus diesem Konzept der **Proportionalregelung** folgt, daß nur eine **Regelabweichung,** also eine Differenz zwischen Ist- und Sollwert, die Stellglieder aktiviert. Wenn etwa eine größere Wärmeproduktion bei Arbeit eine Steigerung der Wärmeabgabe erfordert, dann muß diese durch eine Erhöhung der Kerntemperatur über den Sollwert ausgelöst und aufrechterhalten werden. Bei innerer Belastung kann also das Regelsystem die Kerntemperatur nicht auf einem unveränderten Sollwert halten, sondern nur die Abweichung begrenzen, indem es ein Gleichge-

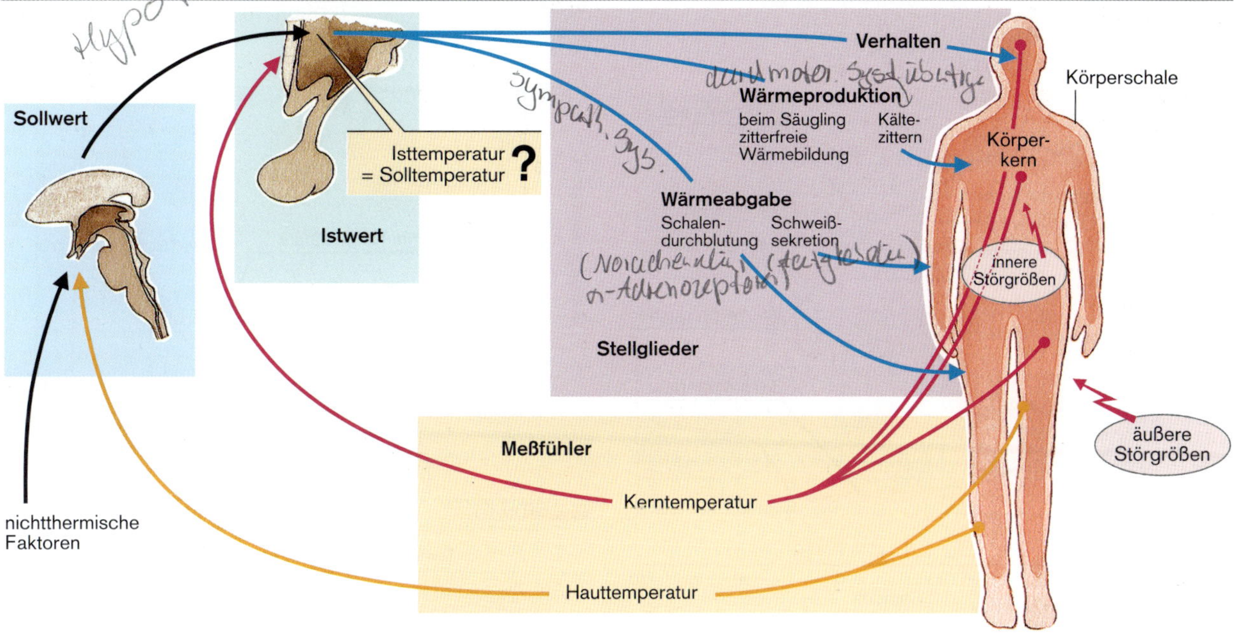

Abb. 15.**2** **Regelkreis der Temperaturregulation.** Der Istwert der Körperkerntemperatur (gemessen an verschiedenen Orten im Kern) wird durch innere Störgrößen verändert, so daß der Regler (im Hypothalamus) eine Regelabweichung vom Sollwert registriert. Die daraus entstehenden Steuersignale aktivieren Stellglieder, die den Störgrößen entgegenwirken (negative Rückkopplung) und damit die Regelabweichung begrenzen. Äußere Störgrößen wirken primär auf die Haut. Änderungen der Hauttemperatur verstellen den Sollwert, so daß trotz eines unveränderten Istwerts eine Regelabweichung entsteht (s. a. S. 8 ff.).

wicht von Wärmeproduktion und -abgabe bei anhaltender Regelabweichung einstellt. Antworten auf äußere Belastungen können dagegen durch die Annahme einer Sollwertverstellung gedeutet werden. Nach dieser Vorstellung erhöhen Signale aus den Thermorezeptoren der Haut mit sinkender Temperatur den Sollwert. Damit entsteht auch bei unverändertem Istwert des Kerns eine Regelabweichung. Die resultierende Aktivierung der Stellglieder wirkt den äußeren Störgrößen entgegen, und die Kerntemperatur kann konstant bleiben (9).

Neuronale Komponenten

Kerntemperaturmeßfühler befinden sich möglicherweise in allen Teilen des Körperkerns. Im Tierversuch wird die Bedeutung von Signalen aus Meßfühlern in Hypothalamus und Rückenmark besonders deutlich (Abb. 15.**3**). Die anatomische Struktur der Meßfühler ist unbekannt. In Rückenmark und Hypothalamus gibt es jedoch Neurone, deren Frequenz sich mit der lokalen Temperatur stark ändert (Abb. 15.**4**). Dabei werden in der Mehrheit Neurone gefunden, deren Aktivität mit steigender Temperatur zunimmt **(Warmrezeptoren)**. In der Haut überwiegen demgegenüber die **Kaltrezeptoren**.

Die **Reglerfunktion** ist vorwiegend an die Neuronenverbände des Hypothalamus gebunden. Hier konvergieren die afferenten Temperatursignale aus den verschiedenen Teilen des Kerns, auch des Hypothalamus selbst, zu einem integrierten Kerntemperatursignal. Ebenfalls im Hypothalamus wird der Sollwert gebildet, und auch die efferenten Signale zu den Stellgliedern haben hier ihren Ursprung. Die **Steuersignale** für das Kältezittern werden durch das motorische System übertragen, während die Wärmebildung im braunen Fett (S. 380) über das sympathische System angesteuert wird (Noradrenalin, β-Adrenozeptoren). Das gilt auch für die Hautdurchblutung (Noradrenalin, α-Adrenozeptoren) und Schweißsekretion (Acetylcholin).

Wie erhält das System seinen Sollwert?

Das weiß man nicht! In einer technischen Temperaturregelung wird der Sollwert durch Elemente realisiert, die ein von der Temperatur unabhängiges Referenzsignal liefern. Dieses Signal bildet gewissermaßen einen Eichstandard, mit dem die Signale der Temperaturmeßfühler verglichen werden. Die Suche nach temperaturunabhängigen Referenzneuronen im Hypothalamus ist bisher erfolglos geblieben. Damit werden die Grenzen der Analogie zwischen biologischer Temperaturregulation und technischer Temperaturregelung deutlich. Der technische Regelkreis ist nicht mehr als ein didaktisches Mittel, um die Funktionen einzelner Elemente einzuordnen und das Verstehen einer biologischen Regulation zu erleichtern.

Das gilt auch für die Einflüsse nichtthermischer Faktoren, die dann als **Sollwertverstellung** gedeutet werden. Ein Beispiel ist der Tagesgang der Kerntemperatur (Abb. 15.**5**). Sie durchläuft am frühen Morgen ein Minimum, das ca 0,6 °C unterhalb des Maximums am Nachmittag liegt. Der **Tagesrhythmus** ist Ausdruck einer

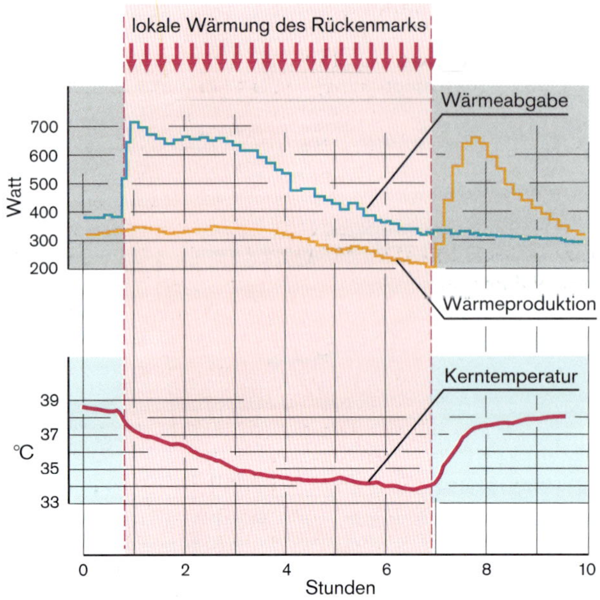

Abb. 15.**3** **Kerntemperaturmeßfühler im Rückenmark.** Die lokale Wärmung des Rückenmarks eines Ochsen erhöhte die Wärmeabgabe bei nahezu unveränderter Wärmeproduktion, so daß die Kerntemperatur auf etwa 34 °C sank. Nach Beendigung der Rückenmarkswärmung stieg die Wärmeproduktion an und führte die Kerntemperatur auf ihren Ausgangswert zurück. Dieser Versuch beweist die Existenz von Kerntemperaturfühlern im Rückenmark. Stellen Sie sich vor, Sie würden den Raumtemperaturfühler eines klimatisierten Raums mit heißer Luft anblasen. Der Effekt dieser Manipulation auf die Raumtemperatur wäre dem der Rückenmarkswärmung auf die Kerntemperatur direkt vergleichbar, während die lokale Wärmung einer temperaturfühlerfernen Zone des Raums (wie auch des Versuchstieres) zwar zu einer Erhöhung der Wärmeabgabe führen, aber einen Anstieg der Temperatur im gesamten Raum (oder Kern) voraussetzen würde.

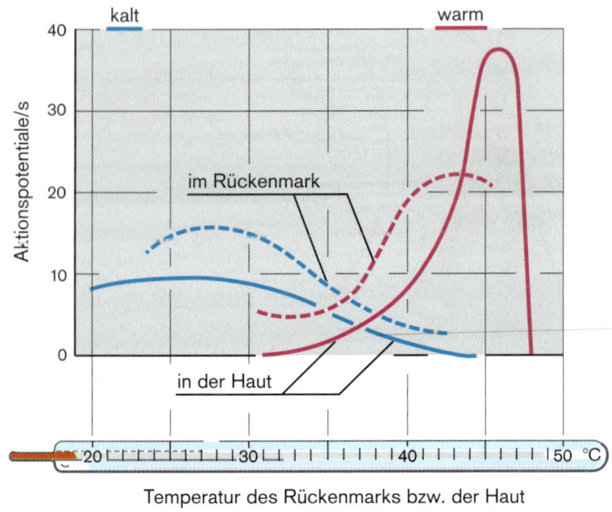

Abb. 15.**4** **Temperaturempfindliche Neurone in Rückenmark und Haut.** Die statische Entladungsfrequenz (Ordinate) einzelner afferenter Neurone ist temperaturabhängig. Es gibt sowohl kaltempfindliche (steigende Frequenz bei sinkender Temperatur) als auch warmempfindliche Einheiten. (Die Zuordnungen „kalt" bzw. „warm" beziehen sich dabei auf die Frequenzantworten im mittleren Temperaturbereich von 30–40 °C.) Diese Neurone gelten als Afferenzen der Temperaturmeßfühler des Körperkerns und der Haut. Hauttemperaturfühler besitzen außerdem eine ausgeprägte dynamische Empfindlichkeit gegenüber schnellen Temperaturänderungen (nach 5,16).

endogenen Periodik, die durch äußere Zeitgeber wie den Hell-Dunkel-Wechsel mit der Ortszeit synchronisiert wird. Die **postovulatorische Erhöhung** um etwa 0,4 °C (Abb. 15.**5**) läßt sich als Sollwertverstellung durch Hormone deuten. Ein letztes Beispiel zeigt die Vermaschung verschiedener vegetativer Regelkreise: Mit zunehmender Dehydratation steigt der Sollwert (Abb. 15.**12**).

15.2 Wärmebildung und Wärmeabgabe

›› Unter Ruhebedingungen erfolgt die Wärmeproduktion vornehmlich im Körperkern. Mit dem Blut wird die Wärme zur Haut transportiert (innere Wärmeübertragung) und von dort aus an die Umgebung abgegeben (äußere Wärmeabgabe). ‹‹

Kern und Schale

Diese Begriffe kennzeichnen das **Temperaturfeld des Körpers.** Der Kern besteht aus dem Gehirn und dem Inneren des Rumpfes. Hier befinden sich stoffwechselintensive Organe, in denen unter Ruhebedingungen etwa 70% der gesamten Wärme erzeugt werden. Wie Abb. 15.**6** zeigt, ist eigentlich nur der Kern homoiotherm. Seine Temperatur bleibt nahezu konstant, wenn die Umgebungsbedingungen sich von einer milden Wärmebelastung zu einer leichten Kältebelastung ändern. Demgegenüber nähert sich die Temperatur der Schale von ihren kernnahen Schichten nach außen immer mehr der Umge-

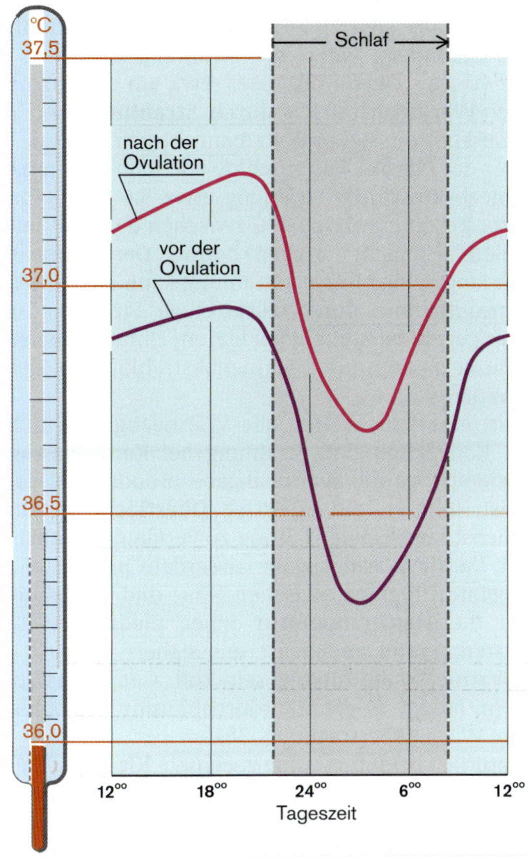

Abb. 15.5 **Tagesgang der Körperkerntemperatur** unter thermoneutralen Bedingungen als Ausdruck einer endogenen tagesrhythmischen Sollwertverstellung. Der Tagesgang an sich ist unabhängig von Alter und Geschlecht. Bei Frauen tritt eine weitere Form der Sollwertverstellung auf: Unter der Wirkung des Progesterons wird die Kerntemperatur in der zweiten Hälfte des Menstruationszyklus auf einem etwa 0,5 °C höheren Niveau geregelt (nach 15).

bungstemperatur an. Bei hoher Umgebungstemperatur ist die Schale dünn, so daß die 37 °C-Isotherme auch das Innere der distalen Extremitäten einschließt. Bei niedriger Umgebungstemperatur wird die Schale dicker, so daß sich jetzt neben radialen auch axiale Temperaturgradienten im Inneren der Extremitäten aufbauen. Damit werden Arme und Beine zu Teilen der Schale.

Die Kerntemperatur ist räumlich nicht so gleichmäßig, wie es Abb. 15.**6** vortäuscht. Dennoch genügt für klinische Zwecke ein repräsentativer Wert, der am sichersten als **Rektaltemperatur** bestimmt wird. Messungen der **Sublingualtemperatur** und besonders der **Axillartemperatur** erfordern die Mitarbeit des Patienten und sind deshalb nicht immer zuverlässig. Die Physiologen ziehen die tiefe **Ösophagustemperatur** vor, da sie Änderungen der Bluttemperatur schneller folgt als die Rektaltemperatur.

Wärmebildung

In Ruhe wird die im Stoffwechsel umgesetzte Energie zu Wärme. Die **Ruhewärmeproduktion** ist eine wichtige Größe der Wärmebilanz (Abb. 15.**1**). Sie wird in W/m² (Körperoberfläche) angegeben, da ein Vergleich von Menschen mit verschiedenen Körperformen zeigt, daß der Energieumsatz pro Flächeneinheit verhältnismäßig konstant ist. Als Richtwert für Erwachsene gilt ein Grundumsatz (S. 360) von etwa 45 W/m². Die Oberfläche läßt sich mit Näherungsformeln aus Gewicht und Größe bestimmen (Abb. 14.**1 A,** S. 361). Danach ergibt sich z. B. für einen Menschen von etwa 80 kg Gewicht und 180 cm Größe eine Oberfläche von 2 m², und damit ein Grundumsatz von 90 W.

Wenn bei Kältebelastung die Wärmeabgabe dieses Menschen 90 W übersteigt, dann muß er die Wärmeproduktion über den Ruhewert erhöhen, um seine Kerntemperatur konstant zu halten (Abb. 15.**1**). Der angenehmste Weg besteht in einer eiweißreichen Mahlzeit, die für einige Stunden zu einer erheblichen Erhöhung des Umsatzes führen kann. Körperliche **Arbeit** bietet eine weitere Möglichkeit; da ihr Wirkungsgrad 25 % nicht überschreitet, stehen mindestens 75 % der zusätzlich umgesetzten Energie als Wärme zur Verfügung. Dem Erwachsenen bleibt als letzter Weg das **Kältezittern,** unwillkürliche rhythmische Kontraktionen der Muskulatur, die sich einem erhöhten Grundtonus überlagern. Auf diese Weise kann die Wärmeproduktion kurz- bis mittel-

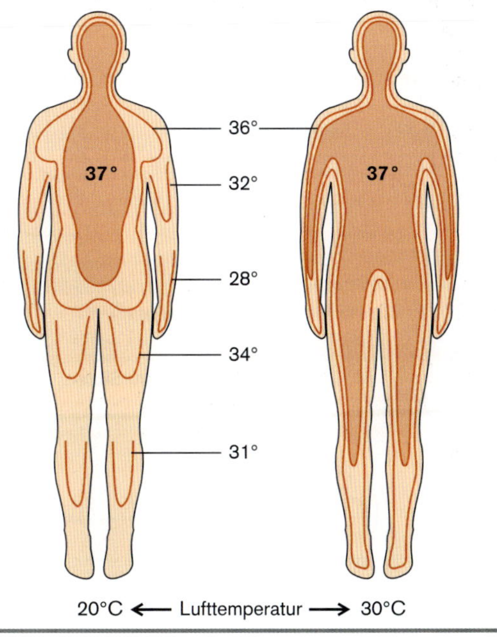

Abb. 15.6 **Temperaturfeld des Körpers.** Nur der Kern ist im eigentlichen Sinn homoiotherm, da seine Temperatur bei mäßigen Änderungen der Lufttemperatur konstant bleibt. Demgegenüber bilden sich bei Kältebelastung in den peripheren Schichten radiale und axiale Gradienten aus, so daß sich eine isolierende Schale von variabler Dicke ergibt (nach 1).

fristig auf das Vierfache des Ruhewerts gesteigert werden. Säuglinge verfügen außerdem über eine **zitterfreie Wärmebildung** im braunen Fettgewebe, das sich in den schalennahen Schichten des Rumpfes befindet. Seine Zellen erreichen bei Kältebelastung einen sehr hohen Energieumsatz (s. Lehrbücher der Biochemie), so daß die gesamte Wärmeproduktion um bis zu 60% steigen kann, obgleich der Anteil dieses Gewebes am Körpergewicht nur 1,5% beträgt.

Wärmeabgabe

Die Gesamtwärmeabgabe ist gleich der Summe der Komponenten Leitung, Konvektion, Strahlung und Verdunstung. Ihre Größen sind immer proportional der Körperoberfläche, so daß sie in W/m² angegeben werden.

Die Wärmeabgabe durch **Leitung** wird wesentlich von der Wärmeleitfähigkeit des Kontaktmaterials bestimmt und ist in der Regel gering, da wir Materialien mit niedriger Leitfähigkeit bevorzugen (Schaumstoffunterlage im Sessel eines Skilifts) oder die Kontaktflächen klein sind.

Bei der **konvektiven Wärmeabgabe** übernimmt die der Haut anliegende Luft Wärme durch Leitung, wird leichter und steigt auf. Damit tritt in der Grenzschicht eine laminare Strömung auf **(freie Konvektion;** Abb. 15.**7**). Die Wärmeabgabe über diesen Weg ist proportional der Temperaturdifferenz zwischen Haut und Luft und beträgt etwa 3,5 W/m² für eine Differenz von 1 °C. Mit zunehmender Windgeschwindigkeit nimmt die Wärmeabgabe steil zu **(erzwungene Konvektion;** Abb. 15.**8**), besonders, wenn die Strömung turbulent wird. Diese Werte steigen im Wasser etwa um den Faktor 200.

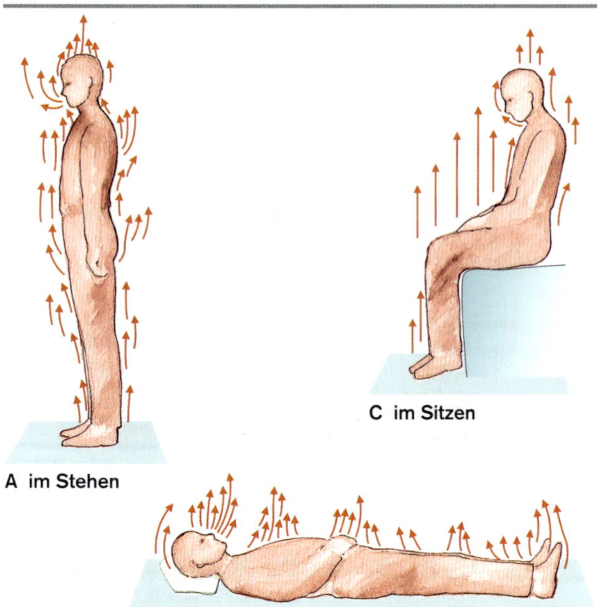

Abb. 15.**7** **Konvektive Wärmeabgabe bei Windgeschwindigkeit Null.** Die der Haut anliegende Luft übernimmt durch Leitung Wärme aus der Haut und steigt auf. Im Stehen (und z. T. im Sitzen) strömt die Grenzschicht parallel zur Längsachse des Körpers, so daß sich hier ein einerseits wärmeabführender, andererseits aber auch isolierender Luftmantel ergibt, dessen Dicke zum Kopf hin zunimmt. Im Liegen ist die Grenzschicht sehr dünn und die Wärmeabgabe dementsprechend größer (nach 3).

Der **Wärmeaustausch durch Strahlung** wird durch das Gesetz von Stefan-Boltzmann beschrieben (s. Lehrbücher der Physik). Für geschlossene Räume gilt, daß die Wärmeabgabe durch Strahlung etwa 5,4 W/m² für eine Temperaturdifferenz von 1 °C zwischen der Haut und den Wänden (also nicht der Luft!) beträgt. Der Wärmeabgabe durch langwellige Infrarotstrahlung kann eine erhebliche Wärmeaufnahme durch kurzwellige Strahlung heißer Körper gegenüberstehen; bei klarem Himmel überschreitet die Belastung durch Sonnenbestrahlung gelegentlich 800 W/m².

Gibt es Möglichkeiten, die Wärmeabgabe durch Leitung, Konvektion und Strahlung bei Kältebelastung zu reduzieren? Da die Wärmeabgabe proportional der Fläche ist, hilft es, die **effektive Oberfläche** durch eine möglichst kugelrunde Haltung zu verkleinern (Kauerstellung). Da die Wärmeabgabe außerdem proportional der Temperaturdifferenz zwischen Haut und Umgebung ist, sollte die **Hauttemperatur** einer niedrigeren Umgebungstemperatur möglichst angenähert werden, wenn die Wärmeabgabe niedrig sein soll. Genau das tut das System, indem es die Hautdurchblutung vermindert (s. innere Wärmeübertragung S. 381).

Natürlich beeinflußt eine geeignete **Kleidung** die Wärmeabgabe. Während leichte Sommerkleidung bei einer Temperaturdifferenz von 1 °C einen Wärmeübergang von 20 W/m² zuläßt, beträgt dieser Wert bei Polarkleidung nur etwa 2 W/m². Eine so hochgradige Isolation wird durch mehrschichtige Gewebe mit niedriger Wärmeleitfähigkeit erzielt, die im wesentlichen eine dicke Schicht nahezu ruhender Luft um die Haut legen (Mikroklima). Entscheidend ist also eine möglichst weitgehende **Unterdrückung der Konvektion.**

Die Verdampfungswärme des Wassers beträgt etwa 2400 kJ/l H_2O. Damit steht ein effektiver Weg der Wärmeabgabe zur Verfügung: die Sekretion von **Schweiß** kann 500 ml/(m² · h) betragen, dessen **Verdunstung** eine Wärmeabgabe von 333 W/m² bedeutet (W = J/s). Das entspricht der siebenfachen Ruhewärmeproduktion. Selbstverständlich muß der Schweiß verdunsten; abtropfender Schweiß wird zumindest für die Temperaturregulation umsonst vergossen! Die Verdunstung ist abhängig von der **Differenz der Wasserdampf-Partialdrücke** auf der Haut und in der Luft (also nicht von der Temperaturdifferenz!) und erzeugt für eine Differenz von 1 kPa eine Wärmeabgabe von etwa 58 W/m²; dieser Wert gilt für ruhende Luft und nimmt mit steigender Windgeschwindigkeit ähnlich wie die konvektive Wärmeabgabe zu. Die Unabhängigkeit der Verdunstung von der Lufttemperatur bedeutet, daß über diesen Weg auch dann Wärme abgegeben werden kann, wenn die Temperatur der Luft höher ist als die der Haut und damit andere Kanäle der Wärmeabgabe verschlossen sind. Wärmeabgabe durch Verdunstung setzt nur voraus, daß der Dampfdruck auf der Haut höher ist als in der umgebenden Luft. Abb. 15.**9** zeigt, daß deshalb bei einer Lufttemperatur von 37 °C und vollständiger Wasserdampfsättigung der Luft keine Wärmeabgabe durch Verdunstung möglich ist. Dem entspricht etwa die Situation nach einem Regenguß an einem sehr heißen Tag. Dann wird die Wärmeabgabe über alle Kanäle sehr schwierig. Das Gefühl einer drückenden **Schwüle** lähmt zweckmäßigerweise die Bereitschaft zur Arbeit. Unter diesen Bedingungen werden die Grenzen der Regelung bereits bei leichter Belastung erreicht (Hyperthermie S. 384). Andererseits kann auch bei einer Lufttemperatur von mehr als 50 °C eine zur Wärmeabgabe ausreichende Dampfdruckdifferenz bestehen, wenn die relative Feuchte der Luft niedrig ist.

Übrigens gibt auch ein nichtschwitzender Mensch Wärme durch Verdunstung ab. Die Ausatmungsluft ist wasserdampfgesättigt, und auch durch die nichtschwitzende Haut diffundiert ständig Wasser. Es ergibt sich ein gemeinsamer Wasserverlust von etwa 400 ml/Tag, der einer Wärmeabgabe von etwa 20% der Ruhewärmeproduktion entspricht (**Perspiratio insensibilis**).

Innere Wärmeübertragung

Die Wärmeabgabe nach außen setzt einen inneren Transport von den wärmeproduzierenden Organen zur wärmeabgebenden Haut voraus. Bei konstanter Körpertemperatur sind beide Transportraten gleich groß. Nun ist die **Wärmeleitfähigkeit der Gewebe** relativ niedrig. Ein Schalengewebe wie das subkutane Fett hat etwa die gleiche Wärmeleitfähigkeit wie Holz, und auch die Wärmeleitfähigkeit der undurchbluteten Muskulatur ist nicht viel größer. Daraus ergibt sich einerseits zwar eine gute Isolation bei Kältebelastung, andererseits aber ein Problem, wenn innere Wärmebelastungen (Arbeit) den Transport größerer Wärmemengen zur Haut erfordern. Die Lösung liegt dann in der konvektiven **Überbrückung der Schale;** in der arbeitenden Muskulatur wird Wärme als Stoffwechselendprodukt vom Blut aufgenommen und zur Haut befördert. **Regionale Durchblutungsanpassung** dient also nicht nur dem Gasaustausch, sondern auch der Variation des Wärmetransports und ist insofern ein wichtiges Stellglied der Temperaturregulation. Seine Kapazität kommt in der Änderung der **inneren Wärmedurchgangszahl** zum Ausdruck. Sie variiert pro Grad Temperaturdifferenz zwischen Kern und Haut von 7 bis 50 W/m^2.

Der untere Grenzwert der Wärmedurchgangszahl wird bei länger andauernder Kältebelastung erreicht. Die Durchblutung der Haut ist dann sehr gering, so daß ihre Temperatur sinkt und sich der Umgebungstemperatur annähert, mit der Folge, daß der Wärmeverlust minimiert wird. Eine besondere Rolle spielen in diesem Zusammenhang die Extremitäten, auf die mehr als die Hälfte der Körperoberfläche und damit auch potentiell mehr als die Hälfte der Wärmeabgabe entfällt. Hier erfaßt die **Durchblutungsdrosselung** nicht nur die Haut, sondern auch die tiefen Schichten der Muskulatur. Die Grenze der Drosselung wird durch die für den Ruhestoffwechsel erforderliche Minimaldurchblutung definiert. Eine besondere Anordnung der Gefäße in den Extremitäten hilft jedoch, die Wärmeverluste bei Minimaldurchblutung weiter zu reduzieren. Der venöse Rückstrom erfolgt dann über tiefe Venen, die den Arterien eng anliegen und die Wärme des arteriellen Bluts direkt in den Rumpf zurückführen (**Gegenstrom-Wärmeaustausch;** Abb. 15.**10**, s. a. Abb. 12.**26**, S. 307). Damit sinkt bei Kältebelastung die Temperatur nicht nur an der Oberfläche, sondern auch in der tiefen Muskulatur. Die Extremitäten werden jetzt Teil der Körperschale (Abb. 15.**6**).

Bei äußerer Wärmebelastung oder bei erhöhter Wärmeproduktion steigt die Hautdurchblutung stark an, und der Rückstrom des Bluts wird auf oberflächliche Venen umgeleitet. An den Akren sind die Durchblutungsände-

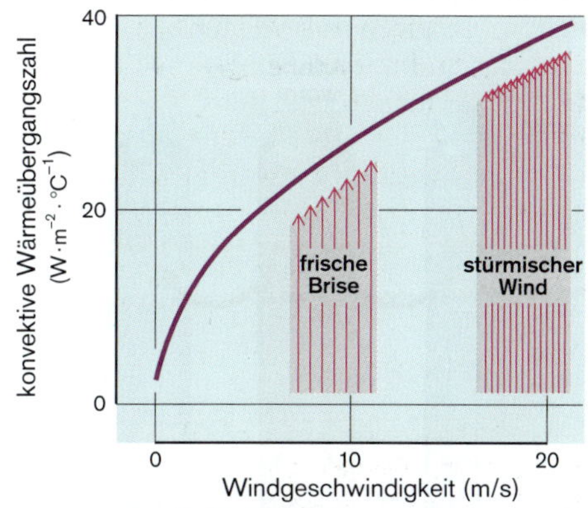

Abb. 15.**8** **Konvektive Wärmeabgabe als Funktion der Windgeschwindigkeit.** Die Wärmeabgabe (W/m^2) pro Grad Temperaturdifferenz zwischen Haut und Luft steigt mit der Windgeschwindigkeit. Man kann trotz Sonnenschein und angenehmer Lufttemperatur frieren, wenn ein Wind entsprechender Stärke weht! Eine gleichartige Abhängigkeit von der Windgeschwindigkeit besteht für die Wärmeabgabe durch Schweißverdunstung.

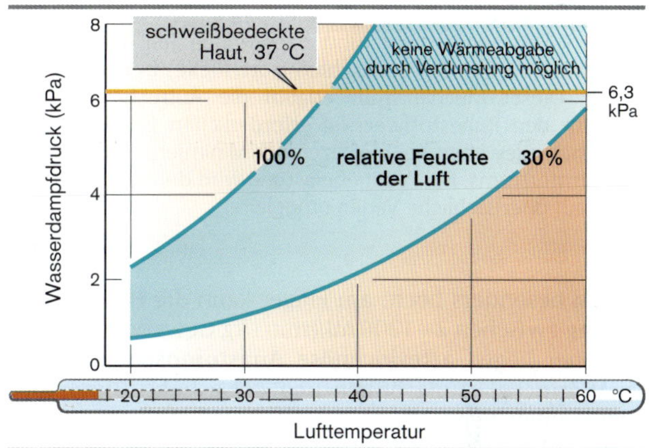

Abb. 15.**9** **Wasserdampfdruck der Luft in Abhängigkeit von Temperatur und relativer Feuchte.** Wärmeabgabe durch Verdunstung setzt voraus, daß der Wasserdampfdruck in der umgebenden Luft (blaugrüne Kurven) niedriger ist als auf der schweißbedeckten Haut, wo er bei 37 °C Hauttemperatur 6,3 kPa beträgt (orange Linie). Deshalb geht die Wärmeabgabe in wasserdampfgesättigter Luft (100% relative Feuchte) bei einer Lufttemperatur von 37 °C gegen Null (die blaugrüne 100%-Kurve schneidet die orange Linie), während relativ trockene Luft auch noch bei einer Lufttemperatur von 50 °C eine erhebliche Wärmeabgabe möglich macht (die blaugrüne 30%-Kurve liegt bei 50 °C deutlich unterhalb der orangen Linie).

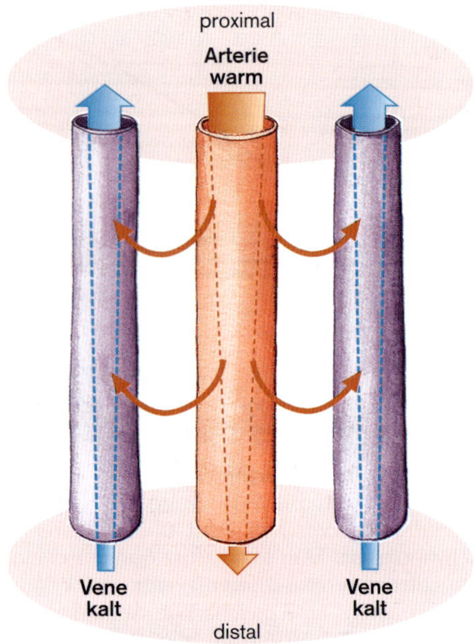

Abb. 15.**10** **Gegenstrom-Wärmeaustausch in den Extremitäten.** Bei Kältebelastung erfolgt der venöse Rückstrom über tiefliegende Venen, die einzeln oder paarig den Arterien eng anliegen. Das venöse Blut führt dabei einen Teil der Wärme des arteriellen Bluts im Kurzschluß (rote Pfeile) in den Rumpf zurück. Dieser Mechanismus erlaubt die Aufrechterhaltung einer für den Ruhestoffwechsel erforderlichen Durchblutung von Schalengeweben bei gleichzeitiger Minimierung des inneren Wärmestroms. Bei Wärmebelastung wird der venöse Rückstrom auf oberflächliche Venen umgeleitet.

rungen besonders hoch; am Finger kann die Hautdurchblutung zwischen 2 – 1200 ml/(min · kg Gewebe) schwanken. Hier liegen **arteriovenöse Anastomosen,** die sich bei Wärmebelastung öffnen und diese hohe Durchblutung ermöglichen.

15.3 Äußere und innere Belastungen

›› Wenn Klimatisierung und Kleidung versagen, müssen autonome Mechanismen den Kern thermostatisieren: Verminderung der Hautdurchblutung und Erhöhung der Wärmeproduktion bei Kälte, Schweißsekretion bei Wärme. Bei schwerer Arbeit in warmer Umgebung werden die Grenzen der Regelung schnell erreicht. ‹‹

Raumklima: mehr oder weniger angenehm

Ein Klima wird als komfortabel definiert, wenn man kein anderes vorziehen würde. Die Faktoren der physikalischen Wärmebilanz bestimmen auch die Komfortempfindung:
- Lufttemperatur,
- Strahlungstemperatur,
- Windgeschwindigkeit,
- Wasserdampfdruck der Luft,
- Wärmeproduktion,
- Kleidung.

Da sich die beiden letzten Faktoren dem Einfluß einer Klimaanlage entziehen, erscheint es verständlich, daß auch ein optimal klimatisierter Raum nicht alle Bewohner thermisch zufriedenstellt. Bei einem Kollektiv normal gekleideter Büromenschen erreicht die Quote der Zustimmung ihr Maximum (95%), wenn die Luft- und Strahlungstemperatur 23 °C beträgt, die Windgeschwindigkeit sehr niedrig (< 0,1 m/s) ist und die relative Feuchte bei etwa 50% liegt. Abweichungen einzelner Faktoren können in Grenzen durch gegenläufige Änderungen der anderen kompensiert werden (4).

Im Wasser liegt die Behaglichkeitstemperatur eines ruhenden Erwachsenen zwischen 35 und 36 °C. Dieser niedrig erscheinende Bereich wird plausibel, wenn man berücksichtigt, daß im Gleichgewicht die Temperaturen von Wasser und Haut um 1 – 2 °C niedriger als die Kerntemperatur sein müssen, um einen ausreichenden inneren Wärmetransport aufrechtzuerhalten.

Kälte und Wärme

Die hohe Wirksamkeit der Temperaturregulation durch Verhalten wird deutlich, wenn man sie ausschaltet und die Beziehungen zwischen Lufttemperatur und Stellgliedern der autonomen Regulation am nahezu unbekleideten und ruhig sitzenden Erwachsenen untersucht. Schon bei leicht bewegter Luft findet sich dann nur noch ein einziger Temperaturwert, bei dem Wärmeproduktion und Verdunstungswärmeabgabe minimal sind. Dieser Neutralpunkt der Lufttemperatur liegt für die Versuchsperson der Abb. 15.**11** bei 31 °C. In ruhender Luft wird der Punkt zu einer **thermoneutralen Zone** (27 – 32 °C), in der die Regulation durch **Änderungen der Schalendurchblutung** erfolgt. Unterhalb der kritischen Temperatur, deren Höhe von der Dicke des Unterhautfettgewebes abhängt und die für einen mageren unbekleideten Erwachsenen unter Laborbedingungen bei etwa 28 °C liegt, steigt die Wärmeproduktion durch **Kältezittern** an.

Oberhalb der Neutralzone setzt **Schwitzen** ein, durch das bei Lufttemperaturen von mehr als 35 °C nicht nur die gesamte Ruhewärmeproduktion, sondern auch die von außen aufgenommene Wärme abgeführt wird. Infolge der Verdunstungskühlung steigt die Hauttemperatur in diesem Bereich nur langsam an. Bei hoher Feuchte der Luft wird die innere Wärmeübertragung zur entscheidenden Komponente des Systems. Ein ausreichender **innerer Wärmetransport** setzt voraus, daß die Hauttemperatur niedriger ist als die Kerntemperatur. Damit definieren Hauttemperatur und maximale Hautdurchblutung diejenige Kerntemperatur, bei der noch ein Gleichgewicht zwischen innerem Wärmetransport und äußerer Wärmeabgabe möglich ist.

Kältezittern, Vasomotorik und Schwitzen werden durch efferente Signale des temperaturregulierenden Systems gesteuert. Daneben sind aber auch **nichtnervale, lokale Faktoren** von Bedeutung. Eine verminderte Hautdurchblutung bei äußerer Kältebelastung wird auch durch einen direkten Temperatureffekt auf die Hautgefäße bewirkt. Wenn die Hauttemperatur an den Akren unter + 10 °C sinkt, wird die Vasokonstriktion im Abstand von etwa 20 min durch eine kurzdauernde Vasodilatation unterbrochen **(Lewis-Reaktion).** Vermutlich verlieren die

Gefäße bei diesen Temperaturen ihre Empfindlichkeit für Noradrenalin. Dieser Mechanismus könnte dem Auftreten lokaler Frostschäden entgegenwirken.

Bei innerer oder äußerer Wärmebelastung wird die Hautdurchblutung besonders am Rumpf durch eine nicht genau bekannte **vasoaktive Substanz** gesteigert, die beim Schwitzen aus den Schweißdrüsen freigesetzt wird. Auch die **Schweißsekretion** selbst hängt von lokalen Bedingungen ab; bei gegebenen Kern- und allgemeinen Hauttemperaturen ist die Schweißsekretion in einem bestimmten Hautareal um so größer, je höher die lokale Temperatur ist.

Ein Sauna-Besuch

In einer typischen finnischen Sauna liegt die Lufttemperatur bei etwa 80 °C. Zwar ist die relative Feuchte der Luft niedrig, aber dennoch ist der Wasserdampfdruck der Luft in der Regel höher als der maximale Wasserdampfdruck, der auf der Haut selbst bei extremer Schweißsekretion eingestellt werden kann (Abb. 15.**9**). Damit sind alle Kanäle der Wärmeabgabe verschlossen. Als entscheidender Faktor kommt eine erhebliche **Wärmeaufnahme durch Strahlung** hinzu. Unter diesen Bedingungen steigt die Kerntemperatur innerhalb der üblichen 10 Minuten auf etwa 39 °C an.

Aus vergleichbaren Untersuchungen (13) läßt sich abschätzen, daß die gesamte Hautdurchblutung unter diesen Umständen eine Größenordnung von etwa 5 l/min erreicht, so daß sich das Herzzeitvolumen gegenüber Ruhebedingungen nahezu verdoppeln muß. Die Herzfrequenz liegt dann bei etwa 130 min^{-1}, und der diastolische Blutdruck sinkt aufgrund des niedrigeren peripheren Widerstands leicht ab. Diese Belastungen erfordern ein **intaktes Herz-Kreislauf-System.** Die Dehydratation ist in der Regel vergleichsweise gering, besonders dann, wenn die Phase der Hyperthermie und des Schwitzens durch ein anschließendes kühles Bad schnell beendet wird.

Regulation bei Arbeit

Der Wirkungsgrad körperlicher Arbeit übersteigt nur selten 20%. Damit liegt etwa bei einer Dauerleistung von 100 W eine zusätzliche Wärmeproduktion von mindestens 400 W vor, die zur Haut transportiert und dort an die Umgebung abgegeben werden muß, wenn sich eine stabile Kerntemperatur einstellen soll. Die **„Abfallwärme" bei Arbeit** stellt für das Regelsystem eine innere Störgröße dar, in deren Behandlung die Merkmale einer Proportionalregelung besonders deutlich werden: Bei Arbeitsbeginn ist die Wärmeproduktion zunächst größer als die Wärmeabgabe. Die deshalb steigende Kerntemperatur aktiviert die Stellglieder der Wärmeabgabe, so daß Wärmeproduktion und Wärmeabgabe wieder gleich werden und sich die Kerntemperatur auf einem erhöhten Niveau stabilisiert. Dieses liegt um so höher, je höher die Leistung ist. Wenn die Leistung für die gegebenen Bedingungen der Wärmeabgabe (Lufttemperatur, Luftfeuchte, Windgeschwindigkeit) zu groß ist, wird der **innere Wärmetransport** kritisch. Die hohe Durchblutung der arbeitenden Muskulatur begrenzt den für die Hautdurchblutung zur Verfügung stehenden Anteil des Herzzeitvolumens, so daß sich ein Gleichgewicht von Wärmeabgabe und Wärmeproduktion nicht einstellen läßt. Dann steigt die Kerntemperatur ständig weiter, sofern die Leistung nicht zurückgenommen wird.

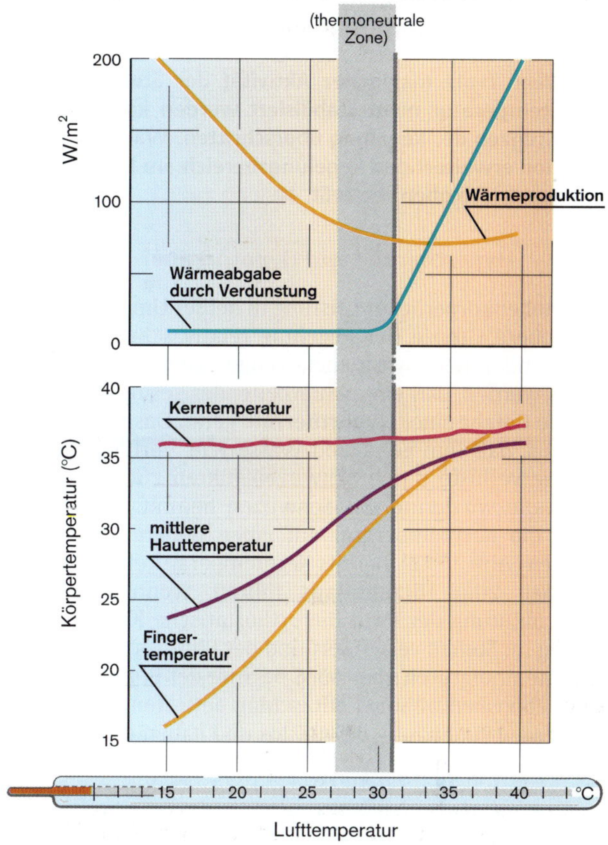

Abb. 15.**11** **Wärmeproduktion und Wärmeabgabe durch Verdunstung bzw. Kern- und Hauttemperaturen bei verschiedenen Lufttemperaturen.** Endwerte aus 19 Versuchen von jeweils 2 Stunden an einem trainierten Mann. Bitte beachten Sie, daß nur bei einer Lufttemperatur von etwa 31 °C Wärmeproduktion und Wärmeabgabe durch Verdunstung minimal waren! Das liegt wahrscheinlich daran, daß die Versuche bei einer Windgeschwindigkeit von 2 m/s und deshalb bereits erhöhter konvektiver Wärmeabgabe (Abb. 15.8) durchgeführt wurden. In ruhender Luft ergibt sich im allgemeinen ein Bereich von etwa 4–5 °C (thermoneutrale Zone), in dem kurz- bis mittelfristig weder Kältezittern noch Schwitzen auftreten und der Ausgleich der Wärmebilanz allein über Änderungen der Schalendurchblutung erfolgt (nach 8).

15.4 Regelgrenzen und Schwellenänderungen

›› Wenn trotz maximaler Aktivität der Stellglieder die Kerntemperatur nicht stabilisiert werden kann, werden die Grenzen der Regelung überschritten. Wärmeakklimatisation erweitert den Regelungsbereich. Im Fieber ist der Sollwert nach oben verstellt. ‹‹

Hyperthermie und Hypothermie

Bei hoher körperlicher Leistung in heißer Umgebung wird die obere Grenze der Regelung relativ schnell erreicht, während äußere Wärmebelastungen allein nur selten so groß werden, daß ein nichtarbeitender gesunder Mensch in die Gefahr einer **Hyperthermie** gerät. Das setzt jedoch voraus, daß ihm genügend Wasser zur Verfügung steht. Wasserverluste durch Schwitzen führen zur Dehydratation, die wiederum das Schwitzen hemmt. Damit muß sich die Kerntemperatur auf einen höheren Wert einstellen (Abb. 15.**12**). Bereits Kerntemperaturen unter 39 °C können zum **Hitzekollaps** führen, wenn eine hohe Durchblutung der Haut die orthostatische Kreislaufbelastung im Stehen vergrößert und der Blutdruck abfällt. Bei Kerntemperaturen über 40 °C beginnt der Bereich, in dem ein lebensbedrohlicher **Hitzschlag** auftreten kann. Diese Patienten sind häufig bewußtlos und haben oft eine trokkene blasse Haut, die direkt auf das Versagen der wärmeabgebenden Mechanismen hinweist. Mehrere Faktoren entscheiden, bei welcher Kerntemperatur ein Hitzschlag eintritt. Die Dauer der Temperaturerhöhung ist wichtig; bei einem Marathonläufer stieg die Kerntemperatur kurzzeitig auf 41,9 °C, ohne daß ein Hitzschlag auftrat. Dagegen senken Dehydratation und Vorerkrankungen die Toleranzgrenze. Kerntemperaturen von mehr als 43 °C führen in der Regel zum Tod.

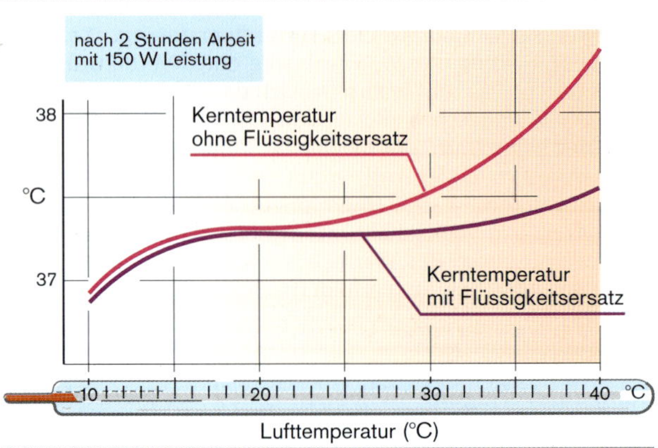

Abb. 15.**12** **Der Wasserbestand des Körpers beeinflußt die Höhe der Kerntemperatur bei Wärmebelastung.** In 46 Versuchen an einem trainierten Mann wurde die Kerntemperatur bestimmt, die sich nach 2 Stunden Arbeit bei einer Leistung von 150 W ohne oder mit kontinuierlichem Flüssigkeitsersatz einstellte. Bei Lufttemperaturen von weniger als 25 °C fand sich kein Unterschied, weil die Wärmeabgabe weitgehend auf trockenem Wege erfolgte. Bei höheren Lufttemperaturen erforderte der Ausgleich der Wärmebilanz zunehmend den Einsatz der Schweißsekretion. Die daraus resultierende Dehydratation verursachte eine Hemmung des Schwitzens, deren Überwindung einen größeren Anstieg der Kerntemperatur erforderte als bei unverändertem Wasserbestand (nach 14).

Die insgesamt seltene **maligne Hyperthermie** ist die Folge eines erblichen Defekts intrazellulärer Membranen, der besonders durch gewisse Inhalationsnarkotika sichtbar wird und zu einer plötzlichen und exzessiven Erhöhung des zytosolischen Ca^{2+}-Spiegels führt. Daraus resultieren Dauerkontraktionen besonders der Skelettmuskulatur, die den Energieumsatz und damit auch die Wärmeproduktion erheblich steigern. Da gleichzeitig Hautdurchblutung und Wärmeabgabe vermindert sind, können außerordentlich hohe Kerntemperaturen auftreten. Die entscheidende Therapie besteht in der Gabe von Medikamenten, die den zytosolischen Ca^{2+}-Spiegel senken (7).

Die untere Regelgrenze in Ruhe wird überschritten, wenn für die Konstanthaltung der Kerntemperatur eine Wärmeproduktion von mehr als etwa dem vierfachen Ruheumsatz erforderlich ist. Bei unbekleideten, mageren Erwachsenen kann **Hypothermie** in ruhender Luft bereits bei einer Temperatur von etwa 0 °C auftreten. Im Wasser liegt die Grenztemperatur zwischen 32 °C und 12 °C, – hier wird der Wert einer guten Isolierung durch eine dicke subkutane Fettschicht deutlich (3). Bei einer Kerntemperatur von 35 °C erreicht die Wärmeproduktion ein Maximum und fällt dann mit weiter sinkender Temperatur wieder ab. Bei 30 – 32 °C setzt Bewußtseinsverlust ein, und bei 25 – 27 °C tritt häufig Herzflimmern auf.

Durch eine geeignete Narkose kann die Regulation vollständig ausgeschaltet werden. Bei **künstlicher Hypothermie** (Senkung der Kerntemperatur auf 20 °C oder niedriger) sinkt dann der Gesamtstoffwechsel entsprechend der Reaktionsgeschwindigkeit-Temperatur-(RGT-) Regel, so daß alle Gewebe weniger Sauerstoff benötigen. Der Chirurg erhält damit die Möglichkeit, die Durchblutung einzelner Organe für relativ längere Zeiträume ohne irreversible Folgen zu unterbrechen.

Fieber

Fieber ist eine Reaktion auf Infektionen. Exogene Pyrogene (z. B. Lipopolysaccharide aus Bakterienmembranen) induzieren in Makrophagen die Bildung verschiedener **Cytokine.** Besonders die Interleukine aus dieser Gruppe lösen nicht nur die Immunantwort der akuten Phase aus (S. 193 ff.), sondern erhöhen auch die Körpertemperatur. Der zentrale Angriffspunkt ist vermutlich das Organum vasculosum laminae terminalis, das in der Nähe des Hypothalamus liegt und dessen relativ offene Blut-Hirn-Schranke den Eintritt der hochmolekularen Interleukine (17 – 26 kDa) erlaubt. Möglicherweise wird hier die Bildung von **Prostaglandin E_2** stimuliert, das als zentraler Fiebermediator die Brücke zu den Neuronenverbänden des Hypothalamus schlägt. Ein gutes Argument für eine wichtige Rolle des Prostaglandin E_2 besteht darin, daß die klassischen fiebersenkenden Medikamente **(Antipyretika)** die Bildung von Prostaglandinen hemmen (11).

Die thermoregulatorischen Aspekte des Fiebers können formal durch eine **Sollwertverstellung** gedeutet werden (Abb. 15.**13**). Mit Beginn der Pyrogenwirkung steigt der Sollwert der Kerntemperatur über ihren Istwert. Diese Regelabweichung erzeugt ein Kältegefühl, eine Verminderung der Hautdurchblutung und gegebenenfalls Kältezittern *(Schüttelfrost)*. Damit wird die Kerntemperatur auf ihren neuen Sollwert geführt, und mit der zunehmend kleiner werdenden Regelabweichung verschwinden Kältegefühl, Vasokonstriktion und Stoffwechselsteigerung. In der **Plateauphase** wird die erhöhte Körpertemperatur gegen innere und äußere Störungen geregelt, wie die normale Kerntemperatur beim Gesunden. Nach Gabe eines Antipyretikums sinkt der Sollwert, so daß er jetzt unter dem Istwert liegt; Hitzegefühl, hohe Hautdurchblutung und Schwitzen charakterisieren die *Abklingphase* des Fiebers. Aus diesem gut gesicherten Konzept ergibt sich übrigens, daß die alleinige Anwendung einer äußeren Kühlung (Wadenwickel) in der Plateauphase des Fiebers sinnlos ist, da sie wärmeproduzierendes Kältezittern auslösen kann.

Akklimatisation

Der Begriff bezieht sich auf Änderungen der Regulation und der Temperaturempfindung, die durch langfristige oder wiederholte thermische Belastungen hervorgerufen werden, also etwa durch einen längeren Aufenthalt in extremen Klimaten. Die **Kälteakklimatisation** des zivilisierten Menschen beschränkt sich im wesentlichen auf das **Nachlassen der Kaltempfindung** während wiederholter Kältebelastung, sei sie allgemein oder lokal, wie etwa bei Berufsgruppen, die ihre Hände häufig in kaltes Wasser stecken (Fischer). Dagegen ist der Effekt der **Wärmeakklimatisation** sehr viel deutlicher. Bereits nach mehrmaliger innerer oder äußerer Wärmebelastung nimmt die maximale Schweißsekretion zu **(Training der Schweißdrüsen)**, und die **Kerntemperaturschwelle**, bei der Schwitzen beginnt, verschiebt sich nach unten. Wenn beispielsweise eine bestimmte Situation eine Verdunstungswärmeabgabe von 100 W/m² erfordert, würde ein Nichtakklimatisierter diesen Wert etwa bei einer Kerntemperatur von 37,8 °C erreichen, während der Akklimatisierte bereits bei einer Kerntemperatur von 37,2 °C im Gleichgewicht sein könnte und sich entsprechend wohler fühlen würde (Abb. 15.**14**). Außerdem nimmt im Verlauf der Akklimatisation der NaCl-Gehalt des Schweißes erheblich ab.

Neugeborene haben es schwerer

Reife Neugeborene verfügen über ein **reifes Regulationssystem,** dem alle Stellglieder der autonomen Temperaturregulation zur Verfügung stehen. Hinzu kommt das braune Fettgewebe, das eine ökonomische Steigerung der Wärmeproduktion bei Kältebelastung ermöglicht. Diese besondere Ausstattung erscheint zweckmäßig, wenn man die Wärmebilanz eines Neugeborenen mit der eines Erwachsenen vergleicht (Abb. 15.**15**). Einmal ist, bezogen auf die Oberfläche, seine **Ruhewärmeproduktion geringer** als die eines Erwachsenen. Hinzu kommt, daß die **subkutane Fettschicht dünner** ist und sich bei Kältebelastung deshalb auch nur eine relativ dünne Schale ausbilden kann. Beide Faktoren verschieben die Neutralzone nach oben, so daß die untere kritische Umgebungs-

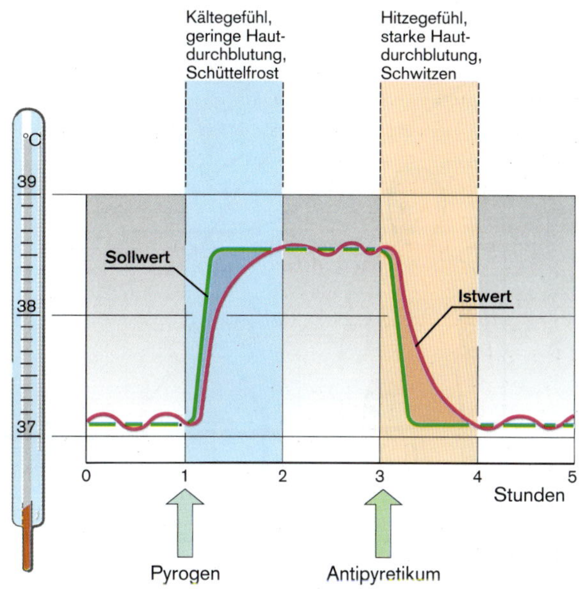

Abb. 15.**13** **Sollwertverstellung im Fieber.** Durch Pyrogene wird der Sollwert auf einen höheren Wert verstellt. Die resultierende Regelabweichung (dunkelblaue Fläche) aktiviert die Stellglieder der Kältegegenregulation. Vereinfachend nehmen wir an, daß die Einnahme eines fiebersenkenden Medikaments (Antipyretikum) den Sollwert schnell normalisiert. Dann ergibt sich wiederum eine Regelabweichung (dunkelrote Fläche), aus der eine Aktivierung der Wärmeabgabe folgt.

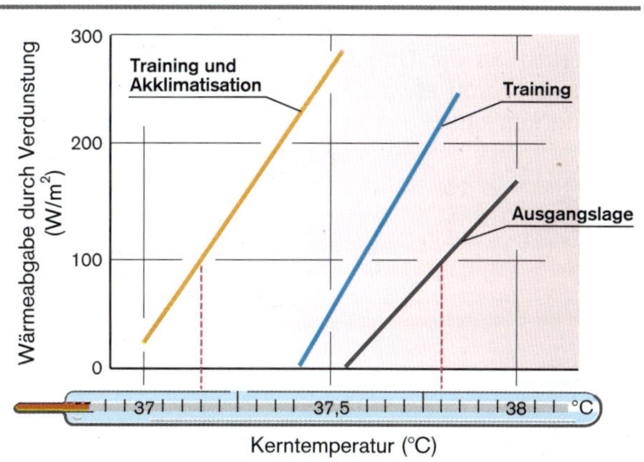

Abb. 15.**14** **Beziehung zwischen Kerntemperatur und Wärmeabgabe durch Verdunstung.** Durch schweißtreibendes Training und wiederholte äußere Wärmebelastungen wird die Kennlinie der Schweißsekretion in einen niedrigeren Kerntemperaturbereich verschoben, so daß der Akklimatisierte eine zum Ausgleich der Wärmebilanz erforderliche Verdunstungswärmeabgabe bereits bei einer niedrigeren Körpertemperatur erreicht (nach 12).

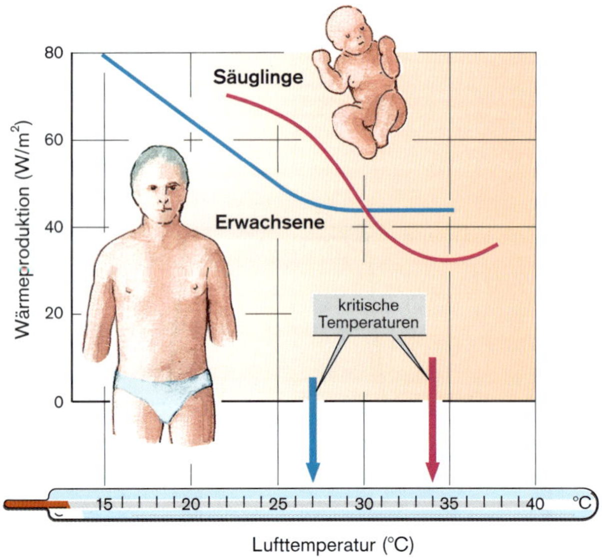

Abb. 15.**15** **Wärmeproduktion von Erwachsenen und von reifen Neugeborenen am Ende der ersten Lebenswoche als Funktion der Lufttemperatur.** Wegen einer niedrigeren Ruhe-Wärmeproduktion und einer dünneren Schale liegt die kritische Lufttemperatur, unterhalb derer die Wärmeproduktion zum Ausgleich der Wärmebilanz ansteigen muß, bei Neugeborenen erheblich höher (nach 10).

temperatur am Ende der ersten Lebenswoche 34 °C beträgt, während der unbekleidete Erwachsene seinen Wärmeverlust an die Umgebung bis zu einer Umgebungstemperatur von etwa 27 °C aus der Ruhewärmeproduktion decken kann.

Zum Weiterlesen ...

1 Aschoff, J., B. Günther, K. Kramer: Energiehaushalt und Temperaturregulation. Urban & Schwarzenberg, München 1971
2 Bligh, J.: Temperature Regulation in Mammals and other Vertebrates. North Holland, Amsterdam 1973
3 Clark, R. P., O. G. Edholm: Man and his Thermal Environment. Arnold, London 1985
4 Fanger, P. O.: Thermal Comfort. Analysis and Applications in Environmental Engineering. McGraw-Hill, New York 1972
5 Hensel, H.: Thermoreception and Temperature Regulation. Academic Press, London 1981
6 Schönbaum, E., P. Lomax: Thermoregulation: Physiology and Biochemistry. Pergamon Press, New York 1990
7 Schönbaum, E., P. Lomax: Thermoregulation: Pathology, Pharmacology, and Therapy. Pergamon Press, New York 1991

... und noch weiter

8 Bleichert, A., K. Behling, J. Kitzing, M. Scarperi, S. Scarperi: Ein analoges Modell der Thermoregulation bei Ruhe und Arbeit. Int. Z. angew. Physiol. 30 (1972) 193 – 206
9 Hammel, H. T.: Regulation of internal body temperature. Ann. Rev. Physiol. 30 (1968) 641 – 710
10 Hey, E. N.: Physiological control over body temperature. In Monteith, J. L., L. E. Mount: Heat Loss from Animals and Man. Butterworth, London 1974 (pp. 77 – 95)
11 Kluger, M. J.: Fever: Role of pyrogens and cryogens. Physiol. Rev. 71 (1991) 93 – 127
12 Roberts, M. F., C. B. Wenger, J. A. J. Stolwijk, E. R. Nadel: Skin blood flow and sweating changes following exercise training and heat acclimation. J. appl. Physiol. 43 (1977) 133 – 137
13 Rowell, L. B.: Cardiovascular adjustments of thermal stress. In Shepherd, J. T., E. M. Abboud, S. R. Geiger (eds.): Handbook of Physiology, Sec. 2, Vol. III/2: Peripheral Circulation and Organ Blood Flow. American Physiological Society, Bethesda, Md. 1983 (pp. 967 – 1023)
14 Scarperi, M., S. Scarperi, K. Behling, A. Bleichert, J. Kitzing: Über den Einfluß des Wasserhaushaltes auf die Thermoregulation bei Ruhe und Arbeit. Int. Z. angew. Physiol. 30 (1972) 186 – 192
15 Schmidt, T. H.: Thermoregulatorische Größen in Abhängigkeit von Tageszeit und Menstruationscyclus. Diss., München 1972
16 Simon, E., F.-K. Pierau, D. C. M. Taylor: Central and peripheral thermal control of effectors in homeothermic temperature regulation. Physiol. Rev. 66 (1986) 236 – 300

Funktion des Magen-Darm-Trakts*

J. A. Young, D. I. Cook, J. M. Lingard, E. W. Van Lennep und E. Wegman

* Übersetzt und bearbeitet von H. und S. Silbernagl

16.1 Schlucken, Speichern, Verdauen, Absorbieren und Ausscheiden

Um uns am Leben zu halten, müssen wir Wasser und Nahrung aufnehmen. Diese enthält chemische Energie, ohne die eine Unzahl lebenswichtiger Prozesse, wie z.B. die Aufrechterhaltung der Ionengradienten an den Zellmembranen, die Syntheseleistungen im Stoffwechsel oder die Pumpaktivität des Herzens, zusammenbrechen würden. Die Nahrung enthält außerdem all die Stoffe, die dem Körper verlorengehen. So müssen Wasser, Na^+, Ca^{2+} und sehr viele andere anorganische und organische Substanzen laufend ersetzt werden, um deren Gesamtbestand im Körper nicht absinken zu lassen. Der Magen-Darm-Trakt ist die Eingangspforte für diese Stoffe. Hier ist das Körperinnere von der Außenwelt nur durch eine sehr dünne (20–40 µm), aber sehr großflächige Epithelschicht (ca. 100 m^2) getrennt, durch die hindurch die Stoffe, die der Körper benötigt, *absorbiert* werden. Was wir essen, sind Kartoffeln, Fleisch, Butter etc., doch ist unsere Nahrung in dieser Form nicht absorbierbar. Sie muß also zuvor mechanisch *aufbereitet*, in wäßrige *Lösung* gebracht und chemisch *verdaut* werden. Nicht Verwendbares muß wieder *ausgeschieden* werden. Da unser Magen-Darm-Trakt genauso aus Proteinen besteht, wie z.B. das Fleisch unserer Nahrung, muß dafür gesorgt sein, daß die inneren Oberflächen des Magen-Darm-Rohres einschließlich der Anhangdrüsen vor der Selbstandauung wirksam geschützt sind. Da wir außerdem schneller essen, als wir verdauen und absorbieren können, und auch die Stuhlausscheidung nur etwa einmal täglich erfolgt, sind vorübergehende *Speichermöglichkeiten* im Magen-Darm-Trakt notwendig. Die **Koordinierung** all dieser Prozesse besorgen in erster Linie

- das darmeigene oder *enterische* (intrinsische) *Nervensystem* (Plexus),
- die von außen kommenden (extrinsischen) Nerven des *vegetativen Nervensystems* und der *viszeralen Afferenzen* sowie
- die zahlreichen *Hormone* des Magen-Darm-Trakts.

Schließlich stellt das dünne Epithel des Verdauungsrohres eine riesige Eintrittspforte für Krankheitserreger dar, so daß eine ganze Reihe spezifischer und unspezifischer *Abwehrmechanismen* zusammenwirken müssen, um diese Grenze zwischen Außen- und Innenwelt erfolgreich zu verteidigen.

Der Magen-Darm-Trakt besteht aus einer Serie konzentrischer *Muskelzylinder*, die innen von einem *Epithel* ausgekleidet sind. Hintereinandergeschaltet sind Mund, Rachen, Ösophagus, Magen, Dünndarm, Dickdarm, Rektum und Anus. Angegliedert sind zahlreiche exokrine *Drüsen*, also die Mundspeicheldrüsen, die Ebner-Drüsen, die Magendrüsen, das Pankreas, das Gallensystem der Leber und die Krypten in Dünn- und Dickdarm.

Die **motorische Aktivität** umfaßt das Kauen im Mund, das Schlucken (Pharynx und Ösophagus), das Kneten und Zermahlen des Speisebreis im distalen Magen, das Durchmischen (Mund, Magen, Dünndarm), die Weiterbeförderung in allen Teilen des Magen-Darm-Traktes und die vorübergehende Speicherung (proximaler Magen, Zäkum, Colon ascendens, Rektum). Die Bedeutung der segmentspezifischen motorischen Aktivitäten ist aus Abb. 16.1 ersichtlich, in der die Passagezeiten für die verschiedenen Teile des Verdauungstrakts angegeben sind. Das Schlukken ist ein sehr rascher Vorgang, die Magenpassage ist (abhängig von der Nahrung) noch relativ schnell, während die Verweilzeiten im Dünndarm und besonders im Dickdarm relativ lang sind. In jedem Fall wird die Verweilzeit durch die motorische Aktivität des jeweiligen Segments bestimmt.

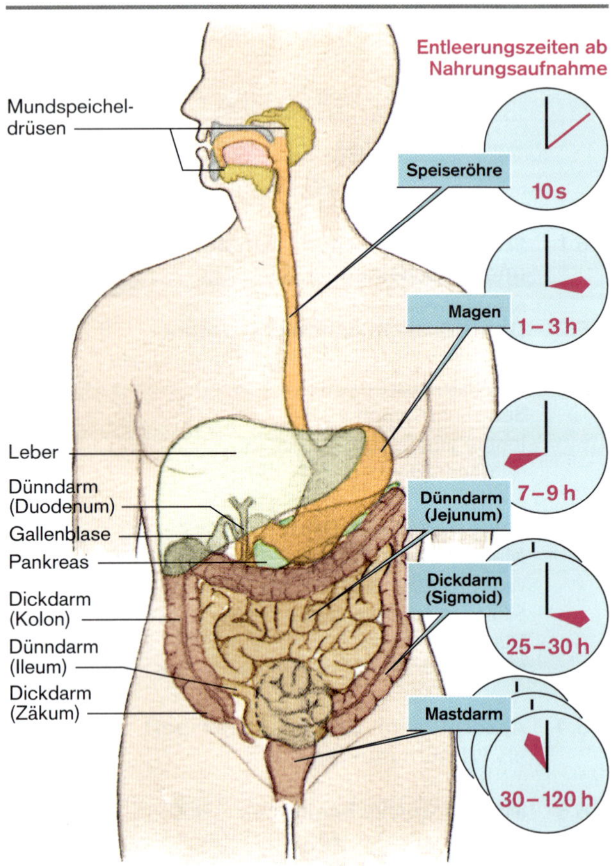

Abb. 16.1 **Magen-Darm-Trakt: Übersicht und Passagezeiten.** Die aufgenommene Nahrung wird mechanisch aufbereitet (Mund, distaler Magen) und chemisch aufgespalten (Mund, Magen, Dünndarm). Die Spaltprodukte sowie Wasser, Elektrolyte, Vitamine und Spurenelemente werden absorbiert (Dünn- und Dickdarm). Drüsen sezernieren unter anderem Schleim (überall), Enzyme (Mundspeicheldrüsen, Zungengrunddrüsen, Magen, Pankreas, Dünndarm), H^+-Ionen (Magen) und HCO_3^- (Pankreas u.a.). Die Leber liefert Galle, die zur Fettverdauung notwendig ist und Ausscheidungsprodukte enthält. Transport von oral nach aboral findet überall statt, wobei Zwischenspeicher eine diskontinuierliche Nahrungsaufnahme (proximaler Magen) und Stuhlentleerung (Zäkum, Colon ascendens, Rektum) ermöglichen. Die Entleerungszeiten sind individuell unterschiedlich und hängen vor allem von der Nahrungszusammensetzung ab.

Fast über die gesamte Länge des Verdauungstrakts besteht dessen Wand aus glatter Muskulatur, deren Aktivität durch darmeigene Nervenplexus (**„enterisches Nervensystem“**) gesteuert wird. Trotzdem wird sowohl die quergestreifte Muskulatur am Anfang und am Ende des Trakts als auch die dazwischenliegende glatte Muskulatur vom **Zentralnervensystem** mitgesteuert. Fasern des vegetativen Nervensystems und viszerale Afferenzen sind daran beteiligt. Muskeln und Nerven stehen schließlich auch unter dem Einfluß der **Hormone** des Magen-Darm-Trakts.

Sekretion findet über die ganze Länge des Verdauungstrakts statt und hat zwei Aufgaben. Die Sekrete dienen einerseits als *Schmier- und Schutzfilm* und enthalten andererseits Enzyme und andere Substanzen, die der *Verdauung* dienen. Die Sekretion beinhaltet in allen Fällen den *Transport von Salzen und Wasser* vom Interstitium zum Lumen sowie die *Synthese von Proteinen für den Export* über die apikale (luminale) Plasmamembran der sekretorischen Zellen. Obwohl die Sekretion spontan ablaufen kann, stehen die meisten Drüsengewebe unter neuronaler und hormonaler Kontrolle. Wichtig für das Verständnis sekretorischer Vorgänge sind daher auch die Signaltransduktionsvorgänge, die die neuronalen und hormonalen Signale mit den Sekretionsvorgängen in den Zielzellen verknüpfen (Kap. 2).

Die **Verdauung,** die in Mund, Magen und Dünndarm stattfindet, ist die offensichtlichste Funktion des Verdauungstrakts. Sie ist intensiv untersucht worden, seit im Jahr 1856 der französische Physiologe Claude Bernard nachgewiesen hat, daß Pankreassaft verdauungsfördernd ist. Wichtig für das Verständnis der Verdauung sind die Eigenschaften der daran beteiligten **Enzyme,** ihre Aktivierung aus inaktiven Vorstufen und die Art und Weise, wie ihre Sekretion gesteuert wird. Außerdem ist wichtig zu wissen, wie verschiedene Milieubedingungen (luminaler pH-Wert, Gallensalzkonzentration) die Enzymeffizienz beeinflussen.

Ebenso wie die Sekretion beinhaltet auch die **Absorption** den Transport von Salzen, Wasser und organischen Substanzen wie z.B. Glucose und Aminosäuren. Im Gegensatz zur Sekretion wird das Ausmaß der Absorption aber eher durch das Angebot an zu resorbierender Substanz als durch neuronale und hormonale Signale bestimmt. Auch ist die Absorption auf bestimmte Abschnitte des Verdauungstrakts beschränkt, nämlich auf den Dünndarm (Nährstoffe, Ionen und Wasser) und den Dickdarm (Ionen und Wasser).

Der Magen-Darm-Trakt ist ein hochintegriertes, selbstregulatorisches Organsystem, so daß es nach dem Schlukken der Nahrung keinerlei willkürlicher Aktivität bedarf, die Nahrung zu verdauen und zu absorbieren. Erst die Defäkation unterliegt (beim Erwachsenen) wieder der willkürlichen Steuerung. Dieser hohe Organisationsgrad, der die Koordination motorischer, sekretorischer, digestiver und absorptiver Mechanismen umfaßt, ist nur mit ausgeklügelten neuronalen und hormonalen Kontroll- und Regelmechanismen zu erreichen; diese zu kennen ist für das Verständnis der Funktion des Magen-Darm-Trakts unumgänglich.

16.2 Ohne Muskeln geht nichts voran

Was ist und was kann die gastrointestinale Muskulatur?

» Der Magen-Darm-Kanal weist drei Schichten glatter Muskulatur auf: eine Längs- und eine Ringmuskelschicht sowie die Lamina muscularis mucosae. In jeder dieser Schichten sind die Muskelzellen in Bündeln zusammengefaßt, die als mechanische und elektrische Einheiten funktionieren. Die Membranpotentiale der Muskelzellen schwanken in langsamen Wellen; sie bestimmen mit ihrer Amplitude und Frequenz den Ruhetonus des Muskelbündels und lösen dort Aktionspotentialsalven aus, die für die rhythmische Kontraktion verantwortlich sind. «

Die Muskulatur des Magen-Darm-Trakts besteht aus verschiedenen Schichten (Abb. 16.**2**). Außen verläuft ein **Längsmuskelschlauch,** nach innen schließt sich eine **Ringmuskelschicht** und zuinnerst die Lamina muscularis mucosae an, die die Submukosa von der Mukosa trennt. Die glatte Muskulatur des Darmes besteht aus kleinen, spindelförmigen Zellen, die **Bündel** formen und Querverbindungen zu Nachbarbündeln bilden. Innerhalb eines jeden Bündels sind die Zellen sowohl mechanisch als auch elektrisch miteinander verknüpft. Wegen dieser

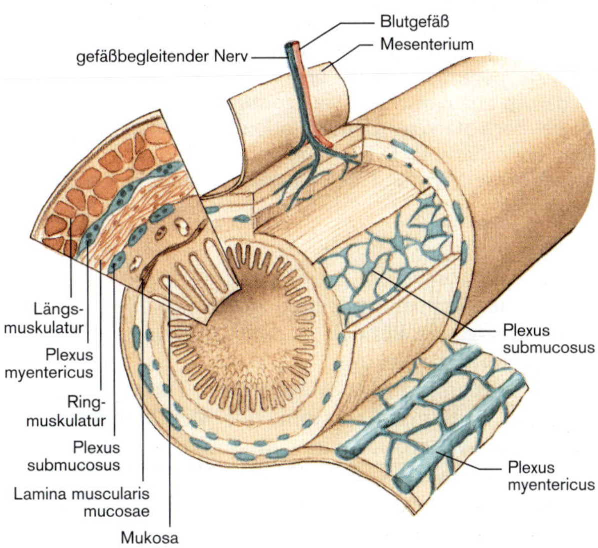

Abb. 16.**2** **Bau des Dünndarmes.** Die äußere Längsmuskulatur verkürzt den Darm, die Ringmuskulatur verengt das Darmlumen und die Lamina muscularis mucosae dient der Zottenbewegung. Die beiden Plexus bilden das darmeigene (enterische) Nervensystem, zu dem von außen sympathische und parasympathische Nervenfasern ziehen und das viszerale Afferenzen nach außen entläßt (prinzipiell gilt dieser Wandaufbau auch für Ösophagus, Magen, Dickdarm und Rektum). Zur Förderung der Absorption ist die lumenseitige Oberfläche der Dünndarmschleimhaut (Mukosa) durch Falten, Zotten und den Bürstensaum ihres Epithels stark vergrößert (nach 4).

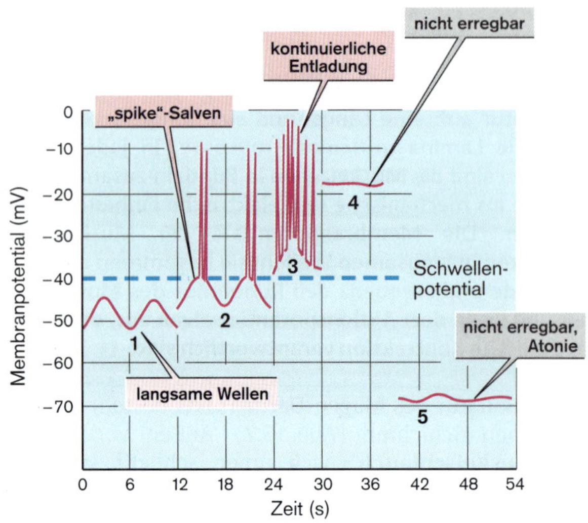

Abb. 16.**3** **Membranpotential der glatten Darmmuskulatur.** **1** Solange das wellenförmig schwankende Potential ($10\ min^{-1}$) unterhalb des Schwellenpotentials von ca. – 40 mV bleibt, fehlen Aktionspotentiale (spikes). **2** Bei einer (z. B. durch Dehnung oder Acetylcholin) hervorgerufenen Depolarisation werden Spike-Salven jedesmal dann ausgelöst, wenn der Wellenberg des Membranpotentials das Schwellenpotential überschreitet. Diese Salven sind von rhythmischen Kontraktionen gefolgt. **3** Liegt auch das Wellental über dem Schwellenpotential, werden ununterbrochen Spikes entladen, so daß es zur tonischen Dauerkontraktion kommt, während (**4**) bei noch stärkerer Depolarisation keine Aktionspotentiale mehr auslösbar sind. **5** Bei Hyperpolarisation flachen die langsamen Wellen ab, und der Muskel erschlafft völlig: Atonie (nach 18).

elektrischen Koppelung breiten sich die Aktionspotentiale auf das ganze Bündel (und nicht etwa nur auf die einzelne Muskelzelle) aus.

Die Muskulatur des Magen-Darm-Trakts zeigt gewöhnlich rhythmisch schwankende Membranpotentiale **(langsame Wellen)** mit einer Amplitude von 10 – 20 mV und einer Frequenz von 3 – 15/min (Abb. 16.**3**). Während des Auftretens langsamer Wellen sind die Muskelbündel teilweise kontrahiert, so daß ein gewisser Tonus auch besteht, ohne daß Aktionspotentiale ausgelöst werden. Immer wenn das Membranpotential positiver wird als das Schwellenpotential, kommt es zu einer Reihe von rasch aufeinanderfolgenden Aktionspotentialen **(Spike-Salven)**, die die Kontraktion auslösen. Ist folglich das mittlere Ruhemembranpotential nahe am Schwellenpotential, jedoch noch negativer als dieses, überschreiten die langsamen Wellen periodisch das Schwellenpotential und erzeugen Spike-Salven und damit rhythmische Muskelkontraktionen in gleicher Frequenz wie die langsamen Wellen. Nähert sich das Ruhemembranpotential dem Schwellenpotential (d. h., bewegt es sich in positiver Richtung), nimmt die Dauer der Spike-Salve zu, und ein vollständiger **Spasmus** ist die Folge. Bewegt sich das Membranpotential in negativer Richtung, verschwindet die Spike-Aktivität, und die rhythmischen Kontraktionen kommen zum Stillstand. Wird noch weiter hyperpolarisiert, nehmen auch die Amplitude der langsamen Wellen und der Muskeltonus ab, was schließlich zur **Lähmung (Atonie)** führt. Durch welche Ionenströme die rhythmischen Membranpotentialschwankungen verursacht werden, ist unklar; sicher weiß man nur, daß sie nicht nerval ausgelöst werden. Jedes Muskelbündel besitzt eine ihm eigene Frequenz der langsamen Wellen. Da aber benachbarte Bündel untereinander verbunden sind, zwingt ein Bündel mit hoher Wellenfrequenz **(Schrittmacher)** diese einem benachbarten mit einer geringeren Eigenfrequenz auf.

Bewegungstypen

›› Durch den rhythmischen Wechsel von Kontraktions- und Erschlaffungsphasen (Segmentationsbewegungen) wird der Darminhalt im Verdauungstrakt durchmischt und in Richtung Darmausgang vorangetrieben. Das Wandern solcher Kontraktionswellen entlang des Magen-Darm-Rohres nennt man Peristaltik. Eine Dauerkontraktion des Muskels (tonische Kontraktion) zeigen normalerweise nur die Sphinkter. Teilbereiche des Magen-Darm-Trakts mit einer Speicherfunktion, wie etwa der proximale Magen, können unter Aufrechterhaltung eines gleichmäßigen intraluminalen Drucks entspannen: Akkommodation. Während der interdigestiven Phase läuft in Magen und Darm ein charakteristischer Bewegungszyklus ab: interdigestive Motilität. ‹‹

Der Begriff Motilität umfaßt sowohl die Kontraktion als auch die Erschlaffung. Die *Kontraktion* kann einmal zur Durchmischung des Darminhalts, dann zur Beförderung desselben entlang des Darmrohres oder schließlich zur Blockierung der Weiterbeförderung an einem Sphinkter führen. Die *Erschlaffung* ist ein Bestandteil der verschiedenen Akkommodationsreflexe, daneben aber auch ein wichtiger Bestandteil des Peristaltikreflexes.

Segmentierung und peristaltischer Reflex

An vielen Stellen im Magen-Darm-Bereich, aber vor allem im Dünndarm, gibt es zwei verschiedene Typen der Kontraktion: Segmentationsbewegungen und peristaltische Wellen.

Segmentationsbewegungen (stehende Wellen) durchmischen den Darminhalt und treiben ihn gleichzeitig analwärts. Dabei wechseln in der Ringmuskulatur Kontraktion und Erschlaffung ab und unterteilen so wiederholt den Darminhalt. Die Kontraktionswelle erscheint unkoordiniert an wechselnden Orten entlang des Darms. Die Kontraktion der Längsmuskeln verkürzt das Darm- (oder Ösophagus-)Segment, was weniger zu einer Unterteilung des Inhalts als zu einem Hinweggleiten des Darms über seinen Inhalt und so ebenfalls zu einer Weiterbeförderung des Darminhalts führt.

Kommt es zu einer geordneten Folge von Kontraktionswellen über einen längeren Darmabschnitt, wird die Fortbewegung deutlich sichtbar, ein Phänomen, das man als **Peristaltik** bezeichnet. Im Darm geht jeder Kontraktionswelle eine Erschlaffungswelle voraus, und eben diese geordnete Folge von Erschlaffung und Kontraktion, der **peristaltische Reflex,** sorgt für die Vorwärtsbewegung des Darminhalts.

Tonus und Spasmus

Neben der rhythmischen Bewegung gibt es auch eine Dauerkontraktion. Normalerweise stehen fast alle Teile der Magen-Darm-Muskulatur unter einer gewissen Spannung (Tonus), doch ist eine vollständige tonische Kontraktion (Spasmus) nur für die Sphinkter typisch. Die **Sphinkter,** z. B. am Pylorus und an der Ileozäkalklappe, schließen das Darmlumen und vermindern damit die vorwärtstreibende Komponente der Segmentationsbewegungen, so daß die Durchmischung des Darminhalts intensiviert wird.

Akkommodation schafft Platz

Im proximalen Magen, im Colon ascendens und im Rektum herrscht in den Muskelbündeln selbst in der Erschlaffungsphase noch ein gewisser Tonus, dessen (neuronal gesteuerte) Verminderung es dem Muskelschlauch erlaubt, ein größeres Volumen aufzunehmen (Speicherung), ohne daß sich dabei der intraluminale Druck erhöht: Akkommodation. Dieser **Akkommodationsreflex** kann vom vegetativen Nervensystem (z. B. im Magen) oder durch die Plexuszellen des Darms selbst (z. B. im Colon ascendens) gesteuert sein.

Aktiv auch nach der Verdauungsarbeit

Eine wichtige Form der Magen-Darm-Motilität ist die **interdigestive motorische Aktivität,** die einen Abschnitt des Magen-Darm-Trakts nach dem anderen erfaßt, also analwärts „wandert" (migrating motor complex – **MMC**). Der MMC besteht aus alternierenden Phasen motorischer Aktivität und Inaktivität in Magen und Dünndarm, die etwa 4–5 Stunden nach einer Mahlzeit auftreten und sich so lange alle 90–120 Minuten wiederholen, bis wieder neue Nahrung aufgenommen wird. Der Zyklus besteht aus einer inaktiven Phase, der eine Phase unregelmäßiger Segmentationsbewegungen und schließlich eine kurze Phase sehr intensiver peristaltischer Aktivität folgen. Diese aktive Phase breitet sich sichtbar über den Verdauungstrakt aus und kann ihren Anfang entweder im proximalen Magen oder im Duodenum nehmen. Ein neuer Komplex beginnt, sobald ein vorhergehender das terminale Ileum erreicht hat.

Es ist nicht geklärt, wodurch die Phasen des MMC gesteuert werden und was zu seiner Wanderung entlang des Magen-Darm-Rohres führt. Die Frequenz der MMC-Zyklen korreliert mit zyklischen Steigerungen der Plasmakonzentration des Hormons **Motilin** (Tab. 16.**1**), doch ist unbekannt, ob Motilin ursächlich beteiligt ist. Man sagt dem MMC eine Art **Ausputzerfunktion** nach, d. h., er sorgt dafür, daß die Reste der vorigen Mahlzeit (auch unverdauliche, wie Knochensplitter etc.) weiterbefördert werden und die Ankunft einer nächsten Mahlzeit vorbereitet wird. Er trägt offenbar auch dazu bei, die Bakterienvermehrung im Dünndarm unter Kontrolle zu halten, da sich bei Patienten mit gestörtem MMC ein überschießendes Bakterienwachstum entwickelt.

Innere und äußere Nerven im Magen-Darm-Trakt

» Die Neurone des enterischen Nervensystems sind in der Wand von Ösophagus, Magen und Darm lokalisiert und in zwei größeren Plexus angeordnet: dem Plexus myentericus zwischen Längs- und Ringmuskelschlauch und dem Plexus submucosus zwischen Ringmuskulatur und der Lamina muscularis mucosae. Beide Plexus versorgen die glatte Muskulatur, die Blutgefäße sowie Epithelzellen des Magen-Darm-Rohres, werden efferent vom parasympathischen und sympathischen Nervensystem beeinflußt und schicken afferente Impulse zu den prävertebralen Ganglien und zum ZNS. «

Das enterische Nervensystem, dessen Neurone mit ihren Zellkörpern in der Wand des Magen-Darm-Rohres liegen, enthält vollständige Reflexbahnen, die auch ohne jeden nervalen Einfluß von außen arbeiten. Zusätzlich wird es aber von außen vom vegetativen Nervensystem beeinflußt und schickt afferente Fasern zum ZNS. Man unterscheidet zwei wichtige Plexus (Abb. 16.**2**): den **Plexus myentericus (Auerbach),** der zwischen der Längs- und der Ringmuskelschicht liegt und im gesamten Magen-Darm-Trakt vorkommt, ohne zirkulär oder longitudinal Lücken aufzuweisen, und den **Plexus submucosus (Meissner),** der in der Submukosa liegt. Innerhalb eines jeden Plexus formen die Nervenzellen Ganglien. Die beiden Plexus haben einerseits Verbindung untereinander und senden andererseits direkte Impulse zur glatten Muskulatur und zu den Arteriolen. Die Epithelzellen werden dagegen nur vom Plexus submucosus innerviert. Die Bedeutung des gastrointestinalen Nervensystems für eine normale Darmfunktion wird besonders deutlich bei der Betrachtung der **Hirschsprung-Krankheit,** einem angeborenen Fehlen beider Plexus in einem meist nur kurzen Abschnitt des rektosigmoidalen Kolons. In unbehandelten Fällen kann der Säugling keinen Stuhl entleeren, und die Folge ist ein massiv dilatiertes Kolon (Megacolon congenitum; Abb. 16.**4**). Eine chirurgische Heraustrennung des erkrankten Darmabschnitts kann die Störung beheben.

Histochemische Untersuchungen haben gezeigt, daß es **drei Hauptklassen von Neuronen** im Magen-Darm-Trakt gibt, die sich durch ihre Transmitterstoffe unterscheiden: cholinerge Neurone, adrenerge Neurone sowie eine dritte Gruppe, die nichtcholinerg und nichtadrenerg sind, und daher NCNA-Neurone genannt werden. Zu den **cholinergen Neuronen** gehören sowohl die von außen kommenden parasympathischen als auch die meisten Plexusneurone, die die Darmmuskulatur versorgen. **Adrenerge Neurone** sind fast vollständig sympathischen Ursprungs und verlaufen von prävertebralen Ganglien kommend zu den Plexus, den Blutgefäßen und direkt zu den Zellen der glatten Muskulatur. Die überwiegend **peptidergen NCNA-Neurone** sind allesamt Bestandteil der Plexus; ein Teil von ihnen wirkt *erregend,* ein anderer *hemmend.* Erregende Fasern enthalten z. B. den Peptid-

Tabelle 16.1 **Eigenschaften und Wirkungen wichtiger gastrointestinaler Peptide und Amine**

Agonist	Syntheseort	Aminosäurenzahl	Aktive Sequenz	Freisetzungsreize	Wirkung	Zellsignal
Gastrin	G-Zellen in Pylorusdrüsen und Duodenalmukosa	34, 17, 5	C-terminales Tetrapeptid (G4) (-Trp-Met-Asp-Phe[NH_2])	Peptide im Magen ↑ pH im Magensaft ↑ Vagusaktivität Catecholamine ↓ Somatostatin	↑ HCl-Sekretion ↑ Pepsinogensekretion ↑ Magenmotilität trophisch für Magenepithel; CCK-ähnlich	↑ Phospholipase C
CCK (Cholecystokinin)	I-Zellen in Duodenum und Jejunum; Nervenendigungen	58, 33, 8	C-terminales Octapeptid (CCK 8) (-Asp-Tyr-SO_3-Met-Gly-G4)	Fettsäuren, Aminosäuren und Peptide im Duodenum ↓ Trypsin im Duodenum	↑ Pankreasenzymsekretion; potenziert Sekretinwirkung; gastrinähnlich; ↑ Pepsinogensekretion ↑ Gallengangsekretion ↑ Gallenblasenkontraktion ↓ HCl-Sekretion; trophisch für Pankreas; stimuliert Inselzellen; „Sattheitshormon“	↑ Phospholipase C
Sekretin	S-Zellen in Duodenum und Jejunum	27	ganzes Peptid	↓ duodenaler pH-Wert; Gallensalze und Fettsäuren im Duodenum	↑ HCO_3^--Sekretion im Pankreas; ↑ Gallengangssekretion; ↓ Gallenblase: NaCl-Transport; ↓ Magenentleerung; antitrophisch für Magenepithel	↑ Adenylylcyclase
GIP (glucose-dependent insulin-releasing peptide)	K-Zellen im Jejunum	42	ganzes Peptid	Fettsäuren, Aminosäuren und Glucose im Duodenum; ↓ duodenaler pH-Wert	↑ Insulinsekretion ↓ HCl-Sekretion ↓ Magenmotilität	↑ Adenylylcyclase
Enteroglucagon	L-Zellen in Ileum und Kolon	39	ganzes Peptid	Fettsäuren und Glucose im Ileum	↓ Magenmotilität ↓ Darmmotilität; trophisch für Kryptenzellen	↑ Adenylylcyclase und Phospholipase C
VIP (vasoactive intestinal peptide)	Nervenendigungen	28	ganzes Peptid	Neurotransmitter	sekretinähnlich; relaxiert glatte Muskeln	↑ Adenylylcyclase
Somatostatin (SIH)	D-Zellen in Langerhans-Inseln und Dünndarm; Nervenendigungen	28, 14	C-terminales Peptid mit 14 Aminosäuren (SS 14)	Fettsäuren, Glucose, Peptide und Gallensäuren im Dünndarm	↓ Magensekretion ↓ Gastrinfreisetzung ↓ CCK-Wirkungen antitrophisch für Magenepithel ↓ Vagusaktivität ↓ interdigestive Motilität ↓ VIP- und Motilinfreisetzung ↓ Dünndarmabsorption	↓ Adenylylcyclase
Motilin	M-Zellen im Duodenum	22	ganzes Peptid	Säure, Fettsäuren und Gallensäuren im Duodenum ↓ Somatostatin	↑ interdigestive Motilität ↑ Magenentleerung	?
Neurotensin	N-Zellen im Ileum	13	ganzes Peptid	Fettsäuren im Dünndarm	↓ Magensaftsekretion	↑ Phospholipase C ↓ Adenylylcyclase
PP (pancreatic polypeptide)	F-Zellen in den Langerhans-Inseln	36	?	Peptide im Dünndarm; Vagusaktivität	↓ Pankreassekretion (Azini und Gänge)	?

Tabelle 16.**1** **Eigenschaften und Wirkungen wichtiger gastrointestinaler Peptide und Amine** *(Fortsetzung)*

Agonist	Syntheseort	Aminosäurenzahl	Aktive Sequenz	Freisetzungsreize	Wirkung	Zellsignal
NPY (Neuropeptid Y)	Nervenendigungen	36	ganzes Peptid	Neurotransmitter	potenziert Noradrenalin	↑ Phospholipase C ↓ Adenylylcyclase
		25	12–36-NH_2		hemmt Calmodulin	
Substanz P	Nervenendigungen	11	C-terminales Pentapeptid (-Phe-Phe-Gly-Leu-Met[NH_2])	Neurotransmitter	sekretomotorischer Agonist; Kontraktion glatter Muskulatur	↑ Phospholipase C
GRP (Bombesin)	Nervenendigungen	27	C-terminales Nonapeptid	Neurotransmitter ↑ CCK-Freisetzung ↑ Azinussekretion im Pankreas	↑ Gastrinfreisetzung	↑ Phospholipase C
Histamin (H_2-Rezeptoren)	ECL-Zellen in Magendrüsen; Mastzellen	Amin	dekarboxyliertes Histidin	↑ Vagusaktivität	↑ HCl-Sekretion ↑ Pepsinogensekretion	↑ Adenylylcyclase
5-OH-Tryptamin	APUD-Zellen im ganzen Magen-Darm-Trakt	Amin	dekarboxyliertes Tryptophan	?	↑ cholinerge sekretomotorische Nervenaktivität	?↑ Adenylylcyclase

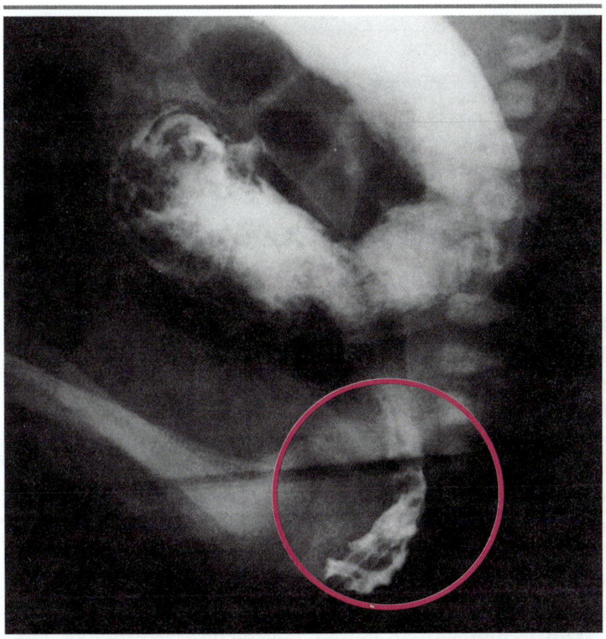

Abb. 16.**4** **Motilitätsstörung führt zum Darmverschluß.** Das bei einem Säugling von der Seite aufgenommene Röntgenbild zeigt, daß der (mit einem Röntgenkontrastbrei gefüllte) Dickdarm eine Engstelle aufweist (roter Kreis), während er proximal davon stark ausgeweitet ist. Die (durch Biopsie gesicherte) Diagnose lautet Megacolon congenitum (Hirschsprung-Krankheit). Dieser angeborenen Störung liegt ein Fehlen der Ganglienzellen in Rektum und rektumnahem Dickdarm zugrunde (roter Kreis). Hier wird der Darminhalt nicht weitertransportiert, so daß er sich oral davon staut. Zur Therapie muß der aganglionäre Darmabschnitt entfernt werden (nach 22).

transmitter Substanz P und opioide Peptide (entweder Dynorphin oder Enkephalin), während die hemmenden Fasern z.B. das Peptid VIP zusammen mit Adenosintriphosphat (ATP) als Transmitter benützen. Die Verwendung solch verschiedenartiger Neurotransmitter erhöht die Spezifität der Innervation der Zielgewebe (glatte Muskulatur, Epithelzellen), die keine spezialisierten postganglionären Übertragungsstrukturen haben, wie sie den motorischen Endplatten der Skelettmuskulatur eigen sind.

Endogene Reflexe

Normalerweise unterscheidet man vier Typen endogener Darmreflexe (Abb. 16.**5**). Zwei davon sind **lokale Reflexe,** bei denen eine sensorische Nervenfaser eine Plexuszelle des Darms aktiviert, die für die Versorgung der benachbarten Muskelbündel zuständig ist. Sie werden erregt oder gehemmt, je nachdem, welcher Plexuszelltyp aktiviert wurde. Die anderen beiden Reflexe beziehen motorische Fasern ein, die nach oral oder aboral vom Ort der Reizentstehung ziehen: aufsteigende Erregung und absteigende Hemmung. Bei der **aufsteigenden Erregung** aktiviert eine sensorische Nervenfaser eine Plexuszelle vom erregenden Typ, die Muskelbündel bis zu etwa 2 mm oralwärts versorgt (Abb. 16.**5** links). Bei der **absteigenden Hemmung** aktiviert die sensorische Nervenfaser eine Plexuszelle vom hemmenden Typ, die normalerweise ewa 20–30 mm in analer Richtung läuft, ehe sie in einem Muskelbündel endet (Abb. 16.**5** rechts). Beide, erregende wie hemmende Nervenfasern, aktivieren auch **Interneurone,** so daß auch weiter entfernte Muskelbündel erreicht werden. Die Reflexe arbeiten oft zusammen, um eine koordinierte motorische Antwort zu erreichen. So wird beim **peristaltischen Reflex** (Abb. 16.**5** unten) eine kom-

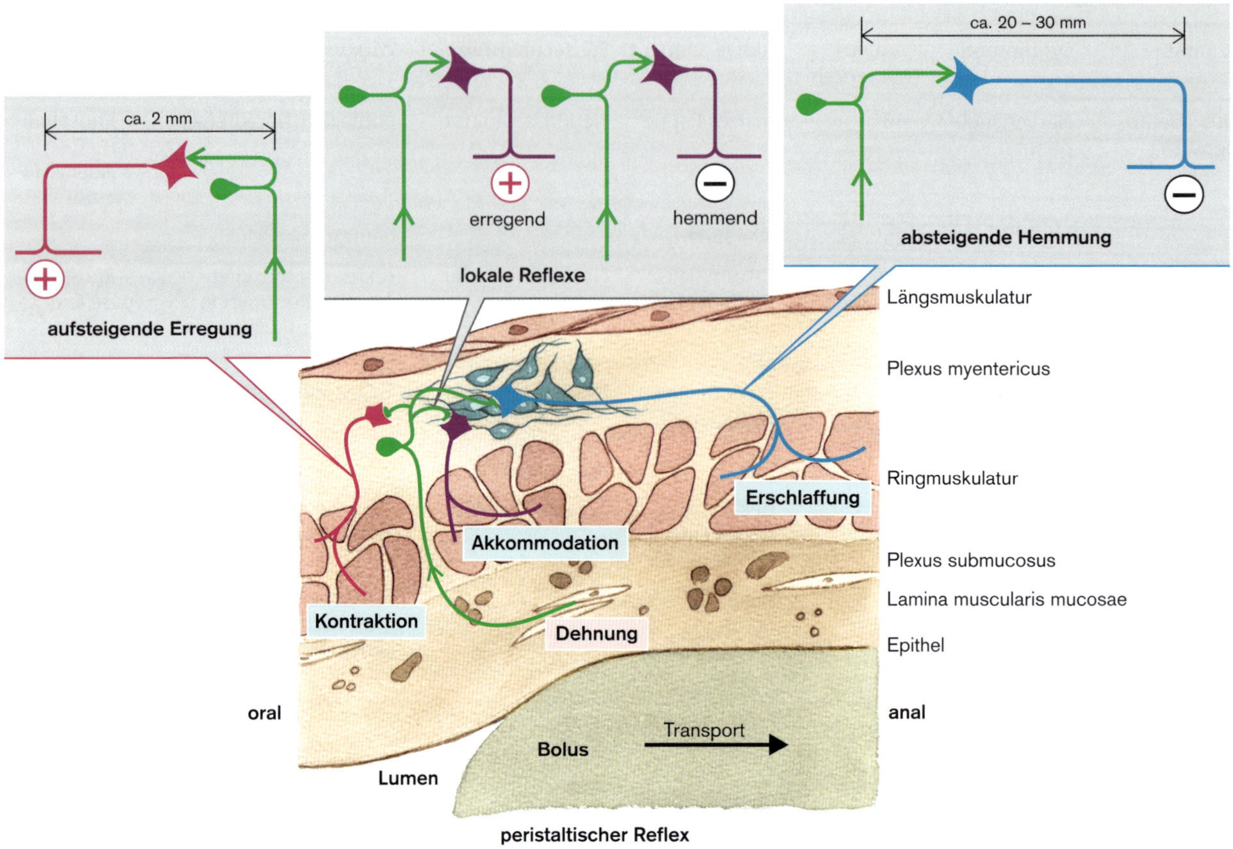

Abb. 16.**5** **Neuronale Schaltkreise intestinaler Reflexe.** Erregung eines afferenten Neurons durch einen chemischen oder, wie im Bild gezeigt, einen mechanischen Reiz (Dehnung) kann über ein erregendes Neuron aufsteigend (oralwärts) eine Kontraktion, über ein hemmendes Neuron absteigend (analwärts) eine Erschlaffung sowie lokal begrenzte hemmende oder erregende Reflexe auslösen. Der peristaltische Reflex enthält mehrere dieser Komponenten, die so aufeinander abgestimmt sind, daß eine gerichtete Bewegung des Darminhalts („Bolus“) zustande kommt.

plexe Serie motorischer Ereignisse ausgelöst, sobald ein Nahrungsbissen ein Segment des Muskelschlauchs, z.B. im Ösophagus, ausdehnt. Eine einzelne afferente Nervenfaser setzt zu gleicher Zeit drei Reflexe in Gang:
- lokale Tonusverminderung (Akkommodation, S. 391),
- aufsteigende Erregung, wobei die Muskelkontraktion den Bolus vorwärtsbewegt,
- absteigende Hemmung, wobei es zu einer Erschlaffung des Darmstücks analwärts des Bolus kommt; das erleichtert die Weiterbeförderung des Bissens.

Die Wanderung des Bolus verschiebt den Reflexort nach distal, was wiederum den Bolus weiterschiebt, so daß ein mehr oder weniger kontinuierlicher Transport in aboraler Richtung resultiert.

Äußere Innervation: parasympathisch, sympathisch und afferent

›› Die äußere Innervation des Magen-Darm-Trakts umfaßt parasympathische und sympathische Fasern (efferent) sowie viszerale Afferenzen. Die präganglionären parasympathischen Fasern für den Großteil des Verdauungstrakts kommen mit dem N. vagus aus der Medulla oblongata, der Rest über die Nn. pelvici aus dem Sakralmark. Der Parasympathikus zieht zu erregenden (cholinergen) und zu hemmenden (peptidergen) Ganglienzellen der Plexus. Die sympathischen Fasern entspringen aus dem thorakolumbalen Rückenmark. Viele von ihnen projizieren auf die Blutgefäße des Darms, andere hemmen erregende Neurone der Darmganglien. Die viszeralen Afferenzen der Darmwand verlaufen im N. vagus, in den Nn. splanchnici und in den Nn. pelvici zur Medulla oblongata, zu sympathischen Ganglien und zum Rückenmark. Über diese extrinsischen Nerven laufen zahlreiche Darmreflexe, einschließlich Akkommodation und Paralyse. ‹‹

Obwohl die Nervenplexus des Magen-Darm-Trakts unabhängig von der äußeren Innervation arbeiten können, hat diese u.a. den Vorteil, daß
- weit auseinanderliegende Teile des Verdauungstrakts über das Zentralnervensystem (ZNS) nerval miteinander kommunizieren und damit rasch koordiniert werden können,
- die Funktion des Verdauungstrakts übergeordneten Interessen des Organismus untergeordnet werden kann,

- Meldungen aus dem Magen-Darm-Trakt auf Gehirnebene integriert und sogar, wenn man an Bauchschmerzen denkt, bewußt werden können.

Die äußere Innervation umfaßt vegetative Nerven (Kap. 28), also parasympathische und sympathische Fasern, sowie afferente Neurone, sog. viszerale Afferenzen.

Innervation durch den Parasympathikus

Die parasympathischen Nerven für den Intestinaltrakt entstammen zwei getrennten Regionen des ZNS (Abb. 16.**6**). Die den Ösophagus, den Magen, den Dünndarm und das Colon ascendens versorgenden Nerven (ebenso wie die für Pankreas, Gallenblase und Leber) haben ihren Ursprung in der *Medulla oblongata* und laufen im N. vagus, während die für den Rest des Darms aus dem *Sakralmark* stammen und in den Nn. pelvici verlaufen. Im gesamten Verdauungstrakt sind zwei Sorten parasympathische Fasern zu finden, die beide nikotinische Rezeptoren aktivieren: Die eine Sorte zieht zu *cholinergen, erregenden,* die andere zu *peptidergen (NCNA), hemmenden* Ganglienzellen der Plexus (Abb. 16.**7**).

Sympathische Innervation

Die präganglionären cholinergen Neurone kommen aus den intermediolateralen Säulen des **Brust- und Lendenmarks** (Abb. 16.**8**). Sie treten an der Vorderwurzel aus und ziehen in den Nn. splanchnici zum *oberen Halsganglion* bzw. zu den *prävertebralen Ganglien.* Dort werden sie synaptisch auf postganglionäre, noradrenerge Fasern umgeschaltet, die zu cholinerg erregenden Plexuszellen verlaufen, auf die sie über α-Rezeptoren *inhibitorisch* wirken (Abb. 16.**7**).

Viszerale afferente Bahnen

Die äußeren Darmnerven besitzen eine weitaus größere Zahl afferenter als efferenter Fasern. **Sensorische Nervenendigungen** sind nicht spezialisiert. Eine Gruppe liegt im Bindegewebe der Mukosa neben der Lamina muscularis mucosa. Man glaubt, daß sie wie Chemorezeptoren arbeiten, aber es ist nicht sicher, auf welche aus dem Darminhalt absorbierten Stoffe sie reagieren. Es könnte sein, daß sie auch durch Peptidhormone parakrin aktiviert werden. Eine zweite Gruppe von Nervenendigungen liegt innerhalb der Muskelschichten und hat mechanorezeptorische Eigenschaften. Sie reagiert auf mechanische Änderungen, die mit Kontraktion und Dilatation der Darmwand einhergehen. Afferente Nervenfasern verlassen den Magen-Darm-Trakt entweder zusammen mit sympathischen oder mit parasympathischen Nerven. Einige der mit dem Sympathikus ziehenden Nervenfasern bilden in den prävertebralen Ganglien Synapsen. Die meisten aber passieren die prä- und paravertebralen Ganglien ohne Unterbrechung (Abb. 16.**9**). Ihre Zellkörper liegen in den **Spinalganglien,** und sie treten ins Rückenmark über die dorsalen Wurzeln ein. Afferente Fasern, die im N. vagus verlaufen, bilden den afferenten Schenkel für die **vagovagalen Reflexe,** die besonders für die koordinierte motorische Funktion von Ösophagus und

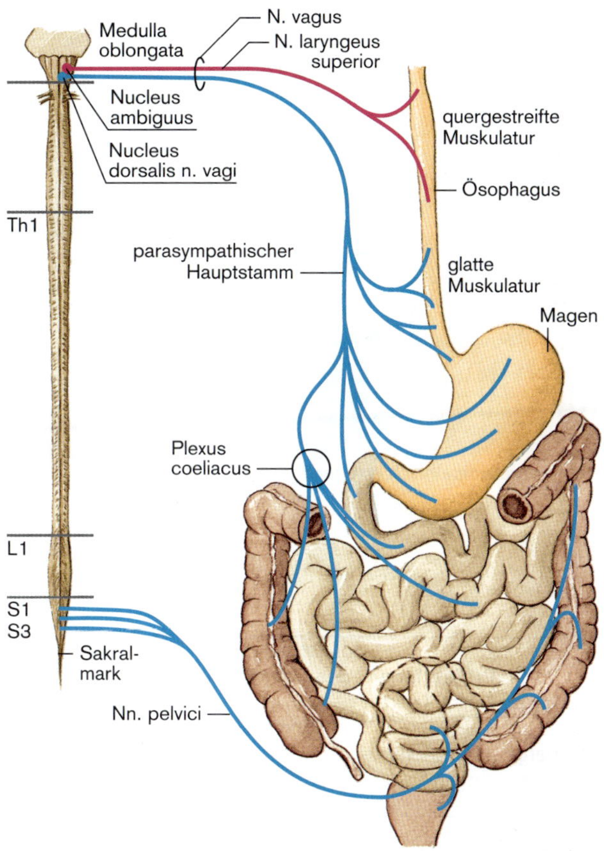

Abb. 16.**6** **Parasympathische Innervation des Magen-Darm-Trakts** (nach 7).

proximalem Magen wichtig sind. Die vagalen Afferenzen haben ihre Zellkörper im Ganglion nodosum und sind zentralwärts mit dem Kern des Tractus solitarius (Abb. 16.**10**) verbunden. Die von ihnen übermittelte Information erreicht präganglionäre parasympathische Fasern, die im Nucleus dorsalis n. vagi entspringen (Abb. 16.**10**). Afferente Fasern, die u.a. in den Nn. pelvici verlaufen, sind wesentlich am Defäkationsreflex beteiligt (S. 684).

Äußere Reflexe

Die wichtigsten Reflexe, die über die äußere Magen-Darm-Innervation laufen, werden bei den einzelnen Segmenten des Verdauungstrakts besprochen. Ganz allgemein unterscheidet man viszeroviszerale Reflexe, also vagovagale, intestinointestinale, kolokolonische und enterogastrische Reflexe, von komplexeren Reflexen, die sowohl somatische als auch vegetative Nerven einbeziehen, wie etwa den Kau-, Schluck-, Brech- und Defäkationsreflex. Diese Reflexe tragen zur Koordination des Weitertransports überall im Magen-Darm-Trakt bei, ermöglichen den paralytischen Reflex des Darmes und sorgen dafür, daß es zwischen weit auseinanderliegenden Abschnitten des Verdauungstrakts, wie z.B. Pharynx und Magen, zu koordinierten Reflexantworten kommt (im Beispiel: rezeptive Relaxation).

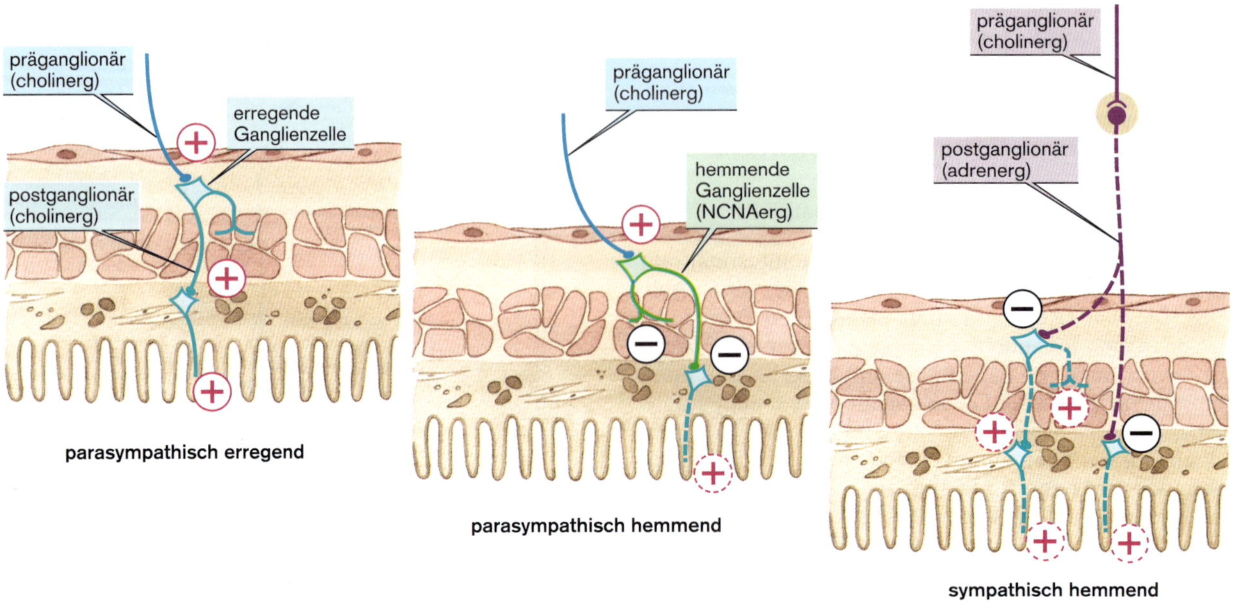

Abb. 16.**7** **Projektionen des vegetativen Nervensystems im Magen-Darm-Trakt.** Die präganglionären Fasern des Parasympathikus werden in den Plexus entweder auf erregende, cholinerge oder hemmende, *n*icht*c*holinerge-*n*icht*a*drenerge (NCNAerge) Fasern umgeschaltet. Die postganglionären, adrenergen Neurone des Sympathikus wirken meist hemmend auf erregend-motorische und -sekretorische Neurone der Plexus.

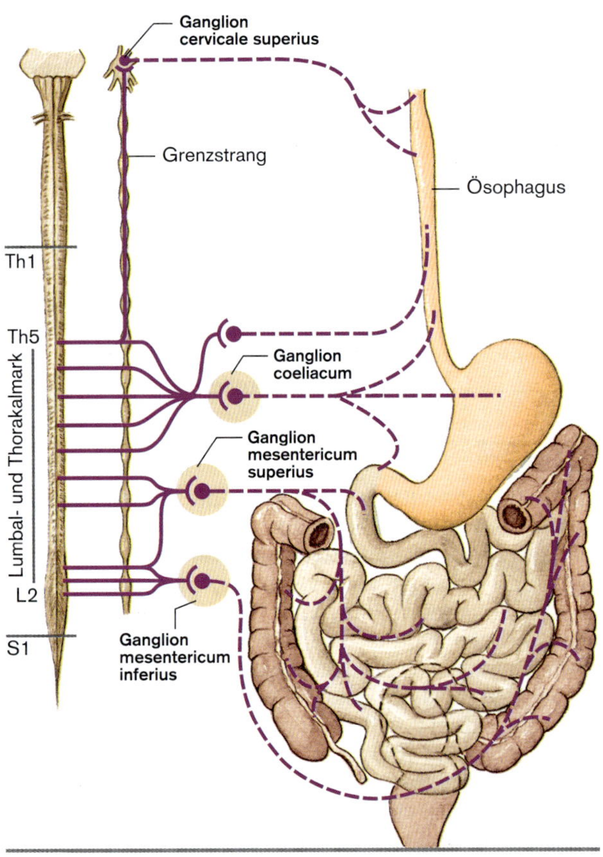

Abb. 16.**8** **Sympathische Innervation des Magen-Darm-Trakts** (nach 7).

16.3 Sekretion in den Drüsen des Magen-Darm-Trakts

›› Die Sekrete des Verdauungstrakts liefern die Enzyme für die Verdauung der Nahrung sowie den Schleim, der die Epitheloberflächen schützt und als Schmierfilm für feste Nahrungsbestandteile dient. Außerdem stellen sie die Flüssigkeit, in der die aufgenommene Nahrung gelöst wird; sie wird dadurch verdaubar und absorbierbar. Manche Drüsen sezernieren ununterbrochen, die meisten jedoch nur nach Aktivierung, so daß eine neuronale und hormonale Steuerung dafür notwendig ist. ‹‹

Wo wird sezerniert?

Nach der Komplexität ihres Aufbaus können im Magen-Darm-Trakt vier Drüsentypen unterschieden werden:

- die **Becherzellen** sind Epithelzellen, die darauf spezialisiert sind, Schleim auf die Oberfläche des Epithels zu sezernieren. Millionen solcher Zellen sind im Verdauungstrakt zwischen die normalen Epithelzellen eingestreut (Abb. 16.**11**).
- Die **sekretorischen Krypten** sind epitheliale Nischen, die im Dünndarm *(Lieberkühn-Krypten)* und im Kolon *(Kolon-Krypten)* vorkommen. Sie sind mit sekretorischen Zellen ausgekleidet, von denen manche Schleim und andere Wasser und Salze sezernieren.
- Die **einfachen tubulären Drüsen,** die im Magen vorkommen, beginnen tief in der Schleimhaut, erreichen aber ohne einen zwischengeschalteten Ausführungsgang die Schleimhautoberfläche.
- Die **zusammengesetzten Drüsen** sind hochspezialisierte Organe, deren Bau ganz auf ihre Sekretionsauf-

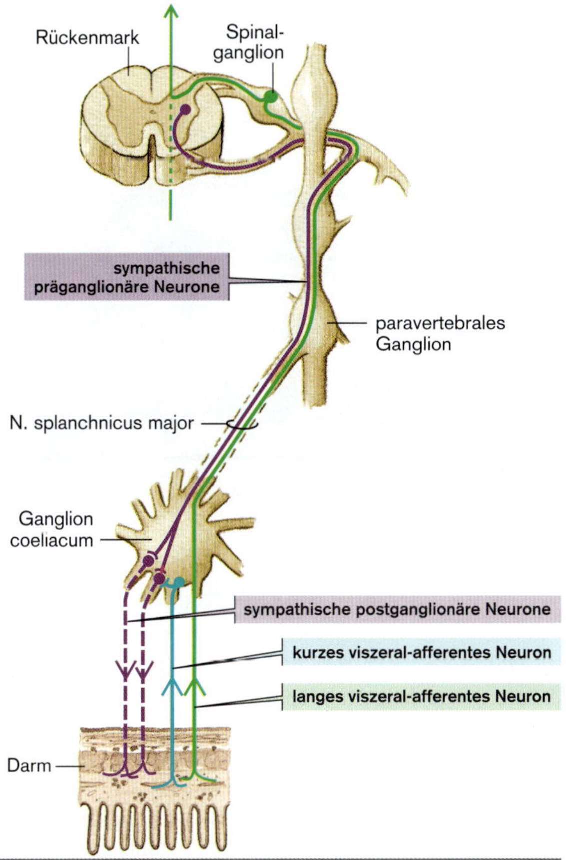

Abb. 16.**9** **Lange und kurze viszerale Afferenzen.** Die langen afferenten Fasern (grün), deren Zellkörper im Spinalganglion der Hinterwurzel liegen, durchlaufen die prä- und paravertebralen Ganglien ohne Umschaltung und ziehen zum Rükkenmark, wo sie entweder auf auf- oder absteigende Neurone oder im gleichen Segment auf efferente vegetative Fasern umgeschaltet werden, so etwa in der Substantia intermediolateralis des Thorakalmarks. Bei den kurzen afferenten Fasern (blaugrün) wird der Reflexbogen dadurch geschlossen, daß die Umschaltung auf efferente sympathische Fasern bereits in den sympathischen Ganglien erfolgt (nach 7).

gaben hin ausgerichtet ist. Zu dieser Gruppe gehören die großen Speicheldrüsen, die Drüsen in der Ösophaguswand, die Brunner-Drüsen im Darm, die Bauchspeicheldrüse (Pankreas) und die Leber. In den zusammengesetzten Drüsen wird ein *primäres Sekret* in spezialisierten Strukturen gebildet, die Azini oder **sekretorische Endstücke** genannt werden. Das Primärsekret wird über ein verzweigtes Gangsystem zum Darmlumen geleitet, wobei es durch das Epithel der **Drüsengänge** in seiner Zusammensetzung modifiziert wird.

Salz wird sezerniert, und Wasser folgt

›› Die Sekretion von Flüssigkeit kann direkt durch den aktiven Transport von K^+ getrieben werden, wobei das K^+ über die basolaterale Na^+-K^+-Pumpe in der Zelle akkumuliert wird und durch Kanäle ins Lumen abfließt. Meist ist es aber so, daß Anionen (HCO_3^- oder Cl^-) indirekt durch das von der Na^+-K^+-Pumpe erzeugte Na^+-Gefälle in der Zelle angereichert werden, um diese passiv in Richtung Lumen zu verlassen. Der Na^+/H^+-Antiporter bzw. der Na^+-K^+-2 Cl^--Symporter in der basolateralen Zellmembran der sekretorischen Zellen ist für die Anionenakkumulation verantwortlich. ‹‹

Die Polarität eines Epithels wird durch Unterschiede in der Lipidzusammensetzung und im Muster der integralen Membranproteine zwischen luminaler und basolateraler Membran bestimmt. Wohl der wichtigste Unterschied ist das Vorherrschen der ouabainempfindlichen **Na^+-K^+-ATPase (Na^+-K^+-„Pumpe")** in der basolateralen Membran sekretorischer Zellen. Die Na^+-K^+-ATPase wandelt die chemische Energie des ATP in chemische Energiegradienten für diese beiden Ionen um **(primär-aktiver Transport)**. Die in diesen Gradienten steckende Energie kann dann auch sekundär dazu benützt werden, andere Ionen oder Moleküle aktiv **(sekundär-aktiv)** durch die Zellmembran zu transportieren. Dazu sind Transportproteine, sog. **Carrier,** notwendig, die durch Symport oder

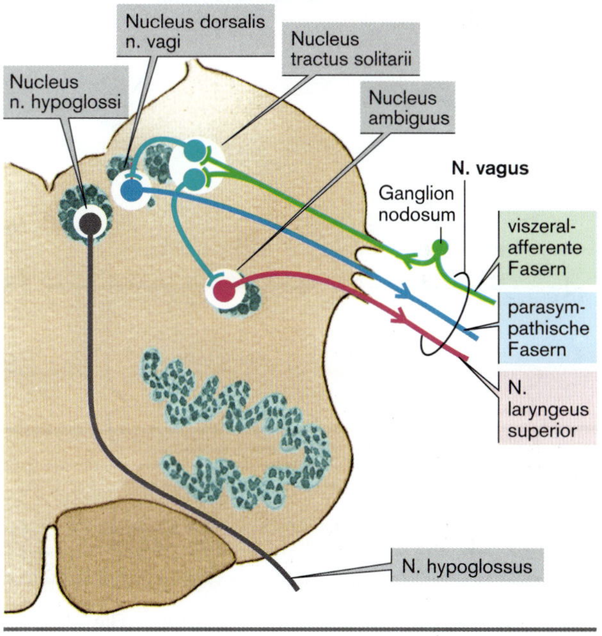

Abb. 16.**10** **Umschaltung vagaler Reflexe in der Medulla oblongata.** Die Zellkörper der viszeralen vagalen afferenten Fasern liegen extrakranial im Ganglion inferius (nodosum). Die erste Umschaltung erfolgt im Nucleus tractus solitarii, die zweite im Nucleus dorsalis des N. vagus (parasympathische Vagusfasern) oder im Nucleus ambiguus (somatische Fasern des N. laryngeus superior).

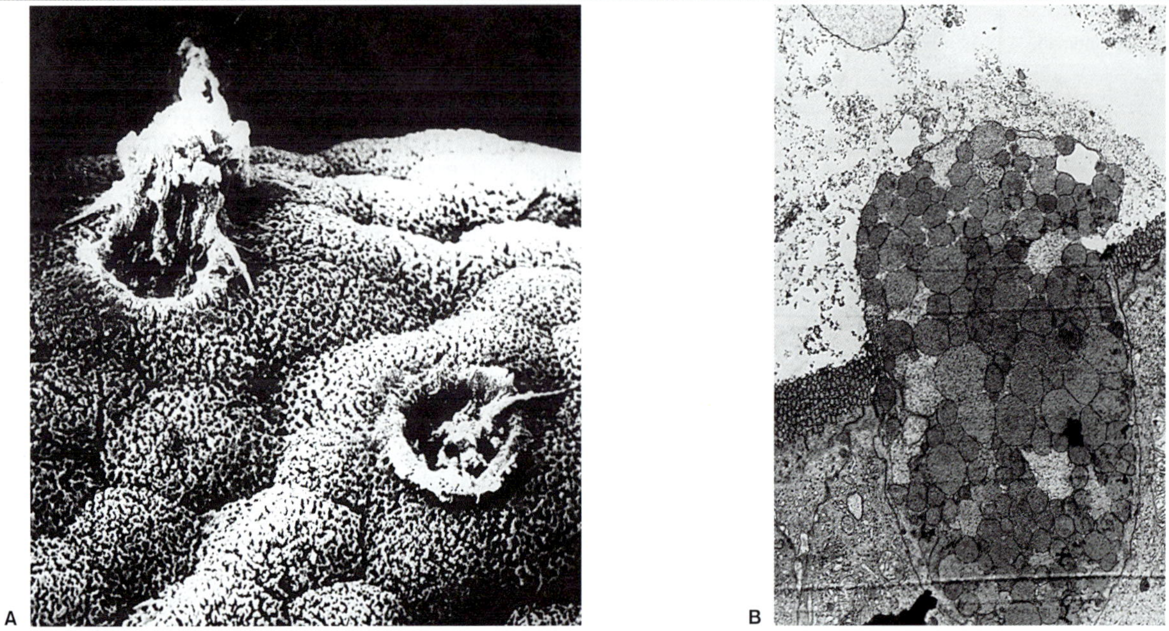

Abb. 16.**11** **Becherzelle. A** Raster- und **B** transmissionselektronenmikroskopische Aufnahme einer Becherzelle des Dünndarms, die ihr Sekret, den Schleim, explosionsartig ins Lumen entlädt. Die Becherzellen sind umgeben von dicht mit einem Bürstensaum besetzten Epithelzellen (Foto A aus Nilson: Fortschr. Med. 104 [1986]; Foto B aus 22).

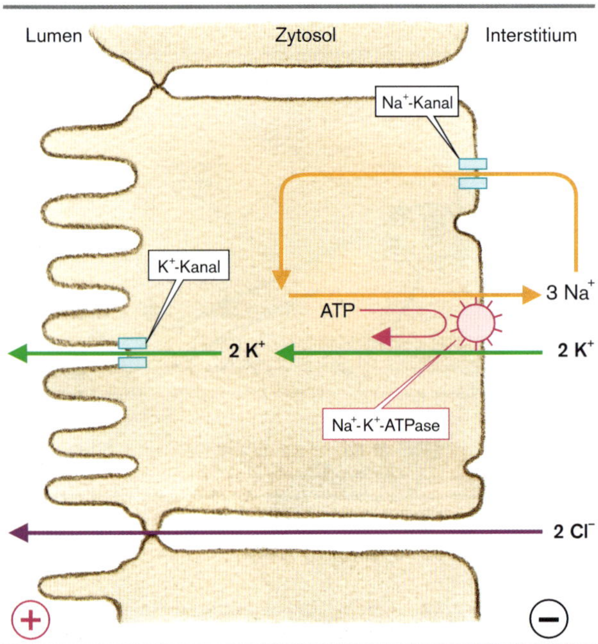

Abb. 16.**12** **Transepitheliale KCl-Sekretion.** Die Na^+-K^+-ATPase der basolateralen Zellmembran pumpt unter Verbrauch von 1 mol ATP 3 mol Na^+-Ionen aus der Zelle und 2 mol K^+-Ionen ins Zytosol. Während Na^+ über einen basolateralen Na^+-Kanal rezirkuliert, verlassen die K^+-Ionen die Zelle über einen luminalen K^+-Kanal. Dieser transepitheliale K^+-Strom erzeugt ein lumenpositives transepitheliales Potential, entlang dessen Cl^- parazellulär ebenfalls ins Lumen getrieben wird. Wie die stöchiometrischen Zahlen in der Abbildung zeigen, können mit 1 mol ATP 2 mol KCl sezerniert werden.

Antiport beide Prozesse miteinander koppeln. Sekretion von Ionen erzeugt ein osmotisches Gefälle, so daß Wasser den Ionen hinterherfolgt (s. a. Kap. 2).

Aktive Kaliumsekretion

In Epithelzellen wird K^+ durch die in der basolateralen Zellmembran gelegene Na^+-K^+-Pumpe aktiv akkumuliert und Na^+ in die Gegenrichtung gepumpt. Während ein Epithel, das kein K^+ sezernieren soll, seine K^+-Kanäle auf der Seite hat, wo die Pumpe sitzt (basolaterales K^+-Recycling, Abb. 16.**13** und 16.**15**), kann ein einfacher K^+-Sekretionsmechanismus dadurch entstehen, daß die Mehrzahl der K^+-Kanäle (statt in die basolaterale) in die luminale Zellmembran eingebaut wird. Jetzt fließt das in der Zelle akkumulierte K^+ (passiv) ins Lumen (Abb. 16.**12**), und Anionen folgen dem K^+ aus Gründen der Elektroneutralität. Dadurch entsteht ein osmotisches Gefälle, so daß schließlich auch Wasser sezerniert wird.

Sekretion von Chlorid und Bicarbonat

Die meisten sekretorischen Epithelien sezernieren allerdings zuerst ein Anion (Cl^- oder HCO_3^-). Die treibende Kraft für diesen Transport ist der elektrochemische Gradient für Na^+ von extra- nach intrazellulär, der durch die primär-aktive Na^+-K^+-Pumpe (s. o.) etabliert wird (Kap. 2). Die potentielle Energie des Na^+-Gefälles kann nun dadurch genutzt werden, daß Na^+ an einem Carrier zusammen mit (Symport) oder im Austausch gegen andere Ionen (Antiport) durch die Zellmembran transportiert wird.

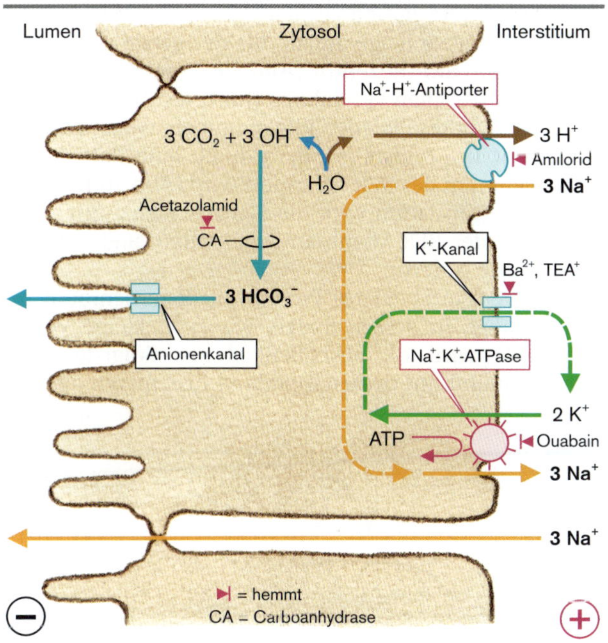

Abb. 16.**13** Eine **transepitheliale $NaHCO_3$-Sekretion** wird dann ermöglicht, wenn basolateral H^+-Ionen aktiv aus der Zelle geschafft werden. Verantwortlich dafür ist ein Na^+/H^+-Antiporter, der H^+-Ionen sekundär-aktiv transportiert. Treibende Kraft dafür ist der chemische Na^+-Gradient, der von der Na^+-K^+-ATPase aufrechterhalten wird. (Im Gegensatz zu Abb. 16.12 sind es hier die in die Zelle gepumpten K^+-Ionen, die über die basolaterale Membran rezirkulieren). Für jedes H^+-Ion, das die Zelle verläßt, bleibt ein OH^--Ion zurück, das sich, katalysiert durch Carboanhydrase, mit CO_2 zu HCO_3^- verbindet. Dieses diffundiert durch Anionenkanäle ins Lumen, so daß ein lumennegatives transepitheliales Potential entsteht, das Na^+-Ionen auf parazellulärem Weg ebenfalls ins Lumen treibt. Die quantitative Bilanz zeigt, daß für die Sekretion von 3 mol $NaHCO_3$ 1 mol ATP verbraucht wird.

Die **HCO_3^--Sekretion** (z. B. im Pankreasgang, in den Brunner-Drüsen und in den Gallengängen) benötigt einen *Na^+/H^+-Austauscher an der basolateralen Zellmembran* (Abb. 16.**13**). Durch die sekundär-aktive Entfernung der H^+-Ionen aus der Zelle bleiben OH^--Ionen zurück, die sich mit CO_2 zu HCO_3^- verbinden, wobei *Carboanhydrase* katalytisch wirkt. Dieses HCO_3^- verläßt die Zelle lumenwärts entweder durch einen Kanal (Abb. 16.**13**) oder über einen Cl^-/HCO_3^--Austauscher (Abb. 16.**35** auf S. 417). Zumindest am Pankreasgang sind wahrscheinlich beide Mechanismen aktiv.

Ein ähnlicher Mechanismus ist für die primäre **Chloridsekretion** verantwortlich, die z. B. in den Endstücken der Mundspeicheldrüsen, in den Azini des Pankreas, aber auch in den Tränendrüsen die Flüssigkeitssekretion antreibt. Statt des Na^+/H^+-Austauschers besitzen die Zellen dieser Organe in der *basolateralen Membran* einen *Na^+-K^+-2 Cl^--Symporter* (Abb. 16.**14** und Kap. 2), der das Na^+-Gefälle dazu nutzt, Cl^- in der Zelle (sekundär-aktiv) zu akkumulieren. Von dort kann es nun über Kanäle passiv ins Lumen ausströmen. Das dabei entstehende transepitheliale Potential treibt auch Na^+ ins Lumen, in diesem Fall auf parazellulärem Wege. Die erhöhte luminale NaCl-Konzentration zieht schließlich wieder Wasser hinterher. Als alternativer Mechanismus der Cl^--Sekretion der Azinuszellen des Pankreas wurde ein Carrierpaar in der basolateralen Membran vorgeschlagen, und zwar ein Na^+/H^+- und ein Cl^-/HCO_3^--Antiporter (Abb. 16.**15**).

Die Sekretion von Exportproteinen

›› Bestimmte Zellen stellen Proteine nicht nur für den Eigenbedarf, sondern auch für den Export her. Die mRNA für ein Exportprotein trägt sowohl die Information für die Peptidkette des Proteins als auch eine vorgeschaltete Gruppe von Kodons für die Synthese einer Signalsequenz. Sie sorgt dafür, daß das entstehende Protein in den Zisternenraum des rauhen endoplasmatischen Retikulums (RER) sezerniert wird. Nach Abspaltung der Signalsequenz gelangt das Protein zum Golgi-Komplex und schließlich zu kondensierenden Vakuolen und reifen Speichergranula. Bei Bedarf wird es von dort durch Exozytose aus der Zelle geschafft. ‹‹

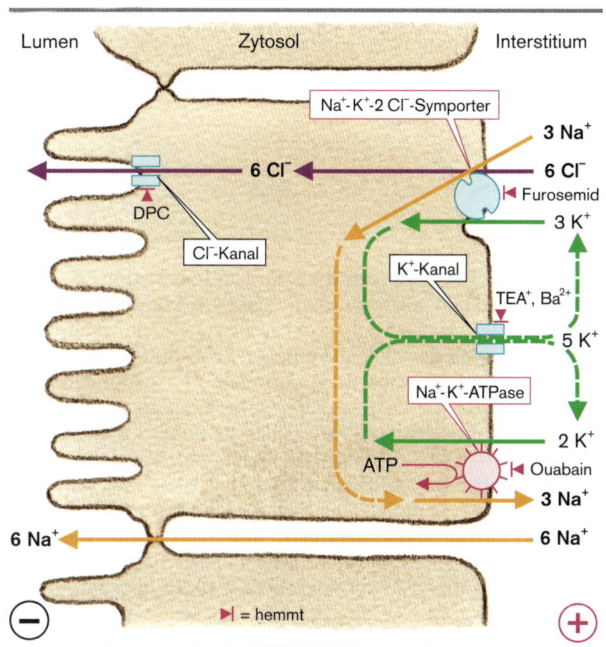

Abb. 16.**14** Eine **transepitheliale NaCl-Sekretion** bedarf der aktiven Akkumulation von Cl^- in der Zelle. Dafür sorgen im Magen-Darm-Trakt mindestens zwei Mechanismen (s. auch Abb. 16.15), wovon einer eines basolateralen Na^+-2 Cl^--K^+-Symporters bedarf. Angetrieben wird er durch den chemischen Na^+-Gradienten, den wiederum die Na^+-K^+-ATPase aufrechterhält. Während die K^+-Ionen, die sowohl mit dem Symportcarrier als auch mit der Na^+-K^+-ATPase in die Zelle gelangen, über basolaterale K^+-Kanäle rezirkulieren, verläßt Cl^- die Zelle über luminale Cl^--Kanäle. Ähnlich wie in Abb. 16.13 entsteht ein lumennegatives transepitheliales Potential, das für die parazelluläre Sekretion von Na^+ sorgt. Die Zahlenbilanz zeigt, daß mit 1 mol ATP 6 mol NaCl sezerniert werden können.

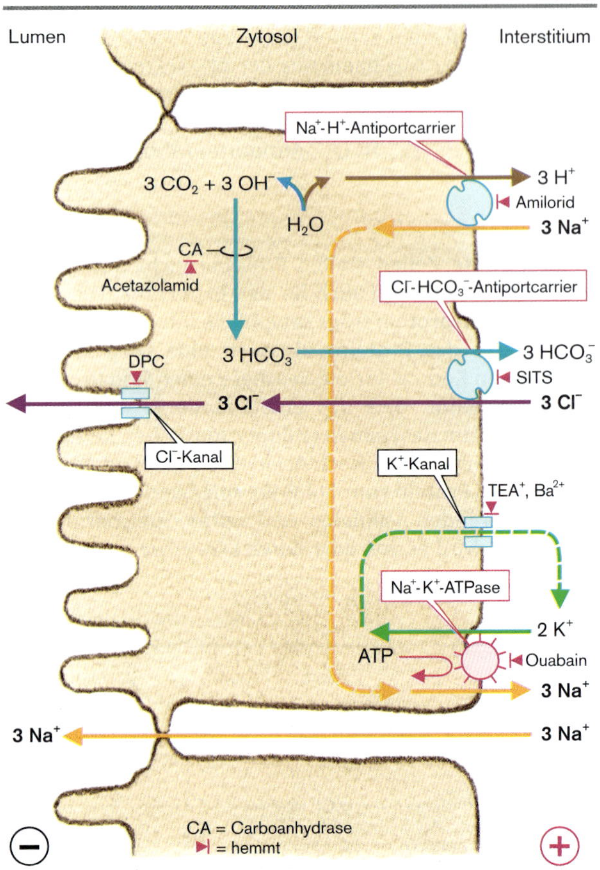

Abb. 16.**15** Eine **transepitheliale NaCl-Sekretion** (s. auch Abb. 16.14) kann auch dadurch zustande kommen, daß ein basolateraler Na^+/H^+-Austauschcarrier (wie in Abb. 16.13) HCO_3^--Ionen in der Zelle akkumuliert, daß dieses HCO_3^- aber (im Gegensatz zu Abb. 16.13) über einen basolateralen Anionen-Antiporter die Zelle verläßt, wobei Cl^- („tertiär"-)aktiv in die Zelle aufgenommen wird. Über luminale Cl^--Kanäle gelangt Cl^- passiv ins Lumen, und das dadurch entstehende lumennegative transepitheliale Potential „zieht" Na^+ parazellulär „hinterher". Energiebilanz: Hier werden pro mol verbrauchtem ATP 3 mol NaCl sezerniert, also halb soviel wie beim Mechanismus der Abb. 16.14 (DPC = Diphenylamincarboxylat; SITS = 4-Acetamino-4'-isothiocyano-2,2'-disulfonstilben.)

Produktion, Verpackung und Exozytose

Der erste Schritt bei jeder Proteinsynthese ist die Aufnahme von *Aminosäuren* an der basolateralen Zellseite. Mit Hilfe von Aminoacyl-tRNA-Synthetasen werden sie an die aminosäurespezifische tRNA gebunden und zum Syntheseort geschafft, den **Ribosomen,** wo die Kodons für die Aminosäuresequenz des Proteins von der mRNA abgelesen wird *(Translation)*. Die mRNA für ein Protein, das exportiert (oder in die Zellmembran eingebaut) werden soll, trägt nicht nur die Information für die Peptidkette des Proteins, sondern auch eine vorgeschaltete Kodongruppe für die Synthese einer **Signalsequenz** von etwa 20 Aminosäuren. Sie wird nach ihrer Fertigstellung an ein zytoplasmatisches Signalerkennungsmolekül, das **SRP** (signal recognition particle) gebunden, das die weitere Synthese so lange anhält, bis der ganze ribosomale Komplex am **SRP-Rezeptor (Andockprotein)** des rauhen endoplasmatischen Retikulums **(RER)** festmacht. Danach wird die Synthese wieder aufgenommen, wobei das Protein nicht ins Zytosol, sondern durch eine Pore in den Zisternenraum des RER sezerniert wird (Abb. 16.**16**). Nach Ende der Translation wird die Signalsequenz durch eine Peptidase der RER-Membran abgespalten, und die neue Peptidkette ist fertig.

Das neusynthetisierte Protein im Zisternenraum des RER gelangt an dessen Enden, wo es in kleine Vesikel abgepackt wird, die anschließend den **Golgi-Komplex** erreichen und mit dessen Membran fusionieren. Im Gol-

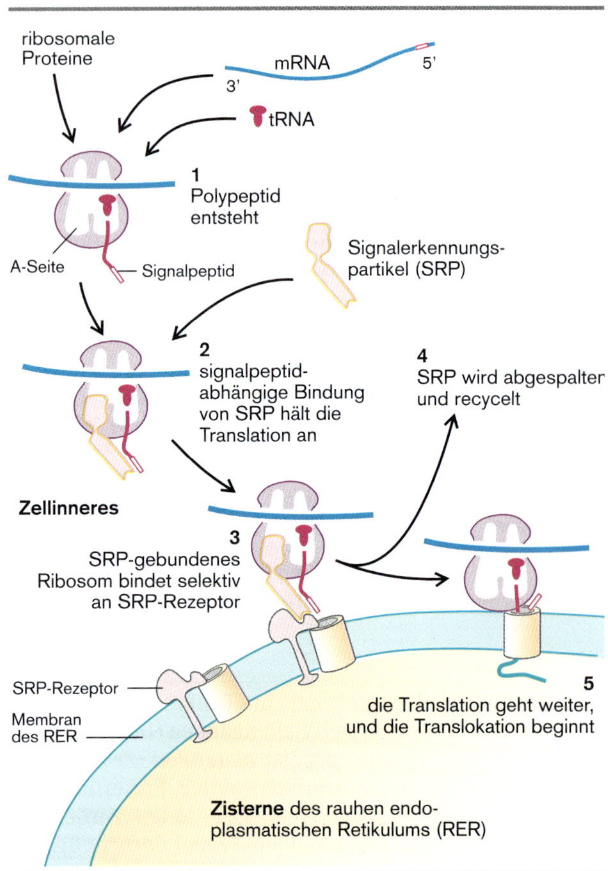

Abb. 16.**16** **Synthese eines für den Export bestimmten Proteins in einer enzymsezernierenden Zelle. 1** Ein Ribosom hat sich an einer mRNA-Kette konstituiert, und die synthetisierte Peptidkette beginnt, aus dem Ribosom herauszuwachsen. Handelt es sich bei dem Peptidanfang um das Signalpeptid für den Protein„export", bindet sich an dieses das Signalerkennungspartikel (SRP, signal recognition particle), so daß die Aminoacyl-tRNA-Bindungsstelle (A-Seite) im Ribosom blokkiert wird. **2** Dadurch wird die Translation angehalten, und **(3)** das SRP mit dem daran hängenden Ribosom bindet so an den SRP-Rezeptor auf der Membran des rauhen endoplasmatischen Retikulums (RER), daß das Peptidende über einer (hypothetischen) Pore der RER-Membran zu liegen kommt. **4** Jetzt wird das SRP abgespalten, **5** die Translation kann weitergehen, und die Peptidkette des Proteins wächst nun in die Zisterne des RER: Translokation (nach 1).

gi-Komplex wird das Protein noch modifiziert *(posttranslationale Modifikation)*, z. B. glykosyliert, um ihn anschließend innerhalb *kondensierender Vakuolen* wieder zu verlassen. Dort wird das Protein weiter modifiziert und konzentriert. Diese Vakuolen werden dabei zu *reifen Sekretionsgranula* umgeformt, die sich im luminalen (apikalen) Teil der Zelle ansammeln (Abb. 16.**17**). Aus diesen Granula wird das Protein in den Extrazellulärraum, also etwa ins Lumen der Azini, dadurch freigesetzt, daß die Granulamembran mit der Zellmembran fusioniert und dabei zerreißt: **Exozytose** (Abb. 16.**18**). Exozytose ist ein kontinuierlicher Vorgang, doch kann er durch neuronale oder hormonale Stimulation der Zelle sehr stark beschleunigt werden (S. 402 f.).

Sezerniert werden Mucine und Verdauungsenzyme

Viele der in den Darm sezernierten Proteine sind **Enzyme** (S. 406 ff.), während andere, die **Mucine,** den Schleimfilm auf dem Epithel (daher „Schleimhaut") von Mund, Ösophagus, Magen, Darm usw. bilden. Mucine sind Glykoproteine, deren Kohlenhydratseitenketten 60 – 80 % ihrer Molekülmasse ausmachen. Die Aufgaben der Mucine sind vielfältig: Sie schützen das Epithel vor mechanischen Verletzungen, verhindern dessen Austrocknung, dienen als Schmiermittel für feste Nahrungsbestandteile, schützen die luminale Oberfläche von Magen und Darm vor der Selbstandauung und bilden eine Falle für Mikroorganismen.

Manche Enzyme bleiben membrangebunden

Einige Verdauungsenzyme, z. B. die Glucosidasen und die Amino- und Dipeptidasen, werden nicht wie andere Enzyme ins Darmlumen sezerniert, sondern in die Bürstensaummembran des Dünndarmepithels eingebaut. Sozusagen vom Ufer aus spalten sie hier ihre im Chymus gelösten Substrate. Diese Enzyme werden nicht in den Zisternenraum des RER freigesetzt, sondern bleiben an die RER-Membran gebunden. Da sich dies auch auf dem Weg über den Golgi-Komplex bis zur Fusion zwischen Granula- und Zellmembran nicht ändert, werden diese Enzyme automatisch in die lumenseitige Zellmembran eingebaut. Dieser Prozeß ist keineswegs auf Verdauungsenzyme beschränkt, sondern auch bei den meisten anderen membrangebundenen Proteinen zu beobachten.

Nerven und Hormone steuern die Sekretion

›› Die außerhalb der Ösophagus-, Magen- bzw. Darmwand liegenden exokrinen Drüsen des Verdauungstrakts bekommen ihre sekretomotorische Innervation sowohl vom Sympathikus als auch vom Parasympathikus. Die Drüsen innerhalb der Wand werden vom Plexus submucosus innerviert. Darüber hinaus enthält sowohl das Epithel der Mukosa als auch das der darin eingebauten Drüsen spezielle endokrine Zellen. Sie enthalten u. a. Gastrin, Cholecystokinin, Sekretin, GIP (glucose-dependent insulin-releasing peptide) und Histamin, die nach ihrer Ausschüttung ins Blut Motilität, Sekretion und Verdauung im Magen-Darm-Trakt steuern und koordinieren. ‹‹

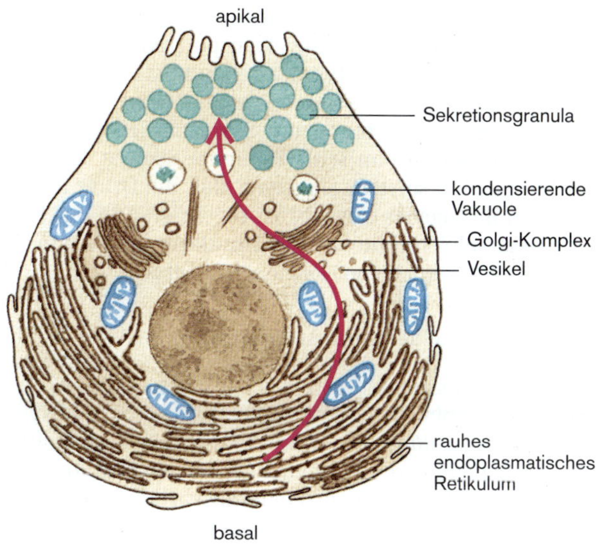

Abb. 16.**17** Eine typische exokrine **proteinsezernierende Zelle** enthält auf ihrer Basalseite dicht gepackte Schichten von rauhem endoplasmatischem Retikulum (RER), in deren Ribosomen die zu exportierenden Proteine synthetisiert werden (Abb. 16.16). An den glatten Enden des RER lösen sich proteinhaltige Vesikel ab, die zur *cis*-Region des Golgi-Apparats (posttranslationale Modifikation) gelangen, von dessen *trans*-Region sich kondensierende Vakuolen lösen. An der apikalen Zellseite liegen schließlich zahlreiche reife Sekretionsgranula zum exozytotischen Export bereit (Abb. 16.18).

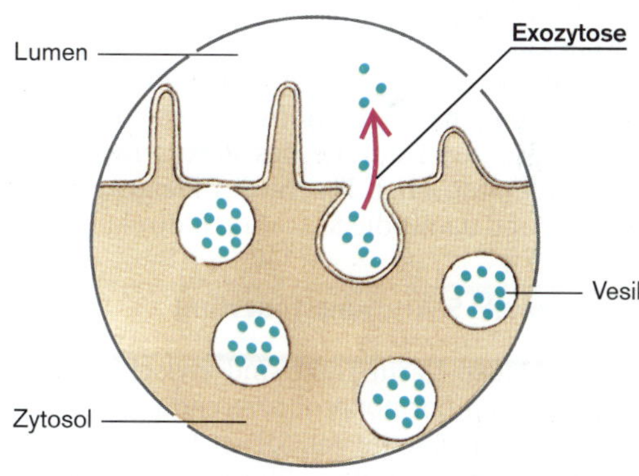

Abb. 16.**18** **Exozytose.** Die drei unteren, membranumschlossenen Vesikel (Sekretionsgranula; Abb. 16.17) liegen noch frei im Zytosol, während sich das Vesikel links oben bereits an die Innenseite der Plasmamembran angelagert hat. Die Membran des Vesikels rechts oben ist schon mit der Plasmamembran verschmolzen, und der Vesikelinhalt entleert sich ins Lumen.

Viele, vielleicht sogar alle sekretorischen Zellen transportieren Flüssigkeit, Salze und Proteine in geringem Ausmaß auch in Ruhe. Im Gegensatz zu absorptiven Epithelien jedoch, bei denen die Transportrate mehr oder weniger vom Na^+-Angebot an der luminalen Zellmembran abhängt, kann die Sekretion bei Bedarf enorm gesteigert werden. Während die Sekretionsleistung etwa einer Speicheldrüse im Schlaf kaum meßbar ist, kann sie bei Stimulation so stark ansteigen, daß die Drüse in drei Minuten ihr eigenes Gewicht zu sezernieren in der Lage ist. Diese **sekretomotorische Stimulation** wird sowohl von Nerven als auch von Hormonen besorgt.

Nervale Sekretionssteuerung

Die großen Speicheldrüsen, das Pankreas und die Leber werden sowohl vom Sympathikus als auch vom Parasympathikus sekretomotorisch innerviert. Neurotransmitter des postganglionären Parasympathikus ist **Acetylcholin,** für das die sekretorischen Zellen muskarinische Cholinozeptoren besitzen, doch werden über andere Fasern auch Neuropeptide freigesetzt, z. B. **VIP** (vasoactive intestinal peptide) und **CCK** (Cholecystokinin), für die die sekretorischen Zielzellen ebenfalls Rezeptoren besitzen. Der Transmitter des postganglionären Sympathikus ist **Noradrenalin,** das über α_1-, β_1- und/oder β_2-Rezeptoren auf die Zielzellen einwirkt. In manchen Drüsen, z. B. im Pankreas, innerviert der Parasympathikus die Azini und der Sympathikus die Ausführungsgänge, während in anderen Drüsen, wie z. B. in der Glandula submandibularis, ein einzelnes Endstück von beiden Teilen des vegetativen Nervensystems gesteuert wird. In einigen Fällen, z. B. in dem der Glandula sublingualis, fehlt die sekretorisch-sympathische Innervation überhaupt. Die Drüsen der Darmwand, z. B. die Brunner-Drüsen und die Becherzellen, erhalten ihre Innervation ausschließlich vom Plexus submucosus. Seine sekretomotorischen Neurone sind cholinerg oder peptiderg, wobei aus den letzteren (NCNA-Typ) **Dynorphin** und **VIP** freigesetzt werden. Eine direkte nervale Hemmung der Sekretion gibt es anscheinend nicht, doch existieren Neurone des Plexus myentericus, die die sekretomotorischen Fasern des Plexus submucosus inhibieren und damit die Sekretion indirekt hemmen.

Hormonale Sekretionssteuerung

Im gesamten Magen-Darm-Trakt sind zwischen die normalen Epithelzellen hormonproduzierende Zellen eingestreut. Sie setzen eine Reihe von Signalstoffen frei, einige sogar **Hormone,** die auf dem Blutweg ihre Zielzellen erreichen (endokrine Wirkung), andere Parahormone, die nur auf ihre Nachbarzellen einwirken **(parakrine Wirkung).** Sie beeinflussen nicht nur sezernierende Zellen, sondern auch – stimulierend oder hemmend – die glatte Muskulatur; darüber hinaus können sie trophisch oder antitrophisch wirksam sein. Nachfolgend werden nur die bekanntesten Gastrointestinalhormone besprochen, nämlich Gastrin, CCK, Sekretin, GIP und Histamin; weitere sind in der Tab. 16.**1** (S. 392) enthalten.

Die **endokrinen Zellen** des Magen-Darm-Trakts sind flaschenförmig, wobei die Schmalseite dicht mit Mikrovilli besetzt und zum Darmlumen hin orientiert ist

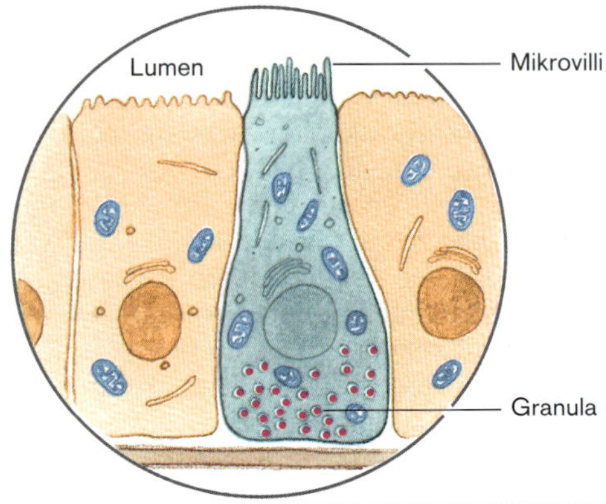

Abb. 16.**19** Für eine **endokrine Zelle des Magen-Darm-Epithels** ist typisch, daß sich die Sekretgranula (im Gegensatz zur exokrinen, proteinsezernierenden Zelle der Abb. 16.17) auf der Basalseite der Zelle ansammeln. Von hier wird der Vesikelinhalt, das Hormon, ins Blut abgegeben.

(Abb. 16.**19**). Im Gegensatz zu den transportierenden Epithelzellen besitzen sie auf ihrer breiten, basolateralen Seite Granula mit Enzymen, die in die Aufnahme und Dekarboxylierung von Aminausgangssubstanzen involviert sind. Sie bilden unter anderem das biologisch aktive *5-Hydroxytryptamin.* Diese Zellen werden daher summarisch APUD-Zellen genannt (amine precursor uptake and decarboxylation), weil sie all die Carrier bzw. Enzyme enthalten, die notwendig sind, um Tryptophan (und Histidin) aufzunehmen und sie zu Tryptamin (und Histamin) zu dekarboxylieren. Es gibt mindestens 20 Signalstoffe, die in solchen Zellen des Magens und Dünndarms gebildet werden.

Gastrin

Gastrin wird von den **G**(astrin)**-Zellen** synthetisiert und ausgeschüttet, von denen zwei Drittel in den Antrumdrüsen und ein Drittel in der Duodenalmukosa lokalisiert sind. Gastrin existiert in zwei aktiven Formen, **G 34** und **G 17** (die Zahlen im Namen bezeichnen die Zahl der Aminosäurenreste). Die beiden Formen unterscheiden sich durch ihre Herkunft im Verdauungstrakt und durch ihre biologische Halbwertszeit. Die biologische Aktivität der beiden Verbindungen beruht auf dem *C-terminalen Tetrapeptid,* -Try-Met-Asp-Phe(NH_2). Dieses ist auch im synthetischen *Pentagastrin,* BOC-β-Ala-Try-Met-Asp-Phe (NH_2), enthalten, das zur Magensekretionsdiagnostik injiziert wird.

Ein Reiz für die **Ausschüttung** von Gastrin ins Blut ist die Anwesenheit von Peptiden oder bestimmten (meist aromatischen) Aminosäuren im Magenlumen. Auch vagale Efferenzen und hohe Catecholaminkonzentrationen im Plasma stimulieren die Gastrinausschüttung. Gehemmt wird die Gastrinausschüttung immer dann, wenn der pH-Wert des Magensaftes unter 3 abfällt; damit entsteht eine negative Rückkopplungsschleife, mit der eine zu starke oder zu lang andauernde Magensäuresekretion verhindert wird. Man nimmt an, daß die duodenale Gastrinausschüttung durch Proteine im Chymus ausgelöst wird.

Gastrin aktiviert Membranrezeptoren der Zielzellen, worauf in deren Innerem Inositoltrisphosphat und Diacylglycerin als Second messenger freigesetzt werden (Kap. 2). Gastrin hat hauptsächlich folgende **Wirkungen:**

- Es stimuliert die *HCl-Sekretion* der Belegzellen der Magendrüsen; getrennt wirkt es stärker als Histamin, doch potenziert sich die Wirkung beider Signalstoffe.
- Es wirkt auf die Muskulatur des Magenantrums, was die Kraft und Frequenz der *Peristaltik erhöht.*
- Es wirkt *trophisch* (wachstumsfördernd) auf die Epithelien von Magen und Duodenum. Daher kommt es nach operativer Entfernung des Antrums zu einer Atrophie der Mukosa.
- Es stimuliert die Sekretion in den Azini des Pankreas, die Gallensekretion und die Kontraktion der Gallenblase, d. h. Gastrin ahmt viele *CCK-Wirkungen* nach.

Bei Patienten mit **Achlorhydrie,** d. h. mit fehlender HCl-Sekretion, werden erhöhte Gastrinkonzentrationen im Plasma gefunden. Ursache ist anscheinend ein Defekt der Belegzellen, die atrophiert sind und nicht auf Gastrin reagieren. Der obengenannte Rückkopplungsmechanismus kommt folglich nicht zum Zug, so daß die Gastrinausschüttung nicht abgeschaltet werden kann.

Seltener kommt das **Zollinger-Ellison-Syndrom** vor, das bei G-Zell-Tumoren beobachtet wird. Diese produzieren hohe Mengen Gastrin, so daß die Magensäuresekretion stark ansteigt und lange andauert. Die Tumoren reagieren nicht auf die pH-Absenkung im Magensaft, da sie u. a. wegen ihrer z. T. extragastralen Lokalisation mit ihm gar nicht in Berührung kommen. Die Folgen sind *Ulzera* (Geschwüre) der Magen- und Duodenalmukosa sowie *Malabsorption und Durchfälle;* letztere entstehen durch Inaktivierung der Pankreaslipase und der Präzipitation von Gallensalzen; für beides ist der bei diesen Patienten erniedrigte pH-Wert des Chymus verantwortlich.

CCK (Cholecystokinin)

CCK wird in den **I-Zellen** des duodenalen und jejunalen Epithels gebildet. Die normalerweise zirkulierenden Formen sind **CCK 58** und **CCK 33,** deren C-terminales Octapeptid **(CCK 8)** auch als Transmitter aus Nervenendigungen freigesetzt wird. Ähnlich wie beim Gastrin beruht die Wirksamkeit auf der allen drei Formen gemeinsamen Aminosäurensequenz des Octapeptids: -Asp-Tyr-SO_3-Met-Gly-Try-Met-Asp-Phe-NH_2, wobei dessen fünf C-terminale Aminosäurenreste mit denen der Gastrine (s. o.) identisch sind; das könnte die CCK-ähnlichen Wirkungen des Gastrins erklären.

Ein Reiz für die **Freisetzung** von CCK ist die Anwesenheit von freien Fettsäuren, Peptiden, aromatischen Aminosäuren oder Glucose im Duodenallumen. Die hemmende Wirkung von *Trypsin* auf die CCK-Ausschüttung ist das entscheidende Glied einer negativen Rückkopplungsschleife bei der Regelung der CCK-Ausschüttung. Immer wenn die Konzentration von freiem Trypsin (S. 416 und 427) im Darmlumen steigt, vermindern die dadurch gesenkten CCK-Spiegel im Plasma die Sekretion von Trypsinogen im Pankreas, so daß die luminale Trypsinkonzentration wieder absinkt.

Ebenso wie Gastrin benützt CCK Inositoltrisphosphat und Diacylglycerin als Second messenger (Kap. 2) CCK hat im wesentlichen folgende **Wirkungen:**

- Es stimuliert in den *Azinuszellen des Pankreas* die Sekretion eines neutralen, chloridreichen Saftes, der die *Verdauungs(pro)enzyme* enthält (daher das früher für CCK benützte Synonym Pankreozymin).
- Es wirkt auch an den *Pankreasgängen,* wo es die stimulierende Wirkung von Sekretin auf die Sekretion eines bicarbonatreichen, alkalischen Saftes (s. u.) potenziert.
- Es treibt die Hauptzellen des Magens zur Sekretion von *Pepsinogen* an.
- Es hemmt die *HCl-Sekretion* im Magen, möglicherweise durch Förderung der dortigen Somatostatinsekretion.
- Es ist ein starker Stimulator der *Gallenblasenkontraktion* (daher der Name Cholecystokinin) und öffnet gleichzeitig den *Sphincter Oddi* dadurch, daß es die Kontraktion von dessen Ringmuskulatur hemmt.
- Es setzt *Pankreashormone* frei, so etwa Insulin, Glucagon, Somatostatin (SIH) und PP (pancreatic polypeptide).
- Es wirkt *trophisch,* vor allem auf das Pankreas. In Bevölkerungsgruppen, in denen Sojabohnen wesentlicher Nahrungsbestandteil sind, unterbricht der in diesen Bohnen enthaltene *Trypsininhibitor* die oben geschilderte Rückkopplungsschleife, so daß CCK ungebremst sezerniert wird. Dies führt zu einer Pankreashypertrophie, die mit einem erhöhten Vorkommen von Pankreaskrebs korreliert.
- Es wird angenommen, daß CCK auf das hypothalamische „Sattheitszentrum" (S. 362 f.) als *Sattheitshormon* einwirkt, d. h., es signalisiert, die Nahrungsaufnahme zu beenden.

Sekretin

Sekretin wird in den **S**(ekretin)**-Zellen** des duodenalen und jejunalen Epithels gebildet. Seine Peptidkette besteht aus 27 Aminosäuren und zeigt eine enge strukturelle Homologie zu Glucagon, Enteroglucagon, GIP (s. u.) und VIP. Im Gegensatz zu Gastrin und CCK ist beim Sekretin die ganze Peptidkette für die biologische Wirksamkeit notwendig.

Der Reiz für die **Freisetzung** von Sekretin ist in erster Linie ein saurer Chymus, wobei die freigesetzte Sekretinmenge mit der Länge des Duodenalabschnitts, der sauren Chymus enthält, korreliert. Im Gegensatz zu Gastrin und CCK ist zyklisches Adenosinmonophosphat (cAMP) der Second messenger von Sekretin (Kap. 2). Die wesentlichen **Wirkungen** von Sekretin sind:

- Es ruft in den *Pankreasgängen* die Bildung eines alkalischen, bicarbonatreichen Sekrets hervor, eine Wirkung, die durch CCK potenziert wird.
- In ähnlicher Weise fördert es die Alkalisierung der Galle in den *Gallengängen.*
- Es hemmt die Salz- und Wasserresorption in der *Gallenblase.*
- Es verlangsamt die *Magenentleerung* durch Hemmung der Magenmuskulatur.
- Es wirkt *antitrophisch* auf die Magenschleimhaut.

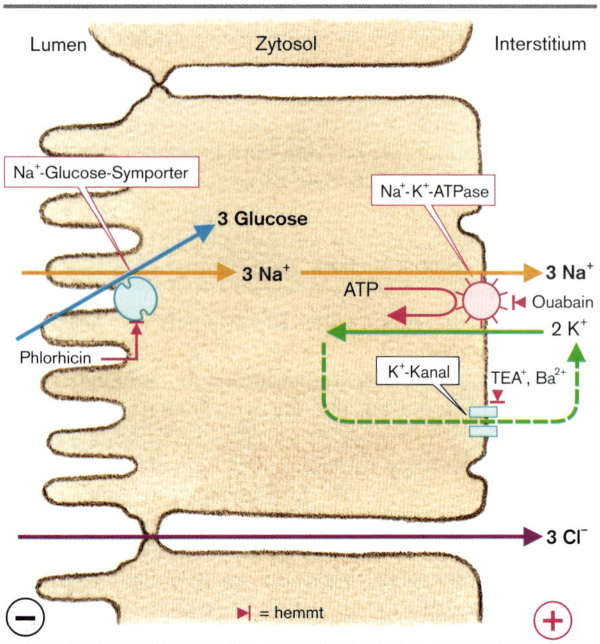

Abb. 16.**20** **Koppelung von NaCl- und Glucoseabsorption im Dünndarm (v. a. im Jejunum).** Der in die Zelle gerichtete elektrochemische Na^+-Gradient, der durch die basolaterale Na^+-K^+-ATPase aufrechterhalten wird, dient als Triebkraft für einen luminalen Carrier, mit dem Na^+ passiv und Glucose gleichzeitig sekundär-aktiv in die Zelle aufgenommen werden (Symport). Da Na^+ geladen, Glucose aber ungeladen ist, wird die luminale Membran depolarisiert (elektrogener Transport). Die Folge ist ein lumennegatives transepitheliales Potential, das die parazelluläre Absorption von Cl^- ermöglicht. Glucose verläßt die Zelle basolateral über einen (passiven) Uniportcarrier (im Bild nicht gezeigt). Pro mol ATP werden mit diesem Mechanismus 3 mol NaCl zusammen mit 3 mol Glucose absorbiert. Die Absorption von neutralen Aminosäuren und einer Reihe anderer organischer Stoffe erfolgt mit ähnlichen Carriern in ganz analoger Weise.

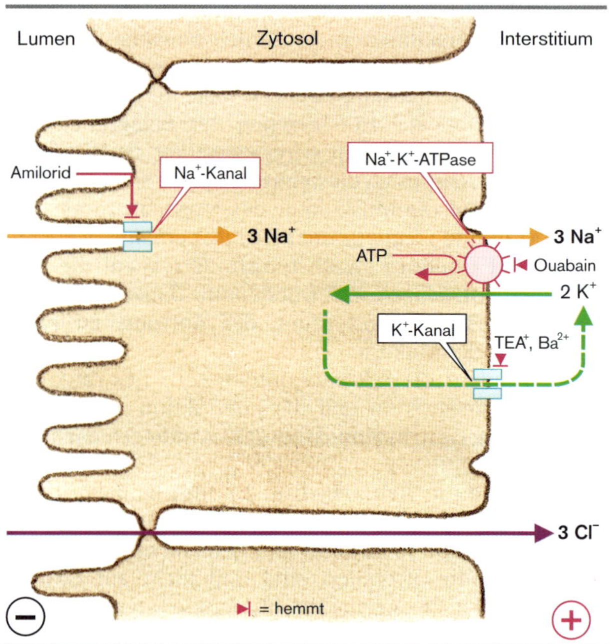

Abb. 16.**21** **NaCl-Absorption durch luminale Na^+-Kanäle (v. a. im proximalen Kolon).** Na^+ kann entlang seines in die Zelle gerichteten Gradienten sowohl über Symport- und Antiportcarrier (Abb. 16.20 bzw. 16.22) als auch ungekoppelt durch Na^+-Kanäle in der luminalen Zellmembran absorbiert werden. Ebenso wie der in Abb. 16.20 ist auch dieser Na^+-Einstrom elektrogen, so daß auch hier ein lumennegatives transepitheliales Potential aufgebaut wird, mit dem Cl^- parazellulär absorbiert wird. Die Energiebilanz beträgt, wie in Abb. 16.20, 3 mol NaCl/mol ATP.

GIP

GIP (früher gastric inhibitory peptide, jetzt glucose-dependent insulin-releasing peptide genannt) wird gebildet und sezerniert von den sog. **K-Zellen,** die im gesamten Dünndarm vorkommen. GIP besteht aus einer Peptidkette mit 42 Aminosäuren, die Homologien zu Sekretin und Glucagon zeigt. Reize für die **Ausschüttung** sind die Anwesenheit von Glucose, Fett und Aminosäuren sowie ein niedriger pH-Wert im oberen Dünndarm. GIP hat eine Hauptfunktion, die sich in seinem zweiten Namen widerspiegelt: Es fördert die *Insulinfreisetzung* aus den B-Zellen der Langerhans-Inseln des Pankreas. Wie sein früherer Name schon sagt, hemmt es außerdem die *HCl-Sekretion* und die *Magenmotorik.* Die intestinale Sekretion stimuliert es.

Histamin

Histamin entsteht durch Dekarboxylierung der Aminosäure Histidin und wird von den Mastzellen überall im Körper gebildet und ausgeschüttet. Zusätzlich wird es in endokrinen Zellen der tubulären Magendrüsen (sog. **ECL-Zellen,** Abb. 16.**29**, S. 412) gebildet, von wo es auf vagale Stimulation hin ausgeschüttet und an die H_2-Rezeptoren der benachbarten Beleg- und Hauptzellen gebunden wird, was dort die *Sekretion von HCl bzw. Pepsinogenen* auslöst. Second messenger der H_2-Rezeptoren ist cAMP.

16.4 Absorption im Darm: Salztransport als Primum movens

» Hauptabsorptionsorte im Magen-Darm-Trakt sind das Jejunum, das Ileum und das obere Kolon. Die Spezialisierung von Jejunum und Ileum auf die Absorption zeigt sich darin, daß ihre luminale Oberfläche mit Darmzotten und einem hohen Bürstensaum auf das weit über Hundertfache vergrößert ist. Die Absorption aus dem Darmlumen hängt von vier verschiedenen Ionentransportmechanismen ab. «

Die vier **Mechanismen**, mit denen Salze, Wasser und Nahrungsstoffe im Darm absorbiert werden, ähneln denen in der Niere und werden hier nur kurz beschrieben (ausführliche Behandlung in Kap. 2).

Mechanismus 1 (Abb. 16.**20**) ist vor allem im Jejunum lokalisiert. Na^+-Ionen kreuzen hier die Bürstensaummembran mit Hilfe verschiedener *Symportcarrier*, die die Energie des in die Zelle gerichteten (elektrochemischen) Na^+-Gefälles mit der Absorption von *Glucose, Galactose, Aminosäuren, Phosphat, Vitaminen* oder anderen Substanzen koppeln, so daß diese Stoffe (sekundär-)aktiv in die Zelle aufgenommen werden können (Kap. 2). Der Mechanismus 2 (Abb. 16.**21**) herrscht im proximalen Kolon vor und besteht darin, daß Na^+ durch *luminale Na^+-Kanäle* in die Zelle gelangt. Mechanismus 3 (Abb. 16.**22**) ist besonders im Jejunum und in der Gallenblase verwirklicht. Er basiert auf dem gleichzeitigen Vorhandensein von luminal lokalisierten *Na^+/H^+- und Cl^-/HCO_3^--Antiportcarriern* (Kap. 2), die im Effekt NaCl absorbieren. Mit dem Mechanismus 4 (Abb. 16.**23**) werden im Kolon mit Hilfe einer luminalen *K^+-H^+-ATPase* primär-aktiv K^+-Ionen resorbiert.

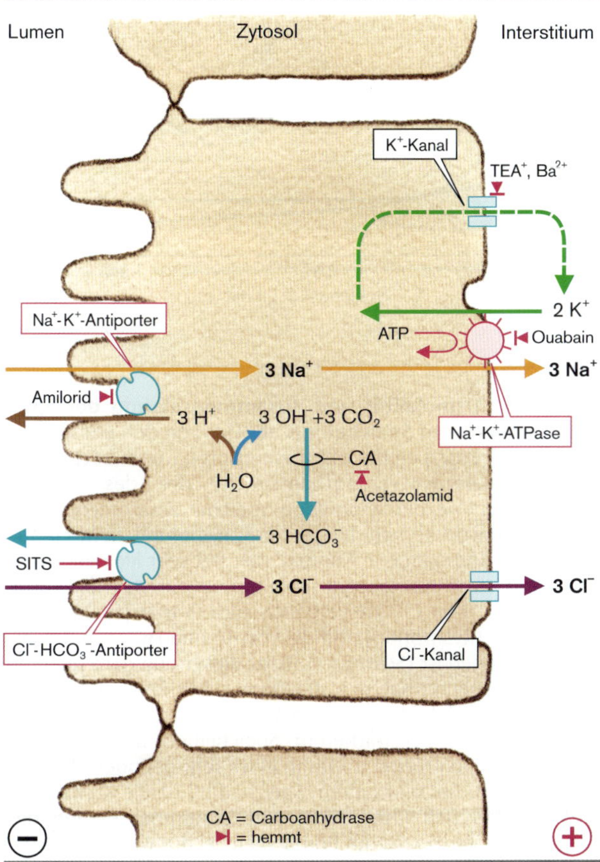

Abb. 16.**22** **NaCl-Absorption durch Kombination zweier luminaler Carrier (Jejunum, Gallenblase).** Sind auf einer Zellseite sowohl ein Na^+/H^+- als auch ein Cl^-/HCO_3^--Antiporter eingebaut, so kann damit NaCl in die Zelle geschafft werden. Im Gegensatz zu Abb. 16.15 (Sekretion von NaCl) sind beide Carrier in der luminalen Membran lokalisiert (Absorption von NaCl). Auch hier treibt der chemische Na^+-Gradient die H^+-Sekretion, die in der Zelle zurückgelassenen OH^--Ionen verbinden sich mit CO_2 (katalysiert durch Carboanhydrase), und das dadurch akkumulierte HCO_3^- treibt bei seinem Auswärtstransport Cl^- in die Zelle, die es über basolaterale Cl^--Kanäle wieder verläßt. (H^+ und HCO_3^- treten im Lumen zu H_2O zusammen.) Wie bei den Mechanismen der Abb. 16.21 und 22 werden auch hier 3 mol NaCl/mol ATP absorbiert.

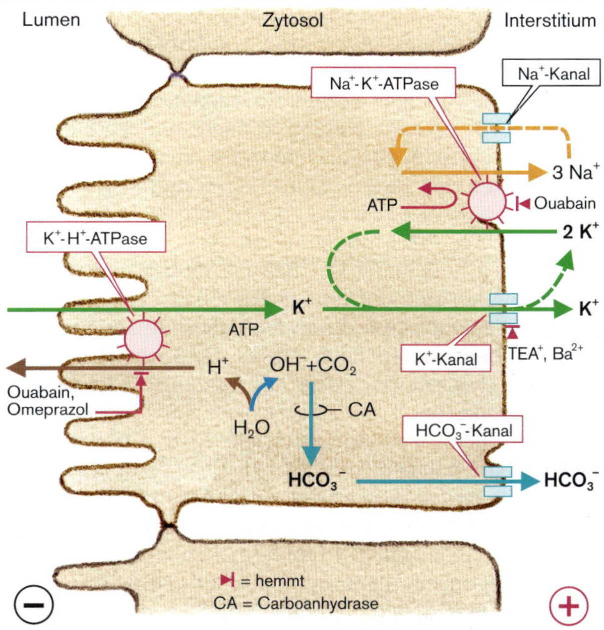

Abb. 16.**23** **H^+-K^+-ATPase sezerniert H^+-Ionen und absorbiert K^+-Ionen primär-aktiv (Magen, Kolon).** In den Belegzellen des Magens werden durch diese direkt ATP-verbrauchende „Pumpe" H^+-Ionen in sehr hoher Konzentration im Lumen akkumuliert (durch Omeprazol hemmbar, s. Abb. 16.31), während eine solche ATPase im Kolon dazu dient, $KHCO_3$ zu absorbieren (durch Ouabain hemmbar). Für jedes sezernierte H^+-Ion bleibt in der Zelle ein OH^--Ion zurück, das sich (katalysiert durch Carboanhydrase) mit CO_2 und HCO_3^- verbindet. Dieses verläßt basolateral die Belegzelle über einen Cl^-/HCO_3^--Antiporter (hier nicht gezeigt) und die Kolon-Epithelzelle über einen HCO_3^--Kanal. Pro mol absorbiertem $KHCO_3$ wird ein mol ATP verbraucht, also ein relativ „teurer" Prozeß. (Im Gegensatz zu den Mechanismen der Abb. 16.12–16.15 und 16.20–16.22 spielt die Na^+-K^+-ATPase für diesen Mechanismus keine essentielle Rolle, so daß hier nicht notwendigerweise eine stöchiometrische Kopplung zwischen den Transportraten besteht.)

16.5 Mit der Spucke beginnt es

Der Speichel wird in den drei großen, paarigen Speicheldrüsen, der *Glandula parotis,* der *Glandula submandibularis* und der *Glandula sublingualis* gebildet. Darüber hinaus gibt es eine Unzahl von schleimproduzierenden Drüsen in der Wangen-, Gaumen- und Rachenschleimhaut sowie die *Ebner-Zungengrunddrüsen,* die eine seröse Flüssigkeit sezernieren.

Speichel, wozu?

›› Speichel ist vor allem notwendig für die Rezeption von Geschmacksreizen, für das Saugen (vor allem des Säuglings), für die orale Hygiene und um feste Bissen gleit- und damit schluckfähig zu machen. Die Verdauungsenzyme des Speichels dienen hauptsächlich dazu, Speisereste an den Zähnen zu entfernen. ‹‹

Der Speichel hat eine ganze Reihe von **Aufgaben:**
- Er ist ein *Lösungsmittel* für einen Teil der Nahrungsstoffe, die von den Geschmacksrezeptoren erst in gelöster Form erkannt werden können, und enthält mit den Mucinen (S. 401) *Schmierstoffe,* die das Kauen und Schlucken von festen Nahrungsbestandteilen erleichtern.
- Er feuchtet die Mundhöhle an (was u.a. für klares Sprechen notwendig ist), hält sie sauber und verhindert die Ausbreitung von infektiösen Erregern. Erreicht wird dies vor allem durch die dauernde *Spülung* von Mund und Zähnen, doch enthält der Speichel darüber hinaus *Lysozym, Peroxidase* und *Immunglobulin A (IgA),* also Stoffe, die unspezifische oder, im Falle des IgA, erregerspezifische antibakterielle und antivirale Eigenschaften haben.
- Er stellt *Verdauungsenzyme* zur Verfügung.
- Er enthält diverse *Wachstumsfaktoren,* so NGF (nerve growth factor) und EGF (epidermal growth factor).
- Bei Säuglingen dient der Speichel schließlich auch dazu, beim Saugen an der Brustwarze die Lippen abzudichten.
- Bei Tieren, die ein Fell haben, dient die Verdunstung des Speichels der *thermoregulatorischen Wärmeabgabe,* so beim Hund durch das Hecheln oder bei der Katze durch das Anfeuchten des Fells.
- Bei manchen Schlangen sezernieren die Speicheldrüsen *Gift,* und bei Krokodilen z. B. dienen sie als *salzausscheidende Drüsen.*

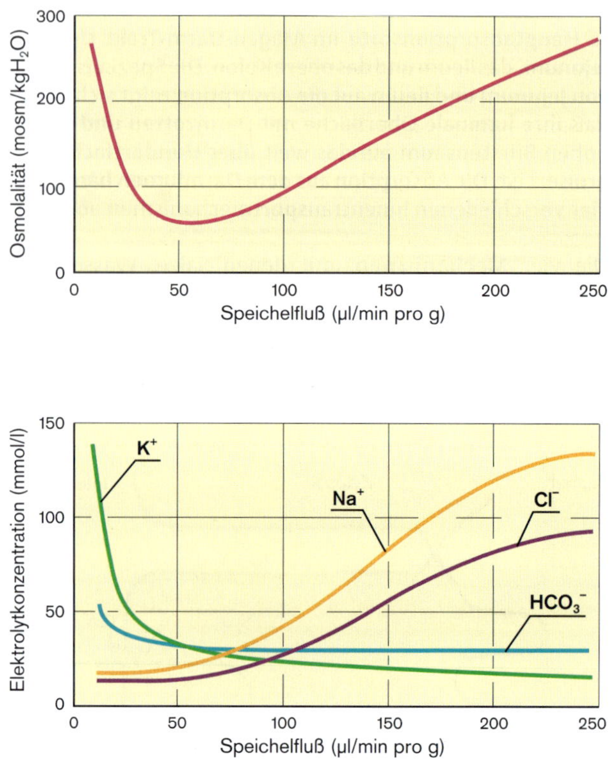

Abb. 16.**24** **Osmolalität und Zusammensetzung des Speichels hängen vom Speichelfluß ab.** Der von den Endstücken gebildete Primärspeichel ist plasmaisoton, und auch seine Elektrolytzusammensetzung entspricht der des Plasmas (Abb. 16.25). Wie der endgültige Speichel zusammengesetzt ist, hängt davon ab, wie lange der Speichel mit dem Epithel der Ausführungsgänge in Kontakt war. Bei sehr kleinen Sekretionsraten ist die Kontaktzeit sehr lang, so daß die Konzentration von Na^+ und Cl^- im Vergleich zum Primärspeichel stark abgesunken (Resorption) und die von K^+ und HCO_3^- beträchtlich angestiegen ist (Sekretion). Trotz dieser nun ganz anderen Zusammensetzung hat sich die Osmolalität kaum verändert, da die $KHCO_3$-Sekretionsrate fast so groß ist wie die NaCl-Resorptionsrate. Bei mittlerem Speichelfluß überwiegt die NaCl-Resorption erheblich, was in einer sehr geringen Osmolalität resultiert. Bei sehr hohem Speichelfluß ist die Kontaktzeit so kurz, daß sich Osmolalität und Zusammensetzung des Speichels im Vergleich zum Primärspeichel nur wenig ändern.

Die zwei Stufen der Speichelproduktion

›› Der Speichel wird in zwei Stufen gebildet: Zuerst produzieren die Endstücke einen isotonen Primärspeichel, der dann bei der Passage durch die Ausführungsgänge der Drüse sekundär modifiziert wird. Na^+ und Cl^- werden dort resorbiert, und K^+ und Bicarbonat werden sezerniert. Normalerweise werden dabei mehr Ionen resorbiert als sezerniert, so daß der Speichel hypoton wird. ‹‹

Der Speichel enthält neben Wasser eine Reihe von anorganischen Ionen (Na^+, K^+, Cl^-, HCO_3^- und Ca^{2+}) und Proteinen (Mucine, Enzyme, Wachstumsfaktoren und Immunglobuline). Er ist leicht alkalisch und hypoton, wobei die Osmolalität mit der Flußrate schwankt (Abb. 16.**24**). Speichel wird in zwei Schritten gebildet (Abb. 16.**25**).

Zunächst wird der **Primärspeichel** durch die Endstükke sezerniert. Er ist isoton und hat eine ähnliche, aber nicht identische Elektrolytzusammensetzung wie das Plasma; er entsteht durch eine echte Sekretion und nicht etwa, wie der Primärharn, durch Filtration. In den meisten Speicheldrüsen ist ein *Na^+-K^+-2 Cl^--Symporter* in die basolaterale Membran der Azinuszellen eingebaut, der

Cl^- in der Zelle sekundär-aktiv akkumuliert, das dann passiv ins Lumen gelangt (Abb. 16.**14** auf S. 399).

In einem **zweiten Schritt** wird in den Ausführungsgängen *Na^+* und *Cl^-* aus dem Speichel *resorbiert.* Da das Gangepithel relativ wasserundurchlässig ist, wird der Speichel dabei *hypoton.* Gleichzeitig werden (kleinere Mengen von) *K^+* und *HCO_3^-* vom Gangepithel *sezerniert.* Im Vergleich zum Plasma ist der Speichel arm an Na^+ und Cl^- und reich an K^+ und HCO_3^-. Bei starkem Speichelfluß halten die Transportmechanismen der Ausführungsgänge nicht ganz mit, so daß die Konzentration von K^+ abfällt und die von NaCl ansteigt (Abb. 16.**24**). Die Konzentration von HCO_3^- verhält sich nicht einheitlich.

Die **Hypotonizität des Speichels** hat gegenüber der Isotonizität den Vorteil, daß sowohl die Löslichkeit von Proteinen als auch die Salzempfindlichkeit der Geschmacksrezeptoren (geringere Adaptation) erhöht ist.

Enzyme im Speichel

Das wesentliche Verdauungsenzym im menschlichen Speichel ist die α-**Amylase** (auch Ptyalin genannt). Dieses Enzym wird fast ausschließlich von der Glandula parotis sezerniert. Obwohl die Speichelamylase ausreichen würde, die gesamte Stärke in der Nahrung zu verdauen, wird die Nahrung gewöhnlich so rasch hinuntergeschluckt, daß die Amylase schon kurz nachdem sie mit dem Bissen in Berührung gekommen ist, vom sauren pH-Wert des Magensaftes inaktiviert wird. Damit wird die α-Amylase des Pankreassaftes für eine normale Stärkeverdauung essentiell. Die Hauptaufgabe der Amylase (und auch einiger Proteasen) des Speichels scheint die *orale Hygiene* zu sein, d. h. Nahrungsreste abzubauen, die an den Zähnen hängengeblieben sind. Die **nichtspezifische Lipase,** die von den von Ebner-Zungengrunddrüsen (und von der Magenschleimhaut?) sezerniert wird, ist besonders für den Säugling wichtig, da er mit dem gleichzeitig verschluckten Enzym das Milchfett schon im Magen verdauen kann.

Die Speichelsekretion wird nur nerval gesteuert

Mit wenigen Ausnahmen ist die basale Speicheldrüsensekretion nur gering. Für die Stimulation sorgen **Reflexe,** die durch **Geruchs- und Geschmacksreize** ausgelöst werden oder konditioniert sind. Der Speichelfluß ist im Schlaf und bei Dehydrierung des Organismus besonders klein und wird durch Kauen und bestimmte Geschmacksreize (Zitrone!) maximal stimuliert. Im Durchschnitt werden etwa **0,5 – 1,5 l Speichel pro Tag** sezerniert.

Alle großen Speicheldrüsen des Menschen sind sowohl **sympathisch** als auch **parasympathisch** innerviert. Je nach dem Konzentrationsverhältnis der beiden beteiligten Transmitter, Acetylcholin und Noradrenalin, in der Nähe der Azinuszellen ändert sich die Speichelzusammensetzung. Beim Menschen wird über die sympathischen Fasern die Sekretion eines visköseren, wasserärmeren Speichels ausgelöst als das über die parasympathische Stimulation der Fall ist. Der physiologische Sinn dieser Doppelinnervation sowie der der unterschiedlichen Speichelzusammensetzung sind nicht bekannt.

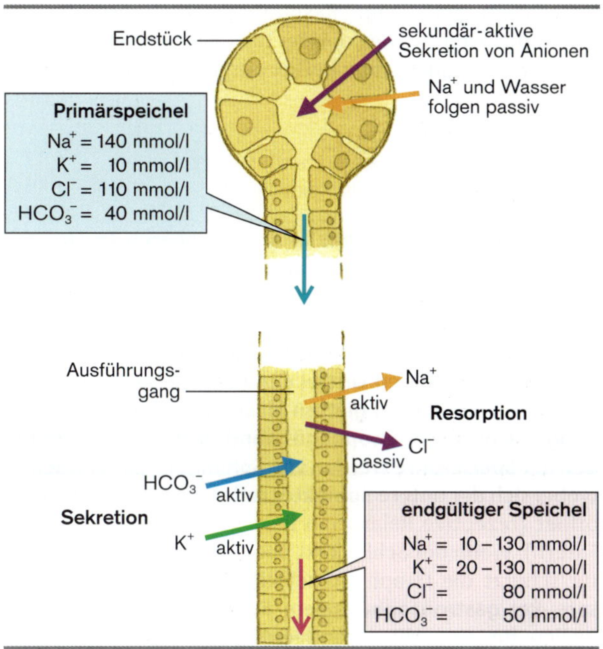

Abb. 16.**25** **Die zwei Stufen der Speichelbildung.** In den Endstücken werden Anionen (Cl^-, HCO_3^-) aktiv sezerniert, und Na^+ und Wasser folgen passiv (Primärspeichel). Die Endstücke werden als einzige Quelle der sezernierten Flüssigkeit angesehen. Diese Flüssigkeit ist isoton und hat eine ähnliche Elektrolytzusammensetzung wie das Plasma. Entlang der Ausführungsgänge werden Na^+ aktiv und Cl^- passiv resorbiert und K^+ und HCO_3^- aktiv sezerniert. Bei mittlerem Speichelfluß überwiegt die Resorption. Da die Ausführungsgänge relativ wasserdicht sind, sinkt die Osmolalität des Speichels, er wird hypoton. Der Elektrolyttransport im Gangepithel ist limitiert, so daß die Zusammensetzung des endgültigen Speichels von der Sekretionsrate des Primärspeichels abhängt (s. Abb. 16.24).

16.6 Der Weg vom Mund zum Magen

Gut gekaut ist halb geschluckt

Am Kauvorgang und an der Anfangsphase des Schluckaktes ist nur quergestreifte Muskulatur beteiligt; die steuernden Reflexe, die über die Nn. trigeminus, glossopharyngeus und vagus laufen, werden in Kernen der Medulla oblongata integriert. Das Kauen, zu dem die koordinierte Aktion von Muskeln des Kiefers, der Zunge und der Backen erforderlich ist, sorgt für eine gewisse Homogenisierung sowie für die Durchmischung der festen Speisen mit dem Speichel. Dies ist notwendige Vorbedingung für die Schluckbarkeit des Bissens und eine effiziente enzymatische Aufschlüsselung der Nahrungsstoffe in späteren Abschnitten des Verdauungstrakts. Periodisch wird ein Speisebrocken von der Zunge nach hinten gegen den Gaumen in den Pharynx gedrängt, was über Mechanorezeptoren und afferente Fasern des N. glossopharyngeus den **Schluckreflex** auslöst. Über die Reflexefferenzen wird zum einen im Pharynx eine Kontraktionswelle in Gang gesetzt, die den Speisebrei in den Ösophagus leitet, zum anderen wird der Zugang zum

Nasenraum und zum Respirationstrakt verschlossen. Durch die Weitung des oberen Teils der Speiseröhre wird dann ein **peristaltischer Reflex** ausgelöst, der den Bissen abwärts befördert.

Die Speiseröhre, spezialisiert auf raschen Transport

» Der Ösophagus besteht in seinem oberen Drittel aus quergestreifter, ansonsten aus glatter Muskulatur. Die Wanddehnung beim Schlucken eines Bissens löst eine primäre peristaltische Welle aus, die von sekundären peristaltischen Wellen gefolgt wird. Dieser peristaltische Reflex bedarf im oberen Drittel der äußeren Innervation (N. vagus); im Bereich der glatten Muskulatur wird er von den Ganglienzellen der Ösophaguswand gesteuert. Beide Enden der Speiseröhre werden von Sphinktern „überwacht", wobei sich der untere Sphinkter reflektorisch bereits dann öffnet (rezeptive Relaxation über vagusaktivierte NCNA-Fasern), wenn der Schluckakt beginnt. Der untere Sphinkter schützt die Ösophagusschleimhaut vor dem Magensaft. Bei gastroösophagealem Reflux sorgen Peristaltikwellen für eine Wiederentleerung (Volumen-Clearance) und geschluckter Speichel (HCO_3^--haltig) für eine Pufferung der Magensaftreste (pH-Clearance). Störung der rezeptiven Relaxation führt zur Achalasie. «

Beim Menschen besteht die Speiseröhre in ihrem oberen Drittel aus **quergestreifter Muskulatur**, der Rest aus **glatter Muskulatur.** Beide Teile haben eine äußere Längs- und eine innere Ringmuskelschicht mit einer zusätzlichen inneren Schicht glatter Muskulatur, der Lamina muscularis mucosae. Die glatte Muskulatur der Speiseröhre zeigt nicht das oszillierende Membranpotential, das sonst so charakteristisch für die Muskulatur des Verdauungstrakts ist. Das innere Nervensystem des Ösophagus umfaßt den Plexus myentericus und den hier wenig ausgebildeten Plexus submucosus. Die Ganglienzellen der Plexus innervieren die glatte Muskulatur im gesamten Ösophagus. Die quergestreifte Muskulatur wird hingegen von äußeren, cholinergen Nervenfasern über typische motorische Endplatten versorgt.

Das obere Ende des Ösophagus bildet zusammen mit der Pharynxmuskulatur den **oberen Ösophagussphinkter.** Außer beim Schlucken und beim Erbrechen ist er tonisch kontrahiert. Das untere Ende des Ösophagus mündet an der **Kardia** in den Magen, wo die Ringmuskelschicht tonisch kontrahiert ist und so den **unteren Ösophagussphinkter** bildet. Während oberer und unterer Ösophagussphinkter normalerweise also unter tonischer Spannung stehen, ist die Ringmuskulatur der dazwischenliegenden Speiseröhrenanteile für gewöhnlich erschlafft. Motorisch innerviert wird die Speiseröhre von parasympathischen und somatischen Efferenzen des N. vagus sowie vom Sympathikus.

Die efferenten Fasern des N. vagus kommen aus zwei Kernen der Medulla oblongata (Abb. 16.**10** S. 397): Die Versorgung der quergestreiften Muskulatur entstammt dem *Nucleus ambiguus,* läuft mit dem N. vagus, um schließlich den N. laryngeus superior zu bilden. Die nervale Versorgung der glatten Muskulatur nimmt ihren Ursprung im *Nucleus dorsalis n. vagi* und verläuft mit dem Hauptstamm des N. vagus. Wie auch andernorts im Verdauungstrakt gibt es hier zwei Gruppen parasympathischer Fasern; die eine zieht zu Ganglienzellen, die die Ösophagusmotorik stimulieren, die andere zu solchen, die sie hemmen. Die Mehrzahl der sympathischen postganglionären Nervenfasern entstammen dem oberen Halsganglion und hemmen die exzitatorischen Ganglienzellen des Plexus myentericus.

Die motorische Aktivität des Ösophagus wird durch das Schlucken eines Speisebissens in Gang gesetzt. Die Dehnung der oberen Speiseröhrenwand löst eine Kontraktionswelle **(primäre Peristaltik)** aus, die sich über den gesamten Ösophagus fortpflanzt. Eine Dehnung weiter unten gelegener Wandabschnitte löst dann, ebenso wie eine chemische Reizung der Schleimhaut, u. U. **sekundäre peristaltische Wellen** aus. Beim Schluckakt sind gewöhnlich beide Arten der Peristaltik beteiligt – die primäre Peristaltik setzt das Schlucken des Bissens in Gang, und die sekundäre Peristaltik hält dann solange an, bis er den Magen erreicht hat. Da peristaltische Kontraktionswellen im Bereich der quergestreiften Muskulatur der Speiseröhre von der Medulla oblongata über die äußere Innervation gesteuert werden, wird die Einleitung des Schluckaktes durch Hemmung der nikotinischen Acetylcholinrezeptoren oder durch eine Unterbrechung des N. laryngeus superior verhindert. In dem Ösophagusabschnitt mit glatter Muskulatur kann der peristaltische Reflex hingegen ohne eine Beteiligung des äußeren Nervensystems in Gang kommen und sich erfolgreich fortpflanzen.

Der peristaltische Reflex im Magen-Darm-Trakt besteht definitionsgemäß aus einer sich fortpflanzenden Kontraktionswelle, der eine Entspannungswelle vorausgeht (S. 393). Sobald im oberen Speiseröhrenabschnitt eine Kontraktionswelle entsteht, kommt es zu einer Relaxation des unteren Ösophagussphinkters. Diese Entspannung breitet sich auch auf den proximalen Magen aus **(rezeptive Relaxation)** und ist von der äußeren Nervenversorgung abhängig. Es ist dies der bekannteste der vagovagalen Reflexe (S. 395).

Der **untere Ösophagussphinkter** ist meist geschlossen und stellt eine Barriere gegen den Reflux des aggressiven Magensafts (Pepsin und HCl) dar. **Refluxhemmend** wirkt sich eine Erhöhung des Sphinkterdrucks aus, verursacht etwa durch Acetylcholin, das aus Ganglienzellen des Plexus myentericus freigesetzt wird, durch α-adrenerge Agonisten, durch Hormone wie Gastrin (Refluxschutz während der digestiven Magenmotorik), Motilin (Refluxschutz während der interdigestiven Motorik), Somatostatin und Substanz P, durch parakrine Einflüsse (Histamin, $PGF_{2\alpha}$), durch proteinreiche Kost sowie durch einen hohen Intraabdominaldruck (Bauchpresse, Adipositas, Aszites). Er würde den Sphinkter sprengen, läge nicht ein Teil des 3 – 4 cm langen unteren Ösophagussphinkters selbst im Bauchraum. Damit wird der Sphinkterdruck (von außen) um so mehr erhöht, je höher der Intraabdominaldruck steigt. Außerdem liegen Teile des Zwerchfells scherenförmig um den unteren Ösophagussphinkter (Crura dextrum et sinistrum), was einen automatischen Abklemm-Mechanismus bei der Zwerchfellanspannung während der Bauchpresse darstellt. Für den Refluxschutz beim Schlucken ist auch ein intaktes Ligamentum phrenicooesophageale sowie ein relativ spitzer (His-)Winkel der Ösophaguseinmündung in den Magen wichtig.

Refluxfördernd sind Einflüsse, die den Sphinkterdruck senken. Neben VIP und ATP, den Transmittern der hemmenden NCNA-Neurone des Plexus myentericus (S. 391), die die rezeptive Relaxation vermitteln, gehören dazu β-adrenerge Agonisten, Hormone wie Sekretin, CCK, Progesteron und GIP, parakrine Einflüsse (NO, PGI_2, PGE_2, Dopamin), eine Schwangerschaft (Progesteronwirkung), fettreiche Kost u. a. m.

Ein sporadischer Reflux von Magensaft in den distalen Ösophagus ist ein alltäglich-physiologisches Ereignis, sei es beim unverhofften Druck auf den vollen Magen, beim Schlucken (Sphinkteröffnung für mehrere Sekunden) oder bei den sog. **transienten Sphinkteröffnungen,** die bis zu einer halben Minute dauern und nicht durch den Schluckakt, sondern durch eine starke Dehnung der Magenwand ausgelöst werden. Wahrscheinlich sind diese transienten Sphinkteröffnungen Teil des **Aufstoßreflexes,** mit dem mitverschluckte Luft und CO_2 aus dem Magen entfernt werden können. Der dabei stattfindende Reflux verursacht ein starkes Absinken des pH-Wertes im distalen Ösophagus.

Drei Mechanismen sind für den **Schutz der Ösophagusschleimhaut** nach einem Reflux verantwortlich:

1. Die **Volumen-Clearance,** d. h. die rasche Wiederentleerung des Refluxvolumens in den Magen durch den Peristaltikreflex des Ösophagus. Ein Refluxvolumen von z. B. 15 ml bleibt (bis auf einen kleinen Rest) normalerweise nur 5 – 10 s im Ösophagus.
2. Die Magensaftreste, die die Volumenclearance zurückläßt, haben einen unverändert tiefen pH-Wert. Er wird erst stufenweise bei jedem Schluckakt angehoben, d. h., der verschluckte Speichel sorgt für die Pufferung des Refluxrestvolumens: **pH-Clearance.** Die pH-Clearance hängt von Menge und Pufferkapazität des Speichels ab.
3. Die Ösophaguswand besitzt ein **Epithel** mit sehr wirksamen Barriereeigenschaften. Von seinen 25 – 30 Zellagen ist v. a. das luminal lokalisierte Stratum corneum (ca. 10 Zellagen) besonders dicht.

Die wesentlichen **funktionellen Störungen** des Ösophagus sind zum einen dadurch verursacht, daß die Ösophagusmotorik abnorm ist. Wahrscheinliche Ursache der **Achalasie** z. B. sind eine verminderte Anzahl sowie ein herabgesetztes Reaktionsvermögen der intramuralen NCNA-Neurone auf präganglionär freigesetztes Acetylcholin. Als Folge davon ist der Ruhedruck im unteren Ösophagussphinkter stark erhöht; die rezeptive Relaxation setzt spät ein und ist vor allem zu schwach ausgeprägt, so daß der Druck im Sphinkter auch während der rezeptiven Relaxationsphase kaum nachläßt. Folglich sammelt sich die verschluckte Nahrung im Ösophagus an, so daß es zu einer u. U. enormen Ausweitung des Ösophagus kommt.

Eine Hypomotilität des Ösophagus hingegen, z. B. bei der Sklerodermie, ein Überwiegen der refluxfördernden Einflüsse (s. o.) oder ein Versagen der o. g. Schutzmechanismen führt zur **gastroösophagealen Refluxkrankheit** mit Ösophagitis (Sodbrennen) und weitergehenden pathologischen Veränderungen der Ösophagusschleimhaut.

16.7 Der Magen speichert, verdaut und portioniert

Der proximale Magen bewegt sich anders als der distale

›› Funktionell kann man an der Muskulatur des Magens einen proximalen und einen distalen Teil unterscheiden. Im proximalen Magen wird unter dem Einfluß vagovagaler Reflexe eine gleichmäßige Wandspannung aufrechterhalten. Sie nimmt beim Schluckakt (rezeptive Relaxation) sowie dann ab, wenn Nahrung in den Magen gelangt (Akkommodation). Der distale Magen weist starke Peristaltikwellen auf, die von einem Schrittmacherzentrum an der großen Kurvatur ausgehen. Diese Wellen, die dazu dienen, die aufgenommene Nahrung zu homogenisieren, werden von Ganglienzellen der Magenwand gesteuert. Vagovagale und enterogastrische Reflexe können hier ebenso wie Gastrin und einige andere Magen-Darm-Hormone modifizierend eingreifen. Der Pylorusschließmuskel wird unabhängig von der übrigen Magenmotorik gesteuert. An ihm setzt die Regulation der Magenentleerung an. Erbrechen ist das Ergebnis eines komplexen Zusammenwirkens viszeraler und somatischer Reflexe und ermöglicht eine orale Entleerung von Magen-(und Darm-)Inhalt. ‹‹

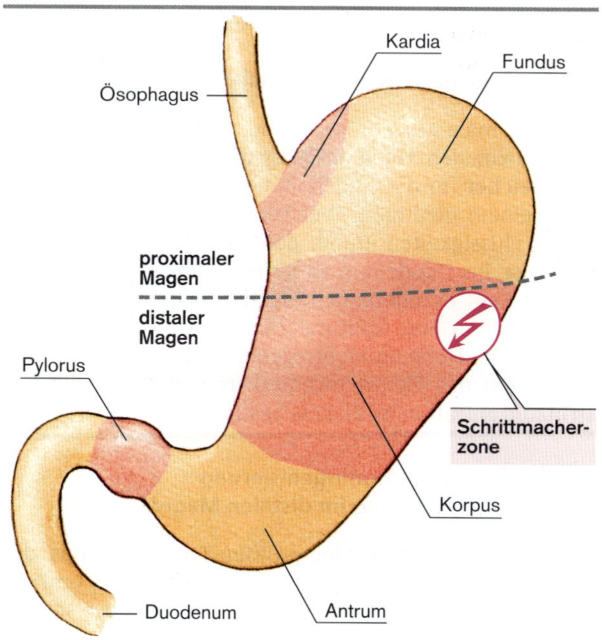

Abb. 16.**26** **Anatomische und funktionelle Abschnitte des Magens.** Neben der anatomischen Einteilung des Magens wird funktionell ein proximaler Magen (Speicherfunktion) von einem distalen Magen (Durchmischungs- und Aufbereitungsfunktion) unterschieden. Die peristaltischen Wellen des distalen Magens starten von einer Magenzone mit Muskelzellen, die vergleichsweise die höchste Frequenz der langsamen Erregungswellen besitzen und daher als Schrittmacher fungieren (S. 390).

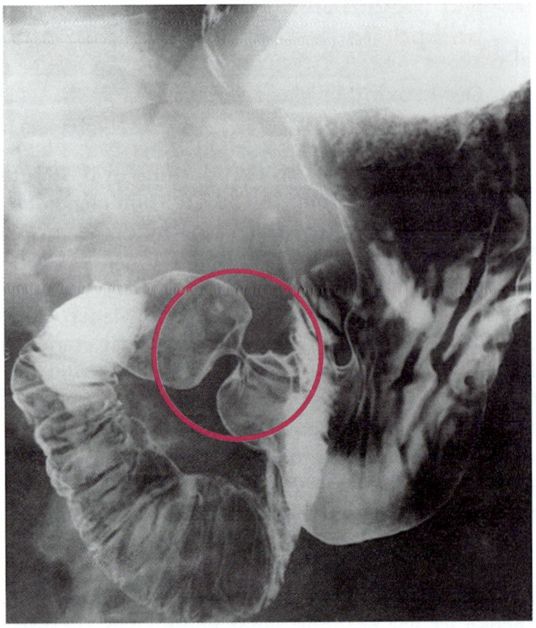

Abb. 16.**27** **Magen und proximales Duodenum im Röntgenbild.** Im Magenlumen kontrastieren Luft (schwarz) und bariumhaltiger Kontrastbrei (weiß) miteinander. Beachte die Einmündung des Ösophagus, der noch Kontrastbrei enthält, die J-Form des Magens und seine längsverlaufenden Falten im Lumen sowie den engen pylorischen Kanal (roter Kreis) mit anschließendem C-förmigem Duodenum.

Speicherung im proximalen Magen

Der proximale Magen, bestehend aus Magenfundus und dem proximalen Anteil des Magenkorpus (Abb. 16.**26**), ist ein **Speicher** für die aufgenommene Nahrung; er hält sie unter einem niedrigen, aber konstanten Druck, der ausreicht, Flüssigkeiten immer dann, wenn der Pylorus geöffnet ist, ins Duodenum zu treiben. Seine Muskelbündel weisen kein oszillierendes Membranpotential auf, sondern erhalten eine kontinuierliche Wandspannung aufrecht, deren Höhe durch erregende und hemmende Ganglienzellen des Plexus myentericus und durch die Gastrinkonzentration im Plasma bestimmt wird.

Mischung, Homogenisierung und Andauung im distalen Magen

Der distale Magen, der den größten Teil des Korpus, das Antrum und den Pylorus (Abb. 16.**26** und 16.**27**) umfaßt, hat die Aufgabe der *Durchmischung*, der *Homogenisierung* und der *Emulgierung* des Bissens. Das Membranpotential seiner Muskelzellen zeigt langsame Oszillationen (ca. 3 Zyklen/min), die von einem **Schrittmacherzentrum** hoch oben an der großen Kurvatur ausgehen. Erreicht dort das mittlere Membranpotential die Schwelle für eine Spike-Aktivität (Abb. 16.**3** auf S. 390), so treten regelmäßige Zyklen **peristaltischer Kontraktionen** auf, die sich über Korpus und Antrum in Richtung auf den Pylorus ausbreiten. Wie in Ösophagus und Darm geht der Kontraktionswelle eine Entspannungswelle voraus.

Die Aufgaben des Pförtners

Der Pylorusschließmuskel besteht aus kräftig entwickelter, ringförmig angeordneter Muskulatur. Er ist normalerweise tonisch kontrahiert (wenn auch nicht so dicht schließend, daß nicht Flüssigkeit passieren könnte; Abb. 16.**27**), erschlafft jedoch synchron mit jeder Kontraktionswelle im distalen Magen, so daß ein Teil des Chymus in das Duodenum gelangen kann. Die Erschlaffungsphase ist zeitlich so gelegen, daß sich der Pylorus noch einmal verengt, gerade bevor ihn die Kontraktionswelle der Magenmuskulatur erreicht. Dadurch wird verhindert, daß der Hauptanteil des Speisebreis, vor allem die größeren Nahrungspartikel, in das Duodenum gelangen; sie werden vielmehr durch den nicht ganz geschlossenen Kontraktionsring des Antrums zurückgeworfen. Durch diesen wiederholten Anprall des Mageninhalts gegen den teilweise geschlossenen Pylorus kommt es zu der oben bereits erwähnten Homogenisierung und Emulgierung.

Nerven und Hormone steuern die Magenmotorik

Der **Akkommodationsreflex des proximalen Magens** ist im Gegensatz zu den Reflexen von Kolon und Rektum von der äußeren Nervenversorgung abhängig (Abb. 16.**28**). Mit der Ausnahme, daß der Akkommodationsreflex des Magens von dehnungssensiblen Rezeptoren der Magenwand selbst ausgelöst wird, läuft er ganz ähnlich wie der Reflex der **rezeptiven Relaxation** ab, der von solchen Rezeptoren in den Wänden des Pharynx und des oberen Ösophagus ausgeht. Bei beiden Reflexbögen sind die efferenten Fasern dem N. vagus zugehörig und projizieren zu hemmenden NCNA-Neuronen des Plexus myentericus. Der **Tonus** der Magenwand ist hingegen weitgehend von Vagusefferenzen abhängig, die zu erregenden, cholinergen Neuronen des Plexus myentericus ziehen. Die reziproke Aktivität der beiden Vagusefferenzen wird in der Medulla oblongata koordiniert.

Ein Versagen der normalen Steuerung der Magenakkommodation findet sich manchmal bei Patienten mit schwerem, von *vagaler Neuropathie* begleitetem **Diabetes mellitus.** Eine verzögerte Magenentleerung und eine verminderte interdigestive Aktivität der Magenmuskulatur (MMC, S. 391) sind die Folge, was zu Übelkeit und Erbrechen, d. h. zu Anzeichen einer ernsthaften Magen-Darm-Erkrankung führt.

Eine *Dehnung des Magens* **stimuliert** die Aktivität des **distalen Magens,** ein Reflex, der von denselben afferenten Vagusfasern abhängt, die auch für die Auslösung des Akkommodationreflexes verantwortlich sind. Die efferenten Fasern sind cholinerg, verlaufen im N. vagus und ziehen zu erregenden Ganglienzellen des Plexus myentericus. Umgekehrt *hemmt eine Dehnung des Dünndarms* die Aktivität des distalen Magens **(enterogastrischer Reflex).** Das Zustandekommen dieses Reflexes hängt ebenfalls von äußeren Nerven ab, doch sind die efferenten Fasern adrenerg und stammen aus dem Ganglion coeliacum; sie hemmen erregende Neurone des Plexus myentericus. Die Afferenzen verlaufen vom Dünndarm zu den prävertebralen sympathischen Ganglien und zum

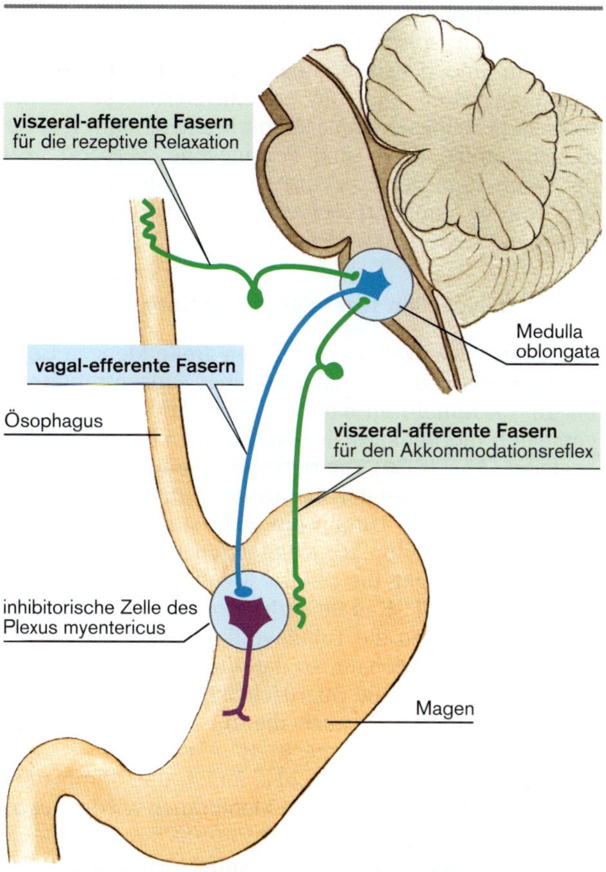

Abb. 16.**28** **Nervenbahnen für die rezeptive Relaxation und den vagovagalen Akkommodationsreflex des proximalen Magens** (nach 4). Die beiden Reflexe unterscheiden sich im wesentlichen durch die Herkunft der Afferenzen, Pharynx und oberer Ösophagus bzw. Magenwand.

Rückenmark (langes viszeral-afferentes Neuron in Abb. 16.**9**, S. 397).

Der **Pylorustonus** wird getrennt von der übrigen Muskulatur des distalen Magens geregelt. Neurone des Plexus myentericus sowie Vagus- und Sympathikusfasern sind daran beteiligt. Die Aufrechterhaltung dieses Tonus ist wichtig, da ein Reflux von Gallensalzen aus dem Duodenum eine Gastritis (Magenschleimhaut-Entzündung) und Ulzera verursachen kann. Normalerweise schließt sich der Pylorus reflektorisch, wenn Duodenalinhalt retrograd in den distalen Magen gelangt. Ausgelöst wird dieser Schutzreflex durch freie Aminosäuren, die sonst im Mageninhalt nicht vorkommen.

Rezeptoren im proximalen **Dünndarm** sind in der Lage, die Zusammensetzung des Speisebreis im Dünndarm zu erfassen und die Magenentleerung den Erfordernissen entsprechend zu verlangsamen. Als auslösende Reize kennt man ein Absinken des pH-Werts und einen Anstieg der Osmolalität und des Gehalts an freien Fettsäuren des duodenalen Chymus. Die Reizantwort wird von **Hormonen** wie *Gastrin, CCK, Sekretin, Glucgaon und GIP* vermittelt. Sie führen zu einer Erschlaffung des proximalen Magens und zu einer Kontraktion des Magenpförtners, was eine Verzögerung der Magenentleerung zur Folge hat. Ein weiteres Hormon, das *Motilin,* läßt den Pylorus erschlaffen und fördert so die Entleerung. Gastrin und CCK steigern auch die Kraft der Kontraktionswellen im distalen Magen und erhöhen die Frequenz der langsamen Potentialwellen, und zwar teils durch direkte Interaktion mit Rezeptoren an glatten Muskelzellen, teils durch eine Wirkung auf cholinerge, erregende Ganglienzellen des Plexus myentericus. Sekretin, Glucagon und GIP sollen die Kontraktionskraft des distalen Magens herabsetzen.

Die Folgen einer mangelnden Regulation der Magenentleerung zeigen sich deutlich bei Patienten nach einer totalen oder subtotalen Gastrektomie; sie leiden am sog. **Dumpingsyndrom** mit Übelkeit und Bauchkrämpfen nach den Mahlzeiten, begleitet von Herzklopfen, Schwindel und Schweißausbrüchen. Das rührt daher, daß der Mageninhalt unkontrolliert in den oberen Dünndarm stürzt, was zu einer beträchtlichen, osmotisch induzierten Flüssigkeitssekretion ins Jejunum und als Konsequenz zu einer plötzlichen Verringerung des Blutvolumens führt. Eine weitere Folge ist eine zu rasche Glucoseabsorption, die heftige Schwankungen der Insulinsekretion verursacht.

Der Magensaft ist nicht nur sauer

» Im Magen wird die feste Nahrung zerkleinert und mit dem Magensaft gemischt, so daß eine Art Paste entsteht (Chymus). Der Magensaft setzt sich aus den Sekreten des Oberflächenepithels und der tubulären Drüsen in Fundus, Korpus, Kardia und Pylorus zusammen. Die Wände der Fundus-Korpus-Drüsen enthalten Belegzellen, die Salzsäure und den Intrinsic factor sezernieren, Hauptzellen, die Pepsinogene abgeben, sowie Nebenzellen, die, ebenso wie das Oberflächenepithel und die Kardia- und Pylorusdrüsen, Schleim sezernieren. Die von der Epitheloberfläche her mit Bicarbonat getränkte Schleimbarriere schützt das Epithel vor der Selbstandauung durch HCl und Pepsine. Aktivatoren der Belegzellen sind Acetylcholin (Parasympathikus), Gastrin (aus den G-Zellen von Magen und Duodenum) und Histamin (aus den H- oder ECL-Zellen der Magendrüsen. Die Hauptzellen werden vor allem durch Histamin und Acetylcholin zur Sekretion angeregt. «

Die Hauptaufgaben des Magens sind
- das Zermahlen der festen Nahrung, die mechanische Emulgierung von Fetten und die Andauung der Nahrungsproteine, wobei aus dem Nahrungsbissen eine Art Paste, der *Chymus,* entsteht;
- die Sekretion des Magensaftes, der nicht nur Salzsäure und Pepsinogene für die *Proteinverdauung,* sondern auch den sog. *Intrinsic factor* enthält, ein Protein, das für die Cobalaminabsorption im Dünndarm essentiell ist.

Die Magenoberfläche ist von einem einschichtigen, hochprismatischen Epithel überzogen, das von zahlreichen Grübchen, den Mündungsstellen der Magendrüsen, unterbrochen ist. Die Drüsenzellen im Kardia- und Pylorusbereich sezernieren Schleim, während die Wände der Fundus-Korpus-Drüsen aus **Hauptzellen, Belegzellen**

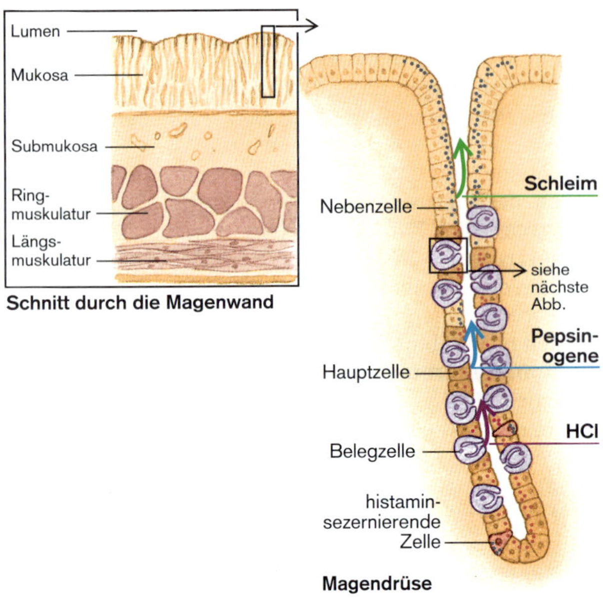

Abb. 16.**29** **Tubuläre Drüse des Magenkorpus.** Meist münden etwa 5–7 solcher Drüsen in einem Grübchen der Magenschleimhautoberfläche.

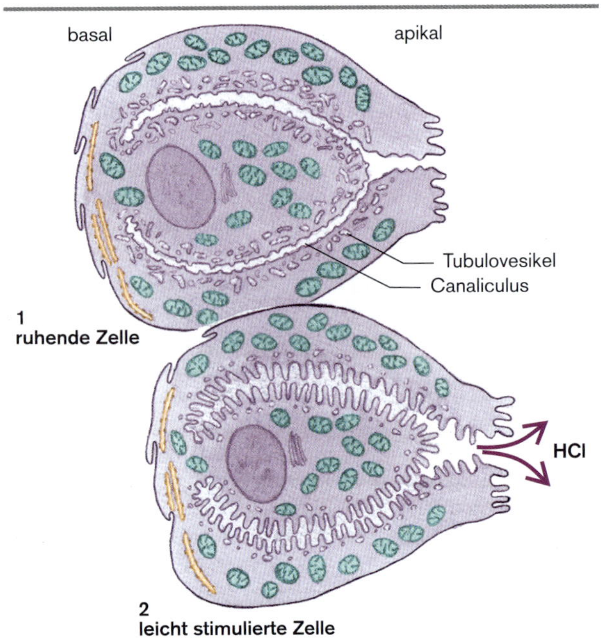

Abb. 16.**30** **Belegzelle der Magendrüse vor (1) und nach (2) leichter Stimulation.** In der ruhenden Belegzelle ist ein „intrazellulärer" Canaliculus mit relativ glatter Wand von zahlreichen Tubulovesikeln umgeben. Nach Aktivierung der Drüse (durch Acetylcholin, Gastrin und/oder Histamin) werden die Tubulovesikel in die Membran des Canaliculus eingebaut, so daß seine Wand stark gefaltet wird und für die HCl-Sekretion eine sehr große Oberfläche zur Verfügung steht.

und **Nebenzellen** bestehen (Abb. 16.**29**). Endokrine Zellen, vor allem solche für die Sekretion von Gastrin und Histamin, finden sich in allen Magendrüsen. Die Hauptzellen enthalten ein (für proteinexportierende Zellen typisches) dichtes endoplasmatisches Retikulum und Zymogengranula; darin sind Pepsinogene „verpackt", die bei Stimulation per Exozytose ins Drüsenlumen abgegeben werden, um dort bei einem pH-Wert unter 3 zu Pepsinen aktiviert zu werden (s. u.).

Belegzellen sezernieren Salzsäure

Stimulierte Belegzellen sezernieren große Mengen isotoner Flüssigkeit, die Salzsäure in einer Konzentration von bis zu 150 mmol/l enthält; die Stimulation ist von ausgeprägten morphologischen Änderungen der Belegzellen begleitet (Abb. 16.**30**). Die ruhende Zelle besitzt ein Netzwerk enger, verzweigter **Canaliculi** (Lumendurchmesser ca. 1 µm), die zum Lumen hin offen sind. Außerdem ist das lumennahe Zytoplasma dieser Zellen dicht mit **Tubulovesikeln** bepackt, die in ihrer Membran **K^+-H^+-ATPase** sowie **K^+- und Cl^--Kanäle** enthalten. Wird die Belegzelle stimuliert, werden die Tubulovesikel in die Membranen der Canaliculi eingebaut, so daß die luminale Membran nicht nur eine enorme Oberflächenvergrößerung erfährt, sondern zwangsläufig auch die zur HCl-Sekretion notwendigen Transportproteine K^+-H^+-ATPase sowie K^+- und Cl^--Kanäle erhält (Abb. 16.**31**). Endet die Stimulation, werden die tubulovesikulären Membranen wieder ausgebaut und als Vesikel gespeichert.

Der **HCl-Sekretionsmechanismus** selbst ist ungewöhnlich, da er direkt durch eine H^+-(und K^+-)transportierende ATPase in der luminalen (kanalikulären) Membran angetrieben wird und nicht, wie so häufig im Organismus, indirekt durch die ubiquitäre Na^+-K^+-ATPase der basolateralen Zellmembran. Letztere dient in der Belegzelle nur der Zellhomöostase, insbesondere der intrazellulären Akkumulation von K^+ (Abb. 16.**31**).

Zwei häufige Erkrankungen, das *peptische Magenulkus* (Magengeschwür) und das schmerzhafte Sodbrennen beim *Reflux von Magensaft in den Ösophagus* (S. 408) können effektiv gebessert werden, wenn die Salzsäure durch sog. Antazida abgepuffert oder bereits die Sekretion von HCl dadurch gehemmt wird, daß die H(istamin)$_2$-Rezeptoren der Belegzellen (s. u.) z. B. mit *Ranitidin* blockiert werden oder die H^+-K^+-ATPase mit *Omeprazol* gehemmt wird.

Hauptzellen sezernieren Endopeptidasen

Die Magendrüsen des Menschen sezernieren die inaktiven Vorstufen **(Pepsinogene)** proteolytischer Enzyme, der **Pepsine.** Die Aktivierung erfolgt autokatalytisch (durch Abspaltung einer Peptidkette von ca. 45 Aminosäuren) in der Anwesenheit von Salzsäure. Die Aktivierung der Pepsinogene setzt also die Stimulation der HCl-sezernierenden Belegzellen voraus.

Die Magenwand schützt sich selbst durch Sekretion von Schleim und Bicarbonat

Die Integrität des Magenepithels ist vor allem dadurch gefährdet, daß Pepsine in Gegenwart von Salzsäure proteolytisch wirken. Vor dieser Selbstandauung wird das Magenepithel weitgehend geschützt durch eine dicke **Schicht zähen Schleims,** der vom Oberflächenepithel selbst, von den Nebenzellen der Fundus- und Korpusdrüsen sowie von den Kardia- und Pylorusdrüsen sezerniert wird. Obwohl Pepsin die Mucine des Schleims in Anwesenheit von HCl spalten kann, bleibt dies meist auf die oberste Schicht des Schleims beschränkt, da die tieferen Schichten mit dem ebenfalls von den Epithelzellen sezernierten **Bicarbonat** die Salzsäure abpuffern können. Es existiert also ein H^+-Gradient quer durch die Schleimschicht, von stark sauer auf der Lumenseite bis leicht alkalisch auf der Epitheloberfläche.

Eine Verletzung des Epithels des Magens muß zu keinen ernsteren Folgen führen, vorausgesetzt, der Defekt kann gleich repariert werden. Tatsächlich kommen solche Läsionen häufig vor; sie verheilen rasch dadurch, daß sich Nachbarzellen abflachen und den Defekt abdecken. Anschließend werden neue Zellen eingebaut, die durch mitotische Teilung der umgebenden Zellen entstehen.

Kopf, Magen und Darm steuern die Magensaftsekretion

Man unterscheidet drei Phasen der Steuerung der Verdauungstätigkeit des Magens: die kephale (griech.: vom Kopf ausgehend), die gastrische sowie die intestinale Phase

Während der **kephalen Phase** wird die Magensekretion durch parasympathische Vagusfasern stimuliert; auslösend dafür sind mit dem Essen verbundene Reize (Geruch, Geschmack) sowie ein Glucosemangel im Gehirn, wie er bei Hunger oder einer insulininduzierten Hypoglykämie vorkommt. Der Vagus scheint die Sekretion von Magensäure sowohl durch die Freisetzung von Acetylcholin, das die Belegzellen direkt aktiviert, als auch durch die Ausschüttung von Gastrin auszulösen; diese ist offenbar von der Freisetzung von Bombesin (GRP – gastrin-releasing peptide) begleitet.

In der **gastrischen Phase** wird die Magensaftsekretion zum einen durch die Dehnung der Magenwand aufrechterhalten, wobei vagovagale und intramurale Reflexe ablaufen, zum anderen durch Proteinbruchstücke, Aminosäuren (vor allem Tryptophan und Phenylalanin) und Ca^{2+}-Ionen des Mageninhalts. Diese Stoffe lösen eine vermehrte Sekretion von Gastrin vor allem aus den Pylorusdrüsen aus. Der Mechanismus dieser Auslösung ist nicht bekannt. Während der **intestinalen Phase** bleibt die Magensaftsekretion schließlich dadurch in Gang, daß der Chymus ins Duodenallumen entleert wird. Es wird vermutet, daß aus dem Chymus ins Blut resorbierte Aminosäuren (evtl. zusammen mit einem unbekannten Intestinalhormon) auf die Belegzellen einwirken.

Für eine Regulation sind neben den genannten stimulierenden Mechanismen auch **hemmende Einflüsse** auf die Magensaftsekretion notwendig. Während bei vollem Magen die sezernierte Salzsäure vom Mageninhalt auf

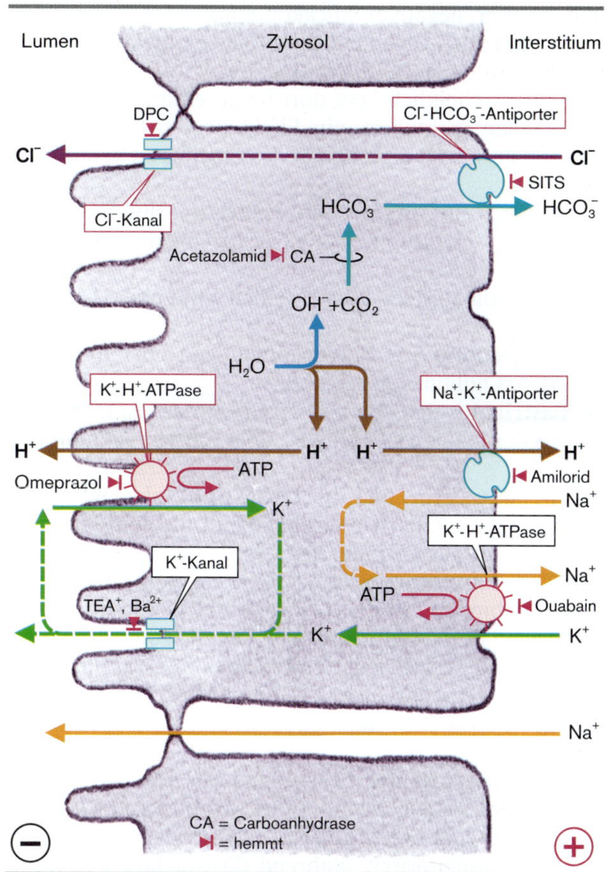

Abb. 16.**31** **HCl-Sekretion durch die Belegzellen der Magendrüsen.** Die Sekretion hat zwei Komponenten, eine nichtstimulierbare, die von der basolateralen Na^+-K^+-ATPase in Gang gehalten, und eine stimulierbare, die durch die luminale K^+-H^+-ATPase angetrieben wird. 1. Die Na^+-K^+-ATPase sorgt für eine hohe intrazelluläre K^+-Konzentration, so daß K^+-Ionen über Kanäle ins Lumen strömen können und schafft gleichzeitig das Na^+ aus der Zelle, das über einen Na^+/H^+-Antiporter basolateral einströmt. Für jedes abgegebene H^+-Ion bleibt ein OH^--Ion in der Zelle zurück, das, katalysiert durch Carbonanhydrase, mit CO_2 zu HCO_3^- reagiert. Letzteres verläßt die Zelle basolateral im Austausch gegen Cl^-, das damit zur Sekretion ins Lumen (Cl^--Kanäle) zur Verfügung steht. Im Ergebnis wird damit also KCl sezerniert. 2. An der luminalen Membran sorgt die K^+-H^+-ATPase dafür, daß die K^+-Ionen im Sekret durch H^+-Ionen ersetzt werden, so daß dort HCl angereichert wird. Für jedes der sezernierten H^+-Ionen verläßt auch in diesem Fall ein HCO_3^- die andere Seite der Zelle. Das resorbierte K^+ rezirkuliert. Beachte, daß die HCl-Sekretionsrate nur von der Aktivität der K^+-H^+-ATPase abhängt: Wird sie stimuliert, vermehrt sich die HCl-Sekretion, wird sie durch Omeprazol gehemmt, vermindert sie sich. Die Na^+-K^+-ATPase hat nur dafür zu sorgen, daß die mit dem Magensaft verlorengegangenen (nichtrezirkulierten) K^+-Ionen wieder ersetzt werden (DPC, SITS s. Legende zu Abb. 16.15).

pH-Werte um 3–4 abgepuffert wird, sinkt der pH-Wert bei zunehmender Magenentleerung auf weit niedrigere Werte. Dieser stark saure pH-Wert bremst die Ausschüttung von Gastrin, so daß dessen Plasmakonzentration sinkt und folglich die Stimulation der Belegzellen aufhört.

Ein zweiter negativer Rückkopplungsmechanismus besteht darin, daß gegen Ende der Magenentleerung der ins Duodenum entleerte Chymus saurer wird; dadurch werden (wahrscheinlich über dort freigesetztes Sekretin) die Belegzellen inaktiviert, ein Effekt der auch bei hohem Fettgehalt und Hypertonizität des Chymus zu beobachten ist.

An der **Steuerung der Säuresekretion** sind drei Transmitter bzw. Hormone beteiligt, für die die Belegzelle Rezeptoren besitzt:

- **Histamin** aus ECL- oder H-Zellen wirkt über H_2-Rezeptoren,
- **Acetylcholin** aus Nervenendigungen über muscarinartige Cholinozeptoren und
- **Gastrin** aus den pylorischen Drüsen des Antrums und aus der duodenalen Mukosa über Gastrinrezeptoren.

Während Gastrin und Acetylcholin in der Belegzelle Phospholipase C aktivieren und damit die vom Phosphatidylinositol ausgehende Signalkette auslösen (wodurch die Ca^{2+}-Konzentration in der Zelle steigt, S. 33 f., hat die Histaminbindung an die H_2-Rezeptoren einen Anstieg der intrazellulären cAMP-Konzentration zur Folge. Histamin, Gastrin und Acetylcholin wirken an der Belegzelle synergistisch, d. h., wenn einer der drei Stimulatoren ausfällt, verlieren auch die beiden anderen einen Teil ihrer Wirksamkeit.

Die **Steuerung der Pepsinogensekretion** der Hauptzellen erfolgt ebenfalls durch Acetylcholin und Histamin. Zusätzlich wirkt CCK (Cholecystokinin; aus intestinalen I-Zellen) stimulatorisch, während Gastrin hier nur wenig wirksam ist.

Die **Schleim- und Bicarbonatsekretion** der Magenmukosazellen ist an sich dauernd im Gang, doch steigt ihre Aktivität etwas in Anwesenheit der Hormone CCK und Sekretin sowie zytoprotektiver Prostaglandine wie PGE_2. Gallensalze sowie nichtsteroidale entzündungshemmende Medikamente wie Acetylsalicylsäure (z. B. Aspirin) hemmen die Sekretion von Bicarbonat, das ja die Magenschleimhautzelle vor der Selbstandauung schützt, wahrscheinlich dadurch, daß sie die Prostaglandinbildung blockieren. Das könnte erklären, warum sie die Bildung von Magengeschwüren (Ulzera) fördern.

Der Weg zurück: Erbrechen und die Folgen

Der **Brechreflex** hängt vom Zusammenspiel vegetativer und somatischer motorischer Aktivität ab und kann verschiedene **Auslöser** haben. Stimuli sind Noxen im Magen-Darm-Trakt, die über viszerale Afferenzen (Nn. vagus und splanchnicus) das ZNS erreichen sowie Toxine im Blut, die über eine chemosensorische Zone auf das „Brechzentrum" in der Medulla oblongata einwirken, und Bewegungsreize, die das Gleichgewichtsorgan erregen. Erbrechen kann auch von höher gelegenen Zentren ausgelöst werden. Das während der Schwangerschaft zu beobachtende morgendliche Erbrechen (Vomitus matutinus) ist auf eine hormonelle Stimulation des Brechzentrums zurückzuführen.

Das Erbrechen ist in erster Linie ein **Schutzreflex:** Speisen, die übel riechen (z. B. wegen toxischer Fäulnisprodukte) oder solche, die im Magen Toxine freisetzen, werden aus dem Körper entfernt. Chronisches Erbrechen führt allerdings auch zum Verlust von Wasser, K^+- und H^+-Ionen (nichtrespiratorische Alkalose, Kap. 11).

Der Reflex läuft in **vier Stufen** ab:

- Zunächst senkt sich das Zwerchfell bei geschlossener Glottis nach unten, wodurch der intrathorakale (und intraösophageale) Druck negativ wird.
- Nach etwa einer halben Sekunde kommt es zur Erschlaffung des Magens und des unteren Ösophagussphinkters und zu einer Kontraktion der Bauchdeckenmuskulatur, wodurch der Mageninhalt durch den unteren Ösophagussphinkter hindurch nach oben getrieben wird.
- Eine Kontraktion der Speiseröhrenlängsmuskulatur verkürzt dann den Ösophagus, und der Thoraxraum dehnt sich aus, wodurch der intrathorakale Druck weiter absinkt.
- Schließlich kontrahiert sich das Magenantrum, und der obere Ösophagus erschlafft, so daß der Mageninhalt hinausbefördert wird.

Während der vorangehenden Phase der Übelkeit entwickelt sich ein interessantes Beispiel einer **umgekehrten Peristaltik** im Dünndarm. Im Jejunum oder Ileum entstehen Kontraktionswellen, die sich oralwärts fortpflanzen und das obere Duodenum unmittelbar vor Beginn des Erbrechens erreichen. Damit kann auch Dünndarminhalt erbrochen werden (Erbrechen von Galle!).

16.8 Der Dünndarm und seine Helfer: Leber und Pankreas

Wie bewegt sich der Dünndarm?

» Die Frequenz der langsamen elektrischen Wellen der Dünndarmmuskulatur nimmt analwärts ab. Muskelbündel mit höherer Frequenz erregen benachbarte Bündel mit niedrigerer Frequenz, so daß der proximale Dünndarm als Schrittmacher für distalere Abschnitte funktioniert und sich die Kontraktionswellen analwärts fortpflanzen. Die äußere nervale Versorgung bestimmt das mittlere Ruhepotential und die Amplitude der langsamen Wellen und damit den Tonus und das Auftreten rhythmischer Kontraktionen. Der Parasympathikus innerviert sowohl hemmende als auch fördernde Ganglienneurone, während der Sympathikus die Motorik (mit Ausnahme der Sphinkter) hemmt. Der Sympathikus ist auch der efferente Schenkel des Reflexes, der die Darmmotorik bei Darmverschluß, Peritonitis o. ä. stillegt (Paralyse). «

Die Hauptbewegungsarten des Dünndarms (stehende Wellen und peristaltischer Reflex) ebenso wie der MMC (migrating motor complex) wurden schon im Abschnitt über Darmbewegungen im allgemeinen besprochen (S. 391); hier sollen nur einige wichtige Punkte noch näher betrachtet werden.

Die langsamen Wellen werden distal noch langsamer

Die Frequenz der langsamen Potentialwellen der glatten Muskulatur des Dünndarms (S. 390) nimmt vom Duodenum zum terminalen Ileum progressiv ab (Abb. 16.**32**). Die Muskelkontraktionen haben die gleiche Frequenz wie die Potentialwellen und führen bei ringförmig angeordneten Muskelbündeln zum Auftreten eines Schürringes (elektrotonische Kopplung der Muskelfasern). Von den Längsmuskelbündeln bilden die mit der größten Erregungsfrequenz eine **Schrittmacherzone,** die die aboraleren, langsameren Bündel antreibt, was zu einer sichtbaren **Fortpflanzung der Kontraktionswellen** mit der Frequenz der Schrittmacherzone führt. Nach einer gewissen Darmstrecke kommt jedoch ein Punkt, wo die Schrittmacherfrequenz zu hoch ist, um die Muskelbündel anzutreiben, so daß die dort eintreffenden Erregungswellen unregelmäßig werden und versiegen. Jenseits dieses Punktes kontrahieren sich die Muskelbündel nach ihrem eigenen, endogenen Rhythmus und funktionieren so als neue Schrittmacher für weiter aboral gelegene Abschnitte (Abb. 16.**32**). Daraus folgt als wichtigste Konsequenz, daß sich die Muskelerregungswellen normalerweise nur in

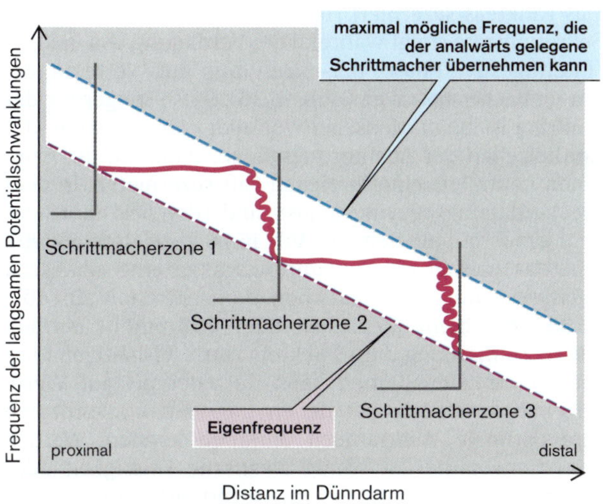

Abb. 16.**32** **Die Erregungsfrequenz der Dünndarmmuskulatur nimmt sprungweise von proximal nach distal ab.** Die waagrechten Abschnitte der roten Kurve zeigen, daß proximal (oralwärts) gelegene Schrittmacherregionen den Rhythmus der langsamen Wellen (und damit die Frequenz der rhythmischen Kontraktionen) in den jeweils distal davon gelegenen Muskelzellen bestimmen. Diese Erregungsweitergabe bricht erst dann ab (absteigende Zickzackteile der Kurve), wenn die von proximal her angebotene Frequenz die maximal mögliche Eigenfrequenz der distal gelegenen Muskelzellen (blau gestrichelte Linie) übersteigt. Ab hier übernehmen diese Zellen (mit ihrer Eigenfrequenz: violett gestrichelte Linie) die Schrittmacherfunktion für die noch weiter distal gelegenen Abschnitte der Darmmuskulatur (nach 17).

Richtung des Frequenzgefälles, d. h. vom Duodenum zum Ileum, fortpflanzen.

Tonuskontrolle und Reflexe: die Rolle der äußeren Nerven

Die von außen kommenden Nerven des Darms erfüllen zwei wichtige Aufgaben: Zum einen regulieren sie die Zelltätigkeit der Ganglien und den **Muskeltonus** der Darmwand, zum anderen bilden sie die efferenten Schenkel der **äußeren Darmreflexe.** Die Fasern des **Parasympathikus** ziehen sowohl zu den darmeigenen Ganglienzellen mit erregender (cholinerg und erregend-NCNAerg) als auch zu solchen mit hemmender Funktion (hemmend-NCNAerg). Daraus folgt, daß im Vagus und in den Beckennerven Nervenfasern verlaufen, die im aktivierten Zustand den Darmtonus erhöhen, und andere, die ihn erniedrigen. Welche Aktivität überwiegt, wird zentral in Kernen der Medulla oblongata und des sakralen Rükkenmarks gesteuert, die Informationen von viszeralen Afferenzen ebenso wie von höheren Zentren erhalten. Die meisten postganglionären **sympathischen Nervenbahnen** ziehen zu erregenden Darmneuronen, auf die sie hemmend wirken, so daß die vorherrschende Wirkung einer gesteigerten Aktivität sympathischer Efferenzen eine Abnahme des Muskeltonus im Darm ist. Da zusätzlich jedoch einige sympathische Fasern direkt zu Schließmuskeln laufen, nimmt der Sphinktertonus mit zunehmender Aktivität des Sympathikus zu.

Auch Darmlähmung ist ein Reflex

Ein wichtiger äußerer Reflex ist die Stillegung der Darmmotorik (Paralyse), mit der der Dünndarm als Ganzes auf eine hochgradige lokale Ausdehnung der Darmwand reagiert, wie sie bei einem Darmverschluß auftreten kann. Die efferente Leitung dieses intestinointestinalen Reflexes ist sympathisch. Der Reflex stellt ein Gegengewicht gegen die durch die Darmwanddehnung hervorgerufene Tendenz dar, starke peristaltische Kontraktionswellen entstehen zu lassen, durch die dann mehr und mehr Darminhalt auf der Oralseite des Darmverschlusses angehäuft werden würde. Dieser Reflex ist auch die Ursache für den **paralytischen Ileus** bei einer Peritonitis oder im Gefolge einer Laparotomie. Auslöser der Darmlähmung ist dabei ein Reizzustand im Abdomen, der beim Freilegen der Därme und Hantieren an ihnen ebenso wie bei Darminfektionen auftreten kann.

Die exokrine Seite des Pankreas

›› Die exokrinen Anteile des Pankreas sezernieren aus den Azinuszellen Verdauungsenzyme, die in einem chloridreichen Saft mit neutralem pH-Wert gelöst sind, und aus den Zellen der Ausführungsgänge eine proteinfreie, alkalische Flüssigkeit. Zu den Verdauungsenzymen gehören Amylasen, Lipasen und Proteasen. Das Bicarbonat des Sekrets der Ausführungsgänge wird zur Neutralisierung der Salzsäure benötigt, die mit dem Chymus aus dem Magen in das Duodenum gelangt. Acetylcholin aus den vagalen Nervenendigungen und CCK aus den I-Zellen des Dünndarmepithels wirken sekretionsaktivierend auf die Azinuszellen,

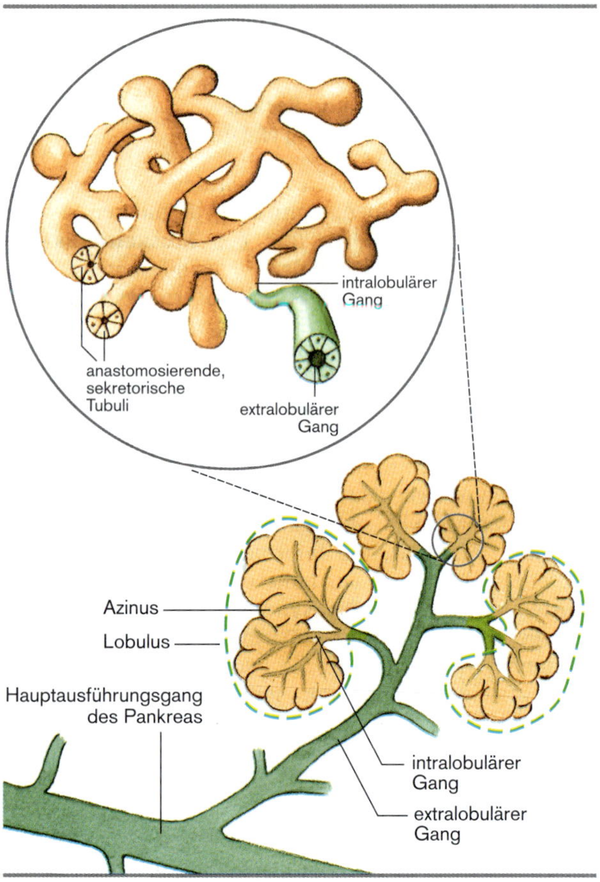

Abb. 16.**33** **Feinbau des exokrinen Pankreas.** Der untere Teil der Abbildung skizziert die bisherige Vorstellung eines verzweigten Gangsystems, an dessen Endaufzweigungen die Azini (Endstücke) sitzen. Der vergrößerte Ausschnitt zeigt aber, daß die „Azini" in Wirklichkeit ein Netzwerk von miteinander anastomosierenden sekretorischen Tubuli sind. Der angeschnittene extralobuläre Gang ist über einen dünnen intralobulären Gang mit solchen anastomosierenden sekretorischen Tubuli verbunden (nach 16).

während die Sekretion in den Ausführungsgängen vor allem vom Sekretin stimuliert wird, das aus den S-Zellen der Dünndarmschleimhaut stammt. ‹‹

Der Feinbau der sezernierenden Zellen

Neben einem endokrinen Anteil (Kap. 17) besitzt das Pankreas einen exokrinen Apparat, der aus beerenförmigen Endstücken, den **Azini** besteht. Sie sitzen den Enden eines verzweigten Gangsystems auf, dessen Epithel relativ uniform aussieht (Abb. 16.**33**). Im Vergleich zu anderen exokrinen Drüsen fällt beim Pankreas das völlige *Fehlen myoepithelialer Zellen* auf. Diese unterstützen in anderen Drüsen die Endstücke während der Sekretion, wenn der Druck im Ausführungsgang steigt (Abb. 16.**34**). Das Fehlen der myoepithelialen Zellen im Pankreas bedeutet, daß die Azinuszellen während der Sekretion leichter platzen, so daß die zum Export in den Darm bestimmten Enzyme in das Interstitium des Pankreas gelangen. Wenn der Abflußwiderstand erhöht ist, wenn also z. B., wie bei einer *Mukoviszidose (zystischen Fibrose)*, der Pankreassaft besonders zäh ist oder wenn der Ausführungsgang durch Entzündung oder ein Konkrement eingeengt ist, kann es zu einer Entzündung des Pankreas kommen **(Pankreatitis).** Hauptursache einer chronischen Pankreatitis ist langjähriger Alkoholabusus (> 80 g/d).

Der Export von Enzymen und anderen Proteinen

Im Gegensatz zu den Gangzellen sezernieren die Azinuszellen **Verdauungsenzyme** (Tab. 16.**2**). Daneben werden von den Azini auch **nichtenzymatische Proteine,** wie z. B. Immunglobuline und Glykoproteine, abgegeben. Die Verdauungsenzyme (Amylasen, Lipasen, Proteasen, DNasen u. a. m.) sind für die normale Verdauung der Nahrungsbestandteile essentiell (S. 426 ff.). Es gibt einige Hinweise, daß das Enzymmuster je nach Zusammensetzung der aufgenommenen Nahrung variiert. Um eine Selbstandauung des Pankreas durch seine eigenen proteolytischen Enzyme zu verhindern, werden diese in Form inaktiver Vorstufen sezerniert, Trypsin also z. B. als Trypsinogen. Als zusätzliche Sicherung wird auch ein Trypsininhibitor in den Pankreassaft ausgeschüttet.

Der isotone Saft: je mehr HCO_3^-, desto weniger Cl^-

Das Pankreas sezerniert rund 2 l Flüssigkeit pro Tag. Die Sekretionsrate steigt während der Verdauung von in Ruhe (interdigestive Phase) 0,2 – 0,3 ml/min auf Werte an, die ein Vielfaches betragen (Abb. 16.**36**). Diese Steigerung der Flußrate ist beim Menschen vor allem eine Leistung der Epithelzellen der Ausführungsgänge. Während die Azini einen neutralen, chloridreichen Saft sezernieren, in dem die Verdauungsenzyme gelöst sind (der Sekretionsmechanismus ähnelt dem in Abb. 16.**14** gezeigten; S. 399), gibt das Epithel der Ausführungsgänge eine alkalische Flüssigkeit mit hoher Bicarbonatkonzentration ab (Abb. 16.**35**), die beim Menschen über 100 mmol/l beträgt. Durch Zumischung dieses Sekrets zum HCl-haltigen Chymus im Duodenallumen kann dort der pH auf Werte angehoben werden, bei denen die Verdauungsenzyme ihre optimale Wirksamkeit entfalten können. Werden vom Gangepithel zu wenig alkalische Flüssigkeit oder von den Azini zu wenig Enzyme sezerniert, kommt es zur **Verdauungsinsuffizienz,** d. h. zu ungenügender Absorption von Nahrungsstoffen **(Malabsorption)** und schließlich zu Ernährungsstörungen **(Malnutrition).** Patienten mit Mukoviszidose z. B. leiden unter diesen Störungen (s. o.), da das bei ihnen zu zähe Pankreassekret zu chronischer Pankreatitis und in der Folge zu einem bindegewebigen Umbau (daher der Name Fibrose) des Pankreas führt, das seiner Aufgabe als Drüse nun nicht mehr gerecht werden kann. Lipasen und Gallensalze sind besonders pH-empfindlich. **Fettstühle (Steatorrhö)** sind daher nicht nur bei zystischer Fibrose (Bicarbonatsekretion zu gering) und anderen Formen der chronischen Pankreatitis (Alkoholismus, Verschluß des Ausführungsgangs durch Steine oder Tumoren) ein häufiges Problem, sondern auch bei Patienten mit einem gastrinproduzierenden Tumor **(Gastrinom; Zollinger-Ellison-Syndrom):**

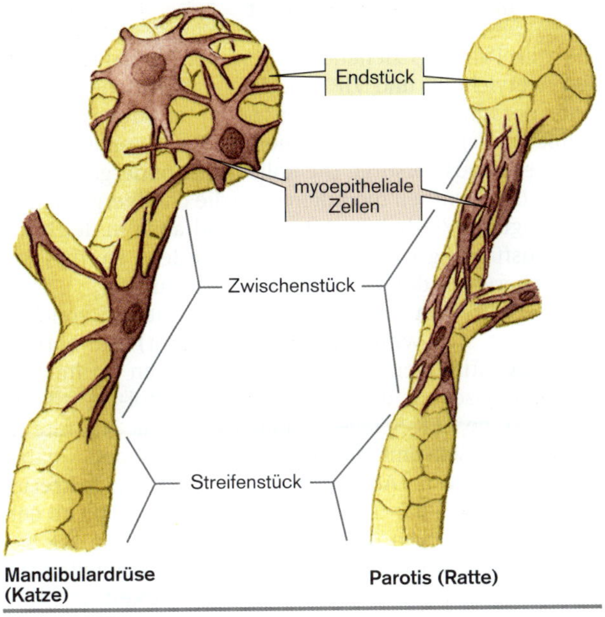

Abb. 16.**34** **Myoepitheliale Zellen in Speicheldrüsen.** In der Mandibulardrüse der Katze sitzen diese kontraktilen Zellen auf End- und Zwischenstück, in der Parotis der Ratten überziehen sie nur den Ganganteil. (Im Pankreas gibt es bei keiner Spezies solche myoepithelialen Zellen.) Es kann vermutet werden, daß die Myoepithelialzellen die Endstücke vor Dehnung und Ruptur schützen, wenn durch die Sekretion hohe luminale Drücke entstehen. Im Gangsystem können sie die Funktion haben, den Gang zu verkürzen und sein Lumen zu erweitern (nach 15).

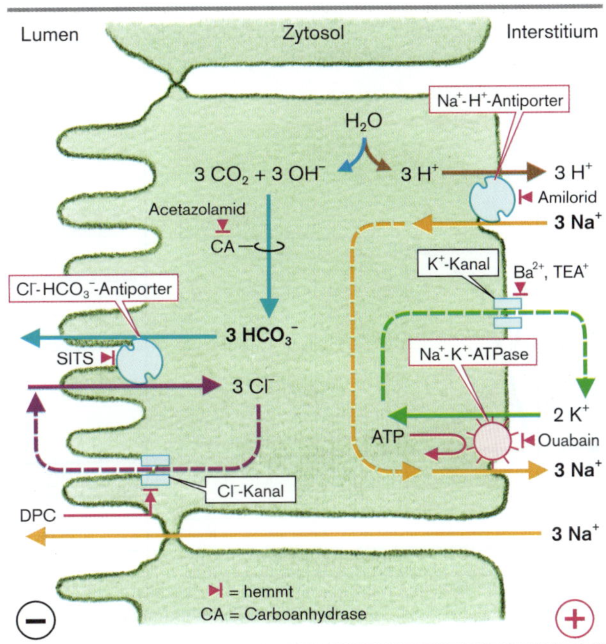

Abb. 16.**35** Der Mechanismus der **$NaHCO_3$-Sekretion im Pankreasgang** ähnelt insofern dem der $NaHCO_3$-Sekretion im Darm (Abb. 16.13, S. 399), als sie von der Na^+-K^+-ATPase und dem Na^+/H^+-Antiporter in der basolateralen Membran abhängig ist. Allerdings gelangt das HCO_3^- hier nicht über einen Kanal, sondern über einen Anionen-Austauschcarrier ins Lumen. Damit dieser am Laufen bleibt, muß ein parallel geschalteter Cl^--Kanal für die Rezirkulation der Cl^--Ionen sorgen (19). Durch das lumennegative transepitheliale Potential wird Na^+ parazellulär ins Lumen getrieben. (DPC, SITS: s. Legende zu Abb. 16.15, S. 400).

Tabelle 16.**2** **Eigenschaften der wichtigsten Pankreasenzyme**

Enzym (Proenzym)*	EC-Code	Funktion
Trypsin(ogen)e 1, 2 und 3	3.4.21.4	Hydrolyse von Arg- und Lys-Peptidbindungen
Chymotrypsin(ogen)e A und B	3.4.21.1	Hydrolyse von Phe-, Tyr- und Trp-Peptidbindungen
(Pro)Elastasen 1 und 2	3.4.21.11	Hydrolyse aliphatischer Peptidbindungen
Kallikrein(ogen)e 1, 2 und 3	3.4.21.8	Hydrolyse von Arg- und Lys-Peptidbindungen
(Pro)Carboxypeptidasen A1 und A2	3.4.17.1	C-terminale Hydrolyse von Phe-, Tyr- und Trp-Peptidbindungen
(Pro)Carboxypeptidasen B1 und B2	3.4.17.1	C-terminale Hydrolyse von Arg- und Lys-Peptidbindungen
(Pro)Phospholipase A_2	3.1.1.4	Hydrolyse von 1,2-Diacylglycerophosphocholinen an Position 2
Pankreaslipase	3.1.1.3	Hydrolyse von C_1- und C_3-Glycerinesterbindungen
(Pro)Kolipasen I und II	–	Kofaktor für Pankreaslipase
RNase	3.1.27.5	Hydrolyse der Phosphatesterbindungen in der RNA
DNase I	3.1.21.1	Hydrolyse der DNA am 3'-Ende der Phosphatesterbindung
DNase II	3.1.22.1	Hydrolyse der DNA am 5'-Ende der Phosphatesterbindung
Unspezifische Carboxylesterase	3.1.1.1	Hydrolyse aller Ester
Pankreas-α-Amylase	3.2.1.1	Hydrolyse der α-1,4-glykosidischen Bindung in Stärke

* Viele Verdauungsenzyme des Pankreas existieren in zwei oder mehr Formen, die sich in der relativen Molekülmasse, in ihrem pH-Optimum und im isoelektrischen Punkt unterscheiden.

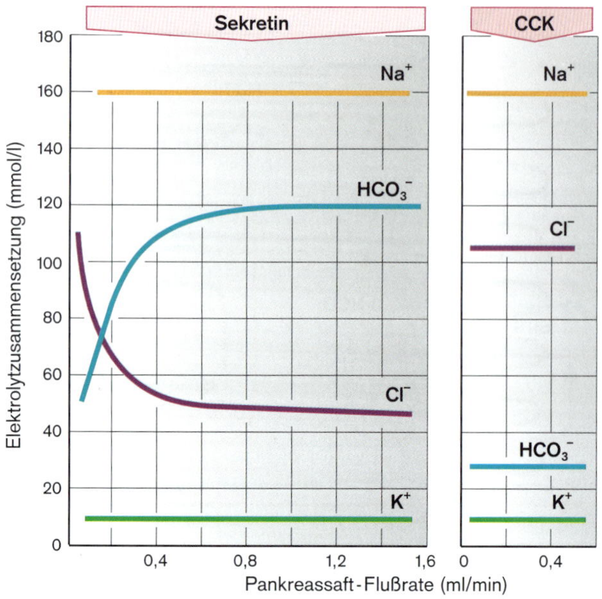

Abb. 16.**36** **Zusammensetzung des Pankreassaftes als Funktion der Flußrate nach Stimulation durch Sekretin (links) oder CCK (rechts).** Da CCK die Produktion eines Cl^--reichen Sekrets hervorruft, das dem der unstimulierten Drüse gleicht, ändert sich die Zusammensetzung des endgültigen Pankreassaftes im Vergleich zum Azinussekret bzw. Plasma nicht wesentlich. Sekretin hingegen bewirkt in den Ausführungsgängen die Sekretion eines HCO_3^--reichen Sekrets, das sich mit dem Cl^--reichen Saft aus den Azini mischt. Je höher der Anteil des Gangsekrets ist, desto geringer ist demnach die Konzentration von Cl^- und um so höher die von HCO_3^-.

Wegen der exzessiven Gastrinausschüttung aus dem Tumor bleibt die Magensäureproduktion dauernd aktiviert und es tritt daher ein extrem saurer Chymus ins Duodenum über, was zu multiplen Ulzera in Magen und Duodenum führt (S. 403).

Je höher die Sekretionsrate des Pankreas steigt, um so höher ist die **Bicarbonatkonzentration** im Pankreassaft (Abb. 16.**36** links). Die **Chloridkonzentration** verhält sich dabei spiegelbildlich, so daß die Summe der beiden Konzentrationen bei allen Sekretionsraten gleichbleibt; sie ist genau so groß wie die Summe von K^+ und Na^+, deren Konzentrationen sich mit der Sekretionsrate ebenso wenig ändern wie die Isotonie des Pankreassaftes. Dieses Konzentrationsmuster des Pankreassaftes läßt sich dadurch erklären, daß im Pankreas zwei isotone Flüssigkeiten sezerniert werden, eine NaCl-reiche von den Azini und eine $NaHCO_3$-reiche von den Ausführungsgängen (Abb. 16.**35**). Im Ruhezustand wird an beiden Orten in geringem Ausmaß sezerniert, doch überwiegt die Azinussekretion, so daß ein Cl^--reiches Endsekret resultiert. Bei Stimulierung der Drüse durch **Sekretin** steigt die Sekretionsrate aus dem Gangepithel, und der Bicarbonatgehalt des Endsekrets erhöht sich. Natürlich fällt damit gleichzeitig die Chloridkonzentration, da die Summe der Anionen ja die (unveränderte) Summe der Kationen nicht überschreiten kann.

Das Pankreas wird nerval und hormonal gesteuert

Die zum Pankreas ziehenden efferenten Vagusfasern setzen Acetylcholin und VIP frei, die sympathischen Fasern sind noradrenerg. Die Azinuszellen werden offenbar hauptsächlich von den cholinergen Parasympathikusfasern des Vagus versorgt. Die Rolle der peptidergen Fasern ist unklar, eventuell modulieren sie die cholinerge Signalübertragung. VIP-haltige Neurone sind auch in der Nähe der Ausführungsgänge gefunden worden, so daß sie möglicherweise dort die Sekretion beeinflussen.

Die **Sekretion von Enzymen** (in einer Cl^--reichen Flüssigkeit, s. o.) wird nerval **(Acetylcholin)** und hormonal **(CCK)** stimuliert. Beide Stoffe aktivieren im Inneren der Azinuszellen die Phosphatidylinositol-Signalkette (S. 33). Hohe CCK-Spiegel erhöhen zwar die Flußrate in einem gewissen Umfang, doch ist der Pankreassaft dabei relativ HCO_3^--arm (Abb. 16.**36** rechts). Während **Sekretin,** das die intrazelluläre cAMP-Konzentration erhöht, an den Azini eine untergeordnete stimulatorische Wirkung besitzt, regt es als wichtigstes Hormon die Duktuszellen zur Sekretion einer **bicarbonatreichen Flüssigkeit** an (Abb. 16.**36** links). Die Sekretinwirkung wird durch Acetylcholin, das an muscarinerge Cholinozeptoren bindet, potenziert. Auch β-adrenerge Agonisten stimulieren die Sekretion in den Ausführungsgängen.

Wie reagiert das Pankreas auf die Nahrungsaufnahme?

Ähnlich wie beim Magen bereits besprochen, gibt es bei der Stimulation des exokrinen Pankreas eine kephale, gastrische und intestinale Phase der Aktivierung. In der **kephalen Phase** regen Aussehen, Geruch und Geschmack der Nahrung zu einer erhöhten Enzymsekretion an, die etwa 50% der Maximalwerte beträgt. Efferent ist an diesen Reflexen der N. vagus beteiligt. In der **gastrischen Phase** bewirkt sowohl die Magendehnung über vagovagale Reflexe als auch die durch Peptide und Aminosäuren ausgelöste antrale Gastrinausschüttung die azinäre Enzymsekretion. In der **intestinalen Phase** wird die Bicarbonatsekretion des Duktusepithels durch einen niedrigen pH-Wert sowie durch die Anwesenheit freier Fettsäuren und Monoglyceride im Duodenallumen stark angeregt. Diese beiden Fettbausteine lösen ebenso wie erhöhte duodenale Konzentrationen von Aminosäuren, Peptiden, Ca^{2+}- und Mg^{2+}-Ionen sowie allgemein osmotisch wirksamer Teilchen auch eine vermehrte azinäre Enzymsekretion aus, ein Effekt, der durch CCK vermittelt wird.

Die Galle, ein Sekret der Leber

›› Gallensalze sind Cholesterinmetaboliten. Sie werden von den Hepatozyten aus dem Portalvenenblut aufgenommen oder intrazellulär synthetisiert, um nach Konjugierung mit Glycin oder Taurin anschließend über die apikale Membran in die Gallenkanälchen sezerniert zu werden. Gallensalze bilden Mizellen, und zwar in der Galle zusammen mit Cholesterin und Lecithin, im Darmlumen vor allem mit den ebenfalls schwer wasserlöslichen Produkten der Lipolyse, für deren Absorption die gallensalzvermittelte

Mizellenbildung eine wichtige Voraussetzung ist. Bei der Lipidabsorption werden die Gallensalze wieder freigesetzt, im terminalen Ileum resorbiert und gelangen so wieder zurück zur Leber: enterohepatischer Kreislauf. Am Kolonepithel erhöhen Gallensalze die Wasserpermeabilität. Neben Lecithin und Cholesterin gehören zu den in die Galle sezernierten Stoffen auch Steroide, Bilirubin sowie Medikamente und andere Fremdstoffe. Bilirubin stammt vor allem aus dem Hämoglobinabbau. Dabei entsteht über die Zwischenprodukte Häm und Biliverdin unkonjugiertes Bilirubin, das von der Leberzelle aufgenommen, mit Glucuronsäure konjugiert und in dieser Form in die Galle sezerniert wird. Sowohl die Sekretion von Gallensalzen als auch die anderer Stoffe ist von osmotisch bedingten Wasserflüssen begleitet, die jeweils 40% des primären Gallenflusses ausmachen. Die restlichen 20% entstammen der von den Gallengangepithelien sezernierten Flüssigkeit. Gesteuert wird die Gallensekretion von der Gallensalzkonzentration im Plasma sowie von Sekretin, CCK und anderen Hormonen. Die Lebergalle fließt entweder direkt ins Duodenum oder wird interdigestiv in der Gallenblase durch Resorption von NaCl und Wasser eingedickt und gespeichert. Signale für die Gallenblasenkonstriktion (bei gleichzeitiger Erschlaffung des Sphincter Oddi) sind Acetylcholin (N. vagus) und CCK. ‹‹

Die Feinstruktur von Leber und Gallentrakt ist in Abb. 16.**37** gezeigt. Die Galle wird von den Leberzellen in die Gallenkanälchen sezerniert. Dieses Primärsekret wird durch weitere Flüssigkeitssekretion entlang der Gallengänge in seinem Volumen erhöht und verläßt als Lebergalle durch den Ductus hepaticus die Leber.

Gallensalze, Cholesterin und Bilirubin machen die Galle zur Galle

Die Lebergalle enthält Gallensalze, Cholesterin, Phospholipide (v. a. Phosphatidylcholin = Lecithin), Steroide sowie Ausscheidungsprodukte wie Bilirubin und viele Fremdstoffe. Sie ist isoton und hat eine ähnliche Elektrolytzusammensetzung wie das Plasma (Tab. 16.**3** auf S. 423). Ihr pH-Wert ist neutral bis leicht alkalisch.

Die häufigsten **Gallensalze** sind *Cholat, Chenode(s)oxycholat, De(s)oxycholat* und *Lithocholat.* Sie werden von den Leberzellen mit einer Aminosäure, entweder *Glycin* oder *Taurin,* konjugiert (Abb. 16.**38**). Die **Konjugierung** macht die Moleküle auf ihrer Aminosäureseite stark polar, was die Wasserlöslichkeit fördert, während das Steroidgerüst lipophil ist und die Interaktion mit anderen Lipiden begünstigt. Damit sind konjugierte Gallensalze in der Lage, als **Detergenzien** (Lösungsvermittler) für die sonst schlecht wasserlöslichen Lipide zu fungieren: Wenn die Gallensalze in der Galle oder im Lumen des Dünndarms eine bestimmte (sog. kritische mizelläre) Konzentration überschreiten, bilden sie mit den Lipiden spontan winzige Aggregate, die **Mizellen.**

Der Grund für die Evolution verschiedener Gallensalze liegt wohl darin, Fette über einen weiten pH-Bereich in Lösung zu halten: bei ca. pH 7 in der Galle, bei pH 1–2 im aus dem Magen ankommenden Chymus und bei pH 4–5, nachdem sich der Chymus mit dem Pankreassaft gemischt hat. Ermöglicht wird dies durch die ganz unterschiedlichen pK_a'-Werte der einzelnen Gallensalze (Abb. 16.**38**).

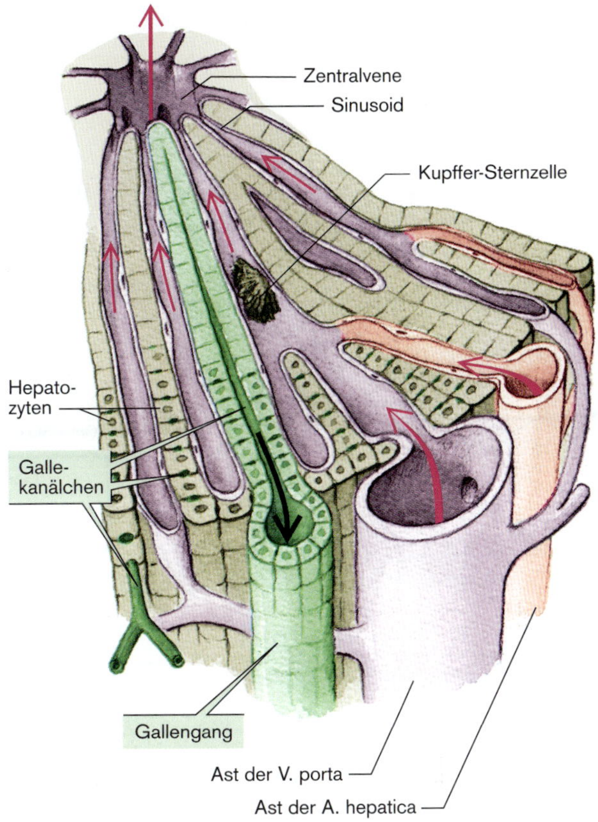

Abb. 16.**37** **Feinbau der Leber.** Die Leber ist aus Leberläppchen aufgebaut (Durchmesser 1–1,5 mm), die an der Peripherie von Ästen der V. porta und der A. hepatica versorgt werden. Deren Blut durchströmt die Sinusoide, von denen die Hepatozyten versorgt werden und fließt in der Zentralvene ab. Zwischen den Hepatozyten liegen röhrenförmige, durch Zellkontakte seitlich verschlossene Spalten ohne eigene Wand, die Gallenkapillaren oder -kanälchen, Canaliculi biliferi. Dort hinein wird die Galle sezerniert (Abb. 16.39), die die Leber über das Gallengangssystem verläßt. Das Hepatozytenepithel entspricht den Endstücken konventioneller exokriner Drüsen (z. B. Speicheldrüsen), die Gallenkanälchen den Lumina der Endstücke, die Gallengänge den Drüsenausführungsgängen und die Sinusoide den Blutkapillaren. Ungewöhnlich ist in der Leber, daß die Sinusoide ein Gemisch enthalten aus arteriellem Blut (O_2-reich) und portalvenösem Blut (O_2-arm, aber reich an Nähr- und anderen Stoffen aus dem Darm). Kupffer-Sternzellen sind Makrophagen (Kap. 9) (nach 19).

Cholesterin (engl. cholesterol) ist in größerer Menge in der Galle enthalten, wobei es mit Gallensalzen und Phosphatidylcholin (Lecithin) Mizellen bildet (s. o.). Die Gallensalze haben also (zusammen mit Phosphatidylcholin) die wichtige Aufgabe, Cholesterin und andere Lipide in (mizellärer) Lösung zu halten. Damit kann Cholesterin in wesentlich größeren Mengen ausgeschieden werden, als es seine Wasserlöslichkeit sonst zuließe. Wenn die Cholesterinkonzentration in der Galle zu stark ansteigt (erhöhte Synthese oder Hemmung der hepatischen Ver-

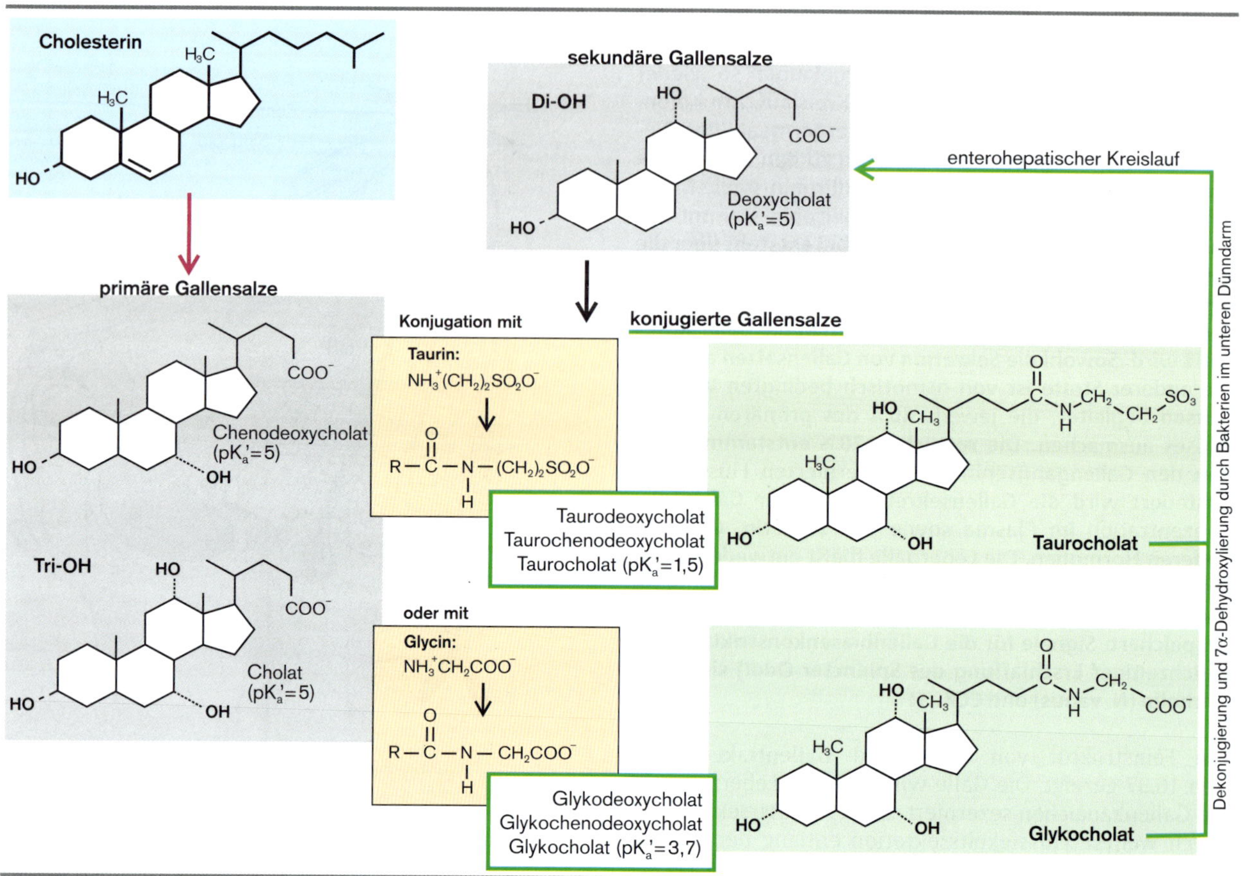

Abb. 16.**38** **Synthese der Gallensalze in der Leber.** Ausgehend vom Cholesterin bilden die Hepatozyten die Gallensalze, vor allem Chenodeoxycholat und Cholat. Jedes dieser (primären) Gallensalze kann nun mit einer Aminosäure, vor allem Taurin oder Glycin, konjugiert werden, was unter anderem den pK$_a$'-Wert der Salze von 5 auf 1,5 bzw. 3,7 absenkt und das rechte Molekülende hydrophiler macht (Mitte). Von den sechs verschiedenen konjugierten Gallensalzen sind rechts die beiden Cholatkonjugate mit ihrer vollständigen Formel gezeigt. Die konjugierten Gallensalze werden im unteren Dünndarm z. T. bakteriell dekonjugiert und anschließend am C-Atom 7 dehydroxyliert, so daß aus den primären Gallensalzen Chenodeoxycholat und Cholat die sekundären Gallensalze Lithocholat (nicht im Bild gezeigt) bzw. Deoxycholat entstehen. Letztere gelangen über den enterohepatischen Kreislauf wieder zur Leber und werden dort konjugiert, um, nach Sekretion in die Galle, ebenfalls der Fettabsorption zu dienen.

esterung) oder die Konzentration der Gallensalze oder von Phosphatidylcholin absinkt (verkleinerter Gallensalzpool, z. B. bei parenteraler Ernährung; verminderte Phosphatidylcholinsekretion bei einseitiger Ernährung), so fällt Cholesterin aus der Lösung aus und bildet Kristalle, so daß es zur Bildung von **Gallensteinen** kommen kann (75% der Gallensteine sind Cholesterinsteine, der Rest Pigmentsteine, s. u.). Dies geschieht bevorzugt in der Gallenblase, da dort die spezifischen Gallenbestandteile stark konzentriert werden (s. u.). Gallenblasensteine führen zu Entzündungen, was häufig mit chronischen Oberbauchbeschwerden einhergeht. Wenn die Steine die Gallenblase verlassen, kann der Ductus choledochus verlegt und somit auch der Abfluß der Lebergalle blockiert werden; ein **Verschlußikterus** ist die Folge (s. u.).

Bilirubin stammt hauptsächlich aus dem Hämoglobinabbau. Nach der Zerstörung gealterter Erythrozyten durch die Makrophagen des retikuloendothelialen Systems wird der Hämring vom Hämoglobin abgespalten und durch Öffnung des Rings zu Biliverdin und anschließend zu Bilirubin umgewandelt, das als hydrophobe Substanz im Plasma an Albumin gebunden transportiert wird. Von dort wird es von den Leberzellen mit einem Carrier aufgenommen und an ein intrazelluläres Protein gebunden. Anschließend wird Bilirubin durch das Enzym Glucuronyltransferase zu wasserlöslichen **Mono-** und **Diglucuroniden** konjugiert, die schließlich in die Gallenkanälchen sezerniert werden. Ist der Gehalt der Galle an unkonjugiertem Bilirubin erhöht (normal 1–2%, in mizellärer „Lösung"), sei es durch Überforderung der Glucuronyltransferase (Hämolyse, s. u.), durch einen Leberschaden oder bakterielle Dekonjugierung in der Galle, so bilden sich sog. **Pigmentsteine** (Calciumbilirubinat u. a.).

Die normale **Plasmakonzentration von Bilirubin** ist geringer als 0,2 mmol/l. Steigt sie auf Werte über 0,3–0,5 mmol/l, sieht das Plasma gelb aus und das Bindegewebe (zuerst die Skleren, dann die Haut) färbt sich gelb, d. h., es kommt zu einer **Gelbsucht (Ikterus).**

Eine erhöhte Plasmakonzentration von Bilirubin kann mehrere Ursachen haben:

- Ein vermehrter Untergang von Erythrozyten, aus welchem Grund auch immer, erhöht auch bei normaler Leberfunktion die Plasmakonzentration von unkonjugiertem („indirektem") Bilirubin: **hämolytischer Ikterus.** Eine häufige Ursache sind angeborene *hämolytische Anämien,* wie z.B. die Thalassämie, bei der rezessiv erblich ein abnormales Hämoglobin gebildet wird und die Erythrozyten sehr fragil sind.
- Ein Defekt des Enzyms Glucuronyltransferase hat ebenfalls ein erhöhtes unkonjugiertes Plasmabilirubin zur Folge: **hepatozellulärer (hepatischer) Ikterus.** Eine häufigere Ursache dafür ist eine *akute Hepatitis.*
- Ein **posthepatischer Ikterus** entsteht, wenn die Gallenwege verlegt sind, sei es innerhalb der Leber **(Cholostase)** oder außerhalb, etwa durch einen Tumor oder durch einen Stein im Ductus choledochus: **Verschlußikterus.** Vor dem Abflußhindernis staut sich die Galle; sie wird nun mit bereits konjugiertem Bilirubin aus den Gallenkanälchen durch die Desmosomen in extrazelluläre Räume gepreßt, die mit den Lebersinus und damit auch mit den Lebervenen in Verbindung stehen.

Die Elektrolyte liegen in der Galle primär in ähnlicher Konzentration vor wie im Plasma, doch bewirkt **Sekretin,** daß die Galle in den Gallengängen mit Bicarbonat angereichert wird; die Chloridkonzentration sinkt dabei. Darüber hinaus enthält die Galle u.a. **Steroide, Fremdstoffe und Medikamente** (großteils an Glutathion oder Glucuronsäure gekoppelt; s.u. sowie Abb. 16.**39** und Abb. 12.**44** auf S. 325) sowie Schwermetalle.

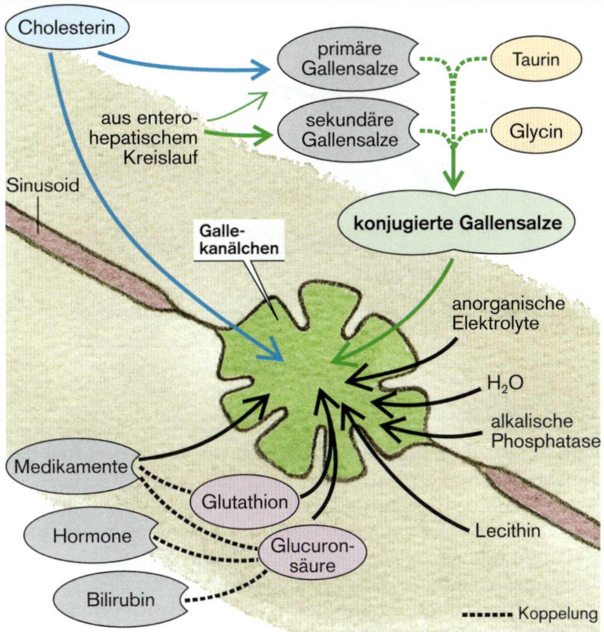

Abb. 16.**39** **Gallensekretion.** Die Hepatozyten sezernieren Elektrolyte und Wasser in die Gallenkanälchen. Zusätzlich sezernieren sie primäre Gallensalze, die sie aus Cholesterin synthetisieren (Abb. 16.38), sowie sekundäre Gallensalze und primäre Gallensalze, die sie aus den Sinusoiden aufnehmen (enterohepatischer Kreislauf; Abb. 16.41). Die Gallensalzsekretion ist von einer zusätzlichen Wassersekretion gefolgt (Abb. 16.40). Bilirubin, Steroidhormone, Fremdstoffe u.a.m. werden, vor allem zur Erhöhung ihrer Wasserlöslichkeit, meist an Glutathion oder Glucuronsäure gekoppelt und in Form dieser Konjugate in die Galle sezerniert (nach 21).

Gallensalze erhöhen die Sekretion von Galle

Die Sekretion von Galle aus der Leberzelle in die Gallenkanälchen (Gallenkapillaren) ist z.T. an die Sekretion von Gallensalzen gebunden, z.T. unabhängig davon. Beim **gallensalzabhängigen Gallefluß** (ca. 250 ml/Tag = ca. 40% des täglichen Gesamtflusses) werden die (im Ileum resorbierten) Gallensalze aus dem Portalvenenblut durch Na^+-Symport (S. 24f.) sekundär-aktiv in den Hepatozyten akkumuliert. Gebunden an ein zytoplasmatisches Protein durchqueren sie die Leberzelle, um von dort teils passiv, teils über ATP-verbrauchende Carrier in die Gallenkanälchen sezerniert zu werden. Aus osmotischen Gründen fließt Wasser nach. Je höher die Gallensalzkonzentration im Portalvenenblut ist, desto mehr Gallensalze werden sezerniert und umso höher ist der Gallenfluß: **choleretische Wirkung der Gallensalze** (Abb. 16.**40**). Die Leberzellen sezernieren darüber hinaus auch Glucuronsäurekonjugate (z.B. Bilirubin), Glutathionkonjugate (viele Fremdstoffe), Bromsulfophthalein (wird als Indikator für die Ausscheidungsfunktion der Leber verwendet), Fluorescein und eine Reihe andere organischer Stoffe, die, wenn sie jodiert sind, als röntgendichtes Kontrastmittel verwendet werden können (z.B. Iodipamid). Diese und andere Substanzen ziehen bei ihrer Sekretion ebenfalls Wasser mit sich, wodurch ein **gallensalzunabhängiger Gallenfluß** entsteht. Er beträgt im Mittel ebenfalls ca. 250 ml/Tag oder 40% des täglichen Gesamtflusses (Abb. 16.**40**).

Der durch die beiden geschilderten Mechanismen getriebene Volumenfluß der *Primärgalle* wird noch dadurch erhöht, daß das Epithel der Gallengänge unter dem Einfluß von Sekretin eine bicarbonatreiche Flüssigkeit sezerniert (ca. 125 ml/Tag = 20% des Gesamtflusses; Abb. 16.**40**). Ähnlich wie das Gangepithel des Pankreas (Abb. 16.**35,** S. 417) scheinen die Epithelzellen basolateral H^+-Ionen (im Austausch gegen Na^+) abzugeben. Dadurch bleiben OH^--Ionen in der Zelle zurück, die sich in Anwesenheit von Carboanhydrase mit CO_2 zu Bicarbonat verbinden, das an der luminalen Membran (im Austausch gegen Cl^--Ionen) ins Lumen sezerniert wird.

Steuerung der Gallensekretion

Obwohl nach dem oben Gesagten der Gallenfluß durch eine getrennte Stimulation der drei beteiligten Mechanismen beschleunigt werden könnte, scheinen in praxi alle drei Mechanismen mehr oder weniger gemeinsam stimuliert zu werden. Die Sekretion in die Gallenkanälchen wird nicht nur durch *Gallensalze,* sondern auch durch *Sekretin, Glucagon* und *Insulin* gesteigert. An den Gallengangsepithelien setzt neben *Sekretin* auch *CCK* stimulatorisch an.

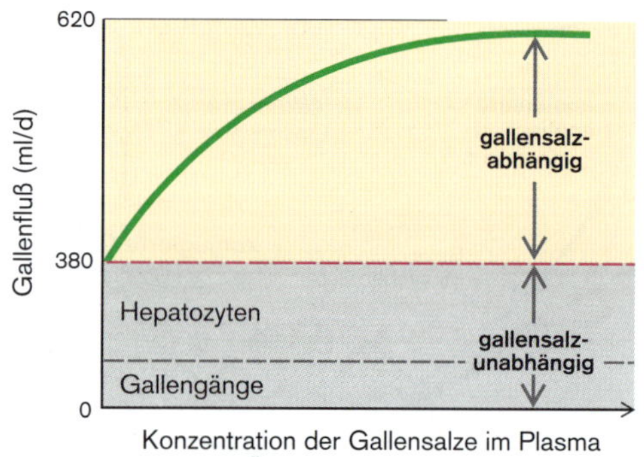

Abb. 16.**40** **Abhängigkeit der Gallensekretion von der Gallensalz-Plasmakonzentration.** Wenn die Gallensalzkonzentration im Plasma der Sinusoide auf Null fällt, sinkt der Gallenfluß aus der Leber auf ungefähr 380 ml/d (davon kommen etwa 240 ml/d aus den Gallenkanälchen und ca. 150 ml/d aus dem Gallengangsepithel). Dieser Gallenfluß wird als gallensalzunabhängig bezeichnet. Erhöht sich die Plasmakonzentration der Gallensalze (enterohepatischer Kreislauf; Abb. 16.41), so steigt der Gallenfluß bis auf über 600 ml/d, d.h., es kommt eine gallensalzabhängige Komponente hinzu. Ursache dafür ist, daß die Leberzellen jetzt Gallensalze aus dem Sinusoidblut aufnehmen, und zwar um so mehr, je höher die Plasmakonzentration ist. Die intrazelluläre Konzentration steigt dadurch, und in der Folge erhöht sich die Sekretion von Gallensalzen und (aus osmotischen Gründen) auch die von Wasser in die Gallenkanälchen.

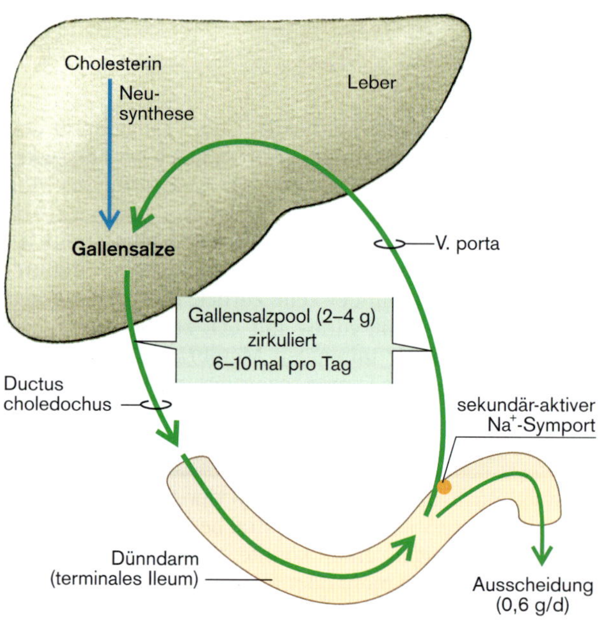

Abb. 16.**41** **Enterohepatische Zirkulation von Gallensalzen.** Wie oft der Gallensalzpool täglich rezirkuliert, hängt sehr stark vom Fettgehalt der Kost ab. Für die Verdauung eines normalen Essens rezirkuliert der Gallensalzpool zweimal, für die einer sehr fettreichen Mahlzeit hingegen fünfmal und öfter. Obige Zahlen sind daher nur Anhaltswerte.

Recycling von Gallensalzen und anderen Stoffen: Leber → Galle → Darm → Leber

Ca. 20 g **Gallensalze** werden zu Verdauung und Absorption von 100 g Fett benötigt. Trotzdem übersteigt die gesamte Gallensalzmenge im Körper selten 5 g, und nur 0,5 g werden täglich neu synthetisiert (Cholat und Chenode[s]oxycholat = *primäre Gallensalze*). Dies ist nur dadurch möglich, daß 98% der in die Galle sezernierten Gallensalze im **Ileum** durch sekundär-aktiven Na^+-Symport wieder ins Pfortaderblut resorbiert werden und zurück zur Leber gelangen: **enterohepatischer Kreislauf** (Abb. 16.**41**). Im Mittel wird dieser Kreislauf von einem Gallensalzmolekül rund 18mal durchlaufen, bevor es mit dem Stuhl verlorengeht. Dabei werden die konjugierten Gallensalze im unteren Dünndarm z.T. bakteriell dekonjugiert und, soweit es sich um primäre Gallensalze handelt, 7α-dehydroxyliert (*sekundäre Gallensalze;* Abb. 16.**38**). Bei Patienten, bei denen das Ileum operativ entfernt werden mußte oder die an einer chronischen Darmentzündung (Morbus Crohn) leiden, gehen die in die Galle sezernierten Gallensalze großteils mit dem Stuhl verloren, so daß die Fettverdauung und -absorption gestört ist. **Steatorrhö** (Fettstühle) und **Malabsorption** (S. 416) sind die Folge.

Interessant ist, daß die wenigen Prozent an Gallensalzen, die beim Gesunden ins **Kolon** gelangen, auch dort eine physiologische Aufgabe haben: Sie interagieren mit Lipiden der luminalen Epithelzellmembran und erhöhen deren Wasserpermeabilität. Sinkt die Gallensalzkonzentration im Kolon (z.B. bei einem Gallengangsverschluß), so sinkt die Wasserabsorption im Kolon und **Durchfälle** sind die Folge.

Auch **Bilirubin** und seine Metaboliten werden im Darm resorbiert (ca. 15% der sezernierten Menge), allerdings nur, nachdem die Glucuronsäure (durch die anaeroben Darmbakterien) abgespalten worden ist (Abb. 16.**42**). Freies Bilirubin wird im Dickdarm ebenfalls durch Bakterien zu Urobilinogen und Stercobilinogen (beide farblos) umgewandelt und durch Sauerstoff zu den (gelblich-orange gefärbten) Endprodukten **Urobilin** bzw. **Stercobilin** oxidiert. Ein kleiner Anteil dieser Bilirubinmetaboliten gelangt auch ins Plasma des systemischen Kreislaufs (vor allem Urobilinogen) und somit nach glomerulärer Filtration in der Niere auch in den Harn, dem es seine charakteristische gelbe Farbe gibt, während die im Stuhl verbleibenden Endprodukte, Urobilin und Stercobilin, diesen braun färben. Bei rascher Darmpassage färbt das dadurch unveränderte Bilirubin den Stuhl gelblich, während er bei einer Cholostase oder einem Gallengangsverschluß (S. 421) weder Bilirubin noch dessen Abbauprodukte enthält und folglich eine graue Farbe annimmt.

Einem enterohepatischen Kreislauf unterschiedlichen Ausmaßes unterliegen auch eine Reihe anderer Stoffe, so etwa Vitamin D, Folsäure, Pyridoxin, Östrogene, Herzglykoside und viele andere Medikamente sowie sonstige Fremd- und Giftstoffe.

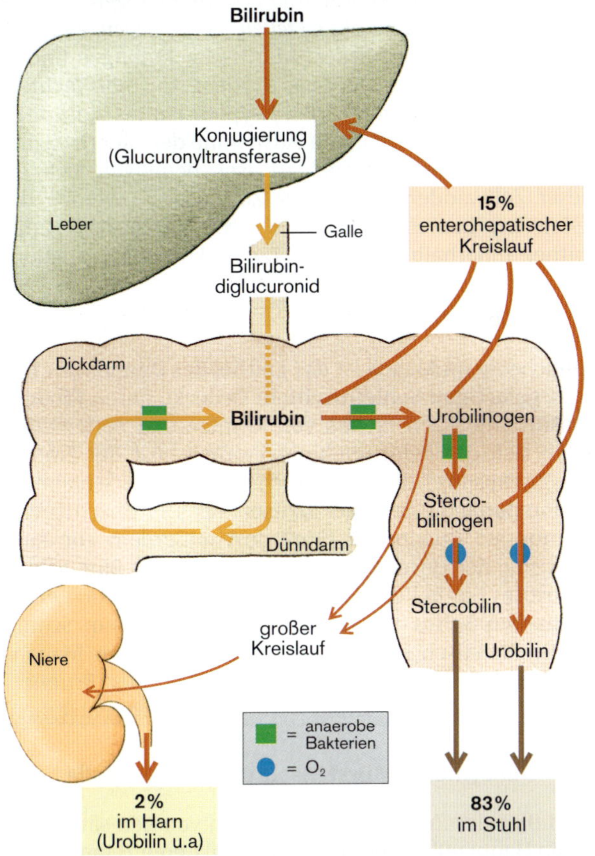

Abb. 16.**42** **Bilirubinausscheidung.** Pro Tag fallen etwa 230 mg Bilirubin an, das größtenteils aus dem Abbau von Hämoglobin stammt. Das im Plasma an Albumin gebundene Bilirubin wird in den Leberzellen durch Glucuronyltransferase (di-)glukuroniert. Dieses konjugierte, wesentlich besser wasserlösliche Bilirubin wird in die Galle sezerniert und gelangt so in den Dickdarm. Bakterien spalten dort das Konjugat wieder und metabolisieren das freiwerdende Bilirubin zu Urobilinogen und Stercobilinogen, aus denen durch Oxidation Urobilin und Stercobilin entstehen, die dem Stuhl seine braune Farbe geben. Etwa 85% des Bilirubins und seiner Metaboliten werden mit dem Stuhl ausgeschieden, ca. 15% wieder absorbiert (enterohepatischer Kreislauf, Abb. 16.41), und etwa 2% gelangen über den systemischen Kreislauf in die Niere und werden mit dem Harn ausgeschieden.

Die Gallenblase konzentriert und speichert die Galle

In der interdigestiven Periode ist der Sphincter Oddi geschlossen, so daß die Lebergalle über den Ductus cysticus in die **Gallenblase,** ein Hohlorgan mit einer Wand aus glatter Muskulatur, fließt. Die Galle wird dort gespeichert und dabei eingedickt. Treibende Kraft ist eine NaCl-Resorption, die durch die parallele Aktivität eines Na^+/H^+- und eines Cl^-/HCO_3^--Antiporters in der luminalen Epithelzellmembran der Gallenblase zustande kommt (Abb. 16.**22** auf S. 405). Die Salzresorption ist von einem osmotischen Wasserausstrom gefolgt, der die Galle auf bis zu 10% ihres ursprünglichen Volumens eindickt. Die spezifischen Gallenbestandteile wie Gallensalze, Bilirubin, Lecithin, Cholesterin etc. werden dabei vielfach konzentriert (Tab. 16.**3**). Sekretin scheint die Wasserresorption zu vermindern, α-adrenerge Agonisten sie zu erhöhen. Die **Kontraktion der Gallenblase** wird durch CCK (Cholecystokinin heißt wörtlich „Gallenblasenbeweger") sowie durch Acetylcholin, dem Transmitter der parasympathischen Vagusfasern, ausgelöst. Der Sphincter Oddi wird dabei gleichzeitig zur Erschlaffung gebracht, so daß die **Blasengalle** ins Duodenum abfließen kann.

Tabelle 16.**3** **Konzentrationen der Hauptbestandteile von Leber- und Blasengalle**

Bestandteil	Lebergalle	Blasengalle
Osmolalität	mmol/kg H_2O 284	mmol/kg H_2O 281
	mmol/l	mmol/l
Na^+	146	209*
K^+	4,8	12,8
Ca^{2+}	2,6	10,8
Cl^-	105	66
HCO_3^-	30	19
Gallensalze	13	75
Phospholipide	3,2	26
Bilirubin	1,1	5,0
Cholesterin	4,6	10,4
pH	7,15	6,89

* Zu beachten ist, daß die Na^+-Konzentration in der Blasengalle viel höher sein kann als im Plasma, owohl die Blasengalle isoton bleibt und Na^+ in der Gallenblase aktiv transportiert wird. Der Grund dafür ist, daß die Gallensalze zu polyanionischen Mizellen aggregieren, so daß auf ein osmotisch aktives Gallensalzpartikel mehr als ein Na^+-Ion kommt.

Die Säfte des Dünndarms

›› Der Dünndarm ist der Hauptort für die Verdauung und Absorption von Nahrungsstoffen, Vitaminen, anorganischen Salzen und Wasser. Seine Oberfläche ist durch Ringfalten, Darmzotten und Mikrovilli der Epithelzellen im Vergleich zu einem zylindrischen Rohr gleichen Durchmessers enorm vergrößert. Von den Verdauungsenzymen sind einige im Bürstensaum eingebaut und lumenwärts aktiv, während andere im Zytoplasma gelöst sind und erst bei Abstoßung und Auflösung der Epithelzelle ins Lumen gelangen. Täglich werden ca. 8–9 l Wasser mit 50–100 g Elektrolyten im Dünndarm absorbiert, wovon nur etwa 1,5 l aus der Nahrung, der Rest aus Drüsensekreten stammt. Besteht eine osmotische Druckdifferenz durch NaCl-Absorption oder Anionen-(und Na^+-)Sekretion, diffundiert Wasser rasch durch das Dünndarmepithel. Auch Ca^{2+} wird im Dünndarm absorbiert. Die Sekretionsvorgänge im Dünndarm werden neuronal und hormonal reguliert.

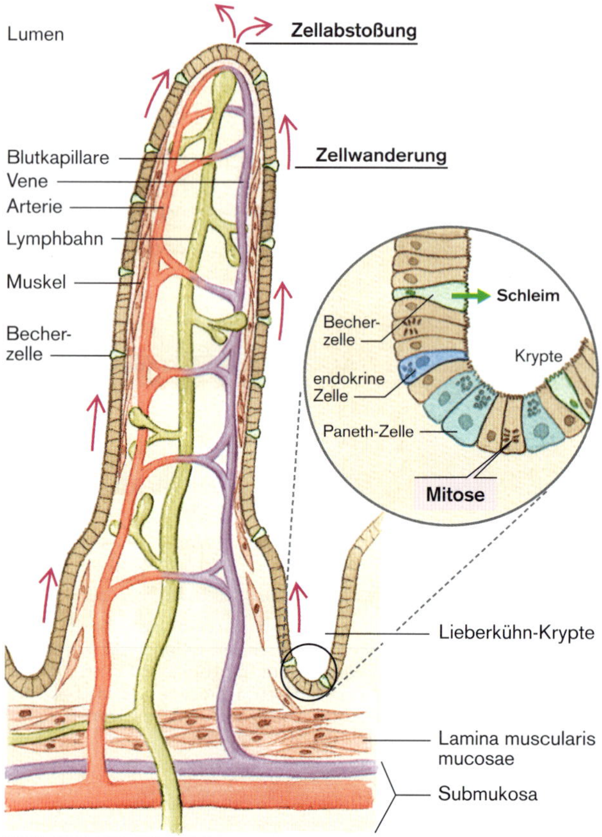

Abb. 16.**43** **Darmzotte, Darmkrypte und Darmepithel.** Die Zotten und die benachbarten Krypten sind mit Epithel überzogen. Es besteht größtenteils aus den absorbierenden Zellen, die luminal einen Bürstensaum besitzen (Abb. 16.44). Dazwischen eingestreut sind Becherzellen, die Schleim bilden (Abb. 16.11), sowie Paneth-Zellen und verschiedene endokrine Zellen. Die Epithelzellen entstehen durch Teilung im Kryptenepithel, von wo sie innerhalb von 1–2 Tagen in Richtung Zottenspitze wandern und dort abgestoßen werden.

Falten, Zotten und Krypten

Der Dünndarm ist der Hauptort für die Verdauung und Absorption von Nahrungsstoffen, wobei die meisten der im Lumen anzutreffenden Enzyme aus dem Pankreassaft stammen. Der Dünndarm selbst sezerniert rund 3 l mucinreiche Flüssigkeit; seine Zellen synthetisieren einen Teil der Verdauungsenzyme.

Die Oberfläche der Dünndarmschleimhaut ist in Form von ringförmigen (Kerckring-)*Falten (Plicae circulares)* verglichen mit einem zylindrischen Rohr gleichen Durchmessers ca. 3fach vergrößert. Außerdem besitzt sie *Darmzotten* (Villi intestinales; Abb. 16.**43**), die die Oberfläche nochmals 7- bis 14fach vergrößern und deren Epithel in das der *sekretorischen Lieberkühn-Krypten* übergeht; sie liegen am Fuße der Zotten und sind zum Darmlumen hin geöffnet. Schließlich besitzt jede Epithelzelle auf der luminalen Seite einen *Bürstensaum (Mikrovilli),* der nochmals zu einer Oberflächenvergrößerung um etwa den Faktor 15–40 führt (Abb. 16.**44**).

Das Epithel der Krypten und Zotten setzt sich aus vier Zelltypen zusammen: *Hauptzellen, Becherzellen, endokrine Zellen und Paneth-Zellen.* Mitotische Teilungen finden hauptsächlich in der Tiefe der Krypten statt; die Tochterzellen wandern dann aus den Krypten heraus zur Spitze der Villi hin. Alle Zellen, mit Ausnahme der Paneth-Zellen (deren Funktion nicht geklärt ist), beteiligen sich an dieser Zellwanderung. An der Zottenspitze werden die Zellen ins Lumen abgestoßen, wobei sich das ganze Epithel innerhalb von 5–6 Tagen komplett erneuert.

Der Schleim

Ähnlich wie im Magen ist das Epithel des Dünndarms mit einer **gelartigen Schleimschicht** bedeckt, deren Produktionsorte die Becherzellen von Krypten und Zotten sind. Wenn sich der Pylorussphinkter öffnet, löst der Eintritt von Chymus ins Duodenum auch eine erhöhte Schleimsekretion durch die **Brunner-Drüsen** aus. Der Übertritt von Chymus ins Duodenum führt dort außerdem zur Ausschüttung der Hormone *Sekretin* und *CCK* ins Blut. Sekretin löst im Epithel des Pankreasgangs die Sekretion eines alkalischen Saftes aus (s. o.), was ebenfalls dem Schutz der Duodenalschleimhaut vor dem aggressiven Magensaft dient. Ist die Sekretion in Pankreas oder Brunner-Drüsen gestört, so können *Duodenalulzera* entstehen.

Enzyme am Bürstensaum und in der Zelle

Rund 95% des Zottenepithels werden von den säulenförmigen Hauptzellen bestritten. Obwohl deren Hauptaufgabe die Absorption ist, sind sie eine wichtige Quelle für Verdauungsenzyme, die entweder im Zytoplasma (Amino- und Dipeptidasen) oder in der Bürstensaummembran lokalisiert sind: Lactase, Saccharase-Isomaltase, Amino- und Endopeptidasen. Diese **Bürstensaumenzyme** sind integrale Membranproteine, wobei ein Teil ihrer Polypeptidkette inklusive des katalytischen Zentrums ins Lumen gerichtet ist, so daß diese Enzyme dort hydrolytisch wirken können, ohne selbst sezerniert zu werden. Die **zytoplasmatischen Enzyme** nehmen so lange nicht am Verdauungsprozeß teil, bis sich die jeweilige Epithelzelle beim Absterben ins Lumen entleert.

Wasser und Salze: Sekretion und Absorption

Jeden Tag werden im Dünndarm rund 8–9 l Wasser (im Dickdarm etwa 1 l) und 50–100 g an anorganischen Elektrolyten netto absorbiert. Von diesem Flüssigkeitsvolumen stammen nur etwa 1,5 l aus der Nahrung, der größere Teil setzt sich zusammen aus dem Speichel (ca. 1 l), dem Magensaft (ca. 1,5 l), den Sekreten des Dünndarms (ca. 3 l), dem Pankreassaft (ca. 2 l) und der Galle (ca. 0,6 l). Wasser diffundiert sehr rasch durch das Darmepithel, wobei Ausmaß und Richtung des Wasserflusses durch die **Osmolalitätsunterschiede** zwischen Darmlumen und Plasma bestimmt werden. Folglich wird der Transport von Wasser durch die Wand des Dünndarms durch dessen Fähigkeit bestimmt, die Osmolalität des Darminhalts zu beeinflussen. Zwei entgegengesetzte Prozesse laufen dabei ab: einmal die **Absorption von NaCl** und anderer osmotisch aktiver Substanzen durch das

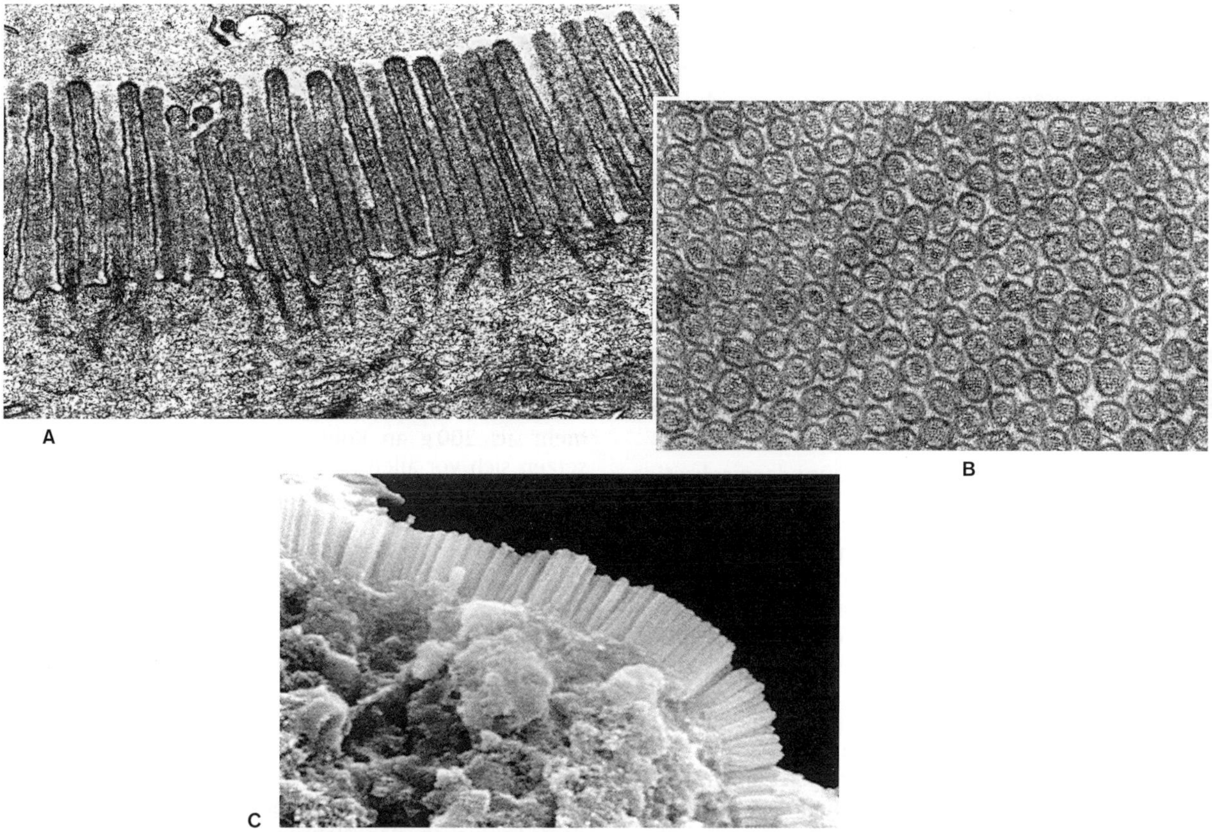

Abb. 16.**44** **Mikrovilli der Bürstensaummembran** einer duodenalen Epithelzelle. **A** Transmissionselektronenmikroskopische Aufnahme der apikalen (luminalen) Zellmembran mit ihren fingerartigen Ausstülpungen, den Mikrovilli. Im Innern der Mikrovilli liegt ein Bündel von Aktinmikrofilamenten, die im Zytoskelett des Zelleibs verankert sind. **B** Transmissionselektronenmikroskopische Aufnahme des Bürstensaums im Querschnitt. **C** Rasterelektronenmikroskopische Aufnahme eines Gefrierbruchs, auf der die Mikrovilli von der Seite her zu sehen sind (aus 22).

Epithel, zum anderen die **Sekretion von Anionen** (Cl^-, HCO_3^-, begleitet von Na^+) durch das Epithel der Krypten. Normalerweise sind die absorptiven Mechanismen des Dünndarms sehr aktiv, so daß nur 1 l Wasser pro Tag ins Kolon übertritt. Bei Patienten mit **Cholera** wird die Sekretion von Cl^- (+ Na^+) stark stimuliert, so daß bis zu 20 l Flüssigkeit ins Kolon gelangen, was lebensbedrohliche Durchfälle zur Folge hat (S. 430 f.).

NaCl-Absorption. Der vorherrschende Mechanismus der NaCl-Absorption ändert sich beim Übergang vom Jejunum zum Ileum. Im **Jejunum** ist die Na^+-Absorption an die von Glucose und Aminosäuren gekoppelt (Symport; Abb. 16.**20** auf S. 404). Im Ileum ist für die Na^+-Absorption vor allem ein luminal lokalisierter Na^+/H^+-Austauschcarrier verantwortlich (Abb. 16.**22** auf S. 405).

Sekretion von Cl^- und HCO_3^-. Die Hauptzellen der Dünndarmkrypten sezernieren NaCl, wobei ein basolateral lokalisierter Na^+-K^+-2 Cl^--Symportcarrier Cl^- in der Zelle sekundär-aktiv akkumuliert, das anschließend durch Cl^--Kanäle ins Lumen sezerniert wird (Abb. 16.**14** auf S. 399). Außerdem existiert im Duodenum eine (sekundär-)aktive Sekretion von HCO_3^-, wobei ein Na^+/H^+-Austauschcarrier in der basolateralen Membran der Epithelzellen eine Schlüsselrolle spielt (Abb. 16.**13** auf S. 399).

Die **Absorption von Ca^{2+}** findet vor allem im Duodenum statt. Ca^{2+} tritt passiv in den Mukosazellen ein, durchquert sie mittels eines *Ca^{2+}-Bindungsproteins* und wird schließlich durch primär-aktiven (Ca^{2+}-ATPase) oder sekundär-aktiven (3 Na^+/Ca^{2+}-Antiport) Transport durch die basolaterale Membran ins serosale Interstitium befördert. **Calcitriol** (D-Hormon) stimuliert die Ca^{2+}-Absorption dadurch, daß es nicht nur die Ca^{2+}-Aufnahme durch die luminale Membran und die Transportrate der Ca^{2+}-ATPase, sondern auch die Syntheserate des Ca^{2+}-Bindungsproteins erhöht (s. a. S. 351 ff.).

Neuronale Steuerung der Dünndarmsekretion

Darmeigenes Nervensystem. Die Mukosa wird durch nichtmyelinisierte Fasern vor allem aus dem Plexus submucosus innerviert. Ungefähr die Hälfte dieser Fasern ist cholinerg, die andere Hälfte sind NCNA-Fasern, die VIP als Transmitter enthalten. In der Submukosa gibt es sowohl Chemo- als auch Mechanorezeptoren. Von ersteren antwortet ein Typ auf saure oder basische Lösungen, ein anderer auf Aminosäuren und ein weiterer auf Glucose. Diese Chemorezeptoren dienen wohl in erster Linie der Überprüfung der Zusammensetzung des Darminhalts. Die Mechanorezeptoren in der Submukosa reagieren auf Berührung, während die innerhalb der glatten Muskulatur gelegenen dehnungsempfindlich sind und die Weite des Lumens und damit seine Füllung messen.

Vegetatives Nervensystem. Beim Menschen scheint der Vagus die Transportaktivität des Dünndarms nicht zu beeinflussen, wohingegen der Sympathikus einen tonisch hemmenden Einfluß auf die Sekretion ausübt. Da diese Nervenfasern nicht die Epithelzellen, sondern nur den Plexus submucosus erreichen, handelt es sich dabei nicht um einen direkten Effekt, sondern um einen indirekt inhibitorischen Einfluß auf exzitatorische Ganglionzellen des Plexus submucosus.

Hormonale Steuerung der Dünndarmsekretion

Von den gastrointestinalen Hormonen sind es Sekretin, Gastrin und CCK, die die Sekretionsrate der Kryptenzellen erhöhen, während Somatostatin (SIH) und α-adrenerge Agonisten die Absorption durch die Epithelzellen der Zotten stimulieren. Ganz allgemein fördert im Dünndarm eine Erhöhung von **cAMP** die Sekretion der Kryptenzellen (Öffnung luminaler Cl^--Kanäle) und hemmt die Absorption durch die Zottenzellen (Verminderung der luminalen NaCl-Aufnahme). **Aldosteron** erhöht ebenso wie einige Glucocorticoide die Na^+- und Wasserresorption im Dünndarm dadurch, daß es die Synthese und den Einbau von Na^+-Kanälen in die luminale Membran der Zottenepithelzellen induziert.

16.9 Verdauung: Vorbedingung für die Absorption

Viele Nahrungsbestandteile sind nicht direkt absorbierbar, sondern müssen zuvor zu kleineren Molekülen verdaut werden, Triglyceride also zu freien Fettsäuren und Monoglyzeriden, Proteine zu Aminosäuren, Di- und Tripeptiden, Polysaccharide zu Monosacchariden etc. Erst diese Moleküle sind es, die durch das Epithel des Dünndarms transportiert werden können. Dem **chemischen Verdauungsprozeß,** an dem die Magensäure, die Gallensalze und eine Vielzahl von Enzymen beteiligt sind, geht eine **mechanische Aufbereitung** parallel, die das Kauen im Mund, die Zerkleinerungs- und Emulgierungstätigkeit der distalen Magenmotorik sowie die intensive Durchmischung im gesamten Magen-Darm-Trakt umfaßt.

Verdauungsenzyme beschleunigen die Spaltung (Hydrolyse) der großmolekularen Nahrungsbestandteile zu ihren Grundbausteinen. Für die Verdauung von Fetten, Polysacchariden und Proteinen sind die **Lipasen,** die **Amylasen** bzw. die **Proteasen** verantwortlich, wobei zu jeder dieser Gruppen verschiedene Enzyme gehören, von denen jedes nur ganz bestimmte Molekularbindungen attackiert, Aminopeptidasen z.B. nur die Peptidbindung am Aminoende der Peptidkette. Ein Mangel an Verdauungsenzymen verlangsamt die Verdauung und damit die nachgeschaltete Absorption, es kommt zur *Malabsorption* (S. 416).

Kohlenhydrate

›› Stärke und Disaccharide sind die wichtigsten Kohlenhydrate in der Nahrung. Stärke wird von der Amylase der Speicheldrüsen und des Pankreas gespalten. Die dabei entstehenden Olgiosaccharide werden zusammen mit den Disacchariden aus der Nahrung von den Oligosaccharidasen der intestinalen Bürstensaummembran weiter zu Monosacchariden hydrolysiert. Für sie besitzt die Bürstensaummembran spezifische Carrierproteine, die die Absorption aus dem Darmlumen besorgen. ‹‹

Kohlenhydrate in der Nahrung: zwei Drittel sind Stärke

Mit der üblichen Nahrung (s.a. Kap. 14) werden täglich mehr als 300 g an Kohlenhydraten aufgenommen. Sie setzen sich vor allem aus **Polysacchariden** (64% Stärke, 0,5% Glykogen) und aus **Disacchariden** (26% Rohrzucker [Saccharose = Sucrose], 6,5% Milchzucker [Lactose]) zusammen. Der Rest sind **Monosaccharide** (3%, vor allem Fructose). Nach vollständiger Hydrolyse während der Verdauung entstehen daraus drei Monosaccharide, nämlich Glucose (80%), Fructose (14%) und Galactose (5%).

Enzyme aus Speicheldrüsen, Pankreas und Darmwand

Die beschränkte Rolle der Speicheldrüsenamylase bei der Stärkeverdauung wurde bereits erwähnt (S. 407). Nach dem Schlucken des Nahrungsbissens und seiner Mischung mit dem sauren Magensaft wird die Kohlenhydratverdauung unterbrochen (zu niedriger pH-Wert!); sie setzt erst wieder ein, wenn der Chymus ins Duodenum übertritt und dort mit den Sekreten von Pankreas und Darm gemischt wird. Die **α-Amylase** des Pankreassaftes setzt aus der Stärke Oligosaccharide dadurch frei, daß sie die α-1,4-glykosidischen Bindungen löst, so daß Maltotriose, Maltose und verschiedene α-Grenzdextrine entstehen. Im Gegensatz zu Pflanzenfressern werden beim Menschen β-1,4-glykosidische Bindungen nicht gespalten, so daß Cellulose kaum verdaut wird und daher im Verdauungstrakt als **Ballaststoff** dienen kann (S. 373).

Die aus der Stärkeverdauung stammenden Oligosaccharide können zwar durch die α-Amylase nicht weiter abgebaut werden, doch besitzen die Dünndarmepithelzellen auf ihrer Bürstensaumoberfläche verschiedene **Oligosaccharidasen,** die die Oligosaccharide zu Glucose, Galactose und Fructose zu spalten in der Lage sind. Diese Monosaccharide werden sogleich von in der Bürstensaummembran benachbarten Carrierproteinen ins Zellinnere geschafft. Normalerweise ist die Spaltungsrate der Oligosaccharide so hoch, daß der Symporter im Überfluß mit Monosacchariden eingedeckt ist und daher mit maximaler Transportrate arbeiten kann. Gewöhnlich sind die Kohlenhydrate bereits am Ende des Jejunums absorbiert. Eine Ausnahme davon ist die Lactose, deren Hydrolysierungsrate vor allem beim Erwachsenen relativ gering ist. In einigen ethnischen Gruppen, die aus Afrika und Asien stammen, ist dies besonders stark ausgeprägt, so daß Lactose so langsam absorbiert wird, daß es im Darmlumen osmotisch wirksam bleibt (s. u.) und sogar z.T. von den Dickdarmbakterien zu toxischen Substanzen umgebaut wird. Folge dieses **Lactasemangels** ist eine Intoleranz für Milch und Milchprodukte.

Nur Monosaccharide werden absorbiert: Na^+-Symport

In der luminalen Membran der Dünndarmepithelzellen gibt es mindestens zwei Monosaccharidcarrier. Um den einen, der Na^+-gekoppelt ist, konkurrieren Glucose und Galactose, wobei letztere die höhere Affinität zu diesem Carrier besitzt. Beide Monosaccharide werden damit in der Zelle aktiv akkumuliert und verlassen sie passiv über einen Uniportcarrier (erleichterte „Diffusion") wieder über die basolaterale Membran in Richtung Pfortaderblut. Der **Symportcarrier** koppelt den passiven Na^+-Einstrom an die Monosaccharidaufnahme, wobei die Energie des elektrochemischen Na^+-Gradienten dazu benützt wird, die Monosaccharide im Zellinneren sekundär-aktiv zu akkumulieren (Abb. 16.**20** auf S. 404). Der Carrier bevorzugt die D-Isomere dieser Zucker und ist somit *stereospezifisch*. Der zweite Bürstensaumcarrier ist Na^+-unabhängig und wird vor allem von Fructose genutzt (passiver Transport).

Ein Defekt eines dieser Carrier oder, häufiger, einer der membranalen Oligosaccharidasen hat einen „Stau" der betreffenden Oligosaccharide im Lumen zur Folge, so daß sich aus osmotischen Gründen Wasser im Lumen ansammelt: Es kommt zu wäßrigen **Durchfällen.** Solche Enzymdefekte sind gewöhnlich genetisch bedingt; die oben erwähnte erbliche Lactoseintoleranz ist das häufigste Beispiel dafür. Eine vorübergehende Lactoseintoleranz ist manchmal die Folge schwerer Darmentzündungen.

Proteine, Peptide und Aminosäuren

» Durch die Pepsine des Magensaftes werden Nahrungsproteine zu mittellangen und kurzen Peptiden gespalten. Dieser Prozeß setzt sich im Dünndarm fort, wo Trypsin und Chymotrypsin Oligopeptide freisetzen, die schließlich durch die Oligopeptidasen des Bürstensaums zu Aminosäuren, Di- und Tripeptiden abgebaut werden. Absorbiert werden sie durch die Dünndarmepithelzellen mit Hilfe von kationengetriebenen Carrierproteinen. «

Die erste Station der Eiweißverdauung ist der Magen

Unsere tägliche Nahrung enthält rund 100 g Proteine (s. a. Kap. 14). Deren Verdauung beginnt im Magen, wo das Nahrungseiweiß durch die **Salzsäure** denaturiert und durch **Pepsine** gespalten wird. Diese **Endopeptidasen** spalten diejenigen Peptidbindungen innerhalb der Peptidkette, an denen Phenylalanin- oder Tyrosinreste beteiligt sind. Pepsine, von denen es verschiedene mit unterschiedlichen pH-Optima gibt, müssen aus ihren Proenzymen, den Pepsinogenen, durch HCl oder, autokatalytisch, durch bereits entstandene Pepsine aktiviert werden. Obwohl wichtig, ist die eiweißverdauende Rolle der Pepsine nicht essentiell, weil die Pankreasproteasen genug Reservekapazität besitzen. Daher leiden Patienten, deren Magensaftproduktion sistiert (Achlorhydrie), nicht an einer merklichen Proteinverdauungsstörung. Auch bei Patienten, denen der Magen partiell oder vollständig entfernt werden mußte (Gastrektomie) und bei denen die Magensaftsekretion daher reduziert ist bzw. ganz fehlt, führt die abnormale Magenentleerung und nicht etwa die unzureichende Proteinverdauungskapazität zu Verdauungsstörungen.

Peptidasen aus Pankreas und Dünndarmwand

Wenn der Chymus ins Duodenum übertritt, inaktiviert der dort höhere pH-Wert die Pepsine des Magens. Jetzt übernehmen die Pankreas- und Dünndarmproteasen die weitere Eiweißverdauung. Das Pankreas liefert **Endo- und Carboxypeptidasen** (letztere spalten Aminosäuren vom Carboxylende der Peptidkette ab), während die Bürstensaummembran und das Zytoplasma der Dünndarmepithelzellen **Aminopeptidasen** besitzen, die die Peptidketten vom freien Aminoende her angreifen. **Trypsin** und **Chymotrypsin** sind die wichtigsten Endopeptidasen des Pankreas. Ähnlich wie im Fall des Pepsins werden sie als inaktive Vorstufen – Trypsinogen bzw. Chymotrypsinogen – sezerniert. Trypsinogen wird durch das Bürstensaumenzym **Enteropeptidase** (früher auch fälschlich Enterokinase genannt) aktiviert. Das entstehende Trypsin aktiviert nun nicht nur Chymotrypsinogen zu Chymotrypsin, sondern erhöht autokatalytisch auch die Konzentration von Trypsin im Dünndarmlumen. Trypsin hydrolysiert Peptidbindungen, an denen Arginin- und Lysinreste beteiligt sind, während Chymotrypsin solche mit Tryptophan-, Phenylalanin- oder Tyrosinresten attakkiert. Dabei entstehen Di-, Tri- und größere Oligopeptide, aber nur wenig freie Aminosäuren.

Ähnlich wie bei der Kohlenhydratverdauung erfolgt als letzter Schritt die Freisetzung der chemischen Grundbausteine, in diesem Fall der Aminosäuren; verantwortlich dafür sind die **Oligopeptidasen** des Bürstensaums der Mukosazellen. Diese Enzyme sind integrale Membranproteine, die die Freisetzung von freien Aminosäuren sowie von Di- und Tripeptiden katalysieren.

Absorption von Aminosäuren und Oligopeptiden

Die **Absorption von Aminosäuren** ähnelt der der Monosaccharide (Abb. 16.**20** auf S. 404) insofern, als spezifische Carrierproteine in der Bürstensaummembran der Dünndarmepithelzellen die meisten Aminosäuren mittels Na^+-Symport in der Zelle sekundär-aktiv akkumulieren.

Dabei existieren unterschiedliche Carrierproteine für verschiedene Gruppen von Aminosäuren, so z. B. für α-Amino-Monocarboxylsäuren (sog. neutrale Aminosäuren) wie L-Leucin und L-Alanin, für sog. kationische oder dibasische Aminosäuren wie L-Arginin$^+$, L-Lysin$^+$ und L-Ornithin$^+$, für anionische („saure") Aminosäuren wie L-Glutamat$^-$ und L-Aspartat$^-$, für sekundäre Aminosäuren wie L-Prolin, L-OH-Prolin und Sarcosin, für Glycin sowie für β- und γ-Aminosäuren wie β-Alanin oder γ-Aminobutyrat (GABA). Die Spezifität der Carrier ist ganz ähnlich wie die der Aminosäuretransporter im proximalen Tubulus der Niere (S. 311). Dies rührt z.T. daher, daß die gleichen Gene für die Expression der Carrier in Dünndarm bzw. Niere verantwortlich sind. So ist bei Patienten mit homozygoter Zystinurie (S. 315) die Resorption von Cystin, Arginin, Lysin und Ornithin sowohl in der Niere als auch im Darm gestört. Die Affinitäten der Carrier variieren für die verschiedenen Aminosäuren, doch wird bis auf wenige Ausnahmen ihre physiologische L-Form bevorzugt transportiert *(Stereospezifität)*. Wie die Zucker werden zumindest die neutralen und anionischen Aminosäuren in der Dünndarmepithelzelle aktiv akkumuliert, was ihren passiven Ausstrom (Uniportcarrier) durch die basolaterale Membran ins serosale Interstitium ermöglicht. In allen Spezies, die bisher untersucht worden sind, ist dieser Ausstrom ins Interstitium zwar carriervermittelt, aber Na^+-unabhängig. Am Ende des Dünndarms sind die Aminosäuren praktisch vollständig absorbiert.

Ein wichtiger Unterschied zur Kohlenhydratabsorption besteht darin, daß nicht nur die Grundbausteine, die freien Aminosäuren, sondern auch **Di- und Tripeptide** als intakte Moleküle absorbiert werden können. Bei deren Absorption handelt es sich, ähnlich wie im proximalen Nierentubulus (Abb. 12.**43**), um einen **H^+-Symport**, der sogar rascher abläuft als der Transport der einzelnen Aminosäuren. Dieser Oligopeptidcarrier ist stereospezifisch, aber im Gegensatz zu den verschiedenen Aminosäurencarriern im übrigen relativ unspezifisch, so daß er eine ganze Reihe verschiedener Peptide akzeptiert. Die physiologische Bedeutung dieser Peptidabsorption geht daraus hervor, daß Patienten mit erblichen Aminosäurencarrier-Defekten in der Lage sind, trotzdem den Großteil der aufgenommenen Proteinmengen zu absorbieren. In der Zelle werden die Oligopeptide durch zytosolische Aminopeptidasen hydrolysiert, doch erscheinen Dipeptide auch ungespalten im Portalvenenblut. Sie werden dann anderswo im Körper hydrolysiert, z. B. in der Niere.

Fette: das Problem der schlechten Wasserlöslichkeit

›› Nahrungsfette bestehen zu 90% aus Triglyceriden, der Rest aus Cholesterin, Cholesterinestern, Phospholipiden, Sphingolipiden und fettlöslichen Vitaminen. Die Fettverdauung beginnt im Magen mit Hilfe der von den von-Ebner-Zungengrunddrüsen sezernierten nichtspezifischen Lipase und wird im Duodenum fortgesetzt, wo die Pankreaslipase, die Phospholipase A_2 und eine weitere, unspezifische Lipase aus dem Pankreas auf den Chymus einwirken. Gallensalze sind für die Fettverdauung essentiell; sie fördern die Fettemulgierung und formen mit den Produkten der Triglyceridverdauung (freie Fettsäuren, Monoglyceride) Mizellen, die darüber hinaus Cholesterin und fettlösliche Vitamine enthalten. Mizellen bringen die lipophilen Chymusbestandteile in den zur Absorption notwendigen engen Kontakt zu den intestinalen Epithelzellen. Von diesen aufgenommen, werden Fettsäuren, Monoglyceride und Cholesterin verestert, um mit Phospholipiden und Apoproteinen in Chylomikronen verpackt zu werden. Diese gelangen in die Darmlymphe, mit der sie unter Umgehung der Leber das systemische Blut erreichen. Für Gallensalze existiert ein eigener Reabsorptionsmechanismus (enterohepatischer Kreislauf). ‹‹

Die Menge der mit der Nahrung aufgenommenen Lipide variiert stark (zwischen 10 und 250 g/Tag) und beträgt im Durchschnitt 60 bis 100 g/Tag. 90% der aufgenommenen Fette sind Triglyceride, der Rest besteht aus Phospholipiden und Sphingolipiden von Zellmembranen, aus Cholesterin (engl. cholesterol) und seinen Estern sowie den fettlöslichen Vitaminen A, D, E und K.

Erst Emulgierung, dann Verdauung

Da die **von-Ebner-Zungengrunddrüsen** (und die Magenmukosa?) eine **nichtspezifische Lipase** mit einem pH-Optimum von 2,2 – 6,0 sezernieren, beginnt die Fettverdauung gleich nach dem Schlucken der Nahrung. Während der 3 – 4 Stunden, in denen fetthaltige Nahrung im Magen verbleibt, werden tatsächlich bis zu 30% der Nahrungsfette verdaut. Neben dieser Lipaseaktivität sind es besonders die peristaltischen Kontraktionen des distalen Magens, die durch ihre **fettemulgierende Wirkung** wesentlich zur Fettverdauung beitragen.

Im Duodenum wird der fetthaltige Chymus mit **Gallensalzen** und den Lipasen des Pankreassaftes gemischt; mit Unterstützung der Darmmotorik bleibt dabei eine komplexe **Emulsion** aufrechterhalten, deren kleine Fettpartikel (Durchmesser wenige Mikrometer) den Lipasen zugunsten ihrer enzymatischen Wirksamkeit eine große Fett-Wasser-Grenzfläche bieten. Aus den entstehenden Monoglyceriden und freien Fettsäuren und aus weiteren lipophilen Substanzen bilden sich mit Hilfe der Gallensalze nun noch wesentlich kleinere **Mizellen,** deren Durchmesser im Nanometerbereich es erlaubt, zwischen die Mikrovilli des Dünndarmepithels einzudringen, was eine wesentliche Voraussetzung für die rasche Absorption dieser Lipide darstellt (s. u.).

Die Lipasen

Hauptort der Fettverdauung ist der Dünndarm. Das Pankreas sezerniert verschiedene Lipasen, deren Konzentration daher im Duodenum und im oberen Ileum, dem Hauptort der Fettabsorption, am höchsten ist. Die wesentlichen pankreatischen Enzyme zur Fettverdauung sind die Pankreaslipase, die Phospholipase A_2 und eine unspezifische Lipase (früher Cholesterinesterase genannt).

Die **Pankreaslipase** greift Triglyceride an, wobei freie Fettsäuren, Diglyceride und 2-Monoglyceride entstehen. Eine **Colipase** ist für die Wirksamkeit der Pankreaslipase notwendig. Sie ist inaktiv bei niedrigem pH-Wert, was einer der Gründe ist, daß Patienten mit zystischer Fibrose (deren Pankreassaft relativ HCO_3^--arm ist) besonders große Probleme bei der Fettverdauung haben (S. 416).

Phospholipasen hydrolysieren Phospholipide (z. B. Phosphatidylcholin = Lecithin) zu freien Fettsäuren und Lysolecithin. **Phospholipase A_2** wird als Proenzym sezerniert und erst durch Trypsin im Darmlumen aktiviert. Das pH-Optimum der menschlichen Phospholipase A_2 beträgt 7,5, so daß ihre Aktivität bei sinkendem pH-Wert nachläßt. Sowohl die Pankreaslipase als auch die Phospholipase A_2 sind Ca^{2+}-abhängig; die Fettverdauung und -absorption ist daher insgesamt von Ca^{2+} abhängig.

Die **nichtspezifische Lipase** spaltet nicht nur (wie der alte Name Cholesterinesterase besagt) Cholesterinester, sondern auch 2-Monoglyceride sowie die Ester von fettlöslichen Vitaminen und anderen Lipiden. Aus Cholesterinestern entstehen Cholesterin und freie Fettsäuren, eine Vorbedingung für die Absorption dieses Lipids. In der Mukosazelle katalysiert dieses Enzym die umgekehrte Reaktion, so daß dort wieder Cholesterinester entstehen, die die Zelle im Inneren der Chylomikronen verlassen (s.u.).

Die Fettverdauung ist normalerweise bis zum Ende des Dünndarms beendet, doch kann nichtverdautes Fett auch noch im Kolon von den dortigen Bakterien abgebaut werden. Die auch normalerweise im Stuhl vorhandenen Lipide stammen hauptsächlich aus abgeschilferten Epithelzellen oder sind bakteriellen Ursprungs.

Gallensalze als Vermittler

Wie oben bereits erwähnt, spielen Gallensalze eine Schlüsselrolle bei der Verdauung und Absorption von Fetten. Da weder die unverdauten Lipide noch deren Spaltprodukte, also vor allem freie Fettsäuren und Monoglyceride, in Wasser löslich sind, ist die lösungsvermittelnde Aktivität der Gallensalze essentiell. Sie unterstützen einerseits die **Emulgierung** der Fette, einen wichtigen Vorgang, da die relativ große Oberfläche der Emulsionströpfchen die Lipolyse begünstigt. Die Gallensalze sind andererseits Voraussetzung für die Bildung von **Mizellen** aus den Lipolyseprodukten. Die Gallensalze sitzen dabei auf der Oberfläche der Mizellen, wobei die hydrophilen Molekülteile dem Wasser, die hydrophoben dem Mizelleninneren zugewandt sind. Auch die lipophilen Molekülteile von Cholesterin, Phospholipiden und Monoglyceriden sind nach innen gerichtet. Cholesterinester und die fettlöslichen Vitamine sitzen völlig im Inneren der Mizellen (Abb. 16.**45**). An der Darmwand schmiegen sich die Mizellen an die Zellmembran der Enterozyten an, und ihre Lipide werden (ohne weitere chemische Bearbeitung und auch ohne Vermittlung eines Carriers) in der Zellmembran gelöst. Durch Endozytose von Membranfragmenten gelangen sie schließlich ins Zellinnere. Die Gallensalze werden dabei nicht mit aufgenommen, sondern im Lumen freigesetzt, wo sie zur erneuten Mizellenbildung zur Verfügung stehen oder im terminalen Ileum schließlich ebenfalls absorbiert werden (S. 422). Während Gallensalze für die Absorption von Cholesterin, Cholesterinestern und fettlöslichen Vitaminen notwendig sind, kann etwa ein Drittel der Nahrungstriglyceride in Abwesenheit der Gallensalze absorbiert werden. Wie dies geschieht, ist unbekannt.

Die Darmzelle resynthetisiert Fette

Nach Aufnahme der Lipide in die Mukosazelle werden sie an zytosolisches Protein gebunden und zum endoplasmatischen Retikulum transportiert. Dort werden das Cholesterin großteils wieder verestert sowie die freien Fettsäuren und Monoglyceride zu Triglyceriden resynthetisiert. Letztere werden schließlich zusammen mit Cholesterinestern, Phospholipiden und den **Apoproteinen** A, B, C und E in **Chylomikronen** eingebaut, die mit 0,1 – 0,5 µm Durchmesser den größten Typ der **Lipoproteine** darstellen (S. 367 ff.). Sie verlassen die Zelle und treten in die Lymphgefäße über, von wo sie unter Umgehung der Leber den systemischen Kreislauf erreichen. Bei einem Mangel an Apoprotein B **(A-Beta-Lipoproteinämie)** können die Fette die Enterozyten nicht verlassen, so daß diese verfetten.

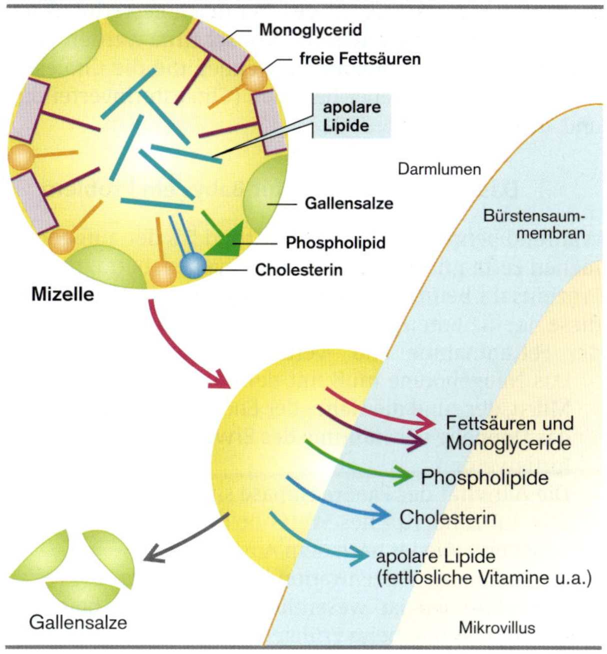

Abb. 16.**45** **Fettabsorption aus Mizellen.** Bei der Fettverdauung entstehen aus Triglyceriden freie Fettsäuren und 2-Monoglyceride, die in Anwesenheit von konjugierten Gallensalzen zusammen mit Cholesterin, Phospholipiden, fettlöslichen Vitaminen und anderen apolaren Lipiden Mizellen bilden. Gallensalze und die polaren Enden der Monoglyceride, der Phospholipide und des Cholesterins ordnen sich dabei nach außen, zur wäßrigen Phase hin an, während apolare Lipide wie fettlösliche Vitamine und Cholesterinester den Kern bilden. Mit ihrem Durchmesser von höchstens 50 nm sind Mizellen (im Gegensatz etwa zu den ca. 100mal größeren Fettemulsionströpfchen) in der Lage, zwischen die Mikrovilli des Bürstensaums von Duodenum und Jejunum einzudringen und sich an dessen luminaler Membran anzulagern. Während sich die Lipide in der Membran lösen und somit absorbiert werden, steht für die Absorption der Gallensalze erst im Ileum ein Na^+-Symportcarrier zur Verfügung: enterohepatischer Kreislauf (Abb. 16.41).

Cholesterinabsorption

Ein Großteil des im Dünndarm absorbierten Cholesterins stammt aus der Galle und abgestoßenen Enterozyten. Steigt die Cholesterinaufnahme mit der Nahrung, wird die Absorption gebremst, so daß die Plasmakonzentration nur unterproportional steigt. Die Regulation der Cholesterinaufnahme durch den Dünndarm ist für die Vermeidung einer Arteriosklerose wichtig. Sie kann durch Medikamente, die im Darmlumen mit Cholesterin Komplexe bilden und so dessen Absorption verhindern, unterstützt werden. Da der Hauptteil des Plasmacholesterins allerdings aus der Leber zu stammen scheint, werden neuerdings auch Medikamente verwendet, die die Cholesterinsynthese in der Leber hemmen (Cholesterinverteilung und -stoffwechsel s. S. 370 f.).

Das Fett in der Milch, für Babys ein Problem

Während beim Erwachsenen nur rund 5% der aufgenommenen Fette mit dem Stuhl verlorengehen, beträgt dieser Prozentsatz beim Neugeborenen ca. 25%. Der Grund für diese ineffizientere Fettabsorption sind Veränderungen der Fettaufnahme und -verdauung nach der Geburt:

- Das Neugeborene muß mit dem hohen Fettgehalt der Milch, der rund die Hälfte der Energiezufuhr, also rund das Doppelte der Nahrung des Erwachsenen ausmacht, fertigwerden.
- Die Aktivität der Pankreaslipase sinkt nach der Geburt (bis auf rund 10% des Werts beim Erwachsenen) und steigt erst wieder nach dem Abstillen an.
- Die Gallensalzkonzentration im Darmlumen des reifen Neugeborenen ist wesentlich geringer als beim Erwachsenen und beim Frühgeborenen sogar noch niedriger. Eine geringere Gallensalzsynthese und ein relativ kleinerer Gallensalzbestand sind die Ursachen dafür.

Im Gegensatz dazu sind die Absorptions- und Wiederveresterungskapazitäten des Neugeborenendünndarms relativ groß. Auch wird der Mangel an Pankreaslipaseaktivität dadurch gemildert, daß die der **nichtspezifischen Lipase** aus den Zungengrunddrüsen (und aus der Magenschleimhaut?) beim Säugling relativ hoch ist. Da dieses Enzym auch in der **menschlichen Milch** (nicht in der Kuhmilch) vorhanden ist, kann Mangel an Muttermilch Konsequenzen für die kalorische Versorgung des Säuglings haben.

Vitaminabsorption

Fettlösliche Vitamine

Die fettlöslichen Vitamine **A, D, E und K** sind nichtpolare Moleküle, die gut in Lipiden, aber sehr schlecht in Wasser löslich sind. Wie oben bei der Fettverdauung besprochen, bedarf ihre Absorption der Mizellenbildung. Die Aufnahme in die Mukosazellen und der Einbau in die Chylomikronen geschehen in ähnlicher Weise wie beim Cholesterin (s. o.).

Wasserlösliche Vitamine

Auch die wasserlöslichen Vitamine, wie z. B. Ascorbinsäure (Vitamin C), Thiamin (Vitamin B_1), Riboflavin (Vitamin B_2), Pyridoxin (Vitamin B_6), Folsäure, Cobalamine (Vitamin B_{12}), werden im Dünndarm absorbiert. Dazu sind Carrier oder Rezeptoren in der luminalen Oberfläche der Bürstensaummembran notwendig. Bei den Vitaminen B_1, C und B_{12} ist die Aufnahme in die Zelle ein aktiver Prozeß, während die Absorption von Vitamin B_2 wohl nur von einem passiven Carrier besorgt wird („erleichterte Diffusion"). Cobalamine werden im Darmlumen an ein Protein gebunden, das von den Belegzellen des Magens sezerniert wird (intrinsic factor). Da Cobalamine aus dem Dünndarmlumen nur in dieser gebundenen Form absorbiert werden (rezeptorvermittelte Endozytose), kommt es bei fehlendem Intrinsic factor langfristig zu einem Cobalaminmangel und zu einer perniziösen Anämie.

16.10 Am Ende: der Dickdarm

Vorwärts- und Rückwärtsmotorik

» Der Dickdarm befördert die Fäzes nicht nur weiter, sondern kann sie auch dadurch speichern, daß Teile von ihm akkommodationsfähig sind und seine Schrittmacher im Colon transversum sitzen. Letzteres erlaubt auch eine retrograde Peristaltik und damit eine Stuhlspeicherung in Colon ascendens und Zäkum. 2–3mal täglich befördert dann eine analwärts gerichtete Peristaltik die Fäzes ins Rektum (Massenbewegung), dessen Dehnung in der Folge den Defäkationsreflex auslöst. Wird er willentlich unterdrückt, akkommodiert das Rektum (Speicherung). Der Dickdarm absorbiert fast das gesamte NaCl und 80–90% des einen Liters Wasser, der in ihn eintritt. K^+ wird sezerniert und resorbiert, wobei die K^+-Homöostase des Körpers bestimmt, was überwiegt. Enterotoxine und Abführmittel hemmen die NaCl-Absorption oder lösen eine Flüssigkeitssekretion aus. «

Die Dickdarmbewegungen erfüllen zwei unterschiedliche Aufgaben. Das Zäkum, das Colon ascendens und das Rektum dienen der **Speicherung der Fäzes;** der übrige Teil des Kolons dient der Beförderung der Fäzes aus den ersten beiden in den dritten Speicher (Rektum) als Vorstadium der Stuhlentleerung. Das enterische Nervensystem des Kolons und seine vegetative Innervation ähneln den Verhältnissen im Dünndarm. Wie dort verläuft das Potential der glatten Muskulatur des Kolons in langsamen Wellen, doch haben diese ihre niedrigste Frequenz schon am Beginn des Kolons (4,5/min) und erreichen ihr Maximum (6/min) erst im Colon transversum, das damit die Funktion des **Schrittmachers** innehat. Folglich können von hier aus Kontraktionswellen sowohl in oraler als auch in aboraler Richtung abgehen. Eine deutliche Reduzierung der Kontraktionsfrequenz des Kolons wird bei Patienten mit einem **irritablen Kolon (Reizkolon)** gesehen, einer chronischen Erkrankung, zu der leichte, aber beständige Durchfälle (gelegentlich abwechselnd mit Verstopfung), begleitet von Bauchschmerzen, gehören, mit ca. 20% die häufigste Magen-Darm-Erkrankung, die man in der Praxis antrifft. Die ihr zugrundeliegenden Ursachen kennt man jedoch bisher noch nicht.

Es gibt drei Arten von **Kolonbewegungen:**

- segmentale Kontraktionen (Haustrierungen, Abb. 16.**46**),
- echte peristaltische Wellen und
- die sog. Massenbewegungen.

Wie im Dünndarm entstehen immer dann segmentale Kontraktionen, wenn das Potential der langsamen Wellen die Schwelle überschreitet, die notwendig ist, um eine Muskelkontraktion auszulösen (Abb. 16.**3**, S. 391). Die Kontraktionsfrequenz ist allerdings häufig niedriger als die der langsamen Potentialwellen, da nur wenige der langsamen Wellen eine Amplitude haben, die ausreicht, das Schwellenpotential zu erreichen.

Die Kontraktionen durchmischen den Stuhl, sie können ihn vorwärtstreiben, aber wegen der Lage des Schrittmachers im Colon transversum auch zurück ins Colon ascendens und ins Zäkum bewegen; diese bilden ein Auffangbecken und sind so der Hauptspeicherraum des Darms (die Passagezeit beträgt hier bis zu 12 Stunden). Die Segmentierung oder **Haustrierung** des Kolons, die nach einem Bariumeinlauf auf der Röntgenaufnahme sichtbar ist (Abb. 16.**46**), erscheint im Vergleich zu der des Dünndarms stärker ausgeprägt, da die **Tänien** des Dickdarms tonisch kontrahiert zu sein pflegen und so die Mukosa zwischen sich hervortreiben. Die Folge davon ist, daß die segmentalen Kontraktionen der Ringmuskulatur des Kolons deutlicher in das Hohlraumprofil hineinzuragen scheinen, als das im Dünndarm der Fall ist.

Echte **Peristaltikwellen** sieht man im Kolon selten, wenn man von der Defäkation und von den sog. **Massenbewegungen** absieht, die zwei- bis dreimal am Tag stattfinden. Der Beginn einer Massenbewegung kündigt sich durch das Verschwinden der segmentierenden Kontraktionen und durch das Erschlaffen der Dickdarmtänien an, in deren Gefolge ein Kontraktionsband proximal auftritt und sich entlang des relaxierten Teilstücks analwärts fortpflanzt. Auf solche Weise treibt eine einzelne, sich fortpflanzende Welle eine beträchtliche Menge Stuhl vorwärts; anschließend kommt es wieder zu segmentalen Kontraktionen.

Letzte Gelegenheit für die Salz- und Wasserabsorption

Zwei ATPasen für den aktiven Ionentransport

Die wichtigste „Verdauungs"funktion des Dickdarms ist die Absorption von Salz und Wasser. Sie findet vor allem in proximal gelegenen Teilen des Kolons statt und reduziert den Wassergehalt der Fäzes von ca. 1 l auf 100–200 ml, in denen weniger als 5 mmol/l Na^+, 9 mmol/l K^+ und 2 mmol/l Cl^- enthalten sind. Das heißt, 80–90% des Wassers und fast die gesamten Elektrolyte, die ins Kolon gelangen, werden dort absorbiert.

Im Kolon werden Na^+ und Cl^- absorbiert und K^+ und HCO_3^- sezerniert. Hauptmechanismus für die Aufnahme von Na^+ aus dem Lumen sind Na^+-Kanäle in der luminalen Epithelzellmembran (Abb. 16.**21** auf S. 404); sie werden amiloridsensitiv genannt, da sie durch dieses Diuretikum blockierbar sind. Das von den Epithelzellen der Krypten sezernierte K^+ wird von den oberflächlichen Mukosazellen wieder reabsorbiert, wobei das quantitative Verhältnis dieser beiden Prozesse von den K^+-Bedürfnissen des Körpers bestimmt wird. So ist **Aldosteron** in der Lage, die K^+-Sekretion im Kolon zu steuern (S. 347). Die primär treibende Kraft für die K^+-Sekretion ist die **basolaterale Na^+-K^+-ATPase** (Abb. 16.**12** auf S. 398), während die K^+-Absorption durch eine luminale **K^+-H^+-ATPase** getrieben wird (Abb. 16.**23** auf S. 405).

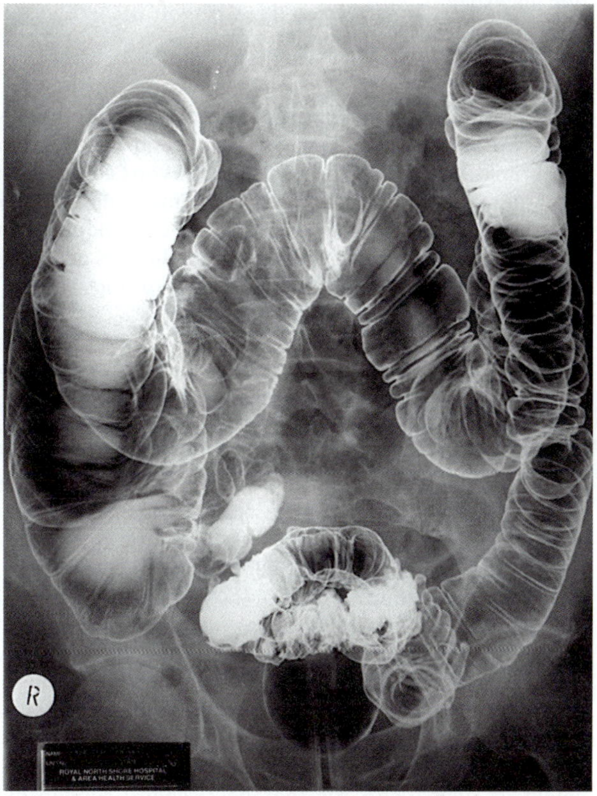

Abb. 16.**46** **Kolon und terminales Ileum im Röntgenbild.** Aufnahme bei einem gesunden Erwachsenen nach einem Luftkontrast-Bariumeinlauf. Gefüllt hat sich nicht nur das Kolon, sondern auch das terminale Ileum, d. h., die Ileozäkalklappe (links unten) ist hier (als normale Variation) nicht dicht. Beachte die reguläre Haustrierung, die mit der normalen Kolonmotilität einhergeht. Das Rektum ist nicht sichtbar (aus 22).

Enterotoxine und Abführmittel

Sekretion von KCl und Wasser im Dickdarm kann durch Acetylcholin, VIP, Prostaglandin E_2 und einige Leukotriene hervorgerufen werden. Eine Reihe von Mikroorganismen wie Shigella flexneri, Salmonella typhimurium und Vibrio cholerae bilden **Enterotoxine,** die durch Aktivierung von G-Proteinen (S. 32) die cAMP-Konzentration in den Enterozyten von Dünn- und Dickdarm stark ansteigen lassen, wodurch sich luminale Cl^--Kanäle öffnen (Abb. 16.**14** und 16.**15**, S. 400 f.). Die Folge ist eine **sekretorische Diarrhö,** die im Falle des Choleratoxins so stark sein kann, daß der Wasser- und Elektrolytverlust rasch lebensbedrohlich wird.

Eine Reihe von **Abführmitteln** entfalten ihre Wirkung über eine Hemmung der NaCl-Absorption im Dickdarm, die so weit gehen kann, daß es zu einer Sekretion von Flüssigkeit kommt. Phenolphthalein, Bisacodyl und Ricinoleinsäure (die wirksame Substanz im Ricinusöl) hemmen so die Flüssigkeitsabsorption in Dick- und Dünndarm. Andere Abführmittel, so z. B. Anthraquinone, werden als inaktive Glykoside eingenommen und erst wirksam, wenn die Glykosidgruppe durch die Dickdarmbakterien abgespalten wird.

Bakterien sind wichtige Dickdarmbewohner

» Die Besiedelung des Darms mit Bakterien ist normalerweise im wesentlichen auf das Kolon und das Rektum beschränkt, wo sie eine Rolle beim Abbau von Cellulose, bei der Entkopplung verschiedener Substanzen, die mit der Galle ausgeschieden werden, und bei der Bildung von Methan und Wasserstoff spielen. Ungefähr 30 % des Trokkengewichts des Stuhls ist bakteriellen Ursprungs. «

Die bakterientötenden Eigenschaften des Magensaftes und die relativ kurze Passagezeit des Chymus im Dünndarm sorgen dafür, daß der Magen und der Dünndarm normalerweise nur relativ wenige Mikroorganismen enthalten. Etwas mehr (ca. 10^6/ml Chymus) finden sich im Ileum, weil dieses vom benachbarten Kolon her besiedelt wird. Beim Menschen ist die **Keimarmut des Dünndarms** u. a. wichtig, um eine Konkurrenz mit den Bakterien um die Aufnahme essentieller Nahrungsbestandteile, wie etwa Cobalamin (Vitamin B_{12}), zu vermeiden. Bei Patienten mit operativ verursachten, blind endenden Darmschlingen z. B. steigt die Bakteriendichte oft stark an, so daß sich durch den Cobalaminmangel eine megaloblastische Anämie entwickeln kann **(Blind-loop-Syndrom).** Die Bakterienbesiedlung im Dünndarm kann auch dann ansteigen, wenn etwa die Magensäuresekretion defekt ist oder wenn aus therapeutischen Gründen die Magensäureausschüttung gehemmt wird (Ranitidin, Omeprazol, S. 413). Da im Dünndarm auch die starke interdigestive Motilität (MMC, S. 391) einen Überbewuchs mit Bakterien verhindern hilft, kommt es zu Fettstühlen sowie zu einem Mangel an Cobalaminen und Folsäure, wenn diese Motilität gestört ist.

Die Bakterienflora des **Dickdarms** gelangt in der unmittelbaren Nachgeburtsperiode auf oralem Weg in den Magen-Darm-Trakt, wo sie ein ausbalanciertes und stabiles mikrobielles Ökosystem ausbildet. Es handelt sich hauptsächlich um **anaerobe Bakterien** (Bifidus und Bacteroides); sie sind u. a. wichtig, weil sie Vitamin K synthetisieren. Die Bakteriendichte im Dickdarm ist sehr hoch (10^{11} – 10^{12}/ml Stuhl), so daß mehr als 30% des Trokkengewichts des Stuhls bakterieller Herkunft sind. Die Darmbakterien produzieren aus Ballaststoffen *kurzkettige Fettsäuren* sowie Methan und Wasserstoff und tragen damit zur *intestinalen Gasbildung* bei. Sie erzeugen auch **Ammoniak,** das im Blut von Patienten mit Leberinsuffizienz extrem akkumulieren kann, was schließlich zur geistigen Desorientierung und zum Koma führt.

Dieses Ökosystem im Kolon kann durch **orale Gabe von Antibiotika** völlig durcheinandergebracht werden, so daß das Wachstum einiger Bakteriengruppen behindert und das anderer, die unter Umständen pathogener sind, gefördert wird. Als Konsequenz daraus entstehen klinische Symptome, die von leichtem Durchfall bis zu schweren Dickdarmentzündungen reichen. Es können auch spezifische Störungen im *Östrogenmetabolismus* auftreten, da einige Darmbakterien Östrogene, die mit der Galle in den Darm kommen, dekonjugieren, so daß diese wieder absorbiert werden (enterohepatischer Kreislauf). Da die Dickdarmbakterien Vitamin K synthetisieren, einen Kofaktor, der für die Bildung einiger Blutgerinnungsfaktoren notwendig ist (S. 208), kann es zu ernsten Blutungen bei Patienten kommen, die gleichzeitig orale Antibiotika und Antikoagulanzien erhalten.

Die Darmentleerung, auch ein Reflex

Gleich dem Erbrechen ist die Stuhlentleerung ein komplexes Reflexgeschehen mit **somatisch-** ebenso wie **vegetativ-motorischer Aktivität** (S. 684). Im Normalfall wird eine Defäkation dadurch ausgelöst, daß durch die Massenbewegungen des Kolons Stuhl in das Rektum gelangt. Eine Dehnung, vor allem der anorektalen Gegend, ist der sensorische Auslöser. Unmittelbare Folge der Dehnung ist eine Erschlaffung des inneren und eine Kontraktion des äußeren Analsphinkters; zugleich gelangt eine afferente Information zum Gehirn, wo das Bewußtsein entsteht, daß Stuhl entleert werden muß, der sog. „Stuhldrang". Dieser Reflex läßt sich nun wieder bewußt dadurch unterdrücken, daß die Kontraktion des äußeren Analsphinkters aufrechterhalten wird. Geschieht das, erschlafft das Rektum (ein Beispiel für einen **intrinsischen Akkommodationsreflex),** der innere Analsphinkter kontrahiert sich wieder, und der Stuhldrang nimmt wieder ab. Wird der Stuhldrang nicht, wie eben geschildert, unterdrückt, kommt es über sakrale Rückenmarkreflexe zu einer ganzen Reihe von Ereignissen: Peristaltische Wellen nehmen ihren Ausgang im Sigmoid, die Longitudinalmuskulatur des distalen Kolons und des Rektums kontrahiert sich, wodurch die Falten, die normalerweise im Sigmoid und im kolorektalen Verbindungsstück vorhanden sind, gestrafft werden, und innerer und äußerer Analsphinkter relaxieren. Durch den Druckanstieg im Rektum kommt es zur Stuhlentleerung, die dadurch gefördert werden kann, daß willkürlich der intraabdominelle Druck erhöht wird. Erreicht wird dies durch die Exspiration gegen eine geschlossene Glottis, eine Senkung des Zwerchfells, eine Kontraktion der Bauchwandmuskulatur und eine Kontraktion der Beckenbodenmuskulatur (s. a. S. 684).

16.11 Der Magen-Darm-Trakt hat seine eigene Abwehr

» Mikroorganismen gelangen in den Magen-Darm-Trakt mit der Nahrung, aus der Mundhöhle und aus dem Respirationstrakt. Mechanismen der Erregerabwehr im Darm sind:
- **Immobilisation im oberflächlichen Schleim;**
- **Abtötung durch die Magensalzsäure;**
- **enzymatische Verdauung;**
- **Bindung an sekretorisches Immunglobulin A (IgA) und anschließende Vernichtung durch Makrophagen oder Killer-T-Lymphozyten. «**

Mit dem Trinkwasser und der Nahrung gelangen große Mengen an Mikroorganismen in den Verdauungskanal. Zusätzlich werden die Erreger geschluckt, die sich im Schleim der Atemwege verfangen haben. Zur Abwehr dieser Mikroorganismen stehen dem Organismus eine Reihe unspezifischer und spezifischer Abwehrmechanismen zur Verfügung:

- Die Erreger bleiben in dem zähen **Schleim** stecken, der praktisch das gesamte Epithel des Verdauungstrakts bedeckt.
- Die **Magensäure** tötet die meisten Erreger ab, doch gibt es davon Ausnahmen (z. B. „säurefeste" Tuberkelbazillen).
- **Enzyme**, die von glandulären Zellen und Makrophagen in der Lamina propria sezerniert werden, greifen die Erreger an.
- Für eine besonders wirkungsvolle, spezifische Abwehr von Mikroorganismen, insbesondere von Viren, sorgt deren Bindung an im Verdauungstrakt sezerniertes **Immunglobulin A (IgA)** und die anschließende Abtötung durch Killer-T-Lymphozyten oder Makrophagen (Kap. 9).

Das **Lymphgewebe** des Verdauungstrakts ist z. T. diffus verstreut, z. T. liegt es in kleinen Knötchen *(Follikel)* oder Paketen solcher Knötchen wie den *Tonsillen*, den *Peyer-Plaques* oder dem *Appendix*. Zumindest bei einem Teil der Säuger spielen die Peyer-Plaques eine zentrale Rolle in der Immunabwehr. Das Epithel, von dem die Plaques bedeckt sind, enthält spezialisierte Zellen (M-Zellen), die an der Basis konkav sind. In dieser Aushöhlung sitzen lymphoide Zellen einschließlich sog. dendritischer Zellen. Die M-Zellen sind in der Lage, Mikroorganismen von der Epitheloberfläche aufzunehmen und sie an ihrer Basalseite mit den dendritischen Zellen in Kontakt zu bringen. Diese präsentieren die Antigene den *T-Lymphozyten*, die dadurch aktiviert werden. Auch die *B-Lymphozyten* der darunterliegenden Knötchen werden durch Antigenkontakt aktiviert (s. a. Kap. 9). Diese Lymphozyten verlassen die Peyer-Plaques über die mesenterialen Lymphgefäße und proliferieren und reifen in den mesenterialen Lymphknoten. Von dort gelangen sie als Lymphoblasten über den Ductus thoracicus in den systemischen Kreislauf, mit dem sie den ganzen Verdauungstrakt einschließlich der Speicheldrüsen erreichen; dort lassen sie sich als reife, *IgA-sezernierende Plasmazellen* nieder. Das IgA-Dimer, das von den Plasmazellen produziert wird, bindet sich an ein Glykoprotein in der Plasmamembran der Epithelzellen, die sog sekretorische Komponente, und dieser Komplex, das *sekretorische IgA*, wird durch die Epithelzelle transportiert und ins Lumen sezerniert, wo es seine spezifischen Aufgaben in der Immunabwehr wahrnimmt.

Beim Menschen sind die Peyer-Plaques ziemlich klein und gleichmäßig über die Mukosa von Jejunum und Ileum verteilt, so daß einige Zweifel bestehen, ob sie eine solch zentrale Rolle in der Immunabwehr spielen. Es wird für möglich gehalten, daß beim Menschen die Stimulation und Reifung der Lymphozyten mehr lokal abläuft, als oben geschildert.

Die **Zöliakie** ist eine Darmerkrankung, die eng mit dem gastrointestinalen Immunsystem assoziiert ist. Sie ist durch starke Entzündungsvorgänge der Darmschleimhaut charakterisiert, die zur Atrophie der Zotten und damit zu schweren Absorptionsstörungen führt. Der Auslöser dafür ist eine Immunreaktion gegen *Gliadine*, d. h. bestimmte Glutenproteine im Weizenmehl oder ähnliche Proteine im Roggen- oder Gerstenkorn. Die Überempfindlichkeit gegen Gliadine fußt wahrscheinlich auf einer Kreuzreaktion mit Antikörpern, die an sich gegen Viren gerichtet sind. Nur die konsequente Vermeidung von Glutenen in der Nahrung vermag hier Abhilfe zu schaffen.

Zum Weiterlesen ...

1 Alberts, B., D. Bray, J. Lewis, M. Raff, K. Roberts, J. D. Watson: Molecular Biology of the Cell, 2nd ed. Garland, New York 1989

2 Cook, D. I., J. A. Young: Cystic fibrosis: a disorder of biological signal transduction. J. Gastroenterol. Hepatol. 3 (1988) 659 – 670

3 Forte, J. G.: Handbook of Physiology. The Gastrointestinal System. Sec. 6, Vol. III: Salivary, Gastric, Pancreatic and Hepatobiliary Secretion. American Physiological Society, Washington 1989

4 Furness, J. B., M. Costa: The Enteric Nervous System. Churchill-Livingstone, Edinburgh 1987

5 Giebisch, G., D. C. Tosteson, H. H. Ussing: Membrane Transport in Biology, 4 Vols. Springer, Berlin 1978

6 Greger, R., E. Schlatter, H. Gögelein: Sodium chloride secretion in rectal gland of dogfish, Squalus acanthias. News physiol. Sci. 1 (1986) 134 – 136

7 Grundy, D.: Gastrointestinal Motility. The Integration of Physiological Mechanisms. MTP Press, Lancaster 1985

8 Johnson, L., J. Christensen, M. Jackson, E. Jacobson, J. Walsh: Physiology of the Gastrointestinal Tract, 2nd ed. Raven Press, New York 1987

9 Johnson, L. R.: Regulation of gastrointestinal mucosal growth. Physiol. Rev. 68 (1988) 456 – 502

10 Petersen, O. H.: Stimulus-secretion coupling: cytoplasmic calcium signals and the control of ion channels in exocrine acinar cells. J. Physiol. (Lond.) 448 (1992) 1 – 51

11 Silbernagl, S., F. Lang: Taschenatlas der Pathophysiologie. Thieme, Stuttgart (in Vorbereitung)

12 Young, J. A., E. W. Van Lennep: The Morphology of Salivary Glands, Academic Press, London 1978

13 Young, J. A., P. Y. D. Wong: Epithelial Secretion of Water and Electrolytes. Springer, Berlin 1990

14 Young, J. A., D. I. Cook, E. W. Van Lennep, M. L. Roberts: Secretion by the major salivary glands. In Johnson, L., J. Christensen, M. Jackson, E. Jacobson, J. Walsh: Physiology of the Gastrointestinal Tract, Vol. II, 2nd ed. Raven Press, New York 1987 (pp. 773 – 815)

... und noch weiter

15 Bloom, W., D. W. Fawcett: A Textbook of Histology. Saunders, Philadelphia 1975

16 Bockman, D. E.: Anastomosing tubular arrangement of dog exocrine pancreas. Cell Tiss. Res. 189 (1978) 497 – 500

17 Dimant, N. E., A. Bortoff: Nature of the intestinal slow-wave frequency gradient. Amer. J. Physiol. 216 (1969) 301 – 307

18 Guyton, A. C.: Textbook of Medical Physiology, 7th ed. Saunders, Philadelphia 1986

19 Novak, I., R. Greger: Properties of the luminal membrane of isolated perfused rat pancreatic ducts. Effect of cyclic AMP and blockers of chloride transport. Pflügers Arch. 411 (1988) 546 – 553

20 Schmidt, R. F., G. Thews: Human Physiology. Springer, Berlin 1983

21 Silbernagl, S., A. Despopoulos: Taschenatlas der Physiologie, 4. Aufl. Thieme, Stuttgart 1991

22 Young, J. A., D. I. Cook, A. D. Conigrave, C. R. Murphy: Gastrointestinal Physiology. Rainforest, Sydney 1991

Endokrines System

K. Voigt

17

17.1 Allgemeine Endokrinologie: Hormone sind chemische Signalsubstanzen

Im endokrinen System sind die physiologischen Mechanismen ausgebildet, die zusammen mit dem Nervensystem und dem Immunsystem die Kommunikation zwischen Zellen und Organen ermöglichen. Die multiple Funktion des endokrinen Systems besteht in der **Steuerung von langfristigen Prozessen** wie der Reproduktion und dem Wachstum sowie in der Homöostase lebenswichtiger Systeme, z. B. des Wasser- und Elektrolythaushaltes und des Energiestoffwechsels. Diese Regelfunktionen müssen an die aktuellen Situationen adaptiert werden, d. h., das endokrine System muß adäquat auf Veränderungen im äußeren und inneren Milieu reagieren können. Ein Beispiel bietet die hormonelle Antwort auf akute Belastungen, wie sie auch im täglichen Leben vorkommen und als Streß bezeichnet werden (S. 469).

Störungen des Hormonsystems selbst, durch Ausfall oder durch Überproduktion von Hormonen, können zu schweren Erkrankungen führen – die bekannteste ist der Diabetes mellitus (S. 482). Andererseits steuert bei vielen Krankheiten ein intaktes endokrines System die adäquaten Reaktionen des Körpers auf diese Störungen. Auch werden heute Hormone und Antihormone für viele, auch nichtendokrine Erkrankungen als wichtige Therapeutika angewendet. So ist die Kenntnis der Physiologie des endokrinen Systems für viele Fächer der klinischen Medizin von großer Bedeutung.

Hormone sind chemische Signalsubstanzen und damit Nachrichtenüberträger. Sie werden in endokrinen Drüsenzellen gebildet **(Biosynthese)** und in den Blutkreislauf sezerniert **(Sekretion),** um an ihren Wirkort zu gelangen **(Transport).** Diese „klassische" Definition bedarf nach heutigen Kenntnissen einer wesentlichen Erweiterung, wie schon die folgende Vorstellung der verschiedenen Signalsubstanzen zeigen wird. (Die gebräuchlichen Abkürzungen der Hormonnamen sind mit ihren Synonymen in Tab. 17.**1** aufgeführt.)

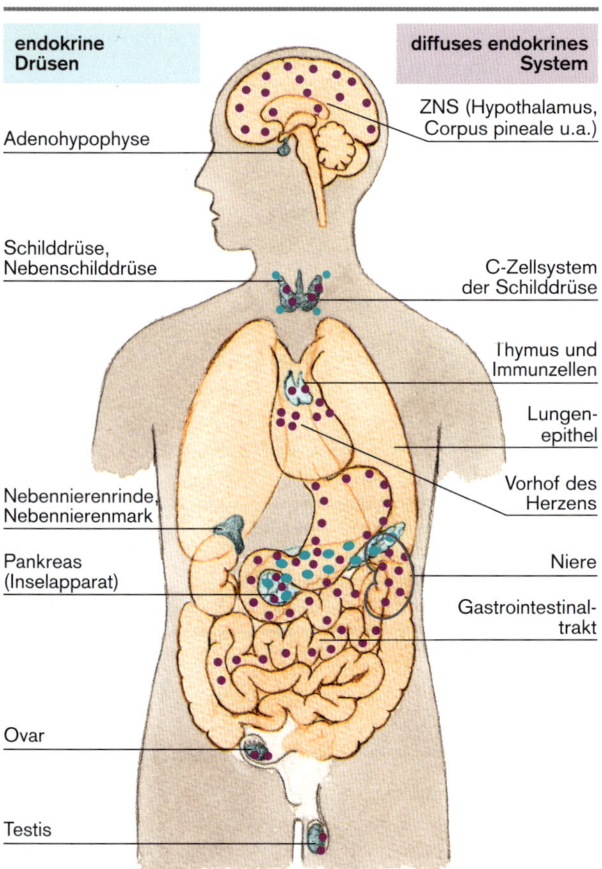

Abb. 17.**1** Die **„klassischen" endokrinen Drüsen** (blaugrün) und eine Auswahl von Organen des **diffusen endokrinen Systems** (violette Punkte). Die endokrinen Zellen des diffusen Systems befinden sich in vielen nichtendokrinen Geweben und auch in endokrinen Drüsen, hier zusätzlich zu den eigentlichen Drüsenzellen (z. B. die C-Zellen der Schilddrüse, die Calcitonin synthetisieren).

Die hormonproduzierenden Zellen können entweder eine **endokrine Drüse** bilden oder als Einzelzellen in verschiedenen Organen verteilt sein. Im letzteren Falle spricht man von **diffusen endokrinen Systemen.** „Klassische" Hormondrüsen sind die Adenohypophyse, die Schilddrüse, die Epithelkörperchen (oder Nebenschilddrüse), die Nebennierenrinde, das endokrine Pankreas sowie die Sexualhormondrüsen Ovar und Testis. Die Produkte dieser endokrinen Drüsen werden als **glanduläre Hormone** bezeichnet. Sämtliche Steroid- und Schilddrüsenhormone sowie viele Peptidhormone gehören hierzu.

Die **aglandulären Hormone** sind, mit der Ausnahme des steroidähnlichen Calcitriols, Peptide. Da ihre Synthese meist in nichtendokrinen Organen erfolgt (Abb. 17.**1**), sind ihre Wirkungsweise und Regulation in den entsprechenden anderen Kapiteln dieses Buches beschrieben und werden hier nur aufgelistet. Der größte Hormonproduzent im Körper ist der **Gastrointestinaltrakt** mit seinen diffus verteilten endokrinen Zellen. Neben den seit längerem bekannten Gastrointestinalhormonen Gastrin, Cholecystokinin und Sekretin werden hier auch vasoaktives intestinales Polypeptid (VIP), Motilin, Somatostatin, Neuropeptid Y, Tachykinine, Enkephaline und andere Peptide synthetisiert (Tab. 16.**1**, S. 392 f.). Auch die Vorhöfe des **Herzens** produzieren ein Peptidhormon, das atriale natriuretische Peptid (ANP) oder Atriopeptin, das wesentliche Funktionen in der Homöostase von Natrium und des Extrazellulärraums hat (S. 336). In der **Niere** werden Erythropoetin für die Blutbildung (S. 188) und aus dem Vitamin-D-Metaboliten Calcidiol das Steroid Calcitriol gebildet (S. 352 f.). Schließlich ist auch die **Leber** an der Hormonproduktion beteiligt, und zwar mit dem Vorläufermolekül für das Hormon Angiotensin II, dem Angiotensinogen, und mit den für die Wirkung von Wachstumshormon (STH) wichtigen Somatomedinen. Auch das **Bronchialepithel** und die **Haut** sind potentielle Syntheseorte für eine Vielzahl von Peptidhormonen.

Eine wichtige Quelle für Hormone sind die Neurone des zentralen und des vegetativen Nervensystems. Die bekanntesten von ihnen werden als neurosekretorische Hormone des **Hypothalamus** auf S. 448 vorgestellt, während die Produkte des **Nebennierenmarks** (Adrenalin, Noradrenalin und Neuropeptide) und anderer Anteile des

Tabelle 17.**1** **Abkürzungen der Hormonnamen und deren Synonyme**

Abkürzung	Bezeichnung	Synonyme
ACTH	**a**dreno**c**ortico**t**ropes **H**ormon	Corticotropin
ADH	**a**nti**d**iuretisches **H**ormon	Adiuretin, AVP
ANF	**a**trialer **n**atriuretischer **F**aktor	Atriopeptin, ANP
ANP	**a**triales **n**atriuretisches **P**eptid	Atriopeptin, ANF
AVP	**A**rginin-**V**aso**p**ressin	Adiuretin, ADH
CCK	**C**hole**c**ysto**k**inin	Pankreozymin
CGRP	**C**alcitonin **g**ene-**r**elated **p**eptide	
CLIP	**C**orticotropin-**l**ike **i**ntermediate lobe **p**eptide	
CRH	**C**orticotropin-**r**eleasing **h**ormone	Corticoliberin
DA	**D**op**a**min	PIH, Prolactostatin
DHEA	**De**h**y**dro**epia**ndrosteron	
DHT	5α-**D**i**h**ydro**t**estosteron	
FSH	**f**ollikel**s**timulierendes **H**ormon	Follitropin
GH	**G**rowth **h**ormone (Wachstumshormon)	STH, HGH, Somatotropin
GHRH	**G**rowth **h**ormone-**r**eleasing **h**ormone	GRH, Somatoliberin
GIP	**G**lucose-dependent **i**nsulin-releasing **p**eptide (früher: **G**astric **i**nhibitory **p**eptide)	
GLP 1	**G**lucagon-**l**ike **p**eptide **1**	
GnRH	**Gon**adotropin-**r**eleasing **h**ormone	Gonadoliberin, LHRH
GRH	**G**rowth hormone-**r**eleasing **h**ormone	Somatoliberin, GHRH
GRP	**G**astrin-**r**eleasing **p**eptide	Bombesin
HCG	**H**uman **c**horionic **g**onadotropin	
HCS	**H**uman **c**horionic **s**omato(mammo)tropin	HPL
HGH	**H**uman **g**rowth **h**ormone	GH, STH, Somatotropin
HPL	**H**uman **p**lacental **l**actogen	HCS
IGF	**I**nsulin-like **g**rowth **f**actors	Somatomedin, NSILA
IL 1	**I**nter**l**eukin **1**	
LH	**l**uteinisierendes **H**ormon	Luteotropin
MSH	**m**elanozyten**s**timulierendes **H**ormon	Melanotropin
NA	**N**or**a**drenalin	Norepinephrin
NPY	**N**euro**p**eptid **Y** (Y = Tyrosin)	
PACAP	**P**ituitary **a**denylate **c**yclase **a**ctivating **p**olypeptide	
PIH	**P**rolactin-**i**nhibiting **h**ormone	Prolactostatin
POMC	**P**r**o**opio**m**elano**c**ortin	
PRG	**Pr**o**g**esteron	
PRL	**Pr**o**l**actin	
PTH	**P**ara**th**ormon	Parathyrin
SIH	**S**omatotropin-**i**nhibiting **h**ormone	Somatostatin, SRIH
SRIH	**S**omatotropin-**r**elease **i**nhibiting **h**ormone	Somatostatin, SIH
STH	**s**omato**t**ropes **H**ormon	Somatotropin, GH, HGH, Wachstumshormon
T_3	Trijodthyronin	
rT_3	reverse T_3	
T_4	Tetrajodthyronin	Thyroxin
TNF	**T**umor **n**ecrosis **f**actor	
TRH	**T**hyreotropin-**r**eleasing **h**ormone	Thyroliberin
TSH	**t**hyreoidea**s**timulierendes **H**ormon	Thyreotropin
VIP	**V**asoactive **i**ntestinal **p**eptide	

vegetativen Nervensystems in Kapitel 28 behandelt werden.

Auch im **Immunsystem** werden einige Substanzen produziert, die nach der klassischen Definition als Hormone gelten könnten. So wird im Thymus das für die Differenzierung von Lymphozyten wichtige Thymosin synthetisiert, und verschiedene Produkte von immunkompetenten Zellen wie die Lymphokine und Cytokine greifen als zirkulierende Signalsubstanzen sogar direkt in die Regulierung von endokrinen Systemen ein (S. 468 u. Kap. 9).

In Tab. 17.**2** sind die Signalstoffe aufgeführt, die man heute dem endokrinen System zuordnen kann. Allerdings ist die Einteilung der Signalsubstanzen nach ihren Hauptsyntheseorten nur ein Versuch einer Systematisierung. So können fast sämtliche in der Tabelle aufgeführten Peptidhormone außer in den entsprechenden peripheren Geweben auch im ZNS, im vegetativen Nervensystem und von Immunzellen synthetisiert werden. Ebenso können Organe wie das Ovar, die Nebenniere, Drüsenzellen des Magen-Darm-Trakts und Nervenzellen des vegetativen Nervensystems auch jene Peptide synthetisieren, die zuerst im Nervensystem gefunden worden sind und daher Neuropeptide genannt werden.

Tabelle 17.**2** **Die wichtigsten Hormone bzw. Neuropeptide und ihre Syntheseorte.** Neuropeptide können in vielen Geweben synthetisiert werden. Mit * sind auch Vorstufen und mit ** Aktivierungssysteme von Hormonen gekennzeichnet (Abkürzungen s. Tab. 17.**1**)

Organe/Gewebe	Hormone/Neuropeptide
Klassische endokrine Drüsen	
Adenohypophyse	LH, FSH, ACTH, TSH (glandotrop), STH, Prolactin
Schilddrüse	Thyroxin (T_4), Trijodthyronin (T_3)
Nebenschilddrüse	Parathormon
Langerhans-Inseln (Pankreas)	Insulin, Glucagon, Somatostatin, pankreatisches Polypeptid
Nebennierenrinde	Mineralocorticoide, Glucocorticoide, Androgene
Nebennierenmark	Adrenalin, Noradrenalin, Enkephaline
Ovar	Östrogene, Gestagene, Inhibin, Relaxin
Testis	Androgene, Inhibin
Plazenta	hCG, hPL, Progesteron, Östrogene
Hormonproduzierende Gewebe und dispergierte endokrine Zellen	
Corpus pineale	Melatonin
Hypothalamus	a) Releasing- und Inhibiting-Hormone (GnRH, GHRH, CRH, TRH, Somatostatin) b) Vasopressin/Adiuretin (ADH), Oxytocin (werden in der Neurohypophyse sezerniert)
Andere ZNS-Regionen	alle Neuropeptide (Tab. 17.**5**)
C-Zellen der Schilddrüse	Calcitonin
Lungenepithel	fast alle Neuropeptide (Tab. 17.**5**)
Herzvorhöfe	Atriopeptin = atriales natriuretisches Peptid (ANP)
Leber	Angiotensinogen*, Somatomedine
Gastrointestinaltrakt	Gastrin, Cholecystokinin, Sekretin, GIP, VIP, Motilin, Somatostatin, Enkephaline, Tachykinine
Niere	Renin**, Erythropoietin, Calcitriol
Immunsystem	Thymushormone, Cytokine
„Gewebehormone“ oder **Mediatoren**	Eikosanoide, Histamin, Serotonin, Bradykinin

Die Signalübermittlung durch Hormone ist vielfältig: endokrin, neuroendokrin, parakrin und autokrin

» Die Signalsubstanzen des endokrinen Systems, des ZNS und des autonomen Nervensystems sowie des Immunsystems bedienen sich dreier unterschiedlicher Prinzipien der Signalübertragung.

- **Beim endokrinen Prinzip erreichen die Signalsubstanzen über das Blut ihre entfernten Erfolgszellen (-organe) („klassische“ Definition). Die Signalstoffe wirken nach diesem Prinzip als:**
  - **„klassische“ Hormone endokriner Drüsen,**
  - **Sekretionsprodukte von diffus verteilten endokrinen Zellen in nichtendokrinen Organen,**
  - **Neurosekrete des ZNS und des autonomen Nervensystems sowie**
  - **Cytokine des Immunsystems.**
- **Darüber hinaus können die Signalsubstanzen aus den genannten Systemen auch in anderen Organen und Geweben des Körpers synthetisiert werden und nach Diffusion zu ihren Nachbarzellen parakrine Effekte ausüben.**
- **Schließlich können die Signalstoffe auf autokrine Weise direkt auf die Zelle ihrer eigenen Produktion einwirken. «**

In Abb. 17.**2** sind die Prinzipien der chemischen Signalübermittlung für die drei Kommunikationssysteme dargestellt. Die Terminologie der Signalsubstanzen orientiert sich jeweils an dem System, in dem sie hauptsächlich vorkommen. Im vorausgehenden Abschnitt ist schon dargestellt worden, daß für sehr viele Signalpeptide das Vorkommen nahezu ubiquitär ist. Im endokrinen System werden die Signalsubstanzen **Hormone,** im Nervensystem **Transmitter** und **Neuromodulatoren** und im Immunsystem **Cytokine** genannt. Es ist bekannt, daß die endokrinen Zellen und die Zellen des Nervensystems auch Zytokine produzieren können und daß bei besonderen Stimulationen die Immunzellen neben den Zytokinen auch Hormone und Neuropeptide synthetisieren.

Im Bereich des endokrinen Systems ist die **parakrine Signalvermittlung** in allen Drüsen nachgewiesen, sie ist besonders wichtig bei der Regelung der Funktionen des Gastrointestinaltrakts. Auch die chemische Signalübertragung in den *Synapsen* des Nervensystems erfolgt auf parakrine Weise. Hier wirken die Neurotransmitter oder Neuromodulatoren *gerichtet,* von den präsynaptischen Endigungen zu ihren spezifischen Rezeptoren an der postsynaptischen Membran. Darüber hinaus ist auch eine *parasynaptische Signalvermittlung* bekannt, die durch Diffusion von Neuropeptiden zu Neuronen der Synapsenumgebung bewirkt wird. Im *Immunsystem* ist die parakrine Signalübertragung sogar das wesentliche Funktionsprinzip. Hier steuern die Cytokine die differentielle Entwicklung der Immunzellen (S. 193 f.). Auch die chemischen Botenstoffe, die als *Mediatoren* oder *Gewebehormone* bezeichnet werden, wie Prostaglandine, Serotonin, Histamin u. a., entfalten ihre Wirkung auf parakrine Weise, z. B. bei der Entstehung von Entzündungen.

Die Spezifität der parakrinen Signalübertragung hängt von der Art der erreichten Rezeptoren in der Nachbar-

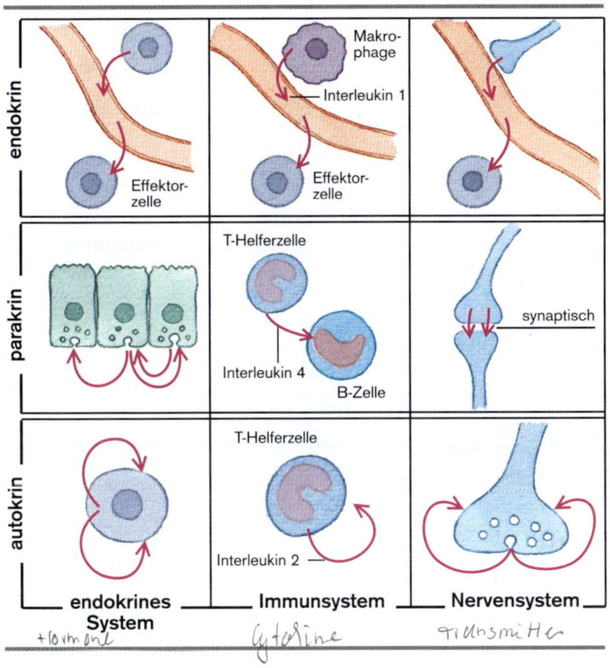

Abb. 17.**2** **Formen der chemischen Signalübertragung.** Die prinzipiellen Mechanismen der Signalübertragung im Nervensystem, im Immunsystem und im endokrinen System sind entweder endokrin, parakrin oder autokrin. Diese Prinzipien sind in allen drei Systemen analog. Die chemischen Signale hierfür werden im endokrinen System Hormone, im Nervensystem Neurotransmitter und Neuromodulatoren und im Immunsystem Cytokine genannt.

schaft der Zelle ab; im Nervensystem wird die Spezifität durch die synaptische Organisation zusätzlich topographisch erhöht.

Die regulatorische Wirkung einer Signalsubstanz auf die Zellen ihrer eigenen Synthese wird als **autokrine Signalübertragung** bezeichnet. So können etliche Peptide des Magen-Darm-Trakts durch direkte Wirkung ihre eigene Sekretion beeinflussen. Im Nervensystem sind verschiedene regulative Prozesse an der präsynaptischen Membran, z. B. solche an adrenergen Autorezeptoren, den autokrinen Signalübertragungen zuzuordnen.

Vom Gen zum Hormon

›› Die Biosynthese aller Hormone läuft über eine Kaskade von Syntheseschritten ab. Die Peptidhormone sind direkte Expressionsprodukte ihrer Gene. Ihre Biosynthese folgt den allgemeinen Prinzipien für sezernierte Peptide über Präpro- und Prohormone. Die Synthese von Steroidhormonen, von Schilddrüsenhormonen und von Catecholaminen erfolgt durch die enzymatische Modifikation von Vorläufermolekülen. ‹‹

Nach ihrer chemischen Zusammensetzung werden die Hormone in drei Klassen eingeteilt: Peptidhormone, Lipide (Steroide) und Analoga von Tyrosin (Schilddrüsenhormone und Catecholamine). Dementsprechend sind ihre Biosynthesewege deutlich unterschiedlich. Die Hormonbiosynthese ist abgeschlossen, wenn das aktive Hormon vorliegt. Die meisten Hormone werden in ihrer aktiven Form sezerniert; andere werden erst später im Blut, im Gewebe oder in ihren Erfolgszellen „aktiviert". Das gilt für die Bildung von Angiotensin II aus Angiotensinogen und von Calcitriol aus Vitamin D, für die Dejodierung von Thyroxin (T_4) zu dem wirksameren Trijodthyronin (T_3) und für die Umwandlung von Testosteron zu 5α-Dihydrotestosteron. Die Einzelheiten der Syntheseschritte sollten in den Lehrbüchern für Biochemie nachgelesen werden. Die Prinzipien der Biosynthese sind jedoch auch für die physiologische Wirkung der Hormone und für das Verständnis der Regulationsprinzipien im endokrinen System bedeutsam und werden daher hier kurz behandelt.

Bei der Biosynthese der **Peptidhormone** (Abb. 17.**3**) enthält die neu synthetisierte Polypeptidkette am aminoterminalen Teil eine hydrophobe *Signalsequenz.* Das Translationsprodukt mit dem Signalpeptid wird **Präprohormon** genannt. Mit Hilfe ihrer Signalpeptide werden die Vorläufermoleküle all der Peptide, die später sezerniert werden, in das endoplasmatische Retikulum eingeschleust (Abb. 16.**16**, S. 400) und in Mikrovesikeln zum *Golgi-Apparat* weitertransportiert. Nach enzymatischer Abspaltung des Signalpeptids wird das hierdurch entstandene **Prohormon** im Golgi-Apparat in *Sekretgranula* „verpackt". Schon in den Mikrovesikeln und im Golgi-Apparat werden durch spezifische Peptidasen aus den größeren Prohormonen die biologisch aktiven Peptidhormone oder Neuropeptide abgespalten. Bei der sog. **posttranslationalen Modifikation** werden auf dem Wege der Sekretgranula zur Peripherie der endokrinen Zelle oder, bei Neuronen, zu ihren Terminalen einige Peptide zusätzlich verändert, z. B. durch Amidierung, Glykosylierung oder Azetylierung. Hierdurch werden ihre Spezifität für den Rezeptor und die Kinetik ihres proteolytischen Abbaus charakteristisch verändert.

Die große Zahl von Peptidhormonen und Neuropeptiden kann durch drei besondere Prinzipien ihrer Biosynthese erklärt werden:

- Im Verlauf der Evolution haben Duplikation, Rekombination und Mutation zur Bildung von ähnlichen Genen geführt, deren Expressionsprodukte zu **„Peptidfamilien"** zusammengefaßt werden können (Tab. 17.**5,** S. 450).
- Bei dem Schritt vom primären Translationsprodukt (unreife RNA) zur mRNA können verschiedene Gensegmente unterschiedlich genutzt werden, wodurch aus einem Gen unterschiedliche Endprodukte entstehen können **(alternatives Splicing).** So wird durch Expression des Calcitonin-Gens in den C-Zellen der Schilddrüse Calcitonin und in ZNS-Neuronen das Neuropeptid CGRP (calcitonin gene-related peptide) synthetisiert.
- **Posttranslationale Modifikation:** Durch unterschiedliche proteolytische Spaltungen und zusätzliche Modifikationen können nach der Translation aus einem Propeptid mehrere bioaktive Endprodukte entstehen. So entstammen die Hormone ACTH, MSH und β-Endorphin dem gemeinsamen Vorläuferpeptid POMC (Proopiomelanocortin).

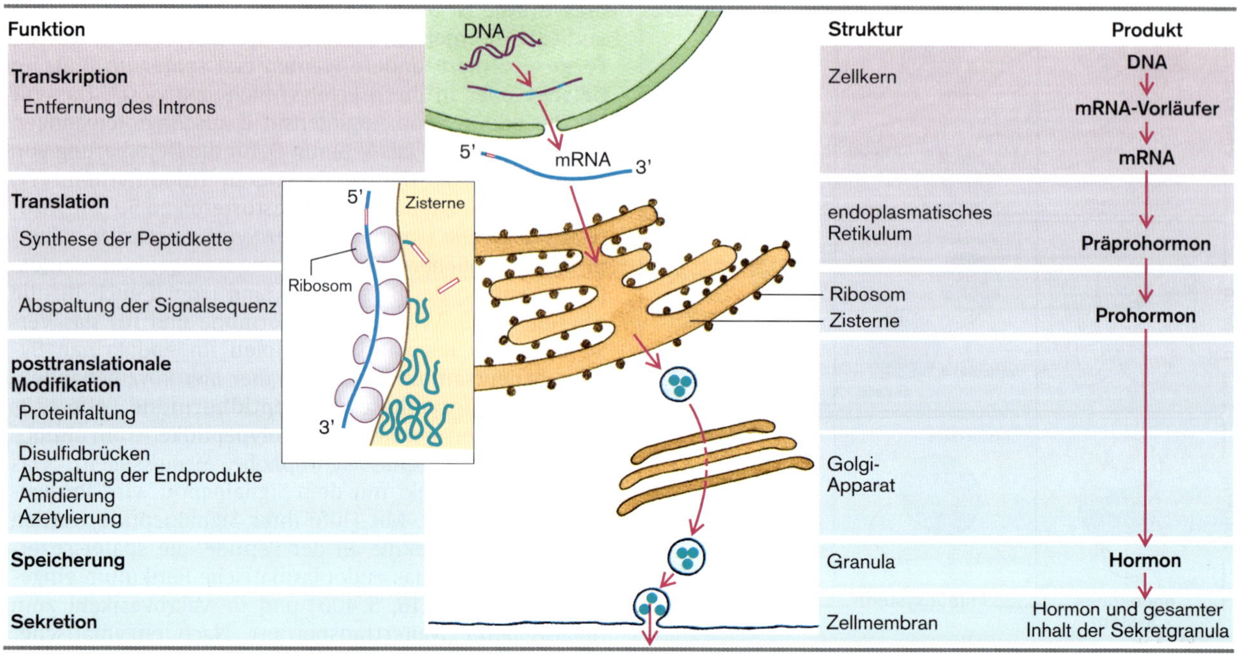

Abb. 17.**3** **Prinzipien der Biosynthese von Peptidhormonen.** Die Peptidhormone werden nach den allgemeinen Regeln der Biosynthese von sezernierten Peptiden über ein Präprohormon synthetisiert. Dieses enthält eine Signalsequenz, die den weiteren Syntheseweg über das endoplasmatische Retikulum und den Golgi-Apparat bestimmt (Einzelheiten s. Text und Abb. 17.26 [S. 462], in der die Biosynthese von POMC-Peptiden ausführlich dargestellt ist).

Die Peptidhormone werden in *Sekretgranula* in der Zelle gespeichert. Nach einem adäquaten Reiz wird jeweils nur ein kleiner Teil von ihnen durch **Exozytose** sezerniert. Neben der stimulierten gibt es auch eine basale „konstitutive" Sekretion. Ob auch in endokrinen Zellen wie in einigen Neuronen unterschiedliche Sekretgranula für die basale und die stimulierte Sekretion existieren, ist noch nicht bekannt. Bei der Exozytose verschmelzen die Membranen der Sekretgranula mit der Zellmembran, und ihr gesamter Inhalt wird ausgestoßen. Die Steuerungen der Sekretion und der Biosynthese von Peptidhormonen sind offenbar miteinander gekoppelt; so beeinflussen einige hypothalamische Releasing-Hormone auch die Transkription des entsprechenden Hypophysenhormons.

Auch die **Catecholamine** des Nebennierenmarks und alle anderen Neurotransmittersubstanzen werden durch Exozytose ihrer Vesikel sezerniert. Die meisten Neurone, auch die Zellen des Nebennierenmarks, synthetisieren und sezernieren gemeinsam sowohl Neuropeptide als auch „klassische" Neurotransmitter („costorage", „corelease"). Während die *Proteinbiosynthese im Soma* der Nervenzelle abläuft, werden die *Neurotransmitter in den Terminalen* der Nerven durch enzymatische Reaktionen aus den Aminosäurevorläufern synthetisiert und hier in Vesikeln gespeichert. Im Gegensatz zu den Peptiden können Neurotransmitter oder deren Metaboliten nach erfolgter Sekretion an der präsynaptischen Membran wieder aufgenommen und zur erneuten Synthese benutzt werden *(Recycling)*.

Die **Steroidhormone** aus der Nebennierenrinde und aus den Gonaden werden auf eine grundsätzlich andere Weise synthetisiert. Hier bildet *Cholesterin* den Vorläufer, aus dem in mehreren enzymatischen Schritten schließlich die drei Hauptsteroidgruppen entstehen: Mit 21 C-Atomen Aldosteron und Cortisol in der Nebennierenrinde und Progesteron im Ovar, mit 19 C-Atomen Androgene aus der Nebenniere und aus den Testes sowie mit 18 C-Atomen die Östrogene im Ovar. *Calcitriol* entsteht aus Calcidiol in der Niere (S. 352). Es ist ein Secosteroid, und auch seine Wirkungsweise entspricht den Steroiden. Eine wichtige weitere Steroidgruppe sind die *Ecdysteroide*, die das Kohlenstoffgrundgerüst von Cholesterin beibehalten und bei den Invertebraten als Hormone mit multiplen Funktionen vorkommen. Die Einzelheiten der Steroidbiosynthese werden in den entsprechenden Kapiteln näher behandelt. Die Steroidhormone werden im Gegensatz zu den Peptidhormonen und den Catecholaminen *nicht gespeichert*. Nach spezifischer Stimulation der steroidproduzierenden Drüse wird hier die enzymatische Synthese bis zum aktiven Hormon induziert. Dann diffundiert das Steroidhormon auf eine bisher noch nicht bekannte Weise, jedenfalls nicht in Sekretgranula verpackt, zur Zellperipherie und wird hier ausgeschleust.

Hormone im Blut: Transportproteine, Halbwertszeit, Metabolismus

Das Schicksal von Peptid- und Steroidhormonen nach ihrer Sekretion in die Blutbahn ist grundsätzlich unterschiedlich und bestimmend für die jeweilige Halbwertszeit. Als **Halbwertszeit im Plasma** bezeichnet man jene Zeitdauer, nach der 50% eines Hormons (oder eines Pharmakons) aus dem Plasma eliminiert sind. Dies kann durch Metabolisierung, durch Ausscheidung und/oder

Tabelle 17.3 **Zusammenfassung der wichtigsten Eigenschaften der drei großen Hormongruppen:** Peptidhormone, Tyrosinabkömmlinge (Catecholamine und Schilddrüsenhormone) und Steroidhormone

	Peptidhormone	Catecholamine	Schilddrüsenhormone	Steroidhormone
Chemie	3 – 191 Aminosäuren	Tyrosin-Abkömmlinge, OH in ortho-Stellung	Tyrosin-Abkömmlinge, Tri- und Tetrajodthyronine	Sterane mit 18 – 27 C-Atomen
	hydrophil	hydrophil	hydrophob	hydrophob
Syntheseorte	ZNS, autonomes NS, Hypophyse, Magen-Darm-Trakt u. a.	ZNS, autonomes NS	Schilddrüse	Nebennierenrinde, Ovar, Testis, Plazenta
Biosynthese	Peptidbiosynthese	enzymatisch aus Vorläufern	enzymatisch aus Vorläufern	enzymatisch aus Vorläufern
Sekretion	Exozytose von Sekretgranula	Exozytose von Sekretgranula	Diffusion	Diffusion
Transport	meist frei	meist frei	gebunden an Plasmaproteine und spezielle Transportproteine	gebunden an Plasmaproteine und spezielle Transportproteine
Blut-Hirn-Schranke	nicht (oder fraglich) permeabel	nicht (oder fraglich) permeabel	permeabel	permeabel
Halbwertszeit im Plasma	Minuten bis Stunden	Sekunden	Tage	Stunden
Abbau	Proteolyse in Plasma und Niere	enzymatisch, MAO, COMT	in der Leber durch Glukuronierung, Sulfatierung	in der Leber durch Glukuronierung, Sulfatierung
Rezeptoren	Zellmembran	Zellmembran	Zellkern	Zellkern
Wirkung	Aktivierung von Second-messenger-Systemen	Aktivierung von Second-messenger-Systemen	Kontrolle der Transkription und mRNA-Stabilität	Kontrolle der Transkription und mRNA-Stabilität
Wirkungsdauer	Minuten bis Stunden	Sekunden bis Minuten	Tage	Stunden bis Tage

durch Internalisierung des Hormons in seine Zielzelle geschehen. **Peptidhormone** haben im allgemeinen eine sehr *kurze Halbwertszeit* im Blut (einige Minuten bis Stunden), da sie schnell durch Peptidasen zerstört werden. So gelangt nur ein kleiner Teil der sezernierten Hormone zu den Erfolgsorganen. Die Konzentration eines Peptidhormons im Plasma spiegelt also die Sekretionsleistung der entsprechenden Zellen mit einer nur geringen zeitlichen Verzögerung wider.

Steroidhormone und **Schilddrüsenhormone** werden im Blut an größere, meist für das jeweilige Hormon spezifische *Transportproteine* gebunden, wodurch sie vor schnellem Abbau und rascher Ausscheidung geschützt werden. Da nur das freie, ungebundene Hormon bioaktiv ist und ein Gleichgewicht zwischen dem gebundenen und dem freien Anteil besteht, kann das proteingebundene Hormon auch als eine *zirkulierende Speicherform* dienen. Dementsprechend betragen die Halbwertszeiten dieser Hormone Stunden bis mehrere Tage (Tab. 17.3).

Die **Inaktivierung** der Hormone führt über ihren *Abbau* zur Ausscheidung. **Peptidhormone** werden inaktiviert durch Peptidasen, vor allem in der Niere (S. 323 f.) und im Plasma, durch Enzyme der Zielzelle nach Bindung des Hormons an seinen Rezeptor, durch Internalisierung des Hormon-Rezeptor-Komplexes (vor allem Insulin) und durch enzymatische Spaltung von Disulfidbrücken (z. B. ADH, Insulin). **Glykoproteinhormone** werden deutlich langsamer metabolisiert; so beträgt die Halbwertszeit von HCG ca. 4 Stunden. Die **Steroidhormone** werden hauptsächlich in der Leber durch Reduktion und Konjugatbildung mit Sulfaten und Glucuronsäure inaktiviert und so durch Verminderung ihrer Hydrophobizität zur Ausscheidung durch die Niere und die Galle vorbereitet. Der Abbau der **Schilddrüsenhormone** findet ebenfalls vorwiegend in der Leber statt. Er wird eingeleitet durch Dejodierungen, der sich Sulfatierungs- und Glukuronierungsschritte anschließen.

Für die Diagnostik in der Klinik sind die **Hormonkonzentrationen im Blut** von großer Bedeutung. Sie sind sehr gering und betragen für Steroid- und Schilddrüsenhormone zwischen 10^{-6} und 10^{-11} mol/l und für Peptid- und Glykoproteinhormone zwischen 10^{-9} und 10^{-12} mol/l. Hierbei ist jedoch zu beachten, daß für die meisten Hormone nicht ein stabiler Basalwert besteht wie bei der Homöostase von Ionen und Flüssigkeiten (Kap. 13), sondern eine Sekretionsdynamik. Diese repräsentiert sowohl die langfristigen (z. B. Menstruation) als auch die schnelleren (z. B. pulsatile Sekretion) endogenen Rhythmen der Hormonsekretion und auch die aktuelle hormonelle Reaktion auf eine Belastung. Ein einzelner Hormonwert im Plasma ist somit nur dann aussagekräftig, wenn auch der Anteil von freiem und gebundenem Hormon (bei Steroid-

und Schilddrüsenhormonen) und die Abnahmebedingungen (z. B. Tageszeit etc.) bekannt sind. Daher werden in der Klinik häufig Funktionstests mit mehreren Blutabnahmen durchgeführt.

Hormone wirken über Rezeptoren und zum Teil über „Second messenger"

›› Zur Vermittlung der Hormonwirkung müssen die Signalsubstanzen ihre Erfolgszelle erreichen und von dieser „erkannt" werden. Dies geschieht bei allen Hormonen durch hochmolekulare Rezeptoren. Erst nach Bindung an diese Rezeptoren werden die Hormonwirkungen in der Zelle induziert. Wie bei der Biosynthese und beim Transport benutzen auch hier die beiden großen Hormonklassen unterschiedliche Mechanismen, die als „Peptidrezeptortyp" (gilt auch für Neurotransmitter) und als „Steroidrezeptortyp" (gilt auch für T_3, T_4 und Calcitriol) bezeichnet werden. Peptidhormonrezeptoren befinden sich in der Zellmembran und induzieren nach Bindung des Hormons an ihre extrazelluläre Domäne intrazelluläre Systeme von Botenstoffen (Second messenger), die die Hormonwirkungen hervorrufen. Steroidrezeptoren dagegen binden nach Aktivierung durch das Hormon an spezifische DNA-Sequenzen und beeinflussen so direkt die Transkription. ‹‹

Rezeptoren sind durch zwei Eigenschaften charakterisiert: Sie *erkennen* die dreidimensionale Struktur der aktiven Substanz (hier das Hormon) und *binden* diese reversibel und nicht-kovalent. Hierfür ist die Interaktion von spezifischen Domänen des Rezeptors mit den entsprechenden Epitopen des **Liganden** verantwortlich (als „Ligand" werden alle an Rezeptoren spezifisch bindende Substanzen bezeichnet).

Tabelle 17.**4** **Hormone, die die Aktivität der Adenylylcyclase regulieren können.** Rezeptortyp in Klammern (s. a. Abb. 2.17, S. 32)

Stimulatorisch	Inhibitorisch
Adrenalin/Noradrenalin (β_1, β_2)	Adrenalin/Noradrenalin (α_2)
Dopamin (D_1)	Dopamin (D_2)
Prostaglandin (I_2)	Prostaglandin (E_2)
ADH (Vasopressin) (V_2)	Vasopressin (ADH) (V_1)
Glucagon	Angiotensin II
ACTH/MSH	Opioide (δ)
TSH	Somatostatin
LH/FSH	Bradykinin
Parathormon ($P_{1,2,3}$)	
CRF	
TRH	
GnRH	
VIP	
Calcitonin	

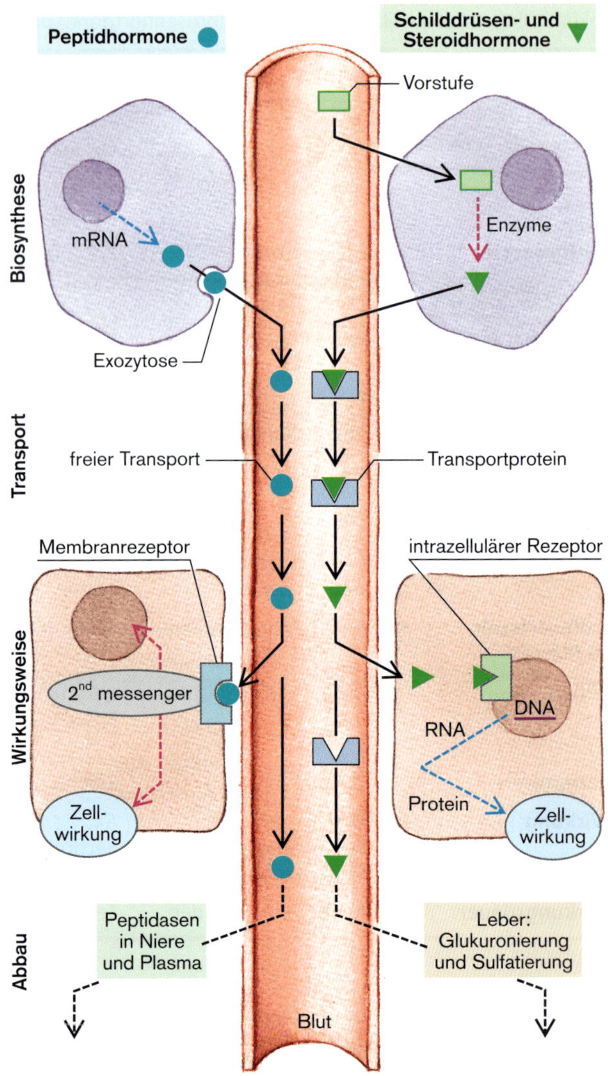

Abb. 17.**4** **Biosynthese, Transport und Wirkungsweise von Peptid-(Proteo-)Hormonen sowie von Schilddrüsen- und Steroidhormonen.** Die prinzipiellen Unterschiede beider Hormongruppen beruhen hauptsächlich auf dem Maß ihrer Hydrophilität (s. Text und Tab. 17.3, S. 441).

Zellmembranständige Rezeptoren binden **Glykoprotein- und Peptidhormone,** Catecholamine und andere Neurotransmitter sowie Wachstumsfaktoren. Die Bindung des Liganden an diese Rezeptoren induziert die Aktivierung einer für die jeweiligen Rezeptoren typischen *Kaskade von Botenstoffen* (Second messenger, S. 32 ff.). Für viele Peptidhormon- und Transmitterrezeptoren ist inzwischen das Muster „ihrer" Second messenger bekannt (z. B. Tab. 17.**4**), ihre Liste wird durch neue Forschungsergebnisse laufend umfangreicher.

Ganz anders ist das Wirkungsprinzip der **Steroid- und Schilddrüsenhormone.** Nach Durchtritt des Hormons durch die Zellwand und Bindung an einen **nukleären oder zytoplasmatischen Rezeptor** bindet dieser aktivierte Hormon-Rezeptor-Komplex an *spezifische DNA-Sequen-*

zen und beeinflußt so die Transkription. Durch Translation der hierdurch induzierten mRNA werden spezifische Proteine synthetisiert, welche dann die eigentliche Hormonwirkung hervorrufen (Abb. 17.**42**, 17.**43**, S. 475 f.). Neuerdings gibt es auch Hinweise für die Existenz von membranständigen Steroidrezeptoren, die einerseits den Eintritt des Hormons in die Zelle vermitteln, in anderen Fällen auch eigenständige Hormonwirkungen auslösen können.

Regulierung der Rezeptoren: Die „Aktivität" der Rezeptoren unterliegt einer fein regulierten Dynamik sowohl der Anzahl der Rezeptoren *(Rezeptordichte)* in einer Zelle als auch ihrer Bindungsstärke *(Rezeptoraffinität)*. Das hauptsächliche Prinzip der Regulierung der Rezeptoren besteht in einer Aktivitätsverminderung der Rezeptoren *(Down-Regulation)* nach längerer Exposition mit Liganden. Bei einigen Peptidhormon- und Transmitterrezeptoren wird nach Bindung des Liganden der Rezeptor-Hormon-Komplex durch Transport in die Zelle *(Internalisation)* inaktiviert (z. B. Insulinrezeptor und β-Adrenozeptor).

Da die meisten Hormone eine Vielzahl von biologischen Funktionen haben und da zusätzlich unterschiedliche Hormone ähnliche oder gleiche Wirkungen hervorrufen können, wäre eine Einteilung der Hormone nach dem jeweiligen spezifischen Rezeptortyp sehr hilfreich. Bisher wird eine solche Klassifizierung erfolgreich bei den verschiedenen Steroidhormonen angewendet (z. B. Mineralocorticoid- und Glucocorticoidrezeptoren). Bei den Peptidhormonen gibt es wahrscheinlich für jedes Peptid mehrere unterschiedliche Rezeptortypen, ähnlich wie es bisher von Transmittersubstanzen bekannt ist. So sind für ADH (Vasopressin) V_1- und V_2-Rezeptoren bekannt (Tab. 17.**4**), über die jeweils unterschiedliche biologische Effekte dieses Hormons vermittelt werden (Abb. 17.**15**, S. 452). Daher auch die beiden Namen für dieses Hormon: Adiuretin (V_2-Rezeptoren in der Niere) und Vasopressin (V_1-Rezeptoren an der Gefäßmuskulatur). In Abb. 17.**4** sind die wesentlichen Merkmale der Hormonklassen noch einmal zusammengefaßt.

Wie werden hormonelle Systeme reguliert?

» Die Hormonwirkung muß präzise und entsprechend den jeweiligen akuten Anforderungen des Organismus reguliert werden. Dies geschieht auf allen Ebenen, also auf der der Hormonsynthese, der Sekretion, des Rezeptors, der Wirkung, des Transports und des Hormonmetabolismus. Hierbei ist die negative Rückkopplung die häufigste Regelart. Die „basale" Hormonsekretion folgt bei den meisten endokrinen Systemen spezifischen endogenen Rhythmen: Sie ändert sich im Verlauf vieler Jahre (Alterungsprozesse), mehrerer Wochen (Menstruationszyklus), eines Tages (zirkadian, z. B. Cortisol) oder in noch kürzeren Zeitabständen (ultradian und pulsatil, z. B. GnRH). «

Hormone steuern ihre eigene Sekretion: negative und positive Rückkopplung

Bei einer Rückkopplungs- oder Feedback-Regulation (S. 9 ff.) beeinflußt ein Hormon auf direktem oder indirektem Wege seine eigene Sekretion. Das einfachste Beispiel einer **negativen Rückkopplung** zeigt die Abb. 17.**5**, bei der die Regulation des Blutglucosespiegels durch Glucagon gezeigt wird. Der Abfall von Glucose wirkt direkt auf die A-Zellen der Langerhans-Inseln und führt hier zur Sekretion von Glucagon, das dann in der Leber die Freisetzung von Glucose induziert. Die Regelung in *neuroendokrinen Systemen* ist komplexer. Bei einer funktionellen Verbindung von verschiedenen endokrinen Drüsen spricht man von einer „Achse". In Abb. 17.**6** sind die allgemein gültigen Verhältnisse für die Achsen Hypothalamus – Hypophyse – periphere Drüsen dargestellt. Das regulierte periphere Hormon (Steroide und Schilddrüsenhormone) bewirkt über eine negative Rückkopplung die Verminderung der Sekretion des entsprechenden glandotropen Hormons der Hypophyse. Hierbei kann der Angriffspunkt direkt in der Hypophysenzelle, in hypothalamischen neurosekretorischen Neuronen und in höheren Zentren wie im limbischen System (bei Glucocorticoiden und Sexualsteroiden) liegen. Die Besonderheiten einzelner Regelkreise werden auf S. 456 und 467 besprochen.

Neben diesem negativen Feedback-Mechanismus sind auch einige Beispiele einer **positiven Rückkopplung** bekannt. So wird der zur *Auslösung der Ovulation* notwendige steile Anstieg der Gonadotropinsekretion durch einen vorausgehenden Sekretionsschub des Sexualhormons Östrogen induziert. In allen anderen Phasen des Menstruationszyklus unterliegt dieses System jedoch einer negativen Rückkopplung (Kap. 18).

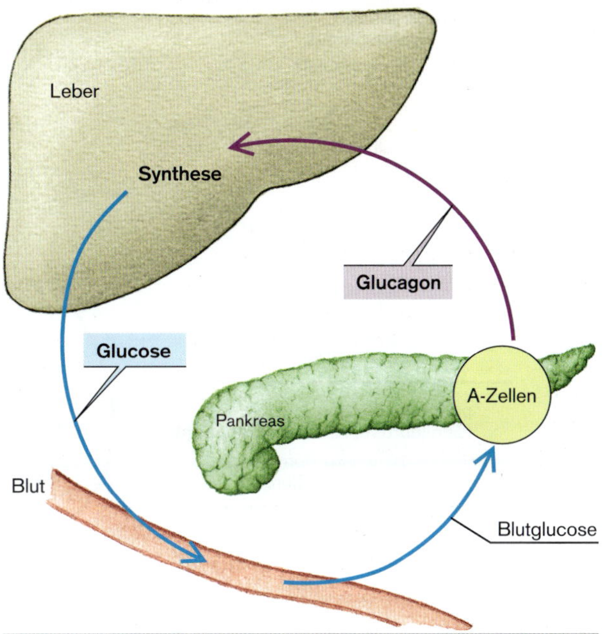

Abb. 17.**5** **Regelung der Glucagonsekretion durch Glucose.** Bei Erniedrigung der Glucosekonzentration im Plasma wird die Sekretion von Glucagon stimuliert, wodurch Synthese und Freisetzung von Glucose aus der Leber angeregt werden. Beim Anstieg der Blutglucosekonzentration wird die Glucagonsekretion gehemmt. Diese Regelung kann als einfache Form eines Rückkopplungsregelsystems gelten.

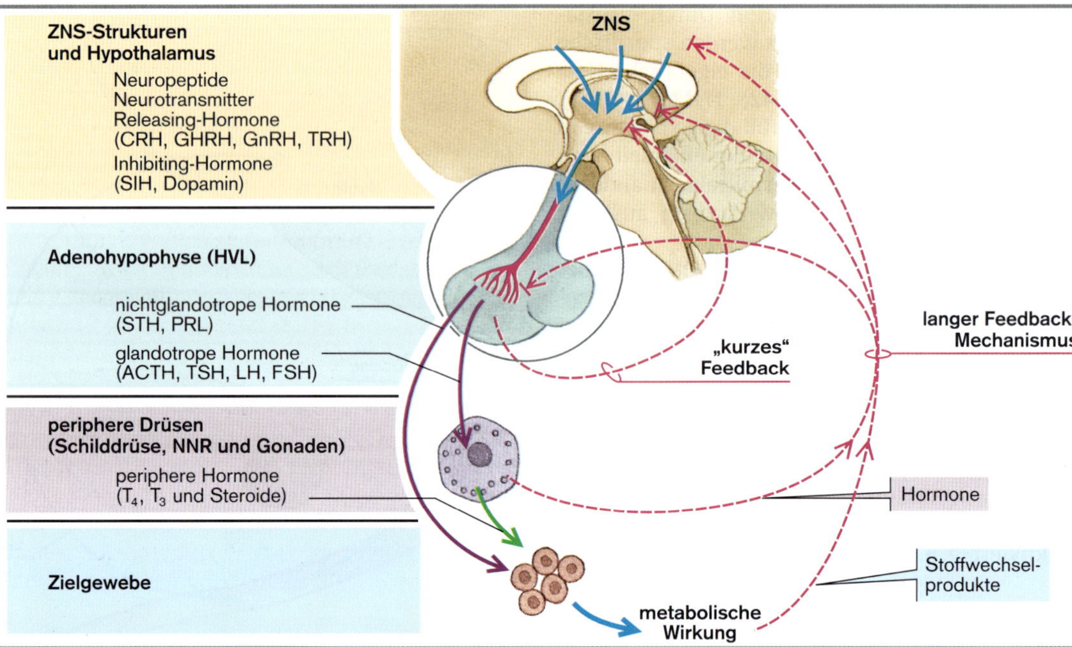

Abb. 17.**6** **Regelung in neuroendokrinen Hormonsystemen.** Die neuroendokrinen Regelkreise bestehen aus den Ebenen Hypothalamus, Hypophyse und periphere Drüsen. Die Hormone der peripheren Drüsen hemmen über einen negativen Feedback-Mechanismus die Sekretion der hypothalamischen und hypophysären Hormone ihrer „Hormon-Achse“. Das „nichtglandotrope“ Hypophysenhormon STH wird durch Produkte seiner metabolischen Wirkung (z. B. Aminosäuren und Glucose) reguliert. (Neben den hier geschilderten Prinzipien des negativen Rückkopplungsmechanismus werden die endokrinen Systeme auf allen Ebenen der Biosynthese, der Sekretion, des Transports, der Wirkung und der Ausscheidung spezifisch reguliert.)

Neben der Rückkopplung auf *humoralem Wege* werden einige endokrine Systeme über *nervale Afferenzen* von peripheren Rezeptoren bzw. Sensoren gesteuert. So werden durch Stimulation der Brustwarze die Laktationshormone Prolactin und Oxytocin vermehrt sezerniert (Kap. 18) und über Osmorezeptoren und Pressorezeptoren die Steuerung von Adiuretin, Angiotensin II und Atriopeptin (ANF) vermittelt (Kap. 13).

Die Sekretion vieler Hormone erfolgt rhythmisch

Die oben geschilderten Verhältnisse gelten für die Regulation der akuten Hormonsekretion gemäß den aktuellen Anforderungen. Neben dieser Kontrolle der Hormonsekretion durch ihre Effekte gibt es jedoch einige **übergeordnete Regulationsprinzipien.** Hierzu zählen die Regulation über die Höhe des Hormonspiegels *(Amplitudenregulation)* und über die Anzahl von Sekretionsepisoden in einer bestimmten Zeit *(Frequenzmodulation).* In Abb. 17.**7** sind die entsprechenden zeitlichen Verhältnisse dargestellt.

Innerhalb von Millisekunden erfolgt die Nachrichtenübermittlung im nervalen System. Die meßbaren Regulationen in endokrinen Systemen dagegen spielen sich in viel längeren Zeiträumen ab. Nach ihrem zeitlichen Ablauf können verschiedene **endokrine Rhythmen** charakterisiert werden:

- Bei einer Frequenz der Hormonsekretion von einigen *Minuten* und *Stunden* spricht man von **episodischer** oder, bei einem spezifischen Rhythmus, von **pulsatiler Sekretion.** Die pulsatile Sekretion von GnRH hat eine Rhythmusperiode von ca. 90 Minuten und ist ein wichtiges Frequenzsignal beim Ovulationszyklus und bei den Reifungsprozessen in der Pubertät. Dieser 90-min.-Rhythmus findet sich auch in der basalen Aktivität anderer physiologischer Systeme (z. B. im vegetativen Nervensystem) und wird als *Basic Rest Activity Cycle* **(BRAC)** bezeichnet.
- Endogene Rhythmen mit einer *24-Stunden-Periodik* werden als **zirkadian** oder **diurnal** bezeichnet. Sie sind besonders ausgeprägt bei der Sekretion von Cortisol und von Melatonin, einem Produkt der Zirbeldrüse (Corpus pineale). Ebenso in Abhängigkeit vom Tag-Nacht-Zyklus, jedoch gekoppelt an bestimmte Schlafphasen, wird die Sekretion von Wachstumshormon gesteuert.
- Eine weitere zeitliche Dimension von endogenen Rhythmen und Sekretionsmustern stellt der **Menstruationszyklus** dar, der nach einem stabilen Muster über jeweils rund 28 Tage abläuft (Kap. 18).
- Einige Hormonsysteme folgen über viele *Monate* oder *Jahre* und sogar lebenslang wichtigen endogenen Rhythmen. Das gilt insbesondere für die neuronalen und endokrinen Mechanismen der Einleitung der **Pubertät,** für die **Schwangerschaft** (Kap. 18) und für Veränderungen der Hormonsekretion im **Alter.**

Die Störung hormoneller Systeme führt zu Krankheiten

›› Die Klinik der Endokrinologie bietet besonders anschauliche Beispiele dafür, wie Störungen der normalen Funktion zu Krankheiten führen, wie diese diagnostiziert und schließlich auch therapiert werden können. Die meisten endokrinen Erkrankungen beruhen entweder auf einer Überfunktion mit pathologisch erhöhten Hormonwerten oder einer Minderfunktion mit erniedrigten oder fehlenden Hormonen. Durch das Wirkungsprofil des gestörten Hormonsystems ist auch die Symptomatik der jeweiligen endokrinen Erkrankung bestimmt. Hypo- und Hyperfunktion können durch Störungen auf allen Ebenen der Hormonphysiologie verursacht werden. ‹‹

Als **Hypofunktion** wird ein Zustand bezeichnet, bei dem das entsprechende Hormon (oder Hormonsystem) in verminderter Quantität oder Qualität an der Effektorzelle zur Verfügung steht oder hier eine verminderte Wirkung hervorruft. Die mannigfaltigen Ursachen hierfür sind in Abb. 17.**8** aufgeführt. Von einer endokrinen **Hyperfunktion** spricht man, wenn der Hormoneffekt pathologisch gesteigert auftritt. Hyperfunktionen werden meist verursacht durch eine vermehrte Hormonproduktion in gutartigen Tumoren *(Adenomen)* und seltener in Karzinomen endokriner Drüsen. Eine Sonderform ist die Überfunktion der Schilddrüse, die durch stimulierende Autoantikörper hervorgerufen wird (S. 477).

In der Klinik können Überfunktionen und auch Unterfunktionen bestimmter Hormonsysteme schwere Krankheiten hervorrufen. So sind sowohl die Unterfunktion (Morbus Addison) der Nebennierenrinde als auch deren erhebliche Überfunktion (Cushing-Syndrom) lebensbedrohliche Erkrankungen. Fehlende Hormone bei einer Hypofunktion können heute durch synthetische Präparate ersetzt werden; diese erlauben die erfolgreiche **Substitutionstherapie** wie die Injektion von Insulin beim Diabetes mellitus.

Andere endokrine Störungen haben ihre Ursache in einer **pathologischen Regulation** ihrer Sekretion. So kommt es beim Fehlen der typischen pulsatilen Sekretion des hypothalamischen Releasing-Hormons GnRH, das die Gonadotropine LH und FSH stimuliert, nicht zu einer Ovulation, obwohl die Hormonspiegel „normal hoch" erscheinen. Diese Fehlfunktion kann durch Injektion von GnRH mit einer dem endogenen Rhythmus folgenden Pumpe behoben werden. Ein Defekt in der Feedback-Hemmung der ACTH-Sekretion durch Cortisol ist eine der Ursachen der pathologisch vermehrten Sekretion dieses

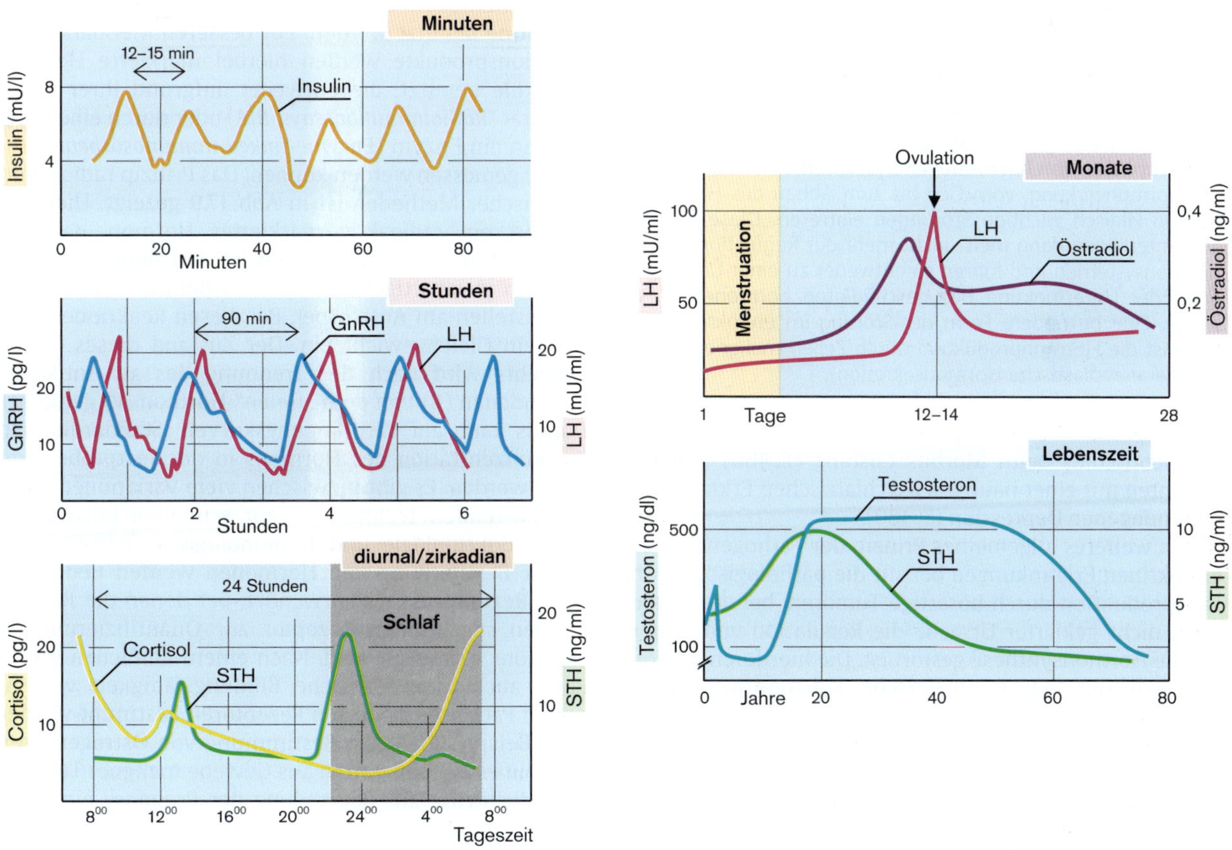

Abb. 17.**7** **Sekretionsdynamik in Hormonsystemen.** Viele Hormone werden in für sie typischen Rhythmen sezerniert, die als „Frequenzmodulation" ein wichtiges Regelprinzip für Hormone darstellen. Die zeitlichen Dimensionen dieser Rhythmen erstrecken sich von einigen Minuten wie beim Insulin bis zu solchen, die Lebensabschnitte bestimmen, wie bei den Sexualsteroiden. (Alle Ordinaten sind Plasmakonzentrationen.)

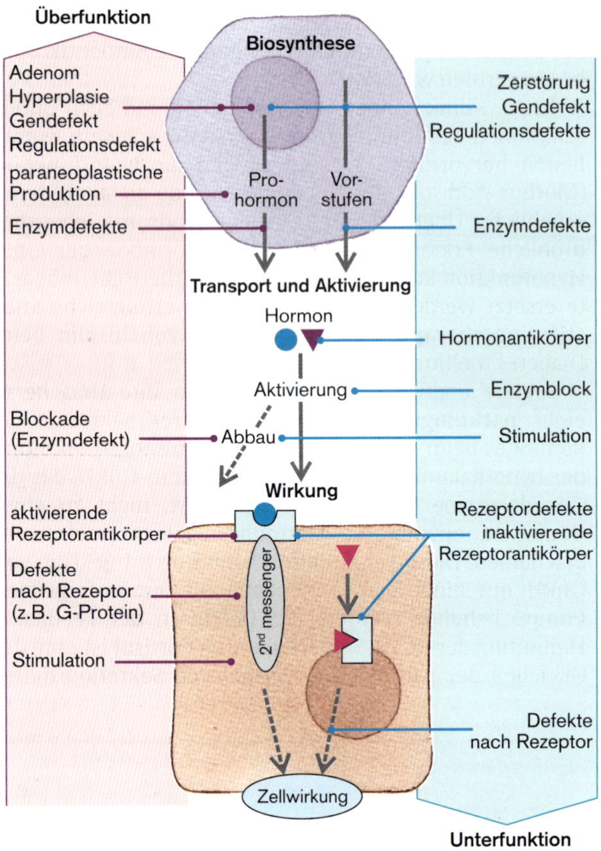

Abb. 17.**8** **Pathogeneseprinzipien bei Überfunktion und Unterfunktion von hormonellen Systemen.** Auf allen Ebenen der Hormonwirkung, vom Gen bis zum Abbau des Hormons, können klinisch wichtige Störungen eintreten. Diese Störungen unterliegen dann meist nicht mehr der Regulation in den Hormonsystemen und führen so entweder zu einer Überfunktion oder Unterfunktion des geschädigten hormonellen Systems. Eine besondere Form der Störung im endokrinen System ist die Hormonproduktion durch Zellen maligner Tumoren (paraneoplastische Hormonsekretion).

Glucocorticoids beim Morbus Cushing (S. 466) und bei Patienten mit einer häufigen psychiatrischen Erkrankung, der endogenen Depression (S. 460).

Ein weiteres allgemeines Prinzip der Pathogenese von endokrinen Erkrankungen betrifft die pathologische Hormonproduktion durch bösartige Tumoren, bei denen aus noch nicht geklärter Ursache die Regulation von Genen für die Hormonsynthese gestört ist. Die hierdurch hervorgerufene sog. **paraneoplastische Hormonproduktion** tritt besonders häufig bei kleinzelligen Bronchialkarzinomen und bei Karzinomen der Bauchspeicheldrüse auf.

Wie werden Hormone gemessen?

Für die physiologische Forschung, für die klinische Diagnostik und für die Beurteilung des Therapieverlaufs bei vielen Krankheiten ist es notwendig, die Plasmahormonkonzentrationen exakt zu bestimmen. Rein **chemische Methoden** haben sich dabei wegen der sehr geringen Hormonkonzentrationen (S. 442) nicht bewährt. Jedoch werden mit neueren Technologien wie der Hochleistungs-Flüssigkeitschromatographie und anschließender Detektion über UV-Adsorption, über Fluorimetrie nach Derivatisierung oder über elektrochemische Detektion zunehmend auch solche Methoden für Hormonbestimmungen im Plasma verwendet werden können (z. B. Catecholamine und Steroide).

Die ersten Hormonbestimmungen beruhten auf dem Nachweis ihrer biologischen Wirkung. Für die daraus entwickelten **Bioassays** wurden bei *In-vivo-Methoden* Versuchstiere benutzt, bei denen die Drüse für jenes Hormon, dessen Aktivität im menschlichen Plasma bestimmt werden sollte, entfernt werden mußte. So kann z. B. die Aktivität von Gonadotropinen, etwa im Urin von Schwangeren, durch das Wachstum von Sexualorganen bei hypophysektomierten Mäusen bestimmt werden. Für die biologische Testung können auch sehr sensible *In-vitro-Modelle* verwendet werden, bei denen die zu untersuchende Probe zum Medium von Zellkulturen entsprechender Effektorzellen gegeben wird. Der hierdurch hervorgerufene biologische Effekt auf die Zellkultur gilt als Maß für die Hormonaktivität. So wird z. B. die Produktion von Corticosteron durch Nebennierenrindenzellen der Ratte als Parameter der ACTH-Aktivität in einer Probe verwendet.

Große Bedeutung haben sehr empfindliche und spezifische Methoden erlangt, bei denen **Antikörper gegen Hormone** benutzt werden. Zur besseren Meßbarkeit der Reaktionsprodukte werden hierbei markierte Hormonmoleküle benutzt, die entweder aufgrund ihrer Radioaktivität *(Radioimmunoassays, RIA)* oder durch eine Kopplung an ein Enzym *(Enzyme-linked immunosorbent assay, ELISA)* gemessen werden können. Das Prinzip radioimmunologischer Methoden ist in Abb. 17.**9** gezeigt. Hier konkurriert ein radioaktiv markiertes Hormon, das dem Assaysystem zugesetzt worden ist, mit dem zu bestimmenden gleichartigen Hormon aus dem Plasma um Bindungsstellen am Antikörper. Bei diesen Reaktionen stellt sich ein Gleichgewicht ein. Der Zustand dieses Gleichgewichts wird nach der Trennung des an Antikörper gebundenen (B) von dem „freien" Hormon (F) gemessen. Daraus kann auf Verdrängungskurven (Standardkurven) die Konzentration des Hormons in der Testprobe abgelesen werden. Es gibt inzwischen viele Variationen dieser grundlegenden Technik, die zur schnellen Entwicklung der Endokrinologie und Immunologie beigetragen hat.

Zur Bestimmung von Hormonen werden neuerdings auch **Rezeptorassays** verwendet, bei denen die Bindung an den spezifischen Rezeptor zur Quantifizierung des Hormons gemessen wird. Nach einem ähnlichen Prinzip kann auch die spezifische Bindungsfähigkeit von aus einem Patienten isolierten Rezeptoren bestimmt werden. Zum Beispiel dient die Bestimmung von Östrogenrezeptoren in einer Präparation aus Gewebe maligner Tumoren der Brustdrüse zur Beurteilung der Prognose einer entsprechenden Hormontherapie.

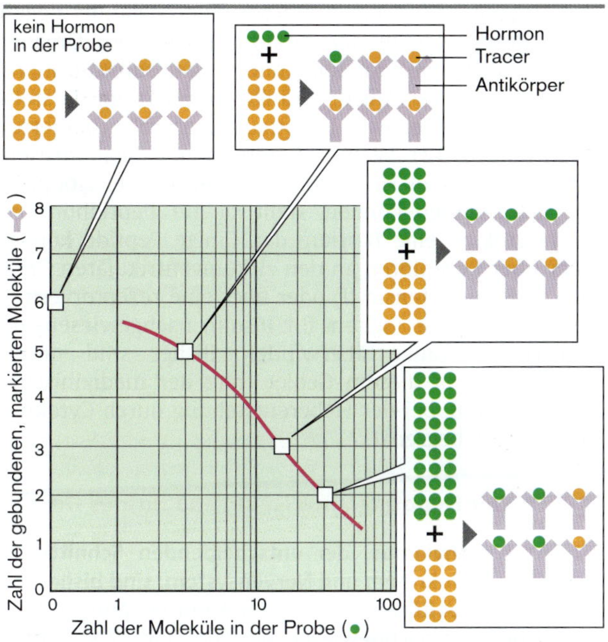

Abb. 17.**9** **Prinzipien einer radioimmunologischen Hormonmessung (RIA).** Auf der rechten Seite sind die Reaktionspartner „Antikörper“ und markiertes Hormon (Tracer) in ihrem jeweiligen Bindungsverhältnis dargestellt. Durch Zugabe von definierten Mengen von nichtmarkiertem Hormon wird der Anteil des am Antikörper gebundenen Tracers konzentrationsabhängig vermindert (Verdrängungskurve oder Standardkurve). Die Hormonkonzentration in einer Probe, z. B. Blutplasma, verändert das Bindungsverhältnis in einem RIA in gleichem Maße wie das Standardhormon und kann so von der Standardkurve „abgelesen“ werden.

17.2 Neuroendokrinologie: Hypothalamus- und Hypophysenhormone integrieren das endokrine System und das ZNS

» Gegenstand der Neuroendokrinologie ist die Interaktion zwischen dem hormonalen und dem nervalen System bei der Kontrolle wichtiger physiologischer Funktionen, z. B. dem Erhalt des inneren Milieus. Drei komplexe Vorgänge sind daran beteiligt:
- **die neuronale Kontrolle der endokrinen Sekretion,**
- **die Effekte von Hormonen auf spezifische Funktionskreise im ZNS,**
- **die Interaktion des endokrinen und des Nervensystems bei der Steuerung komplexer Vorgänge wie der Nahrungsaufnahme und dem Trinkverhalten, aber auch höherer Hirnfunktionen wie der Aufmerksamkeit u. a. «**

Wegen dieser engen Verknüpfung des endokrinen Systems mit dem Nervensystem kommt der **funktionellen Einheit Hypothalamus – Hypophyse** eine besondere Bedeutung zu. Sämtliche hypothalamischen hormonproduzierenden Neurone stehen nicht nur unter der *Feedback-Kontrolle* der entsprechenden Hormon-Achsen, sondern sie werden auch durch vielfältige *Einflüsse des ZNS* reguliert. Dies wird besonders sichtbar bei der zentral gesteuerten Regulation der Hormonsekretion in endogenen Rhythmen und beim Einfluß von starken emotionalen Belastungen auf die Hormonsekretion. (Dieses für die neurobiologische Forschung und Klinik wichtige Phänomen ist plastisch als „a window on brain function“ bezeichnet worden.)

Auf der anderen Seite beeinflussen die Neuropeptide des Hypothalamus nicht nur die Sekretion der Hypophyse, sondern sie haben auch wichtige **Einflüsse auf ZNS-Prozesse** (z. B. Temperaturregulation und zentrale Kontrolle des sympathischen Nervensystems). Außerdem werden sie auch in Neuronen extrahypothalamischer Regionen synthetisiert. So ist das Gehirn nicht nur ein wichtiger Syntheseort für Hormone (das Gehirn als „endokrine Drüse“), sondern auch ein **Zielorgan** für Hormone aus dem Hypothalamus und auch aus der Zirkulation. Mit der zunehmenden Kenntnis von ZNS-Effekten, die durch zirkulierende Hormone und andere Signalsubstanzen hervorgerufen werden, ist es angebracht, in Analogie zum Nervensystem die Definition von **humoralen Afferenzen** und **Efferenzen** einzuführen. In diesem Kontext sind die Hormone des Hypothalamus humorale Efferenzen und die zirkulierenden Hormone humorale Afferenzen. Solche humoralen Afferenzen, insbesondere der Steroidhormone und der Schilddrüsenhormone, entfalten wichtige Effekte bei der Differenzierung und Entwicklung des Gehirns und bei sehr vielen anderen ZNS-Funktionen (z. B. Beeinflussung der Empfindlichkeit für viele sensorische Reize, Regulation vieler Verhaltensmuster, Beeinflussung so komplexer Vorgänge wie Aufmerksamkeit, Lernen, Gedächtnis, Schlaf und Altern).

Funktionelle Organisation: humorale und nervale Signale

Die **topographische Lage des Hypothalamus** prädestiniert dieses Gebiet als Schaltstelle verschiedener humoraler und nervaler Funktionskreise (Abb. 17.**10**). Der Hypothalamus ist ein nur kleiner ventraler Teil des Dienzephalons, in der Nähe des dritten Ventrikels. In seiner medialen, ventrikelnahen Region enthält er mehrere Kerngebiete, in deren Neuronen Peptidhormone synthetisiert werden, die die Funktion der Adenohypophyse steuern. Es wird daher auch als **hypophyseotropes Areal** bezeichnet. Die Axone projizieren zur Eminentia mediana an der rostralen Seite des Hypophysenstiels und geben hier ihr Neurosekret in das **hypophysäre Portalkreislaufsystem** ab. Durch dieses spezielle Blutgefäßsystem werden auf einem kurzen (schnellen) Weg die Neurosekrete der rostralen Hypothalamuskerne zu den Zellen der Adenohypophyse transportiert. Das Portalgefäßsystem beginnt im Bereich der medianen Eminenz als primärer Kapillarplexus, der in kurze sinusoide Portalgefäße mündet. Diese ziehen durch den Hypophysenstiel und enden schließlich als Kapillaren, die die Hypophysenzellen umgeben.

Die neurosekretorischen Neurone aus dem **magnozellulären,** rostralen Bereich ziehen größtenteils über die Eminenti mediana hinweg und enden in der **Neurohypophyse.** Ihre neurosekretorischen Produkte, Adiuretin und Oxytocin, werden hier in den Körperkreislauf abgegeben. (Ein kleinerer Teil der Axone endet an der Eminentia mediana, um hier Adiuretin auch in den Portalkreislauf abzugeben.)

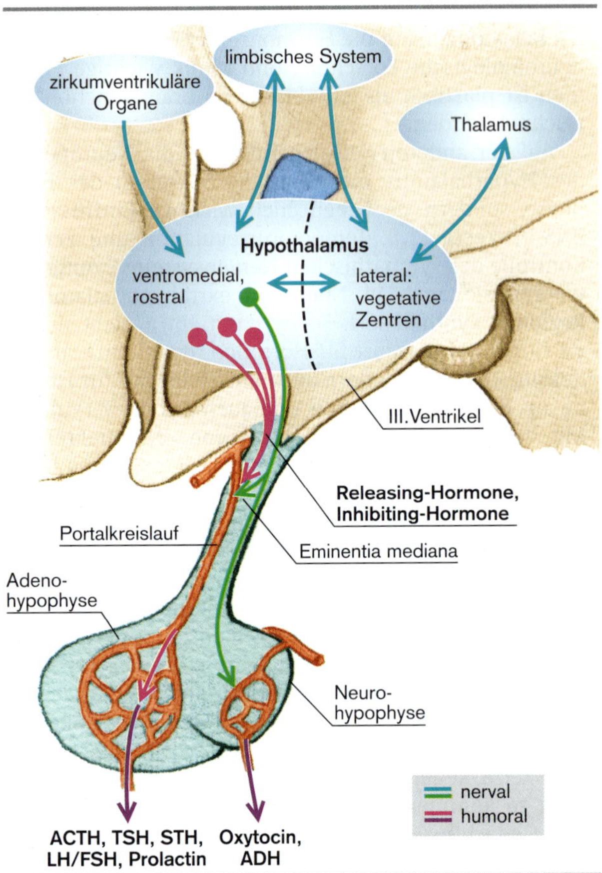

Abb. 17.**10** **Hypothalamohypophysäres System.** Die Hormone des hypophyseotropen Hypothalamus werden an der Eminentia mediana sezerniert (rote Pfeile) und über das hypophysäre Portalgefäßsystem zur Adenohypophyse transportiert. In der Neurohypophyse enden hypothalamische Neurone, die hier ADH und Oxytocin ins Blut sezernieren (grüne Pfeile; an der Eminentia mediana wird ADH auch ins Portalgefäßsystem abgegeben). Die Verbindungen des Hypothalamus mit anderen Teilen des ZNS sind durch blaue Pfeile angedeutet.

Neben der neurosekretorischen Funktion haben die gleichen Neurone und solche aus anderen hypothalamischen Kerngebieten enge nervale Verbindungen zu wichtigen Zentren des vegetativen Nervensystems im lateralen Hypothalamus, zum limbischen System, zum Thalamus und anderen Hirngebieten.

Einige hypophysäre Hormone können über einen **retrograden** Blutfluß zum Hypothalamus transportiert werden und dienen so wahrscheinlich der Regelung von hypophysiotropen Faktoren in der „kurzen" Rückkopplungsschleife (Abb. 17.**6**).

Der Hypothalamus liegt in enger topographischer Beziehung zu den (weniger als 1‰ der gesamten Kapillaroberfläche ausmachenden) Anteilen des Hirngefäßsystems, bei denen die Blut-Hirn-Schranke nicht ausgebildet ist: **zirkumventrikuläre Organe** (Abb. 17.**11**). Die Strukturen Eminentia mediana, Organum vasculosum laminae terminalis (OVLT) und das Subfornikalorgan sowie die Neurohypophyse sind solche zirkumventrikulären Organe, die in der Nähe des Hypothalamus liegen. Über Rezeptoren in den zirkumventrikulären Organen können auch Hormone und andere Signalsubstanzen, für die sonst die Blut-Hirn-Schranke eine Barriere darstellt, als *humorale Afferenzen* hypothalamische Neurone erreichen (Abb. 17.**12**). Während Steroid- und Schilddrüsenhormone die Blut-Hirn-Schranke (wegen ihrer Lipophilität) überwinden können, stellt sie für Peptidhormone und Cytokine eine Barriere dar. Einige Peptide können aber über Rezeptoren an den zirkumventrikulären Organen (z. B. Angiotensin II) oder über eine rezeptorvermittelte Transzytose (selten, für Insulin nachgewiesen) die Blut-Hirn-Schranke überwinden. Bisher sind unsere Kenntnisse auf diesem Gebiet trotz der medizinischen Relevanz (z. B. bei der Fieberentstehung durch Cytokine) noch relativ begrenzt.

Der Hypothalamus ist ein endokrines Organ

›› Im Hypothalamus, der entscheidenden Schnittstelle zwischen endokrinem und Nervensystem, sind bisher fast alle auch in der Körperperipherie bekannten Neuropeptide und Hormone nachgewiesen worden (Tab. 17.5). Sieben davon steuern wichtige Funktionen im endokrinen System und haben darüber hinaus vielfältige Einflüsse auf Funktionen im ZNS. Funktionell können die Neuropeptide des Hypothalamus in drei Gruppen eingeteilt werden:

1. **Oxytocin und Adiuretin werden in Neuronen der magnozellulären Hypothalamuskerne synthetisiert, zu ihren Axonterminalen in der Neurohypophyse transportiert und hier als Neurosekrete in den Körperkreislauf abgegeben. Adiuretin steuert die Wasserrückresorption in der Niere, wirkt vasokonstriktorisch und setzt (in der Adenohypophyse) ACTH frei. Oxytocin verstärkt beim Geburtsvorgang die Kontraktion des Uterus und fördert die Ejektion der Milch.**
2. **Spezifische hypophyseotrope Peptide regeln Synthese und Freisetzung der adenohypophysären Hormone. Sie werden im Bereich der Eminentia mediana in den hypophysären Portalkreislauf sezerniert. Releasing-Hormone (CRH, TRH, GnRH, Somatoliberin) stimulieren die Synthese und Freisetzung von Hypophysenhormonen, die Inhibiting-Hormone (Somatostatin, Dopamin = PIH) hemmen deren Sekretion.**
3. **Weitere Neuropeptide hypothalamischer Neurone und einige Neurotransmitter beeinflussen entweder zusammen mit den unter 1. und 2. genannten als hypophyseotrope Faktoren die Funktion der Adenohypophyse, oder sie dienen als peptiderge Transmitter- oder Modulatorsubstanzen der Kommunikation zwischen dem endokrinen Hypothalamus und anderen Bereichen des Gehirns. ‹‹**

Die Hormone der Neurohypophyse: Adiuretin (ADH, Vasopressin) und Oxytocin

Die Neurohypophyse ist eine Erweiterung des ventralen Hypothalamus und bildet den Hinterlappen der Hirnanhangdrüse, während die Adenohypophyse deren Vorderlappen darstellt (Abb. 17.**10**). Die Neurohypophyse wird aus marklosen Nervenfasern und deren neurosekretorischen Terminalen gebildet (Abb. 17.**13**). Die Zellkörper

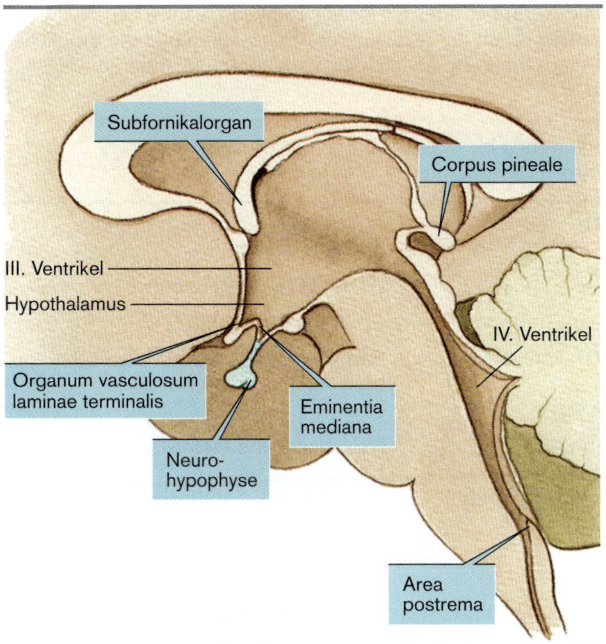

Abb. 17.**11** **Topographie der zirkumventrikulären Organe (CVO).** Die zirkumventrikulären Organe liegen außerhalb der Blut-Hirn-Schranke, so daß z. B. Peptidhormone hier als humorale Afferenzen wirken können.

dieser Neurone liegen im vorderen Hypothalamus in den magnozellulären Kernen *Nucleus paraventricularis* und *Nucleus supraopticus.* So ist die Neurohypophyse eine spezialisierte neurosekretorische Einheit hypothalamischer Neurone, deren Hormone in den Körperkreislauf abgegeben werden. Ihre Hormone Adiuretin und Oxytocin werden daher auch als **neurohypophysäre Hormone** bezeichnet.

Biosynthese und Sekretion. Adiuretin und Oxytocin werden in Neuronen des Nucleus paraventricularis und des Nucleus supraopticus synthetisiert. (Sie können auch in der Körperperipherie, nämlich im Nebennierenmark, in den Ovarien und Testes synthetisiert werden.) Beide Peptidhormone bestehen aus 9 Aminosäuren (Nonapeptide) in einer deutlichen Sequenzhomologie; sie haben sich in der Evolution der Vertebratenhormone aus einer gemeinsamen Vorstufe, dem *Vasotocin,* entwickelt. Die Biosynthese beider Hormone ist inzwischen aufgeklärt, die Gene für die Prohormone sind bekannt und für beide Hormone sehr ähnlich (Abb. 17.**14**). Nach der Signalsequenz folgen jeweils das Nonapeptidhormon und ein größeres Peptid, das Neurophysin genannt wird. **Neurophysin I** wird zusammen mit Oxytocin, **Neurophysin II** zusammen mit Adiuretin synthetisiert. Das Adiuretin-Prohormon enthält zusätzlich ein Glykoprotein, das jedoch dem Oxytocinvorläufer fehlt. Ob die Neurophysine und das Glykoprotein eine eigene biologische Bedeutung haben, ist nicht bekannt. Die Sekretion von Adiuretin und Oxytocin durch Exozytose des Granuluminhalts wird über weitergeleitete *Aktionspotentiale vom Hypothalamus* gesteuert.

Die **Wirkungen von Adiuretin** sind vielfältig, sowohl in seiner Funktion als peripheres Hormon als auch als Neurotransmitter/Modulator im ZNS (Abb. 17.**15**).

- Die physiologisch wichtigste Funktion von Adiuretin ist die Regulation der Rückresorption von Wasser am Sammelrohr der Niere; es ist das **antidiuretische Hormon** des Körpers und wird daher in den Kapiteln 12 und 13 näher beschrieben.
- Adiuretin hat neben seiner antidiuretischen Funktion an der Niere in höherer Konzentration auch eine deutliche *vasokonstriktorische Aktivität* und wird daher auch als **„Vasopressin" (AVP = Arginin-Vasopressin)** bezeichnet. Diese Wirkung ist bisher nur als pathophysiologisch bedeutsamer Effekt (hoher Blutverlust) angesehen worden, da nur mit einer vielfach höheren Konzentration als beim antidiuretischen Effekt ein systemischer Blutdruckanstieg erreicht werden konnte. Neuere Untersuchungen zeigen jedoch, daß Vasopressin auch physiologischerweise die lokale Gewebedurchblutung in verschiedenen Körperregionen beeinflußt.

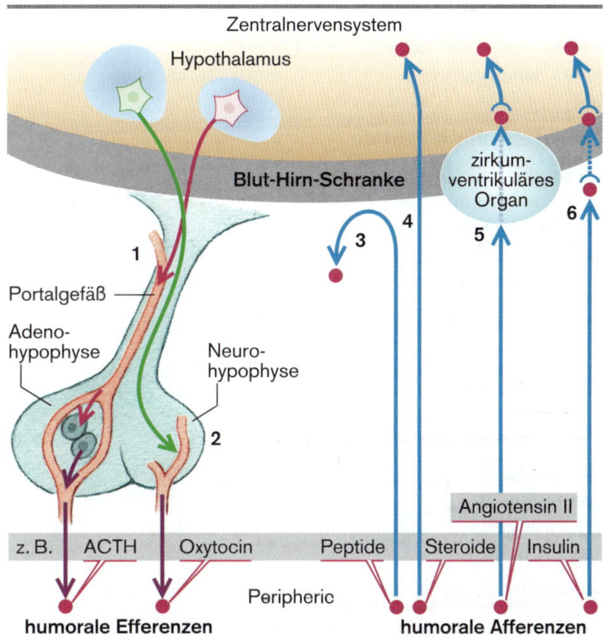

Abb. 17.**12** **Humorale Verbindungen des ZNS mit der Körperperipherie.** Auf der linken Seite sind die humoralen Efferenzen dargestellt (s. a. Abb. 17.10). **1** Sekretion der hypophyseotropen Hormone in den Portalkreislauf, wodurch die adenohypophysären Hormone freigesetzt werden. **2** Direkte Neurosekretion der neurohypophysären Hormone in die Zirkulation. Auf der rechten Seite sind die verschiedenen Möglichkeiten der Interaktion der humoralen Afferenzen mit der Blut-Hirn-Schranke dargestellt. **3** Blut-Hirn-Schranke als Barriere für hydrophile Substanzen (z. B. Peptidhormone und Cytokine); **4** Diffusion durch die Blut-Hirn-Schranke von lipophilen Substanzen (z. B. Steroide und Schilddrüsenhormone); **5** Interaktion von Peptiden mit ZNS-Rezeptoren in den zirkumventrikulären Organen (z. B. Angiotensin II); **6** Substanzen, die über eine rezeptorvermittelte Transzytose die Blut-Hirn-Schranke überwinden (z. B. Insulin).

Tabelle 17.5 **Hypothalamische Neuropeptide.** Aufgelistet sind alle Neuropeptide, die bisher in hypothalamischen Neuronen nachgewiesen worden sind. Neben der biochemischen Charakterisierung durch die Anzahl ihrer Aminosäuren und die möglichen Modifikationen an den amino- und carboxyterminalen Enden der Aminosäurekette ist auch ihr Vorkommen in anderen Geweben und Zellen sowie eine Auswahl ihrer Funktionen aufgeführt

Bezeichnung	Biochemische Charakterisierung	Vorkommen in anderen Geweben	Funktionen (Auswahl)
CRH – Corticoliberin	42 AS, NH_2	MDT	ACTH-Freisetzung, Aktivierung des Sympathikus
GnRH – Gonadoliberin	10 AS, pGlu	Ovar	LH- und FSH-Freisetzung
GHRH – Somatoliberin	44 AS, NH_2	einige Tumoren	GH-Freisetzung
Somatostatin	14 AS 12 AS } S-S 28 AS	MDT, Pankreas	Hemmung von GH und vieler cAMP-vermittelter Effekte
TRH – Thyreoliberin	3 AS, pGlu	Retina	Freisetzung von TSH
AVP/ADH – Arginin-Vasopressin/antidiuretisches Hormon	9 AS, S-S, NH_2	Ovar, Gefäßsystem	Antidiurese, Gefäßmuskelkontraktion, ACTH-Freisetzung
OX – Oxytocin		Ovar	Uteruskontraktion, Milchejektion
CCK 8 – Cholecystokinin-Octapeptid	8 AS, NH_2	MDT	Eßverhalten s. MDT
NT – Neurotensin	13 AS, pGlu	MDT	Nahrungsaufnahme
CGRP – Calcitonin gene-related peptide	37 AS	MDT	Kontraktion glatter Muskulatur
NPY – Neuropeptid Y	36 AS, NH_2	MDT	Mitfreisetzung mit Noradrenalin im sympathischen NS
Proenkephalin-A-Peptide			
Methionin-Enkephalin Met-Enk-Heptapeptid Met-Enk-Octapeptid	5 AS 7 AS 8 AS	NNR, MDT	endogene Schmerzhemmung, Hemmung der Kontraktion glatter Muskulatur
Proenkephalin-B-Peptide			
Leucin-Enkephalin Dynorphin 8 Dynorphin 17 α-Neoendorphin β-Neoendorphin	5 AS 8 AS 17 AS 10 AS 9 AS	(MDT)	Katalepsie, spinale Analgesie
Protachykinin-Peptide			
SP – Substanz P Neurokinin A Neuropeptid K Neuropeptid γ	11 AS, NH_2 7 – 10 AS, NH_2 35 AS, NH_2 21 AS, NH_2	(MDT)	Transmitter sensorischer Afferenzen (Schmerz), Mediatorfreisetzung bei Entzündung
Neurokinin B (nur in Protachykinin II enthalten)	10 AS, NH_2	MDT	

AS = Aminosäure, NH_2 = carboxyterminale Amidierung, MDT = Magen-Darm-Trakt, pGlu = pyro-Glutamat am aminoterminalen Aminosäurenende, NNR = Nebennierenrinde.

- Adiuretin wird nicht nur aus den Terminalen in der Neurohypophyse sezerniert, sondern gelangt über Axon-Endigungen im Bereich der Eminentia mediana auch in den hypophysären Portalkreislauf. Über diesen Weg wirkt es zusammen mit CRH als ein wichtiges hypophyseotropes Hormon bei der *Regulierung der ACTH-Sekretion* mit (S. 460).
- Zusätzlich werden Adiuretin auch *ZNS-Funktionen* zugeschrieben, wie Beteiligung an der Temperaturregulation, am Trinkverhalten und an Gedächtnisprozessen.

Der **zelluläre Mechanismus** der Adiuretinwirkung hängt von seinen Rezeptortypen ab. Der V_2-Rezeptor der Niere ist mit dem cAMP-System gekoppelt, während die V_1-Rezeptoren hauptsächlich über das Phosphatidylinositolsystem wirken (S. 31 ff.).

Die unterschiedlichen Wirkungen von Adiuretin werden in der **Klinik** auch therapeutisch genutzt, da neuerdings synthetisch hergestellte *Analoga* zur Verfügung stehen, die eine hohe Spezifität für eine der Partialfunktionen des Hormons besitzen. Für die Wirkung beim Menschen sind die Amidierung der carboxyterminalen Aminosäure (-Gly-NH_2) und die Ringbildung über die

Schwefelbrücken der beiden Cysteinmoleküle essentiell. So gibt es ein hochpotentes antidiuretisches Präparat, das über den spezifischen Adiuretin-V_2-Rezeptor an der Niere wirkt. Es wird bei Patienten mit *Diabetes insipidus centralis* als erfolgreiche Substitutionstherapie eingesetzt. Solche Patienten haben einen Mangel an Adiuretin. Daher ist die renale Rückresorption von Wasser reduziert oder aufgehoben, so daß Urinmengen von 18–24 l pro Tag ausgeschieden werden (Kap. 12 u. 13). Für die Blutstillung und Vasokonstriktion in besonderen Gebieten (z. B. bei Ösophagusvarizenblutung) sind Adiuretinanaloga entwickelt worden, die am Adiuretinrezeptor V_1 angreifen und keine antidiuretische Partialwirkung mehr haben.

Wirkungen von Oxytocin. Oxytocin hat wichtige Funktionen beim Geburtsvorgang und beim Stillen (s. a. Kap. 18). Es ist auch ein lipolytisches Hormon und hat (parakrine) Effekte auf die Corpus-luteum-Funktion. Die Bedeutung von Oxytocin als Hormon beim Mann ist noch nicht bekannt.

Die Oxytocinsekretion wird während des Geburtsvorgangs durch nervale Afferenzen aus dem Uterus und der Vagina deutlich stimuliert. Durch Oxytocin kommt es in dieser Phase zu heftigen *Kontraktionen der Uterusmuskulatur*, die als „Wehen" bekannt sind. Schon während der Schwangerschaft werden die Oxytocinrezeptoren der Uterusmuskulatur zahlreicher, und durch Östrogeneinfluß wird das Membranpotential der glatten Muskelzellen gesenkt. Diese zellulären Veränderungen sind offenbar notwendig für das Entstehen der starken Uteruskontraktionen durch Oxytocin während der Geburt.

In der *Laktationsphase* führt der mechanische Saugreiz an der Mamille zu einem neurohumoralen Reflex, bei

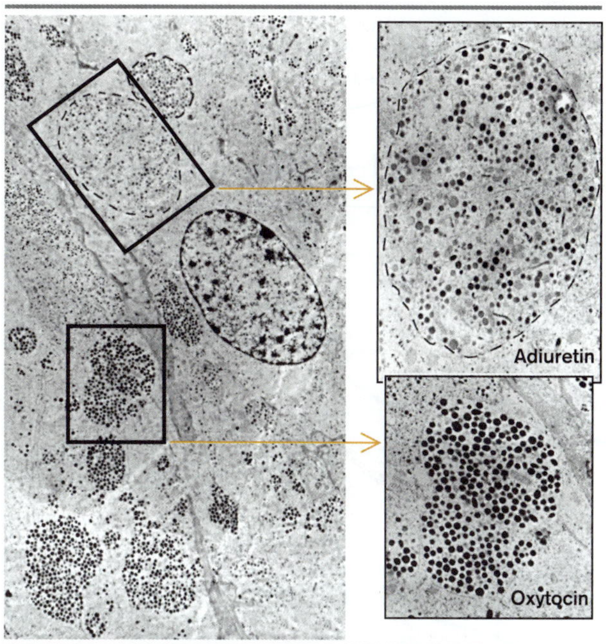

Abb. 17.13 **Adiuretin- und Oxytocinsekretgranula in der Neurohypophyse.** Die Identifikation der Hormone in den Granula erfolgte durch spezifische Antikörper mit der Technik der Immunzytochemie. Im elektronenmikroskopischen Bild sind die Terminalen der Adiuretin- (Vasopressin-) und Oxytocinneurone des magnozellulären Hypothalamus auch morphologisch zu differenzieren. (Neben den hier dargestellten hauptsächlichen Sekretionsprodukten enthalten die Terminalen auch noch andere regulative Peptide, wie z. B. Enkephaline und CCK.)

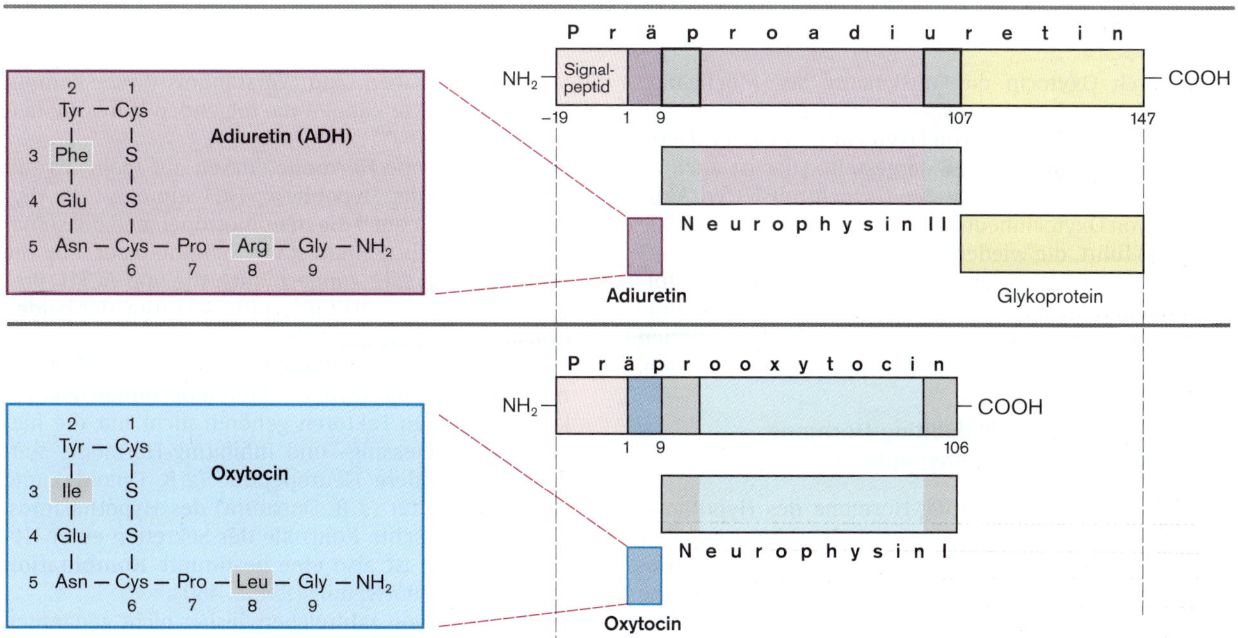

Abb. 17.14 **Struktur von Adiuretin und Oxytocin und ihrer Präprohormone.** Beide Hormone haben eine starke Strukturhomologie (nur 2 Aminosäuren sind unterschiedlich), und ihre Vorläufermoleküle sind ähnlich aufgebaut. Die aktive Hormonsequenz folgt, an der aminoterminalen Seite des Prohormons, unmittelbar nach dem Signalpeptid. Prooxytocin enthält im Unterschied zu Adiuretin kein Glykoprotein. Die strukturhomologen Anteile der Neurophysine sind grau gefärbt.

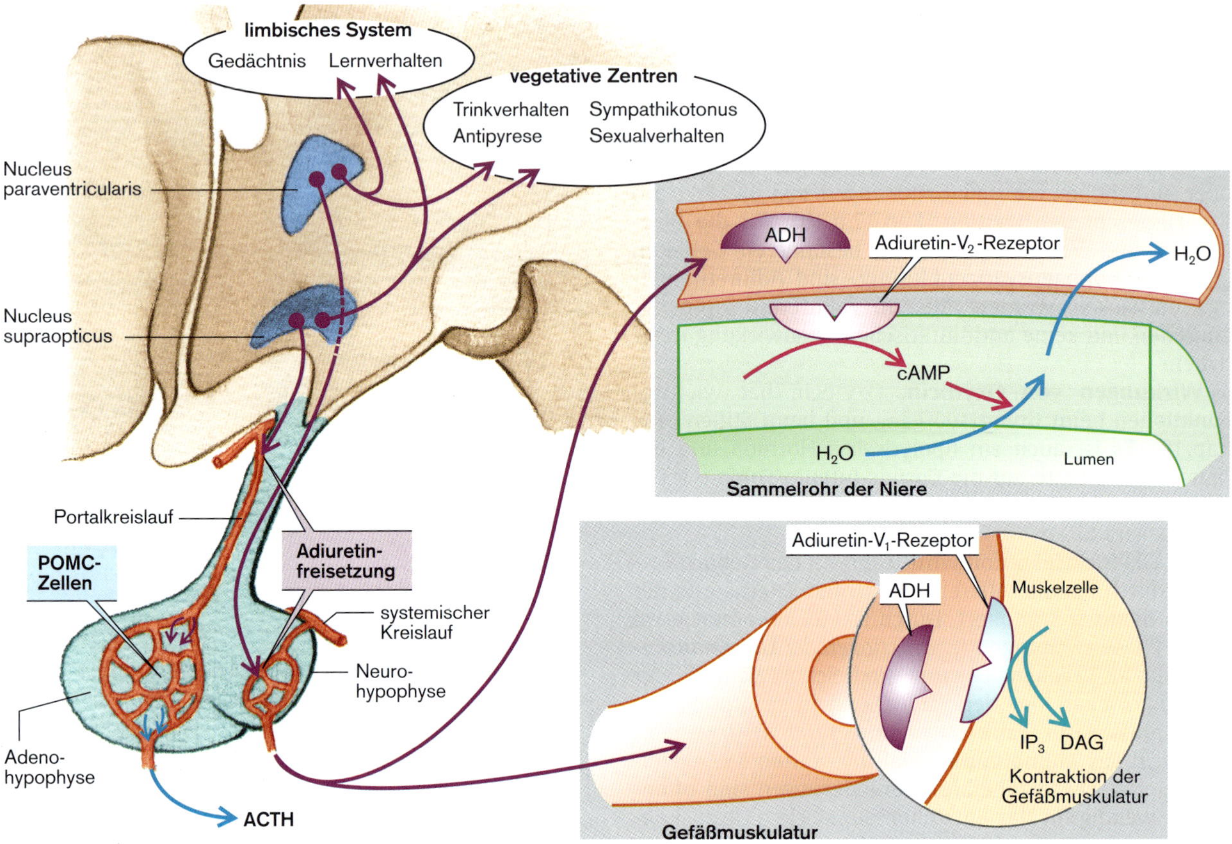

Abb. 17.**15** **Funktion von Adiuretin (Vasopressin).** Adiuretin wirkt als Neurotransmitter und Neuromodulator im ZNS, als hypophyseotropes Hormon für die POMC-Zelle an der Adenohypophyse und als neurosekretorisches Peptidhormon über den Blutweg am Sammelrohr der Niere (s. a. Abb. 13.12, S. 343) sowie an der Gefäßmuskulatur.

dem durch Oxytocin die Muskulatur der Milchgänge kontrahiert wird, was zur *Ejektion von Milch* führt. Die Regulation der Sekretion von Oxytocin und von Prolactin beim Stillen ist in Abb. 17.**16** dargestellt. Hier ist auch zu sehen, daß der Saugreiz zu einer synchronisierten Aktivierung von Oxytocinneuronen (70 – 80 Aktionspotentiale in 3 – 4 s) führt, die wiederum die Sekretion von (ca. 1 – 2 pmol) Oxytocin bewirken. Den Aktivierungsphasen folgen Ruheperioden, auch wenn der Reiz fortbesteht (Bursting). Auch ein konditionierter Reiz, wie das Schreien des Säuglings, kann eine Oxytocinsekretion auslösen.

Releasing- und Inhibiting-Hormone steuern die Adenohypophyse

Die Releasing- und Inhibiting-Hormone des Hypothalamus steuern die Biosynthese und Ausschüttung aller Hormone der Adenohypophyse und werden daher **hypophyseotrope Hormone** genannt. Aufgrund ihrer Wirkung auf die Sekretion eines bestimmten Hormons wurden auch ihre Bezeichnungen ausgewählt (Tab. 17.**5**). Beim Gebrauch dieser Terminologie sollte jedoch bedacht werden, daß nur eine *relative Spezifität* dieser Faktoren für bestimmte Hypophysenzellen besteht und daß sie darüber hinaus auch Wirkungen im ZNS und in anderen Organsystemen haben. Zum Verständnis dieser komplizierten Verhältnisse können die folgenden Hinweise beitragen:

- Hypophyseotrope Hormone wirken auf mehr als nur einen Zelltyp der Hypophyse: TRH stimuliert die thyreotropen, aber auch die mammotropen und die somatotropen Zellen. Somatostatin hemmt nicht nur die Sekretion von STH, sondern auch die von ACTH, Prolactin und TSH. GnRH fördert die Sekretion der beiden Gonadotropine LH und FSH.
- Daraus folgt, daß ein Hypophysenhormon auch durch mehrere hypophysiotrope Faktoren beeinflußt werden kann. Zu diesen Faktoren gehören nicht nur die hier genannten Releasing- und Inhibiting-Hormone, sondern auch andere Neuropeptide (z. B. Opioide) und Neurotransmitter (z. B. Dopamin) des Hypothalamus. Für die regelrechte Kontrolle der Sekretion einer Hypophysenzelle ist also eine bestimmte **Kombination von Faktoren** notwendig (S. 456, 460).
- Die Funktion von zahlreichen, bisher nicht genannten hypothalamischen Neuropeptiden (Tab. 17.**5**) ist nicht ausreichend bekannt. Einige von ihnen besitzen neben ihren ZNS-Effekten (s. u.) auch wichtige Funktionen bei der Regulierung der Adenohypophyse, sie sind also hypophyseotrope Faktoren. Hierzu zählen **Angioten-**

sin II, das vasoaktive intestinale Peptid **(VIP), Neurotensin,** Neuropeptid Y **(NPY), Substanz P, Opioide** und Cholecystokinin **(CCK).**
- Wahrscheinlich sind bisher einige wichtige Faktoren noch gar nicht entdeckt worden. So wird nach einem Releasing-Hormon gesucht, das spezifisch die FSH-Sekretion (und nicht die von LH) fördert. Auch wird zusätzlich zum Catecholamin Dopamin die Existenz eines Peptids mit prolactininhibierender Aktivität vermutet (S. 459).

Aus den geschilderten Verhältnissen erklärt sich auch die Unsicherheit in der Terminologie dieser Faktoren: Sie werden sowohl als Hormone als auch als Faktoren bezeichnet. So werden auch Namen verwendet wie „PRH" für Prolactin-Releasing-Hormone, obwohl hiermit nicht die Struktur eines Hormons, sondern das physiologische Prinzip der Stimulation der Freisetzung durch die Kombination mehrerer Faktoren gemeint ist.

Biosynthese, Sekretion und Wirkungen der einzelnen Releasing-Hormone werden ausführlich in den Abschnitten und Kapiteln besprochen, in denen die jeweiligen Hormon-Achsen vorkommen: CRH S. 461, TRH S. 470, Somatostatin und GHRH S. 456 und GnRH S. 488.

Hypothalamische Neuropeptide beeinflussen Verhaltensmuster

Im vorangehenden Abschnitt ist schon kurz erwähnt worden, daß die hypothalamischen Hormone ADH/Vasopressin und Oxytocin neben ihrer Hormonfunktion auch Effekte auf das ZNS ausüben. Eine ähnliche funktionelle Vielfalt gilt für die anderen hypothalamischen Peptide, die durch Projektionen in bestimmte ZNS-Gebiete ihre zentralen Wirkungen entfalten. Außerdem werden viele Neuropeptide, auch die Releasing- und Inhibiting-Hormone, in Neuronen extrahypothalamischer Regionen des ZNS synthetisiert. Unsere Kenntnisse über die Beeinflussung von ZNS-Funktionen durch hypothalamische Peptide sind noch nicht sehr umfangreich. Wir müssen jedoch annehmen, daß sie – wie im folgenden gezeigt – an sehr vielen Prozessen beteiligt sind, so bei der Steuerung des vegetativen Nervensystems und des spezifischen Verhaltens im Rahmen homöostatischer Reaktionen, aber auch bei assoziativen ZNS-Funktionen wie Lernen, Gedächtnis und Aufmerksamkeit.

Eine wichtige Rolle spielt CRH bei der **Aktivierung des sympathischen Nervensystems.** So wird bei besonderen Belastungen (Streß) über CRH die Ausschüttung von Catecholaminen aus dem Nebennierenmark stimuliert. Auch an der zentralen Regulation des Blutdrucks sind hypothalamische Peptide wie NPY, VIP, CGRP, Opioide und andere beteiligt.

Die **Verhaltensprozesse bei homöostatischen Reaktionen** werden von vielen Neuropeptiden beeinflußt, möglicherweise gibt es dafür jeweils spezifische Muster. Hierbei ist bemerkenswert, daß Neuropeptide häufig die Steuerung solcher Prozesse im ZNS beeinflussen, die sie in der Peripherie als Hormone mitregulieren. So wird das Trinkverhalten im ZNS durch Angiotensin II und Adiuretin gesteuert; das Appetitverhalten scheint beeinflußt zu werden von CCK, Bombesin, Opioiden und Substanz P.

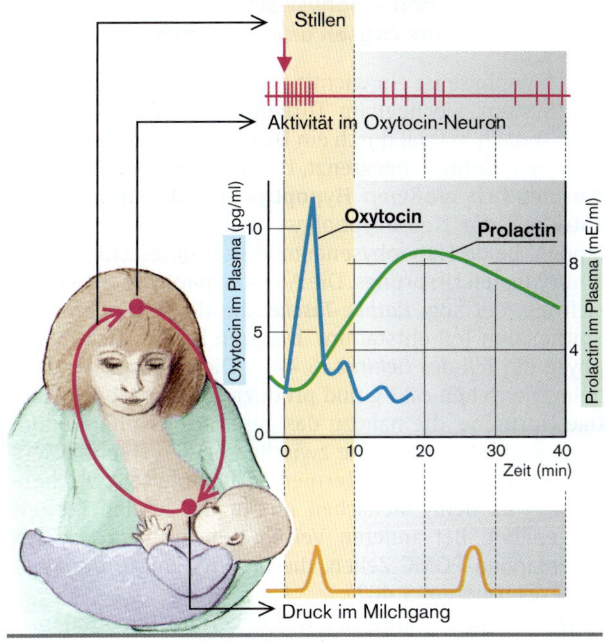

Abb. 17.**16** **Sekretion von Oxytocin und Prolactin beim Stillen.** Nervale Afferenzen aus der Mamille führen zur Impulssteigerung in den Oxytocinneuronen, durch die die Ausschüttung von Oxytocin in das Blut bewirkt wird. Oxytocin löst schließlich die Kontraktion der Muskulatur in den Milchgängen aus, was zur Ejektion der Milch führt. (Diese Vorgänge können auch konditioniert werden und schon vor dem eigentlichen Stillen, etwa durch Schreien des Säuglings, ausgelöst werden.) Über die gleichen nervalen Afferenzen wird auch die Sekretion von Prolactin stimuliert (s. Abb. 17.23).

Einige Aspekte des Sexualverhaltens stehen unter dem Einfluß der Sexualsteroide und von GnRH im ZNS. Beim Menschen ist die Bedeutung von Hormonen für das Sexualverhalten nicht so klar, es ist jedoch von einer normalen Hormonsekretion abhängig. Am meisten ist bisher bekannt über die analgetische Wirkung der endogenen Opioide, die auch mit ihren drei Precursor-Systemen (POMC, Proenkephalin A und B) in hypothalamischen Neuronen synthetisiert werden (Kap. 21). Die Opioide haben neben der analgetischen Wirkung multiple Effekte auch auf andere ZNS-Prozesse und die Regulation des vegetativen Nervensystems.

Die komplexen Prozesse **Aufmerksamkeit, Lernen und Gedächtnis** sollen neben anderen von Adiuretin und Oxytocin sowie von Peptiden, die in POMC enthalten sind, beeinflußt werden. Es wurde insbesondere über gedächtniskonsolidierende Effekte von Adiuretin und über Verbesserungen des Lernverhaltens durch die Gabe von ACTH und ähnlichen Peptiden (ACTH 4–9) berichtet.

Die Adenohypophyse steuert endokrine Drüsen und das Wachstum

Die Hypophyse ist ein wichtiges Steuerorgan im endokrinen System. Sie liegt im Türkensattel der Schädelbasis und ist nach kranial durch ein Diaphragma cerebri gegenüber dem Gehirn abgegrenzt. Die Adenohypophyse bildet den deutlich größeren **Hypophysenvorderlappen** (Pars anterior), die Neurohypophyse den Hypophysenhinterlappen. Beide Hypophysenanteile sind unterschiedlichen embryonalen Ursprungs. Die Adenohypophyse entwickelt sich aus der sog. *Rathke-Tasche*, die dem ektodermalen epithelialen Teil entstammt. Dagegen ist die Neurohypophyse ein *Teil des Gehirns* (S. 448). Die Hypophyse wiegt beim Menschen ca. 1 g und produziert sechs lebenswichtige Hormone, die nahezu das gesamte periphere endokrine System steuern. Die zwischen beiden Hypophysenanteilen liegende Pars intermedia (Hypophysenzwischenlappen) ist beim Menschen nur in der fetalen Periode ausgebildet. Bei anderen Vertebraten enthält der Zwischenlappen POMC-Zellen, die als ihr Hauptprodukt α-MSH sezernieren (S. 462).

Die klinisch wichtigsten Störungen im hypothalamo-hypophysären Bereich werden durch **Tumoren** der Adenohypophyse hervorgerufen. Einige Tumoren produzieren auch Hormone (STH, ACTH, Prolactin) und führen zu Krankheiten, bei denen die Hormoneffekte pathologisch verstärkt sind und so eine eindrucksvolle Symptomatik der Hormonwirkungen zeigen (z. B. Akromegalie, Morbus Cushing, Prolaktinom).

Die adenohypophysären Hormone werden für jedes Hormon in spezifischen Zellen synthetisiert. Sie können aufgrund ihrer chemischen Struktur eingeteilt werden in **Peptidhormone** und **Glykoproteinhormone.** Die Peptidhormone ACTH, STH und Prolactin bestehen aus Aminosäurenketten unterschiedlicher Länge; ihre Biosynthese wird in den folgenden Abschnitten dargestellt. TSH, FSH und LH sind Glykoproteine, die jeweils aus zwei Untereinheiten, einer α- und einer β-Kette, bestehen. Die α-Ketten der drei Hormone sind strukturhomolog, die β-Ketten sind für jedes Hormon spezifisch. Die Besonderheiten ihrer Biosynthese werden im Abschnitt über TSH (S. 470) beschrieben.

Nach funktionellen Gesichtspunkten werden die adenohypophysären Hormone auch als *glandotrope* und *nichtglandotrope* charakterisiert. Die **glandotropen Hormone** stimulieren die Funktion „ihrer" peripheren Drüsen: Steuerung der Nebennierenrinde durch ACTH, der Schilddrüsenfunktion durch TSH und der Gonadenfunktion durch die Gonadotropine LH und FSH. Die **nichtglandotropen Hormone** Wachstumshormon (STH) und Prolactin wirken auf viele Zellen des Körpers: STH ist ein essentieller Faktor für das Längenwachstum, durch Prolactin wird die Milchbiosynthese stimuliert. Die Sekretion der hypophysären Hormone wird durch die hypophyseotropen Peptide des Hypothalamus reguliert (Abb. 17.**18**). Die glandotropen Hormone werden daneben über Feedback-Mechanismen durch die Hormone ihrer peripheren Drüsen (Steroide und Schilddrüsenhormone) kontrolliert.

Die Prinzipien der neuroendokrinen Regulation der Hypophysenhormone sind im vorausgehenden Abschnitt dargestellt worden. Die Biosynthese und Sekretion von Hypophysenhormonen wird jedoch nicht nur durch die hypothalamischen Hormone, durch Neuropeptide und Neurotransmitter sowie durch die Feedback-Signale peripherer Hormone reguliert, sondern auch durch **parakrine** Effekte in der Adenohypophyse. Die parakrine Modulation der Hormonsekretion wird durch viele Neuropeptide

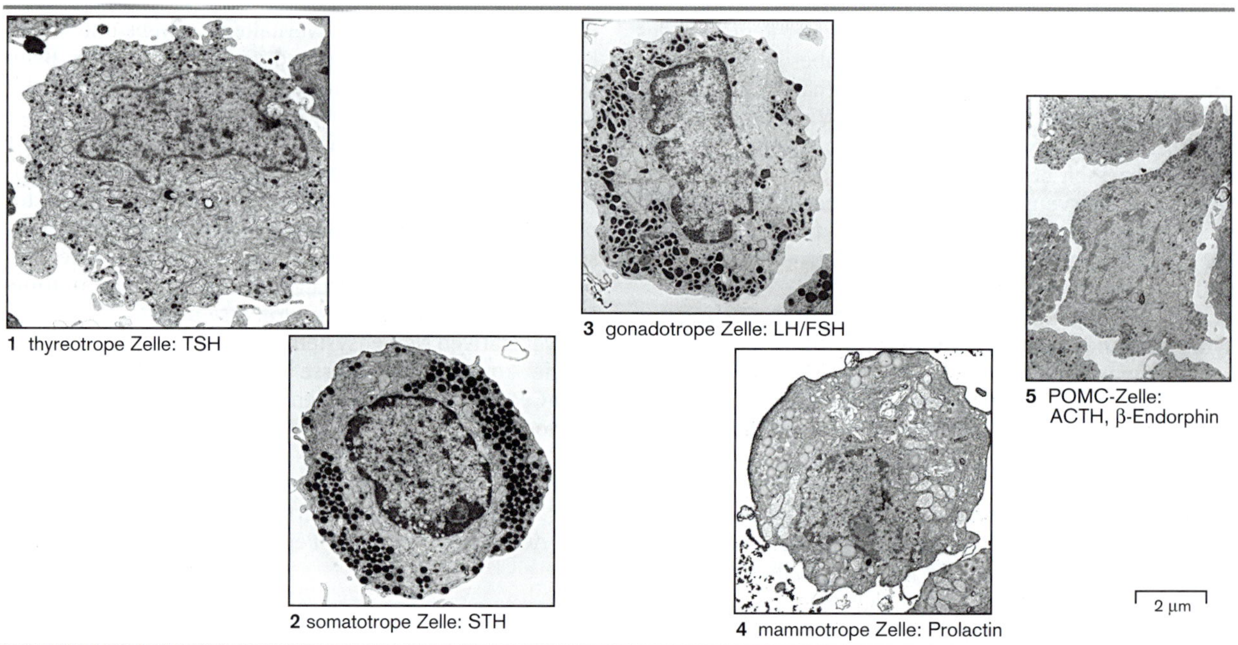

Abb. 17.**17** **Hypophysenzellen im elektronenmikroskopischen Bild.** Die für jedes adenohypophysäre Hormon typischen Zellen sind durch ihre Form und die Größe ihrer Sekretgranula (intensive Schwarzfärbung) gekennzeichnet. Die gonadotrope Zelle produziert sowohl LH als auch FSH. Die Zellen sind auf den Fotos 3000- bis 5000fach vergrößert.

und durch **Interleukin 6** sowie von dem kürzlich entdeckten Peptid **PACAP** (pituitary adenylate cyclase activating polypeptide) hervorgerufen. Diese Faktoren werden meist von Hypophysenzellen zusätzlich zu ihrem jeweiligen Hauptprodukt synthetisiert oder durch peptiderge Nerven zur Hypophyse transportiert.

Im folgenden Abschnitt wird die Physiologie der Hypophysenhormone nicht in allen wichtigen Aspekten ausführlich dargestellt, da die Beschreibung der Hormone LH, FSH und Prolactin im Kapitel 18 sowie die von ACTH und TSH in den folgenden Abschnitten über ihre „Hormon-Achsen" enthalten ist (S. 461, 470).

Glandotrope Hormone: ACTH, TSH, LH, FSH

Die **glandotropen Hormone** regulieren die Hormonproduktion einer peripheren endokrinen Drüse und häufig auch deren Metabolismus und Wachstum. Diese Funktionen haben auch ihre Namen geprägt: *Corticotropin* oder *adrenocorticotropes Hormon* **(ACTH)** steuert die Sekretion der Nebennierenrindensteroide. *Thyreotropin* oder *thyreoideastimulierendes Hormon* **(TSH)** reguliert die Schilddrüsenfunktion. Die beiden gonadotropen Hormone **LH** *(luteinisierendes Hormon)* und **FSH** *(follikelstimulierendes Hormon)* beeinflussen die Gonadenfunktion bei der Frau (Follikelreifung, Ovulation, Sexualhormonsekretion und Schwangerschaft) und beim Mann (Spermiogenese, Testosteronsynthese) (Kap. 18). Die meisten Steroidhormone und die Schilddrüsenhormone werden von den glandotropen Hormonen gesteuert.

Nach ihrer Sekretion erreichen die Hormone auf dem Blutweg ihre Erfolgsorgane und induzieren über die Bindung an ihre spezifischen Rezeptoren in der endokrinen Drüse die Biosynthese und die Ausschüttung der peripheren Hormone. Über verschiedene Second-messenger-Systeme werden von den Hypophysenhormonen die für die Synthese notwendigen Enzyme aktiviert. Ob die glandotropen Hormone der Adenohypophyse neben ihrer Wirkung auf ihre endokrinen Drüsen noch andere Effekte in der Körperperipherie haben, ist nicht geklärt, aber wahrscheinlich. So ist die Bräunung der Haut von einer regelrechten ACTH-Sekretion abhängig (S. 462).

STH steuert das Längenwachstum

» Die nichtglandotropen Hormone STH (Wachstumshormon) und Prolactin wirken ohne Vermittlung einer endokrinen Drüse auf ihre peripheren Zielzellen ein. Als wichtigste Funktion reguliert STH langfristig Wachstum und Entwicklung und ist auch an der Steuerung des Protein- und Kohlenhydratstoffwechsels beteiligt. Insbesondere ist das Längenwachstum des Menschen in der juvenilen Phase abhängig von der STH-Sekretion. STH stimuliert auch die Synthese der Wachstumsfaktoren IGF_1 und IGF_2 (Insulin-like growth factor) in der Leber. Die STH-Sekretion wird durch Somatoliberin stimuliert und durch Somatostatin gehemmt. Die Synthese dieser hypophyseotropen Faktoren und ihre Wirkung an den somatotropen Zellen der Adenohypophyse werden durch IGF_1 ebenso reguliert wie durch periphere Stoffwechselprodukte, deren Plasmakonzentrationen von STH beeinflußt werden. Ein STH-Mangel in der Wachstumsphase führt zu einem hypophysären Zwergwuchs, eine Überproduktion (durch STH-Tumoren) zum Riesenwuchs (Gigantismus). Nach der Pubertät entwickeln Patienten mit STH-produzierenden Tumoren eine Akromegalie. «

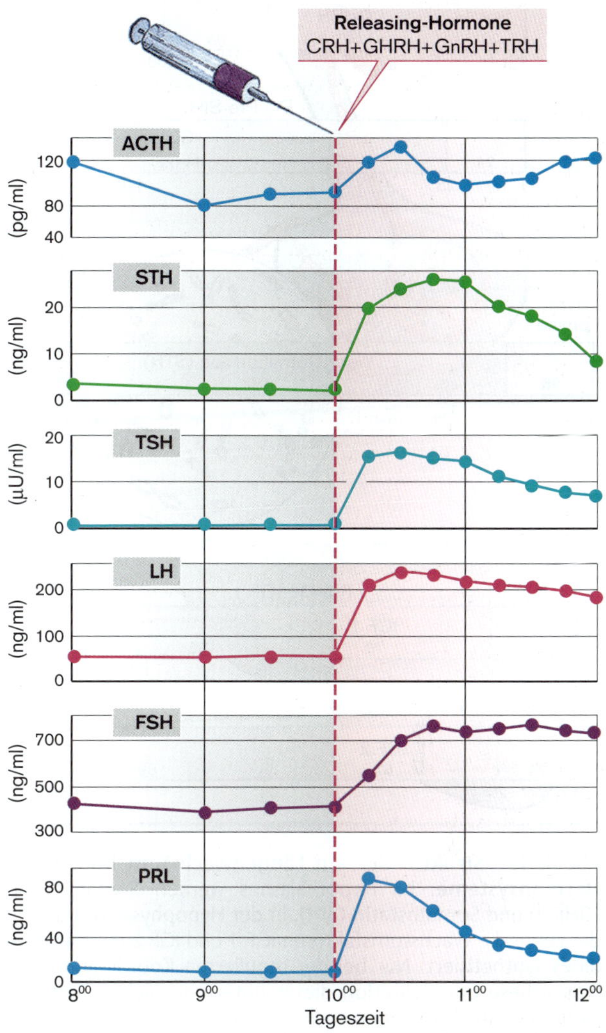

Abb. 17.**18** **Stimulationstest zur Beurteilung der Globalfunktion der Adenohypophyse.** Die gleichzeitige Injektion der Releasing-Hormone CRH, GHRH, TRH und GnRH führt bei intakter Funktion der Adenohypophyse zur Erhöhung aller Hormonplasmakonzentrationen (Ordinaten). Bei pathologischen Störungen der Hypophysenfunktion sind die entsprechenden Hormonsekretionen charakteristisch verändert.

STH wird in den somatotropen Zellen der Hypophyse synthetisiert. Sie sind mit 40% die häufigste Zellart in der Hypophyse und enthalten 5–10 mg STH pro Hypophyse (Abb. 17.**17**). STH weist eine deutliche Sequenzhomologie zu Prolactin und zu *Human chorionsomato(mammo)tropin* **(HCS** oder **HPL)** auf, das in der Plazenta gebildet wird (S. 499). Im Gegensatz zu den anderen Protein- und Peptidhormonen hat STH eine ausgeprägte **Speziesspezi-**

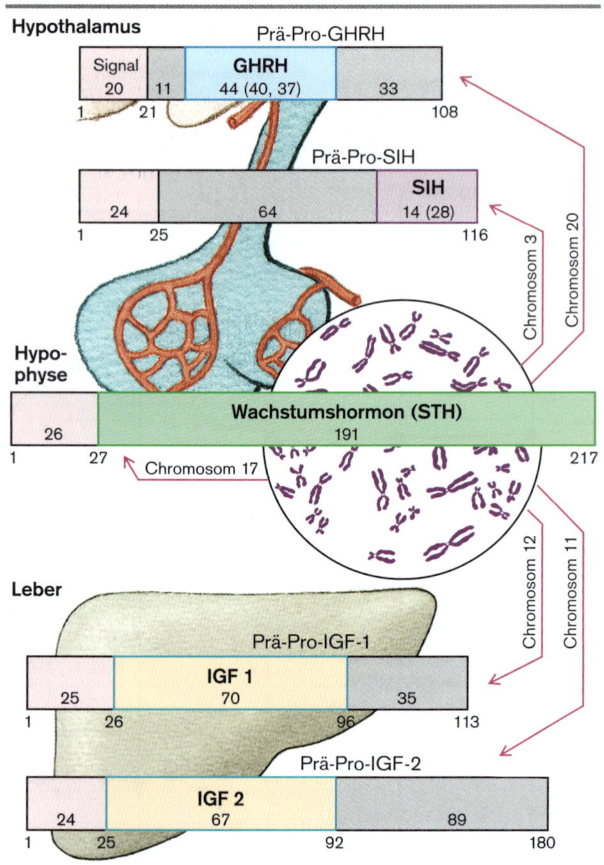

Abb. 17.**19** **Struktur der am Längenwachstum beteiligten Hormonsysteme.** Im Hypothalamus werden Somatoliberin (GHRH) und Somatostatin (SIH), in der Hypophyse STH und in der Leber die Wachstumsfaktoren IGF 1 und IGF 2 (Somatomedine) synthetisiert. Nur bei der regulierten Koordination von Biosynthese und Sekretion dieser unterschiedlichen Systeme ist das regelrechte Längenwachstum gewährleistet. Beim Menschen ist auch die Topographie der entsprechenden Gene auf den verschiedenen Chromosomen bekannt. (Die Zahlen in den Vorläufermolekülen entsprechen der Anzahl von Aminosäuren dieser Peptidfragmente. Die aktiven Hormone entstehen durch Abspaltung der Signalsequenz [hellrot] und anderer Peptidfragmente [grau]).

fität, so daß beim Menschen nur menschliches Wachstumshormon wirksam ist. Versuche, in diesem großen Molekül ein kleines Epitop zu finden, das die biologische Aktivität vermittelt, waren bisher erfolglos. In den letzten Jahren ist für die Therapie von STH-Mangelzuständen (z. B. hypophysärer Zwergwuchs) ein gentechnisch synthetisiertes STH entwickelt worden und seit 1988 im Handel. Davor mußten solche Präparate aus menschlichen Hypophysen extrahiert und isoliert werden.

Biosynthese, Sekretion und Transport von STH. Das menschliche STH hat eine Molekülmasse von 21,5 kDa und besteht aus einer Peptidkette mit 191 Aminosäuren und zwei Disulfidbrücken. Das menschliche Genom enthält auf dem Chromosom 17 mehrere Gene, die verschiedene STH-Moleküle kodieren (Abb. 17.**19**). Jedoch wird hiervon nur jenes für das normale STH exprimiert. Die Transkription des STH-Gens und die Synthese des Hormons werden durch *Somatoliberin* (GHRH) und *Östrogene* stimuliert. Das biosynthetisierte STH wird in den somatotropen Zellen in großen Granula (350–500 nm) gespeichert (Abb. 17.**17**). Die basale STH-Sekretion erfolgt in sekretorischen Episoden (S. 444), die in der Nacht häufiger sind und auch höhere Amplituden haben. Der Beginn der ersten Tiefschlafphase ist offensichtlich ein wichtiges Signal für die Stimulation der STH-Sekretion. Für die Entstehung der STH-Sekretionspulse scheint eine gleichzeitige Reduktion der Somatostatinsekretion und ein Anstieg von Somatoliberin notwendig zu sein (Abb. 17.**21**).

Die Plasmahalbwertszeit von STH beträgt ca. 20 min. Ca. die Hälfte des zirkulierenden STH bildet mit einem **Bindungsprotein** (BP) ein „Hormon-Reservoir“. Das Bindungsprotein ist der lösliche, von der Plasmamembran abgetrennte extrazelluläre Teil des STH-Rezeptors (S. 457).

Regulation der STH-Sekretion. Die STH-Sekretion (Exozytose) wird durch viele Faktoren beeinflußt (Abb. 17.**20**). Hierzu zählen die hypothalamischen Peptide Somatoliberin (GHRH), Somatostatin (SIH) und TRH, das Catecholamin Dopamin sowie die zirkulierenden Wachstumsfaktoren IGF 1 und IGF 2 und die stoffwechselaktiven Faktoren Glucose, Fettsäuren und Aminosäuren. Bevor die komplexe Regulation des Längenwachstums und der STH-Sekretion weiter besprochen wird, werden die beiden für die Regulation wichtigen hypothalamischen Peptide Somatoliberin und Somatostatin vorgestellt.

Somatoliberin (Growth hormone-releasing hormone, **GHRH** oder **GRH**), ist ein hypothalamisches Peptid, das in unterschiedlichen homologen Formen mit 40 und 44 Aminosäuren vorkommt (Abb. 17.**19**). Es stimuliert spezifisch die Synthese und Freisetzung von STH. Interessanterweise ist es zuerst aus einem Pankreastumor isoliert worden. Die Somatoliberin-Aktivität des Tumors wurde bei einem Patienten mit Akromegalie (s. u.) entdeckt, bei dem eine paraneoplastische Sekretion von Somatoliberin zur STH-Überproduktion aus der Hypophyse und damit zur Akromegalie geführt hat. Somatoliberin wirkt an der somatotropen Zelle über die Aktivierung des cAMP-Systems. Dieser Effekt wird durch Somatostatin inhibiert, das hier hauptsächlich über das hemmende G-Protein G_i wirkt (S. 31 f.).

Somatostatin (STH-inhibierendes Hormon, **SIH**) ist ein zyklisches Peptid mit 14 Aminosäuren. Es kommt außer in hypothalamischen Neuronen in vielen sezernierenden Zellen vor, besonders im Magen-Darm-Trakt und im Pankreas (S. 481). Seinen Namen hat Somatostatin von seiner zuerst entdeckten biologischen Wirkung, die STH-Sekretion zu hemmen. Somatostatin ist darüber hinaus ein wichtiger Regulator bei sehr vielen Sekretionsprozessen (Abb. 17.**22**); wahrscheinlich werden dabei „überschießende“ Reaktionen inhibiert. An der Hypophyse hemmt Somatostatin nicht nur die STH-Sekretion, sondern auch die von TSH und Prolactin. Der zelluläre Mechanismus der multiplen Somatostatinwirkungen ist in den verschiedenen Erfolgszellen unterschiedlich, jedoch ist an Hypophysenzellen die Hemmung von cAMP-abhängigen Prozessen wohl der wichtigste Mechanismus.

Funktionen von STH. STH ist vor allem ein *anaboles Hormon,* d. h., es führt zu einer vermehrten Aufnahme

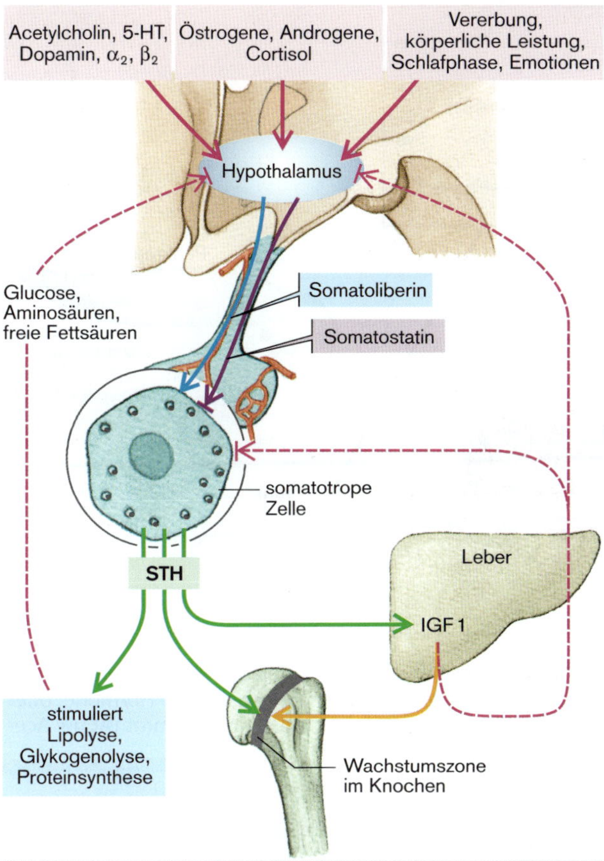

Abb. 17.**20** **Funktionen und Regulation des Wachstumshormons STH.** STH stimuliert die Sekretion von IGF 1 (Somatomedin C) in der Leber und bewirkt mit diesem zusammen an der Wachstumszone des Knochens das Längenwachstum. Die multiple Regulation von STH durch externe und interne Reize sowie eine Rückkopplung über Aminosäuren und Glucose sind ebenfalls dargestellt. Wahrscheinlich entfaltet auch IGF 1 eine negative Feedback-Wirkung auf die STH-Sekretion.

von Aminosäuren in die Zellen und erhöht hier die Proteinsynthese. In der Leber wird die Produktion von **IGF 1** stimuliert, mit dem zusammen STH in der juvenilen Phase das Längenwachstum des Knochens hervorruft. Auch die Weichteile und Muskeln nehmen durch vermehrte Proteinsynthese unter dem Einfluß von STH an Größe zu. In letzter Zeit ist auch der **Wirkungsmechanismus** von STH weiter aufgeklärt worden. Der Rezeptor wird nach Bindung an Wachstumshormon durch Dimerisierung aktiviert. Die folgenden intrazellulären Mechanismen bestehen in der Produktion von DAG und der Aktivierung von Proteinkinase C (PKC), die zur Phosphorylierung des Rezeptors führt (Abb. 2.**19**, S. 34).

Die **Wachstumsfaktoren IGF 1 und IGF 2** (auch Somatomedine genannt) sind Peptide mit einer Molekülmasse zwischen 7000 und 8000 Dalton und haben eine partielle Strukturhomologie mit Proinsulin (Abb. 17.**45**, S. 478). Der Rezeptor für IGF 1 (Somatomedin C) ist dem Insulinrezeptor sehr ähnlich (S. 479). IGF 1 ist offenbar der wichtigste Faktor für das Längenwachstum. Es stimuliert zusammen mit dem Wachstumshormon an der Knorpel-Knochen-Wachstumszone den Sulfateinbau und gilt auch als *mitogener Faktor* für andere somatische Zellen. In den Chondrozyten werden die Synthese von Protein, von RNA und DNA sowie die Zellproliferation und die Aufnahme von Aminosäuren stimuliert. Im Gegensatz zu STH ist die Sekretion von Somatomedinen relativ gleichmäßig und ohne akute Fluktuationen. IGF 1 und IGF 2 sind im Plasma an spezifische Proteine gebunden (IGF-BP 1 – 6). In der Klinik wird heute das Bindungsprotein 3 (BP 3) für IGF 1 wegen seiner guten Meßbarkeit als ein wichtiger Parameter für die Funktion von STH und IGF 1 angesehen.

Das physiologische *Längenwachstum* ist ein komplexer Vorgang (Abb. 17.**19**); daran sind beteiligt

- die Hormone Somatoliberin (GHRH), Somatostatin (SIH) und die peripheren Somatomedine (IGF 1 und 2)
- die Interaktion mit anderen Hormonen, Neuropeptiden und Transmittersubstanzen sowie
- endogene (z. B. genetische) und exogene (z. B. Ernährung, psychische Einflüsse) Faktoren.

Durch diese Faktoren werden sowohl das Wachstumstempo als auch die Endgröße bestimmt. Eine besondere Bedeutung haben hierbei die Sexualsteroide während der Pubertät. So ist auch die Stimulierbarkeit der STH-Sekretion beim Heranwachsenden deutlich besser als beim erwachsenen Menschen. STH-Mangel beim juvenilen Menschen führt zu Minderwuchs (s. u.), ein Mangel im

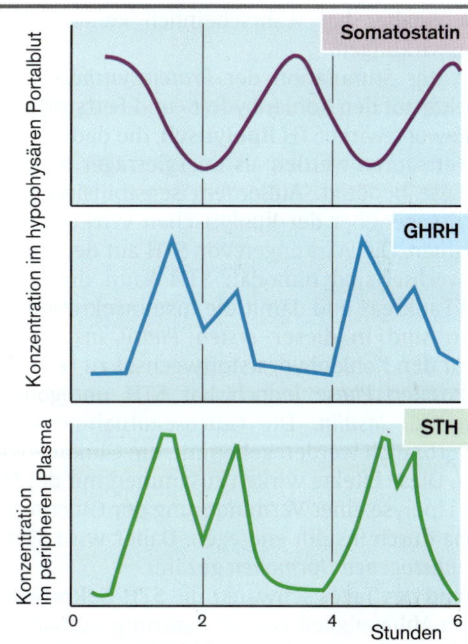

Abb. 17.**21** **Sekretionsrhythmus von Somatostatin, Somatoliberin (GHRH) und STH.** Somatostatin und GHRH sind im Portalsystem der Hypophyse und STH im peripheren Plasma gemessen worden. Die Sekretionspulse von STH treten dann auf, wenn ein Anstieg der GHRH-Freisetzung mit einer verminderten Somatostatinsekretion koordiniert ist.

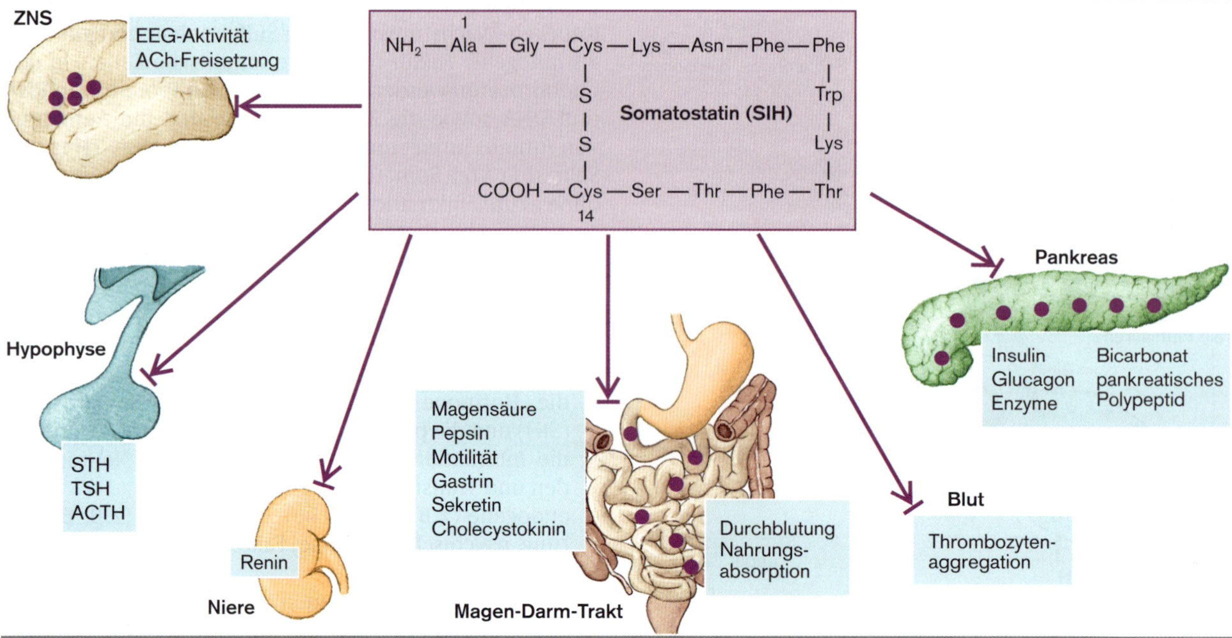

Abb. 17.**22** **Multiple Funktionen von Somatostatin.** Somatostatin kommt in vielen Geweben vor. Es wirkt als Hormon auf dem Blutweg, auf parakrine Weise in den Organen, in denen es auch synthetisiert wird (violette Punkte) wie im Pankreas und im Magen-Darm-Trakt, oder als Neuromodulator und Neurotransmitter im ZNS und im vegetativen Nervensystem. Die in den Kästchen angegebenen Hormone oder Funktionen werden durch Somatostatin gehemmt (ACh = Acetylcholin).

Erwachsenenalter hat wahrscheinlich keine pathologischen Auswirkungen.

Neben der Stimulation der *Proteinsynthese* hat STH auch Effekte auf den Kohlenhydrat- und Fettstoffwechsel. Am Fettgewebe wirkt STH **lipolytisch,** die dadurch freigesetzten Fettsäuren werden als Energieträger für die Proteinsynthese benötigt. Außerdem sensibilisiert STH die Fettzellen gegenüber der lipolytischen Wirkung von Catecholaminen. Die Wirkungen von STH auf den *Kohlenhydratstoffwechsel* sind bimodal: STH kann direkt die B-Zelle des Pankreas und damit die Insulinsekretion stimulieren. So sind in dieser *ersten Phase insulinähnliche Effekte* auf den Kohlenhydratstoffwechsel zu beobachten. In der *zweiten Phase* jedoch hat STH *antagonistische Wirkungen zu Insulin:* Die Glucoseaufnahme und der Glucoseverbrauch werden gehemmt, die Glukoneogenese gefördert. Diese Effekte wirken zusammen mit der Steigerung der Lipolyse einer Verminderung der Glucosespiegel im Plasma durch Insulin entgegen. Daher wird STH auch zu den *diabetogenen Hormonen* gezählt.

Während des Tages schwankt die **STH-Sekretion** relativ stark in Abhängigkeit von der Nahrungsaufnahme und von besonderen Belastungen. Eine Verminderung des *Plasmaglucosespiegels* induziert einen deutlichen Anstieg von STH. Diese Regulation wird in der Klinik auch zur Diagnostik der hypophysären STH-Sekretion in einem *Insulinhypoglykämietest* ausgenutzt. Während eine durch Insulin induzierte Hypoglykämie eine vermehrte STH-Sekretion auslöst, wird die normale STH-Produktion durch hohe Plasmaglucosespiegel unterdrückt. Aminosäuren im Plasma, vor allem *Arginin,* stimulieren die STH-Sekretion. Neben dieser Steuerung durch Stoffwechselprodukte wird STH auch vermehrt ausgeschüttet bei *körperlicher Arbeit* und bei verschiedenen Formen von *Streß.*

Die **pathologischen Störungen der STH-Sekretion** manifestieren sich in der Klinik als charakteristische Krankheitsbilder. Ein *hypophysärer Minderwuchs* (Zwergwuchs) wird verursacht durch einen Defekt der STH-Biosynthese. Der STH-Mangel kann isoliert bei sonst intakter Hypophysenfunktion auftreten oder im Rahmen einer allgemeinen Hypophyseninsuffizienz (Panhypopituitarismus). Auch Störungen der peripheren STH-Wirkung wie solche der Synthese von Somatomedinen, der Intaktheit der STH- oder der Somatomedinrezeptoren können einen Minderwuchs verursachen. Durch eine Substitutionstherapie mit STH (gentechnologisch synthetisiert) ist bei Patienten mit hypophysärem Minderwuchs ein zusätzliches Wachstum bis zur „Normalgröße" möglich. Adenome von somatotropen Zellen mit einer *STH-Überproduktion* führen bei Personen vor der Pubertät zu einem Riesenwuchs *(Gigantismus)* und bei Personen im Erwachsenenalter zu Wachstum an den noch nicht verknöcherten Zonen in den Akren wie Nase, Kinn, Finger und dem Schädelknochen sowie bei einigen Weichteilen (z. B. Zunge). Dieses Krankheitsbild wird dementsprechend *Akromegalie* genannt. Bei einem seltenen, genetisch bedingten Krankheitsbild, den *Laron-Zwergen,* fehlt der Rezeptor für das Wachstumshormon. Diese Personen sind also zwergwüchsig trotz eines normalen/hohen STH-Spiegels im Plasma. Die Konzentrationen von IGF 1 und IGF 2 sind wegen der fehlenden STH-Wirkung erniedrigt.

Prolactin

›› Prolactin ist ein wichtiges Hormon für die Steuerung des Reproduktionssystems. Syntheseort sind die mammotropen Zellen der Hypophyse. Beim Menschen wirkt Prolactin vor allem an der Brustdrüse, wo es die Proliferation der Milchgänge stimuliert und die Laktation steuert. Daneben ist Prolactin an der Steuerung der Pubertät und des Ovulationszyklus beteiligt. ‹‹

Biosynthese und Freisetzung. Prolactin wird in den lakto- oder mammotropen Zellen erzeugt, die 20–30% der Zellen der Adenohypophyse ausmachen (Abb. 17.**17**). Es ist ein Peptidhormon von 199 Aminosäuren und einer Molekülmasse von ca. 23 kDa; seine Aminosäurenketten werden stabilisiert durch drei Disulfidbrücken. Prolactin hat deutliche Sequenzhomologien mit STH und dem plazentaren Lactogen (HPL, S. 499). Die Prolactinbiosynthese wird im Laufe der Schwangerschaft und während der Laktation deutlich gesteigert, die mammotropen Zellen nehmen in Anzahl und Größe zu. Die Transkription des Prolactin-Gens wird durch *TRH* und *Östradiol stimuliert* und durch *Dopamin gehemmt.*

Funktionen. Prolactin bewirkt zusammen mit Sexualhormonen und STH das Wachstum der Brustdrüse und der Milchgänge. Besonders während der Schwangerschaft werden das Wachstum und die Differenzierung des Milchgangepithels gefördert. In der *Laktationsphase* stimuliert Prolactin die Synthese der Milch und auch deren Sekretion. Die Prolactinsekretion während der Laktation wird durch nervale Afferenzen von den Brustwarzen aufrechterhalten (Abb. 17.**16**, S. 453). Der Wirkungsmechanismus von Prolactin auf zellulärer Ebene ist noch nicht geklärt. Jedenfalls wird die Transkription der mRNA für Casein und wichtige Milchsyntheseenzyme sehr schnell durch dieses Hormon induziert.

Auch auf den *weiblichen Reproduktionszyklus* (Kap. 18) übt Prolactin einen wichtigen Einfluß aus. So wird bei Patientinnen mit einer Hyperprolactinämie die Ovulation gehemmt. Über eine biologische Bedeutung von *Prolactin beim Mann* ist nur wenig bekannt. Neuere Untersuchungen deuten darauf hin, daß Prolactin ein *Modulator von immunologischen Prozessen* sein könnte. So besitzen viele immunkompetente Zellen Prolactinrezeptoren, und die Abstoßungsreaktion nach Organtransplantationen wird von einer Erhöhung von Prolactin im Plasma begleitet. Auch bei verschiedenen Formen von körperlichen und psychischen Belastungen kann regelmäßig ein deutlicher Anstieg von Prolactin beobachtet werden. Eine biologische Funktion für dieses *„streßinduzierte“ Prolactin* ist noch nicht bekannt.

Regulation der Prolactinsekretion. Die Prolactinsekretion bei der Frau ist deutlich abhängig vom physiologischen Status ihres Reproduktionssystems:

- niedrige Prolactinspiegel vor der Pubertät,
- leichte Erhöhung während des Ovulationstermins und in der Corpus-luteum-Phase,
- deutlicher Anstieg der Prolactinsekretion zum Ende der Schwangerschaft und erhöhte Spiegel bis zu mehreren Wochen post partum und während der Laktation.

Prolactin wird in einem nicht sehr ausgeprägten zirkadianen Rhythmus vermehrt während der *zweiten Nachthälfte* sezerniert.

Die Regulation der Prolactinausschüttung durch Neuropeptide und Transmitter sowie durch Östrogene ist sehr komplex (Abb. 17.**23**). Die wesentliche Kontrollfunktion besteht in der tonischen *Hemmung der Prolactinsekretion durch Dopamin* aus Neuronen des tuberoinfundibulären Hypothalamus. Die Verminderung dieser dopaminergen Inhibition führt zu einem Anstieg der Prolactinsekretion. Dopamin wirkt auf die mammotrope Zelle über D_2-Rezeptoren, die das cAMP-System hemmen. (Bei prolactinproduzierenden Tumoren werden neuerdings Dopamin-Agonisten zur Hemmung eingesetzt.) Andere hypothalamische Faktoren wie *TRH, VIP, Angiotensin II und endogene Opioide stimulieren die Prolactinfreisetzung.* Auch hohe Östrogenspiegel im Plasma stimulieren die Prolactinsekretion, wahrscheinlich über eine Desensibilisierung der Dopaminrezeptoren an den mammotropen Zellen. Es handelt sich hierbei um einen positiven Rückkopplungsmechanismus durch ein peripheres Hormon. Prolactin selbst kann seine eigene Sekretion durch eine kurze Rückkopplungsschleife (short feedback) über eine Erhöhung des Dopaminumsatzes im Hypothalamus inhibieren. Das feine Zusammenspiel der Gonadotropine und des Prolactins beim Menstruationszyklus wird auch verdeutlicht durch die neuere Entdeckung eines (neben Dopamin) zusätzlichen *Prolactin-Inhibiting-Hormons*

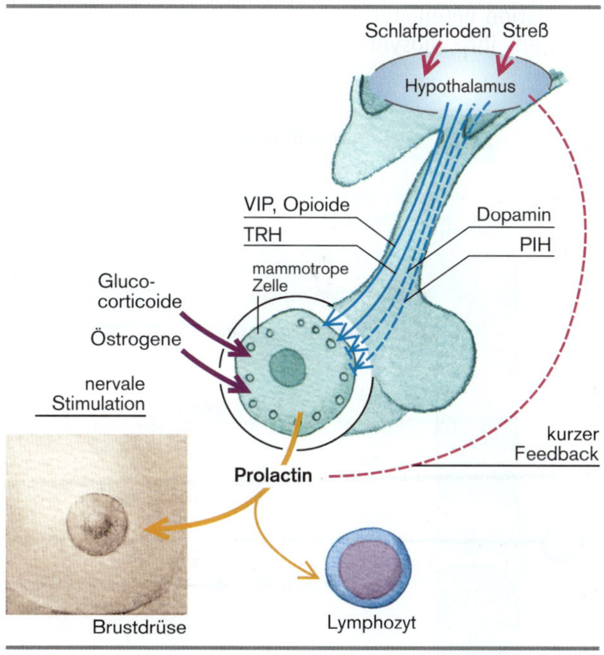

Abb. 17.**23** **Funktion und Regulation von Prolactin.** Prolactin wird durch externe und interne Reize, wie bei Streß, oder durch nervale Afferenzen aus der Mamille beim Stillen (Abb. 17.16) vermehrt ausgeschüttet. Eine direkte Feedback-Kontrolle der Prolactinsekretion ist nicht bekannt, jedoch kann Prolactin selbst durch Hemmung des Dopaminumsatzes im Hypothalamus die eigene Sekretion hemmen (kurzer Rückkopplungsweg). PIH = Prolactin-Inhibiting-Hormon, derzeit noch nicht genau identifiziert.

(PIH). Das Vorläufermolekül für GnRH enthält eine Peptidsequenz, die eine starke prolactininhibierende Aktivität besitzt und vielleicht das endogene PIH darstellt. Es wird als *GAP* (GnRH-associated peptide) bezeichnet.

Prolaktinome. Der größte Teil der Tumoren der Hypophyse ist endokrin inaktiv *(chromophobe Adenome)* oder wird durch Adenome von mammotropen Zellen, die Prolactin produzieren, gebildet. Die *Hyperprolaktinämie* führt bei den Frauen zu Amenorrhö und Galaktorrhö und bei Männern zu Libidoverlust und manchmal zur Gynäkomastie. Diese beiden Krankheitssymptome haben ihre Entsprechung in den physiologischen Funktionen von Prolactin. So hat die erhöhte Prolactinsekretion bei stillenden Müttern einen hemmenden Effekt auf die LH/FSH-Sekretion, wodurch eine anovulatorische Phase entsteht (Amenorrhö) und eine Konzeption während der Stillzeit verhindert werden kann.

17.3 Hypothalamus-Hypophysen-Nebennierenrinden-System: Mineralo- und Glucocorticoide regeln vitale Funktionen

Die Regulation im Hypothalamus-Hypophysen-Nebennierenrinden-System dient der Bereitstellung von **Cortisol** für viele Stoffwechselprozesse unter Basalbedingungen und auch für starke akute Anforderungen (Streß), bei körperlicher Arbeit, bei emotionalen und mentalen Belastungen sowie bei Krankheiten. Seine spontane Sekretion folgt einem stabilen zirkadianen Rhythmus. Die an dieser Regulation beteiligten Hormone und anderen Signalsubstanzen, ihre Biosynthese und die Feinabstimmung in Rückkopplungssystemen sind besonders gut erforscht und können auch als Paradigma für andere neuroendokrine Regulationskreise gelten (Abb. 17.**33**). Die Steuerung der Nebennierenfunktion ist hierarchisch organisiert, jedoch spielt die negative Rückkopplung durch Cortisol im Blut eine wesentliche Rolle.

Eine der wichtigsten Medikamentengruppen in der modernen Medizin konnte aufgrund der Erfolge bei der Erforschung der Nebennierenrindenphysiologie entwikkelt werden. Das beruht zum einen auf den multiplen Wirkungen des Steroidhormons **Cortisol** auf den Stoffwechsel, auf das Immunsystem und auf alle Entzündungsvorgänge und zum anderen auf den Wirkungen von **Aldosteron** auf den Mineralhaushalt. Dagegen war noch um die Jahrhundertwende in Anatomie-Lehrbüchern folgende Beschreibung der Nebennieren zu finden: „Die unbekannte Funktion der Nebenniere sichert dieses Organ vor lästigen Nachfragen in der Heilswissenschaft".

Im folgenden werden die funktionellen Ebenen der Hypothalamus-Hypophysen-Nebennieren-Achse und ihre wichtigsten Hormone CRH, ACTH und Cortisol vorgestellt. Hierbei werden auch jeweils die Biosynthese und Sekretion sowie die Funktion und der molekulare/zelluläre Mechanismus ihrer Wirkung näher beschrieben.

Die hypothalamische Ebene: Neurotransmitter, CRH und ADH

›› Die ACTH-Sekretion der Hypophyse wird durch mehrere hypothalamische Peptide und Neurotransmitter reguliert. Stimulatorisch wirken vor allem CRH und ADH, aber auch Noradrenalin, CCK, Angiotensin II und VIP, während Soma-

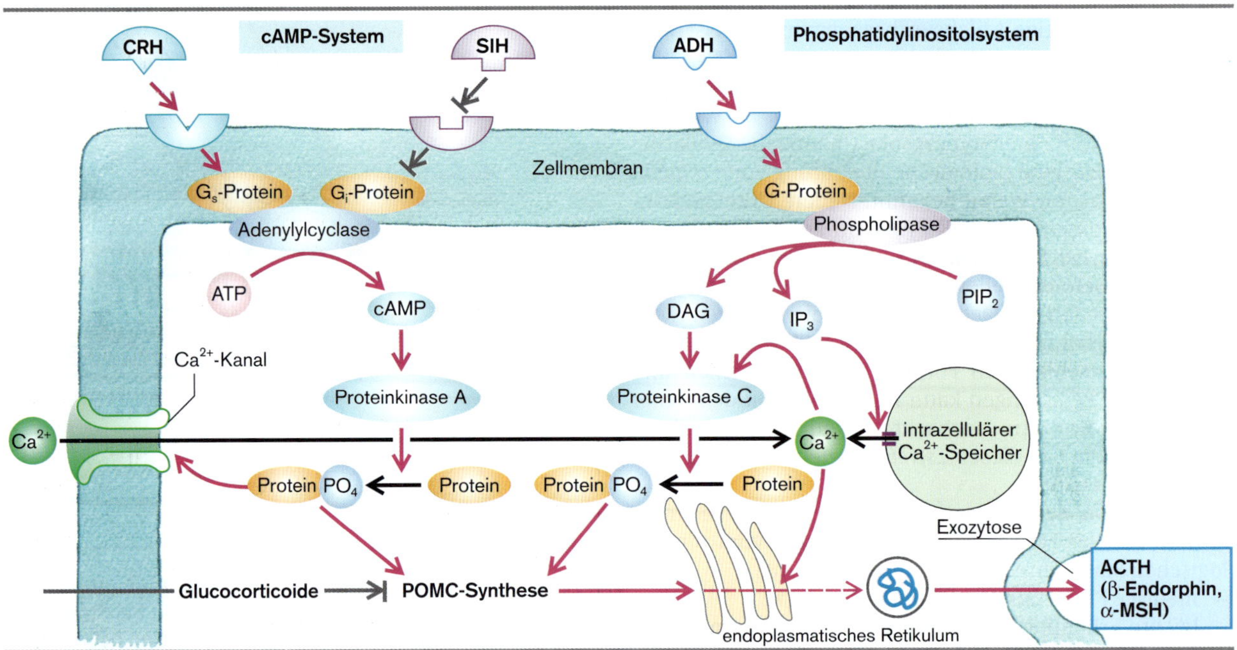

Abb. 17.**24** **Regulation der Synthese und Freisetzung von POMC-Peptiden in einer Adenohypophysenzelle.** Der wesentliche Stimulator ist CRH (cAMP als Second messenger), welches synergistisch mit Adiuretin (ADH) wirkt, das das Phosphatidylinositolsystem aktiviert. Zusätzlich beeinflussen verschiedene andere hypothalamische (z. B. Hemmung durch SIH) und hypophysäre Faktoren die ACTH-Sekretion. Die Hemmung von Synthese und Freisetzung der POMC-Peptide wird hauptsächlich durch Glucocorticoide bewirkt (negative Rückkopplung).

tostatin hemmend wirken kann. CRH beeinflußt als Neurotransmitter/Neuromodulator auch die zentrale Steuerung des autonomen Nervensystems und andere ZNS-Prozesse. Die CRH-Synthese und -Freisetzung wird durch Cortisol gehemmt (lange Feedback-Schleife). ‹‹

Das **Corticotropin-Releasing-Hormon (CRH, Corticoliberin)** ist ein Peptid mit 41 Aminosäuren und wird in verschiedenen Kerngebieten des Hypothalamus, vor allem im kleinzelligen Anteil des **Nucleus paraventricularis,** aber auch im Hirnstamm und anderen ZNS-Regionen sowie in mehreren peripheren Organen wie Lunge, Nebenniere und Gastrointestinaltrakt synthetisiert.

Die **Biosynthese** von CRH und seine **Freisetzung** am Axonterminal in den hypophysären Portalkreislauf stehen unter der multiplen Kontrolle von Neuronen mit Corticoidrezeptoren für die negativen Feedback-Signale von Cortisol. Die „basale" CRH-Sekretion ist abhängig von endogenen Rhythmen, möglicherweise vermittelt durch Verbindungen zum benachbarten Nucleus suprachiasmaticus. Eine besondere Bedeutung für die Aktivität der CRH-Neurone haben Projektionen vom limbischen System, dem eine Beteiligung an vielen assoziativen ZNS-Funktionen wie Lernen, Gedächtnis und Emotionen zugeschrieben wird.

Es ist interessant, daß im Nucleus paraventricularis ADH und CRH in identischen Zellen synthetisiert werden können. Bei bestimmten Belastungen verändert sich hier das *Verhältnis von ADH zu CRH.* An der Hypophysenzelle wirken CRH und ADH synergistisch (Abb. 17.**24**): CRH aktiviert die cAMP-abhängige Proteinkinase A, und durch ADH wird die Proteinkinase C über das Phosphatidylinositolsystem aktiviert. Beide Neuropeptide stimulieren die Freisetzung der POMC-Hormone aus den Sekretgranula (s. u.) und haben auch Einflüsse auf die Synthese durch eine Aktivierung des POMC-Gens.

CRH hat neben seiner hypophyseotropen Wirkung auf die POMC-Zelle auch eine besondere Schlüsselstellung in der Koordinierung von vielen ZNS-Vorgängen, die mit der Antwort eines Organismus auf *Streß* verbunden sind. Die Zentren des sympathischen Nervensystems werden erregt, Noradrenalin und Adrenalin im Blut steigen an, dagegen werden Verdauungsvorgänge und (beim Tier) die sexuelle Rezeptivität gehemmt (Abb. 17.**25** u. 17.**33**, S. 468). Es wird angenommen, daß eine gestörte Funktion von CRH in der Pathogenese der endogenen *Depression* und der *Anorexia nervosa* eine besondere Rolle spielt.

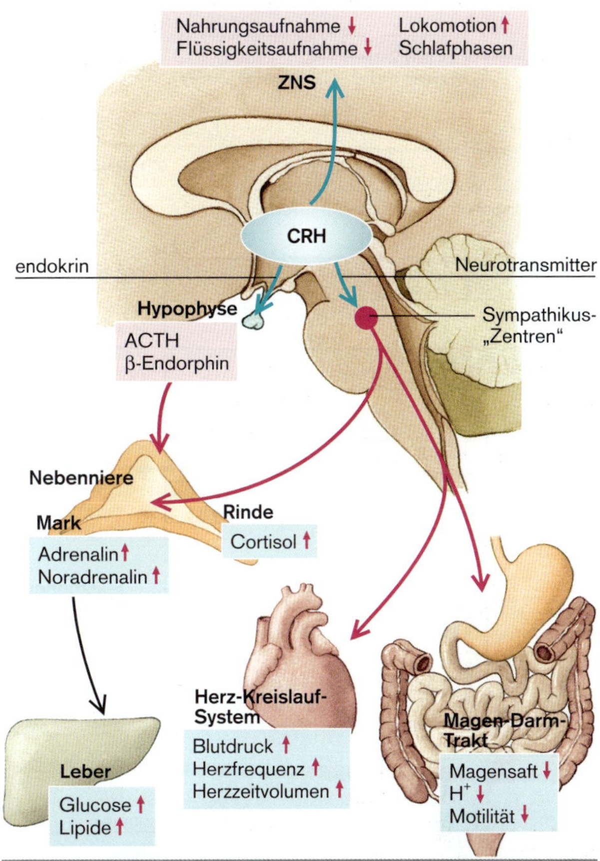

Abb. 17.25 **Multiple Wirkungen von CRH.** CRH wirkt als Neurotransmitter/Neuromodulator im ZNS und bei der Steuerung von Zentren des vegetativen Nervensystems. Zusammen mit seiner Wirkung als Releasing-Hormon für ACTH ist CRH somit ein wichtiger Faktor bei der Steuerung vieler Reaktionen des Organismus auf Streß.

Die hypophysäre Ebene: Proopiomelanocortin (POMC) und seine Hormone (ACTH, β-Endorphin, MSH)

›› **POMC ist das Produkt der kortikotropen Zellen der Adenohypophyse, aus dem durch posttranslationales Processing ACTH als Hauptprodukt sowie α- und γ-MSH, β-Endorphin und andere Teilpeptide entstehen. ACTH steuert v. a. die Enzyme der Glucocorticoid-Synthese in der Nebennierenrinde; es wirkt zudem lipolytisch und intensiviert die Hautpigmentation.** ‹‹

ACTH wird von den **kortikotropen Zellen** synthetisiert, die nur ca. 3% der Zellen der Adenohypophyse ausmachen (Abb. 17.**17**, S. 454). Da aus dem Vorläufermolekül für ACTH, dem Proopiomelanocortin (POMC), auch zwei andere aktive Hormone, α-MSH und β-Endorphin, synthetisiert werden können, ist es zutreffender, diese Zellen in **POMC-Zellen** umzubenennen. ACTH ist das entscheidende Hormon für die Cortisolproduktion der Nebennierenrinde; die Funktion der beiden anderen Peptide in der Körperperipherie ist beim Menschen noch nicht geklärt.

Biosynthese und Freisetzung. In Abb. 17.**26** sind die Vorgänge der Biosynthese der dem POMC entstammenden Peptide näher erläutert. Die Synthese von ACTH wird hier ausführlicher beschrieben, weil sie sich als Beispiel auch für andere Peptidhormone besonders gut eignet. POMC gehört zu den am besten untersuchten Precursor-(Vorläufer-)Molekülen in der molekularen Endokrinologie. Es ist auch deswegen besonders interessant, weil in diesem Precursor mindestens drei Hormone mit jeweils unterschiedlichen biologischen Funktionen enthalten sind. Das POMC-Gen wird nicht nur in den Zellen des Hypophysenvorderlappens, sondern auch im ZNS, und hier vor allem im Nucleus arcuatus, im Nebennierenmark, in den Gonaden und im Bronchialepithel exprimiert.

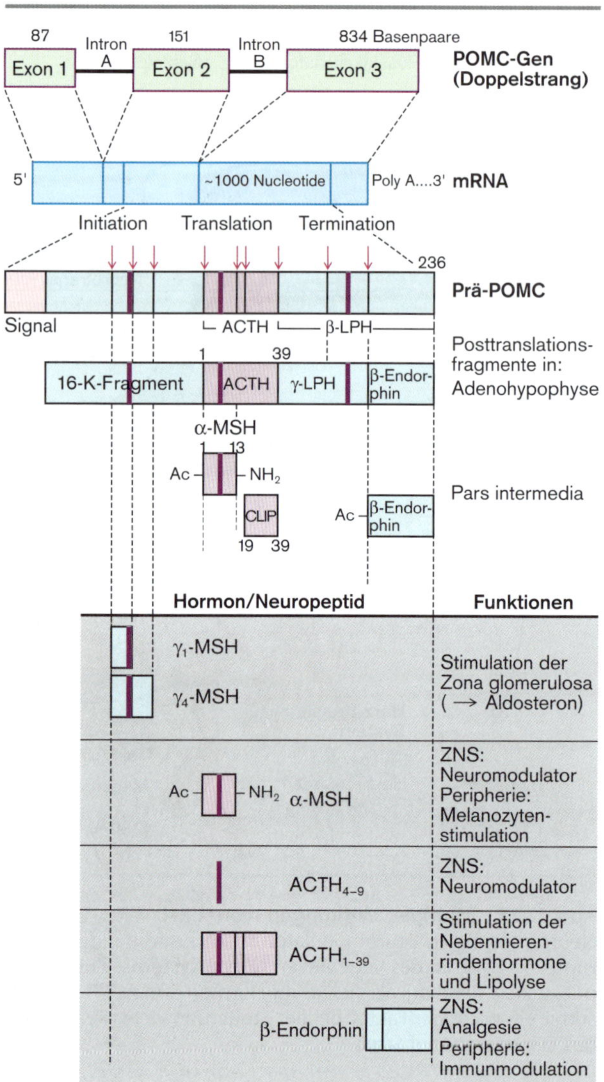

Abb. 17.**26** **Biosynthese von POMC-Peptiden.** Vom Gen bis zu den bioaktiven Endprodukten sind die einzelnen Strukturen und Schritte dargestellt. Im unteren Teil sind die bisher bekannten Struktur-Funktions-Beziehungen für einzelne Sequenzabschnitte beschrieben. Die Partialfunktionen sind an bestimmte Strukturdomänen der POMC-Peptide gebunden. Die Pfeile kennzeichnen Stellen im Propeptid, an denen Endopeptidasen die Hormone abspalten. Die repetitive Sequenz, die ACTH 4–9 entspricht, kommt dreimal im Prohormon vor und ist dunkelviolett gekennzeichnet.

Das **POMC-Gen** ist auf dem menschlichen Chromosom 2 lokalisiert. Es enthält drei Exons, von denen das größte für alle bioaktiven Peptide und den Hauptteil des aminoterminalen Bereichs des Propeptids kodiert. Über die Zwischenstufe des primären RNA-Transkriptes (in Abb. 17.**26** nicht dargestellt) wird durch Herausschneiden des Introns (splicing) und das Markieren der Terminationsstelle die „reife" mRNA hergestellt. Die mRNA gelangt durch Poren in der Kernhülle in das Zytoplasma (Abb. 2.**3**, S. 16). Für POMC wie für alle Peptidhormone ist die Translation einer (ca. 25–35 AS) langen *Signalsequenz* charakteristisch. Über die Signalsequenz wird das Prä-POMC in das endoplasmatische Retikulum eingeschleust (Abb. 16.**16**, S. 400). Hier wird die Signalsequenz abgespalten, wodurch aus dem kurzlebigen Präpeptid das Propeptid POMC entsteht. POMC wird in Mikrovesikeln zum cis-Teil des Golgi-Apparats transportiert und hier in den Sekretgranula durch Proteinasen in seine Peptidfragmente geteilt. Dieser als **posttranslationales Processing** bezeichnete Vorgang ist in unterschiedlichen Geweben für POMC verschieden. Wahrscheinlich wird diese Gewebespezifität durch unterschiedliche Enzymaktivitäten in den Sekretgranula verursacht.

Das Hauptprodukt der POMC-Zellen der **Adenohypophyse** ist **ACTH,** daneben entstehen durch Spaltung an basischen Aminosäuren noch die Fragmente γ-LPH (lipotropes Hormon) und β-Endorphin sowie ein größeres aminoterminales Fragment (16 kDa-Peptid). Im **Zwischenlappen** der Hypophyse und auch im **Gehirn** werden POMC-Peptide noch zusätzlich modifiziert. So wird von ACTH die aminoterminale Sequenz 1–13 abgespalten und zusätzlich azetyliert und amidiert. Das so entstandene α-**MSH** (Melanozyten-stimulierendes Hormon) ist hierdurch an beiden Seiten der Peptidkette vor Exopeptidasen geschützt (Ac-ACTH-1–13-NH_2). Der karboxyterminale Teil von ACTH 19–39 wird **CLIP** (corticotropin-like intermediate lobe peptide) genannt. Auch an anderen Stellen des POMC-Moleküls werden zusätzliche bioaktive Peptide abgespalten und modifiziert. Hierbei entstehen γ- und β-MSH und azetyliertes β-Endorphin.

Die posttranslationalen Vorgänge haben auch eine Bedeutung für die Physiologie, weil hierdurch zusätzliche Peptide mit einem spezifischen Wirkprofil entstehen können. Die **Struktur-Wirkungs-Beziehungen** (Abb. 17.**26**) von POMC-Peptiden bieten hierfür interessante Beispiele:

Am bekanntesten und am wichtigsten ist die Sequenz **ACTH 1–39** mit seiner Wirkung auf die Nebennierenrinde (s. u.). Innerhalb des ACTH-Moleküls sind spezifische Sequenzen für bestimmte Partialfunktionen essentiell: **ACTH 1–13** für die MSH-Aktivität, **4–9** für neuromodulatorische Effekte im ZNS, **1–24** für die biologische Aktivität an der Nebennierenrinde und an der Fettzelle, **25–39** für die Speziesspezifität. Die biologisch wichtigste Aminosäurensequenz **ACTH 1–24** ist bei allen untersuchten Vertebraten identisch.

Im POMC kommt dreimal eine Aminosäurensequenz vor, die der von **ACTH 4–9** entspricht und in α-, β- und γ-MSH enthalten ist. Diese Sequenz ist für die moderne Neurobiologie deswegen interessant, weil bei Versuchstieren Einflüsse auf Lernprozesse nachgewiesen werden konnten. Beim Menschen hat ACTH 4–9 wahrscheinlich eine Wirkung auf die selektive Aufmerksamkeit.

α-**MSH** wird bei vielen Vertebraten und Amphibien in der Adenohypophyse oder im Hypophysenzwischenlappen synthetisiert. (Beim Menschen kommt α-MSH im Hypothalamus und in einer frühen fetalen Phase im Hypophysenzwischenlappen vor.) MSH wirkt stark bräunend durch eine Dispersion von Melaninpigment in den Melanozyten. Im ZNS wirkt α-MSH als Neuromodulator, am besten bekannt sind die Einflüsse auf die Temperaturregulation.

β-**Endorphin** ist ein wichtiges endogenes Opioid (Kap. 21). Es entsteht nach Abspaltung der letzten 31 Aminosäuren aus POMC. Es enthält an seiner aminoterminalen Seite die Sequenz von Metenkephalin, die jedoch von β-Endorphin nicht als eigenständiges Peptid abgespalten wird. Aufgrund der gemeinsamen Biosynthese werden ACTH und β-Endorphin auch gemeinsam sezerniert. Bisher ist jedoch für β-Endorphin in der Peripherie keine Funktion sicher beschrieben worden. Da viele Lymphozyten Opioidrezeptoren haben, ist β-Endorphin in der Peripherie wahrscheinlich auch als Immunmodulator wirksam.

Funktionen von ACTH. ACTH reguliert die Synthese und Sekretion der Corticoide, aber insbesondere die der *Glucocorticoide* aus der Zona fasciculata der Nebennierenrinde (Abb. 17.**27**). Der zelluläre Mechanismus der ACTH-Wirkung ist nur zum Teil bekannt. Nach der Bindung an einen spezifischen membranständigen Rezeptor wird über cAMP-abhängige Gen-Aktivierungen die Synthese einiger für die Steroidproduktion wichtiger Enzyme reguliert. Vor allem wird durch ACTH der für die Biosynthese limitierende Schritt, die Abspaltung der Seitenkette von Cholesterin und damit die *Synthese von Pregnenolon*, stimuliert (Abb. 17.**28**). Diese Reaktion ist jedoch nicht nur vom cAMP-System abhängig. Die Synthese von Pregnenolon ist besonders bei akuten Anforderungen wichtig, um genügend Precursor-Moleküle für die weiteren (nur teilweise von ACTH abhängigen) Biosyntheseschritte von Cortisol bereitzustellen (S. 464).

Die wichtigsten *extraadrenalen Funktionen* von ACTH beim Menschen sind die *Stimulation der Lipolyse* (durch Aktivierung der Adenylylcyclase in Fettzellen) sowie die Intensivierung der *Hautpigmentierung* durch Erhöhung der Melaninsynthese in den Melanozyten und Beschleunigung des Pigmentstofftransports in die epidermalen Zellen.

In der **Klinik** ist eine starke Bräunung der Haut und einiger Schleimhäute durch eine massiv erhöhte ACTH-Sekretion ein wichtiges diagnostisches Zeichen bei der primären Nebennierenrindeninsuffizienz bei *Morbus Addison* und bei einigen *Bronchialkarzinomen*, die paraneoplastisch große Mengen ACTH produzieren.

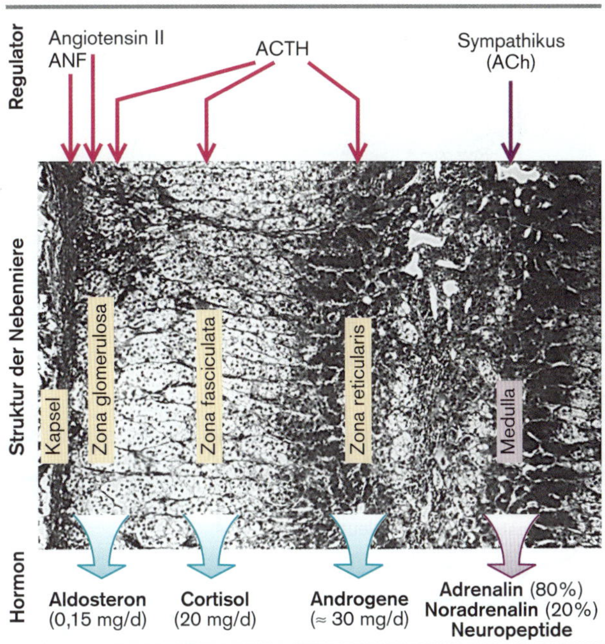

Abb. 17.**27** **Struktur und Funktion der Nebenniere.** Die drei Schichten der Nebennierenrinde haben jeweils eine spezifische Ausstattung mit Enzymen, die die Synthese ihrer charakteristischen Endprodukte, Mineralocorticoide, Glucocorticoide und Androgene, gewährleisten (Abb. 17.29). Die Bildung aller Corticoide wird durch ACTH stimuliert, jedoch stehen die Mineralocorticoide hauptsächlich unter der Kontrolle von Angiotensin II. Das Nebennierenmark wird neuronal gesteuert.

Die Hormone der Nebennierenrinde (Corticoide): Aldosteron, Cortisol, Androgene

» Die Nebennierenrinde besteht morphologisch und funktionell aus drei Schichten (Abb. 17.27). In der Zona glomerulosa werden Mineralocorticoide (vor allem Aldosteron), in der Zona fascicularis werden Glucocorticoide (vor allem Cortisol) und in der Zona reticularis werden Androgene (vor allem Dehydroepiandrosteron) gebildet. Alle Corticosteroide oder kurz Corticoide entstammen dem Vorläufer Cholesterin. Sie werden hieraus durch spezifische Enzymsysteme zu den unterschiedlichen bioaktiven Endprodukten synthetisiert. Die hauptsächlichen Wirkungen der drei Corticoidgruppen sind schon in ihren Namen enthalten: Mineralocorticoide erhöhen die Na^+-Retention und die K^+-Sekretion in der Niere. Glucocorticoide haben wichtige Effekte auf fast alle Stoffwechselvorgänge. Die Androgene wirken als männliche Geschlechtshormone. Die Corticoide werden im Blut an verschiedene Transportproteine gebunden. Ihr molekularer Wirkungsmechanismus besteht in einer Beeinflussung der Translation nach Bindung des Steroids an seinen spezifischen intrazellulären Rezeptor in der Zielzelle. Die Sekretion der Glucocorticoide und der Androgene wird durch das Hypophysenhormon ACTH kontrolliert, während die Mineralocorticoide hauptsächlich über das Renin-Angiotensin-System reguliert werden. In der Klinik werden synthetische Corticoide und Antagonisten (von Aldosteron) bei vielen Indikationen angewendet. Funktionsstörungen der Nebennierenrinde können zu schweren Erkrankungen führen (Addison-Krankheit, Cushing-Syndrom). «

Die Biosynthese der drei wichtigsten Corticoide wird hier nur kurz vorgestellt und sollte in Lehrbüchern für Biochemie intensiver studiert werden (s. auch Abb. 14.**9**, S. 369). In diesem Abschnitt wird besonders die Wirkung des Glucocorticoids Cortisol besprochen, während der Mechanismus der Mineralocorticoidwirkung von Aldosteron im Kapitel 13 geschildert wird.

Corticoide werden aus Vorläufermolekülen synthetisiert

Der Vorläufer für alle Corticoide ist **Cholesterin.** Die hauptsächliche Quelle für Cholesterin sind die im Blut zirkulierenden Lipoproteine (S. 367 f.), daneben gibt es auch eine De-novo-Synthese in der Nebennierenrinde aus Acetyl-Coenzym A. Die meisten Enzyme für die Biosyn-

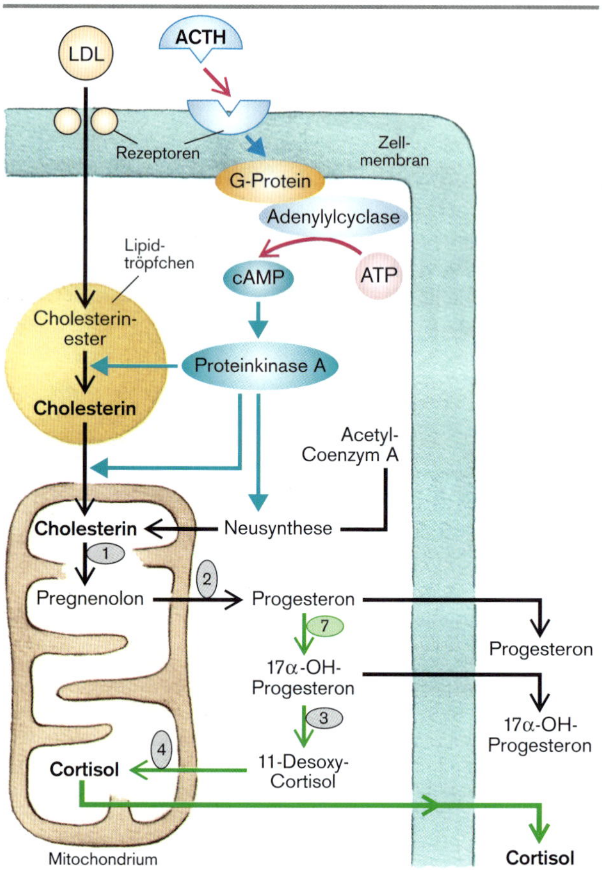

Abb. 17.**28** **Wirkung von ACTH auf die Corticoidsynthese.** Die Corticoidsynthese findet in verschiedenen Zellkompartimenten statt. Der wichtigste Schritt (**1**) ist die Umwandlung von Cholesterin zu Pregnenolon in den Mitochondrien durch eine Desmolase. Auch die daran anschließende Synthesekaskade wird durch ACTH stimuliert. Bei ausreichender Bereitstellung von Pregnenolon kann sie ohne ACTH-Einwirkung weiterlaufen (Enzyme der Schritte 1–4 und 7 s. Abb. 17.29).

these der Corticosteroide gehören zur großen Familie der *Cytochrom-P-450*-Mischoxygenasen und katalysieren die verschiedenen Hydroxylierungen am Vorläufermolekül. Die entscheidende, die Syntheserate limitierende Reaktion ist die *Umwandlung von Cholesterin zu Pregnenolon* in drei Schritten, wobei nach C_{20}- und C_{22}-Hydroxylierung durch eine **Desmolase** (Cyt P-450 scc [side-chain cleavage]) in den Mitochondrien die Seitenkette von C_{20} abgespalten wird. In Abb. 17.**29** sind die Syntheseschritte und die beteiligten Enzyme dargestellt. **Cortisol** macht 95% und **Corticosteron** 5% der Glucocorticoide beim Menschen aus (bei einigen Labortieren, z. B. Nagetieren, ist dieses Verhältnis umgekehrt). Der Hauptvertreter der Nebennierenandrogene aus der Zona reticularis ist **Dehydroepiandrosteron-Sulfat (DHEAS);** daneben werden auch sehr kleine Mengen von Testosteron und Östrogen synthetisiert.

Die **Aldosteronsynthese** in der Zona glomerulosa ist bis zum Corticosteron identisch mit der für Cortisol in der Zona fasciculata. Der spezifische Syntheseschritt für Aldosteron ist die Oxidierung der Methylgruppe am C_{18}-Atom. Aldosteron wird nach *Stimulation durch Angiotensin II* synthetisiert und ausgeschüttet, jedoch haben hierbei *ACTH* und eventuell andere POMC-Peptide einen zusätzlichen Effekt. *Atriopeptin (ANF)* hemmt als Gegenspieler von Angiotensin II direkt und indirekt die Aldosteronsekretion (S. 336).

An allen Stellen der komplizierten Synthesekaskade in der Nebenniere können pathologische Störungen durch **Enzymdefekte** auftreten. Das **adrenogenitale Syndrom (AGS)** ist die bekannteste Enzymstörung. Die Entdeckung verschiedener zur Biosynthese von Corticoiden wichtiger Enzyme ist vor allem durch seltene, allerdings sehr charakteristische Krankheitsbilder ermöglicht worden. Den verschiedenen Formen des adrenogenitalen Syndroms ist eine verminderte Cortisolproduktion gemeinsam. Diese führt kompensatorisch zu einer stark erhöhten ACTH-Sekretion, wodurch wiederum die Sekretion aller Corticosteroide, deren Synthese nicht gestört ist, z. B. der Androgene, pathologisch stimuliert wird. Besonders gefährdet sind Patienten, bei denen auch die Synthese von Aldoste-

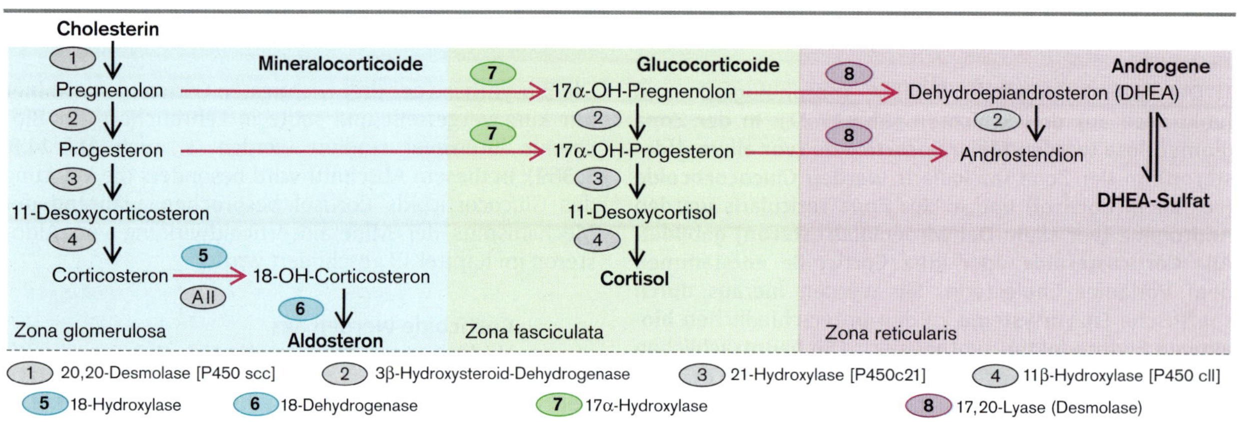

Abb. 17.**29** **Synthese der Corticoide.** Hierbei sind die Enzyme 5 und 6 spezifisch für die Aldosteronsynthese und dementsprechend in der Zona glomerulosa enthalten, das Enzym Nr. 7 ist für die Zona fasciculata (Cortisolbildung) und Nr. 8 für die Zona reticularis charakteristisch (s. a. Abb. 14.9, S. 369).

ron durch Enzymdefekte gehemmt ist, wodurch ein lebensbedrohlicher **Natriumverlust** entstehen kann. Die angeborenen Enzymdefekte werden bei weiblichen Neugeborenen besonders deutlich sichtbar an den Zeichen einer **Maskulinisierung** der äußeren Geschlechtsmerkmale, die durch die erhöhten Nebennierenandrogene hervorgerufen werden. Durch eine *Substitutionstherapie* mitt Glucocorticoiden wird bei diesen Patienten auch die vermehrte ACTH-Sekretion gehemmt, so daß dadurch auch die Synthese der unerwünschten Vorstufen (besonders der Androgene) normalisiert werden kann.

Die Corticoide werden innerhalb von 15–30 Minuten nach Stimulation durch ACTH direkt in die Blutbahn sezerniert. Ein intrazellulärer Transport- oder Speichermechanismus mit Sekretgranula ist für Steroidhormone bisher nicht bekannt.

Transportproteine schützen Corticoide im Blut

Nach der Sekretion werden die Corticoide zu über 90% an spezifische Transportporteine im Plasma *(cortisolbindendes Globulin, CBG)* oder an **Albumin** gebunden (S. 441). Bei Konformationsänderungen des Bindungsproteins, z.B. in der Umgebung von Entzündungen, wird hieraus dann Cortisol freigesetzt. Die Bindung von Aldosteron an Proteine ist weniger fest als die von Cortisol. Vor der **Ausscheidung** der Corticoide in der Niere können sie in der Leber durch Reduktion des A-Ringes des Steroidmoleküls und durch Derivatisierung zu Glucuroniden inaktiviert werden. Die Messung verschiedener Corticoidmetaboliten im Urin von Patienten wird als wichtiges Diagnostikum für funktionelle Störungen der Nebennierenrinde benutzt.

Die Funktionen der Corticoide sind vielfältig

Corticoide diffundieren aufgrund ihrer Lipophilität durch die Membran ihrer Zielzelle und werden vielleicht zusätzlich über spezifische membranständige Rezeptoren aufgenommen, wie neuere Untersuchungen zeigen. In der Zelle binden die Corticoide an spezifische **Rezeptoren,** die sich im Zytosol und vor allem im Zellkern befinden. Sie gehören zu der Superfamilie von ligandeninduzierten Proteinen, die nach Bindung an spezifische DNA-Sequenzen die Transkription aktivieren können (Abb. 17.**42**, S. 475). Der **Typ I** der Rezeptoren ist für Mineralocorticoide spezifisch und der **Typ II** für Glucocorticoide (Abb. 17.**43**, S. 475). Sie werden in der Niere (Typ I), der Leber (Typ II), in vielen anderen Organsystemen und im Gehirn gefunden. Die Spezifität der Rezeptoren ist nicht absolut, so daß die natürlich vorkommenden Glucocorticoide in erhöhter Konzentration auch als Mineralocorticoide wirken können. Dagegen gibt es hochspezifische, synthetische Glucocorticoidpräparate (z.B. Dexamethason), die keinen Mineralocorticoideffekt haben.

Interessanterweise hängt die **Spezifität der Mineralocorticoidrezeptoren** von der Aktivität des Enzyms 11β-Hydroxysteroid-Dehydrogenase in den Zielzellen ab (Abb. 17.**43**, S. 475). Dieses Enzym dehydriert die für die Rezeptorbindung essentielle β-OH-Gruppe am C_{11}-Atom zur Keto(Oxo)gruppe, wodurch das Corticoid am Rezeptor unwirksam wird. Die Struktur des Aldosteronmoleküls verhindert eine solche Dehydrierung, so daß Aldosteron vom Rezeptor gebunden werden kann. Eine Hemmung dieser Dehydrogenase (z.B. durch exzessiven Genuß von Lakritze) führt zu massiven Mineralocortikoideffekten durch die nun wirksamen Glucocorticoide, die beim Menschen in viel höheren Konzentrationen als Aldosteron vorkommen.

Glucocorticoide (Cortisol) regeln vitale Funktionen

Die Glucocorticoide beeinflussen den Stoffwechsel von Kohlenhydraten, Fetten und Eiweißen. Sie wirken auf bestimmte Organsysteme und auf das Gehirn.

Stoffwechselwirkungen. Glucocorticoide fördern die *Glukoneogenese* aus Aminosäuren in der Leber, daher stammt auch ihr Name. Daneben werden auch der Glucosetransport und die Glucoseverwertung gehemmt. Diese Mechanismen führen zur Erhöhung des Blutzuckerspiegels und können so auch *diabetogen* wirken. Eiweißabbauend, *katabol,* wirken Glucocorticoide auf die Muskulatur, auf das lymphatische Gewebe, auf die Haut und auf den Knochen. Die dadurch freigesetzten Aminosäuren werden in der Leber zur Glukoneogenese genutzt. Als ein weiterer Energiespender werden durch Cortisol freie Fettsäuren im Fettgewebe *lipolytisch* freigesetzt. Außerdem wird der Einbau von Glucose in die Fettzellen und damit die Lipogenese gehemmt.

Mineralhaushalt. Bei hohen Glucocorticoidkonzentrationen wird in der Niere Natrium retiniert und Kalium vermehrt ausgeschieden (Aldosteronwirkung, s. Kap. 12 u. 13).

Glucocorticoide hemmen eine Vielzahl von **Immunprozessen.** Sie führen zur Verringerung des Thymusgewebes und der Lymphknoten. Sie senken die Anzahl der zirkulierenden eosinophilen und basophilen Granulozyten und der Lymphozyten. Sie vermindern die zelluläre Immunität und blockieren die Freisetzung und den Effekt der meisten Cytokine (Kap. 9). Ihr Einfluß auf die Produktion von Antikörpern ist nicht geklärt.

Glucocorticoide hemmen alle Prozesse einer **Entzündung.** Diese Funktion wird wahrscheinlich vermittelt durch die Hemmung der Synthese von Abkömmlingen der Arachidonsäure, wie den Prostaglandinen, indem ein durch Cortisolwirkung exprimiertes Protein, „Lipocortin" oder „Lipomodulin", das Syntheseenzym Phospholipase A_2 inaktiviert.

Glucocorticoide erhöhen die Potenz der Wirkung einiger wichtiger endogener Signalsubstanzen. Dies wird **permissiver Effekt** genannt. So wird die Empfindlichkeit von *Adrenozeptoren* gegenüber Catecholaminen und anderen vasokonstriktorischen Substanzen durch Glucocorticoide deutlich erhöht. Ähnliches gilt für die Wirkung der Catecholamine an der Fettzelle. Die Glucocorticoide stimulieren auf parakrine Weise auch die Synthese der Catecholamine im benachbarten Nebennierenmark durch Enzyminduktion auf allen Ebenen der Biosynthese, insbesondere den charakteristischen Syntheseschritt zu Adrenalin. Die beiden Nebennierensysteme – die Corticoide und die Catecholamine – interagieren hier wie bei vielen anderen wichtigen Körperfunktionen (Abb. 17.**30** u. 17.**33**).

Neben ihrer Feedback-Wirkung im neuroendokrinen System (s.u.) haben Glucocorticoide auch andere Effekte

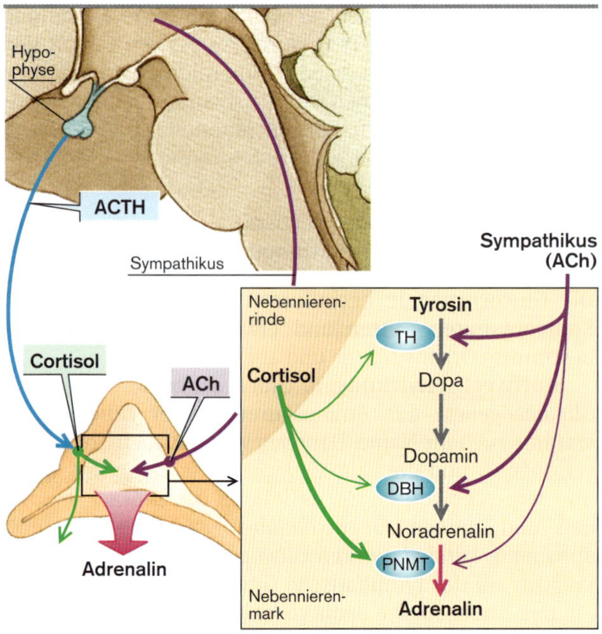

Abb. 17.**30** **Parakrine Effekte von Cortisol auf die Catecholaminsynthese im Nebennierenmark.** Während der wichtige Syntheseschritt von Tyrosin zu Dopa hauptsächlich abhängig ist von der Freisetzung von Acetylcholin (ACh) aus präganglionären Sympathikusfasern, wird der für das Nebennierenmark charakteristische Schritt der Methylierung von Noradrenalin, der zu Adrenalin führt, hauptsächlich durch den parakrinen Effekt von Cortisol stimuliert. TH = Tyrosinhydroxylase, DBH = Dopamin-β-Hydroxylase, PNMT = Phenyläthanolamin-N-Methyltransferase.

auf das **Zentralnervensystem.** Sie erhöhen die Wahrnehmung von akustischen, taktilen, olfaktorischen und gustativen Reizen. Sie scheinen deutliche Effekte auf die Generierung von Emotionen zu haben und beschleunigen während chronischer Exposition bei Labortieren Alterungsprozesse im ZNS, vor allem im Hippokampus.

Viele der obengenannten, eher systemischen Effekte wirken sich spezifisch auf einige **Organsysteme** aus. Sie können hier nur aufgelistet werden: Die *Magensaftsekretion* wird erhöht (Gefahr von Ulzera), in der Niere wird die *glomeruläre Filtrationsrate* gesteigert, der *Knochenabbau* wird gefördert, der Knochenaufbau dagegen gehemmt. Der Proteinkatabolismus wirkt sich besonders auf die *Muskulatur* und den Knochen aus, ebenso kommt es zu einer Verminderung der Fibroblasten und der Kollagensynthese im *Bindegewebe.*

Die Kenntnis der multiplen Wirkungen von Cortisol ist in der klinischen Medizin von besonderer Bedeutung. Dies gilt insbesondere für die weit verbreitete Therapie mit Glucocorticoiden bei nichtendokrinen Krankheiten und für die Diagnostik und Therapie pathologischer Störungen der Cortisolsekretion.

Anwendung von Steroidhormonen in der Klinik. Durch Veränderung am Steroidmolekül ist es heute möglich, hochspezifische Glucocorticoide und Mineralocorticoide zu synthetisieren. Der therapeutische Einsatz von Glucocorticoiden ist sehr breit: *Substitutionstherapie* bei endokrinen Erkrankungen, Behandlung von *Entzündungen* (Rheumatismus), Unterdrückung der Abwehrreaktionen des Körpers bei Organtransplantation, Blockade überschießender *Immunprozesse* (z. B. Allergie) und Chemotherapie einiger *maligner Tumoren.* Jeder Einsatz dieser Steroide ist mit dem Risiko von erheblichen Nebenwirkungen verbunden. Da es sich bei den meisten Indikationen um schwere Grundkrankheiten handelt, müssen die Nebenwirkungen in Kauf genommen werden. Diese sind Folge einer Aktivierung von Glucocorticoidrezeptoren und zeigen damit das ganze Spektrum dieses potenten Hormons. Eine gefährliche Komplikation der Behandlung mit Glucocorticoidpharmaka kann durch das zu schnelle Absetzen der Therapie entstehen; es kann nämlich wegen der „negativen Feedback"-Wirkung des Medikaments auf die ACTH-Ausschüttung zu Atrophie und sekundärer Insuffizienz der Nebennierenrinde, in schweren Fällen zu einer Addison-Krise (s. u.) kommen (S. 468).

Androgene sind männliche Sexualsteroide

Das hauptsächliche Androgen der Nebenniere ist **Dehydroepiandrosteron** (DHEA, Abb. 17.**29**), von dem täglich ca. 30 mg produziert werden und dessen größter Teil als Sulfat vorliegt. DHEA ist ein relativ schwach wirkendes männliches Sexualsteroid (Kap. 18). Ein Teil wird in seinen Zielgeweben enzymatisch zu **Testosteron** und **Dehydrotestosteron** umgewandelt. Über diese Endprodukte wird auch seine androgene Wirkung auf die Haut, den Haarwuchs und die Muskulatur vermittelt. Bei der Frau stellen die Androgene aus der Nebenniere den Hauptteil der männlichen Geschlechtshormone dar, ein kleiner Teil wird in den Ovarien synthetisiert. Dagegen haben Nebennierenandrogene beim Mann wegen der deutlich höheren Testosteronproduktion in den Testes (Kap. 18) keine eigene Bedeutung.

Mineralocorticoide (Aldosteron) steuern die Ausscheidung von Kalium und Natrium

Die Funktion des Hauptvertreters der Mineralocorticoide, Aldosteron, an der Niere (und am Kolon) und seine Regulation durch das Renin-Angiotensin-System sind in Kapitel 13 beschrieben.

Cushing-Syndrom und Morbus Addison

Eine länger anhaltende Übersekretion von Cortisol führt zu einem schweren Krankheitsbild, dem **Hyperkortisolismus** (auch **Cushing-Syndrom** genannt). Hier sind alle auf S. 465 f. aufgelisteten Wirkungen von Cortisol in einem pathologischen Maße überhöht ausgeprägt: Hyperglykämie mit diabetischer Stoffwechsellage, Hypertonie mit Hypernatriämie und Hypokaliämie, Osteoporose aufgrund des Calciumverlustes und des Katabolismus, Atrophie der Muskulatur und spezifische Fettumverteilung (Facies lunata, Stammfettsucht) wegen der katabolen Effekte von Cortisol.

Die Ursachen der Erkrankung können in einer vermehrten Produktion von ACTH durch *hypophysäre Mikroadenome* liegen (Morbus Cushing) oder in der *autonomen Hormonproduktion* durch Tumoren der Nebenniere (Abb.

17.**34**). Bei hypophysärer Ursache ist ACTH im Plasma erhöht, der zirkadiane Cortisolrhythmus ist aufgehoben. Die längerfristige Stimulation der Nebennierenrinde durch ACTH führt zu einer beiderseitigen **Hyperplasie.** Neben Cortisol werden außerdem die Nebennierenandrogene pathologisch vermehrt gebildet und sezerniert. Die Androgeneffekte sind daher bei weiblichen Patienten mit Morbus Cushing häufig ein erstes klinisches Zeichen der Erkrankung. Wenn Adenome der Nebennierenrinde den Hyperkortisolismus verursachen, ist ACTH im Plasma sehr niedrig, die Adenome (und Karzinome) produzieren ihre Steroide ohne ACTH-Kontrolle (autonom). Durch neurochirurgische Entfernung der Hypophysentumoren bzw. durch Adrenalektomie können die Patienten geheilt werden, ohne diese Eingriffe führt extremer Hyperkortisolismus zum Tode. Eine nicht seltene Sonderform des Cushing-Syndroms wird hervorgerufen durch die *paraneoplastische ACTH-Synthese* in einigen Malignomen, vor allem kleinzelligen Bronchialkarzinomen.

Bei einer Zerstörung beider Nebennieren, meist durch Autoimmunprozesse hervorgerufen, spricht man von einer **primären Nebenniereninsuffizienz** oder einem **Morbus Addison** (Abb. 17.**34**). Das klinische Bild dieser Erkrankung ist gekennzeichnet durch den Ausfall aller Corticosteroide. Der Mangel an Mineralocorticoiden führt zu Hyponatriämie, Hyperkaliämie und zu einer nichtrespiratorischen Azidose. Die Patienten sind schwach und leicht ermüdbar. Schon bei geringen zusätzlichen Belastungen ihrer Wasser- und Elektrolytbalance, z. B. bei Schwitzen, Fieber oder Diarrhö, kann es zu sog. Addison-Krisen kommen, die durch einen lebensbedrohlichen Schockzustand gekennzeichnet sind. Wegen Ausfalls des negativen Feedback-Mechanismus durch Cortisol steigt die ACTH-Sekretion sehr deutlich an, wodurch wegen der im ACTH-Molekül enthaltenen MSH-Partialfunktion eine charakteristische starke Pigmentierung von Haut und Schleimhäuten hervorgerufen wird (S. 462). Der Morbus Addison kann heute gut durch Substitution synthetischer Cortisolpräparate und evtl. zusätzlicher Gabe eines Mineralocorticoids behandelt werden. Diese Therapie ist lebenslang notwendig.

Die für die Diagnose und Differentialdiagnose der wichtigsten Störungen der Cortisolsekretion angewendeten Funktionstests sind in Abb. 17.**34** dargestellt.

Wie werden die Nebennierenrindenhormone reguliert?

Basalsekretion. Die Cortisolsekretion folgt einem stabilen *zirkadianen Rhythmus mit sekretorischen Episoden,* die in den frühen Morgenstunden eine höhere Frequenz und Amplitude haben, während sie über den Tag hinweg abnehmen. Unter *Ruhebedingungen* wird Cortisol hauptsächlich während etwa 6 Stunden am Tagesbeginn sezerniert, danach ist das System für 18 Stunden nahezu inaktiv. Ziemlich regelmäßig tritt noch eine zusätzliche Cortisolsekretion zur Mittagszeit auf (Abb. 17.**31**). Der Beginn der morgendlichen Cortisolsekretion ist eng gekoppelt an die EEG-Phasen, die das Erwachen charakterisieren (Kap. 29). Der zirkadiane Rhythmus von Cortisol ist sehr stabil und wird nur langsam von äußeren Verhältnissen beeinflußt, so daß sich erst mehrere Tage nach einem Wechsel des Tag-Nacht-Rhythmus eine neue 24-Stunden-Rhythmik aufbaut. (Dieses Phänomen ist nach Flugreisen über mehrere Längengrade als Jetlag bekannt.)

Stimulierte Sekretion von Cortisol

Bei **körperlicher Arbeit,** bei psychischen Belastungen (z. B. Angst) und bei vielen Krankheiten wird vermehrt Cortisol produziert. Bei akuten körperlichen Belastungen (z. B. im Sport) ist ca. 20 Minuten nach dem stimulierenden Reiz ein Sekretionsgipfel von Cortisol zu beobachten. Wenn die belastungsinduzierte Mehrsekretion längere Zeit anhält, wie bei schweren körperlichen (z. B. Sepsis) und psychischen Krankheiten (z. B. Depression), wird auch während der zweiten Tageshälfte Cortisol sezerniert und damit der zirkadiane Sekretionsrhythmus abgeschwächt oder aufgehoben (Abb. 17.**31**).

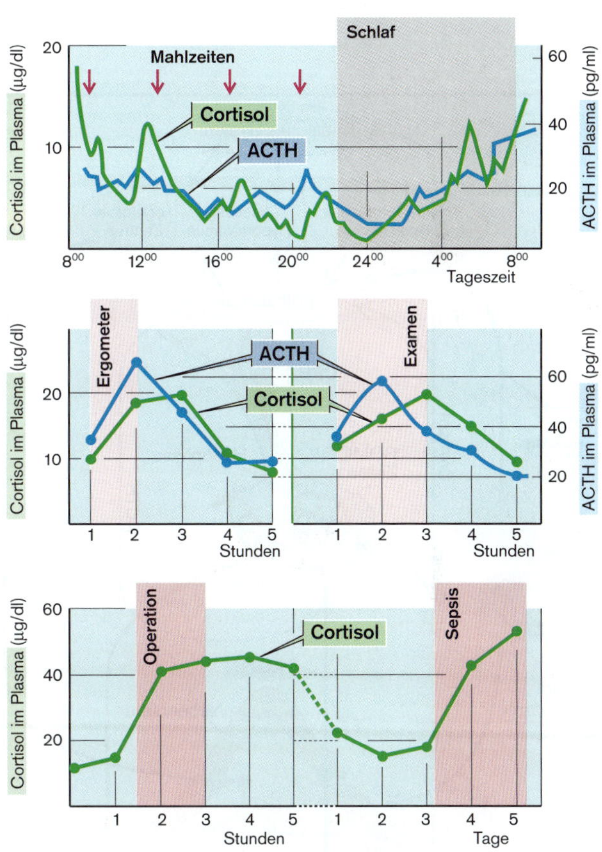

Abb. 17.**31** **ACTH- und Cortisolsekretion unter Ruhebedingungen und bei Belastungen.** Unter Basalbedingungen (oben) folgt die Sekretion von ACTH und Cortisol einem zirkadianen Rhythmus mit unregelmäßigen Sekretionsepisoden, die verstärkt in den Morgenstunden auftreten. Die Sekretion wird stimuliert durch körperliche Arbeit, wie z. B. am Fahrradergometer, oder durch psychische Belastungen, z. B. bei einem Examen. Schwere akute Belastungen oder Krankheiten führen zu einem deutlich höheren Anstieg der Cortisolsekretion, der auch, abhängig von der Dauer der Erkrankung, länger anhalten kann.

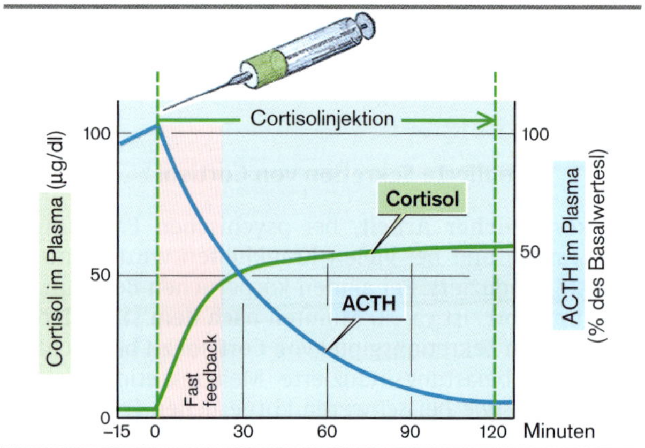

Abb. 17.**32** **Feedback-Mechanismen von Cortisol auf die ACTH-Sekretion.** Man unterscheidet ein kurzdauerndes, von der Anstiegssteilheit der Cortisolplasmakonzentration abhängiges Feedback (Differential- oder Fast-Feedback) von einem späteren, von der Sekretionsrate abhängigen Feedback (integrales oder Delayed-Feedback).

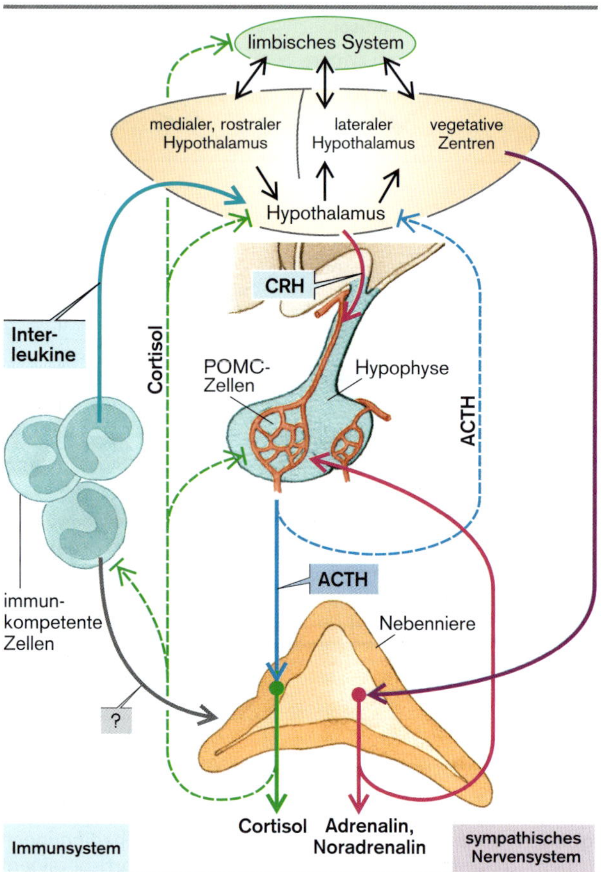

Abb. 17.**33** **Regulation der Hypothalamus-Hypophysen-Nebennierenrinden-Achse.** Neben der neuroendokrinen Achse Hypothalamus-Hypophyse-Nebennierenrinde und der Feedback-Wirkung durch Cortisol sind auch die Interaktionen mit dem Immunsystem und dem sympathischen Nervensystem auf allen Ebenen dargestellt (s. a. Abb. 17.25, S. 461, Abkürzungen in Tab. 17.1, S. 437).

Feedback-Hemmung. Das Hauptprodukt der Nebennierenrinde, Cortisol, kann aufgrund seiner Lipophilität ungehindert die Blut-Hirn-Schranke durchdringen und an spezifische Glucocorticoidrezeptoren (Typ II) im Bereich des Hypothalamus, des Hippokampus und der Hypophyse gelangen. Über diesen Weg hemmt Cortisol die Sekretion von CRH und ACTH nach dem Prinzip der **negativen Rückkopplung** (Abb. 17.**33**). (Bei der Therapie mit Corticoiden muß beachtet werden, daß sämtliche Glucocorticoidpräparate, am bekanntesten ist Prednisolon, auf die gleiche Weise wie das endogene Hormon auf den Regelkreis einwirken können. Die Gabe des Hormonpräparats wirkt wie ein negatives Feedback-Signal und führt zur Hemmung der ACTH-Sekretion und damit der körpereigenen Cortisolproduktion. Siehe auch S. 466.) Die besondere Dynamik in diesem wichtigen Feedback-System wird durch zwei unterschiedliche Mechanismen realisiert: Eine in wenigen Minuten wirksame *schnelle Rückkopplung* (über einen membranständigen Rezeptor?) reagiert auf die Steilheit des Cortisolanstiegs im Plasma, und eine zweite, später einsetzende Phase der Feedback-Hemmung wird aktiviert durch den erhöhten Cortisolspiegel (*integrales Feedback;* Abb. 17.**32**). Nur Glucocorticoide, nicht jedoch die anderen, strukturell ähnlichen Corticoide der Nebennierenrinde haben eine Hemmwirkung auf die ACTH-Sekretion. Aldosteron ist wegen seiner sehr niedrigen Konzentration nicht an der Feedback-Regulation beteiligt. Die β-Hydroxy-Gruppe am C-Atom 11 und die OH-Gruppe an der Seitenkette (C_{21}) sind für die Rezeptorbindung essentiell (Strukturformeln s. Abb. 14.**9**, S. 369). Das gilt nicht nur für die Feedback-Effekte im ZNS und in der Hypophyse, sondern auch für die Glucocorticoidwirkungen in der Peripherie.

Interaktion mit dem Immunsystem: Auf verschiedenen Ebenen der Regulation ist eine Interaktion des Hypothalamus-Hypophysen-Nebennierenrinden-Systems und des Immunsystems beobachtet worden (Abb. 17.**33**). Der Mechanismus dieser gegenseitigen Beeinflussung ist bis auf die immunsuppressive Wirkung von Cortisol jedoch bisher nur unzureichend bekannt. Mehrere Substanzen, die von immunkompetenten Zellen gebildet werden, vor allem die Lymphokine **Interleukin 1 und 2** sowie **TNF** (tumor necrosis factor), scheinen wichtige Signalpeptide auch für die Hypothalamus-Hypophysen-Nebennierenrinden-Achse zu sein. Der Anstieg von Interleukin 1 und von anderen Faktoren im Plasma bei Infektionen führt zu einer vermehrten Freisetzung von CRH aus dem Hypothalamus und damit schließlich über ACTH auch zu einer Stimulation der Cortisolsekretion. Da andererseits die Produktion der Lymphokine durch Cortisol gehemmt wird, schließt sich hier ein „systemübergreifender" Rückkopplungsmechanismus zwischen dem endokrinen und dem Immunsystem.

Klinische Diagnostik der Nebennierenrindenfunktion

Bei einigen Krankheiten der Nebennierenrindenfunktion, insbesondere bei der Differentialdiagnose des Cushing-Syndroms, sind die allgemeinen klinischen Befunde und die basalen Hormonwerte für die Diagnosestellung nicht ausreichend. In Abb. 17.**34** sind die in der Klinik gebräuchlichen Funktionstests und ihr pathophysiologischer Mechanismus schematisch dargestellt. Die Funktionstests haben jeweils unterschiedliche Angriffspunkte und so auch charakteristische Indikationen.

Insulinhypoglykämie. Hier wird durch die Injektion von Insulin eine Hypoglykämie herbeigeführt, die als ein unspezifisches, am Hypothalamus ansetzendes Stimulans für die Sekretion der hypophyseotropen Hypothalamushormone benutzt wird. Bei regelrechter Antwort wird auf diesen Reiz hin die Sekretion von CRH und damit von ACTH und Cortisol, aber auch von Somatoliberin und STH ansteigen. Dieser Test wird daher für die gleichzeitige Funktionsprüfung von ACTH und STH durchgeführt. Bei Hypophysenvorderlappen-Insuffizienz und beim Cushing-Syndrom jeglicher Ätiologie bleibt ein Anstieg dieser Hormone aus. (Bei Patienten mit einer Insuffizienz der Nebennierenrindenfunktion darf dieser Test nicht angewendet werden, da es hier wegen der eingeschränkten Cortisolsekretion zu starken hypoglykämischen Reaktionen mit Schock kommen könnte.)

Als **Stimulationstest für die ACTH-Sekretion** wird die kombinierte Gabe von CRH und Adiuretin (ADH) angewendet. Mit diesem, die physiologischen Verhältnisse simulierenden Reiz kann die Intaktheit der ACTH-(POMC-) Zellen getestet werden. Wenn das Plasma-ACTH vom Patienten nicht aus der Hypophyse, sondern von hormonproduzierenden Tumoren stammt, wird die Stimulation mit CRH keinen Effekt haben, während bei Patienten mit einem hypothalamohypophysären Cushing-Syndrom eine maximale Ausschüttung von ACTH zu beobachten ist.

Die negative Feedback-Wirkung der Glucocorticoide wird beim **Dexamethasontest** ausgenutzt. Dexamethason ist ein synthetisches reines Glucocorticoid. Die Gabe von 2 mg Dexamethason zur Sekretionspause von Cortisol am Abend führt bei Gesunden zu einer Suppression des Cortisolanstiegs am folgenden Morgen. Bei Patienten mit Cushing-Syndrom ist diese Dexamethasondosis zur Suppression nicht ausreichend, jedoch sind höhere Dosierungen (z. B. 8,0 mg) in der Lage, die hypophysäre ACTH-Sekretion partiell zu blockieren. Dagegen ist bei einer ACTH-Produktion aus Karzinomen auch durch die Gabe von großen Dexamethasonmengen keine Suppression zu erzielen, da die Hormonsynthese und -sekretion bei Malignomen autonom sind.

Die **exogene Gabe von ACTH** führt beim Gesunden zu einem adäquaten Anstieg von Cortisol im Plasma mit einem Maximum nach ca. 25 Minuten. Bei einer primären Nebennierenrindeninsuffizienz (Morbus Addison) wird eine solche Antwort reduziert sein oder ausbleiben, bei einer sekundären Nebennierenrindeninsuffizienz (Mangel an hypophysärem ACTH) ist der Effekt wegen der eingetretenen funktionellen Atrophie abgeschwächt.

Mit dem **Metopyrontest** wird die Reagibilität des Hypothalamus-Hypophysen-Nebennieren-Systems beim Wegfall der Feedback-Kontrolle durch Cortisol getestet. Metopyron wird als ein Enzymblocker für die Synthese von Cortisol und Corticosteron angewendet. Bei einer regelrechten Funktion wird die Blockade durch Metopyron zu einem kompensatorisch starken Anstieg von ACTH und damit zur Stimulation der Nebennierenrinde führen. Dadurch werden solche Corticoidvorstufen vermehrt sezerniert, deren Synthese durch Metopyron nicht blockiert worden sind. Ähnliche Steroidmuster sind auch bei einigen Patienten mit einem endogenen Enzymmangel, wie beim AGS (S. 441), zu beobachten.

Sicherlich werden bei einem einzelnen Patienten nicht sämtliche Tests angewendet, jedoch ist die Auswahl des geeigneten Funktionstests nur bei Kenntnis de Pathophysiologie der Hypothalamus-Hypophysen-Nebennieren-Achse möglich.

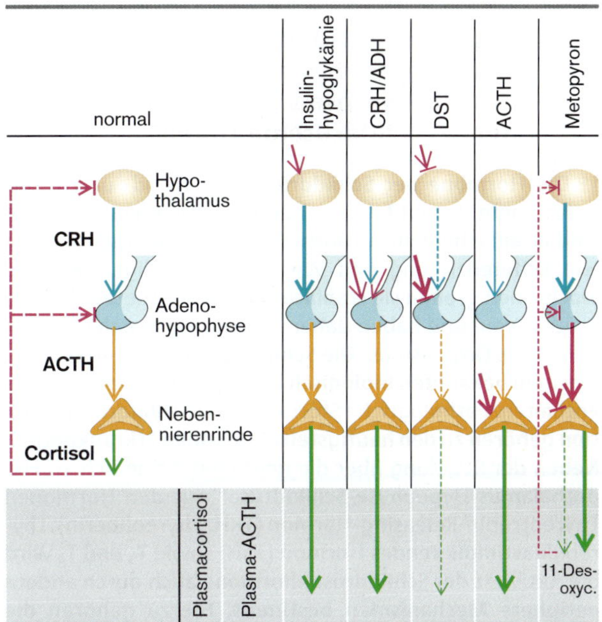

	Plasmacortisol	Plasma-ACTH	Insulin-hypoglykämie	CRH/ADH	DST	ACTH	Metopyron
hypothalamo-hypophysäres Cushing-Syndrom	↑	↑	0	↗↗	0 (2mg) ↙ (8mg)	↗↗	↗↗
paraneoplastisches Cushing-Syndrom	↑	↑↑	0	0	0	↗↗	0
Cushing-Syndrom bei autonomem Adenom	↑	↓	0	0	0	0(↗)	0
primäre NNR-Insuffizienz (Morbus Addison)	↓	↑↑↑	–	↗	–	0	–
sekundäre (hypophysäre) NNR-Insuffienz	↓	↓	–	0	–	0(↗)	–
tertiäre (hypothalamische) NNR-Insuffizienz	↓	↓	–	↗	–	0(↗)	–

↑ erhöht ↓ erniedrigt **0** keine Reaktion
↗,↙ normale Reaktion von ACTH und/oder Cortisol ↗↗ pathologische Reaktion

Abb. 17.**34** **Funktionsdiagnostik der Hypothalamus-Hypophysen-Nebennierenrinden-Achse.** Die durch den jeweiligen spezifischen Funktionstest hervorgerufenen Veränderungen im System sind durch entsprechende Stärke der Pfeile für die beeinflußten Signale angegeben. In der unteren Tabelle ist das für die Differentialdiagnose charakteristische Muster der Funktionstests aufgeführt. Bei alleiniger Betrachtung der Basalsekretion von ACTH und Cortisol ist in vielen Fällen die Differentialdiagnose nicht zu stellen, so daß für jede Diagnose ein bestimmtes Muster von Funktionstests indiziert ist (nähere Erklärungen s. Text).

17.4 Hypothalamus-Hypophysen-Schilddrüsen-System: Stimulation des Stoffwechsels und des Wachstums durch Schilddrüsenhormone

» Die Hormone der Schilddrüse sind Trijod- und Tetrajodthyronin, T_3 und T_4. Beim heranwachsenden Menschen sind sie entscheidend an normalen Entwicklungsprozessen wie Differenzierung und Wachstum beteiligt. Beim Erwachsenen greifen sie stabilisierend in alle metabolischen Prozesse ein und haben daher Rezeptoren in nahezu allen Zellen des Organismus. Die Schilddrüsenhormone sind die einzigen bekannten biologisch aktiven Substanzen, die Jod enthalten. Pathologische Störungen der Schilddrüsenfunktion gehören zu den häufigsten endokrinen Erkrankungen. Neben der Regelung über die neuroendokrine Achse „Hypothalamus-Hypophyse-Schilddrüse“ mit den Hormonen Thyreotropin-Releasing-Hormon (TRH, Thyreoliberin), thyreoideastimulierendes Hormon (TSH) sowie T_3 und T_4 wird die Aktivität der Schilddrüsenhormone auch durch andere periphere Mechanismen bestimmt. Hierzu gehören die Balance des Jodhaushalts über das Hormonreservoir (Kolloid) und die Jodzufuhr in der Nahrung sowie die Aktivierung und Inaktivierung der Schilddrüsenhormone in der Peripherie durch die Umwandlung von T_4 zu T_3 oder zu rT_3 (reverse T_3) durch differentiell regulierte Dejodase-Isoenzyme. «

Die hypothalamische Ebene: Neurotransmitter und TRH

Die Steuerung durch den neuroendokrinen Regelkreis ist bei der Schilddrüsenfunktion nicht so ausgeprägt wie bei den anderen endokrinen Drüsen (S. 443). Die Stimulation der hypophysären TSH-Sekretion durch das hypothalamische Thyreotropin-Releasing-Hormon (TRH, Thyreoliberin) ist hier das wichtigste Prinzip.

TRH ist als erstes hypothalamisches Releasing-Hormon isoliert worden. Es ist ein Tripeptid mit der Struktur (pyro-) Glu-His-Pro-NH_2 und so durch Modifikationen an der amino- und der carboxyterminalen Aminosäure vor dem Abbau durch Peptidasen geschützt. TRH wird nicht nur in hypothalamischen Neuronen synthetisiert (vor allem im Nucleus paraventricularis), sondern ein größerer Anteil ist auch in den Amygdalae, im Hirnstamm und anderen ZNS-Strukturen zu finden. Das deutet darauf hin, daß TRH neben seiner Wirkung als glandotropes Hormon zur Steuerung der hypophysären TSH-Sekretion auch Funktionen als Transmitter und Modulator im ZNS besitzt.

TRH wird aus seinem größeren Vorläufermolekül **Pro-TRH,** in dem es in fünf Kopien enthalten ist, durch Peptidasen abgespalten. Die Synthese und Sekretion von TRH in den hypothalamischen Neuronen wird hauptsächlich durch noradrenerge Verbindungen reguliert und scheint (im Gegensatz zu anderen Releasing-Hormonen) nur in geringem Maße unter der Feedback-Kontrolle von zirkulierenden Hormonen (T_3, T_4) zu stehen. Der stärkste Reiz für die TRH-Freisetzung ist eine starke *Kälteexposition.*

An der **Hypophyse** stimuliert TRH nicht nur die Biosynthese und Sekretion von **TSH,** sondern beeinflußt auch die Sekretion von **Prolactin**. TRH induziert nach der Bindung an seinen membranständigen Rezeptor der Hypophysenzelle eine Ca^{2+}-Ausschüttung aus intrazellulären Speichern sowie den Einstrom von Ca^{2+} in die Zelle. Der initiale Prozeß ist die Hydrolyse von Phosphatidylinositol 4,5-bisphosphat (S. 33 f.). Hierdurch wird die Freisetzung von TSH oder Prolactin stimuliert. TRH hat auch direkte Effekte auf die Transkription von β-TSH- und α-TSH-Untereinheiten. Die **extrahypophysären Effekte** von TRH sind mannigfaltig, jedoch ist ihre biologische Bedeutung noch nicht ausreichend gesichert; neben einem schon therapeutisch genutzten tropen Effekt von TRH auf die Regeneration von Nervengewebe zählen dazu auch Einflüsse auf die Temperaturregulation und die Funktion der Retina.

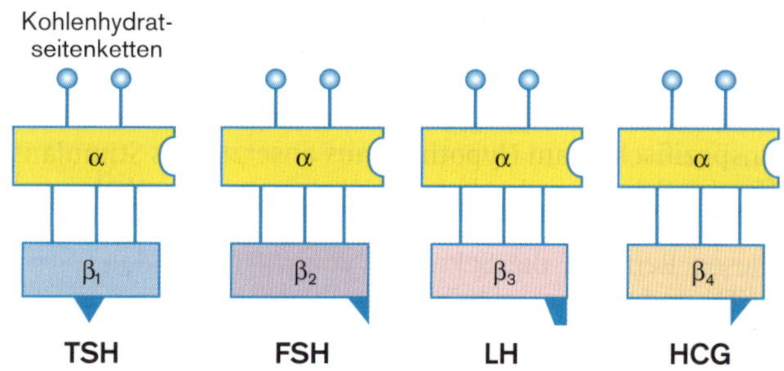

Abb. 17.**35** **Glykoproteinhormone.** Die Glykoproteine sind heterodimere Proteine mit einem ca. 16%igen Anteil an Kohlenhydraten. Sie bestehen aus einer für alle Glykoproteine gemeinsamen α-Untereinheit von 89 Aminosäuren und einer β-Untereinheit, die für jedes Hormon charakteristisch ist ($β_1$–$β_4$).

Die hypophysäre Ebene: TSH

Das thyreoideastimulierende Hormon (TSH, Thyreotropin) ist ein glandotropes Hormon der Adenohypophyse. Es steuert sämtliche Synthese- und Sekretionsprozesse der Schilddrüse und auch deren Metabolismus. Die TSH-Sekretion wird von TRH stimuliert und durch negative Feedback-Regulation von T_4 und T_3 gehemmt.

Biosynthese und Sekretion. TSH ist ein Glykoprotein mit einer Molekülmasse von 28,3 kDa, bestehend aus der für alle hypophysären Glykoproteinhormone einheitlichen **α-Untereinheit** und der für TSH spezifischen **$β_1$-Untereinheit** (Abb. 17.**35**). Das Gen für die α-Untereinheit ist beim Menschen auf dem Chromosom 6 lokalisiert. Für die Synthese von TSH und der anderen Glykoproteinhormone LH, FSH und HCG muß die Aktivierung der Gene für die α-Untereinheit und für die jeweils spezifische β-Untereinheit koordiniert werden. Die beiden Untereinheiten werden jeweils getrennt synthetisiert und assoziieren danach in der Zelle zu den aktiven Hormonen. Die α-Untereinheiten werden im Überschuß produziert und gelangen sogar als freie α-Untereinheiten in das Blut (eine eigene Funktion ist jedoch nicht bekannt). Die

Synthese der β-Untereinheit für TSH wird direkt vom aktivierten T_3-Bindungsprotein-Komplex gehemmt und von TRH über regulative Proteine stimuliert.

Wirkung: Durch TSH werden **sämtliche Funktionen der Schilddrüse** kontrolliert. TSH erhöht die Blutversorgung, stimuliert alle Schritte der Biosynthese und Sekretion von Schilddrüsenhormonen sowie die Aufnahme von Jod (Abb. 17.**37**) und beeinflußt auch Wachstum und Metabolismus des follikulären Epithels. So kann eine chronische Stimulation durch TSH zu einer Schilddrüsenhyperplasie mit Vergrößerung des gesamten Schilddrüsengewebes führen *(Kropf)*.

Bei Untersuchungen zur Pathophysiologie der klinisch wichtigsten Schilddrüsenüberfunktion **(Hyperthyreose, Morbus Basedow)** hat sich herausgestellt, daß hierbei nicht TSH, sondern *Autoantikörper*, die „spezifisch" an den TSH-Rezeptor der Follikelzellen binden, die pathologisch erhöhte T_4/T_3-Produktion verursachen. Die Antikörper müssen also eine ähnliche Struktur wie das Bindungsepitop der β_1-Untereinheit von TSH besitzen. Sie induzieren nach Bindung alle Zeichen einer nicht mehr regulierten „TSH-Überproduktion".

Die **zelluläre TSH-Wirkung** wird nach Bindung der TSH-β_1-Untereinheit an den spezifischen Rezeptor der follikulären Zellen hauptsächlich durch die Aktivierung des cAMP-Systems vermittelt, wodurch vor allem die schnell eintretenden TSH-Effekte, wie die Endozytose der Schilddrüsenhormonvorstufen aus dem Kolloid, die Sekretion von T_4 und T_3 sowie die Oxidationsprozesse in den Mitochondrien stimuliert werden. Andere TSH-abhängige, vorwiegend metabolische Prozesse in der Schilddrüse, wie die Jodaufnahme und die Eiweißsynthese, haben eine Latenz von 8 – 15 Stunden. Diese Effekte werden wahrscheinlich zusätzlich über andere Second-messenger-Systeme als cAMP induziert, sie sind jedoch noch nicht so gut untersucht.

Die Hormone der Schilddrüse: T_3 und T_4

›› Biosynthese und Sekretion der Schilddrüsenhormone sind komplizierte Vorgänge, von denen ein Teil, ebenso wie die Speicherung des Hormons, extrazellulär im Kolloid des Follikels stattfindet. Es gibt drei Schilddrüsenhormone mit unterschiedlicher biologischer Aktivität und Bedeutung: T_4 ist das Hauptprodukt der Schilddrüse und wird nur in dieser synthetisiert, es ist biologisch nicht sehr aktiv, wird fast vollständig an Plasmaproteine gebunden und extrathyreoidal durch Dejodierung umgewandelt zum sehr aktiven T_3 und zum biologisch nicht wirksamen, reversen T_3 (rT_3). T_3 entsteht zum größten Teil intrazellulär in seinen Zielzellen aus T_4 und wirkt nach Bindung an einen T_3-Rezeptor direkt auf die Transkription ein. rT_3 dagegen hat keine biologische Aktivität und wird bei schweren Krankheitszuständen anstelle des aktiven T_3 aus T_4 gebildet. In vielen Organen und Geweben des Organismus existieren verschiedene, spezifische Dejodase-Isoenzym-Systeme, welche die Aktivierung und Inaktivierung der Schilddrüsenhormone in der Körperperipherie regulieren. ‹‹

Die Schilddrüse befindet sich etwas unterhalb des Kehlkopfes und besteht aus zwei Lobi, die neben der Trachea liegen und durch einen schmalen Isthmus verbunden sind. Die funktionelle Einheit ist der **Schilddrüsenfollikel,** in dessen Mitte sich das **Kolloid,** die Speicherform der Schilddrüsenhormone, befindet (Abb. 17.**36**). Die eigentlichen Drüsenzellen umgeben dieses Kolloid als einschichtiges Epithel. Zwischen den Follikeln liegen vereinzelt parafollikuläre *C-Zellen,* die das Peptidhormon *Calcitonin* produzieren (S. 353).

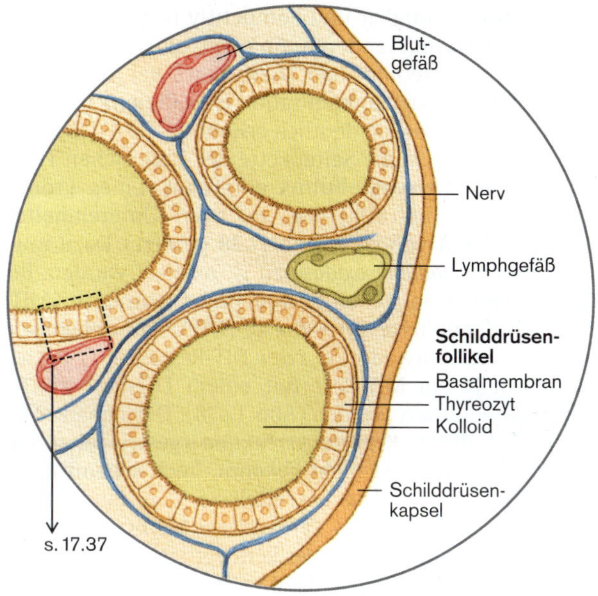

Abb. 17.**36** **Aufbau eines Schilddrüsenfollikels.** Der Follikel besteht aus einer einzelligen Lage von Thyreozyten, in deren Mitte sich das Kolloid befindet. Diese Topographie ist für die komplizierte Biosynthese der Schilddrüsenhormone bedeutsam. Die Schilddrüse ist dicht innerviert und enthält viele Lymphozyten und ein eigenes Lymphsystem.

Die Schilddrüsenfunktion ist von der Jodzufuhr und von der Effizienz des Jodstoffwechsels abhängig. Jod muß mit der Nahrung aufgenommen werden und dient im menschlichen Organismus ausschließlich der Synthese der Schilddrüsenhormone. Eine normale Schilddrüsenfunktion wird trotz der individuell und topographisch (in der Nähe von Meeren sehr viel, in Gebirgsgegenden häufig zu wenig Jod in der Nahrung) sehr unterschiedlichen Jodzufuhr durch Autoregulation und ein System der **Jodökonomie** gewährleistet. Durchschnittlich werden pro Tag ca. 250 µg aufgenommen und 235 µg im Urin und 15 µg in den Fäzes ausgeschieden. Ein Teil des beim Hormonabbau freiwerdenden Jods wird zur erneuten Biosynthese verwendet.

Die Biosynthese von Schilddrüsenhormonen geschieht in mehreren Kompartimenten

Für das Verständnis der T_3/T_4-Synthese ist neben der Kenntnis der biochemischen Vorgänge (Abb. 17.**37** rechts) auch die der jeweiligen Lokalisation dieser Prozesse innerhalb der Zelle und des Kolloids notwendig (Abb. 17.**37** links). **Jodid** wird durch *aktiven Transport* aus dem

Blut in die Follikelzelle aufgenommen. Dieser Transport ist spezifisch, sättigbar und kompetitiv hemmbar. Daher kann er auch mit anderen Anionen blockiert werden *(Perchlorate, Pertechnat* und *Thiocyanat).* Bei Jodmangelzuständen wird zur Kompensation die Effizienz des aktiven Transports von Jod deutlich erhöht.

Das Jod wird in die Seitenkette der zahlreichen Tyrosylreste des **Thyreoglobulins** eingebaut, eines großen Glykoproteins (660 kDa), das aus zwei Untereinheiten besteht (eine davon ist in Abb. 17.**38** gezeigt). Dazu muß J^- durch eine *Jodidperoxidase* zu J_2° oxidiert werden. Bei der *Jodination* entstehen sowohl monojodinierte (MJT) als auch dijodinierte Tyrosylreste (DJT), von denen nun anschließend entweder je zwei DJT-Reste zu T_4-Resten oder jeweils ein MJT-Rest mit einem DJT-Rest zu T_3-Resten kondensiert werden (Abb. 17.**38**). Der genaue Mechanismus dieser *Koppelungsreaktion* (gestrichelter Kasten in Abb. 17.**37**) ist nicht bekannt, doch scheint dafür ebenfalls die Peroxidase essentiell zu sein. Ein Teil der mono- und dijodinierten Tyrosylreste bleibt unkondensiert. Die Peroxidase ist in Vesikeln verpackt, die sich mit jenen Vesikeln vereinigen, die das Thyreoglobulin enthalten. Nach der Fusion entleert sich der Vesikelinhalt durch *Exozytose* ins **Kolloid**, wo Thyreoglobulin gespeichert wird (Abb. 17.**37**). Der Hormonvorrat dort reicht auch ohne exogene Jodaufnahme für eine normale Schilddrüsenfunktion bis zu 2 Monaten aus.

Zur *Entspeicherung* werden die Granula des Kolloids, vor allem bei Stimulation durch TSH, durch *Endozytose* von den Follikelzellen wieder aufgenommen. Lysosomale Proteasen bauen dann das Thyreoglobulin ab, wodurch T_3 und T_4 frei werden. Ebenfalls freigesetztes Monojod- und Dijodtyrosin wird dejodiniert, und das dadurch freiwerdende Jod wird zur erneuten Biosynthese verwendet (Recycling).

T_3 und T_4 werden im Verhältnis von 1 : 20, wahrscheinlich durch einfache Diffusion, in das Blut abgegeben.

Eine häufige Form der Überproduktion von Schilddrüsenhormon **(Hyperthyreose)** wird durch *Autoantikörper gegen den TSH-Rezeptor* des Schilddrüsengewebes hervorgerufen (Morbus Basedow, S. 471). Die starke Stimulation der Schilddrüsenfunktion führt so zur Aktivierung aller Stoffwechselprozesse, zu Erhöhung der Körpertemperatur, zu Übererregbarkeit der durch β-adrenerge Rezeptoren vermittelten Herz- und Kreislaufaktionen, zu Gewichtsabnahme und zu emotionaler Labilität mit Schlaflosigkeit.

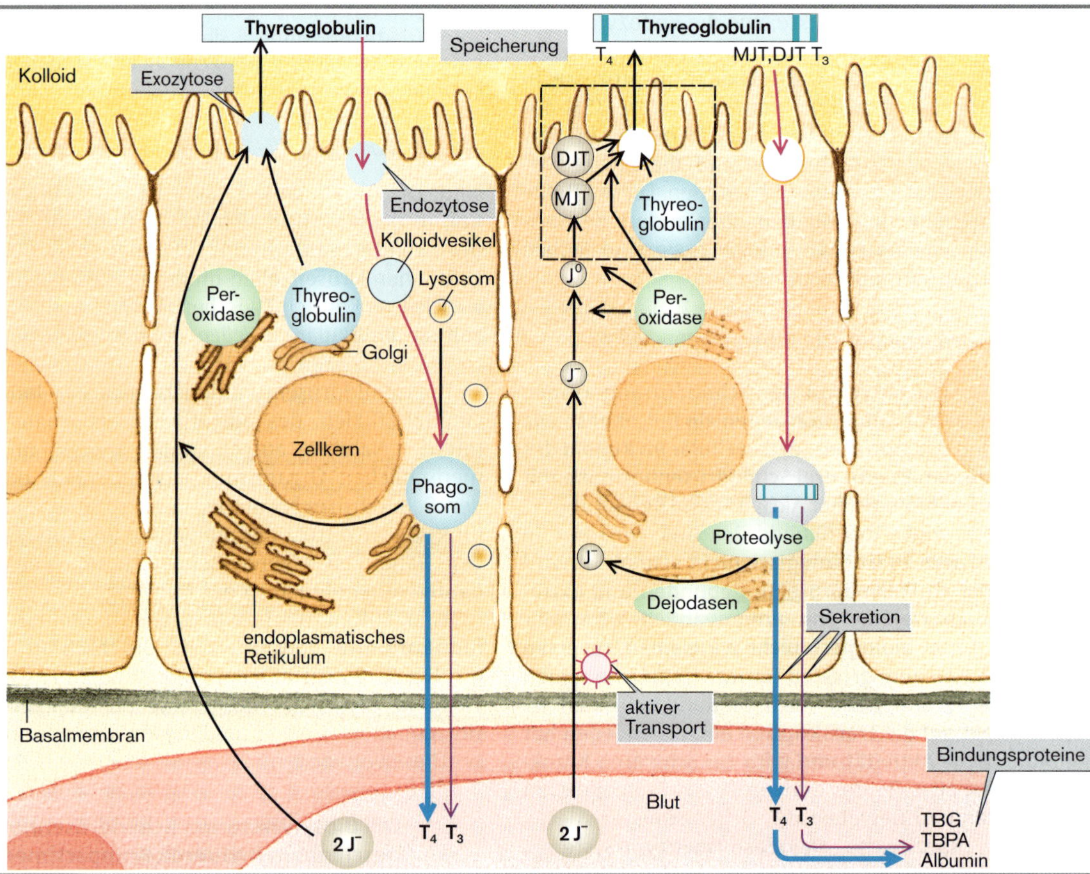

Abb. 17.**37** **Biosynthese der Schilddrüsenhormone.** Auf der linken Seite sind die für die Biosynthese relevanten strukturellen Einheiten, die Vesikel für Thyreoglobulin und für das Enzym Peroxidase, die sich zum Exozytosevesikel vereinigen, dargestellt. Durch Endozytose entstehen Kolloidvesikel, die zusammen mit den Lysosomen zu Phagosomen verschmelzen. Auf der rechten Seite sind die einzelnen Syntheseschritte entsprechend der Topographie dargestellt. Hypophysäres TSH stimuliert alle Synthese- und Sekretionsprozesse (Einzelheiten s. Text).

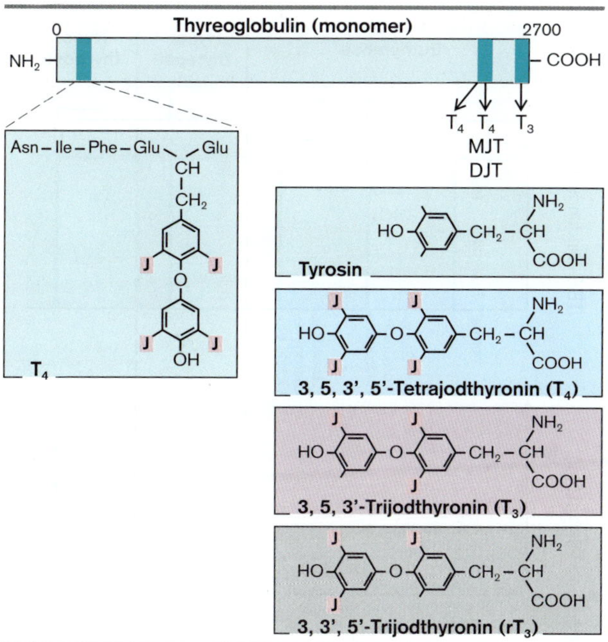

Abb. 17.**38** **Thyreoglobulinmolekül und Struktur der wichtigsten Schilddrüsenhormone.** An drei charakteristischen Stellen des Thyreoglobulinmoleküls werden bestimmte Tri- oder Tetrajodthyronine sowie Mono- und Dijodtyrosin (MJT, DJT) synthetisiert. Die Schilddrüsenhormone unterscheiden sich durch Anzahl und Stellung der Jodierungen.

Die Therapie einer Hyperthyreose ist wegen des lebensbedrohlichen Krankheitsbildes dringend erforderlich. Hier werden *Thyreostatika* angewendet, die entweder den aktiven Transport von Jodid hemmen (Perchlorat, Thiocyanat), die Aktivität der Peroxidase vermindern (Thioamide) oder die Freisetzung von T_3 und T_4 aus Thyreoglobulin blockieren (Jodid, nur kurzzeitiger Effekt).

Schilddrüsenhormone werden an Transportproteine gebunden

Für das Verständnis der Funktion der Schilddrüsenhormone, der Pathophysiologie vieler Erkrankungen der Schilddrüsenfunktion und für deren rationale Therapie ist die Kenntnis des extrathyreoidalen Metabolismus von T_4 und T_3 sehr bedeutsam (Abb. 17.**39**). $\mathbf{T_4}$ (Tetrajodthyronin = **Thyroxin**) wird ausschließlich in der Schilddrüse produziert und im Plasma zu über 99% an drei verschiedene Plasmaproteine gebunden: *thyroxinbindendes Globulin (TBG), thyroxinbindendes Präalbumin (TBPA)* und *Albumin.*

T_3 und T_4 können ebenso wie die Steroidhormone nur in ihrer freien Form wirken. Das hauptsächliche Bindungsprotein (TBG) ist ein Globulin mit einer ähnlichen Struktur wie das cortisolbindende Globulin (CBG; S. 465). Die Halbwertszeit von T_4 im Plasma beträgt ca. 7 Tage, der tägliche Umsatz ist sehr gering, so daß tageszeitliche Schwankungen und kurzfristige Änderungen der Schilddrüsensekretionsrate kaum Änderungen im T_4-Plasmaspiegel nach sich ziehen. Das an Plasmaproteine gebundene T_4 kann als ein wichtiger potentieller *Speicher* für die Schilddrüsenhormonaktivität angesehen werden.

Das **Trijodthyronin ($\mathbf{T_3}$)** entsteht hauptsächlich extrathyreoidal in seinen Erfolgszellen durch *Dejodierung* von T_4, und so befinden sich über 80% des T_3-Körperpools intrazellulär. Die Bindung von T_3 an Plasmaproteine ist geringer als die von T_4, die Plasmahalbwertszeit beträgt ca. einen Tag. Neben dem normalen, biologisch sehr aktiven T_3 wird, fast ausschließlich in der Körperperipherie, noch ein *biologisch inaktives,* sog. **reverse $\mathbf{T_3}$ ($\mathbf{rT_3}$)** gebildet. In Abb. 17.**39** ist das Zusammenspiel der drei wichtigen Komponenten (T_4, T_3, rT_3) der Schilddrüsenhormonaktivität dargestellt. Die verschiedenen Isoenzyme der *Dejodase* unterliegen einer für bestimmte Organe spezifischen Regulation. Durch ihre Aktivität wird entschieden, ob die Dejodierung von T_4 an Position 5' zur Bildung von T_3 oder an Position 5 zu rT_3 führt (Formeln s. Abb. 17.**38**). Besonders wichtig wird das bei sehr schweren Erkrankungen oder Erschöpfungszuständen. Hier kommt es zu einer Verminderung von T_3, während rT_3

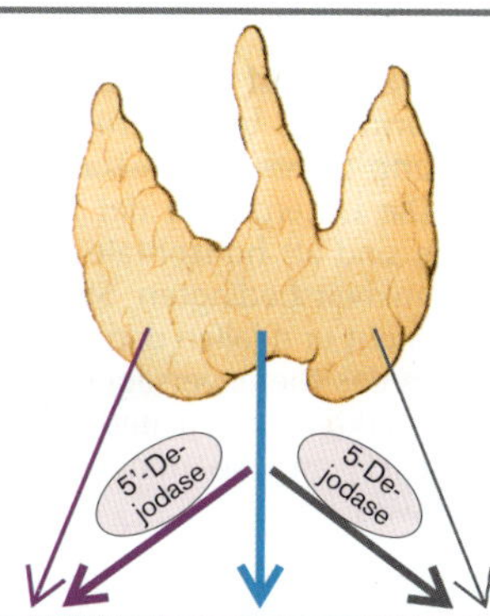

	T_3	T_4	rT_3
Produktionsrate (nmol/d)	45–60	110	50–70
aus der Schilddrüse	15%	100%	~2%
aus Gewebsmetabolismus	85%	–	98%
Konzentration im Plasma			
gesamt (nmol/l)	1,5–2,0	80–100	0,4–0,7
frei (pmol/l)	3,0	20,0	2,5
Halbwertszeit (Tage)	1	7	0,8
Clearance-Rate (MRC/d)	20–25	1,2	90–150
Bindung an			
TBG	40	70	
TBPA	25	10	
Albumin	35	20	
(% des Hormons im Plasma)			
„biologische Aktivität"	1	0,2–0,3	~0

Abb. 17.**39** **Charakteristika der wichtigen Schilddrüsenhormone $\mathbf{T_4}$, $\mathbf{T_3}$ und $\mathbf{rT_3}$.** T_4 wird ausschließlich in der Schilddrüse synthetisiert, während hieraus in der Peripherie zu etwa gleichen Teilen T_3 und rT_3 entstehen. Die Bindung an Plasmaproteine und die Halbwertszeit sind für die drei Schilddrüsenhormone charakteristisch unterschiedlich.

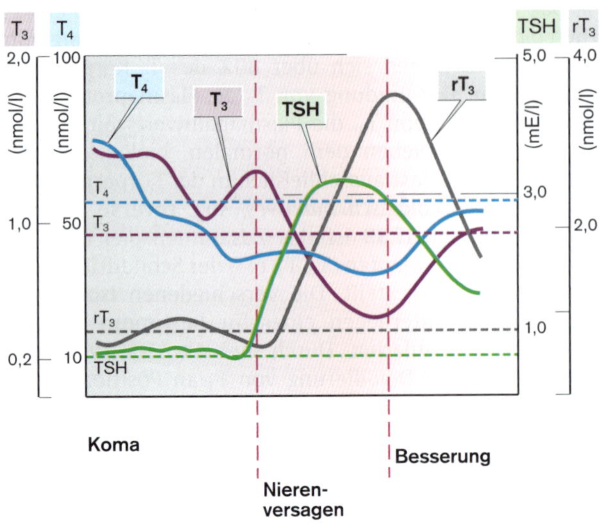

Abb. 17.**40** **Verlauf der Plasmakonzentration von Schilddrüsenhormonen bei einem Patienten mit einer schweren Erkrankung** (Schädel-Hirn-Trauma mit Koma und Nierenversagen). Die Untergrenze der Normalwerte für die einzelnen Hormone sind als horizontale Linien eingezeichnet. Aufgrund einer krankheitsbedingten Streßreaktion sind anfänglich T_3 und T_4 erhöht und fallen dann bei Nierenversagen deutlich ab. Zu Beginn des Nierenversagens steigt, wie bei vielen anderen schweren Erkrankungen und Infektionen, das biologisch unwirksame rT_3 an, das nun vermehrt anstelle von T_3 aus T_4 gebildet wird.

deutlich ansteigt. Womöglich können durch diese Prozesse die limitierten Energieressourcen für lebenswichtige Prozesse eingespart werden. In der Klinik ist eine solche Konstellation bei einigen sehr schweren Erkrankungen regelmäßig zu beobachten, und der Verlauf der Konzentrationen der verschiedenen Schilddrüsenhormone kann auch als ein prognostisches Zeichen gewertet werden (Abb. 17.**40**).

Vor der **Ausscheidung** der Schilddrüsenhormonmetaboliten in der Niere finden noch weitere Dejodierungen statt, und vor der Exkretion in die Galle werden die Abbauprodukte zu Glucuroniden konjugiert. Wegen der unterschiedlichen biologischen Eigenschaften der verschiedenen Schilddrüsenhormone und wegen der wichtigen zusätzlichen Bedeutung der Plasmabindungsproteine ist es bei der Diagnostik der Schilddrüsenfunktion notwendig, nicht nur den Gesamtgehalt an Schilddrüsenhormonen im Plasma zu bestimmen, sondern auch die gebundenen und freien Hormonaktivitäten zu erfassen (Abb. 17.**41**). So kommt es in der Schwangerschaft zu einem erheblichen Anstieg von TBG und damit auch zu einer Erhöhung des Gesamt-T_4, der Anteil am biologisch wirksamen, freien T_4 jedoch ist normal. Bei der Anwendung vieler Medikamente muß beachtet werden, daß sie die Konzentration von TBG verändern können und so als Nebenwirkungen auch die Aktivität der Schilddrüsenhormone beeinflussen.

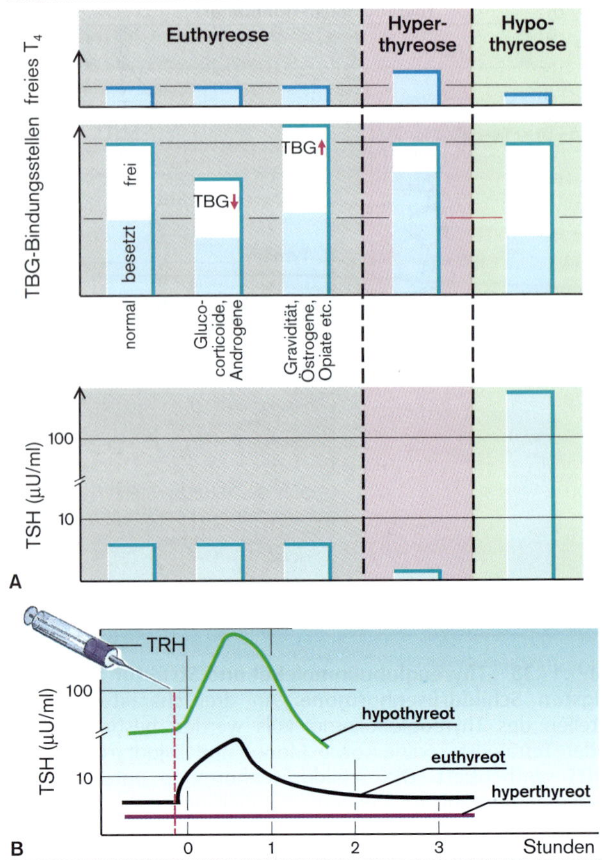

Abb. 17.**41** **Plasmaspiegel und Funktionstests von Schilddrüsenhormonen und Bindungsproteinen.** In **A** sind die für verschiedene Funktionszustände der Schilddrüse charakteristischen Anteile an freiem, nichtgebundenem T_4 und an freien und besetzten Bindungsstellen des thyroxinbindenden Globulins (TBG) sowie die entsprechenden TSH-Werte im Blut aufgetragen. Es wird deutlich, wie wichtig das freie Hormon für die Schilddrüsenhormonaktivität ist. In **B** ist ein Stimulationstest mit TRH dargestellt. Für eine Hypothyreose ist ein hoher TSH-Spiegel mit überschießender Stimulierbarkeit durch TRH charakteristisch, während die Sekretion von TSH bei einer Hyperthyreose durch TRH nicht stimuliert werden kann.

Schilddrüsenhormone stimulieren den Stoffwechsel und beeinflussen Wachstum und Entwicklung

Die biologischen Wirkungen der Schilddrüsenhormone sind sehr mannigfaltig, so daß es schwer fällt, von *der* Schilddrüsenfunktion zu reden.

Der **zelluläre Mechanismus** der Wirkung von Schilddrüsenhormonen ist wegen seiner Ähnlichkeit auf S. 441 zusammen mit dem der Steroidhormone erwähnt worden (s. a. Abb. 17.**42** u. 17.**43**). Die Schilddrüsenhormone sind hydrophob und können durch die Zellmembran diffundieren, jedoch ist neuerdings ein zusätzliches, carriervermitteltes Einschleusen in die Zielzellen nachgewiesen worden. Intrazellulär wird T_4 zu T_3 dejodiert, welches dann an ein *nukleäres Rezeptorprotein* gebunden wird. Das durch T_3 aktivierte Bindungsprotein ist ein wichtiger *Regulator der Transkription* in vielen Zellen. Hierdurch wird die Synthese vieler verschiedener Proteine induziert. Die Proteinbiosynthese wird durch T_3 wahrscheinlich zusätzlich stimuliert durch Effekte auf die Translation. Für viele metabolische Wirkungen durch Schilddrüsenhormone ist jedoch der molekulare Mechanismus noch nicht geklärt (fast alle bisher untersuchten Enzymsysteme waren auch durch Schilddrüsenhormone beeinflußbar).

Wachstum und Entwicklung. Schilddrüsenhormone haben zusammen mit dem Wachstumshormon eine permissive und synergistische Wirkung auf das Knochenwachstum und auf eine Reihe anderer mit der Proteinsynthese verbundenen Reifungsvorgänge im wachsenden Organismus. Darüber hinaus kann durch T_3 die Biosynthese von STH durch die spezifische Stimulation der Transkription um das Mehrfache gesteigert werden. Wenn Schilddrüsenhormone fehlen, kommt es auch bei normaler STH-Produktion zu allgemeinen Wachstumsstörungen. Die normale *Reifung und Entwicklung des Nervensystems* ist essentiell abhängig von Schilddrüsenhormonen. Das betrifft sowohl die Größe des Gehirns als auch die Ausbildung seiner Gefäße. Auch beim Erwachsenen werden viele ZNS-Funktionen von T_3 und T_4 beeinflußt; so kommt es bei einer Hyperthyreose zu Übererrregbarkeit, Ungeduld, Schlaflosigkeit und emotionaler Instabilität, dagegen bei Hypothyreose zu einer Einschränkung alle mentalen Leistungen.

Metabolische Wirkungen. Eine sehr wichtige Funktion der Schilddrüsenhormone ist die *Erhöhung des Grundumsatzes.* Dabei wird der *Sauerstoffverbrauch* in allen Geweben, außer dem Gehirn, den Gonaden und der Milz, erhöht, und die Körpertemperatur steigt an. Der Effekt der Schilddrüsenhormone auf den Sauerstoffverbrauch hat eine Latenz von Stunden bis zu mehreren Tagen. Ihre schnellere Wirkung auf die Erhöhung der *Körpertemperatur* wird durch die Hydrolyse von „gespeichertem" ATP und wahrscheinlich durch eine zusätzliche Stimulation des sympathischen Nervensystems bedingt. Auf letzterem Wege kann auch im braunen Fettgewebe die Bildung von T_3 aus T_4 deutlich beschleunigt werden. Für die Thermogenese in der späteren Phase sind sowohl die Stimulation der Biosynthese von Stoffwechselenzymen als auch die Aktivierung der Na^+-K^+-ATPase durch T_3 notwendig. Der früher postulierte Wirkungsmechanismus über die sog. Entkopplung der oxidativen Phosphorylierung in den Mitochondrien konnte mit physiologischen T_3-Konzentrationen nicht nachgewiesen werden. Patienten mit einer **Unterfunktion** der Schilddrüse zeigen eine verminderte Toleranz gegenüber Kälte, während Patienten mit einer **Hyperthyreose** eine erhöhte Körpertemperatur und sogar Fieber haben können und leichter schwitzen.

Kohlenhydrat- und Fettstoffwechsel. T_3 stimuliert alle Schritte des Kohlenhydratmetabolismus: Absorption von Kohlenhydraten im Verdauungstrakt, Glykogenolyse und Glukoneogenese in der Leber, Glucoseoxidation in Leber, Fettgewebe und Muskulatur. In Abhängigkeit von der Stoffwechselsituation kann T_3 die Lipolyse permissiv unterstützen und die Lipogenese in der Leber fördern.

Interaktion mit Catecholaminen. Schilddrüsenhormone haben einen *permissiven Effekt* auf die Aktivität im

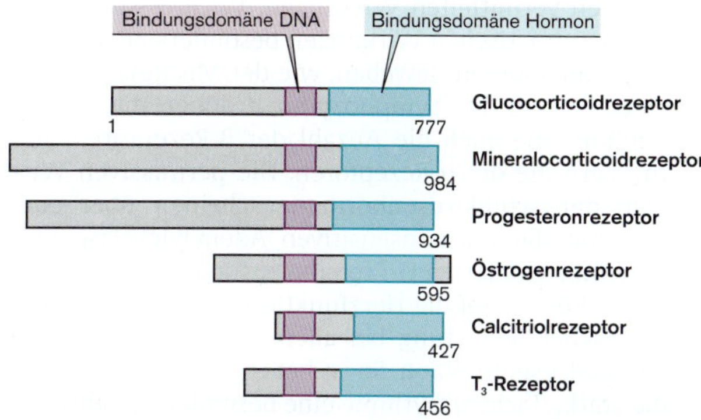

Abb. 17.**42** **Steroid- und T_3-Rezeptor-Superfamilie.** Die Rezeptorgene folgen einem gemeinsamen strukturellen Schema. Sie enthalten eine Domäne für die Bindung an die DNA und eine für die Bindung an das Hormon. Die Rezeptoren für Calcitriol und für Retinsäure sind ähnlich aufgebaut und gehören zur gleichen Rezeptorsuperfamilie.

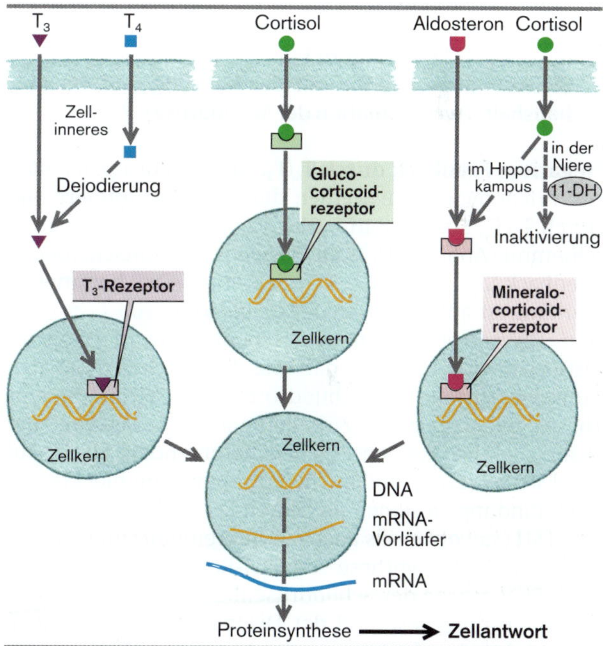

Abb. 17.**43** **Wirkungsmechanismus der Rezeptoren für T_3, für Glucocorticoide und für Mineralocorticoide.** Der Rezeptor für T_3 ist bereits im nichtaktivierten Zustand an DNA gebunden. In der Zielzelle wird T_4 zu T_3 dejodiert (nur wenig T_3 entstammt dem Blut) und aktiviert durch Bindung seinen Rezeptor. Der Glucocorticoidrezeptor wird erst durch Bindung des Hormons aktiviert und bindet dann an spezifische DNA-Strukturen. Der Rezeptor für Mineralocorticoide bindet nicht nur Aldosteron, sondern auch Cortisol. Seine Spezifität für Aldosteron wird in der Niere dadurch erreicht, daß ein Enzym, die 11β-Hydroxysteroid-Dehydrogenase (11-DH), Cortisol, nicht jedoch Aldosteron inaktivieren kann. Einigen Mineralocorticoidrezeptoren im Gehirn (Hippokampus) fehlt dieses Enzym, so daß hier auch Glucocorticoide wirksam werden. Die der DNA-Bindung folgenden Aktivierungsschritte der Transkription und Translation sind für die hier gezeigten Rezeptortypen gleich.

sympathischen Nervensystem, vor allem auf die über β-Rezeptoren vermittelten Wirkungen. Wichtig sind diese sympathomimetischen Wirkungen besonders am *Herzen*. Hier und an anderen Geweben, wie der Muskulatur, dem Fettgewebe und den Lymphozyten, erhöhen die Schilddrüsenhormone auch die Anzahl der β-Rezeptoren und vermindern die der α-Rezeptoren. Die permissiven Wirkungen der Schilddrüsenhormone scheinen über eine Stimulation der hormonsensitiven Adenylylcyclase und der rezeptorregulierten G-Proteine zustande zu kommen. Die T_4/T_3-Effekte auf die Herzfunktion sind von besonderer klinischer Bedeutung bei allen schweren Störungen der Schilddrüsenfunktion. So ist bei Hyperthyreosen häufig die starke Tachyarrhythmie eine besonders gefährliche Komplikation.

Regulation der Schilddrüsenhormone

›› Die Regulation der Aktivität der Schilddrüsenhormone unterscheidet sich von der Regulation der anderen neuroendokrinen Systeme. Das Zusammenspiel der folgenden drei Regulationsebenen ist von besonderer Bedeutung:

- **die neuroendokrine Steuerung der Hypothalamus-Hypophysen-Schilddrüsen-Achse (T_4-Feedback-Schleife),**
- **der extrathyreoidale Metabolismus der Schilddrüsenhormone (Aktivierung zu T_3),**
- **die Aufnahme von Jod mit der Nahrung und der Jodhaushalt (Autoregulation der Schilddrüse). ‹‹**

Negatives Feedback durch T_4/T_3. Die thyreotropen Zellen der Adenohypophyse werden durch TRH stimuliert und durch T_3/T_4, Somatostatin, Glucocorticoide und Dopamin gehemmt (Abb. 17.**44**). *T_4 im Plasma* ist das entscheidende Feedback-Signal für die TSH-Sekretion. Die hemmende Wirkung ist abhängig von der *Dejodierung von T_4 zu T_3* in den Thyreotropinzellen des Hypophysenvorderlappens. Dadurch wird erreicht, daß die Feedback-Signale den Funktionszustand der Schilddrüse, dem Ort der T_4-Synthese, widerspiegeln. Zirkulierendes T_3 dagegen hat wahrscheinlich keinen eigenen hemmenden Effekt auf die TSH-Sekretion. In den Thyreotropinzellen blockiert T_3 nach Bindung an seinen nukleären Rezeptor die Synthese von TSH (sowohl α- als auch β_1-Untereinheit) und zusätzlich auch die Biosynthese von TRH-Rezeptoren. Die Feedback-Phänomene der Schilddrüsenhormone spielen auch bei der Pathogenese und der Diagnostik von Störungen der Schilddrüsenfunktion in der Klinik eine Rolle. So ist bei Patienten mit niedrigen T_3-Konzentrationen, was bei vielen Krankheiten vorkommt, TSH nicht kompensatorisch erhöht. Dagegen gilt eine hohe TSH-Konzentration im Blut, als ein sicheres Diagnostikum für eine Hypothyreose, bei der auch die T_4-Konzentration sehr niedrig ist (Abb. 17.**41**). Bei Patienten mit einer diffusen Vermehrung des Schilddrüsengewebes (**Struma;** s. u.) wird T_4 gegeben, aus dem der Körper T_3 bildet; dieses blockiert die hypophysäre TSH-Produktion. Dadurch wird der trophische Effekt von TSH auf das Schilddrüsengewebe reduziert, und die Struma verkleinert sich oder verschwindet ganz.

Umwandlung von T_4 zu T_3. Für die Wirkung von Schilddrüsenhormonen hat die intrazelluläre Umwandlung von T_4 zum aktiven T_3 oder zum inaktiven rT_3 eine besondere regulative Bedeutung. Die Aktivität der dafür verantwortlichen *Dejodase-Isoenzyme* wird durch viele Faktoren beeinflußt, u. a. durch Schilddrüsenfunktion, Ernährung, Plasmaglucosekonzentration, verschiedene Hormone, mehrere Medikamente, Urämie etc.

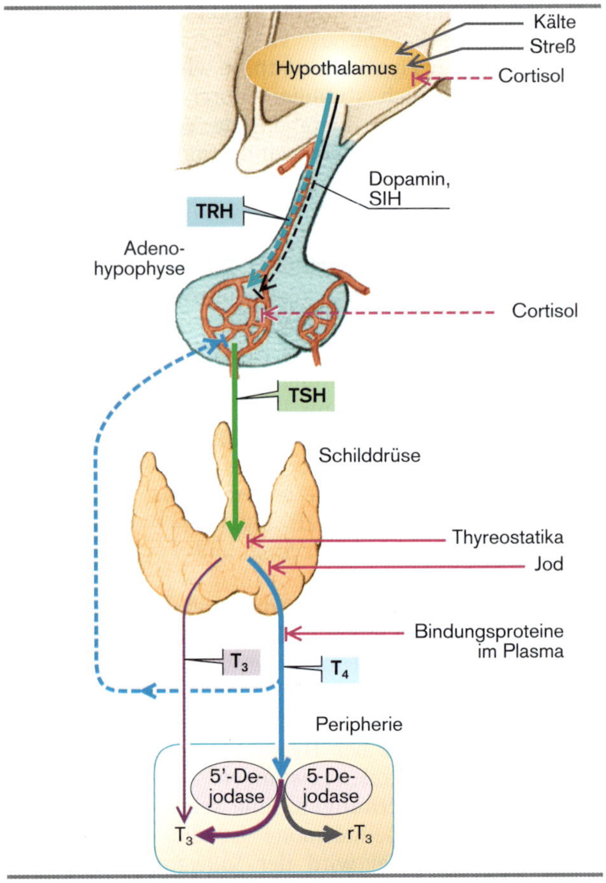

Abb. 17.**44** **Regulation der Schilddrüsenhormonaktivität.** Hierbei sind neben der Regulation der neuroendokrinen Achse Hypothalamus-Hypophyse-Schilddrüse mit der negativen Feedback-Hemmung durch T_4 (wirksam als T_3 nach Dejodierung in der Adenohypophyse) auch die differentielle Regulation der peripheren Dejodierung von T_4 zu T_3 und rT_3 sowie die Regulation des Jodhaushalts mit einzubeziehen (s. Text).

Regulation durch Jodid. Synthese und Sekretion von Schilddrüsenhormonen werden nicht nur durch TSH, sondern auch durch die Jodidkonzentration im Blut reguliert. Dies dient insbesondere der Ökonomie von Jod und wird auch als **Autoregulation** der Schilddrüse bezeichnet. Bei geringer Jodidkonzentration werden die Aufnahmen von Jod im Magen-Darm-Trakt und die Hormonsynthese auch dann stimuliert, wenn TSH fehlt. Dagegen werden bei hoher Jodkonzentration im Plasma die Produktion von T_4 und T_3 sowie die proteolytische Freisetzung dieser Hormone aus Thyreoglobulin gehemmt. Ebenso hemmt Jod einige durch TSH induzierte Prozesse, bei denen das cAMP-System beteiligt ist.

Schilddrüsenerkrankungen

Erkrankungen der Schilddrüse sind neben dem Diabetes mellitus die häufigsten endokrinen Krankheiten. Sie können diagnostiziert werden durch das klinische Bild, den körperlichen Befund (Palpation der Schilddrüse) und durch die Messung der Schilddrüsenhormonkonzentration und der Bindungsproteine im Plasma sowie der hypophysären TSH-Sekretion.

Die häufigste Schilddrüsenerkrankung ist eine diffuse Vergrößerung der gesamten Drüse (**Kropf, Struma**). Diese Vermehrung von Follikelmasse in der Schilddrüse kann verursacht sein durch eine allgemeine Stimulation (**Basedow-Struma;** S. 472) oder durch eine kompensatorische Hypertrophie (Struma bei **Jodmangel**). Häufig sind auch gut tastbare **Knoten** der Schilddrüse, die mit und ohne eigene Hormonproduktion auftreten können (Adenome und Karzinome). Wegen der vielen und wichtigen Funktionen der Schilddrüsenhormone sind sowohl Überfunktion (Hyperthyreose S. 472) als auch eine Unterfunktion (Hypothyreose) ernste Erkrankungen.

Eine **Hypothyreose** kann durch Jodmangel oder durch eine Störung verschiedener Biosyntheseschritte für T_3 und T_4 hervorgerufen werden. Schwerwiegende Folgen hat die Hypothyreose bei Neugeborenen, wo sie zum **Kretinismus** führen kann (Retardierung aller Entwicklungsvorgänge, besonders schwere und multiple Störungen der ZNS-Funktionen). In Deutschland wird die *TSH-Bestimmung bei Neugeborenen* daher als ein obligatorischer Suchtest benutzt. Bei einer Hypothyreose im Erwachsenenalter verlaufen viele Stoffwechselprozesse langsamer, Grundumsatz und Körpertemperatur sind gesenkt, die Herzfunktion ist deutlich eingeschränkt mit Bradykardie und pathologischer Herzvergrößerung. Auch der Abbau von Hyaluronsäure, Chondroitinsulfat und Mucopolysacchariden ist verlangsamt. Sie werden daher in der Haut angereichert, ein Zustand, der als **Myxödem** bezeichnet wird. Die Unterfunktion der Schilddrüse kann erfolgreich durch eine Substitution mit einer Kombination von T_3 und T_4 behandelt werden.

17.5 Der Inselapparat des Pankreas: Kontrolle des Stoffwechsels durch Insulin und Glucagon

Der Inselapparat repräsentiert den endokrinen Teil des Pankreas und bildet nur 1 – 2% des Gewebes der vorwiegend exokrinen Bauchspeicheldrüse. Die ca. 2 Millionen endokrinen Zellen sezernieren die beiden Schlüsselhormone für die **Regulation des Kohlenhydratstoffwechsels:** Insulin und Glucagon. Die Sekretion dieser Hormone ist hauptsächlich abhängig von der **Glucosekonzentration im Blut** und wird durch Somatostatin, das dritte wichtige Inselhormon, zusammen mit den gastrointestinalen Hormonen und dem autonomen Nervensystem moduliert. Das Kontrollsystem der Glucosekonzentration im Blut muß wegen der schnellen und starken Veränderungen (z. B. Anstieg der Blutglucose durch Nahrungsaufnahme oder Absenkung durch Glucoseverbrauch bei körperlicher Arbeit) besonders gut ausgebildet sein. Neben der Wirkung auf den Kohlenhydratstoffwechsel hat Insulin auch wichtige anabole Effekte im **Proteinstoffwechsel** und antilipolytische Aktivität im **Fettstoffwechsel.** Die klinisch häufigste Störung des Kohlenhydratstoffwechsels ist die pathologische Erhöhung der Glucosekonzentration im Blut beim **Diabetes mellitus,** der entweder auf einem Insulinmangel bei zerstörten B-Zellen **(Typ I)** oder auf einer verminderten Wirkung des Insulins **(Typ II)** beruht. Die physiologische Grundlagenforschung auf diesem Gebiet der Medizin hat wesentlich dazu beigetragen, daß die Behandlung der „Volkskrankheit" Diabetes mellitus mit Insulin und oralen Antidiabetika deutlich verbessert werden konnte.

Die Hormone des Pankreas: Insulin, Glucagon, Somatostatin, pankreatisches Polypeptid

Die **Inselhormone** sind Peptide, die in spezifischen Pankreaszellen synthetisiert werden. Davon sind 60 – 70% **B-Zellen,** die Insulin produzieren, ca. 20% sind **A-Zellen,** in denen Glucagon (Abb. 17.**45**) gebildet wird und 10 – 15% sind **D-Zellen,** in denen Somatostatin synthetisiert wird (Abb. 17.**22**, S. 458). Ein zusätzlicher Zelltyp stellt pankreatisches Polypeptid her, dessen physiologische Bedeutung noch nicht aufgeklärt ist. Die Lokalisation dieser endokrin aktiven Zellen im Verband der Langerhans-Inseln (benannt nach dem Entdecker, einem deutschen Medizinstudenten) gewährleistet über eine **parakrine Kontrolle** und zusätzlich durch einen direkten interzellulären Transport von Botenstoffen oder Substraten über zahlreiche Gap junctions eine schnelle Modulation der Hormonfreisetzung in das Blut. Da die V. pancreatica in die Portalvene mündet, ist die Konzentration aller Pankreashormone in der Leber, dem wichtigsten Stoffwechselorgan, zwei- bis dreimal höher als im übrigen Gefäßsystem. Bei Stimulation wird dieses Verhältnis auf das 5- bis 10fache gesteigert.

Insulin

» Insulin ist ein Peptidhormon, das in den B-Zellen des Pankreas synthetisiert wird. Es besteht aus zwei Aminosäurenketten (A und B), die durch Disulfidbrücken verbunden sind. Sein Vorläufermolekül, Proinsulin, zeigt große Strukturhomologien zu den Somatomedinen (IGF 1 und 2). Die Sekretion von Insulin wird hauptsächlich von der Glucosekonzentration im Blut gesteuert. Die Verstoffwechselung der Glucose in der B-Zelle führt über eine ATP-abhängige Depolarisation zum Einstrom von Ca^{2+}, wodurch die Exozytose von Insulin eingeleitet wird. Insulin senkt drastisch den Blutzuckerspiegel durch seine mannigfaltigen Wirkungen auf Leber, Muskulatur und Fettgewebe. Alle Stoffwechselschritte, sowohl im Kohlenhydrat- als auch im Lipid- und Eiweißmetabolismus, die zu einer Verminderung der Glucosekonzentration im Blut führen, werden gefördert. Dies wird erreicht durch eine erhöhte Glucoseaufnahme in die Zellen und die Stimulation der Synthese von Speichersubstanzen wie Glykogen, Triglyceriden und Eiweiß. Darüber hinaus wirkt Insulin antilipolytisch und hemmt die Proteolyse; Insulin ist somit ein anaboles Hormon. Es ist der wichtigste Faktor für die Kontrolle des Metabolismus mit dem Ziel der Speicherung von Nährstoffen. «

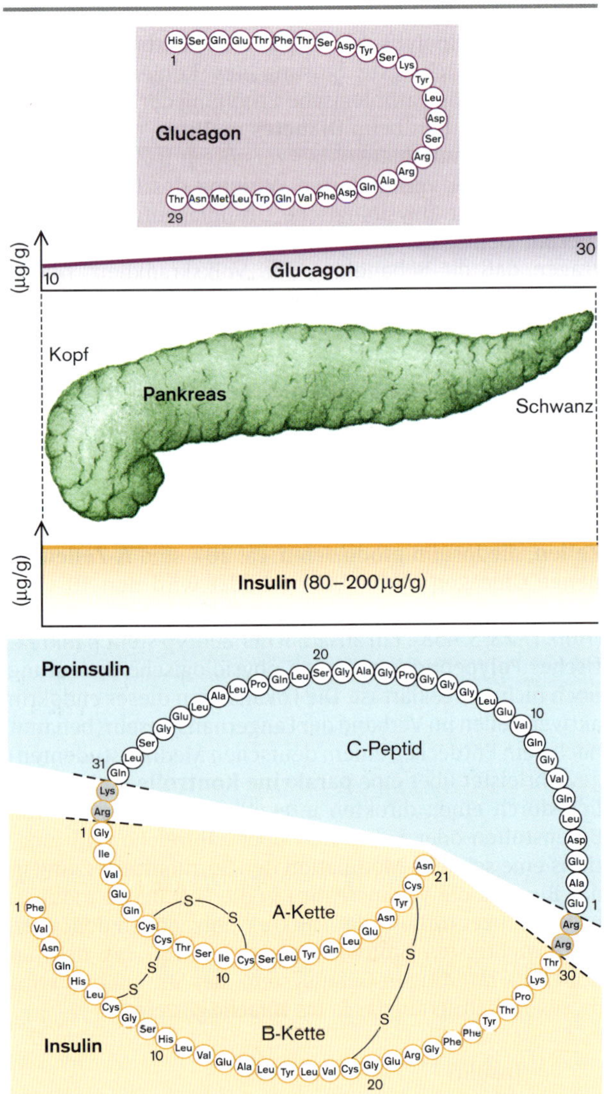

Abb. 17.**45** **Struktur von Glucagon, Proinsulin und Insulin.** Durch Abspaltung des C-Peptids an den gekennzeichneten Stellen entsteht Insulin mit seinen Ketten A und B. Das dritte wichtige Inselhormon, Somatostatin, ist in Abb. 17.22 dargestellt (S. 458). Die Verteilung der insulinproduzierenden B-Zellen im Pankreas ist gleichmäßig, während die glucagonproduzierenden A-Zellen vermehrt im Pankreasschwanz vorkommen.

Insulin wird in den B-Zellen synthetisiert

Insulin besteht aus zwei Peptidketten, der A-Kette mit 21 und der B-Kette mit 30 Aminosäuren; es hat eine Molekülmasse von ca. 6000 Dalton. Die beiden Ketten sind durch Disulfidbrücken miteinander verbunden (Abb. 17.**45**) und werden aus ihrem Vorläufer, dem **Proinsulin,** durch proteolytische Abspaltung der C-Kette (connecting peptide) gebildet. Das Gen für die Insulinsynthese ist im menschlichen Chromosom 11 lokalisiert. Die entsprechende mRNA führt im endoplasmatischen Retikulum zur Synthese von **Präproinsulin** mit einer Molekülmasse von 11500 Dalton. Durch Abtrennung der Signalsequenz und der Ausbildung von Disulfidbrücken zwischen den Ketten A, B und C entsteht Proinsulin, das in Mikrovesikeln zum Golgi-Apparat transportiert wird. Hier erfolgt dann die Abspaltung der C-Kette aus dem Proinsulin und die Bildung von Zink-Insulin-Hexameren als Speicherform in den „reifen" Sekretgranula. Bei der Exozytose werden Insulin (A- und B-Kette) und das C-Peptid in äquimolaren Mengen sezerniert, wobei noch ca. 15% des Insulins als Proinsulin vorliegt. Proinsulin selbst hat nur eine sehr geringe biologische Wirkung, vom C-Peptid ist bisher keine biologische Bedeutung bekannt. Da Insulin eine sehr kurze Halbwertszeit von 5–8 Minuten hat, das C-Peptid jedoch eine 4fach längere, wird in der Klinik die Messung des C-Peptids im Plasma als ein Parameter für die Funktion der B-Zelle benutzt.

Die Insulinsekretion wird durch Glucose stimuliert

Die Sekretion von Insulin wird im wesentlichen durch die **Glucosekonzentration im Blut** gesteuert, d. h., nach der Nahrungsaufnahme wird die Sekretion stimuliert (Abb. 17.**46**) und bei Verminderung der Glucosekonzentration wie beim Fasten ist die Ausschüttung gehemmt. Unter basalen Bedingungen wird Insulin in Sekretionsepisoden von 15–20 Minuten sezerniert. Diese **pulsatile Sekretion** ist offenbar für die Effektivität des Insulins von Bedeutung und gewährleistet wahrscheinlich die adäquate Funktion der Insulinrezeptoren. Bei einigen Formen des Diabetes mellitus wird eine Abschwächung der Sekretionsepisoden als ein erstes Zeichen für die Erkrankung angesehen. Nach Stimulation der Insulinsekretion durch Glucose ist eine **biphasische Sekretionsantwort** zu beobachten. In einer ersten Phase kommt es schon innerhalb von Minuten zu einer maximalen Insulinausschüttung, die sich nach einigen Minuten wieder abschwächt. Nach ca. 10 Minuten folgt eine zweite Phase mit einer anhaltenden Erhöhung der Insulinsekretion. Man nimmt an, daß die beiden Phasen unterschiedliche Speicherformen von Insulin repräsentieren und in der zweiten Phase vor allem neu synthetisiertes Hormon sezerniert wird. Es ist jedoch auch möglich, daß die vielfältigen parakrinen und autoregulatorischen Mechanismen der Inselzellen für eine solche biphasische Sekretion verantwortlich sind.

Schon lange ist bekannt, daß bei gleicher Blutglucosekonzentration die Insulinsekretion nach oraler Aufnahme von Kohlenhydraten deutlich stärker ist als nach parenteraler Verabreichung. Neben der Blutglucosekonzentration sind hierfür offensichtlich einige durch die Nahrungsaufnahme stimulierte **gastrointestinale Hormone** wie Gastrin, Sekretin, GIP (glucose-dependent Insulin-releasing peptide) und das GLP 1 (glucogen-like peptide; Enteroglucagon) verantwortlich. GLP 1 entstammt dem enteralen Proglucagon (mit der Aminosäurensequenz 7–36amid). Es wird heute als der stärkste endogene Stimulator der Insulinsekretion angesehen und ist auch an der Regulation der Proinsulinbiosynthese beteiligt (Tab. 17.**6**).

Neben der komplizierten Regulation durch Glucose und Peptidhormone wird die Insulinsekretion auch durch das **autonome Nervensystem** beeinflußt. Unter Ruhebedingungen wird die Insulinsekretion über β-Adrenozepto-

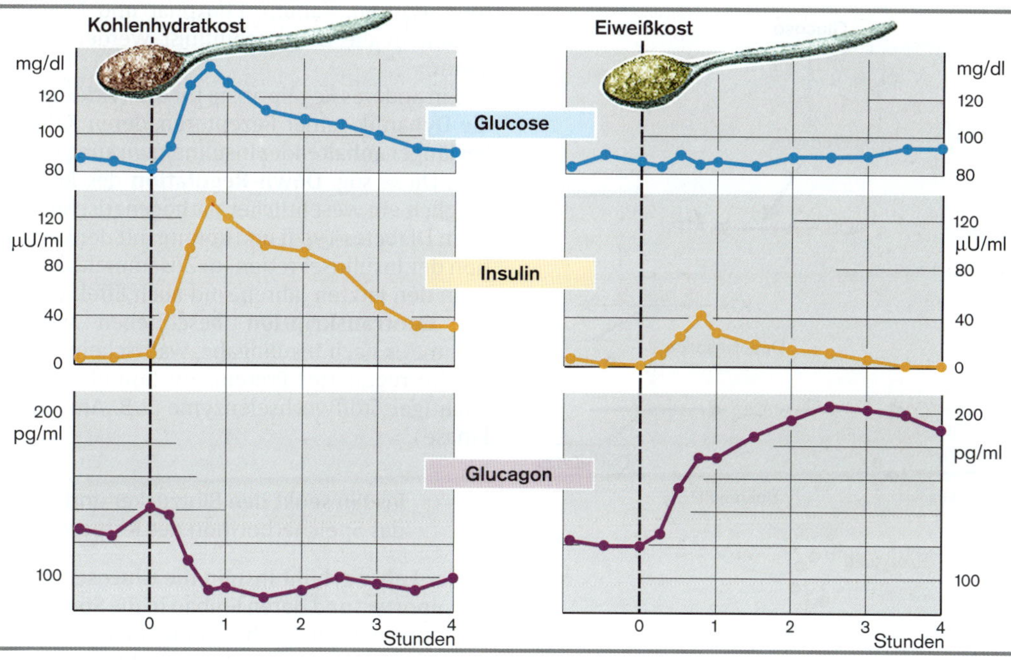

Abb.17.**46** **Insulin- und Glucagonsekretion nach der Nahrungsaufnahme.** Bei einer reinen Kohlenhydratkost (Anstieg der Glucosekonzentration im Plasma) steigt die Plasmakonzentration von Insulin stark an, während die von Glucagon absinkt (linke Seite). Bei einer vorwiegend eiweißhaltigen Nahrung dagegen wird die Sekretion sowohl von Insulin als auch von Glucagon stimuliert.

ren stimuliert, bei Nahrungsaufnahme kommt die Stimulation durch Vagusaktivierung (Acetylcholin) hinzu. Gehemmt wird die Insulinsekretion über *α-Adrenozeptoren*, was der Gegenregulation bei einer drohenden Hypoglykämie dient, die z.B. beim Fasten oder bei schwerer, langanhaltender Arbeit auftreten kann. Neben den Effekten über die Adrenorezeptoren wird die Insulinsekretion auch durch die Peptide *Somatostatin* (parakriner Effekt), *Galanin* (als Neuropeptid des vegetativen Nervensystems?) und *Amylin* (autokrin?) gehemmt (Tab. 17.**6**).

Der **Mechanismus der Stimulation** der Insulinsekretion durch Glucose und durch Hormone ist weitgehend aufgeklärt (Abb. 17.**47**). Hierbei ist entscheidend die vermehrte Entstehung von **ATP** durch Oxidation von Glucose, die durch carriervermittelten Transport in die B-Zelle gelangt. Daraufhin wird ein ATP- (oder vom Quotienten ATP/ADP) abhängiger K^+-Kanal gehemmt, die Membran wird depolarisiert. Hierdurch werden spannungsabhängige Ca^{2+}-Kanäle geöffnet, extrazelluläres Ca^{2+} strömt ein und aktiviert den Exozytoseprozeß. Die pulsatile Freisetzung von Insulin ist die Folge des typischen Entladungsmusters der B-Zelle in „bursts". Die **oralen Antidiabetika** wirken wahrscheinlich dadurch insulinfreisetzend, daß sie den ATP-abhängigen K^+-Kanal blockieren. Möglicherweise ist eine Störung des ATP-abhängigen K^+-Kanals auch ein wichtiger pathogenetischer Faktor beim Diabetes Typ II.

Der **zelluläre Mechanismus der Insulinwirkungen** ist sehr mannigfaltig und noch nicht vollständig aufgeklärt. Der Insulinrezeptor ist ein Tetradimer und besteht aus zwei extrazellulären α-Untereinheiten mit den spezifischen Bindungsstellen für Insulin und zwei β-Untereinheiten, die einen transmembranalen und einen intrazellulären Anteil haben. Der Rezeptor gehört zur Familie der *Tyrosinkinaserezeptoren* und hat große Strukturähnlichkeit mit dem Somatomedin-C-(IGF-1-)Rezeptor. Die β-Untereinheiten des Insulinrezeptors enthalten an der Zellinnenseite mehrere Tyrosinkinasedomänen, die wahrscheinlich in einem ersten Schritt durch **Autophosphory-**

Tabelle 17.**6** **Beeinflussung der Insulinsekretion.** Entscheidend ist die **direkte** Stimulation durch Glucose, die verstärkend oder hemmend durch **endokrine** (GLP 1, Sekretin, Adrenalin, Noradrenalin, GIP), **parakrine** (Somatostatin, Amylin, Pankreostatin) und **nervale** (vegetatives Nervensystem, Galanin) Faktoren beeinflußt wird

Direkte Stimulation	Glucose Fructose Aminosäuren (Arginin, Leucin) Fettsäuren Ketone
Verstärkung	GLP 1 GIP Sekretin Acetylcholin β-Adrenozeptoren
Hemmung	α-Adrenozeptoren Somatostatin Galanin Amylin Pankreostatin

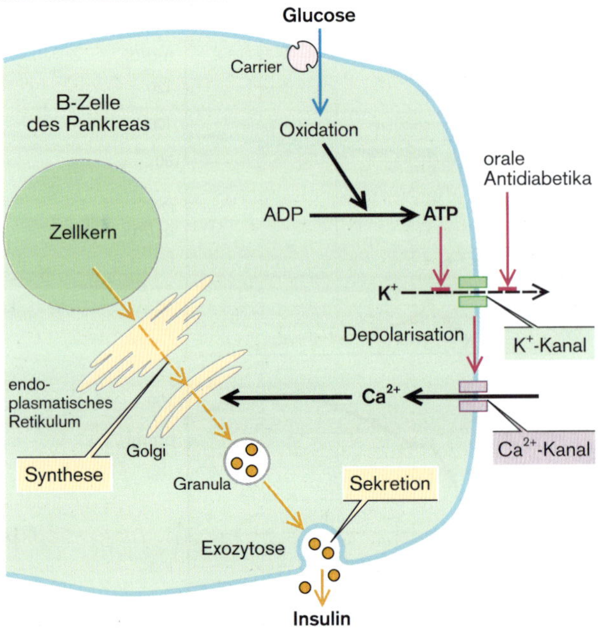

Abb. 17.**47** **Mechanismus der Insulinsekretion.** Durch die Metabolisierung von Glucose in der B-Zelle der Pankreasinseln wird ATP gebildet, welches einen spezifischen Kaliumkanal blockiert. An einem ähnlichen K^+-Kanal greifen offensichtlich auch die Antidiabetika vom Sulfonylharnstofftyp an. Möglicherweise ist dieses System auch an der Pathogenese des Diabetes mellitus Typ II beteiligt.

lierung aktiv werden. Diese Reaktion ist essentiell für die Aktivierung weiterer Kinasen, die dann verschiedene Phosphorylierungen induzieren, durch die die meisten Stoffwechselenzyme in den Effektorzellen aktiviert werden. Als Second-messenger-Kandidaten der Insulinwirkung werden heute Inositolglykane und 1,2-Diacylglycerat angesehen. Dagegen sollen cAMP und intrazelluläres Calcium die zellulären Insulineffekte nur modulieren, aber nicht als Second messenger wirken. Außerdem hat die **Internalisierung** von Insulin mit seinem Rezeptor in die Zelle wahrscheinlich auch eine Bedeutung für die Expression von spezifischen Proteinen.

In der Skelettmuskulatur, dem Herzen und dem Fettgewebe wird der Glucosetransport durch die Zellmembran ganz wesentlich stimuliert durch die Aktivierung von **insulinabhängigen Glucose-Carrierproteinen**. Diese Glucosetransporter sind Proteine mit über 500 Aminosäuren und haben in unterschiedlichen Organen diskrete Sequenzunterschiede. Bisher sind 5 verschiedene Glucosetransporter bekannt, die als GLUT-1 bis GLUT-5 bezeichnet werden. Dabei handelt es sich um Uniportcarrier für den passiven Transport („erleichterte Diffusion") von Glucose (s.a. S. 311). In einigen Geweben, wie z.B. dem Endothel der Hirngefäße und den Gehirnzellen, gibt es allerdings Glucosetransporter, die insulinunabhängig reguliert werden (GLUT-1). Damit wird eine konstante, von Insulin und der Nahrungsaufnahme weitgehend unabhängige Versorgung des Gehirns mit Glucose gewährleistet. Über welche Mechanismen die Einschleusung von Aminosäuren, Kalium, Phosphat und Magnesium durch Insulin in die Zelle beeinflußt werden, ist noch unbekannt.

Ein anderes Regelprinzip für die Wirkung von Insulin ist die Dynamik seiner Rezeptoren, deren Zahl und Affinität bei länger anhaltender Insulineinwirkung vermindert werden. Diese sog. **Down-Regulation** des Rezeptors ist womöglich ein wesentlicher pathogenetischer Mechanismus beim Diabetes Typ II und könnte mit der gestörten Oszillation der Insulinsekretion im Zusammenhang stehen (s.o.).

In den letzten Jahren sind auch Effekte von Insulin auf die **Gentranskription** beschrieben worden. Hierbei kommt es nach Insulingabe, wahrscheinlich über ein von Insulin reguliertes Protein, zur Stimulation der Synthese wichtiger Stoffwechselenzyme (z.B. Amylase und Glucokinase).

Insulin senkt den Blutzucker und ist das Speicherhormon des Körpers

In der **Leber** erhöht Insulin die Glucoseaufnahme (GLUT-2-Uniporter) und deren Einbau in die Speicherform Glykogen. Hierbei wird durch Stimulation der Phosphorylierung zu Glucose-6-Phosphat die Aufnahme von Glucose in die Leber gefördert (Aufrechterhaltung des chemischen Gradienten für nichtphosphorylierte Glucose). Gleichzeitig wird die Metabolisierung von Glucose zu Pyruvat und Lactat (Glykolyse) angeregt. Die Glykogenolyse wird gehemmt und die Glukoneogenese aus Aminosäuren blokkiert. Glucagon, der Gegenspieler von Insulin, wirkt auf alle diese Effekte von Insulin antagonistisch, so daß für den Kohlenhydratstoffwechsel in der Leber eine ausgeglichene Bilanz von Insulin- und Glucagonwirkung entscheidend ist. In der **Muskulatur** wird durch Insulin die Glucoseaufnahme durch ein spezifisches Carriersystem (GLUT-4-Uniporter) stimuliert; der größte Teil der so aufgenommenen Glucose wird in Muskelglykogen umgewandelt und in dieser Form gespeichert, nur ein kleinerer Teil wird durch Glykolyse und Oxidation als Energieträger benutzt. Auch der Transport von Glucose in die **Fettzelle** wird durch Insulin stimuliert. Durch Umwandlung von Glucose in α-Glycerophosphat wird die weitere Veresterung von Fettsäuren zu ihrer Depotform, den Triglyceriden, verstärkt.

Insulin hemmt den Abbau von Fetten und Eiweißen

Fettstoffwechsel. Insulin fördert im Fettgewebe durch Aktivierung der Lipoproteinlipase (S. 369) die Einschleusung von Fettsäuren in die Zelle und deren Umbau zu Triglyceriden. Außerdem wird hier durch Insulin die Metabolisierung von Glucose über Acetyl-CoA zum Einbau in Triglyceride stimuliert. Die Lipolyse von Triglyceriden wird durch Insulin drastisch gehemmt. In der *Leber* hemmt Insulin die β-Oxidation von freien Fettsäuren und wirkt dadurch *antiketogen.* Bei schweren Insulinmangelzuständen sind gerade die Ketonkörper charakteristisch erhöht, es kommt zur *Ketoazidose.* Insulin stimuliert also die Speicherung von Fett in Form von Triglyceriden und blockiert deren Abbau *(lipogene Wirkung).*

Aminosäuren- und Eiweißstoffwechsel. Im Muskel stimuliert Insulin die Aufnahme von Aminosäuren, vor allem der essentiellen Aminosäuren Valin, Leucin, Isoleucin, Tyrosin und Phenylalanin. Hierdurch und über Effekte auf die Translation der mRNA wird die Proteinsynthese stimuliert *(anabole Wirkung)*. Gleichzeitig wirkt Insulin auch *antikatabol*, indem die Proteolyse und die Ausschleusung aller Aminosäuren (außer von Alanin) blokkiert werden. Die anabolen Effekte von Insulin sind besonders am Muskelgewebe deutlich, aber auch in Knorpel- und Knochengewebe und in der Leber zeigt sich diese Wirkung. Gemeinsam mit dem Hypophysenhormon STH fördert Insulin das Längenwachstum. Schließlich ist Insulin auch zusammen mit Somatomedinen am Proteinaufbau, insbesondere während der Entwicklung und Differenzierungsphase, beteiligt (S. 455 ff.).

Die Wirkung von Insulin auf die *K^+-Verteilung* im Körper wird auf S. 350 besprochen.

Glucagon

» Glucagon ist der direkte Gegenspieler des Insulins, vor allem in der Leber, aber teilweise auch im Fettgewebe. Es wird in den A-Zellen der Langerhans-Inseln synthetisiert. Beim Abfall der Glucosekonzentration im Blut wird Glucagon sezerniert und sichert so die Versorgung der Gewebe, insbesondere des Gehirns, mit Glucose bzw. Ketonkörpern. «

Glucagon wird in den A-Zellen synthetisiert

Glucagon besteht aus einer einzelnen Kette von 29 Aminosäuren mit einer Molekülmasse von 3500 Da (Abb. 17.**45**, S. 478). Seine Aminosäurensequenz weist deutliche Homologien mit einigen gastrointestinalen Hormonen wie Sekretin, vasoaktives intestinales Peptid (VIP) und GIP auf. Es ist ein evolutionär sehr altes Peptid, das nicht nur seine Struktur, sondern auch einige wichtige Funktionen erhalten hat. Glucagon wird in der A-Zelle der Pankreasinseln ähnlich wie Insulin über ein Präprohormon synthetisiert. Die Peptidvorstufe **Proglucagon** mit einer Molekülmasse von ca. 9000 Dalton wird auch *Glicentin* genannt. Glucagonähnliche Peptide werden beim Menschen zusätzlich in verschiedenen Zellen des Darms gebildet (*Enteroglucagon* oder GLP 1). Die posttranslationale Aufspaltung des Proglucagons ist in verschiedenen Darm- und in den Pankreaszellen unterschiedlich, so daß eine Reihe von Peptiden entsteht, deren Funktion noch nicht geklärt ist. Das im Blut zirkulierende Glucagon ist zu etwa 50% an Plasmaeiweiße gebunden; dieses sog. **big Plasmaglucagon** ist biologisch nicht aktiv.

Die **Glucagonsekretion** ist im Gegensatz zu der von Insulin bei Personen mit normaler Ernährung relativ konstant. Die hauptsächlichen physiologischen Stimuli der Glucagonsekretion sind eine proteinreiche Mahlzeit (Abb. 17.**46**), die Infusion von Aminosäuren, besonders von Arginin und Alanin, sowie langanhaltende, starke körperliche Arbeit und Streß. Durch eine Hypoglykämie kann die Glucagonsekretion auf das bis zu Vierfache gesteigert werden, jedoch schwächt Insulin diesen Effekt ab. Vagusreizung, z. B. bei Mahlzeiten, und Stimulation der α-Adrenozeptoren erhöhen die Glucagonsekretion, Hyperglykämie und Somatostatin hemmen sie.

Glucagon ist der Gegenspieler von Insulin

Wie oben schon erwähnt, ist Glucagon bei fast allen Wirkungen in der Leber ein direkter Gegenspieler von Insulin. Während Insulin die Synthese von Speicherformen für Kohlenhydrate wie Glykogen fördert, ist ein wesentlicher Effekt von Glucagon der **Abbau von Glykogen** zur Bereitstellung von Glucose. Die Ausschüttung von Glucose aus der Leber wird als der Haupteffekt von Glucagon angesehen (Abb. 17.**5**, S. 443).

Der **Mechanismus** der Glucagonwirkung beruht auf der Aktivierung der Adenylylcyclase. Mit cAMP als Second messenger (S. 31 f.) werden dann die spezifischen Enzyme für den Glucose- und Fettmetabolismus stimuliert. Vor allem wird durch Phosphorylierung die Glykogenphosphorylase aktiviert, durch die der Abbau von Glykogen stimuliert und gleichzeitig die Glykogensynthetase gehemmt werden. Diese Glucagoneffekte werden von Insulin durch Aktivierung des G-Proteins (G_i), das die Adenylylcyclase inhibiert, antagonisiert. Glucagon stimuliert nicht nur die Glykogenolyse und die Glukoneogenese, sondern auch die β-Oxidation der freien Fettsäuren in der Leber, so daß die Triglyceride vermindert werden und dafür Ketonkörper entstehen. Glucagon ist also ein *ketogenes* und ein *hyperglykämisches* Hormon. Im Fettgewebe wirkt Glucagon *lipolytisch;* die dabei freigesetzten Fettsäuren werden unter Glucagoneinfluß in der Leber zu Acetoacetat umgebaut.

Somatostatin hemmt die Sekretion von Insulin und Glucagon

Somatostatin ist ein nahezu ubiquitäres regulatives Peptid (14 Aminosäuren), das nicht nur in den **D-Zellen** der Langerhans-Inseln vorkommt (S. 456). Es hemmt die Sekretion von vielen verschiedenen Zellen, wahrscheinlich durch die Aktivierung des hemmenden G-Proteins G_i im cAMP-System (Abb. 2.**18**, S. 33). In den Langerhans-Inseln wirkt Somatostatin über einen parakrinen Mechanismus deutlich hemmend auf die Insulin- und Glucagonsekretion, im Magen-Darm-Trakt auf viele Absorptions- und Motilitätsvorgänge für die Nahrungsaufnahme. Durch diese Verzögerung wird wahrscheinlich die Aufnahme von Nährstoffen durch die Mukosa verbessert und gleichzeitig die weitere Metabolisierung durch Insulin und Glucagon moduliert. Die **Sekretion** von Somatostatin wird *stimuliert* durch Glucose, Aminosäuren, freie Fettsäuren, VIP, CCK, Glucagon, Sekretin, Acetylcholin und β-adrenerge Substanzen, während die Somatostatinsekretion über α-Adrenozeptoren *gehemmt* wird.

Pankreatisches Polypeptid

In einem besonderen Zelltyp der Langerhans-Inseln wird das pankreatische Polypeptid gebildet, das aus 36 Aminosäuren besteht. Seine Sekretion wird deutlich erhöht bei der Aufnahme von proteinreicher Nahrung, bei Arbeit, beim Fasten und bei Hyperglykämien, jedoch ist bisher keine wichtige physiologische Funktion für dieses Peptid beschrieben worden.

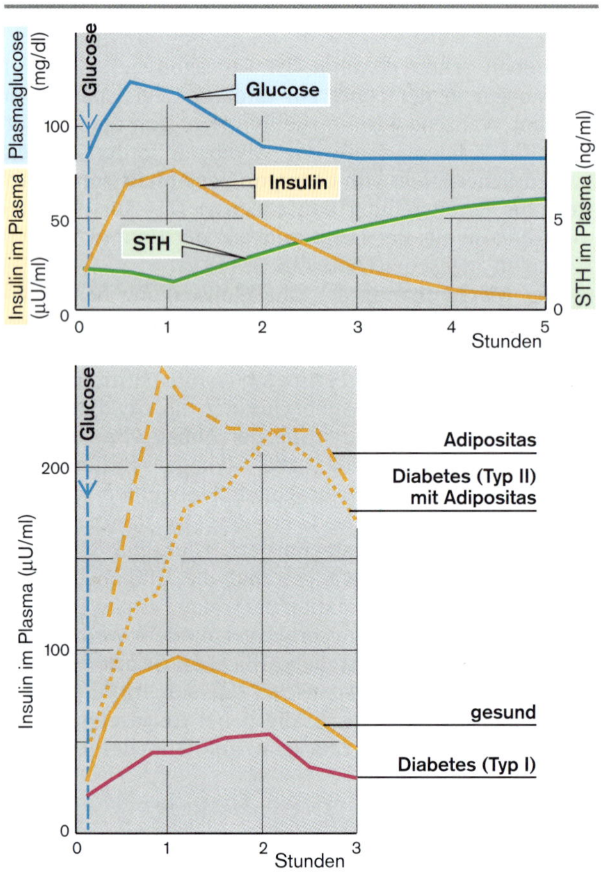

Abb. 17.**48** **Sekretion von Insulin und Wachstumshormon (STH) beim Gesunden und beim Diabetiker.** Nach der Glucosebelastung wird STH erst deutlich später als Insulin stimuliert (oben). Bei adipösen Personen sowie Patienten mit Diabetes mellitus und Übergewicht wird nach Glucosebelastung vermehrt Insulin sezerniert (Hyperinsulinismus; unten).

Nahrungsaufnahme und Hormone regeln den Blutzucker

Die Regulation der Glucosekonzentration im Blut nach der Nahrungsaufnahme ist, wie oben dargelegt, die wesentliche Funktion von Insulin, das sämtliche metabolischen Mechanismen, die zu einer *Senkung der Blutglucose* führen, stimuliert (Steigerung der Glucoseaufnahme in die Zellen und der Glykogensynthese, Hemmung der Glykogenolyse und der Glukoneogenese). Bisher ist kein zusätzlicher Faktor oder Mechanismus entdeckt worden, der unabhängig von Insulin die Glucosekonzentration im Blut senken könnte. Dem Insulin stehen aber eine ganze Reihe von sog. *gegenregulatorischen Hormonen* gegenüber. Glucagon, Catecholamine, Cortisol und STH (s. z. B. Abb. 17.**48**). Diese führen als Gegenspieler von Insulin über vielfältige Mechanismen zu einer Erhöhung der Blutglucose, wenn diese zuvor durch starke Muskelarbeit, Streß oder Fasten abgenommen hat. Ebenso ist eine proteinreiche Mahlzeit ein starker Stimulus für die Sekretion dieser Hormone, besonders für die des Glucagons (Abb. 17.**46**). Durch diesen Mechanismus wird verhindert, daß es zu einer insulininduzierten Hypoglykämie kommt. Denn auch für Insulin ist eine proteinreiche Nahrung ein Sekretionsreiz (Abb. 17.**46**), der zu einer Hemmung der Glucoseausschüttung aus der Leber führen würde.

Insulinmangel oder eine verminderte Insulinwirkung führen zu Diabetes mellitus

Der **Diabetes mellitus** ist eine chronische Erkrankung des Metabolismus aufgrund eines Insulinmangels oder einer herabgesetzten Insulinwirkung (Abb. 17.**49**). Das Hauptsymptom ist eine **Hyperglykämie,** die nicht nur postprandial (Glucoseintoleranz), sondern auch beim Fasten bestehen kann. Diese langdauernde Hyperglykämie, die in schweren Fällen auch mit Azidose und Ketose (**Ketoazidose**) verbunden ist, kann zu gravierenden Folgeerkrankungen führen, die besonders durch Defekte an mittleren und kleinen Gefäßen, vor allem an der Retina und am Glomerulus der Niere, verursacht werden *(diabetische Mikroangiopathien)*. Verschiedene *neurologische Erkrankungen,* besonders im peripheren Nervensystem, und eine Verstärkung der *Arteriosklerose* sind weitere typische Begleiterscheinungen eines Diabetes mellitus. Unbehandelt oder bei schweren Diätfehlern kann die Stoffwechsellage zu einem akut lebensbedrohlichen Zustand führen, der durch massive Hyperglykämie, Elektrolytstörungen, ausgeprägte Ketoazidose und schließlich Bewußtlosigkeit gekennzeichnet ist **(Coma diabeticum).** Wenn der Blutzucker für eine längere Zeit deutlich erhöht ist, führt dies auch zu vermehrter Glykosylierung des Hämoglobins, HbA. So gibt die Messung des glykosylierten Hb-Anteils (HbA_{1c}, normal 3,2 – 5,2 %) wichtige Hinweise über die Langzeit-Einstellung eines Diabetikers.

Nach pathogenetischen Gesichtspunkten werden zwei Diabetestypen unterschieden:

Der **Typ-I-Diabetes,** der häufiger im jugendlichen Alter zuerst auftritt und daher auch **juveniler Diabetes** genannt worden ist, ist dadurch charakterisiert, daß die B-Zellen des Pankreas nicht in der Lage sind, ausreichend Insulin zu produzieren. Diese Patienten benötigen die tägliche Therapie mit der exogenen Gabe von Insulin, und daher wird für die Bezeichnung des Typ-I-Diabetes auch die Abkürzung **IDDM** (insulin-dependent diabetes mellitus) benutzt. Wahrscheinlich werden bei diesen Patienten die B-Zellen durch immunologische Prozesse (Virusinfektionen und Autoimmunreaktionen) zerstört. Der Mechanismus dieser Defekte ist noch nicht aufgeklärt, jedoch scheinen Personen mit bestimmten, inzwischen bekannten *HLA-Antigenen* besonders gefährdet zu sein, bei zusätzlicher infektiöser Exposition einen Diabetes Typ I zu entwickeln. Die Insulintherapie ist heute als Substitutionsbehandlung mit gentechnologisch hergestelltem humanem Insulin möglich. Die Patienten mit dieser Diabetesform müssen lebenslang eine entsprechende strenge Diät einhalten und sind von der Insulininjektion abhängig. Große klinische Studien der letzten Jahre haben gezeigt, daß eine Einstellung des Diabetikers mit Insulingaben möglichst weitgehend die Normalbereiche des Blutzuckers während 24 Stunden erreichen sollte, da nur hierdurch die fatalen Spätfolgen dieser Krankheit wirksam verringert werden können.

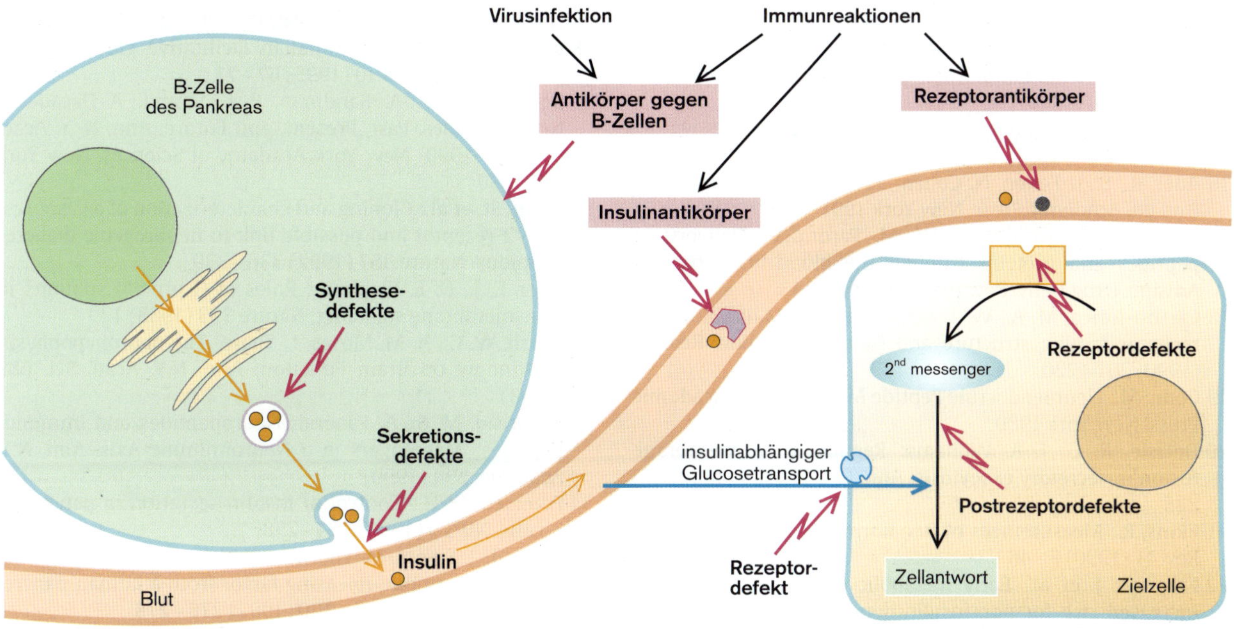

Abb. 17.**49** **Pathogenetische Mechanismen zur Entstehung von Diabetes mellitus.** Die Defekte, die zum Diabetes mellitus führen, können auf verschiedenen Ebenen, auf der der Biosynthese, der Sekretion, des Transports und der Wirkung in der Zielzelle liegen.

Beim **Typ-II-Diabetes** (auch Non-insulin-dependent diabetes mellitus, **NIDDM**) ist im allgemeinen eine Therapie mit Insulin nicht notwendig. Hier helfen eine Reduktion des Körpergewichts, eine strenge Diät und in einigen Fällen die zusätzliche Verabreichung von oralen Antidiabetika. Die Ätiologie dieses Diabetestyps ist sehr komplex, wobei genetische Faktoren eine große Rolle spielen. Die metabolische Störung wird womöglich durch eine durch Übergewicht induzierte, relative *Resistenz der Insulinrezeptoren,* vor allem in der Skelettmuskulatur, hervorgerufen. Adipöse Patienten mit und ohne Diabetes mellitus haben daher häufig eine *Hyperinsulinämie* (Abb. 17.**48**). Nach neueren Untersuchungen scheint die Störung der pulsatilen Sekretionsdynamik der Insulinsekretion ein erstes Zeichen der beginnenden Krankheit zu sein.

Bei beiden Diabetestypen können nach langjähriger Krankheit schwere Spätfolgen auftreten. Diese werden besonders durch Makro- und Mikroangiopathien hervorgerufen.

Es gibt auch pathologische hypoglykämische Zustände, die in besonders schweren Fällen zu einem **hypoglykämischen Schock** führen können. Der Schock wird hervorgerufen durch die Unterversorgung des ZNS mit Glucose und ist daher schon nach kurzer Dauer dieses Zustands lebensgefährlich. Der hypoglykämische Schock tritt hauptsächlich nach nicht sachgerechter Insulingabe auf, besonders am Beginn der Krankheit. Eine seltene Hypoglykämieart wird verursacht durch insulinproduzierende Tumoren *(Insulinome).*

Zum Weiterlesen ...

1 Alberts, B., D. Bray, J. Lewis, M. Raff, K. Roberts, J. D. Watson: Molecular Biology of the Cell, 3rd ed. Garland, New York 1994

2 Austenat, E., G. Williams, J. C. Pickup: Praxisbuch Diabetes mellitus. Blackwell, Berlin 1993

3 Baulieu, E.-E., P. A. Kelly: Hormones. From Molecules to Disease. Chapman & Hall, New York 1990

4 Becker, J. B., S. M. Breedlove, D. Crews: Behavioral Endocrinology. MIT Press, Cambridge/Mass. 1992

5 Becker, K. L., J. P. Bilezikian, W. J. Bremner, W. Hung, C. R. Kahn, D. L. Loriaux, E. S. Nylén, R. W. Rebar, G. L. Robertson, L. Wartofsky: Principles and Practice of Endocrinology and Metabolism. 2nd ed. J. B. Lippincott Comp., Philadelphia 1995

6 Darnell, J., H. Lodish, D. Baltimore: Molecular Cell Biology, 3rd ed. Freeman, New York 1995

7 De Groot, L. J.: Endocrinology. 3rd ed. Saunders, Philadelphia 1993

8 Felig, P., J. D. Baxter, A. E. Broadus, L. A. Frohmann: Endocrinology and Metabolism, 2nd ed. McGraw-Hill, New York 1987

9 Gebert, G., C. Thomas: Endokrines System. Schattauer, Stuttgart 1992

10 Goodman, H. M.: Basic Medical Endocrinology. Raven Press, New York 1988

11 Greenspan, F. S.: Basic and Clinical Endocrinology, 3rd ed. Prentice-Hall, Englewood Cliffs/NJ 1991

12 Griffin, J. E., S. R. Ojeda: Textbook of Endocrine Physiology. Oxford University Press, Oxford 1988

13 Hadley, M. E.: Endocrinology. 4th ed. Prentice Hall, Upper Saddle River/NJ 1996

14 Hesch, R. D.: Endokrinologie, Teil A u. B. Urban & Schwarzenberg, München 1989
15 Ziegler, R., C. R. Pickard, R. P. Willig (Hrsg.): Rationelle Diagnostik in der Endokrinologie. Thieme, Stuttgart 1993

... und noch weiter

16 Ader, R., D. L. Felten, N. Cohen: Psychoneuroimmunology, 2 nd ed. Academic Press, New York 1991
17 Bickel, U., T. Yoshikawa, W. M. Pardridge: Delivery of peptides and proteins through the blood-brain barrier. Advanc. Drug Deliv. Rev. 10 (1993) 205 – 245
18 Carson-Jurica, M. A., W. T. Schrader, W. O'Malley: Steroid receptor family: structure and functions. Endoc. Rev. 11 (1990) 201 – 220
19 Conn, M.: Neuroendocrine Peptide Methodology. Academic Press, New York 1989
20 DeLisle, R. C., J. A. Williams: Regulation of membrane fusion in secretory exocytosis. Ann. Rev. Physiol. 48 (1986) 225
21 Ekins, R.: Measurement of free hormones in blood. Endoc. Rev. 11 (1990) 5 – 46
22 Eriksson, J. et al.: Early metabolic defects in persons at increased risk for non-insulin-dependent diabetes mellitus. New Engl. J. Med. 321 (1989) 337 – 343
23 Evans, R. M.: The steroid and thyroid hormone receptor superfamily. Science 240 (1988) 889
24 Ganong, W. F., M. F. Dallman, J. L. Roberts: The Hypothalamic-Pituitary-Adrenal Axis Revisited. Ann. N. Y. Acad. Sci. 512 (1987)
25 Goldfine, I. D.: The insulin receptor: Molecular biology and transmembrane signalling. Endocr. Rev. 8 (1987) 235
26 Iversen, L. L., E. C. Goodman: Fast and Slow Chemical Signalling in the Nervous System. Oxford University Press, Oxford 1986
27 Joels, M., E. R. De Kloet: Control of neuronal excitability by corticosteroid hormones. TINS 15 (1992) 25 – 30
28 James, D. E.: The mammalian facilitative glucose transporter family. NIPS 10 (1995) 67 – 71
29 Koob, G. F., C. A. Sandman, F. L. Strand: A Decade of Neuropeptides. Past, Present, and Future. Ann. N. Y. Acad. Sci. 579 (1990) New York Academy of Sciences, New York N.Y. 1990
30 Lolait, St. et al.: Cloning and characterization of a vasopressin V2 receptor and possible link to nephrogenic diabetes insipidus. Nature 357 (1992) 336 – 339
31 Neer, E. J., D. E. Clapham: Roles of G protein subunits in transmembrane signaling. Nature 333 (1988) 129
32 North, W. G., A. M. Moses, L. Share: The neurohypophysis. A Window on Brain Function. Ann. N.Y. Acad. Sci. 689 (1993)
33 O'Dorisio, M. S., A. Panerai: Neuropeptides and Immunopeptides: Messengers in a Neuroimmune Axis. Ann. N.Y. Acad. Sci. 594 (1990)
34 Petersen, O. H.: Control of insulin secretion in pancreatic β-cells. NIPS 5 (1990) 254 – 258
35 Rivier, J., J. Spiess, M. Thorner, W. Vale: Characterization of a growth hormone releasing factor from a human pancreatic islet tumor. Nature 300 (1982) 276 – 278
36 Rorsman, P., P.-O. Berggren, K. Bokvist, S. Efendic: ATP-regulated K^+ channels and diabetes mellitus. NIPS 5 (1990) 143 – 147
37 Sara, V. R., K. Hall: Insulin-like growth factors and their binding proteins. Physiol. Rev. 70 (1990) 591 – 614
38 Shupnik, M. A., E. C. Ridgway, W. W. Chin: Molecular biology of thyrotropin, Endoc. Rev. 10 (1989) 459 – 475
39 Strand, F. L.: Third Colloquium in Biological Sciences: Cellular Signal Transduction. Ann. N.Y. Acad. Sci. 494 (1987)

Sexualfunktionen, Schwangerschaft und Geburt

H.-P. Leichtweiß

18

18.1 Einleitung

Das Geschlecht eines Menschen wird festgelegt durch
- die Geschlechtschromosomen (X, Y) *(chromosomales Geschlecht)*,
- die gebildeten Gonaden (Hoden oder Ovar) *(gonadales Geschlecht)* und
- die inneren und äußeren Geschlechtsorgane *(somatisches Geschlecht)*.

Normalerweise entsprechen sich beim Neugeborenen diese drei Bereiche.

Das Erreichen der Geschlechtsreife wird als **Pubertät** bezeichnet. Ursache dafür ist ein allmählicher Anstieg der Freisetzung von gonadotropen Hormonen aus der Hypophyse mit nachfolgender Wirkung auf die Gonaden.

Bei **Mädchen** entwickeln sich zwischen dem 12. und 16. Lebensjahr die Menstruationszyklen, die *Menarche* gibt dabei den Zeitpunkt des Auftretens der ersten monatlichen Blutung an. Das Ziel, während eines Zyklus eine reife Eizelle (weiblicher Gamet) zu bilden, wird allerdings noch nicht sofort erreicht; die ersten Zyklen sind zumeist unvollständig, ohne Eisprung, d. h. anovulatorisch.

Bei **Jungen** wachsen und reifen die Hoden nach dem 10. Lebensjahr; zwischen dem 13. und 14. Lebensjahr beginnen sie, reife Samenzellen, die Spermatozoen (männliche Gameten), zu bilden.

Bei Jungen und Mädchen führt die vermehrte Bildung von Geschlechtshormonen in den Gonaden zur Ausbildung der **sekundären Geschlechtsmerkmale** (Genitale, Körperform, Behaarung, Stimme). Die Geschlechtsorgane erlangen neben der Fähigkeit zum Geschlechtsverkehr (Potentia coeundi) auch die vollständige Funktionsfähigkeit für die Fortpflanzung (Potentia generandi).

Mit dieser physiologischen Reifung ist auch eine psychologische Umstellung verbunden. Die Zuwendung zum „anderen Geschlecht" wächst, der Trieb zur geschlechtlichen Betätigung und die Lust auf geschlechtliche Vereinigung (Libido) entwickeln sich. Die Verfolgung geschlechtsbezogener Ziele, verbunden mit Vorstellungen und Wünschen, die **Sexualität** also, stellt einen bedeutenden emotionalen Faktor im Leben geschlechtsreifer Menschen dar. Damit gewinnt die Sexualität einen eigenen Wert, sie ist nicht mehr allein auf das Ziel der Fortpflanzung gerichtet. Wichtigste Voraussetzung für die **Fortpflanzung** ist die Herstellung befruchtungsfähiger Gameten.

18.2 Reifung der Gameten

›› Bei der Frau reift alle 28 Tage eine Eizelle (Oozyt) mit ihrem Follikel heran. Die Follikelwand bildet Steroidhormone (Östrogene, Progesteron), die die Eireifung unterstützen und den Uterus für eine Schwangerschaft vorbereiten. Diese Follikelfunktion wird durch Hormone der Hypophyse, die Gonadotropine, gesteuert; über eine Rückkopplung der Steroidhormone mit dem Hypothalamus-Hypophysen-System wird diese Steuerung beeinflußt. Mit dem Eisprung (Ovulation) verläßt die Eizelle das Ovar und gelangt in die Tube, wo sie befruchtet werden kann. Bleibt eine Eibefruchtung aus, wird die Schwangerschaftsvorbereitung mit der monatlichen Blutung abgebrochen, so daß sich die Voraussetzung für eine erneute Follikelbildung einstellt. Das Geschehen zwischen dem Beginn zweier aufeinander folgender Follikelreifungen wird als Menstruationszyklus bezeichnet.

Beim Mann wachsen in den Hodenkanälchen fortwährend Spermatozoen heran, die in den Nebenhoden gelangen, wo sie reifen. Im Hoden wird außerdem das männliche Geschlechtshormon Testosteron synthetisiert, das die Spermatozoenbildung fördert und die Drüsen der Prostata und der Samenbläschen aktiviert. Gonadotrope Hormone der Hypophyse steuern die Hodenfunktion. Eine Rückkopplung des Testosterons mit dem Hypothalamus-Hypophysen-System beeinflußt diese Steuerung. ‹‹

Der weibliche Zyklus

Etwa alle 28 Tage reift in den Ovarien der geschlechtsreifen Frau eine befruchtungsfähige Eizelle heran, die nach der Ovulation in eine der Tuben gelangt. In diesem Zeitraum ändern sich auch die Plasmakonzentrationen der Geschlechtshormone sowie die Funktionen und die Beschaffenheit von Ovar und Geschlechtsorganen. Ein **Menstruationszyklus** (Abb. 18.**1**) beginnt mit dem 1. Tag der

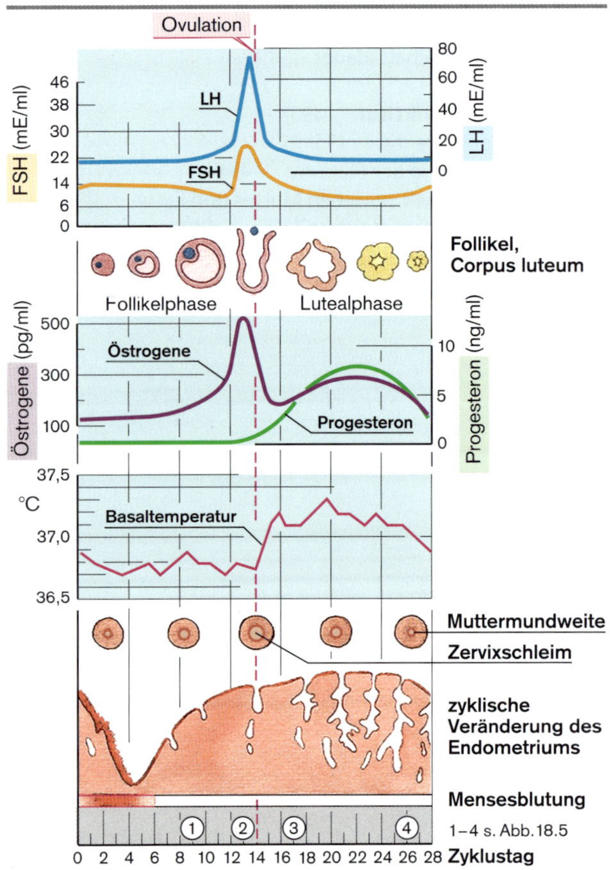

Abb. 18.1 **Menstruationszyklus der Frau.** Die Plasmakonzentrationen der Hormone (13) sind zeitgleich mit der Ovarfunktion, den Änderungen des Uterus und der basalen Körperkerntemperatur dargestellt (1, 2, 3 und 4 markieren die Zeitpunkte 1 – 4 der Abb. 18.5).

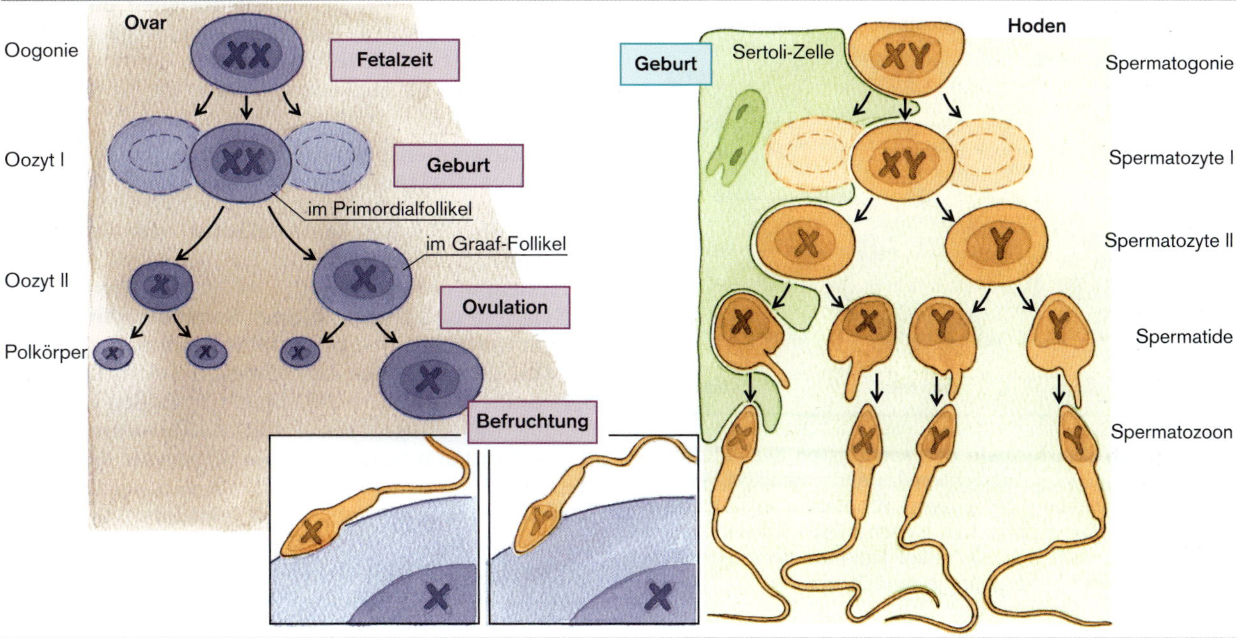

Abb. 18.**2** **Entwicklung von Eizelle und Spermatozoon.** Die Halbierung der Sätze der Geschlechtschromosomen (X, Y) zeigt die Reduktionsteilung (Meiose) an. (Der Graaf-Follikel ist gegenüber dem Primordialfollikel etwa 1 : 1000 verkleinert dargestellt.) Die Eizelle trägt stets ein X-Chromosom, das Spermatozoon entweder ein X- oder ein Y-Chromosom. Bei der Verschmelzung ergibt XX genetisch eine weibliche und XY eine männliche Frucht.

Menstruationsblutung und endet mit dem Tag, der der nächsten Blutung vorausgeht. Der Eisprung, die *Ovulation*, erfolgt etwa am 14. Tag. Die Zeit vor der Ovulation bezeichnet man als *Follikelphase*, die Zeit danach als *Lutealphase*. Die Dauer des Menstruationszyklus kann um mehrere Tage schwanken. Beträgt die Abweichung mehr als 2 – 3 Tage, finden wahrscheinlich keine regelrechten Follikelreifungen statt. Diese „anovulatorischen Zyklen" kommen in bis zu 20 % der Zyklen auch bei gesunden Frauen vor. Die *basale Körperkerntemperatur* steigt 1 – 2 Tage nach der Ovulation um etwa 0,5 °C an, erreicht innerhalb von 1 – 2 Tagen ein Plateau und fällt am Ende des Menstruationszyklus wieder ab (Abb. 18.**1**). Die mittzyklische Erhöhung der Basaltemperatur (morgens nüchtern und in Ruhe gemessen) wird als Indikator für die abgelaufene Ovulation benutzt.

Ovar

In der Fetalzeit entstehen aus den Stammzellen, den **Oogonien**, etwa 2 – 4 Millionen Eizellen, die **Oozyten** (Abb. 18.**2**), von denen der größte Teil bis zur Geburt wieder zugrunde geht. Etwa 250 000 Oozyten bleiben übrig. Jede Eizelle ist von einem einschichtigen Epithel umgeben; Eizelle und Epithel zusammen werden als **Primordialfollikel** bezeichnet. Die Oozyten befinden sich in der Vorphase der ersten Reifeteilung und verharren in diesem Stadium bis zur Ovulation (Abb. 18.**2**). Während der Follikelreifung wächst das Epithel der Follikelwand, aus dem Primordialfollikel kann sich der „sprungreife" **Graaf-Follikel** über die Stadien der Primär-, Sekundär- und Tertiärfollikel entwickeln. Im Leben einer Frau reifen allerdings nur 300 – 400 Follikel vollständig heran, die übrigen bilden sich in verschiedenen Entwicklungsstadien zurück und gehen zugrunde. Deshalb enthalten die Ovarien nach dem 45. – 50. Lebensjahr keine Follikel mehr, und die Zyklusbildung bleibt aus. Die Zeit danach wird als **Menopause** bezeichnet. Der Übergang von regelmäßigen Zyklen zur Menopause (**Klimakterium**) ist häufig von vegetativen Beschwerden begleitet, die durch eine Abnahme der Plasmakonzentrationen der Sexualhormone verursacht werden.

Die Follikel bilden überwiegend **Östrogene** (hauptsächlich *Östradiol*, aber auch *Östron* und *Östriol;* Abb. 18.**3**). In der Lutealphase produziert der aus dem Follikel entstandene **Gelbkörper** zusätzlich **Progesteron** (Abb. 18.**3**). Die ersten 4 – 6 Tage der Follikelphase fallen mit der Menstruation zusammen.

Die Wand der reifenden Follikel besteht aus zwei Schichten, der Theka und der Granulosa. In den **Thekazellen** werden **Androgene,** vornehmlich Androstendion, synthetisiert, die in den Granulosazellen durch Aromatisierung in Östrogene umgewandelt werden (Abb. 18.**3**). Mit dem Heranwachsen des Follikels (bis 1 – 2 cm Durchmesser) nimmt die Anzahl der Zellen dieser Wandschichten zu, im Inneren bildet sich Flüssigkeit. Die Eizelle, umgeben von **Granulosazellen,** ragt im Cumulus oophorus in die Flüssigkeitshöhle vor. Wenige Stunden vor dem Eisprung findet die **1. Reifeteilung (Meiose)** statt, bei der der Chromosomensatz halbiert wird und neben der Eizelle ein sog. Polkörperchen entsteht. Jedes Chromosom enthält infolge der Überkreuzung der Paarlinge in der Prophase sowohl mütterliche als auch väterliche Gene. Die Schichten der Follikelwand und Ovaroberfläche eröff-

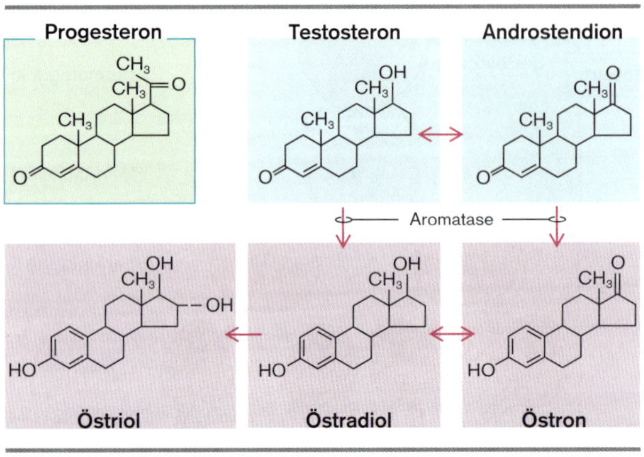

Abb. 18.**3** **Strukturformeln der wichtigsten Sexualhormone.** Die Androgene, hauptsächlich das Androstendion, werden unter der Einwirkung des Enzyms Aromatase in Östrogene umgewandelt. Dabei entstehen zunächst Östradiol und zudem geringe Mengen Östron. Östradiol kann zu dem biologisch weniger wirksamen Östriol umgewandelt werden.

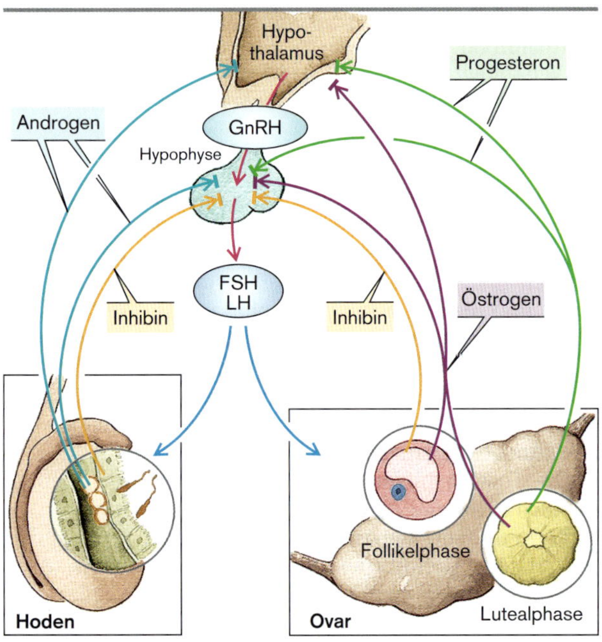

Abb. 18.**4** **Hormonelle Beziehung zwischen Hypothalamus, Hypophyse und Gonaden.** GnRH aus dem Hypothalamus aktiviert den Hypophysenvorderlappen; Synthese und Freisetzung von FSH und LH sind die Folge. Die Gonadotropine bewirken im Hoden die Freisetzung von Androgenen und im Ovar die von Östrogenen und Progesteron. Diese Gonadenhormone hemmen Hypothalamus und Hypophyse durch ihre nun erhöhten Blutkonzentrationen (negative Rückkopplung). Inhibine (Proteohormone aus Hoden und Ovar) hemmen die FSH-Sekretion ebenfalls.

nen sich, und die von den Granulosazellen umgebene Eizelle verläßt das Ovar. Die aufeinander abgestimmten Funktionen der Follikelreifung und der Hormonproduktion werden von der Hypophyse gesteuert.

Zusammenspiel zwischen Hypothalamus, Hypophyse und Ovar

Das Releasing-Hormon **Gonadoliberin** oder **GnRH** gelangt vom Hypothalamus über das hypophysäre Pfortadersystem in die Hypophyse (S. 447 ff.) und bewirkt dort die Synthese und Freisetzung der **Gonadotropine,** nämlich von Follitropin (follikelstimulierendes Hormon, **FSH**) und von Lutropin (luteinisierendes Hormon, **LH;** Abb. 18.**4**). GnRH wird alle 60–90 Minuten in Stößen von etwa 1 Minute Dauer abgegeben (S. 445). Die Erhaltung dieser Frequenz ist Voraussetzung für die Wirkung in der Hypophyse. Dort werden FSH und LH mit gleicher Frequenz ebenfalls pulsatil freigesetzt. Die Gonadotropine bewirken über Membranrezeptoren und über eine Aktivierung der Adenylylcyclase (S. 31 f.) die Proliferation und Hormonproduktion der Zielzellen im Ovar. Dessen Hormone haben umgekehrt Rückwirkungen auf den Hypothalamus und die Hypophyse (negative Rückkopplung, Abb. 18.**4**). Eine Erhöhung der Plasmakonzentration von **Progesteron** senkt die Frequenz der pulsatilen GnRH-Freisetzung und hemmt damit die Synthese von Gonadotropinen in der Hypophyse. Gleichzeitig fördert Progesteron dort die Freisetzung von FSH. Bei Absenkung des Progesteronspiegels nimmt die Frequenz der GnRH-Freisetzung wieder zu. Eine Erhöhung der Plasmakonzentration der **Östrogene** hemmt in der Hypophyse die Freisetzung von FSH und LH, fördert aber die Synthese von LH (Schema 1 in Abb. 18.**5**).

Am Beginn des Zyklus (Abb. 18.**5**, Schema 1) induziert FSH das Wachstum der Follikel und die Aktivierung der **Aromatase,** die Androgene in Östrogene umwandelt (Abb. 18.**3**). Die Synthese von **Androgenen,** hauptsächlich von Androstendion, wird gleichzeitig durch LH gefördert, vermehrte Freisetzung von Östrogenen ist die Folge. In der Hypophyse bewirkt dies eine Abnahme der FSH-Freisetzung. Der LH-Spiegel bleibt jedoch gleich hoch. Dies kann damit erklärt werden, daß gleichzeitig die LH-Freisetzung gehemmt und die LH-Synthese gefördert werden. In den Follikeln erhöhen die Östrogene die Empfindlichkeit gegenüber FSH durch eine Vermehrung der Rezeptoren. Am 5.–7. Tag wird jener Follikel, der den größten Östrogengehalt und dadurch die größte Anzahl an FSH-Rezeptoren besitzt, zu weiterer Reifung selektiert. Er bildet in dieser Phase den überwiegenden Teil der Östrogene und bewirkt damit eine Senkung des FSH-Spiegels. In den übrigen Follikeln, die mitgewachsen sind (Sekundärfollikel), ist die FSH-Empfindlichkeit geringer, deshalb nimmt in diesen die Östrogenbildung ab. Damit steigt in ihnen der Androgengehalt an, da bei unveränderter LH-Stimulation Androgene weiter gebildet werden. Die Androgene induzieren die Rückbildung und Atresie dieser nichtselektierten Follikel. Der selektierte Follikel setzt **Inhibin** frei, ein Proteohormon, das in der Hypophyse die FSH-Abgabe zusätzlich hemmt. Der FSH-Spiegel fällt weiter ab und erreicht am 11. Tag ein Minimum (Abb. 18.**1**). Der selektierte und jetzt dominante Follikel

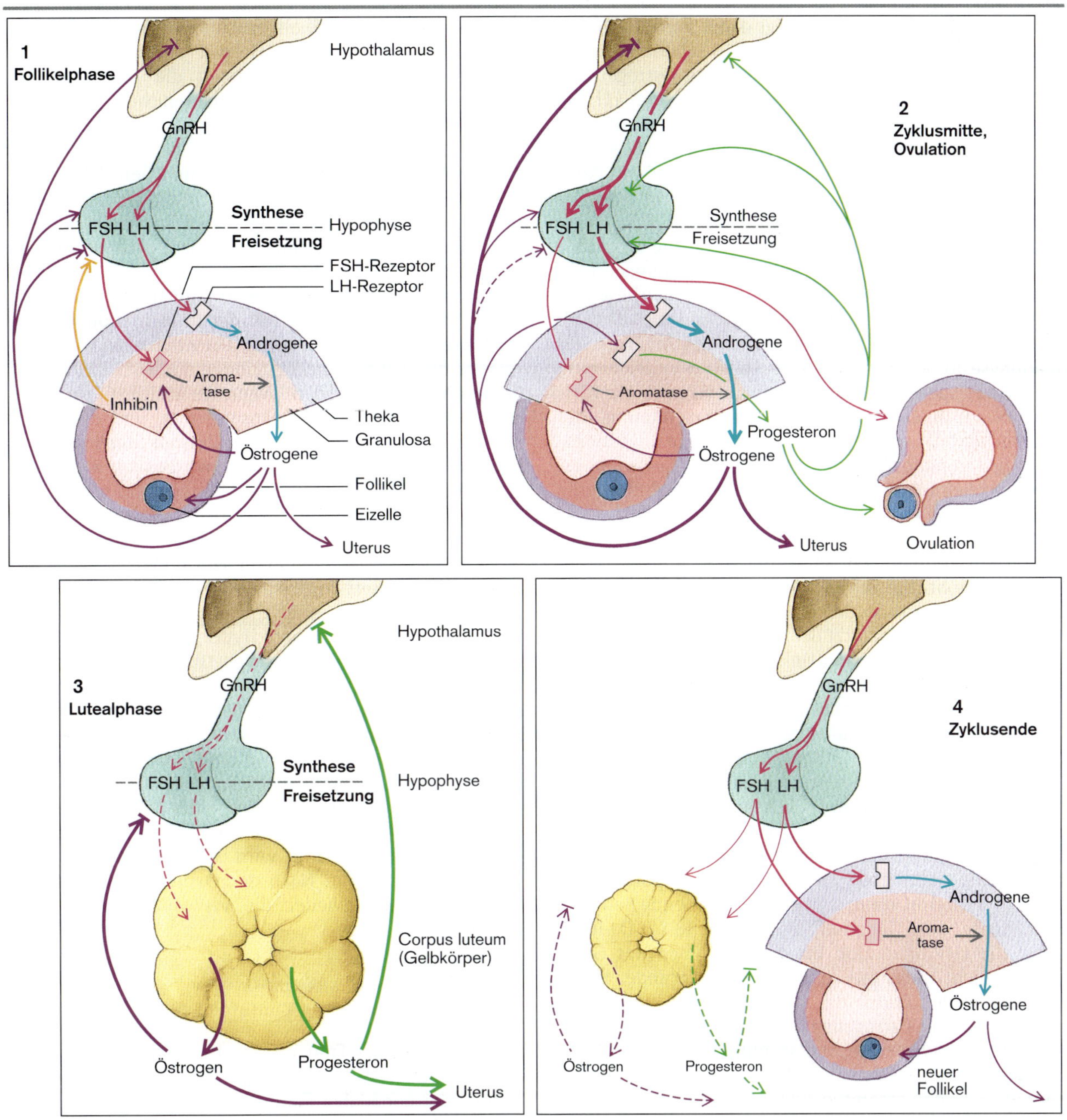

Abb. 18.**5** **Hormonelle Wechselbeziehungen zwischen Hypothalamus, Hypophyse und Ovar.** In der Follikelphase (**1**) führen die Gonadotropine zum Wachstum des Follikels und zur Freisetzung von Östrogenen. In der Zyklusmitte (**2**) wird vermehrt LH aus der Hypophyse freigesetzt und bewirkt die Ovulation. In der Lutealphase (**3**) werden aus dem Gelbkörper Progesteron und Östrogen freigesetzt, die nun zunehmend eine rückläufige Hemmung von Hypothalamus und Hypophyse bewirken. Damit nimmt die Aktivierung des Corpus luteum ab, es stellt schließlich seine Tätigkeit ein. Die negative Rückkopplung von Progesteron und Östrogen verschwindet, das Ende des Zyklus ist erreicht (**4**) und ein neuer kann beginnen (vgl. dazu 1 – 4 in Abb. 18.1).

wird wegen seiner großen Rezeptordichte und guten Vaskularisierung weiter von FSH stimuliert. Die Östrogenkonzentration im Plasma steigt daher vom 9.–11. Tag steil bis zu einem Gipfel an, der 24–36 Stunden vor der Ovulation liegt. Da unter der anhaltenden Östrogenwirkung nur die Abgabe (nicht die Synthese) von LH gehemmt war, sind die LH-Speicher maximal gefüllt. Die Hemmung der LH-Abgabe schwächt sich jetzt ab, so daß sich die Speicher rasch entleeren und die LH-Plasmakonzentration schnell und hoch ansteigt (Abb. 18.**1**); eine LH-Spitze **(LH-Peak)** erscheint (Schema 2 in Abb. 18.**5**).

LH und die Östrogene bewirken im Ovar die Umwandlung des Follikels in den *Gelbkörper* (Luteinisierung, *Corpus luteum*) und damit die zunehmende Synthese und Freisetzung von **Progesteron.** Progesteron steigt deshalb im Plasma an, was die weitere Freisetzung von LH aus der Hypophyse fördert (Schema 2 in Abb. 18.**5**). Gleichzeitig mit den LH-Speichern sind (LH-Peak, s. o.) auch die FSH-Speicher rasch entleert worden. Die Erschöpfung der Speicher und das negative Feedback über die angestiegene Progesteronkonzentration auf die GnRH-Sekretion erklären schließlich die rasche Abnahme der Freisetzung beider Gonadotropine vom 14. Tag an.

Präovulatorisch hat der lokale Anstieg der Progesteronkonzentration im Follikel die Aktivität proteolytischer Enzyme erhöht, die die Öffnung der Follikelwand und damit die Freisetzung der Eizelle fördern **(Ovulation).** Wahrscheinlich unterstützt der mittzyklische Anstieg des FSH die LH-Wirkung bei der Umwandlung des Follikels in den Gelbkörper. Außerdem induziert der FSH-Peak die Vollendung der 1. Reifeteilung der Eizelle kurz vor der Ovulation. Etwa 10 Stunden nach der LH-Spitze öffnet sich der Follikel, und die Eizelle tritt aus.

Nach der Ovulation bestimmt der **Gelbkörper** den Zyklus (Schema 3 in Abb. 18.**5**). Der Progesteronspiegel steigt bis zum 22. Tag an und fällt danach wieder ab (Abb. 18.**1**, S. 486). Parallel hierzu werden Östrogene freigesetzt. Die anhaltende Hemmung des Hypothalamus durch Progesteron verursacht eine zunehmende Senkung der Abgabe von Gonadotropinen (Abb. 18.**1**). Dadurch reicht die LH-Stimulation für das Überleben des Gelbkörpers nicht mehr aus, und er geht zugrunde. Wenn gegen Ende des Zyklus die Plasmakonzentrationen von Progesteron und Östrogenen absinken, steigt die GnRH-Ausschüttung wieder an und stimuliert eine neue Follikelphase (Schema 4 in Abb. 18.**5**). Das Ovar ist damit der **Zeitgeber** für den gesamten Zyklus.

In der **Kindheit** reicht die Menge an hypophysären Gonadotropinen für die Stimulation der Follikelreifung und der Hormonbildung im Ovar nicht aus. Ursache dafür ist wahrscheinlich eine *hohe Rückkopplungsempfindlichkeit* des Hypothalamus auf die gonadalen Steroidhormone. Zur Pubertät hin nimmt diese Sensibilität ab. Damit steigt die GnRH-Freisetzung an, und das Ovar kann die besprochenen Funktionen aufnehmen. In der **Menopause** sind die Plasmakonzentrationen von FSH und LH hoch, da die negative Rückkopplung der Sexualhormone wegen ihrer geringeren Konzentration (s. o.) nur noch schwach ist.

Uterus

Die Hormone des Follikels und des Gelbkörpers haben wichtige Wirkungen auf den Uterus.

In der *Follikelphase* induzieren die *Östrogene* das Wachstum des uterinen Schleimhautepithels (**Proliferationsphase** des Uterus). Das Endometrium verdickt sich bis zur Ovulation auf etwa 6 mm (Abb. 18.**1**, S. 486). Die Endometriumdrüsen wachsen zu länglichen Schläuchen aus; zwischen ihnen entwickeln sich aus kleineren Arterien die relativ großen **Spiralarterien.** In der *Lutealphase* führt *Progesteron* zur Zunahme der Durchblutung, zu weiterem Wachstum der Drüsen und zur Sekretion von glykogenhaltigem Schleim **(Sekretionsphase).** Am 21. Tag ist das Endometrium auf die Implantation der befruchteten Eizelle vorbereitet. Dieser Zustand hält an, solange die Plasmakonzentrationen von Östrogenen und Progesteron hoch bleiben. Wenn sie absinken, reagieren die Spiralarterien mit Vasokonstriktion, und es kommt zum proteolytischen Abbau des *Stratum functionale* des Endometriums. Derart verflüssigt, wird es mit dem **Menstruationsblut** ausgeschieden (Mensesblutung, Abb. 18.**1**, S. 486). Die basalen Teile der Drüsen im *Stratum basale* bleiben erhalten. Da auch die Gerinnungsfaktoren der Proteolyse anheimfallen und die Fibrinolyse durch Gewebefaktoren aktiviert wird, ist die Gerinnungsfähigkeit des Menstruationsbluts gering.

Progesteron hemmt durch Hyperpolarisation der Muskelzellen die Kontraktionen des Uterus; die Östrogene bewirken das Gegenteil. Wenn am Ende der Lutealphase der Progesteronspiegel sinkt, ist die Erregbarkeit der Uterusmuskulatur besonders groß. Deshalb können zu Beginn der Menstruation spontane Kontraktionen auftreten, die häufig Schmerzen verursachen.

Der **Zervikalkanal** weitet sich in der Follikelphase und sezerniert in der Zyklusmitte zunehmend Schleim von geringer Viskosität. Damit wird der Durchtritt der Spermatozoen begünstigt. Nach der Ovulation verengt sich der Zervikalkanal wieder, die Viskosität des Schleims nimmt zu.

Bildung und Reifung der männlichen Gameten

Anders als bei der Frau werden beim Mann, beginnend mit der Pubertät, während des ganzen Lebens durch Teilung der gonadalen Stammzellen Gameten neu gebildet. Ihre Bildungsrate ist erstaunlich hoch.

Hodenfunktionen

Die Spermatozoen werden in den *Hodenkanälchen* gebildet (Abb. 18.**2**). Die Innenwand dieser Kanälchen ist von **Keimzellen** (Spermatogonien, Spermatozyten, Spermatiden) und **Stützzellen (Sertoli-Zellen)** ausgekleidet. Nach mitotischer Teilung der *Spermatogonien* bleibt die eine Hälfte im Speicher als Stammzellen zurück, so daß deren Anzahl nicht verändert wird. Die andere Hälfte durchläuft mehrere mitotische Teilungen und entwickelt sich dabei zu den *primären Spermatozyten.* Durch Meiose entstehen aus diesen die *sekundären Spermatozyten,* deren Chromosomen infolge der Überkreuzung der Chromosomenpaarlinge während der Prophase sowohl väterliche als auch mütterliche Gene enthalten. Aus der 2. Reifeteilung entstehen die *Spermatiden.* Aus einem primären Spermatozyten entstammen also 4 Spermatiden, von denen 2 je ein X- und 2 je ein Y-Chromosom besitzen (Abb. 18.**2**, S. 487). Die Spermatiden differenzieren sich ohne weitere Teilung zu **Spermatozoen.** Der Zellkern verdichtet sich und gelangt an die Peripherie der Zelle. Er bildet die Hauptmasse des Kopfes. Golgi-Vesikel vereinigen sich zum *Akrosom,* das dem Kopf aufliegt. Ein *Zentriol* bildet auf der dem Akrosom abgewandten Seite des Kopfes die *Axialfilamente* des Schwanzes, die sich gegeneinander verschieben können und damit die Bewegung des Schwanzes verursachen (Abb. 18.**6**). Die Spermatozoen werden in das Zentrum der Hodenkanälchen abgegeben. Die Entstehung der Spermatozoen aus den Spermatogonien dauert etwa 65 Tage, sie sind aber in diesem Stadium noch nicht befruchtungsfähig (s. u.).

Die **Sertoli-Zellen** haben innigen Kontakt zu den Spermatozyten und Spermatiden, deren Teilung und Differenzierung sie fördern (s. u.). Im Bindegewebe zwischen den Hodenkanälchen befinden sich im engen Kontakt zu Blutgefäßen die **Leydig-Zellen.** Sie synthetisieren hauptsächlich das männliche Sexualhormon **Testosteron.** Ebenso wie die Spermatozoenbildung wird die Hormonproduktion von der Hypophyse gesteuert.

Zusammenspiel zwischen Hypothalamus, Hypophyse und Hoden

Die Funktionen des Hodens werden durch die hypophysären Gonadotropine FSH und LH reguliert. Ihre Synthese und Freisetzung wird (wie bei der Frau) durch die pulsatile Abgabe von GnRH aus dem Hypothalamus veranlaßt. **FSH** stimuliert die **Spermatogenese** und fördert außerdem die Ausstattung der Leydig-Zellen mit LH-Rezeptoren. **LH** induziert dort die Synthese und Freisetzung von Testosteron. **Testosteron** unterstützt wahrscheinlich das FSH bei der Bildung von spezifischen Proteinen in den Sertoli-Zellen. Diese Proteine regulieren die Meiose sowie die Differenzierung der Spermatozyten und der Spermatiden. Außerdem hemmt Testosteron die hypophysäre Freisetzung von LH, wahrscheinlich über eine Hemmung der GnRH-Abgabe. Mit Hilfe dieser Rückkopplung wird der Testosteronspiegel reguliert. Er schwankt tagesrhythmisch mit einem Maximum am Morgen. Ein von den Sertoli-Zellen gebildetes Proteohormon, das **Inhibin,** hemmt hauptsächlich die FSH-Freisetzung. Diese Rückkopplung zwischen Hodenkanälchen und Hypophyse reguliert die Spermatogenese.

Beim **Knaben** reichen GnRH-Freisetzung und Gonadotropinspiegel für die Stimulation der Hodenfunktion nicht aus. Ursache dafür ist wahrscheinlich, ähnlich wie beim Mädchen, eine große Sensibilität des Hypothalamus gegenüber Testosteron, die in der Pubertät geringer wird. Dann erhöht sich die Freisetzung von FSH und LH, die allmählich die pulsatile Form erreicht (S. 445). Unter der Wirkung von FSH wachsen die Hodenkanälchen aus, und die Produktion von Testosteron beginnt. Die Hodenfunktionen nehmen nach dem 50. Lebensjahr ab, ohne jedoch auch im hohen Alter vollständig zu erlöschen. Eine Abnahme der Plasmakonzentration von Testosteron kann

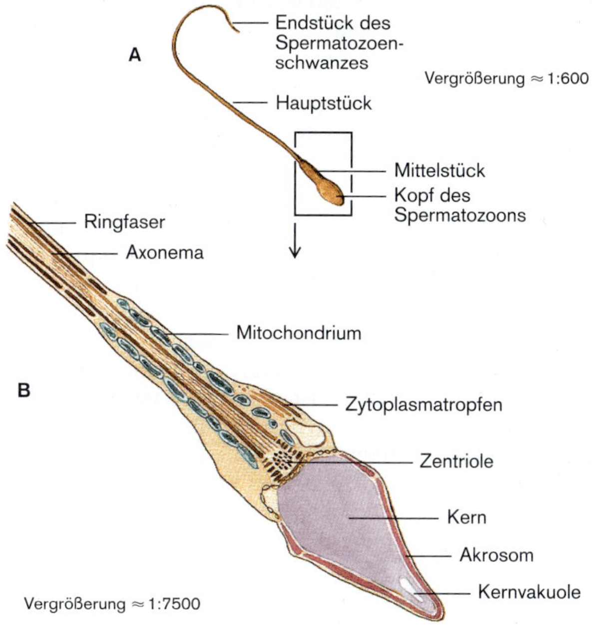

Abb. 18.**6** **Menschliches Spermatozoon** bei lichtmikroskopischer (**A**) und elektronenmikroskopischer Betrachtung (**B**) (nach 8).

Beschwerden hauptsächlich psychischer Art verursachen (sog. Climacterium virile).

Weitere Reifung der Spermatozoen bis zur Befruchtungsfähigkeit

Im **Nebenhoden** werden unter dem Einfluß von Testosteron Stoffe synthetisiert, die die Befruchtungsfähigkeit herstellen. Dazu gehören Proteine, die an Oberflächenmembranen der Spermatozoen gebunden werden. Sie fördern deren Eigenbeweglichkeit und sollen ihre Bindung an die Eizelle ermöglichen. Im Nebenhoden bleiben die Spermatozoen wegen des niedrigen pH-Werts unbeweglich. Ihre Passage durch den Nebenhoden dauert etwa 12 Tage. Anschließend werden sie bis zur Ejakulation (s. u.) im **Ductus deferens** gespeichert. Am Ausgang des Nebenhodens entfernen Makrophagen abgestorbene Spermatozoen. Nach einem Verschluß des Ductus deferens (Vasektomie für eine Sterilisation) wird auf diese Weise der größte Teil der produzierten Spermatozoen beseitigt.

Um eine Befruchtung zu erzielen, müssen die Spermatozoen mit dem Ejakulat beim Geschlechtsakt in das weibliche Genitale befördert werden.

Das Ejakulat

Das **Ejakulationsvolumen** beträgt 2–6 ml mit 35–200 Millionen Spermatozoen pro Milliliter. Bei einem Gehalt von weniger als 20 Millionen/ml nimmt die Wahrscheinlichkeit der Befruchtung ab, obwohl nur ein einziges Spermatozoon zur Befruchtung benötigt wird (s. u.). **Zeugungsunfähigkeit** (Impotentia generandi) kann auch durch einen zu hohen Anteil von mißgebildeten Spermatozoen (Doppelköpfigkeit, Fehlen von Akrosom oder Schwanz u. a.) im Ejakulat verursacht sein.

Das **Samenplasma** wird durch die Sekrete verschiedener Drüsen gebildet. Das alkalische Sekret der *Prostata* liefert Citrat, Magnesium, Zink, saure Phosphatase und Plasmin in einer kalium- und calciumreichen Salzlösung; aus den Drüsen der *Samenbläschen* stammen Fructose, Prostaglandine und Fibrinogen. Die Fructose ist die Energiequelle für die Spermatozoen, die Prostaglandine fördern die Kontraktionen der Muskulatur des weiblichen Genitaltrakts. Unmittelbar nach der Ejakulation gerinnt das Samenplasma teilweise, es wird nach 5 – 15 Minuten wieder verflüssigt. Ob diesem Vorgang beim Menschen eine Bedeutung zukommt, ist unklar. Die verschiedenen Proteine des Samenplasmas, darunter Proteinasehemmer und ein Dekapazitationsfaktor (s. u.), heften sich an die Membran der Spermatozoen. Dort sollen sie eine vorzeitige Abnutzung von Proteinasen verhindern, die später für die Vereinigung mit der Eizelle benötigt werden. Mit einem pH-Wert von 7,5 kann das Samenplasma das saure Scheidenmilieu (pH 3,5 – 5,5) alkalischer machen, so daß die Spermatozoen in der Scheide beweglicher werden.

18.3 Geschlechtsakt (Kohabitation)

›› Ziel des Geschlechtsakts im Rahmen der Fortpflanzung ist es, die spermatozoenhaltige Samenflüssigkeit aus dem männlichen Geschlechtstrakt in das hintere Scheidengewölbe der Frau zu befördern. Sexuelle Erregung führt bei Mann und Frau zur Erektion von Penis bzw. Klitoris, die über das Erektionszentrum vermittelt wird. Impulse, ausgelöst durch weitere mechanische Reizung (nach Einführen des Penis in die Scheide), steigen in das Ejakulationszentrum auf. Von dort werden die Reaktionen der Orgasmusphase gesteuert, die beim Mann in der Emission und darauf folgend in der Ejakulation bestehen. Die Reflexe der Phasen des Geschlechtsaktes werden von höheren Zentren entscheidend beeinflußt. ‹‹

Reflexe und Ablauf der Phasen beim Mann

Die erste Phase sexueller Erregung führt zur **Erektion,** die durch efferente **parasympathische Impulse** über die *Nn. erigentes* (aus den sakralen Rückenmarksegmenten S2, S3 und S4) ausgelöst wird (blau in Abb. 18.**7**, links). Ursache für diese Impulse sind taktile Reize der Haut der Genitalien (u. a. Glans penis) und verschiedener Hautareale, der **„erogenen Zonen“,** die über afferente Fasern (grün in Abb. 18.**7**) in das Sakralmark geleitet und dort auf die efferenten Fasern umgeschaltet werden **(Erektionszentrum).** Dieser Reflex wird durch absteigende Bahnen aus höher gelegenen Arealen des ZNS entscheidend gebahnt oder gehemmt, wobei Sinneseindrücke und psychische Faktoren von großer Bedeutung sind. Die Impulse der Nn. erigentes führen über eine Dilatation der Arteriolen zu einer Zunahme des Blutvolumens der Kavernen der *Schwellkörper* im Penis. Seine fibröse Hülle wird damit gespannt, und der Druck in den Kavernen nimmt zu. Dadurch wird der venöse Abstrom aus dem Penis gedrosselt, so daß er größer und steifer wird und sich aufrichtet. Die Erektion hält so lange an, wie die arterielle Dilatation dauert. Der Blutstrom durch die Kavernen wird dabei nicht angehalten, sondern stark verlangsamt. Deshalb kann das Blut dort nicht gerinnen. Bei krankhaften Veränderungen kann jedoch Gerinnung in den Kavernen auftreten; dann bleibt der Penis im erigierten Zustand (Dauererektion: Priapismus). Parasympathische Impulse fördern außerdem die Sekretion von muköser Flüssigkeit aus den bulbourethralen und urethralen Drüsen.

Bei zunehmender mechanischer Reizung der Glans penis gelangen die Erregungen vom Sakralmark aufsteigend in das Lendenmark, wo sie auf **sympathische Fasern** umgeschaltet werden (L2, L3; **Ejakulationszentrum).** Die efferenten Impulse (violett in Abb. 18.**7**) verursachen Kontraktionen der glatten Muskulatur von *Nebenhoden, Ductus deferens, Prostata* und *Samenblasen.* Dadurch werden deren Sekrete in die hintere *Urethra* befördert **(Emission).** Die hierdurch hervorgerufene Dehnung der Urethrawand führt zur reflektorischen Erregung der perinealen Muskulatur. Die Antwort dieser Muskulatur, hauptsächlich des M. bulbocavernosus, besteht aus 3 – 10 rhythmischen Kontraktionen, mit denen das Ejakulat aus der Urethra herausbefördert wird **(Ejakulation).** Eine gleichzeitige Kontraktion des Anfangsteils der Urethra verhindert den Übertritt des Ejakulats in die Harnblase. Die Ejakulation ist von starker psychisch-sexueller Erregung begleitet **(Orgasmus).** Dabei treten Zeichen sympathischer Stimulationen auf (erhöhter Skelettmuskeltonus, Schweißsekretion, Tachykardie, Hyperventilation und Pupillendilatation). In der Rückbildungsphase nehmen alle vegetativen Reaktionen ab, und die Erektion erlischt. Gewöhnlich ist dann die erneute Auslösung der Kohabitationsreflexe vorübergehend gehemmt.

Reflexe und Ablauf der Phasen bei der Frau

Mechanische Reize und psychische Faktoren führen in der **Erektionsphase** über reflektorische Erregungen der *Nn. erigentes* zu vermehrter Blutfülle der *Schwellkörper* des Vestibulums und der Klitoris (blau in Abb. 18.**7**, rechts). Dabei werden auch die Drüsen der kleinen Labien aktiviert; dadurch wird die Haut der Vagina gleitfähiger. Zusätzlich veranlaßt mechanische Reizung des äußeren Scheidenabschnitts eine seröse Transsudation. Der eingeführte Penis wird von den Schwellkörpern umschlossen und reizt Rezeptoren der Vaginalhaut, was zu größerer Blutfülle und damit zur Schwellung der unteren Scheidenwand sowie zur Verlängerung der ganzen Scheide führt. Bei anhaltender Reizflut wächst die Frequenz der Erregungen, die in das Lendenmark aufsteigen, wo sie auf sympathische Fasern umgeschaltet werden („Ejakulationszentrum“, Abb. 18.**7**). Über diese efferenten Bahnen wird dann eine Kontraktion der unteren Scheidenwand vermittelt; es bildet sich die *orgastische Manschette.* In der **Orgasmusphase** (Klimax), die von rhythmischen Kontraktionen der perinealen Muskulatur begleitet sein kann, richtet sich der kontrahierte Uterus auf, so daß zwischen Zervix und hinterer Scheidenwand Raum für die Aufnahme des Ejakulats entsteht. Der Muttermund öffnet sich. Die Aktivität des Uterus wird wahrscheinlich über eine reflektorische Freisetzung von Oxytocin be-

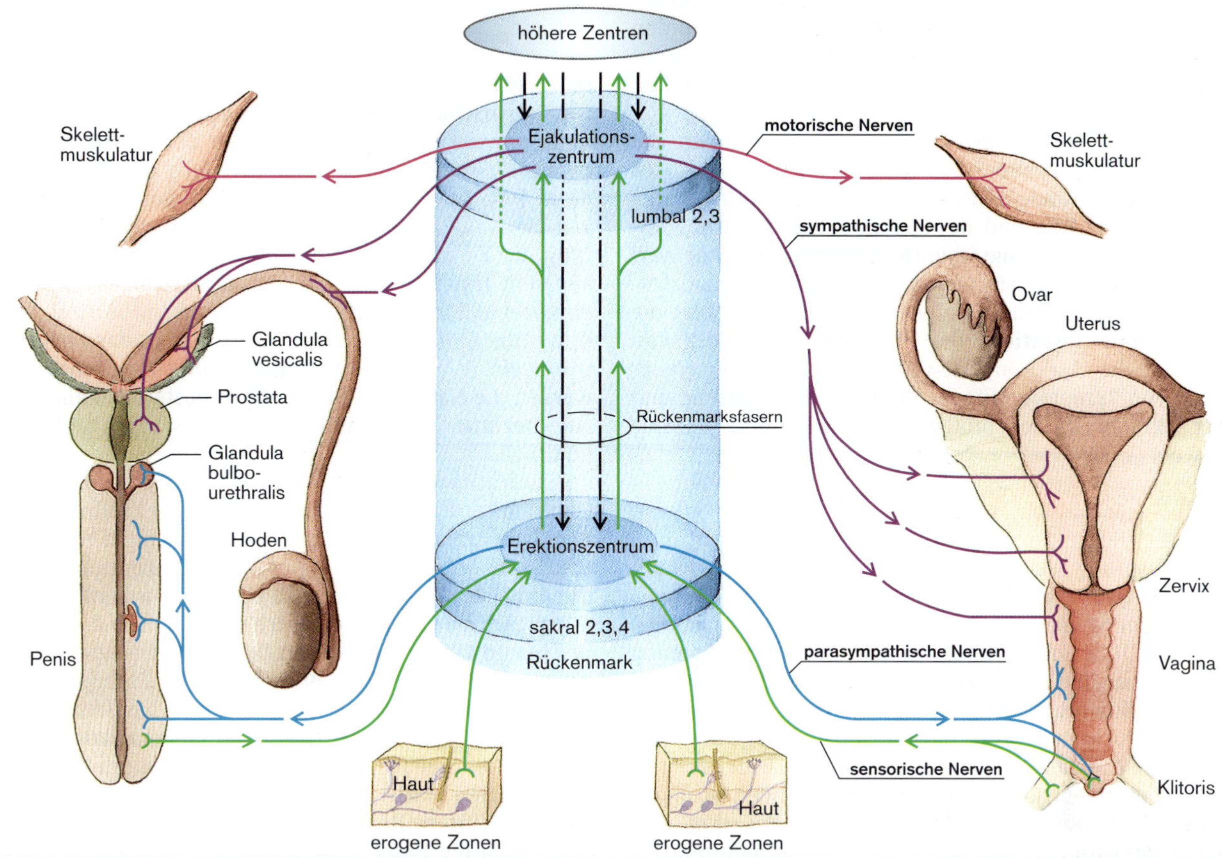

Abb. 18.**7** **Bahnen der Kohabitationsreflexe** bei Mann (links) und Frau (rechts). Die gestrichelten Bahnen des Rückenmarks deuten die Einflüsse von höheren Zentren auf das Erektionszentrum und das Ejakulationszentrum an. Genitale Stimulation, afferent zum Erektionszentrum geleitet, bewirkt durch efferente Impulse die Erektion. Dazu bedarf es auch bahnender Impulse, die von höheren Zentren stammen. Weitere Stimulation führt im Ejakulationszentrum zu einer Aktivierung efferenter Nerven und damit zur Ejakulation bzw. zum Orgasmus. Auch hierbei wirken hemmende oder bahnende Einflüsse aus höheren Zentren mit.

wirkt. Die Orgasmusphase zeigt eine geringere Automatie als beim Mann. Die vegetativen Begleitreaktionen (Schweißsekretion, Tachykardie s. o.) sind jedoch ähnlich. In der Rückbildungsphase bleibt der Muttermund noch für etwa 30 Minuten erweitert, so daß das Aufsteigen der Spermatozoen begünstigt wird. Bei der Frau tritt anschließend gewöhnlich keine Hemmphase der Kohabitationsreflexe auf.

Sexuelle Erregung und Reflexablauf sind bei der Frau keine notwendigen Voraussetzungen für die Empfängnis (Konzeption).

18.4 Befruchtung und Implantation der befruchteten Eizelle

» Die in den hinteren Scheidenabschnitt eingebrachten Spermatozoen haben noch einen weiten Weg vor sich, um die befruchtungsfähige Eizelle zu treffen. Sie müssen bis in den Eileiter aufsteigen, denn nur dort findet normalerweise die Vereinigung der Gameten statt. Während der Aszension erlangen die Spermatozoen erst die vollständige Befruchtungsfähigkeit. Nur eines von ihnen gelangt zur Befruchtung. Die befruchtete Eizelle wandert durch den Eileiter und erreicht die Gebärmutterhöhle. Dabei teilt sie sich fortlaufend und differenziert sich zum Trophoblasten und Embryoblasten. Am 7. Tag post conceptionem pflanzt sie sich in die Gebärmutterschleimhaut ein. Eine Konzeption kann durch hormonartige Stoffe verhindert werden. «

Spermatozoenaszension

Die Spermatozoen dringen nach dem Geschlechtsverkehr rasch in den **Schleim des Zervikalkanals** ein, wenn dessen Viskosität während der Zyklusmitte herabgesetzt ist (Abb. 18.**1**, S. 486). Der Zervixschleim bildet somit ein Reservoir für die Spermatozoen, aus dem sie in den folgenden 3–4 Tagen in die Uterushöhle hineinwandern. Das einzelne Spermatozoon erreicht bei seiner eigenen Fortbewegungsgeschwindigkeit von etwa 35 µm/s nach 4–6 Stunden die **Tube** (langsame Phase). Spermatozoen können in den Ampullen der Tuben bereits 5 Minuten nach der Kohabitation erscheinen (schnelle Phase). Sie sind aber nicht befruchtungsfähig (s. u.) und müssen durch orgastische Uteruskontraktionen befördert worden sein, da sie aufgrund ihrer eigenen Bewegungsgeschwindigkeit in dieser kurzen Zeit nur 1 cm weit hätten wandern können. Von den etwa 400 Millionen Spermatozoen des Ejakulats erreichen nur einige hundert die Ampullen der Eileiter. Der größte Teil geht bei der Aszension zugrunde und wird von Leukozyten im Uterus phagozytiert. Während des Aufstiegs werden die Spermatozoen befruchtungsfähig **(Kapazitation)**. Dabei werden die Proteinasehemmer und der Dekapazitationsfaktor von der Membranhülle wieder abgelöst. Es folgt die **akrosomale Reaktion,** die in einer Freisetzung von akrosomaler Hyaluronidase und Proteinase, einer Freilegung von Rezeptoren für die Bindung an die Eizelle und der Aktivierung des proteolytisch wirkenden Acrosins besteht (s. u.).

Befruchtung der Eizelle

Beim Eisprung gelangt die Eizelle mit der **Corona radiata** aus dem Ovar in den Bauchraum. Sie wird in die abdominale Öffnung der gleichseitigen (u. U. auch der gegenseitigen) Tube aufgenommen und beginnt die Wanderung zur Uterushöhle. Auf ihrem Weg kann sie nun auf aszendierte, befruchtungsfähige Spermatozoen treffen.

Die Schicht der Corona radiata ist ein Passagehindernis für die Spermatozoen, sie verlangsamt das Durchdringen zum weiblichen Gameten. Das Durchdringen wird ermöglicht durch das bei der akrosomalen Reaktion aktivierte **Acrosin,** das die Eigenschaft einer Hyaluronidase besitzt. Das Spermatozoon muß über spezifische Rezeptoren an die Zona pellucida gebunden werden; damit wird eine speziesfremde Befruchtung ausgeschlossen. Das aktivierte Acrosin bahnt dann auch den Weg durch die Zonaschicht, wobei es Phospholipasen aktiviert, die dem Spermatozoon das Eindringen in die Plasmamembran der Eizelle ermöglichen. Die **Membranfusion** zwischen den Gameten löst die Freisetzung von trypsinähnlichen Enzymen aus den kortikalen Granula der Eizelle aus. Diese Enzyme zerstören die spezifischen Rezeptoren der Zona pellucida und verändern die Beschaffenheit der Eizellmembran, so daß weitere Spermatozoen nicht mehr mit ihr verschmelzen könnten **(Zonareaktion)**. Damit wird eine polysperme Befruchtung weitgehend verhindert.

Nach der Verschmelzung der Plasmamembranen inkorporiert die Eizelle den Kopf des Spermatozoons; gleichzeitig wird die **2. Reifeteilung** der Eizelle abgeschlossen. Aus dem Spermatozoenkopf entsteht der *männliche Vorkern.* Die je 23 Chromosomen von väterlichem und mütterlichem Vorkern ergeben die 46 Chromosomen der befruchteten Eizelle. Das 23. Chromosom ist im Vorkern der Eizelle stets ein X-Chromosom, im männlichen Vorkern entweder ein X- oder ein Y-Chromosom. Damit ergibt nach der Befruchtung ein XX-Paar die weibliche, ein XY-Paar die männliche Anlage (Abb. 18.**2**, S. 487).

Die **Befruchtung (Konzeption)** erfolgt mit der größten Wahrscheinlichkeit am 1. Tag nach der Kohabitation, sie ist aber noch am 3. Tag möglich. Die Eizelle läßt sich am sichersten in den ersten 12 Stunden nach der Ovulation, in Ausnahmen bis zur 24. Stunde befruchten.

Wanderung und Implantation der befruchteten Eizelle

Die befruchtete Eizelle, die **Zygote,** wird von den Zilien der Tubenschleimhaut in Richtung der Uterushöhle bewegt, die sie etwa am 4. Tag nach der Konzeption erreicht. Inzwischen hat sie durch Teilung das **Morulastadium** (etwa 60 Zellen) erreicht. Stoffe des Tubensekrets wie Pyruvat, Lactat und Aminosäuren dienen der Ernährung der Zygote. Am 7. Tag hat sich die **Blastozyste,** die aus dem *Trophoblasten* und dem *Embryoblasten* besteht, entwickelt. Sie heftet sich am Uterusepithel fest und dringt mit Hilfe proteolytischer Enzyme in das Endometrium ein. Während dieser **Einnistung (Implantation)** werden die Nährstoffe für die Blastozyste den Zellen der zur **Dezidua** umgewandelten Uterusschleimhaut entnommen.

Rasch auswachsende Stränge des Trophoblasten bilden Hohlräume, die **Lakunen,** durch die nach Eröffnung von Kapillaren mütterliches Blut fließt, das für die weitere Ernährung sorgt (9. – 12. Tag nach der Konzeption). Bis zu diesem Zeitpunkt gelangen die Nährstoffe im Embryo nur durch Diffusion zu dessen einzelnen Zellen. Die mit dem Wachstum länger werdenden Diffusionsstrecken werden nach der Ausbildung von **Blutgefäßen** im Embryoblasten und Trophoblasten, in denen ab dem 16. Tag fetales Blut zu strömen beginnt, zunehmend durch Konvektion überbrückt. Von den Trophoblaststrängen wachsen kapillarisierte **Zotten (Villi)** aus, die von mütterlichem Blut der Lakunen **(intervillöse Räume)** umgeben sind. Damit bildet sich die **Plazenta** aus, deren Größe und Leistung bis zur 36. Woche zunehmen. Die Aufnahme von Stoffen aus den Zellen der Dezidua durch den Trophoblasten wird ab der 10. Woche vollständig durch den plazentaren Transport zwischen mütterlichem und fetalem Blut abgelöst (S. 496 ff.).

Die Wanderung der Zygote kann gestört sein, so daß sich die Blastozyste noch in der Tube entwickelt und sich dort einnistet **(Tubenschwangerschaft).** Dies kann für die Frau wegen der Möglichkeit starker Blutungen lebensgefährlich sein.

Die Entwicklung der Blastozyste und ihre Implantation hängen von der Zusammensetzung des **Sekrets** der umgebenden Schleimhaut ab. Diese Sekretion bedarf ausreichender Spiegel von Progesteron und Östrogenen. Für die Weiterentwicklung des Embryos nach dem 14. Tag ist eine fortbestehende Sekretion von Progesteron aus dem Gelbkörper notwendig. Da die hypophysären Gonadotropinspiegel postovulatorisch abnehmen, übernimmt diese Aufgabe ein Gonadotropin aus dem Trophoblasten, das **Human chorionic gonadotropin (HCG).**

Mit der Implantation dringen immunologisch wirksame Stoffe in den mütterlichen Organismus ein. Da Mutter und Fetus genetisch verschieden sind, können diese Stoffe antigene Eigenschaften haben. Deshalb würde man immunologische Reaktionen erwarten, die zur Abstoßung der Frucht führen müßten. Solche Reaktionen fehlen jedoch, da der Embryo u. a. immunosuppressiv wirkende Substanzen bildet, zu denen α_1-Fetoprotein, HCG und Glykoproteine gehören sollen. Die Ursachen für die **immunologische Toleranz** der Schwangeren gegenüber dem Embryo sind wenig geklärt.

Hormonale Empfängnisverhütung (Kontrazeption)

Die geschilderten Vorgänge der Ovulation, der Befruchtung und der Implantation stehen alle unter der Kontrolle der weiblichen Sexualhormone. Eine Änderung der jeweiligen Hormonkonzentrationen im Plasma kann die Konzeption verhindern. Deshalb kann zum Zweck der Empfängnisverhütung (Kontrazeption) der Hormonhaushalt der Frau durch Einnahme von Stoffen mit Sexualhormonwirkung verändert werden.

Mit Substanzen, die wie Östrogene und Gestagene wirken, kann über die negative Rückkopplung auf Hypothalamus und Hypophyse die Freisetzung von Gonadotropinen gehemmt und damit der *ovarielle Zyklus* unterdrückt werden (Abb. 18.**4**, S. 488). Es fehlen dann der mittzyklische LH/FSH-Peak und die Ovulation (**Ovulationshemmer**). Üblicherweise handelt es sich bei diesen Stoffen, die oral zugeführt werden und damit zunächst in das Pfortaderblut gelangen, um chemisch **modifizierte Sexualhormone,** die durch die Leber nicht so schnell umgebaut werden wie die körpereigenen Steroide. Mit geringen Mengen an synthetischen Hormonen mit Progesteronwirkung (Gestagene) allein läßt sich die *Aszension der Spermatozoen* durch die Veränderung der Beschaffenheit des Zervixschleims hemmen, ohne daß die Ovulation regelmäßig unterdrückt wird (**„Minipille“**).

Hohe Dosen von **Östrogenen** können in einem Zeitraum bis zu 2 Tagen nach der Konzeption die *Einnistung des befruchteten Eies* verhindern (Nidationshemmer, **Postkoitalpille**), da sie das Konzentrationsverhältnis von Progesteron zu Östrogenen verändern (s. o.).

Fehlgeburt (Abort)

Nach der Konzeption kommt es häufiger zum **Abort** als zur Geburt eines Kindes. Die Frucht wird bis zur 10. Woche nach der Konzeption als **Embryo** und danach als **Fetus** bezeichnet. Der Abgang der Frucht bis zur 28. Schwangerschaftswoche (s. u.) ist eine **Fehlgeburt,** der spätere Verlust des Fetus gilt als Frühgeburt, da dann das Kind schon überleben kann. Von 100 befruchteten Eizellen gehen etwa 50 bereits in den ersten 4 Wochen verloren, ohne daß dies im allgemeinen bemerkt wird *(subklinische Aborte, „missed abortion“).* Von den verbleibenden 50 Schwangerschaften enden acht mit einer spontanen Fehlgeburt. Die **Ursachen** für Aborte sind genetische Fehler und Mißbildungen der Zygote, der Blastozyste oder des Fetus (chromosomale Fehler haben 50% der Fehlgeburten, aber nur 0,5% der lebend Geborenen). Außerdem können immunologische Faktoren, Progesteronmangel sowie Anomalien des Genitales der Schwangeren zum Verlust der Frucht führen. Nach groben Schätzungen werden in Westeuropa von den überlebensfähigen Schwangerschaften ein Drittel artifiziell beendet (**Abtreibung**) und zwei Drittel ausgetragen. Insgesamt bedeutet dies, daß nach 100 Konzeptionen nur etwa 28 Geburten zu erwarten sind.

Schwangerschaftsdauer

Die Geburt eines reifen Kindes findet **38 Wochen** (± 10 Tage) **nach der Konzeption** statt (38. Woche post *conceptionem*, p.c.). In der Klinik gilt jedoch eine Schwangerschaftsdauer von 40 Wochen, die auf den Beginn der letzten Menstruation bezogen wird. Danach tritt die Geburt in der 40. Woche *post menstruationem* (p.m.) ein. Im folgenden wird die Dauer p.m. benutzt.

18.5 Plazentafunktion

›› Das Bauprinzip der Plazenta dient dem An- und Abtransport von Stoffen mit dem Blut des mütterlichen und fetalen Kreislaufs sowie der Sicherstellung eines ausreichenden Austausches dieser Stoffe zwischen Mutter und Fetus. Die Plazenta besteht aus Blutgefäßen, Bindegewebe und den Zellen des Trophoblasten, die die Barriere zwischen mütterlichem und fetalem Blut darstellen. Durch diese Barriere muß der Stoffaustausch zwischen Mutter und Fetus stattfinden. In der Fetalzeit hat die Plazenta die Funktionen inne, die für das Kind nach der Geburt von dessen Lungen, Nieren, Darm, Leber und Haut übernommen werden. ‹‹

Bau der Plazenta

Aus den *Stammzotten* wachsen weitere Zotten aus, so daß sich *Zottenbäume* entwickeln, die die *intervillösen Räume* weitgehend ausfüllen. Diese Räume sind auf der basalen (dem Uterus zugewandten) Seite von einer Schicht aus miteinander verschmolzenem Gewebe von fetalen Trophoblastzellen und Uterusschleimhaut (Dezidua) begrenzt. In die vom Trophoblasten umschlossenen Räume fließt über die **Spiralarterien** mütterliches Blut ein, das durch die *basalen Venen* wieder abströmt. Die Zotten enthalten **fetale Blutgefäße,** die an zwei Arterien und eine Vene der **Nabelschnur** angeschlossen sind. In der reifen Plazenta des Menschen besteht die **Barriere** zwischen mütterlichem und fetalem Blut aus dem *Synzytium* des Trophoblasten und der fetalen *Kapillarwand* (Abb. 18.**8**). Eine bis zur 16. Woche vollständig erhaltene zweite Schicht, der *Zytotrophoblast,* wird weitgehend in das Synzytium eingebaut. (Plazenten, in denen solchermaßen das mütterliche Blut den Trophoblasten unmittelbar berührt, gehören zum *hämochorialen Typ.*) Die wesentliche Barriere für den Stoffaustausch ist das **Synzytium.** Die Stoffe müssen die multivillöse Membran der mütterlichen Seite und die basale Zellmembran der fetalen Seite passieren. Das Synzytium verbraucht Sauerstoff, Glucose und Aminosäuren und produziert im eigenen Stoffwechsel CO_2, Milchsäure und Ammoniak. Seine Eigenschaften sind denen der transportierenden Epithelien anderer Organe wie Darm und Niere ähnlich. Im Verlauf der Schwangerschaft nimmt die Transportkapazität der Plazenta bis zu einem Gipfel 3 – 4 Wochen vor der Geburt zu, da die Austauschfläche wächst und die Barrierendicke abnimmt. Alle Stoffe, die durch die Barriere hindurchwandern, müssen mit dem Blut an- und abtransportiert werden *(Konvektion).* Deshalb hängen die Raten des transplazentaren Transports sowohl von der Durchlässigkeit des Trophoblasten als auch von der mütterlichen und

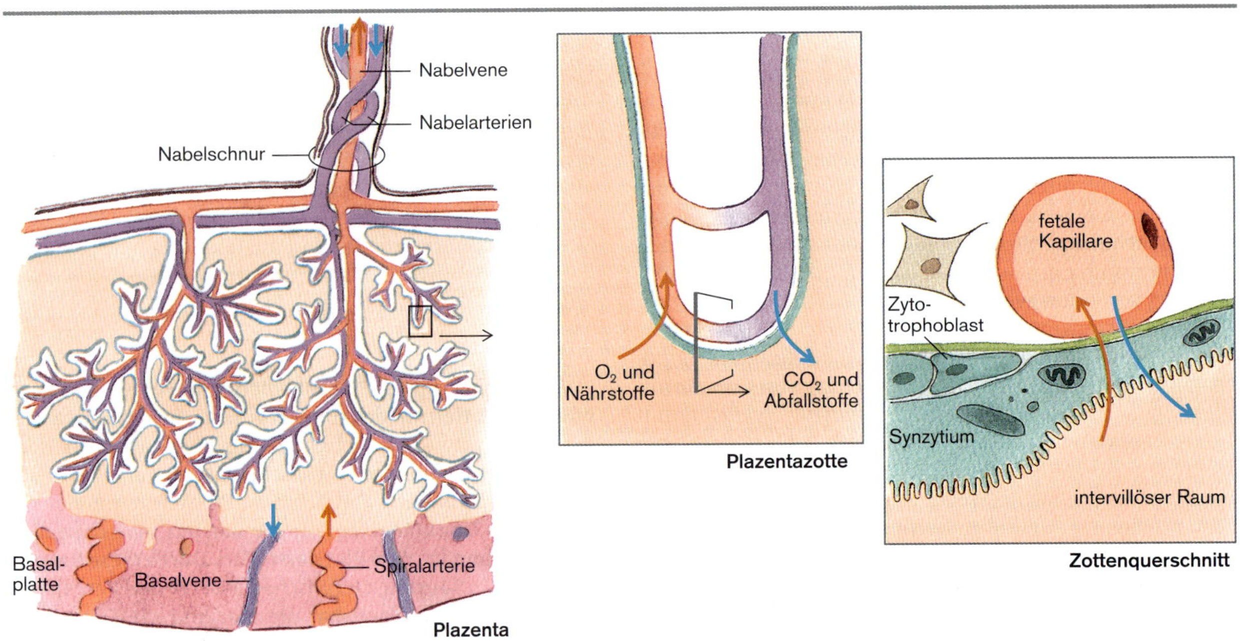

Abb. 18.**8** **Bau der Plazenta.** Schematische Darstellung von zwei Zottenbäumen im intervillösen Raum (links). Die Ausschnitte zeigen die Endaufzweigung einer Zotte mit den fetalen Blutgefäßen (Mitte) sowie einen Schnitt durch die Grenzschicht zwischen mütterlichem und fetalem Blutraum (rechts). Mütterliches Blut strömt durch die Spiralarterie in den intervillösen Raum. In diesen taucht die Plazentazotte ein, deren Innenwand die fetale Kapillare anliegt. Damit ist die Austauschstrecke zwischen dem fetalen Blut in der Kapillare und dem mütterlichen Blut relativ kurz.

der fetalen Durchblutung ab. Bei hohen Konvektionsraten können die Eigenschaften der Trophoblastmembranen die Austauschraten begrenzen *(membranlimitierter Transfer).* Stellen dagegen die Membranen kein wesentliches Passagehindernis für einen Stoff dar, so hängen die Austauschraten von der Durchblutung ab *(flußlimitierter Transfer).*

Durchblutung der Plazenta

Die **mütterliche Plazentadurchblutung** beträgt etwa 1 ml/min pro g Gewebe, am Geburtstermin sind das 500 ml/min für die ganze Plazenta. Die Gefäße haben keine Fähigkeit zur Autoregulation; deshalb muß die Durchblutung bei jeder Abnahme des Blutdrucks absinken. *Kontraktionen des Uterus* können ebenfalls die materne Durchblutung mindern. Kreislaufkollaps der Schwangeren und vorzeitige Wehen können deshalb den Fetus gefährden.

Die **fetale Plazentadurchblutung** beträgt mit 0,7 ml/min pro g Gewebe am normalen Geburtstermin etwa 350 ml/min und macht damit nahezu 50% des fetalen Herzzeitvolumens aus. Der **mittlere Blutdruck** in den Nabelschnurgefäßen beträgt 50–60 mmHg in den Arterien und 10–20 mmHg in der Vene. Die Gefäße in der Plazenta sind nicht innerviert und können nur durch **Hormone** (Adrenalin, Prostaglandine) beeinflußt werden. Wahrscheinlich regulieren Prostaglandine die fetale Durchblutung. **Kompressionen der Nabelschnur** können die Gefäße ganz oder teilweise verschließen und damit die Durchblutung stören. Der Fetus kann sich selbst gefährden, wenn er z. B. mit dem Kopf die Nabelschnur gegen den Beckenknochen der Mutter drückt.

Stoffaustausch zwischen Mutter und Fetus

Beim Stofftransport durch die Membranen des Trophoblasten kann man, wie in anderen Organen, folgende Mechanismen unterscheiden (s. a. Kap. 2):
- einfache Diffusion,
- durch Carrier erleichterter passiver Transport,
- carriervermittelter aktiver Transport,
- Endozytose.

Einfache Diffusion

Die **Atemgase** werden mit Hilfe einfacher Diffusion zwischen mütterlichem und fetalem Blut über den Trophoblasten ausgetauscht. Die treibende Kraft ist die Partialdruckdifferenz zwischen mütterlichem und fetalem Blut. Wie aus den Werten der Abb. 18.**9** zu ersehen ist, beträgt sie für Sauerstoff auf der arteriellen Seite etwa 75 mmHg. Nach der Plazentapassage ist die Differenz auf ca. 5 mmHg zwischen den Venen von Uterus und Nabelschnur abgesunken. Als **mittlere Partialdruckdifferenz** im Kapillarbereich werden 20 mmHg angenommen. Bei einer Diffusionkapazität von 1,0–1,5 ml/(min · mmHg) nimmt der Fetus am normalen Geburtstermin etwa **20 ml O_2/min** auf. Trotz des geringen P_{O_2} im Nabelvenenblut (30 mmHg) kann diese Sauerstoffmenge transportiert werden, weil

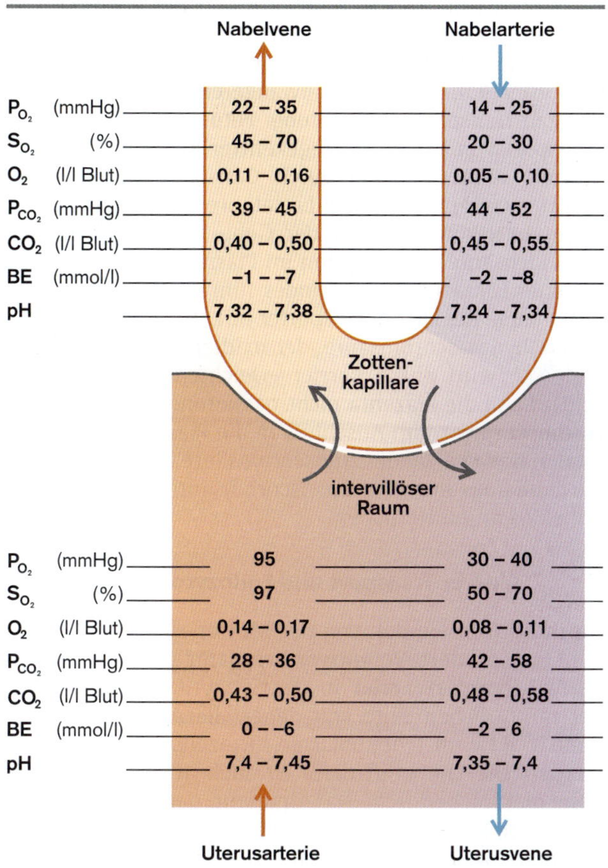

Abb. 18.**9** **Mütterliches und fetales Blut.** Werte der Atemgase, des pH und der Basenüberschüsse (BE) vor und nach der Passage durch das plazentare Austauschgebiet. Auch nach der Plazentapassage ist der relative Sauerstoffgehalt des fetalen Blutes vergleichsweise gering, er entspricht, in Sättigung ausgedrückt, etwa der des mütterlichen Venenblutes. Der pH-Wert des fetalen Blutes bleibt niedrig, während der Gesamt-CO_2-Gehalt (inkl. HCO_3^-- und carbamatgebundenem CO_2) nicht weit von den mütterlichen Werten entfernt liegt. Das fetale Blut zeigt eine geringgradige nichtrespiratorische Azidose. (Der relativ niedrige O_2-Gehalt des Blutes in der Uterusarterie ist hier Folge einer niedrigen Hb-Konzentration; s. Text.)

- der Fetus einen höheren **Hb-Gehalt** hat als die Mutter,
- die O_2-Affinität des **fetalen Hämoglobins (HbF)** größer ist als die des mütterlichen Blutes und
- durch Alkalisierung des fetalen Blutes während der Plazentapassage dessen **O_2-Sättigung** verbessert wird.

Im Beispiel der Abb. 18.**10** soll der Hb-Gehalt des fetalen Blutes 170 g/l, der des mütterlichen 118 g/l betragen. Damit kann das fetale Blut maximal 230 ml O_2/l, das mütterliche 160 ml O_2/l binden. Als Maß für die Affinität gilt der Halbsättigungsdruck **P_{50}** (S. 241 ff.). Ist dieser niedrig, so wird (bei geringem Sauerstoffdruck) eine höhere Sättigung erreicht, als wenn der P_{50} größer ist. Der P_{50} des Erwachsenenhämoglobins **(HbA)** liegt bei 27 mmHg, der des fetalen Hämoglobins **(HbF)** bei 23 mmHg. Das HbF enthält im Globinanteil γ-Ketten anstelle der β-Ketten. Die γ-Ketten binden weniger Bisphosphoglycerat (BPG) als die β-Ketten. Da BPG die Sauerstoffaffinität herabsetzt (S. 243), ist die Affinität des HbF größer als die des HbA. Beim Gasaustausch in der Plazenta gibt das fetale Blut H^+-Ionen und CO_2 an das mütterliche Blut ab. Die **O_2-Bindungskurve** der Mutter wird damit nach rechts, die des Fetus nach links verschoben. Dieser „doppelte Bohr-Effekt" verschiebt die Kurven im steilen Bereich jeweils um 1 mmHg, so daß der fetale P_{50} bei 22 mmHg und der mütterliche P_{50} bei 28 mmHg liegen. Bei einem Partialdruck von 30 mmHg bindet das fetale Blut 140 ml/l, das entspricht einer Sättigung des mütterlichen Blutes von über 80 %, die hier bei einem Druck von etwa 60 mmHg erreicht wird.

Bei **Abnahme der Plazentadurchblutung** auf der mütterlichen Seite sinkt die O_2-Transferrate. Als Folge davon fallen O_2-Druck und O_2-Sättigung im Fetus ab. Wenn dabei der Wert von 15 mmHg *(kritischer Versorgungsdruck)* unterschritten wird, erhalten nicht mehr alle fetalen Mitochondrien genügend Sauerstoff. Hält eine solche **Hypoxie** länger an, kommt es zur **Bradykardie** des Fetus. In der Klinik wird deshalb die *fetale Herzfrequenz* gemessen. Bei längerdauernder Absenkung der Frequenz kann das *Gehirn* irreversibel geschädigt werden. Nach der 28. Schwangerschaftswoche p.m. kann der Geburtshelfer das Kind durch eine Schnittentbindung retten.

Das im Stoffwechsel gebildete **Kohlendioxid** (CO_2) gibt der Fetus über die Plazenta ebenfalls durch Diffusion an die Mutter ab. Die relativ kleine CO_2-Partialdruckdifferenz von etwa 5 mmHg reicht aus, da CO_2 aufgrund seiner guten Löslichkeit leichter diffundieren kann als O_2. Außerdem ist der P_{CO_2} des mütterlichen Arterienblutes durch eine in der Schwangerschaft auftretende **Hyperventilation** der Mutter erniedrigt (Abb. 18.**9**). Der größte Teil des auszutauschenden CO_2 ist als **Bicarbonat** im fetalen Plasma gelöst. Ebenso wie in der Lunge des Erwachsenen (S. 244 ff.) geht der CO_2-Abgabe eine Umwandlung dieses Bicarbonats zu CO_2 im Erythrozyten voraus. Die CO_2-Abgabe wird durch die gleichzeitige Oxygenierung des fetalen Blutes in der Plazenta erleichtert (Haldane-Effekt). In den mütterlichen Erythrozyten wird der größte Teil des angekommenen CO_2 wieder in Bicarbonat umgewandelt und an das Plasma abgegeben. In Abb. 18.**11** sind die einzelnen Schritte der CO_2-Abgabe dargestellt. Die Werte in Abb. 18.**9** zeigen außerdem, daß das **fetale Nabelvenenblut** gegenüber dem arteriellen Blut der Mutter leicht *metabolisch-azidotisch* ist. Ursache hierfür ist die hohe *Milchsäurebildung* im fetalen Stoffwechsel.

Alle fettlöslichen Stoffe können die Plazentamembranen durch einfache Diffusion überwinden. Dies gilt auch für die Vitamine A, D, E und F sowie für viele *Pharmaka.* Die Transferraten der Fettsäuren sind jedoch klein, da der größte Teil von ihnen an Proteine gebunden ist, die nicht permeieren können. Der wasserlösliche *Harnstoff* wird ebenfalls durch einfache Diffusion an die Mutter abgegeben.

Durch Carrier erleichterter passiver Transport

In beiden Membranen des Synzytiums befinden sich Carrier mit begrenzter Kapazität, die den Stofftransport spezifisch fördern. **Glucose** als der wichtigste Energielieferant des Fetus gelangt mit Hilfe eines solchen Trans-

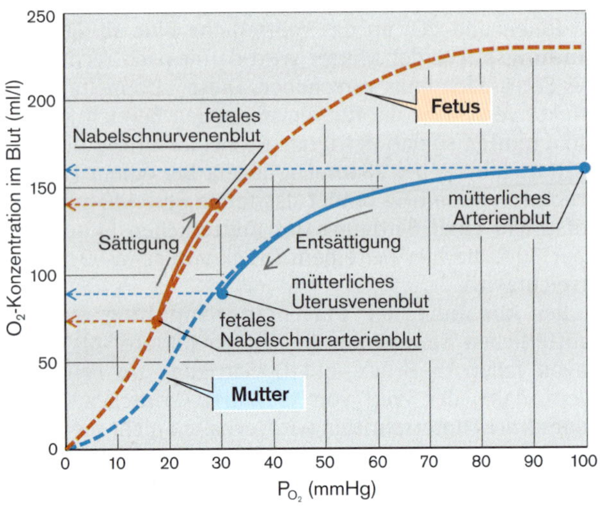

Abb. 18.**10** **Sauerstoffbindungskurven des mütterlichen** (blau) **und des fetalen** (rot) **Blutes.** Der Hb-Gehalt betrage im mütterlichen Blut 118 g/l und im fetalen 170 g/l. Die durchgezogenen Linien geben die Kurven wieder, die den tatsächlichen Änderungen während der Plazentapassage entsprechen. Beachte die größere Affinität des fetalen Blutes zum Sauerstoff und seinen höheren Hb-Gehalt. Dies unterstützt die Sauerstoffaufnahme aus dem mütterlichen Blut. pH-bedingte Verschiebungen beider Kurven haben tendenziell den gleichen Effekt, bewirken jedoch quantitativ nicht viel.

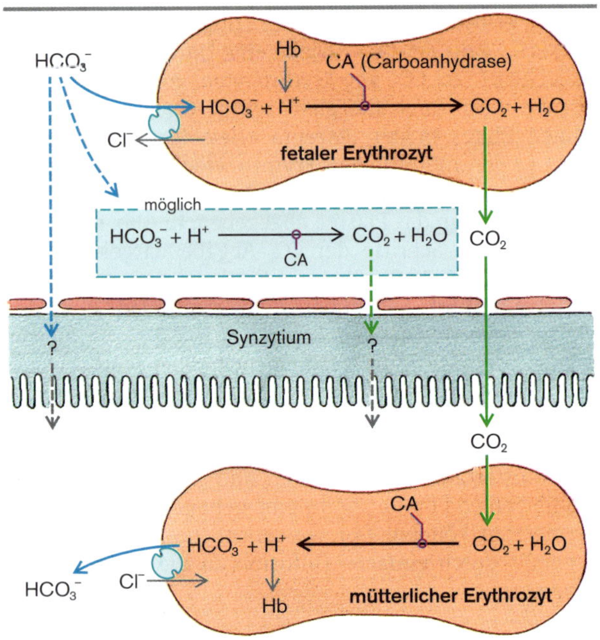

Abb. 18.**11** **CO_2-Abgabe aus dem fetalen Blut an das mütterliche Blut.** Das gestrichelte Kästchen soll demonstrieren, daß es wahrscheinlich auch eine Carboanhydraseaktivität an den Oberflächen der Plazentazellen gibt, die den „Umweg" des CO_2 über den fetalen Erythrozyten teilweise erspart.

portsystems in großen Mengen durch die Plazenta. Der ständige Glucoseverbrauch führt dazu, daß der Glucosespiegel im Blut der Nabelarterien um 1 – 2 mmol/l niedriger ist als im Blut der Schwangeren. Die Folge ist ein „Bergab"transport in Richtung Fetus (Abb. 18.**12**). Der Transport von **Lactat** in umgekehrter Richtung (Fetus → Mutter) wird ebenfalls durch Carrier gefördert (Abb. 18.**12**), was eine stärkere Lactatanreicherung im Fetus verhindern könnte. Unter der Geburt kann ein Anstieg der Milchsäurekonzentration im Plasma der Mutter auch zu einer Laktazidose des Kindes führen. Möglicherweise wirkt dabei der Lactattransporter mit. Auch der Transport von Dehydroascorbinsäure, der oxidierten Form des Vitamins C, wird durch Carrier erleichtert. Ascorbinsäure selbst kann die Plazenta nicht passieren. Die Dehydroascorbinsäure wird im Anschluß an die Plazentapassage im fetalen Gewebe wieder zu Ascorbinsäure reduziert. Damit wird die Konzentration der Ascorbinsäure im fetalen Blut höher als im mütterlichen.

Aktiver Transport und Endozytose

Aminosäuren werden von der Mutter zum Fetus „bergauf" transportiert. Verantwortlich dafür sind verschiedene **Na^+-Symportcarrier** in der Synzytiummembran auf der mütterlichen Seite, mit denen die Aminosäuren sekundär-aktiv im Trophoblasten intrazellulär akkumuliert werden. Die Triebkraft dafür ist auch in diesem Fall der hohe elektrochemische Na^+-Gradient, der durch die Na^+-K^+-ATPase aufrechterhalten wird (s. S. 24 und Abb. 18.**12**). In einem zweiten Schritt gelangen die Aminosäuren dann aus dem Synzytium „bergab" in das fetale Blut. Auch dieser Ausstrom durch die basale Membran des Synzytiums wird durch Carrier vermittelt (passiver Transport durch Uniporter). Die **B-Vitamine** sollen auf ähnliche Weise transportiert werden. **Ca^{2+}-Ionen** werden aktiv aus dem mütterlichen Blut in den Trophoblasten transportiert und gelangen von dort in das fetale Blut, wo ihre Konzentration höher ist als im mütterlichen Blut.

Endozytose ist am **Eisen- und Proteintransport** beteiligt. Das Eisen ist im mütterlichen Blut an *Transferrin* gebunden. Dieser Komplex haftet an der multivillösen Membran fest und wird endozytiert. In der Zelle wird das Eisen von dem Protein abgespalten und gelangt durch die basale Membran in das fetale Blut. Das im Synzytium zurückgebliebene *Apotransferrin* wird über Exozytose in das mütterliche Blut zurückgegeben.

Die Endozytose großer Eiweißmoleküle durch die Synzytiummembran ist selektiv. Die *Immunglobulin-(Ig)G-Antikörper,* zu denen auch die *Anti-D-Rhesusantikörper* gehören, werden bevorzugt aufgenommen und an das fetale Blut abgegeben. Daher besitzt der Fetus einen ähnlichen **immunologischen Schutz** gegen Infektionen wie die Mutter. Er kann aber auch bei **Rhesusinkompatibilität** Schaden nehmen (wenn in den Rh-positiven Feten Rhesusantikörper von der rh-negativen Mutter gelangen; S. 191). Die größeren IgM-Moleküle, zu denen die Isohämagglutinine des **AB0-Systems** gehören, erreichen im fetalen Blut im allgemeinen keine wirksamen Konzentrationen.

Die Plazenta als Hormondrüse

Die Plazenta produziert verschiedene Hormone, die die Schwangerschaft erhalten helfen und die z.T. auch in das mütterliche Blut gelangen, wo sie nachgewiesen werden können. Die wichtigsten Hormone sind das *Human chorionic gonadotropin* **(HCG), Östrogene, Progesteron** und das *Human placental lactogen* **(HPL)** oder Humanchorionic somatomammotropin (HCS). Der Verlauf der **mütterlichen Plasmakonzentrationen** während der Schwangerschaft ist in Abb. 18.**13** dargestellt. HCG ist 6–8 Tage nach der Befruchtung im Blut der Schwangeren nachweisbar (**Schwangerschaftsnachweis** nach 3–4 Wochen p.m.). Die HCG-Konzentration erreicht in der 9.–10. Woche ein Maximum und nimmt dann bis zur 20. Woche ab. HCG übernimmt in den ersten 3 Monaten der Schwangerschaft *(1. Trimenon)* die Funktion des LH und stimuliert den **Gelbkörper**, große Mengen an *Progesteron* und *Östrogenen* zu bilden. Diese Hormone fördern die Umwandlung des Endometriums in die nährstoffreiche Dezidua, die zunächst den Embryo ernährt. Ab der 12. Woche bildet sich der Gelbkörper zurück. Die Plazenta ist dann in der Lage, **Progesteron** und **Östrogene** (hauptsächlich **Östriol**) in ausreichenden Mengen zu bilden. Beide Hormone dienen der Entwicklung eines geburtsfähigen mütterlichen Genitales; außerdem hemmt Progesteron die Muskelaktivität des Uterus und verhindert so Kontraktionen. **HPL** kann in hohen Konzentrationen, ähnlich wie Prolactin, Wachstum und Milchproduktion der *Brustdrüse* induzieren. Es fördert wie das hypophysäre Wachstumshormon die Entwicklung und das Wachstum von Gewebe. Wichtiger scheinen die allgemeinen Wirkungen auf den **Kohlenhydrat- und Fettstoffwechsel** der Mutter zu sein. HPL erhöht deren Glucosespiegel, so daß mehr Glucose für die Versorgung des Fetus bereitsteht.

18.6 Physiologie des Fetus

›› Zwischen der 2. und 12. Woche, in der Embryonalperiode, entwickeln sich die einzelnen Organe (Organogenese) und nehmen die ersten Funktionen auf. In der folgenden Fetalperiode reift der Fetus bis zur Geburt, die Funktionen seiner einzelnen Organe differenzieren sich und erreichen bis zur Geburt eine Leistungsfähigkeit, die das Leben nach der Abnabelung ermöglicht. Die Lunge und der Darm nehmen erst zu diesem Zeitpunkt ihre Aufgaben voll wahr. Das Herz-Kreislauf-System arbeitet in der Fetalzeit anders als später. Es muß sich mit der Geburt umstellen.

Störungen in der Embryonalperiode bei der Organogenese können die Entwicklung hemmen (Embryopathie), so daß Mißbildungen einzelner Organe auftreten können, mit denen das Kind geboren wird. In der Fetalperiode können ebenfalls noch Entwicklung und Funktion gestört werden (Fetopathie). ‹‹

Wachstum

Am Ende der 12. Woche wiegt der Embryo 100 g und ist 10 cm lang. Zwischen der 12. Woche und dem normalen Geburtstermin in der 40. Woche p.m. wächst der Fetus von 10 cm auf eine Länge von etwa 50 cm heran

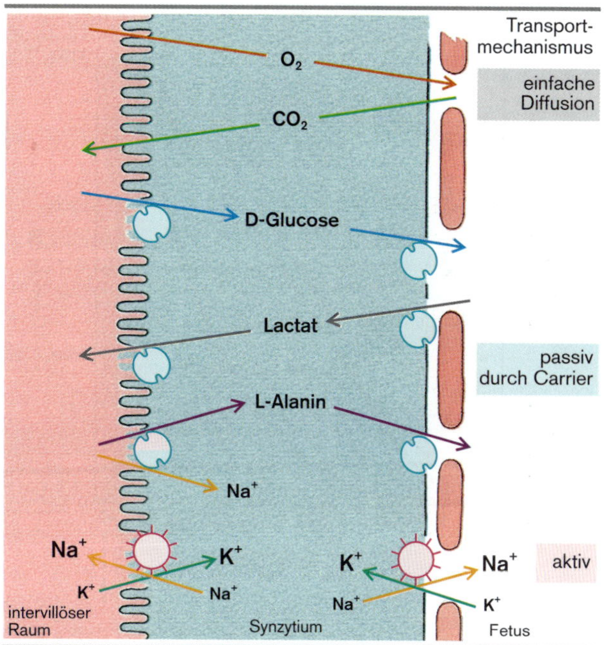

Abb. 18.**12** **Transportmechanismen in den Membranen des plazentaren Synzytiums.** O_2 gelangt entsprechend des Partialdruckgefälles mittels einfacher Diffusion durch die Barriere. D-Glucose benötigt für ihren passiven Transport die Förderung durch Carrier, die in beiden Zellmembranen lokalisiert sind. L-Alanin gelangt gemeinsam mit Natriumionen durch die multivillöse Membran in das Synzytium (sekundär-aktiver Symport). Auf der basalen Seite wird der „Bergab"strom der Aminosäure durch passive membranständige Uniportcarrier gefördert. Na^+-Ionen werden durch die Na^+-K^+-ATPase aus dem Synzytium herausbefördert.

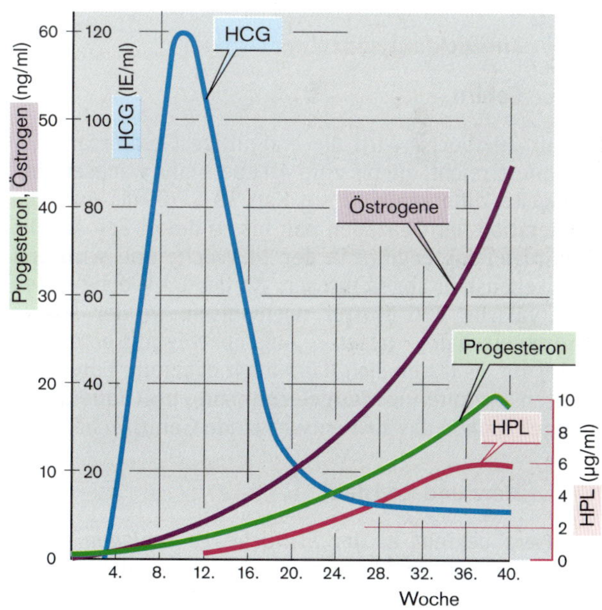

Abb. 18.**13** **Verlauf der Konzentrationen der Plazentahormone** im Plasma der Mutter während der Schwangerschaft (Zeitangabe in Wochen post menstruationem). HCG = humanes Choriongonadotropin, HPL = humanes Plazentalactogen.

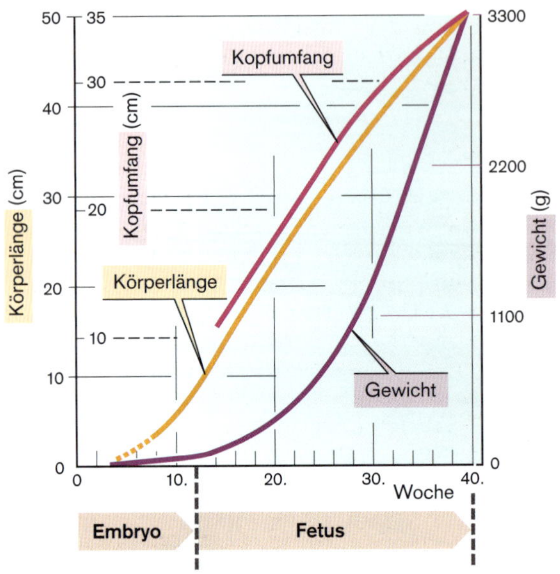

Abb. 18.**14** **Körperlänge, Gewicht und Kopfumfang von Embryo bzw. Fetus** im Verlauf der Schwangerschaft (Wochen p.m.).

(Abb. 18.**14**). Das **Längenwachstum** verlangsamt sich in den letzten 4 Wochen etwas, der **Gewichtszuwachs** bleibt jedoch unverändert. Das Kind wiegt dann bei der Geburt etwa 3000–3500 g. Bis zur 28. Woche werden hauptsächlich Strukturproteine aufgebaut, in den letzten 3 Monaten (3. Trimenon) bilden sich zusätzlich Fettspeicher aus, deren Gewichtsanteil auf 15% ansteigt.

Entwicklung einzelner Organe

Gehirn

Bis zur 28. Woche wird die endgültige Gesamtzahl der Neurone erreicht, die bis zum 4. Lebensjahr wachsen und sich weiter differenzieren (s. a. Kap. 30, S. 709 ff.). Auch die Proliferation der Gliazellen hält bis zu dieser Zeit an. Die **Myelinisierung** beginnt in der 24. Woche und wird erst im 6. Lebensjahr abgeschlossen. Ab der 20. Woche lassen sich typische EEG-Muster nachweisen. In der späten Schwangerschaft treten Augenbewegungspotentiale (REM) auf, es lassen sich dann auch evozierte Potentiale ableiten. Intrauterine **Mangelernährung und Sauerstoffmangel** können das sich entwickelnde Gehirn schädigen.

Herz und Kreislauf

Das Herz beginnt in der 5. Woche zu schlagen. Seine Frequenz steigt von 65/min bis zur Geburt auf 120–160/min an. Der Kreislauf entwickelt sich bis zur 11. Woche und läßt sich dann, wie in der Abb. 18.**15** dargestellt, beschreiben. In der Fetalzeit wird das Blut *beider* Herzventrikel weitgehend direkt dem Körperkreislauf zugeführt, da sich auch der rechte Ventrikel überwiegend durch den **Ductus arteriosus Botalli** in die Aorta entleert. Das Zeitvolumen beider Ventrikel zusammen wird deshalb als *fetales Herzzeitvolumen* (HZV) bezeichnet. Das sauerstoffreiche Blut aus der Plazenta (ca. 50% des HZV) gelangt über die Nabelvene zur Leber. Hier wird ein Teil auf dem Umweg durch das Lebergewebe über Lebervenen in die V. cava inferior geleitet, der andere Teil strömt durch den **Ductus venosus** direkt dorthin. Das Blut der V. cava inferior (70% des HZV) ist deshalb im oberen Teil sauerstoffreicher als das der V. cava superior (30% des HZV). Etwa die Hälfte des Blutes der V. cava inferior gelangt durch das offene **Foramen ovale** in das linke Herz. Dagegen wird das Blut aus der oberen Hohlvene von einer Gewebeleiste am Foramen vorbei in die rechte Kammer geleitet. Von dort strömt weniger als ein Zehntel durch die Lungen in den linken Vorhof, neun Zehntel erreichen die Aorta durch den Ductus arteriosus Botalli. Die linke Kammer treibt 40% des gesamten HZV in die Aorta, drei Viertel davon werden an die *obere Körperhälfte* abgegeben. Der Rest vermischt sich mit dem sauerstoffärmeren Blut aus dem Ductus Botalli. Damit erhält der Kopf besser oxygeniertes Blut als der kaudale Körperabschnitt. 70% des HZV werden durch die Aorta descendens geleitet, davon gelangen *zwei Drittel zur Plazenta.* Das auf das Körpergewicht bezogene **HZV** beträgt mindestens 200 ml/min pro kg Körpergewicht und damit das 3fache des HZV des ruhenden Erwachsenen. Der **arterielle Blutdruck** beträgt etwa 50–60 mmHg. In den letzten 3 Monaten (3. Trimenon) bildet sich die vegetative Innervation der Gefäßmuskulatur aus; deshalb steigt dann der periphere Widerstand und damit der Blutdruck bis zur Geburt etwas an. Zu diesem Zeitpunkt treten auch die Kreislaufreflexe in Funktion.

Blut

Die ersten **Erythrozyten** treten in der 4. Woche auf, sie werden zunächst in Mesenchym und Blutgefäßen, später in Leber und Milz und schließlich auch im Knochenmark gebildet. Sie haben ein größeres Volumen als die des Erwachsenen, und bei einer Anzahl von $5-6 \cdot 10^6/\mu l$ beträgt der *Hämoglobingehalt* bei der Geburt etwa 160–200 g/l. **Granulozyten** und **Lymphozyten** treten ab der 8. Woche auf. Die Zahl der **Leukozyten** bleibt zunächst gering und steigt erst kurz vor der Geburt auf 20000/µl an. Die Gerinnungsfähigkeit ist noch wenig ausgeprägt, weil die Anzahl der **Thrombozyten** und die Konzentration der Gerinnungsfaktoren gering sind. Das häufigste Plasmaprotein ist das in der Leber gebildete „unreife" α-**Fetoprotein.** Es wird im Verlauf der Schwangerschaft zunehmend durch Albumin ersetzt, so daß am normalen Geburtstermin nur noch ein Anteil von etwa 1% übrig ist. α-Fetoprotein kann auch im mütterlichen Blut auftreten, in das es wahrscheinlich durch kleinste Läsionen der Plazenta gelangt. Eine hohe Konzentration dieses Proteins im mütterlichen Blut wird bei Störungen des Verschlusses des fetalen Neuralrohrs gefunden. Der Gehalt des fetalen Blutes an **IgG** nimmt bis zur Geburt zu und liegt dann über dem des mütterlichen Blutes. Es handelt sich dabei um Antikörper der Mutter (S. 498); der Fetus kann noch keine Antikörper bilden. Sein eigenes immunologisches System reift erst in den ersten Lebensmonaten nach der Geburt heran.

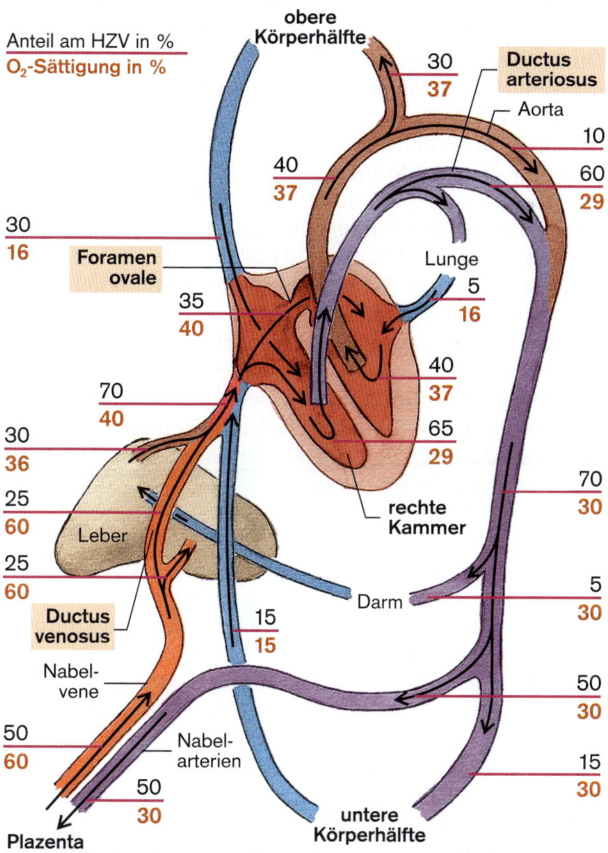

Abb. 18.**15** **Fetales Herz-Kreislauf-System.** Das sauerstoffreiche Blut aus der Plazenta gelangt vom rechten Vorhof zum Teil (35%) durch das Foramen ovale in das linke Herz. Das Blut aus der rechten Kammer (65%) wird durch den Ductus arteriosus in die absteigende Aorta befördert (60%), lediglich 5% gelangen in die Lungen. Das in das linke Herz (durch das Foramen ovale) eingeströmte Blut wird in die Aorta ausgeworfen und dient zum größten Teil der Durchblutung der oberen Körperregion (Kopf!). Etwa zwei Drittel des durch die absteigende Aorta strömenden Blutes wird der Plazenta zugeführt. Durch das Foramen ovale und den Ductus arteriosus werden die Lungenstrombahnen weitgehend kurzgeschlossen. Die Werte für die O_2-Sättigung zeigen, daß die Kopfregion das Blut mit dem höchsten Sauerstoffgehalt bekommt.

Niere

In der 22. Woche der Schwangerschaft beginnen die ersten *Nephrone* zu filtrieren. Ihre Anzahl nimmt bis zur 36. Woche zu, und die **glomeruläre Filtrationsrate** (GFR) steigt an. Auch die Filtratmenge des einzelnen Glomerulus nimmt zu, da dessen Filtrationskoeffizient größer wird und der Blutdruck ansteigt. Trotzdem ist die GFR relativ klein, da die Durchblutung der Nieren mit etwa 2% des HZV (Erwachsener 25%) gering bleibt. Die Tubuli können bereits Stoffe aktiv transportieren. Die Reabsorption entlang des Nephrons ist noch nicht von einer isoosmotischen Wasserreabsorption begleitet. Deshalb wird ein hypotoner, glucose- und eiweißfreier **Harn** in das Fruchtwasser ausgeschieden. Die Fähigkeit des Nierenmarks zur **Harnkonzentrierung** entwickelt sich erst in den ersten beiden Lebensmonaten nach der Geburt. Die Beteiligung der fetalen Nieren an der Regulation des Wasser- und Salzhaushalts ist gering, da diese Aufgabe die Plazenta erfüllt.

Lunge

In der 12. Woche treten die ersten **Atembewegungen** auf. Sie erlangen bis zur 34. Woche einen typischen periodischen Verlauf, halten 2–5 Minuten an und wiederholen sich mehrmals in einer Stunde. Diese Atmung ist sehr flach. Im 7. Monat treten *Schnappatmungsbewegungen* hinzu, die durch das unreife Atemzentrum ausgelöst werden und mit zunehmender Reife wieder verschwinden. Die Alveolen und Bronchien sind mit Alveolarsekret gefüllt. Dieses Sekret gelangt in das Fruchtwasser und bestimmt damit wesentlich seine Menge. Zellen der Alveolarwand sezernieren ab der 26. Woche *Surfactant* (s. S. 225). Bei einem Mangel an Surfactant neigen die Alveolen aufgrund der hohen Oberflächenspannung zum Kollabieren, so daß die Atmung des Neugeborenen (besonders des **Frühgeborenen**) erschwert sein kann. Das *Verhältnis* der Surfactantfaktoren *Phosphatidylcholin* (Lecithin) und *Sphingomyelin im Fruchtwasser* ist ein wichtiger Indikator für die **Lungenreife.**

Magen-Darm-Trakt

In der 30. Woche erreicht der Verdauungstrakt den Funktionszustand, wie er bei der Geburt besteht. Die Darmmukosa sezerniert Verdauungsenzyme und resorbiert Nahrungsstoffe, darunter auch Proteinmoleküle. Aus geschlucktem Fruchtwasser nicht resorbierte Stoffe sowie abgestoßene Zellen der Schleimhaut werden, gemischt mit Galle, als **Mekonium** im Kolon gespeichert. Bei einer schweren intrauterinen *Hypoxie* mit *Hyperkapnie* und langsamer, unregelmäßiger Herzaktion (fetale **Asphyxie**) wird die Darmperistaltik stimuliert, so daß Mekonium *in das Fruchtwasser* ausgeschieden wird. Die dadurch verursachte *Grünfärbung* des Fruchtwassers zeigt die Gefährdung des Fetus an. Aspiriertes Mekonium kann nach der Geburt die Atmung erheblich behindern.

Leber

Die Leber ist bereits in der 8. Woche stoffwechselaktiv, ihre funktionelle Reife erreicht sie jedoch erst nach der Geburt. Das die Leber versorgende Blut wird über die Nabelvene beiden Leberlappen zugeführt. Dabei wird dem rechten auch Blut aus der Pfortader beigemischt. Der *linke Lappen* erhält deshalb O_2- und nährstoffreicheres Blut als der rechte. Mit der Abnabelung verliert er diese günstige Versorgung, er bildet sich deshalb zurück. Die Leistung der Leber ist folglich nach der Geburt vorübergehend reduziert, bis sich der *rechte Lappen* vergrößert hat. Die Leber baut große **Fett- und Eiweißspeicher** auf. Das Fett stammt größtenteils aus dem Glucosestoffwechsel. Die *Entgiftungs- und Ausscheidungsfunktion* nimmt in der Fetalzeit die *Plazenta* wahr. So wird das beim Abbau von Hämoglobin anfallende **Bilirubin** über die Plazenta an die Mutter abgegeben. Da nach der

Geburt dieses Austauschorgan fehlt, die Leber aber noch nicht voll ausgereift ist und außerdem zu dieser Zeit vermehrt Hämoglobin abgebaut wird, steigt der Bilirubinspiegel des Neugeborenen an **(Neugeborenenikterus).**

Endokrines System

Hormone können mit Ausnahme der *Steroidhormone* (z.B. Geschlechtshormone) und des *Thyroxins* (T_4) bzw. des *Trijodthyronins* (T_3) die Plazenta nicht in wirksamen Mengen passieren. Das Hormonsystem des Fetus ist deshalb weitgehend von der Mutter isoliert. Die *Hypophysenhormone* bewirken ab Schwangerschaftsmitte die Entwicklung der nachgeordneten **Drüsen.** Da die Neurohypophyse noch unreif ist, wird nur wenig ADH freigesetzt; es hat keinen Einfluß auf den Wasserhaushalt. Auch das *Wachstumshormon* scheint nur geringe Wirkung zu haben, da anenzephale Feten, die keine Hypophyse besitzen, zu normaler Größe heranwachsen können.

Insulin und **Glucagon** treten in der 8. Schwangerschaftswoche auf. Die Inselorgane entwickeln sich schneller als der exokrine Teil des Pankreas; deshalb ist der Anteil von Inselzellen an der Gesamtdrüse wesentlich größer als beim Erwachsenen. Das fetale Insulin hat wahrscheinlich die Funktion eines Wachstumshormons. Rasche regulative Änderungen der Freisetzung fehlen; der Fetus benötigt sie nicht, da sein **Glucosespiegel** über den der Mutter konstant gehalten wird. Chronische Erhöhung des Glucosespiegels, wie er beim **Diabetes mellitus der Mutter** vorkommt, führt zu höherem fetalen Insulinspiegel. Das verursacht vermehrten Einbau von Glucose und Aminosäuren in den Fetus und führt zu dessen **Übergewicht** bei der Geburt (Geburtserschwernis).

Die **Schilddrüsenhormone** (T_3, T_4) werden bereits in der 10. Woche gebildet. Eine unzureichende fetale Produktion kann teilweise durch mütterliches T_3 und T_4, die in geringen Mengen die Plazenta passieren, kompensiert werden. Bei vollständigem Fehlen der fetalen Schilddrüse treten jedoch Zeichen des Hormonmangels auf **(Kretinismus).**

Die **Nebennieren** wachsen bis zur 16. Woche auf Nierengröße heran. Bei der Geburt sind sie im Verhältnis zur Körperoberfläche noch immer 20fach größer als beim Erwachsenen. Das Nebennierenmark kann erst gegen Ende der Schwangerschaft Adrenalin freisetzen (z.B. bei Hypoxie). Die dicke Nebennierenrinde produziert das androgene Steroidhormon Dehydroepiandrosteron **(DHEA).** In der **Plazenta** wird DHEA zu **Östrogenen** umgewandelt, die in das mütterliche Blut gelangen. Im letzten Trimenon wird in der fetalen Nebennierenrinde zunehmend plazentares **Progesteron zu Cortisol** umgewandelt. Es induziert die Proliferation von Typ-II-Epithelzellen der Alveolarwand der Lunge (S. 215, 225). Diese Zellen sind für die Produktion der Phospholipide des Surfactant verantwortlich (s.o.). Cortisol fördert außerdem die Bildung von Leberenzymen. Die Funktion der reifenden Nebennierenrinde wird vom Hypophysenvorderlappen durch Corticotropin **(fetales ACTH)** stimuliert.

Östrogene und Progesteron werden leicht zwischen der Plazenta und dem Blut von Mutter und Fetus ausgetauscht. Im fetalen Plasma sind sie in hoher Konzentration vorhanden. Sie fördern die Proliferation des *fetalen Brustdrüsengewebes,* so daß bei Neugeborenen die vergrößerten Brustdrüsen ein wäßriges Sekret, die *Hexenmilch,* absondern.

Genetisch männliche Embryonen entwickeln **Hoden,** die unter dem Einfluß des hohen HCG-Spiegels *Testosteron* produzieren (12.–16. Woche), das zusammen mit einem *Anti-Müller-Hormon* **(AMH),** einem Peptidhormon aus den Sertoli-Zellen, die Entwicklung des männlichen Genitales induziert. Wenn der in allen Embryonen angelegte **Müller-Gang** erhalten bleibt, entwickelt sich ein weiblicher Genitaltrakt. Wenn jedoch dieser Gang durch Testosteron und AMH zurückgebildet wird, entsteht der männliche Genitaltrakt. In den Ovarien genetisch weiblicher Embryonen wird kein Testosteron gebildet, auch der Anti-Müller-Faktor fehlt. Deshalb entwickelt sich bei ihnen das weibliche Genitale.

18.7 Physiologie der Schwangeren

Die Schwangere muß sich mit vielen ihrer Organfunktionen an die wachsende Frucht anpassen. Manche der bekannten Parameter des Kreislaufs, der Atmung, des Stoffwechsels und des Hormonhaushalts sind dabei verändert. Schließlich muß die werdende Mutter auf den *Geburtsvorgang* vorbereitet werden. Häufig sind neben dem Ausbleiben der monatlichen Regelblutung *Unwohlsein* und *Erbrechen* die ersten Zeichen einer beginnenden Schwangerschaft (Vomitus matutinus, Hyperemesis gravidarum). Diese vegetativen Erscheinungen werden durch einen raschen Anstieg der Östrogenproduktion verursacht.

Stoffwechsel

Unter dem Einfluß von Progesteron und Östrogenen nimmt die Masse der *Uterusmuskulatur* von etwa 50 g auf 1000 g zu und die der Brustdrüsen verdoppelt sich. Die Zunahme des *Körpergewichts* wird erst im 2. Trimenon mit etwa 450 g pro Woche deutlich, am Termin beträgt sie etwa 12 kg. Mit 40% sind daran Fetus, Plazenta und Fruchtwasser beteiligt. Der Gewichtszuwachs und eine hormonell bedingte Steigerung des *Energieumsatzes* erhöhen den Energiebedarf der Schwangeren dann um etwa 10–20%. Für die zusätzliche *Hämoglobinbildung* wird 1 mg Eisen pro Tag benötigt (0,4 mg für den Fetus, 0,6 mg für die Mutter). Ausreichende Zufuhr von *Vitamin D* wird für die vermehrte *Calciumresorption* gebraucht, die dem fetalen Knochenaufbau entsprechen muß.

Herz und Kreislauf

Der zusätzliche Blutraum in Plazenta und Uterus erfordert eine Anpassung des Kreislaufs. Das *Blutvolumen* steigt in der zweiten Schwangerschaftshälfte um etwa 30% an. Das Plasmavolumen nimmt um 40%, das Erythrozytenvolumen um 20% zu. Daher sinkt der Hämatokritwert von 40% auf 33% und der Hämoglobingehalt von 135 g/l auf 115 g/l ab. Das *Herzzeitvolumen* in Ruhe steigt schon in den ersten 27 Wochen um 30–40% an und bleibt dann bis zur Geburt gleich. Dabei nehmen die Herzfrequenz von 70 auf 85/min und das Schlagvolumen um 10% zu. Der mittlere arterielle *Blutdruck* fällt im Verlauf der Schwangerschaft zunächst etwas ab und steigt dann bis zur Geburt wieder auf normale Werte an. Der periphere Widerstand ist während der ganzen Schwangerschaft herabgesetzt. Der wachsende Uterus kann Venen im Beckenbereich komprimieren, so daß im Liegen der *Venendruck* in den Beinen bis auf 25 mmHg erhöht ist. Dabei können *Varizen* (Krampfadern) und *Ödeme* der Beine sowie *Hämorrhoiden* entstehen.

Atmung

Sauerstoffbedarf und CO_2-Produktion steigen bis zur Geburt um etwa 20% an. Die alveoläre Ventilation nimmt aber überproportional zu, weil der hohe Progesteronspiegel die Empfindlichkeit des Atemzentrums gegenüber dem P_{CO_2} erhöht. Daher nimmt der arterielle P_{CO_2} der Mutter ab (28 – 36 mmHg), was die CO_2-Abgabe des Fetus verbessert (S. 497). In der späten Schwangerschaft hemmt der Uterus die Zwerchfellbewegungen. Deshalb tritt die Brustkorbatmung in den Vordergrund. Die Vitalkapazität ist erst im letzten Monat eingeschränkt.

Niere

Die glomeruläre Filtrationsrate (GFR) nimmt bis zur 32. Woche um 50% zu und bleibt dann bis zur Geburt konstant. Ursache dafür sind eine Zunahme des renalen Plasmastroms infolge des niedrigeren Hämatokrits und ein Anstieg der Filtrationsfraktion infolge der erniedrigten Konzentration der Plasmaproteine. Mit der GFR nimmt auch die Ausscheidung von *Kreatinin, Harnsäure* und *Harnstoff* zu, so daß deren Plasmakonzentrationen absinken. Da auch die Clearance für Natrium ansteigt, wird das Renin-Angiotensin-System aktiviert und in der Folge Aldosteron, das einem größeren Natriumverlust entgegenwirkt, vermehrt freigesetzt. Die erhöhten Spiegel von *Angiotensin II* und *Aldosteron* können gegen Schwangerschaftsende zu einer pathologischen *Retention von Kochsalz* und *Wasser* führen (Ödeme); dabei kann sich die Schwangerschaftskrankheit *(Gestose)* mit *Bluthochdruck, Proteinurie* und *Krämpfen* entwickeln. 80% der Schwangeren scheiden mit dem Harn mindestens 100 mg/Tag **Glucose** aus, weil wegen der erhöhten GFR tubulär mehr Glucose angeboten wird und (aus noch unbekannten Gründen) die tubuläre Transportkapazität abnimmt. Entsprechendes gilt für **Proteine** und **Aminosäuren,** von denen täglich bis zu 2 g ausgeschieden werden können. Diese Ausscheidung bedeutet keinen wesentlichen Verlust an wichtigen Energieträgern, doch gedeihen in diesem Harn Bakterien, so daß die Infektionsgefahr für die Harnwege der Schwangeren erhöht ist.

18.8 Geburt und Milchproduktion (Laktation)

Geburt

›› Am Ende der Schwangerschaft muß der Uterus geburtsbereit sein. Dazu gehören erhöhte Erregbarkeit, die Fähigkeit zu koordinierter Kontraktion, d. h., daß Erregungen und Kontraktionen in allen Muskelfasern nahezu synchron ablaufen, und große Kontraktionskraft. Dies wird durch verschiedene Vorgänge erreicht, die im folgenden beschrieben werden. Es ist allerdings noch immer nicht geklärt, welches Ereignis die Geburt auslöst, möglicherweise ist das Kind selbst mit einem noch unbekannten Signal daran beteiligt.

Die Uteruskontraktionen bei der Geburt sind schmerzhaft; deshalb nennt man sie Wehen (das „Weh"). Die im letzten Schwangerschaftsmonat auftretenden Kontraktionen werden als Vorwehen bezeichnet. Zum Geburtstermin bewirken die Eröffnungswehen die Eröffnung des Geburtskanals, anschließend befördern die Austreibungswehen das Kind auf die Welt. In der Nachgeburtsphase wird die Plazenta geboren. Nach der Geburt setzt die Milchproduktion (Laktation) ein, die ebenso wie das Austreiben der Milch, reflektorisch durch den Stillvorgang gefördert wird. ‹‹

Entwicklung der motorischen Uterusaktivität

Unter dem zunehmenden Einfluß des *fetalen ACTHs* bzw. *Cortisols* werden in der Plazenta vermehrt **Östrogene** gebildet (Abb. 18.**16**, 18.**17**). Dadurch nehmen der Quotient Östrogen/Progesteron zu und die von Progesteron zuvor verursachte Hyperpolarisation der Uterusmuskeln ab. Östrogene fördern die Synthese von Proteinen, die Brükken zwischen den Muskelzellen bilden, über die Erregungen weitergeleitet werden (Gap junctions, S. 40). Außerdem werden zunehmend Rezeptoren für Oxytocin- und α-adrenerge Hormone gebildet, so daß die Empfindlichkeit des Uterus gegenüber diesen Hormonen ansteigt. Alle diese Veränderungen erhöhen die *Erregbarkeit* und die *koordinierte Aktivität* der Muskulatur (Abb. 18.**16**, 18.**17**). Unter der Östrogeninduktion nehmen die Anzahl der Muskelzellen und deren Gehalt an Actomyosin, Ca^{2+}-ATPase, ATP und Phosphokreatinin zu. Dadurch wird die *Kontraktionskraft* erhöht.

Zunahme von Volumen und Bewegungen des Fetus dehnen die Uterusmuskulatur. Dies führt zu deren *Depolarisation* und damit zu *Kontraktionen,* die den vorangehenden Teil des Fetus (meistens den Kopf) gegen die Zervix drücken. Dadurch werden *Dehnungsrezeptoren* gereizt, deren Impulse zum Hypothalamus gelangen und die Freisetzung von **Oxytocin*** aus dem *Hypophysenhinterlappen* verursachen (S. 448 ff.). Oxytocin erregt die Uterusmuskulatur stoßartig, da es durch die **Oxytocinase** (eine spezifische Peptidase) rasch abgebaut wird. Oxytocin stimuliert außerdem die *Synthese von Prostaglandi-*

* Besser wäre die Schreibweise: Okytocin, da von ὠκυτόκος (schnell gebärend) abgeleitet.

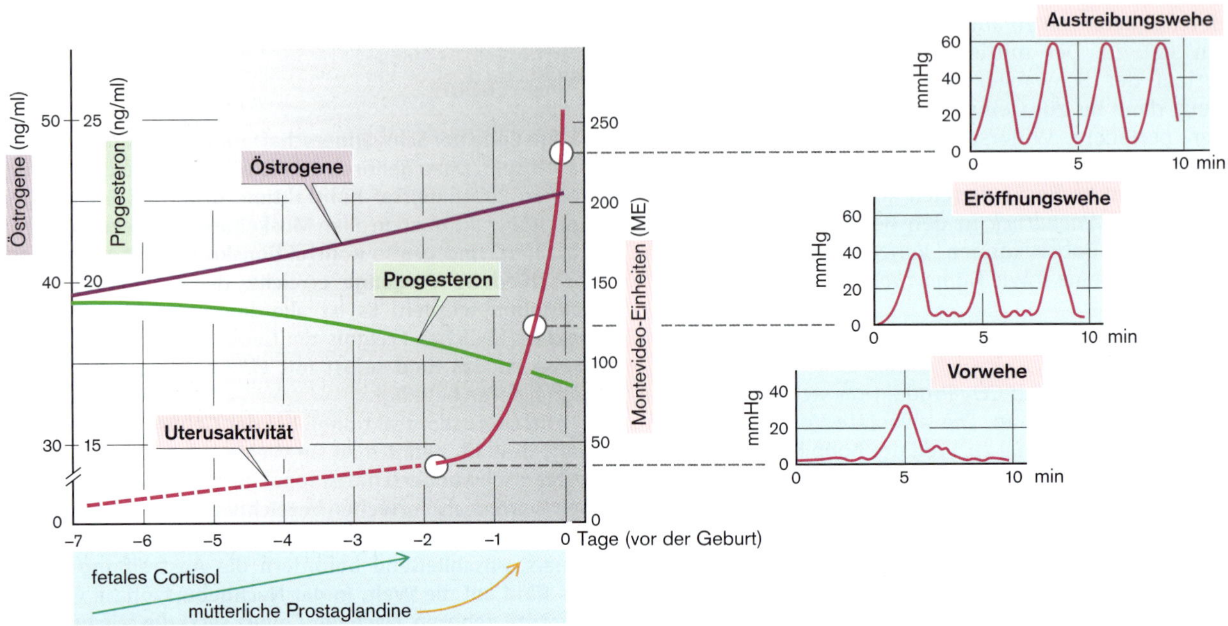

Abb. 18.**16** **Änderungen der Plasmakonzentrationen der Plazentahormone in den letzten Tagen vor der Geburt** (s. a. Abb. 18.13) und **Zunahme der motorischen Uterusaktivität.** Die Wehenaktivität ist in Montevideo-Einheiten (ME) angegeben (Druckmaximum [mmHg] der Wehe × Anzahl der Wehen in 10 Minuten). Die Darstellungen der Konzentrationen von fetalem Cortisol und von mütterlichen Prostaglandinen im Blut geben Tendenzen wieder und keine exakten Meßwerte.

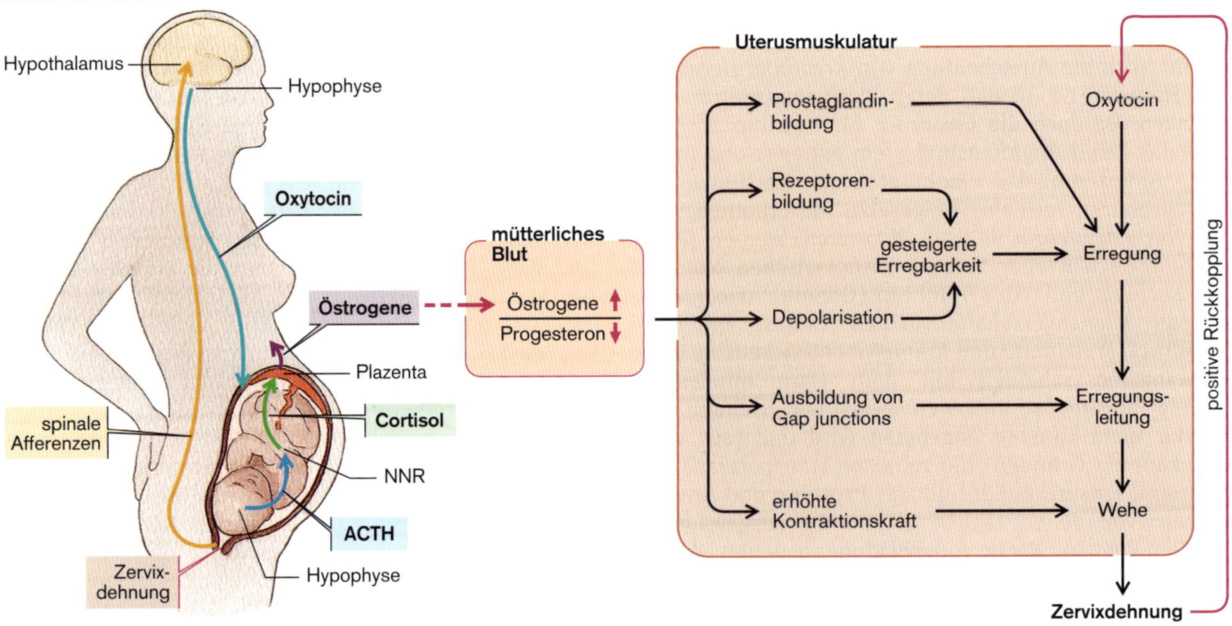

Abb. 18.**17** **Steuerung der motorischen Uterusaktivität.** Der Quotient der Konzentrationen von Östrogenen (Zunahme) und Progesteron (Abnahme) im mütterlichen Blut nimmt zu (Abb. 18.16). Diese Änderung führt im Uterus zu gesteigerter Erregbarkeit und Kontraktionskraft sowie zu erhöhter Prostaglandinbildung und -freisetzung. Auf dieser Basis fördert das durch Zervixdehnung reflektorisch freigesetzte Oxytocin Erregung, Erregungsleitung, Wehen und damit weitere Zervixdehnung. Letzteres vermehrt die Oxytocinfreisetzung (positive Rückkopplung).

nen, die dann die Muskulatur zusätzlich aktivieren. Prostaglandine werden auch unter dem Einfluß der Östrogene gebildet. Das erklärt, warum auch ohne Oxytocin (bei Frauen mit Unterbrechung der Rückenmarksbahnen oder Störung der Neurohypophyse) eine Geburt, wenn auch verzögert, möglich ist. Mithin hat Oxytocin nur unterstützende, aber keine entscheidende Wirkung auf die Uterusmotorik. Von Beginn der Geburtsperiode an steht die Mutter unter erhöhtem Sympathikotonus, der sie an die gewaltige Wehenarbeit anpassen soll (Arbeitsanpassung, Kap. 19).

Wehen

Alle Uterusmuskelzellen können spontan aktiv sei. Wenn die Voraussetzung für die **interzelluläre Erregungsleitung** (Gap junctions) geschaffen ist, besitzen diejenigen spontan aktiven Zellen, bei denen die Erregungsschwelle am schnellsten erreicht wird, *Schrittmacherfunktion* für den gesamten Uterus. Gewöhnlich befindet sich ein Schrittmacherbezirk (Erregungszentrum) im *Fundusbereich.* Von hier breiten sich die Erregungen und Kontraktionen mit einer Geschwindigkeit von etwa 2 cm/s zur Zervix hin aus. Wenn ein solcher Schrittmacher fehlt, kommt es nur zu unkoordinierten Kontraktionen *(Uterusflimmern),* die die Geburt nicht fördern können.

In der zweiten Schwangerschaftshälfte treten lokal begrenzte Kontraktionen auf. Ab der 35. Woche kontrahieren sich größere Teile des Uterus, da sich die Weiterleitung der Erregungen verbessert hat. Die Kontraktionen verstärken und häufen sich bis zum Termin. Sie treten dann im Abstand von 10–20 Minuten auf, dauern 1–2 Minuten und erzeugen einen intrauterinen Druck von 20 mmHg (**Vorwehen;** Abb. 18.**16**). In der Klinik wird die Uterusaktivität in Montevideo-Einheiten (ME) mit dem Produkt aus Wehenanzahl pro 10 Minuten und intrauterinem Druckmaximum (mmHg) angegeben (Abb. 18.**16**). Die Vorwehen erreichen 20 ME (1 Wehe pro 10 min; 20 mmHg).

Am Geburtstermin, mit Beginn der **Eröffnungsphase,** kontrahiert sich der Uterus regelmäßig etwa 3mal pro 10 Minuten. Dabei wird ein intrauteriner Druck von 30–50 mmHg erzeugt (**Eröffnungswehen;** Abb. 18.**16**). Gewöhnlich wird der Kopf des Kindes gegen die Zervix gedrückt. Sie wird dabei wie ein Rollkragenpullover über den Kopf gezogen. Dabei öffnet sich langsam der Zervixkanal. Spannung und Hypoxie des Uterus sowie Dehnung der Zervix und der Gewebe des kleinen Beckens verursachen *Schmerzen.* Die Eröffnungsperiode dauert bei Erstgebärenden 8–12 Stunden; sie ist bei nachfolgenden Geburten kürzer. Wenn der Muttermund vollständig eröffnet ist, beginnt die **Austreibungsperiode.** Die Dehnung der Zervix führt über sensorische Afferenzen zu weiterer Freisetzung von Oxytocin (Ferguson-Reflex). Wahrscheinlich werden Erregungen, die in der Zervix bei Dehnung entstehen, auch lokal in der Uteruswand zum Fundus geleitet, wo sie das Schrittmacherzentrum aktivieren (uterine positive Rückkopplung). Die Erregungen aus der Zervix werden auch auf motorische Bahnen umgeschaltet, die die Bauchmuskulatur und das Zwerchfell innervieren, d.h., die Uteruskontraktionen werden durch diese **reflektorische Preßmotorik** unterstützt. Dieser Vorgang kann willkürlich gefördert werden. Wegen der dabei auftretenden Kreislaufeffekte (Valsalva-Manöver, S. 222) können Blutungen in den Konjunktiven auftreten. Bei den Preßwehen werden intrauterine Druckwerte von 40–80 mmHg erreicht. Die Wehenfrequenz steigt auf 4–5/10 min an (60 · 4,5 = 270 ME). Die Austreibung dauert etwa 50 Minuten; sie ist kürzer bei Mehrgebärenden.

Geburtsmechanik

Am Ende der Eröffnungsphase reißt die **Fruchtblase** ein und das **Fruchtwasser** geht ab. Üblicherweise tritt der Kopf mit seinem größeren *frontookzipitalen Durchmesser (Pfeilnaht)* quer gestellt in den querovalen Beckeneingang ein (Abb. 18.**18**). In Beckenmitte dreht er sich um 90°, so daß er mit sagittal gerichteter Pfeilnaht im längsovalen Beckenausgang erscheint. Der Hinterkopf liegt dabei normalerweise der Symphyse an, um die dann der ganze Kopf durch *Dorsalflexion* gelenkt wird. Schultergürtel und Becken des Kindes machen nachfolgend dieselben Drehungen durch, wobei sie gegenüber dem Kopf um 90° versetzt sind. Erscheint der Kopf mit dem Gesicht zur Symphyse, ist der Austritt erschwert, da durch das Kinn die dann erforderliche Ventralflexion eingeschränkt ist. Andere Lageeinstellungen, wie z. B. vorangehendes Becken, können die Geburt verzögern oder komplizieren. Während der Geburt kann die Nabelschnur komprimiert werden und die O_2-Versorgung des Kindes vorübergehend eingeschränkt sein.

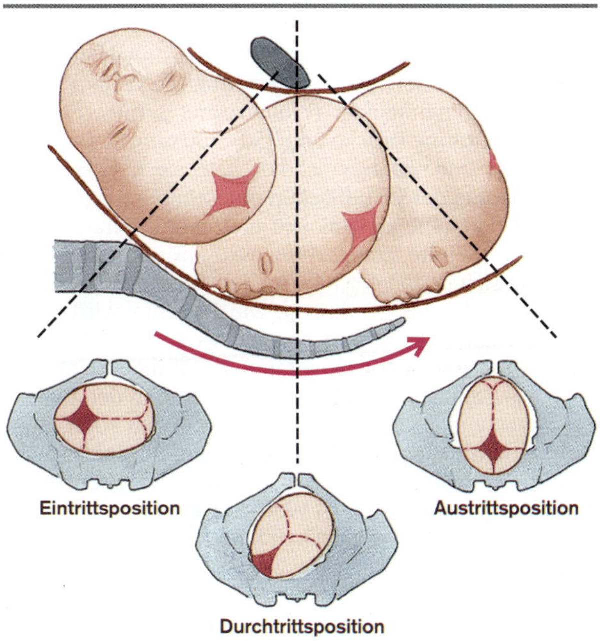

Abb. 18.**18** **Drehung und Dorsalflexion des kindlichen Kopfes während der Wanderung durch das mütterliche Becken bei der Geburt.** Beim Durchtritt durch den Geburtskanal erfährt das Kind eine Drehung und anschließend eine Dorsalflexion des Kopfes.

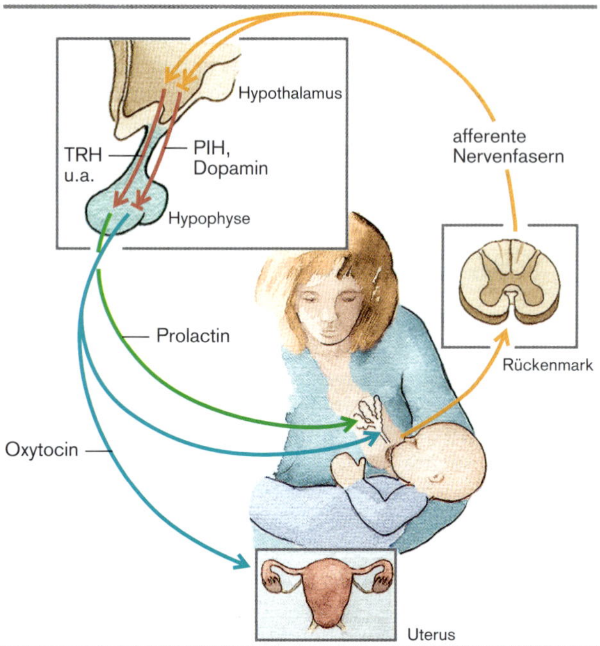

Abb. 18.**19** **Bahnen des neurohormonalen Laktationsreflexes.** Taktile Reize beim Saugen an der Brustwarze bewirken reflektorisch Freisetzung von Oxytocin und Prolactin. Oxytocin unterstützt den Austritt der Milch durch Kontraktion der Milchgänge und führt am Uterus zu Kontraktionen, die das Ausscheiden von Lochialsekret, das bei der Uterusrückbildung entsteht, begünstigen.

Nachgeburtsperiode

Mit der Geburt verringert sich der Uterusinhalt um 85%, er besteht dann noch aus der **Plazenta.** Die Wehen verursachen bei abnehmender Frequenz und geringerer Dehnung intrauterine Drücke von 250–300 mmHg. Die Kontraktionen sind weniger schmerzhaft, sie bewirken die Verkleinerung der Wandflächen und scheren die Plazenta von der Haftstelle ab. Aus den eröffneten Spiralarterien blutet es. Weitere Kontraktionen komprimieren die Gefäße, die sich dann verschließen. Der **Blutverlust** beträgt normalerweise bis zu 350 ml. Die Plazenta wird 5–10 Minuten nach der Geburt des Kindes ausgestoßen. Danach nimmt die Uterusaktivität ab. 12 Stunden lang tritt noch etwa alle 10 Minuten eine Wehe auf. In den folgenden Tagen verliert der Uterus die Fähigkeit zu koordinierter Kontraktion, da die Erregungsleitung infolge des Abbaus der Gap junctions wieder abnimmt. Die Uterusmasse verringert sich in etwa 4 Wochen nahezu auf das Maß, das sie vor der Schwangerschaft hatte.

Laktation

Unter dem Einfluß von Östrogenen, Progesteron, Wachstumshormon, Prolactin, Glucocorticoiden und Insulin hat sich während der Schwangerschaft das *alveoläre Gewebe* und das *Gangsystem* der mütterlichen **Brustdrüse** entwickelt. Vor der Geburt wird die Milchsekretion durch Östrogene und Progesteron gehemmt. Danach wird zunächst in geringen Mengen ein fettarmes Sekret, das **Kolostrum,** gebildet. Nach dem Ausfall der Plazentahormone fördert hypophysäres **Prolactin** die Produktion der Milch, die nach 2–5 Tagen in ausreichenden Mengen gebildet wird. Wird nicht gestillt, so fällt der Prolactinspiegel rasch ab, und die Milchproduktion wird eingestellt. Für die Erhaltung der Sekretion ist ein neurohormonaler Reflex (Abb. 18.**19**) verantwortlich (s. a. Abb. 17.**16**, S. 453). Die mechanische Reizung der **Brustwarzen** beim Stillen bewirkt reflektorisch im Hypothalamus eine verminderte Ausschüttung von **Dopamin** und des **Prolactin-Inhibiting-Hormons (PIH)**; s. a. Abb. 17.**23**, S. 459). Bei nichtstillenden Frauen hemmt PIH die Prolactinbildung und -ausschüttung. Zusätzlich kommt es wahrscheinlich zur Freisetzung von TRH im Hypothalamus. TRH u. a. Neuropeptide (s. S. 459) fördern die Abgabe von Prolactin aus dem Hypophysenvorderlappen. Bald nach Beendigung des Stillvorgangs fällt der Prolactinspiegel ab. Die mit jedem Stillen um das 10fache erhöhte Konzentration von **Prolactin** stimuliert die **Milchproduktion** für das folgende Stillen. Über den gleichen Reflexbogen wird auch **Oxytocin** freigesetzt, das den Austritt der Milch **(Milchejektion)** durch Kontraktionen der Milchgänge fördert. Oxytocin bewirkt weitere Kontraktionen des Uterus, die die Ausscheidung von Sekret, das beim Abbau der Uterusmasse entsteht **(Lochien),** begünstigen. Prolactin und Oxytocin hemmen die Freisetzung von **GnRH.** Deshalb fehlt bei etwa jeder zweiten stillenden Mutter für mehrere Monate der normale Zyklus.

18.9 Anpassung des Neugeborenen an die neue Umwelt

» Im Uterus wurden die Blutgase in der Plazenta ausgetauscht, und die Lungen waren weitgehend vom Kreislauf ausgeschlossen. Nach der Abnabelung muß das Kind nun die Lungen benutzen; daher ist es erforderlich, diese in den Kreislauf einzubeziehen. Die damit verbundene Umstellung des Kreislaufs ist die wichtigste Anpassung des Neugeborenen an die Umwelt außerhalb der Mutter. «

Atmung

Der Geburtsvorgang verursacht beim Neugeborenen eine *Hypoxie* mit einem *Anstieg des* P_{CO_2} und einer *metabolischen Azidose,* die als starke **Atemantriebe** wirken. Auch *Kältereize* der Haut, die durch den Übergang vom Mutterleib in die kältere Umgebung verursacht werden, treiben die Atmung an, die bereits wenige Sekunden nach der Geburt einsetzt. Zunächst sind die Alveolen weitgehend kollabiert, sie enthalten wie die Bronchien Flüssigkeit. Mit der ersten tiefen **Inspirationsbewegung,** die zu einem großen negativen Druck im Thorax führt, gelangt Luft in die Alveolen. Bei der nachfolgenden Exspiration verhindert der *Surfactant* das vollständige Kollabieren der Alveolen. Exspiratorisch steigt der Lungendruck deutlich über den Außendruck an, dadurch wird die Flüssigkeit ausgestoßen. Entfaltung und Flüssigkeitstransport bedeuten *hohe Ventilationswiderstände,* die mit den folgenden Atemzügen rasch abnehmen und nach 40 Minuten einen konstanten Wert erreichen (Abb. 18.**20**). **Atemstö-**

rungen des Neugeborenen (s.a. S. 225) können durch *Surfactantmangel* (beim Frühgeborenen) und durch *hyaline Membranen,* die aus abgestoßenen Epithelzellen der Alveolen bestehen und die Atemwege verlegen, verursacht werden.

Herz und Kreislauf

Nach der Geburt werden Lungen- und Körperkreislauf **hintereinander geschaltet,** die großen Kurzschlüsse (Shunts), das *Foramen ovale* und der *Ductus arteriosus Botalli,* werden verschlossen. Ein mechanischer Grund dafür ist die Verdopplung des Strömungswiderstands im Körperkreislauf durch Fortfall der Plazentastrombahn. Damit steigt der Druck in der linken Kammer und auch im linken Vorhof an. Durch die Eröffnung der Lungenkapillaren nehmen gleichzeitig Widerstand und Druck in der Lungenstrombahn ab. In den Vorhöfen kehrt sich folglich der Druckgradient um. Das Blut kann aber nicht vom linken in den rechten Vorhof fließen, will ein *Septum* von der linken Seite her das Foramen ovale ventilartig verschließt und später mit der Wand verschmilzt. Gelegentlich bleibt die vollständige Verschmelzung aus, so daß bei einem Druckanstieg im rechten Vorhof ein erneuter Vorhofshunt entstehen kann.

Nach dem Druckanstieg in der Aorta kehrt sich die Stromrichtung im Ductus arteriosus um, er wird jetzt von sauerstoffreicherem Blut durchströmt. Der hohe P_{O_2} verursacht eine *Konstriktion* der Muskulatur und verschließt den Ductus arteriosus zunächst funktionell. Außerdem hat die Muskulatur ihre Empfindlichkeit gegenüber *Prostaglandin E_2,* das intrauterin deren Dilatation bewirkte, verloren. Das Lumen wird im ersten Monat durch fibröses Gewebe verschlossen.

Nach Fortfall der Nabelschnurdurchblutung schließt sich auch der *Ductus venosus,* der Mechanismus dafür ist unbekannt.

Verdauung

Das Neugeborene kann **Kohlenhydrate** und **Proteine** gut verdauen, da die nötigen Enzyme in ausreichenden Mengen vorhanden sind. Proteinmoleküle können z.T. unverändert resorbiert werden. Die Kapazität der Fettverdauung ist noch gering, da ein *Mangel an Gallensäuren* besteht. Die fettreichere Kuhmilch kann deshalb weniger gut verwertet werden als die Muttermilch und muß mit Wasser verdünnt werden („$^2/_3$-Milch“).

Wasserhaushalt

Der **Wasseranteil** am Gewicht ist beim Säugling mit nahezu 80% höher als beim Erwachsenen mit 60%. Bei einem Körpergewicht von 3,5 kg sind das etwa 2,8 l; davon befinden sich im intrazellulären und im extrazellulären Raum je etwa 1,4 l (S. 332 ff.). Da die Nieren des Neugeborenen nur gering konzentrierten Harn ausscheiden (S. 501), beträgt sein täglicher **Wasserumsatz** mit 0,6 l etwa 21% des Körperwassers. Beim Erwachsenen werden unter normalen Bedingungen nur 5–6% des Körperwassers täglich umgesetzt. Der Säugling ist deswegen relativ leicht Störungen der Wasserbilanz ausgesetzt.

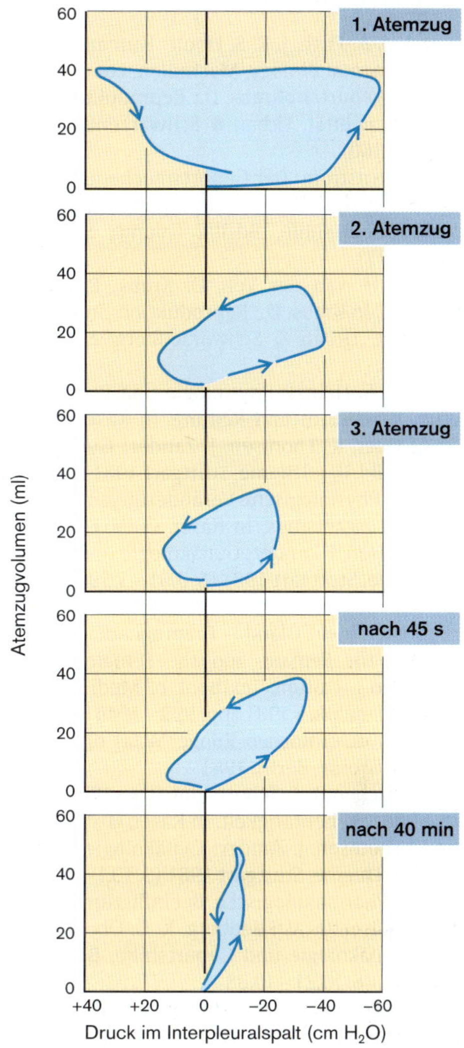

Abb. 18.**20** **Pleuradruck und Atemzugvolumen bei den ersten Atemzügen des Neugeborenen.** Die blaue Fläche entspricht der Ventilationsarbeit, die zunächst sehr groß ist, dann rasch abnimmt und erst nach 40 Minuten konstante Werte erreicht. Beachte die relativ große Atemarbeit des ersten Atemzugs (nach 22).

Thermoregulation

Wegen des hohen Oberflächen-Volumen-Verhältnisses ist das Neugeborene vorwiegend durch **Auskühlung** gefährdet. Kältezittern tritt noch nicht auf, doch kann die Wärmebildung durch erhöhten *Energieumsatz im braunen Fettgewebe* über β-adrenerge Stimulation thermoregulatorisch gesteigert werden (**zitterfreie Thermogenese;** S. 379 u. S. 385). Die Wärmebildung reicht aber nicht aus, die Körpertemperatur ohne zusätzliche Schutzmaßnahmen auf 37 °C zu halten („thermoregulatorisches“ Verhalten der Mutter).

Zum Weiterlesen ...

1 Begley, D. J., J. A. Firth, J. R. S. Hoult: Human Reproduction and Developmental Biology. Macmillan, London 1980
2 Berle, P.: Fehlgeburt. In Krebs, D.: Reproduktion-Störungen in der Frühgravidität. Urban & Schwarzenberg, München 1985 (S. 111 – 160)
3 Borell, U., I. Fernström: Der Geburtsmechanismus. In Käser, O., V. Friedberg, K. G. Ober, K. Thomsen, J. Zander: Gynäkologie und Geburtshilfe, Bd. II/2. Thieme, Stuttgart 1981 (S. 10.57 – 10.77)
4 Diedrich, K., H. van der Ven, D. Krebs: Physiologie der Reproduktion. In Krebs, D.: Reproduktion-Störungen in der Frühgravidität. Urban & Schwarzenberg, München 1985 (S. 1 – 83)
5 Ewerbeck, H., S. Heinzl: Physiologie und Pathophysiologie des Fetus; Wachstum und Reifung. In Käser, O., V. Friedberg, K. G. Ober, K. Thomsen, J. Zander: Gynäkologie und Geburtshilfe, Bd. II/1. Thieme, Stuttgart 1981 (S. 1.1 – 1.23)
6 Friedberg, V.: Physiologische Veränderungen des (mütterlichen) Gesamtorganismus. In Käser, O., V. Friedberg, K. G. Ober, K. Thomsen, J. Zander: Gynäkologie und Geburtshilfe, Bd. II/1. Thieme, Stuttgart 1981 (S. 3.31 – 3.59)
7 Guyton, A. C.: Reproductive and Hormonal Functions of the Male, and the Pineal Gland – Prepregnancy Reproductive Functions of the Female, and the Female Hormones – Pregnancy and Lactation. Textbook of Medical Physiology. Saunders, Philadelphia 1981 (pp. 992 – 1046)
8 Holstein, A.-F., E. C. Roosen-Runge: Atlas of Human Spermatogenesis. Grosse, Berlin 1981
9 Jung, H.: Ursachen des Geburtseintritts – Physiologie und Pathologie der Wehentätigkeit. In Käser, O., V. Friedberg, K. G. Ober, K. Thomsen, J. Zander: Gynäkologie und Geburtshilfe, Bd. II/2. Thieme, Stuttgart 1981 (S. 10.1 – 10.18)
10 Klöck, F.-K.: Pharmakologische Beeinflussung der Uterusaktivität. In Käser, O., V. Friedberg, K. G. Ober, K. Thomsen, J. Zander: Gynäkologie und Geburtshilfe, Bd. II/2. Thieme, Stuttgart 1981 (S. 10.21 – 10.38)
11 Labhard, A.: The Testis. In Labhard, A.: Clinical Endocrinology. Springer, Berlin 1986 (S. 517 – 575)
12 Moll, W.: Physiologie der Plazenta. In Becker, V., T. H. Schiebler, F. Kubli: Die Plazenta des Menschen. Thieme, Stuttgart 1981 (S. 129 – 198)
13 Schindler, A. E.: The Ovary. In Labhard, A.: Clinical Endocrinology. Springer, Berlin 1986 (S. 593 – 662)
14 Schindler, A. E.: Pregnancy. In Labhard, A.: Clinical Endocrinology. Springer, Berlin 1986 (S. 675 – 710)
15 Vorherr, H.: Physiologie und Pathophysiologie der Laktation. In Käser, O., V. Friedberg, K. G. Ober, K. Thomsen , J. Zander: Gynäkologie und Geburtshilfe, Bd. II/2. Thieme, Stuttgart 1981 (S. 17.18 – 17.28)
16 Wulf, K.-H.: Physiologie und Pathophysiologie der Plazenta und der Eihäute. In Käser, O., V. Friedberg, K. G. Ober, K. Thomsen, J. Zander: Gynäkologie und Geburtshilfe, Bd. II/1. Thieme, Stuttgart 1981 (S. 2.25 – 2.50)
17 Yen, S. S. C., R. B. Jaffa: Reproductive Endocrinology. Saunders, Philadelphia 1978

... und noch weiter

18 Caldeyro-Barcia, R., J. J. Poseiro: Physiology of uterine contraction. Clin. Obstet. 3 (1960) 386 – 408
19 Chard, T.: Placental lactogen: Biology and clinical applications. In Grudzinskas, J. G., B. Teisner, S. Seppälä: Pregnancy Proteins. Academic Press, Sydney 1982 (pp. 101 – 107)
20 Fuchs, F.: Endocrinology of parturition. In Fuchs, F., A. Klopper: Endocrinology of Pregnancy. Harper & Row, Philadelphia 1983 (pp. 247 – 270)
21 Saxena, B. B.: Human chorionic gonadotropin. In Fuchs, F., A. Klopper: Endocrinology of Pregnancy. Harper & Row, Philadelphia 1983 (pp. 50 – 72)
22 Smith, C. A.: The first breath. Sci. Amer. 209 (1963) 27 – 35
23 Yen, S. S. C.: Endocrine and other evaluations of the fetal medicine. In Creasy, R. K., K. Resnik: Maternal-Fetal Medicine. Saunders, Philadelphia 1984 (pp. 331 – 360)

Danksagungen

Für die Hilfe bei der grafischen Entwicklung danke ich Herrn Ralf Christel. Herrn Prof. Dr. H. Schröder und Herrn Prof. Dr. A. Bleichert bin ich für wertvolle Anregungen und kritische Begleitung dankbar.

Leistungsphysiologie

K. Kirsch

19

19.1 Der Muskelapparat

» Der Muskelapparat des Menschen ist, als Ganzes gesehen, das größte Organsystem. Er macht 36–44% des Körpergewichts aus und unterliegt trainings-, geschlechts- und altersbedingten Veränderungen. Mit Hilfe der Ergometrie wird die menschliche Leistungsfähigkeit quantitativ erfaßt, indem der physikalischen Leistung ein biologisches Äquivalent gegenübergestellt wird. Die Muskelzellen verfügen über drei verschiedene Energiequellen, die energiereichen Phosphate, das Glykogen und die Fette, die, je nach Dauer der Leistung nacheinander mobilisiert, chemische in mechanische Energie umwandeln. Der Wirkungsgrad der Muskulatur liegt etwa bei 25%. Vom Beginn der Arbeit an bis hin zur 30. Sekunde können die chemischen Prozesse in der Muskulatur weitgehend ohne Zufuhr von Sauerstoff ablaufen (anaerobe Leistung); danach ist die Zufuhr von Sauerstoff (aerobe Leistung) notwendig. «

Arbeit – Leistung – Belastung – Beanspruchung – Talent

Physikalisch sind **Arbeit** und **Leistung** folgendermaßen definiert (s.a. S. 736 f.): Arbeit (J) = Kraft (N) · Weg (m), Leistung (W = J/s) = Arbeit (J) pro Zeiteinheit (s). Das Verhältnis von erbrachter Leistung (W) zu der dafür aufgebrachten Energie/Zeit ($J \cdot s^{-1}$) ist der **Wirkungsgrad** η.

Der Begriff **Arbeit in der Physiologie** bedarf einer etwas detaillierteren Erläuterung. Geht eine Muskelanspannung mit einer Längenänderung einher und ist sie von einer Erschlaffung gefolgt, liegt **dynamische Arbeit** vor. Fortgesetzte dynamische Arbeit besteht aus dem Wechsel zahlreicher Kontraktions- und Erschlaffungsphasen. *Positive dynamische Arbeit* liegt dann vor, wenn die Muskelkraft die äußere Kraft übersteigt und der Muskel sich verkürzt. Ist die Muskelkraft kleiner als die äußere Kraft, wird der Muskel gedehnt, was als *negative dynamische Muskelarbeit* („Bremsarbeit") bezeichnet wird. Hält die Muskelkraft der äußeren Kraft das Gleichgewicht, so bleibt die Muskellänge konstant, und es liegt **statische Arbeit** vor. Man spricht hier auch von *isometrischer* oder *Haltearbeit*. Das Produkt aus Kraft · Weg ist in diesem Falle 0, es wird also keine äußere Arbeit im physikalischen Sinne geleistet. Im physiologischen Sinne wird jedoch alles als Arbeit bezeichnet, was einen *erhöhten Energieumsatz im Muskel* bedingt.

Unter körperlicher Leistungsfähigkeit versteht man die Eigenschaft des Menschen, mit Hilfe seiner Muskeln anderen Kräften entgegenzuwirken (Gravitation), Widerstände zu überwinden (Türenöffnen) und schließlich mechanische Arbeit zu leisten (Wegstrecken mit Lasten zurückzulegen). Den Arzt interessiert zunächst nur, was bei der Muskeltätigkeit exakt quantifizierbar und meßbar ist. Will man jedoch die Leistungsfähigkeit des menschlichen Körpers in einem größeren Umfang beschreiben, so werden dabei auch Begriffe wie **Belastung** und **Beanspruchung** verwendet, besonders in der Arbeitsmedizin, die auf andere Elemente hinweisen als auf die reinen Funktionsabläufe in der Muskulatur oder in den Kreislauforganen. Belastung und Beanspruchung bedeuten, daß Faktoren wie Klima und Tageszeit, aber auch psychologische Faktoren bei der Beurteilung einer Leistung eine Rolle spielen. So kann eine physikalisch gesehen geringe Leistung, die unter Hitze oder Lärm erbracht wurde, eine hohe Belastung bedeuten. Ebenso müssen wir von einer hohen Beanspruchung ausgehen, wenn wenige Muskelgruppen für eine lange Zeit stets die gleiche Bewegung ausführen müssen, wie z.B. Schreibmaschinenschreiben.

Wenn also Leistungen im physikalischen Sinne bestimmt werden, enthalten sie immer auch Elemente dessen, was hier als Belastung und Beanspruchung bezeichnet wurde. Sie beeinflussen immer das biologische Ergebnis und führen daher zur Streuung der Meßergebnisse.

Andererseits können zahlreiche Funktionen des Organismus, die im Zusammenhang mit Körperarbeit von Bedeutung sind, sehr genau bestimmt werden, z.B. das Herzzeitvolumen sowie die Herz- und Atemfrequenz. Die Ergebnisse solcher Untersuchungsreihen können mit Ergebnissen, die an anderen Personen gewonnen wurden, verglichen werden, und man kann daraus Schlüsse ziehen, inwieweit Abweichungen von einer „Norm" bestehen oder ob sich die Ergebnisse gleichen. Man wird dabei, selbst wenn viele Umgebungsbedingungen standardisiert wurden, immer bei einigen Probanden Abweichungen von einer Norm finden, die von biologischen Variablen bestimmt werden und die als **Talent** und **Begabung** bezeichnet werden. Die biologischen Variablen Talent und Begabung, die nur schwer quantifizierbar sind, machen den Reiz des Wettkampfsports aus. Wer die 100-m-Strecke am gleichen Tage zur gleichen Stunde unter gleichen äußeren Bedingungen am schnellsten zurücklegt, läßt sich schwer vorhersagen, selbst dann, wenn alles, was meßbar ist, wie Körpergewicht, Größe und die maximale Sauerstoffaufnahme, eindeutig für den einen oder anderen Kandidaten sprechen.

Ferner sollte man bei der Beurteilung der menschlichen Leistungsfähigkeit immer die augenblicklich erbrachte Leistung in Relation zur tatsächlich möglichen maximalen Leistung sehen. Es ist dem Menschen nicht möglich, willentlich alle seine Leistungsreserven zu mobilisieren. Man spricht von einem **autonom geschützten Bereich**, der nur unter extremen Bedingungen (Wettkampf unter Verwendung von Dopingmitteln) angegriffen werden kann. Darunter liegt ein Bereich, der unter maximalem Willenseinsatz ausnahmsweise mobilisiert werden kann **(Einsatzreserven)**, und schließlich der Bereich, mit dem wir das Alltagsleben bestreiten. Die menschliche Leistungsbereitschaft ist deutlich **tagesrhythmischen Schwankungen** unterworfen. Alle körperlichen Leistungen werden mit der quergestreiften Muskulatur erbracht. Deshalb wollen wir zuerst die Muskulatur als Organ kurz betrachten (s.a. Kap. 6).

Die Muskulatur ist das größte Körperorgan des Menschen

Die quergestreifte Muskulatur macht beim Menschen 36–44% des Körpergewichts aus (beim untrainierten Mann ca. 28 kg; Tab. 19.**1**). Zwei Drittel der Muskulatur sind um die Hüfte und in den Beinen lokalisiert und dienen der Aufrechterhaltung des Körpers im Schwerefeld der Erde **(Antigravitationsmuskulatur)** und der Fortbewegung **(Lokomotion)**.

Der **Muskelanteil am Körpergewicht** ist *geschlechts-, alters- und trainingsabhängig.* Bei Frauen ist die Muskulatur weniger stark ausgebildet, besonders die Laufmuskulatur, die im Vergleich zum Mann etwa 10% geringer ist. Im Alter vermindert sich der Muskelanteil, und der Fettanteil des Körpers erhöht sich, was auf körperliche Inaktivität und hormonale Faktoren zurückzuführen ist. Ein Trainierter hat mehr Muskulatur und dafür weniger Fett. Die stoffwechselaktive, fettfreie Körpermasse („lean body mass") ist bei Körperarbeit fast ausschließlich mit der Muskelmasse identisch, da außer Gehirn, Herz und Kreislaufsystem andere Organe ihre Funktionen drosseln.

Der **Fettanteil am Körpergewicht** ausdauertrainierter Frauen kann bis unter 12% abfallen, ohne daß die Muskulatur besonders stark vermehrt wäre. In solchen Fällen setzt eine **Amenorrhö** ein, da das Fettgewebe eine nennenswerte Menge Östrogen produziert, die zur Aufrechterhaltung eines normalen Menstruationszyklus notwendig ist. Solche trainingsbedingten Effekte auf den Hormonhaushalt sind reversibel. Es bleibt festzuhalten, daß die Muskulatur und das Fett diejenigen Anteile an der Körpermasse ausmachen, die im Leben eines Menschen den größten Schwankungen unterworfen sind.

In Ruhe verbraucht die Muskulatur nur etwa 15–20% der aufgenommenen Sauerstoffmenge und produziert dabei etwa 18% der Körperwärme. Die Muskulatur enthält 55–60% des gesamten Körperwassers, also 20–25 l, in dem etwa 70% des gesamten Körperkaliums, vor allem intrazellulär, gelöst ist. Bei schwerer Körperarbeit, wenn etwa 80% der gesamten Muskelmasse tätig sind, fließen 85% des gesamten Herzzeitvolumens durch die Muskulatur, und auch 85% der Wärmeproduktion finden dort statt. Dabei erwärmt sich die Muskulatur von 32 °C auf etwa 40 °C. Der Aktivitätszustand der Muskulatur bestimmt dann die Funktion zahlreicher anderer Organsysteme mit.

Tabelle 19.**1** **Die Körperzusammensetzung bei Mann und Frau**

	Mann		Frau	
Alter	20–24 Jahre		20–24 Jahre	
Größe	1,74 m		1,64 m	
Gewicht	70,0 kg		56,9 kg	
Fett	**10,5 kg**	**15,0%**	**15,3 kg**	**26,9%**
Muskel	**31,3 kg**	**44,7%**	**20,4 kg**	**35,9%**
Knochen	10,4 kg	14,9%	6,8 kg	12,0%
Übrige Gewebe	17,8 kg	25,4%	14,4 kg	25,2%

Tabelle 19.**2** **Ein Vergleich „langsamer" (Typ S) und „schneller" Muskeln (Typ F)** (nach 3)

	Langsam (rot)	Schnell (weiß)
Mitochondriendichte	hoch	niedrig
Cytochromaktivität	hoch	niedrig
Glykogengehalt	niedrig	hoch
Fettgehalt	hoch	niedrig
Myoglobingehalt	hoch	niedrig
Phosphorylaseaktivität	niedrig	hoch
Kreatinphosphatgehalt	niedrig	hoch
Kontraktionsgeschwindigkeit	langsam	schnell
Erregbarkeitszeit	groß	klein
Ermüdbarkeit	gering	groß
Lactatbildung	geringer	größer
Überwiegende Funktion	Ausdauer	Schnellkraft

Die Muskelfasertypen entscheiden über die Leistung

Histochemisch und biochemisch lassen sich **drei Muskelfasertypen** unterscheiden: die langsamen (tonischen, roten), die schnellen (phasischen, weißen) Fasern sowie ein intermediärer Fasertyp (Tab. 19.**2**). Die **langsamen, tonischen, roten Fasern** vom Typ I oder **S** (slow) finden sich vor allem dort, wo **Haltefunktionen** erforderlich sind. Sie ermüden nicht so schnell und sind von einem dichten Kapillarnetz umgeben. Die **schnellen, weißen Fasern** vom Typ II oder **F** (fast) zeichnen sich durch eine hohe Kontraktions- und Erschlaffungsgeschwindigkeit aus. Sie sind daher besonders für die Entwicklung von **Schnellkraft** geeignet.

Unter den Fasern des Typs F gibt es auch solche, die sowohl eine hohe oxidative als auch glykolytische Kapazität besitzen. Dieser Muskelfasertyp ist gegen Ermüdung relativ resistent und wird **intermediärer Fasertyp** genannt. Fasern vom Typ S sind für Ausdauerleistung geeignet, während die Fasern vom Typ F für Schnellkraftübungen und Sprintleistungen zuständig sind. Der Fasertyp F kommt immer dann ins Spiel, wenn das Sauerstoffangebot begrenzt ist, wie z. B. bei Beginn einer Arbeit oder wenn in der Kontraktionsphase die Durchblutung so stark gedrosselt wird, daß auf den anaeroben Stoffwechsel zurückgegriffen werden muß.

In einem Skelettmuskel finden sich meist beide Fasertypen, S und F, jedoch mit unterschiedlichem Anteil: Bei weißen Muskeln, z. B. M. gastrocnemius, überwiegen die F-Fasern, bei roten Muskeln, z. B. M. soleus, die S-Fasern. Das Grundmuster der Verteilung ist genetisch festgelegt, die Aufspaltung erfolgt aber erst mit der Geburt. Entsprechendes Training (Schnellkrafttraining) fördert die ererbten Anlagen deutlich.

Wie wird die körperliche Leistungsfähigkeit gemessen?

Werden *standardisierte, wiederholbare* und *leicht zu messende Leistungen* vollbracht, kann aus den begleitenden Veränderungen von Herz-Kreislauf-Größen auf die Leistungsfähigkeit des Menschen zurückgeschlossen werden. Die genaue Leistungsvorgabe bei annähernd konstantem Wirkungsgrad geschieht heutzutage auf einem **Ergometer.** Das Verfahren wird *Ergometrie* genannt. Auf einem Ergometer wird in der Regel *dynamische Arbeit* geleistet. Dabei werden die während der Leistung gemessenen Reaktionen des Organismus, wie die Zunahme der Sauerstoffaufnahme, der Atem- und Herzfrequenz oder die veränderte Lactat- bzw. Ammoniakplasmakonzentration (im Vergleich zu den Ruhewerten), mit der jeweiligen physikalisch definierten Leistung in Beziehung gesetzt. Der *physikalischen Leistung* wird ein *biologisches Äquivalent* gegenübergestellt, was das Wesen der Ergometrie ausmacht. Das Ziel der Ergometrie ist es, die Leistungsfähigkeit des Menschen im Alltagsleben möglichst genau physikalisch zu beschreiben oder bei Athleten das Training zu steuern und deren Wettkampfleistung vorherzusagen.

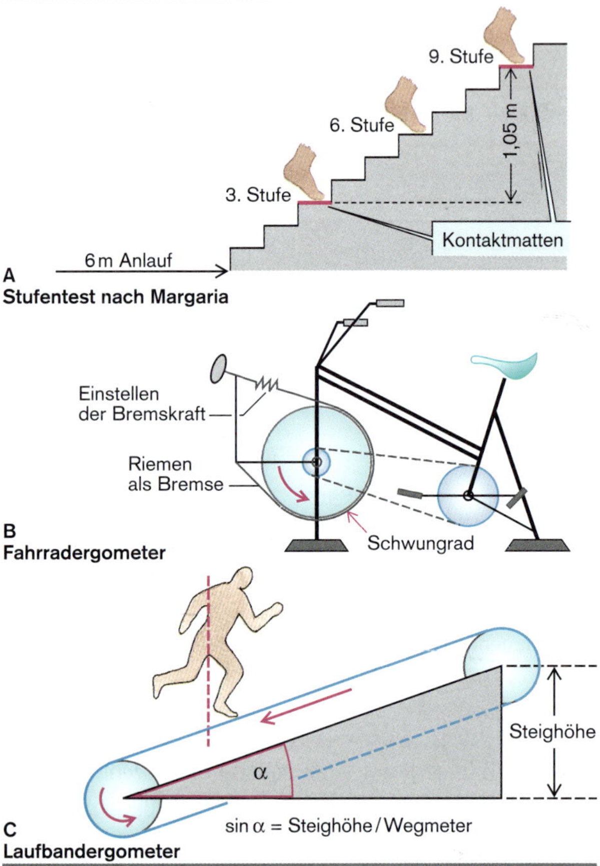

Abb. 19.**1** **Ergometriemethoden.** Bei allen Methoden wird dynamische Arbeit geleistet. Die Leistungen können in vergleichbaren physikalischen Größen angegeben werden. Es handelt sich aber dennoch um biologisch verschiedene Leistungen.
A Stufentest nach Margaria. Die Versuchsperson nimmt einen Anlauf und läuft so schnell wie möglich die Treppen hoch, wobei drei Stufen auf einmal genommen werden (nach 4). Leistung = Körpermasse (kg) · g ($m \cdot s^{-2}$) · Höhe pro Zeit (m/s).
B Fahrradergometer. Das Schwungrad wird von der sitzenden Versuchsperson über die Pedale mit variablen Drehzahlen angetrieben. Es kann entweder mechanisch, wie hier gezeigt, oder elektrisch gebremst werden. Die Leistung wird in Watt angegeben.
C Laufbandergometer. Die Versuchsperson bewegt sich gegen die Bewegungsrichtung des Laufbandes und richtet die Laufgeschwindigkeit möglichst so ein, daß sie auf der Stelle bleibt. Leistung = Körpermasse (kg) · g ($m \cdot s^{-2}$) · Laufstrecke (m) · sin α pro Zeit (s^{-1}).

Die üblichen Ergometrieverfahren sind in Abb. 19.**1** dargestellt. Gegenüber dem Stufentest haben die Fahrradergometrie und die Laufbandergometrie den Vorteil, daß der Proband ortsgebunden ist, was das Anbringen von Meßfühlern erleichtert. Blutentnahmen aus einer Armvene sind ebenfalls möglich. Durch Punktionen von Muskeln können kleine Gewebestückchen entnommen und histo- bzw. biochemisch untersucht werden.

Neben den in Abb. 19.**1** gezeigten Methoden sind auch **sportartspezifische Ergometriemethoden** im Gebrauch. Im Strömungsbecken können Probanden gegen die Strömung anschwimmen und bleiben dabei ortsgebunden wie auf dem Laufband; schrittmachergesteuerte Lauftests auf der Aschenbahn, bei denen das Tempo vorgegeben wird, sind für den Ausdauerläufer geeignet; Ballmaschinentests prüfen den Tennisspieler. Modifizierte Stufentests können an einer großen Zahl von Probanden unter Feldbedingungen einfach durchgeführt werden. Die Herzfrequenzüberwachung kann dabei telemetrisch geschehen, ebenso können während kurzer Pausen blutchemische Tests stattfinden. Der Nachteil dieser Tests ist die eingeschränkte Möglichkeit, eine exakte Leistung vorzugeben.

Es muß aber hervorgehoben werden, daß für eine gleiche physikalische Leistung verschiedene biologische Leistungen erforderlich sind, weil der Wirkungsgrad von den mechanischen Verhältnissen am Ergometer und, wie oben bereits erwähnt, von exogenen und endogenen Faktoren abhängt. Die auf dem Ergometer erbrachten Leistungen werden in Watt bzw. in W/kg Körpergewicht angegeben.

Energiequellen und Energiespeicher der Muskelmaschine

Der Körper verfügt über vier verschiedene **chemische Energiequellen,** die während körperlicher Arbeit mobilisiert werden können. Es handelt sich um die energiereichen Phosphate Adenosintriphosphat **(ATP)** und **Kreatinphosphat (KP)** sowie um die **Kohlenhydrate** und die **Fette.** Bei einem 75 kg schweren Mann, dessen Muskelmasse etwa 28 kg betrage, stehen etwa 4 kJ an ATP, 15 kJ an KP, 4600 kJ an Glykogen und 300 000 kJ an Fett zur Verfügung. Diese Zahlen besagen, daß für langdauernde Leistungen die Kohlenhydrat- und Fettverbrennung von entscheidender Bedeutung ist.

Die physiologische Bedeutung der **energiereichen Phosphate** ATP und Kreatinphosphat (KP) liegt in ihrer schnellen Aktivierbarkeit bei Arbeitsbeginn, d.h. noch bevor das Herz-Kreislauf-System energiereiche Substrate und vor allem Sauerstoff an die Muskelzellen heranbringen kann. Die energiereichen Phosphate sind also in der Lage, **anaerob** intrazellulär gespeicherte chemische Energie in mechanische Energie und Wärme umzusetzen. Nach wenigen Kontraktionen (2 – 3 s) ist der ATP-Speicher erschöpft, jedoch kann ATP wieder aus der Übertragung energiereicher Phosphatgruppen des KP auf Adenosindiphosphat resynthetisiert werden. Das KP kann somit für die nächsten 20 s Energie zur Verfügung stellen. Pro Mol ATP werden etwa 30 kJ an Energie freigesetzt. Auch die

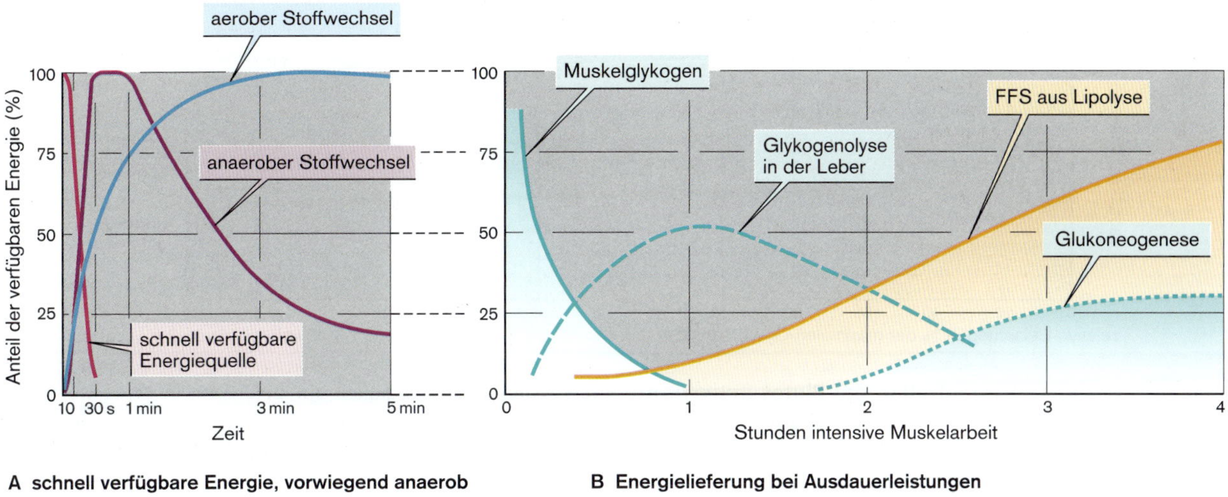

Abb. 19.**2** **Zeitliche Abfolge der Rekrutierung energieliefernder Systeme in der arbeitenden Muskulatur.**

KP-Spaltung verläuft ohne Zufuhr von Sauerstoff. Das KP-System kann sich während der Arbeit erschöpfen und damit ein begrenzender Faktor sein.

Sind diese schnell verfügbaren Energiequellen erschöpft, muß auf die Energiereserven der **Kohlenhydrate** zurückgegriffen werden. Da die geringen Sauerstoffvorräte der Zelle (myoglobingebundener Sauerstoff) schnell aufgebraucht sind, sinkt der intrazelluläre Sauerstoffdruck rasch ab. Dies begünstigt die Umwandlung von Pyruvat in **Lactat.** Es hängt jetzt vom Schweregrad der Arbeit, der Art der rekrutierten Muskelfasern und vom Trainingszustand des Betreffenden ab, wieviel Lactat in dieser Phase gebildet wird. Das Lactat diffundiert aus der Zelle in die Blutbahn, von wo aus es in die Leber und zum Herzmuskel gelangt (Abb. 19.**4**). In der Leber kann Lactat zu Glykogen resynthetisiert werden. Beim **anaeroben Abbau von Glucose** zu Lactat werden pro Mol Glucose nur 2 Mol ATP gewonnen, was einer Energieausbeute von ca. 61 kJ entspricht. Diese Möglichkeit der Energiegewinnung sichert für weitere 30 s die Energiezufuhr, bis über den Kreislauf genügend Sauerstoff herangeschafft wird, mit dessen Hilfe dann über den aeroben Glykogenabbau der Energiebedarf gedeckt werden kann. Die zeitliche Abfolge der kurzfristigen Rekrutierung der energieliefernden Systeme ist auf Abb. 19.**2 A** dargestellt.

Ist eine **Ausdauerleistung** gefordert, so kann aus den Vorräten an **Glykogen** und **Fett** durch oxidative Prozesse (aerob) ständig Energie nachgeliefert werden. Die Energieausbeute beträgt bei einem Mol Glucose, das vollständig zu CO_2 und H_2O abgebaut wird, 36 Mol ATP, was ca. 1100 kJ entspricht. Sie ist damit ungefähr 20mal höher als beim anaeroben Abbau. Der **aerobe Abbau** kann praktisch unbegrenzt aufrechterhalten werden. Die intrazellulären Depots des Muskels wären aber schnell erschöpft, würde nicht durch Glucoseaufnahme aus dem Blut immer wieder Substrat zugeführt. Fällt der intrazelluläre Muskelglykogenvorrat ab, wird zusätzlich die **Glykogenolyse** in der Leber gesteigert. Der intravasale Vorrat wird also ständig aus der Leber erneuert. Auch durch Glucoseaufnahme über die Nahrung kann der muskuläre Energiebestand erhöht werden. Die intravasale Glucosekonzentration darf während Arbeit nicht unter ein gewisses Niveau absinken, damit die Glucoseversorgung des Gehirns gewährleistet bleibt. Es kommt daher gleichzeitig zu einer gesteigerten **Lipolyse** in den Fettdepots, so daß Substrat in Form der freien Fettsäuren zur Verfügung steht. Bei dieser Mobilisierung spielen die *Catecholamine* und das *Wachstumshormon* eine große Rolle. Je besser der Trainingszustand, um so eher setzt die Fettmobilisierung ein. Dauert die Arbeit lange genug an, so wird auch die **Glukoneogenese** in der Leber angekurbelt. Die Substratversorgung des Muskels ist also ein durch viele Mechanismen abgesicherter Prozeß (Abb. 19.**2 B**). Die Einzelprozesse sind zeitlich nacheinandergeschaltet, und die quantitative Bedeutung der einzelnen Prozesse wechselt entsprechend.

Eine praktische Schlußfolgerung wäre z. B., daß ein halbstündiger Spaziergang täglich nicht genügt, um überflüssige Fettdepots abzubauen, weil in den ersten 30 Minuten zunächst Glucose und die Glykogenvorräte abgebaut werden.

Bei anaerober Muskelarbeit entstehen Lactat und H⁺-Ionen

Selbst bei geringer Belastung kommt es zu einem Anstieg der Lactatkonzentration im Blut (Abb. 19.**3**), die aus dem arterialisierten Blut des Ohrläppchens bestimmt werden kann. Sind etwa 60–65 % der maximalen Leistungsfähigkeit erreicht, steigt die Lactatkonzentration steil an, wo-

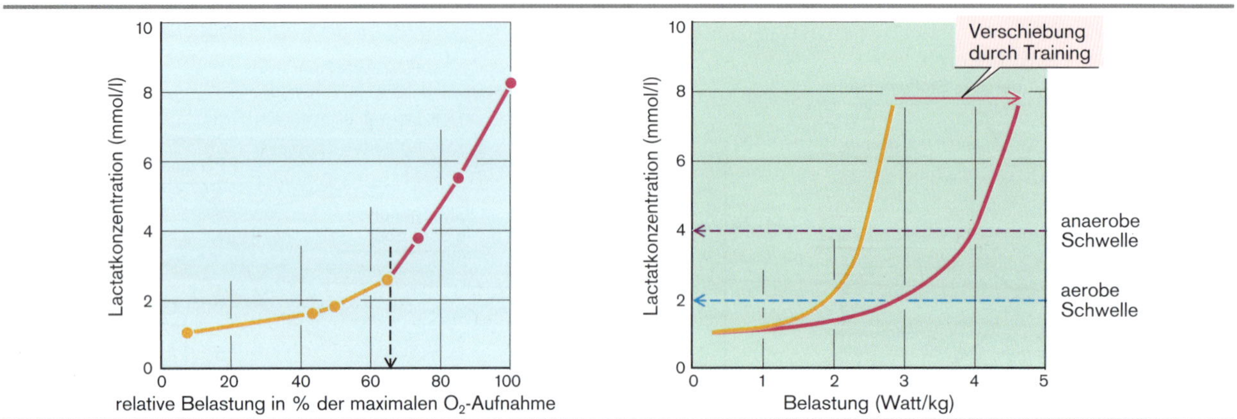

Abb. 19.**3** **Die Lactatkonzentration des Blutes** (mmol/l) ist links in Abhängigkeit zur relativen Belastung in Prozent der maximalen Sauerstoffaufnahme (ein Maß für die maximale körperliche Leistungsfähigkeit, S. 522) aufgetragen. Ab 65% der maximalen Sauerstoffaufnahme beginnt die Lactatkonzentration steil anzusteigen. Das weist auf das baldige Erreichen der Leistungsgrenze hin. Rechts ist die Lactatkonzentration des Blutes in Abhängigkeit zur Belastung in W/kg Körpergewicht notiert. Die anaerobe und aerobe Schwelle (s. Text) sind als unterbrochene Linie bei 4 bzw. 2 mmol/l eingetragen. Die Rechtsverschiebung der Blutlactatkurve kann als Maß für den Trainingserfolg bei einer gesunden Testperson angesehen werden.

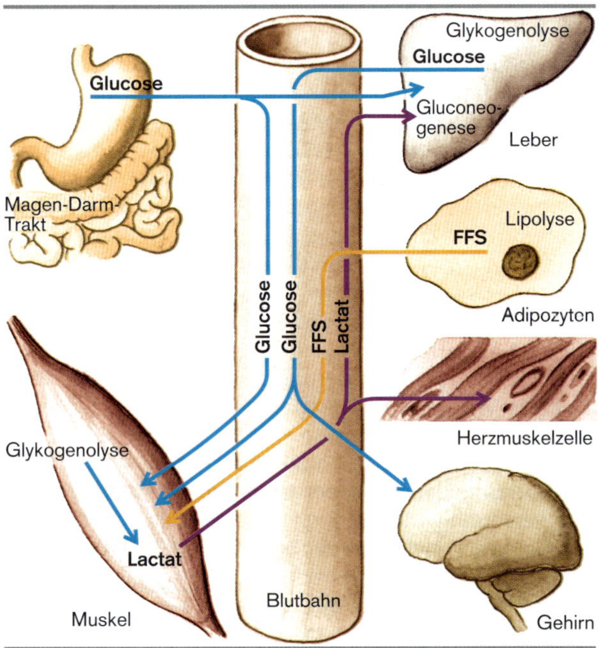

Abb. 19.**4** **Transfermöglichkeiten der energiereichen Substrate Glucose, Lactat und der freien Fettsäuren (FFS) während Körperarbeit.** Die Glucose kann aus der Leber kommend in die tätige Muskulatur und das Gehirn transferiert werden. Das aus den tätigen Muskelzellen abgegebene Lactat kann entweder von der Leber oder von den Herzmuskelzellen aufgenommen und weiterverwertet werden. Den tätigen Muskelzellen werden freie Fettsäuren von den Fettzellen zur Verfügung gestellt.

bei Konzentrationen von 4 mmol/l schnell überschritten werden. Aus praktischen Gründen hat es sich als nützlich erwiesen, zwei Bereiche der Lactatkonzentration zu markieren. Den Anstieg des Lactats auf 2 mmol/l bezeichnet man als **aerobe Schwelle.** Solche Konzentrationsanstiege können lange toleriert werden. Zwischen 2 und 4 mmol/l liegt der *aerob-anaerobe Übergangsbereich.* Bei 4 mmol/l ist die **anaerobe Schwelle** erreicht. Ein größerer Leistungszuwachs ist nach Erreichen der anaeroben Schwelle nicht mehr zu erwarten, d. h. die Leistungsgrenzen sind annähernd erreicht (Abb. 19.**3**). Man ist geneigt, diesen Anstieg nur auf den Lactatzustrom aus dem anaeroben Stoffwechsel des Muskels zurückzuführen und übersieht dabei, daß der Lactatspiegel im Blut das Ergebnis des Zu- und Abflusses auch aus anderen Kompartimenten wie der Leber oder des Herzmuskels ist (Abb. 19.**4**).

Das **Lactat** sitzt an einer wichtigen Schlüsselposition im Stoffwechsel. Es steht (via Pyruvat) am *Anfang des Citratzyklus,* wo es schließlich zu CO_2 und H_2O oxidiert wird. Es kann aber auch gleichzeitig als *Ausgangspunkt der Glukoneogenese* betrachtet werden, wobei eine Passage des Lactats über das Blut zur Leber notwendig ist (Abb. 19.**4**). Die **Verwertung** des Lactats erfolgt in der *Leber* und in den *Herzmuskelzellen.* Welchen Weg es schießlich einschlägt, hängt von der jeweiligen Stoffwechselsituation ab. Im Falle der Körperarbeit ist dies vom Grad der Erschöpfung abhängig. Hohe Lactatkonzentrationen bei annähernd normal gefüllten Glykogenvorräten und hohen Blutglucosespiegeln fördern die Oxidation über den Citratzyklus. Hohe Lactatkonzentrationen bei niedrigen Glykogenvorräten scheinen das Lactat bevorzugt der Glukoneogenese zuzuführen.

Wenn ab einer gewissen Belastung ein Anstieg der Lactatkonzentration im Plasma beobachtet wird, wie in Abb. 19.**3** (links) bei 65% der maximalen Belastung, so muß zunächst eine vermehrte Zuflußrate aus den Muskeln angenommen werden. Unter solchen Belastungen müssen vermehrt weiße Fasern rekrutiert werden, die unabhängig von der augenblicklichen Sauerstoffversorgung viel Lactat produzieren. Gleichzeitig werden vermehrt Adrenalin und Glucagon ausgeschüttet, die die Glykolyse der Leber steigern. Dabei fällt dann so viel Pyruvat an, daß es nicht mehr vollständig in den Citratzyklus eingeschleust und daher zu Lactat umgewandelt wird, das im Plasma akkumuliert.

Ein weiterer Faktor, der zur Erhöhung der Lactatkonzentration im Blut führen kann, ist die **Umverteilung der Durchblutung** weg von der Leber zum Muskel hin. Die intravasale Lactatanhäufung ist dann die Folge der ungenutzten Lactatklärfunktion der Leber.

Die Lactatkonzentration im Blut steigt auch in Abhängigkeit von den Glycogenvorräten in der Muskulatur unterschiedlich an. Bei hohen intramuskulären Glykogenvorräten kommt es schneller zum Anstieg der Lactatkonzentration als bei glykogenverarmter Muskulatur, obwohl im ersteren Fall die Leistungsfähigkeit größer ist.

Die Rate, mit der Lactat aus dem Plasma verschwindet **(Clearancerate)**, ist auch eine Funktion des Trainingszustands eines Menschen. Die Clearanceraten bei Trainierten liegen höher als bei Untrainierten, so daß bei Trainierten aerobe und anaerobe Schwellenwerte erst bei höheren absoluten Belastungen erreicht werden (Abb. 19.**3**, rechts). Trainierte setzen auch ihre Muskulatur ökonomischer ein, so daß die lactatproduzierenden weißen Fasern erst bei höheren Belastungen rekrutiert werden, und zudem weisen Trainierte (bezogen auf das Körpergewicht) höhere Lebergewichte auf, was u.a. auf eine erhöhte Zellzahl und damit auf eine verbesserte Klärfunktion dieses Organs schließen läßt.

Warum ist die Lactatanhäufung schädlich?

Wird Glucose zu Milchsäure abgebaut, fallen bei deren Abpufferung neben Lactat auch **H^+-Ionen** an. Dies hat eine **pH-Verschiebung** in den sauren Bereich zur Folge. Die Protonenanlagerung an anionische Gruppen führt zu Störungen des intrazellulären Stoffwechsels (Enzyme). Auch tritt eine Konkurrenz mit anderen Kationen auf (s.a. Kap. 11). Die **Azidose** ist letztlich für den Leistungsabbruch entscheidend.

19.2 Der Sauerstofftransport

» Zu Beginn der Arbeit entsteht ein Defizit an Sauerstoff, da davon mehr benötigt wird, als antransportiert werden kann. Nach Beendigung der Arbeit wird eine erhöhte Sauerstoffmenge nachgeatmet, um die entstandene Sauerstoffschuld abzutragen. Das aus den Atmungsorganen, dem Herz-Kreislauf-System und dem Blut bestehende sauerstofftransportierende System kann den Sauerstofftransport je nach Bedarf um das bis zu 10- bis 20fache steigern. Diese Anpassung an die jeweiligen Erfordernisse ist deutlich trainingsabhängig. Kurzfristig kann die Steigerung des Sauerstoffantransports hauptsächlich über eine Steigerung des Herzzeitvolumens (Herzfrequenzerhöhung) und durch eine vermehrte Sauerstoffausschöpfung des Blutes erreicht werden. Langfristig und trainingsabhängig sind ein vergrößertes Blutvolumen und ein insgesamt leistungsfähigeres Herz-Kreislauf-System für den gesteigerten Sauerstofftransport mitverantwortlich. Die Muskeldurchblutung kann auf das 10- bis 15fache gesteigert werden. Die Kreislaufregulation bei Arbeit hat das Ziel, den Großteil des Herzzeitvolumens der tätigen Muskulatur zuzuführen und die Durchblutung der inaktiven Organe zu drosseln. «

Die tätige Muskulatur braucht Sauerstoff

Zu Beginn der Arbeit entsteht in der tätigen Muskulatur sofort ein erhöhter Energiebedarf. Er kann zunächst nicht von sauerstoffabhängigen Mechanismen gedeckt werden, da der Kreislauf und der aerobe Muskelstoffwechsel sich nur relativ träge den erhöhten Erfordernissen anpassen. Die Sauerstoffaufnahme steigt also nur relativ zögernd vom Ruhewert aus an, bleibt beim Erreichen der erforderlichen Höhe konstant und fällt nach Arbeitsende langsam wieder zum Ruhewert ab (Abb. 19.**5A**). Die anfängliche Diskrepanz zwischen dem Sauerstoffbedarf, der für die vollständige Energiedeckung durch oxidative Prozesse notwendig wäre, und der tatsächlich aufgenommenen Menge wird als **Sauerstoffdefizit** bezeichnet. Diejenige Sauerstoffmenge, die nach Arbeitsende noch über den Bedarf hinaus aufgenommen wird, ist mit dem Begriff **Sauerstoffschuld** belegt. Zwischen Sauerstoffdefizit und Sauerstoffschuld liegt eine Gleichgewichtsphase, **„Steady state"** genannt. Im Steady state entspricht die aufgenommene Sauerstoffmenge dem Bedarf für die oxidativen Prozesse. Bei leichter dynamischer Arbeit im Ausdauerbereich entsprechen sich annähernd Defizit und Schuld. Unter der Annahme, daß die nach Arbeitsende nachgeatmete Menge an Sauerstoff zur Wiederauffüllung der Speicher an energiereichem Phosphat dient, wurde sie als **alaktazide Sauerstoffschuld** bezeichnet, die bis zu 4 l Sauerstoff betragen kann.

Wird dem Organismus jedoch eine sehr hohe Leistung abverlangt, zeigt die Dynamik der Sauerstoffaufnahme ein anderes Bild (Abb. 19.**5B**). Die Sauerstoffaufnahme steigt zunächst steil, danach etwas flacher an, bis hin zum Abbruch der Arbeit. Ein Steady state kommt nie zustande. Der Sauerstoffbedarf war während der Arbeit stets größer als die aufgenommene Menge. Nach Arbeitsabbruch wird über lange Zeit eine große Sauerstoffmenge nachgeatmet. Sehr wahrscheinlich wird während der ganzen Arbeitsphase anaerob Energie bereitgestellt, die mit der Produktion von Lactat verbunden ist. In einem solchen Fall kann die Sauerstoffschuld bis zu 20 l betragen, was als **laktazide Sauerstoffschuld** bezeichnet wird. Bei dieser dynamischen **maximalen Kurzzeitbelastung** werden zahlreiche Fasern mit hoher glykolytischer Aktivität rekrutiert, so daß eine Situation entsteht, die in Abb. 19.**6** beschrieben ist. Während der gesamten Muskelaktivität steigt das Sauerstoffdefizit an. Der damit verbundene ständige Anstieg der Lactat- und folglich der H^+-Ionen-Konzentration führt schließlich zur Steigerung des Atemantriebs, die eine Sauerstoffmehraufnahme und gleichzeitig eine beschleunigte Ausscheidung des CO_2 zur Folge hat. Das Ungleichgewicht zwischen Bedarf und Aufnahme zwingt schließlich trotzdem zum Abbruch der Arbeit, was auf die Übersäuerung der Muskulatur zurückzuführen sein dürfte.

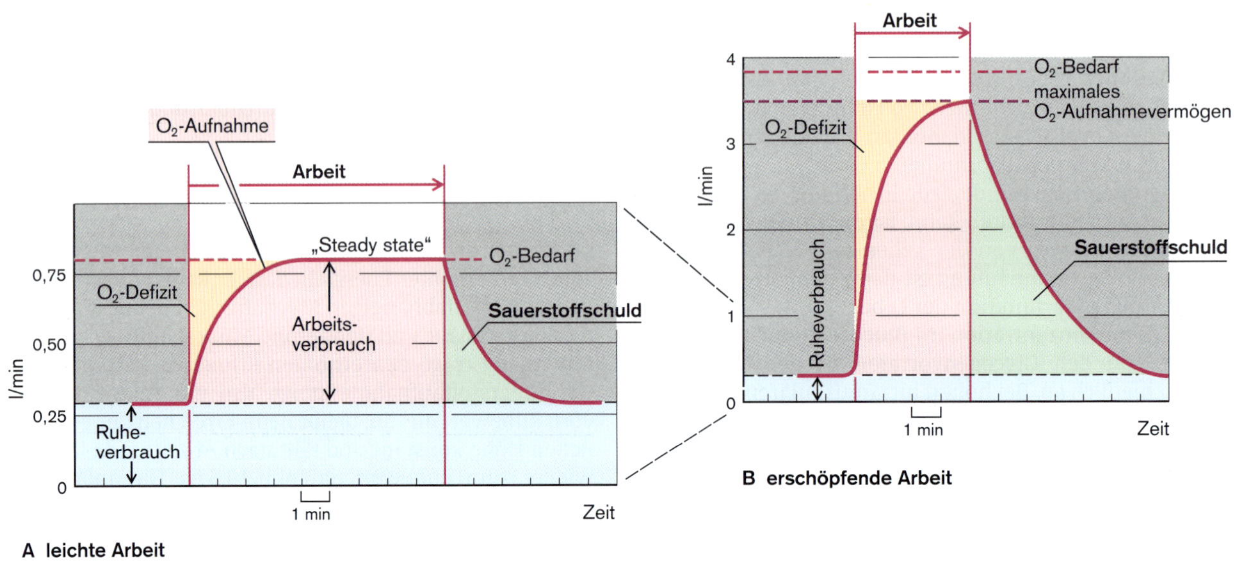

Abb. 19.**5** **Sauerstoffaufnahme und -bedarf.** **A** Bei leichter kurzdauernder dynamischer Arbeit und **B** bei kurzer erschöpfender Arbeit. Die orangen Flächen werden als Sauerstoffdefizit, die grünen Flächen als Sauerstoffschuld bezeichnet.

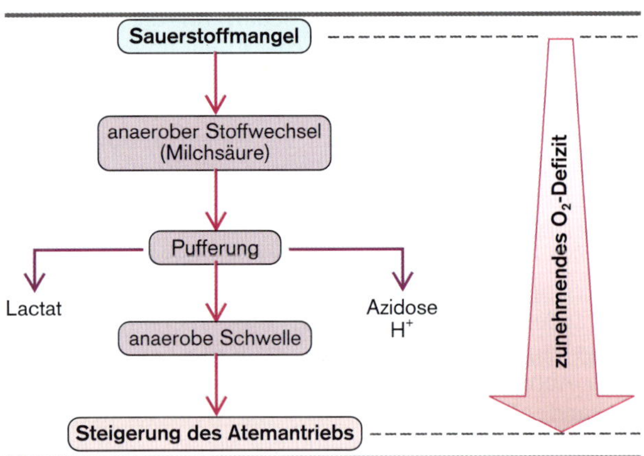

Abb. 19.**6** **Sauerstoffmangel.** Er führt über mehrere Stufen, die den Muskelstoffwechsel einbeziehen, letztlich zu einer Steigerung des Atemantriebs, der den Sauerstoffmangel beseitigen soll.

Die nach Arbeitsende nachgeatmete Sauerstoffmenge (Sauerstoffschuld) wird zur Wiederauffüllung der verbrauchten Bestände an energiereichem Phosphat herangezogen. Allerdings werden zur Rephosphorylierung nur etwa 50% der nachgeatmeten Sauerstoffmenge benötigt. Als weitere Ursache der Sauerstoffnachatmung kommt die **intramuskuläre Temperaturerhöhung** in Frage, die Folge der Umwandlung von chemischer in mechanische und Wärmeenergie ist. Die erhöhte Temperatur macht die Phosphorylierungsprozesse weniger effizient, so daß eine größere Sauerstoffaufnahme notwendig ist, um wieder die ursprüngliche Menge an energiereichen Phosphaten zu bilden. Ferner kommt es zu einem Austritt von Kalium aus den Zellen der tätigen Muskulatur und zu einem Eintritt von Natrium und Wasser in die Zellen. Nach Beendigung der Arbeit müssen daher die ATP-gespeisten Ionenpumpen in den Zellmembranen noch über eine längere Zeit erhöht aktiv sein, um das Ionengleichgewicht wiederherzustellen. Auch muß für die Resynthese von Glykogen aus Lactat sowie für die Oxidation von Lactat im Citratzyklus vermehrt Sauerstoff zugeführt werden. Diese Prozesse verlangen ebenfalls eine erhöhte Sauerstoffaufnahme.

Das sauerstofftransportierende System

Der Sauerstoff muß, wie in der zusammenfassenden Darstellung Abb. 19.**7** gezeigt, über die Lungen zum Blut und mit Hilfe des Kreislaufs zur tätigen Muskulatur transportiert werden. Auf diesem Transportweg sind Konvektion und Diffusion zweimal hintereinander geschaltet. Man kann die Teile des Transportweges wie Lunge und Herz mit den Gliedern einer Kette vergleichen, wobei das schwächste Glied – häufig der Kreislauf – den limitierenden Faktor darstellt.

Die **Transportkapazität** ist zum einen durch die Dimensionen der Organe vorgegeben, wie z. B. durch die Größe der Lungenvolumina, den Herzkammern oder des Blutvolumens. Zum anderen sind funktionelle Größen bestimmend, wie der Atemgrenzwert oder das maximale Herzzeitvolumen, das seinerseits wiederum von der Herzfrequenz und dem Schlagvolumen bestimmt wird. Die Diffusionsbarrieren stellen normalerweise keine nennenswerten Hindernisse dar. Durch das Epithel der Alveolen und die Wand der Muskelkapillaren diffundiert über die sehr kurzen Distanzen genug Sauerstoff. Für den

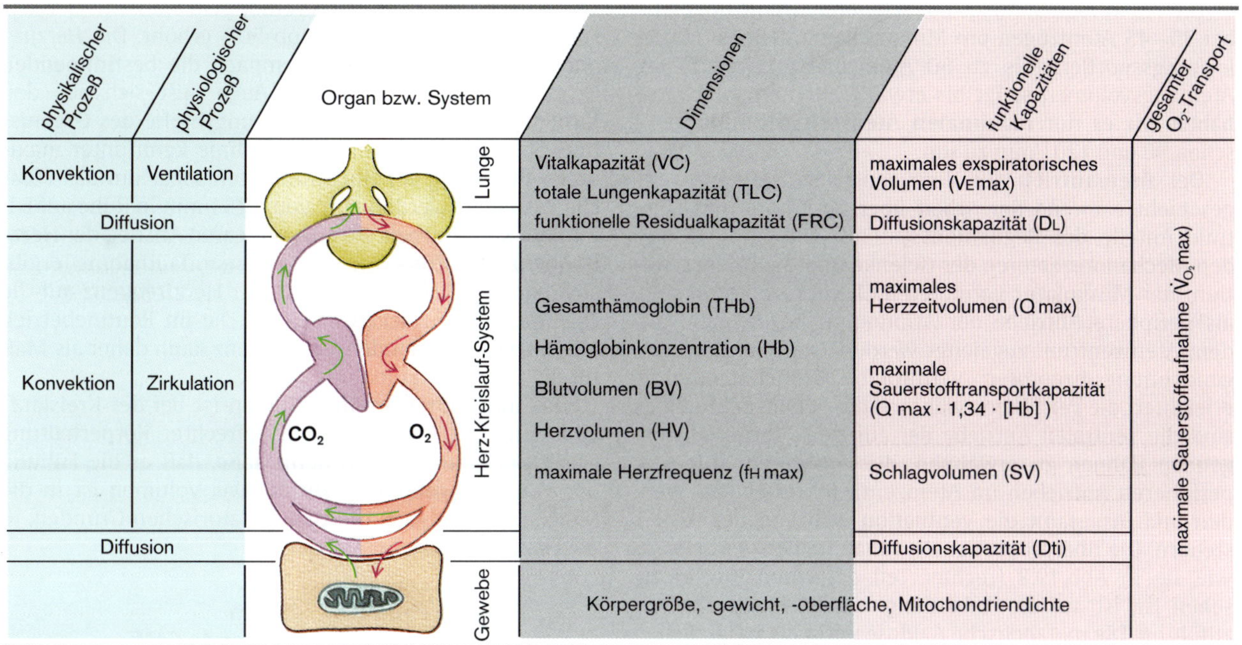

Abb. 19.7 **Schema des sauerstofftransportierenden Systems.** Die angegebenen physiologischen Größen sind zur Beschreibung der gesamten körperlichen Leistungsfähigkeit notwendig. Die aufgeführten Komponenten des Atmungs- und Kreislaufsystems müssen zusammenwirken, damit eine möglichst große Sauerstofftransportkapazität erreicht wird, mit deren Hilfe den tätigen Zellen der Sauerstoff zur Verfügung gestellt wird (nach 9).

Sauerstoff innerhalb der Zellen ist der Mitochondrienbesatz ausschlaggebend. Je dichter die Mitochondrien, um so mehr und schneller kann der Sauerstoff intrazellulär genutzt werden. Hier liegt ein limitierender Faktor für die Sauerstoffnutzung auf zellulärer Ebene.

Die **Dimensionen der Organe** sind anlagebedingt vorgegeben, können aber durch Training variiert werden; dies gilt auch für die funktionellen Parameter. Das *Blutvolumen* kann bei Ausdauertraining von 5 l auf 6,5 l zunehmen, was mit einer Vergrößerung der *Herzkammern* einhergeht. Dabei nehmen sowohl das Plasmavolumen als auch die Anzahl der Erythrozyten zu, so daß dem Trainierten schließlich mehr Hämoglobin für den Sauerstofftransport zur Verfügung steht. Der lange Transportweg mit den vielen Organsystemen, die hintereinander geschaltet sind, macht verständlich, daß bei Arbeitsbeginn der Muskel mit seinen intrazellulären Energiereserven (ATP, KP; S. 512) auskommen muß, bis das Gesamtsystem, gesteuert durch das vegetative Nervensystem, an die Bedürfnisse der Peripherie angepaßt ist.

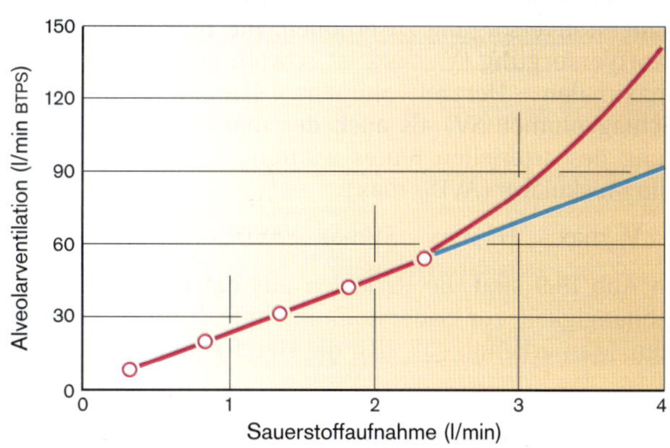

Abb. 19.8 **Alveoläre Ventilation in Abhängigkeit von der Sauerstoffaufnahme.** Nur im unteren Bereich steigt die alveoläre Ventilation proportional zur Sauerstoffaufnahme; bei Steigerung der O_2-Aufnahme über 65 % der maximalen O_2-Aufnahme nimmt die alveoläre Ventilation überproportional zu (Abweichung der roten Kurve von der extrapolierten Geraden).

Atmung

Bei Arbeit kommt es zu einer Zunahme von Atemfrequenz und Atemtiefe (Kap. 10). Daraus resultiert bei leichter Arbeit zunächst eine Zunahme der Alveolarventilation, die der Sauerstoffaufnahme proportional ist (Abb. 19.**8**). Sind ca. 55–60 % der maximalen Sauerstoffaufnahmekapazität erreicht oder überschritten, ist eine überproportionale Zunahme der Alveolarventilation zu beobachten. Der überproportionale Anstieg der Atmung wird durch den Anstieg des **Atemäquivalents** erkenntlich ($\dot{V}_E/\dot{V}_{O_2}$), das zu Beginn der Arbeit bei etwa 25 lag. Der Wert besagt, daß zur Aufnahme von 1 l Sauerstoff 25 l Atemluft bewegt werden. Das Atemäquivalent steigt oberhalb der Dauerleistungsgrenze auf 40–50 an. Der Wert kann zur Beurteilung, inwieweit sich ein Proband bei der Arbeit voll verausgabt hat bzw. ob er durch die Arbeit voll belastet war, herangezogen werden.

Die Atemfrequenz liegt bei schwerer Arbeit ungefähr bei 35–45 Atemzügen pro Minute, kann aber bei Hochleistungssportlern bis zu 60 Atemzüge erreichen. Das Atemzugsvolumen steigt bis etwa 2 l, dementsprechend haben wir es mit **maximalen Atemzeitvolumina** zwischen 90 und 120 l/min zu tun.

Der **Atemantrieb** aus dem zentralen Nervensystem geschieht während der Arbeit über periphere und zentrale Anteile des Regulationssystems. Die Impulse aus den Mechanorezeptoren der Gelenke und die im Interstitium der Muskulatur vermuteten Chemorezeptoren sind als periphere Antriebe der Atmung zu bezeichnen, die dem Atemzentrum zugeleitet werden. Die über die Lungendehnungsrezeptoren vermittelte Bronchodilatation erleichtert die Ventilation während der Arbeit. Schließlich sind die zentralen Antriebe der aus dem Kortex absteigenden Bahnen zu erwähnen, die zusammen mit den peripheren Antrieben im Atemzentrum verrechnet werden und insgesamt die Ventilation während der Arbeit steuern. Die überproportionale Zunahme der Ventilation, wie sie in Abb. 19.**8** (rechter Teil der roten Kurve) zu sehen ist, ist auf die Anhäufung von H^+-Ionen zurückzuführen. Die metabolische Azidose wirkt als zusätzlicher Antrieb, wobei chemorezeptive Areale in der Medulla oblongata direkt beteiligt sind (S. 255 ff.).

Der zentrale Kreislauf

Die Umstellung des Kreislaufs bei Arbeit hat zum Ziel, das Herzzeitvolumen zu vergrößern und durch eine Umverteilung des Blutflusses in die tätige Muskulatur deren Sauerstoffversorgung zu erhöhen. Die **maximale Sauerstoffversorgung** ($\dot{V}_{O_2}max$) ist sowohl eine Funktion des maximalen Herzzeitvolumens (Herzfrequenz Hf_H · Schlagvolumen SV) als auch der maximalen Ausschöpfung des arteriellen Blutes während der Passage durch die Muskulatur (AVD_{O_2} max):

$$\dot{V}_{O_2}max = Hf_H max \cdot SVmax \cdot AVD_{O_2}max.$$

In Abb. 19.**9** sind die Variablen aus dieser Gleichung in Abhängigkeit zur Sauerstoffaufnahme (l/min) aufgetragen. Man erkennt, daß sich die Herzfrequenz annähernd verdreifacht, die AVD_{O_2} sich verdoppelt, während sich das Schlagvolumen nur um knapp 50% erhöht. Die *Herzfrequenz* und die *AVD_{O_2}* sind demnach die bestimmenden Größen in dieser Gleichung. Auch läßt sich aus den Kurven der Abb. 19.**9** die Anpassungsbreite des Organismus ablesen. Die Sauerstoffaufnahme kann unter maximaler Belastung bei Hochtrainierten sogar um das 20fache gesteigert werden, d. h. von 0,25 l/min in Ruhe auf 5 l/min bei Körperarbeit. Aus dem linearen Anstieg der Herzfrequenz bei Zunahme der Sauerstoffaufnahme ergibt sich auch die Möglichkeit, von der Herzfrequenz auf die O_2-Aufnahme zurückzuschließen. Die im Routinebetrieb leicht zu bestimmende Herzfrequenz kann daher als Maß für die Sauerstoffaufnahme gelten.

Das intrathorakale Blutvolumen ist bei der Kreislaufanpassung an Arbeit zwar in aufrechter Körperhaltung erniedrigt, aber nicht in dem Maße, daß es die Füllung der Ventrikel gefährden würde. Das Volumen ist in die Muskulatur und, aus thermoregulatorischen Gründen, in die Haut verlagert.

Die Herzfrequenz: die am einfachsten zu bestimmende Größe

Wie in Abb. 19.**10** oben zu sehen, kommt es bei **leichten Belastungen** zu einem Herzfrequenzanstieg. Er geht aber *nicht über 130 Schläge* pro Minute hinaus. Ein **Steady state** ist erkennbar, das über viele Stunden (Arbeitstag) aufrechterhalten werden kann. Nach Beendigung der Arbeit nähert sich die Herzfrequenz dem Ruhewert anfänglich schnell, danach langsam. Der Verlauf der Herzfrequenz ähnelt formal demjenigen, der bei der Sauerstoffaufnahme (Abb. 19.**5 A**) zu sehen war. Wird eine **mittelschwere bis schwere Belastung** vorgegeben (Abb. 19.**10** unten), steigt die Herzfrequenz kontinuierlich an, was als **Ermüdungsanstieg** bezeichnet wird. Ein wirkliches Steady state wird nicht erreicht. Nach Beendigung der Arbeit nähert sich die Herzfrequenz dem Ausgangspunkt, allerdings dauert dies länger als bei leichter Arbeit. Die **Erholungspulssumme,** d. h. die Gesamtzahl derjenigen Herzschläge, die nach der Arbeit noch über dem Ruhewert liegen, ist wesentlich höher als bei leichter Arbeit

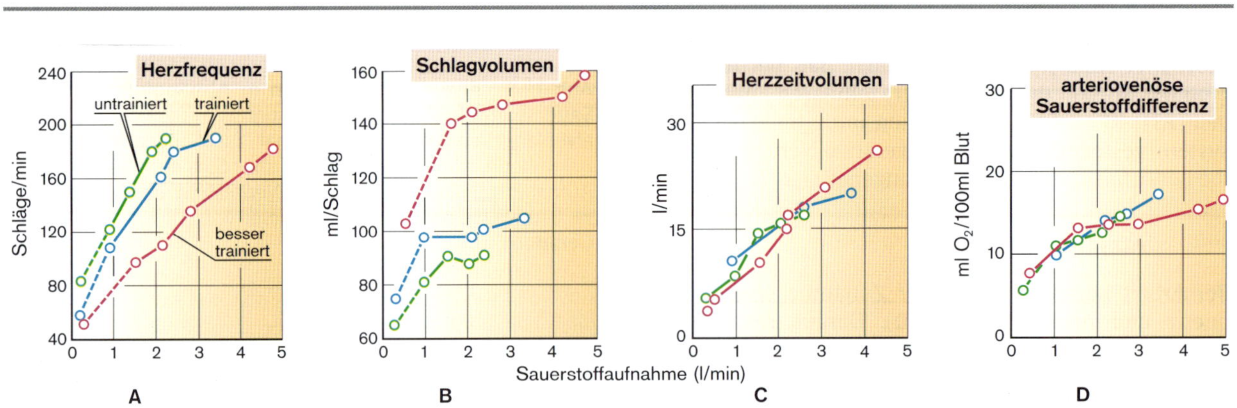

Abb. 19.**9** **Herzfrequenz (A), Schlagvolumen (B), Herzzeitvolumen (C) und arteriovenöse Sauerstoffdifferenz (D) in Abhängigkeit von der Sauerstoffaufnahme.** Die Unterschiede bei den Trainierten ergeben sich aus den unterschiedlichen Trainingszuständen der Versuchspersonen (nach 11).

(Abb. 19.**10**) und kann als Maß für die vorangegangene Belastung angesehen werden. Natürlich ist auch die Pulssumme während Arbeit ein Maß für die Belastung, aber der Zeitgang während der Belastung (Ermüdungsanstieg) ist die entscheidende Information.

Wie in Abb. 19.**9 A** gezeigt, steigt die Herzfrequenz in einem weiten Bereich *proportional zur Sauerstoffaufnahme* an. Lediglich auf der blauen Kurve ist im obersten Belastungsbereich noch eine Zunahme des Sauerstoffverbrauchs ohne eine entsprechende Herzfrequenzzunahme erkennbar. Dieses Abknicken der Kurve (*„levelling off"*) ist als ein Zeichen der **Ausbelastung** anzusehen, d. h. als ein Zeichen, daß die volle Belastung erreicht ist. Die Kurve steigt um so steiler an, je geringer der Trainingszustand ist, d. h., schon bei geringen Belastungen werden hohe Herzfrequenzen erreicht. Umgekehrt verhält es sich bei den Trainierten, die in Ruhe die niedrigsten Herzfrequenzen zeigen und deren Kurve die geringste Anstiegssteilheit aufweist. Bei Höchstbelastungen werden Frequenzen zwischen 180 und 190 Schlägen pro Minute gemessen. Die Frequenz nimmt beim wenig Trainierten von 80 auf 180 zu (1 : 2,2), beim Trainierten von 60 auf 180 – 190 (1 : 3): Hochtrainierte Ausdauersportler wie Skilangläufer zeigen auch Werte über 200 Schläge pro Minute, allerdings nur kurzfristig.

Die Reaktion der Herzfrequenz auf Arbeit ist darüber hinaus von Alter, Geschlecht und Art der Belastung abhängig. Im höheren Alter sind die Herzfrequenzanstiege geringer, da die β-adrenerge Beeinflußbarkeit abgeschwächt ist. Bei Armarbeit (z. B. Kurbeln) ist die Herzfrequenz bei vergleichbaren Belastungen (W/kg Körpergewicht) gewöhnlich höher als bei Beinarbeit. Die Ursache liegt in der hohen Sympathikusaktivierung und der relativ geringen Muskelmasse, die bei Armarbeit benutzt wird.

Schlagvolumen

Die Steigerung des Schlagvolumens trägt ebenfalls zur Vergrößerung des Herzzeitvolumens bei. Allerdings ist schon bei niedrigen Belastungsstufen das Maximum dessen erreicht, was möglich ist (Abb. 19.**9 B**). Beim Untrainierten steigen die Werte von ca. 65 ml auf 80 ml an (1 : 1,4), beim Trainierten von 100 auf 150 ml (1 : 1,5). Entscheidend für die Steigerung des Schlagvolumens sind das Ausmaß der reflektorischen Konstriktion der kapazitiven Gefäße im Splanchnikusgebiet sowie die Effektivität der Muskel- und der Atempumpe. Sie erhöhen das intrathorakale Blutreservoir und garantieren damit einen ausreichenden Füllungsdruck des Herzens.

Die hohen Schlagvolumina des Trainierten in Ruhe erklären, warum er selbst bei niedrigen Herzfrequenzen hohe Sauerstoffaufnahmen erzielen kann. Insgesamt trägt die Anpassung des Schlagvolumens nur relativ wenig (Faktor 1,5) zur Steigerung des Sauerstofftransports bei.

Herzzeitvolumen

Das Herzzeitvolumen steigt proportional zur Sauerstoffaufnahme an (Abb. 19.**9 C**). Das gilt für Tranierte und Untrainierte. Je nach Trainingszustand werden dabei Werte zwischen 16 und 25 l/min erreicht. Hochtrainierte zeigen manchmal auch Werte über 30 l/min. Das Herzzeitvolumen kann demnach maximal um das 4- bis 5fache gesteigert werden, wozu die Herzfrequenz quantitativ mehr beiträgt als das Schlagvolumen. 85% des Herzzeitvolumens kommen bei Arbeit der tätigen Muskulatur zugute. Bei einem Herzzeitvolumen von 25 l/min stehen demnach ca. 21 l/min für die tätige Muskulatur zur Verfügung.

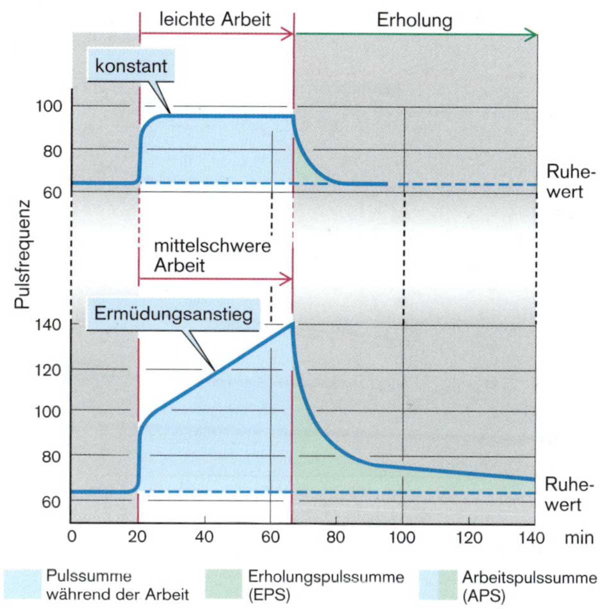

Abb. 19.**10** **Herzfrequenz bei körperlicher Arbeit.** Bei leichter Arbeit im Ausdauerbereich bleibt die Pulsfrequenz konstant (oben), während bei schwerer Arbeit (unten) der Anstieg der Herzfrequenz ein Anzeichen zunehmender Ermüdung ist. Entsprechend ist die Erholungspulssumme stark erhöht (unten) im Vergleich zur Ausdauerbelastung (oben) (nach 10).

Arterieller Blutdruck

Bei zunehmender Arbeitsbelastung kommt es zu einem kontinuierlichen **Anstieg des systolischen Blutdrucks,** während der diastolische Druck weitgehend unverändert bleibt. Der **arterielle Mitteldruck** steigt mäßig an (Abb. 9.**11**). Wenn trotz des starken Anstiegs des Herzzeitvolumens der diastolische Druck kaum erhöht ist, kann dies nur auf eine drastische Verminderung des totalen peripheren Widerstands zurückzuführen sein. Die starke **Vasodilatation in der arbeitenden Muskulatur** ist die Ursache dafür. Bei Armarbeit sind die Druckanstiege höher als bei Beinarbeit (Abb. 19.**11**), da bei ersterer nur eine relativ kleine Muskelmasse aktiviert wird und infolgedessen die Dilatation der beteiligten Widerstandsgefäße den peripheren Widerstand weniger senkt als bei Beinarbeit. Der hohe Blutdruckanstieg ist in der Praxis von Bedeutung, weil z. B. bei älteren Menschen während Armtätigkeiten wie Rasenmähen oder Heckenschneiden häufig Herzinfarkte oder Schlaganfälle auftreten. Das Herz muß dabei gegen einen höheren Widerstand, der eine gesteigerte Herzmuskeldurchblutung erforderlich macht, anarbeiten, was aber häufig wegen verengter Herzkranzgefäße

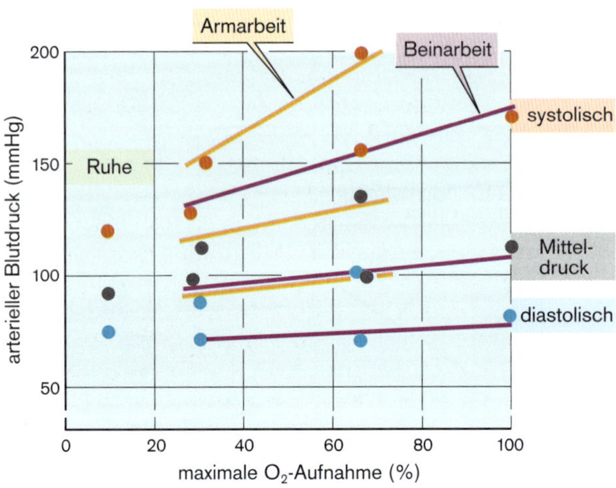

Abb. 19.**11** **Arterieller Blutdruck (systolisch, diastolisch, Mitteldruck) während Körperarbeit.** Armarbeit und Beinarbeit wurden getrennt untersucht. Bei Armarbeit (Rasenmähen, Heckenschneiden) sind höhere Blutdruckanstiege zu erwarten als bei Beinarbeit (Radfahren, Joggen) (nach 1).

nicht möglich ist. Auch kann der gesteigerte Blutdruck zur Zerreißung von Hirngefäßen führen (Schlaganfall).

Da bei Arbeit nennenswerte Anstiege der mittleren Venendrücke in den peripheren Kreislaufabschnitten nicht zu erwarten sind, ist der arteriovenöse Druckgradient und damit die treibende Kraft für die Herzfüllung und für das Herzzeitvolumen deutlich vergrößert.

Arteriovenöse Sauerstoffdifferenz

Die Ausschöpfung des arteriellen Blutes, die in Ruhe 40–60 ml Sauerstoff pro 1 l Blut beträgt, steigt bei zunehmender Arbeitsbelastung zunächst stark an, um dann nur noch wenig zuzunehmen. Sie erreicht bei Untrainierten 120–140 ml/l Blut, ist jedoch beim Trainierten deutlich höher, wobei Werte von 170–180 ml Sauerstoff pro l Blut erreicht werden. Diese Werte übersteigen die Ruhewerte um das 3- bis 4fache (Abb. 19.**9 D**).

Die **Höhe der Sauerstoffausschöpfung** ist von Faktoren bestimmt, die sich bei Muskeltätigkeit verändern:
- von der *kapillären Austauschfläche*, die durch die Vasodilatation in den tätigen Bereichen vergrößert ist;
- von der *Temperatur im Muskelgewebe*, die sich bei Arbeit erhöht, und dem *pH-Wert*, der sich nach unten verschiebt, was die Sauerstoffabgabe ins Gewebe erleichtert (Rechtsverschiebung der O_2-Bindungskurve s. S. 242);
- von der *O_2-Aufnahmekapazität der einzelnen Muskelzellen*, die durch den Enzymbesatz der Mitochondrien bestimmt wird. Letzterer wird durch Training erhöht, was als eine *metabolische Adaptation* zu verstehen ist, die die Oxidationskapazität der Zellen erhöht.

Abschließend läßt sich sagen, daß zur Steigerung der Sauerstoffaufnahme bei körperlicher Arbeit die Herzfrequenzzunahme und die vermehrte Ausschöpfung des Blutes am meisten beitragen.

Muskeldurchblutung

Bei der Kreislaufanpassung an körperliche Arbeit spielen die Faktoren, die die Muskeldurchblutung regulieren, eine zentrale Rolle. Zunächst werden aus den tätigen Muskelzellen lokal Metaboliten wie anorganisches Phosphat, Wasserstoff- und Kaliumionen freigesetzt. Gleichzeitig wandern Na^+-Ionen und Wasser in die Zellen. Daraus resultiert eine Osmolalitätssteigerung im Interstitium. Alle Faktoren zusammengenommen (Abb. 19.**12**) hemmen die Noradrenalinfreisetzung aus den adrenergen Nervenendigungen in den glatten Gefäßmuskelzellen, so daß deren Fähigkeit zur Kontraktion vermindert bzw. ganz aufgehoben wird. Hinzu kommen noch endotheliale Faktoren, die über NO ebenfalls eine Dilatation einleiten. Die daraus resultierende Mehrdurchblutung hat stromaufwärts eine Dilatation der Arterien zur Folge (s. a. S. 135 und 174 f.).

In der Beinmuskulatur des Menschen ist bei leichter und mittlerer Arbeit eine 3- bis 4fach höhere Durchblutung zu erwarten als in Ruhe. Unter schwerster Belastung kann das Gefäßbett der Streckmuskulatur des Kniegelenks beispielsweise bis zu 2,5 l Blut pro min aufnehmen, wobei 0,35 l Sauerstoff/min pro kg Muskulatur vom Gewebe extrahiert werden. Das wäre für das umschriebene Muskelgebiet eine Steigerung um das 10fache. Da das maximale Herzzeitvolumen ca. 25 l/min beträgt, kann man daraus schließen, daß höchstens etwa 10 kg, d. h. ein Drittel der gesamten Skelettmuskulatur, gleichzeitig maximal tätig sein kann. Mehr an Blutvolumen pro Zeit kann das Herz in der Regel nicht bereitstellen, womit ganz klar der zentrale Kreislauf, also das Herz und das Lungegefäßbett als Volumenreservoir, als ein limitierender Faktor für die körperliche Höchstleistung anzusehen ist. Auf der anderen Seite wird daraus auch erkenntlich, wie wichtig die Kontrolle der vasokonstriktorischen Aktivitäten der nichtbeanspruchten Muskulatur ist. Das Fehlen extrazellulärer Metabolite, die Anwesenheit von Adrenalin (präsynaptische β_2-Rezeptoren) sowie von Angiotensin II sorgen dort für eine hohe Freisetzung von Noradrenalin und ATP aus den Nervenendigungen an der glatten Gefäßmuskulatur, was eine starke Vasokonstriktion garantiert (Abb. 19.**12**). Adrenalin kann aber auch über β_2-Rezeptoren an den glatten Muskelzellen dilatatorisch wirksam werden. Welche Wirkung zum Tragen kommt, hängt von der Reizstärke ab. Der Sympathikus (Noradrenalin und ATP) und Adrenalin haben demnach eine zweifache Funktion: Sie fördern über eine Inotropie- und Frequenzsteigerung des Herzens dessen Auswurfleistung und sorgen in der Peripherie für deren angemessene Verteilung auf die tätige Muskulatur. Überwiegt z. B. bei Armkurbelarbeit die Konstriktion in den großen Muskelmassen der Beine, kann die Vasodilatation in den kleinen Armmuskeln eine überschießende Blutdruckerhöhung nicht auffangen (Abb. 9.**11**). Wie wichtig diese periphere Widerstandsregelung ist, wird bei Patienten deutlich, die durch Erkrankungen des sympathischen Nervensystems

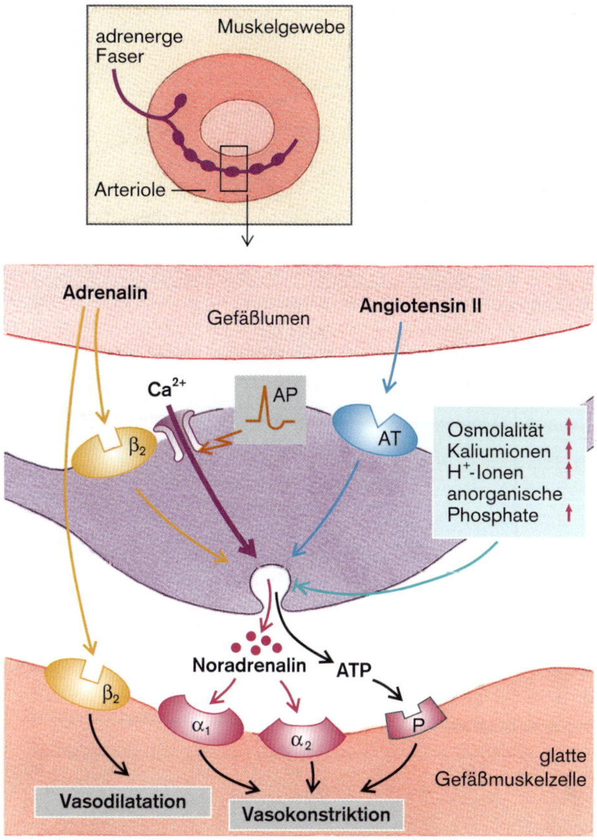

Abb. 19.**12** **Freisetzung von Noradrenalin und ATP in der glatten Gefäßmuskulatur von Skelettmuskeln.** Die erhöhten Konzentrationen von K^+-Ionen, H^+-Ionen und anorganischen Phosphaten, die insgesamt zu einer erhöhten Osmolalität im Interstitium führen, wirken hemmend auf die Freisetzung der Transmitter Noradrenalin und ATP. Umgekehrt kann Angiotensin II die Freisetzung der Transmitter fördern.

nicht in der Lage sind, die notwendige Vasokonstriktion in den inaktiven Muskeln zu initiieren. Unter Belastung erhöht sich bei ihnen der Blutdruck nicht, sondern er fällt ab, so daß sie unfähig sind, die Arbeit zu verrichten. Ein Ergometertest kann solche Fehlleistungen des autonomen Nervensystems frühzeitig aufdecken.

Die Kreislaufregulation bei Arbeit

Die Aufgabe der Kreislaufregulation bei körperlicher Arbeit ist es, die Ansprüche der Peripherie, d. h. der tätigen Muskeln, mit den Möglichkeiten des zentralen Kreislaufs in Übereinstimmung zu bringen. Konkret heißt das, die Förderleistung des Herzens an die Erfordernisse des Stoffwechsels der tätigen Muskulatur anzupassen. Um diese Aufgabe zu erfüllen, bedarf es regulierender Zentren, die in der **Medulla oblongata** liegen (Abb. 19.**13** Mitte; S. 163 u. 685 f.). Diese Zentren erhalten **Informationen aus der Peripherie,** d. h. aus den Kreislauforganen und den Muskeln. Die in Abb. 19.**13** links oben eingetragenen Afferenzen vermitteln fördernde Impulse auf das Zentrum, die Afferenzen rechts oben hemmen das Zentrum. Ferner beeinflussen **höhere Zentren** (Kortex) das Kreislaufzentrum stimulierend. Das Zentrum seinerseits verarbeitet die hemmenden und fördernden Impulse und kontrolliert die Herztätigkeit und die nichtaktiven Gefäßgebiete. Adrenalin und Noradrenalin treiben das Herz an und bewirken die Vasokonstriktion in den nichtaktiven Gefäßgebieten (Abb. 19.**12** und 19.**13**).

Die stimulierenden Impulse aus den intrathorakalen Gefäßgebieten stammen von Rezeptoren in den Vorhöfen, in den herznahen Venen und im Lungengefäßbett **(Niederdrucksystemrezeptoren).** Sie informieren über den Volumengehalt dieser Gefäßabschnitte sowie über die mechanische Aktivität des Herzens selbst. Die **Chemorezeptoren** senden auch stimulierende Impulse aus. Unter **Ergozeptoren** versteht man freie Nervenendigungen, die auf die veränderte chemische Zusammensetzung der interstitiellen Flüssigkeit in den aktiven Muskeln ansprechen und fördernd wirken. Deren Existenz ist bislang morphologisch noch nicht nachgewiesen, aber zahlreiche Ergebnisse physiologischer Experimente machen sie sehr wahrscheinlich (14). Letztlich soll durch die Aktivierung eine Beseitigung von Metaboliten erreicht werden.

Hemmende Impulse gehen von den auf der Hochdruckseite des Kreislaufs gelegenen **Barorezeptoren** aus, die sowohl intrathorakal im Aortenbogen gelegen sind als auch extrathorakal im Karotissinus. Intrathorakale hemmende Impulse können auch von Niederdrucksystemrezeptoren ausgelöst werden, wenn z. B. eine niedrige Volu-

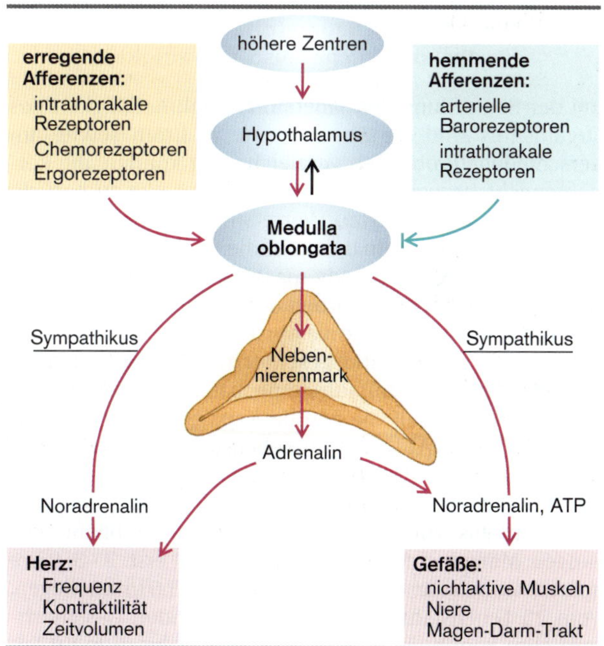

Abb. 19.**13** **Reflektorische Anpassung von Herz und Kreislauf.** Sie beinhaltet eine Vasokonstriktion der nichtaktiven Gebiete (Muskeln, Niere, N. splanchnicus) und dadurch eine Umleitung der Durchblutung in die aktive Muskulatur (nach 11).

menfüllung zentraler Kreislaufabschnitte ein hohes Herzzeitvolumen nicht zuläßt.

Aber auch ohne diese Rückmeldungen beeinflussen **höhere Zentren** von sich aus Herz und Gefäße. Diese Meldungen werden vom ZNS gleichzeitig mit den motorischen Impulsen zur Muskulatur abgeschickt. Es handelt sich also um eine **zentrale Mitinnervation** von Herz und Gefäßen, aber auch die **Atmung** wird dabei stimuliert. So sind beipielsweise Steigerungen der Herzfrequenz und des Blutdrucks bei Sportlern *vor* Beginn der Leistung als **Startreaktion** bekannt. In dieser Phase sind die Stoffwechselvoraussetzungen für eine Vasodilatation noch nicht gegeben, so daß das über die Herzfrequenz gesteigerte Herzzeitvolumen eine Blutdruckerhöhung auslöst. Sie kann erst dann zur erhöhten Perfusion genutzt werden, wenn die arbeitenden Muskelgefäßgebiete dilatiert sind.

Den oben genannten Kurzzeitregulationen durch den Sympathikus und Adrenalin sind **Langzeitregulationen** zur Seite gestellt, deren Effekte durch Training ausgelöst und unterhalten werden. Diese garantieren durch zahlreiche Mechanismen ein adäquates Füllungsvolumen des Kreislaufs, ohne welches die Steigerung der Förderleistung des Herzens bei Arbeit nicht denkbar wäre. Die bereits erwähnte Vergrößerung des Blutvolumens bei Sportlern kann dazu gezählt werden. Die Lebervergrößerung sowie die Vergrößerung der Hormonproduktionsstätten (Nebennieren) sind ebenfalls als Langzeitanpassungen an Arbeit anzusehen, die die Kurzzeitregulationen erst voll zur Wirkung kommen lassen.

Die maximale Sauerstoffaufnahme: ein Maß für die körperliche Leistungsfähigkeit

Bei der Beurteilung der Sauerstoffaufnahmefähigkeit des Organismus sind die Absolutwerte in l/min sowie, um verschiedene Probanden vergleichen zu können, die körpergewichtsbezogenen Werte in l/min pro kg zu berücksichtigen. Die genauesten Werte sind zu erhalten, wenn die gemessene O_2-Aufnahme auf die fettfreie Körpermasse bezogen wird (lean body mass); das ist diejenige Körpermasse, die bei Körperarbeit den Sauerstoff verbraucht, also hauptsächlich die aktive Muskulatur (S. 510).

Vor der Pubertät sind **geschlechtsspezifische Unterschiede** der Sauerstoffaufnahme kaum feststellbar. Bei Kindern ist generell die aerobe Kapazität noch vermindert (Abb. 19.**14 A**). Vom 10. Lebensjahr an nimmt die aerobe Kapazität steil zu und erreicht bei 14- bis 16jährigen Mädchen bereits ein Maximum von ca. 2,6 l/min, das dann bis zum 25. Lebensjahr erhalten bleibt. Die jungen Männer erreichen ihr Maximum erst 2–3 Jahre später, wobei die Werte ungefähr bei 3,6 l/min liegen. Vom 25. Lebensjahr an kommt es bei beiden Geschlechtern zum kontinuierlichen Abfall, so daß bis zum 60. Lebensjahr die maximale Sauerstoffaufnahme um ein Drittel reduziert ist (Abb. 19.**14 A**). Ausdauertraining kann diesen Alterungsprozeß teilweise aufhalten (Abb. 19.**14 B**).

Der geschlechtsspezifische Unterschied der absoluten maximalen Sauerstoffaufnahme ist auf die geringere Körpergröße der Frau und das geringere Körpergewicht, aber auch auf die geringere Muskelmasse und den höheren Fettanteil am Körpergewicht zurückzuführen (Tab. 19.**1**; S. 511). Dies bedingt auch eine geringere körpergewichtsbezogene Sauerstoffaufnahme (Abb. 19.**15**). Weitere Ursachen dafür sind die bei den Frauen um 20% niedrigere Mitochondrienvolumendichte in den Muskeln und die gegenüber dem Mann geringere Hämoglobinmenge. Durch Training können diese Unterschiede nicht aufgehoben werden. Alle Faktoren zusammengenommen tragen dazu bei, daß bei Frauen die Sauerstoffaufnahme (auf das kg Körpergewicht bezogen) im Vergleich zu den Männern 20% niedriger ist (Abb. 19.**15**).

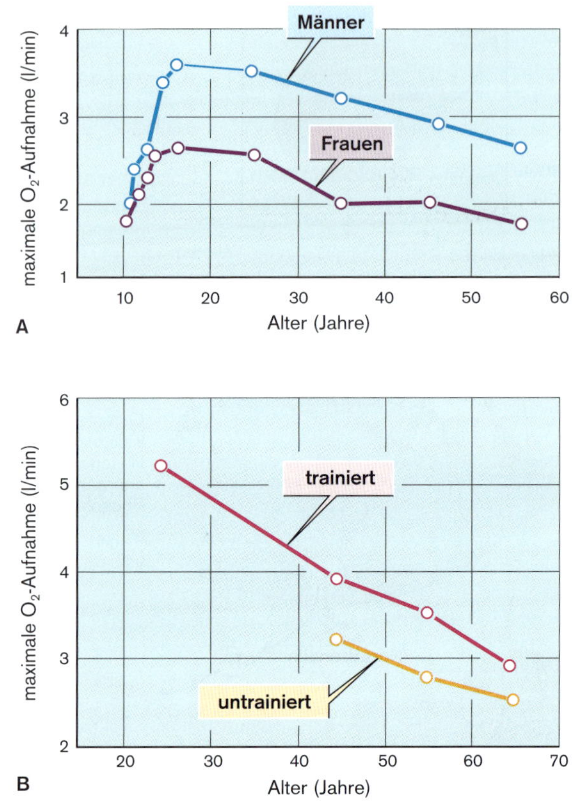

Abb. 19.**14** **Maximale Sauerstoffaufnahme in Abhängigkeit von Alter, Geschlecht und Trainingszustand.** Durch Training kann die altersbedingte Abnahme der maximalen O_2-Aufnahme auf ein höheres Niveau verschoben werden (A nach 8, B nach 1).

Die höchsten absoluten und relativen Werte werden bei Skilangläufern und -läuferinnen gemessen. Bei ersteren wurden O_2-Aufnahmen von mehr als 6 l/min (85 ml/min pro kg) gefunden. In die gleiche Kategorie können noch die Radrennfahrer einbezogen werden. Bei diesen Sportarten werden über lange Zeit große Muskelmassen beansprucht. Dagegen zeigen Sportarten, bei denen das Reaktionsvermögen (z. B. Fechten), die Koordination (z. B. Turnen) oder Kraft (z. B. Ringen, Gewichtheben) im Vordergrund stehen, weit niedrigere Werte (Abb. 19.**15**).

Die Tatsache allein, **Ausdauersport** betrieben zu haben, kann jedoch die hohen Werte der maximalen Sauerstoffaufnahme bei Ausdauersportlern nicht begründen.

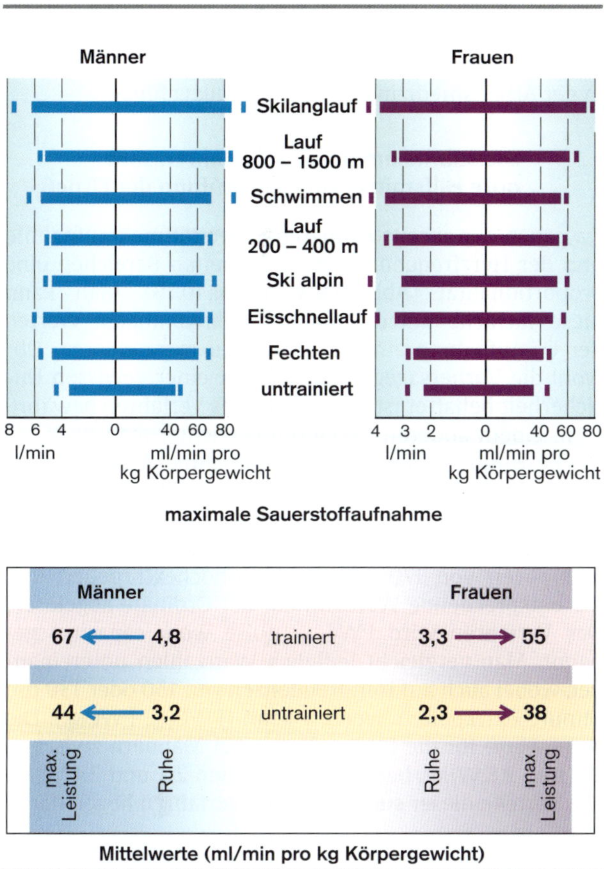

Abb. 19.**15** **Maximale Sauerstoffaufnahme (absolut bzw. pro kg KG) von Männern und Frauen bei unterschiedlichen Sportarten.** Darunter sind Mittelwerte der Sauerstoffaufnahme pro kg Körpergewicht in Ruhe und bei maximaler Leistung für trainierte und untrainierte Männer und Frauen aufgeführt (nach 1).

Vielmehr ist auch die genetisch vorbestimmte Verteilung von roten, langsamen Typ-S-Fasern zu weißen, schnellen Typ-F-Fasern von Bedeutung. Ein hoher Mitochondrienbesatz, ein hoher Myoglobingehalt und andere biochemische Charakteristika prädestinieren zur Ausübung von Ausdauersportarten. Damit spielt die genetische Komponente eine bedeutende Rolle beim Erfolg in diesen Wettbewerben.

19.3 Leistung und Ausdauer

›› Die Testverfahren zur Beurteilung der körperlichen Leistungsfähigkeit setzen teilweise kurzfristige (bis zu 10 Sekunden) oder länger dauernde Belastungen ein, die bis an die Grenzen der Leistungsfähigkeit heranreichen, wobei entweder die Zeit zum Absolvieren des Tests oder der Lactatspiegel oder die aufgenommene Sauerstoffmenge als Maß für die Leistungsfähigkeit genommen werden. Andere Verfahren begnügen sich mit submaximalen Belastungen, um dann auf die maximale Leistungsfähigkeit zu extrapolieren, da eine bekannte Proportionalität zwischen Herzfrequenz und Sauerstoffaufnahme während Arbeit besteht. Das Ergebnis der Tests ist bei gesunden Probanden in jedem Fall trainingsabhängig. Je widerstandsfähiger sie gegen Ermüdung sind, um so größer ist ihre Ausdauer, wobei zwischen anaerober, statischer und dynamischer und zwischen Kurz- und Langzeitausdauer unterschieden werden muß. Trainingseffekte auf die Muskulatur machen sich zunächst in einer Kraft- und später in einer Dikkenzunahme der Muskulatur bemerkbar. Die Ermüdung ist entweder die Folge einer Anhäufung von Stoffwechselprodukten in den Zellen oder die Folge einer Verarmung an energiereichen Substraten. In der Erholungsphase müssen zunächst die arbeitsinduzierten Veränderungen abklingen und danach die Energievorräte wieder aufgebaut werden. Besondere Ernährungsschemata können die Beladung der Muskelzellen mit Glykogen fördern. ‹‹

Leistungstests

Zur Ermittlung der **Leistungsfähigkeit (Fitneß)** wurden zahlreiche Testverfahren entwickelt, deren methodische Voraussetzungen auf Abb. 19.**1** (S. 512) dargestellt wurden. Sie lassen sich in drei verschiedene Kategorien einteilen: Kurzzeittests, Mittelzeittests, Messung der maximalen Sauerstoffaufnahme.

Kurzzeittests. Sie dauern zwischen 10 und 30 Sekunden und können mit dem auf Abb. 19.**1** abgebildeten Stufentest absolviert werden oder in einem 30-m-Sprint-Test bestehen. Diese Kurztests nehmen nur das **Adenosintriphosphat-** und das **Kreatinphosphatsystem** als Energielieferanten in Anspruch. Gemessen wird nur die Zeit zur Bewältigung der zurückgelegten Strecke, beim Stufentest gehen noch die Treppenhöhe und das Körpergewicht ein. Je kürzer die benötigte Zeit, um so besser hat der Proband sein ATP-KP-System mobilisiert. Obwohl man damit das ATP-KP-System nicht direkt untersucht hat, wird doch ein Teil der anaeroben Kapazität erfaßt. In das Ergebnis eines solchen Tests gehen auch noch die motorischen Fähigkeiten (Hebelwirkungen der Gelenke) und die Koordination der Bewegung ein (nervale Steuerung der Motorik).

Allerdings wird dabei nur die Oberschenkel- und Wadenmuskulatur getestet. Der Vorteil ist, daß man in kürzester Zeit viele Probanden testen und den Test in kurzen Zeitabständen wiederholen kann. Der Leistungszuwachs infolge eines Trainings kann damit relativ einfach verfolgt werden (Stoppuhr!).

Mittelzeittests. Diese Art von Tests dauern zwischen 30 und 180 Sekunden, werden auf dem Fahrradergometer durchgeführt und beanspruchen zur Energielieferung hauptsächlich das **glykolytische System**, das in dieser Zeit bis zu 70% der benötigten Energie zur Verfügung stellt. Die Aktivierung des glykolytischen Systems läßt sich am Anstieg der Lactatkonzentration im Plasma ablesen. Ein Proband wird während des Tests für etwa 2–3 Minuten bis an die Grenzen seiner Leistungsfähigkeit belastet. Am Ende der 3. Minute werden gewöhnlich die höchsten Lactatwerte beobachtet. Würde man den Verteilungsraum des Lactats kennen, so könnte man aus der Lactatkonzentration die gesamte während der Leistung produzierte Lactatmenge und daraus die freigesetzte Energie errechnen. Die bei einem solchen Test gemessene Sauerstoffschuld (S. 515 f.) kann hier als Maß der anaeroben Kapazität dienen.

Messung der maximalen Sauerstoffaufnahme. Als ideales Maß für die Leistungsfähigkeit gilt die maximale Sauerstoffaufnahme pro Zeit ($\dot{V}_{O_2}$max), bezogen auf das Körpergewicht. Bei der Messung der $\dot{V}_{O_2}$max werden heutzutage außer der Sauerstoffaufnahme die *CO_2-Ausscheidung*, die *Herzfrequenz*, die *Ventilation* und die *Atemfrequenz* gemessen und die daraus abgeleiteten Größen wie das **Atemäquivalent** (S. 517) errechnet. Mit einer niedrigen Belastung, entweder auf dem Laufband oder auf dem Fahrradergometer beginnend, wird nach jeweils 3 Minuten die Geschwindigkeit oder die Steigung des Laufbandes oder der Bremswiderstand des Fahrradergometers erhöht. Auf jeder Leistungsstufe sollen sich die Meßgrößen, z. B. die Herzfrequenz oder die Sauerstoffaufnahme, auf den Folgewert einstellen, und der Ermüdungsrückstand aus der vorangegangenen Belastungsstufe sollte nicht zu hoch sein, so daß eine Weiterführung des Tests möglich ist. Erreichen die Sauerstoffaufnahme oder die Herzfrequenz auf einer Belastungsstufe einen Wert, der trotz einer weiteren Steigerung der Belastung nicht erhöht werden kann, ist der Proband ausbelastet. Das Atemäquivalent steigt dabei von etwa 20–25 auf 40–50 an. Ein solcher Test darf nur an gesunden Versuchspersonen vorgenommen werden. Er ist zeit-, personal- und kostenaufwendig und scheidet deshalb als Routinetest aus. Aus diesem Grund behilft man sich mit relativ einfach durchzuführenden submaximalen Testverfahren.

Eine Kritik der Methoden ist angebracht: Bevor man irgendeinen Test anwendet, sollte man sich fragen, was man testen will und welchen Parameter man für die Leistungsfähigkeit gelten lassen möchte. Die Tests sollen ***objektiv, zuverlässig und aussagefähig***, d. h. vom jeweiligen Prüfer *unabhängig, genau, wiederholbar* und auf möglichst viele Probanden anwendbar sein. Diese Kriterien sind häufig nicht mit einem einzigen Test zu erfüllen.

Bei allen Tests ist man auf die **aktive Mitarbeit der Testpersonen** angewiesen; längerdauernde Tests, bei denen die Grenzen der Leistungsfähigkeit erreicht werden, können mit unangenehmen Begleiterscheinungen wie Muskelschmerzen und Übelkeit verbunden sein. Alter, Geschlecht, Tages- und Jahreszeit sowie Trainingszustand beeinflussen das Ergebnis erheblich.

Testpersonen, die schon einen Herzinfarkt durchgemacht haben oder an anderen Erkrankungen leiden, dürfen bei den Untersuchungen nicht ausbelastet werden, da die Gefahr eines akuten Kreislaufversagens (Vorhof-, Kammerflimmern oder Reinfarkt) besteht. Während die Bestimmung der $\dot{V}_{O_2}$max meist auf sportphysiologische Fragestellungen beschränkt bleiben muß, haben die sog. submaximalen Testverfahren eine weite Verbreitung in der Arbeitsmedizin und in der Klinik gefunden.

Die submaximalen Testverfahren sind gute Hilfsmittel zur Überprüfung der Fitneß

Zwischen der arbeitsbedingten Sauerstoffmehraufnahme und der Herzfrequenz besteht in weiten Bereichen eine Proportionalität (Abb. 19.**9 A**, S. 518 u. 19.**16**). Man kann diese Tatsache nutzen, um von submaximalen Werten der O_2-Aufnahme auf die $\dot{V}_{O_2}$max zu extrapolieren. Obwohl die Vorhersagegenauigkeit mit einer gewissen Unsicherheit behaftet ist, hat sich dieses Verfahren bewährt.

In einem anderen Verfahren verzichtet man ganz auf die Bestimmung der Sauerstoffaufnahme. Man trägt die im Dauerleistungsbereich ermittelten Herzfrequenzen gegen die entsprechenden Wattzahlen auf. In Analogie zu dem Verfahren auf Abb. 19.**16** wird die Herzfrequenz auf einen Wert von 170 Schlägen/min hochextrapoliert und die entsprechende Wattzahl auf der Ordinate abgelesen. Das Verfahren wird PWC_{170} (pulse work capacity) genannt. Man vergleicht lediglich Wattzahlen untereinander, wobei auch auf Herzfrequenzen von 150 oder 130 pro Minute extrapoliert werden kann (PWC_{150}, PWC_{130}). Die Normwerte für die PWC_{170} liegen bei Männern zwischen 2,4 und 2,8 W/kg, bei Frauen zwischen 2,2 und 2,4 W/kg. Die Vorteile dieser submaximalen Verfahren liegen darin,

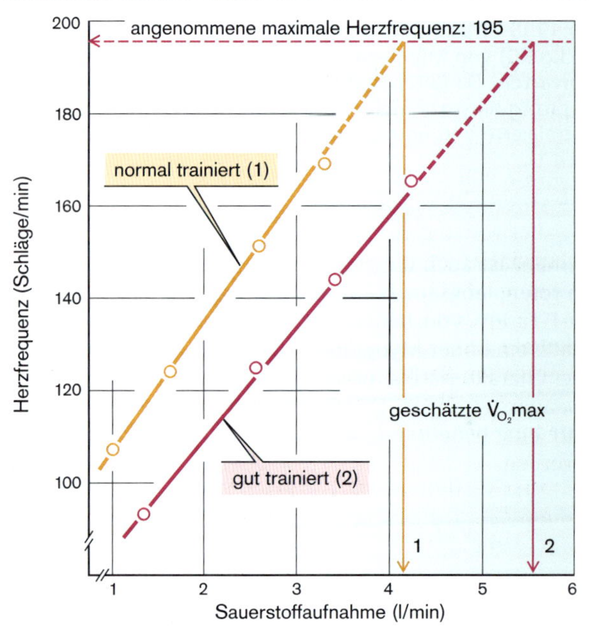

Abb. 19.**16** **Herzfrequenz und Sauerstoffaufnahme zweier männlicher Probanden.** Es wurde eine maximal erreichbare Herzfrequenz von 195 Schlägen/min angenommen und abszissenparallel eingetragen. Von deren Schnittpunkten mit den extrapolierten Meßgeraden kann die maximale O_2-Aufnahme $\dot{V}_{O_2}$max auf der Abszisse abgeschätzt werden. Proband 1 erreicht eine $\dot{V}_{O_2}$max von 3,1 l/min, Proband 2 eine von 4,6 l/min (nach 4).

daß sie für die Testpersonen weniger belastend und daher risikoarm sind und daß in kurzer Zeit zahlreiche Testpersonen untersucht werden können. Nur ein Ergometer und ein Gerät zur Aufzeichnung der Herzfrequenz sind erforderlich.

Training steigert und erhält die körperliche Leistungsfähigkeit

Training ist die Summe aller Maßnahmen, die zur Steigerung der körperlichen Leistungsfähigkeit führt. Training besteht aus der mehr oder minder systematischen Wiederholung gezielter Muskelanspannungen, die morphologische und funktionelle Anpassungen der Muskulatur und ihrer Steuerung zur Folge haben. Die morphologischen Anpassungen können sich direkt an der beanspruchten Muskulatur manifestieren, aber auch an den Organen des sauerstofftransportierenden Systems, wenn z.B. beim Training große Muskelgruppen beansprucht werden. Zu den funktionellen Anpassungen zählt auch die bessere Koordination der Bewegung. Letztlich führt Training zur Ökonomisierung und Optimierung der Leistung bei einer Vergrößerung der Leistungsreserven. Das Training sollte möglichst 2- bis 3mal wöchentlich durchgeführt werden, wobei große Muskelgruppen in verschiedener Form zu beanspruchen sind (Laufen, Gymnastik, Rudern, Radfahren). Die Benutzung eines Heimtrainers in Form eines Fahrradergometers erhöht zwar auch die Leistungsfähigkeit des sauerstofftransportierenden Systems und die Kraft einiger Muskelgruppen, eine Verbesserung der Bewegungskoordination kommt jedoch wegen der Monotonie des Bewegungsablaufs nicht zustande.

Das Ausdauertraining

Ausdauer kann als **Widerstand gegen Ermüdung** definiert werden. Im täglichen Sprachgebrauch wird die Fähigkeit, eine dynamische, allgemeine, aerobe Belastung über lange Zeit zu tolerieren, als Ausdauer bezeichnet. Es gibt aber genau genommen eine ganze Reihe verschiedener Ausdauerformen.

Man unterscheidet folgende **Formen der Ausdauer** (nach Hollmann u. Hettinger):

- **Lokale Ausdauer, allgemeine Ausdauer.** Wird weniger als ein Sechstel der Skelettmuskulatur eingesetzt, liegt eine lokale Beanspruchung vor; eine allgemeine Beanspruchung, wenn mehr als ein Sechstel aktiviert wird.
- **Statische, dynamische Ausdauer.** Eine statische Ausdauerbelastung ist gegeben, wenn Kontraktionen ohne Entspannungsphasen auftreten. Eine dynamische Beanspruchung liegt vor, wenn sich Kontraktion und Erschlaffung schnell ablösen.
- **Aerobe, anaerobe Ausdauer.** Wird die Energie unter Verbrauch von Sauerstoff bereitgestellt, spricht man von aerober Belastung, ohne Inanspruchnahme von Sauerstoff ist eine anaerobe Belastung gegeben.
- **Ausdauer, gemessen an der Zeit der Belastung.** Man unterscheidet eine Kurzzeitausdauer von 3 – 10 Minuten, eine Mittelzeitausdauer von 10 – 30 Minuten, eine Langzeitausdauer von 30 Minuten und länger sowie eine Ultralangzeitausdauer von mehr als 3 Stunden.

Die bekannteste Trainingsform ist der Ausdauerlauf. Dabei sollte mit einer Geschwindigkeit von ca. 7 – 10 km/h gleichmäßig gelaufen werden (Trimmtrab) und die Herzfrequenz möglichst um oder unter 130 Schlägen pro Minute liegen. Natürlich hängt die dabei erreichte Geschwindigkeit vom Trainingszustand ab. Bei solchen Trainingsläufen sollten keine Rückstände des anaeroben Stoffwechsels in der Muskulatur akkumulieren und die Energie immer aerob aus dem Glykogen des Muskels und den Fettreserven gedeckt werden. Steigerungen der Atemfrequenz deuten auf Übersäuerung hin und sollten zur Drosselung des Lauftempos führen.

Neben dem Marathonlauf (42,194 km) sind Langläufe über 100 km bekannt, ebenso Ausdauerleistungen, die sich über 10 – 15 Stunden erstrecken, wobei nacheinander 5 km geschwommen, 180 km radgefahren und 42,1 km gelaufen werden (Triathlon). Diese extremen Ausdauerleistungen zeigen, daß wahrscheinlich nicht die Substratverarmung in der Muskulatur, sondern andere Faktoren zur Beendigung der Leistung zwingen.

Das Krafttraining führt zum Muskelwachstum

Beim **isometrischen Krafttraining** kontrahiert sich der Muskel gegen einen Widerstand, ohne seine Länge zu ändern (S. 510). Der Vorteil des isometrischen Krafttrainings liegt darin, daß umschriebene Muskelgruppen gezielt trainiert werden können, was in der Rehabilitation nach Verletzungen wichtig ist. Ferner schont dieses Training die Gelenke. Nachteilig ist die mangelnde Übung der Koordination von Bewegungen. Täglich mehrmalige Wiederholung der Übungen über Tage und Wochen führt zur Zunahme der statischen Muskelkraft. Entscheidend für die Kraftzunahme ist die jeweils erzielte Spannung der Muskelfaser. Die aufgewendete Kraft pro Übung sollte mindestens 20 – 30 % der Maximalkraft betragen, um die bereits vorhandene Kraft beizubehalten; 60 % der Maximalkraft sollte eingesetzt werden, wenn optimale Ergebnisse erzielt werden sollen. Der Kraftzuwachs wird um so größer sein, je niedriger die Kraft zu Anfang war. Mit der Zeit nähert sich die Kraft einem Maximalwert.

Der anfänglich erzielte Kraftzuwachs beruht auf der vermehrten Rekrutierung von vorher nicht aktivierten Fasern, was sich elektromyographisch nachweisen läßt. Nach einer gewissen Zeit setzt ein Dickenwachstum des Muskels ein, wobei der Zuwachs an Kraft/Querschnittsfläche nur noch gering ist (Abb. 19.**17**). Ein erfolgreiches Training geht auf die Dauer auch mit einer Zunahme des Faserquerschnitts einher. Es werden dabei vermehrt *Aktin, Myosin, ATP* und *KP* in die Zelle eingelagert, was als **Hypertrophie** bezeichnet wird. Vergrößert sich der Querschnitt, so vergrößert sich die Kraft. Die auf den Querschnitt bezogene Kraft beträgt 60 – 100 N/cm^2. Wird ein Training abgebrochen, kommt es schnell zu einer Kraftabnahme. Hat das Training sehr lange gedauert, ist der anschließende Kraftverlust langsamer. Die Dauer des Trainings bestimmt also nicht nur die Maximalkraft, sondern auch, wie lange die Wirkungen des Trainings anhalten.

Eine Sonderform des isometrischen Krafttrainings ist das **isokinetische Training;** dabei wird sowohl die Geschwindigkeit, unter der die Last bewegt wird, konstant gehalten als auch die Muskelkontraktion. Über den ge-

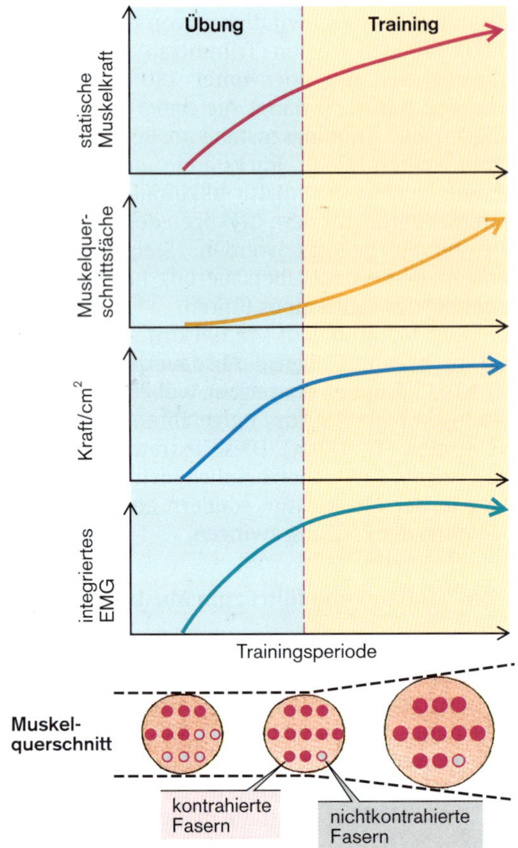

Abb. 19.**17** **Auswirkungen eines längerdauernden Krafttrainings auf die statische Muskelkraft, auf die Muskelquerschnittfläche, auf Kraft/Muskelquerschnitt und auf das integrierte Elektromyogramm.** In der ersten Trainingsphase ist die Zunahme der Kraft praktisch ausschließlich auf die verbesserte Rekrutierung bereits vorhandener Muskelfasern zurückzuführen. Erst zu einem späteren Zeitpunkt sind Querschnittvergrößerungen der einzelnen Muskelfasern, die sich dann in einer Umfangsänderung (Muskelquerschnittfläche) der Muskulatur bemerkbar machen, zu beobachten (nach 7).

samten Bewegungsradius des Gelenks wird eine konstante Kraft eingesetzt, was eine gleichmäßige Kraftzunahme über alle Stellwinkel der Gelenke garantieren soll. Musterbeispiel: Klimmzug, Liegestütz. Diese Trainingsform wird z. B. beim Bodybuilding eingesetzt.

Bei statischer Muskelarbeit besteht die Arbeit in einer einzigen ununterbrochenen Kontraktion, die unter Umständen lange anhalten kann. Die Muskelkontraktion bedingt einen erhöhten mechanischen Innendruck, der die Muskeldurchblutung behindert bzw. ganz unterbricht. Die Dauerleistungsgrenze für statische Muskelarbeit liegt bei weniger als 20% der maximal möglichen Muskelkraft, weil darüber die Durchblutung völlig unterbrochen ist und der Muskel auf anaerobe Energiegewinnung umschalten muß, was schnell zur Anhäufung von Stoffwechselprodukten und damit zur Ermüdung führt. Die Auswirkungen statischer Arbeit werden häufig nur im Inneren des Körpers zur Stabilisierung der Gelenke wirksam **(statische Haltearbeit).** Im Verhältnis zur Größe des Energieumsatzes ist statische Haltearbeit wesentlich anstrengender als dynamische Arbeit. Die negativen Auswirkungen statischer Haltearbeit sind durch häufige, kurze Entspannungspausen zu beseitigen.

Der Kraftzuwachs bei Krafttraining ist zumindest teilweise an die **Neubildung von Muskelproteinen** gebunden. Das Protein muß über die Nahrung zugeführt werden. Während normalerweise etwa 1 g/kg Körpergewicht am Tag als ausreichend angesehen wird, müssen beim Krafttraining täglich 2–3 g/kg Protein aufgenommen werden. Die in den Trainingspausen erhöhte Durchblutung der zuvor aktiven Muskulatur begünstigt den Muskelaufbau. Deshalb sollte die Proteinzufuhr kurz vor dem Training stattfinden.

Die Trainierbarkeit der Muskulatur ist im Laufe des Lebens auch vom jeweiligen Angebot an **männlichen Sexualhormonen** abhängig. Vor der Pubertät ist die Trainierbarkeit, d. h. der Kraftzuwachs während des Trainings, bei beiden Geschlechtern gleich. Danach ist bei jungen Männern ein deutlich größerer Kraftzuwachs im Training feststellbar als bei Frauen. Nach dem 30. Lebensjahr kommt es bei beiden Geschlechtern zu einer Abnahme der Trainierbarkeit und damit zu einer Abnahme der Maximalkraft, und die geschlechtsspezifischen Unterschiede beginnen sich zu vermindern. Mit 65 sind Unterschiede kaum noch feststellbar.

Durch **Anabolika** läßt sich das Muskelwachstum stimulieren. Sie werden verbotenerweise als Dopingmittel im Leistungssport eingesetzt. Es handelt sich um synthetische Substanzen, die vom Testosteron abgeleitet sind. Die sexualspezifische Wirkung ist dabei abgeschwächt und die anabole Wirkung verstärkt. Die Einnahme erhöht die trainingsbedingte proteinanbauende Muskelquerschnittzunahme. Allerdings ist die Zunahme des Gesamtquerschnitts des Muskels weniger ausgeprägt, als die Zunahme seiner Faserquerschnitte erwarten läßt, da der Bindegewebsapparat am Wachstum kaum teilnimmt. Die überproportionale Zunahme der Muskulatur ohne entsprechende Verstärkung des Stützgewebes erhöht die Verletzungsgefahr. Als weitere Nebenwirkungen sind beim Mann Leberschäden, Potenz- und psychische Störungen beschrieben worden, bei der Frau Maskulinisierungserscheinungen wie Bartwuchs und tiefe Stimme. Welche langfristigen Störungen solche Hormoneinnahmen bewirken, ist noch nicht abzusehen. Anabolika und deren Abbauprodukte sind heutzutage biochemisch gut nachweisbar, weshalb beim Doping häufig auf Testosteron zurückgegriffen wird, was dann bei Dopingkontrollen vom natürlichen Testosteron nicht unterscheidbar ist. Allerdings hat die Gabe von Testosteron, besonders bei Frauen, auch sexualspezifische Nebenwirkungen. Aus ethischen Gründen ist die Einnahme von Anabolika bei Sportlern grundsätzlich verboten.

Die Ermüdung ist die notwendige Begleiterin körperlicher Arbeit

Als Ermüdung wird die vorübergehende Herabsetzung der Funktionstüchtigkeit eines Organs oder des gesamten Organismus bezeichnet. Grundsätzlich müssen die zur Ermüdung führenden Prozesse umkehrbar sein. Sie stehen damit im Gegensatz zu schädigenden Einflüssen, die zu langdauernden oder gar bleibenden Funktionseinbußen führen.

Die Ermüdung kann zahlreiche Ursachen haben und sich verschiedenartig bemerkbar machen. Es kann sich um eine **allgemeine Ermüdung** handeln, die den ganzen Organismus betrifft, oder um eine **partielle Ermüdung,** z.B. einer umschriebenen Muskelgruppe, die einseitig stark beansprucht wurde. Man spricht auch von **zentraler Ermüdung** und meint damit die zentralnervösen Vorgänge wie mangelnde Aufmerksamkeit, die als Ermüdungsanzeichen auftreten, im Gegensatz zur **peripheren Ermüdung,** die sich auf in der Muskelzelle abspielende Prozesse bezieht. Sie spielt im Ermüdungsgeschehen wahrscheinlich die größere Rolle und wird zuerst behandelt.

Ermüdung des Muskels

Funktionsuntüchtigkeit aufgrund von Ermüdung kommt immer dann zustande, wenn die Zeitspanne der Erschlaffungsphase nicht ausreicht, Defizite auszugleichen. Es muß dann zu einer Verarmung an energiereichen Substraten kommen. Zwar fallen bei Arbeitsbeginn sowohl die intramuskulären ATP- als auch die KP-Konzentrationen ab, aber der ATP-Spiegel bleibt auf einem erniedrigten Niveau konstant, da er sich aus den KP-Vorräten regeneriert. Sind die KP-Vorräte aufgebraucht, ist eine Kontraktion nicht mehr möglich. Bei statischer Haltearbeit ist dieser Punkt schnell erreicht. Bei dynamischer Arbeit, einen intakten Kreislauf vorausgesetzt, wird oxidativ aus den Glykogenvorräten Energie nachgeliefert, solange der Vorrat reicht. Fällt der Blutglucosespiegel bei langdauernder Belastung unter ein gewisses Niveau, das zur Normalfunktion des zentralen Nervensystems erforderlich ist, kommt es ebenfalls zur Ermüdung. Letztlich beruhen die oben geschilderten Formen der Ermüdung auf einer Verarmung an Substraten.

Die Metabolitanhäufung in den Muskelzellen stört den Kontraktionsvorgang

Während Arbeit werden je nach Belastung mehr oder weniger Lactat und H^+-Ionen frei, die sich intrazellulär anhäufen. Der daraus resultierende erniedrigte pH-Wert hemmt die Phosphofructokinase und verlangsamt damit die Glykolyse. Dadurch wird die Substratbereitstellung verzögert. Ferner wird der Fettstoffwechsel beeinträchtigt, der hohe Energiemengen liefern könnte. Die freiwerdenden H^+-Ionen verdrängen außerdem die Ca^{2+}-Ionen vom Troponin und stören dadurch den Kontraktionsvorgang. Und nicht zuletzt kann die pH-Wert-Erniedrigung zur Stimulation von Nozizeptoren führen.

Sauerstoffversorgung

Voraussetzung für eine weitgehend ermüdungsfreie Belastung ist die ausreichende Sauerstoffversorgung, die an einen intakten Kreislauf gebunden ist. Sie sollte so gesteigert werden, daß die Transportkapazität des Kreislaufs die respiratorische Kapazität der Mitochondrien in der Muskulatur übersteigt.

Störung der Homöostase

Das „innere Milieu" (Kap. 1) sollte auch bei körperlicher Arbeit wenig verändert werden. Diese Forderung würde voraussetzen, daß das Blutvolumen, die Osmolalität, die intra- und extrazellulären Ionenkonzentrationen, die Körpertemperatur sowie die Konzentrationen von Hormonen unverändert bleiben. Dies ist natürlich nicht der Fall. Überschreiten die Veränderungen ein bestimmtes Maß, kommt es zur Ermüdung, z.B. wenn bei Wassermangel das Blutvolumen abnimmt und sich damit die Sauerstofftransportkapazität vermindert. Ferner führen Temperaturanstiege in der tätigen Muskulatur zur Entkopplung von Oxidation und Phosphorylierung. In einem solchen Fall kann trotz unverminderter Sauerstofftransportkapazität das ATP in der Muskelzelle abfallen, und es kommt zu partieller peripherer Ermüdung.

Einfluß extremer Umweltbedingungen

Extreme Hitze oder Kälte kann sich ebenso nachteilig auswirken und zur Ermüdung führen wie Tätigkeiten in große Höhe (O_2-Mangel). Ermüdung tritt dann früher ein.

Zentrale Ermüdung

Bei körperlicher Arbeit müssen zahlreiche Organe und Organsysteme in ihrer Funktion aufeinander abgestimmt werden, was eine Aufgabe des zentralen Nervensystems ist. Die integrativen Zentren des zentralen Nervensystems, der sensorische Kortex, das Rückenmark, das Kleinhirn, die Motoneurone und schließlich die motorische Endplatte sind an diesen zentralnervösen Prozessen beteiligt. Das Zusammenspiel dieser Strukturen kann anfällig werden, z.B. durch Schmerzempfindungen, die aus den Muskeln und Gelenken kommen.

Messungen der Körpertemperatur, des Lactatwerts und der Herzfrequenz können zur **Beurteilung des Ermüdungsgrades** beitragen. Als ein relativ zuverlässiges Maß kann u.a. die Erholungspulssumme (S. 519) angesehen werden.

Muskelkater

Unter Muskelkater versteht man Schmerzen, die frühestens mehrere Stunden nach einer ungewohnten Kraftbelastung in den Muskeln auftreten und einige Tage anhalten. Neuerdings konnten Zerreißungen von Z-Scheiben in einzelnen Fibrillen im Elektronenmikroskop nachgewiesen werden. Danach kommt es zum Abbau der zerstörten Faserstrukturen. Infolgedessen ist eine Wassereinwanderung in die Zellen zu erwarten, die eine Schwellung und Schmerzen verursacht. Die Durchblutung kann dadurch lokal gedrosselt werden, was die Schmerzen noch verstärkt. Der Ablauf des Geschehens ist in Abb. 19.**18** dargestellt. Schulung der Koordination der Bewegung sowie passives Dehnen vor der Belastung wirken der Entstehung von Muskelkater entgegen. Besondere therapeutische Maßnahmen zur Behandlung sind nicht bekannt.

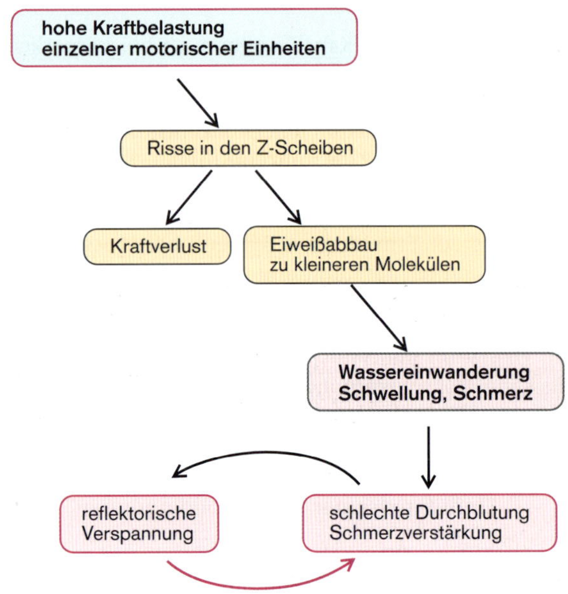

Abb. 19.**18** **Mechanismen, die zur Entstehung eines Muskelkaters führen** (nach 6).

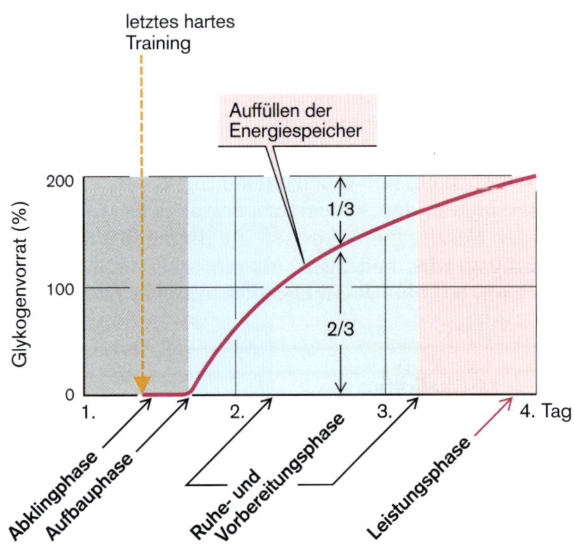

Abb. 19.**19** **Ablauf der Erholungsphase.** Der kurzen Abklingphase folgen die Aufbau- und Ruhephase, in welchen, um einen optimalen Effekt zu erzielen, kein Training absolviert werden sollte. In dieser Erholungsphase kann bei kohlenhydratreicher Kost (gegenüber einer normalen Auffüllung = 100%) eine überproportionale Auffüllung (200%) der Glykogenvorräte erreicht werden, wenn das vorangegangene letzte Training erschöpfend war, d.h. die Energiespeicher völlig entleert wurden. Der Vorgang dauert etwa 2 Tage.

Erholung

In der Erholungsphase nach Arbeit müssen zwei wichtige physiologische Abläufe voneinander getrennt betrachtet werden. Zum einen sind die Stoffwechselzwischen- und -endprodukte aus den Muskeln abzutransportieren und auszuscheiden bzw. zu verstoffwechseln. Dabei muß in erster Linie an das Kohlendioxid, das Lactat und die H^+-Ionen gedacht werden. Zum anderen sind die entstandenen Defizite in der Energie- und Wasserbilanz auszugleichen.

Unmittelbar an die Beendigung der Arbeit schließt sich die **Abklingphase** an (Abb. 19.**19**). Dabei kehren Herz- und Atemfrequenz, die erhöhte Körperkerntemperatur, die erhöhten Evaporationsraten und die erniedrigten pH-Werte wieder zur Norm zurück. Nach kurzdauernden Leistungen im Minutenbereich dauert dies 3–5 Minuten, bei Langzeitausdauerbelastungen 20–30 Minuten.

Handelt es sich bei der vorangegangenen Belastung um eine Langzeitausdauerbelastung, die mehr als 30–40 Minuten dauerte, und wurde sie mit etwa 60% der $\dot{V}_{O_2}$max durchgeführt, so kann man von erheblichen Defiziten in der Energiebilanz ausgehen. Die Glykogenvorräte in der Muskulatur und der Leber dürften nahezu völlig entleert sein. Damit wären günstige Voraussetzungen geschaffen, die Defizite nicht nur auszugleichen, sondern sie durch Einhaltung einer kohlenhydratreichen Kost überproportional aufzufüllen. Dies geschieht in der **Aufbauphase.** Der Vorgang wird **Superkompensation** genannt.

Normalerweise enthält die Muskulatur etwa 300–400 g Glykogen. Nach Beendigung eines solchen Superkompensationsvorgangs können die Glykogenvorräte auf das Doppelte erhöht werden, nämlich bis zu 800 g (200%, Abb. 19.**19**). Dieser Vorgang dauert etwa 48 Stunden. Die kohlenhydratreiche Ernährung muß mit einer hohen Flüssigkeitszufuhr kombiniert werden, denn zum Aufbau von 1 g Glykogen sind 2,3 g Wasser notwendig. Das bedeutet eine zusätzliche Wasserspeicherung von fast 1 l, der beim Glykogenabbau in einer anschließenden **Leistungsphase** dem Extrazellulärraum wieder zur Verfügung steht. Man erkennt, wie in der Aufbauphase die Regulation des Energiehaushalts mit der des Wasserhaushalts abgestimmt sein muß. Die Anwendung dieser Erkenntnisse war unter anderem die Voraussetzung für die gesteigerten Ausdauerleistungen, die in den letzten Jahrzehnten beobachtet wurden.

Zum Weiterlesen ...

1 Åstrand, P.-O., K. Rodahl: Textbook of Work Physiology. McGraw-Hill, New York 1977
2 Brooks, G. A., T. D. Fahey: Exercise Physiology: Human Bioenergetics and Its Applications. Wiley, New York 1984
3 Hollmann, W., Th. Hettinger: Sportmedizin – Arbeits- und Trainingsgrundlagen. Schattauer, Stuttgart 1976
4 McArdle, W. D., F. J. Katch, V. L. Katch: Exercise Physiology: Energy, Nutrition, and Human Performance. Lea & Febiger, Philadelphia 1981
5 Rohmert, W., J. Rutenfranz: Praktische Arbeitsphysiologie, 3. Aufl. Thieme, Stuttgart 1983

... und noch weiter

6 Böning, D.: Muskelkater – Ursachen, Vorbeugung, Behandlung. Dtsch. Z. Sportmed. 39 (1988)
7 Fukunaga, T.: Die absolute Muskelkraft und das Muskeltraining. In Hollmann, W., Th. Hettinger: Sportmedizin – Arbeits- und Trainingsgrundlagen. Schattauer, Stuttgart 1976
8 Hermansen, L.: Individual differences. In Larsen, L. A.: Fitness, Health, and Work Capacity. International Standards for Assessment. Macmillan, New York 1974
9 Homgren, A., P.-O. Åstrand: D. and the dimensions and functional capacities of the O_2 transport system in humans. J. appl. Physiol. 21 (1966) 1463 – 1470
10 Larsen, O. A., O. Malmborg: Coronary Heart Disease and Physical Fitness. Munksgaard, Kopenhagen 1971
11 Müller, E. A.: Die physische Ermüdung. In Baader, E. W.: Handbuch der gesamten Arbeitsmedizin, Bd. I. Urban & Schwarzenberg, München 1961
12 Saltin, B.: Physiological effects of physical conditioning. Med. Sci. Sports 1 (1969) 50
13 Sheperd, J. T.: Circulatory response to exercise in health. Circulation 76, Suppl. VI (1987) VI3 – VI10
14 Stegemann, J.: Leistungsphysiologie. Thieme, Stuttgart 1984

Bauelemente des Nervensystems

R. Klinke

20

20.1 Das Nervensystem ist die Grundlage für unser Verhalten

›› Das zentrale und das periphere Nervensystem ermöglichen uns sinnvolles Verhalten. Grundlage sind die informationsverarbeitenden Prozesse, die in den neuronalen Netzwerken ablaufen. ‹‹

Die bislang in diesem Lehrbuch vorgestellten Organfunktionen sind alle wichtige, ja meist unabdingbare Voraussetzungen für das Leben eines höheren Organismus. Dennoch, ein sinnvolles Verhalten ist damit noch nicht möglich. Es bedarf dazu einer übergeordneten Kontrollinstanz, die die vielen Organfunktionen koordiniert, Informationen aus der Umwelt aufnimmt und verarbeitet und schließlich eine zweckmäßige Beantwortung einleitet. Diese Kontrollinstanz ist unser Zentralnervensystem. Wir sind noch immer weit davon entfernt, dieses Organsystem zu verstehen, so komplex sind sein Aufbau und seine Funktion. Mindestens 10^{11} Nervenzellen bauen das zentrale Nervensystem auf; untereinander gehen diese Zellen mannigfaltigste Verknüpfungen ein; deren Zahl wird auf 10^{14} geschätzt. Diese Verknüpfungen bilden die Grundlagen jeder von uns durchgeführten Aktion, von Sinnesempfindungen, von Erkenntnisprozessen und von Gefühlen wie Glück, Traurigkeit, Eifersucht.

Unser Wissen über die Funktionen des menschlichen zentralen Nervensystems kommt insbesondere aus folgenden Quellen:

- dem Studium von **Funktionsausfällen** bei umschriebenen Hirnläsionen;
- sorgfältigen **neuroanatomischen Studien;**
- Rückschlüssen aus **Tierversuchen,** insbesondere aus Versuchen an höheren Säugetieren;
- dem Ergebnis **elektrischer Reizungen** während neurochirurgischer Eingriffe am wachen Patienten;
- der Analyse der **elektrischen und magnetischen Hirnaktivität;**
- modernen **bildgebenden Verfahren.**

Gerade auf dem Gebiet der Neurowissenschaften ist eine stürmische Entwicklung zu konstatieren. Neue bildgebende Verfahren (S. 698, 728) und Markierungstechniken erlauben es, den Stoffwechsel am arbeitenden Gehirn zu messen und so seine Aktivität darzustellen. Zu den schon klassischen elektrophysiologischen Methoden der Funktionsanalyse ist jetzt die Magnetenzephalographie getreten. Die durch Hirntätigkeit erzeugten Magnetfelder können damit nachgewiesen und zur Funktionsanalyse herangezogen werden. Hochspezifische Neuropharmaka wirken auf ganz bestimmte synaptische Prozesse ein und modifizieren das Verhalten oder kompensieren die Auswirkungen von neurologischen Erkrankungen. So sind tiefe Einblicke in die neuronalen Grundlagen des Verhaltens möglich geworden.

Es ist gut, sich schon jetzt vor Augen zu halten, daß Gehirn und Rückenmark keine statischen Organe sind, sondern einer ständigen Modifikation durch Umweltreize unterliegen. So bewirken Unterschiede in Erbgut und Erfahrung, daß ganz unterschiedliche Fähigkeiten herausgebildet werden, vom begabten Mathematiker über den begnadeten Musiker zum wortgewandten Literaten. Lernvorgänge, wie (hoffentlich) das Lesen dieses Buches, verändern den Zustand des zentralen Nervensystemes ständig und passen unser Verhalten den Erfordernissen an. Daß an diesen Anpassungsvorgängen das endokrine System beteiligt ist, sei nur noch einmal in Erinnerung gerufen (Kap. 17), und es sei an die enge Verflechtung der beiden Systeme und teilweise ähnliche Aufgaben erinnert, nämlich periphere Organe über chemische Botenstoffe zu beeinflussen.

Das Nervensystem wird in das **zentrale Nervensystem,** bestehend aus Gehirn und Rückenmark, und das **periphere Nervensystem** eingeteilt. Letzteres besteht aus den Nerven, die Informationen vom Körper oder der Umwelt an das Gehirn oder Rückenmark melden oder umgekehrt vom Gehirn oder Rückenmark aus Organfunktionen beeinflussen. Dementsprechend enthält das periphere Nervensystem also **afferente** und **efferente Systeme.** In den folgenden Kapiteln 21 – 31 wird erst der afferente Informationsfluß zum Gehirn besprochen, danach werden die efferenten Effektorsysteme bzw. intrazerebralen Prozesse dargestellt.

20.2 Im Nervensystem finden sich zwei Klassen von Zellen, nämlich Nervenzellen und Gliazellen

›› Das Axon einer Nervenzelle leitet Informationen an Effektororgane und andere Neurone weiter. Die synaptischen Eingänge liegen an Zellsoma oder Dendriten. Der Zellkern eines Neurons steuert die Proteinsynthese. Zur Zellteilung ist das Neuron aber nicht mehr fähig.

Aus dem Zellsoma können Stoffe entlang des Axons zu den Terminalen transportiert werden oder umgekehrt von dort zum Soma gelangen. Mechanismen dieses axonalen Transports sind möglicherweise auch an der Regeneration geschädigter peripherer Neuriten beteiligt.

Die um die Neurone herumliegenden Gliazellen leisten wichtige Aufgaben für die Funktion von Nervenzellen. ‹‹

Wie schon gesagt, wird die Zahl der **Neurone** im menschlichen ZNS auf mindestens 10^{11} geschätzt. Sie können nur dann ordnungsgemäß arbeiten, wenn ihr Umgebungsmilieu in einem bestimmten Zustand gehalten wird. Dafür sorgen die **Gliazellen,** deren Zahl die der Neurone um das 10- bis 50fache übersteigt. Sie schaffen die Voraussetzungen für die Ontogenese und für eine dauerhafte Arbeitsfähigkeit der Neurone bzw. der daraus aufgebauten neuronalen Netzwerke, nehmen aber an den informationsverarbeitenden Prozessen nicht direkt teil.

Die Fähigkeit der Neurone zu informationsverarbeitenden Prozessen beruht einmal auf ihren komplexen Verknüpfungen untereinander und mit Rezeptoren und Effektoren, zum anderen auf ihrer Möglichkeit, durch Änderung von Ionenflüssen an ihrer Zellmembran interne Reize (z. B. synaptische Transmitter) oder externe Reize (etwa Licht, Druck, Schall) in Änderungen des Membranpotentials umzuformen. So bilden sie einerseits postsynaptische Potentiale oder Rezeptorpotentiale und andererseits Aktionspotentiale aus.

Die Nervenzellen besitzen spezialisierte Fortsätze und spezialisierte Membranbezirke

Der Zellkörper von Neuronen besitzt charakteristische Fortsätze: das **Axon** (Neurit) und die **Dendriten.** Das Axon kann in der Länge zwischen 100 µm und 1 m variieren. An seinem Ende ist es verzweigt und bildet dort die Axonterminalen aus; in vielen Fällen werden zuvor auch noch Kollateralen abgegeben (Abb. 20.**1**). In den meisten Fällen ist das Axon von einer **Myelinhülle (Markscheide)** umgeben. Diese Myelinscheide dient zur Erhöhung der Nervenleitungsgeschwindigkeit, denn der Neurit ist der Ausgang der Nervenzelle, über den Informationen zu anderen Nervenzellen oder zu Effektororganen (z. B. Muskeln) fließen.

Die Dendriten stellen die auffälligsten Eingänge einer Nervenzelle dar. Ausgestreckten Armen ähnlich nehmen die Dendriten über synaptische Kontakte, die axodendritischen Synapsen, Informationen von anderen Neuronen, evtl. auch von Sinneszellen, auf. Allerdings ist auch die Membran des Zellsomas im allgemeinen zu einer derartigen Informationsaufnahme befähigt. Dazu sind Zellmembran von Soma und Dendriten mit unzähligen (Tausenden) von axosomatischen oder axodendritischen Synapsen bedeckt, an denen EPSP oder IPSP (exzitatorische oder inhibitorische postsynaptische Potentiale) entstehen, wenn das präsynaptische Axon aktiv ist. Die Zellmembran von Neuronen besteht wie bei anderen Zellen aus einer Lipiddoppelschicht, in der eine Reihe von Proteinen schwimmt, insbesondere solche, die Ionenkanäle bilden oder Rezeptoren für Transmittermoleküle darstellen. Diese sind nicht gleichmäßig über die Zellmembran verteilt, vielmehr gibt es spezialisierte Membranbereiche, in denen sie gehäuft vorkommen und dort über Verankerungen im Zytoskelett (S. 15) festgehalten werden. Die Membranproteine werden im Soma produziert und sekundär in die Zellmembran eingebaut.

Der **Zellkern** enthält Desoxyribonucleinsäuren (DNA) und Ribonucleinsäuren (RNA), hat aber die Fähigkeit zur Mitose verloren. Eine spontane Regeneration findet im Nervengewebe daher und aus anderen Gründen (S. 535) nicht statt. Der Kern steuert über Boten-RNA aber die Synthese von Zell- bzw. Membranproteinen. Daran ist weiter noch das endoplasmatische Retikulum beteiligt, sowie zur Synthese von Glykoproteinen und Glykolipiden der Golgi-Apparat (Kap. 16). Für die Energiebereitstellung sind die Mitochondrien zuständig, die Adenosintriphosphat (ATP) für mannigfaltige Zwecke (z. B. Ionenpumpen) synthetisieren. Ihre Funktion hängt von der Anwesenheit von Glucose ab, da die Nervenzellen kein Glykogen speichern können. Deswegen führt kurzfristige Unterbrechung der Blutzufuhr zum Gehirn sogleich zu Bewußtlosigkeit, evtl. sogar zu irreversiblen Hirnschäden (Kap. 31).

Im Axon können Stoffe transportiert werden

Im Axon finden sich keine oder nur wenige Zellorganellen. Dennoch hat es, insbesondere in seinen Terminalen, einen hohen Bedarf an Substanzen, die im Zellsoma gebildet werden, etwa Transmittersubstanzen oder deren Vorstufen, Vesikelmembranen, Enzyme usw. Es gibt daher

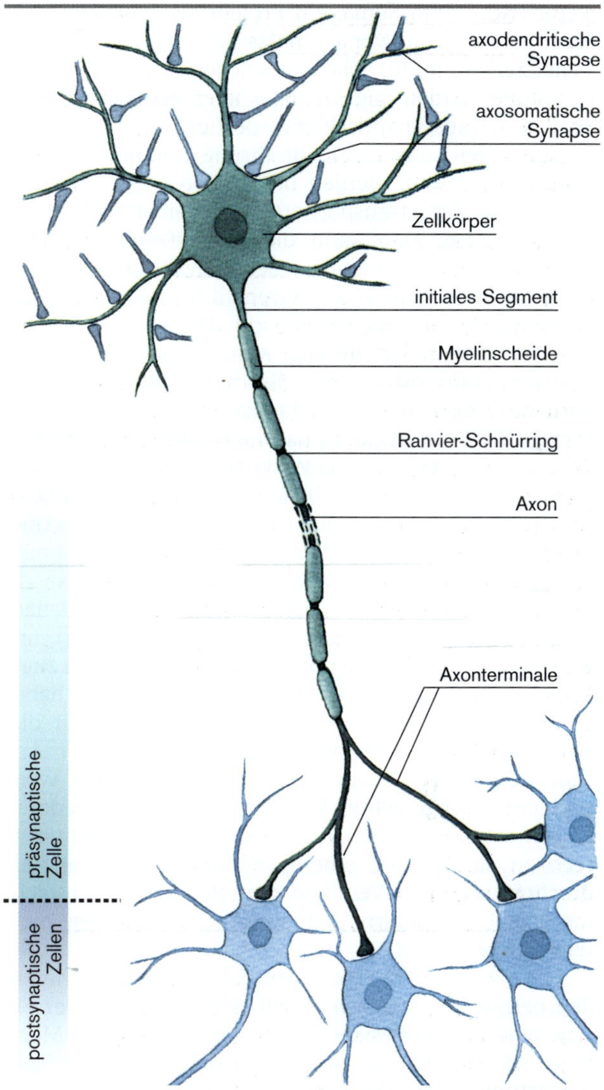

Abb. 20.**1** **Schematische Darstellung eines Neurons** mit seinen funktionell wichtigen Teilen.

axonale Transportprozesse, die Substanzen sowohl vom Soma in Richtung Axonterminal (anterograd) als auch umgekehrt (retrograd) transportieren können. Der Transport geschieht entlang von Mikrotubuli bzw. von Neurofilamenten. Dabei werden Vesikel, die den zu transportierenden Stoff enthalten, aktiv entlang dieser Bahnen bewegt. Dafür gibt es ein myosinähnliches Makromolekül, **Kinesin** genannt, das diese Bewegungen unter ATP-Verbrauch bewirkt. Der **schnelle axonale Transport** kann in anterograder und in retrograder Richtung erfolgen. Beim **anterograden Transport,** der Membranbestandteile und zur Sekretion bestimmte Moleküle in die Synapse bringt, werden Geschwindigkeiten von bis zu 400 mm/Tag erreicht.

Der **retrograde Transport** bringt mit etwa 200–300 mm/Tag noch brauchbare Endprodukte aus dem Stoffwechsel der Axonterminalen wieder in das Soma zurück. Er transportiert auch den sog. Nerve growth factor (NGF) zum Soma, ein Protein, das von Zielzellen sezerniert wird und vor allem das Überleben der Neurone sicherstellt (Kap. 30). Manche solcher trophisch wichtigen Stoffe werden folglich sogar über den synaptischen Spalt, also transsynaptisch, transportiert.

Neben den Substanzen, die für die Funktion der Neurone wichtig sind, werden bei intrazellulärer Injektion auch Fremdstoffe transportiert, z. B. pflanzliche Meerrettichperoxidase. Man kann dies ausnutzen, um damit Zellen für eine mikroskopische Analyse zu markieren. Auch manche neurotrope Viren, d. h. solche, die das Nervensystem attackieren, wie z. B. das Herpesvirus oder das Virus der Kinderlähmung, werden durch retrograden axonalen Transport an die Zellsomata gebracht. Ähnlich wird das Toxin des Wundstarrkrampfes (Tetanustoxin) transportiert und entfaltet dann fern von der Wunde im Zentralnervensystem seine Wirkung.

Neben dem beschriebenen „schnellen" axonalen Transport gibt es noch einen **langsamen Transportmechanismus** in anterograde Richtung, der nur etwa 1 mm/Tag überwinden kann. Dies ist interessanterweise die Geschwindigkeit, mit der ein durchtrenntes und danach degeneriertes peripheres Axon wieder regeneriert und entlang liegengebliebener Schwann-Zellen auf sein zugehöriges Innervationsgebiet zuwächst. Anscheinend haben die Aufbaugeschwindigkeiten des Zytoskeletts mit diesem langsamen Transport Gemeinsamkeiten. Der Arzt kann aus diesen Geschwindigkeiten ausrechnen, wann nach einer fachgerechten Nervennaht mit dem Wiedererlangen motorischer Fähigkeiten oder der Sensibilität zu rechnen ist, wenn bei einem Unfall ein peripherer Nerv durchtrennt wurde. Verletzte zentrale Axone, also solche innerhalb von Gehirn und Rückenmark, können nicht regenerieren.

Der Neuaufbau der Axonmembran eines regenerierenden peripheren Neuriten ähnelt den Vorgängen der Fusion synaptischer Vesikel mit der präsynaptischen Membran (s. S. 62). Die Schwann-Zellen stellen dazu wichtige Wachstumsfaktoren bereit.

Die Umgebung der Neurone: Gliazellen und Extrazellulärräume

›› Gliazellen strukturieren während der Ontogenese das Hirnwachstum. Am ausgereiften Gehirn dienen sie der Erhaltung des notwendigen Milieus um die Neurone: Sie regulieren pH, K^+-Konzentrationen und bilden Markscheiden. Sie modulieren die neuronale Aktivität durch Abschirmung synaptischer Regionen, durch die Aufnahme von Transmittermolekülen, die Bereitstellung von Vorstufen zur Transmittersynthese und durch ihre Einflüsse auf den Ca^{2+}-Gehalt von Neuronen. ‹‹

Jedes Neuron ist, wie jede andere Zelle, von Extrazellulärflüssigkeit umgeben, die gegenüber den übrigen Extrazellulärräumen des Körpers keine hervorstechenden Besonderheiten erkennen läßt. Obwohl der freie Raum zwischen den Neuronen im wesentlichen mit Gliazellen angefüllt ist, deren Zahl die der Neurone um wenigstens das 10fache übersteigt, machen die Extrazellulärräume des ZNS noch immer 15–20% des Gesamtvolumens aus.

Nach anatomischen Kriterien werden die **Gliazellen** des ZNS in Astrozyten, Oligodendrozyten, Ependymzellen und Mikroglia eingeteilt (Abb. 20.**2**). Zunächst dienen die Gliazellen als Stützzellen für die Neurone, was ihnen den Namen Glia (Kitt) eintrug. Dieser Name ist eher unbefriedigend, weil man heute weiß, daß die Gliazellen weit vielfältigere Aufgaben erfüllen und das ZNS ohne Glia seine Funktion nicht wahrnehmen könnte. Die **Astrozyten** bilden Verbindungen zwischen Blutkapillaren und Neuronen und vermitteln möglicherweise den Stofftransport. Entgegen früherer Auffassung sind sie aber nicht am Aufbau der Blut-Hirn-Schranke beteiligt (s. S. 722). Bei Verletzungen des Zentralnervensystems räumen sie zusammen mit der Mikroglia verletzte Zellen durch Phagozytose weg und bilden *Narben*. Insbesondere sind Astrozyten in der Lage, K^+-Ionen aus dem Extrazellulärraum aufzunehmen, wenn bei repetitiver neuronaler Aktivität Nervenzellen K^+-Ionen in den Extrazellulärraum abgegeben haben. So halten die Astrozyten die K^+-Konzentration im Extrazellulärraum konstant und stabilisieren so das Ruhemembranpotential der Neurone, das ja nach der Nernst-Gleichung (S. 48) von der extrazellulären K^+-Konzentration abhängt. Eine Erhöhung der extrazellulären K^+-Konzentration um nur 0,5 mmol/l würde das Mem-

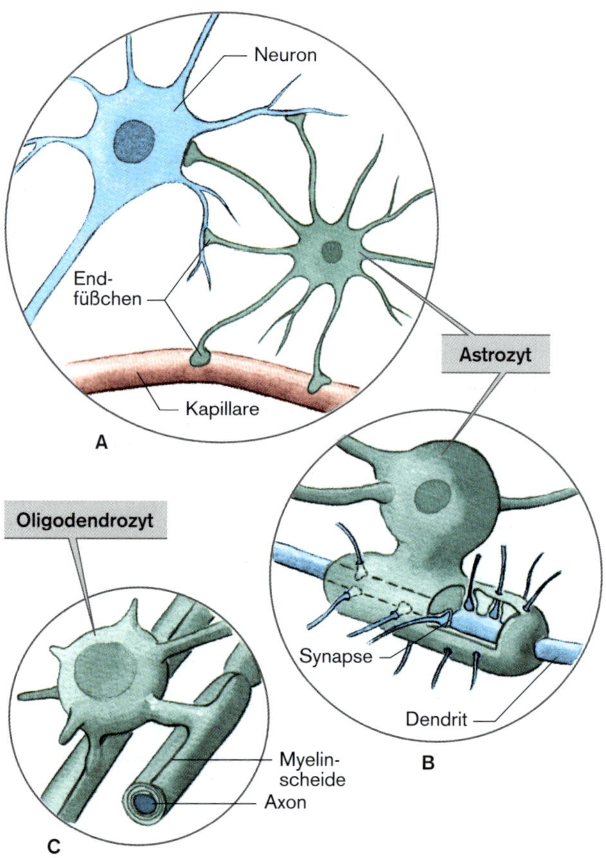

Abb. 20.**2** **Gliazellen im ZNS.** **A, B** Astrozyten sind vielgestaltig, sie bilden u. a. Verbindungen zwischen Blutkapillaren und Neuronen und schirmen synaptische Regionen von der Umgebung ab. **C** Oligodendroglia bildet die Markscheiden um zentrale Axone.

branpotential um etwa 3 mV reduzieren. Die Glia verhindert also eine unerwünschte Depolarisation der Neurone.

Andere wichtige Aufgabenbereiche für die Astroglia sind deren Beiträge zur *Sicherstellung synaptischer Prozesse* an den Neuronen. Zum einen schirmen Astrozytenfortsätze die synaptischen Regionen ab (Abb. 20.**2**). Dadurch beschränken sie die Transmitterwirkung auf den synaptischen Spalt. Andererseits können Astrozyten auch Transmittermoleküle wie Glutamat, GABA und 5-HT aufnehmen und dadurch Dauerwirkungen dieser Substanzen an der Synapse vermeiden. Viele Gliazellen besitzen sogar regelrechte Rezeptoren für Transmittermoleküle und bilden postsynaptische Potentiale aus. Diese dürften die Gliafunktion über ebenfalls vorhandene, spannungsgesteuerte Ionenkanäle beeinflussen, z. B. die Geschwindigkeit der Transmitteraufnahme. Von Gliazellen aufgenommene Transmittermoleküle werden zu Vorstufen abgebaut und in den Extrazellulärraum abgegeben. Damit stehen sie den Neuronen wieder zur Resynthese zur Verfügung. Auch wurde nachgewiesen, daß Astrozyten die intrazellulären Ca^{2+}-Spiegel in Neuronen beeinflussen können. Man kann also davon ausgehen, daß die Astrozyten einen wichtigen *modulatorischen Effekt* auf die neuronale Aktivität ausüben.

Auch der interstitielle *pH-Wert* wird durch Astrozyten reguliert. Da die Astrozyten über Gap junctions miteinander elektrisch leitend verbunden sind, können aufgenommene Ionen, aber auch andere kleinmolekulare Substanzen, entlang elektrochemischer Gradienten gut von Gliazelle zu Gliazelle weitergegeben werden und sich so verteilen.

Während eines **epileptischen Anfalls** kommt es zu massiver Hyperaktivität kortikaler Neurone, gefolgt von einem Anstieg des extrazellulären K^+, da die Glia diese großen K^+-Mengen nicht mehr abfangen kann. Es wird für wahrscheinlich gehalten, daß die daraus folgende Depolarisation der Neurone und die dadurch bewirkte Absenkung der Exzitationsschwelle der Ausbreitung des Anfalls Vorschub leistet. So kommt es zu generalisierten Krämpfen.

Ein ähnlicher Vorgang, allerdings mit anderen Konsequenzen, ist die sogenannte **Spreading-Depression.** Sie kann nach einer starken lokalen Reizung, z. B. durch ein mechanisches Trauma, auftreten. Wieder kann die Glia die großen Kaliummengen nicht mehr abfangen, und das Ruhemembranpotential der in dieser Region liegenden Neurone ist nicht mehr auf dem Normwert zu halten. Immer weitere Neurone werden depolarisiert, und es entsteht eine sich ausbreitende Zone unerregbar gewordener Nervenzellen. Es kann Minuten dauern, bis sich wieder eine normale Erregbarkeit einstellt.

Die **Oligodendrozyten** bilden die Myelinscheide um die Axone des ZNS (Abb. 20.**2**). Ein solcher Oligodendrozyt kann mehrere Axone gleichzeitig umhüllen. An peripheren Nerven übernehmen die Schwann-Zellen die Funktion der Myelinbildung, aber eine Schwann-Zelle vermag nur ein Axon zu umscheiden. Auf die Bedeutung dieser Myelinisierung wird später noch eingegangen werden (S. 539).

Bevor noch überhaupt die Gliazellen ihre oben beschriebenen Funktionen ausüben können, spielen sie eine wichtige Rolle bei der **Entwicklung des ZNS.** In den frühen Entwicklungsstadien wandern Nervenzellen von ihren Ursprungsorten entlang der Astroglia in ihre Bestimmungsgebiete (Kap. 30). Von ihnen sprossen nach ähnlichen Prinzipien Neuriten aus und wandern auf Zielzellen zu. Beide Vorgänge werden durch **Wachstumsfaktoren** gesteuert, die u. a. von den Gliazellen bereitgestellt werden.

Im erwachsenen Gehirn andererseits konservieren die Gliazellen einen erreichten Funktionszustand und verhindern durch **Wachstumsinhibitoren** eine weitere Proliferation von Dendriten und Axonen. Ein einmal erreichter Zustand wird also geschützt. Diese Wachstumsinhibitoren und das Fehlen von Wachstumsfaktoren, die während der Ontogenese bereitstehen, sind andererseits die Ursache für das Ausbleiben spontaner Regenerationsvorgänge im zentralen Nervensystem. Hirn- und Rückenmarksverletzungen werden also nicht restituiert!

20.3 Reizaufnahme und Weiterleitung sind die initialen Schritte der Informationsverarbeitung

» Hochspezialisierte Zellen, die Sinneszellen oder Rezeptoren, sind besonders empfindlich für bestimmte Reize, etwa Licht, Schall, Duftstoffe. Für diese „adäquaten" Reize haben sie eine außerordentlich niedrige Reizschwelle. Der Reiz wird durch den Transduktionsvorgang in ein körpereigenes Signal umgesetzt und mit einer Veränderung des Membranpotentials der Sinneszelle beantwortet. Diese Veränderung, Rezeptorpotential genannt, kodiert die Reizstärke. Die Rezeptorpotentiale eignen sich aber aufgrund ihrer physikalischen Eigenschaften nicht zur Übertragung auf langen Strecken. Deswegen werden sie in Aktionspotentiale umkodiert und so über afferente Nerven an das Gehirn gemeldet. «

Rezeptoren nehmen Umweltreize auf

Grundlage für ein sinnvolles Verhalten eines Organismus sind Kenntnisse über die Umwelt. Diese Kenntnisse gewinnt der Körper über eine Reihe von Sinneskanälen. Zusätzlich zu den klassischen „fünf Sinnen" (Riechen, Fühlen, Hören, Sehen, Schmecken) gibt es eine Reihe weiterer **Sinnesmodalitäten,** etwa den Gleichgewichtssinn, den Schmerzsinn, sowie Sinnessysteme, die den Zustand des eigenen Körpers an das ZNS melden, z. B. Gelenkstellungen, Muskelkraft und -länge und andere Meßgrößen. Sinneszellen oder Sinnesrezeptoren nehmen die Zustandsgröße der Umwelt oder des Körperinneren auf und verarbeiten diese sog. Reize. Es sind physikalisch-chemische Größen, etwa Licht, Temperatur, Schallwellen, Duftstoffe, denen gegenüber spezialisierte Sinnesrezeptoren besonders empfindlich sind. Man sagt, dieser Reiz sei der **adäquate Reiz** für diesen Rezeptor (z. B. Licht für die Rezeptoren des Auges), und man spricht dementsprechend von Mechano-, Thermo-, Chemo-, Photorezeptoren usw. Der adäquate Reiz erregt den zugehörigen Sinnesrezeptor mit minimaler Reizenergie, d. h., er verändert dessen Membranpotential. Beispielsweise benötigt ein Schallrezeptor im Innenohr etwa 10^{-20} J und ein Photorezeptor etwa 10^{-19} J für eine Erregung. Man kann einen Rezeptor auch durch andere Reizenergien, also inadäquat reizen, dann benötigt man aber wesentlich höhere Energien (z.B. Schlag aufs Auge und „Sternchensehen"). Aber auch gegenüber seinem adäquaten Reiz besitzt ein Rezeptor meist ein Bandpaßverhalten. Dies besagt, daß etwa ein Photorezeptor im Auge nur für bestimmte Wellenlängen sichtbaren Lichts empfindlich ist oder eine Sinneszelle des Ohres nur von bestimmten Schallfrequenzen erregt werden kann.

Rezeptoren, die auf Reize außerhalb unseres Körpers reagieren, nennen wir **Exterozeptoren**, solche, die Zustände innerhalb des Körpers messen, heißen **Enterozeptoren.**

Je nach den Erfordernissen einer bestimmten Reizart sind die Rezeptoren ganz unterschiedlich angeordnet, z.B. über die ganze Körperoberfläche verteilt, wie bei den Hautsinnen, oder aber, versehen mit einem speziellen Reizleitungsapparat an bestimmten Körperstellen konzentriert, etwa im Auge oder im Ohr. Dies alles wird in den entsprechenden Kapiteln abgehandelt werden. Grundsätzlich ist allen Rezeptoren gemeinsam, daß sie den adäquaten Reiz umsetzen müssen in eine Sprache, die das Zentralnervensystem versteht. Dieser sog. **Transduktionsprozeß** ist im prinzipiellen Ablauf bei allen Rezeptoren gleich, er soll hier vorgestellt werden. Im Detail gibt es natürlich bei den verschiedenen Rezeptortypen beträchtliche Unterschiede.

Im Transduktionsprozeß wird der Reiz in ein körpereigenes Signal, das Rezeptorpotential, umgesetzt

Für den adäquaten Reiz existiert am Rezeptor ein primärer Angriffsort. Dort findet die Reiztransduktion statt. Dieser Angriffsort kann ganz unterschiedlich realisiert sein. Bei einem Mechanorezeptor (Abb. 20.**3**) gibt es z.B. spezielle, dehnungsaktivierte Ionenkanäle. Bei der Dehnung der Rezeptorzelle wird über das Zytoskelett bzw. über die extrazellulär an der Membran liegenden Kohlenhydratketten der Durchmesser dieser Ionenkanäle vergrößert. Die elektrische Leitfähigkeit steigt, es fließt ein zusätzlicher Strom, der **Transduktionsstrom** (Generatorstrom). Dieser Strom führt zu einer Verringerung des Ruhemembranpotentials der Rezeptorzelle, eine Änderung, die als **Rezeptorpotential** bezeichnet wird. Der Transduktionsprozeß führt also über eine Änderung von Ionenleitfähigkeiten zu einer Verschiebung des Membranpotentials. Welche Ionenkanäle im einzelnen geöffnet werden, hängt vom jeweiligen Rezeptor ab.

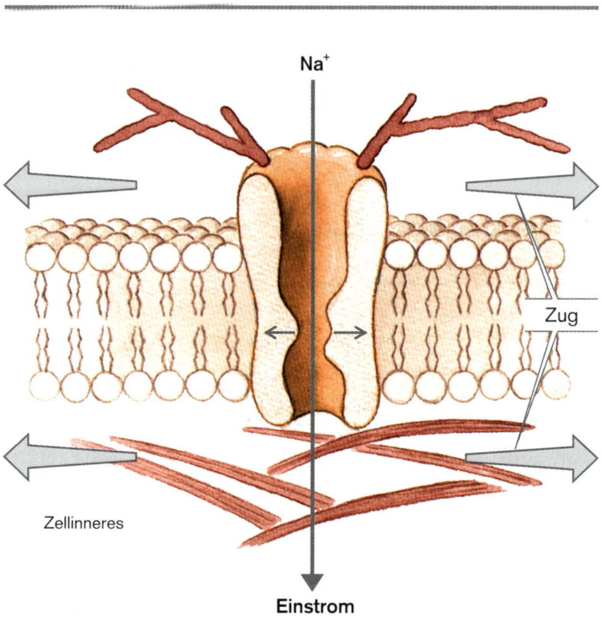

Abb. 20.**3** **Ionenkanäle an einem Mechanorezeptor** werden durch Zug am Zytoskelett bzw. an den Polysaccharidketten der Zelloberfläche geöffnet.

Im allgemeinen führen die so entstehenden Ionenflüsse zu einer **reizabhängigen Depolarisation.** An den Photorezeptoren des Auges ist es jedoch umgekehrt (S. 593). Dort werden bei einem Lichtreiz über die Verringerung der Konzentration sekundärer Botenstoffe in Dunkelheit offene Ionenkanäle geschlossen, so daß sich der vorhandene Leckstrom verringert und das aktuelle Ruhemembranpotential vergrößert, also hyperpolarisiert wird. In diesem Fall besteht das Rezeptorpotential also aus einer Hyperpolarisation. Die Sinneszellen des Auges sind auch ein gutes Beispiel dafür, wie unterschiedlich der primäre Angriffsort realisiert sein kann. Am Auge ist ein spezielles Protein, der Sehfarbstoff, der Ort, an dem Lichtquanten auf ein biologisches Substrat einwirken. Erst über sekundäre Botenstoffe wird dann ein Rezeptorpotential generiert.

Dennoch ist allen Transduktionsprozessen gemeinsam: Es entsteht ein Rezeptorpotential, dessen Größe die Stärke des Reizes widerspiegelt, also abbildet. Dabei ist es unwichtig, ob der adäquate Reiz Ionenkanäle direkt beeinflußt oder ob er die Verfügbarkeit von sekundären Botenstoffen erhöht oder verringert und so indirekt auf die vorhandenen Ionenkanäle wirkt.

Die Übereinstimmung dieser Vorgänge mit der Ausbildung postsynaptischer Potentiale (S. 65) liegt auf der Hand. In der Tat ist ein postsynaptisches Neuron nichts anderes als ein hochspezifischer Enterorezeptor, dessen adäquater Reiz in bestimmten Transmittermolekülen, z.B. Acetylcholin, besteht. Man beachte, daß das Wort Rezeptor einmal eine spezialisierte Sinneszelle meint, zum anderen aber auch verwandt wird, um Moleküle zu bezeichnen, die eine hohe chemische Affinität zu irgendwelchen Botenstoffen, z.B. Transmittermolekülen, besitzen.

Aktionspotentiale dienen der Langstreckenübertragung von Informationen

Rezeptorpotentiale wie postsynaptische Potentiale können sich *elektrotonisch* über die Oberfläche der Zellmembran ausbreiten, aber nur über kurze Strecken. Das heißt folgendes: Angenommen, man würde über eine eingestochene Mikroelektrode in eine kugelförmige Zelle einen positiven Strom einspeisen. Dann wird die Zelle depolarisiert. Der Einstrom positiver Ionen kann aber nur langsam die Ladung des durch die Zellmembran gebildeten Kondensators (S. 48) verändern. Die Veränderung des

Membranpotentials bildet sich also mit einer zeitlichen Verzögerung aus. Gleichzeitig erhöht die durch den Ioneneinstrom bewirkte Depolarisation der Zellmembran aber auch den K^+-Ausstrom, so daß schließlich ein neues Gleichgewicht zwischen Ioneneinstrom und Ionenausstrom entsteht und sich ein neuer Endwert des Membranpotentials einstellt. Die Änderung des Membranpotentials nennt man **elektrotonisches Potential.** Handelt es sich um eine kugelförmige Zelle ohne Fortsätze, würde sich das Membranpotential dabei exponentiell ändern. Die Amplitude E_A der Änderung zum Zeitpunkt t stellt sich nach der Formel

$$E_A = E_{A_{max}} \cdot (1 - e^{-\frac{t}{\tau}}) \text{ ein.}$$

τ ist die **Membranzeitkonstante,** die bei biologischen Membranen Werte zwischen 5 und 50 ms besitzt. Nach der Zeit τ nimmt der Ausdruck $-t/\tau$ den Wert −1 an. Da $e^{-1} = {}^1/_e$, ist also nach der Zeit τ die Amplitude $E_{A_{max}}$ zu 63 % erreicht (Abb. 20.**4**).

Nun ist ein Rezeptor keine kugelförmige Zelle. Vielmehr soll die Information über das Rezeptorpotential an das Gehirn weitergeleitet werden, wozu lange Nevenfortsätze nötig sind (Abb. 20.**5**). Ein Transduktionsstrom und das resultierende Rezeptorpotential kann aber an einem langgestreckten Neuron nicht die gesamte Axonmembran elektrotonisch depolarisieren. Mit zunehmender Entfernung vom Rezeptor wird nämlich der Effekt des Ioneneinstroms immer kleiner. Die Depolarisation nimmt über die Länge l exponentiell ab. Dies geschieht nach der Formel $e^{-\frac{l}{\lambda}}$. Die Konstante λ ist die **Membranlängskonstante**. In biologischen Geweben werden dafür Werte zwischen 0,1 und 5 mm gemessen. Die Formel ergibt, daß nach einer Entfernung von 5 λ die Amplitude eines elektrotonisch ausgebreiteten Potentials nur noch etwa 1 % des Ausgangswertes beträgt.

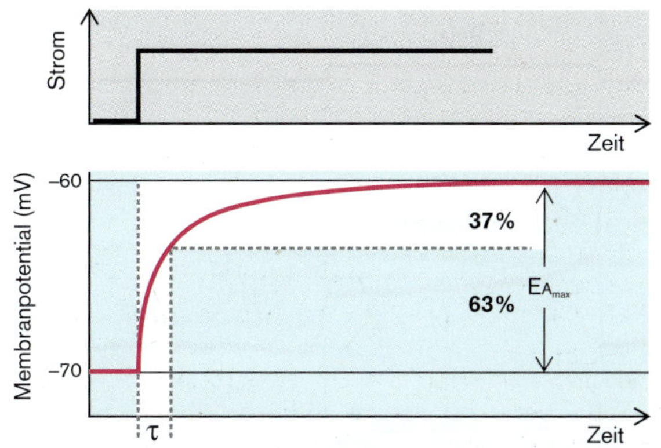

Abb. 20.**4** **Elekrotonische Potentialverschiebung** einer Zelle, in die ein positiver Strom eingespeist wird. Nach einer Zeit von τ ms hat sich das Membranpotential der Zelle dem neuen Endwert des Membranpotentials um 63 % (1 − ${}^1/_e$) der Gesamtamplitude angenähert. τ ist die Membranzeitkonstante.

Dieser Wert zeigt klar, daß es unmöglich ist, Rezeptorpotentiale oder postsynaptische Potentiale durch elektrotonische Ausbreitung an das Gehirn weiterzuleiten. Vielmehr muß die **Amplitude des Rezeptorpotentials,** die ja auf dieser Stufe der Signalleitung die Reizstärke kodiert, zur Weiterleitung in eine **Sequenz von Aktionspotentialen** umkodiert werden. Aktionspotentiale können entlang der Nervenfasern zum Gehirn laufen, weil sie ständig regeneriert werden und sich dadurch ihre Amplitude entlang des Nervs nicht verändert.

Bei primären Sinneszellen, also solchen, die selbst die afferenten Nervenfasern ausbilden, wie bei Dehnungsre-

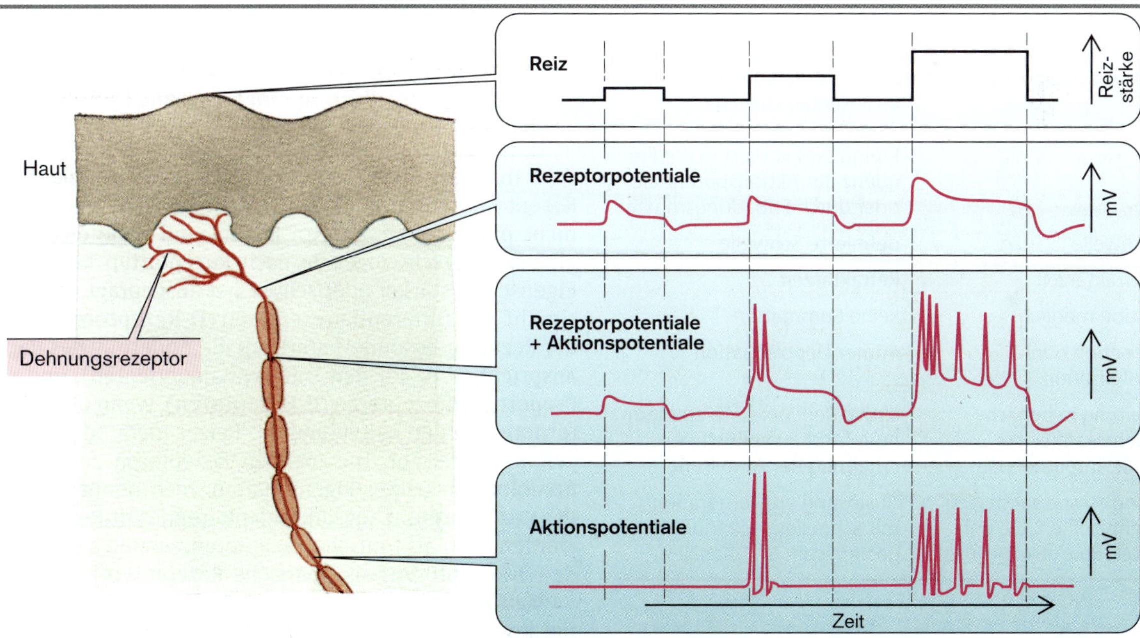

Abb. 20.**5** **Ausbildung von Rezeptorpotentialen und Aktionspotentialen** an einem Dehnungsrezeptor der Haut. Man beachte das D-Verhalten am Beginn und Ende des Reizes (s. Text S. 538).

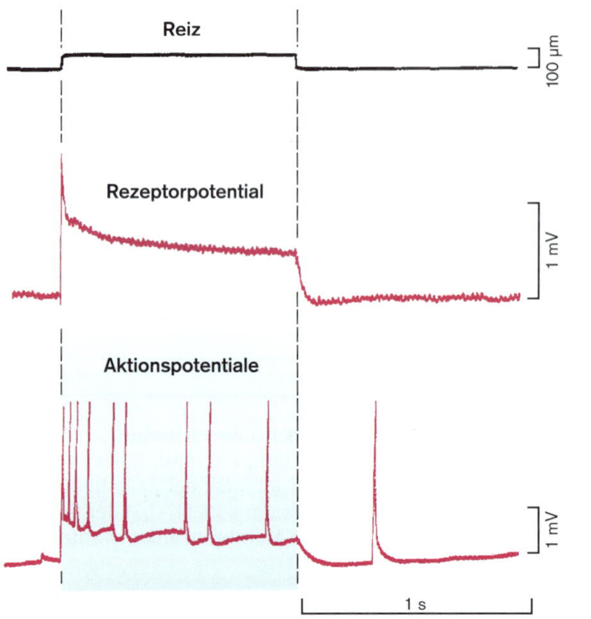

Abb. 20.**6** **Originalregistrierung von Rezeptorpotential und Aktionspotentialen** einer Muskelspindelafferenz bei rechteckförmiger Dehnung (Originalregistrierung von Dr. H. Querfurth). Die Registrierung des Rezeptorpotentials wurde dadurch erhalten, daß die Entstehung von Aktionspotentialen durch die Gabe eines Lokalanästhetikums unterdrückt wurde.

Tabelle 20.**1** **Eigenschaften von Rezeptorpotentialen und Aktionspotentialen** im Vergleich

Rezeptorpotentiale, Postsynaptische Potentiale	Aktionspotentiale
abgestufte Antwort, die den Reiz analog abbildet	Alles-oder-nichts-Antwort; Amplitude unabhängig von auslösender Ursache; Amplitude des auslösenden Ereignisses kodiert in der Frequenz der Aktionspotentiale oder durch Entladungsmuster
keine Schwelle	definierte Schwelle
keine Refraktärzeit	Refraktärzeit
Summation möglich	keine Summation
Depolarisation oder Hyperpolarisation	immer Depolarisation
Weiterleitung in benachbarte Membranbezirke passiv mit Amplitudenabfall	aktive Regeneration an Membran führt zu verlustfreier Erhaltung der Amplitude
Auslösung an spezialisierten Membranbezirken, die den adäquaten Reiz beantworten	Auslösung an Membranen mit schnellen, spannungsgesteuerten Na^+-Kanälen

zeptoren oder Muskelspindeln (S. 636) ergreift der sich ausbreitende Transduktionsstrom auch den ersten Ranvier-Schnürring (Abb. 20.**5** – 20.**7**). Es wird also auch dort das Ruhemembranpotential reduziert, bis ab einer bestimmten Schwelle ein Aktionspotential entsteht (S. 51 f.). Je stärker der Reiz, desto stärker der Generatorstrom bzw. das Rezeptorpotential, und um so mehr Aktionspotentiale pro Zeiteinheit werden dann ausgelöst. Die Reizstärke wird also nach zentral durch die **Häufigkeit der Aktionspotentiale** kodiert. Handelt es sich bei dem Rezeptor um eine sekundäre Sinneszelle, wie etwa bei den Haarzellen des Innenohres, so werden die Aktionspotentiale über eine Transmitterausschüttung und nachfolgende EPSPs generiert, die Kodierungsstrategie in zugehörigen afferenten Nerven bleibt jedoch gleich. In beiden Fällen wird die Reizstärke vom Rezeptor zunächst analog kodiert, dann aber in eine Folge von Aktionspotentialen umkodiert, bei der die Frequenz der Aktionspotentiale die Größe des Rezeptorpotentials wiedergibt. Dies wäre im nachrichtentechnischen Sinne eine *Pulsfrequenzmodulation*. Aber die Frequenz der Aktionspotentiale, obwohl im Organismus häufig benutzt, ist nicht die einzige Möglichkeit der Reizkodierung. Im Hörsystem spielt z. B. der genaue Zeitpunkt der Auslösung von Aktionspotentialen eine Rolle; aus den sog. phasengekoppelten Entladungen kann das Gehirn dann die Schallfrequenz ausrechnen (Kap. 22). Auch Regelmäßigkeit bzw. Unregelmäßigkeit im Auftreten von Aktionspotentialen kann Information übertragen. Schließlich kann die Stärke eines Reizes nicht nur über die Zahl der Aktionspotentiale pro Faser, sondern auch über die Zahl der aktivierten Fasern kodiert werden. Tab. 20.**1** stellt noch einmal die Eigenschaften von Rezeptorpotentialen bzw. postsynaptischen Potentialen den Eigenschaften von Aktionspotentialen gegenüber.

Den Bereich (z. B. ein Hautareal), von dem aus man eine afferente Nervenfaser aktivieren kann, nennt man das **rezeptive Feld** dieser Faser.

Manche Rezeptoren reagieren stärker auf die Änderung einer Zustandsgröße als auf die Größe selbst

Wie man aus Abb. 20.**5** und 20.**6** ersieht, bildet das Rezeptorpotential aber die Reizstärke nicht genau, d. h. nicht proportional, ab. Am Beginn und Ende des Reizes gibt es Überschwinger. Je nach Rezeptortyp kann diese Eigenschaft stärker oder schwächer ausgeprägt sein. Man spricht von Differentialrezeptoren **(D-Rezeptoren)**, wenn der Rezeptor besonders stark auf die Änderung des Reizes anspricht (d. h. auf den Differentialquotienten), und den Proportionalrezeptoren **(P-Rezeptoren)**, wenn das Rezeptorpotential den Zeitverlauf des Reizes mehr oder minder genau wiedergibt. Die meisten Rezeptoren zeigen eine Kombination beider Eigenschaften, man nennt sie dann **PD-Rezeptoren.** Langsam adaptierende (P-Rezeptoren) werden auch als tonische Rezeptoren, schnell adaptierende (D-Rezeptoren) als phasische Rezeptoren bezeichnet.

Man darf aus dem Umstand, daß das Rezeptorpotential im allgemeinen den Reizverlauf nicht exakt wiedergibt, nun keinesfalls schließen, die Rezeptoren würden fehlerhaft arbeiten. Meistens ist ja die *Änderung* eines Reizzustandes biologisch viel bedeutsamer als dessen

Konstanz. Letzterer hat praktisch keinen Informationsgehalt. So übermitteln die Rezeptoren durch ihr Verhalten besonders die biologisch bedeutsamen Parameter. Auch das bereits besprochene Bandpaßverhalten von Rezeptoren hat ein ähnliches Ergebnis. Für die Bildung von Empfindungsstärken (Kap. 25) kommt es überdies nicht darauf an, was die Rezeptoren bzw. afferenten Nervenfasern melden, sondern wie höhere neuronale Zentren die Information extrahieren.

20.4 Die Verarbeitung von Reizen findet in neuronalen Netzwerken statt

Es gibt myelinisierte und nichtmyelinisierte Nervenfasern

» Die Myelinscheide eines Axons stellt einen elektrischen Isolator dar. An den myelinisierten Bezirken können durch die Axonmembran keine Ströme fließen. So ist bei einer Erregung, d. h. Depolarisation, der Stromkreis erst über relativ weit entfernte Schnürringmembranen möglich. Dies führt zu einer beträchtlichen Erhöhung der Nervenleitungsgeschwindigkeit. «

Das Axon ist der Ausgang eines Neurons. Es kann mehr als 1 m Länge erreichen, die Durchmesser können zwischen 0,5 und 20 µm betragen. Die Axone sind von Schwann-Zellen bzw. Oligodendroglia umgeben. Dabei verlaufen dünne Axone bündelweise in einem Verband von Schwann-Zellen (Abb. 20.**8**), wobei um das Axon ein Spalt von Extrazellulärraum freibleibt. Diese Fasern sind also nicht myelinisiert. Um dickere Fasern wickeln sich Schwann-Zellen in mehrfachen Schichten (Abb. 20.**8**) und bilden die sog. **Myelinscheide** (Markscheide). Eine Schwann-Zelle umhüllt das Axon auf eine Länge von 1–2 mm, so daß viele Schwann-Zellen das Axon perlenschnurartig einhüllen. Zwischen den einzelnen Schwann-Zellen, am **Ranvier-Schnürring**, liegt die Axonmembran offen und ist von Extrazellulärflüssigkeit umspült. Die Myelinscheide besteht im wesentlichen aus mehrfachen Lipiddoppelschichten der Zellmembran der Schwann-Zelle. So besitzt sie einen hohen elektrischen Widerstand. Dies hat für die Erregungsfortleitung an eine Nervenfaser beträchtliche Konsequenzen. Angenommen, an einer Stelle des Axons, unmyelinisiert oder myelinisiert, sei ein Aktionspotential entstanden, d. h., die Membran sei depolarisiert. Dann besteht gegenüber unerregten Nachbarbezirken ein Potentialunterschied von ca. 100 mV. Entlang dieses Gefälles fließen vorhandene Ionen (Abb. 20.**9**). Dieser Ionenfluß verschiebt das dortige Membranpotential in Richtung Depolarisation. Hat diese lokale Depolarisation einen bestimmten Schwellenwert erreicht, so werden die spannungsabhängigen Na^+-Kanäle geöffnet (Kap. 2). Der darauf entstehende schnelle Na^+-Einstrom verstärkt den Vorgang, die Membran wird weiter depolarisiert, es entsteht auch dort ein Aktionspotential. Dies wiederum ist der Ausgangspunkt für ein erneutes Übergreifen der beschriebenen Prozesse auf den nächsten, noch unbeeinflußten Membranabschnitt etc.

Der geschilderte Strom geht natürlich von der erregten Stelle des Axons in beide Richtungen, also auch entgegen der Ausbreitungsrichtung der Erregung. Die zuvor erregte und in der Repolarisation befindliche Stelle der Axonmembran ist aber noch refraktär, dort kann also kein neues Aktionspotential ausgelöst werden.

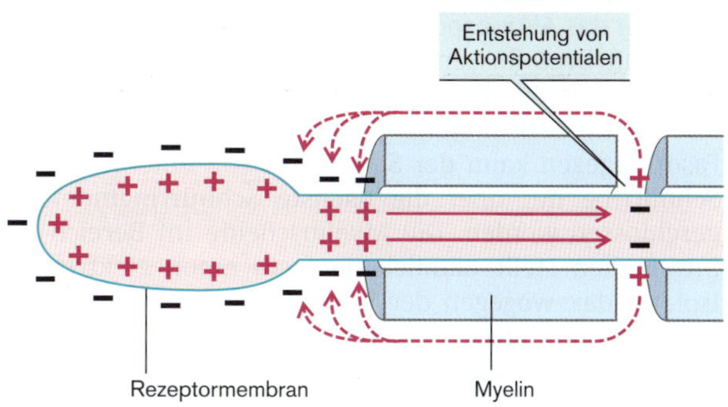

Abb. 20.**7** **Entstehung von Aktionspotentialen aus einem Rezeptorpotential.** Der Stromfluß depolarisiert die Membran am ersten Schnürring, es entsteht ein Aktionspotential.

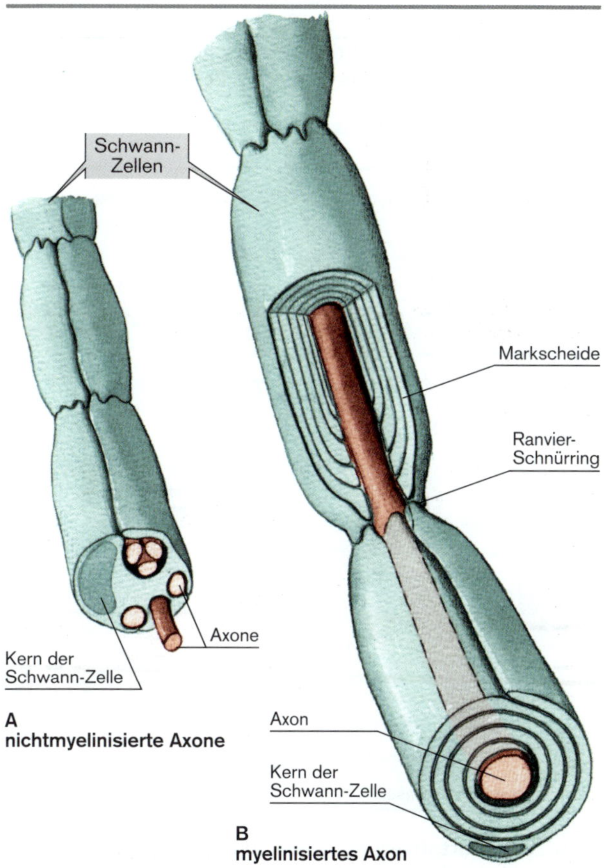

Abb. 20.**8** **Schwann-Zellen** und deren Beziehungen zu nichtmyelinisierten Nervenfasern bzw. Bildung von Markscheiden.

Man sieht aus Abb. 20.**9**, daß an der marklosen Nervenfaser das Aktionspotential nur die unmittelbare Nachbarschaft beeinflussen kann und daß das Aktionspotential sich nur bis dorthin fortpflanzt. Die Erregung wird also kontinuierlich weitergeleitet. Bei der myelinisierten Faser dagegen kann der Stromkreis von einem erregten Schnürring nur über die nächste Schnürringmembran geschlossen werden. Die Myelinscheide im Bereich der Internodien stellt nämlich de facto einen elektrischen Isolator dar, wogegen der Widerstand über die Schnürringmembran relativ klein ist. Außerdem enthält die Schnürringmembran besonders viele spannungsabhängige Na^+-Kanäle, so daß nach Überschreiten der Schwelle dort der Na^+-Einstrom ganz massiv erfolgen kann. So überbrückt an der markhaltigen Faser ein Aktionspotential eine größere Strecke, die Erregungsfortpflanzung ist sprunghaft, **saltatorisch.** Die **Nervenleitungsgeschwindigkeit** wird so wesentlich höher. Es können Leitungsgeschwindigkeiten bis zu 120 m/s (ca. 430 km/h) erreicht werden. Die dünnen, nichtmyelinisierten Nervenfasern bringen es dagegen nur auf 0,5 – 2 m/s.

Bei der Leitungsgeschwindigkeit spielt aber auch noch der Axondurchmesser eine Rolle, denn mit zunehmendem Durchmesser sinkt der elektrische Längswiderstand. So steigt die Leitungsgeschwindigkeit, denn sie hängt vom Verhältnis von Membranwiderstand zu Innenwiderstand ab. Mit zunehmendem Alter nimmt die Nervenleitungsgeschwindigkeit ab, da die Myelinschichten dünner werden.

Man teilt die Nervenfasern nach Leitungsgeschwindigkeiten und Durchmesser in mehrere Gruppen ein, wobei unglücklicherweise zwei verschiedene Einteilungen existieren. Die Klassifikationen nach Erlanger u. Gasser mit den Bezeichnungen A, B und C umfaßt motorische und sensorische Fasern, wogegen die Einteilung nach Lloyd u. Hunt die römischen Ziffern I – IV zur Unterteilung der sensorischen Fasern verwendet. Einzelheiten sind Tab. 20.**2** zu entnehmen.

Ähnlich der Depolarisation eines Schnürringes durch die bei der Erregungsfortleitung entstehenden Ströme (Abb. 20.**9**), kann ein Nerv oder eine Muskelfaser auch durch extern angelegte Ströme *gereizt* werden. Legt man über einen Nerv an zwei Elektroden eine Spannung an, dann wird an der Anode (positiv) durch den entstehenden Strom der Membrankondensator zusätzlich aufgeladen, an der Kathode (negativ) wird er teilweise entladen. Die Membran wird also an der Kathode depolarisiert. Diese Depolarisation kann zur Entstehung von Aktionspotentialen führen. Die an der Anode umgekehrt entstehende Hyperpolarisation erzeugt keine Nervenblockade, wenn die Anode eine große Fläche hat und vom Nerv weit entfernt ist. Dann werden nämlich die Stromdichten unter der Anode zu gering. Von dieser Möglichkeit zur Erregung von Nerven und Muskeln wird in Diagnostik und Therapie häufig Gebrauch gemacht.

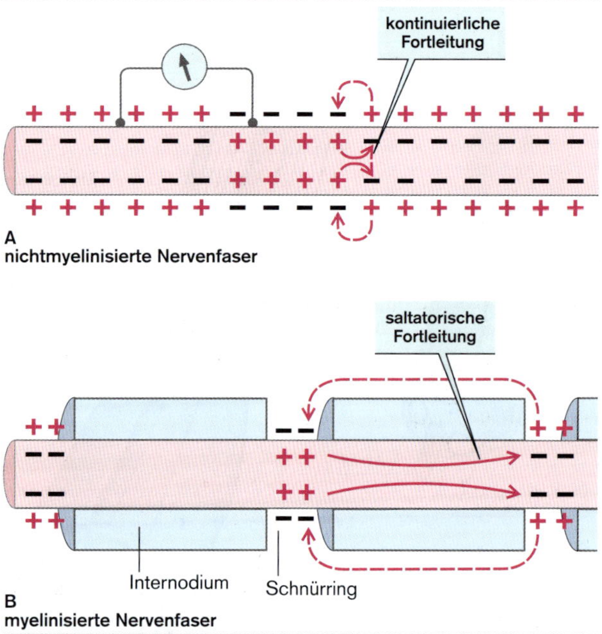

Abb. 20.**9** **Fortpflanzung eines Aktionspotentials** entlang einer nichtmyelinisierten Nervenfaser (**A**) bzw. saltatorische Erregungsleitung entlang einer myelinisierten Nervenfaser (**B**).

Die Fortpflanzungsrichtung geht von links nach rechts. Die linken Anteile der Nervenfasern sind refraktär. Legt man, wie in **A** gezeigt, Elektroden auf einen Nerv, kann man zwischen dem erregten und dem unerregten Bereich eine Potentialdifferenz messen. Mit der Fortleitung des Aktionspotentials entlang der Nervenfasern wird dadurch zunächst die Region unter der einen, dann unter der anderen Elektrode negativ. Die extrazelluläre Ableitung des Aktionspotentials wird also biphasisch (s. a. Abb. 7.15).

Krankheiten können die Myelinscheiden angreifen

›› Die Fortleitung von Aktionspotentialen kann durch Markscheidenerkrankungen oder Lokalanästhetika behindert oder ganz unterdrückt werden. ‹‹

Es gibt Erkrankungen des Zentralnervensystems oder der peripheren Nerven, bei denen die Myelinscheiden reduziert oder ganz abgebaut werden. Dies ist beispielsweise bei manchen Viruserkrankungen, bestimmten allergischen Erkrankungen und Stoffwechselerkrankungen und vor allem bei der multiplen Sklerose (einer Autoimmunkrankheit) der Fall. Dadurch sinkt der elektrische Querwiderstand in den Internodien, und die Membrankapazität steigt. Wird ein Aktionspotential entlang eines solchen Axons geleitet, so fließt der Strom nicht von einem erregten Ranvier-Schnürring zum unerregten Nachbar, sondern es geht viel Strom in den Internodien über die Axonmembran verloren. Die Schwelle wird daher am nächsten Schnürring später oder gar nicht mehr erreicht. Die Nervenleitungsgeschwindigkeit nimmt ab, oder es kommt überhaupt zu einem **Leitungsblock.** Klinisch zeigen sich zunächst Zeichen einer Hyperexzitabilität und von Mißempfindungen, die durch „Übersprechen" der Erregung zwischen benachbarten Nervenfasern, also durch ephaptische Übertragung entsteht. Schließlich stellen sich sensorische und motorische Ausfälle ein.

Eine örtliche Betäubung, die Lokalanästhesie, beruht ebenfalls auf einem bewußt herbeigeführten Leitungsblock. Die **Lokalanästhetika** blockieren nämlich die

Tabelle 20.2 **Klassifizierung der Nervenfasern** nach Erlanger und Gasser sowie Lloyd und Hunt. Die angegebenen Werte wurden tierexperimentell an der Katze bestimmt. Beim Menschen sind die Leitungsgeschwindigkeiten der entsprechenden Fasern etwa um 25 % geringer (Abb. 21.5)

	Faser-gruppe		Durch-messer (μm)	NLG (m/s)	Efferent	Afferent	Faser-gruppe	Durch-messer (μm)	NLG (m/s)
Myelini-siert	A	α	10–20	60–120	motorisch zur Skelettmuskulatur (motorische Einheiten)	primäre Muskel-spindelafferenzen Afferenzen von Sehnenorganen	Ia Ib	12–20	70–120
		β	7–15	40–90		sekundäre Muskel-spindelafferenzen Mechanoafferenzen der Haut	II	7–12	40–70
		γ	4–8	30–50	statische und dynamische Efferenzen zur intrafusalen Spindelmuskulatur				
		δ	2–5	10–30		dünne myelinisierte Mechanoafferenzen, Thermoafferenzen, nozizeptive Afferenzen aus Haut, Tiefensensibilität	III	2–7	10–40
	B		1–3	5–20	präganglionäre vegetative Fasern	Chemoafferenzen viszerale Afferenzen			
Nicht-myelini-siert	C		0,5–1,5	0,5–2	postganglionäre vegetative Fasern: efferente Fasern zu Herzgefäßen usw.	nichtmyelinisierte mechano-, themo-, und chemosensible Afferenzen aus Haut und tiefer gelegenen Strukturen	IV	0,5–1,5	0,5–2
	Einteilung nach Erlanger u. Gasser						Einteilung nach Lloyd u. Hunt		

schnellen Na^+-Kanäle am Schnürring, daher können sich keine Aktionspotentiale ausbilden und somit auch keine Meldungen an das Gehirn gelangen.

Die **Messung der Nervenleitungsgeschwindigkeit** an oberflächlich gelegenen Nerven ist für den Kliniker ein wichtiges diagnostisches Hilfsmittel. Man legt dazu auf die Haut über einem peripheren Nerv ein Paar von Reizelektroden. Der elektrische Reiz löst in den Nervenfasern Aktionspotentiale aus, die mit Registrierelektroden als **Summenaktionspotentiale** durch die Haut abgeleitet werden können. Man legt ein Elektrodenpaar (Abb. 20.**9A**) reiznah, ein zweites möglichst weit weg reizfern, um große Zeitunterschiede zwischen den registrierbaren Aktionspotentialen zu erreichen. Von **bipolarer Reizung** bzw. Registrierung wird gesprochen, wenn, wie in Abb. 20.**9**, die Elektroden des Paares nahe beieinander über der zu reizenden bzw. registrierenden Struktur (Nerv, Muskel) liegen. Bei **monopolarer Reizung** bzw. Ableitung liegt eine aktive Elektrode über der fraglichen Struktur, die Gegenelektrode aber weit entfernt großflächig auf der Haut. Aus der Entfernung der beiden Registrierorte und der Zeitdifferenz zwischen den Summenaktionspotentialen, die an den beiden Orten registriert wurden, kann man die Leitungsgeschwindigkeit errechnen. Man erhält Normwerte zwischen 40 und 75 m/s. Meßwerte unter 40 m/s sind pathologisch. Je weiter Reiz- und Registrierelektrode auseinanderliegen, desto besser spalten sich im Summenaktionspotential die verschiedenen Faserpopulationen auf.

Synaptische Vorgänge leiten neuronale Verrechnungsprozesse ein

Grundlage jeder neuronalen Verrechnung sind synaptische Prozesse. In Kapitel 5 ist dargestellt, wie EPSP und IPSP (exzitatorische und inhibitorische postsynaptische Potentiale) miteinander verrechnet werden, wobei einzelne EPSP im allgemeinen zu klein sind, um ein Aktionspotential auszulösen. An einem Motoneuron z. B. muß die Depolarisation der Zellmembran am initialen Segment des Axons, also dort, wo die Schwelle am geringsten ist, etwa 10 mV betragen, damit ein Aktionspotential entsteht. Grundlage des neuronalen Verrechnungsprozesses ist also die Frage, ob die Hunderte von EPSP und IPSP, die am Neuron ausgelöst werden, am Initialsegment zu einer überschwelligen Depolarisation summiert werden oder nicht (Abb. 5.**8** auf S. 67).

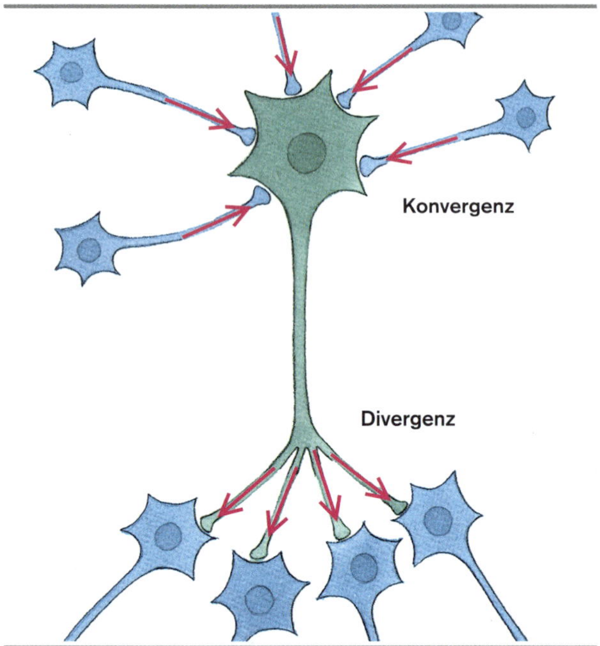

Abb. 20.**10** **Konvergente und divergente Verschaltungen** in neuronalen Netzen.

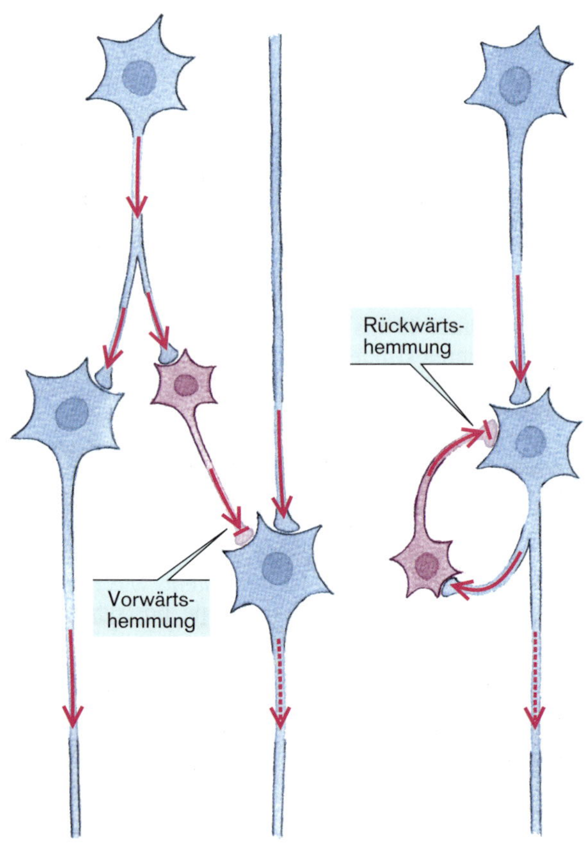

Abb. 20.**11** **Schema von Vorwärts- und Rückwärtshemmung.** Der Querstrich vor einer Pfeilspitze bedeutet Hemmung.

Neuronale Netzwerke können Informationen verteilen, sammeln, umpolen und extrahieren

›› Die Informationsverarbeitung im Zentralnervensystem beruht auf komplizierten neuronalen Netzwerken, die Informationen sammeln, verteilen, vergleichen, unterdrücken. Die Grundprinzipien sind dabei einfach, durch die Vielzahl der beteiligten Neurone werden aber die Netzwerke sehr unübersichtlich. ‹‹

Obwohl, wie zuvor gesagt, der synaptische Prozeß die Grundlage neuronaler Verrechnungen ist, kann eine kritische Informationsverarbeitung, die bestimmte Aspekte betont, andere unterdrückt und so schließlich zu Entscheidungen führt, nur über neuronale Netzwerke aufgebaut werden. Information muß daher von einem Neuron auf viele andere verteilt werden **(Divergenz)** oder umgekehrt, ein Neuron erhält Information von vielen anderen Neuronen (**Konvergenz;** Abb. 20.**10**). Ein solches Neuron verrechnet also eine Vielzahl unterschiedlicher Eingänge. Die Zwischenschaltung eines einzigen Interneurons kann die einlaufende Information umpolen, also aus Erregung Hemmung produzieren und umgekehrt.

Bei Verrechnungsvorgängen spielen Bahnung und Hemmung eine wichtige Rolle. Unter räumlicher oder zeitlicher **Bahnung** versteht man die Entstehung von Aktionspotentialen nach einem an sich unterschwelligen Reiz, wenn an diesem Neuron noch weitere exzitatorische Synapsen anderen Ursprungs aktiviert werden und so schließlich eine überschwellige Depolarisation entsteht. **Hemmungen** spielen eine große Rolle bei der Verhinderung von repetitiven Entladungen, die beispielsweise zu Krämpfen führen könnten. In neuronalen Netzwerken unterscheiden wir *Vorwärtshemmung* und *Rückwärtshemmung*. Bei der Vorwärtshemmung (Abb. 20.**11**) hemmt ein Neuron andere Neurone, ohne selbst von ihnen abhängig zu sein. Bei der Rückwärtshemmung (z. B. an den Renshaw-Zellen des Rückenmarks) hemmt ein erregtes Neuron sich selbst über Interneurone.

Die *laterale Inhibition* wird durch ein häufig vorkommendes einfaches Netzwerk erreicht (Abb. 20.**12**). Sie ermöglicht eine Kontrastverschärfung in parallel arbeitenden Kanälen. In Abb. 20.**12** ist angenommen, die Haut würde an zwei Stellen punktförmig eingedrückt. Die Zahlen sollen die dadurch erreichte Erregung afferenter Fasern darstellen. Man sieht, daß die beiden Reizpunkte im ersten Verarbeitungsschritt nicht getrennt dargestellt werden. Im folgenden Verarbeitungsschritt hemmt jedes Neuron seinen Nachbarn, und es wird dadurch eine vollständige Trennung der beiden Reizpunkte erreicht. Hier wird also eine einfache Eigenschaft, die räumliche Trennung der beiden Reize, dargestellt. Zentrale neuronale Netzwerke sind in der Lage, sehr komplexe Eigenschaften aus einem Reiz zu extrahieren, also z. B. den Informationsgehalt aus einem Sprachlaut oder aus einer Schrift. Der Mechanismus der lateralen Hemmung wird im Organismus an vielen Stellen eingesetzt, wo Kontraste zwischen benachbarten Reizen betont werden sollen. Subjektiv entstehen dann die sog. **Mach-Bänder** (Kap. 25).

Fällt in einem neuronalen Netzwerk der inhibitorische Einfluß auf ein Neuron von seiten hemmender Synapsen

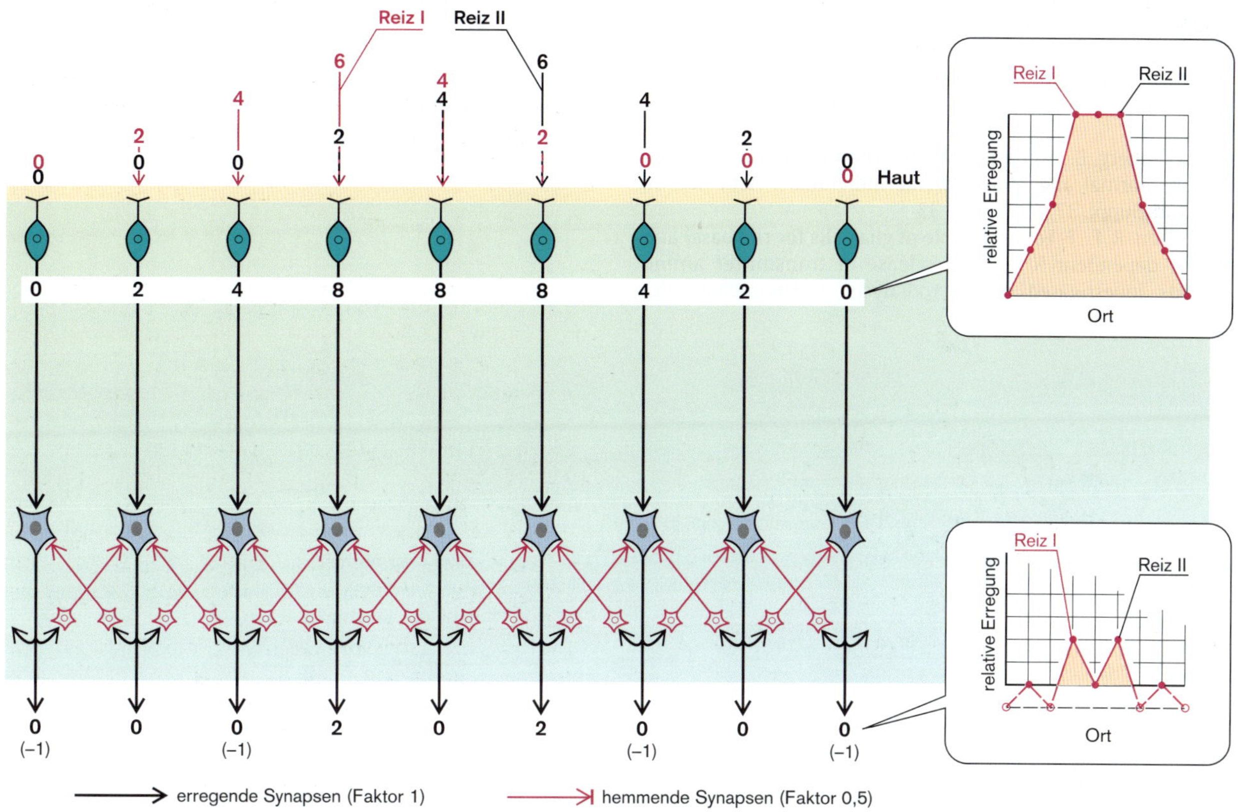

Abb. 20.**12** **Schema einer lateralen Inhibition.** An zwei Stellen der Haut (I und II) werde je ein Druck (der Stärke 6 Einheiten) ausgeübt, der sich superponiert und gleichmäßig nach seitlich abfällt. Die Ziffern geben die relative Reizstärke bzw. relative Erregung wieder. Auf der Ebene der Druckrezeptoren können die beiden Reize nicht getrennt werden. Angenommen, die Erregung würde in die nächste neuronale Ebene mit dem Faktor 1 weitergegeben, die laterale Hemmung aber nur mit dem Faktor 0,5, wobei der resultierende Wert der Hemmung vom Wert der Erregung zu subtrahieren ist. Dann ist bereits nach einem einzigen derartigen Verarbeitungsschritt eine vollständige Trennung der beiden Reize erreicht. Die „negative" Erregung, die in der zweiten Verarbeitungsebene entsteht, entspricht den sog. Mach-Bändern.

weg, weil deren zugehörige Neurone ihrerseits gehemmt wurden, so resultiert daraus eine relative Depolarisation, also evtl. eine Erregung. Den Vorgang nennt man **Disinhibition** (Enthemmung). Umgekehrt führt die Unterdrückung einer tonischen Exzitation eines Neurons zu einer relativen Hyperpolarisation seines Membranpotentials, was als **Disfazilitation** bezeichnet wird. Diese beiden Mechanismen bieten zusätzliche Möglichkeiten der Kontrolle neuronaler Netzwerke.

Man darf sich neuronale Netzwerke aber keinesfalls als starre Schaltkreise vorstellen. Durch Lernvorgänge (wahrscheinlich auch beim Vergessen) werden die Verknüpfungen ständig abgeändert (Kap. 30). Dies bezieht sich sowohl auf die Effektivität vorhandener Synapsen als auch auf die Ausbildung neuer oder die Rückbildung existierender Synapsen. Vorhandene Synapsen können durch Kotransmitter oder Neuromodulatoren auch in ihrer Leistung kurzfristig verändert werden (Kap. 5). Im alternden Gehirn nimmt weniger die Zellzahl als die Zahl neuronaler Verknüpfungen ab. Bei Deprivation eines Sinneskanals (etwa Taubheit) nimmt die Zellzahl in den zentralen Kernen dieser Sinnesmodalitäten in geringem Umfang ab. Insbesondere verringert sich aber die Zahl der synaptischen Kontakte. Domestizierte Wildtiere verlieren im Laufe weniger Generationen an Hirngewicht infolge einer Inaktivitätsatrophie des Zentralnervensystems.

Zum Weiterlesen ...

1 Nicholls, J. G., A. R. Martin, B. G. Wallace: Vom Neuron zum Gehirn. Fischer, Stuttgart 1995
2 Shepherd, G. M.: Neurobiology. Oxford University Press, Oxford 1994
3 ten Bruggencate, G.: Medizinische Neurophysiologie. Thieme, Stuttgart 1984

... und noch weiter

4 Barrels, B. A., L. L. Y. Chun, D. P. Corey: Ion channels in vertebrate glia. Ann. Neurosci. 13 (1990) 441 – 474
5 Kandel, E. R., J. H. Schwarz, T. H. Jessel: Neurowissenschaften. Spektrum, Heidelberg 1996

6 Kettenmann, H., B. R. Ransom: Neuroglia. Oxford University Press, Oxford 1995
7 Lehmann, S., S. Kuchler, M. Thevenian, G. Vincendon, J.-P. Zanetta: An endogenous lectin and one of its neuronal glycoprotein ligands are involved in contact guidance of neuron migration. Proc. nat. Acad. Sci. 87 (1990) 6455–6459
8 Pakkenberg, B.: Stereological quantitation of human brains from normal and schizophrenic individuals. Acta neurol. scand. Suppl. 37 (1992) 20–33
9 Paulsen, R. E., F. Fonnum: Role of glia cells for the basal and Ca^{2+}-dependent K^{+}-evoked release of transmitter amino acids investigated by microdialysis. J. Neurochem. 52 (1989) 1823–1829
10 Ransom, B. R., H. Sontheimer: The neurophysiology of glial cells. J. clin. Neurophysiol. 9 (1992) 224–251
11 Schwab, M. E.: Myelin-associated inhibitors of neurite growth and regeneration in the CNS. TINS 13 (1990) 452–456
12 Snipes, G. J., U. Suter: Signalling pathways mediating axon-Schwann cell interactions. TINS 17 (1994) 399–401

Somatoviszerale Sensibilität

H. Fruhstorfer

21

» Der Mensch kann eine Berührung seiner Haut, die Kraftentfaltung seiner Muskulatur, die Stellung seiner Gelenke sowie einige Regungen seiner Eingeweide wahrnehmen. Rezeptoren in den einzelnen Organen messen dabei Zustände oder Zustandsänderungen und übertragen diese Informationen über Nervenfasern dem Zentralnervensystem. Dort werden die Signale von motorischen und autonomen Zentren für den Entwurf von Befehlen an Muskulatur und Drüsen genutzt. Nur ein kleiner Teil der Informationen dringt in das Bewußtsein und führt zu Empfindungen. «

Die Aufnahme von Informationen durch Rezeptoren sowie deren Verarbeitung im Zentralnervensystem wird als Sensibilität bezeichnet. Je nach Lage der Rezeptoren in der Haut, in tieferen Geweben wie Muskeln und Gelenken sowie in den Eingeweiden unterscheidet man Oberflächensensibilität, Tiefensensibilität und viszerale Sensibilität. Diese werden in Abgrenzung gegenüber den Sinnesbereichen Hören, Sehen, Riechen, Schmecken als somatoviszerale Sensibilität zusammengefaßt. Die Rezeptoren der somatoviszeralen Sensibilität sind die peripheren Axonendigungen von Neuronen, deren Somata in den Spinalganglien oder den Ganglien der Hirnnerven liegen, und die mit ihren zentralen Axonen bis in das Rükkenmark oder den Hirnstamm reichen (S. 557). Rezeptorneurone, die sich zwischen der Haut der Zehen und dem Hirnstamm ausspannen, sind die längsten Zellen unseres Körpers. Der Rezeptor mißt in einem begrenzten Gewebebereich (rezeptives Feld) die Intensität eines Reizes und übersetzt sie in eine Aktionspotentialfrequenz (S. 538). Da Reize sich im Gewebe ausbreiten können, werden mit zunehmender Reizstärke zunehmend mehr Rezeptoren überschwellig gereizt. Dies bedeutet, daß die Reizstärke nicht nur durch die Aktivität eines Rezeptors, sondern zusätzlich auch durch die Gesamtmenge aktivierter Rezeptoren dem Zentralnervensystem übermittelt wird. Die häufig ausschließlich auf eine Reizform **(adäquater Reiz)** begrenzte Empfindlichkeit eines Rezeptors ist sein wesentliches Kennzeichen; auf andere Reize reagiert er meist nicht oder nur bei sehr viel höherer Energiezufuhr. Nach Art der wirksamen Reize unterscheidet man Mechanorezeptoren, Thermorezeptoren, Chemorezeptoren, Osmorezeptoren sowie Rezeptoren, die auf mehr als eine Reizform ansprechen **(polymodale Rezeptoren)**. Nach dem Grad ihrer Empfindlichkeit lassen sich niederschwellige (empfindliche) von hochschwelligen (unempfindlichen) Rezeptoren abgrenzen; hochschwellige Rezeptoren, die nur auf gewebeschädigende Reize ansprechen, bilden die Gruppe der **Nozizeptoren.** Viele Rezeptoren senden unaufhörlich Signale und informieren das ZNS laufend über die verschiedenen Organfunktionen. Die meisten dieser Informationen werden unmittelbar für den Entwurf von Kontrollbefehlen an Muskeln und Drüsen genutzt. Nur ein kleiner Teil der einströmenden Informationen führt auch zu bewußten Wahrnehmungen mit den ihnen eigenen affektiven Tönungen.

21.1 Die Sensibilität der Haut

» Die Haut des Menschen ist die wasserdichte Schutzhülle der verletzlichen Körpergewebe; ohne sie kann er nur kurzzeitig überleben. Gleichzeitig ist die Haut auch ein hochempfindliches Sinnesorgan, über das unterschiedliche und unabhängige Empfindungen vermittelt werden. Alle über die Haut ausgelösten Empfindungen werden dem Tast-, dem Temperatur- und dem Schmerzsinn zugeordnet. Eine besondere Leistung ist die Wahrnehmung von Oberflächenstrukturen durch aktives Betasten. «

Eine Fülle von Empfindungen wird über die Haut vermittelt: die Weichheit eines Fells, die Rauhigkeit von Sandpapier, das wohlige Hitzegefühl in der Sauna oder der brennende Schmerz einer frischen Wunde. Auch starke Emotionen können über die Haut geweckt werden, so durch einen leidenschaftlichen Kuß oder durch zärtliches Streicheln. Zahlreiche Eigenschaften von Gegenständen können nur über die Hautsinne, nicht aber durch Hören oder Sehen erkundet werden; dies gilt besonders für Eigenschaften wie Gewicht, Temperatur, Härte, Rauhigkeit, Feuchtigkeit, Klebrigkeit und Elastizität. Aus der Verknüpfung derartiger Empfindungen setzt sich die **Struktur- und Formwahrnehmung** zusammen, die beim **aktiven Befühlen und Betasten** eines Gegenstands entsteht. Die Empfindlichkeit gegenüber den unterschiedlichen Reizen ist nicht gleichförmig über die Haut verteilt, sondern Punkte höherer Empfindlichkeit sind von Abschnitten relativer Unempfindlichkeit umgeben. Diese **Sinnespunkte** liegen in empfindlichen Hautarealen (Gesicht, Hände) dichter als in unempfindlichen (Rücken). Sie lassen sich durch punktförmige mechanische oder thermische Reize leicht aufsuchen. Die an einem Ort gleichzeitig auftretenden Empfindungen werden normalerweise zu einer einheitlichen Wahrnehmung zusammengefaßt. Die Tatsache, daß die von der Haut auslösbaren Empfindungen durch die räumliche Dimension verbunden sind, würde es nahelegen, die Hautsinne als eine Modalität zu betrachten. Sie werden aber in **Tastsinn, Temperatursinn** und **Schmerz** unterteilt, da die Unabhängigkeit dieser Hautsinne vielfach belegt ist (S. 553 u. S. 559) und sich bei solchen neurologischen Erkrankungen zeigt, bei denen die Fähigkeit, Berührung, Wärme, Kälte oder Schmerz zu empfinden, selektiv gestört ist. Der Hautsensibilität verwandt sind die durch mechanische, thermische und chemische Reize ausgelösten Empfindungen von den Schleimhäuten der Augen, des Mundes, des Nasen-Rachen-Raums, des Afters und der Harnröhre (S. 612).

Wie bei allen Wirbeltieren wird auch die Haut des Menschen entsprechend der Anzahl der Wirbelkörper sensorisch segmental innerviert. Das von einem Rükkenmarksegment und den zugehörigen Spinalnerven sensibel versorgte Hautareal heißt **Dermatom,** wobei ein wesentliches Prinzip die Überlappung benachbarter Dermatome ist (Abb. 21.**1**, 21.**2**). Da die Dermatome von proximal nach distal schmäler werden, ist ihre Überlappung an Händen und Füßen weniger ausgeprägt. Der Verlust einer Hinterwurzel führt daher niemals zu einem Hautbezirk ohne Empfindung **(Anästhesie),** sondern nur zu einer Abnahme der Empfindlichkeit **(Hypästhesie)** in

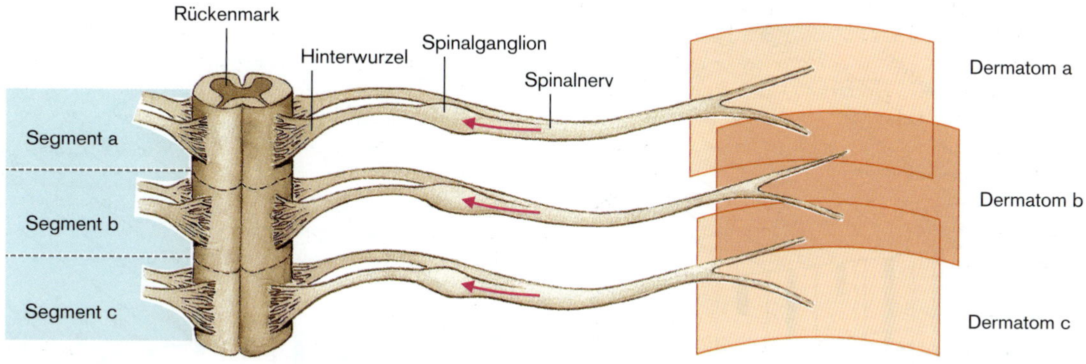

Abb. 21.1 **Schematische Darstellung der überlappenden sensiblen Innervation der Haut durch drei Spinalnerven** (Dermatome).

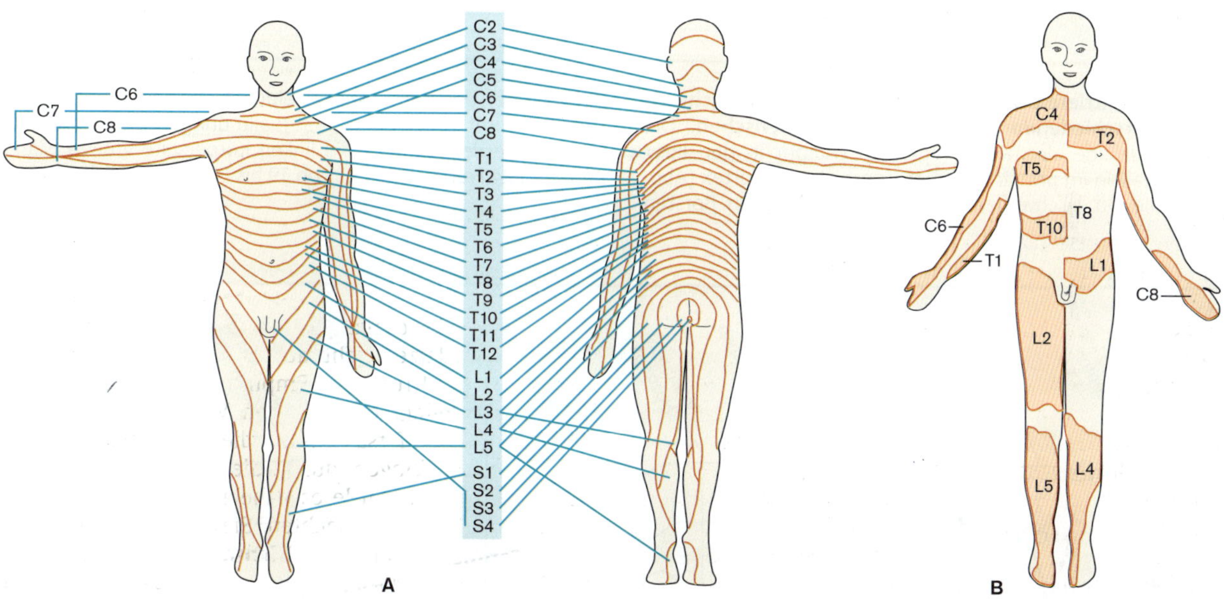

Abb. 21.2 **Dermatome des Menschen. A** Sensible Hauptversorgungsgebiete der einzelnen Spinalnerven (nach 9). **B** Tatsächliche Ausdehnung der sensiblen Versorgung der Haut von einzelnen Spinalnerven, die nach Durchtrennung der jeweils drei darunter und darüber liegenden Hinterwurzeln an verschiedenen Patienten bestimmt wurden. Die Ausdehnung der Dermatome für Berührungsempfindungen ist größer als die für Temperatur- und Schmerzempfindungen (nach 7). Ein Vergleich von **A** und **B** läßt die starke Überlappung der Dermatome erkennen.

dem betroffenen Dermatom. Die von einem Spinalnerv versorgten Knochen und Muskeln nennt man Sklerotome und Myotome. Dermatome, Myotome und Sklerotome liegen nie genau übereinander.

Der Tastsinn vermittelt eine Reihe von Empfindungen

» Durch nicht schädigende mechanische Reize lassen sich auf der Haut mehrere qualitativ unterschiedliche Empfindungen auslösen: Kitzel, Berührung, Vibration, Druck und Spannung; diese werden auch als taktile Empfindungen bezeichnet. Welche Empfindungsqualität dabei durch den die Haut berührenden Reiz ausgelöst wird, hängt wesentlich von seiner Intensität, seinem zeitlichen Verlauf sowie der Reizfläche ab. «

Bei leichtester bewegter Reizung der behaarten und unbehaarten Haut sowie der Schleimhäute entsteht **Kitzel**; besonders empfindliche Stellen sind Hand- und Fußflächen, Ohren, Lippen und harter Gaumen. Kitzelempfindungen haben eine starke Weckwirkung; da sie auf Hautkontakte auch von sehr kleinen Insekten aufmerksam machen und gezielte Abwehrbewegungen auslösen,

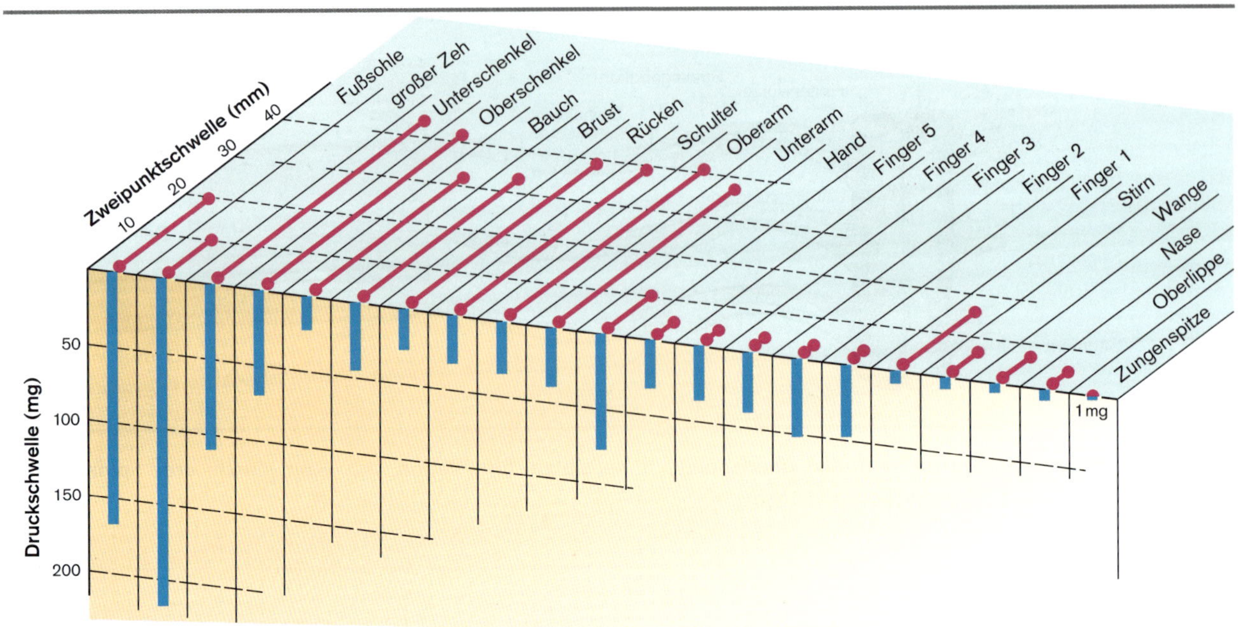

Abb. 21.3 **Mittlere Druckschwellen und Zweipunktschwellen an verschiedenen Körperstellen des Menschen.** Die Aufeinanderfolge der Körperregionen entspricht der ihrer Repräsentation im primären somatosensorischen Kortex (Abb. 21.15). Die Druckschwellen wurden mit kalibrierten Borsten (Frey-Haare) bestimmt. Die Zweipunktschwelle der Zungenspitze stammt von Weber (1835); alle übrigen Daten sind die Mittelwerte der rechten und linken Körperseite von 24 Männern und 24 Frauen im Alter von 19 bis 37 Jahren (nach 14).

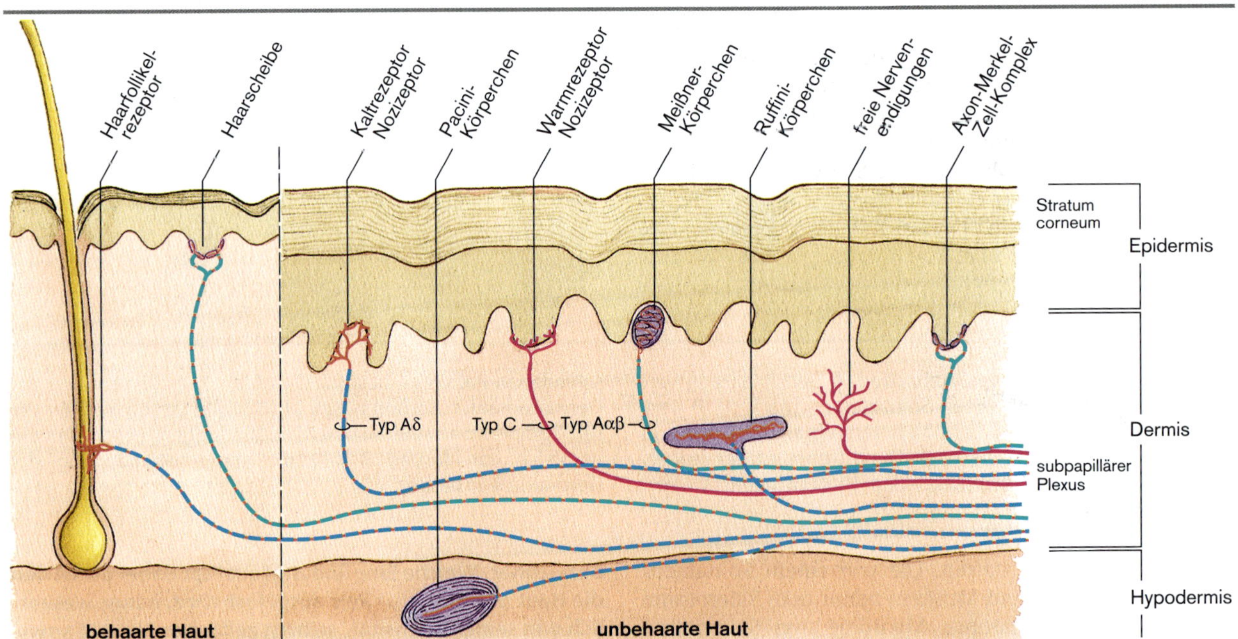

Abb. 21.4 **Schnitt durch die behaarte und unbehaarte Haut des Menschen mit Angabe der Lage der wichtigsten Rezeptoren.** Im Gegensatz zur Darstellung im Bild kommen Nozizeptoren etwa ebenso häufig wie alle anderen Rezeptoren zusammen vor.

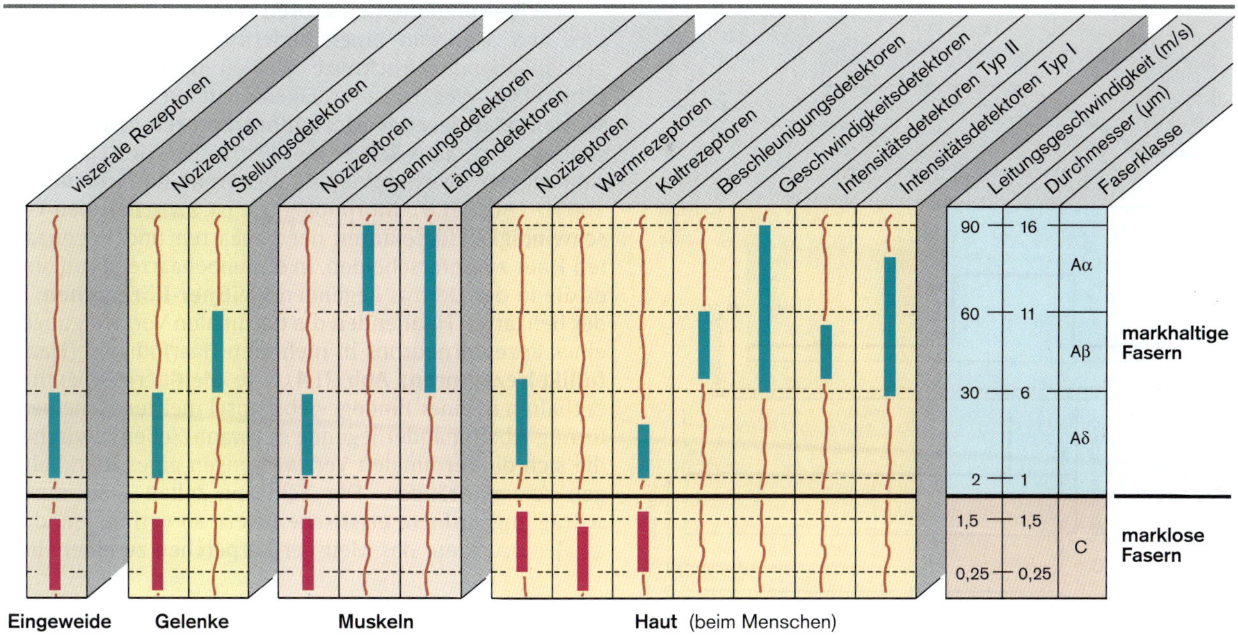

Abb. 21.**5** **Durchmesser und Leitungsgeschwindigkeiten der Axone der wichtigsten Rezeptoren somatoviszeraler Sensibilität.** Die Leitungsgeschwindigkeiten der Hautrezeptoraxone wurden am Menschen gemessen. Die Leitungsgeschwindigkeiten aller anderen Rezeptoraxone wurden an Tieren bestimmt. Hier sind die überwiegend vorkommenden Faserklassen angegeben.

ist ihnen eine Schutzfunktion zuzuschreiben. **Berührungsempfindungen** werden ebenfalls durch leicht bewegte mechanische Reizung der Haut hervorgerufen. Berührungsempfindungen ermöglichen beim aktiven Betasten das Erkennen von Form und Oberfläche eines Gegenstands. Besonders empfindlich sind Fingerbeeren und Zungenspitze. Mechanische Schwingungen oberhalb von 10 Hz führen zur charakteristischen **Vibrationsempfindung.** Ein gleichmäßiger auf die Haut wirkender mechanischer Druck führt nach einer flüchtigen Berührungsempfindung zur anhaltenden **Druckempfindung.** Dehnung der Haut ruft eine **Spannungsempfindung** hervor. Beide gehen bei einer Steigerung der Reizstärke schließlich in eine Schmerzempfindung über.

Die höchste taktile Empfindlichkeit findet sich im Bereich des Mundes und der Fingerspitzen (Abb. 21.**3**). An den Fingerspitzen liegen die Wahrnehmungsschwellen für punktförmige Berührungsreize (**Druckschwellen**) bei Eindrucktiefen von 10 µm, für Vibrationsreize (**Vibrationsschwellen**) bei weniger als 1 µm; hier lassen sich bis zu 100 Intensitätsabstufungen unterscheiden. Im Bereich der Fingerspitzen ist auch das räumliche und das räumlich-zeitliche **Auflösungsvermögen** sehr hoch; der kleinste Abstand von zwei gleichzeitig angebotenen und gerade noch räumlich getrennt wahrnehmbaren punktförmigen Berührungen (**Zweipunktschwelle**) liegt bei etwa 5 mm, und auf die Haut geschriebene Zahlen von weniger als 10 mm Größe können noch erkannt werden. Nur an der Zungenspitze ist das räumliche Auflösungsvermögen noch höher. Diese Fähigkeiten, die eine komplexe kortikale Verarbeitung erfordern, werden als diskriminative taktile Funktionen zusammengefaßt. Voraussetzung für die hohe taktile Empfindlichkeit ist eine große Rezeptordichte (Abb. 21.**7**).

Mechanorezeptoren unterschiedlicher Struktur haben auch eine unterschiedliche Funktion

» In allen Schichten der Haut lassen sich morphologisch und funktionell zahlreiche Rezeptoren voneinander abgrenzen, die auf nicht gewebeschädigende mechanische Reize reagieren. Aufgrund übereinstimmender Funktionsmerkmale können sie in drei große Gruppen eingeteilt werden:

- **Intensitätsdetektoren übertragen die Information über die Stärke eines anhaltenden Drucks auf die Haut oder einer Hautdehnung.**
- **Geschwindigkeitsdetektoren übertragen die Information über die Geschwindigkeit des Eindrucks.**
- **Beschleunigungsdetektoren werden durch die Beschleunigung des Hauteindrucks gereizt. «**

Die Mechanorezeptoren der Haut des Menschen zeigen eine große Formen- und Funktionsvielfalt (Abb. 21.**4**). Sie haben überwiegend schnelleitende markhaltige Axone mit Leitungsgeschwindigkeiten von 30–90 m/s (Abb. 21.**5**); ihre Funktion ist durch die Mikroneurographie (S. 553) weitgehend aufgedeckt.

Die **Intensitätsdetektoren** reagieren auf einen gleichbleibenden Druck- oder Dehnungsreiz mit einer anhaltenden Impulserzeugung (Abb. 21.**6**); sie werden deshalb auch als **langsam adaptierende Mechanorezeptoren** bezeichnet. Es gibt zwei Untergruppen der Intensitätsdetek-

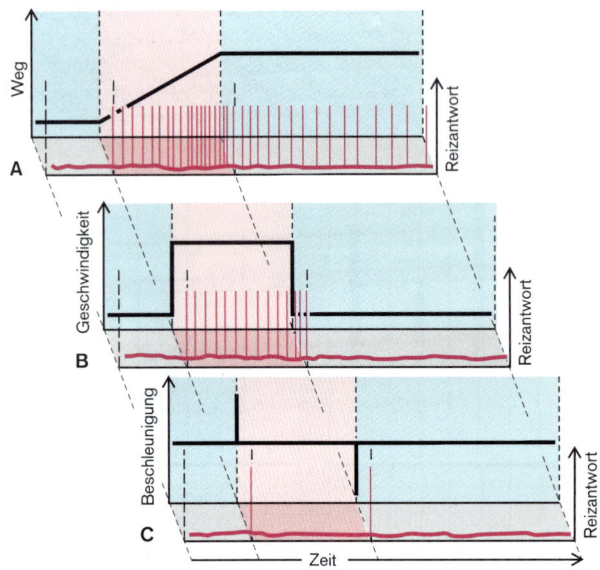

Abb. 21.**6** **Reizantworten von Mechanorezeptoren.** Druckreiz auf die Haut im Weg-Zeit-Diagramm (**A**), darunter seine Geschwindigkeits- (**B**) und Beschleunigungskomponenten (**C**), jeweils mit den typischen Antworten eines Intensitätsdetektors, eines Geschwindigkeitsdetektors sowie eines Beschleunigungsdetektors auf diesen Reiz.

Geschwindigkeitsdetektoren erzeugen Aktionspotentiale nur während einer Änderung eines Hautreizes; gleichbleibende Druckreize werden nicht beantwortet (Abb. 21.**6**). Wegen dieser Eigenschaft werden sie auch **schnell adaptierende Mechanorezeptoren** genannt. Besonders wirksame Reize sind Bestreichen der Haut, Berührung der Haare sowie Vibrationen im Bereich von 1–200 Hz (Abb. 21.**8**). Morphologisch ist zwischen den Geschwindigkeitsdetektoren der behaarten und unbehaarten Haut zu unterscheiden. In der unbehaarten Haut sind es die in der Dermis liegenden **Meißner-Körperchen;** in der behaarten Haut enden die terminalen Verzweigungen eines Rezeptorneurons in mehreren Haarfollikeln **(Haarfollikelrezeptoren;** Abb. 21.**4**). Die Meißner-Körperchen enthalten in einer Bindegewebskapsel mehrere scheibenförmig übereinanderliegende Schwann-Zellen, zwischen die sich die terminalen Verzweigungen eines markhaltigen Axons drängen. Die Schwann-Zellen sind durch schräg angeordnete elastische Fasern so verbunden, daß axialer Druck auf das Meißner-Körperchen zu einer Hin-

toren. Jene vom **Typ I** sind ohne Reiz nicht aktiv; sie beantworten einen anhaltenden Druckreiz mit einer anfänglich gesteigerten, dann aber weitgehend gleichbleibenden Frequenz. Alleinige Dehnung der Haut bleibt wirkungslos. Morphologisch bestehen Intensitätsdetektoren vom Typ I aus einem Komplex von 30–50 spezialisierten Epithelzellen, den **Merkel-Zellen** und den sich zwischen diesen verzweigenden marklosen Endästen eines dicken markhaltigen Axons. In der unbehaarten Haut liegen die Axon-Merkel-Zell-Komplexe typisch zwischen den Papillen; in der behaarten Haut stellen sie die leicht erhabenen epidermalen **Haarscheiben** dar (Abb. 21.**4**). Intensitätsdetektoren vom **Typ II** sind spontan aktiv; sie sind durch Druck und Dehnung, aber auch durch Kühlung der Haut reizbar und etwas weniger empfindlich als die vom Typ I. Morphologisch handelt es sich um die tiefer in der Dermis liegenden **Ruffini-Körperchen** (Abb. 21.**4**), die ähnlich den Golgi-Sehnenorganen aufgebaut sind. Sie enthalten in einem länglichen, flüssigkeitsgefüllten, von einer dünnen Kapsel umgebenen Raum ein Knäuel terminaler Nervenfasern. Kollagenfasern verankern die Pole des Ruffini-Körperchens im umgebenden Gewebe und übertragen dessen Dehnung auf die rezeptiven Strukturen. Intensitäsdetektoren vermitteln Druck- und Spannungsempfindungen und sind am Zustandekommen von Berührungsempfindungen beteiligt (Abb. 21.**7**). Ruffini-Körperchen in der Haut über Gelenken tragen auch zur Wahrnehmung der Gelenkstellung bei (Propriozeption S. 554).

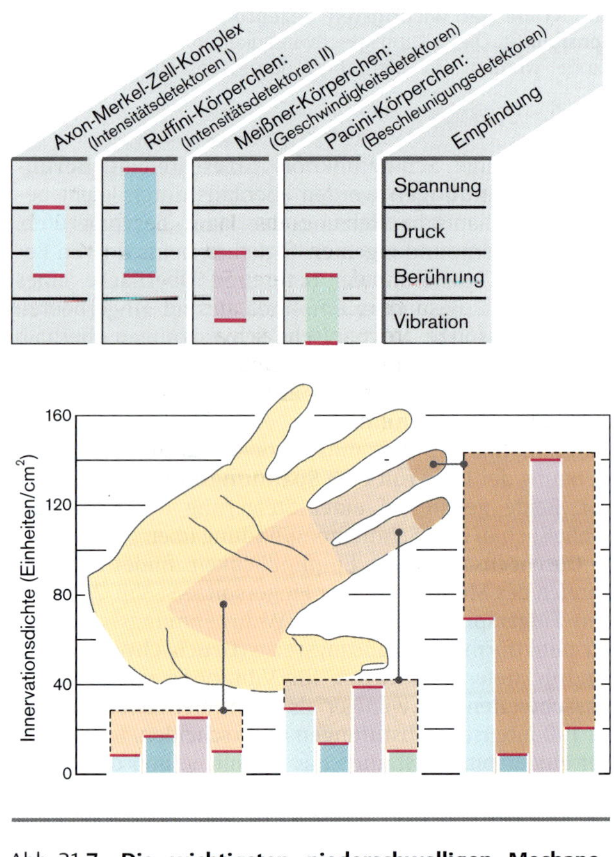

Abb. 21.**7** **Die wichtigsten niederschwelligen Mechanorezeptoren der unbehaarten Haut des Menschen mit den durch sie vermittelten Empfindungen.** Darunter ist ihre Dichte an drei verschiedenen Stellen der Hand dargestellt; die Dichte der Thermorezeptoren in diesem Bereich wird auf 50–70 Einheiten/cm² geschätzt (nach 8).

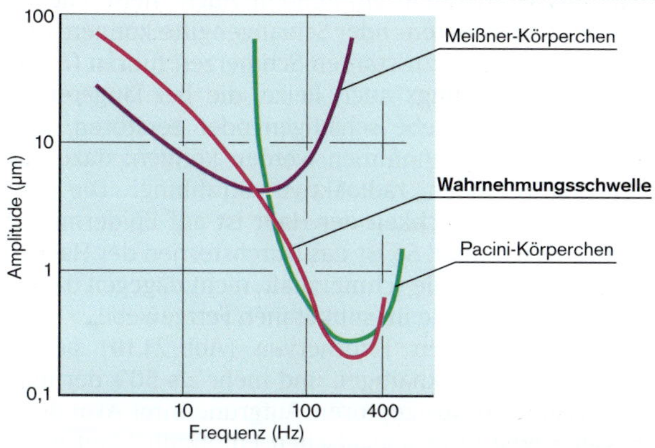

Abb. 21.**8** **Abhängigkeit der Wahrnehmungsschwelle von der Frequenz eines Vibrationsreizes an der Hand des Menschen** (rot). Die violette und die grüne Linie kennzeichnen die Schwellen der empfindlichsten Meißner- und Pacini-Körperchen der Primatenhand für den gleichen Reiz (nach 10).

und Herrotation der Schwann-Zellen untereinander führt. Geschwindigkeitsdetektoren vermitteln Berührungsempfindungen und sind an Vibrationsempfindungen im unteren Frequenzbereich sowie an Kitzelempfindungen beteiligt (Abb. 21.**7**).

Beschleunigungsdetektoren der Haut lassen sich nur durch Vibrationen im Frequenzbereich 60–600 Hz reizen; ihre größte Empfindlichkeit haben sie zwischen 200 und 300 Hz (Abb. 21.**8**). Physikalisch gesehen übertragen sie nur die Beschleunigung eines Hautreizes (Abb. 21.**6**). Morphologisch entsprechen ihnen die **Pacini-Körperchen** (Abb. 21.**4**), die in den tieferen Schichten der Dermis und der Unterhaut liegen. Sie sind aus zahlreichen schalenartig angeordneten Zellen aufgebaut. Die äußeren Schalen werden von Bindegewebszellen gebildet; die inneren Schalen bestehen aus ineinandergreifenden Schwann-Zellen, in deren Mitte das Axon liegt. Die lamelläre Struktur wirkt wie ein Filter, das nur die Beschleunigung, nicht aber die Eindrucktiefe eines Reizes zum rezeptiven Axonende dringen läßt. Beschleunigungsdetektoren vermitteln Berührungs- und Vibrationsempfindungen (Abb. 21.**7**).

Der Temperatursinn liefert die Empfindungen Kalt und Warm

» Durch Abkühlung oder Erwärmung der Haut sowie der oberflächennahen Schleimhäute lassen sich Temperaturempfindungen auslösen, die entgegengesetzte Qualitäten, nämlich Kälte und Wärme, aufweisen. Innerhalb dieser Qualitäten gibt es zahlreiche Abstufungen. «

Die Temperaturempfindlichkeit ist nicht gleichförmig über die Haut verteilt; mit kleinflächigen Temperaturreizen lassen sich **Warm-** und **Kaltpunkte,** umgeben von unempfindlichen Hautbezirken, voneinander abgrenzen. Bei stärkerer Abkühlung oder Erwärmung gehen Temperaturempfindungen in Schmerz über. Temperaturempfindungen sind häufig affektiv getönt. Die normale Hauttemperatur wird weder als kalt noch als warm empfunden **(Indifferenztemperatur).** Wird die Hauttemperatur verändert, so hängt das Auftreten einer Temperaturempfindung von der Geschwindigkeit der Temperaturänderung und der Größe der gereizten Fläche ab. Je schneller die Temperaturänderung und je größer die Fläche, um so geringer braucht die Temperaturänderung zu sein, um die Wahrnehmungsschwelle zu erreichen. Temperaturempfindungen lassen sich auch durch chemische Substanzen auslösen; so ruft Menthol, auf Schleimhäute gebracht, eine deutliche Kaltempfindung hervor. Den Temperaturempfindungen der Haut verwandt sind Allgemeinempfindungen wie Frieren und Hitzegefühl; sie treten z. B. bei Fieberanstieg und Entfiebern auf und sind stark unlustbetont. Schauderempfindungen treten auch unabhängig von Temperaturreizen bei der Aktivierung der Pilomotoren (Gänsehaut) auf.

Es gibt zwei Arten von Thermorezeptoren

Entsprechend den beiden entgegengesetzten Empfindungsqualitäten Kälte und Wärme gibt es auch zwei Klassen von spezifischen Thermorezeptoren: Kaltrezeptoren und Warmrezeptoren. Im Bereich normaler Hauttemperaturen sind fast alle **Kaltrezeptoren** langsam spontanaktiv (Abb. 21.**9**). Schon bei einer geringfügigen Kühlung des rezeptiven Feldes nimmt die Impulsfrequenz deutlich zu; aber im Verlauf von wenigen Minuten adaptiert der Rezeptor wieder. Die Frequenzzunahme des Rezeptors ist um so größer, je größer und schneller die Temperaturänderung ist. Erwärmung des rezeptiven Feldes führt für kurze Zeit zum Versiegen der Impulserzeugung. Kaltrezeptoren sind am empfindlichsten bei normalen Hauttemperaturen um 30 °C; Empfindlichkeit und Spontanaktivität nehmen zu höheren oder tieferen Temperaturen hin ab; unterhalb 10 °C und oberhalb 40 °C reagieren sie meist nicht mehr. Einige Kaltrezeptoren können jedoch bei rascher Erhitzung der Haut auf über 45 °C erneut aktiv werden. Aus den Eigenschaften der Kaltrezeptoren wird deutlich, daß sie nicht wie ein Thermometer absolute Temperaturen anzeigen, sondern nur die Geschwindigkeit und das Ausmaß einer Abkühlung vermitteln können. Beim Menschen hat etwa ein Drittel der Kaltrezeptorneurone dünne markhaltige Axone, die übrigen Kaltrezeptoraxone sind marklos (Abb. 21.**5**). Morphologisch finden sich bei markhaltigen Kaltrezeptorneuronen zahlreiche verzweigte terminale Endigungen, die frei ohne Schwann-Zellen an der Basalmembran des Epithels enden (Abb. 21.**4**). **Warmrezeptoren** haben ebenfalls ein kleines rezeptives Feld. Sie sind im Bereich von 30–45 °C spontan aktiv (Abb. 21.**9**) und reagieren bei Erwärmung der Haut mit einer Frequenzzunahme, bei Abkühlung mit einem Aufhören der Impulserzeugung. Warmrezeptoren adaptieren ähnlich schnell wie Kaltrezeptoren. Warmrezeptorneurone haben marklose Axone; von ihren rezeptiven Endstrukturen ist nur bekannt, daß sie tiefer als die der Kaltrezeptoren in der Dermis liegen. Eine Aktivitätszunahme der Kaltrezeptoren wird als Abkühlung, eine Aktivitätszunahme der Warmrezeptoren als Erwärmung empfunden. Die Hitzeaktivität einiger Kaltrezeptoren vermittelt wahrscheinlich die **paradoxe Kaltempfindung.**

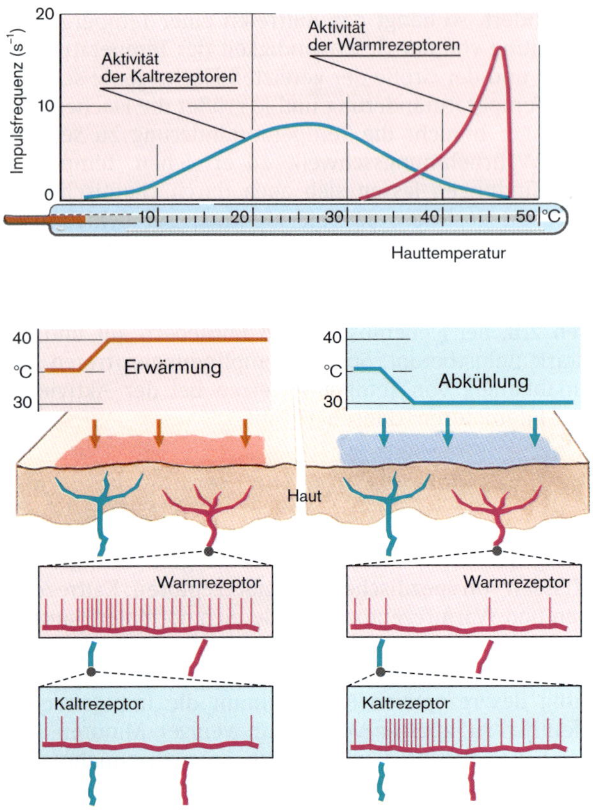

Abb. 21.**9** **Mittlere Spontanaktivität von Kalt- und Warmrezeptoren in Abhängigkeit von der Hauttemperatur.** Die höchste Empfindlichkeit der Thermorezeptoren für Temperaturänderungen liegt im Bereich ihrer höchsten Spontanaktivität. Darunter sind die Antworten eines Kalt- und eines Warmrezeptors auf Erwärmung und Abkühlung der Haut dargestellt; einige Kaltrezeptoren werden bei Erhöhung der Temperatur über 45 °C wieder aktiv **(paradoxe Entladung).**

Schmerzen signalisieren Gefahr

›› Die Haut als Schutzhülle des Organismus ist am ehesten Verletzungen ausgesetzt. Um eine drohende Gewebeschädigung frühzeitig zu erkennen, besitzt der Organismus ein hochentwickeltes Sinnessystem, die Nozizeption. Die Nozizeptoren der Haut sind ohne Reiz nicht spontan aktiv und registrieren normalerweise nur drohende oder eingetretene Verletzungen. Nach mehrfacher schädigender Reizung oder in entzündetem Gewebe erhöhen sie ihre Empfindlichkeit. ‹‹

Wird die Haut punktförmig mechanisch verletzt, so tritt sofort ein gut ortbarer, kurzdauernder, spitzer Schmerz auf **(erster Schmerz).** Ihm folgt ein langsam einsetzender, ausstrahlender und anhaltender Schmerz von brennender Qualität, der erheblich unangenehmer ist **(zweiter Schmerz).** Ebenso werden andere starke mechanische oder thermische Reize, die die Haut bedrohen oder verletzen, sowie die Folgen einer Verletzung – Entzündungen – als schmerzhaft empfunden. Auch chemische Substanzen wie Insekten- oder Schlangengifte können, in die Haut eingebracht, zu starken Schmerzen führen (S. 563).

Es gibt allerdings auch Reize, die bei längerer Einwirkung das Gewebe schädigen oder zerstören, selbst aber nicht wahrgenommen werden können; dazu zählt ultraviolette oder radioaktive Strahlung. Die hohe Schmerzempfindlichkeit der Haut ist auf Epidermis und Dermis beschränkt. So ist das Durchstechen der Haut mit der Injektionskanüle schmerzhaft, nicht dagegen das Vorschieben der Kanüle im subkutanen Fettgewebe.

In menschlichen Hautnerven (Abb. 21.**10**) gehören über 10 % der markhaltigen und mehr als 50 % der marklosen Axone zu Nozizeptoren. Aufgrund ihrer Axondurchmesser sowie ihrer spezifischen Empfindlichkeit gegenüber noxischen Reizen lassen sich die unterschiedlichen Nozizeptoren zu drei großen Gruppen zusammenfassen: Nozizeptoren mit markhaltigen Axonen reagieren entweder auf starke, vorzugsweise spitze mechanische Reize **(A-Mechanonozizeptoren)** oder zusätzlich auch auf Hitzereize und chemische Reize **(A-polymodale Nozizeptoren).** Morphologisch entsprechen ihnen die Endverzweigungen markhaltiger Axone, die in die basale Epithelschicht eindringen, die aber auch dort ihre Schwann-Zellen-Umhüllung nicht verlieren (Abb. 21.**4**). Nozizeptoren mit marklosen Axonen reagieren sowohl auf starke mechanische Reize als auch auf starke Hitze und auf verschiedene chemische Substanzen **(C-polymodale Nozizeptoren);** ihre genaue Struktur ist nicht bekannt. Allen

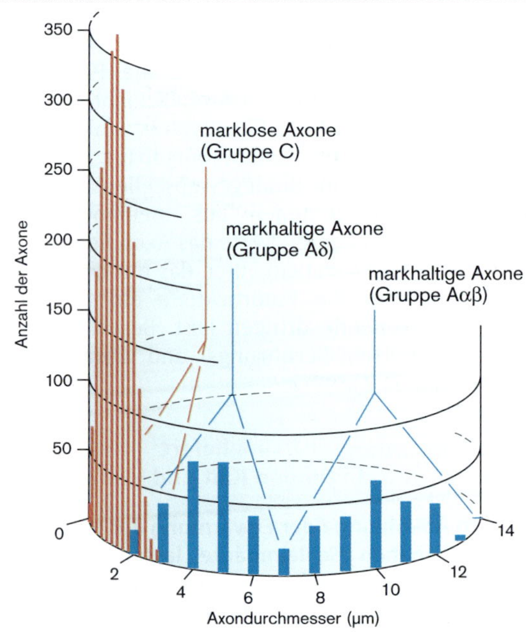

Abb. 21.**10** **Verteilung der Durchmesser der Axone eines Hautnervs** (N. suralis, Mensch). Etwa 80 % der Axone dieses Nervs sind marklos (rote Säulen); ein Viertel der marklosen Fasern sind efferente postganglionäre Sympathikusaxone. Die bimodale Verteilung der markhaltigen Axone (blaue Säulen) entspricht den Gruppen Aδ und Aβ (nach 11).

Nozizeptoren ist gemeinsam, daß sie bei überschwelliger, jedoch noch nicht schädigender Reizung langsam adaptieren. Nach mehrmaliger noxischer Reizung oder in entzündetem Gewebe erhöht sich aber ihre Empfindlichkeit: dann reagieren sie auch auf nichtnoxische Reize oder werden spontan aktiv; diesen Vorgang nennt man **Sensibilisierung.** A-Nozizeptoren vermitteln den ersten Schmerz, C-Nozizeptoren den zweiten Schmerz. Auch Juckempfindungen werden von Nozizeptoren vermittelt; es ist aber nicht bekannt, welche Untergruppe dafür verantwortlich ist.

Natürliche Empfindungen kommen durch ein Zusammenspiel vieler Rezeptoren zustande

›› Natürliche Hautreize aktivieren nicht nur einen einzelnen Rezeptor, sondern zahlreiche Rezeptoren der verschiedenen Arten. Natürliche Empfindungen sind also ein Abbild eines „natürlichen“ flächenhaften Aktivitätsmusters vieler unterschiedlicher Rezeptorneurone. Künstlich durch elektrische Reizung eines ganzen Nervs erzeugte Aktivitätsmuster führen stets zu unnatürlichen Empfindungen, die auch schmerzhaft sein können. Durch elektrische Reizung peripherer Nerven, durch selektive chemische Blokkade der Nervenleitung und durch die Mikroneurographie lassen sich Rückschlüsse auf die Bedeutung der einzelnen Rezeptorengruppen für das Zustandekommen bewußter Empfindungen gewinnen. ‹‹

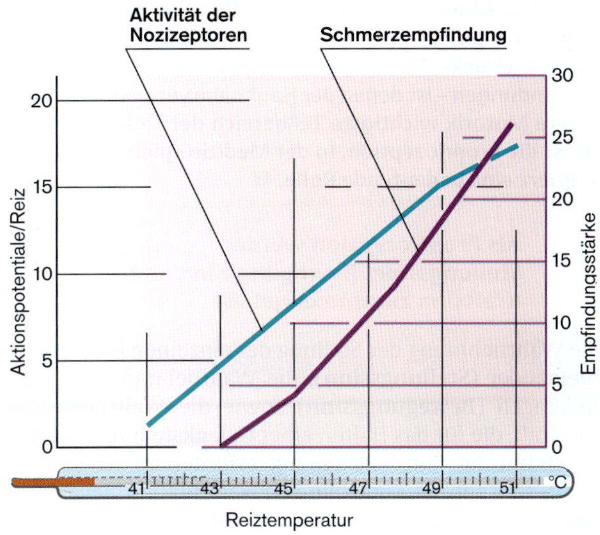

Abb. 21.**11** **Aktivität C-polymodaler Nozizeptoren** (blaugrün) **und Stärke des gleichzeitig empfundenen Schmerzes** (violett) **bei kurzen Hitzereizen** (Dauer 2 s) **unterschiedlicher Stärke.** Ein Vergleich mit Abb. 21.9 verdeutlicht, warum Hitzeschmerz nicht durch Warmrezeptoren, sondern wahrscheinlich durch C-polymodale Nozizeptoren vermittelt wird (nach 12).

Reizt man einen Hautnerv mit kurzen elektrischen Impulsen steigender Stromstärke, so empfindet man im Ausbreitungsgebiet des Nervs zunächst schmerzlose „elektrische Schläge“, dann erhalten die Schläge eine oberflächlich stechend schmerzhafte Qualität, und schließlich tritt der Schmerz ganz in den Vordergrund. Er wird dumpf, unerträglich, ausstrahlend und hält zwischen den Reizen an. Da die Schwelle für elektrische Reize von der Axondicke abhängt – dicke markhaltige Axone sind am empfindlichsten, marklose Axone am unempfindlichsten – folgt, daß Schmerz nicht von den dicksten Axonen übertragen wird und daß der oberflächlich stechende Schmerz über dickere, der dumpfe ziehende Schmerz über die dünnsten Nervenfasern ausgelöst wird. Beim Einsetzen einer örtlichen Betäubung eines Hautnervs (S. 565) verschwinden zunächst unabhängig voneinander Schmerz-, Warm- und Kaltempfindung, dann auch Berührungs- und Druckempfindungen. Da bei chemischer Nervenblockade zuerst die marklosen und dünnen markhaltigen, dann die dickeren markhaltigen Axone blockiert werden, zeigt sich auch hier, daß Schmerz nicht von dicken Axonen übertragen wird. Eine besonders gute Möglichkeit, Rezeptoraktivität und Empfindung zu vergleichen, bietet die Mikroneurographie. Sie bestätigt, daß spezifische Hautempfindungen wesentlich durch spezifische Rezeptoren vermittelt werden (Abb. 21.**11**). Gleichzeitig eröffnet die Mikroneurographie die Möglichkeit, einzelne zuvor identifizierte Rezeptoraxone durch die Ableitelektrode elektrisch zu reizen und die ausgelösten Empfindungen zu beobachten. So löst die Reizung des Axons eines Intensitätsdetektors vom Typ I mit einer gleichbleibenden Impulsfrequenz eine schwache, anhaltende Druckempfindung im rezeptiven Feld des Rezeptors aus; eine Frequenzerhöhung führt zu einer Zunahme der empfundenen Druckintensität. Reizung einzelner markhaltiger Nozizeptoraxone hat einen punktförmigen, stechenden Schmerz zur Folge, während die Reizung markloser, polymodaler Nozizeptoren brennende oder dumpfe Schmerzen erzeugt. Auch hier wird durch Änderung der Reizfrequenz die Intensität, nicht die Qualität der Empfindung verändert. Diese direkten Untersuchungen zeigen, daß die für eine Reizform spezialisierten Hautrezeptoren auch eine spezifische Empfindung vermitteln und daß die Empfindungsstärke mit der Aktionspotentialfrequenz in Beziehung steht. Wenn auch die Aktivität eines einzelnen Rezeptors für das Zustandekommen einer bewußten Empfindung ausreichen kann, so darf dabei aber nicht übersehen werden, daß normalerweise viele unterschiedliche Rezeptoren gleichzeitig aktiv sind und daß die wahrgenommene Empfindung sich tatsächlich aus vielen Teilqualitäten zusammensetzt.

21.2 Tiefensensiblität

❯❯ Auch in Muskeln, Gelenken, Gefäßen und Knochenhaut können zahlreiche Empfindungen entstehen. Ein Teil von ihnen – Druck-, Vibrations-, Temperatur- und Schmerzempfindungen – ist denen der Haut nahe verwandt. Der für unsere Motorik wichtigste Teilbereich der Tiefensensibilität ist die Propriozeption. In der Medizin spielt der Tiefenschmerz eine bedeutende Rolle. ❮❮

Als Propriozeption werden Stellungssinn, Bewegungssinn und Kraftsinn zusammengefaßt

Die Wahrnehmung der Stellung der einzelnen Körperteile zueinander **(Stellungssinn)**, die Wahrnehmung von Bewegungen **(Bewegungssinn)** sowie die Wahrnehmung der Kraft, die für das Halten einer Gelenkstellung oder die Durchführung einer Bewegung erforderlich ist **(Kraftsinn)**, sind für die Kontrolle von Haltung und Bewegung von herausragender Bedeutung. Der Stellungssinn ist sehr genau und adaptiert fast nicht; auch nach längerem Einhalten einer Körperhaltung können wir uns die Stellung der einzelnen Gelenke genau bewußt machen. Besonders deutlich wird die Präzision von Stellungs- und Bewegungssinn bei der Durchführung von schnellen, gezielten, jedoch nicht visuell kontrollierten Handbewegungen, wie dem reflektorischen Versuch, eine stechende Mücke zu erschlagen oder wie dem schnellen Führen des Zeigefingers zur Nasenspitze bei geschlossenen Augen. Stellungs-, Bewegungs- und Kraftempfindungen werden über eine Fülle unterschiedlichster Mechanorezeptoren aus Muskeln, Sehnen und Gelenken vermittelt. Da die Stellung eines Gelenks über die Muskelspindeln der verschiedenen an dem Gelenk angreifenden Muskeln kontrolliert wird (Motorik, S. 636 f.), ist es dem Zentralnervensystem möglich, durch Vergleich der Ansteuerung der intrafusalen Muskulatur mit der Rückmeldung der **Längen- und Spannungsdetektoren der Muskeln** Informationen über die Stellung des Gelenks und über die von der Muskulatur aufgebrachte Kraft zu gewinnen. Darüber hinaus wird die Gelenkstellung und ihre Änderung wesentlich durch **Mechanorezeptoren in der Gelenkkapsel** übermittelt. Hier finden sich langsam und schnell adaptierende korpuskuläre Rezeptoren mit dicken markhaltigen Axonen, wie sie auch in der Haut oder in den Sehnen vorkommen (Ruffini- und Pacini-Körperchen). Weiterhin gibt es rezeptive Endigungen mit dünnen markhaltigen oder marklosen Axonen (Abb. 21.**4**), von denen etwa die Hälfte nur auf stärkste mechanische Reize reagiert. Kennzeichnend für die langsam adaptierenden Gelenkrezeptoren ist, daß sie nicht den gesamten Bewegungsbereich eines Gelenks übertragen, sondern daß sie jeweils nur in einem schmalen Sektor des Gesamtbereichs aktiv sind. Die Information über die augenblickliche Stellung eines Gelenks läßt sich somit aus den unterschiedlichen Aktivitätsmustern der Gesamtmenge seiner Kapselrezeptoren in den einzelnen Sektoren gewinnen. Die Bedeutung der Gelenkrezeptoren zeigt sich beim Ersatz von Gelenken mit Entfernung der Gelenkkapsel; hier sind Stellungs- und Bewegungssinn zunächst erheblich eingeschränkt. Zusätzlich zu den Rezeptoren der Muskeln und Gelenke vermitteln auch die langsam adaptierenden **Mechanorezeptoren der Haut** über den Gelenken Informationen über deren Stellung.

Tiefenschmerz wird durch Verletzung, Kälte, Entzündung oder Ischämie hervorgerufen

Ähnlich wie in der Haut rufen starke mechanische Reizung oder Verletzungen von Faszie, Muskeln, Sehnen, Gelenkkapseln und Knochenhaut dumpfe, ausstrahlende Schmerzen hervor **(traumatischer Schmerz)**. Ebenso führt der Druck von Knochentumoren auf das Periost zu quälenden Schmerzen **(Tumorschmerz)**. Schmerzhaft sind auch Abkühlung des subkutanen Gewebes unter 20 °C **(Kälteschmerz)** und entzündliche Veränderungen in Muskeln, Gelenken und Gefäßen **(Entzündungsschmerz)**. Der plötzliche Verschluß einer peripheren Arterie durch ein Blutgerinnsel bewirkt sofort einen heftigen, schneidenden Schmerz **(Gefäßschmerz)**; dieser wird durch chemische Stoffe ausgelöst, die aus dem frischen Gerinnsel in die Arterienwand einsickern. Eine akute Ischämie einer Extremität (z. B. durch Abbinden) bleibt dagegen schmerzlos, solange die Muskulatur ruhig gehalten wird. Wird diese betätigt, so treten rasch dumpfe, unerträgliche Schmerzen auf, die erst aufhören, wenn die Durchblutung wiederhergestellt ist. Bei einer chronisch eingeschränkten Durchblutung der Beine (z. B. „Raucherbein") kann der Mensch nur wenige Schritte schmerzfrei gehen und muß dann stehenbleiben, um das Abklingen der Schmerzen abzuwarten (Claudicatio intermittens). Ischämischer **Muskelschmerz** wird durch chemische Substanzen ausgelöst, die im minderdurchbluteten Muskel bei Arbeit freigesetzt und dann in Ruhe wieder ausgeschwemmt bzw. abgebaut werden. Dem ischämischen Muskelschmerz verwandt sind Schmerzen, die bei einer anhaltenden Kontraktion des Muskels auftreten (Muskelkrampf, Muskelverspannung).

Über die für den **Tiefenschmerz** verantwortlichen Rezeptoren ist bisher wenig bekannt. In allen tieferen Geweben finden sich Rezeptoren mit dünnen markhaltigen oder marklosen Axonen, die häufig nur auf starke mechanische Reizung reagieren. In der Regel werden diese Rezeptoren jedoch durch chemische Stoffe, wie sie aus entzündetem oder hypoxischem Gewebe, aus Blutgerinnseln oder Nekrosen freigesetzt werden, derart sensibilisiert, daß sie auf schwache mechanische Reizung reagieren oder ohne Reiz spontan aktiv werden (Schmerzstoffe S. 563).

21.3 Viszerale Sensibilität

❯❯ Die Aufnahme und Verarbeitung von Informationen aus den Hals-, Brust- und Baucheingeweiden wird als viszerale Sensibilität bezeichnet. Sensorische Meldungen aus den Eingeweiden werden vom ZNS überwiegend für Kontroll- und Regelprozesse benutzt; sie führen kaum zu bewußten Empfindungen. Werden sie wahrgenommen, so ist ihr Ursprung nur schlecht zu orten. ❮❮

Aus unseren Eingeweiden stammen Gefühle wie Atemnot, Hunger, Völle, Übelkeit, Harndrang, Stuhldrang, Sexualempfindungen und Schmerzen. Diese wenigen Emp-

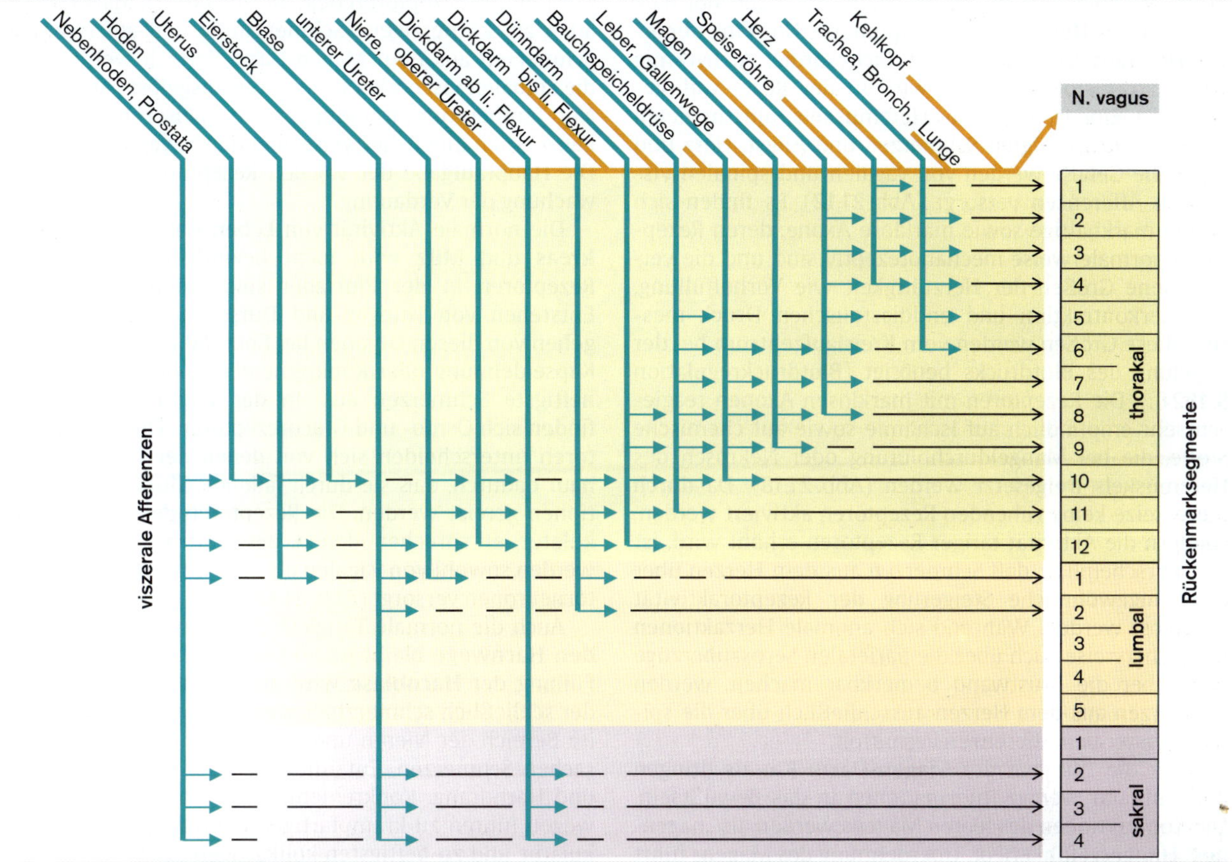

Abb. 21.**12** **Haupteintrittsorte viszeraler Afferenzen in das Zentralnervensystem des Menschen** (nach 1). Die spinalen Eintrittsorte sind außerordentlich variabel und können 1 bis 2 Segmente höher oder tiefer liegen. Im Rückenmark werden die viszeralen Signale vom Eintrittsort aus über mehrere Segmente verteilt. Daher sind übertragene Schmerzen nicht auf die Dermatome und Myotome der Eintrittssegmente beschränkt, sondern können über viele Segmente streuen (z. B. das Herz von C 2 bis T8).

findungen sind schlecht zu orten und haben einen starken Einfluß auf Antrieb und Stimmung. Sie werden durch viszerale Rezeptorneurone vermittelt, deren Axone dem autonomen Nervensystem folgen und entweder über das Rückenmark **(spinale viszerale Afferenzen)** oder über den N. vagus den Hirnstamm **(vagale viszerale Afferenzen)** erreichen (Abb. 21.**12**). Ihre Zellsomata liegen in den Spinalganglien der Segmente T1 – L3 und S2 – S4 sowie im Ganglion inferius vagi. Empfindungen aus den Körperhöhlen werden aber auch über die Rezeptoren der parietalen Serosaüberzüge (Pleura, Perikard und Peritoneum) vermittelt, die ihre Axone über die Spinalnerven und die Nn. phrenici zum ZNS senden. Die Zahl viszeraler Rezeptorneurone ist im Vergleich zur somatischen Sensibilität gering; ihre Axone sind fast ausschließlich marklos (Abb. 21.**5**). Neben den viszeralen Rezeptoren gibt es im Magen-Darm-Trakt noch weitere Rezeptoren, deren Somata in der Wand der Eingeweide liegen und deren Axone nicht das ZNS erreichen. Sie dienen autonomen Regulationsvorgängen und gehören zum **Darmnervensystem** (S. 681).

Mechanische und chemische Reizung der Schleimhäute der **Luftwege** führen zu Hustenreiz und Schmerzen. Entzündungen in diesem Bereich sind von Kitzel, Wundgefühl, Hustenreiz und brennenden Schmerzen begleitet. Wenn sich im Asthmaanfall die glatte Muskulatur der Bronchien kontrahiert, so wird die Erhöhung des Atemwiderstands wahrgenommen, und der Patient leidet an Atemnot und Beklemmungsgefühlen im Brustkorb. Überall in den Luftwegen und der Lunge finden sich langsam und schnell adaptierende Dehnungsrezeptoren der glatten Muskulatur sowie freie Nervenendigungen in den Schleimhäuten. Die Schleimhautrezeptoren reagieren auf Berührung, Reizgase sowie auf zahlreiche Schmerzstoffe (Abb. 21.**18**); in der Lunge werden sie zusätzlich durch Lungenstauung und Lungenödem gereizt. Während die langsam adaptierenden Dehnungsrezeptoren vermutlich nur dem Atemzentrum die Lungendehnung übermitteln (Hering-Breuer-Reflex, S. 255) und keine bewußten Empfindungen auslösen, vermitteln die Schleimhautrezeptoren Schmerzen und Atemnot. Die meisten Empfindungen aus den Atemwegen und der Lunge werden durch den N. vagus vermittelt (Abb. 21.**12**); nur an der Wahrnehmung von Atemwiderstand und Lungenvolumen sind auch somatische Rezeptoren der Atemmuskulatur beteiligt.

Trotz seiner kraftvollen Bewegung wird die normale Tätigkeit des **Herzens** nicht empfunden. Nur eine abnorme Herztätigkeit, wie sie bei Tachykardie, Arrhythmie oder Extrasystolen auftritt, wird in der Regel wahrgenommen. Eine Ischämie des Herzmuskels führt in vielen Fällen zu ausgeprägten Schmerzen und Angst. Herz und herznahe Gefäße werden von vagalen und spinalen viszeralen Afferenzen versorgt (Abb. 21.**12**). Es finden sich dünne markhaltige sowie marklose Axone, deren Rezeptoren normalerweise mechanorezeptiv sind und die verschiedene Größen der Herztätigkeit wie Vorhoffüllung, Kammerkontraktion und enddiastolischen Druck messen; diese Größen werden vom Kreislaufzentrum bei der Regelung des Blutdrucks benötigt (Blutdruckregulation S. 162 ff.). Die Rezeptoren mit marklosen Axonen reagieren sehr empfindlich auf Ischämie sowie auf chemische Stoffe, die bei Mangeldurchblutung oder Nekrosen des Herzmuskels freigesetzt werden (Abb. 21.**18**). Da durch diese Reize keine ruhenden Rezeptoren aktiviert werden, sondern die Aktivität tätiger Rezeptoren erhöht wird, ist es wahrscheinlich, daß Schmerzen aus dem Herzen über eine ungewöhnliche Steigerung der Rezeptoraktivität ausgelöst werden. Während sich anomale Herzaktionen möglicherweise auch über die parietalen Serosaüberzüge oder über die Brustwand bemerkbar machen, werden Schmerzen aus dem Herzen ausschließlich über die spinalen viszeralen Afferenzen vermittelt.

Über die Tätigkeit des **Magen-Darm-Kanals** dringen ebenfalls nur wenige Informationen in das Bewußtsein. Die Kontraktionen des leeren Magens werden als „nagendes" Hungergefühl erlebt. Überdehnung des Magens führt zum Völlegefühl. Darüber hinaus kann die Temperatur von Speisen in Speiseröhre und Magen als kalt (< 20 °C) oder heiß (> 40 °C) empfunden werden. Auch der Füllungszustand des Enddarms wird wahrgenommen, und zwar so gut, daß meist zwischen Furz und Fäzes unterschieden werden kann. Entzündungen der unteren Speiseröhre werden als brennende Schmerzen hinter dem Brustbein (Sodbrennen) registriert; Entzündungen der Magenschleimhaut gehen mit Übelkeit und Schmerzen einher. Krampfartige Kontraktionen der glatten Muskulatur sind von kolikartigen Schmerzen begleitet. Ebenso verursacht Zerren am Mesenterium dumpfe Schmerzen und Übelkeit. Die Rezeptoren des Magen-Darm-Kanals lassen sich zu folgenden Gruppen zusammenfassen:

- **Muskelrezeptoren** sind langsam adaptierende Mechanorezeptoren, die in Serie mit der glatten Muskulatur liegen; sie messen die Wandspannung und reagieren auf Dehnung des Hohlorgans, stärker jedoch auf Kontraktion der glatten Muskulatur.
- **Schleimhautrezeptoren** sind einmal spezifische Chemorezeptoren, die für jeweils nur einen Bestandteil des Nahrungsbreis empfindlich sind; so gibt es im Magen HCl-Rezeptoren, im oberen Dünndarm Aminosäuren- und Glucoserezeptoren. Weiterhin enthält die Schleimhaut spezifische Thermorezeptoren sowie polymodale Rezeptoren, die sowohl auf mechanische als auch auf chemische Reize reagieren.
- **Rezeptoren des Mesenteriums** und der **Serosa** sind langsam adaptierende Mechanorezeptoren; sie liegen besonders dicht an Gefäßgabelungen und am Eintritt der Gefäße in die Darmwand.

Ein Teil der Rezeptoren des Magen-Darm-Kanals reagiert auch auf körpereigene Schmerzstoffe und auf Ischämie. Schmerzen aus dem Magen-Darm-Bereich werden über die spinalen viszeralen Rezeptoren ausgelöst (Abb. 21.**12**). Nur Temperaturempfindungen aus Speiseröhre und Magen werden möglicherweise über den N. vagus vermittelt. Die Hauptaufgabe der vagalen Rezeptoren ist die Überwachung der Verdauung.

Die normale Aktivität von **Leber, Gallenwegen, Pankreas** und **Milz** wird nicht bewußt wahrgenommen. Rezeptoren in der Pfortader sind möglicherweise am Entstehen von Hunger und Durst mitbeteiligt. Jedoch gehen von diesen Organen bei Entzündungen, plötzlicher Kapseldehnung oder Konkrementen in den Gallenwegen heftigste Schmerzen aus. In der Wand der Pfortader finden sich Osmo- und Glucorezeptoren. Die Glucorezeptoren unterscheiden sich von denen der Darmschleimhaut dadurch, daß sie durch fallende Glucosekonzentrationen gereizt werden. Die Rezeptoren der glatten Muskulatur entsprechen denen des Darms. Diese Organe werden sowohl von vagalen als auch von spinalen Rezeptorneuronen versorgt (Abb. 21.**12**).

Auch die normale Tätigkeit der **Nieren** und **ableitenden Harnwege** bleibt unbewußt; nur eine zunehmende Füllung der **Harnblase** wird als Harndrang empfunden, der schließlich schmerzhaft werden kann. Entzündungen im Bereich der Nieren und ableitenden Harnwege verursachen Schmerzen, Entzündungen der Blase Schmerzen und Harndrang. Konkremente in den ableitenden Harnwegen führen zu krampfartigen Kontraktionen der Muskulatur und zu heftigsten kolikartigen Schmerzen. In der Niere finden sich Druck- und Osmorezeptoren, in der glatten Muskulatur der Harnleiter und der Blase langsam adaptierende Mechanorezeptoren, in den Schleimhäuten freie Nervenendigungen. Während Niere und oberer Harnleiter auch von vagalen Afferenzen versorgt werden, haben unterer Harnleiter und Blase nur spinale viszerale Afferenzen (Abb. 21.**12**).

Die viszerale Innervation der **Sexualorgane** vermittelt einen Teil der Empfindungen beim Orgasmus sowie Schmerzen bei Entzündungen, Ischämien und bei der Geburt. Da diese Organe unter einer starken endokrinen Kontrolle stehen und die glatte Muskulatur weitgehend selbständig arbeitet, ist die neurale Übertragung sensibler Signale für die Funktion dieser Organe nicht immer von Bedeutung; so wird der normale Geburtsablauf auch durch vollständige Blockade der die Gebärmutter versorgenden Nerven nicht beeinträchtigt. Die Rezeptoren sind überwiegend freie Nervenendigungen in der glatten Muskulatur und den Schleimhäuten der Hohlorgane sowie im Ovar und in der Tunica albuginea des Hodens. Entsprechend ihrer entwicklungsgeschichtlichen Herkunft erreichen die Axone unterschiedliche Segmente des Rückenmarks (Abb. 21.**12**).

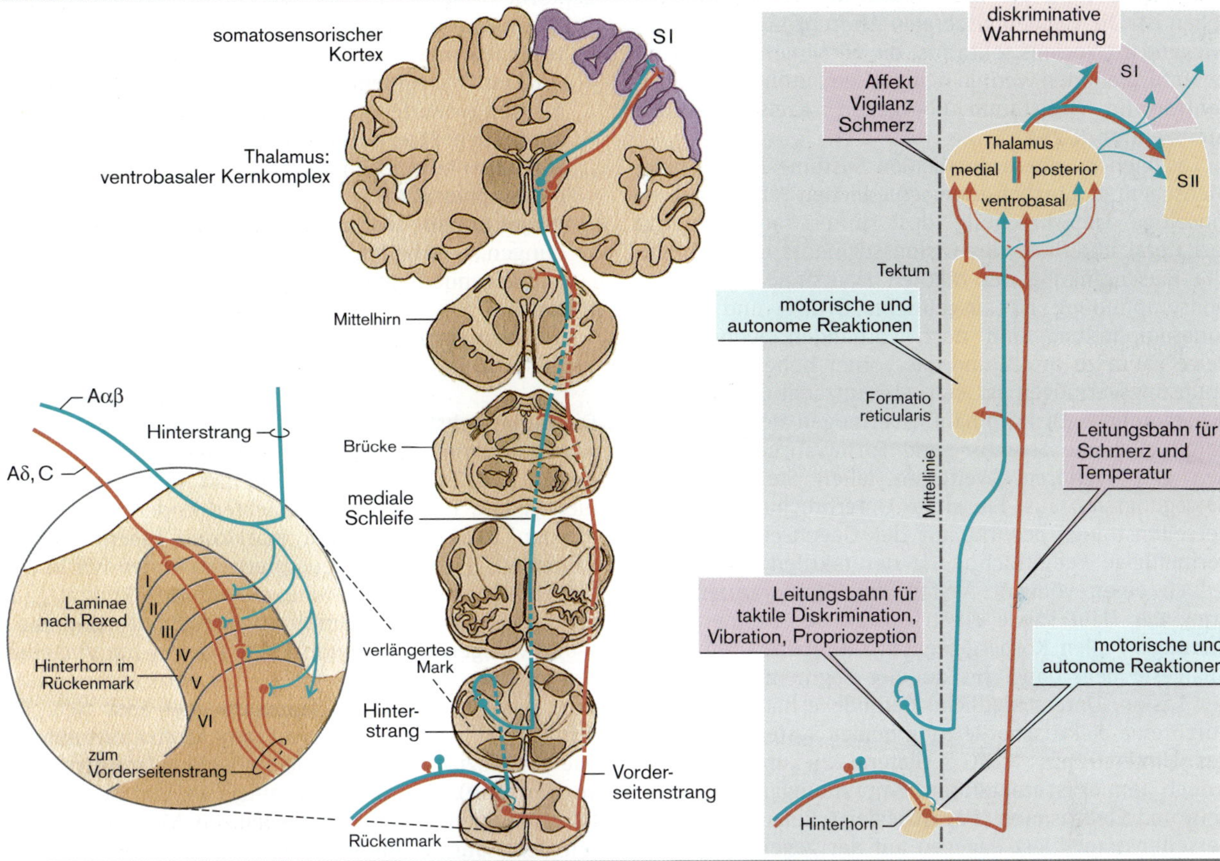

Abb. 21.**13** **Leitung und Verarbeitung somatoviszeraler Signale im Zentralnervensystem.** Verlauf der dicken (Aαβ) und dünnen Axone (Aδ, C) nach ihrem Eintritt in das Rückenmark (links). Lage des Vorderseitenstrang- und Hinterstrangsystems im ZNS (Mitte). Signallaufplan spinaler somatoviszeraler Informationen mit Angabe der Funktionen der wichtigsten zentralnervösen Verarbeitungsstationen (rechts).

Viszeraler Schmerz ist schlecht zu orten und von autonomen Reaktionen begleitet

›› Während bei nur wenigen inneren Organen die normale Tätigkeit wahrgenommen werden kann, machen sich deren Erkrankungen häufig durch Schmerzen bemerkbar. ‹‹

Die Ursachen viszeraler Schmerzen sind **Entzündung, starke Kontraktion** der glatten Muskulatur und **Ischämie.** Andererseits können ausgedehnte Zerstörungen innerer Organe durch Tumoren oder Verletzungen auch schmerzfrei bleiben. Viszerale Schmerzen sind schlecht zu orten, strahlen weithin aus und erscheinen häufig in Körperregionen, die mit dem erkrankten Organ in keiner direkten Beziehung stehen (**übertragener Schmerz** S. 564). Sie werden regelmäßig von autonomen und motorischen Reaktionen (Schweißausbruch, Muskelverspannung) begleitet. Die den viszeralen Schmerzen zugrundeliegenden Rezeptormechanismen sind noch weitgehend unbekannt. Wahrscheinlich werden sie durch eine anhaltend gesteigerte Aktivität normalerweise schon tätiger Rezeptoren verursacht, zu der die Aktivität von sensibilisierten, sonst stummen Rezeptoren hinzutreten kann.

21.4 Zentrale Verarbeitung somatoviszeraler Informationen

›› Die von Rezeptorneuronen aus den verschiedenen Körpergeweben übermittelten Signale werden im ZNS in zwei getrennten Systemen aufbereitet und zur Hirnrinde geleitet. Ein System übernimmt im Hinterhorn die Gesamtinformation aller Rezeptorneurone, verarbeitet sie, verteilt die Ergebnisse an autonome und motorische Neurone und sendet sie über den Vorderseitenstrang (Funiculus anterolateralis) der Gegenseite an die Formatio reticularis des Hirnstamms und an den Thalamus (Vorderseitenstrangsystem). Das andere System leitet die von den dicken markhaltigen Axonen der niederschwelligen Mechanorezeptoren übermittelten Signale schnell über den Hinterstrang (Funiculus posterior) zu dessen Kernen, die sie über die mediale Schleife dem Thalamus der Gegenseite übergeben (Hinterstrangsystem); von dort erreichen beide Systeme gemeinsam den somatosensorischen Kortex (Abb. 21.13). ‹‹

Diese duale und parallele Behandlung der Signale gilt auch für den N. trigeminus; bei ihm entspricht der sensible Hauptkern den Hinterstrangkernen, während der spinale Kern als Fortsetzung des Hinterhorns zu sehen ist. Die vagalen viszeralen Afferenzen enden überwiegend im Nucleus solitarius; die von ihnen übermittelten Informationen werden den großen autonomen Regelzentren im Hirnstamm übergeben (Kreislaufzentren, Atemzentren, S. 254 f.).

Läsionen in einem der beiden Systeme führen beim Menschen zu gänzlich unterschiedlichen Ausfällen. Eine einseitige Unterbrechung des Hinterstrangs bewirkt ipsilateral unterhalb des Läsionssegments eine erhebliche Einschränkung der taktilen Hautsinne. Die Vibrationsempfindung ist ausgelöscht, Druck- und Berührungsempfindung sind noch vorhanden, jedoch sind Reize kaum zu orten, und das vorher hohe Intensitätsauflösungsvermögen ist stark beeinträchtigt. Das zeitlich-räumliche Diskriminationsvermögen der Haut und damit auch die Struktur- und Formwahrnehmung gehen ganz verloren. Weiterhin fallen Stellungs- und Bewegungssinn aus. Einseitige Unterbrechung des Vorderseitenstrangs bewirkt auf der Gegenseite eine nur geringfügige Beeinträchtigung der taktilen Sensibilität, jedoch einen völligen Ausfall der Temperaturempfindung der Haut sowie einen Ausfall der Schmerzempfindung in allen Körpergeweben; die obere Grenze der Analgesie liegt dabei bis zu vier Segmente unterhalb der Läsion. Unterschiedliche Befunde erhält man auch durch eine elektrische Reizung beider Systeme. Reizung des Hinterstrangs führt ipsilateral zu unnatürlichen, jedoch immer schmerzlosen Empfindungen wie Kribbeln und Elektrisieren **(Parästhesien).** Reizung des Vorderseitenstrangs löst dagegen auf der gegenüberliegenden Körperseite Schmerzen, seltener Temperaturempfindungen aus.

Die Verarbeitung somatoviszeraler Signale beginnt im Hinterhorn

» Die graue Substanz des Rückenmarks erhält alle somatoviszeralen Signale, verarbeitet sie und verteilt die Ergebnisse an autonome und motorische Neurone in benachbarten Segmenten und sendet sie über den Vorderseitenstrang zum Hirnstamm und Thalamus. «

Unmittelbar vor Eintritt in das Rückenmark findet beim Menschen eine Umlagerung der bis dahin in der Wurzel homogen durchmischten Axone statt: Dünne marklose Axone liegen in den ventrolateralen Abschnitten, dicke markhaltige Axone in den dorsomedialen Abschnitten der Wurzelfasern. Mit dem Eintritt in das Rückenmark endet der gemeinsame Weg beider Fasergruppen (Abb. 21.**13**): Die dicken markhaltigen Axone ziehen nach medial und teilen sich in zwei Äste, von denen sich einer seitlich dem Hinterstrang anlegt und kopfwärts zieht; der andere folgt der medialen Seite des Hinterhorns nach vorne, gibt dabei zahlreiche weitere Äste an fast alle Schichten der grauen Substanz der umliegenden Segmente ab und endet schließlich im Vorderhorn. Die dünneren Axone teilen sich unmittelbar nach Eintritt in das Rükkenmark in einen aufsteigenden und einen absteigenden Ast, die jeweils über 1–2 Segmente im Lissauer-Trakt verlaufen, dabei Äste in das Hinterhorn abgeben und schließlich dort enden. Die Endverzweigungen aller Rezeptorneurone übergeben ihre Informationen an drei Gruppen von Neuronen:

- **Interneurone,** welche die Signale an andere Neurone im Eintrittssegment oder in den benachbarten Segmenten weiterleiten. Die die einzelnen Segmente verbindenden Fasern befinden sich teils in der grauen Substanz, teils liegen sie ihr an; sie bilden zusammen die **propriospinalen Bahnen.**
- **Projektionsneurone** sammeln die einlaufenden Meldungen, verarbeiten sie und leiten die Ergebnisse über aufsteigende Bahnen an supraspinale Strukturen weiter.
- α-**Motoneurone** empfangen direkte Signale der Muskelspindelafferenzen.

Die graue Substanz des Rückenmarks ist morphologisch wie funktionell in Schichten unterteilt (Laminae nach Rexed; Abb. 21.**13**). Während die Äste der dicken sensiblen Axone in fast allen Schichten enden, ziehen die dünnen markhaltigen und marklosen Fasern zu den Laminae I, II und V. Dementsprechend finden wir in den einzelnen Schichten Neurone, die auf die Aktivität ganz unterschiedlicher Rezeptoren reagieren. In den Laminae I, II und V liegen solche Neurone, die selektiv nur von einer Gruppe von Thermorezeptoren oder Nozizeptoren aktiviert werden **(selektive Neurone),** oder aber Neurone, die sowohl von niederschwelligen Mechanorezeptoren wie von Nozizeptoren Signale empfangen **(multirezeptive Neurone).** Neurone in Laminae III und IV erhalten Informationen von niederschwelligen Mechanorezeptoren der Haut, während niederschwellige Muskel- und Gelenkafferenzen in Lamina VI enden. Spinale viszerale Afferenzen ziehen zu den multirezeptiven Neuronen der Laminae I und V. Die rezeptiven Felder der Hinterhornneurone sind meist größer als die der auf sie konvergierenden Rezeptorneurone; sie können eine ganze Extremität umfassen.

Die an das Hinterhorn übergebenen Informationen werden dort in neuronalen Netzwerken intensiv verarbeitet. Die einfachste Form neuronaler Verarbeitung ist die Integration der von zahlreichen Rezeptoren extrahierten Reizinformation durch ein Projektionsneuron. Dieses hat aktivierende Eingänge von zahlreichen Rezeptorneuronen, und sein rezeptives Feld ist größer als das eines einzelnen Rezeptors. Aktivierende Konvergenzschaltungen finden sich außer im Hinterhorn auch in allen darüberliegenden Verarbeitungsstellen somatoviszeraler Information. Entsprechend den aktivierenden neuronalen Verbindungen gibt es auch Hemmschaltungen, die als Vorwärts- oder Rückwärtshemmung mit sowohl prä- als auch postsynaptischer Hemmung angelegt sein können (Kap. 20); sie finden sich ebenfalls auf allen Stufen somatoviszeraler Informationsverarbeitung. In der Regel bewirken die den aktivierenden Schaltungen überlagerten Hemmschaltungen in den somatoviszeralen Leitungsbahnen eine Kontraststeigerung zwischen parallel geführten Signalen aus Zentrum und Peripherie eines gereizten Hautfeldes (Abb. 21.**17**). Die Informationsverarbeitung im Hinterhorn, in den Hinterstrangkernen und im Thalamus unterliegt der direkten Kontrolle von Neuronen im somatosensorischen Kortex (Abb. 21.**14**). Durch sie können Empfindlichkeit oder rezeptive Feldgröße von

Hinterhornzellen verstellt werden. Die spezifisch nozizeptiven und die multirezeptiven Projektionsneurone im Hinterhorn unterliegen zusätzlich noch einer hemmenden Kontrolle aus den Raphekernen; dieses Hemmsystem bewirkt eine selektive Schmerzhemmung (**Analgesie** S. 565).

Die im Hinterhorn aufbereiteten sensorischen Meldungen werden einmal an autonome oder motorische Effektorneurone übergeben, deren Aktivität sie beeinflussen; diese spinale Verteilung sensorischer Meldungen ist die Grundlage spinaler Reflexe. Zum anderen werden vorverarbeitete sensorische Informationen von Haut, Muskeln und Gelenken auch über die **spinozerebellären Bahnen** an das Kleinhirn übermittelt; sie dienen nicht der bewußten Wahrnehmung, sondern der unbewußten Kontrolle der Somatomotorik (Motorik S. 670 f.).

Der Vorderseitenstrang vermittelt Schmerz- und Temperaturempfindungen

Die aus dem Hinterhorn stammenden und zu bewußten Wahrnehmungen führenden Signale werden von Projektionsneuronen der Laminae I, IV, V und VI gesendet, deren Axone in der vorderen Kommissur (Commissura anterior) kreuzen und im Vorderseitenstrang kopfwärts ziehen (Abb. 21.**13**); ihre Leitungsgeschwindigkeit liegt beim Primaten zwischen 5 und 75 m/s. Da sich die Axone von jeweils höheren Segmenten der medialen und ventralen Seite des Vorderseitenstrangs anlegen, weist dieser eine segmentale Schichtung auf. Nach unterschiedlichen Zielen unterscheidet man drei Anteile des Vorderseitenstrangs:

- Der **Tractus spinothalamicus** findet sich überwiegend in den lateralen Anteilen des Vorderseitenstrangs und legt sich im Mittelhirn seitlich der medialen Schleifenbahn an. Er endet im Thalamus im ventrobasalen Kernkomplex, in den posterioren sowie in den intralaminaren Kernen.
- Der **Tractus spinoreticularis** endet in der Formatio reticularis des gesamten Hirnstamms.
- Der **Tractus spinotectalis** zieht zum Tectum des Mittelhirns.

Der Vorderseitenstrang dient vornehmlich der Vermittlung von Schmerz-, Temperatur- und Sexualempfindungen; für taktile und propriozeptive Empfindungen spielt er eine untergeordnete Rolle. Signale aus dem Vorderseitenstrang beeinflussen Wachheit, Aufmerksamkeit und Affekt.

Das Hinterstrangsystem vermittelt taktile und propriozeptive Empfindungen

Die Hinterstränge sind die größte afferente Leitungsbahn; sie nehmen im Halsmark etwa 40% von dessen Querschnitt ein. Sie bestehen fast ausschließlich aus den ipsilateral aufsteigenden Axonen niederschwelliger, schnelleitender Mechanorezeptorneurone der Oberflächen- und Tiefensensibilität; ein geringer Anteil der Axone stammt von Projektionsneuronen des Hinterhorns. Da sich die Axone des jeweils nächsthöheren Segments der lateralen Seite eines Hinterstrangs anlegen,

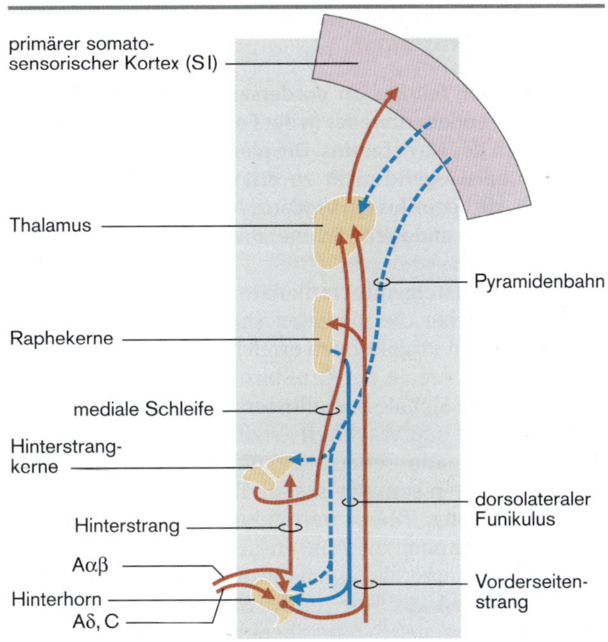

Abb. 21.**14** **Kontrolle des somatoviszeralen Informationsflusses** (rot) **durch Hemmsysteme von Hirnrinde und Hirnstamm** (blau)**.** Das vom Hirnstamm absteigende Hemmsystem wird über Opioidpeptide aktiviert und benutzt am Hinterhorn peptiderge Interneurone; es unterbricht dort selektiv die Weiterleitung nozizeptiver Signale (s. auch Abb. 21.21).

ist dieser zunächst segmental geschichtet; dabei bilden die Segmente unterhalb T 7 den medial liegenden Funiculus gracilis, die Segmente darüber den Funiculus cuneatus. Im zervikalen Bereich beginnt eine Umschichtung der Axone, die sich auf dem weiteren Weg dieser Leitungsbahn fortsetzt. Axone aus gleichen Regionen und von Rezeptoren gleicher Eigenschaften lagern sich aneinander – die segmentale Schichtung geht in eine somatotopische über. Die Hinterstränge enden in den zugehörigen Kernen (**Nucleus gracilis und cuneatus**) am Übergang vom Rückenmark zum Hirnstamm (Abb. 21.**13**). Die Neurone dieser Kerne empfangen nur Aktivität von Rezeptoren eines Typs aus einer umschriebenen Region. Ihre rezeptiven Felder sind scharf begrenzt und kaum größer als die einzelner Rezeptoren. Sie stehen unter der hemmenden Kontrolle einer vom somatosensorischen Kortex absteigenden Leitungsbahn (Abb. 21.**14**). Ihre Axone kreuzen zur Gegenseite und ziehen in der **medialen Schleife** zu den ventrobasalen und posterioren Kernen des Thalamus; der medialen Schleife legen sich die Axone aus dem Trigeminushauptkern, im Mittelhirn die des Tractus spinothalamicus an. Das Hinterstrangsystem zeichnet sich durch schnelle Leitung, sichere synaptische Übertragung, präzise Somatotopie und Spezifität der geleiteten Informationen aus. Es vermittelt die hochempfindliche taktile und propriozeptive Sensibilität, insbesondere das räumlich-zeitliche taktile Diskriminationsvermögen, und ermöglicht die Durchführung komplexer sensomotorischer Aufgaben (z. B. das Lesen von Blindenschrift).

Verarbeitung somatoviszeraler Signale im Hirnstamm

» Ein großer Teil der im Vorderseitenstrang aufsteigenden Axone endet entweder in der Formatio reticularis oder im Tektum des Hirnstamms. Die hierher geleiteten Signale führen überwiegend nicht zu diskriminativen Wahrnehmungen, sie beeinflussen Vigilanz, Affekt und Motorik und aktivieren das endogene Schmerzhemmsystem. «

Über das aufsteigende retikuläre aktivierende System (ARAS) und über die medialen Thalamuskerne und ihre unspezifischen Projektionen erreichen Signale vom Hirnstamm weite Areale der Großhirnrinde (Abb. 21.**13**). Somatoviszerale Signale beeinflussen über diesen Weg **Aufmerksamkeit** und **Wachheit** (Vigilanz). Über Verbindungen der Formatio reticularis zum Limbischen System (S. 688) erhalten somatoviszerale Empfindungen ihre **affektive Tönung.** Durch Verbindungen zu den motorischen und autonomen Zentren der Formatio reticularis lösen somatoviszerale Signale **motorische und autonome Reaktionen** aus. Nozizeptive Signale aktivieren Neurone des endogenen Schmerzhemmsystems im zentralen Höhlengrau und in den Raphekernen. Diese Neurone bewirken über eine im dorsolateralen Quadranten absteigende Bahn eine **Drosselung des nozizeptiven Informationsflusses** im Hinterhorn (Abb. 21.**14**, 21.**21**).

Verarbeitung somatoviszeraler Signale im Thalamus

» Die über Hinterstrang- und Vorderseitenstrangsystem herangeführte Information wird verschiedenen Kernen des Thalamus übergeben. Sie wird dort weiter aufbereitet, bevor sie an den somatosensorischen Kortex, an andere Kortexareale und an subkortikale Strukturen übertragen wird. «

Wichtigste Schaltstelle für die Übergabe somatoviszeraler Information an den spezifischen somatosensorischen Kortex ist der **ventrobasale Kernkomplex des Thalamus** (Nucleus ventralis posteromedialis und posterolateralis). Hier enden die meisten Fasern der medialen Schleifenbahn und der spinothalamischen Bahn (Abb. 21.**13**). Am wachen Patienten führt elektrische Reizung dieser Region in der gegenüberliegenden Körperseite zu Parästhesien, taktilen und propriozeptiven Empfindungen, seltener zu Temperaturempfindungen, Jucken und Schmerzen. Der ventrobasale Kernkomplex ist somatotopisch geschichtet. In seinen medialen Anteilen sind der Kopfbereich, lateral die untere Körperregion, dorsal der Rumpf, ventral die Hände und Füße repräsentiert. Körperregionen mit einer hohen Rezeptordichte beanspruchen ein entsprechend großes Kernvolumen. Axone, die Signale eines Rezeptortyps aus einer Körperregion heranführen, enden an Zellen, die in Gruppen (Moduln) zusammenliegen. Ihre rezeptiven Felder sind erheblich größer als die eines einzelnen Rezeptors und weisen vom Zentrum zur Peripherie eine abnehmende Empfindlichkeit auf. Dies deutet drauf hin, daß zahlreiche Rezeptoren auf ein Thalamusneuron konvergieren, und daß ihre synaptischen Verbindungen unterschiedlich wirksam sind. Der überwiegende Teil der Zellen des ventrobasalen Kernkomplexes empfängt Signale von der medialen Schleifenbahn; nur etwa 10% werden vom Vorderseitenstrang aktiviert. Zellen, die Signale der Tiefensensibilität und Nozizeption empfangen, liegen häufiger in der Schale des Kernkomplexes. Jeder Modul gleichartiger Zellen projiziert über die innere Kapsel auf eine Kernsäule des somatosensorischen Kortex (SI und SII), von dort empfängt er auch kortikothalamische Axone, über die ein weiteres Mal der sensorische Informationsfluß beeinflußt werden kann (Abb. 21.**14**). Ein anderes Ziel der medialen Schleifenbahn und der spinothalamischen Bahn ist der **posteriore Kernkomplex.** Er ist nicht somatotopisch gegliedert. Seine Zellen erhalten überwiegend multirezeptive Signale und haben große, häufig bilaterale rezeptive Felder. Sie können oft nur durch Signale von noxischer Reizung aktiviert werden und projizieren zum somatosensorischen Kortex SII sowie zum parietalen Assoziationskortex. Die spinothalamische Bahn endet schließlich zusammen mit retikulothalamischen Axonen auch in den **intralaminaren Thalamuskernen.** Hier überwiegen Zellen, die multirezeptive Signale aus großen rezeptiven Feldern empfangen; sie projizieren auf weite kortikale und subkortikale Areale. Die Bedeutung der posterioren und intralaminaren Thalamuskerne ist noch unklar. Wahrscheinlich sind sie an der Schmerzwahrnehmung beteiligt, da elektrische Reizung dieser Kerne am wachen Patienten Schmerzen auslöst.

Der somatosensorische Kortex: wichtigste Verarbeitungsstelle somatoviszeraler Informationen

» Der primäre somatosensorische Kortex ist somatotopisch gegliedert; er empfängt und verarbeitet Signale der gegenüberliegenden Körperhälfte. Seine Funktion ermöglicht die hohen Leistungen des Tastsinns und der Propriozeption. «

Die vom ventrobasalen Thalamus durch die innere Kapsel aufsteigenden Axone enden überwiegend im **primären somatosensorischen Kortex S I** der hinteren Zentralwindung, zum Teil auch im anliegenden **sekundären somatosensorischen Kortex S II** (Abb. 21.**15**). Dieser Bereich der Hirnrinde ist für die somatoviszerale Sensibilität von herausragender Bedeutung. Ausgedehnte Läsionen führen hier zum Verlust des feinen taktilen Wahrnehmungsvermögens auf der gegenüberliegenden Körperseite: Form- und Strukturwahrnehmung gehen verloren, das Intensitätsauflösungsvermögen sowie das Lokalisationsvermögen der Druck- und Berührungsempfindung sind erheblich eingeschränkt, Stellungs- und Bewegungssinn sind erloschen. Schmerz- und Temperaturreize können zwar in unterschiedlichem Ausmaß wahrgenommen, jedoch nur schlecht geortet werden. Kleine Läsionen bewirken häufig nur den Ausfall einer Modalität in einer umschriebenen Körperregion. Durch **elektrische Reizung** des somatosensorischen Kortex lassen sich Empfindungen in allen Körpergeweben auslösen; dies ist sonst in keiner anderen Rindenregion möglich. Während Reize mit höherer Intensität immer zu unnatürlichen, jedoch genau zu ortenden Empfindungen führen, lassen sich mit eben

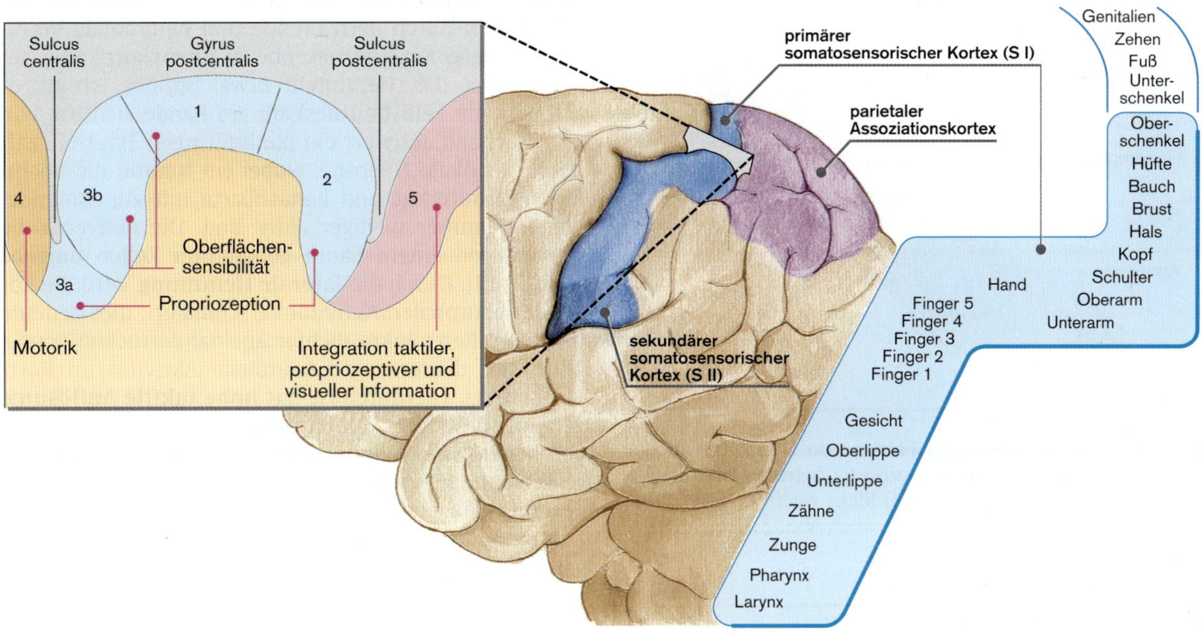

Abb. 21.**15** **Lage des primären somatosensorischen Kortex (S I), des sekundären somatosensorischen Kortex S II) und des parietalen Assoziationskortex.** Ein Querschnitt durch den Gyrus postcentralis an der markierten Stelle zeigt die Anordnung der einzelnen Brodmann-Felder. S I empfängt Signale nur von der gegenüberliegenden Körperhälfte (Ausnahme: periorale Region). S II und der parietale Assoziationskortex verarbeiten Signale von beiden Körperseiten. Rechts ist die Zuordnung der einzelnen Körperregionen zu S I angegeben (s. a. Abb. 29.4).

überschwelligen Reizen natürliche taktile und propriozeptive Empfindungen, nur selten jedoch Temperatur- und Schmerzempfindungen auslösen.

In **S I** ist die kontralaterale Körperoberfläche – wenn auch stark verzerrt – vollständig und zusammenhängend abgebildet; nur die Mundregion ist mit beiden Seiten vertreten. Dabei sind der Gesichtsbereich den lateralen, die unteren Extremitäten den medialen Anteilen von SI zugeordnet (Abb. 21.**3**, 21.**15**). Die Verzerrungen kommen dadurch zustande, daß Körperregionen mit einer besonders hohen Innervationsdichte besonders große Kortexareale beanspruchen. Diese Körperregionen – Zunge, Mund und Finger – zeichnen sich beim Menschen durch besonders hoch entwickelte sensomotorische Fähigkeiten aus (Sprache und Werkzeuggebrauch). SI ist in vier schmale, zytoarchitektonisch unterschiedliche Felder untergliedert (**Area 3 a, 3 b, 1 und 2** nach Brodmann; Abb. 21.**15**). Jedes dieser vier Felder enthält Eingänge vom ventrobasalen Thalamus und besitzt ein eigenes Abbild der Körperoberfläche, das sich in Einzelheiten von dem der anderen Felder unterscheidet, in der Aufeinanderfolge der Körperregionen aber übereinstimmt. Unterschiedlich sind auch die Funktionen für die Oberflächen- und Tiefensensibilität (Abb. 21.**15**) sowie die Verbindungen zu anderen kortikalen und subkortikalen Regionen.

Die in S I liegenden Zellen sind spontan aktiv und werden durch Reize aktiviert, aber auch gehemmt. Die Stärke eines Reizes findet sich außer in der Frequenz der aktiven Zellen auch in der Größe der aktiven Zellpopulation wieder. Ähnlich wie schon im ventrobasalen Thalamus liegen Zellen, die gleichartige Informationen von einem Rezeptortyp und aus einer Körperregion empfangen, in **Moduln** zusammen, die säulenförmig durch alle Zellschichten des Kortex reichen. Alle Neurone einer solchen Säule haben fast identische rezeptive Felder und verarbeiten Signale von nur einer Reizform. Ihre Aufgaben in den einzelnen Schichten der Säule sind aber unterschiedlich. Zellen der Schicht IV empfangen die Signale vom Thalamus und verteilen sie an die anderen Zellen der Säule. Verarbeitete Signale werden von Zellen der Schichten II und III zu anderen Kortexarealen, von Zellen der Schicht IV zum ventrobasalen Thalamus, von denen der Schicht V an Hirnstamm, Hinterstrangkerne und Rückenmark gesendet. Zellen, deren rezeptive Felder sich gerade nicht überlappen, liegen horizontal gleichbleibend etwa 600 µm voneinander entfernt. Ihre **rezeptive Feldgröße** schwankt jedoch sehr stark (Abb. 21.**16**); in empfindlichen Regionen mit hoher Innervationsdichte sind die Felder klein, und sie werden zu unempfindlichen Regionen hin immer größer. Rezeptive Felder am Rücken sind etwa hundertmal größer als an den Fingern. Dies erklärt, warum Zunge, Mund und Finger große Bereiche von S I beanspruchen. Meist antworten die Zellen in S I nur auf eine Reizform. Es finden sich aber auch Zellen, die aus der Reizinformation komplexe Merkmale entnehmen; sie reagieren z. B. auf bewegte Hautreize, auf die Geschwindigkeit oder die Richtung bewegter Reize. Diese Neurone sind selten und finden sich nur in Area 1 und 2.

Ähnlich wie schon bei Zellen im ventrobasalen Thalamus ist bei einer Zelle in S I die Empfindlichkeit innerhalb ihres rezeptiven Feldes nicht gleich, sondern nimmt vom Feldzentrum zur Peripherie ab; das exzitatorische Feld ist

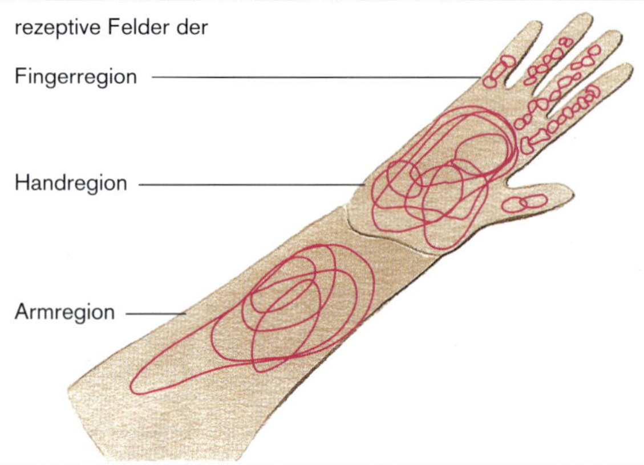

Abb. 21.**16** **Größe rezeptiver Felder von Neuronen in der Finger-, Hand- und Armregion von S I beim Primaten.** Die Regionen mit kleinen rezeptiven Feldern zeichnen sich durch eine hohe Innervationsdichte aus (s. auch Abb. 21.7; nach 9).

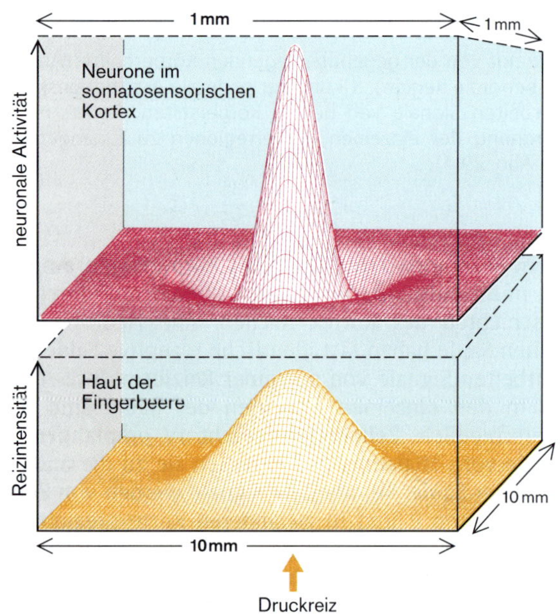

Abb. 21.**17** **Projektion eines punktförmigen Druckreizes an der Haut der Fingerbeere auf den primären somatosensorischen Kortex.** Die Aktivität der etwa 100 gereizten Intensitätsdetektoren wird auf eine kortikale Zellsäule (Durchmesser etwa 600 µm) übertragen, die mehrere 10 000 Neurone enthält. Um die aktivierten Neurone findet sich ein Saum gehemmter Zellen (Kontraststeigerung). Vergleiche Abb. 21.3 (Zweipunktschwellen), Abb. 21.7 (Dichte der Mechanorezeptoren) und Abb. 21.16 (Größe der rezeptiven Felder kortikaler Neurone).

häufig von einem hemmenden Saum umgeben. Dies erklärt sich durch aktivierende und hemmende Verbindungen vieler Rezeptorneurone zu einem kortikalen Neuron, wobei das Hemmfeld etwas größer ist als das aktivierende Feld und deshalb am Rande sichtbar wird. Entsprechend aktiviert ein punktförmiger Hautreiz zahlreiche kortikale Neurone, wobei ein Neuron die höchste Aktivität aufweist und benachbarte mit zunehmendem Abstand immer weniger aktiv sind. Die aktiven Zellen werden von einem Saum gehemmter Zellen umgeben (Abb. 21.**17**). Durch die **laterale Hemmung** wird die Kontur der neuronalen Aktivität verschmälert; dies bedeutet, daß zwei Reizpunkte dichter aneinanderrücken können, ohne daß die erzeugte neuronale Aktivität im Kortex verschmilzt. Hierdurch ist das **hohe taktile Auflösungsvermögen** bedingt. Die in den einzelnen Zellsäulen aufgearbeitete Information wird über kortikokortikale Verbindungen auf benachbarte, aber auch auf ferne und gegenüberliegende Areale übertragen, dort in Zellsäulen zusammengeführt und weiterverarbeitet. Zellen, die zusammengeführte, schon vorverarbeitete Informationen weiterverarbeiten, zeigen meist sehr komplexe Eigenschaften, wie z. B. Richtungs- und Geschwindigkeitsselektivität. In Area 5 nimmt die Komplexität der Zellen weiter zu, hier werden taktile, propriozeptive und visuelle Informationen zusammengeführt.

S II ist ebenfalls – wenn auch weniger deutlich – somatotopisch gegliedert (Gesicht vorne, Füße hinten); anders als in S I sind beide Körperseiten gemeinsam in S II repräsentiert. Die meisten Zellen von S II haben bilaterale rezeptive Felder und werden von leichten Hautreizen aktiviert; viele haben komplexe Eigenschaften wie Bewegungs- und Richtungsselektivität.

Das Zentralnervensystem verarbeitet also Reizinformationen zunächst parallel, dann aber zunehmend integrativ. Aus einem Reiz werden unterschiedliche Merkmale von jeweils spezifischen Rezeptoren entnommen und über getrennte Leitungssysteme diskreten kortikalen Verarbeitungsmodulen zugeführt. Diese erhalten nur gleichartige Informationen gleichen Ursprungs, und jedes aktive Modul in S I ist durch seine Lage und Funktion ein Abbild von Ort und Art des Reizes. Mit jedem weiteren Verarbeitungsschritt werden jedoch extrahierte Informationen wieder zusammengeführt, und das Reizereignis wird – für uns noch nicht verständlich – in neuraler Aktivität rekonstruiert.

21.5 Nozizeption und Schmerz

›› Aufgabe von Nozizeption und Schmerz ist die Erhaltung und Wiederherstellung der Unversehrtheit des Organismus. Schädigende Reize aktivieren Nozizeptoren, deren Signale häufig zu motorischen Reaktionen führen, die den Schaden begrenzen sollen. Die Signale werden aber auch als Schmerz wahrgenommen; dieser dämpft die Aktivität des Organismus und fördert so Heilungsvorgänge. Chronische Schmerzen sind sinnlos. ‹‹

Schädigende Reize führen sofort zu **Flucht- und Abwehrreaktionen,** die eine Verletzung verhindern sollen. Ist dennoch eine Verletzung eingetreten, so steht ihr Ausmaß meist nicht in einem festen Zusammenhang zur Stärke der Schmerzen. Etwa ein Drittel aller Frischverletzten hat zunächst keine Schmerzen; dieser Zustand der **Analgesie** kann Minuten bis Stunden anhalten. Danach treten aber ausnahmslos **Schmerzen** auf, die bald einen Zustand herbeiführen, der durch Mißmut, Appetitlosigkeit, Ruhe- und Schlafbedürfnis gekennzeichnet ist. Erst mit Einsetzen der Wundheilung verschwinden Schmerzen und Niedergeschlagenheit. Während also die motorischen Reflexe den Schaden begrenzen helfen, hat die der Verletzung folgende Analgesie den Sinn, dem Verletzten die Flucht vor dem Verletzer zu ermöglichen. Die darauf folgende Inaktivitätsphase soll eine ungestörte Wundheilung fördern. Schließlich werden durch den Schmerz auch Lernvorgänge aktiviert, die dazu beitragen, die Verletzungsursache künftig zu meiden. Die Bedeutung von Nozizeption und Schmerz für die Unversehrtheit des Organismus wird besonders eindrucksvoll von Menschen belegt, die das seltene Bild einer angeborenen Analgesie zeigen. Weder reagieren sie auf schädigende Reize noch vermeiden sie diese und sind, schon als Kinder, durch Verlust von Fingern und Zerstörung von Gelenken verkrüppelt, einem frühen Siechtum preisgegeben. Während akuter Schmerz biologisch sinnvoll ist, haben über Wochen und Monate anhaltende chronische Schmerzen keinerlei Nutzen; sie mindern, zusammen mit der sie stets begleitenden Depression, die Lebensqualität.

Nozizeptoren greifen in die Wundheilung ein

›› Bei Verletzungen der Haut vermitteln Nozizeptoren nicht nur Schmerzen, sondern fördern direkt lokale Abwehr- und Heilungsprozesse. ‹‹

Nach einer Verletzung wird die Haut um die Verletzungsstelle zunehmend empfindlich **(Hyperästhesie)** und beginnt sich zu röten. Die sich rasch ausbreitende Entzündung wird zum Teil durch die Nozizeptoren selbst hervorgerufen **(neurogene Entzündung).** Diese setzen an ihren rezeptiven Endigungen Peptide frei, von denen besonders **SP** (Substanz P) und **CGRP** (calcitonin gene-related peptide) eine Vasodilatation, einen Ausstrom von Plasma aus den Kapillaren und eine Freisetzung von Histamin aus Mastzellen bewirken; zusätzlich werden durch SP Immunreaktionen und trophische Funktionen angeregt. Das freigesetzte Histamin sensibilisiert und reizt weitere Nozizeptoren und verstärkt die Vasodilatation, so daß sich Rötung und Hyperästhesie weit über das Gebiet der ursprünglichen Verletzungsstelle ausbreiten können.

Schmerzen können durch Schmerzstoffe entstehen

›› Schmerzstoffe aus verletztem oder entzündetem Gewebe sensibilisieren oder reizen Nozizeptoren; Schmerzstoffe sind auch chemische Waffen der Natur. ‹‹

Außer durch physikalische Reizung können Nozizeptoren durch chemische Stoffe (Abb. 21.**18**), die bei Gewebeschäden und Entzündungen freigesetzt werden, sensibilisiert oder gereizt werden. Zellbestandteile wie **K^+-Ionen, Histamin** aus Mastzellen und das aus ausgeströmten Plasmaproteinen durch Kallikrein enzymatisch abgespaltene Nonapeptid **Bradykinin** reizen Nozizeptoren direkt. Histamin und Bradykinin aktivieren außerdem eine Phospholipase, die aus Phospholipiden Arachidonsäure abspaltet, deren weitere Metaboliten – **Leukotriene** und **Prostaglandine** – Nozizeptoren sensibilisieren (Abb. 21.**21** unten). Sensibilisierte Nozizeptoren sind die Ursache für Überempfindlichkeit und Schmerzen im Bereich von entzündetem Gewebe (z. B. beim Sonnenbrand). Dieselben Schmerzstoffe dienen Pflanzen und Tieren als chemische Waffen zur Abwehr von Feinden.

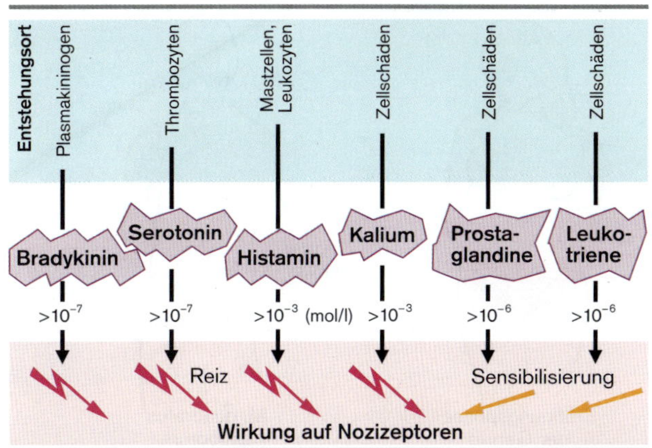

Abb. 21.**18** **Die wichtigsten Schmerzstoffe des Menschen.** Entstehungsort und Wirkung auf Nozizeptoren mit Angaben der Schwellenkonzentration.

Das Nervensystem kann Schmerz verstärken und unterhalten

›› Ähnlich wie Nozizeptoren können auch nozizeptive Neurone des Hinterhorns ihre Empfindlichkeit erhöhen. Ein Fortbestehen dieser Funktionsänderung kann zur chronischen Schmerzkrankheit führen. ‹‹

Eine Verletzung peripherer Gewebe und Nerven führt zu einer **erhöhten Schmerzempfindlichkeit** des die Verletzung umgebenden, gesunden und nicht entzündeten Gewebes. Hier schmerzen schon Reize, die normalerweise nicht schmerzhaft sind **(Allodynie),** und noxische Reize werden stärker empfunden **(Hyperalgesie).** Dieser Empfindungsänderung liegt eine Erregbarkeitssteigerung spinaler nozizeptiver Neurone zugrunde. Sie wird durch eine lang anhaltende, starke Reizung der Nozizeptoren ausgelöst. Die zentrale Freisetzung ihrer exzitatorischen Transmitter (Glutamat, Aspartat) öffnet zunächst AMPA-Kanäle und führt so zu einer schnellen und kurzen Depolarisation des nozizeptiven Neurons (s. Abschnitt 5.10 und 30.4). Die zusätzlich freigesetzten Peptidtransmitter (SP und CGRP) depolarisieren ebenfalls, aber länger und weniger stark. Bei Fortdauer des afferenten nozizeptiven Signalstroms werden die blockierenden Mg^{2+}-Ionen von den NMDA-Kanälen entfernt, und die Depolarisation des Neurons verstärkt sich. Gleichzeitig wird über metabotrope Rezeptoren durch Aspartat und Glutamat ein intra-

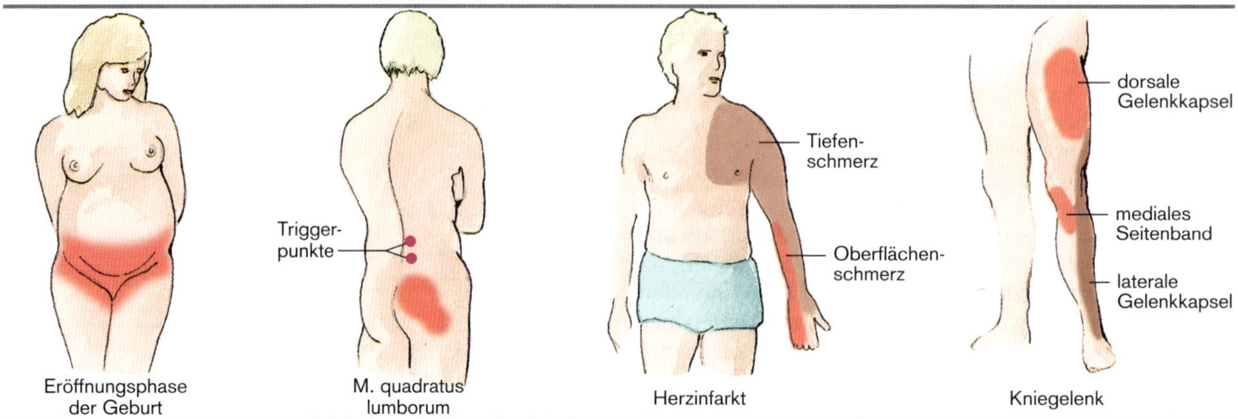

Abb. 21.**19** **Head-Zonen.** Körperstellen, auf die bei Erkrankungen von Muskeln, Gelenken und inneren Organen Schmerzen übertragen werden (nach 6).

zelluläres Signalsystem aktiviert (G-Protein, Phospholipase C, Inositoltrisphosphat und Proteinkinasen; s. Abb. 2.**19,** S. 34). Die Proteinkinasen erhöhen die Ca^{2+}-Leitfähigkeit der NMDA-Kanäle, während IP_3 Ca^{2+}-Ionen aus intrazellulären Speichern freisetzt. Die so erhöhte intrazelluläre Ca^{2+}-Konzentration aktiviert die Genexpression und die Neusynthese von Proteinen. Diese Änderungen können jetzt Stunden und Tage anhalten. Aufgrund seiner zellulären und molekularen Änderungen zeigt das Neuron eine gesteigerte Empfindlichkeit gegenüber exzitatorischen Transmittern, eine Vergrößerung seines rezeptiven Feldes sowie eine abnorme Empfindlichkeit gegenüber Signalen von niederschwelligen Rezeptoren.

Die gesteigerte Aktivität spinaler nozizeptiver Neurone führt segmental reflektorisch zu einer **gesteigerten Tätigkeit motorischer und autonomer Effektorneurone.** Muskelverspannungen und abnorme Sudo- (Schweiß), Pilo- und Vasomotorik sind die Folge. Diese motorischen und autonomen Reaktionen können selbst zusätzliche Schmerzen verursachen.

Meist geht die abnorme Empfindlichkeit spinaler Neurone nach Ausheilung der Verletzung zurück, und Schmerz, Hyperalgesie und Allodynie verschwinden. In Einzelfällen hält die gesteigerte Empfindlichkeit spinaler nozizeptiver Neurone aber an und wird durch die reflektorische, motorische und autonome Aktivität verstärkt. Die abnorme autonome Aktivität kann dabei zu **trophischen Störungen von Haut und Knochen** des betroffenen Gewebes führen **(sympathische Reflexdystrophie).** Nicht rechtzeitig behandelt, kann sich diese pathologische Entwicklung auf noch unbekannte Weise im ZNS verselbständigen: Die Schmerzen bestehen fort, ohne daß dann noch periphere Mechanismen daran beteiligt wären.

Die Möglichkeit des Auftretens und Fortbestehens einer zentralen Sensibilisierung der Nozizeption erfordert bei operativen Eingriffen den Schutz des ZNS vor anhaltenden und heftigen nozizeptiven Signalströmen. Weiterhin sollten Schmerzen, die die Ausheilung der ursächlichen Verletzung überdauern, sofort und intensiv behandelt werden.

Schmerzen sind unterschiedlich gut zu orten

» Im Gegensatz zum Oberflächenschmerz lassen sich Schmerzen aus tiefen Geweben und Eingeweiden nur schlecht orten und werden meist auf andere Körperregionen übertragen. «

Da die Haut den unterschiedlichsten Verletzungen besonders ausgesetzt ist, hat sie auch ein besonders hoch entwickeltes nozizeptives System, das zusammen mit der taktilen und thermischen Sensibilität eine schnelle Wahrnehmung, Erkennung und Ortung des schädigenden Reizes ermöglicht. **Tiefenschmerz** unterscheidet sich vom **Oberflächenschmerz** durch seine dumpfe Qualität und sein Ausstrahlen in häufig weit entfernte Körperregionen **(übertragener Schmerz).** Noch schlechter zu orten sind **viszerale Schmerzen** (S. 557). Diese breiten sich so gut wie immer diffus über den Körper aus und können selbst in die Extremitäten ausstrahlen. In den Körperregionen, in die der Schmerz ausstrahlt, kann zusätzlich durch autonome oder motorische Begleitreaktionen eine Überempfindlichkeit der Haut und eine Verspannung der Muskulatur auftreten. Die verspannten Muskelstellen sind häufig tastbar; durch Druck auf sie läßt sich der an anderer Stelle wahrgenommene Schmerz blitzartig verstärken **(Triggerpunkte).** Die Regionen, in denen übertragene Schmerzen auftreten, sind typisch für das erkrankte Organ **(Head-Zonen;** Beispiele in Abb. 21.**19**). Sie liegen meist im Bereich der spinalen Segmente, die die nozizeptiven Signale aus dem erkrankten Organ empfangen (Abb. 21.**12**). Übertragenen Schmerzen liegen zwei **Mechanismen** zugrunde:

- Konvergenz-Projektions-Theorie: Nozizeptive Signale aus tiefen Geweben und Eingeweiden konvergieren mit solchen von der Haut auf multirezeptive Signalleitungen im ZNS. Diese werden überwiegend für Signale von der Haut genutzt, da oberflächliche Verletzungen häufig sind. Da bei viszeralen Erkrankungen Zusatzinformationen für eine genaue Ortung fehlen, werden die ausgelösten Schmerzempfindungen auf die Haut projiziert.

- Nozizeptive Signale aus tiefen Geweben und Eingeweiden lösen segmental autonome und motorische Reflexe aus, die zu Hyperästhesie und Muskelschmerz führen.

Schmerzen können zentral gehemmt werden

›› Die Leitung von nozizeptiven Signalen steht im ZNS unter besonderer Kontrolle und kann vollständig unterbrochen werden. ‹‹

Schmerzursache und Schmerzintensität stehen nur in lockerem Zusammenhang. Angst und Unsicherheit verstärken Schmerzen, Ablenkung vermindert sie, und in lebensbedrohenden Situationen können Schmerzen selbst bei ausgedehnten Verletzungen völlig fehlen. Diese Form der Analgesie ist auf die verletzte Körperregion beschränkt; auch fehlen ihr autonome und motorische Begleitreaktionen. Dies deutet darauf hin, daß der Fluß nozizeptiver Signale unterbrochen wird, bevor diese im Rückenmark verteilt und verarbeitet werden. Die für die Schmerzhemmung verantwortlichen **Kontrollstationen** liegen im zentralen Höhlengrau des Mittelhirns und in den Raphekernen (Abb. 21.**14**, 21.**21** oben). Sie werden zum einen über den Tractus spinoreticularis durch nozizeptive Signale aktiviert. Zum anderen erhalten sie Signale von Kortex und Hypothalamus. Die Neurone in den Raphekernen sind serotonerg; ihre Axone ziehen im dorsolateralen Funikulus abwärts und hemmen nozizeptive und multirezeptive Neurone der Laminae I, II und V. Die Hemmung erfolgt entweder direkt oder über Interneurone, die als Transmitter das Peptid **Enkephalin** verwenden. Enkephalin wird auch von anderen Neuronen in Raphekernen und zentralem Höhlengrau zur Aktivierung des Schmerzhemmsystems benutzt; andere verwandte Peptide spielen bei der endogenen Schmerzhemmung ebenfalls eine Rolle, so das β-**Endorphin,** das als Transmitter der hypothalamischen Neurone im zentralen Höhlengrau freigesetzt wird. Da **Opiate** (z.B. Morphium) die pharmakologischen Rezeptoren dieser Transmitter besetzen, bewirken sie eine vollständige Analgesie, ohne die übrige Sensibilität einzuschränken.

Schmerzen und ihre Behandlung

›› Schmerzen sind das häufigste Krankheitssymptom, das den Menschen in ärztliche Behandlung führt. Wichtigstes Ziel der Behandlung von Patienten mit Schmerzen sollte es sein, die somatische Ursache des Symptoms Schmerz zu finden und diese Schmerzursache schnell und gründlich zu beseitigen. ‹‹

Je nach Art der Erkrankung gibt es eine Vielzahl unterschiedlicher Möglichkeiten für die **Behandlung der Schmerzursache.** Gemeinsam sollte allen sein, daß der Patient in einen Zustand der Ruhe und Angstfreiheit geführt wird, da Angst und Verspannung den Schmerz verstärken. Soll das Symptom Schmerz behandelt werden, stehen ebenfalls zahlreiche Verfahren zur Auswahl (Abb. 21.**20**):

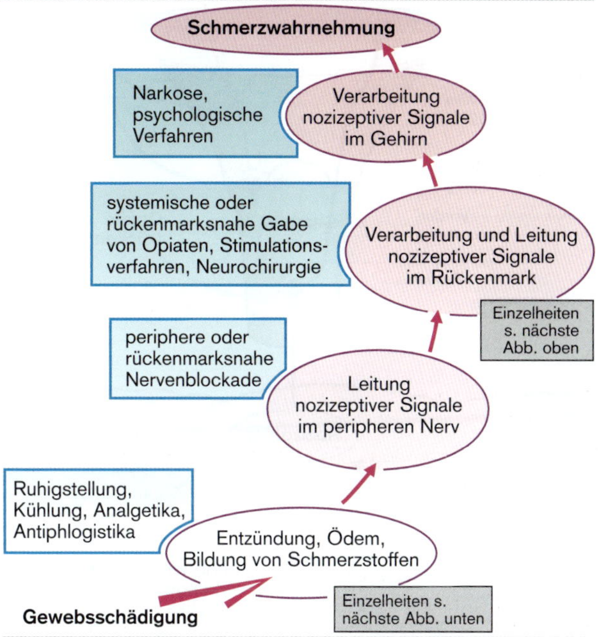

Abb. 21.**20** **Möglichkeiten der Schmerzhemmung** (blau) zwischen Gewebsschädigung und Schmerzwahrnehmung.

Pharmakologische Schmerzbehandlung. Bei der Behandlung mit schmerzhemmenden Medikamenten **(Analgetika)** muß man zwischen solchen unterscheiden, die überwiegend am Ort der Schmerzentstehung eingreifen (peripher wirkende Analgetika), und solchen, die überwiegend die Leitung von Schmerzsignalen im ZNS hemmen (zentral wirkende Analgetika). Peripher wirkende Analgetika hemmen entweder die Bildung von Schmerzstoffen, oder sie unterdrücken den gesamten Entzündungsprozeß (antiphlogistische Wirkung; Abb. 21.**21** unten). Sie haben eine leichte bis starke Wirkung bei unterschiedlich raschem Wirkungseintritt (Minuten bis Tage). Zentral wirkende Analgetika (Opiate) hemmen im Hinterhorn die Übertragung von Schmerzsignalen entweder direkt oder durch Aktivierung des Schmerzhemmsystems (Abb. 21.**21** oben). Sie sind die stärksten, zuverlässigsten und am schnellsten wirkenden Mittel. Sie sollten bei stärksten und kurzdauernden Schmerzzuständen (traumatische oder postoperative Schmerzen) zur Anwendung kommen. Ziel der pharmakologischen Schmerzhemmung sollte es sein, durch eine ausreichend hohe Dosis und eine ausreichend häufige Zufuhr des Medikaments eine relative Schmerzfreiheit zu sichern.

Anästhesiologische Schmerzhemmung. Die völlige Ausschaltung des Bewußtseins und der somatomotorischen Reflextätigkeit **(Vollnarkose)** ist das am häufigsten angewandte Verfahren der Schmerzhemmung bei größeren schmerzhaften Eingriffen. Soll jedoch nur eine Region des Körpers schmerzfrei gemacht werden, so läßt sich dies durch eine Blockade der Nervenleitung erreichen **(Regionalanästhesie).** Lokalanästhetika blockieren dabei reversibel die Weiterleitung von Aktionspotentialen im peripheren Nerv durch Verlegung der Natriumkanäle in den Axonmembranen. Nervenblockaden spielen eine gro-

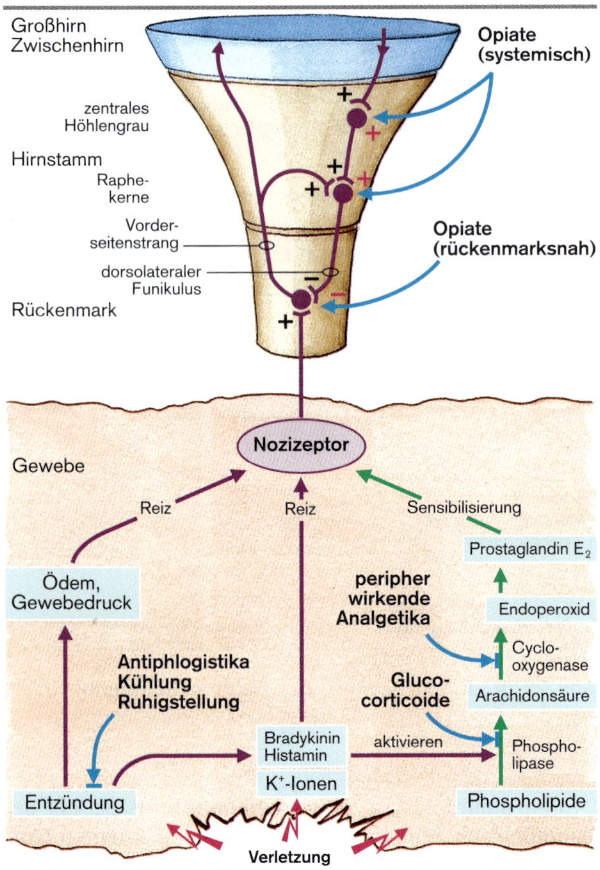

Abb. 21.**21** **Angriffspunkte der verschiedenen Verfahren peripherer und zentraler Schmerzhemmung.** Opiate aktivieren bei systemischer Gabe das endogene Schmerzhemmsystem im Hirnstamm oder hemmen bei rückenmarksnaher Gabe direkt die Verarbeitung nozizeptiver Signale im Hinterhorn.

ße Rolle bei allen Erkrankungen, die durch eine schmerzhafte reflektorische Überaktivität von motorischen oder sympathischen Effektorneuronen hervorgerufen werden (z. B. Muskelverspannungen, sympathische Reflexdystrophie). Sie sind auch dort angezeigt, wo Schmerzen durch falsche nozizeptive Signale im peripheren Nervensystem auftreten (z. B. Neuromschmerz).

Neurochirurgische Schmerzbehandlung. Bei Patienten mit schwersten, unbehandelbaren Schmerzen und einer nur noch kurzen Lebenserwartung kann eine Durchtrennung des Vorderseitenstrangs Schmerzfreiheit bewirken. Eingriffe in supraspinalen Strukturen der somatoviszeralen Leitungsbahnen haben bisher keine sicheren Erfolge gezeigt.

Auch zahllose andere Verfahren werden in der Behandlung von Schmerzzuständen angewandt. Unter ihnen spielen die verschiedenen **Stimulationsverfahren** eine wichtige Rolle, bei denen durch Haut-, Nerven- oder Rückenmarkreizung (z. B. Elektroakupunktur, transkutane elektrische Nervenstimulation, Hinterstrangreizung) die unterschiedlichen Schmerzhemmvorgänge aktiviert werden können. Weiterhin spielt die **Bädertherapie** in der Behandlung von schmerzhaften Gelenk- und Muskelentzündungen eine große Rolle. Schließlich nehmen auch **psychologische Verfahren** in der Schmerzbehandlung eine wichtige Stellung ein.

21.6 Störungen der somatoviszeralen Sensibilität und unnatürliche Empfindungen

» Mißempfindungen und Sensibilitätsstörungen können durch Unterbrechung des Signalflusses, durch spontan auftretende Signale in den somatoviszeralen Leitungsbahnen oder durch eine fehlerhafte Signalverarbeitung im ZNS entstehen. «

Die Durchtrennung eines Hautnervs führt zu einem anästhetischen Hautbezirk, der von einem hypästhetischen Saum umgeben ist; Durchtrennung einer Hinterwurzel bewirkt nur eine Hypästhesie in dem betroffenen Dermatom (Abb. 21.**1**, S. 547). Wesentlich komplexere Folgen haben Unterbrechungen der somatoviszeralen Signalleitungen im ZNS. Hier können je nach Lage der Verletzung selektiv einzelne Hautsinne oder das taktile Diskriminationsvermögen betroffen sein (S. 549). So führt eine Halbseitenläsion des Rückenmarks unterhalb der Verletzung auf der gegenüberliegenden Körperseite zu einem Verlust der Temperatur- und Schmerzempfindung, auf der gleichen Seite zu einem Ausfall der Vibrationsempfindung, des taktilen Diskriminationsvermögens und der Propriozeption (sensible Ausfälle bei der **Brown-Séquard-Lähmung**). Die motorischen Ausfälle bestehen ipsilateral aus einer Lähmung unterhalb der Läsion (S. 645). Durch eine unnatürliche Spontanaktivität im Verlauf der somatoviszeralen Signalleitungen werden Empfindungen ausgelöst, die unabhängig vom Entstehungsort der Signale in das rezeptive Feld der betroffenen Signalleitung projiziert werden. Nach der Art der betroffenen Signalleitungen können diese unnatürlichen Empfindungen schmerzfrei sein (**Parästhesien,** wie Kribbeln) oder aber unangenehm und schmerzhaft **(Dysästhesien).** Wird ein Nerv durch mechanischen Druck geschädigt, so entstehen zuerst Parästhesien, dann Schmerzen in seinem rezeptiven Feld, ohne daß das Gewebe dort betroffen wäre **(projizierter Schmerz).** Nach einer Amputation erzeugen die spontan aktiven Nozizeptoraxone in den proximalen Nervenstümpfen den **Phantomschmerz,** der in der nicht mehr vorhandenen Extremität wahrgenommen wird. Gelangen Signale niederschwelliger Rezeptoren über multirezeptive Neurone des Hinterhorns im Übermaß in nozizeptive Signalleitungen, so können leichteste thermische oder mechanische Hautreize heftigste brennende Schmerzen auslösen **(Allodynie)** (s. S. 563).

21.7 Untersuchung der somatoviszeralen Sensibilität

›› Die Prüfung der somatoviszeralen Sensibilität ist Teil der neurologischen Untersuchung. Zusammen mit der Überprüfung von Willkürmotorik und Reflexen gibt sie wichtige Hinweise auf Art und Ort von Störungen im Nervensystem. ‹‹

Im klinischen Alltag wird die Sensibilität meist nur qualitativ mit Nadel und Watte auf Symmetrie untersucht. Für die Modalitäten der Oberflächensensibilität gibt es aber auch Verfahren, mit denen Empfindungsschwellen quantitativ bestimmt werden können. Dabei muß berücksichtigt werden, daß die Leistung der taktilen Sensibilität im Lauf des Lebens abnimmt und die Schwellen ansteigen. Dies gilt besonders für die Vibrationssensibilität, die im höheren Alter durch degenerative Veränderungen der rezeptiven Endstrukturen und durch Untergang von Rezeptorneuronen deutlich eingeschränkt ist.

Die **Druckempfindlichkeit** wird nur selten mit kalibrierten Borsten (Frey-Haare) oder elektromechanischen Reizgeräten überprüft (Abb. 21.**3**). **Berührungsempfindungen** werden meist qualitativ durch Bestreichen der Haut mit Pinsel oder Watte untersucht. Die Prüfung der **Vibrationsempfindung** ist ein wichtiger Test für die Funktion dicker markhaltiger Axone und des Hinterstrangsystems. Vibrationschwellen lassen sich durch auf die Haut aufgesetzte schwingende Stimmgabeln, besser aber durch elektromechanische Stimulatoren bei 100 Hz bestimmen; bei dieser Frequenz werden Meißner- und Pacini-Körperchen gleichermaßen gereizt (Abb. 21.**8**). Vibrationsschwellen sind stark altersabhängig (Abb. 21.**22**). Die **Thermosensibilität** wird meist nur qualitativ durch Auflegen warmer oder kalter Gegenstände auf die Haut untersucht. Die quantitative Prüfung ist ein wichtiger Test für die Funktion dünner markhaltiger und markloser Nervenfasern und des Vorderseitenstrangsystems; auch die Warmsensibilität ist altersabhängig (Abb. 21.**22**). Die qualitative Schätzung der **Schmerzsensibilität** ist eine der häufigsten Untersuchungen in der Medizin; sie wird durch Nadeldruck auf die Haut vorgenommen (Fehlen der Spitzempfindung weist auf den Ausfall der A-Mechanonozizeptoren hin). Tiefenschmerz wird durch starken Druck auf Sehnen oder Muskeln geprüft. Auch Schmerzschwellen lassen sich quantitativ bestimmen *(Algesimetrie)*. Die Leistung der **Propriozeption** läßt sich durch den Stellungssinn (Einhalten von Armstellungen bei geschlossenen Augen) sowie über das Erkennen und Nachvollziehen von passiv durchgeführten Bewegungen abschätzen. Die **viszerale Sensibilität** ist nur indirekt über die Auslösung von viszeralen Reflexen zu überprüfen. Die Funktion der **diskriminativen taktilen Sensibilität** gibt wichtige Hinweise auf die Unversehrtheit von Hinterstrangsystem und thalamokortikalen Strukturen. Die wichtigsten Untersuchungsmethoden sind die Prüfung des räumlichen Auflösungsvermögens (Zweipunktschwelle Abb. 21.**3**), des zeitlich-räumlichen Auflösungsvermögens (Erkennung von auf die Haut geschriebenen Zahlen) sowie des taktilen Erkennungsvermögens von Oberflächen und Formen.

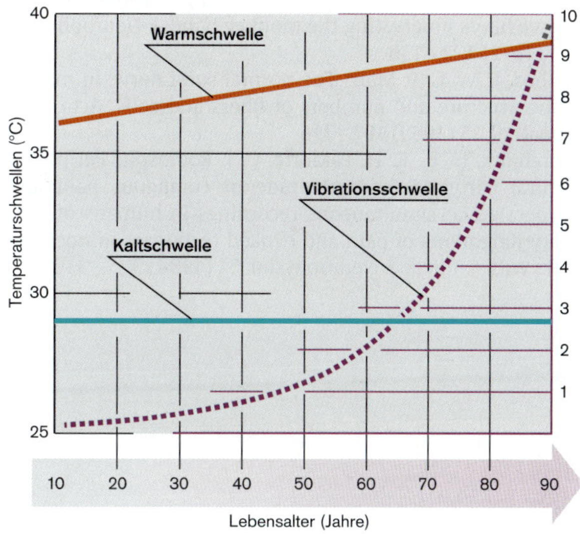

Abb. 21.**22** **Vibrations-, Kalt- und Warmschwellen am Fuß des Menschen in Abhängigkeit vom Lebensalter.** Vibrationsreiz 100 Hz, Temperaturreize 12,5 cm^2, 2 °C/s.

Neben der Untersuchung der natürlichen Empfindungen ist auch die richtige Bewertung der unnatürlichen Empfindungen von Bedeutung; diese sollten bei längerem Anhalten immer den Verdacht auf eine Erkrankung des Nervensystems lenken.

Zum Weiterlesen ...

1 Bonica, J. J.: The Management of Pain. Lea & Febiger, Philadelphia 1990
2 Cervero, F., J. F. B. Morrison: Visceral Sensation. Elsevier, Amsterdam 1986
3 Darian-Smith, I.: Sensory Processes. Handbook of Physiology, Vol. 3, Part 2. American Physiological Society, Bethesda 1984
4 Gebhard, G. F.: Visceral Pain. Progress in Pain Research and Management Vol. 5. IASP Press, Seattle 1995
5 Hensel, H.: Thermal Sensation and Thermoreceptors in Man. Thomas, Springfield/Ill 1982
6 Wall, P. D., R. Melzack: Textbook of Pain. Churchill Livingstone, Edinburgh 1994

... und noch weiter

7 Foerster, O.: The dermatomes in man. Brain 56 (1933) 1–39
8 Johansson, R. S., A. B. Vallbo: Tactile sensibility in the human hand: relative and absolute densities of four types of mechanoreceptive units in glabrous skin. J. Physiol. 286 (1979) 283–300
9 Kandel, E. R., J. H. Schwartz, T. M. Jessell: Neurowissenschaften. Spektrum Akademischer Verlag, Heidelberg 1996

10 Mountcastle, V. B., R. H. LaMotte, G. Carli: Detection thresholds for stimuli in humans and monkeys: comparison with threshold events in mechanoreceptive afferent nerve fibers innervating the monkey hand. J. Neurophysiol. 35 (1972) 122 – 136
11 Ochoa, J., W. G. P. Mair: The normal sural nerve in man. I. Ultrastructure and numbers of fibers and cells. Acta neuropathol. 13 (1969) 197 – 216
12 Torebjörk, H. E., R. H. LaMotte, C. J. Robinson: Peripheral neural correlates of magnitude of cutaneous pain and hyperalgesia: simultaneous recordings in humans of sensory judgments of pain and evoked responses in nociceptors with C-fibers. J. Neurophysiol. 51 (1984) 325 – 339
13 Weber, E. H.: Über den Tastsinn. Arch. Anat. Physiol. wiss. Med. 152 (1835)
14 Weinstein, S.: Intensive and extensive aspects of tactile sensitivity as a function of body part, sex, and laterality. In Kenshalo, D. R.: The Skin Senses. Thomas, Springfield/Ill 1968 (195 – 222)

Hören und Sprechen: Kommunikation des Menschen

R. Klinke

22

Ein Blick auf die Sprachgeschichte illustriert die zentrale Bedeutung des Hörsinns für den Menschen. Die sprachlich verwandten Wörter „deaf" und „doof" sowie „stumm" und „dumm" belegen, welch geringe Bildungschancen angeboren gehörlose Kinder haben, wenn man sich nicht speziell um sie bemüht. Sie erlernen spontan keine Sprache, so daß ihnen der Zugang zu umfassender Bildung verschlossen bleibt. Konsequentes therapeutisches Handeln vom Kleinkindalter an vermag diese Folgen zu mindern, ja weitgehend zu beheben. Aus diesem Grund ist die frühzeitige Diagnose einer Hörbehinderung (schon im ersten Lebensjahr) von größter Wichtigkeit. Ein Verdacht auf eine frühkindliche Hörstörung muß aufkeimen, wenn im zweiten Lebenshalbjahr das Babylallen weniger wird oder gar ganz verstummt.

Aber auch für den Erwachsenen bedeutet Schwerhörigkeit oder gar Ertaubung eine Erschwerung zwischenmenschlicher Kommunikation und damit einen massiven Verlust an Lebensqualität.

22.1 Überall umgibt uns Schall

» Schall besteht aus Schwingungen von Luftmolekülen, die von einer Schallquelle ausgehen und sich wellenförmig ausbreiten. Das Dezibel (dB) ist ein indirektes Maß zur Quantifizierung des Schalldrucks, der sich um eine Schallquelle aufbaut. Meist enthält ein Schall viele Frequenzkomponenten. «

Luft und andere Medien übertragen Schwingungsenergie von schwingenden Körpern (z.B. einer Violine) in Form von Schall. Dabei breiten sich wellenförmig Zonen von Überdruck und Unterdruck um die Schallquelle aus. Sie werden durch das Hin- und Herschwingen der schallabstrahlenden Flächen erzeugt, die dabei die Moleküle des Mediums verdichten und verdünnen (Abb. 22.**1**). Die Fortpflanzungsgeschwindigkeit der Druckwellen beträgt in Luft ca. 335 m/s. Den entstehenden Wechseldruck nennt man **Schalldruck** mit der Dimension N/m² (= Pa). Er kann mit Meßmikrophonen gemessen werden. Da die Schalldruckwerte unhandliche Größenordnungen erreichen können, bevorzugt der Akustiker zur Quantifizierung ein anderes Maß, den **Schalldruckpegel.** Dieser wird in Dezibel **(dB)** angegeben. Es handelt sich um ein Verhältnismaß zu einem willkürlich festgelegten Bezugsschalldruck p_0 von $2 \cdot 10^{-5}$ N/m². Die Definitionsgleichung für den Schalldruckpegel ist

$$L = 20_{10} \log \frac{p_x}{p_0} \text{ [dB]}$$

p_x ist derjenige Schalldruck, dessen Pegel L zu berechnen ist. Beispielsweise besitzt ein Schall mit dem Schalldruck von $p_x = 2 \cdot 10^{-2}$ N/m² den Schalldruckpegel

$$L = 20_{10} \log \frac{2 \cdot 10^{-2}}{2 \cdot 10^{-5}} = 20_{10} \log 10^3$$

$$= 20 \cdot 3 = 60 \text{ [dB]}$$

Bei Verdoppelung des Schalldrucks wäre der Schalldruckpegel um 6 dB erhöht, bei Verzehnfachung um 20 dB. Umgekehrt bedeutet eine Erhöhung des Schalldruckpegels um 80 dB eine 10 000fache Erhöhung des Schalldrucks usw. (siehe auch die linken Ordinaten der Abb. 22.**2**). Da es in Physik und Technik auch noch andere dB-Skalen gibt, bezeichnet man Werte des Schalldruckpegels oft als dB SPL (für „sound pressure level").

Unter **Schallintensität** versteht man die pro Zeiteinheit durch eine Flächeneinheit hindurchtretende Schallenergie. Die Intensität ist dem Quadrat des Schalldrucks proportional und wird in Watt/m² angegeben.

Die Schwingungsfrequenz des schwingenden Körpers bestimmt die Frequenz des Schalls, die in Hertz (Hz), also Schwingungen pro Sekunde, angegeben wird. Ein **Ton** enthält definitionsgemäß nur eine einzige Frequenz (Abb. 22.**1**). Seine Periodendauer ist $^1/_f$. Meistens enthält ein Schall aber viele Frequenzkomponenten. Handelt es sich dabei um einen Grundton mit weiteren harmonischen Obertönen, spricht man von einem **Klang** (z.B. bei einem Klavier). Die Frequenzen der Obertöne sind Vielfache der Grundfrequenz. Ein Klang besitzt, wie ein Ton, einen periodischen Schalldruckverlauf. Dagegen enthält

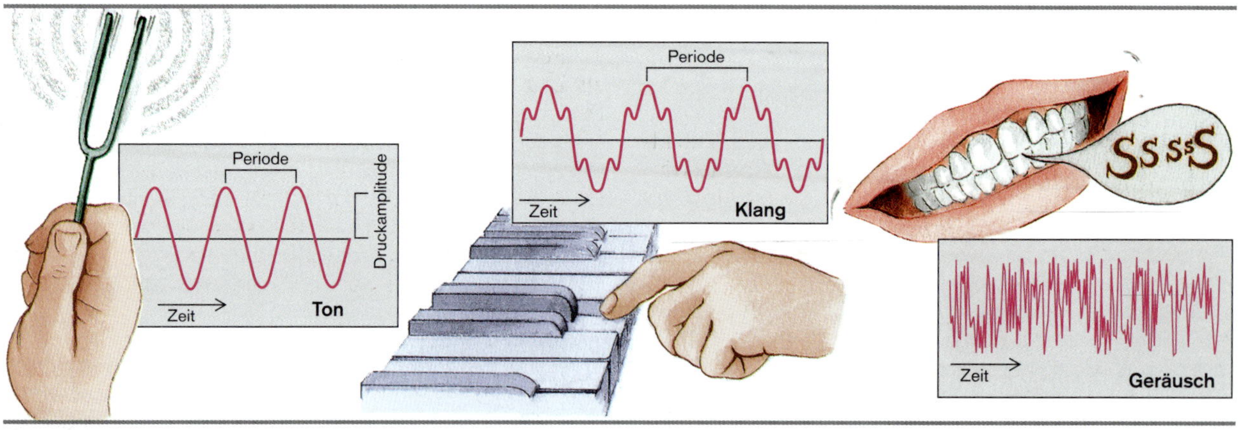

Abb. 22.1 **Schalldruckverlauf eines Tones, eines Klangs und eines Geräusches.** Ton und Klang besitzen eine Periode, Geräusche nicht. Der Klang enthält zusätzlich zur Grundwelle noch sogenannte Oberwellen.

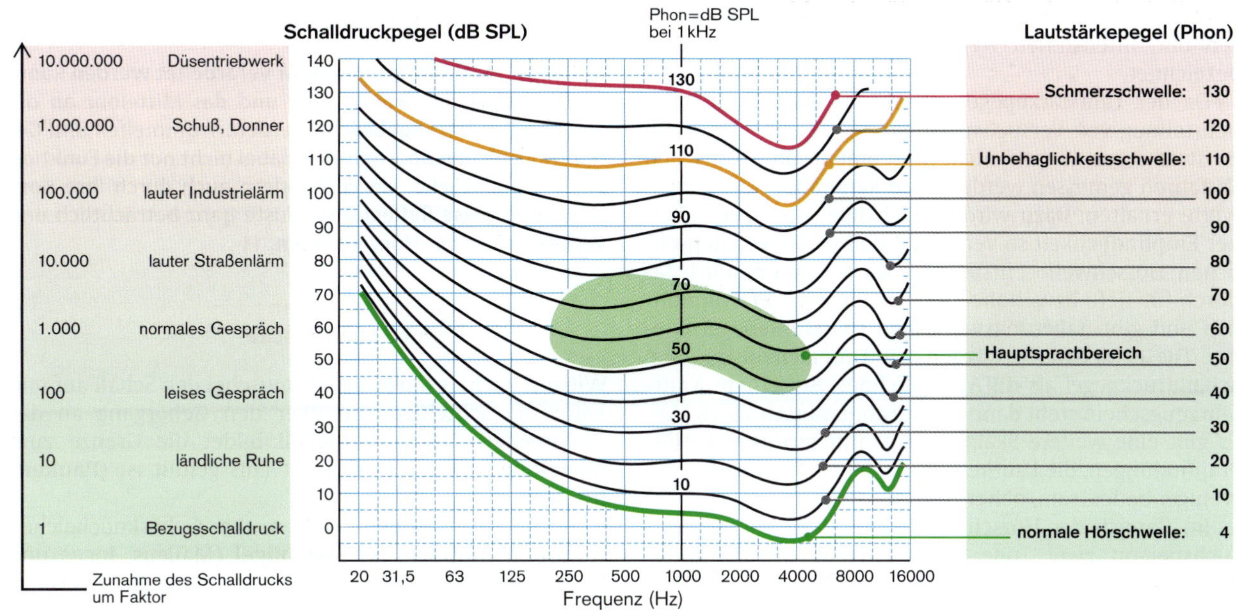

Abb. 22.**2** **Der Hörbereich des Menschen** (nach DIN). Neben der Hörschwelle sind noch weitere Kurven gleicher Lautstärkepegel (Isophone) eingezeichnet. Bei 1000 Hz sind per definitionem Zahlenwerte für Lautstärkepegel und Schalldruckpegel identisch.

ein **Geräusch** viele regellos zusammengesetzte Frequenzanteile, so daß kein periodischer Schalldruckverlauf entsteht (Abb. 22.**1**).

Schall umgibt uns jederzeit. Milliarden von Hörsystemen – von Mensch und Tier – fangen ihn auf, werten ihn aus und dienen so dem Überleben.

22.2 Die Verarbeitung von Schallreizen durch das auditorische System führt zu Hörempfindungen

» Sehr leise Töne können wir nicht hören. Nach dem Überschreiten der Hörschwelle werden die Töne hörbar, und die Lautstärkeempfindung nimmt mit steigendem Schalldruck regelhaft zu, bis der Schall unbehaglich oder gar schmerzhaft wird. Sehr tiefe und sehr hohe Töne sind für den Menschen ebenfalls nicht hörbar. «

Auch das feinste Ohr hört nicht alles

Die Hörbarkeit eines Schalls hängt von seinem Schalldruckpegel und seiner Frequenz ab. Prüft man die Hörbarkeit einzelner Frequenzen, so ergibt sich die **Hörschwellenkurve** der Abb. 22.**2**. Die größte Empfindlichkeit besitzt das menschliche Gehör demnach im Bereich von 2–5 kHz. Bei niedrigeren und höheren Frequenzen benötigt man höhere Schalldrucke, um Hörempfindungen auszulösen. Sehr tiefe Frequenzen (Infraschall) und sehr hohe Frequenzen (Ultraschall) sind für den Menschen nicht hörbar. Viele Tiere aber können diese Frequenzen hören. Der **normale Hörbereich** eines jugendlichen Erwachsenen liegt zwischen 20 Hz und 16 kHz. Im Alter nimmt die Empfindlichkeit, besonders im hohen Frequenzbereich, ab, was als **Altersschwerhörigkeit** (Presbyakusis) bezeichnet wird. Die Bestimmung der Hörschwelle (Audiometrie) ist ein wichtiger klinischer Funktionstest (S. 580).

Mit zunehmendem Schalldruckpegel nimmt die Empfindung der Lautstärke zu

Hat ein Schall einmal die Hörschwelle überschritten, wird er mit zunehmendem Schalldruckpegel immer lauter empfunden. Um diese subjektive **Lautstärke** quantitativ festzulegen, hat man als Maß den **Lautstärkepegel** eingeführt (Abb. 22.**2**). Zu seiner Festlegung wird die Lautstärke eines beliebigen Testtones mit einem Vergleichston von 1000 Hz verglichen. Die Versuchsperson muß dazu den Schalldruckpegel des 1000-Hz-Tons so lange einregeln, bis ihr Testton und Vergleichston als gleich laut erscheinen. Der Wert des von der Versuchsperson eingestellten Schalldruckpegels des 1000-Hz-Tons dient dann als Zahlenangabe für den Lautstärkepegel des Testtones. Der Lautstärkepegel wird in **phon** angegeben. Alle Töne mit beispielsweise 80 phon Lautstärkepegel sind definitionsgemäß gleich laut, und zwar so laut wie ein 1000-Hz-Ton von 80 dB SPL. Kurven, die den Schalldruckpegel gleich laut empfundener Töne verschiedener Frequenz darstellen, nennt man **Isophone** (Abb. 22.**2**). Auch die Hörschwelle ist eine solche Isophone, die den Wert 4 phon besitzt.

Mit zunehmendem Schalldruckpegel werden die Töne nicht nur lauter, ab bestimmten Pegeln werden sie auch unbehaglich (Unbehaglichkeitsschwelle), oder es entstehen sogar Ohrenschmerzen (Schmerzschwelle). Der für den Menschen nutzbare Hörbereich, die **Hörfläche** (Abb. 22.**2**), liegt also zwischen 4 und 130 phon einerseits und zwischen 20 Hz und 16 kHz andererseits. Die für das Verständnis von Sprache besonders wichtigen Frequenzen und Intensitäten werden als **Hauptsprachbereich** bezeichnet.

Da der Lautstärkepegel eines Tons durch *subjektive* Beurteilung von Versuchspersonen festgelegt wird, kann er streng genommen nicht mit einem physikalischen Verfahren gemessen werden. Man kann aber Näherungswerte erhalten. Dazu wird ein Schallpegelmesser in seiner Empfindlichkeit so verändert, daß diese der menschlichen Hörschwelle entspricht. Das Meßgerät wird dadurch für tiefe bzw. hohe Frequenzen weniger empfindlich und gibt näherungsweise den Lautstärkepegel wieder. Diese Meßwerte werden zur Unterscheidung vom Schalldruckpegel als **dB(A)** bezeichnet. Auf einem Kraftfahrzeugschein steht dann etwa „Fahrgeräusch 76 dB (A)". Es gibt eine weitere Skala zur Quantifizierung von Hörempfindungen, die Lautheitsskala. Sie ist für die Medizin weniger bedeutsam, näheres auf S. 628.

Im Bereich der Hörschwelle kann eine gesunde Versuchsperson zwei Töne gleicher Frequenz als unterschiedlich laut erkennen, wenn sich deren Schalldruckpegel um 3–5 dB unterscheidet *(Unterschiedsschwelle)*. Bei höheren Intensitäten (40 dB über der Hörschwelle) verringert sich dieser Wert sogar auf 1 dB.

Die Tonhöhenempfindung korreliert mit der Frequenz

Subjektiv erscheint uns ein Ton hoch, wenn er eine hohe Frequenz besitzt und umgekehrt. Die Grundtöne des musikalisch genutzten Bereichs liegen dabei etwa zwischen 50 Hz und 4 kHz. Musikinstrumente erzeugen Klänge. Ihre Tonhöhe wird im allgemeinen als ebenso hoch empfunden wie ein reiner Ton mit der gleichen Frequenz wie die Grundfrequenz des Klangs. Die Verdoppelung einer Frequenz wird als Oktave bezeichnet, die in der europäischen Musik in 12 gleiche Tonschritte mit dem Frequenzverhältnis $1 : \sqrt[12]{2} = 1,09595$ eingeteilt wird. Die **Frequenzunterschiedsschwelle** für die Unterscheidbarkeit zweier *konsekutiv* dargebotener reiner Töne ist beträchtlich kleiner. Bei 1000 Hz beträgt sie etwa 0,3 %, was also 3 Hz entspricht. Dennoch ist es interessant festzustellen, daß bei *gleichzeitigem* Erklingen zweier *reiner* Töne die Einzelkomponenten zu einer einheitlichen Tonhöhenempfindung zusammenfließen, wenn sie nicht wenigstens um eine Terz auseinanderliegen. Man beachte: Der Versuch gelingt nur mit reinen Tönen, nicht etwa mit den Klängen eines Klaviers. Diese Bereiche, in denen unser Ohr Teiltöne zusammenfaßt, nennt man **Frequenzgruppen** (13). Der menschliche Hörbereich umfaßt etwa 24 Frequenzgruppen.

Maskierung nennt man den Umstand, daß die Hörbarkeit eines Tons oder Klangs verschlechtert wird, wenn außerhalb einer Frequenzgruppe gleichzeitig weitere Töne erklingen. Bei dem ständigen Lärmpegel, der uns umgibt, ist Maskierung von großer Bedeutung.

Wie erbringt nun das Hörsystem die beschriebenen Leistungen?

22.3 Äußeres Ohr und Mittelohr dienen der Schalleitung

» Bevor der Schall im Innenohr verarbeitet werden kann, muß er über das äußere Ohr und das Mittelohr an die Sinneszellen herangebracht werden. Trommelfell und Gehörknöchelchen übernehmen dabei nicht nur die Funktion einer Schallbrücke, sie vermindern auch durch ihre Konstruktionsweise Reflexionsverluste ganz beträchtlich und verbessern so das Hörvermögen. «

Die Gehörknöchelchen bilden eine Schallbrücke

Wie ein Trichter fängt die Ohrmuschel den Schall auf und leitet die Schwingungen über den Gehörgang an das Trommelfell. Das Trommelfell bildet die Grenze zum **Mittelohr** (Abb. 22.**3**), das mit Luft gefüllt ist **(Paukenhöhle)**.

In der Paukenhöhle liegen die Gehörknöchelchen **Hammer, Amboß** und **Steigbügel** (Malleus, Incus und Stapes; Abb. 22.**3**). Sie sind gelenkig miteinander verbunden und bilden die sog. Gehörknöchelchenkette. Über diese Kette wird der Schall geleitet. Dazu liegt die Fußplatte des Steigbügels wie der Kolben einer Spritze beweglich in einer Öffnung **(ovales Fenster)** zum flüssigkeitsgefüllten Innenohr.

Der Luftdruck in der Paukenhöhle wird beim Schlukken über die **Tuba Eustachii** an den Außendruck angeglichen. Beim Tauchen und Fliegen ist dies von besonderer Bedeutung. Gelingt der Druckausgleich nicht, etwa bei einer Erkältung, dann führt dies zu einer Auswölbung bzw. Eindellung des Trommelfells und damit zu einer Behinderung seiner Schwingungsfähigkeit. Hörstörungen sind die Folge.

Das Mittelohr vermindert Reflexionsverluste

Aufgabe der Gehörknöchelchen ist also die Übertragung der Schwingungsenergie des Schalls vom Trommelfell an das Innenohr. Weil Luftschall aufgenommen wird, nennt man diesen Übertragungsweg **Luftleitung.** Das physikalische Problem dabei ist, daß der Schall aus der Luft an die Flüssigkeiten des Innenohrs gelangen muß (Abschnitt 22.4). Der **Schallwellenwiderstand** (Impedanz) in Luft ist aber wesentlich geringer als in den Innenohrflüssigkeiten. Bei einem solchen Übertritt von Schall von einem Medium auf ein anderes geht, wenn Impedanzunterschiede bestehen, der größte Teil der Schallenergie durch **Reflexion** verloren. Eine solche Reflexion würde unser Hörvermögen beträchtlich verschlechtern. Der Trommelfell-Gehörknöchelchen-Apparat erreicht nun eine **Impedanzanpassung** von Luft an das Innenohr und reduziert so die Reflexionsverluste. Dadurch wird, je nach Frequenzbereich, ein Gewinn an Hörvermögen um 10–30 dB erzielt. Das ist fast so viel wie der Unterschied zwischen offenen und zugehaltenen Ohren! Näherungsweise kann man sagen, daß der Verlauf der menschlichen Hörschwelle durch die Übertragungseigenschaften des Mittelohrs bedingt ist.

Die Impedanzanpassung wird im wesentlichen durch zwei Mechanismen erreicht. 1. Da die Fläche vom Trom-

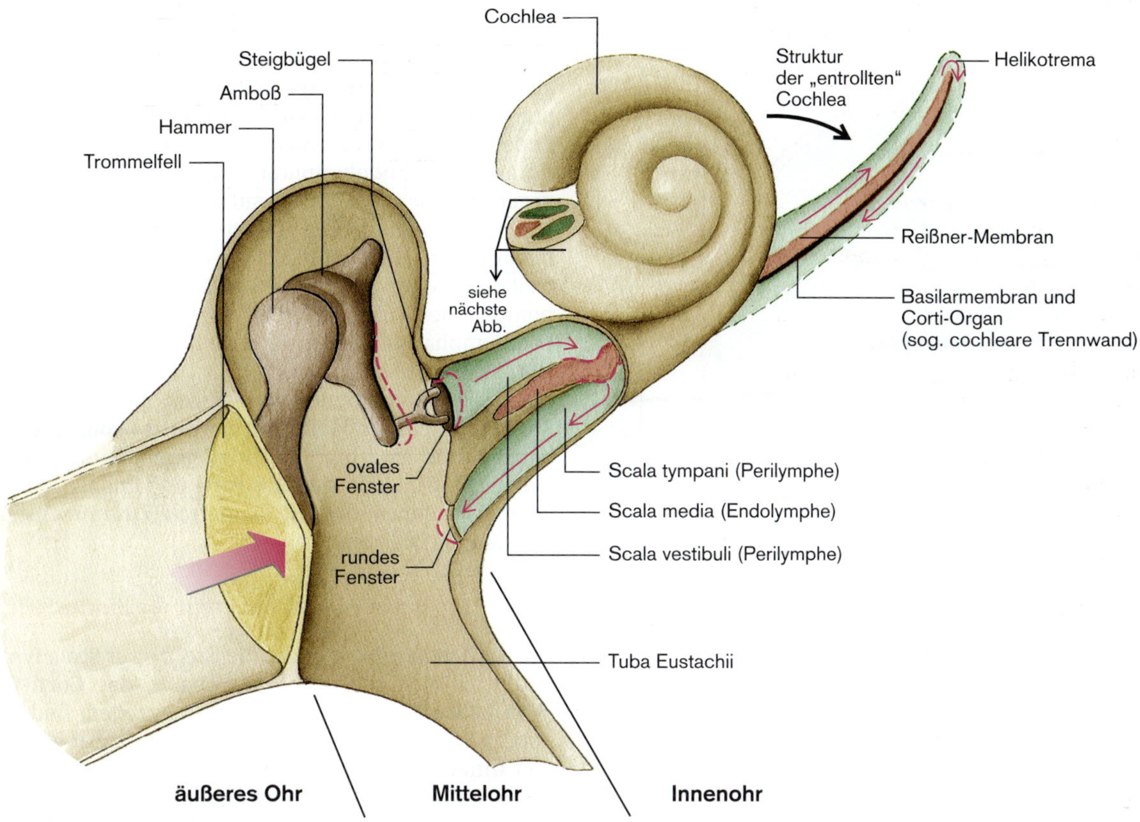

Abb. 22.**3** **Schema von Mittelohr und Innenohr.** Die Cochlea ist entrollt, um die Skalen besser darstellen zu können. Bewegungen des Steigbügels übertragen sich auf die Perilymphe der Scala vestibuli.

melfell erheblich größer ist als die der Stapesfußplatte, entsteht am ovalen Fenster ein höherer Druck. 2 Zusätzlich wird durch die unterschiedlichen Hebelarme der Gehörknöchelchen eine weitere Druckerhöhung am runden Fenster erreicht.

Andererseits können die an Hammer und Steigbügel ansetzenden **Mittelohrmuskeln,** der M. tensor tympani und der M. stapedius, bei ihrer Kontraktion die Impedanzanpassung verschlechtern und die Schallübertragung reduzieren. Diese Muskeln kontrahieren sich reflektorisch bei lauten Schallreizen.

Aus dem Gesagten ergibt sich, daß Erkrankungen des Mittelohrs, die die Schwingungsfähigkeit der Gehörknöchelchen beeinträchtigen, zu Hörstörungen führen müssen. Man nennt sie **Schalleitungsstörungen.** Zu ihrer Diagnose ist auf S. 581 weiteres gesagt. Auch die Messung der Trommelfellimpedanz und der Mittelohrreflexe gehören zum Repertoire des Hals-Nasen-Ohrenarztes. Versteifungen der Gehörknöchelchenkette oder das Fehlen der Gehörknöchelchen kann der Arzt mit großem Erfolg operativ behandeln.

Außer durch Luftleitung kann Schallenergie auch an das Innenohr gelangen, wenn die Schädelknochen zu Schwingungen angeregt werden. Diesen Weg nennt man **Knochenleitung.** Er spielt beim normalen Hören kaum eine Rolle. Für den Arzt ist die Knochenleitung als diagnostisches Hilfsmittel jedoch von großer Bedeutung (S. 581). Zunächst jedoch zur weiteren Verarbeitung der Schallreize.

22.4 Das Innenohr setzt den Schallreiz in neuronale Erregung um

Das Innenohr umfaßt zwei Sinnesorgane, das Gleichgewichtsorgan und das Hörorgan, die Cochlea. Im folgenden wird das cochleäre Labyrinth besprochen.

Drei schneckenförmige Kanäle bauen die Cochlea auf

» Das Innenohr besteht aus drei schneckenförmig gewundenen Kanälen, die mit zwei verschiedenartigen Flüssigkeiten, Perilymphe und Endolymphe, gefüllt sind. Die Basilarmembran trennt zwei der genannten Kanäle. Sie trägt das Corti-Organ. Letzteres enthält die als Haarzellen bezeichneten Sinneszellen. Die Haarzellen werden von Nervenfasern aus dem Ganglion spirale innerviert. «

Im harten Knochen des Felsenbeins liegt das innere Ohr. Es besteht aus drei schneckenförmig gewundenen Kanälen und wird deswegen auch **Cochlea** (Schnecke) ge-

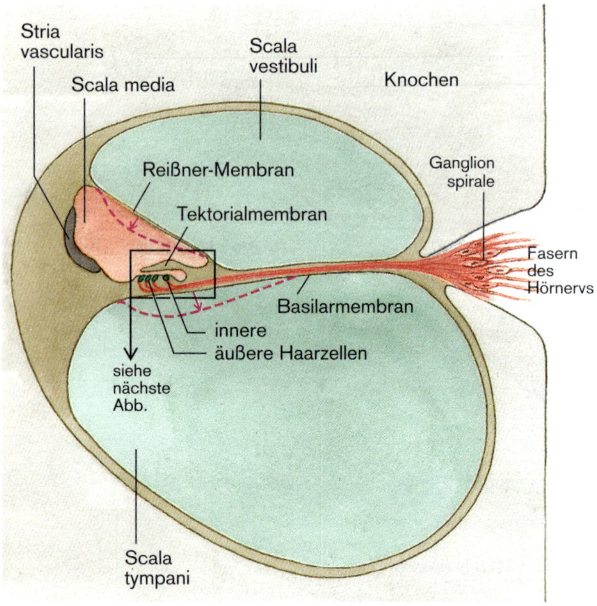

Abb. 22.**4** **Querschnitt durch die Cochlea.** Angedeutet sind die Auslenkungen von Reißner-Membran und Basilarmembran bei Beschallung. Scala vestibuli und Scala tympani enthalten Perilymphe (grün), die Scala media Endolymphe (rot).

nannt. Die drei Kanäle werden als **Scala vestibuli, Scala media** und **Scala tympani** bezeichnet (Abb. 22.**3** u. 22.**4**). Abgeschlossen werden Scala vestibuli und Scala tympani durch die Stapesfußplatte am ovalen Fenster bzw. durch eine Membran am runden Fenster. Alle Skalen sind mit Flüssigkeiten gefüllt, die Scala media mit **Endolymphe,** die beiden anderen mit **Perilymphe.** Die Perilymphe ist ein Ultrafiltrat des Blutplasmas. Sie ähnelt in ihrer Zusammensetzung also extrazellulären Flüssigkeiten und enthält dementsprechend viel Na^+ (140 mmol/l) und wenig K^+. Die Perilymphräume von Scala vestibuli und Scala tympani stehen an der Schneckenspitze, am **Helikotrema,** miteinander in Verbindung (Abb. 22.**3**).

Die Endolymphe wird von der Stria vascularis, einem stoffwechselaktiven Bereich an der seitlichen Schneckenwand, sezerniert (Abb. 22.**4**). Endolymphe enthält etwa 145 mmol/l K^+ und entsprechend wenig Na^+, ähnelt also einer intrazellulären Flüssigkeit. Durch die Ionenpumpen der Stria vascularis wird nicht nur das K^+ in den Endolymphraum sezerniert, sie laden dadurch gleichzeitig auch den Endolymphraum auf etwa + 80 mV positiv gegenüber dem Perilymphraum auf. Dieses funktionell wichtige Potential bezeichnet man als **endolymphatisches Potential** (Abb. 22.**9**). Schleifendiuretika (harntreibende Medikamente, s. S. 310) blockieren die Ionenpumpen der Stria. Bei einer Überdosierung bricht das endolymphatische Potential zusammen, und es entstehen Hörstörungen.

Der Endolymphraum wird gegen die Scala vestibuli durch die **Reißner-Membran** begrenzt (Abb. 22.**4**). Diese hauchdünne Membran benötigt geradezu sensationelle Eigenschaften, denn sie muß Peri- und Endolymphe voneinander trennen, die fast diametrale Zusammensetzung und Ladung besitzen.

Die Basilarmembran trägt die Sinneszellen

Die **Basilarmembran** bildet die Grenze zur Scala tympani und trägt den sensorischen Apparat, das **Corti-Organ** (Abb. 22.**4** u. 22.**5**). Umgeben von Stützzellen, finden sich dort zwei Arten von Rezeptorzellen, und zwar eine Reihe von **inneren** und drei Reihen von **äußeren Haarzellen,** insgesamt etwa 16 000 Sinneszellen. An ihrer freien Oberfläche tragen die Haarzellen feine Härchen, die **Stereovilli,** ca. 80 pro Zelle. Sie haben unterschiedliche Längen, ähnlich wie Orgelpfeifen (Abb. 22.**6**). Von den Spitzen der kleinen Villi ziehen zu den längeren feinste Eiweißfäden, etwa 10 nm dick, die sogenannten **„tip links“.** Wo sie an den Stereovilli ansetzen, liegen Ionenkanäle. Hier wird bei der Transduktion der Schallreiz in ein Rezeptorpotential umgesetzt.

Das Corti-Organ wird von der **Tektorialmembran** abgedeckt (Abb. 22.**5**). Es handelt sich um ein gallertiges Gebilde, an dessen Unterseite die Spitzen der längsten Stereovilli der äußeren Haarzellen angeheftet sind. Dies ist wichtig für die Schalltransduktion (S. 576). Die Villi

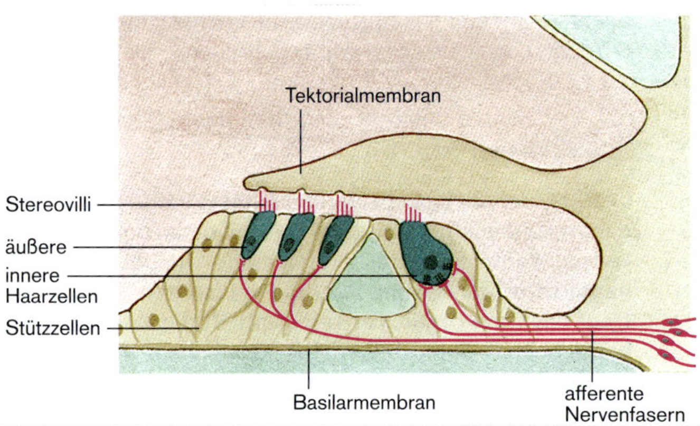

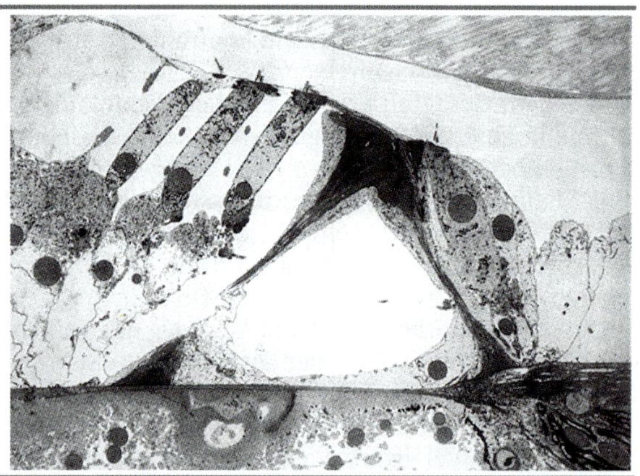

Abb. 22.**5** **Querschnitt durch das Corti-Organ,** links im Schema, rechts in einer elektronenmikroskopischen Aufnahme (H. Spoendlin, Innsbruck).

der inneren Haarzellen sind wahrscheinlich nicht an der Tektorialmembran befestigt. Die Tektorialmembran und die freie Seite des Corti-Organs werden von Endolymphe umspült.

Die Haarzellen sind sekundäre Sinneszellen, d.h., sie bilden selbst keine Nervenfortsätze aus. Statt dessen werden sie von den peripheren Dendriten der Bipolarzellen des **Ganglion spirale** innerviert. Etwa 90% der peripheren Dendriten sind myelinisiert und ziehen zu den inneren Haarzellen. Dabei ist jede innere Haarzelle mit vielen afferenten Fasern verbunden, die jeweils unverzweigt an nur einer einzigen Haarzelle enden. Die verbleibenden 10% der afferenten Fasern sind nicht myelinisiert, verzweigen sich vielfach und versorgen die äußeren Haarzellen. Ihre Funktion ist unbekannt. Die Axone der Zellen des Ganglion spirale, etwa 30000 bis 40000, bilden den Hörnerv und ziehen zum Nucleus cochlearis.

Auch efferente Fasern innervieren die Cochlea, die meisten enden an den äußeren Haarzellen. Wenn diese Fasern vom zentralen Nervensystem aktiviert werden, reduzieren sie die Empfindlichkeit des Ohres.

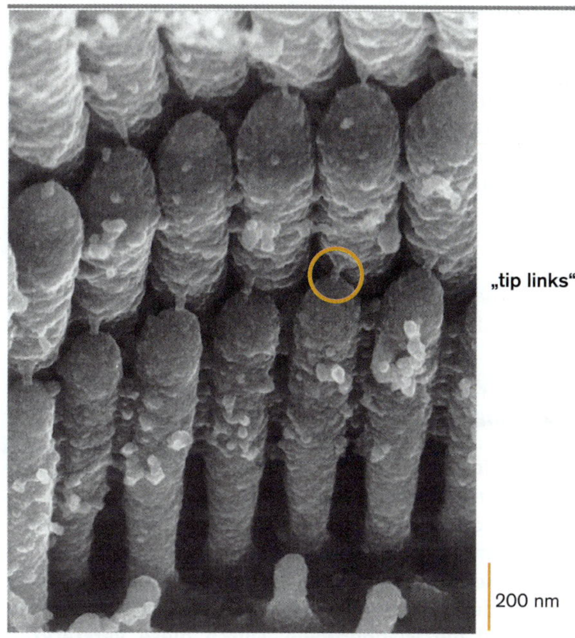

Abb. 22.6 **Stereovilli und „tip links“** einer äußeren Haarzelle. Rasterelektronenmikroskopische Aufnahme von D. Furness und C. Hackney, Keele.

Der erste Schritt des Transduktionsvorgangs ist die Bildung von Wellen entlang der Basilarmembran

» Die Schallumsetzung im Innenohr ist ein dreistufiger Vorgang. Als erstes lösen die Schwingungen des Stapes Schwingungen der Membranen des Innenohrs aus, die sich wellenförmig zur Schneckenspitze hin fortpflanzen (Wanderwellen). Die Amplitudenmaxima dieser Wellen liegen für jede Schallfrequenz an einem anderen Ort der Cochlea. So werden die spektralen Komponenten eines Schallreizes getrennt und an verschiedenen Orten der Cochlea repräsentiert. «

Durch den Schallreiz gerät die Basilarmembran in Schwingung. Zunächst schwingt der Stapes. Seine Fußplatte bewegt sich dabei ein- und auswärts. Dadurch werden die Schallwellen auf die Innenohrflüssigkeiten und die Membranen der Cochlea (Basilarmembran, Tektorialmembran, Reißner-Membran) übertragen. Dies führt zu einer wellenförmigen Bewegung (**Wanderwelle,** Abb. 22.**7**) entlang der genannten Membranen, vergleichbar den Wellen entlang eines horizontal gehaltenen und an einem Ende auf und ab bewegten Seils.

An sich haben die entstehenden Wellen eine winzige Amplitude. Es gibt jedoch für jede Frequenz zwischen Stapes und Helikotrema einen Ort, wo die Wellen eine wesentlich größere Amplitude erreichen. Grundlage dieses Schwingungsverhaltens ist die vom Stapes zum Helikotrema im Verhältnis $10^4:1$ abnehmende Steife der Basilarmembran.

Diese Steife bestimmt, zusammen mit den schwingenden Massen (von Basilarmembran etc.), an welchem Ort der Basilarmembran die Schwingungsfähigkeit für eine bestimmte Anregungsfrequenz optimal ist, die Schwingungsamplitude also am größten wird. Der Ort des Maximums hängt von der Schallfrequenz ab. Hohe Frequenzen bilden das Maximum in der Nähe des Stapes, niedrige in der Nähe des Helikotremas aus. Durch diese physikalische Eigenschaft der Basilarmembran führt also

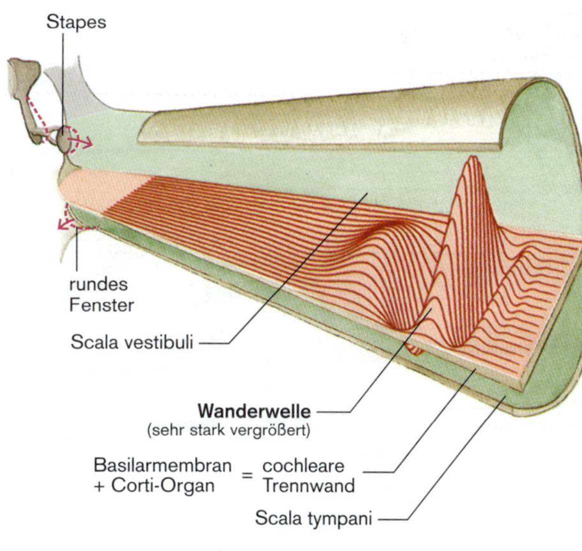

Abb. 22.7 **Die Wanderwelle in der Cochlea.** Die Welle läuft entlang von Basilarmembran, Tektorialmembran und Reißner-Membran vom Steigbügel in Richtung auf die Schneckenspitze. Die Wellenamplitude ist aus didaktischen Gründen beträchtlich überhöht.

jede Frequenz an einem bestimmten Ort der Basilarmembran zu einem Schwingungsmaximum; jede Frequenz wird einem bestimmten Ort der Basilarmembran zugeordnet. Man spricht von einer **Frequenz-Ortsabbildung** oder der **Ortstheorie.** Der Schall wird so in seine spektralen Komponenten zerlegt. Der geschilderte Vorgang ist passiver Natur und findet auch noch am toten Ohr statt. An geschädigten Ohren ist aber die Frequenzselektivität schlecht, d.h., die Maxima der Wanderwellen sind nicht sehr scharf. Am intakten Ohr existiert nämlich ein zusätzlicher aktiver Mechanismus, der die Wanderwelle verstärkt und die Frequenzselektivität verbessert.

Der zweite Schritt besteht aus aktiven Längenänderungen der äußeren Haarzellen

» Im Bereich des Maximums der Wellenbewegung werden die Stereovilli der äußeren Haarzellen maximal abgebogen. Durch einen Zug an den „tip links" werden Transduktionskanäle geöffnet, und es entstehen Rezeptorpotentiale. Die äußeren Haarzellen führen daraufhin aktive, oszillierende Längenänderungen durch und verstärken damit lokal die Wanderwelle. Durch diese verstärkten Schwingungen werden auch die Stereovilli der inneren Haarzellen abgebogen. Auch dies führt zu Rezeptorpotentialen, die an den inneren Haarzellen eine Transmitterausschüttung auslösen, die den Hörnerv erregt. «

Die Wellenbewegungen führen zu gleichzeitigen Auf- und Abbewegungen von Basilarmembran *und* Tektorialmembran. Dabei kommt es vor allem im Bereich des Maximums der Wellenbewegung zu Scherbewegungen zwischen beiden Membranen (Abb. 22.**8**), in deren Folge dort die Stereovilli der äußeren Haarzellen abgebogen

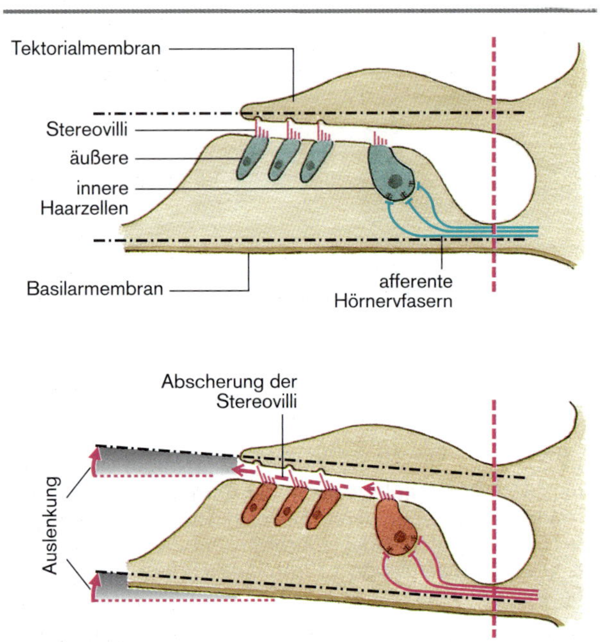

Abb. 22.**8** **Bewegungen der Stereovilli** bei den Auf- und Abwärtsschwingungen von Basilarmembran und Tektorialmembran.

werden. Bei einer Aufwärtsbewegung der Basilarmembran werden dadurch die „tip links" gedehnt (man stelle sich bei Abb. 22.**6** vor, die Villi würden in Richtung Buch gekippt), und Ionenkanäle **(Transduktionskanäle)** in der Membran der Villi öffnen sich. Bei Abwärtsbewegungen werden die Transduktionskanäle wieder geschlossen.

Die äußeren Haarzellen besitzen ein normales Membranpotential von etwa – 70 mV. Dadurch entsteht zwischen dem + 80 mV positiv geladenen Endolymphraum und dem Zytoplasma der Haarzellen eine Potentialdifferenz von etwa 150 mV. Entlang dieses Potentialgefälles fließen bei geöffneten Transduktionskanälen K^+-Ionen in die Haarzelle und depolarisieren sie. Es entsteht also ein **Rezeptorpotential.** Werden die Transduktionskanäle geschlossen, repolarisieren die Zellen wieder. Dazu öffnen sich an der seitlichen Zellwand gelegene spannungsabhängige bzw. kalziumgesteuerte Kaliumkanäle, und das Kalium fließt in die kaliumarmen Extrazellulärräume des Corti-Organs (Abb. 22.**9**).

Die äußeren Haarzellen erfüllen bei der Transduktion eine Doppelfunktion: Zum einen wird an ihnen der mechanische Schallreiz transduziert. Zum anderen führt das oszillierende Membranpotential bei ihnen zu **oszillierenden Längenänderungen.** Dazu gibt es in ihrer Zellmembran einen kontraktilen Apparat, der vom Membranpotential abhängt. Mit seiner Hilfe verlängern bzw. verkürzen sich die äußeren Haarzellen aktiv. Sie **produzieren also zusätzliche Schallenergie** und verstärken die Wanderwelle (Abb. 22.**9**). Diese wird im Bereich des Maximums überhöht, dadurch wird die Frequenzselektivität verbessert.

Im dritten Schritt werden die inneren Haarzellen indirekt erregt

Die Oszillationen der äußeren Haarzellen besitzen die gleiche Frequenz wie der auslösende Schallreiz. Sie erhöhen also in einem **lokal begrenzten Bereich** der Basilarmembran die Schwingungsamplitude der Wanderwelle. Durch die verstärkte Schwingungsenergie werden nun auch die Stereovilli der inneren Haarzellen abgebogen. Ihre „tip links" werden wiederum gedehnt bzw. entdehnt, und dadurch öffnen bzw. schließen sich die an den inneren Haarzellen befindlichen Transduktionskanäle. Bei geöffneten Transduktionskanälen fließen, ebenso wie bei den äußeren Haarzellen, K^+-Ionen ins Zellinnere. Eine Depolarisation der inneren Haarzellen führt aber nicht zu aktiven Längenänderungen, sondern über einen Ca^{2+}-Einstrom zu einer Ausschüttung von Transmitter, nämlich Glutamat, am basalen Pol der Haarzelle. Dadurch werden die afferenten Nervenfasern erregt, es entstehen Aktionspotentiale.

Somit ist der Transduktionsprozeß im Innenohr ein **dreistufiger Prozeß:** 1. Zunächst bildet sich durch die passiven Eigenschaften der Basilarmembran eine Wanderwelle aus. 2. Im Bereich des Wanderwellenmaximums werden die äußeren Haarzellen erregt und oszillieren aktiv. Dies verstärkt lokal die Wanderwelle, so daß nun auch 3. die inneren Haarzellen erregt werden. Trotz der geschilderten Verstärkung sind die Schwingungsamplituden der Basilarmembran winzig. Bei der Hörschwelle betragen die Auslenkungen 10^{-10} m, d.h., sie entsprechen

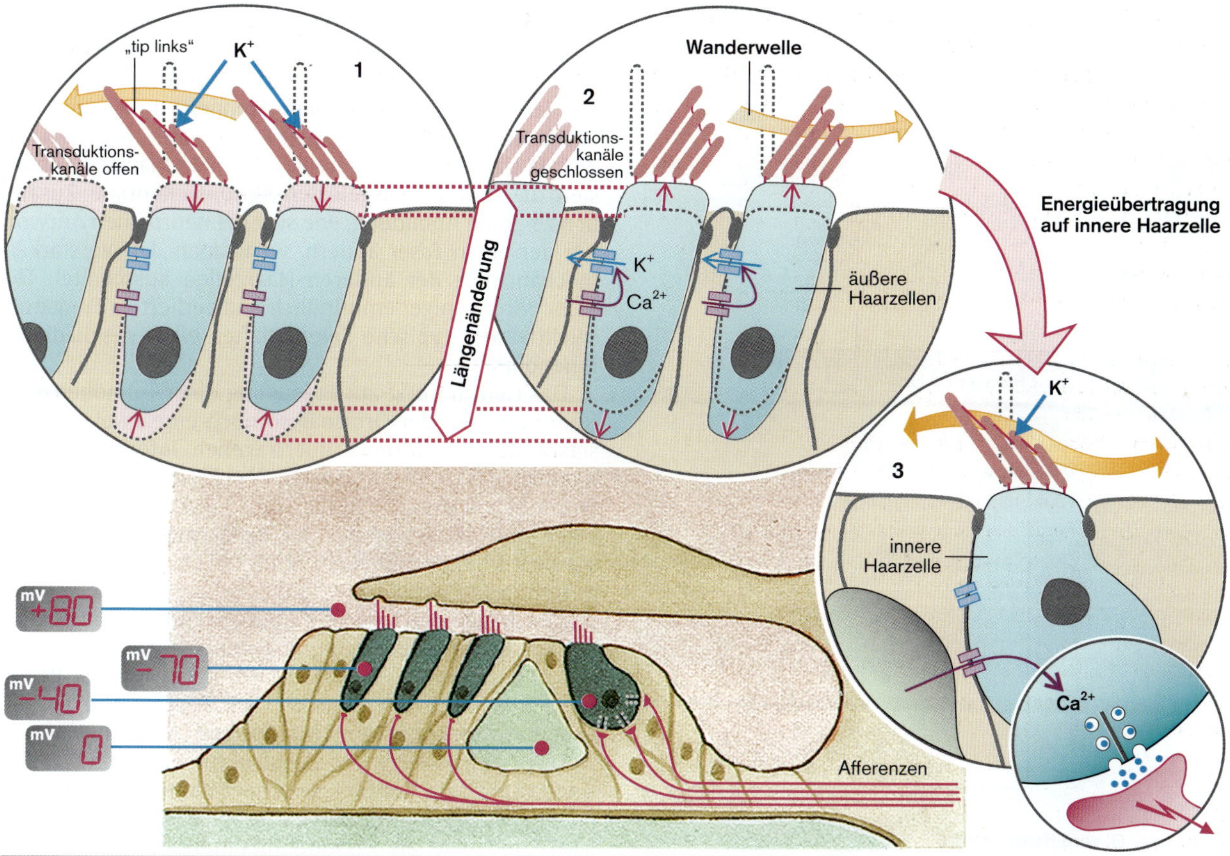

Abb. 22.**9** **Gesamtschema des Transduktionsmechanismus.** Die Wanderwelle führt zunächst zu einer Erregung der äußeren Haarzellen. Bei Abbiegung ihrer Stereovilli werden durch Zug an den „tip links" Transduktionskanäle geöffnet (**1**). K^+-Ionen fließen entlang des Potentialgefälles vom Endolymphraum ins Innere der äußeren Haarzellen, die dadurch depolarisiert werden. Die Auslenkung der Villi in die Gegenrichtung entspannt die „tip links" und schließt die Transduktionskanäle, die Zellen werden repolarisiert (**2**). Aufgrund der periodischen Veränderungen des Membranpotentials beginnen die äußeren Haarzellen in ihrer Länge zu oszillieren und erzeugen damit mechanische Energie, die lokal die Wanderwelle verstärkt. Diese Schwingungsenergie wird an die inneren Haarzellen übertragen (**3**), die nun ihrerseits erregt werden.

etwa dem mittleren Durchmesser eines Wasserstoffatoms! Das Ohr ist also unvorstellbar empfindlich, es ist das empfindlichste Sinnesorgan des Menschen.

Die geschilderten aktiven Schwingungen im Innenohr führen auch zu einer Abstrahlung von Schallenergie nach außen. Wenige Millisekunden nach einem Schallreiz kann man vor dem Trommelfell einen aus dem Ohr kommenden Schall messen, die sog. **evozierten otoakustischen Emissionen.** Bei Innenohrstörungen fehlen sie. Deswegen hat sich die Messung von otoakustischen Emissionen zu einem wichtigen klinischen Test entwikkelt, besonders bei Säuglingen, die keine Angaben über ihre Hörempfindungen machen können. In pathologischen Fällen kommen auch spontane otoakustische Emissionen vor. Dabei ist der geschilderte Verstärker der äußeren Haarzellen spontan aktiv, und es kommt immer Schall aus dem betroffenen Ohr, der sogar für andere hörbar sein kann.

Umgekehrt beruhen viele **Innenohrschwerhörigkeiten** auf dem Ausfall des Verstärkermechanismus. Es resultieren dabei Hörverluste von 30–50 dB, auch das Frequenzauflösungsvermögen ist verschlechtert (Abb. 22.**10 B** und S. 581). Diese Verschlechterung der Frequenzdiskrimination hat zur Folge, daß bei Innenohrschwerhörigkeit der Schaden durch eine Erhöhung des Schalldrucks (Hörgerät) nur unbefriedigend kompensiert werden kann.

Der Hörnerv verwendet für die Schallfrequenz zwei Kodierungsstrategien: Ortsanalyse und Periodizitätsanalyse

» Auf zwei Weisen meldet der Hörnerv die Frequenzzusammensetzung eines Schallreizes an das Gehirn. Zum einen werden seine spektralen Komponenten durch die Aktivierung bestimmter Nervenfasern repräsentiert (Ortsprinzip). Zum anderen sind die Aktionspotentiale an die zeitlichen Strukturen (Periode) der Schallschwingungen gekoppelt, und das Gehirn wertet diese Zeitstruktur aus (Periodizitätsanalyse). «

Nach dem **Ortsprinzip** bildet jede Frequenz an einem anderen Ort der Basilarmembran ihr Schwingungsmaxi-

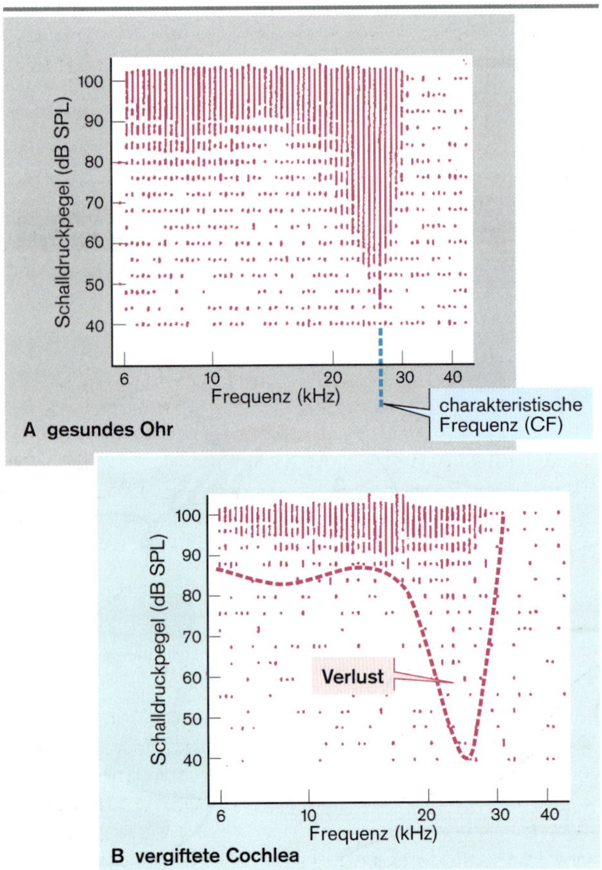

Abb. 22.**10** **Neuronale Antworten einer Hörnervenfaser.** Das gesunde Ohr (A) einer Katze wird mit Tönen unterschiedlicher Frequenz und Intensität beschallt. Die Strichlänge gibt die Zahl der Aktionspotentiale pro Schallreiz wieder. Im unteren Intensitätsbereich wird der Ton nicht beantwortet, die Registrierung zeigt Spontanaktivität. Bei der charakteristischen Frequenz (CF) genügt schon ein geringer Schalldruckpegel, um die Faser zu aktivieren. In B ist dieselbe Faser gezeigt, nachdem die Cochlea mit einem ototoxischen Medikament vergiftet wurde. Der cochleäre Verstärker geht verloren, die Faser verliert ihre Empfindlichkeit und ihre Frequenzselektivität. Der Verlust in B ist durch die gestrichelte Linie angedeutet. Die übrigbleibenden neuronalen Antworten stammen wahrscheinlich von einer direkten Anregung der inneren Haarzellen bei hohen Schalldrucken (nach [18]).

mum aus (Frequenz-Ortsabbildung). Dementsprechend werden die inneren Haarzellen an den zugehörigen Frequenzorten erregt und erregen ihrerseits die afferenten Nervenfasern. Jeder inneren Haarzelle, und somit jeder der von ihr ausgehenden Nervenfasern, ist also eine bestimmte optimale Reizfrequenz zugeordnet, die sogenannte **charakteristische Frequenz.** Für diese Frequenz ist eine Nervenfaser am empfindlichsten (Abb. 22.**10**). Je weiter eine Reizfrequenz von der charakteristischen Frequenz abweicht, desto höhere Schalldrucke werden benötigt, um die Nervenfasern zu aktivieren. Es wird also eine **Ortsanalyse** durchgeführt, die im Prinzip eine Spektralanalyse ist. Jede spektrale Komponente eines Schallreizes wird so bestimmten afferenten Fasern zugeordnet. Das Gehirn vermag festzustellen, welche Fasern aktiv sind, und dies als Tonhöhenempfindung zu interpretieren.

Die Abb. 22.**10** zeigt die neuronalen Antworten (Abstimmkurve) einer Einzelfaser des Hörnervs einer Katze auf Schallreize verschiedener Frequenz und Intensität. Die charakteristische Frequenz der Faser liegt bei ca. 25 kHz (im Ultraschallbereich). Die Strichlänge symbolisiert die Zahl der ausgelösten Aktionspotentiale. Zusätzlich zeigt die Abbildung, wie sich die neuronalen Antworten derselben Faser ändern, wenn man den Verstärkermechanismus der äußeren Haarzellen ausschaltet. Die Faser wird weniger empfindlich und verliert an Frequenzselektivität – typische Eigenschaften eines geschädigten Innenohrs.

Das Gehirn nutzt zur Erzeugung einer Tonhöhenempfindung neben der Ortsanalyse noch eine zweite Eigenschaft der im Hörnerv übertragenen Information aus, nämlich das zeitliche Muster der Aktionspotentiale. Es wurde schon gesagt, daß die Transduktionskanäle nur bei einer Aufwärtsbewegung der Basilarmembran geöffnet werden. Dementsprechend erfolgt auch die Transmitterausschüttung vorwiegend in dieser Phase der Bewegung, und nach einer Verzögerung aufgrund der Übertragung an der Synapse entstehen Aktionspotentiale. Die Zeitpunkte der Aktionspotentiale stehen also in bestimmter Beziehung zu den Schwingungen des Schallreizes. Man spricht von **phasengekoppelten Entladungen** (Abb. 22.**11**).

Das Gehirn wertet die Zeitstruktur in Serien von Aktionspotentialen aus und berechnet daraus die Schallfrequenz. Dieser Mechanismus arbeitet bis mindestens 5 kHz und wird als **Periodizitätsanalyse** bezeichnet. Er spielt eine große Rolle für die Bildung von Tonhöhenempfindungen. Nur scheinbar wird dieser Mechanismus durch die Refraktärzeit der Nervenfasern begrenzt. Es muß nämlich nicht in jeder Faser zu jeder Schallschwingung ein Aktionspotential ausgelöst werden. Es genügt, wenn die Aktionspotentiale, falls überhaupt welche auftreten, in bestimmten zeitlichen Intervallen oder einem Vielfachen dieser Intervalle auftreten (Abb. 22.**11**). Aus der Aktivität vieler paralleler Fasern kann das Gehirn dann die Schallfrequenz ausrechnen. Von besonderer Bedeutung ist dies bei elektronischen Hörprothesen, die in das Ohr implantiert werden und den Hörnerv elektrisch reizen (s. S. 629). Ihre Erfolge beruhen in erster Linie auf der Periodizitätsanalyse der elektrischen Reize.

Die Intensität eines Schalls wird in den Hörnervenfasern durch die Häufigkeit der Aktionspotentiale kodiert. Gleichzeitig nimmt mit zunehmendem Schalldruck die Zahl der aktiven Fasern zu, da bei höherem Schalldruck auch Fasern mit anderer charakteristischer Frequenz erregt werden.

Haarzellen und Hörnerv produzieren klinisch meßbare Reizfolgepotentiale

›› Anteile der Rezeptorpotentiale der Haarzellen kann man am runden Fenster als Mikrophonpotentiale messen; synchrone Aktivität der Nervenfasern führt zu meßbaren Summenaktionspotentialen. ‹‹

Bei mittleren und hohen Schallintensitäten werden immer viele Rezeptorzellen und viele afferente Nervenfasern

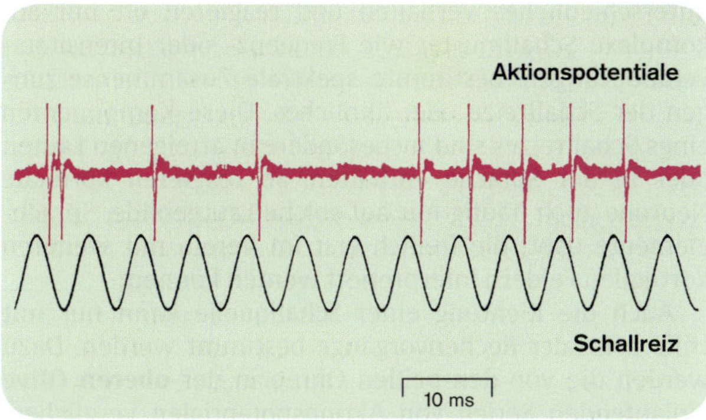

Abb. 22.**11** **Phasengekoppelte Entladungen** in einer Nervenfaser des Hörnervs. Aktionspotentiale treten immer zu bestimmten Zeiten des Schallreizes auf oder fehlen ganz. Bei hoher Schallintensität können gelegentlich auch mehrere Aktionspotentiale auftreten (ganz links). Die Zeitabstände zwischen den einzelnen Aktionspotentialen betragen in der Regel ganzzahlige Vielfache der Schallperiode.

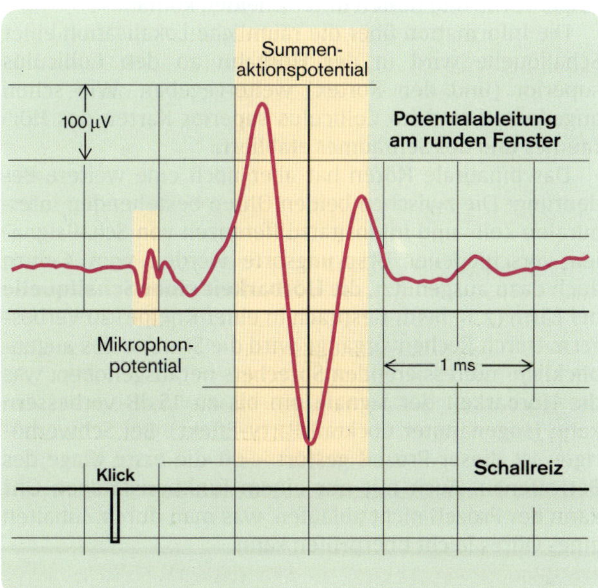

Abb. 22.**12** **Mikrophonpotential und Summenaktionspotential** nach Beschallung mit einem Klick, abgeleitet am runden Fenster.

aktiviert. Es nimmt nicht wunder, daß man die dabei entstehenden Potentiale auch messen kann. Der Kliniker kann mit feinen Nadelelektronen das Trommelfell durchstechen und die Spitze am Promontorium neben dem runden Fenster aufsetzen. Bei einem Schallreiz kann man damit zunächst die extrazellulär ableitbaren Anteile der Rezeptorpotentiale als sogenannte **Mikrophonpotentiale** registrieren (Abb. 22.**12**). Diese Potentiale haben ihren Namen erhalten, weil sie den Schallreiz wie ein Mikrophon wiedergeben. Spricht man in ein Ohr, registriert die Mikrophonpotentiale mit einer Elektrode am runden Fenster und gibt diese nach Verstärkung auf einen Lautsprecher, so kann man das Gesprochene ohne weiteres verstehen.

Besteht der Schallreiz aus einem kurzen Impuls, einem Klick (Abb. 22.**12**), so werden viele Nervenfasern synchron erregt. Ihre Aktionspotentiale summieren sich, weil sie gleichzeitig auftreten, zu einem **Summenaktionspotential.** Es folgt mit kurzer Latenz dem Mikrophonpotential und ist ebenfalls registrierbar. Beide Potentiale werden vom Arzt diagnostisch genutzt.

22.5 Das Gehirn wertet die Aktivität des Hörnervs aus und interpretiert sie

» Erst das Gehirn analysiert die Aktivität des Hörnervs. Die zentrale Hörbahn ist dazu aus Kernen spezifischer Funktionen aufgebaut, die eine Kette von 5–6 Neuronen bilden. «

Die Hörbahn wird zwischen Cochlea und Kortex durch fünf bzw. sechs Neurone aufgebaut

Genaugenommen ist der Schallreiz im Hörnerv höchst einfach kodiert. Dies führt zu dem glücklichen Ergebnis, daß vollertaubten Patienten durch eine Implantation einer elektronischen Hörprothese (Cochlea-Implantat), die die Fasern des Hörnervs elektrisch reizt, geholfen werden kann. Erst zentrale Teile des auditorischen Systems analysieren die neuronale Aktivität im Hörnerv genauer. Abb. 22.**13** zeigt schematisch die aufsteigende zentrale Hörbahn, die mit dem **Nucleus cochlearis** beginnt. Nur die von einer Seite ausgehenden Bahnen sind eingezeichnet. Man sieht, daß es gekreuzte und ungekreuzte zentrale Fasern gibt und daß von der Cochlea zur primären Hörrinde in der Heschl-Windung Ketten von fünf bis sechs Neuronen liegen. Auf diesem Weg bleiben die Fasern cochleotop geordnet, d. h., im gesamten Verlauf der Hörbahn werden Cochlea-Orte geordnet repräsentiert. In der oberen Olive enden gekreuzte und ungekreuzte Fasern. Die **obere Olive** enthält also Eingänge von beiden Ohren **(binaurale Eingänge)**.

Aufgaben des zentralen auditorischen Systems: Musteranalyse, räumliche Lokalisation und Rauschunterdrückung

» Die zentrale Musteranalyse dient der Spracherkennung oder der Erkennung anderer Schalle. In der aufsteigenden Hörbahn werden dazu in immer steigendem Maße bestimmte Charakteristika des Schallreizes extrahiert, bis eine Schallerkennung möglich ist. Auch die Lokalisation von Schallquellen gelingt mit Hilfe zentraler Rechenprozesse, ebenso die Verbesserung der Hörbarkeit von Nutzsignalen in Lärm. «

Zum Sprachverständnis oder auch nur zum Erkennen bestimmter Geräusche müssen die im Schallreiz enthaltenen Charakteristika extrahiert werden. Dies geschieht durch einen mehrstufigen Verarbeitungsprozeß in der

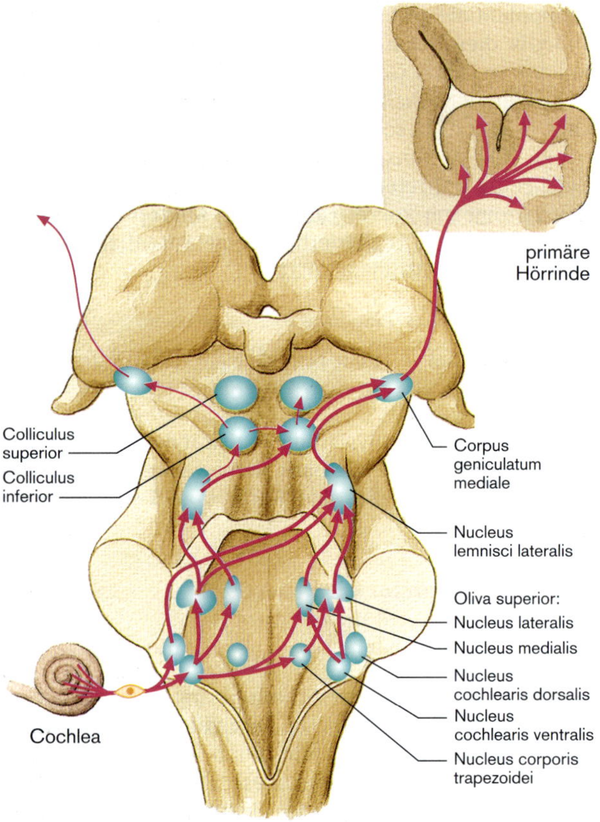

Abb. 22.**13** **Schema der Hörbahn.** Aus Gründen der Übersichtlichkeit wurden nur die von einer Seite ausgehenden Bahnen eingezeichnet. Siehe jedoch die Andeutung von binauralen Verschaltungen in der oberen Olive.

zentralen Hörbahn. Im ventralen **Nucleus cochlearis** sind viele neuronale Aktivitätsmuster noch denen der primären Hörnervenfasern sehr ähnlich (deswegen als *„primary like"* bezeichnet). Aber schon im dorsalen Kern befinden sich neuronale Netzwerke, die bestimmte Eigenschaften des Schallreizes herausrechnen, etwa Anfang oder Ende eines Reizes, Frequenzveränderungen, oder die über laterale Inhibition die spektralen Einzelkomponenten betonen. Die Ausgänge dieser Neurone gelangen direkt oder indirekt in den **Colliculus inferior,** der aus mehreren Schichten aufgebaut ist. Diese Schichten repräsentieren Frequenzbereiche. Andererseits werden hier aber auch zeitliche Strukturen eines Schallreizes ausgewertet und verarbeitet, also Auswertungschritte zur Periodizitätsanalyse durchgeführt. Schließlich konvergieren auch somatosensorische Eingänge auf Zellen des Colliculus inferior. Der Kern dient damit der Koordination verschiedener Sinnessysteme. In ähnlicher Weise dienen die in Abb. 22.**13** dargestellten Verbindungen vom Colliculus inferior zum Colliculus superior der Koordination des visuellen und des akustischen Raumes.

Über das Corpus geniculatum mediale im Thalamus werden die vorverarbeiteten Meldungen an die Hörrinde weitergegeben, die schließlich die endgültige **Mustererkennung** vornimmt. Die kortikalen Neurone zeigen sehr unterschiedliches Verhalten und reagieren oft nur auf komplexe Schallmuster wie Frequenz- oder Intensitätsveränderungen, bestimmte spektrale Zusammensetzungen der Schallreize oder ähnliches. Diese Komponenten eines Schallreizes sind insbesondere in arteigenen Lauten oder in der Sprache enthalten. So reagieren kortikale Neurone auch häufig nur auf solche Lautgebilde, Sprachelemente usw., die freilich erst im Verein mit weiteren kortikalen Feldern interpretiert werden können.

Auch die Richtung einer Schallquelle kann nur mit Hilfe zentraler Rechenvorgänge bestimmt werden. Dazu werden die von den beiden Ohren in der **oberen Olive** einlaufenden Serien von Aktionspotentialen verglichen. An dem einer Schallquelle näheren Ohr kommt der Schall wegen der endlichen Schallgeschwindigkeit immer etwas früher und etwas lauter an als am Gegenohr. Die Neurone der oberen Olive werten diese winzigen **Laufzeit-** und **Intensitätsunterschiede** aus. Dabei können noch Intensitätsunterschiede von nur 1 dB und Laufzeitunterschiede von nur $3 \cdot 10^{-5}$ s erkannt werden. Dank dieser hohen Empfindlichkeit gelingt es, die Abweichung einer Schallquelle von der Mittellinie bereits ab 3° festzustellen.

Eine zusätzliche Rolle für das räumliche Hören spielt die Ohrmuschel, mit deren Hilfe wir oben und unten sowie vorne und hinten unterscheiden können.

Die Information über die räumliche Lokalisation einer Schallquelle wird in der Hörbahn an den Colliculus superior (und den Kortex) weitergegeben. Wie schon angedeutet, sind im Colliculus superior Karten des Hörraumes und des Sehraumes etabliert.

Das binaurale Hören hat aber noch eine weitere Bedeutung: Die zwischen beiden Ohren bestehenden interauralen Zeit- und Intensitätsdifferenzen von Schallsignalen verschiedener Ursprungsorte werden vom Gehirn auch dazu ausgenutzt, die **Hörbarkeit einer Schallquelle** bei Lärm (z. B. beim Gespräch in einer Kneipe) zu verbessern. Durch Rechenvorgänge wird die Stimme des augenblicklich interessierenden Sprechers herausgehoben, was die Hörbarkeit der Signale um bis zu 15 dB verbessern kann (sogenannter Cocktail-Party-Effekt). Bei Schwerhörigen ist dieser Prozeß gestört – oft die erste Klage des Betroffenen. Auch mit nur einem funktionsfähigen Ohr kann der Prozeß nicht ablaufen, was man durch Zuhalten eines Ohres leicht überprüfen kann.

22.6 Audiometrische Verfahren prüfen das Hörvermögen

›› Zivilisationseinflüsse und davon unabhängige Erkrankungen können das Gehör schädigen. Die Schwellenaudiometrie prüft die Hörschwellen und differenziert zwischen Mittelohrschäden einerseits und Innenohrschäden und retrocochleären Schäden andererseits. Die Sprachaudiometrie erfaßt die Gesamtleistung des Hörsystems, während die Computeraudiometrie zentrale (retrocochleäre) Störungen genauer differenziert. ‹‹

Etwa 11 Millionen Menschen in Deutschland sind von Hörschäden betroffen. Die Zahl dürfte steigen, denn insbesondere viele Jugendliche malträtieren ihr Gehör durch Rockkonzerte und Walkmen. Langdauernder Schall von über 90 dB (A) führt im Laufe der Zeit zu Hörschäden, die man als **Schalltraumen** bezeichnet. Anfänglich erholt sich das Hörvermögen meist wieder (vorübergehender Schwellenanstieg, sogenannter „temporary threshold shift", TTS). Später kommt es aber zu bleibenden Schäden („permanent threshold shift", PTS). Ein geschädigtes Ohr regeneriert also nicht! Besonders traumatisch wirksam sind laute Impulsgeräusche (z.B. Schlagzeug, Hammerschläge), die oft schon nach wenigen Minuten bleibende Schäden verursachen können. Es kommt dabei zu Zerstörungen der Villi der äußeren Haarzellen, zu Haarzellverlusten, zu Störungen der Mikrozirkulation im Innenohr und zu einer Schädigung der afferenten Nervenendigungen unter den inneren Haarzellen durch die hohe Transmitterausschüttung (Exzitotoxizität, S. 73). Es entsteht also ein Innenohrschaden. In schweren Fällen degenerieren sogar die inneren Haarzellen, Taubheit ist die Folge. Im übrigen ist die sogenannte Altersschwerhörigkeit nur teilweise ein Altersleiden. Zum anderen Teil handelt es sich um einen zivilisationsbedingten Lärmschaden!

Der wichtigste Funktionstest für das Gehör ist die **Schwellenaudiometrie.** Man prüft jedes Ohr einzeln mit Kopfhörern, also die **Luftleitung.** Der Audiometrist stellt denjenigen Schalldruckpegel ein, den der Patient eben noch hört. Aus praktischen Gründen ist auf den Audiogrammformularen (Abb. 22.**14**) die normale Hörschwelle als gerade Linie (0 dB) dargestellt. Nach *unten* wird aufgetragen, um wieviel man den Schalldruck gegenüber der Norm erhöhen muß, bis der Patient den Ton hört. Dies ergibt den *Hörverlust.* Die **Knochenleitung** wird ähnlich geprüft, man setzt dafür statt des Kopfhörers einen Schwingkörper auf das Mastoid des Patienten.

Die Prüfung von Luft- und Knochenleitung erlaubt eine Unterscheidung von Mittelohrschäden *(Schalleitungsstörung)* einerseits und Innenohrschäden *(Schallempfindungsstörungen)* und *retrocochleären Schäden* andererseits. Bei Innenohr- und retrocochleären Schäden sind die Meßwerte von Luft- und Knochenleitung im Audiogramm gleich, denn der Transduktionsprozeß im Innenohr bzw. die zentrale Verarbeitung sind gestört. Dies ist unabhängig davon, auf welchem Weg der Schall an die Sinneszellen gelangt. Bei Mittelohrschäden hingegen ist nur die Schallübertragung durch das Mittelohr betroffen, also sind nur die Meßwerte für die Luftleitung verschlechtert (Abb. 22.**14**).

Ein zusätzliches Symptom bei Innenohrschäden ist das sogenannte *Recruitment.* Es besteht in einem unangenehm schnellen Anstieg der Lautheitsempfindung, so daß die Patienten laute Geräusche als quälend empfinden. Häufig sind Innenohrschäden auch von einem *Tinnitus* begleitet. Es handelt sich dabei um störende Empfindungen hoher Töne, für die sich objektiv keine Korrelate finden. Die genauen Ursachen sind unklar.

Eine Stimmgabel genügt, um sich über die Art einer Hörstörung zu orientieren. Beim **Rinne-Versuch** setzt man den Fuß der schwingenden Stimmgabel auf das Mastoid einer Seite. Sobald der Patient den Ton nicht mehr hört, hält man die Zinken der Stimmgabel vor das Ohr. Der Gesunde, aber auch der Innenohrgeschädigte hören den Ton nun wieder (Rinne positiv), Patienten mit Schalleitungsstörungen jedoch nicht (Rinne negativ). Dieser Test vergleicht Knochen- und Luftleitung, letztere ist bei Schalleitungsstörungen verschlechtert.

Beim **Weber-Versuch** setzt man den Fuß der Stimmgabel auf die Mitte des Schädels. Bei einem Mittelohr-

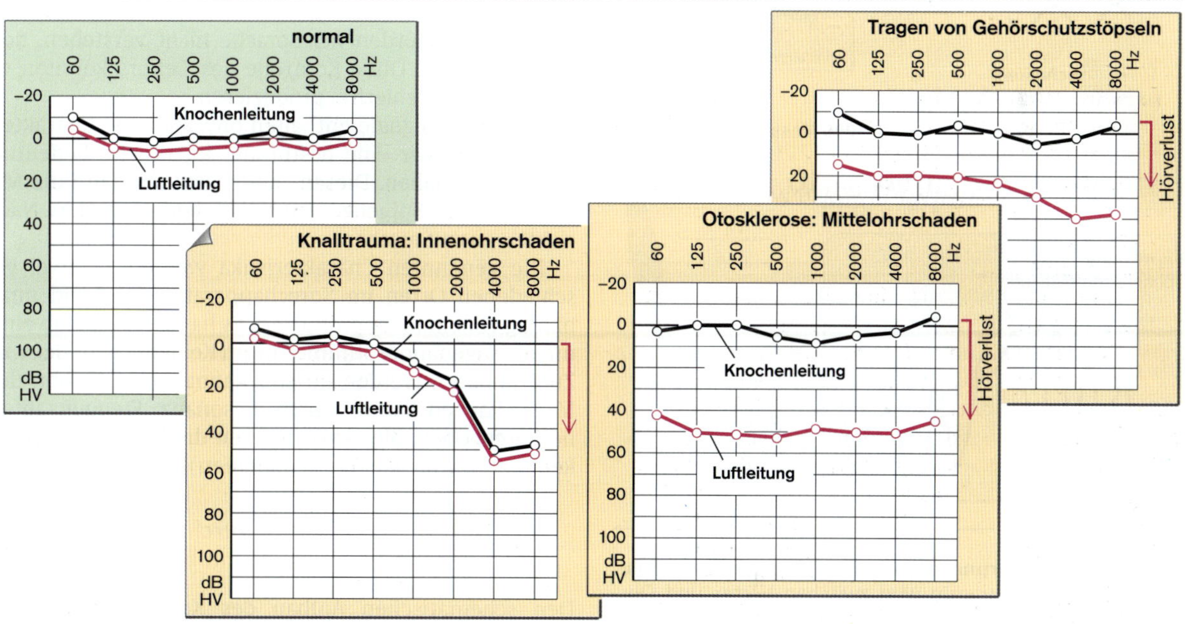

Abb. 22.**14** **Schwellenaudiogramme** von normalen und geschädigten Ohren. Bei Innenohrschäden (z.B. Knalltrauma) sind die pathologischen Meßwerte für Luft- und Knochenleitung gleich. Bei reinen Schalleitungsstörungen (z.B. Otosklerose) ist nur die Luftleitung verschlechtert. Rechts oben ist die Schutzwirkung von Gehörschutzstöpseln bei einer gesunden Person gezeigt. HV = Hörverlust.

schaden lateralisiert der Patient den Ton auf das kranke (schwerhörige) Ohr, er glaubt also, der Ton käme von dieser Seite. Patienten mit Innenohrschaden hören den Ton auf der gesunden Seite. Die Erklärung für den Fall des Innenohrschadens liegt auf der Hand: Auf der geschädigten Seite wird der Ton leiser empfunden, das Gehirn interpretiert dies als Schallrichtung. Beim Schalleitungsschaden ist nicht nur der Schalltransport von außen nach innen, sondern auch der Schallabfluß von innen nach außen reduziert. Also erhalten die Sinneszellen im Falle eines Mittelohrschadens über Knochenleitung einen größeren Schallreiz. Außerdem sind auf der geschädigten Seite die Haarzellen auf einen geringeren Lärmpegel adaptiert, denn über das Mittelohr wird Störschall von außen schlechter transportiert. Die Rezeptoren sind also empfindlicher, die Lautstärkeempfindung nimmt zu, was als Richtungseindruck interpretiert wird.

Neben den Hörschwellen interessiert den Kliniker (und den Patienten erst recht) auch die Gesamtleistung des auditorischen Systems. Besonders aufschlußreich ist dazu die **Sprachaudiometrie.** Dabei bietet man dem Patienten über ein Tonband genormte Worte an und prüft deren Verständnis. Schließlich besteht die Möglichkeit, mit Hilfe des Elektroenzephalogramms (EEG, S. 698) die durch Schallreize ausgelöste Summenaktivität der zentralen Hörbahn, sogenannte **evozierte Potentiale,** abzuleiten. Die durch einen einzigen Reiz ausgelösten Potentiale sind aber so klein, daß man sie im EEG nicht sehen kann. Mit Hilfe eines Computers kann man jedoch durch Mittelung zahlreicher evozierter Einzelpotentiale (z.B. 1000) die spezifische Reizantwort von Hörnerv und Hörbahn aus der unspezifischen Hirnaktivität des EEG herausheben (Abb. 22.**15**). Von den dabei auftretenden zahlreichen Potentialschwankungen werden die im Bereich von 2–12 Millisekunden nach dem Reiz auftretenden Potentiale dem Hörnerv und den auditorischen Kernen bzw. Leitungsbahnen des Hirnstamms zugeordnet. Die Welle I z.B. ist identisch mit dem Summenaktionspotential des Hörnervs. Die genaue Zuordnung der übrigen Wellen ist noch kontrovers. Sie werden zur Diagnostik retrocochleärer Hörstörungen herangezogen, wobei als Charakteristikum Formveränderungen und Latenzverschiebungen dienen. Das Verfahren nennt man „evoked response audiometry" **(ERA).** Auch die bereits erwähnten Verfahren der Messung otoakustischer Emissionen oder der Trommelfellimpedanz werden zur Prüfung der Intaktheit des Ohres herangezogen.

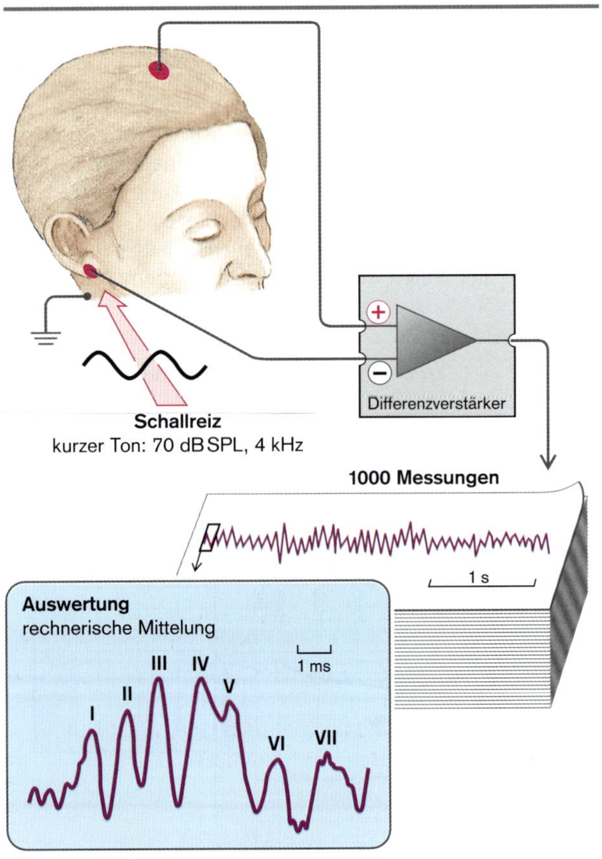

Abb 22.**15** **Registrierung akustisch evozierter Potentiale.** Das Elektroenzephalogramm wird zwischen Vertex und Ohrläppchen abgeleitet, und die Antworten auf 1000 Reize werden mit einem Computer gemittelt. Dabei ergeben sich mehrgipfelige Kurven (unten), die die Aktivität der Leitungsbahnen bzw. Kerne des Hirnstamms widerspiegeln. Auch spätere Wellen, die aus kortikalen Arealen stammen (hier nicht dargestellt), können noch registriert werden (nach 9).

22.7 Die Sprache, der Partner des Gehörs

›› An der Formung von Sprache ist das Nervensystem und der periphere Sprechapparat beteiligt. Der Sprechapparat besteht aus dem Kehlkopf und dem Mund-Rachen-Raum. Im Kehlkopf wird durch Schwingungen der Stimmbänder die Stimme erzeugt. ‹‹

Ohne Gehör würden wir Sprache nicht verstehen, noch sie je erlernen. Ohne Kontrolle des Gehörs könnten wir sie auch nicht fehlerfrei produzieren.

Die Sprachsignale enthalten physikalische Charakteristika, denen wir eine bestimmte inhaltliche Bedeutung zugeordnet haben. Diesen „Kode" können dann die Mitglieder einer Sprachgemeinschaft benutzen, um Nachrichten auszutauschen.

Die genannten Charakteristika werden an zwei verschiedenen Orten im Sprechapparat weitgehend unabhängig voneinander produziert. Es handelt sich zum einen um die sogenannte Stimme, die im Kehlkopf gebildet wird. Zum anderen werden im sogenannten Ansatzrohr, dem Mund-Rachen-Raum, durch Resonanz Frequenzanteile hervorgehoben, die als Formanten die Grundlage von erkennbaren Sprachlauten (Phonemen) bilden.

Die Stimme entsteht durch Bernoulli-Schwingungen der Stimmbänder

Den schematischen Aufbau des Kehlkopfes zeigt die Abb. 22.**16**. Er liegt am oberen Ende der Trachea und ist aus Knorpeln aufgebaut, die gegeneinander beweglich sind. Vom Schildknorpel zu den Aryknorpeln spannen sich die **Stimmbänder,** die zwischen sich einen Spalt freilassen, die Stimmritze oder **Glottis.** Durch die Glottis muß die Luft sowohl beim Atmen als auch beim Sprechen hindurchtreten. Die Kehlkopfmuskulatur kann die Weite der Glottis beeinflussen. Aus der Zugrichtung der Muskeln ergibt sich, daß der M. crico-arytaenoideus posterior (Posticus) die Glottis erweitert. Dabei rotieren die Aryknorpel auf dem Ringknorpel und ziehen dadurch die Stimmbänder auseinander. Die Öffnung ist vor allem beim Atmen nötig. Dagegen wird die Stimmritze verengt durch die Mm. crico-arytaenoidei laterales, die die Aryknorpel in die Gegenrichtung rotieren, sowie die Mm. arytaenoidei, die sie aneinanderziehen. Schließlich kann die Spannung der Stimmbänder durch die Mm. vocales erhöht werden, die in den Stimmbändern selbst liegen, sowie durch den M. cricothyreoideus, der den Schildknorpel nach vorne kippt.

Lähmungen der Kehlkopfmuskulatur, z.B. durch Nervenverletzungen bei Schilddrüsenoperationen, behindern Atmung und Stimmbildung und können bis zur **Aphonie** (Stimmlosigkeit) führen.

Beim Sprechen und Singen schwingen die Stimmbänder. Die Kehlkopfmuskeln nähern sie zunächst einander, und die Exspirationsluft muß jetzt durch den verengten Spalt der Glottis strömen. In dieser Verengung ist die Strömungsgeschwindigkeit höher als in der Trachea. Nach den Gesetzen von **Bernoulli** (s. Lehrbücher der Physik) muß dort der Luftdruck kleiner werden. Dadurch werden die Stimmbänder noch näher aneinander geführt, und die Glottis schließt sich ganz. Jetzt ist die Strömungsgeschwindigkeit 0, und der beim Sprechen und Singen erhöhte Exspirationsdruck (400 – 600 Pa) drückt die Stimmbänder wieder auseinander; das Spiel beginnt von neuem.

Der ständig unterbrochene Luftstrom stellt einen Klang dar, der über Mund und Nase abgestrahlt wird. Man nennt ihn **Stimme.** Es ist leicht nachzuvollziehen, daß die Lautstärke des erzeugten Klanges vom erzeugten Exspirationsdruck abhängt. Die Höhe des Klanges wird durch die Länge und die Spannung der Stimmbänder bestimmt. Da ihre Spannung willkürlich beeinflußbar ist, kann man die Höhe der Stimme verändern, was besonders beim Singen von Bedeutung ist.

Unterschiede im Bau des Kehlkopfes verursachen die Unterschiede zwischen Männer- und Frauenstimme und die verschiedenen Stimmlagen, **Baß, Tenor, Alt** und **Sopran.** Während des **Stimmbruchs** wird, vor allem bei Knaben, der Kehlkopf umgebaut, die Stimmbänder werden verlängert, und die hohe Kinderstimme geht verloren. Bei den berühmten Kastraten der Barockzeit wurde dieser Umbau verhindert. So behielten sie ihre hohe Stimme und entwickelten einen Tonumfang von 3½ Oktaven, wogegen der übliche Stimmumfang nur 1½ bis 2½ Oktaven beträgt.

Das Ansatzrohr artikuliert verständliche Sprachlaute

›› Resonanzschwingungen im Ansatzrohr hängen von dessen augenblicklicher Konfiguration ab. Ändert sich seine Form, entstehen andere Resonanzräume. Die durch Resonanz entstandenen unterschiedlichen Frequenzkombinationen charakterisieren als Formanten die einzelnen Vokale. Auch die Konsonanten werden an bestimmten Strukturen des Ansatzrohres gebildet. ‹‹

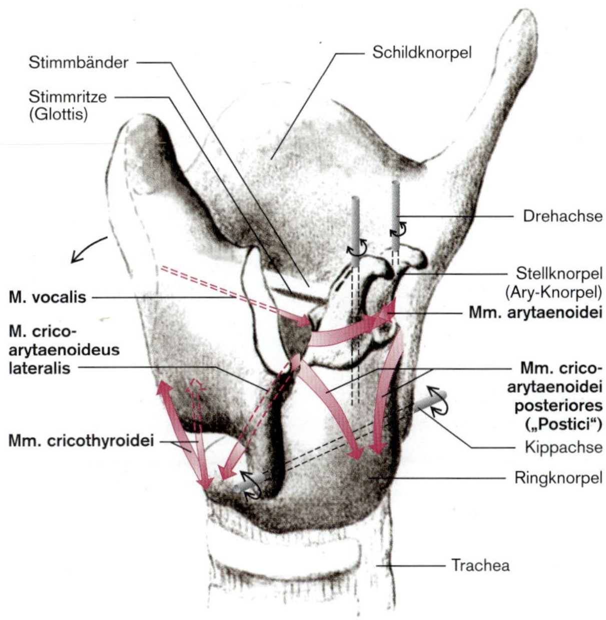

Abb. 22.**16** **Kehlkopfmuskulatur und ihre Funktion.** Die Stimmbänder setzen an Fortsätzen der Aryknorpel an, die sich um eine Längsachse drehen können. Auch die Kippachse des Schildknorpels ist angedeutet.

Der Mund-Rachen-Raum kann durch die Zunge, die Mundmuskulatur und die Stellung des Gaumensegels in seiner Konfiguration erheblich variiert werden. Das Zäpfchen kann den Nasen-Rachen-Raum vom Mund-Rachen-Raum sogar völlig abschließen. Die genannten Räume bezeichnet man als **Ansatzrohr.** Die Luft im Ansatzrohr wird durch die im Kehlkopf erzeugte Stimme zu Resonanzschwingungen angeregt, deren Frequenzen von der augenblicklichen Konfiguration abhängen, wie etwa die beim Anblasen einer Flasche entstehenden Resonanzfrequenzen je nach Füllung der Flasche unterschiedlich sind.

Bei jeder Konfiguration des Ansatzrohres, z.B. charakterisiert durch eine bestimmte Zungenstellung, entstehen also zwangsläufig **bestimmte Resonanzfrequenzen,** andere kommen nicht vor, können aber bei anderen Mund- oder Zungenstellungen auftreten. Den Vorgang nennt man **Artikulation,** die bei einer bestimmten Konfiguration auftretenden Resonanzfrequenzen **Formanten.** Diese sind die physikalischen Parameter, die Sprachlaute, z.B. **Vokale,** charakterisieren (Abb. 22.**17**). So interpretieren wir in einem Sprachlaut enthaltene Formantfrequenzen von 800 – 1100 Hz als ein /a/. Das gleichzeitige Auftreten von Frequenzen von 200 – 400 Hz, 1900 – 2100 Hz und 3000 – 3200 Hz hören wir als /i/, Frequenzen von 300 – 500 Hz als /u/. Neben den Vokalen gibt es **Konsonanten,** die als Reibelaute oder Explosionslaute an einer Verengung (z.B. /w/ an den Lippen) bzw. durch plötzliches Öffnen eines Verschlusses (z.B. /p/) entstehen. Bei den Nasalen (z.B. /n/) ist der Nasenraum an das Ansatzrohr angekoppelt, da das Zäpfchen dabei den Rachen nicht verschließt.

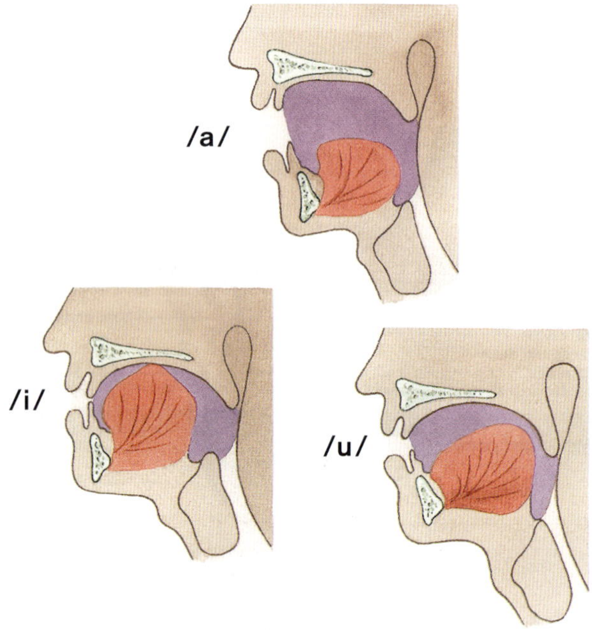

Abb. 22.**17** **Artikulationsstellungen im Ansatzrohr.** Durch die verschiedenen Stellungen der Zunge entstehen unterschiedliche Räume mit verschiedenen Resonanzfrequenzen. Abgebildet sind die Zungenstellungen für die Bildung der Formanten der Vokale /a/, /i/ und /u/.

Stimmbildung und Artikulation sind voneinander unabhängig. So können wir jeden Text (Ansatzrohr) auf die unterschiedlichsten Melodien (Kehlkopf) singen. Bei der **Flüstersprache** schwingen die Stimmbänder nicht, das Ansatzrohr wird durch ein zwischen den Aryknorpeln erzeugtes Rauschen zur Resonanz angeregt. Eine ähnliche Sprache kann nach operativer Entfernung des Kehlkopfes entweder durch Andrücken einer „Schnarre" an den Mundboden produziert werden oder durch Verschlucken und nachherige kontrollierte Freigabe von Luft aus dem Ösophagus (Ösophagus-Sprache). In beiden Fällen können Formanten gebildet werden. Dies ist jedoch nicht möglich bei einer Lähmung der Zungenmuskulatur oder bei Mißbildungen, z. B. der Kiefer-Gaumen-Spalte. In diesen Fällen ist die Sprache also erheblich gestört.

Zum einwandfreien Sprechen bedarf es selbstverständlich auch einer genauen Koordination von Atmung, Kehlkopfmuskulatur, Zungen- bzw. Mundmuskulatur und einer ständigen Überprüfung durch das Gehör. Die Sprachproduktion nimmt daher vom **Broca-Sprachzentrum,** meist links im Gyrus frontalis gelegen, ihren Ausgang und wird von dort koordiniert. Eine Schädigung dieser Region führt zu Sprachstörungen **(motorische Aphasie).** Weitere Ausführungen über zentrale Sprachproduktion auf S. 703.

Zum Weiterlesen ...

1 Altschuler, R. A., R. P. Bobbin, B. M. Clopton, D. W. Hoffman: Neurobiology of hearing – the central auditory system. Raven Press, New York 1991
2 Altschuler, R. A., R. P. Bobbin, D. W. Hoffman: Neurobiology of hearing – the cochlea. Raven Press, New York 1986
3 Dieroff, H.-G.: Lärmschwerhörigkeit. Fischer, Jena 1994
4 Fay, R. R., A. N. Popper: The mammalian auditory pathway: Neurophysiology. Springer, Berlin 1992
5 Klinke, R.: Neurotransmission in the inner ear. Hear. Res. 22 (1986) 235–243
6 Jaramillo, F., A. J. Hudspeth: Localization of the hair cell's transduction channels at the hair bundle's top by iontophoretic application of a channel blocker. Neuron 7 (1991) 409–420
7 Lenhardt, E.: Praktische Audiometrie. 6. Aufl. Thieme, Stuttgart 1986
8 Moore, B. C. J.: An introduction to the psychology of hearing. Academic Press, London 1982
9 Moore, E. J.: Basses of auditory brain-stem evoked responses. Grune & Stratton, New York 1983
10 Pickles, J. O.: An introduction to the physiology of hearing. 2. Aufl. Academic Press, London 1988
11 Wirth, G.: Stimmstörungen – Lehrbuch für Ärzte, Logopäden, Sprachheilpädagogen und Sprecherzieher. 3. Aufl. Deutscher Ärzte-Verlag, Köln 1991
12 Zenner, H. P.: Hören. Thieme, Stuttgart 1994
13 Zwicker, E.: Psychoakustik. Springer, Berlin 1982

... und noch weiter

14 Aitkin, L.: The auditory cortex – structural and functional bases of auditory perception. Chapman and Hall, London 1990
15 Caird, D., F. Pillmann, R. Klinke: Responses of single cells in the cat inferior colliculus to binaural masking level difference signals. Hear. Res. 43 (1989) 1–23
16 Dallos, P.: The active cochlea. J. Neurosci. 12 (1992) 4575–4585
17 Dallos, P., R. Hallworth, B. N. Evans: Theory of electrically driven shape changes of cochlear outer hair cells. J. Neurophysiol. 70 (1993) 299–323
18 Evans, E. F., R. Klinke: The effects of intracochlear and systemic furosemide on the properties of single cochlear nerve fibres in the cat. J. Physiol. 6 (1982) 409–427
19 Gitter, A. H., R. Klinke: Die Energieschwellen von Auge und Ohr in heutiger Sicht. Naturwiss. 76 (1989) 160–164
20 Hallworth, R., B. N. Evans, P. Dallos: The location and mechanism of electromotility in guinea pig outer hair cells. J. Neurophysiol. 70 (1993) 549–558
21 Holley, M.: High frequency force generation in outer hair cells from the mammalian ear. Bioessays 13 (1991) 115–120
22 Kawase, T., B. Delgutte, M. C. Liberman: Antimasking effects of the olivocochlear reflex. J. Neurophysiol. 70 (1993) 2533–2549
23 Klinke, R.: Die Verarbeitung von Schallreizen im Innenohr. HNO 35 (1987) 139–148
24 Lenneberg, E. H.: Biologische Grundlagen der Sprache. Suhrkamp, Frankfurt 1973
25 Pujol, R., M. Eybalin, J.-L. Puel: Recent advances in cochlear neurotransmission. NIPS 10 (1995) 178–183
26 Spoendlin, H.: Innervation densities of the cochlea. Acta Otolaryngol. 73 (1972) 235–248
27 Sataloff, R. T.: Die menschliche Stimme. Spektrum der Wissenschaft 11 (1993) 74–81
28 Zenner, H. P.: Motile responses in outer hair cells. Hear. Res. 22 (1986) 493–497

Sehsystem

U. Eysel

23

23.1 Das Sehen beginnt mit dem Lichteintritt ins Auge

» Elektromagnetische Strahlung mit Wellenlängen von 400 – 750 nm empfinden wir als Licht. Die Lichtstrahlen müssen zur Bildentstehung im Auge gebrochen und auf der Netzhaut scharf abgebildet werden. Dazu trägt die Hornhaut den größten Teil der Brechkraft bei, die Linse ermöglicht zusätzlich durch Änderung ihrer Krümmung die Scharfeinstellung auf verschiedene Entfernungen. Fehlsichtigkeiten (Kurz- und Weitsichtigkeit) beruhen auf Mißverhältnissen zwischen der Brechkraft des Auges und Länge des Augapfels. Die Pupille wirkt als variable Blende, verringert Abbildungsfehler und reguliert den Lichteinfall. Die Form des Auges wird durch den Augeninnendruck aufrechterhalten, der durch Produktion und Abfluß von Kammerwasser bestimmt wird. Tränenflüssigkeit und Lidschlag schützen die Hornhaut vor Austrocknung. «

Die Augen zeichnen sich unter den Sinnesorganen durch größte Reichweite und Adaptationsfähigkeit aus, sie sind durch einen eigenen Bewegungsapparat selbstbeweglich und zielgerichtet. **Elektromagnetische Strahlen** mit Wellenlängen zwischen 400 und 750 nm sind der **adäquate Reiz** für die Photorezeption im Auge. Die zweidimensionale Abbildung auf der Netzhaut ermöglicht eine massive Parallelverarbeitung im nachgeschalteten Nervennetzwerk. Die Netzhaut selbst ist entwicklungsgeschichtlich ein Teil des Zentralnervensystems.

Auf der Netzhaut entsteht ein verkleinertes Bild der Umwelt

Funktionell kann man das Auge aufteilen in den physikalisch optischen Teil (dioptrischer Apparat) und die Rezeptorfläche der Netzhaut, in der die Umsetzung des optischen Reizes in Erregung neuronaler Elemente erfolgt **(Transduktion).** Abb. 23.**1** und 23.**2** zeigen den Aufbau des Auges. Der Augapfel (Bulbus) eines rechten Auges ist horizontal durch den Ort des schärfsten Sehens (Fovea) und den nasal austretenden Sehnerv (N. opticus) geschnitten. Das Licht tritt durch die Kornea ein und erreicht über vordere Augenkammer, Linse und Glaskörper die Netzhaut.

Der dioptrische Apparat entwirft im Auge ein verkleinertes, umgekehrtes Bild. Dabei stellt die scharfe Abbildung auf der Netzhaut hohe Anforderungen an eine genaue Abstimmung zwischen Brechkraft der optischen Medien und Abmessungen des Auges. Bereits eine Abweichung von 0,1 mm stellt einen Fehler dar, der durch Vorsetzen korrigierender Linsen (Brille) ausgeglichen werden muß.

Für die **Abbildung** eines Gegenstandes gilt bei achsennahen Strahlen und Winkeln unter 10° vereinfacht:

$$1/B + 1/G = 1/f$$

Dabei ist B die Bildweite, G die Gegenstandsweite und f die Brennweite, alle in Metern. Bei einem sehr weit entfernten Gegenstand geht 1/G gegen 0, und die Bildweite wird damit gleich der Brennweite. So werden im normalsichtigen, fernakkommodierten Auge parallel einfallende Strahlen in der Bildebene (= Brennebene) auf der Netzhaut fokussiert (Abb. 23.**3 B**).

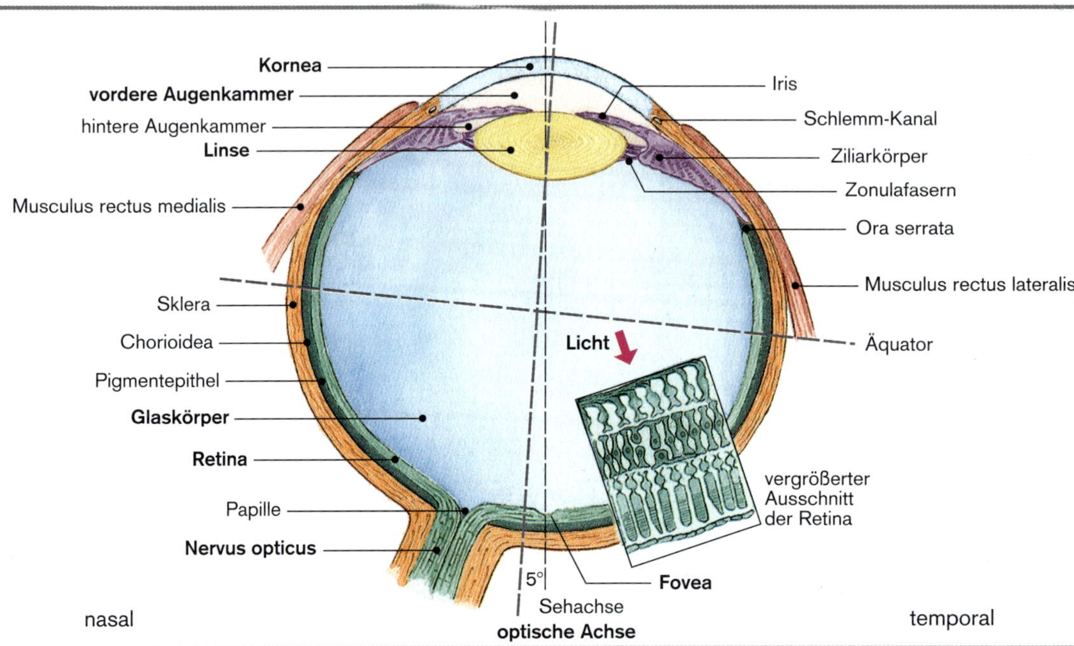

Abb. 23.**1** **Horizontalabschnitt durch das menschliche Auge.** Die Schnittebene verläuft durch die Fovea und den austretenden N. opticus. Die optische Achse des Auges weicht um einen Winkel von 5° von der Sehachse ab. Der vergrößerte Ausschnitt zeigt die Schichten der Netzhaut im Auge mit der lichtabgewandten Orientierung der Photorezeptoren.

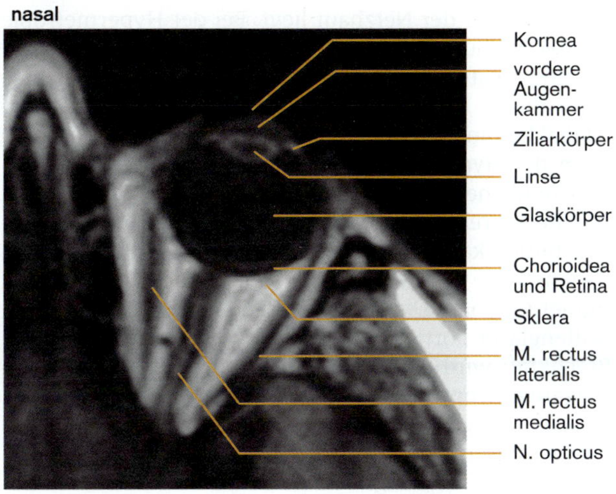

Abb. 23.**2** **Kernspintomographisches Bild des rechten Auges** zum Vergleich mit der schematischen Darstellung in Abb. 23.1 (Aufnahme: Prof. Dr. R. Heckemann).

Der Kehrwert der Brennweite in Metern ergibt den **Brechwert** D einer Linse in Dioptrien (dpt):

$1/f = D\,(dpt)$

Der **Gesamtbrechwert** des fernakkommodierten Auges beträgt **58,9 dpt.** Der größte Teil des Brechwerts wird mit 43 dpt durch die **Kornea** beigetragen, an deren Vorderfläche die Unterschiede der Brechungsindizes (Luft n = 1, Kornea n = 1,376) besonders hoch sind. Weitere **19,5 dpt** steuert die **Linse** bei (mittlerer Brechungsindex n = 1,386), die zwischen Kammerwasser (n = 1,336) und Glaskörper (n = 1,336) eingebettet liegt. Die Differenz zwischen den sich rein additiv ergebenden 62,5 dpt und dem tatsächlichen Gesamtbrechwert des Auges von 58,9 dpt beruht auf der im Sinne einer Zerstreuungslinse wirkenden, konkaven Rückseite der Kornea, die – 3,6 dpt beiträgt.

Anders als bei der Abbildung durch eine einzelne Linse handelt es sich beim **dioptrischen Apparat des Auges** um ein zusammengesetztes optisches System mit mehreren Übergangsflächen und brechenden Medien (Luft-Kornea-Kammerwasser-Linse-Glaskörper). Ein solches System kann man auf **6 Kardinalpunkte** reduzieren (Abb. 23.**3 B**). Die hintere Brennweite (P' – F_p) ist im Auge 22,7 mm. Die Kardinalpunkte und mittlere Maße für das menschliche Auge sind in Abb. 23.**3 C** dargestellt. Gegenstand (G) und Bild (B) liegen in Medien unterschiedlicher optischer Dichte (Abb. 23.**3 A**, mit Brechungsindex $n_2 > n_1$), dabei sind die vorderen und hinteren Brennweiten (Abstand vom Hauptpunkt P zu den Brennpunkten F_a, F_p) nicht gleich. Der für die Berechnung der Abbildung wichtige Knotenpunkt (K') liegt nahe dem hinteren Linsenpol 17 mm vor der Retina und 7,3 mm hinter dem Korneascheitel. Für Strahlen durch die Knotenpunkte gilt, daß der

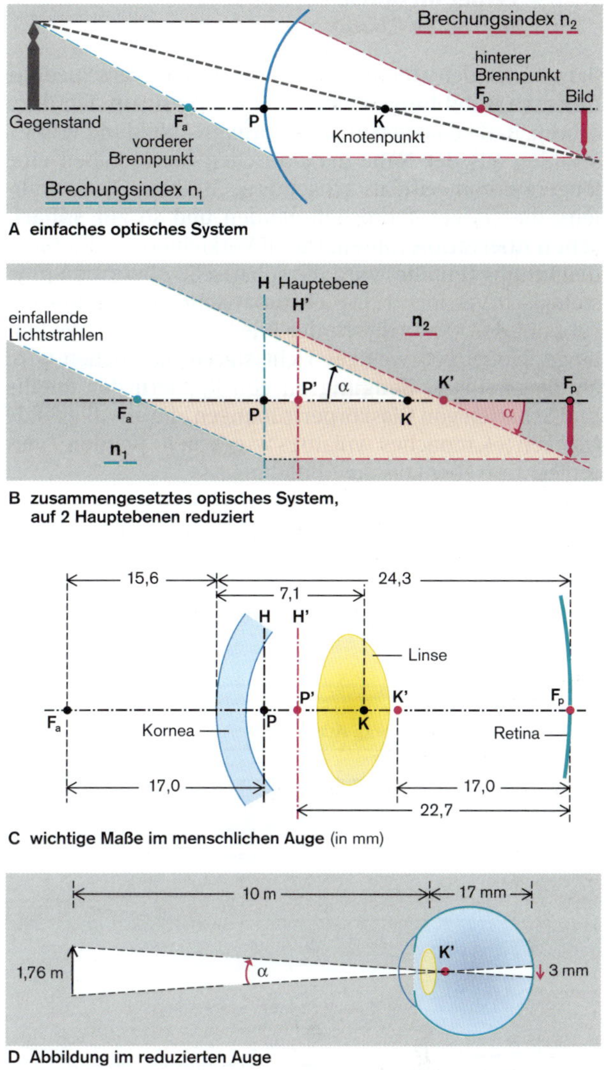

Abb. 23.**3** **Der optische Apparat des Auges. A** Einfaches optisches System. **B** Reduziertes, zusammengesetztes optisches System mit den 6 Kardinalpunkten, Gegenstandsweite = ∞. **C** Mittlere Lage und Maße des reduzierten optischen Systems im menschlichen Auge. **D** Konstruktion der Abbildung im reduzierten Auge (s. Text). F_a = vorderer Brennpunkt, F_p = hinterer Brennpunkt, H = gegenstandseitige Hauptebene (mit Hauptpunkt P), H' = bildseitige Hauptebene (mit Hauptpunkt P'), K = gegenstandseitiger Knotenpunkt, K' = bildseitiger Knotenpunkt, α = Sehwinkel (**B** und **C** nach 9).

gegenstandseitige Winkel α gleich dem bildseitigen Winkel α ist (Abb. 23.**3 B**). Die Größe einer Abbildung auf der Netzhaut kann abgeschätzt werden, wenn man den Abstand von K' zur Netzhaut und den Sehwinkel α kennt (Abb. 23.**3 D**). Wird z. B. ein Mensch von 1,76 m Größe aus 10 m Entfernung betrachtet, beträgt der Sehwinkel α 10° (Gegenkathete zu Ankathete [tg α] ist 1,76 m: 10,0 m = 0,176 = tg 10°). Der Abstand von K' zur Netzhaut und der Winkel von 10° ergibt andererseits die Höhe (x) des Netzhautbildes (x = tg 10° · 17 mm = 3,0 mm). Es folgt, **daß 1° Sehwinkel auf der Netzhaut 0,3 mm = 300 µm** entspricht.

Fehler im optischen Apparat führen zu Abbildungsfehlern

Bei der Bildentstehung im Auge treten verschiedene **optische Abbildungsfehler** auf, die im Prinzip alle dazu führen, daß keine genau punktförmige Abbildung erfolgt. Strahlen aus der Nähe der optischen Achse haben eine längere Brennweite als achsenferne Strahlen (Randstrahlen), die stärker gebrochen werden und so zur **sphärischen Aberration** führen. Durch Verkleinerung der Blendenöffnung (Pupille) wird die sphärische Aberration physiologisch verringert. Die **chromatische Aberration** beruht auf der Abhängigkeit der Brechung von der Wellenlänge, wobei kurzwelliges Licht stärker gebrochen wird als langwelliges. **Beugung** an den Rändern der Pupille und Schatten von Glaskörpertrübungen, die als „fliegende Mücken" („mouches volantes") gesehen werden, verschlechtern ebenfalls die Abbildung.

Refraktionsanomalien führen zu Abweichungen von der Normalsichtigkeit **(Emmetropie)**. Am häufigsten sind **Myopie** („Kurzsichtigkeit"), **Hypermetropie** („Weitsichtigkeit") und **Astigmatismus.** Bei Kurz- und Weitsichtigkeit besteht ein Mißverhältnis zwischen Bulbuslänge und Brennweite des dioptrischen Apparates des Auges. Bei der Myopie ist der Bulbus im Verhältnis zu lang (Abb. 23.**4** oben). Es entsteht ein unscharfes Bild, weil die Bildebene vor der Netzhaut liegt. Bei der Hypermetropie ist der Bulbus zu kurz (Abb. 23.**4** Mitte), und die Abbildung entsteht hinter der Netzhaut. Die Hypermetropie kann durch Erhöhung der Brechkraft des Auges selbst (Nahakkommodation) kompensiert werden, deshalb kann der Hypermetrope – solange seine Refraktionsanomalie kleiner als seine Akkommodationsbreite (s. u.) ist – ohne Korrektur ferne Gegenstände scharf sehen. Demgegenüber kann der Myope zwar sehr nahe liegende Gegenstände scharf abbilden, sieht in der Ferne jedoch immer unscharf. Die Refraktionsanomalien werden durch Brillengläser korrigiert. Die bei Myopie relativ zu starke Brechkraft wird durch Vorsetzen von Zerstreuungslinsen (negative Dioptrienzahl) ausgeglichen (Abb. 23.**4** oben). Die zu niedrige Brechkraft bei Hypermetropie wird durch Sammellinsen mit positiver Brechkraft korrigiert (Abb. 23.**4** Mitte). Der Astigmatismus beruht auf unterschiedlich starker Brechung in verschiedenen Ebenen des dioptrischen Apparates (Abb. 23.**4** unten). Dabei wird ein Punkt nicht punktförmig, sondern als Linie abgebildet. Bereits unter physiologischen Umständen ist die vertikale Krümmung der Hornhaut stärker als die horizontale. Daraus ergibt sich ein **physiologischer Astigmatismus** von bis zu 0,5 dpt. Erreicht der Astigmatismus höhere Werte, so muß er durch zylindrische Korrekturlinsen kompensiert werden (Abb. 23.**4** unten).

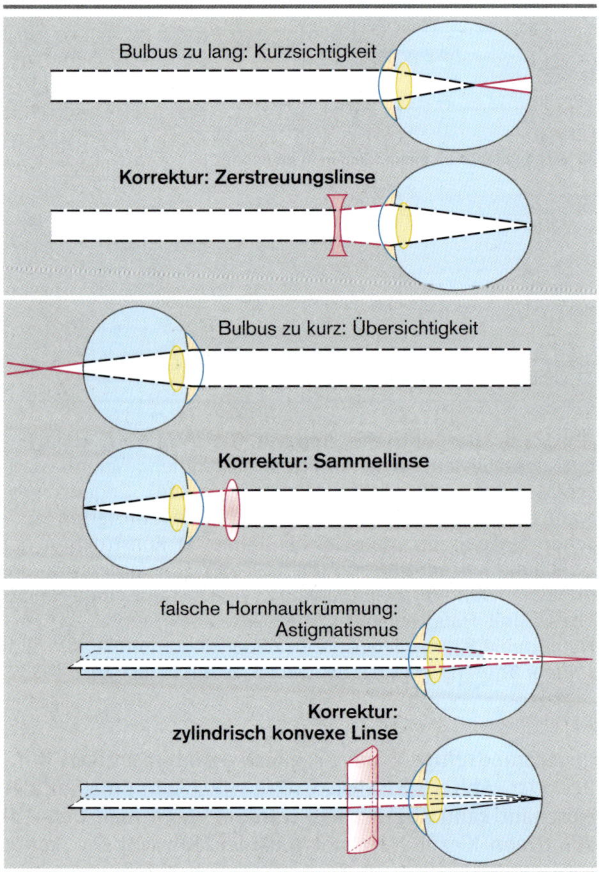

Abb. 23.**4** **Refraktionsanomalien.** Oben: Myopie mit Korrektur durch eine Zerstreuungslinse. Mitte: Hypermetrie mit Korrektur durch eine Sammellinse. Unten: Astigmatismus mit zu schwacher Brechung in der horizontalen Achse und Korrektur durch eine zylindrische, konvexe Linse mit entsprechend stärkerer Brechung in der Horizontalebene.

Bei Geburt liegt eine Hypermetropie vor, die normalerweise in der frühkindlichen Entwicklung durch Bulbuswachstum ausgeglichen wird; das Auge „wächst in Fokus" und wird damit emmetrop. Neben (z. T. auch erblichen) Störungen des Wachstums, die zur Hypermetropie oder Myopie führen, ist nicht auszuschließen, daß häufige und extreme Nahakkommodation auch später noch einen Wachstumsreiz darstellt, der zur Ausprägung einer Myopie führen kann.

Nahe Gegenstände werden durch verstärkte Linsenkrümmung scharf abgebildet

Die Fokussierung von Gegenständen in der Bildebene **(Akkommodation)** erfolgt durch Änderung der Linsenbrechkraft. Aufgrund ihrer Eigenelastizität strebt die Linse eine stärkere Oberflächenkrümmung an, der die Zugkraft der Zonulafasern jedoch entgegenwirkt. Der Faserzug wird durch den Ziliarmuskel reguliert, der hauptsächlich parasympathisch innerviert ist (Kontraktion), aber auch durch sympathische Innervation beeinflußt wird. Kontraktion des Ziliarmuskels führt zur Nahakkommodation, Erschlaffung zur Fernakkommodation. Im Ruhezustand ohne Akkommodationsreiz (z. B. in vollständiger Dunkelheit) ist der Ziliarmuskel leicht kontrahiert, und das Auge eines Normalsichtigen ist auf eine Entfernung von etwa 1 m scharf eingestellt. Bei der **Fernakkommodation** wird der Ziliarmuskel völlig entspannt, dabei übertragen die Zonulafasern die elastischen Kräfte der Sklera und der Chorioidea, die durch die Kammerwasser- und Glaskörperfüllung des Auges aufrechterhalten werden, auf den Linsenrand und flachen die Linse ab (Abb. 23.**5 A**). Bei maximaler Fernakkommodation ist ein

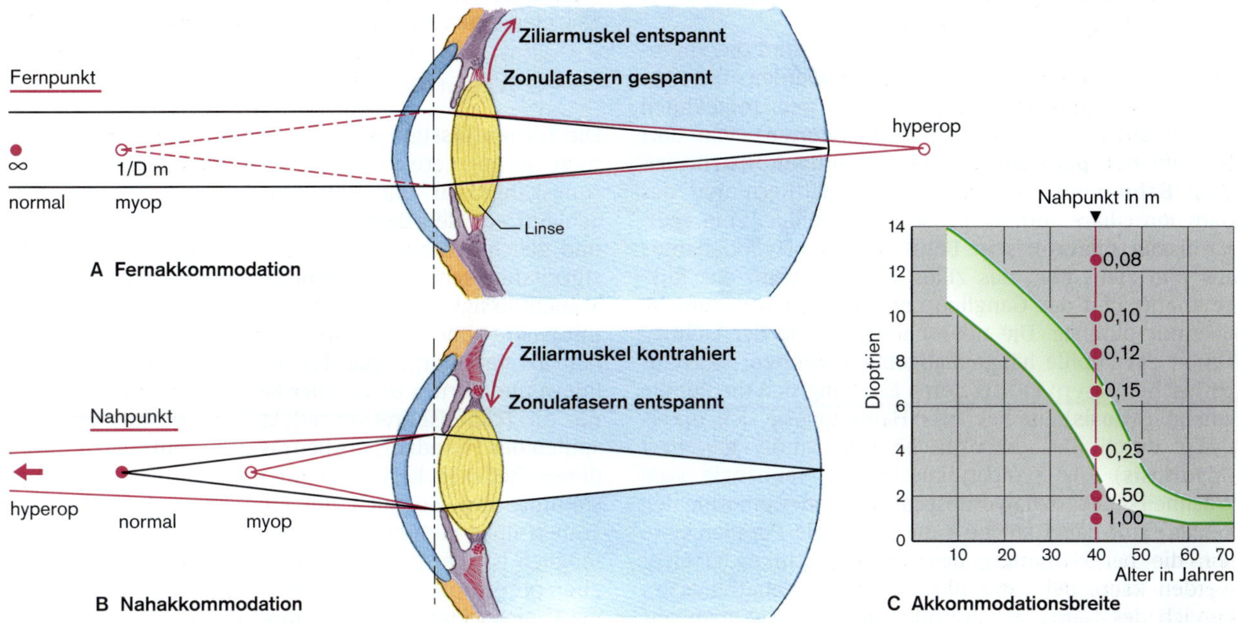

Abb. 23.**5** **Mechanismus der Nah- und Fernakkommodation und Altersabhängigkeit der Akkommodationsbreite.** **A** Fernakkommodation mit Strahlengang für einen Normalsichtigen (schwarz), für einen um D (dpt) Myopen (vor der Hauptebene rote, unterbrochene Linie), für einen Hypermetropen („hyperop", rote durchgezogene Linie hinter der Hauptebene). Fernpunkt beim Normalsichtigen im Unendlichen und beim Myopen 1/D m vor der vorderen Hauptebene. Der Fernpunkt des Hypermetropen liegt „jenseits des Unendlichen", parallel einfallende Strahlen werden hinter der Netzhaut vereinigt. **B** Entsprechende Darstellung bei Nahakkommodation. Die Nahpunkte liegen für Hypermetrope, Emmetrope und Myope bei gleicher Akkommodationsbreite in unterschiedlichen Entfernungen vor dem Auge. **C** Die Akkommodationsbreite in Dioptrien ist mit ihrer Streubreite (grün) über dem Lebensalter aufgetragen. Die entsprechenden Nahpunkte in m sind für den Normalsichtigen (oder vollständig korrigierten Fehlsichtigen) angegeben.

Gegenstand, der sich im **Fernpunkt** befindet, scharf abgebildet. Bei der **Nahakkommodation** kontrahiert sich der Ziliarmuskel, und durch die schließmuskelartige Verkleinerung des Ziliarmuskelringes wird der Zug der Zonulafasern am Linsenrand vermindert (Abb. 23.**5 B**). Die Eigenelastizität der Linse führt zu einer stärkeren Krümmung besonders der **Linsenvorderfläche** (kleinerer Krümmungsradius), verbunden mit einer Brechwerterhöhung. Bei maximaler Nahakkommodation wird ein Gegenstand im **Nahpunkt** scharf gesehen. Das Ausmaß der Brechwerterhöhung wird als **Akkommodationsbreite** (A) ausgedrückt:

$$A\,[\text{dpt}] = D_n\,[\text{dpt}] - D_f\,[\text{dpt}]$$

(dabei ist $D_n = 1/\text{Nahpunkt}\,[\text{m}]$, $D_f = 1/\text{Fernpunkt}\,[\text{m}]$)

Diese in Dioptrien gemessene Differenz der Brechwerte bei Nah- und Fernpunkteinstellung kann beim jugendlichen Auge bis 14 dpt betragen. Das entspricht beim normalsichtigen Auge einem Bereich scharfer Abbildung von 7 cm bis unendlich **(Akkommodationsbereich)**. Bei Refraktionsanomalien treten unterschiedliche Lagen von Fern- und Nahpunkt auf (Abb. 23.**5 A**, **B**), das verändert den Akkommodations**bereich,** jedoch nicht die Akkommodations**breite**.

Mit zunehmendem Alter nimmt die Elastizität des Linsenkerns ab. Dabei verringert sich die Akkommodationsbreite bei über 40jährigen auf unter 3 dpt (Abb. 23.**5 C**). Bei dieser Alterssichtigkeit **(Presbyopie)** liegt der Nahpunkt bei 33 cm oder noch weiter entfernt, und müheloses Lesen von Kleingedrucktem ist nicht mehr möglich. Zur Unterstützung der Nahakkommodation werden Lesebrillen mit Sammellinsen verwendet, die den Nahpunkt wieder in den Bereich von 25 cm bringen.

Die Pupille reguliert den Lichteinfall ins Auge

Die Iris stellt eine Blende dar, die Blendenöffnung ist die Pupille. Helligkeitszunahme führt zur Verkleinerung der Pupille im Sinne einer Konstanterhaltung der Leuchtdichte auf der Netzhaut. Dieser **Pupillenreflex** ermöglicht auch einen relativ schnellen Schutz vor Blendung (die Verkleinerung beginnt nach 0,2 – 0,5 s und dauert je nach Größe des Helligkeitssprunges zwischen 0,5 und über 1 s). Die ins Auge eintretende Lichtmenge hängt linear von der Pupillenfläche (πr^2) und damit quadratisch vom Radius ab. Bei Verminderung des Pupillendurchmessers von 7,5 auf 1,5 mm nimmt die einfallende Lichtmenge demzufolge um den Faktor 25 ab. Bei Beleuchtung nur eines Auges verengt sich nicht nur die beleuchtete Pupille **(direkte Lichtreaktion)**, sondern auch die Pupille des anderen Auges **(konsensuelle Lichtreaktion)**. Bei der **Naheinstellungsreaktion** verringert sich die Pupillenweite gekoppelt mit Nahakkommodation und Konvergenzreaktion. Dabei bedingt die geringere Pupillenweite eine Erhöhung der Tiefenschärfe.

Die Rezeptoren für den Pupillenreflex sind die Photorezeptoren der Netzhaut. Die Signale werden über Abzweigungen aus dem Tractus opticus zur prätektalen Region fortgeleitet (tonische Reizantworten). Von dort verläuft eine **parasympathische, pupillenkonstriktorische Bahn** über den Edinger-Westphal-Kern und das Ganglion ciliare zum M. constrictor pupillae. Eine **sympathische, dilatatorische Bahn** geht vom Hypothalamus aus und zieht über das ziliospinale Zentrum des Rükkenmarks und das Ganglion cervicale superius zum M. dilatator pupillae. Die neuronale Kontrolle der Lichtreaktion der Pupille hängt maßgeblich von den parasympathischen Fasern ab, bei deren Erregung sich die Pupille verengt **(Miosis)** und bei deren Hemmung sie sich, unterstützt durch die sympathische Innervation, erweitert **(Mydriasis)**. Die Sympathikuserregung (abhängig vom Wachheitsgrad sowie von psychischen oder emotionalen Reizen) gibt dabei zugleich die maximale Pupillenweite vor, die bei Hemmung des Parasympathikus erreicht werden kann. Bei einer Blockade des Sympathikus im Bereich des Ganglion cervicale superius, von dem aus auch die Öffnung der Lidspalte innerviert wird, tritt das **Horner-Syndrom** auf, das mit einer Verengung von Pupille und Lidspalte (Ptosis) einhergeht. Der Pupillenreflex bleibt dabei jedoch erhalten.

Eine wichtige klinische Rolle spielt die Pupillenreaktion für die objektive Prüfung der afferenten Leitung im ersten Abschnitt der Sehbahn vom Auge bis zum Zwischenhirn und für die Beurteilung von Narkosestadien oder der Tiefe einer Bewußtlosigkeit.

Das Kammerwasser baut den Augeninnendruck auf

Das Kammerwasser wird im Bereich der hinteren Augenkammer in den Epithelzellen des Ziliarkörpers gebildet und tritt durch die Pupille in die vordere Augenkammer über, wo es im Kammerwinkel durch das Trabekelwerk und den *Schlemm-Kanal* in den intra- und episkleralen Venenplexus abfließt. Wenn sich Produktion und Abfluß (etwa 2 mm^3/min) die Waage halten, besteht ein konstanter **Augeninnendruck.** Er kann mit einem **Tonometer** festgestellt werden, dessen Funktionsprinzip auf der Messung der Verformbarkeit des Auges beruht. Dazu wird bei der Applanationstonometrie die Kraft gemessen, die aufgewendet werden muß, um eine definierte Korneafläche abzuflachen; oder bei der Impressionstonometrie wird der Grad der Korneaeindellung bei Aufsetzen eines Stiftes (definierter Druck) ermittelt. Normale Augeninnendruckwerte liegen zwischen 10 und 20 mmHg (1,33 – 2,66 kPa). Ist der Augeninnendruck pathologisch erhöht, kann dadurch der Sehnerv geschädigt werden, und man spricht von einem **Glaukom.** Eine Behinderung des Abflusses durch eine Verlegung des Kammerwinkels **(Winkelblockglaukom)** kann zu einem **akuten Glaukomanfall** führen. Anders als das durch Anfälle gekennzeichnete akute Glaukom verläuft das **chronische Offenwinkelglaukom** (Glaucoma simplex) schleichend. Hier ist der Abflußwiderstand im Trabekelwerk andauernd erhöht, und der N. opticus wird durch langzeitige Augeninnendruckerhöhung an seinem Austrittsort geschädigt. Es treten typische Gesichtsfeldausfälle auf (S. 600).

Tränen bilden einen Schutzfilm für das Auge

Die **Tränenflüssigkeit** wird von den Tränendrüsen sezerniert (je Auge etwa 1 ml/Tag), tritt durch deren Ausführungsgänge aus und wird durch Lidschläge mit dem Schleim aus den Becherzellen der Bindehaut vermischt und gleichmäßig verteilt. Der entstehende, dünne Flüssigkeitsfilm schützt die Kornea vor dem Austrocknen. Die Tränenflüssigkeit ist leicht hyperton (salziger Geschmack) mit einem höheren Kalium- und niedrigerem Natriumgehalt als das Blutplasma. Fremdkörper zwischen Augenlidern und Kornea regen über Rezeptoren des N. trigeminus die **Tränensekretion** reflektorisch an, was zum Ausspülen des Fremdkörpers beiträgt. Die zentralen Neurone dieses Reflexes liegen im pontinen Bereich des Hirnstamms, von wo auch die emotionale Auslösung der Tränen über Verbindungen mit dem limbischen System möglich ist. Der pontine Hirnstamm innerviert das Ganglion pterygopalatinum, dessen parasympathische Fasern die Tränensekretion an den Tränendrüsen auslösen.

23.2 Die Photorezeptoren der Netzhaut setzen die optische Abbildung in ein Erregungsmuster um

» Mit dem Augenspiegel kann man durch die Pupille den Augenhintergrund beobachten. Sichtbar sind die Netzhaut mit der Blutversorgung der inneren Schichten, die Fovea und der Austritt des Sehnervs. Mikroskopisch lassen sich in der Netzhaut Photorezeptoren (Stäbchen und Zapfen) und vier nachgeschaltete Nervenzellklassen sowie Stützzellen und Pigmentepithel auflösen. Stäbchen und Zapfen enthalten verschiedene Sehfarbstoffe, deren Anregung durch Licht durch Vermittlung intrazellulärer Überträgersysteme den Erregungsvorgang einleitet. Die Menge an verfügbarem Sehfarbstoff bestimmt maßgeblich die Lichtempfindlichkeit bei der Dunkelanpassung. «

Die Ophthalmoskopie macht den Augenhintergrund sichtbar

Die Untersuchung des Augenhintergrundes (Fundus oculi) mit dem Augenspiegel wird **Ophthalmoskopie** genannt. Bei der **direkten Ophthalmoskopie** blickt der Untersucher fernakkommodiert direkt in das Patientenauge (Abb. 23.**6B**) und sieht ein ca. 16fach vergrößertes, aufrechtes Bild eines kleinen Fundusausschnitts. Bei der **indirekten Ophthalmoskopie** wird eine Lupe (+ 15 dpt) am ausgestreckten Arm vor das Patientenauge gehalten; auf diese Weise sieht man einen größeren Ausschnitt des Augenhintergrundes im umgekehrten Bild bei geringerer Vergrößerung (ca. 4fach, Abb. 23.**6C**). Nasal fällt in der rötlichen Netzhaut (Abb. 23.**6A**) der blaßgelbe Bereich der **Papilla nervi optici** auf, wo der Sehnerv das Auge verläßt und die Gefäße (A. und V. centralis retinae) ein- und austreten. Temporal der Papille liegt die Fovea centralis inmitten eines gefäßfreien Bezirks mit stärkerer Pigmentierung (der Macula lutea). Die sichtbaren **Netz-**

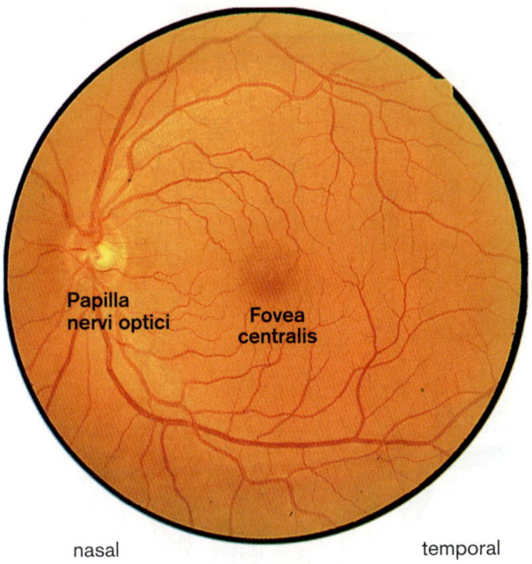

A Augenhintergrund eines linken Auges

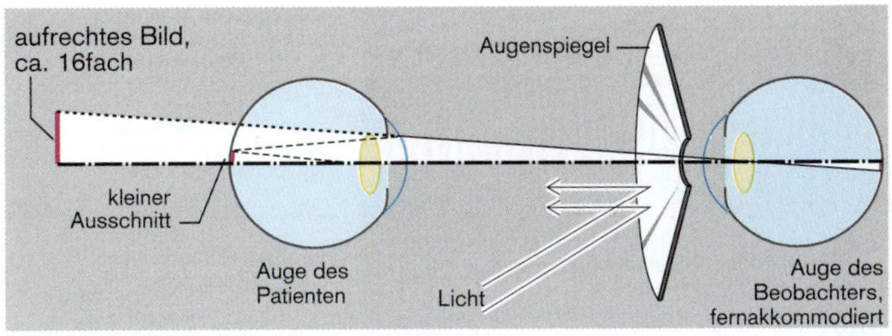

B Schema der direkten Ophthalmoskopie

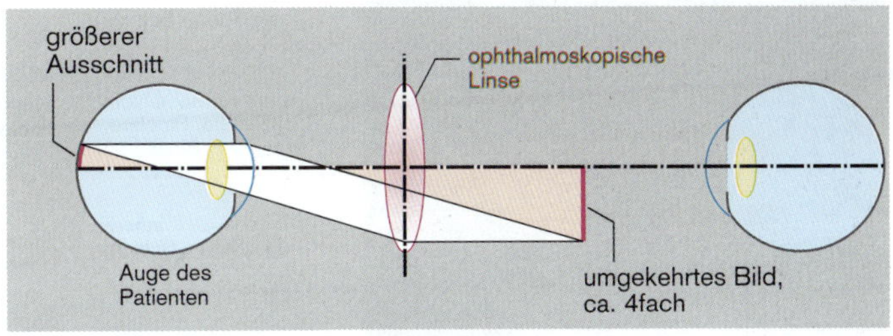

C Schema der indirekten Ophthalmoskopie

Abb. 23.**6** **Augenhintergrund und Grundlagen der Ophthalmoskopie.** **A** Photographie eines normalen, linken Augenhintergrundes (Fundusphotographie: Prof. Dr. F. Grehn). Erheblich größerer Ausschnitt (50°) als im Bildfeld des Augenspiegels sichtbar. In der Mitte erkennt man die pigmentierte Macula lutea, in deren Bereich sich die Fovea centralis befindet, links (nasal) die Papilla n. optici mit aus- und eintretenden Gefäßen (Arterien hellrot, Venen dunkelrot). **B** Direkte Ophthalmoskopie. Konstruktion des 16fach vergrößerten, aufrechten Bildes vom Augenhintergrund des Patientenauges im Beobachterauge. **C** Indirekte Ophthalmoskopie. Die ophthalmoskopische Linse (15 dpt) wird in Arbeitsentfernung vor das Beobachterauge gehalten. Es entsteht ein reelles, umgekehrtes Bild (nach 24).

hautarterien versorgen die inneren zwei Drittel der Netzhaut, die direkt unter den Gefäßen liegen. Das äußere Drittel der Netzhaut wird durch Diffusion aus dem **Chorioidalkreislauf** versorgt. Entsprechend unterscheiden sich die Schädigungen der Netzhaut bei Zentralarterienverschluß (Degeneration der inneren Netzhautschichten bei erhaltener Rezeptorschicht) von der bei Netzhautablösung (Degeneration der nach außen zur Chorioidea weisenden Rezeptorschicht und primär überlebende innere Schichten).

Die Netzhaut enthält Sinneszellen, Nervenzellen und Gliazellen

Die Netzhaut hat eine mittlere Dicke von etwa 200 µm und besteht aus einem vielschichtigen neuronalen Netzwerk mit Stütz- und Pigmentepithelzellen (Abb. 23.**7**). Das Pigmentepithel und die Rezeptoren liegen außen im Anschluß an die Chorioidea. Überraschenderweise trifft das Licht die Netzhaut von innen an der den Rezeptoren abgewandten, an den Glaskörper anschließenden Seite. Von außen nach innen sehen wir folgende Schichten: **Pigmentepithelzellen, Photorezeptorzellen** (Zapfen und Stäbchen), **Horizontalzellen, Bipolarzellen, amakrine Zellen** und **Ganglienzellen.** Die Axone der Ganglienzellen bilden den N. opticus.

Direkte synaptische Verbindungen bestehen von den Zapfen über die On- und Off-Bipolarzellen zu den Ganglienzellen, von denen aus die Signale über die Fasern des N. opticus zentralwärts geleitet werden (Abb. 23.**8**). Die Stäbchen sind über stäbchenamakrine Zellen mit den Zapfenbipolarzellen verbunden. Anatomisch bilden die Kerne der Rezeptorzellen die äußere Körnerschicht, die Bipolar-, Horizontal- und amakrinen Zellen die innere Körnerschicht und die Ganglienzellen die nach ihnen benannte Ganglienzellschicht. Zwei laterale Interneuronsysteme ermöglichen eine Modulation und Weiterverarbeitung der Signale schon innerhalb der Netzhaut, die Horizontalzellen mit Synapsen im Bereich der äußeren plexiformen Schicht und die amakrinen Zellen mit Synapsen im Bereich der inneren plexiformen Schicht. Die Horizontalzellen bieten die Möglichkeit zur horizontalen Ausbreitung von Hemmung und zur Rückkopplung des Signalflusses auf die Photorezeptoren. Die amakrinen Zellen weisen einen besonders großen Typenreichtum auf und wirken in der Regel ebenfalls hemmend. Die Gliazellen der Retina (Müller-Zellen) erstrecken sich durch alle retinalen Schichten.

Es gibt zwei Arten von Photorezeptoren

In jedem Auge finden wir etwa 110 Millionen Stäbchen und 6 Millionen Zapfen, die auf 1 Million Ganglienzellen (und ebenso viele Fasern im N. opticus) konvergieren. Stäbchen und Zapfen haben einen typischen Aufbau, mit einem Außenglied, das über ein dünnes Zilium mit dem Innenglied des Photorezeptors verbunden ist (Abb. 23.**8**). In den Netzhautbezirken größter Rezeptordichte (foveal

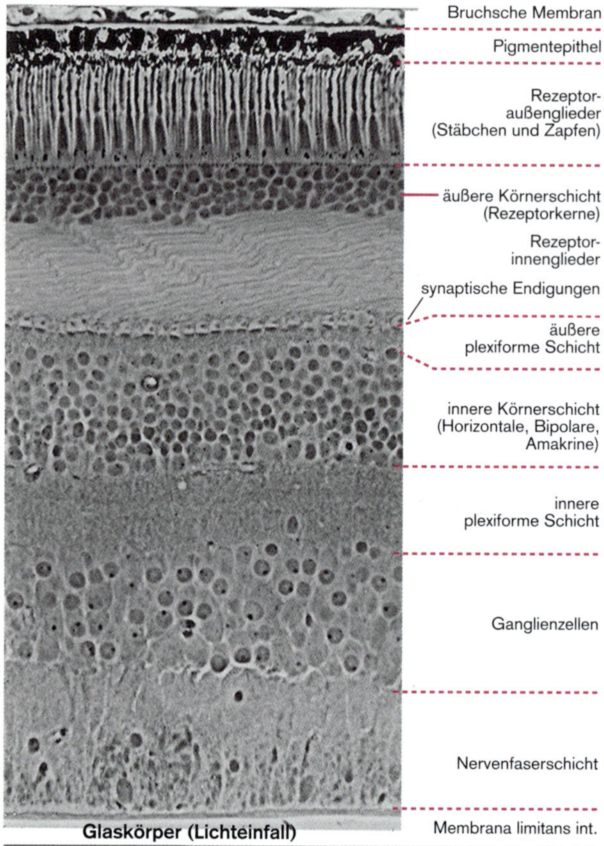

Abb. 23.7 **Histologisches Bild eines Querschnitts durch die menschliche Netzhaut** (von Prof. B. Boycott; zum Vergleich Abb. 23.8). Einfallsrichtung des Lichts von der Glaskörperseite aus (unten).

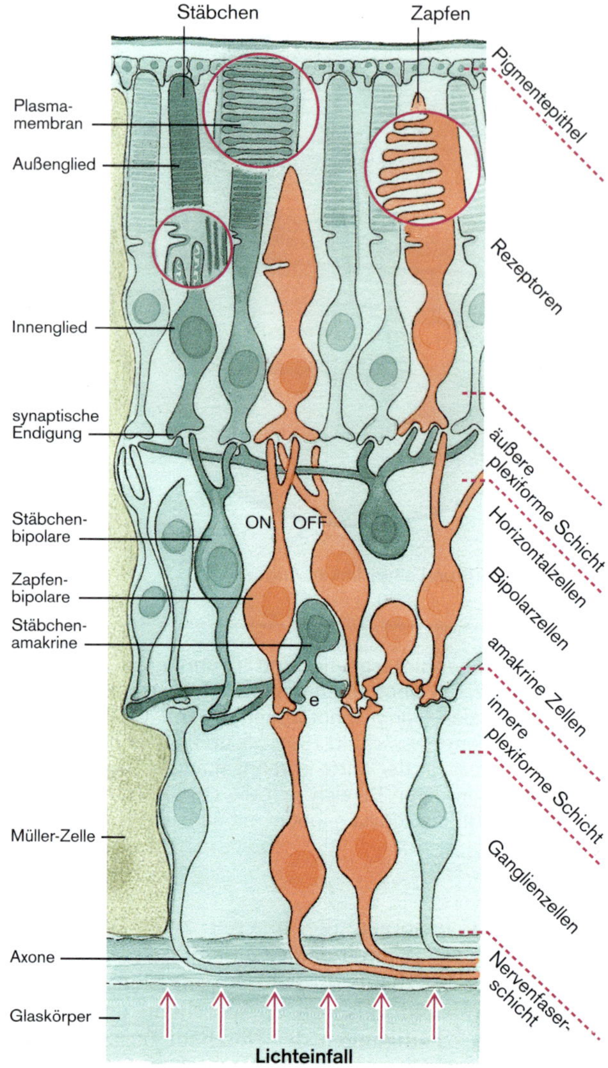

Abb. 23.8 **Schematische Darstellung der Netzhautzellen mit synaptischen Verbindungen.** Der Übergang vom Außen- zum Innenglied und die homologen Strukturbestandteile der Zapfen und Stäbchen sind durch Vergrößerung im oberen Bildteil herausgehoben. Zapfen und Stäbchen sind auf unterschiedlichen Wegen über Zapfenbipolarzellen oder stäbchenbipolare und stäbchenamakrine Zellen mit denselben Ganglienzellen verbunden. Zwischen stäbchenamakriner Zelle und On-Bipolarzelle befindet sich, abweichend von allen anderen Synapsen in der Netzhaut, eine elektrische Synapse (e). Die Glia (Müller-Zelle) erstreckt sich über alle Netzhautschichten (nach 15).

für Zapfen, parafoveal für Stäbchen) beträgt der Zapfendurchmesser etwa 2 µm, der Stäbchendurchmesser etwa 3 µm. In den Stäbchenaußengliedern liegen etwa 1000 Membranscheibchen geldrollenförmig angeordnet. Bei den Zapfen sind die entsprechenden Strukturen Membraneinfaltungen im Außenglied.

In der Scheibchenmembran findet man den Sehfarbstoff der Stäbchen, das Rhodopsin. Dies besteht aus dem Glykoprotein Opsin und einer chromophoren Gruppe, dem 11-cis-Retinal, einem Aldehyd des Vitamins A_1. In den Membraneinfaltungen der Zapfen findet man die Zapfensehfarbstoffe, die sich durch andere Glykoproteine auszeichnen.

Die **Rezeptoraußenglieder** unterliegen einer fortwährenden Erneuerung. Die Rezeptorscheibchen wandern von der Basis zur Spitze, wo sie schließlich abgestoßen werden. Die retinalen Pigmentepithelzellen phagozytieren die abgestoßenen Membranscheiben. Dabei erfolgt die Phagozytose für die Stäbchen durch Helligkeit ausgelöst morgens, für die Zapfen bei Dunkelheit in den Abendstunden. Beim Krankheitsbild der **Retinitis pigmentosa** ist die phagozytotische Aktivität des Pigmentepithels gestört, was schließlich zu einer Zerstörung der Photorezeptoren führt.

Die Photorezeptoren übersetzen den Lichtreiz in eine Änderung ihres Membranpotentials

Beim **Phototransduktionsprozeß** an den Stäbchen werden Lichtquanten von der chromophoren Gruppe des Rhodopsins absorbiert (Absorptionsmaximum bei 500 nm, Abb. 23.**28**, S. 608) und bewirken innerhalb weniger Pikosekunden die Stereoisomerisation des Retinals von der 11-cis- zur All-trans-Form. Es folgen Veränderungen des Rhodopsins über mehrere, schnelle Zwischenprodukte (Prälumirhodopsin, Lumirhodopsin, Metarhodopsin I) im Millisekundenbereich zum Metarhodopsin II. Auf diese Konformationsänderung des Rhodopsins folgt eine **Verminderung der Permeabilität** der äußeren Stäbchenmembran für Natrium- und Calciumionen. So führt im Gegensatz zu allen anderen Rezeptoren die Erregung durch den adäquaten Reiz beim Photorezeptor zu einer **Hyperpolarisation** (von – 30 auf – 70 mV bei maximaler Reizung). Als Folge wird vermindert Transmitter an den Synapsen der Photorezeptoren abgegeben. Während die etwa 10^9 Rhodopsinmoleküle in monomolekularen Schichten vorwiegend in den Scheibchen lokalisiert sind, findet die Veränderung der Membranleitfähigkeit an der Stäbchenaußenmembran statt. Als intrazellulärer Überträgerstoff wirkt dabei das zyklische Guanosinmonophosphat **(cGMP) als „second messenger"** (Abb. 23.**9**). Das cGMP hält Natrium-Calcium-Kanäle in der Membran der Außenglieder im Dunklen offen **(Dunkelstrom,** Abb. 23.**9 A**) und bedingt damit die Depolarisation in Ruhe (deshalb ist das Ruhemembranpotential der Photorezeptoren weniger negativ als bei anderen Sinnes- oder Nervenzellen). Nach Belichtung (Abb. 23.**9 B**) induziert das aktivierte Rhodopsin (R* = Metarhodopsin II) mit GTP die Aktivierung von Transducin (einem G-Protein aus der Scheibchenmembran), das eine Phosphodiesterase (PDE) aktiviert und die Hydrolyse von cGMP zu 5'GMP einleitet. Diese Signalkaskade beinhaltet eine etwa 10^6fache Verstärkerfunktion, die die besondere Empfindlichkeit der Phototransduktion erklärt. Ein Molekül R* aktiviert rund 500 G-Proteine (Transducine), die je ein PDE-Molekül aktivieren, das jedoch seinerseits wieder etwa 2000 cGMP-Moleküle hydrolysieren kann. Die durch Lichteinfall verminderte Konzentration von cGMP führt zur **Schließung der Na^+-Ca^{2+}-Kanäle** in der **Stäbchenmembran** und damit zur **Hyperpolarisation.** Eine Na^+-Ca^{2+}-Austauschpumpe in der Plasmamembran verringert nun die Ca^{2+}-Konzentration im Zytoplasma. Da Ca^{2+} die enzymatische Synthese von cGMP hemmt, wird damit die Produktion von cGMP erhöht; so kommt es wieder zur Öffnung der Na^+-Ca^{2+}-Kanäle, zur Depolarisation und zur Rückkehr zum Ruhestand der Photorezeptormembran. All-trans-Retinal und Opsin liegen nach dem Phototransduktionsprozeß getrennt und inaktiv vor.

Ähnliche Vorgänge spielen sich an den Membraneinfaltungen der Zapfenaußensegmente ab, wobei 11-cis-Retinal wie bei den Stäbchen als lichtabsorbierendes Molekül und **„Zapfenopsin"** als Protein beteiligt sind. Im

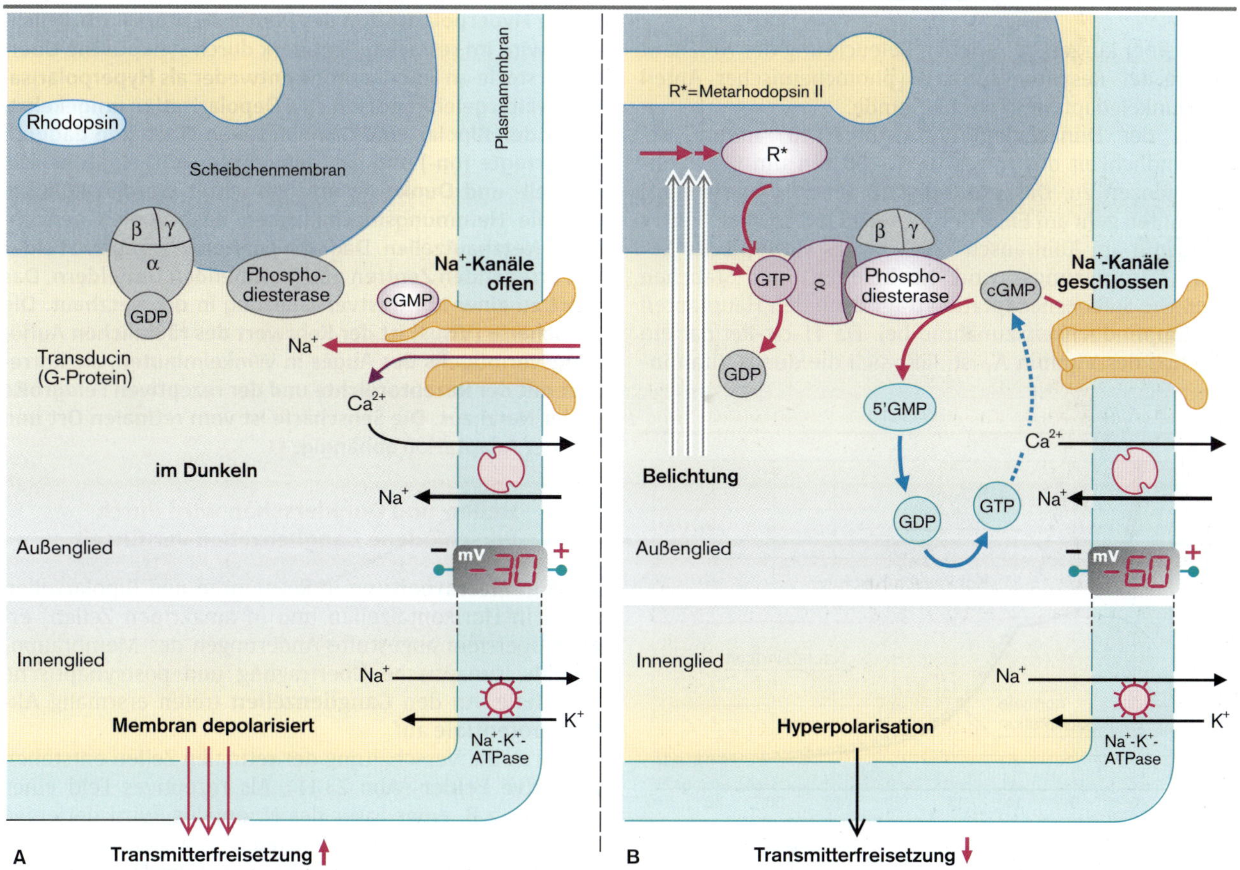

Abb. 23.**9** **Phototransduktion.** Wirkungsmechanismus des zyklischen Guanosinmonophosphats (cGMP) am Na^+-Ca^{2+}-Kanal im Außenglied eines Stäbchens im Dunkeln (**A**) und bei Belichtung (**B**). Rhodopsin, Transducin und die Phosphodiesterase befinden sich in der Scheibchenmembran. Die Membran des Außenglieds enthält eine Na^+-Ca^{2+}-Austauschpumpe, die Membran des Innenglieds die Na^+-K^+-ATPase. 5'GMP = 5'Guanosinmonophosphat, GDP = Guanosindiphosphat, GTP = Guanosintriphosphat (nach 20).

Vergleich zu den Stäbchen antworten die Zapfen schneller, jedoch mit geringerer Empfindlichkeit. Es gibt drei verschiedene Zapfentypen mit jeweils verschiedenen Arten Zapfenopsin, wodurch verschiedene Absorptionsmaxima bei 420 nm, 535 nm und 565 nm entstehen (Abb. 23.**28**, S. 619, mittleres Absorptionsmaximum bei 555 nm). Zerfall und Resynthese der Zapfenpigmente verlaufen schneller als beim Rhodopsin.

Netzhautfunktionen passen sich an die Helligkeit an

Das All-trans-Retinal muß in die 11-cis-Form zurückgeführt werden, um erneut für die Photoreaktion zur Verfügung zu stehen. Im Pigmentepithel der Netzhaut wird das All-trans-Retinal zu All-trans-Retinol (Vitamin A) reduziert, in die 11-cis-Form überführt und steht dann als Ester wieder zur Bildung von 11-cis-Retinal zur Verfügung. Bei der **photochemischen Adaptation** verschiebt starker Lichteinfall das Gleichgewicht weit auf die Seite des nicht lichtempfindlichen All-trans-Retinals, während längerer Aufenthalt im Dunkeln zu einem Überwiegen der 11-cis-Form und damit zu einer hohen Photosensibilität der Stäbchen führt.

$$\text{All-trans-Retinal} \underset{\text{dunkel}}{\overset{\text{hell}}{\rightleftharpoons}} \text{11-cis-Retinal}$$

Nach einer kurzen, sehr hellen Beleuchtung der Netzhaut dauert der Resyntheseprozeß (photochemischer Anteil der Dunkeladaptation) über 1 Stunde.

Bei der Dunkeladaptation (Abb. 23.**10**) nimmt die Empfindlichkeit des Auges in 30–50 min um 6–7 Zehnerpotenzen zu. Das **photopische Sehen (Tagessehen)** der Zapfen geht am Ende der Zapfenadaptation nach etwa 8–10 min am Kohlrausch-Knick in das **skotopische Sehen (Dämmerungs- und Nachtsehen)** der Stäbchen über. Die Stäbchenadaptation trägt dann den Hauptanteil zur Empfindlichkeitszunahme bei. Da 11-cis-Retinal ein Aldehyd des Vitamin A_1 ist, läßt sich die durch Vitamin-A-Mangel bedingte Nachtblindheit erklären. Durch die unterschiedlichen Absorptionsmaxima der Zapfenpigmente (555 nm) und des Stäbchenpigments (500 nm) ergibt sich bei der Dunkeladaptation eine Empfindlichkeitsverschiebung zum kurzwelligeren Lichtbereich hin (Purkinje-Verschiebung).

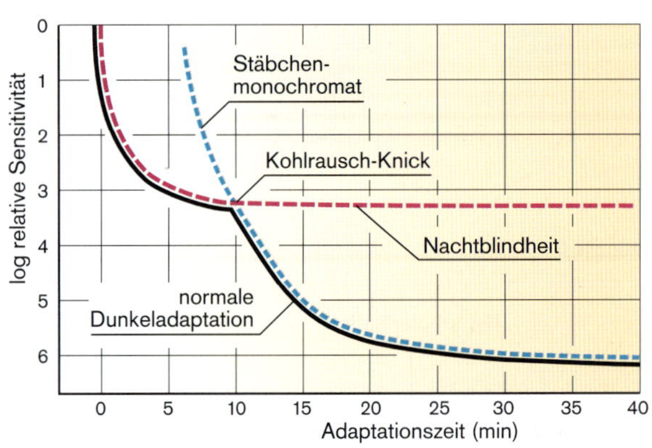

Abb. 23.**10** **Dunkeladaptation.** Normale Dunkeladaptationskurve (schwarz), Verlauf bei Nachtblindheit (rote unterbrochene Linie) und beim Stäbchenmonochromaten (blaue gepunktete Linie). In Abwesenheit der Zapfen verläuft die Dunkeladaptation schneller, der Beginn der Messungen liegt in diesem Fall bei t = 6 min.

Neben der photochemischen Komponente tragen auch **neuronale Komponenten zur Adaptation** bei. Die bereits beschriebene **Pupillenreaktion** wirkt als schnellerer Schutz gegen Blendung bei Helladaptation. Die **Umschaltung vom Zapfen- auf das Stäbchensehen** ist ein weiterer neuronaler Mechanismus. Beim photopischen Sehen wird das Stäbchensystem durch das Zapfensystem unterdrückt. Dies geschieht durch einen Typ dopaminerger, amakriner Zellen, die Erregung aus dem Zapfensystem erhalten und bei Tagessehen die Stäbchenamakrinen (S. 595) hemmen und damit die Fortleitung der Stäbchenantwort unterbrechen. Eine weitere neuronale Komponente der Dunkeladaptation ist die Zunahme der erregenden Konvergenz im rezeptiven Feld (S. 596).

23.3 In der Netzhaut erfolgt eine komplexe, neuronale Weiterverarbeitung der Rezeptorerregung

» Die Hyperpolarisation des Photorezeptors nach Belichtung wird im retinalen Netzwerk durch synaptische Überträgerstoffe an Folgeneurone entweder als Hyperpolarisation weitergeleitet oder in eine Depolarisation umgekehrt. Unter den Bipolar- und Ganglienzellen entstehen dadurch lichterregte (on-) und lichtgehemmte (off-) Neurone, die als Hell- und Dunkelsystem betrachtet werden können. Laterale Hemmungsmechanismen beeinflussen benachbarte Netzhautzellen. Dadurch entstehen rezeptive Felder mit erregenden Zentren und hemmenden Umfeldern. Das führt zu einer Kontrastverschärfung in der Netzhaut. Die Sehschärfe (Visus) ist der Kehrwert des räumlichen Auflösungsvermögens des Auges in Winkelminuten, sie korreliert mit der Rezeptordichte und der rezeptiven Feldgröße in der Netzhaut. Die Sehschärfe ist vom retinalen Ort und von der Adaptation abhängig. «

Heller- und Dunklersehen wird durch verschiedene Ganglienzellen vermittelt

Die **Signalverarbeitung** in Rezeptoren und Bipolarzellen (auch in Horizontalzellen und in amakrinen Zellen) erfolgt über fein abgestufte Änderungen des Membranpotentials, synaptische Übertragung und postsynaptische Potentiale. An den **Ganglienzellen** treten erstmalig **Aktionspotentiale** auf.

Durch die Verschaltung der retinalen Zellen entstehen **rezeptive Felder** (Abb. 23.**11**). Als rezeptives Feld eines Neurons, z. B. einer Faser des N. opticus, wird derjenige Bereich der Netzhaut bezeichnet, von dem aus seine Aktivität beeinflußt werden kann. Auf der Netzhaut entspricht das der Photorezeptorenfläche, die mit der Zelle verbunden ist. Entsprechend dieser Definition gibt es rezeptive Felder bei Bipolarzellen ebenso wie bei Ganglienzellen. Die rezeptiven Felder der Ganglienzellen bestehen aus einem Zentrum und einem Umfeld.

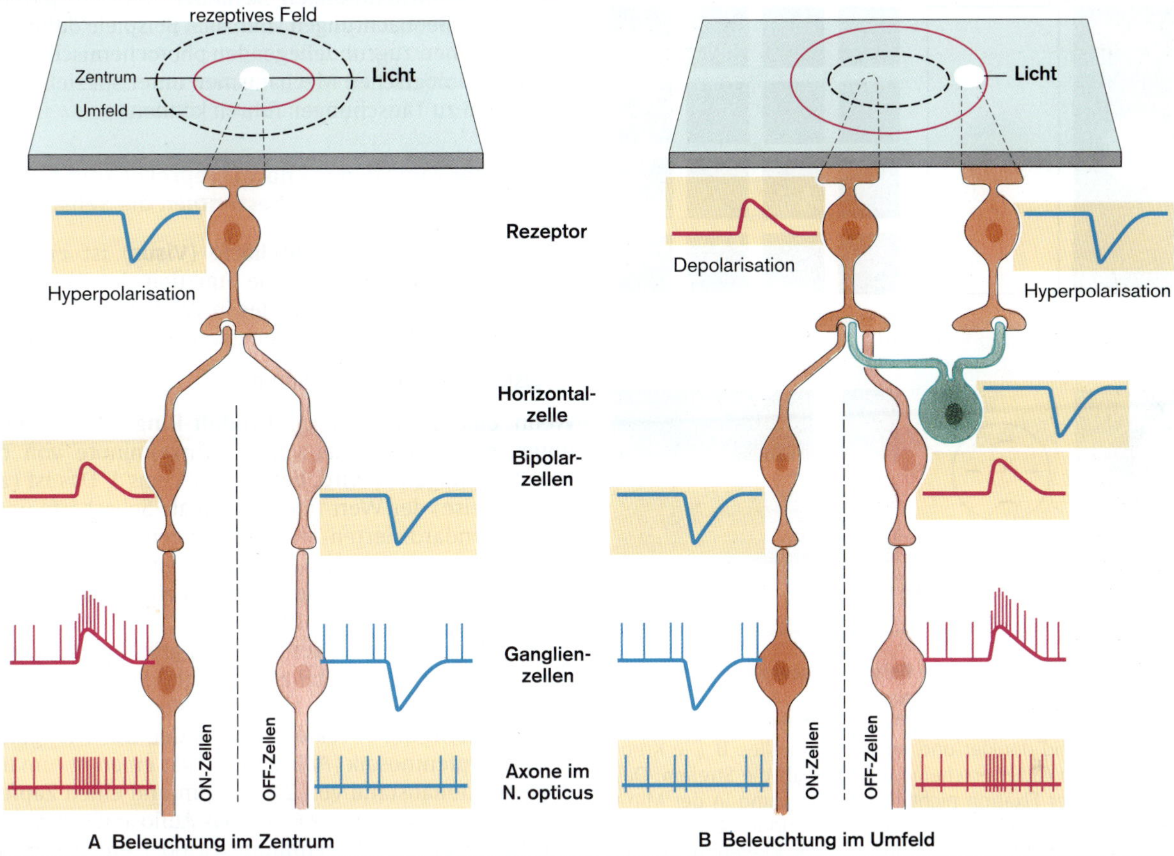

Abb. 23.**11** **On- und Off-Zentrum-Antworten im retinalen Netzwerk und Verschaltung des antagonistischen Umfeldes.** **A** Oben ist das rezeptive Feld mit Zentrum und Umfeld auf der Netzhaut dargestellt. Der Photorezeptor hyperpolarisiert bei Licht im Zentrum. Die invaginierte, hemmende Synapse zur On-Bipolarzelle invertiert das Signal. **B** Licht im Umfeld wirkt auf den Photorezeptor im Zentrum über die laterale Horizontalzellverschaltung hemmend; das Signal wird invertiert und führt zu einer Depolarisation am Photorezeptor, die im On-Kanal hemmend, im Off-Kanal erregend wirkt (nach 15).

On-Zentrum- und **Off-Zentrum-Zellen** bilden zwei getrennte Systeme für die Hell- und Dunkelwahrnehmung bei gegebener Adaptation. Abb. 23.**11 A** zeigt, wie auf dem Weg zwischen Zapfen und Ganglienzellen (Abb. 23.**8**) die On- und Off-Zentrum-Eigenschaften entstehen. Der durch den Dunkelstrom ausgelöste, kontinuierliche Transmitterfluß vom Photorezeptor zur Bipolarzelle wird durch Lichtreize moduliert. Erregende Synapsen geben die Membranpotentialänderungen gleichsinnig weiter, hemmende Synapsen kehren sie um. Die **Lichthemmung der Off-Zentrum-Ganglienzellen** folgt aus der Hyperpolarisation der Photorezeptoren unter Lichteinfluß, die direkt als verminderte Erregung auf die Off-Zentrum-Bipolarzellen übertragen und von dort an die Off-Zentrum-Ganglienzellen weitergeleitet wird. Dagegen entsteht die durch Licht ausgelöste **Erregung der On-Zentrum-Ganglienzellen** durch hemmende und damit invertierende Synapsen zwischen Rezeptoren und Bipolarzellen. Die Hyperpolarisation der Rezeptoren wird für das On-System also bereits im Auge in eine Depolarisation von Bipolar- und Ganglienzellen umgesetzt. Diese Darstellung gilt so für die Zapfen und das photopische Sehen. Die Stäbchenantwort beim skotopischen Sehen verwendet dagegen einen Umweg zu den On- und Off-Bipolarzellen (Abb. 23.**8**): **Stäbchenbipolarzellen** werden durch Lichtreize wie die On-Bipolarzellen depolarisiert. Sie erregen **Stäbchenamakrine,** die dann On-Bipolare über eine elektrische Synapse erregen und Off-Bipolare über eine chemische Synapse hemmen und damit an den Ganglienzellen dieselben Lichtantworten wie das Zapfensystem auslösen.

Hemmende Umfelder verstärken den visuellen Kontrast

Die Horizontalzellen spielen eine wichtige Rolle bei der Signalverarbeitung in der Netzhaut. Sie sind an der Entstehung des retinalen **Zentrum-Umfeld Antagonismus** beteiligt, der auf einer **lateralen Hemmung** zwischen Umfeld und Zentrum beruht (Abb. 23.**11 B**). Seitlich gelegene Photorezeptoren übertragen ihre Signale gleichsinnig über erregende Synapsen auf die Horizontalzellen, die ihrerseits über hemmende (invertierende) Synapsen benachbarte Photorezeptoren beeinflussen.

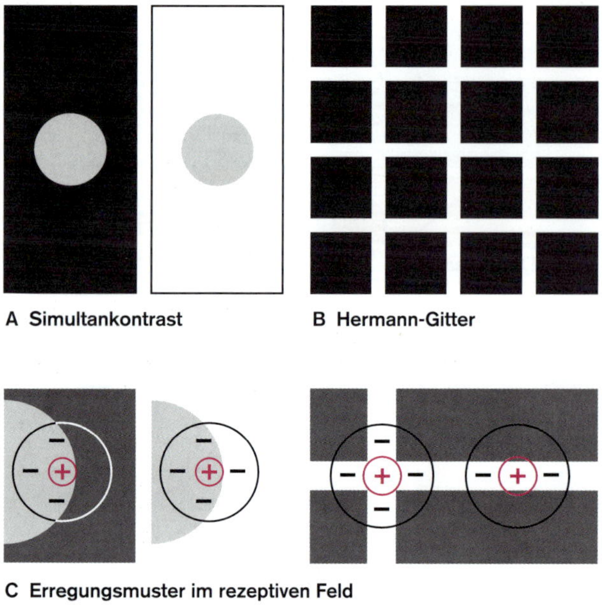

Abb. 23.**12** **Psychophysische Beispiele lateraler Hemmung: Simultankontrast und Hermann-Gitter.** **A** Beide Kreisflächen haben die gleiche Graustufe, dennoch erscheint das Grau im hellen Umfeld dunkler und im dunklen heller. **B** Die Kreuzungsstellen im Gitter erscheinen dunkler als die Streifen. Das gilt bei zentraler Fixation nicht für die Kreuzung in der Mitte (wegen der zentral kleineren rezeptiven Felder). **C** Erklärung der Täuschungen durch Hemmung aus der RF-Peripherie von On-Zentrum-Neuronen. In beiden Fällen führt die stärkere Reizung der hemmenden Peripherie (am Rand des hellen Umfeldes in **A** und an den Kreuzungsstellen in **B**) zu einer geringeren Helligkeitswahrnehmung.

Durch die lateralen Hemmungsmechanismen entstehen in der Netzhaut **konzentrische, antagonistische rezeptive Felder,** die **kontrastverstärkend** wirken. Man findet sie bereits bei den Bipolarzellen, besonders ausgeprägt aber bei den On- und Off-Zentrum-Feldern der retinalen Ganglienzellen. „Licht an“ im Zentrum einer On-Zentrum-Zelle führt zu einer erhöhten Impulsrate (On-Erregung), „Licht aus“ im Zentrum führt zu einer verminderten Impulsrate (Off-Hemmung). Entgegengesetztes Verhalten zeigt das Umfeld, „Licht an“ führt dort zu einer verringerten Impulsrate (On-Hemmung), während „Licht aus“ zu einer erhöhten Impulsrate führt (Off-Erregung). Genau spiegelbildlich verhalten sich die Off-Zentrum-Zellen.

Eng verbunden mit den funktionellen Eigenschaften der Netzhaut sind einige bekannte **psychophysische Beobachtungen.** Nach längerer Fixation eines visuellen Musters entstehen Nachbilder (Sukzessivkontrast). Sie beruhen auf lokaler, photochemischer und neuronaler Adaptation. Demgegenüber sind sofort sichtbare Phänomene wie der visuelle **Simultankontrast,** bei dem die Wahrnehmung einer Fläche durch die Umgebung beeinflußt wird (Abb. 23.**12 A, B**), eine Folge lateraler Hemmung. Durch die Wirkung der hemmenden Umfelder rezeptiver Felder werden hier Kontraste überhöht und Helligkeitswahrnehmungen verändert. Solche psychophysischen Beobachtungen sind auch Beispiele dafür, daß die dem Sehen zugrundeliegenden photochemischen und neurophysiologischen Mechanismen unter speziellen Bedingungen zu Täuschungen führen können.

Das Mosaik der Photorezeptoren und die rezeptiven Felder bestimmen die Sehschärfe

Die Bestimmung der **Sehschärfe (Visus)** ist eine der wichtigsten Kontrollen für die Funktion des Auges. Die Sehschärfe ist der Kehrwert des in Winkelminuten angegebenen räumlichen Auflösungsvermögens des Auges.

Visus = $1/\alpha$ (Winkelminuten^{-1})

Wenn eine Lücke (d) im **Landolt-Ring** (Abb. 23.**13 A**) unter einem Sehwinkel von 1 Winkelminute von der Netzhaut aufgelöst wird, beträgt der Visus 1. Das ist (zufälligerweise) der Wert für die normale Sehschärfe unter derart standardisierten Testbedingungen. Sechsfach größer (10-Winkelsekunden-Auflösung) ist die Noniussehschärfe, bei der ein Sprung im Verlauf einer Kontur wahrgenommen wird (Abb. 23.**13 B**).

Die Sehschärfe ist in der Fovea am größten und nimmt zur Peripherie der Netzhaut hin ab. Sie spiegelt die räumliche Verteilung der Netzhautzellen mit ihrer höchsten Dichte in der Fovea centralis wider. Das trianguläre foveale Zapfenmosaik (Abb. 23.**13 C**) hat einen minimalen Zapfenmittenabstand von 2,8 – 3,0 µm und einen Zapfenreihenabstand von 2,4 – 2,6 µm. Das Auflösungsvermögen der Netzhaut (1 Winkelminute = 1/60°) entspricht der Trennung von Punkten mit einem retinalen Abstand von d' = 5 µm (1° = 300 µm, 300 : 60 = 5 µm). Es können demnach gerade zwei Punkte aufgelöst werden, die zwei Zapfen erregen, denen ein weiterer Zapfen zwischengelagert ist (Abb. 23.**13 D**). Die oben erwähnte Noniussehschärfe („hyperacuity“) bei Betrachtung eines Kontursprungs kann nur durch komplexe Weiterverarbeitung in den nachgeschalteten neuronalen Netzwerken erklärt werden. Bei Helladaptation können wir davon ausgehen, daß in der Fovea centralis rezeptive Felder existieren, bei denen funktionell ein Zapfen das rezeptive Feldzentrum einer Ganglienzelle repräsentiert, während die umliegenden Zapfen zum hemmenden Umfeld beitragen. Zur Peripherie hin werden die rezeptiven Felder, die die funktionelle Grundlage der Sehschärfe darstellen, größer; es konvergieren immer mehr Rezeptoren auf das Feldzentrum, und zugleich nimmt die Rezeptordichte ab und der Rezeptorabstand zu (bereits 4° extrafoveal beträgt der mittlere Zapfenabstand etwa 10 µm); entsprechend nimmt die Sehschärfe zur Netzhautperipherie hin ab (Abb. 23.**14**). Für jeden retinalen Ort verringert sich die Sehschärfe bei abnehmender Leuchtdichte, weil die rezeptiven Feldzentren zur effektiven Erregungssummation funktionell größer werden, während sich ihre hemmende Peripherie verkleinert. Beim Übergang zum skotopischen Sehen verringert sich die Sehschärfe weiter und ist bei völliger Dunkeladaptation am kleinsten, weil dann der rezeptive Feldantagonismus aufgehoben ist.

Die für das **Tagessehen** zuständigen Zapfen haben die größte Dichte in der Fovea centralis, während die beim **Dämmerungs-** und **Nachtsehen** aktiven Stäbchen in der

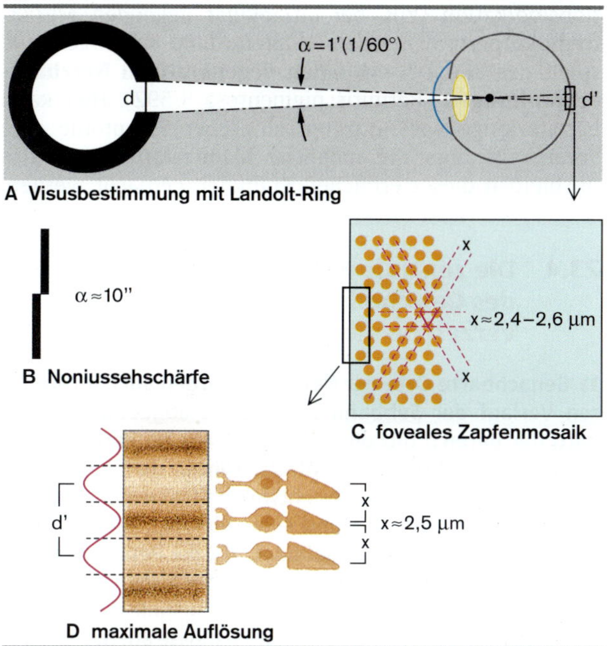

Abb. 23.**13** **Grundlagen der Sehschärfe. A** Landolt-Ring mit Lücke d und Abbildung d' im Auge. **B** Kontursprung zur Prüfung der Noniussehschärfe. **C** Rezeptormosaik in der Primatenretina mit Zapfenreihenabstand x (schematisch nach 29). **D** Interpretation der maximalen räumlichen Auflösung in bezug auf den mittleren Zapfenreihenabstand x in der Fovea (nach 25).

Fovea fehlen und statt dessen parafoveal (15–20° Sehwinkel außerhalb der Fovea) am häufigsten sind (Abb. 23.**14** unten). Die Fovea ist beim skotopischen Sehen „blind". Deshalb werden schwache Sterne am Nachthimmel nur beim Vorbeiblicken gesehen, während sie bei genauer Fixation verschwinden.

Elektrische Signale ermöglichen objektive Bestimmungen der Netzhautfunktion

›› Bestimmte Funktionen der Netzhaut können mit klinisch-neurophysiologischen Methoden gemessen werden. Das Elektrookulogramm beruht auf einer Potentialdifferenz zwischen Pigmentepithel und Rezeptoraußengliedern und spiegelt mögliche Funktionsstörungen in diesem Bereich wider. Das Elektroretinogramm kann der Funktion von Photorezeptoren und dem folgenden neuronalen Netzwerk zugeordnet und entsprechend interpretiert werden. ‹‹

Die klassischen Untersuchungen des Sehsystems beruhen auf subjektiven Aussagen des Patienten. Durch klinisch-neurophysiologische Messungen können jedoch auch einige objektive Aussagen gemacht werden.

Zwischen dem Pigmentepithel und den Rezeptoraußengliedern besteht eine Potentialdifferenz, das **korneoretinale Bestandspotential,** das zu einer relativen Positivität des vorderen Augenabschnitts gegenüber dem hinteren führt. Das **Elektrookulogramm (EOG)** (Kap. 27) entsteht als Folge dieses elektrischen Dipols und kann mit Elektroden beiderseits an den Schläfen zur Darstellung von **Augenbewegungen** genutzt werden. Das Bestandspotential ist belichtungsabhängig (langsame Oszillationen mit einer Periodendauer von etwa 25 min). Bei Dunkeladaptation fällt es ab, bei Helladaptation steigt es auf den doppelten Wert. Dieses Phänomen wird diagnostisch genutzt. Bei Störungen des Stoffwechsels zwischen Pigment- und Sinnesepithel, wie z. B. fortgeschrittener diabetischer Retinopathie, ausgedehnter **Netzhautablösung** oder **Medikamentenvergiftungen** (z. B. durch Chloroquin) ist der Anstieg des Potentials bereits vermindert, bevor irgendwelche subjektiven oder ophthalmoskopisch sichtbaren Veränderungen auftreten.

Zur Ableitung von Signalen aus der Netzhaut liegt eine ringförmige, differente Elektrode in einer Kontaktlinse eingebettet auf der Kornea, die indifferente Elektrode an der Stirn. Das **frühe Rezeptorpotential (early receptor potential – ERP)** und das **Elektroretinogramm (ERG)** stehen im direkten Zusammenhang mit dem photorezeptorischen Prozeß und der Signalverarbeitung im neuronalen Netzwerk der Retina (Abb. 23.**15**).

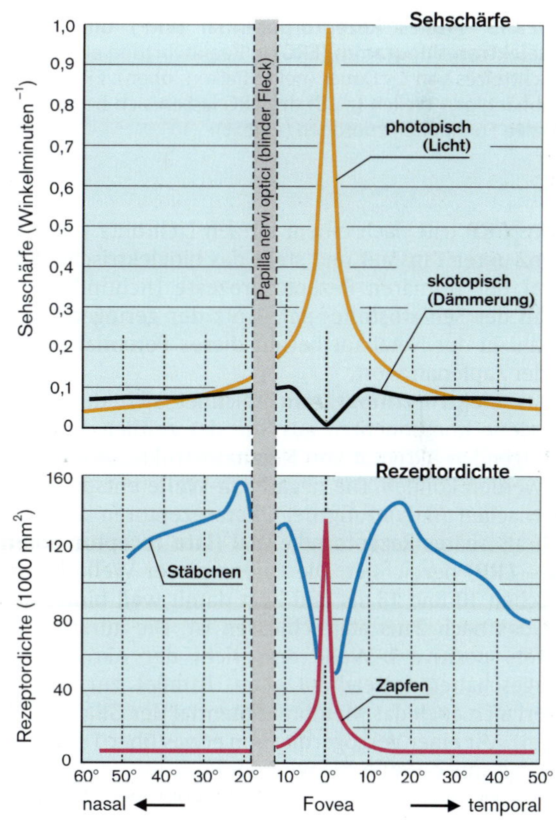

Abb. 23.**14** **Photopische und skotopische Sehschärfe und Zapfen- und Stäbchendichte in der Netzhaut.** Die orange bzw. rote Kurve gibt die photopische Sehschärfe bzw. Zapfendichte mit dem Maximum in der Fovea wieder. Die schwarze bzw. blaue Linie zeigt die skotopische Sehschärfe und die retinale Verteilung des dazugehörigen Stäbchensystems. Unterbrechung der Kurven im rezeptorfreien Bereich der Papilla n. optici (blinder Fleck).

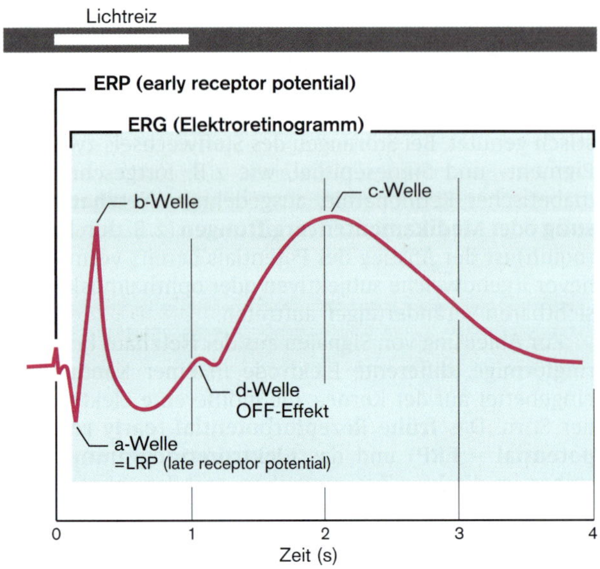

Abb. 23.**15** **Frühes Rezeptorpotential (ERP) und Helligkeitselektroretinogramm (ERG)** in Beantwortung eines Ganzfeldlichtreizes von 1 s Dauer (heller Balken, oben). ERP und die reizabhängigen Wellen (a–d) des ERG lassen sich bestimmten retinalen Funktionen zuordnen (s. Text).

Das **ERP** tritt nach einem kurzen Lichtblitz mit einer Latenz unter 1 ms auf und stellt das bioelektrische Äquivalent der primären Rezeptorprozesse (lichtinduzierter Abbau der Sehfarbstoffe) dar. Trotz der geringeren Zapfenzahl in der Netzhaut beruht dieses Potential zu 70% auf der Zapfenantwort.

Das **Elektroretinogramm** zeichnet sich durch verschiedene Komponenten aus, die der zeitlich aufeinanderfolgenden Aktivität von Netzhautstrukturen zugeordnet werden können. Die negative **a-Welle** entspricht der elektrischen Aktivierung der Photorezeptoren und wird auch als spätes Rezeptorpotential **(late receptor potential – LRP)** bezeichnet. Die Latenz dieser Welle beträgt zwischen 10 und 15 ms und liegt damit weit hinter dem ERP, das nach 2 ms abgeschlossen ist. Die aufwärts gerichtete positive **b-Welle** entspricht der Aktivität der nachgeschalteten Netzhautzellen. Parallel zur b-Welle ändert sich auch das Membranpotential der Glia (Müller-Zellen). Mit einer Verzögerung von etwas über 1 s beginnt die langsame **c-Welle.** Sie wird der Reaktion der Pigmentepithelzellen zugeordnet. Bei Licht-aus entsteht die **d-Welle (Off-Effekt),** die durch das Ende der a-Welle mitbedingt wird. Bei akutem **Zentralarterienverschluß** fallen die inneren Netzhautschichten aus, während durch die getrennte Blutversorgung die Rezeptorschicht funktionell intakt bleibt. In diesem Fall zeigt das ERG nur noch die a-Welle. Demgegenüber fällt bei **Netzhautablösung** wegen der fehlenden Blutversorgung der Rezeptorschicht das gesamte ERG aus. Eine klinische Bedeutung des ERG liegt in der Beurteilung der Netzhautfunktion bei Trübungen der brechenden Medien zur Bestimmung der Operationsindikation (z.B. bei intraokular liegenden Metallfremdkörpern wie Eisen, Kupfer). Eine wichtige Rolle spielt das ERG bei **erblichen degenerativen Netzhauterkrankungen** (Retinitis pigmentosa S. 592). Hier kann bereits lange vor Auftreten klinischer Symptome eine Voraussage über die mögliche Manifestation oder das Ausbleiben dieser erblichen Krankheit gemacht werden.

23.4 Die zentrale Repräsentation des Gesichtsfeldes ist ein verzerrtes Abbild der Netzhaut

❯❯ Benachbarte Orte der Netzhaut werden auch im weiteren Verlauf der Sehbahn benachbart abgebildet. Dabei wird der Bereich um die Fovea centralis im Vergleich zur Peripherie größer repräsentiert. Hinter der Sehnervenkreuzung ist die rechte Gesichtsfeldhälfte beider Augen in der linken Gehirnhälfte und spiegelbildlich die linke Gesichtsfeldhälfte rechts abgebildet. Mit der Perimetrie werden die monokularen Gesichtsfelder der Augen bestimmt. Dabei können mögliche Gesichtsfeldausfälle festgestellt werden, deren Lage und Form Rückschlüsse auf den Ort der zugrundeliegenden Schädigungen zulassen. ❮❮

Benachbarte Orte der Netzhaut werden im Gehirn benachbart abgebildet

Die Nervenfasern der retinalen Ganglienzellen verlassen gemeinsam durch die **Papilla n. optici** das Auge und ziehen zur **Sehnervenkreuzung (Chiasma opticum),** wo die nasalen Fasern der Netzhaut kreuzen, während die temporalen ungekreuzt zentralwärts ziehen. Wegen der Bildumkehr bei der optischen Abbildung repräsentieren die nasalen Fasern der Netzhaut die temporale und die temporalen Fasern die nasale Gesichtsfeldhälfte. Auf diese Weise entsteht die **gekreuzte Projektion** der beiden Gesichtsfeldhälften in die beiden Hemisphären des Gehirns (Abb. 23.**16A**, 23.**18**). Eine Ausnahme dabei bildet nur der innerste Bereich des zentralen Gesichtsfeldes, der beiderseitig repräsentiert wird. Nach dem Chiasma opticum verlaufen die gekreuzten Fasern des kontralateralen und die ungekreuzten Fasern des ipsilateralen Auges gemeinsam im **Tractus opticus,** geben Abzweigungen zur **prätektalen Region** und zu den **Colliculi superiores** ab und erreichen das **Corpus geniculatum laterale (CGL).** In dieser im Thalamus gelegenen Schaltstation der Sehbahn erfolgt eine monosynaptische Übertragung von den Sehnervenfasern auf die genikulären Schaltzellen, deren Axone ohne weitere Verschaltung als **Radiatio optica** in die Eingangsschichten der **primären Sehrinde** (Area 17) ziehen.

Benachbarte Orte der Netzhaut werden in Corpus geniculatum laterale und Sehrinde benachbart abgebildet **(retinotope Abbildung).** Bedingt durch ihre höhere Ganglienzelldichte nehmen dort zentrale Netzhautbereiche eine überproportional große Projektionsfläche ein, während die Peripherie in der zentralen Sehbahn kleiner repräsentiert ist (die Fovea centralis wird mit einem hohen Vergrößerungsfaktor abgebildet.)

Abb. 23.**16B** veranschaulicht die **topographische Projektion** des Gesichtsfeldes in klinisch wichtigen Teilen

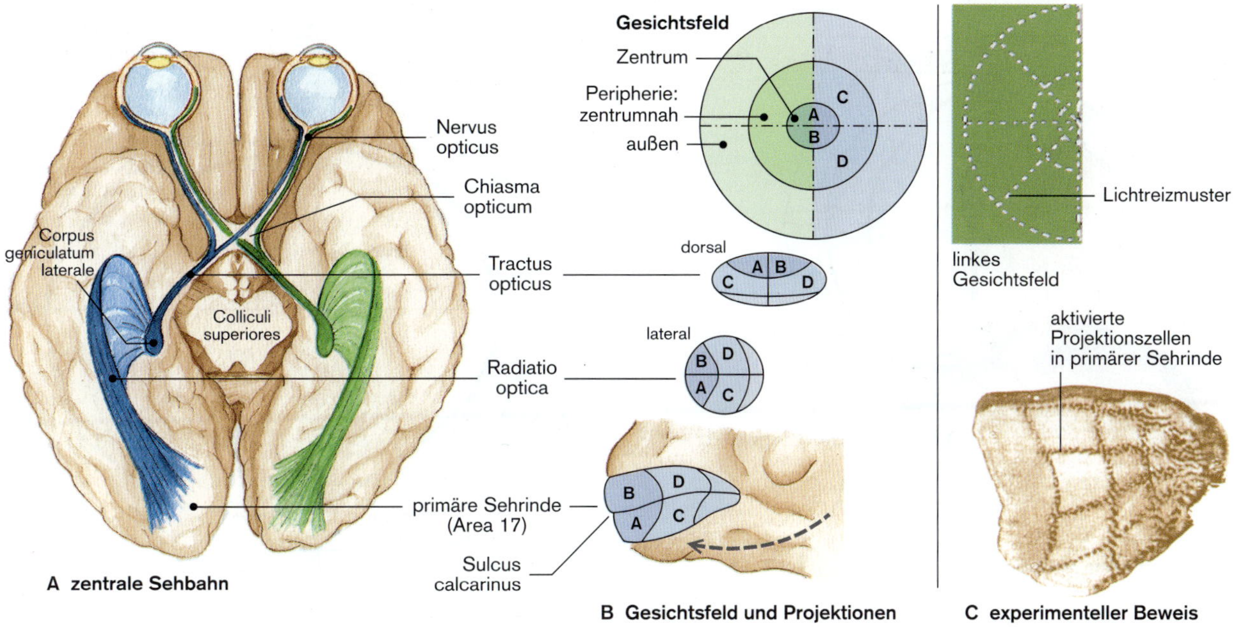

Abb. 23.**16** **Topographie der Sehbahn.** **A** Halbschematische Darstellung der zentralen Sehbahn (nach 3). **B** Topographie der Projektion des Gesichtsfeldes. Oben: Gesichtsfeld in Sektoren unterteilt und mit A–D gekennzeichnet. A, B = zentrales Gesichtsfeld (grün/blau), C, D = zentrumnahe Peripherie (blau) und die anschließende äußere Peripherie des Gesichtsfeldes. Unten: Tractus opticus und Radiatio optica im Frontalschnitt, die primäre Sehrinde durch Auseinanderklappen am Okzipitalpol sichtbar gemacht (nach 6 und 10). **C** Experimenteller Nachweis der retinalen Repräsentation in der Sehrinde des Affen (nach 27). Das dem Affen präsentierte Lichtreizmuster (helle Punkte) entspricht dem in Sektoren aufgeteilten Gesichtsfeld und führt zur Aktivierung der Projektionszellen in der Sehrinde, die im Hirnstammpräparat als dunkle Punkte sichtbar werden (Darstellung mit der C_{14}-Deoxyglucose-Technik). Die Repräsentation ist spiegelbildlich zur schematischen Darstellung unter **B**. Das zentrale Gesichtsfeld findet sich rechts am Rand des Präparates.

der zentralen Sehbahn. Im Tractus opticus liegt das untere Gesichtsfeld medial, das obere lateral, das zentrale Gesichtsfeld dorsal und die Peripherie ventral. In der Radiatio optica erfolgt eine Drehung, so daß nun die untere Gesichtsfeldhälfte dorsal, die obere ventral abgebildet und das zentrale Gesichtsfeld nach lateral orientiert ist. So strahlt die Radiatio optica ohne weitere Veränderung der Topographie in die primäre Sehrinde (Area 17) ein, wo die Fovea centralis auf dem hinteren Okzipitalpol abgebildet ist, mit der unteren Gesichtsfeldhälfte oberhalb der Fissura calcarina (Sulcus calcarinus) und der oberen Gesichtsfeldhälfte darunter. Die Peripherie des Gesichtsfeldes ist rostralwärts auf der medialen Seite der Hemisphären repräsentiert. Sehr anschaulich wird die kortikale Repräsentation des Gesichtsfeldes sichtbar, wenn einem Affen ein konzentrisches Reizmuster von blinkenden Lichtpunkten dargeboten wird, und die durch diesen Reiz aktivierten Zellen mit der C_{14}-Deoxyglucosetechnik markiert werden. In den aktivierten Zellen ist der Glukoseverbrauch höher. Das radioaktive Glucoseanalog wird entsprechend vermehrt aufgenommen, kann jedoch nicht abgebaut werden und sammelt sich in diesen Zellen an. In Abb. 23.**16 C** ist zu erkennen, welch großen kortikalen Raum die zentralen Gesichtsfeldanteile einnehmen.

Bei der Perimetrie entstehen Karten des Gesichtsfeldes

Die klinische Prüfung des **Gesichtsfeldes** erfolgt durch die Perimetrie. Perimeter und normale Gesichtsfeldkarten sind in Abb. 23.**17** dargestellt. Bei der Perimetrie wird das Zentrum der Perimeterhalbkugel mit einem Auge genau fixiert, und die äußeren Grenzen des **monokularen** Gesichtsfeldes sowie Bereiche mit Gesichtsfeldausfällen **(Skotomen)** werden mit definierten Reizen und konstantem Adaptationszustand bestimmt. Bei der **kinetischen Perimetrie** werden die definierten Lichtreize langsam aus der Peripherie ins Zentrum des Gesichtsfeldes bewegt (Abb. 23.**17 A**). Die erste Wahrnehmung des Reizes entspricht der Gesichtsfeldgrenze; weicht diese vom Normalverlauf ab oder wird der Reiz bei weiterer Bewegung zur Mitte des Gesichtsfeldes hin wiederum nicht mehr gesehen, handelt es sich um die Grenze eines Gesichtsfeldausfalls (Skotom). Durch Wiederholung dieses Meßvorgangs in verschiedenen Meridianen wird das gesamte monokulare Gesichtsfeld bestimmt (Abb. 23.**17 B**). Das Gesichtsfeld für unbunte Reize ist am größten, das Gesichtsfeld für die Farbwahrnehmung ist eingeschränkt (die Zapfendichte ist in der Peripherie viel geringer als die Stäbchendichte; dabei ist das Gesichtsfeld für Blau größer als das Gesichtsfeld für Rot). Eine zweite Perimetriemethode ist die **statische Perimetrie,** bei der

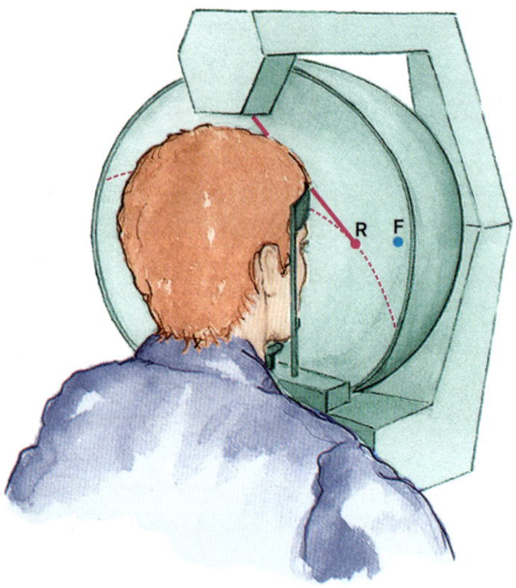

A Schema des Hohlkugelperimeters

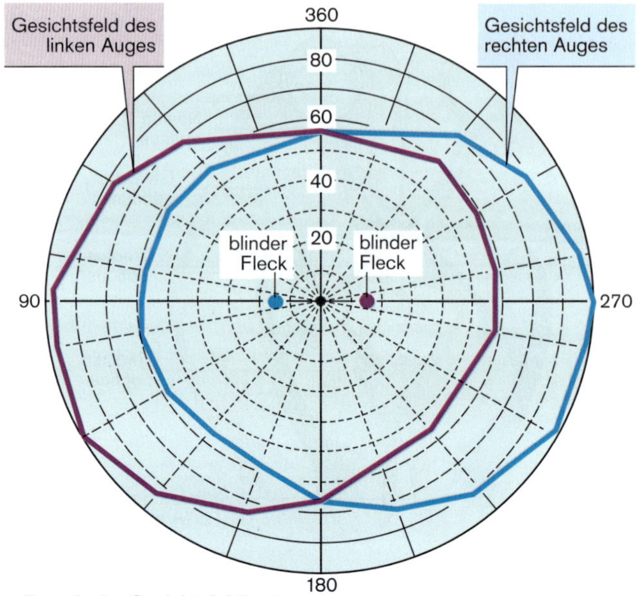

B typische Gesichtsfeldkarten

Abb. 23.**17** **Perimetrie und Gesichtsfeldkarten.** **A** Hohlkugelperimeter mit Kinnstütze und Stirnband zur Positionierung des Kopfes. F = Fixationspunkt, R = Reizmarke, entlang des rot unterbrochen gekennzeichneten Meridians bewegt. **B** Gesichtsfeld des linken Auges (violett) und des rechten Auges (blau). Die jeweiligen blinden Flecken sind entsprechend dargestellt. Die Summe beider monokularer Gesichtsfelder ergibt das binokulare Gesichtsfeld.

die Intensitätsschwelle für unbewegte, definierte Reize im Gesichtsfeld bestimmt wird.

Der **blinde Fleck** entsteht als Folge der rezeptorfreien Papilla n. optici in der nasalen Netzhauthälfte (Abb. 23.**1**, 23.**6 A**). Im Gesichtsfeld liegt der blinde Fleck etwa 15° temporal des Fixationspunktes auf dem horizontalen Meridian und hat einen Durchmesser von etwa 5° (Abb. 23.**17 B**).

Der Arzt kann bei vielen Gesichtsfeldausfällen die Orte der Schädigung durch die genaue Kenntnis der Topographie der Sehbahn voraussagen (Abb. 23.**18**). So liegen **monokulare Ausfälle** immer vor der Sehnervenkreuzung (Netzhaut oder N. opticus), in beiden Augen temporale **(bitemporale)** oder seltene binasale Schäden im Chiasmabereich, und **homonyme** (im Gesichtsfeld gleichseitige) Ausfälle beruhen auf Ausfällen der Sehbahn hinter der Sehnervenkreuzung (Tracuts opticus, Corpus geniculatum laterale, Sehstrahlung und Sehrinde).

Weitere Aufschlüsse gibt die **Form der Skotome:** Posthorn- und **strahlenförmige** Ausfälle spiegeln den Verlauf der Fasern innerhalb der Netzhaut wider und deuten auf retinale Schädigungen; parazentrale, **fleck- oder bogenförmige** Skotome sind typisch für die Schädigung der Nervenfasern an der Papille beim Glaukom. **Ringförmige** Skotome treten im Spätstadium des Glaukoms und bei toxischen Schädigungen des N. opticus auf. Homonyme Teilausfälle mit größeren Unterschieden zwischen den beiden Augen weisen auf den Tractus opticus oder die Radiatio optica hin (geringere topographische Ordnung in den Faserbahnen), während deckungsgleiche, homonyme Ausfälle die genaue retinotope Ordnung der Zellen in der primären Sehrinde zeigen. Infarkte am Okzipitalpol betreffen nur das kontralaterale, zentrale Gesichtsfeld (Abb. 23.**18 f**), lokalisierte Schädigungen an der Innenseite der Hemisphäre (Abb. 23.**18 g**) sparen gerade diesen zentralen Bereich aus und bedingen periphere Skotome.

23.5 In der Sehbahn erfolgt eine zunehmende Spezialisierung der Funktionen

» Die direkte Projektion von der Retina zur primären Sehrinde im okzipitalen Kortex zieht über das Corpus geniculatum laterale (CGL). Vor dem CGL zweigen Fasern zur prätektalen Region und zu den Colliculi superiores ab. Die Colliculi superiores sind an der Steuerung der Blickmotorik beteiligt, die prätektale Region ist Zentrum des Pupillenreflexes. Im CGL erfolgt die getrennte Verschaltung eines schnellen, großzelligen Systems für das Bewegungssehen und eines langsameren, kleinzelligen Systems für die Farb- und Musteranalyse. Hier werden die Zellen auch durch Einflüsse aus dem Hirnstamm moduliert.

Im visuellen Kortex enden die Axone aus dem CGL in den Schichten IV und VI. Intrakortikale Verarbeitung führt zu höherer Komplexität und Spezifität der Zelleigenschaften. Parallelverarbeitung von Form, Farbe und Bewegung geschieht hier in speziellen Substrukturen. Die unteren Kortexschichten projizieren zurück zu den subkortikalen Zentren, die oberen leiten weiter zu visuellen Kortexarealen höherer Ordnung, wo zunehmende Spezialisierungen bis hin zur hochkomplexen Muster- oder zur reinen Bewegungsanalyse gefunden werden. «

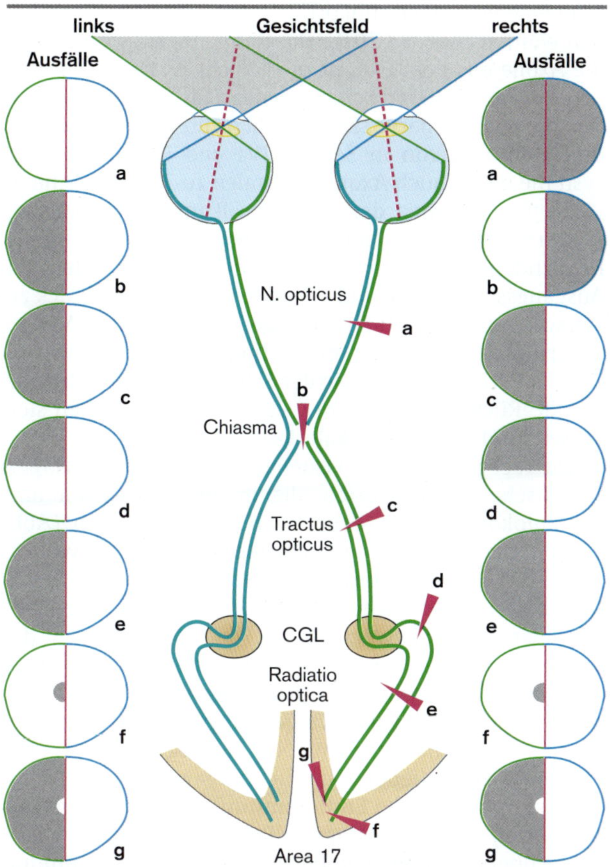

Abb. 23.**18** **Gesichtsfeldausfälle bei Läsionen der Sehbahn.** Schema der Sehbahn mit Läsionsorten a – g und den dazugehörigen Gesichtsfeldausfällen im rechten und linken Auge (nach 7). d betrifft ventrale Anteile der Sehstrahlung, f und g die primäre Sehrinde. Zum genaueren Verständnis sei auf Abb. 23.16 verwiesen. CGL = Corpus geniculatum laterale.

Unterschiedliche Zellklassen verarbeiten Detail-, Farb- und Bewegungsinformation

In der Retina werden drei Hauptganglienzellklassen unterschieden (Abb. 23.**19**), die **α-Zellen** mit großen Zellkörpern und Dendritenfeldern (10%), die **β-Zellen** mit kleineren Zellkörpern und kleinen Dentritenfeldern (80%) und die **γ-Zellen**, eine heterogene Gruppe retinaler Zellen mit kleinen Somata, aber großen, spärlich verzweigten Dendritenfeldern (10%). Mit dieser unterschiedlichen Häufigkeit sind die Zellklassen sowohl in der Fovea wie in der Peripherie zu finden. Die β-Zellen antworten eher tonisch auf konstante Lichtreize, sind farbempfindlich, haben kleine rezeptive Felder und bieten damit eine hohe räumliche Auflösung für die Musteranalyse und die Grundlage für das Farbensehen. Die α-Zellen haben größere rezeptive Felder, sie antworten phasisch auf Leuchtdichteänderungen im rezeptiven Feld und sind so besonders zum Bewegungssehen geeignet. In der zentralen Projektion wird diese Unterteilung in anatomisch-funktionellen Klassen aufrechterhalten: α- und β-Zellen projizieren über den Thalamus zur primären Sehrinde, die heterogene Gruppe der γ-Zellen sendet ihre Fasern vorwiegend ins Mittelhirn.

Die getrennte Verarbeitung von Bewegungs- und Mustersehen bleibt im Verlauf der Sehbahn erhalten

Das dorsale **Corpus geniculatum laterale** (CGL) ist die beiderseitig angelegte **thalamische Schaltstation** der Sehbahn zwischen Retina und visuellem Kortex. Durch retinotope Abbildung entsteht hier gleichsam eine innere Netzhaut, in der die Signale auf dem Weg zur Hirnrinde weiterverarbeitet und moduliert werden können. In sechs im Wechsel von beiden Augen innervierten Schichten ist das kontralaterale Gesichtsfeld retinotopisch in dorsoventralen Säulen repräsentiert (Abb. 23.**19**). Die großen Zellen in den magnozellulären ventralen Schichten 1 und 2 haben größere rezeptive Felder, höhere Leitungsgeschwindigkeit und sind besonders zur Bewegungsanalyse geeignet. Sie erhalten ihre Eingänge von den α-Ganglienzellen aus der Retina. Demgegenüber haben die Zellen in den parvozellulären, dorsalen Schichten 3 – 6 kleinere, farbempfindliche rezeptive Felder, geringere Leitungsgeschwindigkeit und stärkeren Zentrum-Umfeld-Antagonismus. Sie erhalten ihren retinalen Eingang von den β-Ganglienzellen der Netzhaut und können eher zur Feinanalyse von Farbe und Form beitragen. Einflüsse nichtvisueller Regionen des Hirnstamms, interne Hemmnetzwerke sowie Rückprojektionen vom Kortex ermöglichen im CGL vielfältige Interaktionen. Die nichtretinalen **modulatorischen Eingänge** des CGL dienen einer verhaltensadäquaten Anpassung der visuellen Signalübertragung. Hemmung zwischen den Schichten kann grundlegende Funktionen des Binokularsehens vorbereiten, und die **kortikofugalen Eingänge** ermöglichen durch eine topographisch spezifische Rückkopplung, die Übertragung in bestimmten Gesichtsfeldregionen besonders hervorzuheben oder zu unterdrücken. Laterale Hemmung durch lokale Interneurone führt im CGL zu weiterer **Kontrastverschärfung.**

Ein Teil der Ganglienzellaxone zweigt nach der Sehnervenkreuzung zu den **Colliculi superiores** und in die **prätektale Region** im Mittelhirn ab. Sie stammen z.T. von α-Zellen und hauptsächlich von der kleinen, heterogenen Gruppe von Netzhautzellen, die bei Primaten nicht zum CGL projizieren. In den Colliculi superiores sind die rezeptiven Felder groß, reagieren bevorzugt auf bewegte Reize mit bestimmter Richtung und sind deshalb mehr zur Bewegungs- als zur Musteranalyse geeignet. Wie im CGL liegt auch in den Colliculi superiores eine retinotope Abbildung der kontralateralen Gesichtsfeldhälften vor. Neben visuellen Eingängen sind auch **somatosensorische** und **auditorische** Eingänge (s. S. 580). mit entsprechender topographischer Zuordnung des Raumes in vertikalen Säulen durch die verschiedenen Schichten hindurch repräsentiert. Außerdem finden sich in den tiefen Schichten Zellen, die einen direkten Einfluß auf die Blickmotorik haben (Kap. 27).

Nervenzellen der Colliculi superiores adaptieren schnell auf gleichartige Reize, wohingegen das Auftreten neuartiger Reize starke Antworten auslöst. So werden in der Peripherie auftauchende Reize erkannt und können

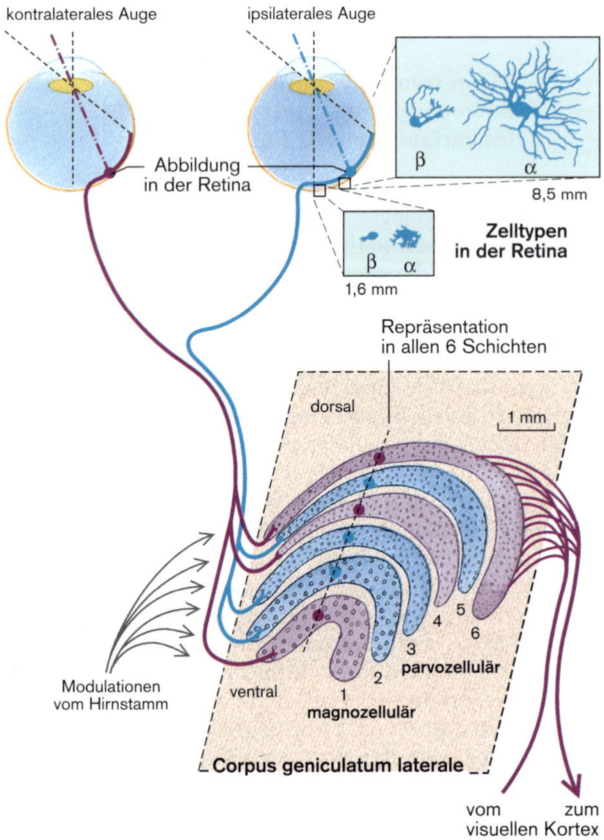

Abb. 23.**19** **Die thalamische Verschaltung der Sehbahn.** Projektion in das sechsschichtige Corpus geniculatum laterale des Primaten. Ipsi- und kontralaterales Auge mit Strahlengang der Abbildung eines Punktes aus dem kontralateralen Gesichtsfeld. Vergrößerungen zeigen die α- und β-Zellen des Primaten foveanah (1,6 mm entfernt) und etwas weiter peripher (8,5 mm entfernt) in jeweiliger Größenrelation (nach Perry). Im Corpus geniculatum laterale: 1 und 2 = magnozelluläre Schichten, 3 – 6 = parvozelluläre Schichten. Eine dorsoventrale Projektionslinie zeigt die Repräsentation des abgebildeten Punktes durch alle Schichten. Modulatorische Eingänge aus dem Hirnstamm, kortikopetale und kortikofugale Verbindungen sind durch Pfeile angedeutet (nach 3 und 16).

durch die Blickmotorik mit einer Sakkade in den fovealen Bereich zentriert werden. Damit sind die Colliculi superiores eine Art Reflexzentrum für einen **„visuellen Greifreflex“**, der auch durch Schallreize ausgelöst werden kann. Die prätektale Region rostral der superioren Colliculi ist das visuelle Reflexzentrum für den Pupillenreflex (S. 589).

Orientierung, Größe und Bewegungsrichtung der Reize bestimmen die Antwort von Zellen in der primären Sehrinde

Der **primäre visuelle (striäre) Kortex** (Area 17) befindet sich im Okzipitallappen des Gehirns. In einer Dicke von etwa 3 mm liegen sechs Schichten, in denen Signale aufgenommen, intrakortikal verarbeitet und an andere Rindengebiete oder subkortikale Strukturen weitergegeben werden (Abb. 23.**20 B**). Die Haupteingangsschicht für die Axone aus dem CGL ist die Schicht IV. Die Axone aus den magnozellulären Schichten des CGL enden in Schicht IVb, die aus den parvozellulären Schichten des CGL dorsal und ventral davon in Schicht IVa und IVc. Beide Subsysteme geben auch Axonkollateralen zu Zellen in Schicht VI ab. Die Neurone der Schichten II und III dienen der Weiterverarbeitung und projizieren in andere visuelle Hirnrindenareale (Area 18,19). Die Pyramidenzellen der Ausgangsschichten V und VI senden ihre Axone zurück zu subkortikalen Strukturen: Die Zellen der Schicht V sind Ursprung der kortikalen Innervation der Colliculi superiores, die Pyramidenneurone der Schicht VI vermitteln eine direkte Rückkopplung zum CGL. In Schicht I finden sich vorwiegend kortikokortikale Axone.

Die rezeptiven Felder visueller kortikaler Zellen zeigen spezifische Reizantworten, die in den CGL-Zellen und genikulokortikalen Axonen noch nicht vorliegen (Abb. 23.**21**). Die Mehrzahl der kortikalen Zellen antworten spezifisch auf Reize bestimmter Orientierung im Raum **(Orientierungsspezifität,** Abb. 23.**21 B**). Viele Zellen bevorzugen dabei bewegte Reize, und oft ist auch die Richtung der Bewegung noch für die Auslösung einer Antwort entscheidend **(Richtungsspezifität,** Abb. 23.**21 C**). Richtungsselektive Zellen antworten bei optimaler Reizorientierung nur bei Bewegungen in eine Richtung, nicht jedoch in die entgegengesetzte. Eine weitere Spezifität, die **Endhemmung,** führt zu optimalen Antworten auf eine bestimmte Reizlänge. Reize, die diese Länge überschreiten, werden aufgrund starker Hemmung nicht oder stark vermindert beantwortet (Abb. 23.**21 D**). Die **einfachen Zellen („simple cells“)** im visuellen Kortex reagieren sehr empfindlich auf die exakte Lokalisation des Reizes in ihren kleinen rezeptiven Feldern, die aus räumlich getrennten, erregenden und hemmenden Subfeldern bestehen (Abb. 23.**21 A**). Dieser Zellklasse stehen die **komplexen Zellen („complex cells“)** gegenüber, deren größere rezeptiven Felder globaler – ohne nachweisbare Subfelder – aufgebaut sind. Die komplexen Zellen weisen dadurch eine weitgehende Unabhängigkeit von der exakten Position der Reize im rezeptiven Feld auf **(Ortsinvarianz).** Die **hyperkomplexen Zellen** schließlich sind durch die Endhemmung charakterisiert. Intrakortikale, inhibitorische Schaltkreise sind an den kortikalen Spezifitäten maßgeblich beteiligt, was durch viele kortikale Zellen (20 %), die den hemmenden Transmitter γ-Aminobuttersäure enthalten, verdeutlicht wird.

Im primären visuellen Kortex sind Zellen mit einander ähnlichen Eigenschaften nach ganz bestimmten Regeln angeordnet (Abb. 23.**20 C**). Dabei ist ein wichtiges Ordnungsprinzip die bevorzugte Erregung der Zellen vom rechten oder linken Auge, die sogenannte Okularität. Die vom linken und die vom rechten Auge dominierten Zellen liegen jeweils in etwa 0,5 mm breiten **okulären Dominanzsäulen** zusammen (Abb. 23.**22 A, B,** Abb. 23.**20 C**). Orientierungsspezifität ist ein weiteres Organisationsprinzip dieser Art. **Orientierungssäulen** enthalten Zellen gleicher Orientierungsspezifität (z. B. Antwort nur auf horizontale oder vertikale Reize). Diese schmaleren Säulen (etwa 50 µm) befinden sich innerhalb der okulären Dominanzsäulen (Abb. 23.**20 C**). Reizt man nur ein Auge

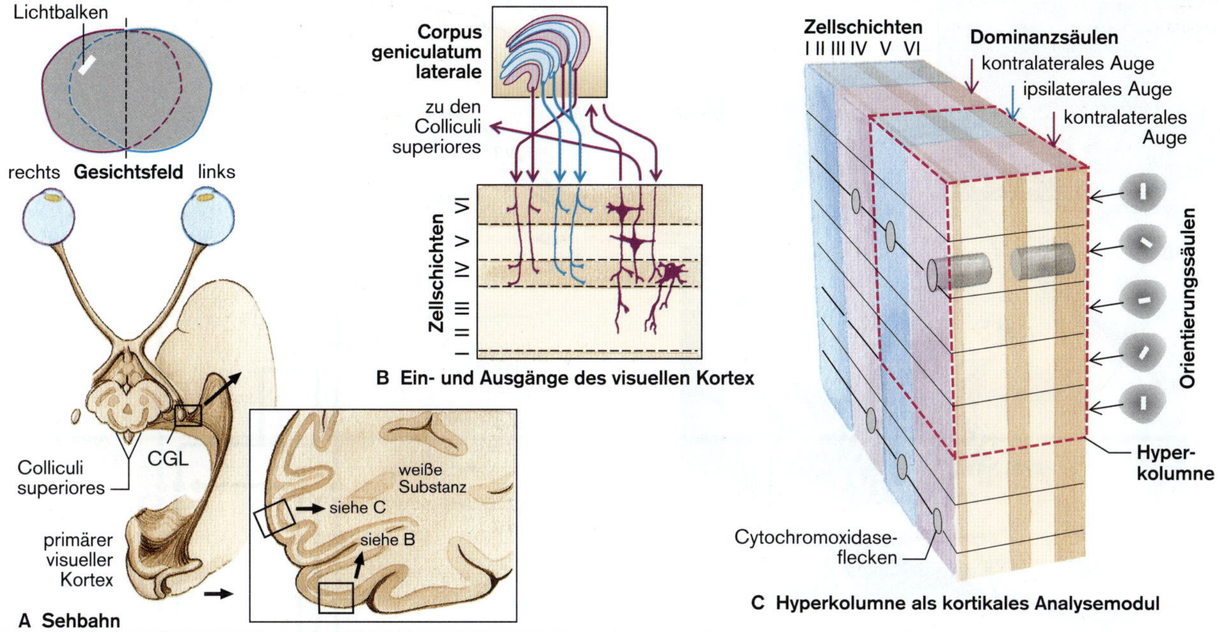

Abb. 23.**20** **Projektion der Sehbahn in die primäre Sehrinde.** **A** Darstellung der Sehbahn. Ein orientierter Lichtreiz wird kontralateral in V1 verarbeitet. **B** Ausschnitt aus der primären Sehrinde (Area 17, V1) mit Schichten (I–VI), Zellen sowie Eingängen vom Corpus geniculatum laterale (CGL) und Ausgängen zum Colliculus superior. In den Schichten IV und VI Innervationsmuster der Eingänge vom CGL (nach 18). **C** Hyperkolumne mit okulären Dominanzsäulen, Orientierungssäulen und den nicht orientierungsspezifischen Cytochromoxidasezylindern („blobs"; nach 21).

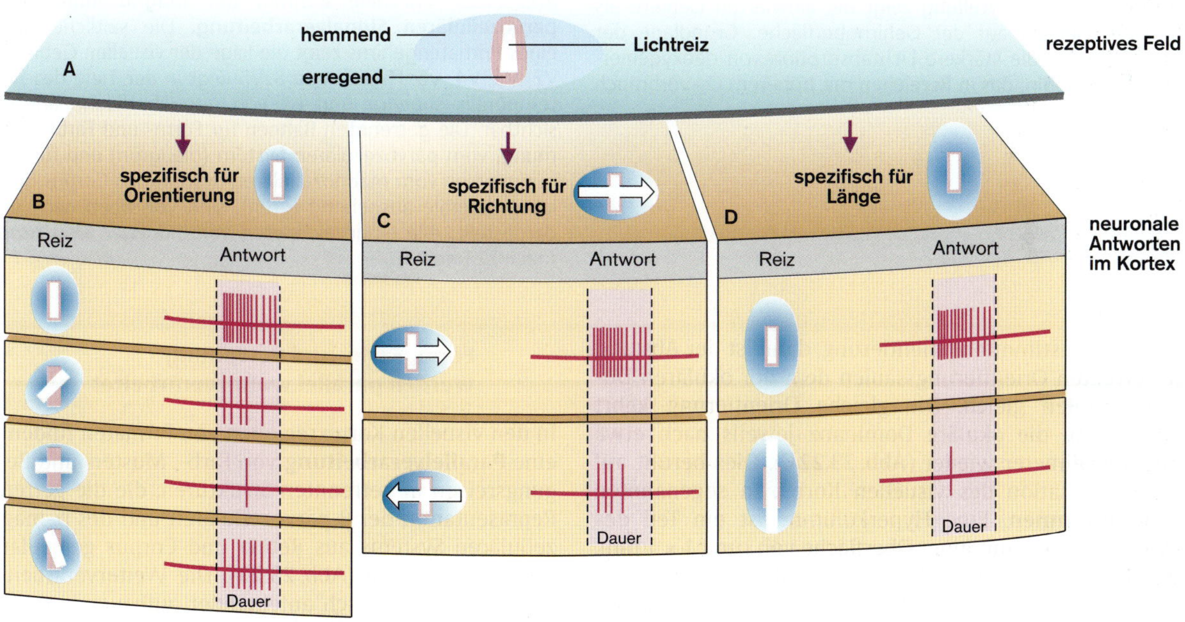

Abb. 23.**21** **Kortikale Antwortspezifitäten am Beispiel einer einfachen Zelle.** **A** Erregende (rote) und hemmende (blaue) Bereiche sind im rezeptiven Feld dieser Zelle getrennt. Die Antworten auf Lichtbalken verschiedener Orientierungen (**B**), Bewegungsrichtungen (**C**) und Länge (**D**) sind als Aktionspotentialfolgen dargestellt. Dabei zeigen sich maximale Antworten nur unter optimalen Reizbedingungen. Die verschiedenen Spezifitäten können gemeinsam in einer Zelle, aber auch getrennt auftreten.

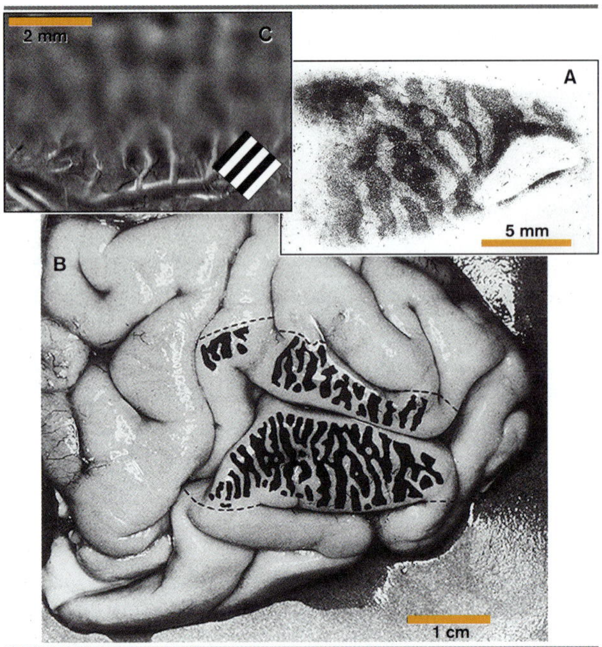

Abb. 23.**22** **Okuläre Dominanzsäulen in der primären Sehrinde.** **A** und **B** Cytochromoxidasefärbung bei einem monokular enukleierten Patienten. **A** Histologisches Originalpräparat aus Area 17. **B** Muster der rekonstruierten, okulären Dominanzsäulen, auf die mediale Kortexoberfläche projiziert. Ansicht der rechten Hemisphäre (Okzipitalpol mit Area 17 ober- und unterhalb des Sulcus calcarinus; nach 19). **C** Orientierungssäulen in Area 17 der Katze. Ein Auge wurde mit einem Streifenmuster fester Orientierung gereizt. Die computergestützte optische Dartellung zeigt die aktivierten Gebiete als dunklere Flecken auf der Gehirnoberfläche. Grundlage der Darstellung ist die stärkere Lichtabsorption von deoxygeniertem Hämoglobin, das in Bereichen mit höherem O_2-Verbrauch überwiegt.

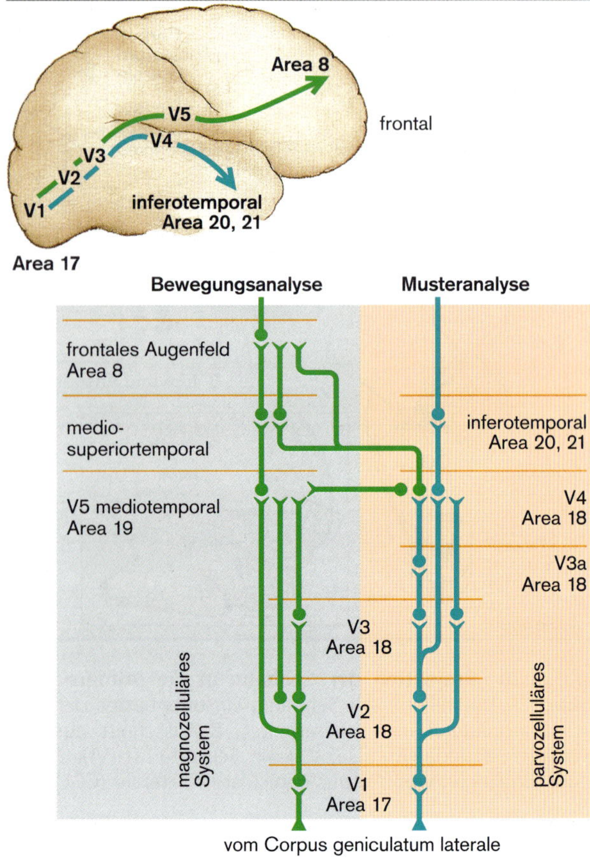

Abb. 23.**23** **Parallele Bahnen der magnozellulären und parvozellulären Signalverarbeitung.** Die seitliche Ansicht eines Primatengehirns zeigt die Lage der visuellen Gebiete V1, V2, V3, V4, V5, IT und Area 8. V5 liegt in der Tiefe des Sulcus temporalis superior und ist von der Oberfläche aus nicht sichtbar. Die getrennten Bahnen für Form- und Farbwahrnehmung, vom parvozellulären System (blaugrün) und für Bewegungssehen vom magnozellulären System des Corpus geniculatum laterale ausgehend (grün), sind von oben nach unten dargestellt. Alle eingezeichneten Verbindungen sind reziprok (nach 22 und 28).

mit einer bestimmten Orientierung, dann ist der Abstand der erregten Orientierungssäulen dem der okulären Dominanzsäulen gleich. Die gleiche Orientierung kehrt ebenso wie die okuläre Dominanz jeweils nach etwa einem Millimeter wieder (Abb. 23.**22C**). Dies beruht auf der Organisation des visuellen Kortex in sogenannten **Hyperkolumnen.** Eine Hyperkolumne ist ein Teil des visuellen Kortex mit einer Oberfläche von rund 1 × 1 mm, der sich über sämtliche Schichten in die Tiefe erstreckt (Abb. 23.**20C**). Die Hyperkolumne ist ein kortikales Analysemodul, das sämtliche Orientierungsspezifitäten (ebenso wie Farb-, Richtungs- und andere Spezifitäten) und beide okulären Dominanzen für einen Ort im Gesichtsfeld enthält. Benachbarte Hyperkolumnen repräsentieren benachbarte Orte des Gesichtsfeldes. So wird durch die verschiedenen in den Hyperkolumnen vorhandenen Antwortspezifitäten die visuelle Welt zur Vorbereitung weiterer Analysen in verschiedene Teilaspekte zerlegt.

Form, Farbe und Bewegung werden parallel weiterverarbeitet

In den visuellen Kortexregionen von Primaten finden wir eine **Parallelverarbeitung** von Farb-, Muster- und Bewegungsreizen in getrennten Strukturen, die die getrennte Repräsentation der β-parvozellulären und des α-magnozellulären Systems aus Retina und Corpus geniculatum laterale fortsetzen (Abb. 23.**23**). Die Weiterverarbeitung erfolgt in hierarchisch aufeinander aufbauenden visuellen Zentren, die jeweils reziprok miteinander verbunden sind und auch Querverbindungen aufweisen. Dabei wird das **„Wo?"** aus unserer visuellen Welt parietal, das **„Was?"** temporal weiterverarbeitet.

Die **systematische Einteilung der visuellen Hirnrindenareale** in Area 17 (primäre Sehrinde) und Area 18–21 (höhere Assoziationsgebiete) folgt der älteren, zytoarchitektonisch begründeten Nomenklatur von Brodmann. Die hierarchische Benennung der primären Sehrinde als V1 mit den nachfolgenden Assoziationskortizes V2–V5 basiert auf neueren neuroanatomischen Verfahren zur Bestimmung von Projektionsgebieten und auf funktionellen Gesichtspunkten.

Im Verlauf des parvozellulären (β-)Systems erfolgt im primären, visuellen Kortex (Area 17, V1) eine räumliche Trennung von **Farb-, Form- und Bewegungsverarbeitung.** In zylindrischen, regelmäßig angeordneten Strukturen von V1 (Abb. 23.**20C**, „blobs"), die sich bei der Anfärbung des Mitochondrienenzyms Cytochromoxidase als besonders aktive Gebiete darstellen, sind Zellen ohne Orientierungs- und Richtungsspezifität zusammengefaßt, die Farbinformationen verarbeiten. Parallel dazu erfolgt die Formanalyse in außerhalb der „blobs" angeordneten, orientierungsspezifischen Zellen derselben Hyperkolumne.

Das **Farbsystem** projiziert aus den farbspezifischen Substrukturen von V1 in schmale, cytochromoxidasereiche, streifenförmige Gebiete von V2 (Area 18), in denen Farbe wiederum getrennt von Bewegung und Form repräsentiert ist. Im weiteren Verlauf werden **farbspezifische Zellen** insbesondere in V4 (ebenfalls ein Teil von Area 18) beobachtet. Das **Formsystem** setzt sich in cytochromoxidasearme Gebiete von V2 fort; die komplexeren Leistungen in der Verarbeitung von Form- und Musterdetails werden dann an Einzelzellen im **inferotemporalen Kortex** (IT, Area 20, 21) gefunden (Abb. 23.**24**).

Demgegenüber beobachtet man die Fortsetzung des magnozellulären (α)-Systems aus V1 in breiten Cytochromoxidasestreifen in V2 und von dort in den weiter parietal gelegenen Bereichen von V5 (mediotemporaler Kortex, MT, Area 19) und mediosuperiortemporal (MST). Hier reagieren Zellen ausschließlich auf **Bewegung im Raum** (Abb. 23.**25**). Diese Areale, die bis in das frontale Augenfeld (Area 8) weiterverschaltet sind, dienen der Analyse von Bewegungen und zur **Steuerung der visuellen Aufmerksamkeit.**

Die parallele Verarbeitung im Sehsystem wird besonders bei Patienten mit Funktionsausfällen deutlich, die selektiv einen Aspekt der Wahrnehmung, nicht aber andere betreffen **(Agnosien).** Bei lokalisierten Schädigungen der Hirnrinde können Verluste des Farbensehens oder des Bewegungssehens beobachtet werden, bei denen Form- und Musterwahrnehmung ungestört erhalten sind. Die Selektivität des Ausfalls kann bis zur isolierten Unfähigkeit der Gesichtserkennung (Prosopagnosie bei beidseitigen, mesial gelegenen okzipitotemporalen Läsionen) gehen.

Die Leitungsfunktion der Sehbahn läßt sich mit visuell evozierten Potentialen prüfen

» Das mit Oberflächenelektroden über der Sehrinde ableitbare visuell evozierte Potential hat einen typischen Potentialzeitverlauf; Veränderungen können auf Leitungsstörungen in der Sehbahn hinweisen. Messungen von evozierten Potentialen mit Mustern zunehmender räumlicher Frequenzen ermöglichen eine objektive Visusbestimmung. «

Als Antwort auf einen Lichtreiz entsteht in der Sehrinde das **visuell evozierte Potential (VEP),** das mit einer differenten Elektrode vom Schädel okzipital abgeleitet werden kann (indifferente Elektrode an Mastoid, Ohr oder Stirn, Abb. 23.**26** oben). Das VEP ist Ausdruck des Eintreffens und der Weiterverarbeitung visueller Signale

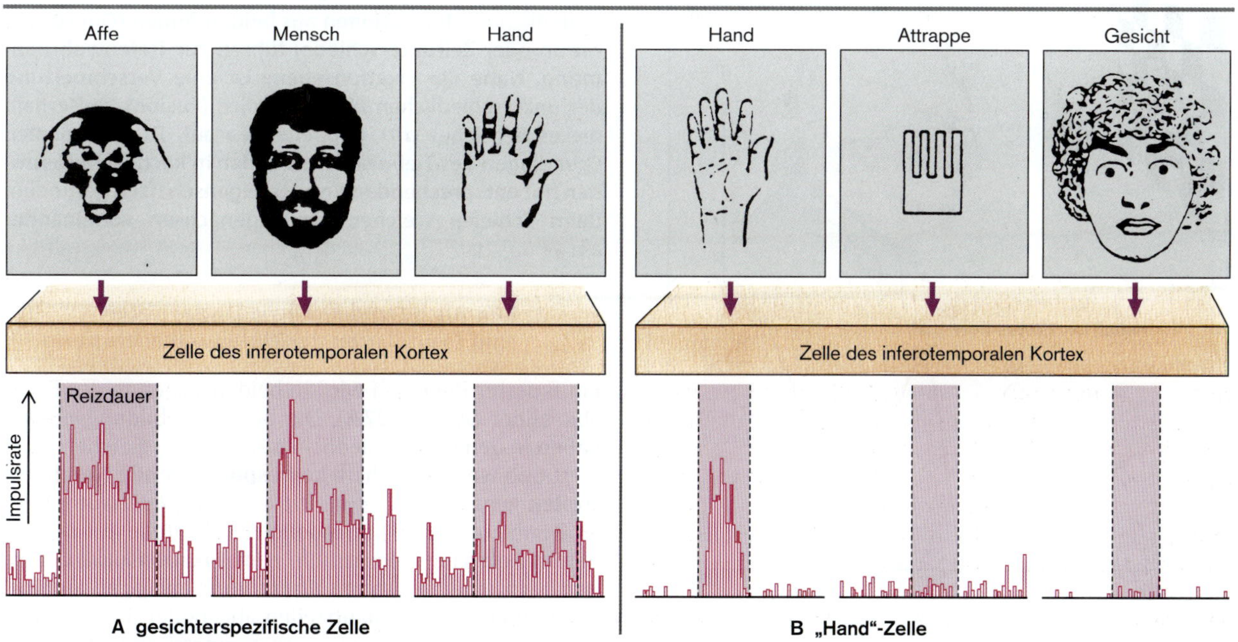

Abb. 23.**24** **Analyse komplexer Formen im parvozellulären System.** Zellen aus dem inferotemporalen Kortex des Affen. Unter den jeweiligen Reizsituationen sind die Antworten als Impulsrate gegen die Zeit dargestellt. **A** Gesichterspezifische Zelle, die nicht auf eine Hand antwortet. **B** „Hand"-Zelle, die weder auf die Handattrappe noch auf das Gesicht antwortet (nach 14).

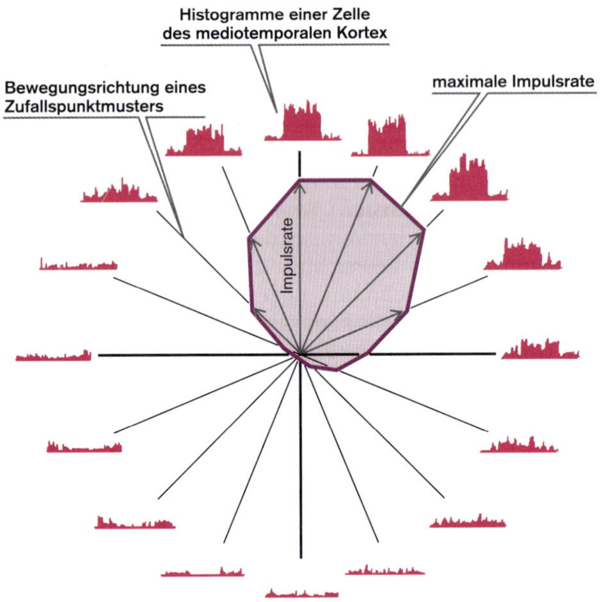

Abb. 23.**25** **Bewegungsanalyse im magnozellulären System.** Antwort einer mediotemporalen Zelle (Zelle aus V5) auf Zufallspunktmuster verschiedener Bewegungsrichtungen. Ringförmig angeordnet die Histogramme der Antworten und in dem zentralen Polarkoordinatendiagramm die maximalen Impulsraten für die verschiedenen Bewegungsrichtungen (nach 11).

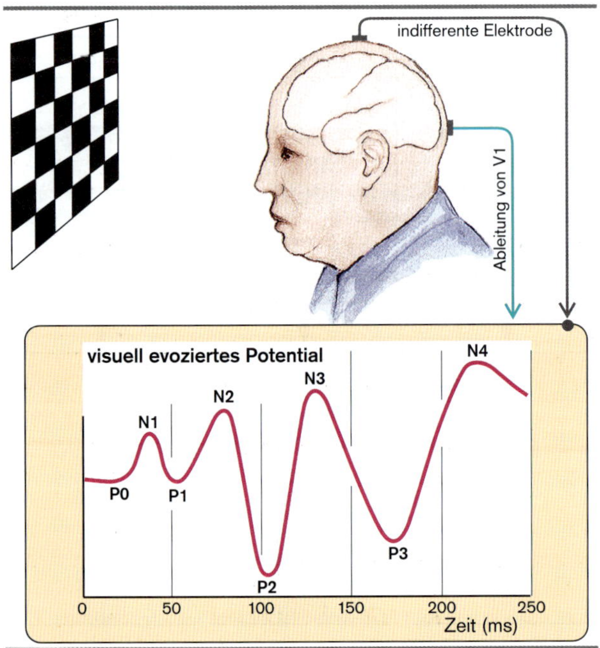

Abb. 23.**26** **Das visuell evozierte Potential (VEP).** Reizung mit Schachbrettmuster, Ableitung von der primären Sehrinde und Zeitverlauf des visuell evozierten Potentials mit Bezeichnung der negativen (N) und positiven (P) Wellen und Angabe der Latenz in Millisekunden (nach 5).

in der Hirnrinde. Nach Lichtblitz oder Schachbrettmusterwechsel (schwarze Felder werden weiß, weiße schwarz) treten typische Wellen auf (Abb. 23.**26** unten). Bereits nach etwa 25 – 30 ms ist die erste negative Welle (N1) ausgeprägt, der die erste positive Welle (P1) folgt. Nach einer weiteren Negativität bei etwa 77 ms beginnt die besonders auffällige positive Welle P2 nach 95 – 98 ms (Ganzfeldblitz oder großes Schachbrettmuster). Die negative Welle N3 erreicht ihren Gipfel nach 127 – 128 ms bei Normalpersonen. Unter diesen Wellen ist die Gipfellatenz der großen, zweiten positiven Welle (P2 oder P100) am besten reproduzierbar (90 – 120 ms).

Als **pathologisch** sind **Latenzverlängerungen** zu werten, z. B., wenn die P2-Welle signifikant vom Mittelwert der Normalpopulation abweicht. Interokulare Latenzdifferenzen, die um einen signifikanten Betrag voneinander abweichen, können ebenfalls als pathologisch interpretiert werden. Verlängerte Latenzen und Verkleinerung der Amplituden treten bei Entzündungen des N. opticus auf (Retrobulbärneuritis – oft im Zusammenhang mit einer multiplen Sklerose).

Durch die **musterevozierten Potentiale** lassen sich bei Wahl verschiedener Größen von Schachbrettmustern auch **objektive Visusbestimmungen** vornehmen, da das VEP sofort abfällt, wenn ein Muster nicht mehr scharf gesehen wird (Visusprüfung bei kleinen Kindern oder zur Kontrolle von subjektiven Angaben in Begutachtungsfällen).

23.6 Das Sehen mit zwei Augen ermöglicht die Tiefenwahrnehmung

›› Durch das Sehen mit zwei Augen (Binokularsehen) können wir entscheiden, ob sich Dinge vor oder hinter einem fixierten Gegenstand befinden. Verrechnung unterschiedlicher Informationen aus beiden Augen (Querdisparation oder Zeitunterschiede) führen zur Tiefenwahrnehmung. Nahe der Fixationsebene ist eine Verschmelzung der unterschiedlichen Bilder möglich (Fusion), außerhalb dieses Bereiches tritt Doppeltsehen auf. Die neuronalen Grundlagen des Tiefensehens werden in kortikalen Neuronen mit entsprechenden Antworteigenschaften gefunden. Beim Schielen weichen die Augenachsen voneinander ab. ‹‹

Räumliche und zeitliche Disparitäten sind Grundlagen der Tiefenwahrnehmung

Ein fixierter Punkt (F) wird in beiden Augen in der Fovea abgebildet (Abb. 23.**27 A**). Die beiden Abbildungspunkte haben in den unterschiedlichen Augen den gleichen Ortswert und werden deshalb **korrespondierende Netzhautstellen** genannt (zu jedem Ort auf einer Netzhaut gibt es eine entsprechende korrespondierende Stelle auf der anderen Netzhaut). Zusätzlich zum Fixationspunkt wird demnach eine bestimmte Klasse von Sehdingen auf korrespondierende Netzhautstellen abgebildet. Diese Klasse von Sehdingen liegt auf einer geometrischen Figur im Raum, die als **Horopter** (H) bezeichnet wird. Definitionsgemäß verläuft der Horopter durch den Fixationspunkt (F) und durch die Knotenpunkte beider Augen. Je nach Entfernung des jeweils fixierten Punktes hat der Horopter einen unterschiedlichen Radius. Genauer betrachtet sind aber nicht Punkte, sondern korrespondierende Netzhaut*flächen* einander zugeordnet, sog. **Panum-Fusionsareale,** in deren Bereich zwei Punkte auf den verschiedenen Netzhäuten zu einem bestimmten Sinneseindruck verschmolzen werden können. Jenseits dieser Panum-Fusionsgebiete beginnt der Bereich des Doppeltsehens **(Diplopie).** Innerhalb des Fusionsgebietes werden zwei retinale Punkte einerseits verschmolzen wahrgenommen, dienen aber andererseits funktionell als querdisparate Punkte dem verarbeitenden neuronalen System in der Hirnrinde als Grundlage zur **Tiefenwahrnehmung.** Dabei wird ein Gegenstand als näher im Vergleich zum Horopter interpretiert, wenn die horizontale Abweichung **(Querdisparation)** auf der Netzhaut nach temporal gerichtet ist, und als entfernter, wenn die Querdisparation nach nasal gerichtet ist (Abb. 23.**27 B**). Zur Tiefenwahrnehmung ist die Fusion allerdings nicht unbedingt notwendig; so reicht der Bereich der Stereoskopie über das Panum-Areal in den Bereich des Doppeltsehens (Abb. 23.**27 A**). Es gibt Zellen in der primären Sehrinde, die bei binokulärer Reizung auf bestimmte räumliche Disparitäten (Querdisparation) optimal abgestimmt sind und sich so als Tiefendetektoren eignen.

Auch **zeitliche Disparitäten** können zur stereoskopischen Analyse verwendet werden. Ein in der Fixationsebene bewegtes Objekt erregt korrespondierende Netzhautstellen beider Augen zugleich; befindet sich jedoch ein nach links bewegtes Objekt vor dem Horopter, dann werden die Netzhautstellen in zeitlicher Folge rechts vor links erregt. Bewegt sich das Objekt hinter dem Horopter, so erfolgt die Erregung in umgekehrter Reihenfolge links vor rechts (Abb. 23.**27 C**). Damit kann mit Hilfe richtungsspezifischer Zellen eindeutig entschieden werden, wo sich das bewegte Objekt im Raum relativ zum Horopter befindet. In der primären Sehrinde werden Zellen mit der Fähigkeit zur Analyse von zeitlichen Disparitäten der beschriebenen Art gefunden. Dementsprechend werden bei **Neuritis n. optici** auch Entfernungstäuschungen beobachtet, die auf pathologische zeitliche Disparitäten durch Störungen der Nervenleitung zurückgeführt werden können.

Die binokularen Mechanismen des Tiefensehens sind im Nahbereich besonders wirksam, da dort bei entsprechenden Entfernungsunterschieden für das Gehirn meßbare Querdisparitäten auftreten. Bei größeren Entfernungen werden die Disparitäten zu klein und **monokulares Tiefensehen** wird notwendig. Dabei werden u.a. mit Hilfe der Verdeckung entfernter durch nähere Gegenstände und durch Erfahrungswerte über die Größe bekannter Objekte Rückschlüsse auf deren Lage im Raum gezogen. Die monokulare Tiefenwahrnehmung kann jedoch im Vergleich zur binokularen leicht getäuscht werden.

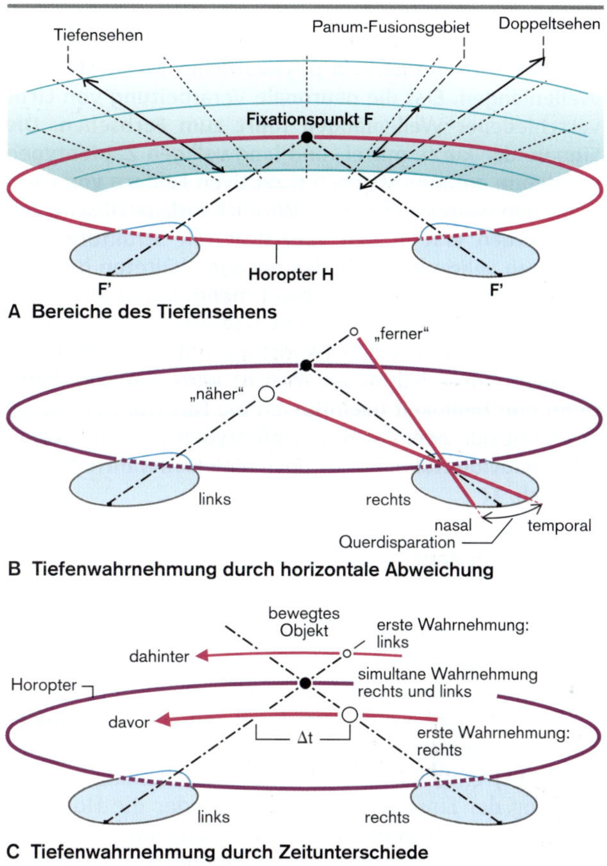

Abb. 23.**27** **Binokulare Tiefenwahrnehmung.** **A** Bereiche des binokularen Tiefensehens. **B** Tiefenwahrnehmung durch Querdisparation (**A, B** nach 2). **C** Tiefenwahrnehmung durch interokularen Zeitunterschied (nach 17). Die Mechanismen werden im Text erläutert.

Beim Schielen liegt eine Fehlstellung der Sehachsen vor

Weicht eine der Sehachsen vom fixierten Punkt ab, nennt man das **Schielen (Strabismus).** Pathologische Grundlage für akut auftretendes Schielen kann die Lähmung eines Augenmuskels sein. Unter aufgehobener Fixation tritt aber bereits bei vielen Gesunden ein **latentes Schielen** auf; die Sehachsen deuten dabei leicht nach außen *(Exophorie)* oder innen *(Esophorie).* Der zentrale Mechanismus der Fusion korrigiert diese Fehlstellung durch entsprechende Innervation der Augenmuskeln (s. oben). Bei extremer Müdigkeit oder nach Alkoholgenuß kann dieses latente Schielen manifest werden. Fusion und binokulare Fixation sind dann aufgehoben. Subjektiv tritt Doppeltsehen auf, objektiv kann die Divergenz oder Konvergenz der Augen beobachtet werden.

Während im ausgereiften Sehsystem des Erwachsenen beim Schielen Doppeltsehen auftritt, führt unbehandeltes Schielen während der Entwicklung des Sehsystems (vor dem 6. Lebensjahr) zur Ausprägung eines **dominanten Auges,** das die Wahrnehmung des anderen Auges unterdrückt. Als Folge dieser in der Sehrinde lokalisierten Unterdrückung kann eine irreversible monokulare Sehschwäche, die **Amblyopie,** entstehen (s. S. 715). Durch alternierende Exposition der Augen (um die Dominanz eines Auges zu verhindern) und Behebung der Schielursache (Korrektur einer Hypermetropie, operative Korrektur an den Augenmuskeln) sowie unterstützendes Fixationstraining kann die Amblyopie als schwerwiegendste Folge des frühkindlichen Strabismus oft verhindert werden.

23.7 Farben entstehen im Gehirn

›› Unser Farbsinn ist kein physikalisches Meßsystem für Wellenlängen. Erst die neuronale Verarbeitung von Licht verschiedener Wellenlängen führt zum Farbsehen. Die Signale der kurz-, mittel- und langwelligen Zapfentypen werden in antagonistischen rezeptiven Feldern von Farbneuronen weiterverarbeitet. Wirklich farbspezifische Zellen werden erst in den spezialisierten Strukturen der primären Sehrinde und in den nachgeschalteten höheren Hirnregionen gefunden. Farbwahrnehmungen werden in Relation zum gesamten Gesichtsfeld errechnet, wodurch in gewissen Grenzen Farbkonstanz unter wechselnden Beleuchtungsverhältnissen erreicht wird. Farbton, Sättigung und Helligkeit beeinflussen die Farbwahrnehmung. Auch mit nur zwei der drei Zapfentypen (bei Rot-, Grün- oder Blauviolettblinden) ist noch eine Farbwahrnehmung möglich. ‹‹

Drei Zapfentypen werden von Licht verschiedener Wellenlängen angeregt

Der spektrale Empfindlichkeitsbereich des Auges umfaßt die Wellenlängen von 400–750 nm. Dies entspricht den Farbempfindungen von Blau über Grün und Gelb bis Rot. Kürzere Wellenlängen bezeichnen wir als **ultraviolett,** längere als **infrarot.** Diese Wellenlängen sind nicht sichtbar. In Extremfällen kann ultraviolette Strahlung zu einer Trübung der Linse führen (Katarakt) oder die Hornhaut schädigen („Schneeblindheit" im Hochgebirge), ebenso kann infrarote Strahlung Linsentrübungen („Glasbläserstar") bedingen.

Grundlage der Farbempfindungen ist die neuronale Verarbeitung von Licht verschiedener Wellenlängen. Ihre Unterscheidung wird ermöglicht durch die drei verschiedenen **Photopigmente** der Zapfen mit Absorptionsmaxima im kurz- (420 nm), mittel- (535 nm) und langwelligen (565 nm) Bereich (Abb. 23.**28**). Damit folgen die peripheren Mechanismen des Farbsehens der **trichromatischen Theorie** von Young, Helmholtz und Maxwell aus dem 19. Jahrhundert, die zeigt, daß sich jede beliebige Farbe durch die additive Mischung von drei monochromatischen Lichtern erzeugen läßt.

Menschen, denen ein Zapfenpigment fehlt, sind nicht vollständig farbenblind; da die Farbwahrnehmung auf der Verrechnung der Erregung verschiedener Rezeptortypen beruht, ist auch mit zwei Zapfensystemen noch eine Farbwahrnehmung möglich. Man unterscheidet **Rotblinde** (**Protanope,** bei denen das langwellige Zapfenpigment fehlt), **Grünblinde** (**Deuteranope,** denen das Zapfenpigment für die mittlere Wellenlänge fehlt) und **Blauviolettblinde** (**Tritanope,** denen das kurzwellige Zapfenpigment fehlt). Vollständig farbenblind sind nur die Monochromaten, bei denen im typischen Fall alle Zapfenpigmente fehlen. Hier ist Sehen auch bei Tageslicht nur mit dem Stäbchensystem möglich, und diese Menschen leiden wegen der höheren Empfindlichkeit der Stäbchen unter Blendung. (In sehr seltenen Fällen fehlen auch zwei Zapfenmechanismen, so daß das monochromatische Sehen bei Tageslicht mit dem verbleibenden Zapfentyp erfolgt). Der Farbenblindheit steht die etwas häufigere **Farbenschwäche** gegenüber, bei der bei

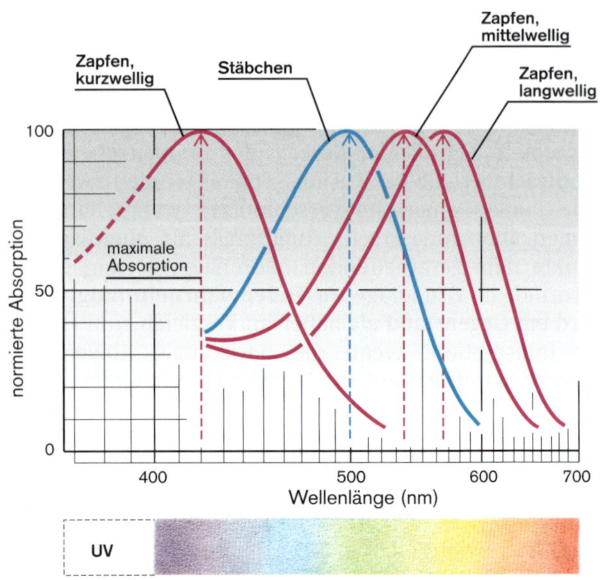

23.**28** **Normierte Absorptionskurven der menschlichen Photopigmente.** Absorptionskurven für die vier verschiedenen Photopigmente des Menschen wurden mikrospektrophotometrisch an isolierten identifizierten Stäbchen und Zapfen bestimmt. Die Farben unter der Abszisse ordnen das Spektrum des sichtbaren Lichts den Wellenlängen zu. Das ultraviolette Licht (UV) unterhalb 400 nm erreicht unter natürlichen Bedingungen nicht die Netzhaut, da es bereits im dioptrischen Apparat (von Kornea und Linse) absorbiert wird (nach 12).

Anwesenheit aller drei Farbpigmentsysteme eines schwächer ausgeprägt ist (**Protanomale** sind rotschwach, **Deuteranomale** grünschwach, **Tritanomale** blauviolettschwach).

Im Gehirn werden Wellenlänge und Helligkeit des Lichts in Farbwahrnehmung umgesetzt

In unserem Sehsystem erfolgt eine **additive Farbmischung,** wenn Licht verschiedener Wellenlänge auf einen Netzhautort fällt. So entsteht unsere Empfindung der Farben auf dem Fernsehschirm durch Mischung sehr dicht beieinanderliegender roter, grüner und blauer Punkte. Die Grundregeln dieser physiologischen Farbmischung sind in der Normfarbtafel (Abb. 23.**29**) dargestellt. Die additive Mischung von **Komplementärfarben,** die an gegenüberliegenden Enden von Geraden durch den Weißpunkt liegen wie Rot und Grün oder Blau und Gelb, kann Weiß ergeben. Dies gilt nicht für die auf rein physikalischen Grundlagen beruhende **subtraktive Farbmischung.** Farbfilter oder auch Malerfarben absorbieren Anteile des weißen Lichts. Die nach dieser Subtraktion verbleibenden Wellenlängen bestimmen dann die gesehene Farbe (ein Blaufilter subtrahiert den langwelligen, ein Gelbfilter den kurzwelligen Anteil des weißen Lichts – hinter beiden verbleibt ein mittlerer Wellenlängenbe-

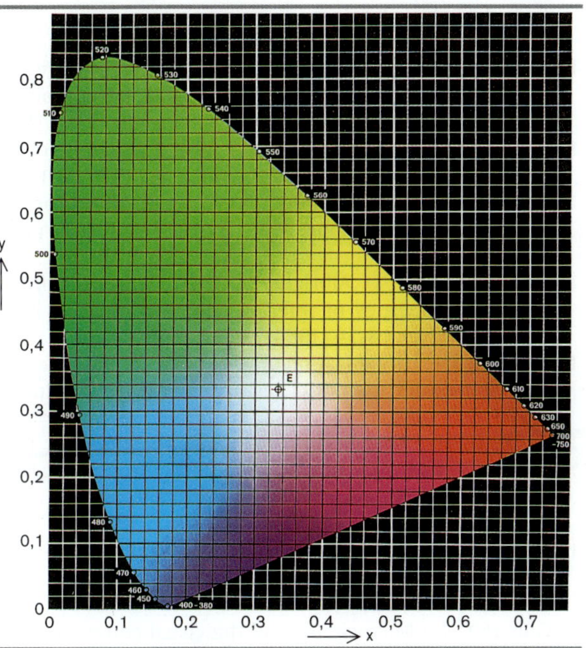

Abb. 23.**29** **Normfarbtafel** (nach DIN 5033). Die Randkurve wird von den Spektralfarben gebildet. Additive Mischfarben liegen auf Geraden zwischen den beteiligten Spektralfarben. Der Punkt E in der Mitte des Weißbereichs liegt auf der Verbindungslinie zwischen den Komplementärfarben. Ein Punkt $P_{x,y}$ stellt eine Farbart dar, wobei die Sättigung des durch die Spektralfarbe bestimmten Farbtons mit der Entfernung vom Weißbereich zunimmt. In dieser geometrischen Darstellung der subjektiv wahrgenommenen, additiven Mischfarben entspricht x dem Rotanteil und y dem Grünanteil: der Blauanteil ($z = 1 - [x + y]$) ist jeweils der Rest zur Summe von $1 = x + y + z$. Die für die Mischung international festgelegten monochromatischen Primärfarben sind Rot = 700 nm, Grün = 546 nm, Blau = 435 nm.

reich, den beide Filter nicht absorbieren: die subtraktive Mischfarbe Grün).

Beobachtungen wie die, daß Gegenfarben sich additiv zu Weiß oder Gelb addieren, führten zur **Gegenfarbtheorie** (Hering), die postuliert, daß drei Gegenfarbpaare, Rot und Grün, Blau und Gelb, Weiß und Schwarz, sich jeweils gegenseitig hemmen und ebenso alle Farbwahrnehmungen erklären kann wie die oberhalb erwähnte, trichromatische Theorie. Die **Kries-Zonentheorie** kombiniert beide Theorien des Farbensehens: Während die trichromatische Theorie für die Rezeptormechanismen des Sehsystems Gültigkeit hat, findet man bereits in der ersten Verarbeitungsstufe der Netzhaut bei den Horizontalzellen und auf allen weiteren Stationen der Sehbahn **Gegenfarbenneurone** für Rot und Grün sowie Gelb und Blau (Abb. 23.**30**).

Einfache Gegenfarbenneurone werden in der Netzhaut (β-Zellen) und in den parvozellulären Schichten des Corpus geniculatum laterale gefunden, sie reagieren jedoch noch ähnlich auf Helligkeits- und Farbunterschiede. Die eigentlich farbspezifischen **Doppelgegenfarbenneurone,** bei denen die Gegenfarben synergistisch über die Zentrum-Peripherie-Grenze des rezeptiven Feldes wirksam sind und die damit auf Farbkontrast reagieren (Abb. 23.**30** rechts), findet man erst in den farbspezifischen zylindrischen Unterstrukturen der primären Sehrinde (Abb. 23.**20**).

Die Farbzellen der hierarchisch höheren Sehrindenabschnitte tragen mehr zur Farbwahrnehmung bei, als bisher angenommen wurde. So müssen wir uns von der physikalisch geprägten Vorstellung lösen, daß die Wellenlänge der Strahlungsenergie, die von einem Körper ausgehend auf unser Auge trifft, dessen Farbe bestimmt. Wir können an uns selbst die relativ konstante Wahrnehmung von Farben aus einer vielfarbigen Szene **(Farbkonstanz)** bei Beleuchtung mit Licht sehr unterschiedlicher spektraler Zusammensetzung (Morgen-, Mittags- oder Abendsonne) beobachten, während ein Farbphoto unter gleichen Bedingungen jeweils einen entsprechenden „Farbstich" zeigt. Anders als beim Film, der Wellenlängen wiedergibt, wird im zentralen Sehsystem die wahrgenommene Farbe eines Gegenstands errechnet, indem das Signal der von einem bestimmten Ort ausgehenden Wellenlängen in Relation zur Umgebung im Gesichtsfeld gesetzt wird. So können wir unter dauernd wechselnden Beleuchtungsbedingungen die Farbe der Dinge relativ unverändert wahrnehmen. Hierzu kann bereits die Funktion der Doppelgegenfarbenneurone (Abb. 23.**30**) einen physiologischen Beitrag liefern: Eine allgemeine Zunahme langer Wellenlängen in der Beleuchtung aktiviert die gegensinnigen Rotmechanismen in Zentrum und Peripherie gleichermaßen, so daß sich der Einfluß der Beleuchtungsänderung aufhebt.

Die **Wahrnehmung von Farben** basiert auf den Komponenten **Farbton, Sättigung** und **Helligkeit.** Der Farbton hat dabei den stärksten Einfluß. Etwa 200 Farbtöne

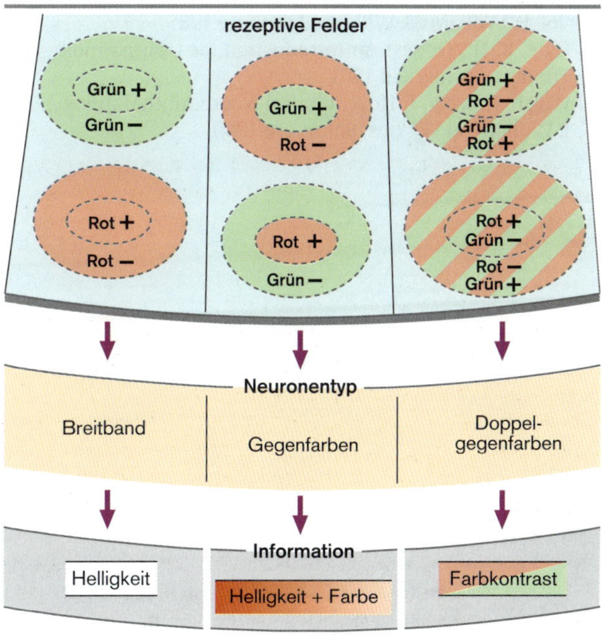

Abb. 23.**30** **Verschiedene Arten von wellenlängenempfindlichen rezeptiven Feldern.** Die hier für Rot und Grün dargestellten Feldtypen werden auch für die Gegenfarben Blau und Gelb gefunden. Nur die Doppelgegenfarbenzellen sind farbspezifisch (nach 4).

können psychophysisch unterschieden werden. Die Sättigung gibt an, inwieweit der Farbton durch Beimischung von Graustufen „verdünnt" worden ist. Wir unterscheiden 26 Sättigungsstufen. Farbton und Sättigung gemeinsam bestimmen die **Farbart.** Die Helligkeit schließlich läßt sich in etwa 500 Schritte auflösen. Während beim achromatischen Sehen nur diese 500 Stufen zur Verfügung stehen, kann das Farbensehen die drei Qualitäten Farbton, Sättigung und Helligkeit multiplikativ nutzen und erhält damit mehrere Millionen Unterscheidungsmöglichkeiten.

Zum Weiterlesen ...

1 Bailey, C. H., P. Gouras: The retina and phototransduction. In Kandel, E. R., J. H. Schwartz: Principles of Neural Science. Elsevier, Amsterdam 1985 (pp. 344 – 355).
2 Bishop, P. O.: Neurophysiology of binocular single vision and stereopsis. In Handbook of Sensory Physiology, Vol. VII/3 a. Springer, Berlin 1973 (pp. 255 – 305)
3 Carpenter, M. B., J. Sutin: Human Neuroanatomy. Williams & Wilkins, Baltimore 1983
4 Gouras, P.: Color vision. In Kandel, E. R., J. H. Schwartz and T. M. Jessel: Principles of neural Science. Elsevier, Amsterdam 1991 (pp. 467 – 478)
5 Jörg, J.: Visuell evozierte Potentiale (VEP) in der neurologischen Diagnostik. In Jörg, J., H. Hielscher: Evozierte Potentiale. Springer, Berlin 1984 (S. 30 – 55)
6 Kandel, E. R.: Perception of motion, depth and form. In Kandel, E. R., J. H. Schwartz and T. M. Jessel: Principles of neural science. Elsevier, Amsterdam 1991 (pp. 440 – 479)
7 Mason, C. and Kandel E. R.: Central visual pathways. In Kandel, E. R., J. H. Schwartz and T. M. Jessel: Principles of neural science. Elsevier, Amsterdam 1991 (pp. 420 – 439)
8 Miller, N. R.: Walsh & Hoyt Clinical Neuro-Ophthalmology, Vol. II. Williams & Wilkins, Baltimore 1985.
9 Ogle, K. N.: Optics: An Introduction for Ophthalmologists. Thomas, Springfield 1961
10 Walsh, F. B., W. F. Hoyt: Clinical Neuroophthalmology, Vol. I. Williams & Wilkins, Baltimore 1969

... und noch weiter

11 Albright, T. D.: Direction and orientation selectivity of neurons in visual area MT of the macaque. J. Neurophysiol. 52 (1984) 1106 – 1130
12 Bowmaker, J. K., H. J. A. Dartnall: Visual pigments of rods and cones in human retina. J. Physiol. 298 (1980) 501 – 511
13 Boycott, B. B., J. E. Dowling: Organization of the primate retina: light microscopy. Phil. Trans., Ser. B 255 (1969) 109 – 184
14 Desimone, R., T. D. Albright, C. Cross, C. Bruce: Stimulus selective properties of inferior temporal neurons in the macaque. J. Neurosc. 4 (1984) 2051 – 2062
15 Dowling, J. E.: Organization of vertebrate retinas. The Jonas M. Friedenwald memorial lecture. Invest. Ophthalmol. 9 (1970) 655 – 680
16 Eysel, U. Th.: Spezifische Leistungen thalamischer Hemmungsmechanismen im Sehsystem. In Bromm B., D. W. Lübbers: Physiologie aktuell, Bd. 2. Fischer, Stuttgart 1986 (S. 159 – 175)
17 Gardner, J. C., R. M. Douglas, M. S. Cynader: Time-based stereoscopic depth mechanism in the visual cortex. Brain. Res. 328 (1985) 154 – 157
18 Gilbert, C. D.: Microcircuitry of the visual cortex. Ann. Rev. Neurosci. 6 (1983) 217 – 247
19 Horton, J. C., E. T. Hedley-Whyte: Mapping of cytochrome oxidase patches and ocular dominance columns in human visual cortex. Phil. Tans., Ser. B 304 (1984) 255 – 272
20 Liebmann, P. A.: The molecular mechanism of visual excitation and its relation to the structure and composition of the rod outer segment. Ann. Rev. Physiol. 49 (1987) 765 – 791
21 Livingstone, M. S:, D. H. Hubel: Anatomy and physiology of color system in the primate visual cortex. J. Neurosci. 4 (1984) 309 – 356
22 Maunsell, J. H. R., W. T. Newsome: Visual processing in monkey extrastriate cortex. Ann. Rev. Neurosci. 10 (1987) 363 – 401
23 Müller, F., H. Wässle, T. Voigt: Pharmacological modulation of the rod pathway in the cat retina. J. Neurophysiol. 59 (1988) 1657 – 1672
24 Murphy, C. J., H. C. Howland: The optics of comparative ophthalmoscopy. Vision Res. 27 (1987) 599 – 607
25 Snyder, A. W., T. R. J. Bossomaier, A. Hughes: Optical image quality and the cone mosaic. Science 231 (1986) 499 – 501
26 Sobotta, J., H. Becher: Atlas der Anatomie des Menschen, 3. Teil. Urban & Schwarzenberg, München 1962
27 Tootell, R. B. H., M. S. Silverman, E. Switkes, R. L. DeValois: Deoxyglucose analysis of retinotopic organization in primate striate cortex. Science 218 (1982) 902 – 904
28 van Essen, D. C.: Functional organization of primate visual cortex. In Peters, A., E. G. Jones: Cerebral cortex, Vol. III: Visual cortex. Plenum Press, New York 1985 (pp. 259 – 329)
29 Williams, D. R.: Seeing through the photoreceptor mosaic. Trends Neurosci. 9 (1986) 193 – 198

Chemische Sinne

H. Fruhstorfer

24

24.1 Die Chemosensibilität sichert Überleben und Fortpflanzung der Lebewesen

» Die Bedeutung der Chemosensibilität für das Leben zeigt sich in der Vielfalt hochempfindlicher Sinnessysteme, die sich im Laufe der Evolution für das Erkennen von chemischen Reizen entwickelt haben. Viele Säugetiere besitzen dafür vier chemische Sinne: den allgemeinen chemischen Sinn für die Erkennung von Gefahrstoffen, den Geruch für das Wittern von Nahrung oder Gefahr, das vomeronasale Organ (VNO) für die Wahrnehmung von Lockstoffen (Pheromone) und den Geschmack für die Prüfung der Nahrung. Diese vier Sinnessysteme finden sich auch beim Menschen; die funktionelle Bedeutung des VNO ist aber bis heute nicht sicher geklärt. «

Einzellige Lebewesen wie Bakterien werden durch chemische Stoffe angelockt (**positive Chemotaxie** z.B. durch Zucker oder Aminosäuren) oder abgestoßen (**negative Chemotaxie** z.B. durch Salze oder Säuren). Höhere im Wasser lebende Organismen besitzen zusätzlich Sinnesorgane für physikalische Reize; die Chemorezeption ist bei ihnen jedoch hoch entwickelt. So haben **Fische** drei unterschiedliche Sinnessysteme für chemische Reize:

- Freie Nervenendigungen in den von Wasser umspülten Schleimhäuten ihrer Körperoberfläche reagieren auf gelöste Schadstoffe, und ihre Reizung führt zu Fluchtreaktionen (**allgemeiner chemischer Sinn**).
- Kleine Gruppen sekundärer Sinneszellen finden sich in den Schleimhäuten der Maulregion, häufig auch auf der Körperoberfläche; sie dienen dazu, Nahrung oder Gefahren zu erkennen und Freßbares von Ungenießbarem zu unterscheiden (**Geschmackssinn**).
- Hochempfindliche primäre Sinneszellen in der Schleimhaut der Nasenhöhlen, die durch eine Vielzahl von chemischen Substanzen gereizt werden, dienen ebenfalls der Ortung von Nahrung oder Gefahr sowie der Erkennung von chemischen Signalen von Artgenossen (**Geruchssinn**).

Bei auf dem Lande lebenden Wirbeltieren ist die Körperoberfläche bis auf die Schleimhäute der Körperöffnungen und der Augen durch eine Hornschicht gegen Austrocknung und den Kontakt mit chemischen Substanzen geschützt. Die Chemorezeptoren der Haut dienen hier der Nozizeption, indem sie eindringende Gifte, Verletzungen oder Entzündungen signalisieren. Geschmacks- und besonders Geruchssinn sind bei vielen Landbewohnern hochentwickelt; mit ihnen werden Feind oder Beute gewittert und die Nahrung auf Tauglichkeit geprüft. Auch bei der Kommunikation zwischen Mitgliedern einer Tierart spielen die chemischen Sinne eine Rolle; so werden durch das Ausscheiden von chemischen Signalstoffen (**Pheromone**) Reviere markiert oder Paarungsbereitschaft angezeigt. Viele Säugetiere besitzen für die Wahrnehmung von Pheromonen in ihrer Nasenhöhle ein besonderes Sinnesorgan (**vomeronasales Organ, VNO**). Auch bei den meisten Menschen läßt sich ein VNO nachweisen, das als dünner, blind endender Gang unter der Schleimhaut der Nasenscheidewand liegt und mit einer feinen Öffnung in den unteren Nasengang mündet. Die Bedeutung dieses Sinnesorgans für den Menschen ist noch unklar.

Die drei anderen **chemischen Sinne des Menschen** sind weniger hoch entwickelt als bei vielen Säugetieren; dennoch spielen sie in seinem Leben eine wichtige Rolle: Sie haben Einfluß auf das Verhalten, warnen vor Gefahren und vermitteln Lebensfreude über den Genuß von Speise und Trank.

Chemische Reize werden über die Geschmacksknospen in der Schleimhaut von Mund und Rachen (**Geschmackssinn**), über das Riechepithel in der Nase (**Geruchssinn**) sowie durch freie Nervenendigungen in den Schleimhäuten von Mund, Nase und Rachen (**allgemeiner chemischer Sinn**) wahrgenommen. Empfindlichster chemischer Sinn ist der Geruchssinn; zusammen mit dem allgemeinen chemischen Sinn ist er wie Hören und Sehen ein Fernsinn, mit dem auch Signale von entfernten Reizquellen wahrgenommen werden können (z.B. der Rauch eines fernen Feuers). Geschmacksempfindungen entstehen dagegen nur, wenn der Reiz in den Mund gebracht wird (Nahsinn).

Meist ist an der Wahrnehmung chemischer Reize mehr als einer der drei Sinne beteiligt; durch die Verbindung zwischen Mund und Nase gelangen beim Kauen von Speisen flüchtige Geruchsstoffe auch zum Riechepithel. Obwohl der Geruchssinn weitaus mehr Informationen über die Zusammensetzung der Speise übermittelt, werden die Wahrnehmungen beim Essen dem Geschmackssinn zugeordnet. Auch der allgemeine chemische Sinn ist an Geruchs- oder Geschmackserlebnissen beteiligt: Der scharfe „Geschmack" von Senf oder der beißende „Geruch" eines Buchenholzfeuers werden zum Teil durch ihn vermittelt. Wegen der Funktionsüberschneidungen der drei chemischen Sinne muß bei Schmeck- oder Riechstörungen genau geklärt werden, welcher von ihnen tatsächlich betroffen ist.

24.2 Allgemeiner chemischer Sinn

» Die Rezeptoren des allgemeinen chemischen Sinns sind freie Nervenendigungen in den Schleimhäuten von Augen, Mund, Rachen und Nase sowie der anogenitalen Öffnungen. Sie reagieren auf Reizstoffe sowie auf eine Vielzahl von Geruchs- und Geschmacksstoffen, wenn diese in genügend hoher Konzentration angeboten werden. Die Empfindungen sind Brennen oder Stechen; die ausgelösten Reflexe haben eine Verminderung der Reizstoffkonzentration zum Ziel. Der allgemeine chemische Sinn ist der Nozizeption verwandt. «

Das Vorhandensein dieses chemischen Sinns als eigenständige Modalität ist uns nicht bewußt. Aber das Brennen in den Augen und das Stechen in der Nase beim Schneiden von Zwiebeln oder das Brennen in Mund und Rachen, das den Genuß eines scharfen Currygerichts begleitet (und das sich im After beim Verlassen der Rückstände nochmals bemerkbar macht), sind Empfindungen des allgemeinen chemischen Sinns.

Hauptaufgabe des allgemeinen chemischen Sinns ist es, den Organismus vor flüchtigen oder gelösten Schadstoffen zu schützen. Dies geschieht reflektorisch durch eine Fülle unterschiedlicher Reaktionen, die alle eine Verringerung der Reizwirkung zum Ziel haben. Dazu gehören die Sekretion von Tränen, Schleim und Speichel, Lidschluß, profuses Schwitzen und bei starken gasförmigen Reizen auch Glottisschluß und Atemstillstand. Reize für den allgemeinen chemischen Sinn sind Gase wie CO_2 und NH_4 sowie die meist geruch- und geschmacklosen Inhaltsstoffe vieler Gewürze (Capsaicin im Paprika, Piperin im Pfeffer, Gingerol im Ingwer). Darüber hinaus reizen fast alle Geschmacks- und Geruchsstoffe auch den allgemeinen chemischen Sinn, wenn sie in hoher Konzentration angeboten werden. Tiere zeigen gegenüber Nahrung, die Reizstoffe enthält, ein angeboren aversives Verhalten; dies schützt die Früchte mancher Pflanzen vor dem Gefressenwerden (z.B. Paprika, Pfeffer). Nur beim Menschen wandelt sich im Laufe des Lebens die angeborene Abneigung gegen scharfe Gewürze in eine starke Vorliebe.

Die chemosensiblen Rezeptorneurone, die die Schleimhäute von Auge, Nase und Mund versorgen, gehören dem N. trigeminus an; sie enden als freie Nervenendigungen im Epithel der Schleimhäute und reagieren meist spezifisch nur auf chemische Reize. Ihre Signale erreichen den spinalen Trigeminuskern, der sie mit anderen nozizeptiven Informationen aus dem Kopfbereich an den Vorderseitenstrang weitergibt. Ein Teil der Signale wird außerdem in den benachbarten Nucleus solitarius geleitet.

24.3 Geschmack

›› Der Geschmackssinn prüft die aufgenommene Nahrung auf ihre Genießbarkeit und chemische Zusammensetzung. Geschmacksstoffe müssen wasserlöslich sein. Die ausgelösten Empfindungen sind auf vier Qualitäten begrenzt: süß, sauer, salzig, bitter. Die Geschmacksrezeptoren sind sekundäre Sinneszellen, die in den Geschmacksknospen zusammenliegen. Sie finden sich in den Schleimhäuten von Zunge, weichem Gaumen und Rachen. Einzelne Geschmacksrezeptoren reagieren meist auf zahlreiche Geschmacksstoffe, wenn auch mit unterschiedlicher Empfindlichkeit. Geschmacksknospen werden von Axonen des N. facialis (VII), N. glossopharyngeus (IX) und N. vagus (X) versorgt. Geschmacksinformationen werden über den Nucleus solitarius und den ventrobasalen Thalamuskern zum primären gustatorischen Kortex in S I geführt. ‹‹

Von der Vielzahl der Empfindungen, die beim Schlürfen eines Getränks oder dem Kauen einer Speise entstehen, sind allein die Qualitäten süß, sauer, salzig und bitter dem Geschmackssinn zuzuordnen. Der überwiegende Teil der Empfindungen wird über den Geruchssinn (Aroma), den allgemeinen chemischen Sinn (Schärfe) und die somatoviszerale Sensibilität (Temperatur, Struktur, Konsistenz) vermittelt. Alle reinen Geschmackswahrnehmungen sind Kombinationen der vier Grundgeschmäcke süß, sauer, salzig und bitter. Der geringe Umfang der Geschmacksempfindungen wird deutlich, wenn bei Schnupfen der Geruchssinn ausgefallen ist. Der Geschmackssinn ist wichtig für die Prüfung der Nahrung auf ihre richtige Zusammensetzung (z.B. ausreichende Menge von Kochsalz) und als Warnsinn für ungenießbare oder giftige Speisen (versalzene Suppe, bittere Mandel). Nicht zuletzt trägt der Geschmackssinn auch seinen Teil zum Genuß der Speisen bei.

Die Schleimhäute der Mundhöhle und des Rachens sind nicht überall für Geschmacksstoffe empfindlich; nur an Zunge, weichem Gaumen und Rachen lassen sich beim Erwachsenen Geschmackswahrnehmungen auslösen. Man kann sie auch durch elektrische Reizung der Zungenoberfläche hervorrufen.

Die Struktur der Geschmacksmoleküle ist nicht schmeckbar

›› Geschmacksstoffe müssen wasserlöslich sein. Zwischen Molekülstruktur und Geschmacksqualität gibt es bis auf den sauren Geschmack von Hydroniumionen keine allgemeingültigen Beziehungen. ‹‹

Im Wasser unlösliche Stoffe sind ohne jeden Geschmack (Gold, Porzellan); jedoch gibt es auch Stoffe, die trotz ihrer Wasserlöslichkeit geschmackslos sind (O_2). Auch aus Molekülform und -größe läßt sich nicht schließen, wie eine Substanz schmeckt. So können Stereoisomere unterschiedlich schmecken (D-Asparagin süß, L-Asparagin geschmacklos). Nur Hydroniumionen (H_3O^+) lösen in ausreichend hoher Konzentration stets saure Geschmacksempfindungen aus.

Die **vier Grundgeschmäcke** und die auslösenden Geschmacksstoffe sind in Tab. 24.**1** aufgeführt. **Süß** schmekken nur wenige, meist organische Substanzen, so die verschiedenen Zucker, Aminosäuren (bei neutralem pH), Alkohole und Glykole. Synthetische Süßstoffe wie Saccharin oder Aspartam haben, obgleich schlechter löslich, eine wesentlich höhere Süßkraft, zusätzlich jedoch einen bitteren Nachgeschmack. Die Zucker schmecken in äquimolarer Lösung nicht nur unterschiedlich süß (Saccharose > Fructose > Maltose > Glucose), sie unterscheiden sich auch in der Qualität der Süßempfindung. Da süßer Geschmack das Vorhandensein von Kohlenhydraten und Proteinen signalisiert, zeigen die meisten Lebewesen eine angeborene Vorliebe für süße Nahrung. **Sauer**empfindungen werden durch Hydroniumionen ausgelöst; ihre Intensität wird überwiegend durch deren Konzentration bestimmt. Jedoch beeinflußt auch das Anion den Geschmack einer Säure. So schmeckt Zitronensäure sauer und süß, Pikrinsäure intensiv bitter. Stoffe mit **salzigem** Geschmack sind ausnahmslos wasserlösliche Salze, die in

Tab. 24.**1** **Bereich der Absolutschwellen für einige Geschmacksstoffe bei Reizung der gesamten Mundhöhle**

Qualität	Geschmacksstoff	Konzentration (mol/l)
süß	Glucose	10^{-1}
	Saccharose	10^{-2}
	Saccharin	10^{-5}
sauer	HCl und andere Säuren	10^{-3}
salzig	NaCl und andere Salze	10^{-2}
bitter	Coffein	10^{-3}
	Chinin	10^{-5}
	Strychnin	10^{-6}

Lösung dissoziieren. Unter ihnen schmeckt jedoch nur Kochsalz rein salzig, während die meisten anderen Salze Mischgeschmäcke hervorrufen; dabei tragen sowohl Anion wie Kation zu dem für das Salz typischen Mischgeschmack bei. So schmecken Kaliumchlorid und Magnesiumchlorid salzig-bitter, Magnesiumsulfat jedoch süß-bitter. **Bitter**empfindungen werden durch Stoffe ganz unterschiedlicher Struktur hervorgerufen. Typische Bitterstoffe sind Alkaloide wie Chinin, Coffein, Morphin, Nicotin und Strychnin. Für diese Stoffe, die meist eine hohe Toxizität aufweisen, ist der Geschmackssinn besonders empfindlich (Tab. 24.**1**). Gegen bitter schmeckende Stoffe zeigen die meisten Lebewesen eine angeborene Abneigung; sie schützen sich dadurch vor Giften.

Wovon Schmecken abhängt

›› Konzentration und Temperatur eines Geschmacksstoffs sowie seine Einwirkungsdauer bestimmen die Intensität der Geschmacksempfindung. Bei anhaltender Reizung adaptiert der Geschmackssinn vollständig. Zwischen Reizen unterschiedlicher Geschmacksqualität bestehen Wechselwirkungen. Voraussetzung für die Fähigkeit zu schmecken ist eine ausreichende Speichelbildung. ‹‹

Wird die Konzentration einer Schmecklösung aus dem unterschwelligen Bereich langsam erhöht, so läßt die erste Wahrnehmung des Geschmacksstoffs beim Überschreiten der **Absolutschwelle** (auch **Wahrnehmungsschwelle**) meist keinen Hinweis auf seine Natur zu. Erst eine weitere Konzentrationserhöhung über die **Erkennungsschwelle** führt zum Erkennen des Geschmacksstoffs. So schmecken Salze wie NaCl oder KCl unterhalb der Erkennungsschwelle süß. Die niedrigsten Absolutschwellen hat unser Geschmackssinn für Bitterstoffe, die höchsten für süße und salzige Stoffe; Ausnahmen sind die synthetischen Süßstoffe (Tab. 24.**1**). Die Empfindlichkeit des Geschmackssinns ist am höchsten im **Temperaturbereich** zwischen 30 und 35 °C und nimmt sowohl zu höheren wie zu tieferen Temperaturen ab; besonders süße und bittere Geschmacksstoffe sind in Lösungen von 0 °C kaum wahrnehmbar. Geschmacksempfindungen lassen sich schon von einzelnen Pilz- oder Wallpapillen auslösen; doch mit zunehmender Reizfläche sinkt die Schwelle, und die Stärke der Geschmacksempfindung nimmt zu. Benetzt man die Zunge mit einer Reizlösung, so wächst die Empfindung innerhalb von 5 s (für salzig) bis 10 s (für bitter) zu ihrer vollen Stärke an, nimmt dann rasch wieder ab und geht in eine vollständige **Adaptation** über (Abb. 24.**1**). Dieser Vorgang wird durch Spüldrüsen unterstützt, die die Reizlösung verdünnen. Durch längere Reizung mit einer Schmecklösung erhält auch Wasser einen Geschmack **(Wassergeschmack);** nach Adaptation an NaCl schmeckt Wasser bitter und sauer, nach Adaptation an Säuren süß. Ist der Geschmack an eine Grundqualität adaptiert, so haben andere Stoffe derselben Qualität ebenfalls einen verminderten Geschmack. Dies weist darauf hin, daß eine Grundqualität von einer Gruppe von Sinneszellen vermittelt wird. Auch zwischen Stoffen unterschiedlicher Geschmacksqualität bestehen Wechselwirkungen. Zwar entstehen durch Mischung zweier Geschmacksqualitäten keine neuen Geschmäcke (Zucker und Salz gemischt schmecken stets süß und salzig, nicht aber sauer und bitter), jedoch ist die Geschmacksintensität der Mischung schwächer als die Summe der Intensitäten der einzeln geschmeckten Stoffe. Dabei kann die Intensität einer der beiden Komponenten besonders zurückgedrängt werden (Zucker hemmt die Sauerempfindung von Zitronensaft). Mit steigender Konzentration schmecken alle Geschmacksstoffe außer den rein süßen zunehmend unangenehm (Abb. 24.**2**). Durch

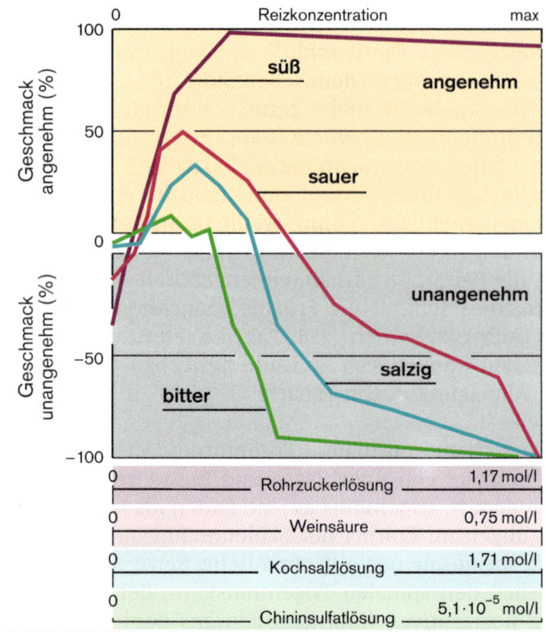

Abb. 24.2 **Angenehmer oder unangenehmer Geschmack einer Reizlösung** in Abhängigkeit von ihrer Konzentration (nach 6).

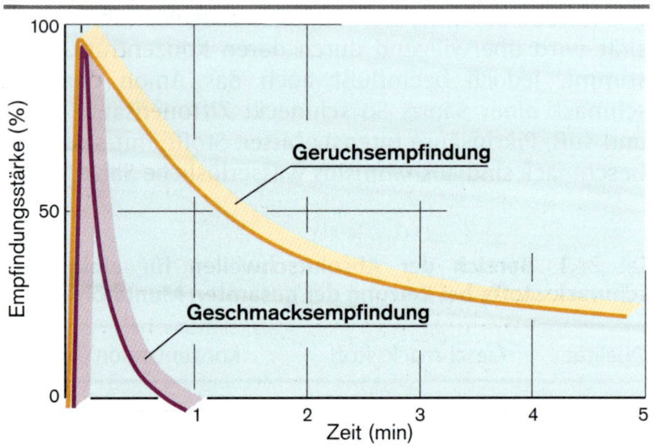

Abb. 24.1 **Verlauf der Stärke einer Geschmacksempfindung sowie einer Geruchsempfindung während einer Dauererreizung** mit 2 mol/l NaCl bzw. 0,02 mol/l H_2S. Im Gegensatz zum Geruch adaptiert der Geschmack rasch und vollständig. Nach Beendigung der Reizung erholen sich Geschmack und Geruch in einem der Adaptation entsprechenden Zeitraum (nach 5 und 7).

gewisse Stoffe **(Geschmacksveränderer)** können einzelne Geschmacksqualitäten verändert oder völlig gehemmt werden. So schmecken nach Kauen der Wunderbeere (Synsepalum dulcificum) Säuren für mehrere Minuten intensiv süß und nur noch schwach sauer. Gymnemsäure (Extrakt aus Blättern von Gymnema sylvestre) unterdrückt für etwa eine halbe Stunde selektiv die Süßempfindung. Oberflächliche Anwendung eines Lokalanästhetikums hemmt nacheinander alle Geschmacksempfindungen in der Reihenfolge bitter, sauer, salzig, süß.

Eine wichtige Voraussetzung für die Funktion des Geschmackssinnes ist die Bildung von ausreichend Speichel (S. 406 ff.), der zur Lösung der Geschmacksstoffe und zu ihrem An- und Abtransport von den Rezeptoren dient. Krankheiten (z. B. Sjögren-Syndrom), Medikamente (z. B.: Antihistaminika) oder Bestrahlung können die Speichelsekretion mindern oder lassen sie ganz versiegen. Dies führt zum Gefühl der Mundtrockenheit, zu einer Abnahme oder zum Verlust der Geschmacksempfindung und letztlich zur Appetitlosigkeit.

Geschmacksrezeptoren sind chemosensible Schleimhautzellen

›› Geschmackszellen sind sekundäre Sinneszellen, die sich unter Einfluß der Axone von Geschmacksneuronen aus Zellen der basalen Schleimhautschicht bilden. Sie liegen in Geschmacksknospen zusammen, die in den Pilz-, Blatt- und Wallpapillen der Zunge sowie in der Schleimhaut von weichem Gaumen und Pharynx zu finden sind. Die Mikrovilli der Geschmackszellen ragen in den Geschmacksporus, der sich zur Zungenoberfläche hin öffnet. Über die Mikrovilli regen die Geschmacksstoffe unterschiedliche Signaltransduktionsprozesse an; die Reizinformation wird dann über eine Synapse chemisch auf das afferente Axon übertragen. Geschmackszellen reagieren meist auf mehr als einen Geschmacksstoff. Die Axone der Geschmacksneurone gehören zu den Hirnnerven VII, IX und X; sie haben neurotrophe Funktionen für die Geschmacksknospen. ‹‹

Die Geschmacksrezeptoren sind chemosensible Schleimhautzellen, die in Gruppen von etwa 50 Zellen in den kugeligen **Geschmacksknospen** zusammenliegen (Abb. 24.**3 B**). Diese durchdringen die gesamte Schleimhauthöhe und öffnen sich zur Oberfläche über einen feinen Kanal, den **Geschmacksporus.** Drei Arten von Zellen lassen sich in der Geschmacksknospe unterscheiden: dunkle und helle Sinneszellen sowie Basalzellen. **Dunkle und helle Zellen** sind länglich und durchziehen die gesamte Geschmacksknospe; ihre apikalen Enden haben zahlreiche feine Membranfortsätze (Mikrovilli), die in den Geschmacksporus hineinragen. Die runden **Basalzellen** finden sich am unteren Pol der Knospe. Dort dringen zahlreiche marklose Nervenfasern ein, verlieren ihre Schwann-Zellen-Umhüllung und zwängen sich vielfach gewunden zwischen die Sinneszellen, in die sie teilweise regelrecht eindringen und mit denen sie zahlreiche synaptische Kontakte knüpfen.

Geschmacksknospen sind dynamische Gebilde: Unaufhörlich wandern aus der angrenzenden basalen Epithelschicht durch Mitose entstandene junge Schleimhautzellen in die Geschmacksknospen, reifen, übernehmen Rezeptorfunktionen, altern und sterben. Gleichzeitig sprossen die Axone der Geschmacksneurone zu jungen Sinneszellen, knüpfen neue synaptische Verbindungen und ziehen verbrauchte zurück. Die Dauer des Lebenszyklus einer Sinneszelle schätzt man auf 10–15 Tage; während Basalzellen unreife Sinneszellen in einer frühen Entwicklungsphase darstellen, ist es unklar, ob dunkle und helle Sinneszellen ein unterschiedliches Alter oder eine unterschiedliche Funktion haben. Die Geschmacksneurone sind für Bestand und Funktion der Geschmacksknospen Voraussetzung. Werden ihre Axone durchtrennt, so gehen die von ihnen versorgten Geschmacksknospen zugrunde; regenerieren die Axone, so entstehen in der Schleimhaut erneut funktionsfähige Geschmacksknospen. Der erwachsene Mensch hat etwa 5000–10 000 Geschmacksknospen. Zwei Drittel von ihnen verteilen sich über Zungenspitze, -rand und -grund; sie liegen in der Schleimhaut der Pilz-, Blatt- und Wallpapillen (Abb. 24.**3 A**). Fadenpapillen tragen keine Geschmacksknospen. Die übrigen

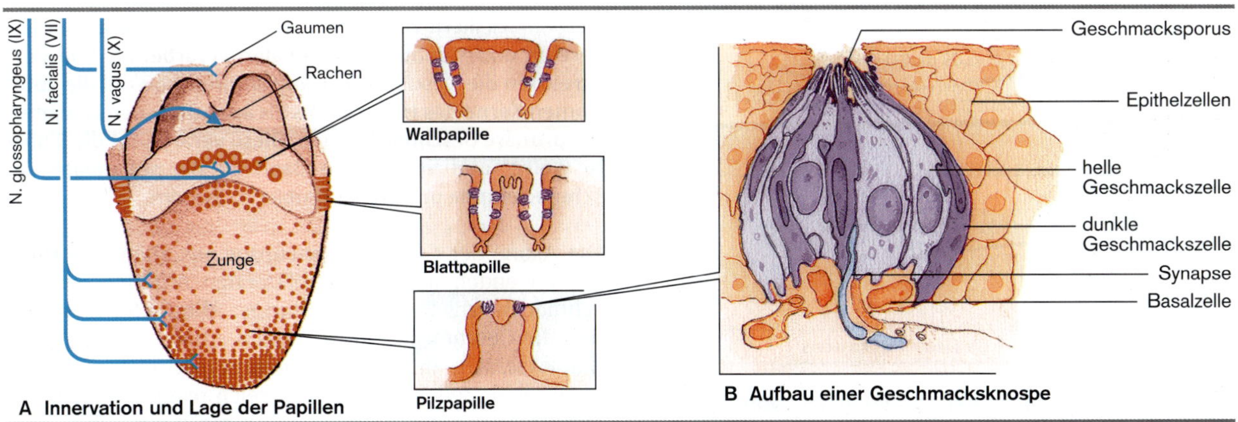

Abb. 24.**3** **Geschmack. A** Innervation, relative Anzahl und Lage der Papillen, die Geschmacksknospen tragen. Auf der Zunge befinden sich etwa 4600 Geschmacksknospen, von denen die Hälfte in den Gräben um die Wallpapillen und je ein Viertel zwischen den Blatt- und auf den Pilzpapillen liegen. Die Pilzpapillen der Zungenspitze sind mit dem bloßen Auge gut zu erkennen. **B** Aufbau einer Geschmacksknospe.

Geschmacksknospen liegen in der Schleimhaut von weichem Gaumen, Epiglottis und Pharynx. Kinder haben mehr Geschmacksknospen als Erwachsene; bei ihnen finden sie sich auch in der Schleimhaut der Wangen.

Tausende von Geschmacksstoffen in weiten Konzentrationsbereichen reizen den Geschmackssinn; ihre Moleküle diffundieren durch den die Zungenoberfläche bedeckenden Schleim und erreichen über den Geschmacksporus die apikale Membran der Sinneszellen. An den Sinneszellen gibt es unterschiedliche **Signaltransduktionsmechanismen** für die verschiedenen Geschmacksstoffe. Bei salzigen Geschmacksstoffen strömen Na^+-Ionen direkt durch apikale Kanäle in die Zelle ein. Saure Geschmacksstoffe blockieren mit ihren Hydroniumionen apikale K^+-Kanäle. Süße Geschmacksstoffe binden dagegen an spezifische Rezeptorproteine der apikalen Membran; sie öffnen hier entweder direkt apikale Na^+-Kanäle (Aminosäuren) oder verschließen über ein intrazelluläres Signalsystem (G-Protein – Adenylylcyclase – Proteinkinase; Abb. 2.**16**) basolaterale K^+-Kanäle durch Phosphorylierung (Zucker). Der Verschluß von K^+-Kanälen oder der Einstrom von Na^+-Ionen führen gleichermaßen zur Depolarisation der Sinneszelle (Rezeptorpotential), zum Auftreten von Aktionspotentialen und zum Einstrom von Ca^{2+}-Ionen durch spannungsgesteuerte Ca^{2+}-Kanäle der basolateralen Membran. Auch Bitterstoffe binden an apikale Rezeptorproteine; sie führen aber über ein anderes intrazelluläres Signalsystem (G-Protein – Phospholipase C – Inositoltrisphosphat; Abb. 2.**18**) zu einer Freisetzung von Ca^{2+}-Ionen aus intrazellulären Speichern. Der durch alle Geschmacksstoffe bewirkte Anstieg der intrazellulären Ca^{2+}-Konzentration führt zur Transmitterfreisetzung und zur Übertragung der Geschmacksinformation auf das afferente Axon. Jede Sinneszelle beherbergt wahrscheinlich in ihrer apikalen Membran mehrere unterschiedliche Transduktionsmöglichkeiten. Sie kann deshalb auf eine Vielzahl unterschiedlicher Reizstoffe reagieren. Ihre Empfindlichkeit ist auch nicht auf Stoffe einer Qualität beschränkt, sondern umfaßt abgestuft oft mehrere Qualitäten. Geschmackszellen reagieren außerdem auf mechanische und thermische Reize.

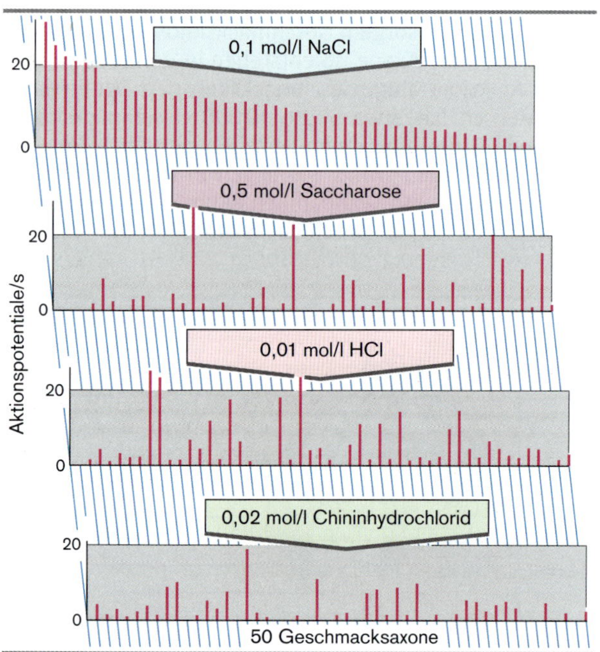

Abb. 24.**4** **Anzahl der Aktionspotentiale von 50 Geschmacksaxonen der Chorda tympani der Ratte** während der ersten 5 s einer Reizung mit jeweils einer von vier Geschmackslösungen. Die Axone sind nach fallender Salzempfindlichkeit geordnet. Es gibt keine zwei Axone, die dasselbe Geschmacksprofil haben (nach 9).

Die Axone der Geschmacksneurone innervieren oft mehr als eine Geschmacksknospe und haben dort mit zahlreichen Sinneszellen synaptische Kontakte. Ähnlich wie diese reagieren auch die Geschmacksneurone auf zahlreiche Reizstoffe meist mehrerer Qualitäten, zeigen aber ihre höchste Empfindlichkeit gegenüber Stoffen einer Qualität. So überträgt jedes Neuron sein eigenes Informationsprofil aus der Fülle der Geschmacksstoffe (**Geschmacksprofil;** Abb. 24.**4**). Die Geschmacksneurone gehören zum N. facialis (VII), N. glossopharyngeus (IX) und N. vagus (X); ihre Zellsomata liegen in den Ganglien dieser Nerven (Abb. 24.**3 A**, 24.**5**). Zwei Äste des N. facialis versorgen die vorderen zwei Drittel der Zunge sowie den weichen Gaumen: Die Chorda tympani zieht zu den Geschmacksknospen der Pilzpapillen und eines Teils der Blattpapillen, während der N. petrosus major die Geschmacksknospen des Gaumens innerviert. Die Geschmacksknospen der Wall- und einiger Blattpapillen werden vom N. glossopharyngeus versorgt, die Geschmacksknospen der Epiglottis und des Rachens vom N. vagus. Außer den Geschmacksneuronen versorgen auch die verschiedenen Äste des N. trigeminus (V) sensibel die Schleimhäute von Zunge und Mundhöhle. Der Anteil an chemo-, thermo- und mechanosensiblen Axonen dieses Nervs übersteigt bei weitem die Zahl der Geschmacksaxone; 75% der Innervation einer Pilzpapille gehören zum N. trigeminus.

Die zentrale Verarbeitung der Geschmackssignale entspricht der somatoviszeralen Sensibilität

» Alle Geschmacksinformationen einer Seite werden im Geschmackskern zusammengeführt und mit anderen viszeralen und somatischen Signalen verarbeitet. Von dort erreichen die Geschmacksinformationen sowohl die autonomen Kerne des Hirnstamms als auch über den Thalamus die primäre Geschmacksrinde. Diese verarbeitet die Signale weiter und verteilt sie dann an die sekundäre Geschmacksrinde und an das limbische System. «

Die Axone der Geschmacksneurone aus allen drei Hirnnerven enden in den rostrolateralen Anteilen des Geschmackskerns (Nucleus solitarius; Abb. 24.**5**). Hier werden die Geschmacksinformationen zusammen mit vagalen viszeralen und trigeminalen somatischen Signalen verarbeitet. Zellen in diesem Bereich reagieren nicht nur auf zahlreiche chemische, sondern meist zusätzlich auch auf mechanische und thermische Reize der Mundhöhle. Der Geschmackskern verteilt seine Informationen zunächst an die benachbarten sekretorischen, viszeromotorischen und skeletomotorischen Kerne des Hirnstamms.

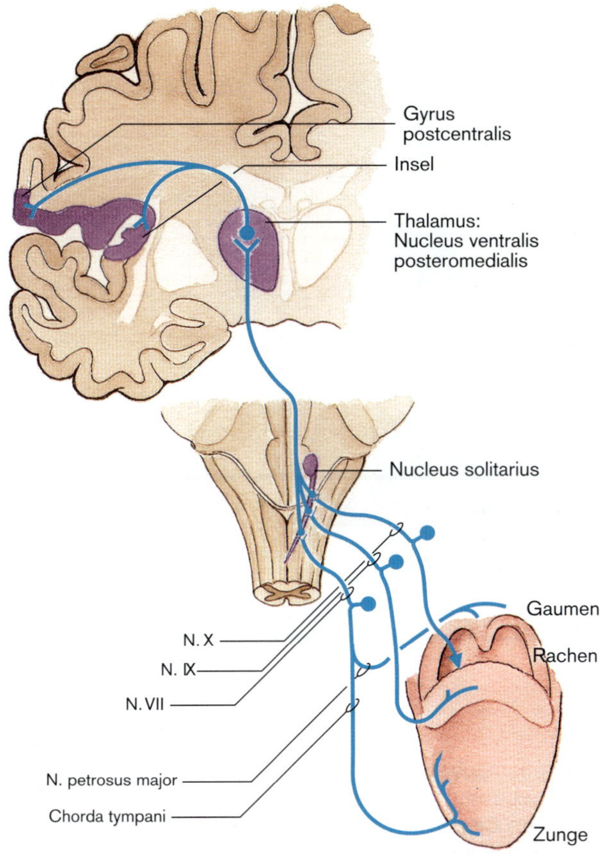

Abb. 24.5 **Lage und Ziel der Geschmacksbahn im Zentralnervensystem** (nach 8).

Über diese werden **Verdauungsreflexe** (Speichelfluß, Magensaftsekretion), Motorik von Pharynx und Ösophagus (Schlucken, Würgen) sowie Kauen und Mimik gesteuert. Signale, die zu **bewußten Geschmackswahrnehmungen** führen, werden beim Menschen vom Geschmackskern direkt zum Thalamus (Nucleus ventralis posteromedialis) geleitet. Von verschiedenen Tierarten weiß man, daß die Neurone, die hier Geschmacksinformationen verarbeiten, getrennt von den übrigen sensorischen Neuronen des Zungenbereichs in den kleinzelligen Abschnitten dieses Kerns liegen. Während ein großer Teil dieser Zellen auf zahlreiche chemische, aber auch mechanische und thermische Reize reagiert, finden sich hier erstmals Zellen, die selektiv nur von Stoffen einer Geschmacksqualität angetrieben werden. Die thalamischen Geschmacksneurone projizieren zur **primären Geschmacksrinde**, die sich im Fuß der hinteren Zentralwindung, ausgehend von der Zungenregion in S I, über das Operkulum bis hin zur Insel erstreckt (Abb. 24.**5**). Hier hat die Selektivität der Neurone weiter zugenommen, und es finden sich Anzeichen einer räumlichen Trennung der Geschmacksqualitäten. Beim Menschen führt eine Zerstörung dieser Rindenanteile zum Verlust der Geschmacksempfindung (Ageusie). Von der primären Geschmacksrinde erreichen die Geschmacksinformationen schließlich die sekundäre Geschmacksrinde im orbitofrontalen Kortex, deren Zellen die höchste Selektivität für Geschmacksreize aufweisen. Hier werden Geschmacksinformationen mit Signalen aus anderen Sinneskanälen zusammengeführt. Von der primären Geschmacksrinde erreichen Signale auch das limbische System (Hypothalamus, Mandelkerne) und vermitteln wahrscheinlich die **affektiven Anteile der Geschmackswahrnehmung.** Es ist immer noch unklar, ob beim Menschen der Geschmackssinn in Thalamus und Rinde ipsi-, kontra- oder bilateral repräsentiert ist; klinische Befunde haben hierfür keine eindeutigen Ergebnisse erbracht.

24.4 Geruch

›› Über den Geruchssinn wittern wir Nahrung und Gefahr, genießen Speise und Trank. Eine Fülle unterschiedlicher Gerüche wird durch zahllose Geruchsstoffe ausgelöst, denen nur die Kleinheit ihrer Moleküle und ihre Wasserlöslichkeit gemeinsam sind. Das Riechepithel kleidet die Kuppeln der Nasenhöhlen aus; es enthält Millionen von Sinneszellen, die sich fortwährend erneuern. Eine Sinneszelle ist für viele Geruchsstoffe empfindlich und sendet ihre Signale zum Bulbus olfactorius. Dort werden die Geruchsinformationen sortiert und direkt dem gleichseitigen Riechhirn übergeben. ‹‹

Gerüche sind Signale für Gefahr, Nahrung, Genuß oder Freude; sie verbinden die Außenwelt mit inneren Bedürfnissen wie Hunger, Durst oder Sexualität. Es gibt eine ungeheure Fülle von unterschiedlichen Gerüchen, die sich bisher nicht in eine sinnvolle Ordnung bringen ließen. Im Gegensatz zur Vielfalt der Gerüche steht die Armut unserer Sprache an Geruchsbezeichnungen. Der Geruchssinn ist unser empfindlichster chemischer Sinn. Das schon hohe Unterscheidungsvermögen zwischen unterschiedlichen Gerüchen läßt sich durch Übung verfeinern und ist bei berufsmäßigen „Riechern" (Parfümeure, Kaffee- und Weinprüfer) am besten ausgeprägt. Auffällig ist auch das gute Erinnerungsvermögen für Gerüche.

Über unseren Geruchssinn nehmen wir auch chemische Signale wahr, die von anderen Menschen ausgesandt werden (Pheromone). Das menschliche Neugeborene erkennt den Geruch seiner Mutter, und Erwachsene können zwischen männlichem und weiblichem Körpergeruch unterscheiden. Anders als beim Geschmackssinn ist die Einschätzung von Gerüchen als angenehm oder unangenehm nicht angeboren, sondern entwickelt und ändert sich im Lauf des Lebens und ist häufig soziokulturellen Einflüssen unterworfen; so kennt die indische Küche Gewürze wie Teufelsdreck (Asa foetida, ein stark riechendes Harz), vor denen es Europäern ekelt.

Die Struktur der Geruchsmoleküle steht mit der Vielfalt der Gerüche in keinem bisher erkennbaren Zusammenhang

›› Riechbare Moleküle sind flüchtig, klein und wasserlöslich. Zwischen ihrer Struktur und ihrem Geruch fand sich bisher kein Zusammenhang. Riechstoffe müssen mit dem Luftstrom die abgelegene Riechschleimhaut erreichen. Ihre Konzentration bestimmt, ob sie nur wahrgenommen

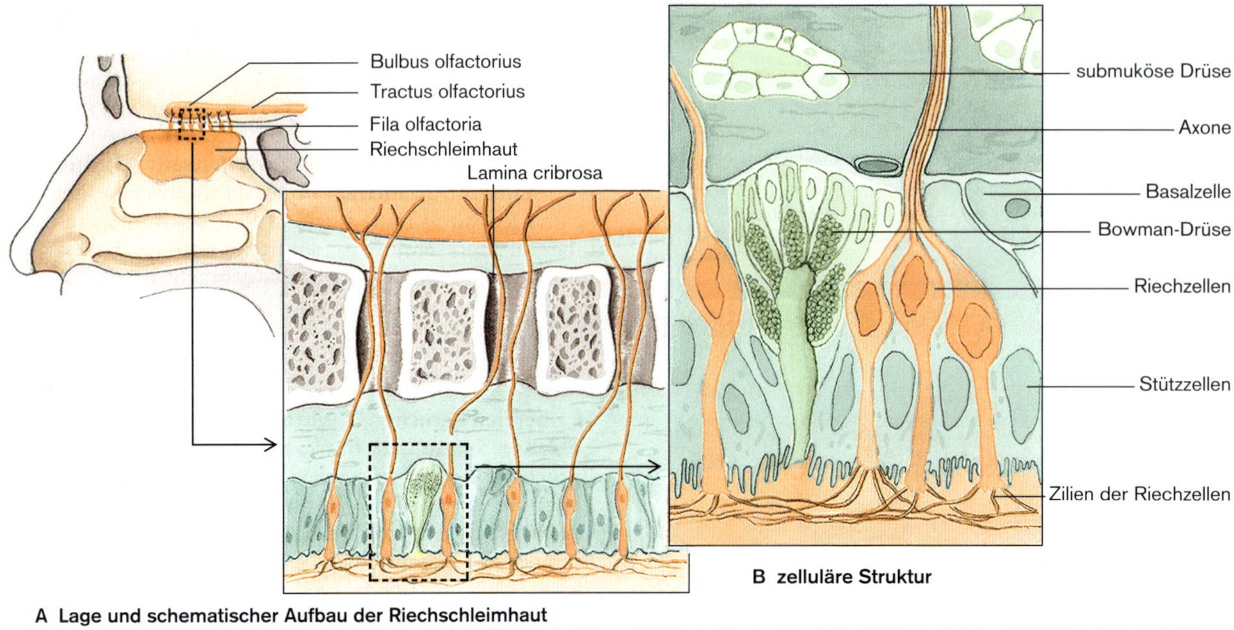

Abb. 24.**6** **Lage und Aufbau der Riechschleimhaut.**

oder auch erkannt werden. Bei anhaltender Einwirkung adaptiert der Geruchssinn. Zwischen einzelnen Riechstoffen bestehen Wechselwirkungen. ‹‹

Riechende Stoffe müssen in dem die Riechschleimhaut (Abb. 24.**6**) überziehenden Schleim löslich sein. Ihr Molekulargewicht liegt im Bereich 15–300 Da; jedoch riechen keinesfalls alle flüchtigen und wasserlöslichen Moleküle dieser Größe. Die Molekülstruktur der Riechstoffe läßt keine Rückschlüsse auf ihren Geruch zu; selbst Stereoisomere können ganz unterschiedlich riechen, z. B. D-Carvon wie Kümmel, L-Carvon wie Minze. Die meisten Gerüche sind Mischgerüche, die von einer großen Zahl riechender Stoffe ausgehen. So enthalten Weine etwa 200, Kaffee etwa 500 riechende Substanzen. Der Versuch, die Vielzahl unterschiedlicher Gerüche als Mischungen weniger Primärgerüche zu erklären, ist bisher nicht gelungen. Wahrscheinlich hat der Geruchssinn zahlreiche Grundqualitäten, da die Untersuchung spezifischer Anosmien (Unfähigkeit, den Geruch bestimmter Stoffe wahrzunehmen) bisher mehr als 30 unterschiedliche, von den Patienten selektiv nicht wahrnehmbare Gerüche ergeben hat.

Das Riechvermögen ist von der Temperatur weitgehend unabhängig; jedoch sind bei höheren Temperaturen die Riechstoffe leichter flüchtig. Riechstoffe der Außenwelt gelangen beim ruhigen Einatmen – solche aus der Mundhöhle beim Ausatmen – verteilt in einer erwärmten und wasserdampfgesättigten Luft zum Riechepithel. Der Geruchssinn ist äußerst empfindlich und übertrifft darin die meisten technischen Meßgeräte. So kann schon der Geruch von 10^{-13} g (entsprechend 10^9 Molekülen) Äthylmercaptan in 1 ml Luft wahrgenommen werden **(Wahrnehmungsschwelle);** die faulige Qualität des Geruchs wird erst bei einer weiteren Erhöhung der Konzentration erkannt **(Erkennungsschwelle).** Wird ein Riechstoff anhaltend angeboten, so nimmt die Intensität der Geruchswahrnehmung über mehrere Minuten langsam ab (Abb. 24.**1**). Im Gegensatz zum Geschmackssinn ist die Adaptation unvollständig und erreicht etwa 25–40% der Ausgangsintensität. Riechstoffe beeinflussen sich gegenseitig; die Geruchsintensität einer Mischung ist geringer als die Summe der Intensitäten der Einzelkomponenten. Der Geruch einer Mischung ähnlich riechender Stoffe kann auch vom Geübten kaum in seine Einzelgerüche zerlegt werden; dagegen lassen sich die Geruchskomponenten einer Mischung unterschiedlich riechender Stoffe leicht erkennen.

Die Riechschleimhaut enthält einzigartige Sinneszellen

›› Die Riechschleimhaut enthält eine ungeheure Zahl primärer Sinneszellen, die die Fähigkeit zur Teilung behalten haben und die sich unaufhörlich erneuern. Riechstoffe gelangen in höherer Konzentration nur beim Schnüffeln an die Riechschleimhaut. Von der Schleimhaut aufgenommen, diffundieren sie zu den chemozeptiven Zilien der Sinneszellen und lösen dort ein Rezeptorpotential aus. Einzelne Sinneszellen reagieren auf zahlreiche Riechstoffe mit unterschiedlicher Empfindlichkeit; sie unterscheiden sich aber gegenüber anderen Sinneszellen durch ihre Empfindlichkeitsprofile. Riechzellen adaptieren langsam. ‹‹

Die gelblichbraun pigmentierte Riechschleimhaut überzieht in einer Ausdehnung von 200–400 mm² die Kuppel jeder Nasenhöhle (Abb. 24.**6**) und ist von einer dünnen Schleimschicht bedeckt, die dauernd langsam zum Rachen fließt. Die Riechschleimhaut enthält etwa 10^7 **Sinneszellen,** die ganz außergewöhnlich sind: Sie haben als einzige Neurone des reifen Nervensystems die Fähigkeit zur mitotischen Teilung behalten und sind einem unaufhörlichen Austausch unterworfen; ihre Lebensspanne beträgt etwa 60 Tage. Die Stammzellen der Sinneszellen sind die **Basalzellen.** Heranreifende Sinneszellen strecken sich und durchziehen schließlich flaschenförmig die ganze Höhe der Schleimhaut (Abb. 24.**7**). Der schlanke apikale Zellfortsatz endet in der Schleimhaut mit einer Auftreibung, die 5–20 Zilien trägt. Die Zilien bilden in der Schleimhaut eine dichte, verfilzte Matte und stellen die enorm vergrößerte chemozeptive Oberfläche der Sinneszellen dar. Aus dem basalen Zellpol entspringt ein sehr dünnes Axon (Durchmesser 0,2 µm), das sich mit zahlreichen Axonen benachbarter Sinneszellen zu einem Bündel zusammenlagert, welches von einer einzigen Schwann-Zelle umhüllt wird (Filum olfactorium). Die Gesamtheit dieser Bündel bildet den N. olfactorius (I), der die Lamina cribrosa durchbricht und im Bulbus olfactorius endet. Zahlreiche Sinneszellen umgeben eine längliche **Stützzelle,** deren apikaler Zellsaum mit zahlreichen Mikrovilli in die Schleimhaut reicht. Die Stützzellen sezernieren zusammen mit den unter dem Riechepithel liegenden Bowman-Drüsen die Schleimschicht.

Beim ruhigen Atmen liegt das Riechepithel außerhalb des durch die Nase fließenden Luftstroms und wird deshalb nur von etwa 2% des in der Luft enthaltenen Riechstoffs erreicht. Erst beim Schnüffeln werden die Riechstoffe in größeren Mengen in die oberen Nasenabschnitte verwirbelt. Riechstoffe werden von der Schleimschicht absorbiert, diffundieren zu den Zilien und binden dort an Rezeptorproteine. Diese öffnen über intrazelluläre Signale (G-Protein – Adenylylcyclase) Kanäle für Kationen und führen so zu einer Depolarisation der Zelle (Rezeptorpotential). Die große Empfindlichkeit der Riechzelle erklärt sich aus der Tatsache, daß die Bindung eines einzelnen Geruchsliganden an seinen Rezeptor eine große Menge von cAMP-Molekülen erzeugt, von denen jedes einen Ionenkanal öffnen kann. Die Analyse spezifischer Anosmien macht es wahrscheinlich, daß es mehr als 30 verschiedene Rezeptorproteine gibt, von denen eine Sinneszelle gleichzeitig mehrere tragen kann. Wahrscheinlich bindet jedes Rezeptorprotein auch mehrere Riechstoffe, die sich wegen ihrer Kleinheit in unterschiedlicher Orientierung anheften können. Je besser die molekulare Passung zwischen Rezeptor und Ligand ist, um so stärker ist dessen Reizwirkung. Dies würde erklären, warum eine Sinneszelle unterschiedlich empfindlich stets auf viele, jedoch nie auf alle Riechstoffe reagiert. Riechzellen sind unglaublich empfindlich; wahrscheinlich reagieren sie schon auf die Bindung eines einzigen Moleküls. Der Grund für die unterschiedliche Empfindlichkeit des Geruchssinns bei Mikrosmatikern (Mensch) und Makrosmatikern (Hund) ist in der unterschiedlichen Zahl der Sinneszellen zu suchen: Der Hund hat etwa hundertmal mehr Sinneszellen als der Mensch.

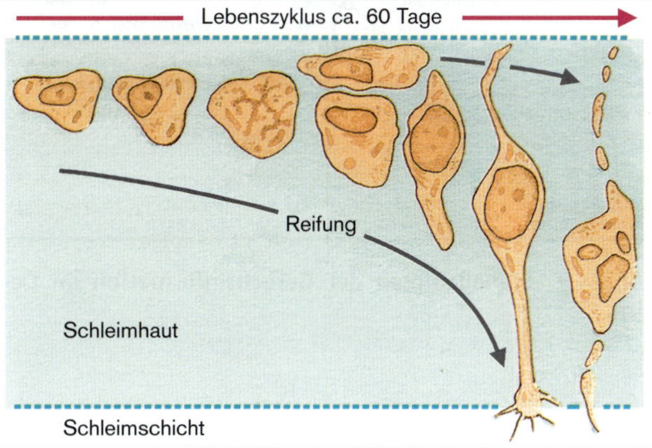

Abb. 24.**7** **Lebenszyklus einer Riechzelle** (nach 4).

Riechzellen sind meist spontanaktiv und senden über ihr Axon einen kontinuierlichen Impulsstrom zum Bulbus olfactorius. Reizung erhöht ihre Impulsfrequenz. Riechzellen adaptieren nur langsam. Riechstoffe, die in die Schleimhaut eingedrungen sind, verlieren ihre Wirksamkeit durch Abgabe an die Atemluft, metabolische Spaltung, Entfernung durch den abfließenden Schleim oder Aufnahme durch die Stützzellen.

Die zentrale Verarbeitung von Geruchsinformationen nimmt eine Sonderstellung unter den Sinnen ein

» Das Riechepithel sendet ständig gewaltige Informationsmengen zum Bulbus olfactorius. Dieser sortiert sie, setzt sie neu zusammen und übergibt sie direkt dem gleichseitigen Riechhirn, einem entwicklungsgeschichtlich sehr alten Rindenbezirk. Von hier werden die Geruchsinformationen an Neokortex und limbisches System verteilt und führen zu Geruchswahrnehmungen mit affektiven und autonomen Begleitreaktionen. «

Die Axone der Riechzellen durchbrechen gebündelt in den Fila olfactoria des N. olfactorius (I) die Lamina cribrosa und treten in den Bulbus olfactorius ein (Abb. 24.**6**). Hier verteilen sie sich oberflächlich scheinbar regellos zu einem dichten Faserfilz. In diesem finden sich jedoch Axone von Sinneszellen mit ähnlichen Empfindlichkeitsprofilen zusammen und enden zu Tausenden gemeinsam in einem der kugeligen **Glomeruli olfactorii** (Abb. 24.**8**). Diese von Schwann-Zellen umhüllten Gebilde aus Riechzellaxonen und Mitralzelldendriten sind die funktionellen Einheiten für Signale ähnlicher Geruchsstoffe. Es sind jedoch keine statischen Strukturen, denn Tag für Tag müssen die Axone von Hunderttausenden von heranreifenden Riechzellen den Weg zu „ihren" Glomeruli finden. In den Glomeruli übergeben die Riechzellaxone synaptisch ihre Geruchsinformationen an die apikalen Dendritenbäume meist mehrerer Pyramidenzellen, die wegen ihrer charakteristischen Formen **Mitralzellen** und **Büschelzellen** heißen. Anders als die Riechzellen können Mitral- und Büschelzellen auf Geruchsreize auch mit einer Hemmung reagieren. Diese Hemmung wird durch die **periglomerulären Zellen** und die **Körnerzellen** bewirkt (Abb. 24.**8**); beide Zellarten stehen über dendrodendritische Synapsen mit den Mitral- und Büschelzellen in Verbindung. Sie vermitteln eine Selbsthemmung der Ausgänge eines Glomerulus, die Hemmung benachbarter Glomeruli (Kontrastbildung) sowie die Hemmbefehle vom gegenüberliegenden Bulbus und vom Riechhirn.

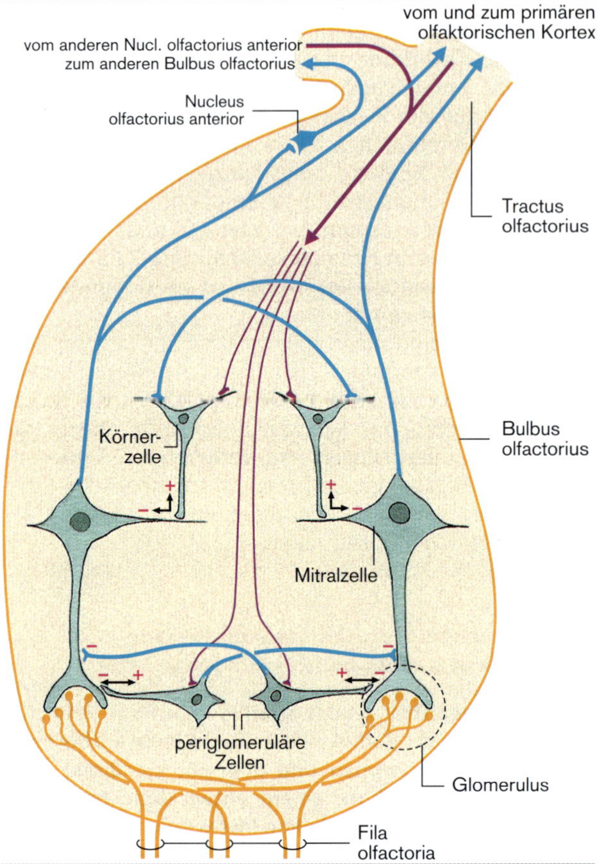

Abb. 24.**8** **Grundverschaltung der Neurone im Bulbus olfactorius.** Die apikalen Mitralzelldendriten in den Glomeruli sammeln die Informationen von Tausenden von Riechzellen und senden ihre Signale direkt zum Riechhirn. Über die Körnerzellen und periglomerulären Zellen werden lokale Hemmungen und Fernhemmungen wirksam. Körnerzellen haben keine Axone; sie knüpfen mit den basalen Dendriten der Mitralzellen dendrodentritische Synapsen, die gegensinnig in beiden Richtungen wirken.

Die Axone der Mitralzellen und die eines Teils der Büschelzellen verlassen den Bulbus olfactorius und ziehen durch den Tractus olfactorius ohne weitere Unterbrechung zum gleichseitigen Riechhirn (Abb. 24.**9**). Auf dem Weg dorthin geben sie Kollateralen an den Nucleus olfactorius anterior ab, dessen Ausgänge den gegenüberliegenden Bulbus olfactorius hemmen. Das Riechhirn ist der entwicklungsgeschichtlich sehr alte rostrale Teil des Telenzephalons, der direkte Eingänge vom gleichseitigen Bulbus olfactorius erhält; es besteht aus präpiriformem Kortex, Tuberculum olfactorium sowie den Rindenarealen auf der Oberfläche der Mandelkerne. Es verarbeitet die einlaufenden Geruchsinformationen und übergibt seine Signale direkt, teilweise aber auch indirekt über den dorsomedialen Thalamus an den gleichseitigen orbitofrontalen Kortex und an die Insel **(Geruchswahrnehmungen)** sowie an die Mandelkerne und den Hypothalamus **(affektive und autonome Begleitreaktionen)**.

24.5 Zwischen chemischen Sinnen und Ernährung gibt es Wechselbeziehungen

›› Die chemischen Sinne beeinflussen Nahrungsaufnahme und Verdauung. Umgekehrt wirken Verdauungssystem oder Ernährungsmängel auf Riechen und Schmecken zurück. Mit fortschreitendem Alter nimmt die Leistungsfähigkeit der chemischen Sinne ab. ‹‹

Beim Essen und Trinken ist die Vielfalt der Geruchs- und Geschmackseindrücke eingebettet in eine Fülle visueller, taktiler, thermischer und propriozeptiver Empfindungen. Die Reaktionen auf diese Gesamtwahrnehmung haben letztlich die Erhaltung des Energie-, Wasser- und Elektrolythaushalts zum Ziel; sie reichen von der Speichelsekretion bis zu Genuß oder Ekel. Geruchs- und Geschmackswahrnehmungen beeinflussen die Zusammensetzung unserer Nahrung; so wird bei selektiver Mangelernährung der fehlende Nahrungsbestandteil über die chemischen Sinne erkannt und bevorzugt aufgenommen (Salzhunger, Proteinhunger). Weiter bereiten Geruchs- und Geschmackswahrnehmungen den Organismus für die Aufnahme und Nutzung der Nahrungsbestandteile vor, indem sie über neurale Signale den Fluß von Speichel und Verdauungssäften anregen und die Sekretion von Hormonen (z. B. Insulin) steigern **(kephale Phase der Verdauung)**. Umgekehrt wirkt der Verdauungstrakt über neurale und endokrine Signale auf Geruch und Geschmack zu-

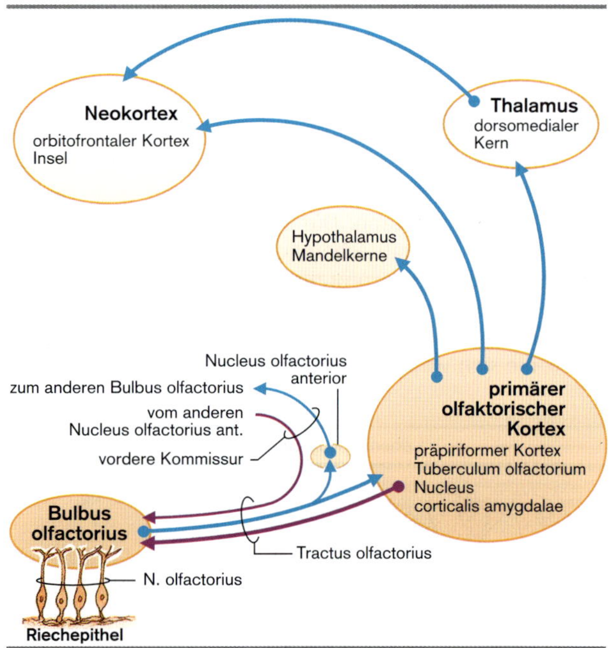

Abb. 24.**9** **Signalaufplan der Geruchsinformation im Gehirn.**

rück; so nimmt mit zunehmender Sättigung der Appetit auf chemische Reize ab. Bei akuten Erkrankungen des Magen-Darm-Kanals mit Übelkeit und Erbrechen bildet sich häufig ein oft lang anhaltender Ekel gegen den Geruch und Geschmack der in den Stunden vor der Erkrankung aufgenommenen Speisen **(konditionierte Nahrungsaversion).** Diese Nahrungsaversion kann auch als Folge einer medizinischen Behandlung auftreten, die Übelkeit oder Erbrechen verursacht (z. B. Röntgenbestrahlung).

Im Laufe des Lebens nimmt die Leistungsfähigkeit der chemischen Sinne ab; im hohen Alter trägt der mangelnde Geschmack der Speisen zur häufig vorkommenden **Anorexie** (Appetitlosigkeit) bei. Eine der Ursachen für den Rückgang der Empfindlichkeit von Riechen und Schmecken ist die stete Abnahme der Zahl der Sinneszellen.

24.6 Störungen der chemischen Sinne

» Störungen von Riechen und Schmecken können quantitativer oder qualitativer Art sein; sie lassen sich durch eine psychophysische Untersuchung nachweisen. «

Quantitative Störungen von Geruch (Anosmie, Hyposmie, Hyperosmie) und Geschmack (Ageusie, Hypogeusie, Hypergeusie) können ihre Ursachen in Schäden der Sinneszellen oder des Nervensystems haben. Häufigste Ursache einer Anosmie ist jedoch die Verlegung der nasalen Atemwege. Die Sinneszellen können durch Verätzung oder Bestrahlung geschädigt oder durch mangelnde Schleim- und Speichelsekretion funktionsuntüchtig sein. Störungen in der Nervenleitung führen beim Geschmack entsprechend dem betroffenen Nerv zu umschriebenen Ausfällen. Schäden im ZNS haben häufig Halbseitenstörungen zur Folge und können von qualitativen Geruchs- (Dysosmie) und Geschmacksveränderungen (Dysgeusie) begleitet sein. Durch handelsübliche Geruchs- und Geschmackstests lassen sich Empfindlichkeit und Unterscheidungsvermögen aller drei chemischen Sinne genau untersuchen.

Zum Weiterlesen ...

1 Doty, R. L.: Handbook of Olfaction and Gustation. Dekker, New York 1995

2 Finger, T. E., W. L. Silver: Neurobiology of Taste and Smell. Wiley, New York 1987

3 Getchell, T. V., R. L. Doty, L. M. Bartoshuk, J. B. Snow: Smell and Taste in Health and Disease. Raven, New York 1991

... und noch weiter

4 Constanzo, R. M., P. P. C. Graziadei: Development and plasticity of the olfactory system. In Finger, T. E., W. L. Silver: Neurobiology of Taste and Smell. Wiley, New York 1987 (pp. 233 – 250)

5 Ekman, G., B. Berglund, U. Berglund, T. Lindvall: Perceived intensity of odour as a function of time of adaptation. Scand. J. Psychol. 8 (1967) 177 – 186

6 Engel, R.: Experimentelle Untersuchungen über die Abhängigkeit der Lust und Unlust von der Reizstärke beim Geschmackssinn. Arch. ges. Psychol. 64 (1928) 1 – 36

7 Hahn, H.: Die Adaptation des Geschmackssinnes. Z. Sinnesphysiol. 65 (1934) 105 – 145

8 Kandel, R. R., J. H. Schwartz, T. M. Jessel: Neurowissenschaften. Spektrum Akademischer Verlag, Heidelberg 1996

9 Ogawa, H., M. Sato, S. Yamashita: Multiple sensitivity of chorda tympani fibers of the rat and hamster to gustatory and thermal stimuli. J. Physiol. 204 (1968) 223 – 240

Empfindungen – Wahrnehmungen

Die Verarbeitungsprinzipien in Sinneskanälen

R. Klinke

25

25.1 Mensch und Tier besitzen viele unterschiedliche Sinneskanäle

›› Der Organismus besitzt eine Vielzahl von Sinneskanälen, deren periphere Rezeptoren Zustandsgrößen in der Außenwelt oder innerhalb des Körpers messen können. Die Funktionsweise dieser Rezeptoren und der nachfolgenden neuronalen Verarbeitung sind der naturwissenschaftlichen Analyse zugänglich, also objektivierbar. Meistens führen diese Verarbeitungsprozesse letztlich zu Empfindungen und Wahrnehmungen, die nur über die Auskünfte von Versuchspersonen einem Beobachter zugänglich sind. Diese Prozesse sind also subjektiv. Die moderne Kognitionsphysiologie schlägt eine Brücke zwischen objektiven und subjektiven Untersuchungsverfahren. ‹‹

In unserer Umwelt gibt es eine Vielzahl physikalischer Parameter – Temperatur, elektromagnetische Wellen, Schallwellen, Schwerefeld, Magnetfeld und andere. Ein großer Teil von ihnen kann vom Organismus „gemessen" werden. Dafür sind Mensch und Tier mit speziellen Sinnesorganen ausgerüstet, von denen viele in den vorangegangenen Kapiteln vorgestellt wurden. Dabei kann der Organismus wesentlich mehr Reize verarbeiten als die Sinnesmodalitäten der klassischen „fünf Sinne" – Gehör, Gesicht, Geruch, Geschmack und Getast – benennen. Der Gleichgewichtssinn, der Schmerzsinn, der Vibrationssinn, Kälte- und Wärmesinn wären hinzuzufügen, aber die Liste wäre damit noch nicht erschöpft. Es gibt viele zusätzliche Sinnesorgane, die Meßgrößen innerhalb des Körpers registrieren und daher **Enterozeptoren** genannt werden. Sie messen etwa Blutdruck, CO_2-Gehalt des Blutes bzw. Liquors, den osmotischen Druck von Körperflüssigkeiten und vieles mehr. Eine ähnliche Gruppe, die sog. **Propriozeptoren,** messen, ebenfalls im Körper, Länge und Spannung von Muskeln, die Stellungen von Gelenken usw. Die meisten der Meldungen von Entero- und Propriozeptoren sind dem Bewußtsein nicht zugänglich. Im Gegensatz zu diesen beiden Rezeptorenklassen verarbeiten die klassischen fünf Sinne Reize aus der Umwelt und stellen so Beispiele für **Exterozeptoren** dar. Ihre Meldungen werden bewußt verarbeitet.

Viele Tiere besitzen Sinnesorgane, die dem Menschen nicht zur Verfügung stehen. Das an der Körperoberfläche von Fischen und manchen Amphibien liegende Seitenlinienorgan mißt Wasserströmungen und dient zur Orientierung und zur Lokalisation von Beutetieren. Verschiedene Fische oder auch das australische Schnabeltier besitzen Elektrorezeptoren, mit deren Hilfe sie die durch Beutetiere oder andere Gegenstände verursachten Störungen elektrischer Felder auswerten oder die von Beutetieren verursachten Muskelaktionspotentiale entdekken können. Auch zur Kommunikation können solche elektrischen Felder verwendet werden. Manche Schlangen besitzen ein Organ, das Grubenorgan, mit dem sie die Wärmestrahlung ihrer Beute wahrnehmen. Tauben und viele Zugvögel können sich nach dem Magnetfeld der Erde orientieren. Oft sind bestimmte Sinne bei Tieren leistungsfähiger als beim Menschen, wie z.B. der Geruchssinn beim Hund. Das Gehör bei Fledermäusen vermag Ultraschall zu verarbeiten, manche Vögel hören Infraschall. Die Sinnessysteme der Arten sind den Erfordernissen und Möglichkeiten ihres jeweiligen Lebensraumes evolutionär angepaßt. Der Mensch kann sich fehlende Sinnessysteme „borgen", indem er Meßgeräte baut, die ihm den Reiz in einen vorhandenen Sinneskanal transponieren (z.B. Anzeige von Magnetfeldern mit einem Meßinstrument).

Man muß sich andererseits darüber im klaren sein, daß die durch Sinneskanäle erzeugten Empfindungen qualitativ etwas anderes sind als die auslösenden Reize. Elektromagnetische Wellen empfinden wir entweder gar nicht oder als Licht unterschiedlicher Farben. Die Wellenlängen selbst bleiben uns verborgen. Die Schwingungen mancher Oberflächen empfinden wir als Töne, manche chemische Verbindungen als Gerüche. Die Empfindungen sind also Konstrukte des Gehirns, auch wenn regelhafte Beziehungen zu den physikalischen Ursachen bestehen.

Abb. 25.**1** gibt ein Schema der Verarbeitungsschritte in einem Sinneskanal. Die ersten Schritte sind der naturwissenschaftlichen Analyse zugänglich. Rezeptorpotentiale, Aktionspotentiale usw. können mit geeigneten Methoden registriert und analysiert werden. Diese Untersuchungen gehören daher dem Bereich der **objektiven Sinnesphysiologie** an. Meistens ruft der sensorische Prozeß bei einer wachen Versuchsperson schließlich Sinneseindrücke, Empfindungen und Wahrnehmungen hervor, so etwa elektromagnetische Wellen der Wellenlänge 500 nm den **Sinneseindruck** „grün" und von 650 nm den Sinneseindruck „rot". Eine **Empfindung** könnte dann sein „rote Punkte in einer grünen Fläche". In der Regel wird diese Empfindung geradezu zwanghaft gedeutet, was zur **Wahrnehmung** führt. Eine Versuchsperson könnte also mit Freuden wahrnehmen „rote Mohnblumen auf einer grünen Wiese". Je nach Bezug der Versuchsperson zum Gesehenen könnte die Wahrnehmung aber auch ganz anders sein, etwa, daß es „höchste Zeit sei, den Rasen zu mähen". Wie schon gesagt, bleibt häufig das Wirken von Rezeptorsystemen, besonders das der Proprio- und Enterozeptoren, unbemerkt.

Die Empfindungs- und Wahrnehmungsprozesse sind einer direkten naturwissenschaftlichen Analyse nicht zugänglich. Auf sie kann nur durch die Angabe von Versuchspersonen zurückgeschlossen werden, wobei natürlich auch Tiere im Verhaltensexperiment indirekt Auskünfte über ihre Wahrnehmung geben. Diesen Bereich nennt man **subjektive Sinnesphysiologie.** Wenngleich sich die Grenzen des objektiv Beobachtbaren im Laufe der Wissenschaftsentwicklung immer weiter zugunsten der objektiven Sinnesphysiologie verschoben haben, sind in der Regel aber nur Korrelationen zwischen objektiven und subjektiven Beobachtungen aufzuzeigen. Der Nachweis von Kausalzusammenhängen ist schwierig.

Die quantitativen Beziehungen zwischen Reiz und subjektiver Empfindung hat die Wissenschaft seit etwa 150 Jahren stark beschäftigt. Diese Forschungsrichtung wird **Psychophysik** genannt, wenn Reiz und Empfindung zueinander in Beziehung gesetzt werden, und **Psychophysiologie,** wenn die Empfindungsgröße mit Aktivitätszuständen der Rezeptoren oder afferenten Nervenbahnen korreliert werden. Letztlich ist dies natürlich der Versuch eines Zugangs zum Leib-Seele-Problem mit naturwissenschaftlichen Methoden.

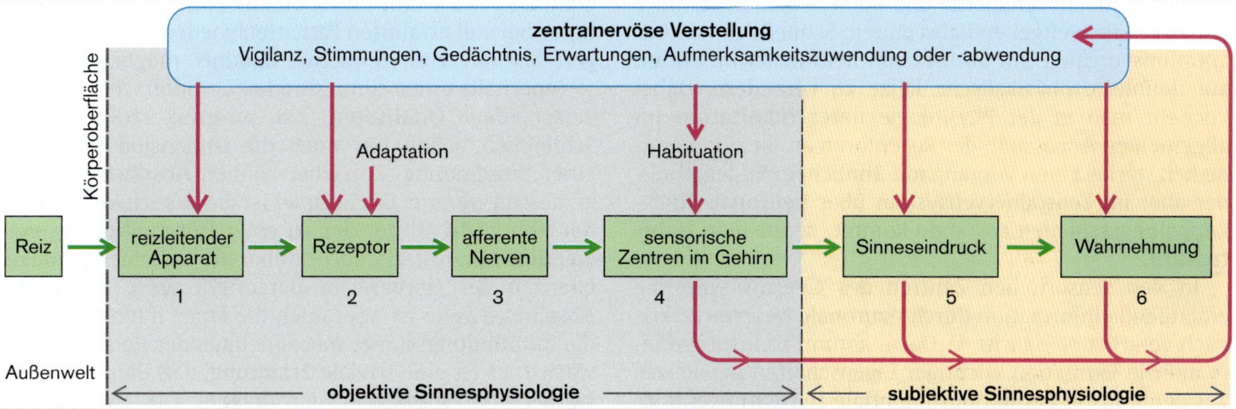

Abb. 25.**1** **Schematische Darstellung der Strukturen,** die an einem Wahrnehmungsprozeß beteiligt sind.

Zu dieser, an sich philosophischen, Frage haben die Neurowissenschaften in den letzten zwei bis drei Jahrzehnten aber wichtige Beiträge leisten können. Moderne Methoden der Neurobiologie (s. Abschnitt 20.1) haben unser Wissen über zerebrale Prozesse wesentlich erweitert. Auf der Grundlage der Überzeugung, daß jeder psychische Vorgang auf physiologischen Abläufen beruht, hat die **Kognitionsphysiologie** mannigfaltige Hinweise darauf geben können, welche Hirnstrukturen bei der Bearbeitung von Wahrnehmungsprozessen ihre Beiträge liefern. Vereinzelt konnten sogar Kausalzusammenhänge bewiesen werden (s. Abschnitt 25.4).

25.2 Die objektive Sinnesphysiologie beschreibt die Wirkungsweise von Sinneskanälen

» Rezeptoren setzen den physikalischen oder chemischen Reiz im Transduktionsprozeß in Rezeptorpotentiale um. Es folgt eine Umkodierung dieses Rezeptorpotentials in eine Serie von Aktionspotentialen. Die Aktionspotentiale geben die Information zur weiteren Verarbeitung an das Zentralnervensystem weiter. «

Die allgemeinen Funktionsprinzipien eines Sinneskanals wurden bereits in Kapitel 20 besprochen. Die danach folgenden Kapitel haben konkrete Beispiele gegeben. Insofern ist die Abb. 25.**1** bis einschließlich Schritt 4 zunächst eine Zusammenfassung und Abstraktion des bisher Gesagten: Im Schritt 1 wird der Reiz durch einen **reizleitenden Apparat** an die Rezeptoren herangebracht, dabei häufig umgeformt (transformiert), aber der Reiz behält seine ursprüngliche physikalische Dimension bei. Schallwellen werden z.B. über den Trommelfell-Gehörknöchelchen-Apparat ans Innenohr gebracht. Dieser Übertragungsweg hat Bandpaßcharakter, für das Ohr ebenso wie für alle anderen Sinneskanäle. Für das Ohr heißt dies, daß das Mittelohr nur mittlere Frequenzen passieren läßt, tiefe und vor allem sehr hohe Frequenzen werden nicht übertragen. Zum zweiten bewirken das Verhältnis der Flächen von Trommelfell und Stapesfußplatte sowie die Hebelarme der Gehörknöchelchen überdies, daß aus dem Luftschall mit Teilchenbewegungen großer Amplitude und geringen Drucks Schwingungen der Endolymphe geringer Amplitude, aber höheren Drucks werden. Schließlich werden durch die hydromechanischen Eigenschaften des Innenohres bestimmte Teilfrequenzen eines Schallreizes auf bestimmte örtliche Bereiche der Basilarmembran verteilt.

Erst nach Ablauf dieser Vorgänge kann die so transformierte Schallenergie mit den Rezeptoren, in diesem Fall einem Teil der Haarzellen, interagieren (Transduktion). In ähnlicher Weise verteilt der dioptrische Apparat des Auges die einfallenden Lichtstrahlen auf bestimmte Retinabezirke und entwirft dort ein reelles Bild. Erst danach kommt es zur adäquaten Reizung der belichteten Rezeptoren, der **Transduktionsvorgang** (Schritt 2) läuft ab, als dessen Konsequenz Rezeptorpotentiale entstehen. Diese Rezeptorpotentiale bilden zwar den Reiz in analoger Form ab, aber nicht mehr in der physikalischen Dimension des Reizes. Der Transduktionsvorgang macht also aus dem externen Reiz ein internes Signal. Dieses Signal kann aber nicht in analoger Weise an das Zentralnervensystem weitergegeben werden. Es wird in eine Folge von Aktionspotentialen **kodiert,** durch einen Mechanismus, der zuweilen auch als Encoder bezeichnet wird (Schritt 3).

Über afferente Nervenbahnen gelangt die informationstragende Folge von Aktionspotentialen dann ans Gehirn und wird dort mit Hilfe synaptischer Prozesse evaluiert und weiter verarbeitet. Wichtig ist an dieser Stelle die Feststellung, daß praktisch alle der genannten Schritte durch zentralnervösen Einfluß modifiziert werden können. Der reizleitende Apparat kann verändert werden über Innervation der Mittelohrmuskulatur, der Irismuskulatur oder des M. ciliaris, durch Veränderung der Blickrichtung, durch willkürliches Schnüffeln oder das Abtasten einer Oberfläche mit den Fingern etc. Zusätzlich sind Rezeptoren häufig efferent innerviert, wie z.B. die Haarzellen des Gleichgewichtsorgans oder des Corti-Organs. Über diese efferente Innervation kann deren Empfindlichkeit modifiziert werden. Erst recht sind praktisch alle neuralen Strukturen des Zentralnervensystems zentrifugal beeinflußt. Diese zentrifugalen Bahnen sind meistens hemmend; sie dienen der Steuerung des

Aufmerksamkeitsverhaltens und können u. U. bestimmte Sinneskanäle weitgehend abschalten. Schließlich tun Adaptationsvorgänge ein übriges, um neuronale Antworten auf definierte physikalische Reize zu verändern. Dabei versteht man in der Physiologie unter **Adaptation** im allgemeinen Anpassung der Rezeptoren an die vorhandene Reizstärke. Einen Vorgang mit ähnlichem Endergebnis, der aber im Zentralnervensystem über neuronale Rückkoppelungsschleifen zustande kommt, nennt man **Habituation.**

In den sensorischen Zentren des Gehirns wird die einlaufende Information durch neuronale Netzwerke kritisch verarbeitet (Schritt 4). Dabei kommt es insbesondere auf die Extraktion wichtiger Eigenschaften des Reizes aus dem Muster der Aktionspotentiale an (feature extraction). Eine grundlegende Eigenschaft dieser Netzwerke ist die **Kontrastverschärfung** mit Hilfe der lateralen Inhibition (Kap. 20, Abb. 20.**12**), die nicht nur die Reizmaxima heraushebt, sondern auch ein hemmendes Umfeld zur Folge hat. Diese hemmenden Umfelder können von einer Versuchsperson auch subjektiv wahrgenommen werden, z. B. an Hell-dunkel-Grenzen (Kap. 23). Sie werden nach ihrem Erstbeschreiber **Mach-Bänder** genannt. Selbstverständlich aber lösen die neuronalen Netzwerke weit kompliziertere Aufgaben als die der Kontrastverschärfung. Man denke etwa an die Extraktion von Eigenschaften eines Sprachlautes, die dann bis zum Sprachverständnis führen, oder an die Analyse von Schriftzeichen, mit der Sie soeben befaßt sind.

25.3 Die subjektive Sinnesphysiologie macht Aussagen über die Art von Empfindungen

» Quantitative Angaben über die Stärke von Empfindungen sind im modernen Leben an vielen Stellen von Wichtigkeit, z. B. bei der Beurteilung störenden Lärms, geeigneter Helligkeit am Arbeitsplatz u. a. Es hat daher verschiedene Versuche gegeben, Empfindungen zu quantifizieren und in einfache mathematische Formeln zu fassen. Allen ist gemeinsam, daß die Formeln nur über einen begrenzten Intensitätsbereich gültig sind, also zur Beschreibung des gesamten Empfindungsraumes nicht ausreichen. Dennoch sind Angaben über die Empfindungsstärken in verschiedenen Sinnesmodalitäten durchaus möglich und sinnvoll. «

Die Psychophysik beschreibt die Beziehungen zwischen Reiz und Empfindung und unternimmt den Versuch einer Quantifizierung. Zunächst hat schon Johannes Müller 1837 erkannt, daß die Empfindung einer bestimmten **Sinnesmodalität** (S. 535) nicht von der Art des Reizes abhängt, sondern nur vom gereizten Sinneskanal. Auch ein überschwelliger inadäquater Reiz führt zu Empfindungen, die für den betreffenden Kanal spezifisch sind, also etwa zum „Sternchensehen" beim Schlag aufs Auge oder zum Kribbeln im Kleinfingerbereich beim Druck auf den N. ulnaris am Ellenbogen. Johannes Müller nannte diese Tatsache seinerzeit das **Gesetz der spezifischen Sinnesenergien,** eine Terminologie, die sich erhalten hat, obwohl sie nach heutigem Sprachgebrauch nicht sehr glücklich ist. Therapeutisch wird dieser Sachverhalt ausgenutzt, etwa wenn durch elektrische Reizung des Hörnervs bei voll ertaubten Patienten wieder Hörempfindungen bis hin zum Sprachverständnis möglich werden.

Innerhalb einer Sinnesmodalität unterscheidet man verschiedene **Qualitäten,** z. B. rot-grün, rauh-glatt etc. Schließlich haben wir noch die Dimension **Intensität** einer Empfindung. Zunächst können **Absolutschwellen** gemessen werden. Ein Beispiel ist die Hörschwellenkurve der Abb. 22.**14**, in der der zu einer Hörempfindung notwendige Mindestschalldruck über die verschiedenen Frequenzen des Hörbereichs dargestellt wird. Neben der Absolutschwelle ist aber auch die Frage interessant, wie die Empfindungsstärke mit zunehmender Reizstärke anwächst. Es ist eine triviale Erfahrung, daß Empfindungen stärker oder schwächer sein können. Die Frage ist, ob man diese Empfindungsstärken in reproduzierbarer Weise quantifizieren kann, wo doch die Empfindungen subjektiv und nur über die Aussage des Wahrnehmenden einer Analyse zugänglich sind. In der Tat können aber Empfindungsstärken allgemeingültig quantifiziert werden.

Zunächst kann man sich fragen, wie groß der Unterschied zwischen zwei Reizstärken sein muß, damit die beiden Reize überhaupt als unterschiedlich empfunden werden. Man bestimmt so die **Unterschiedsschwellen,** auch **Differenzlimen** genannt. Erste Versuche dieser Art hat Weber 1834 vorgenommen, indem er bestimmte, um wieviel sich zwei Gewichte voneinander unterscheiden müssen, damit sie als unterschiedlich schwer eingeschätzt werden. Es zeigte sich, daß sich große Gewichte um einen größeren absoluten Betrag voneinander unterscheiden müssen als kleine, daß aber der notwendige prozentuale Zuwachs in einem mittleren Gewichtsbereich konstant bleibt. Mathematisch formuliert ergibt dies das sogenannte **Weber-Gesetz,** wonach

$$\frac{\Delta \varphi}{\varphi} = c \quad \text{bzw.} \quad \Delta \varphi = c \cdot \varphi \tag{25.1}$$

Dabei bezeichnet φ das Ausgangsgewicht, $\Delta \varphi$ die eben wahrnehmbare Änderung des Gewichtes und c eine

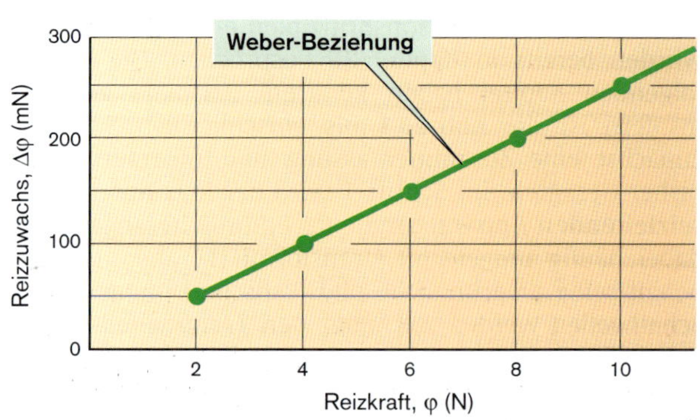

Abb. 25.**2** **Weber-Beziehung.** Zusammenhang zwischen Kraft und notwendigem Reizzuwachs, der zur Überschreitung der Unterschiedsschwelle nötig ist. Es ergibt sich die Weber-Beziehung.

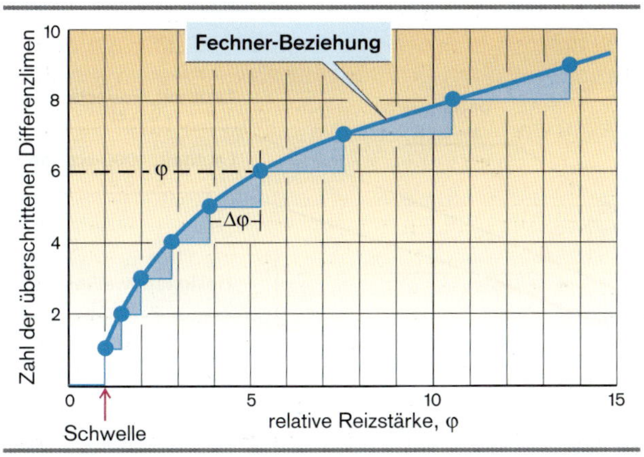

Abb. 25.**3** **Fechner-Beziehung.** Schematische Darstellung der Reizstärken, die jeweils zur Überschreitung eines Differenzlimens nötig sind. Die entstehenden Punkte liegen auf einer Kurve, die der Fechner-Beziehung gehorcht.

Konstante. Abb. 25.**2** zeigt eine solche Abhängigkeit. Einschränkend wurde schon gesagt, daß das Weber-Gesetz nur im mittleren Bereich die experimentellen Daten befriedigend beschreibt. Besonders in Nähe der Absolutschwelle kommen nennenswerte Abweichungen vor, die man durch die Einführung eines Korrekturterms in Gleichung (25.1) zu kompensieren versuchte. Selbstverständlich wurde auch untersucht, inwiefern das Weber-Gesetz auch für andere Sinnesmodalitäten gilt. In vielen Fällen läßt sich ein Bereich finden, in dem diese Beziehung gilt, in anderen Fällen gilt sie nicht. Zum Beispiel gehorcht die Lautheitsempfindung von Rauschen der Weber-Beziehung über einen engeren Intensitätsbereich als die von reinen Tönen.

Fechner versuchte aus der Weber-Beziehung ein allgemeines Gesetz über die **Empfindungsstärke** zu formulieren. Er unterstellte, daß die Unterschiedsschwellen, das Differenzlimen, sozusagen die Grundeinheiten der Empfindungsstärken darstellen. Abb. 25.**3** zeigt unter der Annahme einer Weber-Beziehung, wie über einen Intensitätsbereich eines Reizes die verschiedenen Unterschiedsstufen überschritten werden. Nimmt man die Zahl der überschrittenen Unterschiedsstufen als Maß für die Empfindungsstärke ψ, so läßt sich aus dem Weber-Gesetz die Empfindungsstärke berechnen:

$$\psi = k \cdot \log \frac{\varphi}{\varphi_0} \qquad (25.2)$$

wobei φ_0 die Schwellenreizstärke darstellt.

Sicher hat Fechner damit das Verdienst, allgemeine quantitative Betrachtungen und Modellbildungen in die experimentelle Psychologie eingeführt zu haben. Die Gültigkeit seiner Formel ist jedoch sehr begrenzt. Zum einen ist sie grundsätzlich auf den Gültigkeitsbereich der Weber-Beziehung beschränkt. Zum zweiten stellt die Addition von Differenzlimen kein allgemeines Maß für eine Empfindungsstärke dar. Die Fechner-Beziehung hat schließlich vielfach zu Mißverständnissen geführt. Die dB-Skala oder die Phonskala der Hörphysiologie (S. 571) sind z. B. keine Resultate der Fechner-Beziehung. Die dB-Skala ist eine logarithmische Darstellungsweise physikalischer Größen, gänzlich unabhängig von ihrer Verwendung in der Physiologie. Sie hat mit Empfindungen nichts zu tun. Bei der Gewinnung der Skala der Lautstärkepegel (Phonskala) werden darüber hinaus die Versuchspersonen nicht nach der Beurteilung einer Empfindungsstärke befragt. Vielmehr soll lediglich die Gleichheit der subjektiven Lautstärke von Testtönen mit der eines Vergleichstons eingestellt werden. Die Intensität dieser Vergleichstöne wird (zufällig) nach der physikalischen dB-Skala vorgegeben und liefert sozusagen der Phonskala die Zahlenwerte. Dadurch wird auch in die Phonskala eine logarithmische Darstellung eingeführt, mit einer Quantifizierung der Lautstärkeempfindungen hat dies aber nichts zu tun (s. dagegen Abb. 25.**5**).

Es muß schließlich noch darauf hingewiesen werden, daß Angaben einer Versuchsperson über Empfindungsgrößen einer statistischen Schwankung unterliegen und ein Signal, etwa ein Ton im Bereich der Hörschwelle, nicht immer zuverlässig detektiert werden kann. Mit Hilfe geeigneter Verfahren aus der Informationstheorie, der „signal detection theory", können dennoch zuverlässige Daten erhoben werden. Hier kann aber darauf nicht eingegangen werden.

Um zu befriedigenderen Angaben über Empfindungsstärken zu gelangen, führte Stevens die Methode der **quantitativen Abschätzung** der Empfindungsstärke ein. Die Versuchspersonen sollen dabei innerhalb einer Sinnesmodalität angeben, wann ein Reiz, etwa ein Ton, doppelt so laut oder viermal so laut ist wie ein Vergleichston. Diese Wertungen der Versuchsperson sind nicht direkter Messung zugänglich, aber die Versuchsperson macht nun wirklich direkte Angaben über die **Stärke** ihrer Empfindungen. Eine andere Methode ist der sog. **intermodale Intensitätsvergleich.** Hier soll die Versuchsperson ihre Empfindungsstärke in einer Sinnesmodalität durch Angaben in einer anderen Sinnesmodalität ausdrücken. Zum Beispiel soll die Versuchsperson so stark an der Feder eines Kraftmessers (Dynamometers) ziehen, wie sie einen Ton laut oder ein Licht hell empfindet. Obwohl diese Aufgabe zunächst als absurde Zumutung erscheint, lassen sich damit dennoch quantitativ auswertbare Angaben gewinnen, ja die Angaben werden sogar wieder einer direkten Messung zugänglich. Um diese Angaben in einer einfachen Formel zusammenzufassen, die die Empfindungsstärke ψ in Abhängigkeit von der Reizstärke φ beschreibt, wählte Stevens eine Potenzfunktion:

$$\psi = k \cdot (\varphi - \varphi_0)^a \qquad (25.3)$$

φ_0 ist die Absolutschwelle und a ein Exponent, der von der jeweiligen Sinnesmodalität abhängt, k ist eine Konstante. Eine Potenzfunktion hat den Vorteil, daß sie fast alle monotonen Zusammenhänge befriedigend darstellen kann. Somit ist es auch nicht weiter verwunderlich, daß sich der Zusammenhang zwischen Reizstärke und Empfindungsstärke als Potenzfunktion darstellen läßt. Logarithmiert man diese Beziehung, so entsteht:

$$\log \psi = \log k + a \cdot \log (\varphi - \varphi_0). \qquad (25.4)$$

Dies vereinfacht die Darstellung, denn in einem Koordinatensystem, in dem beide Achsen logarithmisch geteilt

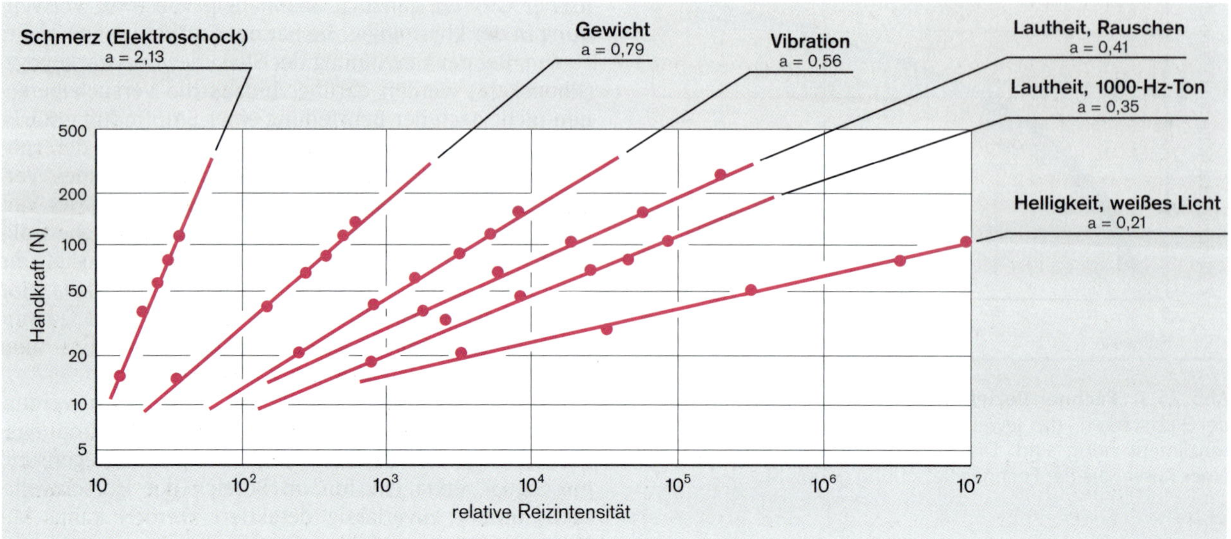

Abb. 25.**4** **Intermodaler Vergleich.** Bewertung der Empfindungsstärken in verschiedenen Sinnesmodalitäten über die Handkraft, gemessen mit einem Dynamometer. Die einzelnen Modalitäten unterscheiden sich im Exponenten a der Stevens-Potenzfunktion (nach Stevens in 7). Unterschiede in der Steigung von Rauschen und 1000-Hz-Ton gegenüber Abb. 25.5 sind methodisch bedingt.

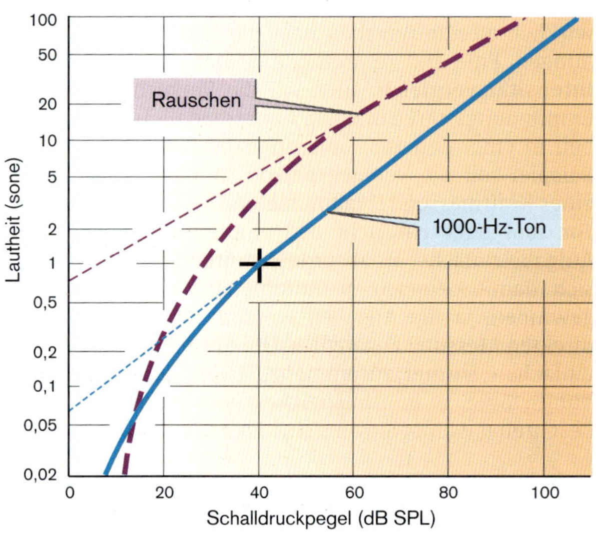

Abb. 25.**5** **Lautheitsempfindung und Schalldruckpegel.** Subjektive Lautheit eines 1000-Hz-Tones und eines bestimmten Rauschens. Die Lautheit des 1000-Hz-Tones von 40 dB SPL (Kreuz) ist gleich 1 Sone gesetzt. Entsprechende Stevens-Potenzfunktionen stellen sich als Geraden dar (nach 14).

sind, stellt dies eine Gerade dar (S. 742). Die Steigung a ist für die spezifische Sinnesmodalität charakteristisch. Abb. 25.**4** gibt ein Beispiel für verschiedene Sinnesmodalitäten im intermodalen Intensitätsvergleich. Man sieht, daß Schmerzempfindungen am schnellsten anwachsen und innerhalb derselben Sinnesmodalität die Zunahme der Empfindungsstärke immer noch von der genauen Reizart abhängt (Rauschen – 1000-Hz-Ton).

Um Verwirrungen zu vermeiden: Allgemeine Angaben über die Empfindungsstärken in den verschiedenen Sinnesmodalitäten lassen sich zuverlässig machen, gegründet auf psychophysische Experimente an vielen Versuchspersonen. Werden diese Angaben in Form von Diagrammen oder Wertetabellen dargestellt, gibt es keine Einwände gegen ihre Gültigkeit. Es gelingt aber nicht, die verschiedenen experimentell bestimmten Zusammenhänge durch eine allgemeingültige mathematische Formel zu beschreiben. Auch die Stevens-Potenzfunktion ist nur eine mehr oder weniger gute Approximation in einem begrenzten Intensitätsbereich. Dies zeigt Abb. 25.**5**. Dargestellt ist die subjektive **Lautheit** eines 1000-Hz-Tones und eines bestimmten Rauschens über einen Intensitätsbereich von fast 100 dB. Dabei ist die Lautheit eines Tones von 1000 Hz und 40 db-SPL willkürlich gleich 1 Sone gesetzt. Verdoppelt sich die empfundene Lautheit, so wird dem der Wert 2 Sone, halbiert sie sich, der Wert 0,5 Sone zugeordnet usw. Die Stevens-Potenzfunktionen sind als Geraden eingezeichnet. Die Abweichungen sind nicht zu übersehen.

25.4 Kognitionsphysiologie: Neurophysiologische Grundlagen von Wahrnehmungs- und Entscheidungsprozessen

» Auch mentale Prozesse sind mit modernen neurobiologischen Methoden einer Analyse zugänglich «

Der zunehmende Erkenntnisgewinn in den Neurowissenschaften ermöglicht es nun, nach den neurobiologischen Grundlagen mentaler Prozesse zu fragen. Auf diese Prozesse wie Wahrnehmung, Vorstellung, Handlung, Sprache usw., die bislang nur mit philosophischen oder psychologischen Termini beschreibbar waren, wird nunmehr eine neurowissenschaftliche Untersuchungstechnik angewandt. Diese zerebralen Prozesse nennt man **kognitive Funktionen** oder neuropsychologische Funktionen. Die zur Analyse notwendigen Untersuchungsmethoden sind nach wie vor schwierig. Man will einerseits von Versuchspersonen subjektive Angaben über Empfindungen und Wahrnehmungen erhalten, andererseits soll gleichzeitig die Funktion von Nervenzellen oder Nervenzellkomplexen registriert und analysiert werden. Letzteres ist im Tierversuch zwar leichter möglich, hier sind allerdings nur indirekte Aussagen über mögliche Empfindungen, Wahrnehmungen, Motive und Stimmungen zu machen. Andererseits bieten moderne bildgebende Verfahren (S. 698 u. 728) die Möglichkeit, die Beteiligung bestimmter Hirnstrukturen an kognitiven Prozessen nachzuweisen. Die folgenden Kapitel, besonders die Kapitel 29 und 30, werden eine Reihe von Einzelheiten über kognitive Funktionen darstellen.

Auch der Frage der in diesem Kapitel behandelten psychometrischen Funktionen hat sich die Psychophysiologie angenommen. Dabei sind im Einzelfall sogar kausale Beziehungen zwischen Erregung afferenter Sinnesnerven und subjektiven Empfindungen nachweisbar gewesen. Demnach ist es möglich, ein einziges (!) Aktionspotential an der afferenten Nervenfaser eines Meißner-Körperchens als zarten Berührungsreiz zu empfinden. Experimentell hat man hierzu an einem Hautnerv einer wachen Versuchsperson einzelne Nervenfasern isoliert, funktionell identifiziert und elektrisch gereizt (s. Vallbo in 8). Bei diesen Mechanorezeptoren ist also die Schwelle für die Aktivierbarkeit einer afferenten Nervenfaser und die Empfindungsschwelle gleich, das einzelne Aktionspotential ist nachweislich Ursache für die von der Versuchsperson berichteten Empfindung. Darüber hinaus wird die empfundene Berührung auch zuverlässig in das Gebiet des rezeptiven Feldes dieser Afferenz lokalisiert. Somit ist auch zur Lokalisation der Empfindung auf der Haut in diesem Falle ein einziges Aktionspotential ausreichend (s. a. S. 553).

Derartige Kausalbeziehungen lassen sich derzeit aber nur in Ausnahmefällen nachweisen. Im allgemeinen weichen Abbildungen von Reizen in der Sinnesafferenz beträchtlich von zentralen Repräsentationen, erst recht von Empfindungen, ab. Dies spricht nicht gegen das Vorhandensein von Kausalbeziehungen, es zeigt aber, daß diese nur sehr schwierig aufzudecken sind. Insbesondere muß auch an die Variabilität kognitiver Prozesse unter dem Einfluß von Motivation, Aufmerksamkeitsverhalten, Vigilanz usw. erinnert werden (Abb. 25.**1**). Auf weitere Einzelheiten kann im Rahmen dieses Buches nicht eingegangen werden, und es sei insbesondere auf die zusammenfassende Darstellung von Gazzaniga (8) hingewiesen.

Doch sei wenigstens noch hinzugefügt, daß einfache neuronale Kodes von der Wissenschaft nicht nur verstanden, sondern auch erfolgreich imitiert werden können. Zumindest in einem Fall können sie künstlich erzeugt und in einen Sinnesnerv eingespeist werden, was dann zu den erwünschten Wahrnehmungen führt. Gemeint sind die elektronischen Hörprothesen, die **Cochlea-Implantate**. Sie werden bei vollertaubten Patienten angewandt. Es handelt sich um elektrische Reizgeräte, die man in das Innenohr dieser Patienten einpflanzt. Von außen wird über ein induktives System ein elektrisches Reizmuster erzeugt, mit dem verschiedene Nervenfasergruppen des Hörnervs gereizt werden. Dieses Reizmuster ist den Folgen von Aktionspotentialen angenähert, die im gesunden Ohr durch Schallreize ausgelöst werden. Die Patienten haben bei dieser elektrischen Reizung nicht nur Hörempfindungen, sie können sogar wieder Sprache verstehen. Der künstlich erzeugte neuronale Kode bildet also die Grundlage einer besonders hohen kognitiven Leistung!

Zum Weiterlesen ...

1 Berkley, M. A., W. C. Stebbins: Comparative Perception I: Basic Mechanisms. Wiley, New York 1992

2 Gescheider, G. A.: Psychophysics, Method and Theory. Wiley, New York 1976

3 Hensel, H.: Allgemeine Sinnesphysiologie. Springer, Berlin 1966

4 Kandel, E. R., J. H. Schwartz, T. M. Jessel: Neurowissenschaften. Spektrum Akademischer Verlag, Heidelberg 1996

5 Moore, B. C. J.: An introduction to the psychology of hearing. Academic Press, London 1982

6 Nicholls, J. G., A. R. Martin, B. G. Wallace: Vom Neuron zum Gehirn. Fischer, Stuttgart 1995

7 Stevens, S. S.: Psychophysics. Wiley, New York 1975

... und noch weiter

8 Gazzaniga, M. S. (Hrsg.): The Cognitive Neurosciences. MIT Press, Cambridge (Mass.) 1995

9 Hugdahl, K.: Psychophysiology. Harvard University Press, Cambridge, Mass. 1995

10 Lockhead, G. R.: Psychophysical scaling: Judgement of attributes of objects? Behavioral and Brain Sciences 15 (1992) 543 – 601

11 Mc Closkey, I., M. J. Cross, R. Honner, E. K. Potter: Sensory effects of pulling or vibrating exposed tendons in man. Brain 106 (1983) 21 – 37

12 Popper, K. R., J. C. Eccles: Das Ich und sein Gehirn. Piper, München 1980

13 Sarris, V.: Methodologische Grundlagen der Experimentalpsychologie, Band 1. Reinhardt, München 1990

14 Zwicker, E.: Psychoakustik. Springer, Berlin 1982

Sensomotorik: Funktionen des Rückenmarks und absteigender Bahnen

G. ten Bruggencate

26

26.1 Sensomotorik im Überblick

›› Bestimmte Anteile des Nervensystems, die sog. motorischen Systeme, sind für aufrechte Haltung (Stützmotorik) und Bewegungen (Zielmotorik) des Organismus verantwortlich. Da die zweckmäßige Durchführung motorischer Handlungen auch sensorische Informationen über die aktuelle motorische Situation erfordert, spricht man zusammenfassend von Sensomotorik.

Das Rückenmark vermittelt von sich aus eine Reihe einfacher motorischer Muster (Reflexe, rudimentäre Laufbewegungen). An ihnen sind unterschiedliche Typen von Neuronen beteiligt: Motoneurone (verantwortlich für den motorischen Ausgang), Primärafferenzen (liefern Eingangsinformationen über motorische Abläufe), Neurone aufsteigender Trakte (Informanten höherer motorischer Zentren), Interneurone (Integratoren absteigender und segmentaler Informationen).

Stützmotorik, Regulation von Laufbewegungen sowie Zielbewegungen erfordern das Zusammenwirken von Rückenmark, Hirnstamm, Großhirnrinde, Basalganglien und Kleinhirn. ‹‹

Motorische Funktionen umfassen Körperhaltung und Bewegung

Bewegungsabläufe des Körpers sind an Kontraktionen der Skelettmuskulatur gebunden. Die Aktivierung von Skelettmuskeln durch das ZNS bezeichnen wir global als Motorik, und diejenigen Komponenten des ZNS, die die Motorik ermöglichen, als **motorische Systeme.** Innerhalb der Motorik gibt es zwei Funktionskomplexe, die stets gleichzeitig ablaufen und sich wechselseitig ergänzen: Körperhaltung und Bewegung. Mechanismen der Körperhaltung werden als **Haltungs- oder Stützmotorik** zusammengefaßt. Mit ihr realisieren wir die aufrechte Haltung unseres Körpers, sie ist Voraussetzung für Bewegungen der Extremitäten. Die für Bewegungen verantwortlichen Mechanismen werden **Zielmotorik** genannt. Wesentliche Teile unseres Verhaltensrepertoires beruhen darauf, durch Änderungen der Körperhaltung oder Bewegungen bestimmte Ziele zu erreichen.

Das einwandfreie Arbeiten motorischer Systeme ist u.a. von Informationen über die Vorgänge in der Peripherie abhängig. Hierfür sind somatosensorische Meldungen verantwortlich, die Körperhaltung und Bewegung größtenteils selbst hervorrufen. Die enge Verknüpfung von motorischen Befehlen und sensorischen Meldungen findet ihren Ausdruck in der zusammenfassenden Bezeichnung **Sensomotorik.** Ein Ausfall der Tiefensensibilität (Kap. 21) beispielsweise geht im allgemeinen auch mit motorischen Koordinationsstörungen einher (sog. spinale Ataxie).

In diesem ersten Abschnitt über die Sensomotorik werden die spinalen, d.h. im Rückenmark gelegenen „Bausteine" von Stütz- und Zielmotorik sowie ihr funktionelles Zusammenspiel dargestellt. Bei physiologischer Körperhaltung und -bewegung sind sie von „Instruktionen" höhergelegener, d.h. supraspinaler Abschnitte des Nervensystems abhängig.

Motorische Strukturen sind auf verschiedenen Ebenen angeordnet und somatotopisch verschaltet

Motorisches Verhalten reicht von unbewußten Automatismen bis zur Willkürmotorik, von groben Schleuderbewegungen bis zu subtilen Feinbewegungen. Die beteiligten motorischen Systeme benutzen Verschaltungen auf unterschiedlichen Ebenen des Zentralnervensystems (ZNS). Daher spricht man häufig von einer hierarchischen Anordnung, in der das Rückenmark supraspinalen Strukturen untergeordnet sei. Diese Auffassung ist insofern nicht korrekt, als die betroffenen Strukturen wechselseitig miteinander verbunden sind und interaktiv miteinander kommunizieren (Abb. 26.**1**). Die höheren motorischen Strukturen sind *keine* unabhängigen Kontrolleure des Rückenmarks.

Assoziationsareale, prämotorische Rinde und Motorkortex (Kap. 27). Für Zielbewegungen erstellt der außerhalb der primären afferenten und efferenten Projektionsfelder gelegene Assoziationskortex in Zusammenarbeit mit limbischen Strukturen (subkortikale Motivationsareale) einen **Bewegungsplan.** Unter Beteiligung von Kleinhirn und Basalganglien wird dieser Plan in der prämotorischen Rinde in ein **Bewegungsprogramm** umgesetzt, das dem Motorkortex zugeleitet wird. Dieser übermittelt die Programme in Form motorischer Kommandos an Hirnstamm und Rückenmark, wo die Ausführung in die Wege geleitet wird. Der Motorkortex stellt also für motorische Bewegungsmuster, die die Hirnrinde ausarbeitet, eine nachgeschaltete **efferente Station** dar.

Hirnstamm. Im Hirnstamm liegen Neuronensysteme, die motorische Befehle höherer Abschnitte integrieren und mit Informationen aus dem Rückenmark, dem Vestibularapparat und anderen Sinnesorganen verrechnen. Insbesondere werden motorische Abläufe im Bereich der Hirnnerven (Kopf- und Augenbewegungen), Körperhaltung und Gangmotorik reguliert und aufeinander abgestimmt. Mit einer Ausnahme, dem Kortikospinaltrakt, entspringen alle unmittelbar in das Rückenmark absteigenden motorischen Bahnen dem Hirnstamm.

Rückenmark. Das von höheren, supraspinalen Strukturen isolierte Rückenmark kann einfache, teilweise aber auch recht komplexe Bewegungsmuster erzeugen. Beispiele sind die klinisch geprüften Reflexe bzw. Strecken oder Beugen einer Extremität bei Schmerzreizen. Bei vielen Wirbeltieren, nicht allerdings beim Menschen, kommen sogar rudimentäre alternierende Laufbewegungen vor. Sensorische Informationen und absteigende motorische Kommandos konvergieren letztlich auf Neurone, die die Skelettmuskeln innervieren (α-Motoneurone). **α-Motoneurone** mit den von ihnen versorgten Skelettmuskeln sind das *Vollzugssystem für Haltung und Bewegung.* Fallen sie aus, kommt es zu Lähmungen (S. 635).

Alle sensomotorischen Systeme sind **somatotopisch angeordnet.** Darunter versteht man, daß bestimmte Körperlokalisationen in bestimmten Neuronengruppen des ZNS „repräsentiert" sind. Primärafferenzen der Haut z.B. sind Punkt zu Punkt verbunden mit säulenartig angeordneten Neuronen des Gyrus postcentralis (Kap. 21). Entsprechend sind bestimmte Areale des Motorkortex mit Motoneuronen verschaltet. Diese sind spinal in motori-

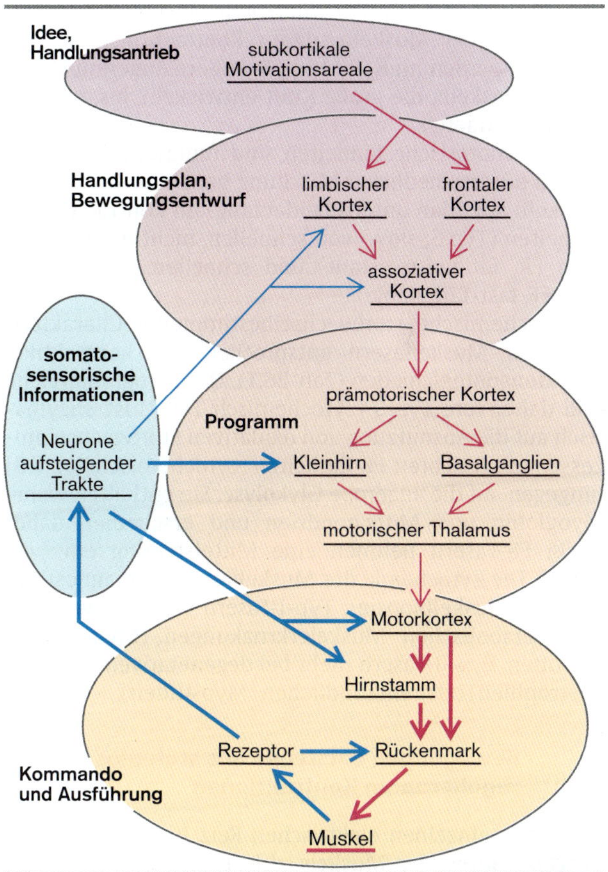

Abb. 26.**1** **Vereinfachtes Blockdiagramm motorischer Systeme.** Motorische Globalfunktionen links, an Stütz- und Zielmotorik beteiligte Systeme rechts. Pfeile bedeuten Wirkungen und nicht unbedingt direkte Verknüpfungen. Wechselseitige Einflüsse sichern interaktive Abläufe (nur teilweise gezeichnet). Verdickt gezeichnete Verbindungen (unten) sind Inhalt dieses Kapitels.

schen Kernen, die einen bestimmten Muskel innervieren, angeordnet. Hinzu kommt, daß z. B. Neurone des Motorkortex, die direkt oder indirekt über spinale Motoneurone die Fingermotorik kontrollieren, sensorische Informationen speziell aus den betroffenen Fingerregionen empfangen (klinisch wichtige **Long-loop-Reflexe**, S. 647).

Erkrankungsherde im ZNS äußern sich daher oft in somatotopischen Ausfallerscheinungen. Beispielsweise können median gelegene Tumoren der Dura mater den medialen Rand des Gyrus praecentralis schädigen und damit das Projektionsareal des kontralateralen Beins. Es resultiert eine, häufig beidseitige, Lähmung des Beins (sog. Mantelkantensyndrom).

Neurone des Rückenmarks haben unterschiedliche Funktionen

Der segmental-radikuläre Aufbau des Rückenmarks wurde schon in Kap. 21 beschrieben. In Primärafferenzen der Hinterwurzeln laufen somatosensorische Informationen ein; über die Vorderwurzel senden efferente Motoaxone motorisch wirksame Impulse zum Erfolgsorgan. Wenn eine afferente Erregung zu einer stereotyp-efferenten Reaktion (Kontraktion von Skelettmuskel oder glatter Muskulatur, Drüsensekretion) führt, wird dies ein **Reflex** genannt. Er besteht aus der Abfolge Reizaufnahme, afferente Impulsleitung, spinale Erregungsübertragung und -verarbeitung, efferente Impulsleitung, Übertragung aufs Erfolgsorgan. Die beteiligten Strukturen (Primärafferenz, spinale Verschaltung, motorische Efferenz) bilden den Reflexweg.

Dem radikulären Aufbau des Rückenmarks entspricht nicht nur eine segmentale Gliederung der Hautsensibilität in Dermatome (Kap. 21), sondern auch der Muskulatur in **Myotome.** Daher sind auch Reflexe segmental gegliedert. Dies ist von Bedeutung für die **Höhendiagnostik spinaler Krankheitsprozesse.**

In diesem Zusammenhang sind die **Muskeldehnungsreflexe** (S. 638) wichtig, die z. B. durch einen Schlag mit dem Reflexhammer auf die Sehne eines Muskels ausgelöst werden können (Aktivierung von Muskelspindeln mit Ia-Afferenzen, S. 636). Ia-Afferenzen (S. 637) sind über nur eine Synapse **(monosynaptisch)** mit α-Motoneuronen verbunden. Muskeldehnungsreflexe sind relativ eng auf das jeweilige Segment beschränkt und haben damit eine verhältnismäßig hohe klinische Aussagekraft. In die meisten Reflexe sind allerdings weitere intraspinale Neurone eingeschaltet (Interneurone). Je nach Synapsenzahl resultieren di- oder polysynaptische Reflexe, die häufig mehrere Segmente umfassen (S. 641). Das Verhältnis von Interneuronen zu Motoneuronen im Rückenmark beträgt etwa 30 : 1.

Abb. 26.**2** illustriert die wichtigsten spinalen Neuronentypen. Die verschiedenen Fasergruppen der Afferenzen (Kap. 21) vermitteln detaillierte Informationen von Rezeptoren in Haut, Weichgeweben (wie Faszien) und Muskulatur. Diese Informationen werden an unterschiedliche nachgeschaltete Strukturen übertragen: an efferente Neurone (Motoneurone zur Skelettmuskulatur, präganglionäre Neurone des autonomen Systems), an Interneurone und an Neurone aufsteigender Trakte. Die Auslösung von Reflexen ist demnach nur *eine* Funktion der Afferenzen. Umgekehrt hängt die Aktivität der Interneurone nicht nur vom afferenten Eingang ab, sondern auch von anderen Interneuronen und von absteigenden Bahnen. Letzteres ist insofern wichtig, als sich damit absteigende Verbindungen die Funktionen spinaler Verschaltungen zunutze machen können (S. 644).

26.2 Motorische Ausgangsfunktionen des Rückenmarks

›› Physiologische Kontraktionseinheit der Arbeitsmuskulatur ist die motorische Einheit, d. h. ein α-Motoneuron samt den von ihm innervierten Muskelfasern. Schwerpunktmäßig können bestimmte motorische Einheiten mit niedriger Schwelle tonisch aktiviert werden (langsam-kontrahierende Typ-S-Einheiten [slow]). Sie haben relativ niedrige Entladungsraten und bilden die Basis der Stützmotorik. Andere motorische Einheiten kommen mit relativ hoher Schwelle und höheren Entladungsraten bei dynamischer zielmotorischer Aktion ins Spiel (schnell-kontrahierende Typ-F-Einheiten [fast]). Die Kraftentwicklung eines

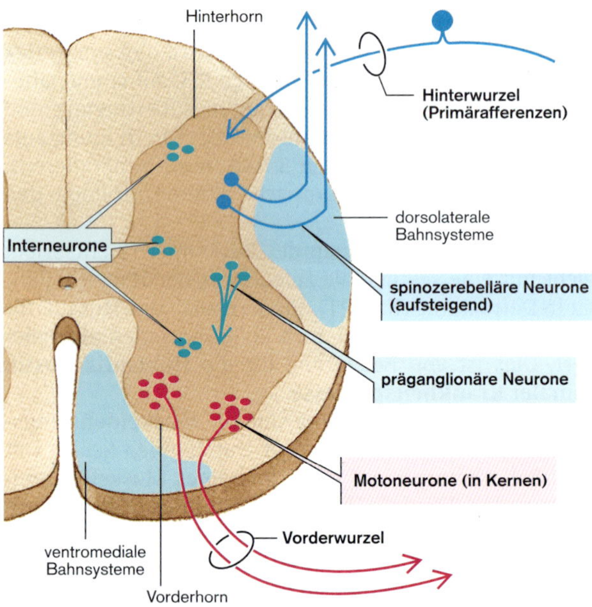

Abb. 26.**2** **Typen von Neuronen und Verbindungen im Rükkenmark.** Rückenmarksquerschnitt (halbseitig) mit den wichtigsten Neuronentypen, grauer Substanz (zellreich) mit Vorder- und Hinterhorn sowie weißer Substanz (zellarm, Axone). Absteigende motorische Bahnen vor allem ventromedial und dorsolateral. Segmentaler Eingang in den Hinterwurzeln (afferent), Ausgang durch die Vorderwurzeln (efferent).

Muskels ist durch Variation der Entladungsfrequenz und der Zahl der aktivierten motorischen Einheiten gleichmäßig regulierbar. Mit dem Elektromyogramm (EMG) kann der Kliniker die Muskelaktivität diagnostisch erfassen. Bei einem Ausfall der α-Motoneurone entsteht eine schlaffe Lähmung. ‹‹

α-Motoneurone innervieren die Arbeitsmuskulatur

Motoneurone sind funktionell uneinheitlich. Histologisch zeigen die Axondurchmesser eine zweigipflige Verteilung mit Maxima bei 10 bzw. 5 µm, denen mittlere Leitungsgeschwindigkeiten von 60 bzw. 30 m/s entsprechen. Da diese Werte in den Aα- bzw. Aγ-Bereich peripherer Nervenfasern (Kap. 20) fallen, bezeichnet man die zugehörigen Neurone als α- bzw. γ-Motoneurone. **α-Motoneurone** versorgen die quergestreifte Skelettmuskulatur, d. h. die Arbeitsmuskulatur (Skeletomotoneurone), γ-Motoneurone innervieren die Muskelspindeln (S. 637).

Physiologische Kontraktionseinheit ist die motorische Einheit

Physiologische Kontraktionseinheit ist nicht die Muskelfaser (Muskelzelle), sondern die **motorische Einheit.** Darunter versteht man die funktionelle Einheit von α-Motoneuron, seinem Axon und den von ihm innervierten Muskelfasern. Die Zahl der Muskelfasern pro Neuron (Innervationsverhältnis) variiert von Muskel zu Muskel; es beträgt bei Muskeln, deren Kontraktionskraft fein reguliert werden muß, 5 – 10 (z. B. äußere Augenmuskeln) und in Muskeln, die grobe Kraft entwickeln, bis zu 1000 (z. B. M. glutaeus).

Auch motorische Einheiten sind funktionell inhomogen. In unterschiedlicher Mischung bauen sie die Skelettmuskeln auf. Man unterscheidet langsam kontrahierende Einheiten (Typ S, **s**low) von schnellen, nicht ermüdbaren (Typ FR, **f**atigue-**r**esistant) und schnellen, ermüdbaren (Typ FF, **f**ast-**f**atiguable).

Zytochemische, stoffwechselbestimmende Charakteristika der Muskelfasern entsprechen den kontraktilen Funktionsunterschieden (Tab. 26.**1**). Der myoglobinreiche und daher rote Typ S (zytochemisch Typ I) ist enzymatisch auf die Ausnutzung von oxidativen Stoffwechselprozessen ausgerichtet; FF-Einheiten (zytochemisch Typ II B) hingegen auf die anaerobe Glykolyse. Sie enthalten wenig Myoglobin und Mitochondrien und erscheinen daher weiß. FR-Fasern nehmen eine Mittelstellung ein (vgl. S. 511). Die Zytochemie der Muskelfasern ist diagnostisch wichtig (Muskelbiopsie): Typ-I-Fasern sind überwiegend bei metabolischen Muskelerkrnakungen (Myopathien) betroffen, Typ-II-Fasern mehr bei degenerativen (Muskeldystrophien) oder entzündlichen (Myositiden).

Bewegungen entstehen aus stufenlos regulierbaren Kontraktionen

Auf einen einzelnen elektrischen Reiz hin entsteht eine **Einzelzuckung** des Muskels, d. h. eine Kontraktion mit nachfolgender Erschlaffung. Der Zeitverlauf der Einzelkontraktion ist bei verschiedenen Skelettmuskeln unterschiedlich. Im Falle der äußeren Augenmuskeln beträgt die Anstiegszeit bis zum Maximum der Kontraktion nur 5 – 10 ms, beim M. gastrocnemius 25 – 40 ms und beim M. soleus etwa 100 ms. Diese Differenzen beruhen auf prozentual unterschiedlichen Anteilen rascher bzw. langsamer motorischer Einheiten. Beispielsweise hat der M. soleus als physiologischer **Streckmuskel** am Unterschenkel einen hohen Anteil an S-Einheiten; dies prädestiniert ihn für **Dauerleistungen** (Haltemuskel entgegen der Schwerkraft).

Physiologischerweise ist die **Kraft eines Muskels** fein und praktisch stufenlos regulierbar. Dies wird durch zwei sich ergänzende Mechanismen erreicht:

- Eine gegebene motorische Einheit entlädt bei zunehmender Kraftentfaltung mit **steigender Frequenz.** Dadurch kommt es zu einer vermehrten Überlagerung von Einzelzuckungen (Kap. 6) und damit immer gleichmäßigerer Kontraktion. Langsame Einheiten erreichen eine gleichmäßige Kontraktion mit niedrigeren Entladungsfrequenzen als schnelle.
- Mit wachsender Kraftentwicklung wird eine **zunehmende Zahl** motorischer Einheiten aktiviert („rekrutiert"). Dabei gilt ein Größenprinzip: je kleiner der Zellkörper eines Motoneurons, desto eher wird es rekrutiert (Tab. 26.**1**). Allerdings ist dieses Prinzip durch supraspinale Einflüsse wandelbar.

α-Motoneurone reagieren tonisch oder phasisch auf Muskeldehnung

Untersucht man, wie α-Motoneurone reflektorisch auf längerdauernde Muskeldehnung antworten, so findet man in einem weiten Spektrum zwei extreme Reaktionstypen: **Motoneurone mit tonischem Entladungscharakter** bilden vorwiegend langsam kontrahierende motorische Einheiten vom Typ S, die wegen besonders intensiver Ia-Verbindungen (S. 638) mit niedriger Schwelle aktiviert werden (Tab. 26.1) und sich schon bei niedriger Entladungsfrequenz tetanisch kontrahieren. Damit steht dem Körper ein empfindliches System für die Stützmotorik zur Verfügung. Wegen der niedrigen Schwelle kann es auch für Feinbewegungen eingesetzt werden. Andererseits werden rasch kontrahierende Einheiten der **phasisch reagierenden α-Motoneurone** (Tab. 26.1) zusätzlich, und dann mit höheren Entladungsfrequenzen, bei dynamischen Vorgängen, z.B. raschen Zielbewegungen, eingesetzt. Tonische bzw. phasische Erregungseigenschaften sind nicht unveränderlich festgelegt, sondern durch Einsatz supraspinaler und segmentaler Einflüsse variabel. Haltungs- und Bewegungsmotorik sind demnach nicht ohne weiteres voneinander trennbar.

Die Elektromyographie erfaßt die skelettmotorische Aktivität und hat diagnostische Bedeutung

Das Elektromyogramm (EMG). Die Aktivität motorischer Einheiten kann mit in den Muskel eingestochenen Nadelelektroden, zu bestimmten Zwecken auch mit Oberflächenelektroden, elektrisch abgegriffen werden. Das resultierende Elektromyogramm (EMG) kann zur Analyse komplexer Bewegungen und ihrer Störungen herangezogen werden. Darüber hinaus hat es v. a. deswegen diagnostische Bedeutung, weil ohne EMG Erkrankungen peripherer Nerven rein klinisch nur schwer von solchen der Skelettmuskulatur zu unterscheiden sind.

Ein völlig entspannter Muskel erhält physiologischerweise keine Erregungszuströme von α-Motoneuronen und zeigt daher in Ruhe keine Aktionspotentiale motorischer Einheiten. Diese treten erst bei Willkürinnervation auf. Bei geringem Innervationsaufwand können **Potentiale einzelner motorischer Einheiten** differenziert werden. Es sind Summenpotentiale der die Einheit bildenden Muskelzellen. Ihre Amplitude beträgt bis ca. 200 µV; Größe und Form schwanken je nach Lagebeziehung der Elektrode zur motorischen Einheit. Die Dauer liegt um 10 ms bei Skelettmuskeln und um 2 ms bei Augenmuskeln. Zunehmender Innervationsaufwand geht einher mit zunehmender Frequenz und Zahl entladender motorischer Einheiten (s. S. 634) bis zum sog. **Interferenzmuster,** in dem sich die hochfrequenten Potentiale zahlreicher motorischer Einheiten so überlagern, daß Beiträge einzelner Einheiten nicht mehr erkennbar sind.

Pathologische EMG-Veränderungen. Bestimmte Kriterien im EMG lassen zwischen neuronalen und muskulären Krankheitsursachen differenzieren. Bei **Degeneration von Motoneuronen oder -axonen** gehen mit den degenerierenden Nervenfasern ganze motorische Einheiten zugrunde. Dieser Prozeß geht anfangs mit Erregbarkeitssteigerungen einher, die sich in abnormer Ruheaktivität äußern. Später können benachbarte, noch intakte Motoaxone Aussprossungen bilden, die kompensatorisch Muskelzellen degenerierender motorischer Einheiten reinnervieren. Dadurch entstehen vergrößerte Einheiten, die im EMG Summenpotentiale erhöhter Amplitude und aufgesplitterter Form (Dauer verlängert) bilden. Wegen der verminderten Gesamtzahl der Einheiten wird bei maximalem Innervationsaufwand nur ein „gelichtetes" Interferenzmuster erreicht. Bei **primärer Degeneration von Muskelfasern** (Myopathie) hingegen bleibt die Zahl motorischer Einheiten unverändert. Das dementsprechend erhaltene Interferenzmuster tritt schon bei relativ geringem Kraftaufwand auf, weil eine größere Zahl von Einheiten für die gleiche Kraftentfaltung aktiviert werden muß. Da innerhalb der motorischen Einheiten aber Muskelfasern ausgefallen sind, ist die Amplitude der Summenpotentiale vermindert und ihre Dauer verkürzt.

Tab. 26.1 **Eigenschaften motorischer Einheiten.** Das Motoneuron induziert die Enzymeigenschaften der Muskelfasern der motorischen Einheit (S. 90, 511). Davon hängen ab: Kontraktionszeit (Myosin-ATPase), Ermüdungsresistenz (oxidative Enzyme) und Ausmaß kurzdauernder Kraftentwicklung in Abwesenheit von O_2 (glykolytische Enzyme). Physiologische und biochemische Eigenschaften sind einander angepaßt, d. h. S, FR und FF entsprechen I, II A bzw. II B.

Parameter	Einteilung		
α-Motoneurone			
Zellgröße	klein	mittel	groß
monosynaptischer Ia-Eingang	kräftig	mittel	schwächer
Rekrutierungsschwelle	niedrig	mittel	hoch
Entladungsverhalten im Muskeldehnungsreflex	tonisch	phasisch/tonisch	phasisch
Motorische Einheiten			
Typ	S	FR	FF
Zuckung	langsam	schnell	schnell
Ermüdbarkeit	sehr gering	gering	groß
Zytochemie der Muskelfaser			
Typ	I	II A	II B
Myosin-ATPase	niedrig	hoch	hoch
glykolytische Enzyme	niedrig	hoch	hoch
oxidativer Metabolismus	hoch	mittelhoch	gering

Schädigungen von Motoneuronen führen zu schlaffen Lähmungen

Bei einem Ausfall von α-Motoneuronen können absteigende willkürmotorische Kommandos nicht mehr wirksam werden; außerdem sind die nicht funktionsfähigen Motoneurone von segmentalen Afferenzen nicht mehr erregbar. Daraus ergibt sich eine Kombination von Lähmung mit Reflexabschwächung, die man als **schlaffe Lähmung** bzw. schlaffe Parese bezeichnet. Bei Schädigung supraspinal-motorischer Strukturen dagegen geht eine Lähmung meist mit Reflexmustern im Sinne einer Spastik einher (spastische Parese, S. 645).

26.3 Afferenzen der Spinalmotorik

» Rezeptoren der Somatosensorik informieren das ZNS über motorische Abläufe. Muskelrezeptoren messen Muskelspannung (Sehnenorgane mit Ib-Afferenzen) bzw. Muskellänge (Muskelspindeln mit Ia- und II-Afferenzen). Da sich Muskelspannung und -länge unabhängig voneinander ändern, sind Informationen über beide Größen notwendig.

Muskelspindeln besitzen eine eigene motorische Innervation durch γ-Motoneurone. Über sie kann das ZNS die Länge der Muskelspindeln ändern und damit ihre Empfindlichkeit regulieren. «

Sehnenorgane messen die Muskelspannung

Golgi-Sehnenorgane sind Bindegewebskapseln von etwa 1 mm Länge und 0,1 mm Durchmesser, die von jeweils einer afferenten Nervenfaser der Gruppe Ib mit mehreren rezeptiven Endigungen versorgt werden. Jedes Sehnenorgan liegt **seriell** (Abb. 26.**3 A**) zu 20 – 25 Skelettmuskelfasern aus 5 – 15 motorischen Einheiten, die mit ihren terminalen Sehnen die Kapsel des Sehnenorgans durchdringen und dort mit fächerförmigen Faserbündeln ansetzen.

Adäquater Reiz für die Ib-Endigungen ist die **Muskelspannung.** Bei aktiven Kontraktionen motorischer Einheiten komprimieren die kollagenen Faserbündel die Ib-Terminalen und erregen sie dadurch. Aktiv entwickelte Kräfte werden daher besonders effektiv auf den Rezeptor übertragen (Abb. 26.**3 D**). Ib-Afferenzen reagieren insofern empfindlich auf die Kontraktionen einzelner motorischer Einheiten (Abb. 26.**3 B**). Weil die Muskelfasern, die das Sehnenorgan penetrieren, aus verschiedenen motorischen Einheiten stammen, kann die Afferenz auch die Rekrutierung einer zunehmenden Zahl motorischer Einheiten feststellen. Bei passiver Dehnung des Muskels wird ebenfalls Spannung entwickelt und die Ib-Afferenz aktiviert (Abb. 26.**3 C**).

Muskelspindeln messen die Muskellänge

Muskelspindeln (Abb. 26.**3 A**) bestehen aus spindelförmigen Bindegewebskapseln, die 3 – 10 dünne, spezialisierte Muskelfasern umschließen. Diese Muskelfasern werden **intrafusale Muskelfasern** (lat. fusus = Spindel) genannt, im Gegensatz zu den „extrafusalen" Fasern der Arbeitsmuskulatur. Um die mittleren („äquatorialen") Anteile der Intrafusalfasern winden sich spiralförmig die rezeptiven Endigungen der Spindelafferenzen. Adäquater Reiz für die Rezeptorendigungen ist eine Verlängerung der (elastischen) äquatorialen Teile der Intrafusalmuskeln. Daher bilden die Muskelspindelafferenzen – ähnlich wie Ib-Afferenzen – bei Muskeldehnung Impulse (Abb. 26.**3 C**).

Der funktionelle Unterschied zu den Sehnenorganen besteht darin, daß die **Muskelspindeln** im inneren Bindegewebe des Muskels ansetzen und somit **parallel** (und

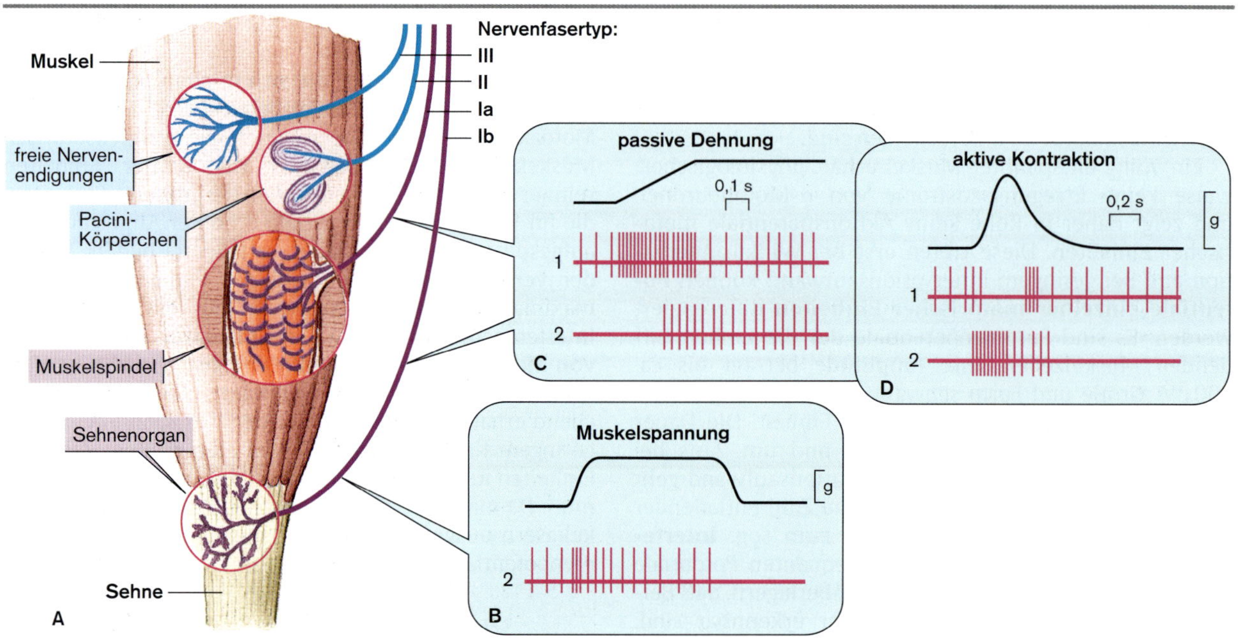

Abb. 26.**3** **Anatomische Anordnung und Entladungsmuster von Sehnenorgan und Muskelspindel. A** Anordnung verschiedener Rezeptortypen im Muskel. Sehnenorgane (mit Ib-Fasern) liegen seriell zur Arbeitsmuskulatur, Muskelspindeln hingegen parallel. Freie Nervenendigungen und Pacini-Körperchen sind Rezeptoren im bindegewebigen Anteil des Muskels. **B** Antwort einer Ib-Afferenz auf Kontraktion einer einzelnen motorischen Einheit. **C** und **D** Antworten von Muskelspindel (**1**) und Sehnenorgan (**2**) bei Dehnung (**C**) bzw. Einzelzuckung (**D**) eines Muskels.

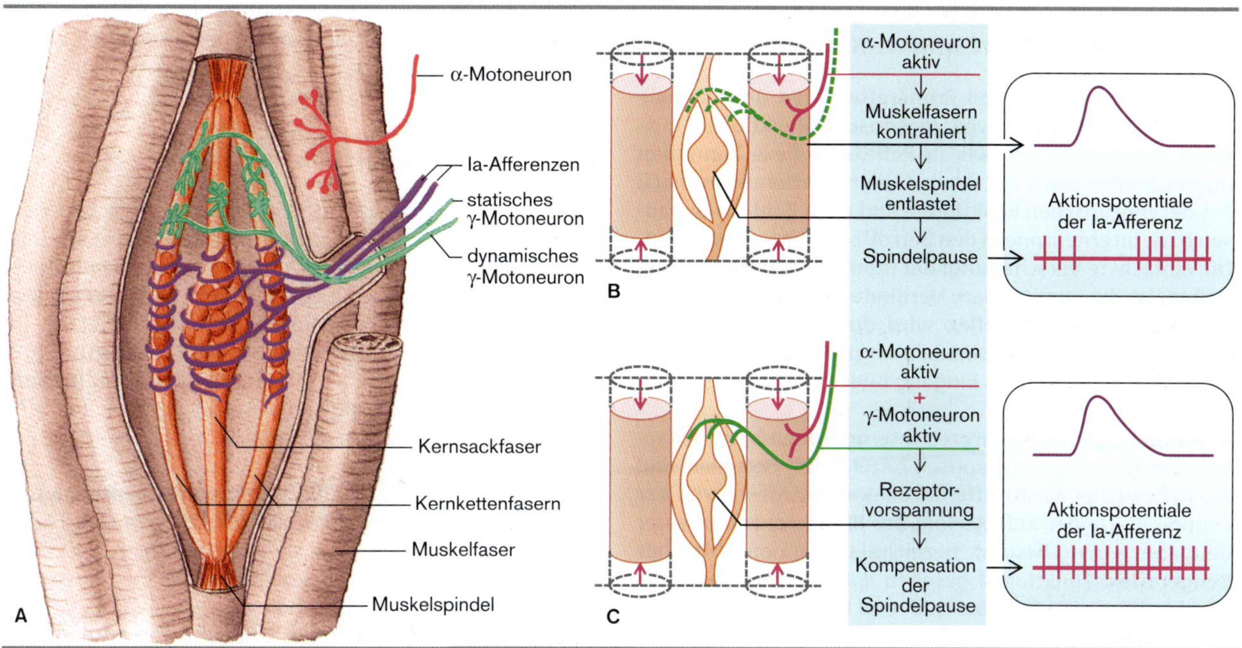

Abb. 26.**4** **Fusimotorische Innervation der Muskelspindel.** **A** Anatomische Anordnung von Intrafusalfasern, Afferenzen und Efferenzen. Rezeptorendigungen in der Mitte, Endigungen der γ-Axone mehr lateral an den Intrafusalfasern. Zwei Typen von γ-Axonen (dynamisch bzw. statisch wirksam). **B** Entlastung der Muskelspindel mit Aufhören der Entladungen (Spindelpause) bei reiner α-Aktivität. **C** Überbrückung der Spindelpause durch zusätzliche γ-Aktivität.

nicht seriell) zu den extrafusalen Muselfasern liegen. Daher werden sie bei Verkürzung des Muskels entspannt und reduzieren ihre Impulsrate („Spindelpause", Abb. 26.**3 D**). Insofern messen Muskelspindeln die **Muskellänge,** Ib-Afferenzen hingegen die Muskelspannung (Muskelkraft). Passive Dehnung eines Muskels vergrößert seine Spannung *und* seine Länge; bei aktiven Kontraktionen nimmt die Spannung zu, die Länge jedoch ab. Um das ZNS mit eindeutiger Information zu versorgen, müssen beide Größen simultan erfaßt werden.

Intrafusalfasern können anhand der Anordnung ihrer Zellkerne in Fasern mit Kernsack (Nuclear-bag-Fasern) bzw. Kernketten (Nuclear-chain-Fasern) unterteilt werden (Abb. 26.**4 A**). Auch bei den Afferenzen gibt es zwei Typen. Sie unterscheiden sich im Faserdurchmesser und in der räumlichen Zuordnung zu den Intrafusalfasern. Die kollateralen Endigungen der dicken Ia-Fasern umschlingen beide Typen von Intrafusalfasern, während sich die Rezeptorendigungen der dünneren Gruppe-II-Fasern überwiegend an Kernkettenfasern finden.

Die Empfindlichkeit der Spindelafferenz ist efferent reguliert

Muskelspindeln werden von γ-Motoaxonen innerviert, die mit neuromuskulären Synapsen an den quergestreiften, kontraktilen Außenzonen (Polen) der Intrafusalfasern ansetzen (Abb. 26.**4 A**). Da sie ausschließlich die Muskelspindeln versorgen, nennt man die **γ-Motoneurone** auch **Fusimotoneurone.** Bei Entladungen der γ-Fasern kontrahieren sich die polaren Zonen der Intrafusalfasern; damit wird die Äquatorialzone gedehnt und die Rezeptorendigung aktiviert. Spindelafferenzen können also sowohl durch passive Muskeldehnung als auch durch fusimotorische Impulse erregt werden. Fusimotorische Erregung der Muskelspindel kann über die in Ia-Endigungen entstehenden Impulse („γ-Spindelschleife") auch die Erregbarkeit der α-Motoneurone erhöhen.

Ohne Aktivität der γ-Motoneurone werden die Spindelafferenzen bei Muskelverkürzung entlastet (Abb. 26.**3 D**, 26.**4 B**). In dieser „Spindelpause" können Längenänderungen des Muskels nicht erfaßt werden. Wenn aber Fusimotoneurone gleichzeitig mit den α-Motoneuronen entladen (α-γ-Koaktivierung), führt dies während der Skelettmuskelverkürzung zu einer gleichzeitigen Kontraktion der polaren Abschnitte der Intrafusalfasern und damit zur Rezeptorvorspannung. Je nach Umfang der γ-Aktivität kann so die Spindelpause mehr oder weniger kompensiert werden (Abb. 26.**4 C**). Mit Hilfe der γ-Motoneurone kann also die **Empfindlichkeit der Längenrezeptoren** auch während Kontraktionen der Skelettmuskelfasern **erhalten** bleiben (physiologische Bedeutung s. S. 639).

Auch das γ-System ist nicht homogen (Abb. 26.**4 A**). Bestimmte γ-Fasern greifen vorwiegend an Kernsackfasern an und erhöhen die Empfindlichkeit der Spindel für dynamische Prozesse **(dynamische γ-Motoneurone).** Andere innervieren vorwiegend Kernkettenfasern und erhöhen die statischen Meßfunktionen **(statische γ-Axone).** Die unterschiedlichen Wirkungen beruhen vor allem darauf, daß die beiden intrafusalen Fasertypen unterschiedliche kontraktile und elastische Eigenschaften besitzen. Im Endeffekt kann das ZNS die Empfindlichkeit der Meßfühler für absolute Muskellänge und für Längenänderungen separat regulieren.

26.4 Spinalmotorische Reflexe und ihre supraspinale Kontrolle

» Wenn Erregungen von Primärafferenzen über spinale Verschaltungen stereotype motorische Reaktionen auslösen, bezeichnen wir dies als Reflexe. Reflexe kann man unterscheiden nach Art der beteiligten Afferenzen, nach Art der motorischen Reaktionen und nach Zahl der Synapsen bzw. Interneurone in den betroffenen Verschaltungen. Die einfachste Verschaltung, der monosynaptische Reflexbogen, ist die unmittelbare Verbindung von Afferenz und Motoneuron. Dieser Reflex wird durch Muskeldehnung ausgelöst, d.h. der Muskeldehnungsreflex ist monosynaptisch verschaltet. Den Eingang bilden die Ia-Afferenzen der Muskelspindeln.

Reflexbögen mit mehreren Interneuronen bzw. Synapsen werden als polysynaptisch bezeichnet. Beispiele sind die Reflexwege der Ib-Afferenzen und der Afferenzen der Gruppe III. Da der Reflexerfolg der III-Afferenzen in einer Beugebewegung besteht, bezeichnet man den Ablauf als Beugereflex. Funktionell gesehen spielen Ib-Reflexe und Beugereflexe eine Rolle bei Lauf- und Fluchtbewegungen.

Spinale Reflexabläufe werden auf der Eingangsseite durch die präsynaptische Hemmung und auf der Ausgangsseite durch die Renshaw-Hemmung kontrolliert; über absteigende Bahnen werden sie von supraspinal angesteuert und im Rahmen der Stütz- und Zielmotorik eingesetzt. «

Ia-Afferenzen vermitteln den längenstabilisierenden Muskeldehnungsreflex

Der Begriff des Reflexes wurde bereits einleitend eingeführt (S. 633). Sherrington untersuchte als erster spinale Reflexe quantitativ. Er zeigte, daß die Dehnung eines Muskels reflektorisch zu seiner Kontraktion führt und daß dieser Muskeldehnungsreflex ein **längenstabilisierender Regelkreis** ist, der die aufrechte Haltung des Körpers entgegen der Schwerkraft ermöglicht. In Abb. 26.**5A** ist dargestellt, daß bei einem gravitationsbedingten Absinken des Körpers beispielsweise das Sprunggelenk gebeugt wird. Dies führt zur Dehnung des M. triceps surae (und anderer physiologischer Strecker), zu erhöhter Spindelaktivität in diesen Muskeln und damit zur kompensatorischen Muskelkontraktion. Insofern kann dieser Reflex die Muskellänge konstant halten und Halteleistungen erbringen.

Strukturelles Korrelat ist eine monosynaptische Verbindung der Ia-Afferenzen mit α-Motoneuronen (Abb. 26.**5A**), die denjenigen Muskel (oder Synergisten) innervieren, in dem die betreffende Ia-Endigung liegt (Agonist). Dehnungsreflexe gibt es sowohl in Flexor- als auch in Extensormuskeln. In letzteren sind sie stärker ausgeprägt, weil

- Strecker relativ viele Typ-S-Einheiten enthalten (die mit niedriger Schwelle aktiviert werden) und
- die Synapsendichte der Ia-Projektion auf tonische α-Motoneurone besonders groß ist (Tab. 26.**1**).

Funktionell erscheint dies für die Körperhaltung sinnvoll. Die Tatsache, daß die Ia-Endigung für Dehnungen kleinster Amplitude besonders empfindlich ist (Abb. 26.**3C**), legt nahe, daß der Muskeldehnungsreflex vor allem Störeffekte kleiner Amplitude kompensiert und keine größeren Längenänderungen.

Ia-Afferenzen wirken auch hemmend auf Antagonisten

Ia-Afferenzen haben nicht nur monosynaptischen Kontakt mit Motoneuronen des Agonisten, sondern über Kollateralen auch mit bestimmten Interneuronen. Diese hemmen α-Motoneurone von Muskeln, die Gegenspieler (Antagonisten) zu dem Muskel sind, aus dem die Ia-Afferenz stammt (**inhibitorische Ia-Interneurone,** Abb. 26.**5B**). Funktionell bedeutet dies, daß mit Aktivierung der Spindelafferenz Agonisten monosynaptisch gefördert und deren Antagonisten disynaptisch gehemmt werden (reziproke Hemmung).

Wichtig ist die reziproke Hemmung bei **alternierenden Bewegungen** (z.B. Wechsel von Flexion und Extension). In diesen Fällen kann sie dazu beitragen, daß keine bremsenden Dehnungsreflexe im Antagonisten entstehen (der ja durch die Kontraktion des Agonisten gedehnt wird). Die Unterdrückung des Antagonisten ist demnach in Form einer **Vorwärtshemmung** automatisch an Impulse in Ia-Afferenzen des Agonisten gebunden, beispielsweise beim Einsatz der γ-Spindelschleife (S. 649, Abb. 26.**5B**) Bei spastischen Lähmungen (S. 659) scheint die reziproke Hemmung abgeschwächt zu sein, so daß Willkürbewegungen mit interferierenden Dehnungsreflexen in Antagonisten einhergehen.

Für die Stützmotorik spielt die reziproke Hemmung keine herausragende Rolle; in derartigen Situationen (z.B. Heben von Lasten im Stehen) werden Flexoren zusätzlich zum Extensordehnungsreflex aktiviert. Diese Koaktivierung von Extensoren und Flexoren stabilisiert die Gelenke und verleiht der Extremität die erforderliche pfeilerartige Stützfunktion. Unter derartigen Umständen ist es sogar nützlich, den inhibitorischen Ia-Weg deszendierend abzuschalten, z.B. über Renshaw-Interneurone (S. 643).

γ-Motoneurone werden bei langsamen Bewegungen mit aktiviert

Die Bedeutung der Ia-Afferenz für den Muskeldehnungsreflex und damit für die Körperhaltung ist einleuchtend. Schwierig ist hingegen zu beurteilen, ob die **Muskelspindeln** über ihre mono- und disynaptischen Verbindungen auch eine **Rolle bei der Zielmotorik** spielen, weil genaue Messungen der Interaktion spinaler Elemente bei gleichzeitig ablaufenden natürlichen Bewegungen fast unmöglich sind.

Entsprechend dem Größenprinzip (S. 634) sind die kleinen γ-Motoneurone relativ leicht aktivierbar. Daher nahm man früher an, daß bei Willkürbewegungen zunächst das γ-System erregt würde und dieses über die γ-Spindelschleife seinerseits erst die α-Motoneurone aktivieren würde (Abb. 26.**5B,** „Servomodell"). Später wurde allerdings entdeckt, daß die Intensität des Erregungsstroms über die γ-Spindelschleife allein nicht ausreicht, α-Motoneurone überschwellig zu erregen; hierzu ist die räumliche Summation mit absteigender, die α-Motoneu-

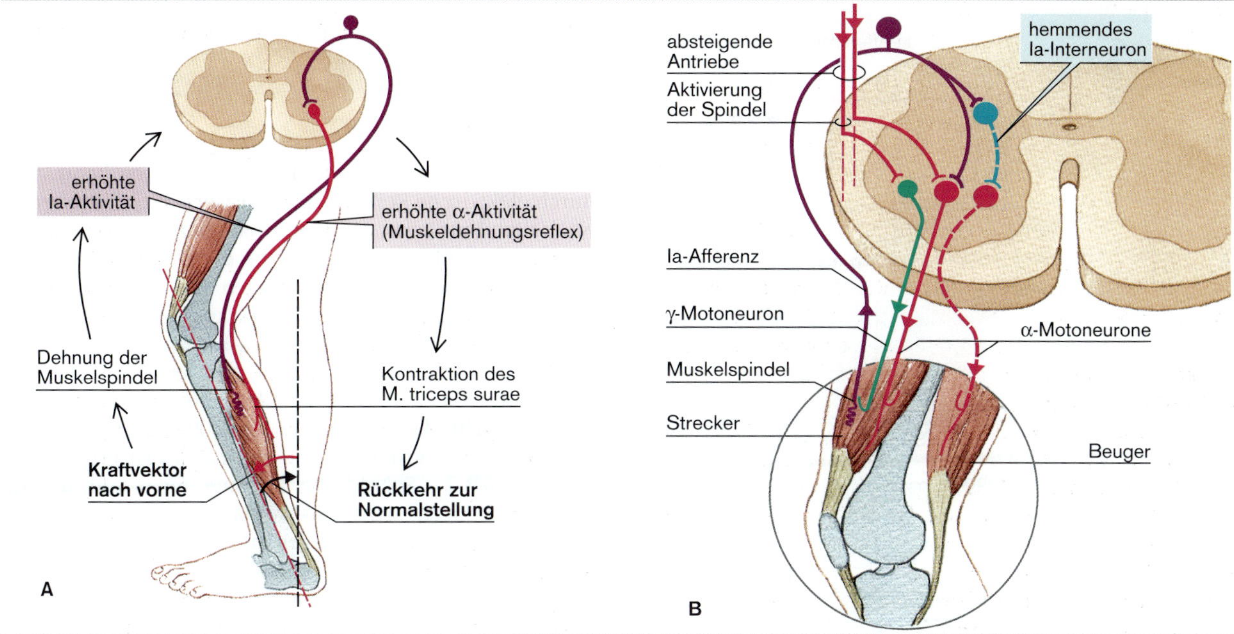

Abb. 26.5 **Muskeldehnungsreflex, reziproke Hemmung und γ-Muskelspindelschleife. A** Schema des längenstabilisierenden Regelkreises. **B** Reziproke Hemmung antagonistischer Motoneurone über das inhibitorische Ia-Interneuron (disynaptische Verbindung). Außerdem ist dargestellt, daß absteigende Aktivierung der γ-Motoneurone über die Spindelschleife α-Motoneurone indirekt erregt (Summation mit direkt absteigenden Effekten zu α-Motoneuronen).

rone direkt aktivierender Erregung nötig. Ableitungen von Spindelafferenzen bei Menschen haben in der Tat gezeigt, daß γ- und α-Systeme bei manchen Bewegungen absteigend parallel aktiviert werden (**α-γ-Koaktivierung**). Die simultane Aktivierung bedeutet, daß Entlastungseffekte auf die Muskelspindeln, die bei reinen α-Effekten auftreten würden, fusimotorisch kompensiert werden (Abb. 26.**4B, C**). Die α-γ-Koppelung bedeutet weiterhin, daß bei Willkürbewegungen die reziproke Hemmung mit den Ia-Interneuronen automatisch angekoppelt ist (Abb. 26.**5B**). Es gibt sogar Motoneurone, die über Kollateralen sowohl motorische Einheiten bilden als auch Spindeln innervieren (Skeletofusimotoneurone); sie sind sozusagen der Extremfall einer strikten α-γ-Koppelung.

Eine völlig rigide Koppelung würde allerdings der Vielfalt fusimotorischer Einflußmöglichkeiten (S. 637) nicht gerecht. Messungen an einem größeren Spektrum natürlicher Bewegungen haben gezeigt, daß der Grad der α-γ-Koppelung aufgabenbezogen variieren kann. Zur Mitaktivierung des γ-Systems kommt es bevorzugt bei langsamen, weniger bei raschen Bewegungen. Offenbar existiert eine **α-γ-Balance,** die funktionsabhängig variiert wird. Wenn sich im Rahmen eines komplexen Bewegungsablaufs die Funktion eines Muskels von Bewegen in Halten ändert, läuft die Balance von reinen α-Effekten in Richtung auf γ-Ankoppelung. Letzteres gilt auch für langsame Präzisionsbewegungen, die oftmals durch stabilisierende Aktivität in Antagonisten mit kontrolliert werden und die volle Präzision der Spindelkontrolle benötigen. Rasche, sog. ballistische Bewegungen hingegen sind komplett vorprogrammiert (Kap. 27) und laufen so schnell ab, daß eine Überwachung durch den Längenrezeptor wegen der benötigten Laufzeit zu spät käme und keinen sinnvollen Beitrag liefern könnte.

Dehnungsreflexe sind durch mechanische oder elektrische Reizung auslösbar

Klinisch können Dehnungsreflexe durch Reizung der Ia-Rezeptoren (adäquat) oder der Ia-Fasern (elektrisch) ausgelöst werden.

T-Reflex

Durch einen Schlag mit einem Reflexhammer auf eine Muskelsehne kann man eine kurzdauernde Kontraktion auslösen, ähnlich einer Einzelzuckung (T-Reflex, von „tendon"). Der Hammerschlag dehnt den Muskel kurzfristig und aktiviert synchron die Muskelspindeln. Es handelt sich also bei der Reflexzuckung um die **phasische Komponente des Muskeldehnungsreflexes.** Die korrekte Bezeichnung ist daher „Dehnungsreflex" und nicht „Sehnenreflex". Neben der rein klinischen Beobachtung kann man mit Hilfe geeigneter Verstärker und Registriergeräte über dem Muskel wie beim EMG (S. 635) auch ein Reflexpotential messen (Abb. 26.**6A**). Beim gesunden Erwachsenen beträgt die Latenzzeit des Reflexpotentials nach Reizung der Unterschenkelstrecker 30–40 ms. Sie ist vor allem abhängig von der Länge des Leitungsstrangs (Größe der Versuchsperson, Distanz zwischen Muskel und Rückenmark) und der Temperatur. Die Amplitude des Reflexpotentials ist Ausdruck der Zahl synchron aktivierter α-Motoneurone; sie ist damit abhängig von der Reizstärke, von der Empfindlichkeit der Spindelrezep-

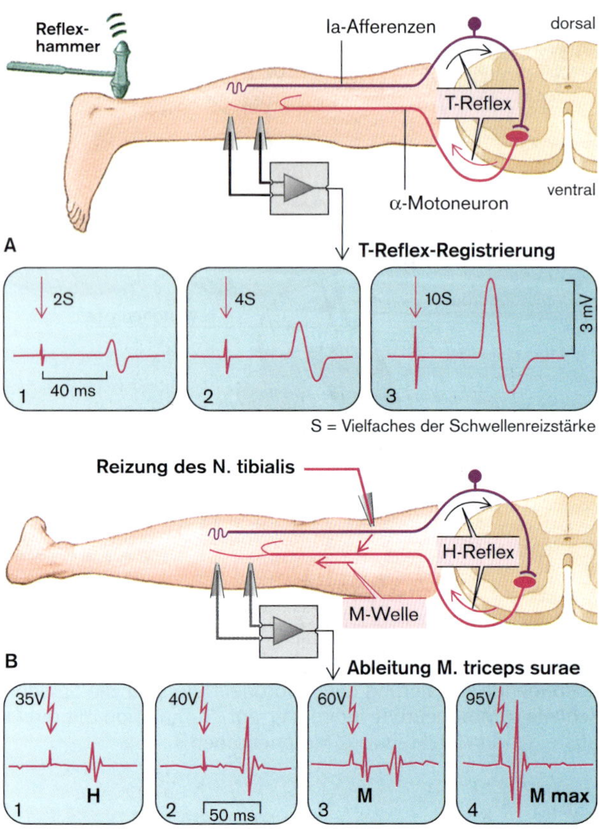

Abb. 26.**6** **Charakteristika des phasischen Muskeldehnungsreflexes bei adäquater und elektrischer Reizung.** **A** Auslösung des T-Reflexes und Potentiale bei zunehmender Stärke des Hammerschlags. **B** Auslösung von H-Reflex, M-Welle und entsprechenden Potentialen bei zunehmender elektrischer Reizstärke.

toren und von der Summation von Erregung und Hemmung unterschiedlichen Ursprungs am α-Motoneuron.

Tonischer Muskeldehnungsreflex

Beim entspannten Gesunden ist die Erregbarkeit spinaler Reflexwege gering, so daß tonische Dehnungsreflexe nicht ausgelöst werden können. Nur bei Vordepolarisation der α-Motoneurone (z.B. bei Halteinnervation), vibrationsinduziert oder bei pathologischer Steigerung des Muskeltonus (Kap. 27) werden sie nachweisbar.

Vibrationsreflex

Vibration (100 Hz) eines Muskels löst eine verzögert einsetzende reflektorische Kontraktion aus. Im EMG findet man asynchrone Entladungen wie bei tonischen Dehnungsreflexen. Daher wird der Reflex auch als „tonischer Vibrationsreflex“ bezeichnet. In Wirklichkeit werden die extrem vibrationsempfindlichen Ia-Afferenzen erregt. Die Antwort erfolgt nicht synchron zur Vibrationsfrequenz, weil Motoneurone einem Eingangssignal von 100 Hz nicht zeitgetreu folgen können (Nachhyperpolarisation des Aktionspotentials und Renshaw-Hemmung, S. 643).

H-Reflex

Der Reflexweg des Muskeldehnungsreflexes kann auch durch elektrische Reizung der Ia-Fasern aktiviert werden. Nach dem Entdecker, Paul Hoffman, bezeichnet man dies als H-Reflex. Abb. 26.**6 B** zeigt die experimentelle Anordnung und Potentialregistrierungen bei Reizung des N. tibialis mit zunehmender Reizstärke. Bei geringer Reizstärke werden nur die dicken Ia-Fasern erregt; es tritt eine reflektorische EMG-Welle mit einer Latenz von 32 ms auf (Abb. 26.**6 B, 1**, H-Reflex). Steigerung der Reizstärke erhöht die Amplitude des Reflexsummenpotentials, weil eine größere Zahl von Ia-Fasern erregt wird (Abb. 26.**6 B, 2**). Sobald die Reizung nicht nur die Ia-Fasern, sondern auch α-Motoaxone aktiviert (Abb. 26.**6 B, 3**), erscheint mit kurzer Latenz eine „M“-Welle, die dadurch zustande kommt, daß Aktionspotentiale der Motoaxone den Muskel über die neuromuskuläre Synapse direkt erregen. Parallel zum Anwachsen der M-Welle nimmt mit steigender Reizstärke die H-Reflex-Amplitude ab, bis schließlich nur noch die maximale M-Welle (M_{max}) übrig bleibt (Abb. 26.**6 B, 4**). Die Amplitudenabnahme des Reflexpotentials beruht darauf, daß es durch die rückläufige, „antidrome“ Erregung der Motoaxone ausgelöscht wird (Kollision der Aktionspotentiale und Refraktärität). Mit Hilfe des H-Reflexes kann man die Intaktheit des monosynaptischen Reflexbogens relativ unabhängig von Rezeptoreinflüssen testen.

Ib-Afferenzen rufen autogene Hemmung in Extensoren hervor

Ib-Afferenzen haben keine monosynaptischen Verbindungen zu Motoneuronen, sondern hemmen agonistische Motoneurone di- und trisynaptisch **(autogene Hemmung).** Diesem Reflexweg kann man eine spannungsstabilisierende Funktion zuschreiben: Erhöhung der Muskelspannung bei Kontraktionen führt zur Aktivierung von Sehnenorganen, deren Entladung zur Hemmung der Motoneurone und damit zum Nachlassen der Spannung. Bei aktiver Muskelkontraktion werden Sehnenorgane schon von einzelnen motorischen Einheiten „rekrutiert“ (Abb. 26.**3 B**). Daher ist es wahrscheinlich, daß das Ib-System ähnlich wie die Ia-Afferenz feinmotorische Funktionen hat.

Ib-Afferenzen wirken nicht nur hemmend, sondern auch erregend. Die exzitatorischen Verbindungen des Ib-Systems sind asymmetrisch und bevorzugen die Flexoren. Ib-Afferenzen der Extensoren kommen beim Gehen und Laufen am Ende der Standphase ins Spiel. Ihre asymmetrisch verteilten Wirkungen tragen dazu bei, daß die Standphase (Extension) beendet und die **Schwungphase** (Flexion des Beins) eingeleitet wird.

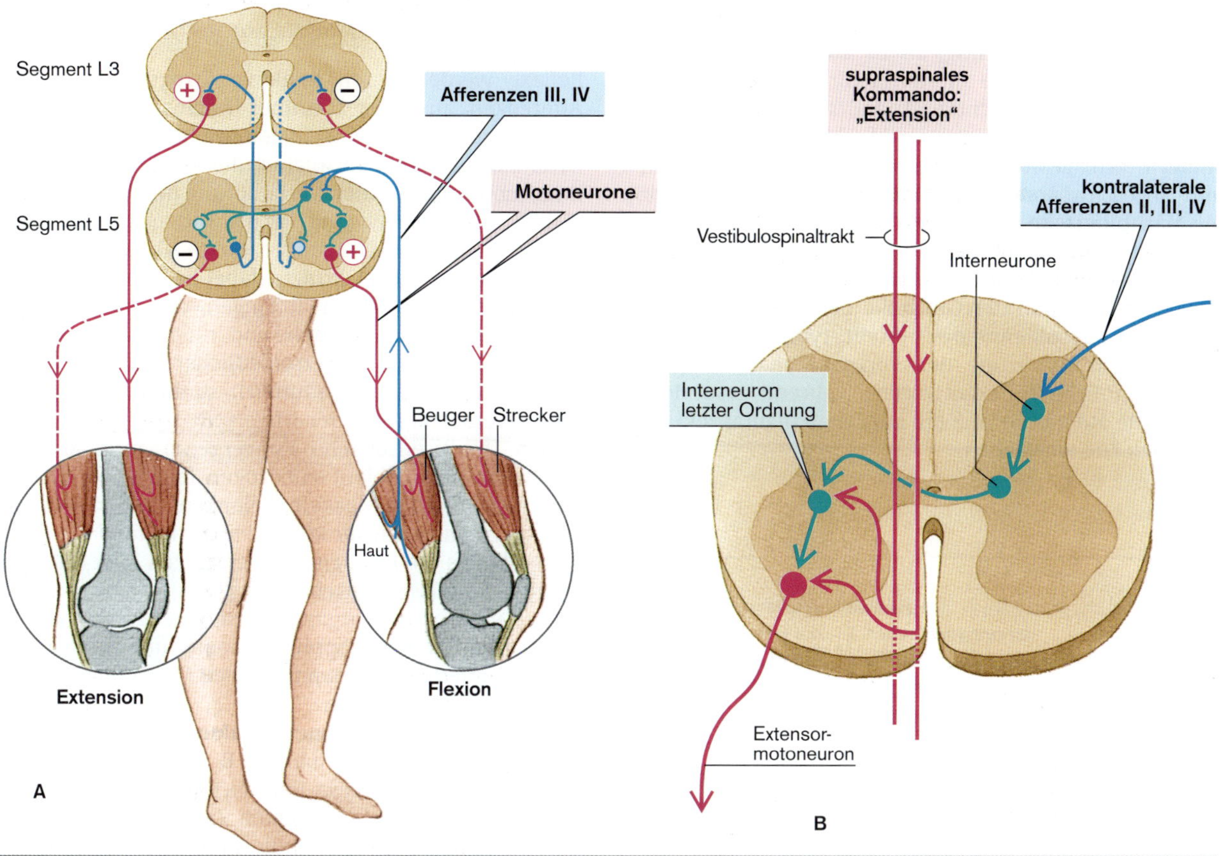

Abb. 26.7 **Verschaltung von Beugereflex und gekreuztem Streckreflex.** **A** Polysynaptisches Muster mit Aktivierung von Flexoren ipsilateral und von Extensoren kontralateral bei Reizung von Afferenzen der Gruppen III und IV. **B** Konvergenz erregender Zuströme von supraspinal (Vestibulospinaltrakt) sowie von kontralateralen Afferenzen auf ein vor dem Extensormotoneuron liegendes Interneuron (Interneuron letzter Ordnung).

Fremdreflexe sind polysynaptisch verschaltet

Neben den bisher besprochenen Verbindungen gibt es Reflexwege, die über längere Ketten von Interneuronen und mehrere Rückenmarksegmente laufen (Abb. 26.7 **A**). Bekanntestes Beispiel eines derartigen polysynaptischen Reflexes ist der **Beugereflex.** Der Reflexerfolg besteht aus einer geordneten Abfolge von Kontraktionen mehrerer Beugemuskeln an mehreren Gelenken, die zur Beugebewegung einer ganzen Extremität führt. Dieser Reflex, der durch schmerzhafte Reize ausgelöst werden kann, ist ein nozizeptiver Schutzmechanismus, da er die Entfernung eines bedrohten Körperteils von der Noxe oder eine Fluchtbewegung ermöglicht. Für eine koordinierte Fluchtbewegung ist wichtig, daß der Beugereflex nicht nur ein reziprokes Muster erkennen läßt, d.h., daß während der Beugung die Strecker gehemmt werden. Darüber hinaus erfaßt ein umgekehrt reziprokes Muster auch die Gegenseite: Kontralateral werden die Strecker aktiviert und die Beuger gehemmt **(gekreuzter Streckreflex).** Damit kann – funktionell mit der Beugebewegung abgestimmt – der Rumpf über das gegenseitige Bein abgestützt werden. Beugereflex und gekreuzter Streckreflex werden nicht nur über nozizeptive Afferenzen ausgelöst, sondern auch durch Mechanoafferenzen der Fasergruppen III und IV. In diesem Fall erhalten die Reflexmuster besondere Bedeutung für Gangmotorik und Laufbewegungen (Lokomotion).

Neben dem Beugereflex gibt es eine große Zahl weiterer polysynaptischer Reflexe (z.B. Bauchhaut-, Husten-, Nies-, Schluck-, Saugreflex). Auch Reflexe im vegetativen Nervensystem können durch somatische Reflexe ausgelöst werden (somatovegetative Reflexe, z.B. Erhöhung der Herzfrequenz bei Schmerzreizen). Polysynaptische Reflexe zeigen oft ausgeprägte Summation (erst mehrere, einzeln unterschwellige Reize führen zum Reflexerfolg; die Reflexzeit verkürzt sich bei weiteren Reizen), aber auch Habituation (Verminderung des Reflexerfolgs bei gleichförmigen, aufeinanderfolgenden Reizen). Diese Eigenschaften erklären sich durch räumliche und zeitliche Summation an erregenden bzw. hemmenden Interneuronen.

Im klinischen Sprachgebrauch werden polysynaptische Reflexe meist als **Fremdreflexe** zusammengefaßt und den (monosynaptischen) Eigenreflexen gegenübergestellt. Bei **Eigenreflexen** sind Auslöse- und Erfolgsorgan identisch (Muskel), bei Fremdreflexen nicht (z.B.

Auslösung von der Haut, Reflexerfolg im Muskel). Vom akademischen Standpunkt aus ist diese Einteilung insofern nur teilweise richtig, als es auch polysynaptische „Eigenreflexe" gibt, die allerdings klinisch bedeutungslos sind. Diagnostisch wichtig ist, daß sich bei Schädigung absteigender Bahnen Eigen- und Fremdreflexe invers verändern, d.h. gesteigerte Muskeldehnungsreflexe gehen mit abgeschwächten Bauchhautreflexen einher (S. 646). Als **pathologische Reflexe** bezeichnet man reflektorische Antworten, die beim Gesunden nicht vorkommen. Bekanntestes Beispiel ist das Babinski-Zeichen, das aus einer Dorsalflexion der Großzehe beim Bestreichen des seitlichen Fußsohlenrandes besteht, typischerweise verbunden mit Spreizung der übrigen Zehen. Säuglinge zeigen ähnliche Reflexantworten, während gesunde Erwachsene auf diesen Reiz hin die Zehen plantarflektieren oder den Fuß wegziehen.

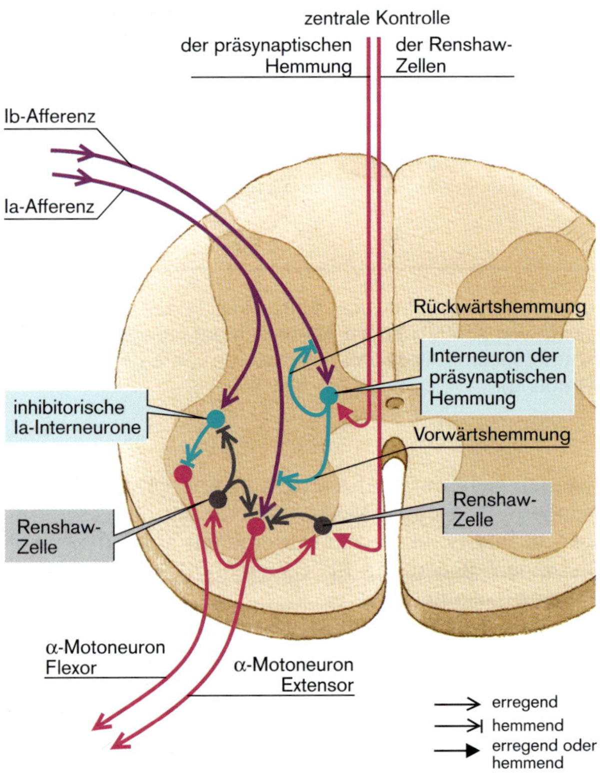

Abb. 26.**8** **Verschaltung von präsynaptischer und rekurrenter Hemmung.** Interneurone der präsynaptischen Hemmung hemmen den afferenten Eingang an den Terminalen. Als Beispiel gezeichnet: präsynaptische Hemmung der Ib-Afferenzen (Rückwärtshemmung) bzw. Ia-Afferenzen (Vorwärtshemmung), ausgelöst vom Ib-Eingang. Renshaw-Zellen werden von Motoneuronen aktiviert und hemmen diese sowie inhibitorische Ia-Interneurone rückläufig. Präsynaptische Hemmung und Renshaw-Zellen werden absteigend kontrolliert.

Spinale Verschaltungen vermitteln mehr als nur Reflexe

Reflexe werden durch selektive Erregung bestimmter Afferenzen ausgelöst. Darüber hinaus sind Reflexverschaltungen der supraspinalen Motorik zugängig. Ein bereits behandeltes Beispiel ist die γ-Spindelschleife mit ihrer monosynaptischen Verknüpfung mit Motoneuronen (S. 638). Genauso wichtig ist die Nutzung polysynaptischer spinaler Verschaltungen durch **absteigende Bahnen.** Ein wesentliches Prinzip dabei ist, daß Entladungen der Interneurone davon abhängen, daß sich an ihnen EPSP und IPSP (exzitatorische und inhibitorische postsynaptische Potentiale) unterschiedlicher segmentaler und supraspinaler Herkunft räumlich summieren. Auf diese Weise werden verschiedenartige spinalafferente Informationen (multisensorische Konvergenz) automatisch in den motorischen Ablauf einbezogen. Jede Bewegung aktiviert Rezeptoren in Muskeln, Gelenken, Faszien und Haut. Deren Erregungsmuster können je nach Stand des Bewegungsablaufs die Bewegung unterstützen oder (bei hemmenden Einflüssen) abschalten.

Der motorische Vorgang selbst erzeugt also positive oder negative Rückkopplungen, die unmittelbar, d.h. ohne Zeitverlust in supraspinalen Erregungsschleifen wirksam werden können.

Das Prinzip der **interneuronalen multisensorischen Konvergenz** erläutert Abb. 26.**7 B** am Beispiel des gekreuzten Streckreflexes. Ein absteigendes Kommando „Abstützen des nichtgebeugten (gegenseitigen) Beins" aktiviert mit Hilfe des vestibulospinalen Trakts (Tab. 26.**3**, S. 646) Extensormotoneurone dieses Beins. Die gleichzeitige Beugung des kontralateralen Beins ruft Entladungen in Mechanoafferenzen hervor, die absteigende Erregung am Interneuron unterstützen. Die multisensorische Konvergenz macht deutlich, warum es von Vorteil ist, daß das Bewegungsmuster des Beugereflexes nicht nur nozizeptiv, sondern auch durch Mechanoafferenzen der Fasergruppen II, III, IV ausgelöst werden kann. Alle diese Afferenzen konvergieren auf Interneurone, die Bestandteil der Beugereflexverschaltung sind. Damit kann ein und derselbe interneuronale Baustein einmal für nozizeptive Reflexe und zum anderen für Willkürbewegungen und Lokomotion benutzt werden.

Spinale Eingangs- und Ausgangsfunktionen werden spezifisch reguliert

Auf der **Eingangsseite** des Rückenmarks aktivieren Primärafferenzen außer den bisher beschriebenen Reflexverbindungen noch Verschaltungen, die den spinalafferenten Eingang hemmen (präsynaptische Hemmung, Kap. 5). Auf der **Ausgangsseite** geben Motoaxone intraspinal Kollateralen ab, die Interneurone aktivieren. Diese Interneurone hemmen rückläufig Motoneurone. Daher bezeichnet man diesen Typ postsynaptischer Hemmung als rekurrente Hemmung (nach ihrem Entdecker auch als Renshaw-Hemmung). Präsynaptische und rekurrente Hemmung wirken als Erregungsbegrenzer am spinalen Eingang bzw. Ausgang.

Präsynaptische Hemmung

Die Reflexwege der präsynaptischen Hemmung (Abb. 26.**8**) laufen von Primärafferenzen über Interneurone und axoaxonale Synapsen zu afferenten Terminalen, sowohl in Form einer Vorwärts- als auch einer Rückwärtshemmung. Die **Rückwärtshemmung** erfaßt den gleichen, bereits erregten Informationskanal und dient als Umfeldhemmung der Kontrastverschärfung. Die **Vorwärtshemmung** betrifft andere Informationsqualitäten als den erregten Informationskanal (z. B. I b-Afferenzen hemmen I a-Afferenzen) und schaltet störende segmentale Eingangssignale ab. Die präsynaptische Hemmung unterliegt absteigenden Kontrollmechanismen, deren funktionelle Bedeutung allerdings ungeklärt ist. Pathophysiologisch gibt es Hinweise, daß die präsynaptische Hemmung beim spinalen Schock gesteigert und bei der Spastik herabgesetzt ist.

Renshaw-Hemmung

Inhibitorische I a-Interneurone projizieren auf antagonistische Motoneurone (Abb. 26.**5 B**, 26.**8**) und vermitteln eine **reziproke Hemmung** (S. 638). Im Gegensatz dazu findet man die **Renshaw-Hemmung (rekurrente Hemmung)** vor allem zwischen agonistischen und synergistischen Motoneuronen (Abb. 26.**8**). Da sie außerdem vorwiegend von phasischen auf tonische α-Motoneurone gerichtet ist, hat sie vermutlich Bedeutung für die Regulierung der Kraftentwicklung im Rahmen der Stützmotorik. Parallel zu agonistischen Motoneuronen hemmen Renshaw-Zellen auch die inhibitorischen I a-Interneurone und damit die reziproke Hemmung (auch dies ist wichtig für die Stützmotorik).

Wesentlich ist in diesem Zusammenhang die **zentrale Kontrolle der Renshaw-Zellen.** Mit ihrer Hilfe kann die Muskelkraft an funktionell unterschiedliche Erfordernisse angepaßt werden. Zentrale Aktivierung der Renshaw-Zellen bedeutet vermehrte Hemmung des motorischen Ausgangs. In dieser Situation werden nur geringe Kräfte entwickelt, welche aber fein abgestimmt werden können. Bei Hemmung der Renshaw-Zellen kann umgekehrt der Ausgang wesentlich größere Kräfte produzieren. Untersuchungen an Menschen haben gezeigt, daß zentrale Antriebe zu Renshaw-Zellen in unterschiedlichen motorischen Situationen variieren, und es gibt Hinweise, daß bei spastischen Lähmungen die Fähigkeit verlorengegangen ist, die Renshaw-Hemmung absteigend zu modulieren.

26.5 Aufsteigende Bahnen der Sensomotorik

›› Die supraspinalen motorischen Systeme benötigen genaue Informationen über Art, Umfang und zeitliche Verhältnisse von Erregungseinstrom und -verarbeitung im Rückenmark. Zu diesem Zweck werden Impulse der Primärafferenzen und der Interneurone – parallel zu den Reflexabläufen – auf Zellen übertragen, deren Axone als aufsteigende motorische Bahnen zum Kleinhirn und zur Retikulärformation ziehen. Sie ergänzen die Trakte der somatischen Sensibilität. ‹‹

Tab. 26.**2** **Aufsteigende sensomotorische Bahnen**

Typ der Verbindung	Typ der Information
Tractus spinocerebellaris dorsalis (Flechsig): Moosfasern zum Kleinhirn	qualitätsspezifische spinalafferente Informationen; Unterpopulationen von Neuronen monosynaptisch aktiviert von Muskel- bzw. Hautafferenzen
Tractus spinocerebellaris ventralis (Gowers); Moosfasern zum Kleinhirn	Information über I b-Afferenzen; Konvergenz von I a- und I b-Eingängen; multisensorische Konvergenz von Propriozeption, Flexorreflexafferenzen und deszendierenden Aktivitäten
Tractus spinoreticulocerebellaris: vom Nucleus reticularis lateralis als Moosfasern zum Kleinhirn	Information über Interneurone des Beugereflexes; multisensorische Konvergenz
Tractus spinoolivocerebellaris: Kletterfasern zum Kleinhirn	multisensorische Konvergenz an Interneuronen; spezifische Informationen von Muskel- und Hautafferenzen

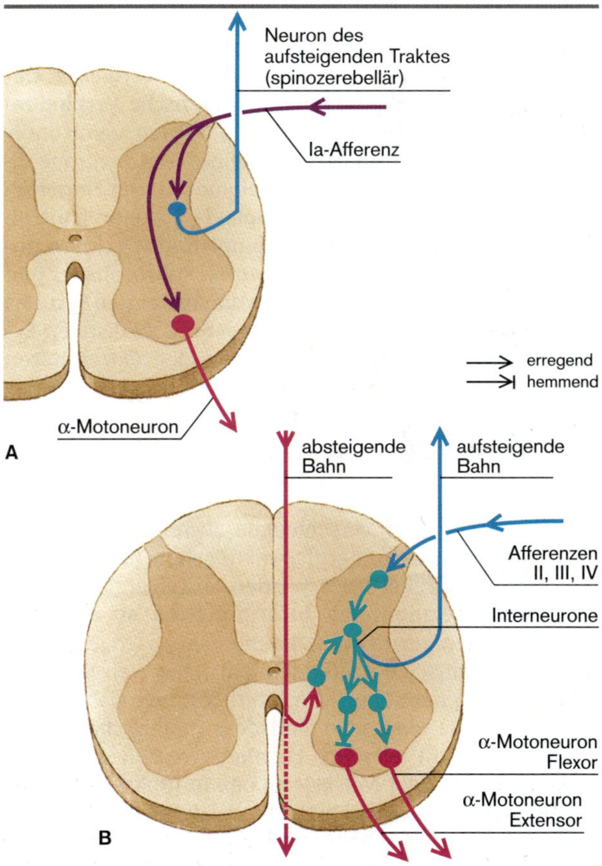

Abb. 26.**9** **Beispiele aufsteigender Bahnen der Sensomotorik.** **A** Aufsteigendes Neuron wird monosynaptisch von I a-Afferenzen angesteuert, d. h. es vermittelt Informationen über den spinalafferenten Eingang. **B** Interneuron mit aufsteigender Kollaterale informiert über multisensorische Konvergenz im Beugereflexweg.

Aufsteigende Bahnen informieren über den Erregungszustand von Afferenzen und Interneuronen

Tab. 26.**2** und Abb. 26.**9** geben eine Übersicht über die verschiedenen Bahnen und Prinzipien aufsteigender Information. Eine schnelleitende, ipsi- und dorsolateral im Rückenmark aufsteigende spinozerebelläre Bahn informiert das Kleinhirn sehr spezifisch über die afferenten Eingänge in das Rückenmark (Abb. 26.**9 A**). Daneben gibt es mehrere Bahnen, die vor allem den Aktivitätszustand spinaler Interneurone erfassen. Sie **informieren** höhere Abschnitte auch **über** die **Ergebnisse der interneuronalen multisensorischen Konvergenz** und damit über die erfolgreiche oder nichterfolgreiche Ausführung eines motorischen Kommandos. Am einfachsten geschieht dies über eine aufsteigende Kollaterale des betreffenden Interneurons (Abb. 26.**9 B**).

26.6 Funktionelle Integration absteigender Bahnen

» Supraspinale Strukturen kontrollieren mit Hilfe absteigender Bahnen die Aktivierbarkeit spinaler Neuronensysteme und übermitteln motorische Programme. Dazu benutzen sie spinale interneuronale Verbindungen, an denen sie mit segmentalen Eingängen konvergieren. Daneben gibt es absteigende, monosynaptische Verbindungen zu Motoneuronen, die eingesetzt werden, wenn unter Umgehung interneuronaler „Bausteine" Motoneurone direkt erregt werden sollen (z. B. feinmotorische Fingerbewegungen). Ventromedial absteigende Systeme kontrollieren vorwiegend die Nacken-, Rumpf- und Streckermotoneurone im Rahmen der Stützmotorik. Rubrospinaler und kortikospinaler Trakt als Teile eines dorsolateralen Systems beeinflussen bevorzugt die Motoneurone zu distalen Extremitätenmuskeln (Zielbewegungen der Extremitäten bzw. Individualmotorik der Finger). «

Absteigende Bahnen benutzen spinale Verschaltungen

Eine Übersicht über verschiedene absteigende Bahnen, ihre Wirkungen und Angriffspunkte geben Tab. 26.**3** und Abb. 26.**10**. Typischerweise werden absteigende Impulsmuster mit **segmentalen Informationen an spinalen Interneuronen verrechnet,** die ihrerseits nachgeschaltete Zellen spezifisch beeinflussen. Auf diese Weise können bestimmte Populationen von Interneuronen als funktionelle Bausteine eingesetzt und dem motorischen Kommando angepaßt werden. Letztlich werden auf diese Weise Muskeln oder Muskelgruppen in funktionell sinnvollen Mustern „angewählt". Die relativ seltene absteigende monosynaptische Verbindung ist qualitativen Spezialaufgaben vorbehalten.

Angriff an Interneuronen (Abb. 26.**10,1**). Über sie werden bestimmte Motoneurone (ein Muskel) oder Gruppen von Motoneuronen (Muskelgruppen, z. B. Kommando „Supination der Hand") angesteuert. Je weiter entfernt vom Motoneuron die Ansteuerung erfolgt, desto komplexer sind die resultierenden Bewegungsmuster.

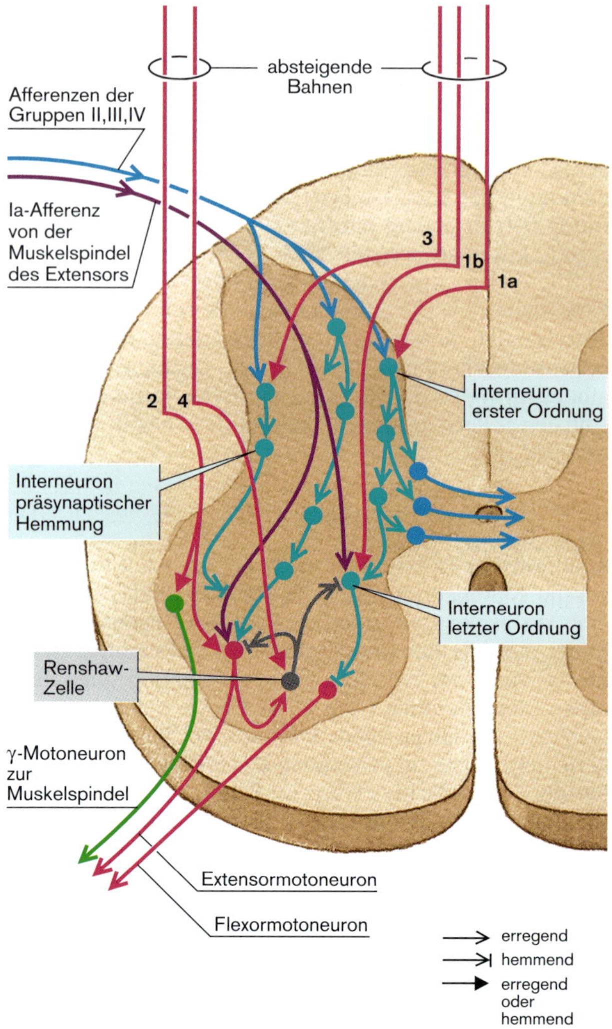

Abb. 26.**10** **Spinale Angriffsmöglichkeiten absteigender Bahnen.** Interneuronale Konvergenz absteigender Effekte und afferenter Signale nahe (**1 a**) am Eingang oder (**1 b**) nahe am Flexormotoneuron. 1 a hat wegen kollateraler Verschaltung der Interneurone wesentlich komplexere Wirkungen als 1 b. Andere Möglichkeiten sind spezielle Effekte auf Motoneurone (**2**), Eingangs- (**3**) und Ausgangskontrolle (**4**).

Durch die Konvergenz mit afferenten Informationen wird der aktuelle Ablauf der Bewegung automatisch mitberücksichtigt.

Direkter Angriff an Motoneuronen (Abb. 26.**10,2**). Eine monosynaptische Ansteuerung von Motoneuronen erfolgt, wenn die absteigenden Kommandos von peripher nicht modifiziert werden dürfen. In zwei Fällen ist dies besonders wichtig:

- wenn eine bestimmte Körperhaltung als absolut zuverlässige Voraussetzung einer Bewegung benötigt wird (z. B. Einflüsse auf Motoneurone des Rumpfes und der proximalen Extremitäten durch den Vestibulospinaltrakt),

- wenn ein spezieller Muskel aus einer umfassenden Bewegung selektiv herausgelöst werden soll (z. B. Bewegung individueller Finger, Innervation von Motoneuronen distaler Extremitätenabschnitte durch den Kortikospinaltrakt).

Verstellmöglichkeiten am Eingang (Abb. 26.**10, 3**) und am Ausgang (Abb. 26.**10, 4**) erlauben eine Einstellung der Eingangs- bzw. Ausgangsempfindlichkeit (S. 642).

Der Kortikospinaltrakt ermöglicht die Feinmotorik der Finger

Der Kortikospinaltrakt (Kap. 27) läuft als direkte Verbindung des Motorkortex durch die Pyramide der Medulla oblongata und wird deshalb auch **Pyramidenbahn** genannt. Experimentelle Durchtrennung der Pyramide führt zu **Lähmungen** im Bereich der **distalen Extremitäten.** Korrelat der Lähmung ist vermutlich eine schnelleitende monosynaptische Verbindung zu Motoneuronen distaler Extremitätenmuskeln, die sich bei Primaten entwickelt hat. Diese relativ dicken Axone machen 5–10% der Pyramidenbahnfasern aus. Sie kontrollieren und ermöglichen die Individualmotorik der Finger (z. B. Klavierspielen).

Absteigende Bahnen des Hirnstamms kontrollieren Rumpf- und Extremitätenmotorik

Die Zahl der im Hirnstamm entspringenden absteigenden Bahnen ist groß und in Tab. 26.**3** nur unvollständig aufgeführt. Man hat versucht, ihre Funktionen aus gezielten Läsionen und den damit verbundenen Ausfällen abzuleiten. Nach derartigen Ergebnissen der funktionellen Anatomie können die verschiedenen Trakte in drei Gruppen eingeteilt werden: ventromediale, dorsolaterale und monoaminerge Systeme.

Ventromediale Systeme

Im Rückenmark ventral absteigende Verbindungen umfassen u. a. vestibulo-, tekto-, interstitio- und retikulospinale Fasern. Die retikulospinalen Fasern enstammen dem Pons und dem Mittelhirn. Die Bahnen deszendieren oft bilateral, und ihre Axone bilden Kollateralen aus, so daß diese Verbindungen zu Interneuronen und Motoneuronen der Nacken-, Rumpf- und proximalen Extremitätenmuskulatur wenig geeignet scheinen, einzelne Muskeln für Feinbewegungen zu mobilisieren. Nach Ausschaltungen ist vor allem die Stützmotorik und damit das Aufrichten beeinträchtigt. Die Aufgaben der ventral absteigenden Systeme bestehen offenbar in der Kontrolle der aufrechten Haltung, der Abstimmung von Körper- und Extremi-

Tab. 26.**3** **Supraspinale Kontrolle der Spinalmotorik**

Typ der Verbindung	Synaptischer Effekt: motoneuronal	Synaptischer Effekt: interneuronal	Funktionelle Bedeutung
Tractus vestibulospinalis vom Deiters-Kern, ventromedial im RM, schnelleitend	monosynaptische EPSP	di- und trisynaptische EPSP	Regulation Streckertonus und Stützmotorik
Tractus reticulospinalis: aus Kernen der Formatio reticularis, schnelleitend	monosynaptische EPSP zu MN proximaler Muskeln		Modulation Haltemotorik
Dorsales retikulospinales System (Ursprungsneurone nicht identifiziert)		Hemmung polysynaptischer Reflexe	Beteiligung an Dezerebrierungsstarre
Ventrales retikulospinales System vom Magoun-Zentrum der Retikulärformation	IPSP in Flexor- und Extensor-MN	Hemmung interneuronaler Reflextransmission; präsynaptische Hemmung	Modulation Haltemotorik
Serotoninerges System aus Raphekernen, unmyelinisiert		Hemmung nozizeptiver Reflexe, Mobilisierung tonischer Dehnungsreflexe	Beteiligung an Dezerebrierungsstarre
Noradrenerges System vom Locus coeruleus, unmyelinisiert		Hemmung polysynaptischer Reflexübertragung	Schmerzkontrolle, Lokomotion
Tractus rubrospinalis vom roten Kern, dorsolateral im RM	bei Primaten monosynaptische EPSP zu MN distaler Muskeln	polysynaptische Aktivierung vor allem Flexor-MN distaler Muskeln	zielmotorische Kooperation mit Kortikospinaltrakt
Tractus corticospinalis vom motorischen Kortex, dorsolateral im RM	bei Primaten monosynaptische EPSP zu MN distaler Muskeln	polysynaptische Aktivierung vor allem Flexor-MN distaler Muskeln	distale Ziel- und Feinmotorik, Unabhängigkeit von Fingerbewegungen

RM = Rückenmark, MN = Motoneurone, EPSP und IPSP = exzitatorische und inhibitorische postsynaptische Potentiale

tätenbewegungen bzw. von Rumpf- und Kopfbewegungen sowie in der Kontrolle synergistischer Bewegungen der Extremitäten bei der Gangmotorik (Lokomotion).

Dorsolaterale Systeme

Kontralateral und dorsolateral absteigende Komponenten umfassen rubrospinale sowie retikulospinale Fasern aus der Medulla. Beide Verbindungen fördern vorwiegend Flexoren und hemmen Extensoren. Sie ermöglichen flexionsbetonte, von der Körperhaltung unabhängige Bewegungen der Extremitäten, insbesondere von Ellbogen und Hand. Sie kooperieren mit dem Kortikospinaltrakt, dessen Terminalen sich mit ihren Endigungen überlappen und der zusätzlich noch individuelle Fingerbewegungen ermöglicht (s. oben).

Monoaminerge Systeme

In fluoreszenzhistochemischen Studien wurden absteigende noradrenerge und serotoninerge (letztere aus den Raphekernen) nachgewiesen. Neben sensorischen Kontrollfunktionen (Kap. 21) haben diese retikulospinalen Verbindungen Bedeutung für die Lokomotion.

Läsionen absteigender Bahnen führen zu Spinalisierungssyndromen

Durchtrennung des Rückenmarks führt zum Querschnittsyndrom. Die Unterbrechung der langen Leitungsbahnen bewirkt einen bleibenden Ausfall von Willkürmotorik und somatischer Sensibilität unterhalb der Läsion. Außerdem sind kaudal des betroffenen Segments die motorischen und vegetativen Reflexe zunächst nicht mehr auslösbar: **Querschnittsareflexie** (sog. spinaler Schock). Im weiteren Verlauf werden manche Reflexe wieder auslösbar (insbesondere phasische Beugereflexe), und das Babinski-Zeichen taucht auf. Über Wochen und Monate steigert sich die Reflexerregbarkeit zu Massenreflexen: Reflexentladungen in zahlreichen Beugemuskeln, später auch in Extensoren und im somatovegetativen Bereich (Blasen- und Mastdarmentleerung), die vor allem durch Hautreize auslösbar sind. Phasische Muskeldehnungsreflexe sind in diesem Stadium ebenfalls gesteigert. Ursache dieser **Querschnittshyperreflexie** ist vermutlich einer Übererregbarkeit spinaler Interneurone, verursacht durch Aussprossungen erregender segmentaler Afferenzen, die die „herrenlosen" Synapsen der degenerierten absteigenden Bahnen übernehmen und innervieren. Dadurch werden die Interneurone extrem abhängig vom primärafferenten Eingang.

Unvollständige Querschnittlähmungen führen zu variantenreichen Symptomen, z.B. zu vorzugsweisen Sensibilitätsstörungen. Eine **spastische Parese** (Spastik), d.h. eine Lähmung mit gesteigerten Dehnungsreflexen aber abgeschwächten Bauchhautreflexen, weist auf eine Läsion absteigender Bahnen hin. Bei halbseitiger Rückenmarkläsion entsteht das **Brown-Séquard-Syndrom** (S. 566). Zusätzlich zu den dort beschriebenen Sensibilitätsstörungen (auf der Höhe der Läsion komplette Anästhesie, darunter ipsilateral Ausfall der Tiefensensibilität, kontralateral Ausfall der Schmerz- und Temperaturempfindung) fallen auf der Höhe der Läsion alle Reflexe aus, unterhalb der Läsion finden sich gesteigerte Eigenreflexe und pathologische Reflexe (Babinski), die Bauchhautreflexe erlöschen.

26.7 Körperhaltung und Lokomotion

» Verschaltungen und Mechanismen von Stütz- und Gangmotorik sind primär im Rückenmark angelegt, benötigen aber für ihren korrekten Ablauf supraspinale Signale. Die supraspinale Modulation der Körperhaltung wird erkennbar am Beispiel der tonischen Hals- und Labyrinthreflexe und pathophysiologisch am Beispiel der Dezerebrierungsstarre. Beteiligt sind komplexe Neuronensysteme im Bereich des Hirnstamms. Bei der Lokomotion setzen spinale Rhythmusgeneratoren nichtrhythmische Impulsmuster von Mittelhirnstrukturen in alternierende Bewegungen um. «

Dezerebrierungsstarre ist ein Modell einer unkontrollierten Steigerung der Körperhaltung

Die Stützmotorik und ihre Regulation, z.B. im Rahmen der Erhaltung des Gleichgewichts, die Regulation der Körperstellung im Raum sowie die elementare Fortbewegung des Körpers (Lokomotion) sind motorische Vorgänge, die normalerweise ohne Einschaltung des Bewußtseins, d.h. automatisch ablaufen. Verantwortlich sind motorische Strukturen im Hirnstamm, also im Bereich von Medulla oblongata, Pons und Mittelhirn, die ihren Einfluß im Rückenmark über retikulo-, vestibulo- und tektospinale Verbindungen geltend machen.

Die Bedeutung einer fördernden supraspinalen Komponente für Haltungsfunktionen wurde schon am Beispiel der Querschnittsareflexie deutlich. Ein weiteres Beispiel ist die Enthirnungs- oder **Dezerebrierungsstarre**, die auftritt, wenn der Hirnstamm in Höhe der Vierhügel durchtrennt wird. Unmittelbar nach der Schädigung entwickelt sich ein exzessiv gesteigerter Muskeltonus, der vor allem die physiologischen Extensoren betrifft, d.h. Muskeln, die der Schwerkraft entgegenwirken. Die Patienten liegen dann mit extremer Streckhaltung im Bett, auch die Füße sind maximal gestreckt. Versucht man die gestreckten Beine anzuheben, so wird der ganze Körper gehoben, statt, wie normal, im Hüftgelenk abzuknicken. Den Patienten fehlen überdies Gleichgewichtsreaktionen, die an ein intaktes Mittelhirn gebunden sind.

Insgesamt ergibt sich, daß bestimmte Strukturen im unteren Hirnstamm und im Pons die spinalen Mechanismen der Stützmotorik kontrollieren. Nach einer rostralen Hirnstammläsion werden sie übermäßig aktiv und von Steuermechanismen des Mittelhirns, die normalerweise die Stützmotorik in Bewegungsabläufe und Gleichgewichtsreaktionen einbinden, abgetrennt (Kap. 27).

Mehrere supraspinale Komponenten sind an der Dezerebrierungsstarre beteiligt

Am Zustandekommen der Dezerebrierungsstarre sind mehrere Komponenten beteiligt: neben kortikalen und subkortikalen Strukturen noch Teile der Retikulärformation, Vestibulariskerne und mediale Abschnitte des Kleinhirns (Abb. 26.**11**). Reizversuche haben gezeigt, daß in der Retikulärformation des Hirnstamms zwei Regionen existieren, die spinale Reflexe unterschiedlich beeinflussen. Eine in der Medulla medial gelegene Zone hemmt über lateral absteigende Verbindungen Extensoren, während eine lateral im Pons befindliche Area sie über den medialen retikulospinalen Trakt aktiviert. Interkollikuläre Durchtrennung des Hirnstamms führt, wie im folgenden erklärt, zur komplementären Disinhibition und Erregung spinaler Extensoren.

Disinhibition. Die suprapontine Läsion unterbricht antreibende Effekte von Großhirnrinde und subkortikalen Strukturen zur hemmenden Retikulärformation. Spinale Extensoren werden damit enthemmt. In ähnlicher Weise wird auch der die Extensoren aktivierende Vestibulospinaltrakt enthemmt, weil zentrale Antriebe zu den Purkinje-Zellen der Kleinhirnrinde wegfallen, die ihrerseits vestibulospinale Neurone hemmen (bei Totalausschaltung des Kleinhirnvorderlappens nimmt daher die Starre nochmals zu).

Erregende Komponente. Die pontine Retikulärformation sorgt für eine Erregung der Extensoren, weil sie im Gegensatz zur inhibitorischen Zone vorwiegend von aufsteigenden Verbindungen aktiviert wird, die durch die rostral gelegene Läsion nicht ausgeschaltet werden.

Absteigende Einflüsse der Dezerebrierungsstarre betreffen sowohl α- als auch γ-Motoneurone. Bei Durchtrennung der Hinterwurzeln reduziert sich die Starre, weil der Beitrag der γ-Spindelschleife ausfällt. Daraus ergibt sich, daß der monosynaptische Muskeldehnungsreflex über seine fusimotorische Kontrolle einen wichtigen Beitrag zur Stützmotorik liefert.

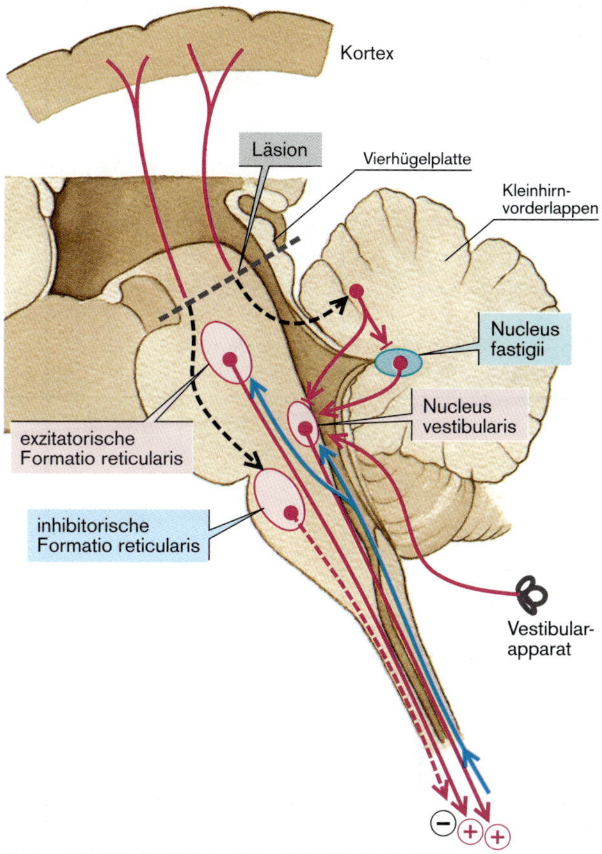

Abb. 26.**11** **Hirnstammechanismen der Dezerebrierungsstarre.** Querschnittsläsion des Hirnstamms in Höhe der Vierhügelplatte führt zur Dezerebrierungsstarre. Übermäßige Aktivität der spinalen Extensormotoneurone durch Fortfall retikulospinaler und zerebellofugaler Hemmung sowie durch erregende Beiträge der exzitatorischen Retikulärformation.

Hals- und Labyrinthreflexe modulieren die Stützmotorik

Die Verteilung des Muskeltonus wird durch Kopfbewegungen beeinflußt. Kopfbewegungen ändern nicht nur die Lage des Kopfes im Raum, sondern auch seine Lage relativ zum Rumpf. Für beide Größen gibt es Rezeptoren, die sich im Vestibularapparat (S. 657) bzw. im Bereich der Muskulatur und der Wirbelgelenke des Halses befinden. Erregungen dieser Afferenzen werden im Hirnstamm verarbeitet; das Ergebnis wird über retikulo-, vestibulo- und tektospinale Bahnen den spinalmotorischen Systemen zugeleitet, wo es sich als reflektorische Änderung des Muskeltonus (vorwiegend Rumpf und proximale Extremitäten) äußert. Diese reflektorischen Einflüsse auf die Stützmotorik bezeichnet man als **tonische Labyrinth- bzw. Halsreflexe.**

Labyrinth- und Halsreflexe kann man isoliert untersuchen, wenn man entweder den Kopf bewegt und dabei seine Relation zum Rumpf konstant hält oder wenn man den Rumpf bewegt und dabei die Lage des Kopfes im Raum beibehält. Wird z.B. bei normaler Kopfstellung der Hals dorsal flektiert, erhöht sich im tonischen Halsreflex der Extensortonus in den vorderen und der Flexortonus in den unteren Extremitäten (Abb. 26.**12 A, 1**). Die tonischen Labyrinthreflexe haben den gegenteiligen Effekt (Abb. 26.**12 A, 4**), Ähnlich gegensinnige Effekte haben Hals- und Labyrinthrezeptoren bei Rotationsbewegungen (Abb. 26.**12 B**).

Die gegensinnigen Reflexerfolge von Hals und Labyrinth ermöglichen es, die Lage des Kopfes im Raum ohne störende Einwirkungen des Vestibularorgans zu ändern, d.h., Kopfbewegungen können ungestört die Blickmotorik unterstützen (Kap. 27).

Long-loop-Reflexe spielen eine Rolle bei der Anpassung der Stützmotorik

Stützmotorische Abläufe kann man dadurch analysieren, daß man Patienten oder Versuchspersonen auf eine bewegliche Plattform stellt und die durch Bewegung der Plattform ausgelösten Änderungen des Muskeltonus im EMG registriert. Dabei hat man, z.B. nach Verschiebung oder Drehung der Plattform, EMG-Entladungen mit La-

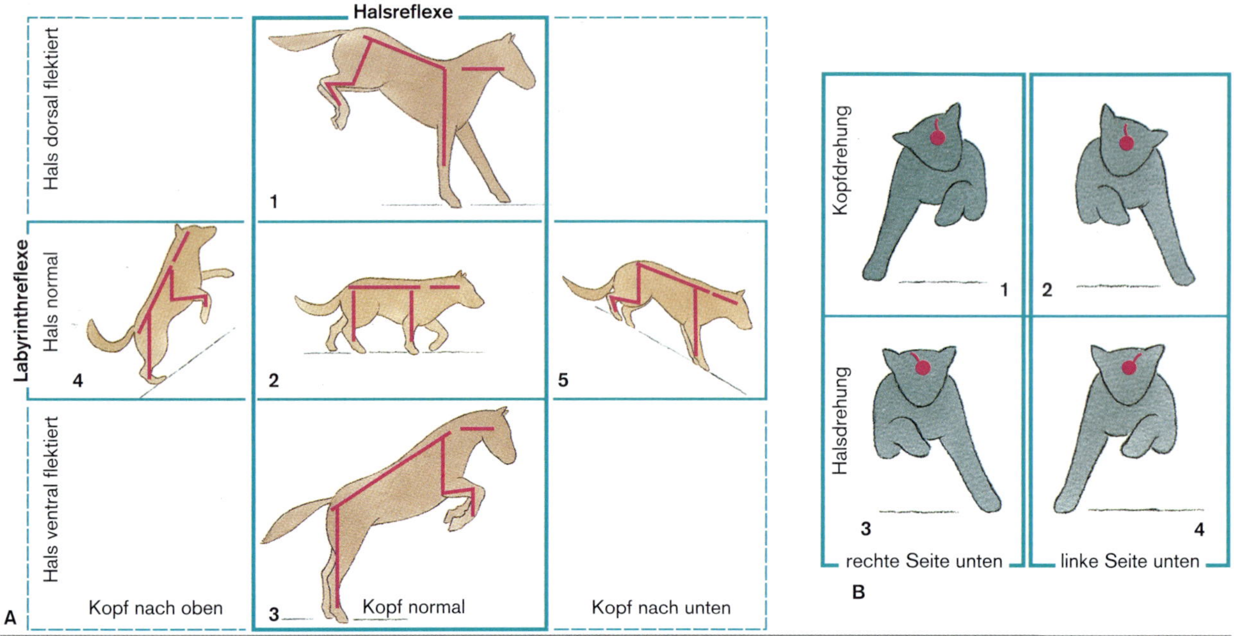

Abb. 26.**12** **Gegensinnige Wirkungen von tonischen Hals- und Labyrinthreflexen. A** Tonische Halsreflexe beeinflussen die Gliedstellung durch unterschiedliche Halsbeugungen bei Normalstellung des Kopfes (1, 2, 3). Tonische Labyrinthreflexe lösen unterschiedliche Gliedstellungen bei Normalstellung des Halses aus (4, 2, 5). Gegensinnige Effekte sind in 1 und 4 bzw. 3 und 5 zu beobachten, gleichmäßige Tonusverteilung in 2. **B** Ähnliche Effekte bei gleichseitiger Drehung von Kopf und Rumpf (1, 2) im Vergleich zu gegensinniger Drehung von Kopf und Rumpf (3, 4). Zur Charakterisierung der Rumpfstellung sind in Kopfmitte die Dornfortsätze der Wirbel angedeutet.

tenzen von 100 – 150 ms gefunden. Diese Latenzzeiten weisen darauf hin, daß es sich um Reflexeffekte handelt, die wahrscheinlich supraspinale Erregungsschleifen benützen (Long-loop-Reflexe, s. auch S. 633). Mit dieser Technik ist es möglich, einen bestimmten Reiz in zwei funktionell unterschiedlichen Situationen so zu applizieren, daß der Reflexerfolg die Körperhaltung stabilisiert oder aber destabilisiert. Bei wiederholten Reflexauslösungen wurde der haltungsstabilisierende Reflexerfolg deutlich gefördert, der destabilisierende hingegen zunehmend unterdrückt. Offenbar kann eine supraspinale Haltungsmodulation Reflexwege öffnen oder schließen (S. 644). Diese Fähigkeit der Haltungsanpassung an wechselnde Situationen ist bei Kleinhirnerkrankungen deutlich vermindert.

Bei der Lokomotion wird ein spinaler Rhythmusgenerator vom Mittelhirn angetrieben

Absteigende Kontrollmechanismen sind nicht nur für die Stütz-, sondern auch für die **Gangmotorik** entscheidend. Tierexperimentelle Studien mit zentralen Läsionen und Ausschaltung der afferent-spinalen Eingänge haben gezeigt, daß im Rückenmark Strukturen existieren, die rhythmische lokomotorische Muster erzeugen können, wenn sie durch verhältnismäßig unspezifische Zuströme aktiviert werden (z. B. Laufbandreizung oder Aktivierung monoaminerger Systeme). In ähnlicher Weise kann Lokomotion ausgelöst werden durch elektrische Reizung einer umschriebenen Region im Mittelhirn (lokomotorisches Zentrum). Die Laufbewegungen sind nicht korreliert zu den elektrischen Reizmustern, was darauf hinweist, daß absteigende tonische Impulsmuster spinal in rhythmische motorische Ausgangssignale umgesetzt werden.

Zum Weiterlesen ...

1 Brooks, V. B.: Handbook of Physiology. Section 1: The Nervous System, Vol. II/Part 1: Motor Control. American Physiological Society, Bethesda/MD 1981
2 Bruggencate, G. ten: Medizinische Neurophysiologie. Thieme, Stuttgart 1984
3 Kandel, E. R., J. H. Schwartz, T. M. Jessel: Neurowissenschaften. Spektrum Akademischer Verlag, Heidelberg 1996
4 Matthews, P. B. C.: Mammalian muscle receptors and their central actions. Arnold, London 1972
5 Sherrington, C.: The Integrative Action of the Nervous System. Yale University Press, New Haven 1906, 2nd ed. 1947

... und noch weiter

6 Ashby, P., M. Verrier, E. Lightfoot: Segmental reflex pathways in spinal shock and spinal spasticity in man. J. Neurol. Neurosurg. Psychiat. 37 (1974) 1352 – 1360
7 Burke, D., B. McKeon, R. A. Westerman: Induced changes in the thresholds for voluntary activation of human spindle endings. J. Physiol. 302 (1980) 171 – 181
8 Laporte, Y., F. Emonet-Denand: The skeleto-fusimotor innervation of cat muscle spindle. Progr. Brain Res. 44 (1976) 99 – 106

9 Ludin, H.-P.: Praktische Elektromyographie. 4. Aufl. Enke, Stuttgart 1993

10 Lundberg, A.: Multisensory control of spinal reflex pathways. Progr. Brain Res. 50 (1979) 11 – 28

11 Osselton, J. W. et al.: Clinical Neurophysiology. EMG, Nerve Conduction and Evoked Potentials. Butterworth-Heinemann, Oxford 1995

12 Prochazka, A., J. A. Stephens, P. Wand: Muscle spindle discharges in normal and obstructed movements. J. Physiol. 287 (1979) 57 – 66

13 Vallbo, A. G., K. E. Hagbarth, H. E. Torebjörk, B. G. Wallin: Somatosensory, proprioceptive, and sympathetic activity in human peripheral nerves. Physiol. Rev. 59 (1979) 919 – 957

14 Wilson, V. J., B. W. Peterson: Vestibulospinal and reticulospinal systems. In Brooks, V. B.: Handbook of Physiology, Sect. 1, Vol. II/1. American Physiological Society, Bethesda/MD 1981 (667 – 702)

Sensomotorik: supraspinale Mechanismen

V. Henn

* Dieser Abschnitt wurde von R. Klinke, Frankfurt, verfaßt.

27

27.1 Spinale und supraspinale Mechanismen kooperieren

Wie im Kapitel 26 mehrfach betont, gibt es auf vielen Niveaus der Motorik sensorische Rückmeldungen, so daß jede strenge Unterteilung motorischer Funktionen in spinale und supraspinale Kontrolle artifiziell ist. Wenn trotzdem gewisse Gliederungen vorgenommen werden, hat dies zum Teil rein didaktische Gründe, zum Teil liegt dem auch die klinische Erfahrung zugrunde, daß z.B. Erkrankungen des Rückenmarks meist andere Ursachen haben als solche des Gehirns. Störungen der Augenmotorik sind häufig Erstsymptom einer Krankheit und erfordern eine subtile Diagnostik. Deswegen werden Augenbewegungen hier zuerst behandelt. Schließlich ist unser Bewegungs- und Lagesinn einerseits natürlich ein System von Sinnesorganen, andererseits hat er aber so enge reflektorische Verbindungen zur Motorik, daß seine Funktionen ohne Grundkenntnisse der Rückenmarkphysiologie und Okulomotorik schwer verständlich wären. Deswegen werden in diesem Kapitel die Augenbewegungen sowie der Bewegungs- und Lagesinn vor den kortikalen motorischen Leistungen besprochen.

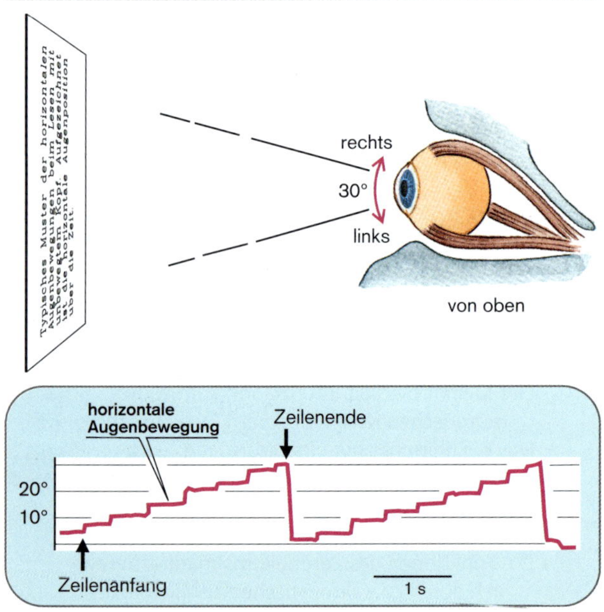

Abb. 27.1 **Typisches Muster der horizontalen Augenbewegungen beim Lesen mit unbewegtem Kopf.** Aufgezeichnet ist die horizontale Augenposition über die Zeit. Mit Sakkaden, d.h. schnellen Blicksprüngen, werden die Augen alle 200–400 ms in eine neue Fixationsposition gebracht.

27.2 Die Augenbewegungen

›› Präzise Augenbewegungen sind Voraussetzung für optimales Sehen. Die Kontrolle dieser Bewegungen erfolgt durch Neurone des Hirnstamms. Da nur ein kleines Areal unserer Retina (Fovea) eine ausreichende Sehschärfe aufweist, muß die visuelle Welt mit schnellen Augenbewegungen abgetastet werden. Um Doppelbilder zu vermeiden, müssen überdies beide Augen mit hoher Präzision synchron bewegt werden. Aktive oder passive Körperbewegungen, z.B. auch Kopfwendungen, werden durch gegenläufige Augenbewegungen ausgeglichen, damit das Bild auf der Retina nicht bewegungsunscharf wird. ‹‹

Es gibt verschiedene Arten von Augenbewegungen

Die Fovea hat einen Durchmesser von ca. 5° (s.S. 596). Auf 1 m Entfernung sehen wir deswegen nur in einem Areal von 9 cm Durchmesser wirklich scharf. Mit raschen **Blicksprüngen (Sakkaden)** können wir jedoch die visuelle Umwelt „abtasten". Dabei wird das Auge aus der Ruhestellung mit hoher Geschwindigkeit auf ein neues Ziel gerichtet (Abb. 27.**1**). Detaillierte visuelle Informationen über das gesamte Gesichtsfeld erhalten wir also nicht gleichzeitig, sondern sequentiell. Verfolgen wir ein bewegtes Objekt, können die Augen ruckfrei mit einer **Folgebewegung** geführt werden, wobei die Geschwindigkeiten deutlich langsamer sind als bei Sakkaden. Folgebewegungen und Sakkaden werden von verschiedenen

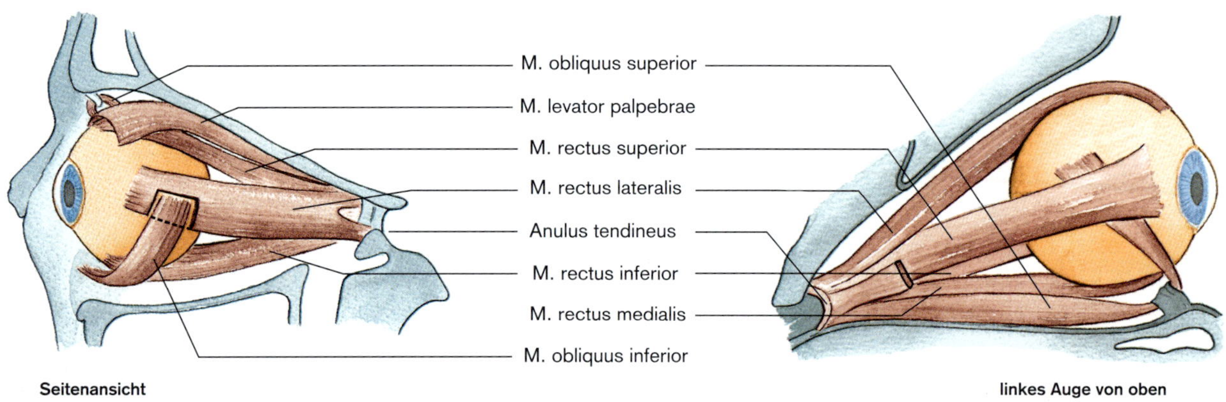

Abb. 27.**2** **Anatomie der Augenmuskeln beim Menschen.** Während der M. obliquus inferior vorn an der Orbita seinen Ursprung hat, entspringen alle anderen Muskeln an einem Sehnenring an der Orbitaspitze.

Neuronengruppen erzeugt, die anatomisch getrennt lokalisiert sind. Sie können im Krankheitsfall auch unabhängig voneinander beeinträchtigt sein. Deswegen ist es nützlich, in der Diagnostik zwischen raschen und langsamen Augenbewegungen zu unterscheiden.

Bei jeder Kopfbewegung, sei sie aktiv oder passiv, muß der Blick stabilisiert werden. Andernfalls ginge der Blickkontakt zur Umwelt verloren. Die dazu notwendigen Augenbewegungen erfolgen reflektorisch über den *vestibulookulären Reflex* und den *optokinetischen Nystagmus,* die im einzelnen später beschrieben sind (S. 662).

Die Zugrichtung der Augenmuskeln entspricht etwa der Lage der Bogengänge

Sechs äußere Augenmuskeln bewegen das Auge, vier gerade Muskeln (M. rectus superior und inferior; M. rectus lateralis und medialis) und zwei schräge (M. obliquus superior und inferior). Zusätzlich liegt in der Orbita noch der M. levator palpebrae (Abb. 27.**2** und Lehrbücher der Anatomie). Die Augenmuskeln haben, ähnlich wie die Daumenmuskulatur, die höchste Innervationsdichte mit einem Verhältnis Nervenfaser zu Muskelfaser von weniger als 1 : 10, d. h., eine Nervenfaser innerviert 5 – 10 Muskelfasern. Die Augenmuskeln zeigen Spezialisierungen für Haltefunktion und schnelle Bewegungen, jedoch sind diese Bereiche weit überlappend. Die Zugrichtungen der einzelnen Augenmuskeln sind aus der Anatomie ableitbar (Abb. 27.**2** u. 27.**3**). Abb. 27.**4** zeigt, wie die Zugrichtungen der Augenmuskeln ungefähr der Lage der Bogengänge im Labyrinth (S. 657) entsprechen. Dies ist sinnvoll, weil Augenbewegungen u. a. über den vestibulookulären Reflex ausgelöst werden. Besonders zu erwähnen ist, daß die „vertikalen" Augenmuskeln keine vertikal-sagittale Zugrichtung haben, sondern ebenfalls eine Torsion des Augapfels bewirken. Traditionell mißt man jedoch Augenbewegungen mit den Koordinaten horizontal, vertikal-sagittal und Torsion. Die gedankliche

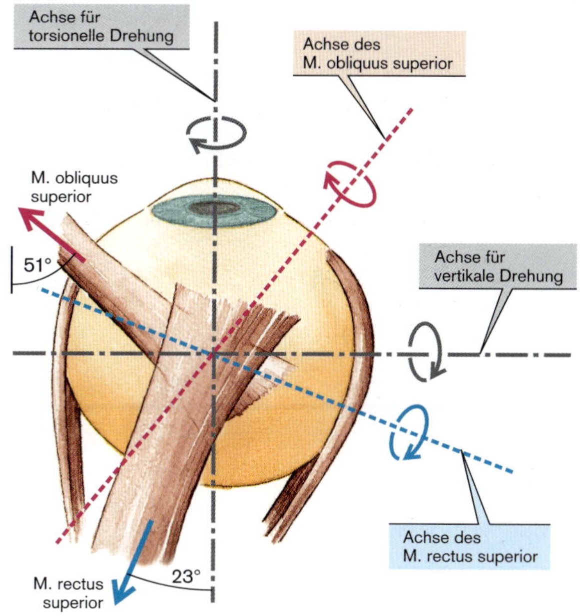

Abb. 27.**3** **Ansicht des rechten Auges von oben.** Eine Verkürzung des M. rectus superior bewirkt nicht nur eine Hebung des Auges, sondern auch eine Intorsion, d. h. Rotation des oberen Augenpols in Richtung Nase. Eine Verkürzung des M. obliquus superior hat eine Senkung zusammen mit einer Intorsion zur Folge. In einer Seitwärtsstellung rechts fallen die Drehachsen für den M. obliquus superior und die Torsionsachse des Auges fast zusammen. Deshalb ist dann die torsionelle Wirkung dieses Muskels besonders ausgeprägt. Ist das Auge nach links gewendet, überwiegt die Funktion der Augensenkung.

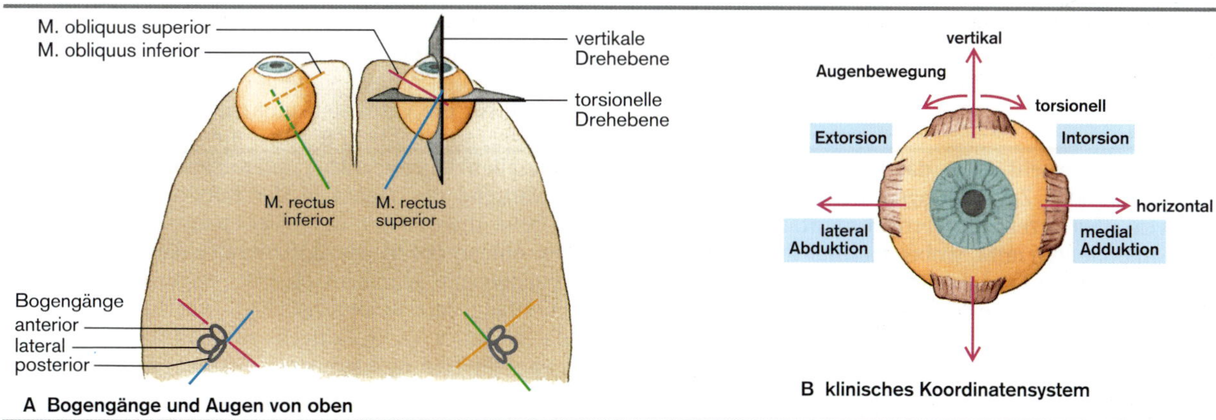

Abb. 27.**4** **Zugrichtungen der Augenmuskeln relativ zur Lage der Bogengänge im Labyrinth des Innenohrs.** Der laterale (horizontale) Kanal wie auch die horizontalen Augenmuskeln liegen in der Ebene des Papiers. Die vertikalen Bogengänge stehen senkrecht zum Papier, wobei der posteriore Bogengang ungefähr der Lage des M. obliquus inferior der gleichen Seite und des M. rectus superior der Gegenseite entspricht. Die vertikalen und schrägen Augenmuskeln sind jeweils nur einmal eingezeichnet. Da diese Muskeln weder in der vertikalen noch in der torsionellen Drehebene liegen, bewirkt eine Verkürzung jeweils eine kombiniert vertikal-torsionelle Bewegung. Die Koordinaten, die man in der Klinik zur Charakterisierung und Messung von Augenbewegungen verwendet, sind rechts eingezeichnet (Blick auf das Auge von vorn).

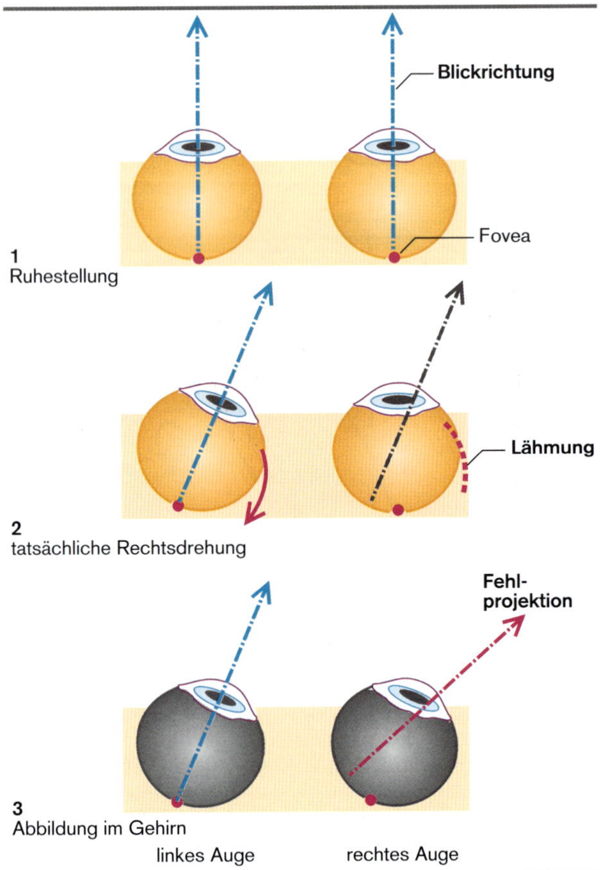

Abb. 27.**5** **Projektion der Doppelbilder bei einer Augenmuskellähmung.** In **1** sind die Augen in Ruhestellung, in **2** werden sie nach rechts gedreht. Der Abduzensmuskel des rechten Auges ist jedoch gelähmt, so daß sich das Auge nicht bewegt und der neue Fixationspunkt, der im linken Auge auf die Fovea fällt, im rechten Auge links der Fovea abgebildet wird. Das Gehirn erhält keine Rückmeldung über die mangelhafte Durchführung der Bewegung und nimmt an, beide Augen hätten sich wie in **3** bewegt. Aus diesem Grund wird ein links der Fovea auf die Retina treffendes Bild weiter nach rechts in die Umwelt projiziert, so daß der Patient das doppelte Bild in Richtung des gelähmten Muskels wahrnimmt.

Schwierigkeit besteht darin, das Koordinatensystem der Bogengänge oder Zugrichtungen der Muskeln in ein System zu übersetzen, das vertikal-sagittale und torsionelle Komponenten mißt, wobei aber nur die horizontale Koordinate mit der Lage der Bogengänge übereinstimmt. Abb. 27.**4** illustriert diese Problematik (s. a. S. 657 f.).

Fällt ein Augenmuskel aus, besteht naturgemäß ein Bewegungsdefizit in seiner Zugrichtung. Aufgrund der resultierenden Fehlstellung sieht der Patient Doppelbilder beim Blick in diese Richtung, da die Bildpunkte auf den beiden Retinae nicht mehr auf korrespondierende Netzhautpunkte fallen. Für klinische Untersuchungen kann das in Abb. 27.**5** gezeigte Beispiel generalisiert werden: Das weiter außen stehende Doppelbild stammt jeweils vom gelähmten Auge. Man läßt den Patienten in der Blickrichtung der Doppelbilder einen Punkt fixieren. Dann deckt der Arzt wechselseitig die Augen ab und prüft, wann das weiter außen stehende Doppelbild verschwindet. Dies ist die Seite der Lähmung.

Die motorischen Programme für die Augenbewegungen entstehen im Hirnstamm

Wir bewegen unsere Augen normalerweise zusammen. Deswegen werden Motoneurone der Augenmuskeln nicht, wie z.B. die der Handmuskulatur, direkt kortikal angesteuert. Die motorischen Programme für die genau abgestimmte Aktivierung und Hemmung der sechs Augenmuskeln werden im Hirnstamm generiert. Dorthin konvergieren Eingänge von allen Sinnessystemen, die Augenbewegungen auslösen können, in erster Linie aus dem visuellen, vestibulären und dem auditorischen System. Deswegen sind bei einer Halbseitenlähmung, z.B. nach einem Schlaganfall mit dem typischen Läsionsort innere Kapsel oder Kortex, Augenbewegungen höchstens vorübergehend gestört, die Hirnstammechanismen bleiben intakt.

Die Programmierung schneller und langsamer Augenbewegungen ist unterschiedlich

Schnelle und langsame Augenbewegungen werden in anatomisch getrennten Bahnen programmiert. Bei kleinen Läsionen können also unabhängig voneinander entweder nur die schnellen oder die langsamen Augenbewegungen ausfallen. Die Kenntnis der Physiologie dieser verschiedenen Bahnen und Kerne ist für den Arzt wichtig, da er anhand von Ausfällen oft den Läsionsort genau lokalisieren kann.

Zu den **schnellen Augenbewegungen** gehören Sakkaden und die raschen Phasen des optokinetischen oder vestibulären Nystagmus (Bewegungs- und Lagesinn S. 662). Sie werden von denselben Neuronen im Hirnstamm generiert und sind daher im Krankheitsfall gleichermaßen gestört. Die prämotorischen Areale für die Erzeugung schneller Augenbewegungen finden sich in zwei spezialisierten Anteilen der Formatio reticularis, für die horizontalen Anteile schneller Augenbewegungen im Pons und für die vertikalen und torsionellen Anteile im Mesenzephalon (Abb. 27.**6**). Bei einer **mesenzephalen Läsion** fallen daher vertikale und torsionelle Bewegungen aus, während die Augen in der horizontalen Richtung noch bewegt werden können. Bei einer **pontinen Läsion** fehlen entsprechend die horizontalen Bewegungen. Da hierbei nur die schnellen Augenbewegungen ausfallen, können langsame Bewegungen z.B. über den vestibulo-okulären Reflex (S. 662) noch ausgeführt werden. Die schnellen Phasen nystagmischer Augenbewegungen fehlen dann jedoch.

Bei visuell ausgelösten Sakkaden, z.B. beim Lesen (Abb. 27.**1**), werden Zellen in den frontalen Augenfeldern, dem prämotorischen Kortex (Areal 8 nach Brodmann) und dem visuellen Assoziationskortex im Parietallappen aktiviert (Abb. 27.**6**), von wo aus die Formatio reticularis angesteuert wird.

Für die Feinabstimmung schneller Augenbewegungen ist zusätzlich das **Zerebellum** wichtig. Speziell der Wurm

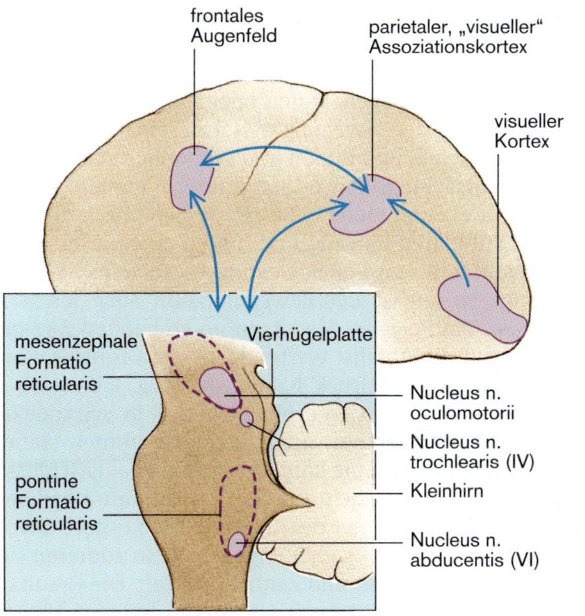

Abb. 27.**6** **Bahnen zur visuellen Auslösung von Sakkaden.** Visuelle Information wird im Parietalkortex verarbeitet, der reziprok mit dem frontalen Augenfeld im prämotorischen Kortex verbunden ist. Für die Auslösung von Sakkaden gelangt die Information zur oberen Vierhügelplatte und in die Formatio reticularis des Hirnstamms. Dort werden Neurone aktiviert, die die eigentlichen Generatoren für schnelle Augenbewegungen sind. Sie leiten entsprechende Information an die Motoneurone der Augenmuskeln weiter. Diese Generatoren können auch vom vestibulären System angesteuert werden.

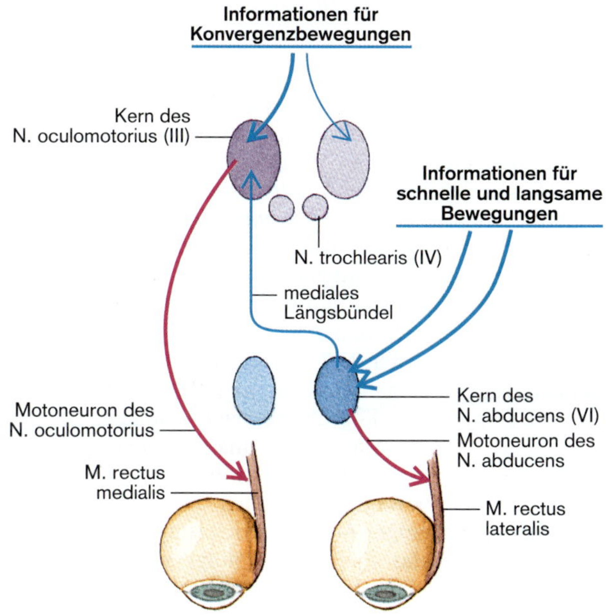

Abb. 27.**7** **Schema der Steuerung horizontaler Augenbewegungen.** Informationen für schnelle wie für langsame Bewegungen erreichen den Abduzenskern getrennt. Die Hälfte der Neurone im Abduzenskern sind Motoneurone, die andere Hälfte Neurone, die über den medialen longitudinalen Faszikulus (mediales Längsbündel) zu den Motoneuronen des M. rectus medialis der Gegenseite projizieren.

des Zerebellums hat reziproke Verbindungen zur Formatio reticularis. Bei Ausfällen tritt eine **Dysmetrie** auf, d. h., Augenbewegungen sind in ihrer Amplitude zu klein („Hypometrie") oder zu groß („Hypermetrie"), oder es kommt zu unkontrolliert einschießenden Bewegungen („Opsoklonus"). Hier erfüllt das Zerebellum eine ähnliche Aufgabe wie bei der Feinkontrolle der übrigen Motorik, z. B. des Sprechens oder der Handmotorik (S. 670).

Bei den **langsamen Augenbewegungen** unterscheidet man willkürliche Folgebewegungen von den Reflexbewegungen des optokinetischen oder des vestibulären Nystagmus, die beide der Blickstabilisierung bei bewegtem Kopf dienen (S. 662).

Verfolgen wir einen fliegenden Vogel, so wird eine Augenfolgebewegung induziert mit dem Ziel, den Vogel im Bereich der Fovea zu halten. Die entsprechenden Bahnen vom visuellen Kortex zum Hirnstamm verlaufen ipsilateral. Im Hirnstamm sind die pontinen Kerne und der Flokkulus wichtige Umschaltstationen. Bei Läsionen dieser Bahnen können höhere Geschwindigkeiten von Augenfolgebewegungen nicht mehr gehalten werden. Die zunehmende Abweichung der Augen vom Objekt gleicht der Patient durch Korrektursakkaden aus.

Die Ansteuerung horizontaler Augenmuskeln erfolgt über den Abduzenskern

Die Verbindung der Formatio reticularis des Pons für schnelle Augenbewegungen und die Eingänge vom Flokkulus und den vestibulären Kernen für langsame Bewegungen haben eine klinisch wichtige Besonderheit. Um eine Bewegung nach ipsilateral auszuführen, müssen die Motoneurone des M. abducens der gleichen Seite und die Motoneurone des M. rectus medialis der Gegenseite aktiviert werden. Die Aktivierung der Abduzensmotoneurone erfolgt direkt (Abb. 27.**7**). Doch projizieren fast die Hälfte der Neurone des Abduzenskerns über den **medialen longitudinalen Faszikulus** zu Motoneuronen des kontralateralen M. rectus medialis. So ist gewährleistet, daß die Abduzensneurone und die Neurone für den M. rectus medialis der Gegenseite immer die gleiche Innervation erhalten und die Augen genau synchron bewegt werden. Dieser Faszikulus ist bei Krankheit, z. B. bei multipler Sklerose, oft geschädigt. Dann sind die Augenbewegungen dissoziiert, da der M. rectus medialis ungenügend innerviert wird, während der Abduzensmuskel das ipsilaterale Auge normal bewegt. Konvergenzbewegungen (s. unten), die die Blickachsen beim Anblicken naher Gegenstände zusammenführen, bleiben erhalten, da die Kommandos für Konvergenzbewegungen aus dem Mesenzephalon die Motoneurone der Mm. recti direkt erreichen.

Beim Blick auf nahe Gegenstände müssen die Augenachsen konvergieren

Um Objekte, die weniger als 5 m entfernt sind, scharf zu sehen, gibt es einen **Naheinstellreflex,** bestehend aus Konvergenz, verstärkter Krümmung der Linse und Engerwerden der Pupille. Diese Trias wurde von dem Augenarzt Horner beschrieben und deswegen oft **Horner-Trias** genannt. Für die Konvergenzbewegungen sind Neurone unmittelbar rostral des Nucleus oculomotorius in der Region des Westphal-Edinger-Kerns verantwortlich. Diese Neurone projizieren symmetrisch auf Motoneurone der beiden Mm. recti mediales, was zu einer Konvergenzbewegung führt (Abb. 27.**7**). Einfache Beobachtung und Registrierungen zeigen, daß die meisten Blickbewegungen zusammen mit Kopfbewegungen erfolgen. Da der Kopf eine größere Masse hat und deswegen höhere Beschleunigungskräfte benötigt, sind die Geschwindigkeiten von Kopfbewegungen kleiner als die der Augen. Auch bei gleichzeitiger Anfangsaktivierung erreichen daher die Augen das Ziel eher, gefolgt vom Kopf. Die neuronalen Grundlagen der gemeinsamen Ansteuerung von Augen- und Kopfbewegungen sind noch weitgehend unbekannt.

27.3 Bewegungs- und Lagesinn

›› Der Bewegungs- und Lagesinn nimmt eine Sonderstellung unter den Sinnen ein, da er Informationen aus mehreren Rezeptorsystemen verarbeitet, speziell aus dem Gleichgewichtsorgan (Vestibularorgan), dazu aus dem visuellen und dem propriozeptiven System. Das Vestibularorgan enthält Rezeptoren für Winkelbeschleunigungen in den drei Raumebenen sowie für Linearbeschleunigungen. Damit können die Schwerkraft sowie aktive oder passive Bewegungen im dreidimensionalen Raum gemessen werden. Von den Rezeptoren des Gleichgewichtsorgans im Labyrinth werden reflektorisch die Augenbewegungen gesteuert sowie der aufrechte Stand und Gang stabilisiert. ‹‹

Bewegungs- und Lagesinn ermöglichen die Orientierung im Raum

Bei aufrechter Körperhaltung liegt der Schwerpunkt unseres Körpers oberhalb der Hüftgelenke. Physikalisch gleicht dies einem umgekehrten Pendel in einem labilen Gleichgewicht. Damit wir nicht fallen, muß daher die Bein- und Rumpfmuskulatur ständig Korrekturbewegungen ausführen. Dies wiederum erfordert, daß die Körperbewegungen gemessen werden und dieses Sinnessystem eine schnelle Verbindung zur Motorik hat. Diese Voraussetzungen erfüllt das **vestibuläre System** mit dem Labyrinth im Innenohr als Rezeptororgan. Damit können wir Bewegungen im dreidimensionalen Raum und die Orientierung zur Schwerkraft erfassen. Wegen der engen Beziehung zur Motorik, speziell der Stand- und Gangregulation, und der reflektorischen Kontrolle der Augenbewegungen wird das vestibuläre System hier im Rahmen der supraspinalen Kontrolle der Motorik vorgestellt.

Manche Dinge scheinen so selbstverständlich, daß ihre Existenz lange Zeit nicht bemerkt wurde. So wurde ein „Bewegungssinn" als eigenständige Sinnesqualität erst 1875 von dem Physiker Ernst Mach beschrieben. Wenn wir uns aktiv bewegen, laufen oder schwimmen, scheint die Perzeption der Bewegung trivial zu sein – da wir ja die Bewegung sehen und fühlen und schließlich selbst verursachen. Tatsächlich konvergieren Informationen aus anderen Sinnes- und motorischen Systemen mit dem spezifisch vestibulären Eingang und führen zu einer einheitlichen Wahrnehmung von Bewegung. Dieser verschiedenen Eingänge wegen ist der Bewegungssinn auch leicht zu täuschen. Ein Beispiel: Sie sitzen im stehenden Zug und blicken, auf die Abfahrt wartend, aus dem Fenster. Dann mögen Sie den Eindruck haben, der Zug setze sich in Bewegung, und realisieren plötzlich, daß in Wirklichkeit der Nachbarzug abfährt und Sie noch immer stehen.

Neben der Bewegung können wir, auch bei geschlossenen Augen, klar die Richtung der Schwerkraft angeben – subjektiv ist dies immer die Richtung nach unten. Durchfliegt man im Flugzeug eine enge Kurve, so addieren sich vektoriell Schwerkraft und Zentrifugalkraft. Die Resultante, die schräg zur Erdoberfläche steht, definiert für uns „unten", und wir sind beim Blick aus dem Fenster überrascht, daß der Horizont scheinbar schief steht.

Auch wenn der Bewegungssinn nicht zu den klassischen fünf Sinnen gezählt wird, ist er wichtig, da oft Störungen auftreten, die sich klinisch als „Schwindel" klassifizieren lassen. **Schwindel** ist eines der häufigsten Symptome, derentwegen der Patient seinen Arzt aufsucht. Liegt dem Schwindel eine Störung im vestibulären System zugrunde, dann findet man oft pathologische spontane Augenbewegungen, einen **pathologischen Nystagmus,** da Augenbewegungen unter anderem auch reflektorisch über das vestibuläre System gesteuert werden (über Nystagmus s. S. 660).

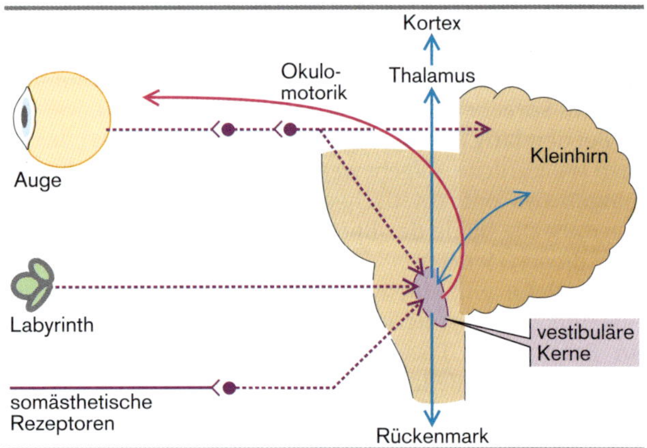

Abb. 27.8 **Schema der multiplen und engen Verbindungen des vestibulären Systems mit anderen Sinnes- und motorischen Systemen.** Das Labyrinth im Innenohr ist das periphere Rezeptororgan. Die erste zentrale Station sind die vestibulären Kerne, die über komplexe anatomische Verbindungen (als multisynaptische gestrichelte Verbindung angedeutet) Bewegungsinformationen auch aus anderen Sinnessystemen erhalten.

Abb. 27.**8** zeigt schematisch die wichtigsten Verbindungen im vestibulären System und ist gleichzeitig eine Gliederung für den folgenden Text. Die Rezeptoren für Winkel- und Linearbeschleunigung im Innenohr, die Bogengangs- und die Otolithenorgane, werden zuerst besprochen. Dem folgt eine Beschreibung der Informationsverarbeitung in den vestibulären Kernen mit ihren zusätzlichen Eingängen vom visuellen und somatosensorischen System.

Das Vestibularorgan besteht beiderseits aus zwei Makulaorganen und drei Bogengangsorganen*

›› Zusätzlich zur Cochlea liegt im Felsenbein noch das Vestibularorgan, das wichtige Rezeptoren für den Bewegungs- und Lagesinn enthält. Es umfaßt zwei Makulaorgane, die durch Linearbeschleunigungen, vor allem durch die Gravitationsbeschleunigung, erregt werden. Ferner umfaßt es drei Bogengangsorgane, die in drei senkrecht zueinander stehenden Ebenen angeordnet sind und auf Drehbeschleunigungen reagieren.

Die Sinneszellen dieser Organe bestehen aus Haarzellen, die auf Abbiegungen der Villi reagieren. Dadurch wird die neuronale Aktivität im Vestibularnerv moduliert. ‹‹

Im Felsenbein liegt neben dem Hörorgan (Cochlea) auch noch das vestibuläre Labyrinth, das Gleichgewichtsorgan (Abb. 27.**9**). In einem knöchernen Hohlraumsystem ist ein häutiges System ähnlicher Form aufgehängt, das den eigentlichen Sinnesapparat darstellt. Es ist mit einer Flüssigkeit, der Endolymphe, gefüllt und wird von einer andersartigen Flüssigkeit, der Perilymphe, umspült. Die Zusammensetzung dieser beiden Flüssigkeiten stimmt weitgehend mit derjenigen der cochleären Lymphen überein (S. 574), d. h., die Endolymphe ist kaliumreich, die Perilymphe natriumreich. Vestibuläre und cochleäre Peri- bzw. Endolymphräume stehen miteinander in Verbindung (Abb. 27.**9**). Die Perilymphräume werden über den Ductus perilymphaticus in die Subarachnoidalräume drainiert. Die vestibuläre Endolymphe wird von Zellen in den Wänden des häutigen Labyrinths sezerniert. Wie bei der cochleären Endolymphe ist der vestibuläre Endolymphraum positiv geladen (s. endolymphatisches Potential S. 574). Allerdings beträgt im vestibulären Endolymphraum das Potential nur einige mV.

Das häutige Labyrinth besteht aus zwei Makulaorganen (Macula sacculi und Macula utriculi) und drei Bogengängen, dem horizontalen, sowie dem vorderen und hinteren vertikalen Bogengang. Macula sacculi und Macula utriculi stehen etwa senkrecht aufeinander. Die fast kreisförmigen Bogengänge sind ebenfalls in drei senkrecht aufeinanderstehenden Ebenen angeordnet (Abb. 27.**4**). Dabei liegt der horizontale Bogengang bei normaler Kopfhaltung aber nicht genau horizontal, sondern sein Vorderrand ist um etwa 30° angehoben. Dies hat eine Bedeutung für klinische Vestibularisprüfungen (S. 660 u. 664).

* Dieser Abschnitt (S. 657 – 660) wurde von R. Klinke, Frankfurt, verfaßt.

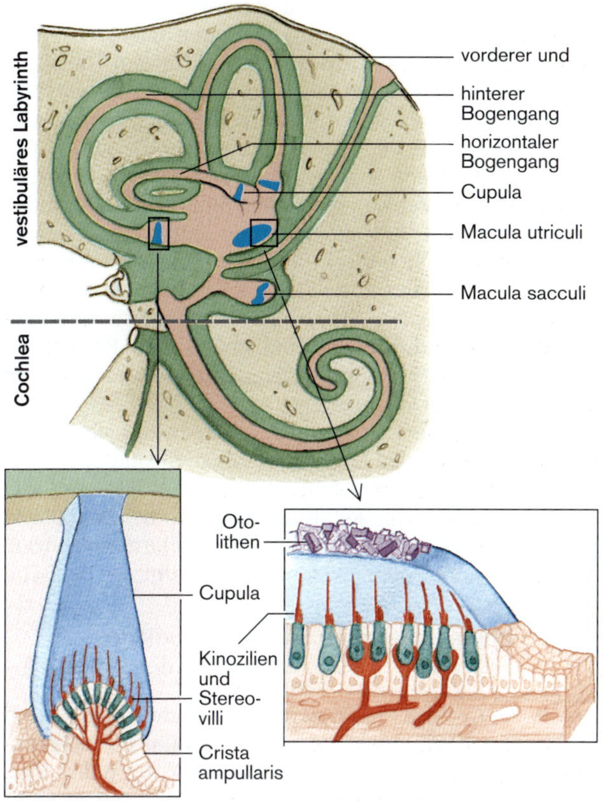

Abb. 27.**9** **Schema des Labyrinths im Innenohr.** Die Endolymphe (rot) und die Perilymphe (grün) des vestibulären Labyrinths und der Cochlea stehen miteinander in Verbindung.

Makulaorgane und Bogengangsorgane enthalten in spezialisierten Bereichen ein Sinnesepithel, das sich aus Haarzellen aufbaut. Wie bei den cochleären Haarzellen tragen die Zellen an ihrer freien Oberfläche feinste Stereovilli, etwa 60 bis 100 an der Zahl. Zusätzlich tragen die Haarzellen des Vestibularorgans aber auch noch ein langes Kinozilium.

Die Villi und das Kinozilium ragen in eine gallertige Membran aus Mukopolysacchariden, die das Sinnesepithel bedeckt. Bei den Makulaorganen enthält diese Membran zusätzlich kleine Kalzitkristalle, die man **Otolithen** (d. h. Ohrsteinchen) nennt. Diese Kristalle erhöhen die spezifische Dichte der Membran (Otolithenmembran) beträchtlich.

Die Gallerte über dem Sinnesepithel der Bogengangsorgane nennt man **Cupula.** Sie setzt an der Crista ampullaris an. Die Cupula ist ein fahnenförmiges Gebilde, das keine Kalzitkristalle enthält. Deswegen besitzt die Cupula dieselbe spezifische Dichte wie die umgebende Endolymphe. Am oberen Ende ist die Cupula an das Dach der Bogengangswand flüssigkeitsdicht angeheftet.

Die vestibulären Haarzellen kommen in zwei morphologisch unterschiedlichen Typen vor, die sich in ihrer Funktion aber nicht grundsätzlich unterscheiden. Wenn man davon absieht, daß diese Haarzellen zusätzlich ein

Kinozilium tragen, ähneln sie den cochleären Haarzellen, mit denen sie auch entwicklungsgeschichtlich verwandt sind. Die Spitzen der längeren Stereovilli sind über feine Eiweißfäden mit dem jeweils kleineren nächsten Villus verbunden. Diese sog. **„tip links"** sind für den Transduktionsvorgang an diesen Rezeptorzellen verantwortlich. Wie in der Cochlea sind die Haarzellen auch hier sekundäre Sinneszellen, die von den peripheren Dendriten der Zellen des *Ganglion scarpae* innerviert werden. Die zentralen Axone dieser Ganglienzellen bilden den N. vestibularis, der zu den Vestibulariskernen läuft. Einige wenige seiner Fasern ziehen direkt ins Kleinhirn. Auch efferente Nervenfasern bilden an den Haarzellen bzw. an den afferenten Nervenfasern Synapsen. Durch diese efferente Innervation wird die Empfindlichkeit der Rezeptoren zentral beeinflußt, möglicherweise besonders während aktiver Körperbewegungen.

Im Verband des Sinnesepithels liegen die Haarzellen wohlgeordnet. In den Bogengangsorganen sind alle Haarzellen innerhalb eines Epithels so orientiert, daß die Kinozilien in dieselbe Richtung zeigen. In den Makulaorganen gibt es Bereiche verschiedener Zellorientierungen, innerhalb derer aber wieder eine Ordnung herrscht.

Der adäquate Reiz für die vestibulären Haarzellen ist eine Auslenkung der Stereovilli

Wie in der Cochlea (S. 576) wird auch an den vestibulären Haarzellen durch einen Zug an den „tip links" ein **Transduktionskanal** geöffnet. Der Zug an den „tip links" wiederum kommt durch eine Auslenkung der Villi in Richtung auf das Kinozilium zustande (Abb. 27.**10**). Bei einer Abbiegung der Villi auf die Gegenseite werden die „tip links" entlastet und die Transduktionskanäle schließen sich. Durch einen geöffneten Transduktionskanal fließen, ebenfalls wie in der Cochlea, Kaliumionen in die Haarzellen. Dieser Einstrom von K^+-Ionen wird durch das Potentialgefälle zwischen dem positiv geladenen Endolymphraum und dem Membranpotential der Sinneszellen getrieben. Bei einem Strom durch die Transduktionskanäle wird die Haarzelle depolarisiert (Abb. 27.**11**), es entsteht ein Rezeptorpotential. Umgekehrt wird die Zelle durch Schließung der Transduktionskanäle hyperpolarisiert. In Abhängigkeit vom tatsächlichen Membranpotential wird am basalen Pol der Haarzelle der Transmitter Glutamat freigesetzt. Postsynaptisch wird durch das Glutamat die afferente Nervenfaser aktiviert. Auch das entspricht den Vorgängen bei den cochleären Haarzellen. Die einzige Besonderheit bei vestibulären Rezeptoren ist eine stetige Transmitterausschüttung, auch in Ruhelage der Stereovilli. Dies führt zu einer ständigen **Ruheaktivität** in den Fasern des N. vestibularis, die etwa 50–90 Aktionspotentiale pro Sekunde beträgt. Offenbar ist an den vestibulären Haarzellen auch bei entspannten Stereovilli immer ein Teil der Transduktionskanäle geöffnet. Das Vorhandensein der hohen Ruheaktivität hat aber einen großen funktionellen Vorteil. Dadurch können nämlich Bewegungen der Stereovilli in beide Richtungen kodiert werden: Bei einer Abbiegung der Villi in Richtung Kinozilium nimmt die neuronale Aktivität zu, bei einer Auslenkung in die Gegenrichtung nimmt sie ab (Abb. 27.**10**). Die Ruheaktivität in den afferenten Nervenfasern wird durch den adäquaten Reiz also *moduliert*. Dabei ist nicht nur die Bidirektionalität dieser Kodierungsform von

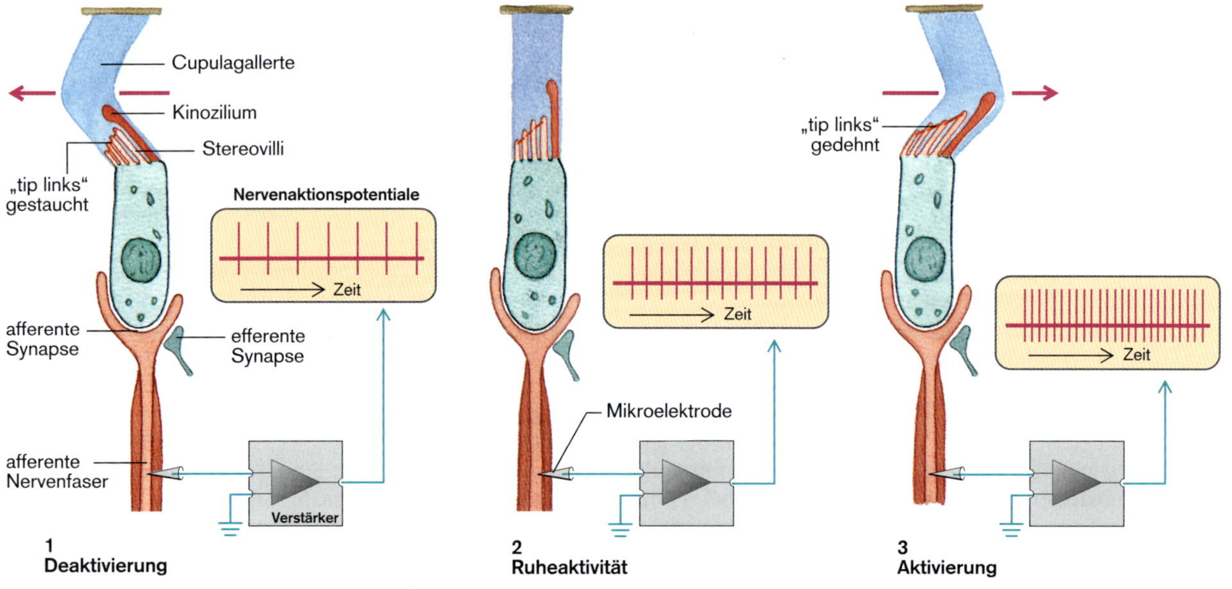

Abb. 27.**10** **Auslenkung der Stereovilli am Beispiel einer Cupula.** In Ruhe nimmt die Cupula eine mittlere Stellung ein und die Stereovilli stehen aufrecht. Eine Mikroelektrode mißt am afferenten Nerv eine mittlere Aktivität (**2**). Wird die Cupula in Richtung zum Kinozilium ausgelenkt, so nimmt die Aktivität in der afferenten Nervenfaser zu (**3**). Bei einer Cupulaauslenkung in die Gegenrichtung allerdings wird die afferente Nervenfaser deaktiviert, die Häufigkeit der Aktionspotentiale nimmt ab (**1**).

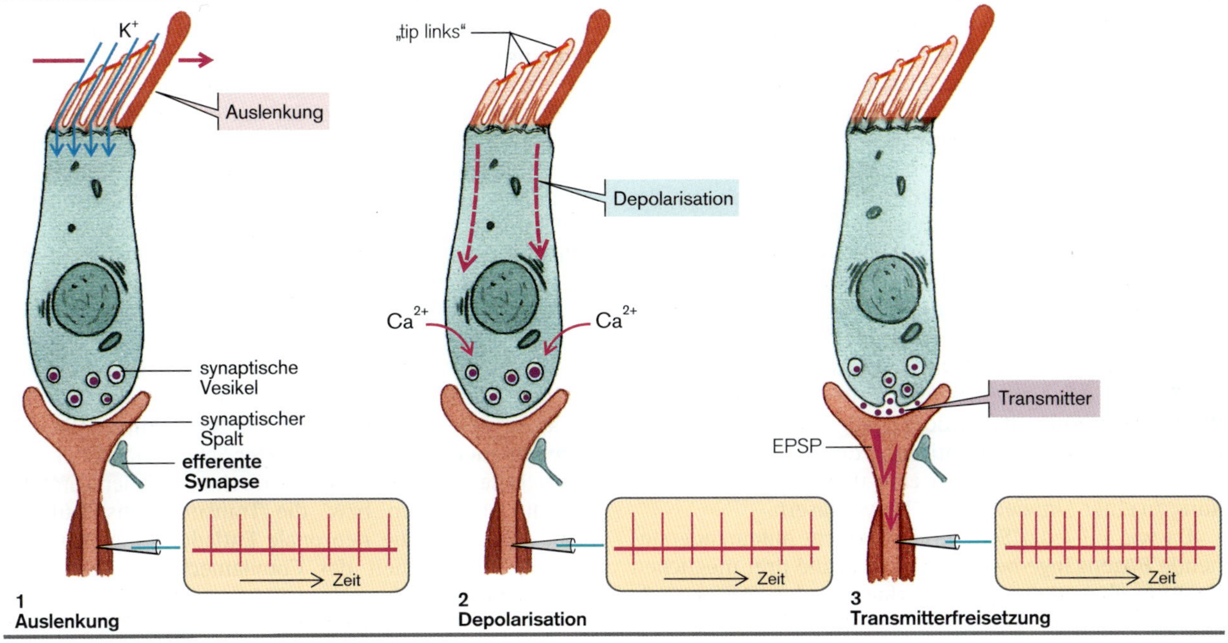

Abb. 27.**11** **Transduktionsvorgang in vestibulären Haarzellen.** Eine Auslenkung der Stereovilli in Richtung auf das Kinozilium führt zu einer Dehnung der „tip links". Dadurch werden Transduktionskanäle geöffnet. Endolymphatisches Kalium fließt in die Haarzelle (**1**). Der Kaliumeinstrom depolarisiert die Zelle und führt über einen Einstrom von Kalzium (**2**) zu einer Transmitterausschüttung (**3**), die postsynaptisch an der afferenten Endigung EPSPs auslöst, welche die Aktivität der Nervenfasern erhöhen.

biologischem Vorteil. Für eine Änderung der Entladungsrate existiert auch praktisch keine Schwelle, so daß das System sehr empfindlich ist.

Dieser grundsätzliche Transduktionsmechanismus an den vestibulären Haarzellen ist für Makula- und Bogengangsorgane gleich. Dennoch besitzen beide Organtypen aufgrund des vor den Sinneszellen gelegenen sensorischen Apparates unterschiedliche Eigenschaften und Aufgaben.

Die Makulaorgane messen Translationsbeschleunigungen, insbesondere die Erdbeschleunigung

Grundlage der Funktion der Makulaorgane ist die Einlagerung von Kalzitkristallen in die Otolithenmembran. Dadurch wird ihre spezifische Dichte auf ungefähr das 2,2fache von Endolymphe angehoben. Diese schwere Membran rutscht unter dem Einfluß der **Erdanziehung** (Gravitation) immer dann ein klein wenig über dem Sinnesepithel ab, wenn das Sinnesepithel dieser Makula sich nicht genau waagerecht befindet. Da Macula utriculi und Macula sacculi im Schädel etwa senkrecht zueinander angeordnet sind, wobei in normaler Kopfstellung die Macula utriculi fast waagerecht liegt, muß immer mindestens in einem Sinnesepithel die Otolithenmembran einen Zug auf die Stereovillibündel ausüben.

Dementsprechend werden immer irgendwelche Haarzellen des Verbandes erregt bzw. gehemmt, je nachdem, ob an der betreffenden Haarzelle die Villi in Richtung des Kinoziliums oder vom Kinozilium weg gebogen werden. Die zugehörigen afferenten Nervenfasern melden durch ihre Aktivität den Erregungszustand der einzelnen Haarzellen über den Vestibularnerv an das Gehirn. Das zentrale vestibuläre System wertet die Aktivitäten aus, die bei jeder Schädelstellung unterschiedlich, aber für die jeweilige Stellung charakteristisch sind. So kann das Gehirn die jeweilige Stellung des Kopfes im Raum berechnen. Die Bereitstellung dieser Information ist die wichtigste Aufgabe der Makulaorgane.

Darüber hinaus werden die Otolithenmembranen natürlich auch durch jede andere Art von **Translationsbeschleunigungen** (Linearbeschleunigungen) über dem Sinnesepithel verschoben, also durch Anfahren oder Bremsen im Auto, im Fahrstuhl usw. In ähnlicher Weise rutscht beim Bremsen im Auto ein beweglicher Gegenstand nach vorne. Die Erdbeschleunigung ist nichts anderes als eine ständig vorhandene und besonders starke Form einer Translationsbeschleunigung.

Bogengangsorgane reagieren auf Drehbeschleunigungen

Da Cupula und Endolymphe die gleiche Dichte besitzen, reagieren die Cupulae nicht auf Linearbeschleunigungen. Hingegen werden die Cupulae durch **Winkelbeschleunigungen** (Drehbeschleunigungen) aus ihrer Ruhelage ausgelenkt. Bei einer Drehbeschleunigung, die auf den Kopf einwirkt, werden die Wände der Bogengänge zwar wie der Knochen von der Bewegung erfaßt, die Endolymphe bleibt zunächst aber wegen ihrer Trägheit in Ruhe (Abb. 27.**12**). Dadurch entsteht ein Druckunterschied zwischen beiden Seiten der Cupula. Durch diesen Druck wird die elastische Cupula entgegen der Drehrichtung ausgelenkt. Damit werden auch die Kinozilien und Stereovilli der Haarzellen abgebogen, die in die Cupulagallerte ragen. Dies führt zu einer adäquaten Reizung der Haarzellen. Beim horizontalen Bogengang liegen im Sinnesepithel die Kinozilien auf der Seite des Utrikulus. Also werden bei einer *utrikulopetalen* Auslenkung (hin zum Utrikulus) die afferenten Nervenfasern aktiviert, bei einer *utrikulofugalen* (weg vom Utrikulus) hingegen wird die Entladungsrate reduziert. Eine Drehbeschleunigung nach links führt dadurch am linken horizontalen Bogengang zu einer Aktivierung der Nervenfasern, am rechten führt dieselbe Drehung zu einer Hemmung. Umgekehrt führt eine Drehung nach rechts zu einer Aktivierung der Nervenfasern des rechten horizontalen Bogengangs. In den vertikalen Bogengängen ist die Orientierung der Haarzellen umgekehrt. Dort führt deswegen eine utrikulofugale Auslenkung zu einer Aktivierung der Nervenfasern.

Da wir auf jeder Seite drei senkrecht aufeinanderstehende Bogengänge besitzen, können alle drei möglichen Rotationsebenen des Raumes erfaßt werden. Das zentrale vestibuläre System wertet wieder die Aktivität aus allen Bogengängen aus und berechnet daraus, welche Drehbeschleunigung auf den Kopf einwirkt.

Eine Cupulaauslenkung im horizontalen Bogengang kann auch erzwungen werden, wenn man die laterale Wand des Bogengangs, die nahe dem äußeren Gehörgang liegt, durch Spülen des Gehörgangs mit kaltem oder warmem Wasser abkühlt oder erwärmt (sog. **kalorische Reizung**). Bringt man durch Rückenlage des Patienten den horizontalen Bogengang in eine vertikale Lage und spült den äußeren Gehörgang mit kaltem Wasser (etwa bei **X** in Abb. 27.**12**), wird dort die Dichte der Endolymphe höher, sie sinkt nach unten und drückt auf die Cupula, die sich dann, genau wie bei einer Rotationsbeschleunigung, in Pfeilrichtung auslenkt. Diese Methode wird zur klinischen Funktionsprüfung des Vestibularapparates eingesetzt. Man erzeugt dadurch Augenbewegungen, die als Nystagmus bezeichnet werden (S. 663). Allerdings scheinen bei einer kalorischen Reizung eines Bogengangs neben den Dichteunterschieden zwischen kalter und warmer Endolymphe auch noch andere Faktoren eine Rolle zu spielen. Ein kalorischer Nystagmus läßt sich nämlich auch im Weltraum unter Schwerelosigkeit auslösen. Ursache könnte z. B. ein direkter Temperatureffekt auf die Haarzellen bzw. die Transmitterausschüttung sein, von denen die neuronale Entladungsrate abhängt.

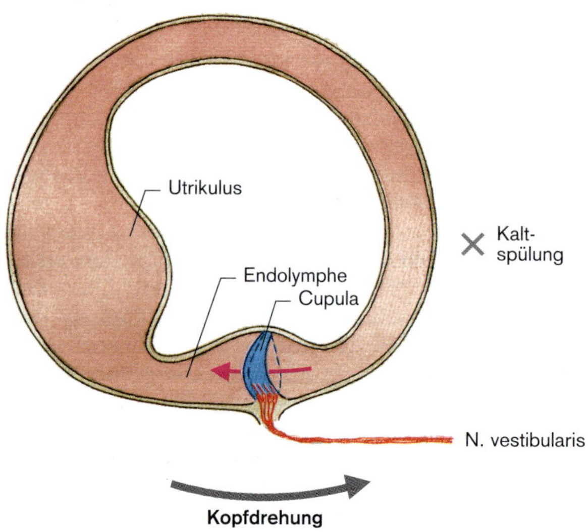

Abb. 27.**12** **Auslenkung einer Cupula im Schema.** Bei Kopfdrehung (Pfeil) dreht sich auch der Bogengang mit. Die Endolymphe bleibt jedoch wegen ihrer Trägheit zunächst in Ruhe und lenkt die Cupula in Gegenrichtung aus. Dies führt zu einer Abbiegung der Stereovilli. Eine ähnliche Auslenkung entsteht, wenn man bei vertikal gestelltem Bogengang bei **X** den Bogengang kühlt. Hierbei besteht die Ursache für den Druck auf die Cupula in der Zunahme der spezifischen Dichte der Endolymphe.

Eine Besonderheit der Cupulamechanik muß noch erörtert werden: Normalerweise erregen wir die Bogengänge durch kurzdauernde Kopfbewegungen, die kürzer als 0,3 s andauern. Diese Bewegungen bestehen aus einer initialen Drehbeschleunigung, die direkt in eine Abbremsung übergeht. Bei dieser Art von physiologischen Drehbewegungen wird während der Beschleunigungsphase die Cupula in eine Richtung ausgelenkt und während der unmittelbar folgenden Verzögerung (negative Beschleunigung) wieder in die Ruhelage zurückgeführt. Deswegen entspricht bei kurzdauernden Drehbewegungen die Cupulaauslenkung nicht der Drehbeschleunigung, sondern näherungsweise der **Drehgeschwindigkeit,** auch wenn physikalisch betrachtet die **Beschleunigung** der wirksame Reiz ist! Entsprechend spiegelt bei kurzdauernden Drehbewegungen auch die neuronale Aktivität im Vestibularnerv näherungsweise den Verlauf der Drehgeschwindigkeit wider.

Anders ist es bei unphysiologisch langdauernden Drehbewegungen, z. B. auf einem Drehstuhl. Während der initialen Drehbeschleunigung wird die Cupula ausgelenkt und verharrt beim Übergang in eine langdauernde gleichförmige Drehbewegung zunächst in ihrer ausgelenkten Position. Wegen ihrer Eigenelastizität schwingt sie aber im Verlauf von 8 – 10 s in ihre Ruhelage zurück, in der sie auch während der weiteren Drehung verbleibt. Wird nach langandauernder gleichförmiger Drehung diese Drehung nun wieder gestoppt, wirkt die zum Bremsen notwendige negative Beschleunigung auf die Cupula in Ruhelage ein. Diese wird daher zur Gegenseite ausgelenkt. Also kommt es bei einem Stopp aus einer langdauernden gleichförmigen Drehbewegung wiederum zu einer Cupulaauslenkung und dementsprechend zu einer Aktivitätsänderung im Vestibularnerv. Wirkte die Andrehphase etwa auf die Fasern vom horizontalen Bogengang aktivierend, so wird beim Bremsen die Aktivität dieser Nervenfasern reduziert. Diese Aktivitätsänderungen werden natürlich vom ZNS ausgewertet und als Andrehung in Gegenrichtung fehlinterpretiert. Es kommt daher zum *postrotatorischen Nystagmus* (S. 665) und evtl. auch zu Schwindelerscheinungen.

Es soll noch erwähnt werden, daß die geschilderten Bewegungen der Otolithenmembranen bzw. die Auslen-

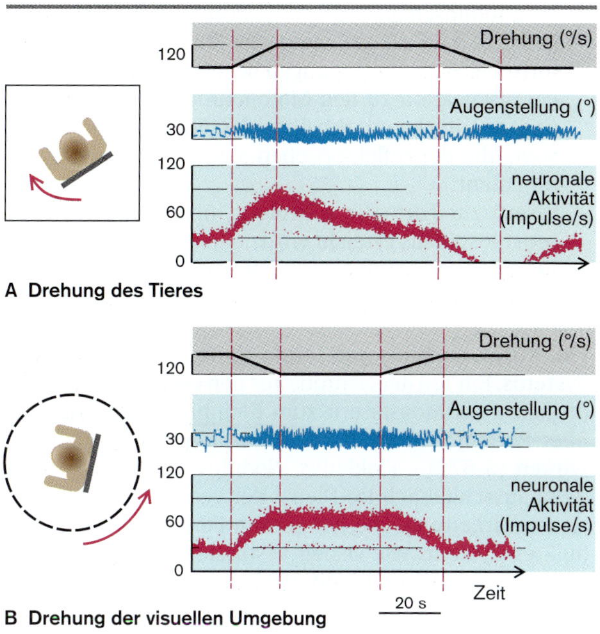

Abb. 27.13 **Aktivität einer Zelle in einem vestibulären Kern, die von Nervenfasern des horizontalen Bogengangs aktiviert wird.** In **A** wird das Tier im Dunkeln gedreht. In **B** wird nur die visuelle Umgebung um das stationäre Tier gedreht, d.h., das Tier sitzt innerhalb einer gut beleuchteten drehbaren Trommel. Angegeben sind die Frequenzen der Entladung des vestibulären Neurons, die horizontale Augenposition, die Drehstuhlgeschwindigkeit (**A**) und die Geschwindigkeit der Drehung (**B**) der visuellen Umgebung (optokinetische Trommel). **A** Während der Beschleunigung kommt es zur Aktivierung der Zelle, während der Rotation mit gleichbleibender Geschwindigkeit (120°/s, d.h. 1 Umdrehung in 3 s) zur langsamen Abnahme der Aktivität der Zelle sowie parallel dazu zum Schwächerwerden des Nystagmus. Beim Abbremsen der Drehbewegung ist die Zelle gehemmt, und es tritt ein Nystagmus in die Gegenrichtung auf. **B** Bei optokinetischer Stimulation ist die gleiche Zelle während der Gesamtdauer der Stimulation aktiv. Der Nystagmus verhält sich ebenso (aus 13).

kung der Cupula winzig sind. Cupulaauslenkungen in der Größenordnung von $^{1}/_{1000}$ Grad können die Aktivität der afferenten Nervenfasern bereits ändern.

In den Vestibulariskernen wird Information aus mehreren Sinnessystemen verarbeitet

›› Nicht nur eine spezifische Erregung im Vestibularorgan führt zu einer Aktivierung in den Vestibulariskernen, auch Bewegungsinformation aus dem visuellen, propriozeptiven oder anderen Sinnessystemen aktiviert die Neurone. Deshalb führt auch ein beidseitiger Labyrinthausfall nicht zu einem völligen Verlust des Bewegungssinns. ‹‹

Der Vestibularnerv projiziert in die Vestibulariskerne. Registriert man die Aktivität einer Zelle im Vestibulariskern und vergleichsweise dazu die der entsprechenden afferenten Faser von einem Bogengang im Nerv, so findet man, daß die Zellaktivität auch im Vestibulariskern über einen weiten Bereich den Betrag und die Richtung der **Geschwindigkeit** der Kopfbewegung kodiert. Nach einer Beschleunigung ist die Zelle jedoch länger aktiv als die Nervenfasern und repräsentiert damit über längere Zeit ein Geschwindigkeitssignal. Außerdem führt auch eine Drehung der visuellen Umgebung um das Versuchstier (sog. optokinetische Stimulation) zu einer Aktivitätsänderung (Abb. 27.**13**). Die vestibulären Kerne sind also eine **Summationsstelle** auch für nichtlabyrinthäre Bewegungssignale. Entsprechendes gilt für Neurone in den Vestibulariskernen, die afferente Informationen von den Otolithen erhalten.

Ähnlich wie im Vestibularnerv haben die Zellen in den Vestibulariskernen eine Ruheaktivität. Auch eine bidirektionale Modulation ihrer Aktivität kommt wie im Vestibularnerv vor (Abb. 27.**13**). Beide Kerne sind wechselseitig durch Kommissurfasern miteinander verbunden. Diese enge bilaterale Verbindung und die bidirektionale Modulierbarkeit bewirken, daß ein möglicher einseitiger Labyrinthausfall in der Regel gut kompensiert werden kann.

Unser Bewegungssinn benutzt also Informationen verschiedener Sinnesorgane, wobei eine erste Konvergenz in den vestibulären Kernen nachweisbar ist. Als Beispiel wurde die visuelle Konvergenz gezeigt. Weitere Afferenzen kommen von den propriozeptiven Systemen, besonders von Rezeptoren der Halsmuskeln und den Gelenkrezeptoren der Halswirbelsäule, die bei Kopfbewegungen den labyrinthären Eingang ergänzen. Diese Konvergenz bewirkt, daß Zellen in den Vestibulariskernen über einen weiten Bereich exakt die **momentane Kopfgeschwindigkeit** in den drei Raumebenen kodieren. Bei anderen Sinnessystemen beruht die Spezifität auf dem Bau ihrer Rezeptoren, wobei die spezifische Sinnesempfindung mit einer Läsion verlorengeht. So führt eine Verletzung des Auges zur Blindheit, Schädigung des Corti-Organs zur Taubheit. Hingegen verlieren wir auch bei ein- und doppelseitiger Läsion des Labyrinths unseren Bewegungssinn nicht vollständig, da Eingänge aus den anderen Sinnessystemen noch aktiv bleiben.

Zentrale Verbindungen ermöglichen Raumempfinden und gleichgewichtserhaltende Reflexe

›› Die vestibulären Kerne haben eine monosynaptische reziproke Verbindung zum Kleinhirn. Wie jedes andere Sinnessystem, das zur bewußten Wahrnehmung führt, projizieren auch die vestibulären Kerne über den Thalamus zum Kortex. Die enge, vor allen Dingen schnelle Verknüpfung zur Motorik beruht auf einer monosynaptischen Projektion zu den Kernen der Augenmuskeln und über die vestibulospinale Bahn ins Rückenmark, die für die reflektorische Stand- und Gangregulation wichtig ist. ‹‹

Die vestibulären Kerne haben folgende wichtige Verbindungen:

- eine reziproke Projektion zu Flokkulus, Nodulus und Uvula des Kleinhirns, dem ältesten Teil des Kleinhirns, das auch Archizerebellum oder Vestibulozerebellum genannt wird;
- eine Projektion über den Thalamus zum Kortex, wie sie typisch ist für alle sensorischen Systeme, die der bewußten Raumorientierung dient;

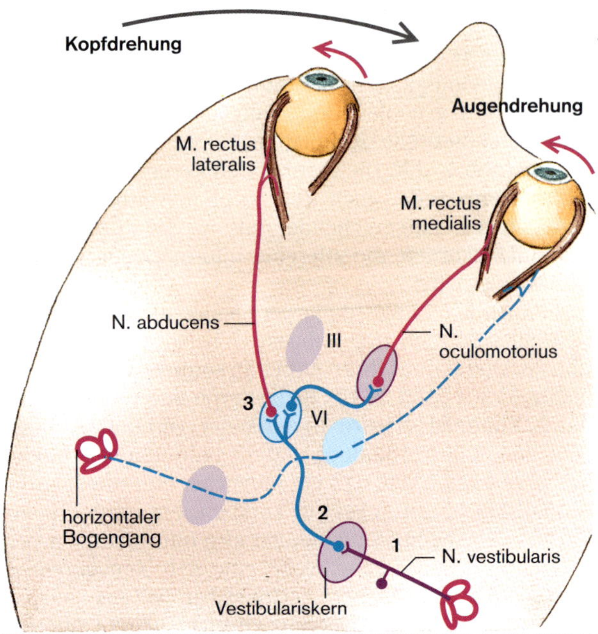

Abb. 27.**14** **Schema der vestibulär ausgelösten Augenbewegung bei Bewegung des Kopfes,** Ansicht von oben. Bei einer Kopfdrehung nach rechts wird in der Endolymphe eine Gegenströmung erzeugt mit entsprechendem Druckgradienten an der Cupula des horizontalen Bogengangs. Dies führt zu einem Impulsanstieg im rechten vestibulären Nerv (**1**). Dieser erregt Neurone im vestibulären Kern (**2**), von denen ein Teil direkt Neurone im Abduzenskern (**3**) der gegenüberliegenden Seite aktiviert. Am vestibulookulären Reflex, VOR, sind minimal nur drei Neurone (1–3) beteiligt. Eine Verbindung vom Abduzenskern zum kontralateralen Okulomotoriuskern aktiviert Motoneurone des M. rectus medialis. Spiegelbildlich dazu tritt in Neuronen des kontralateralen Vestibularisnervs eine Hemmung auf, die entsprechend über nur zwei Synapsen antagonistische Motoneurone erreicht (gestrichelt eingezeichnet).

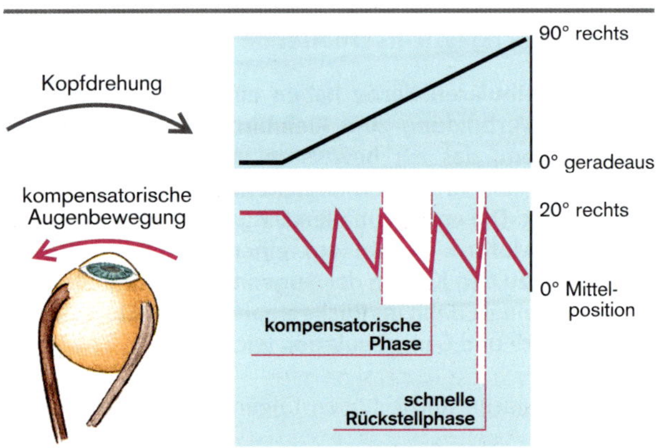

Abb. 27.**15** **Vestibulärer Nystagmus.** Bei Kopfdrehung nach rechts wird ein vestibulärer Nystagmus nach rechts ausgelöst (benannt nach der Richtung der schnellen Rückstellphase).

- eine monosynaptische Projektion zu den Augenmuskelkernen für die reflektorische Steuerung kompensatorischer Augenbewegungen bei bewegtem Kopf;
- eine Projektion zu den Motoneuronen des Halsmarks und des Rückenmarks über das vestibulospinale System, die der reflektorischen Stand- und Gangregulation dient;
- Fasern zur Formatio reticularis, über die der Tractus reticulospinalis erreicht wird;
- Fasern zum Hypothalamus, die am Zustandekommen von Bewegungskrankheiten (Kinetosen) beteiligt sind.

Flokkulus, Nodulus und Uvula als Teil des vestibulären Systems. Ein Teil der Neurone aus den vestibulären Kernen projiziert als Moosfasern zum Kleinhirn, deren Ausgang über Purkinje-Fasern auf die vestibulären Kerne zurückwirken (S. 670 f.). Flokkulus, Nodulus und Uvula stehen wohl ausschließlich im Dienst der vestibulären Informationsverarbeitung. Die komplexen Funktionen des vestibulären Systems wie visuell-vestibuläre Konvergenz, Habituation (s. u.), Regulation von Nystagmus und Kontrolle spinaler Motorik spiegeln sich in der Aktivität dieser Neurone wider. Entsprechend finden sich bei Erkrankungen des Zerebellums Störungen der motorischen Funktionen des vestibulären Systems wie Spontannystagmus, Fallneigung und eine allgemeine motorische Unsicherheit, die noch deutlich verstärkt werden, wenn die visuelle Kontrolle ausfällt, z. B. in Dunkelheit oder bei geschlossenen Augen.

Kortikale Projektionen über den Thalamus führen zur bewußten Wahrnehmung der Bewegung. Die vestibulären Kerne projizieren über den Thalamus zum parietalen Kortex, speziell zum insulären Kortex, aber auch zu den Brodmann-Feldern 2 und 7 (S. 696). Dort gibt es weitere Konvergenzen sensorischer Eingänge. Diese multiple kortikale Repräsentation und die enge Verknüpfung verschiedener sensorischer Eingänge führen dazu, daß auch kortikale Läsionen nicht zu einem Verlust der subjektiven Bewegungsempfindung führen.

Das vestibuläre System steuert Augenbewegungen

Um eine optimale Sehschärfe zu erreichen, muß das Objekt unseres Interesses auf der Fovea abgebildet sein und sich trotz Kopf- oder Körperbewegung nicht wesentlich verschieben. Daher dienen vestibulär ausgelöste Augenbewegungen der Stabilisierung des Blicks. Diese Forderung wird erfüllt, wenn jede Kopfbewegung eine Augenbewegung gleicher Geschwindigkeit, aber entgegengesetzter Richtung auslöst.

Bei einer Drehbewegung des Kopfes übermitteln die horizontalen Bogengänge eine spezifische Erregung, die über nur drei Neurone zu einer kompensatorischen Augenbewegung führt (Abb. 27.**14**). Dieser sog. **vestibulookuläre Reflex (VOR)** ist in allen Richtungen des dreidimensionalen Raums aktiv. So wie die Bogengänge in den drei Raumebenen angeordnet sind, liegen die Augenmuskeln in ähnlichen Ebenen (S. 653) und sind jeweils über einen 3-Neuronen-Reflexbogen verknüpft.

Dieser 3-Neuronen-VOR ist so stabil, daß sein Erlöschen zu einem der Kriterien des Hirntods gehört. Auch

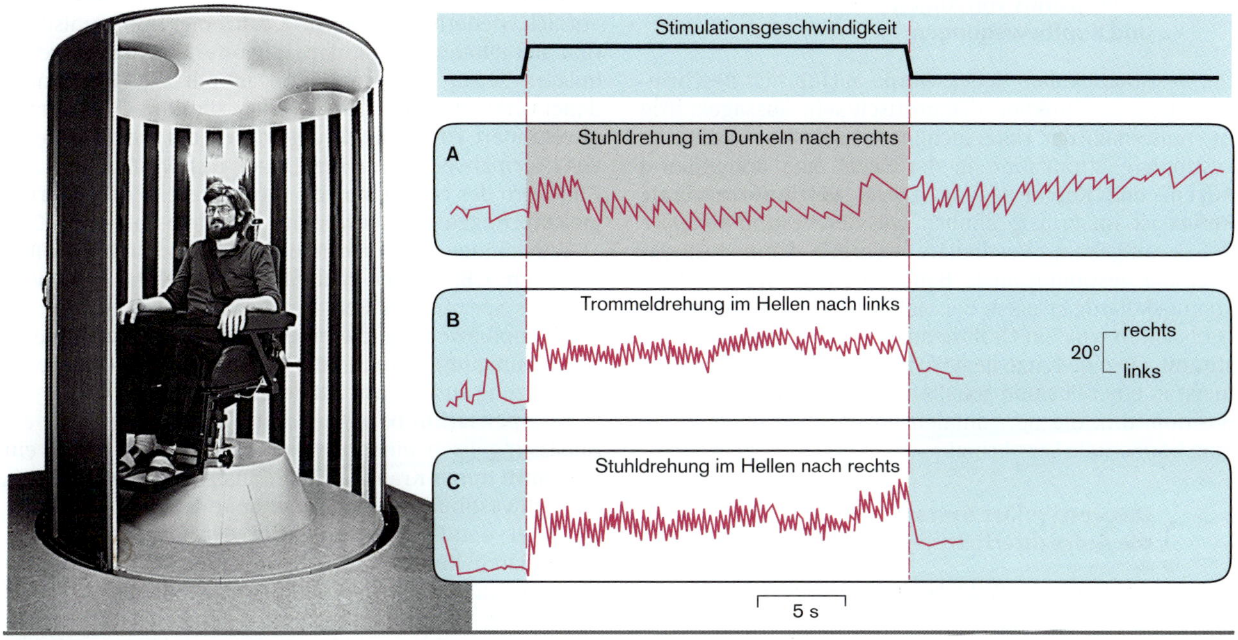

Abb. 27.**16** **Drehstuhl und optokinetische Trommel, die den Patienten ganz umgibt** (auf dem Bild ist die Tür der Trommel geöffnet). Mit einer Geschwindigkeit von 60°/s, d. h. 1 Umdrehung in 6 s wurden gedreht: in **A** Stuhl im Dunkeln nach rechts, **B** Trommel im Hellen nach links, **C** Stuhl im Hellen nach rechts (Stimulationsprofil oben als Geschwindigkeit angegeben). **A** Bei vestibulärer Stimulation langsame Abnahme des Nystagmus mit Umkehrung des Nystagmus und der subjektiven Drehempfindung beim Stopp. **B** Typischer optokinetischer Nystagmus, der über die Gesamtdauer der Stimulation unverändert andauert. **C** Bei kombiniert visuell-vestibulärer Stimulation wird durch den visuellen Stimulus der beim Stopp sonst auftretende vestibuläre Nystagmus unterdrückt, und die Versuchsperson empfindet keine Drehung in die Gegenrichtung.

beim Patienten in tiefer Bewußtlosigkeit bewirkt eine schnelle Drehung des Kopfes eine Augenbewegung in die Gegenrichtung. Dreht ein Gesunder seinen Kopf, oder wird passiv auf einem Stuhl gedreht, tritt Nystagmus auf.

Als **Nystagmus** bezeichnet man alle rhythmischen Augenbewegungen, die aus zwei Phasen bestehen. Man unterscheidet eine langsame, kompensatorische Phase und eine schnelle Rückstellphase. Die langsame Phase kompensiert beim vestibulär ausgelösten Nystagmus die Kopfdrehung und führt die Augen der Kopfbewegung entgegen. Sie wird über den 3-Neuronen-Reflexbogen induziert. An der Steuerung der schnellen Nystagmuskomponente ist eine große Zahl von Neuronen im Hirnstamm und im Zerebellum beteiligt.

Ein Nystagmus tritt bei jeder größeren Kopfbewegung auf. Seine Richtung wird vereinbarungsgemäß nach der auffälligeren *schnellen Komponente* benannt. Die Ausführungen beziehen sich sinngemäß auch auf andere Beschleunigungsebenen, die vertikalen oder rotatorischen Nystagmus auslösen.

Auch durch visuelle Reize kann eine nystagmische Augenbewegung ausgelöst werden. Dieser **optokinetische Nystagmus** wirkt mit dem vestibulären Nystagmus bei aktiven oder passiven Kopfbewegungen synergistisch. Isoliert kann man ihn auslösen, wenn man die visuelle Umwelt um eine Person dreht (Abb. 27.**16**). Es genügt jedoch schon, wenn man ein Zentimeterband vor einer Versuchsperson horizontal bewegt und sie auffordert, die Zahlen zu fixieren. Besonders gut kann man den optokinetischen Nystagmus im Zug beobachten, wenn jemand aus dem Fenster auf die vorbeiziehende Landschaft blickt. Der optokinetische Nystagmus, der als Reflex auch von der peripheren Retina ausgelöst wird, überlagert sich dann mit foveal ausgelösten Folgebewegungen (S. 637).

Normalerweise wirken der labyrinthäre Eingang, Halsrezeptoren und das visuelle System zusammen, wenn wir uns aktiv mit offenen Augen bewegen. Für die Untersuchung eines Patienten ist es jedoch wichtig, vestibulären und optokinetischen Nystagmus getrennt zu untersuchen, um eine mögliche Schädigung zu lokalisieren.

Nystagmus, und zusammen damit auch eine entsprechende Drehempfindung, tritt immer dann auf, wenn die Aktivität in den beidseitigen vestibulären Kernen nicht streng symmetrisch ist. Normalerweise kommt es zu einer solchen Differenz der Aktivität bei einer Kopfdrehung, wenn über das eine Labyrinth eine Aktivierung und spiegelbildlich im kontralateralen Nerv eine Hemmung induziert wird. Klinisch führt jede Störung, die diese Symmetrie beeinträchtigt, zu spontanem Nystagmus, d. h. einem Nystagmus ohne adäquaten sensorischen Reiz, und zu Schwindel, der bei genügender Stärke als spontane Drehempfindung angegeben wird.

Synergismus von Augen- und Kopfbewegungen

Der vestibulookuläre Reflex wurde ausführlich beschrieben, da seine Funktion diagnostisch sehr aussagekräftig ist. Außerhalb der Untersuchungssituation bewirkt eine vestibuläre Stimulation in der Regel eine kombinierte Augen- und Kopfbewegung. Dieser **vestibulozervikale Reflex** ist im Prinzip ähnlich wie der vestibulookuläre Reflex aufgebaut. Vestibuläre Neurone können direkt über die vestibulospinale Bahn Motoneurone der Nackenmuskulatur erregen. Bei vielen Tieren kann man gut beobachten, wie ein Otolithenreflex die Kopfposition bestimmt. Ob eine Katze liegt, sitzt oder fällt, der Kopf wird meist in einer Position gehalten, die den Kopf in Normalposition, d.h. die horizontalen Bogengänge ungefähr in eine horizontale Lage bringt

Das vestibuläre System ist wichtig für die Aufrechterhaltung des Gleichgewichts

Der vestibulospinale Trakt beeinflußt neben Kopfbewegungen über vestibulospinale Bahnen die Stand- und Gangmotorik (S. 656 f.). Die **vestibulospinalen Reflexe** müssen aber wesentlich komplexer aufgebaut und modifizierbarer sein als der vestibulookuläre Reflex. Letzterer kommt mit zwei Synapsen aus, da sich die Lage des Labyrinths relativ zu den Augenmuskeln nie verändert. Dies ist anders für die vestibulospinalen Reflexe, da der Kopf gegenüber dem Rumpf beweglich ist. Ist z.B. der Kopf nach rechts gewandt, so bedeutet in diesem Fall eine Beschleunigung in Richtung linkes Ohr Fall nach vorn. Ist aber der Kopf zur linken Seite gewandt, bedeutet ein identischer vestibulärer Stimulus Fall nach hinten. Erst die zusätzlichen Informationen von den Muskel- und Gelenkrezeptoren, speziell der Halsregion, und dem visuellen System erlauben eine eindeutige Interpretation des vestibulären Stimulus und damit das Auslösen einer adäquaten motorischen Reaktion. Deswegen sind die **somatosensorischen Eingänge** zu den Vestibulariskernen außerordentlich wichtig.

Wenn wir bereits stürzen, aktivieren vestibulospinale Reflexe die Fuß- und Beinmuskulatur und helfen, den Aufprall abzufedern. Auch schnelle Reflexe brauchen Zeit, in diesem Fall etwa 200 ms, bis die Beinmuskeln einen genügenden Tonus entwickeln können. Dieser Zeit entsprechen etwa 20 cm Höhe im freien Fall. Bei einem Fall von nur 10 cm, z.B. wenn eine Treppe unerwartet eine Stufe mehr hat, können deshalb mitunter schwerere Verletzungen auftreten als bei größerer Fallhöhe.

Man faßt die vom Vestibularorgan ausgelösten Reflexe auch als *statokinetische Reflexe* (wenn sie Bewegungen auslösen) und als *statische Reflexe* (wenn sie Haltungen bedingen) zusammen.

Das vestibuläre System vermag sich veränderten Situationen anzupassen

Da der Nystagmus und die vestibulospinalen Reflexe über so viele verschiedene Rezeptorsysteme ausgelöst werden können, muß das System anpassungsfähig sein, um Fehlinformationen auf ein Minimum zu beschränken. **Habituation** nennt man die Reduktion der Nystagmusantwort auf sich wiederholende Reize, z.B. in einer Drehstuhlsituation. Bei Piloten, die berufsmäßig öfter und stärker vestibulären Reizen ausgesetzt sind, ist z.B. die Nystagmusdauer verkürzt, während die initiale Stärke des Nystagmus unverändert ist. Dadurch ergibt sich ein weiter Bereich von Normalwerten für die Dauer des Nystagmus (z.B. Andauern des Nystagmus bei Stopp aus einer definierten gleichförmigen Drehbewegung am Drehstuhl 10–30 s).

Wir können uns auch neuartigen Reizkombinationen anpassen, z.B. bei der Raumfahrt. Dort fehlt die Schwerkraft als spezifischer Reiz für die Otolithen, obwohl bei jeder Kopfbewegung, die eine Komponente einer Linearbeschleunigung enthält, die gleiche spezifische Otolithenreizung auftritt wie auf der Erde.

Kompensation bezeichnet die Veränderungen, die als Anpassung nach einer Läsion auftreten, z.B. wenn ein Labyrinth durch Krankheit akut ausfällt. Wenn alle Aktivität im vestibulären Nerv einer Seite ausfällt, verursacht die jetzt deutliche Asymmetrie der Erregung in den vestibulären Kernen einen **Spontannystagmus** zur Gegenseite, mit Drehempfindung zur Gegenseite und einer Fallneigung zur ipsilateralen, also kranken Seite. So soll der vermeintlichen passiven Drehung entgegengearbeitet werden. Bereits innerhalb von Stunden reduziert sich die Stärke des pathologischen Nystagmus, und nach wenigen Wochen ist er oft nicht mehr nachweisbar, er ist also kompensiert. Dies geht parallel mit einer Normalisierung der Ruheaktivität im vestibulären Kern. Durch die enge reziproke Verbindung zwischen den Kernen werden bei Kopfbewegungen auch wieder die Zellen im Kern auf der Seite des Labyrinthausfalls moduliert.

Der Kliniker prüft die vestibulären Funktionen

Wie eingangs erwähnt, ist **Schwindel** eines der häufigsten Symptome, weswegen der Patient einen Arzt aufsucht. Schwindel ist jedoch ein sehr vieldeutiges Symptom. Gibt der Patient eine klare Drehempfindung oder ein Liftgefühl an, ist der Schwindel wahrscheinlich vestibulär bedingt. Gibt er jedoch ein allgemeines Krankheitsgefühl, eine Leere im Kopf oder ein Gefühl der drohenden Ohnmacht an, ist der Schwindel wahrscheinlich nicht vestibulär verursacht. Schwindel vestibulären Ursprungs ist durch die enge reflektorische Verbindung über den 3-Neuronen-VOR sehr häufig mit einem pathologischen Nystagmus verknüpft. Deswegen ist eine Analyse von spontanem oder provoziertem Nystagmus diagnostisch sehr wertvoll. Zur Prüfung auf das Vorhandensein muß die visuelle Fixation ausgeschaltet werden. Der Patient muß daher die sog. Frenzel-Brille aufsetzen, die wegen starker Brechkräfte eine Fixation verhindert.

Die **kalorische Vestibularisprüfung** besteht darin, daß der äußere Gehörgang mit warmem (44 °C) oder kaltem (30 °C) Wasser gespült wird. Auf diese Weise kann man beide Labyrinthe seitengetrennt untersuchen. Der Patient liegt dabei mit leicht erhobenem Kopf, damit der laterale, horizontale Bogengang in eine vertikale Stellung kommt. Die Spülung mit warmem Wasser führt zu einer Erwärmung der Anteile des Labyrinths, die dem äußeren Gehörgang am nächsten liegen. Der Temperaturgradient in den Bogengängen bewirkt eine Flüssigkeitsexpansion und damit ein Aufsteigen der wärmeren, spezifisch weniger dichten Endolymphe im erwärmten Teil des Bogengangs. Dadurch entsteht ein Druckgradient über der Cupula, was zu einer einseitigen Erregung bzw. Hemmung der Haarzellen bzw. der afferenten Nerven und damit zu Nystagmus führt. Beim Test wird gemessen, ob der Nystagmus symmetrisch von beiden Gehörgängen ausgelöst werden kann. Seitenunterschiede sind pathologisch.

Bei der **Drehstuhlprüfung** wird der Patient im Dunkeln verschiedenen Beschleunigungen ausgesetzt (Abb. 27.**16**). Es wird gemessen, inwieweit die Geschwindigkeit des Nystagmus der Stimulation entspricht. Dabei werden beide Labyrinthe aktiviert; ein gut kompensierter einseitiger Ausfall ist nur bei hohen Beschleunigungen zu erkennen. Im Gegensatz zur kalorischen Prüfung wird auf dem Drehstuhl das vestibuläre System adäquat gereizt. Das erlaubt eine differenzierte Prüfung von Schwelle, Stärke und Dauer nicht nur des Nystagmus, sondern auch der subjektiven Drehempfindung in Abhängigkeit von verschiedenen Werten der Drehbeschleunigung. Beim Stopp aus einer langanhaltenden gleichförmigen Drehung kann man den sog. *postrotatorischen Nystagmus* auslösen. Die Ursache dafür ist in den mechanischen Eigenschaften der Cupulabewegung zu suchen (S. 660).

27.4 Motorik: wie eine Willkürbewegung geplant und ausgeführt wird

›› Der motorische Kortex ist der Ursprung der kortikospinalen Bahn, der für Willkürbewegungen entscheidenden Verbindung vom Kortex zu den Motoneuronen. Die kortikospinale Bahn steuert Motoneurone direkt oder über Zwischenneurone. Der motorische Kortex erhält seinerseits Eingänge vom sensorischen und frontalen Kortex und vom limbischen System. Die Basalganglien und das Zerebellum optimieren Bewegungen, so daß sie schnell, sicher und koordiniert mit der übrigen Körpermotorik ausgeführt werden können. ‹‹

Allen aktiven Bewegungen ist gemeinsam, daß zunächst Motoneurone der Hirnnervenkerne oder des Rückenmarks aktiviert werden müssen. In Kapitel 26 sind die Prinzipien der neuronalen Verarbeitung im Rückenmark besprochen. Im folgenden werden die supraspinalen, d. h. oberhalb des Rückenmarks liegenden motorischen Systeme vorgestellt. Funktionell bilden diese mit dem Rükkenmark eine Einheit.

Abb. 26.**1** (S. 633) gab bereits eine Übersicht über die Strukturen, die bei der Planung, Programmierung und Ausführung von Bewegungen beteiligt sind. Die willkürliche Aktivierung von Motoneuronen und damit die Ausführung einer Bewegung geschieht vorwiegend über die **kortikospinale Bahn**, die auf der Höhe der Pyramide der Medulla oblongata kreuzt und deshalb auch **Pyramidenbahn** genannt wird. Wird diese Bahn oberhalb der Kreuzung z. B. bei einem Schlaganfall unterbrochen, tritt eine Halbseitenlähmung der gegenüberliegenden Körperseite auf.

Eine Bewegung wird im motorischen Kortex mit seinen weiten Verbindungen **programmiert.** Ein großer Teil der Ursprungszellen der kortikospinalen Bahn stammt aus dem motorischen Kortex. Aber auch vom prämotorischen und sensorischen Kortex gehen kortikospinale Fasern aus. Die Planung einer Bewegung umfaßt zunächst die Entscheidung, daß eine bestimmte Bewegung ausgeführt wird, was vor allen Dingen bedeutet, daß während dieser Zeit viele andere Bewegungen nicht ablaufen können. Eine scharfe Trennung zwischen Planung und Programmierung gibt es nicht. Zur Planung und Programmierung gehört mehr als nur die Ansteuerung der zu bewegenden Muskeln. Machen Sie den Versuch und hüpfen auf einem Bein. Dabei ist die gesamte Körpermuskulatur involviert, denn Sie müssen zuerst auf einem Bein stehend Ihren Körper stabilisieren, bringen wahrscheinlich den Kopf in eine aufrechte Stellung und balancieren beim Hüpfen mit dem Schultergürtel und den Armen. Der Bewegungserfolg wird über die Augen und das vestibuläre System zurückgemeldet und entsprechend modifiziert. Die synchrone und synergistische Bewegung so vieler Muskelgruppen erfordert also eine komplexe Programmierung und in der Regel immer ein Lernen, denn auch das Hüpfen mußten Sie einmal lernen. Das ursprüngliche Lernen, Planen und Programmieren aktiviert Areale im prämotorischen Kortex, in den Basalganglien und im Zerebellum, die auch während der Bewegung den Ablauf kontrollieren und modifizieren.

Im Kapitel 26 wurde bereits zwischen Stützmotorik und Zielmotorik unterschieden. Die Funktion der **Stützmotorik** ist vorwiegend reflektorisch und benutzt retikulospinale und vestibulospinale Bahnen für die unbewußte Kontrolle der Körperhaltung. Diese Funktion ist entwicklungsgeschichtlich sehr alt, denn sie ist allen Tieren eigen – auch solchen, die noch keinen differenzierten Kortex haben. Die **Zielmotorik** benutzt die kortikospinale Bahn. Es muß betont werden, daß diese beiden Systeme funktionell eine Einheit bilden. Das oben aufgeführte Beispiel des Einbeinhüpfens aktiviert zwar willkürlich die Beinmuskulatur über die kortikospinale Bahn – wir würden aber stürzen, wenn nicht gleichzeitig reflektorisch die Stützmotorik entsprechend angesteuert würde.

Im folgenden soll zunächst die Funktion des motorischen Kortex mit der kortikospinalen Bahn als wichtigste Projektion zu den Motoneuronen der Hirnnerven und des Rückenmarks besprochen werden. Es folgt eine Diskussion der Eingänge zum motorischen Kortex sowie der Basalganglien und des Zerebellums, die motorische Funktionen im Ablauf optimieren und modifizieren.

Motorischer Kortex: die Bewegung wird eingeleitet

›› Der motorische Kortex steuert über die kortikospinale Bahn die Willkürmotorik. Besonders stark repräsentiert sind im motorischen Kortex die Muskulatur für die Bewegung der Hand sowie die Sprech- und Gesichtsmuskulatur, also die Muskulatur, die wir am feinsten abgestuft bewegen können. Bei einer Schädigung tritt eine Lähmung der gegenüberliegenden Körperhälfte auf. ‹‹

Der motorische Kortex projiziert über die **kortikospinale Bahn** (Pyramidenbahn) in das Rückenmark (Abb. 27.**17**), speziell zu den Motoneuronen distaler Muskelgruppen

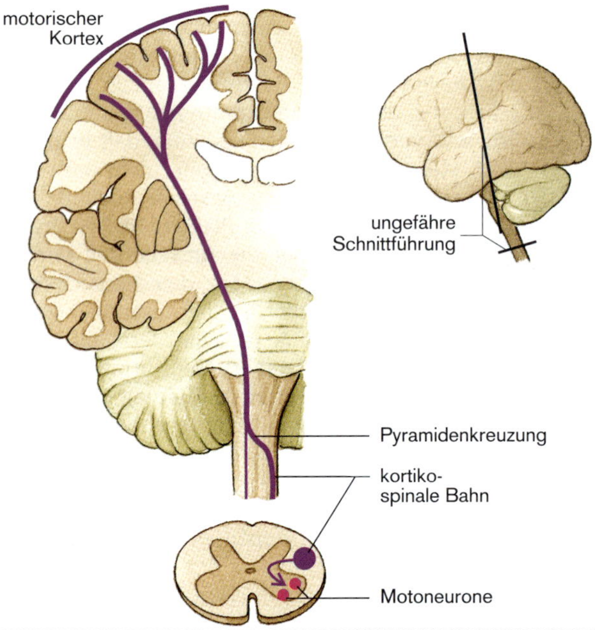

Abb. 27.**17** **Der motorische Kortex projiziert über die kortikospinale Bahn zum Rückenmark.** Sie kreuzt in der „Pyramide" der Medulla oblongata und wird deshalb auch häufig Pyramidenbahn genannt. Im Rückenmark liegt diese Bahn lateral und projiziert direkt oder indirekt über Zwischenneurone zu den Motoneuronen im Vorderhorn.

der Extremitäten, während die Stamm- und Antischwerkraftmuskulatur vorwiegend indirekt über Zwischenstationen des Hirnstamms angesteuert wird.

Die **topographische Repräsentation** im motorischen Kortex ist in Abb. 27.**18** dargestellt. Sie spiegelt den Grad der möglichen Feinbewegung wider. So dient zum Beispiel ein ausgedehntes Areal der Repräsentation von Fingern und Gesicht mit Zunge, aber nur ein kleines Areal der Repräsentation des Rumpfes.

Reizt man im Tierversuch den motorischen Kortex elektrisch mit einer Mikroelektrode, so erhält man durch eine Aktivierung von α-Motoneuronen graduierte Bewegung in einem bestimmten Muskel oder einer Muskelgruppe. Der gleiche Muskel kann andererseits bei Reizung eines größeren Areals aktiviert werden, was darauf hinweist, daß die makroskopisch topographische Anordnung sich nicht in die mikroskopische Gliederung fortsetzt. Dieses Prinzip des modularen und distributiven Aufbaus ist auf S. 697 näher erklärt.

Die Aktivität einzelner Zellen im motorischen Kortex ist bei wachen Affen während transienter Arm- und Handbewegungen gemessen worden (Abb. 27.**19**). Rhesusaffen können präzise Bewegungen ausführen, fast wie der Mensch. In diesem Beispiel wurde ein Tier trainiert, unter verschiedenen Bedingungen Bewegungen im Handgelenk auszuführen. Das abgebildete Neuron ist vor und während einer Flexion aktiv, wobei die Aktivität ansteigt, wenn der benötigte Kraftaufwand durch ein Gegengewicht vergrößert wird. Wird hingegen das Handgelenk passiv in eine Flexionsstellung gebracht, ist das Neuron nicht aktiv. Die Aktivität dieses individuellen Neurons kann also mit der **Kraftentwicklung** der Flexormuskeln korreliert werden, nicht aber mit der Positionsänderung im Handgelenk. Andere Neuronengruppen werden bei einer bestimmten Armposition oder Bewegung aktiviert.

Mit derartigen Versuchen wurden die Voraussetzungen geschaffen, präzise motorische Aufgaben der Willkürmotorik unter komplexen Versuchsbedingungen analysieren zu können. Der größte Teil unseres Wissens stützt sich jedoch auf das Studium von Ausfällen nach Läsionen bei Patienten. Der Rückschluß vom Ausfall einer Bewegung auf die normale Funktion aber ist problematisch und der Kortex daher noch immer eine der am wenigsten erforschten Landschaften des menschlichen Organismus.

Eine Läsion des motorischen Kortex bewirkt eine Halbseitenlähmung

Eine Läsion des motorischen Kortex oder der kortikospinalen Bahn verursacht eine Lähmung der gegenüberliegenden Körperseite mit einer bleibenden Störung jegli-

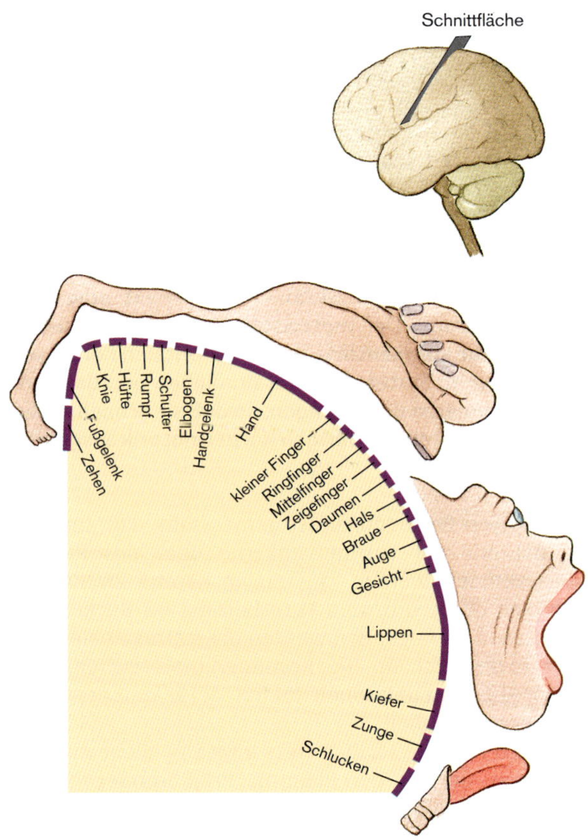

Abb. 27.**18** **Körperrepräsentation im motorischen Kortex.** Penfield u. Rasmussen (1950) haben während neurochirurgischer Operationen den menschlichen Kortex elektrisch gereizt und konnten durch Reizung in den verschiedenen Arealen Muskelkontraktionen in den dargestellten Körperregionen auslösen.

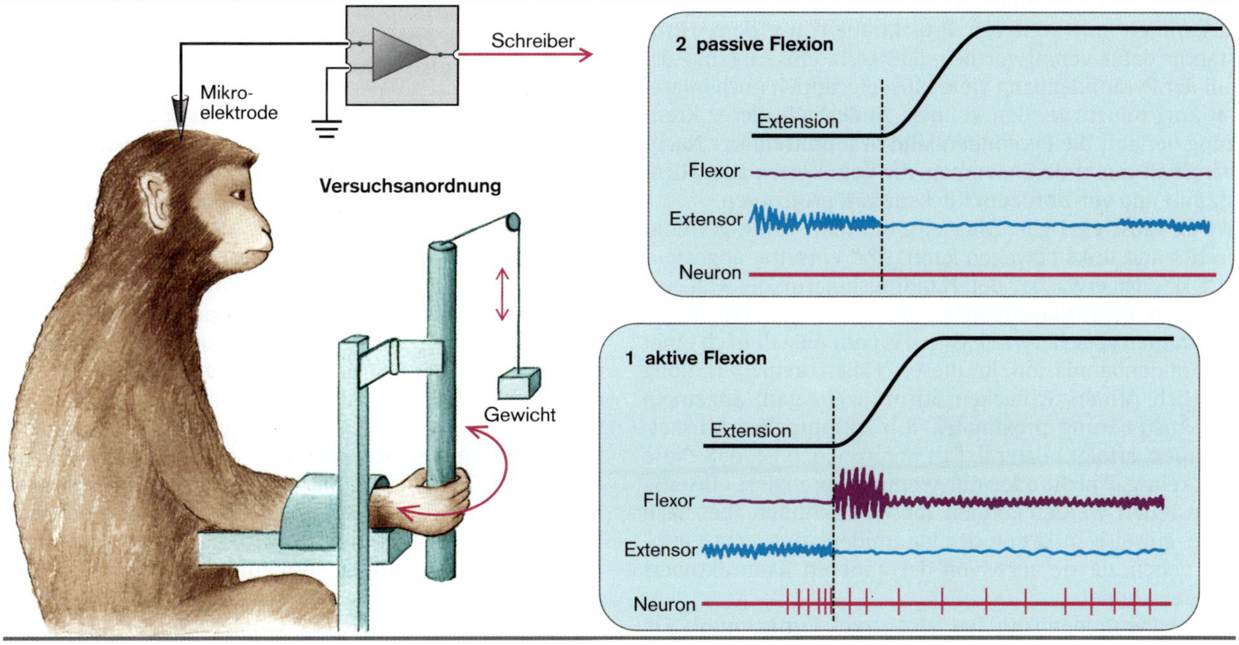

Abb. 27.**19** **Reaktionen eines Neurons im kortikospinalen Trakt im Tierexperiment.** Links die Versuchsanordnung mit einem trainierten Affen. Das Tier bewegt einen Stab gegen ein Gewicht. Mit einer Mikroelektrode im motorischen Kortex wird die Aktivität einer einzelnen Zelle registriert. In **1** die Antwort des Neurons des kortikospinalen Trakts bei Flexion des Handgelenks mit Darstellung der elektromyographischen Aktivität im Flexor- und Extensormuskel. In **2** wird das Handgelenk passiv um den gleichen Betrag bewegt. Das Neuron bleibt stumm, und es zeigt sich keine Aktivität im Flexormuskel (nach 6).

cher Feinmotorik. Durch die Unterbrechung der kortikospinalen Bahnen bewirken lokale Mechanismen im Rükkenmark (s. Kapitel 26) eine Erhöhung des Muskeltonus, **Spastik** genannt. Im Bein überwiegt der Tonus der Extensormuskeln, so daß das Bein in spastischer Streckstellung gehalten wird. Dadurch kann der Patient in der Regel bald wieder auf diesem Bein stehen, ohne einzuknicken. Mit Hilfe kann er auch gehen. Die Gebrauchsfähigkeit der Hand bleibt aber rudimentär, und einzelne oder graduierte Fingerbewegungen erholen sich nicht mehr. Im Arm sind die Flexormuskeln stärker ausgebildet, weshalb bei einer spastischen Tonuserhöhung der Muskeln Arm und Finger in einer Flexionsstellung gehalten werden. Das typische Bild eines **Halbseitengelähmten** ist in Abb. 27.**20** dargestellt: Das Bein ist steif gestreckt, während der Arm angewinkelt ist.

Die kortikospinale Bahn kreuzt in der Pyramide der Medulla oblongata

Ca. 30% der Pyramidenfasern haben ihren Ursprung im motorischen Kortex, weitere 30% stammen aus dem prämotorischen und supplementären motorischen Kortex (Abb. 29.**4**, Brodmann-Felder 6 und 8) und 40% aus dem somatosensorischen Kortex. Mehr als 90% der Axone der kortikospinalen Bahn kreuzen in der Medulla oblongata auf die Gegenseite. Bei einer Läsion dieser Bahn oberhalb der Pyramidenkreuzung tritt deshalb eine **Lähmung der Körpergegenseite** auf, während eine Läsion unterhalb zu einem Ausfall auf der gleichen Seite führt. Ein kleiner

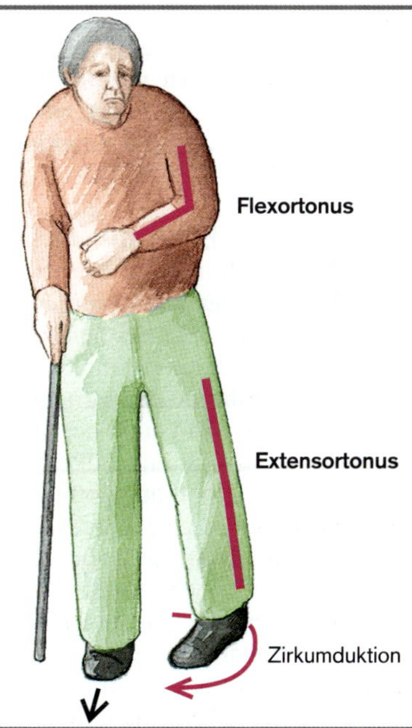

Abb. 27.**20** **Typische Haltung eines Mannes mit Halbseitenlähmung,** z. B. nach Schlaganfall in der rechten Hemisphäre mit Ausfall der kortikospinalen oder Pyramidenbahn. Der linke Arm ist angewinkelt, da bei einer Lähmung der Flexionstonus überwiegt. Das linke Bein zeigt eine Streckhaltung, da hier der Extensortonus überwiegt.

Prozentsatz der Axone kreuzt nicht. Diese Fasern sind zusammen mit weiteren Projektionen aus dem Hirnstamm dafür verantwortlich, daß trotz einseitigem Ausfall der Pyramidenbahn viele Muskelgruppen noch bilateral angesteuert werden können. Außerhalb dieser Kreuzung verläuft die Pyramidenbahn in unmittelbarer Nachbarschaft mit anderen Bahnen, die vom Kortex zum Hirnstamm und von dort zum Rückenmark projizieren.

Als Faustregel gilt: Muskeln, die man völlig getrennt rechts und links bewegen kann, sind einseitig angesteuert. Das ist etwa bei der Handmuskulatur der Fall, wo man z.B. beim Klavierspielen die Hände getrennt bewegen kann. Typischerweise ist bei einem Ausfall nach einer Pyramidenbahnläsion in diesen Fällen keine Erholung möglich. Atmen, Schlucken, Stirnrunzeln, ganz allgemein die Ansteuerung proximaler, d.h. rumpfnaher Muskelgruppen, erfolgt bilateral. Das Kennzeichen ist, daß diese Muskeln gar nicht oder nur wenig differenziert einseitig angesteuert werden können, diese Funktionen aber nach einer einseitigen Läsion der Pyramidenbahn nicht verloren gehen, da sie auch von der anderen Bahn aktiviert werden können.

Die Pyramidenbahn hat also **zwei Funktionen:** Sie steuert fein abgestuft die Willkürmotorik, und sie hemmt eine Reihe von Hirnstamm- und Rückenmarkreflexen. Diese beiden Funktionen werden bei einem Ausfall evident: In den Muskeln kommt es einerseits zu einer Lähmung der Feinmotorik, andererseits zu einer spastischen Tonuserhöhung mit Verstärkung der Muskeleigenreflexe.

Bewegungsautomatismen werden im Hirnstamm erzeugt

›› Im Hirnstamm liegen die Zellkörper der Hirnnerven-Motoneurone. Hier sind auch prämotorische Areale für Bewegungsautomatismen lokalisiert, und es finden sich wichtige Umschaltstellen von und zum Kleinhirn und Rükkenmark. ‹‹

Schlucken, Niesen, Husten, aber auch Lachen und Weinen sind motorisch gesehen stereotype Bewegungsabläufe, die angeboren sind und reflexmäßig von Arealen im Hirnstamm aus generiert werden. Bei beidseitiger Unterbrechung der absteigenden Bahnen vom Kortex (**kortikobulbäre Bahnen**) können diese Bewegungen enthemmt ablaufen. Ein Patient kann dann auch bei minimalem Anlaß ein Weinen oder auch ein ungezügeltes Lachen nicht unterdrücken. Dies ist einer der Gründe, warum ältere Leute mit Hirnatrophie häufig über eine ungenügende emotionale Ausdruckskontrolle berichten. Andererseits sind diese Bahnen dafür verantwortlich, daß auch ein blind geborenes Kind bei Freude ein Lächeln zeigt, was es nie sehen konnte und damit auch nie „nachahmen“ kann.

Eine Reihe von Muskeln können wir einerseits gezielt im Rahmen gelernter Bewegungen, andererseits auch über automatische Programme des Hirnstamms ansteuern. Ein Sänger mit einer verfeinerten Atemtechnik wird die Atem- und Kiefermuskulatur beim Singen über den motorischen Kortex aktivieren, beim Essen und Atmen aber wie jeder andere über Hirnstammautomatismen.

Weitere spezialisierte motorische Systeme wurden bereits auf S. 644 und 652 beschrieben.

Der supplementäre motorische Kortex ergänzt das Ausgangssignal des motorischen Kortex

›› Der supplementäre motorische Kortex ist wichtig für die Vorbereitung und Durchführung sequentieller Bewegungen. Eine zweite Aufgabe ist, Muskelsynergien bei komplexen Bewegungsabläufen zu koordinieren. ‹‹

Wir haben die Fähigkeit, uns bestimmte Bewegungen lediglich vorzustellen und sequentiell den Ablauf in Gedanken durchzugehen, z.B. das Spielen eines Musikstücks oder den Ablauf einer komplexen sportlichen Übung. In solchen Situationen ist der **supplementäre motorische Kortex** (s. Abb. 29.**4**, Brodmann-Feld 6) aktiv, wie man aus Messungen des lokalen Glucoseverbrauchs bei gesunden Versuchspersonen ableiten kann. Solche Messungen können z.B., mit dem Positronenemissionstomographen (PET S. 728) oder mit anderen modernen bildgebenden Verfahren durchgeführt werden. Nur wenn die Bewegung tatsächlich ausgeführt wurde, ist auch der motorische Kortex gleichzeitig aktiv. Daraus kann man aber nicht ableiten, daß der supplementäre motorische Kortex dem motorischen vorgeschaltet ist, vielmehr steuern beide kooperativ die Motorik und haben schwerpunktmäßig verschiedene Aufgaben. Der supplementäre Kortex bereitet komplexe Bewegungsabläufe vor, besonders wenn sie eine gleichzeitige Stabilisierung der Körperhaltung erfordern, während der motorische Kortex den Hauptanteil an der direkten Steuerung der kortikospinalen Bahn hat.

Wie eine Bewegung programmiert wird

›› Die Basalganglien und das Kleinhirn kooperieren bei der Programmierung von Bewegungen und sichern den optimalen Einsatz der agonistischen und antagonistischen Muskeln. Dazu gehört die Regelung des zeitlichen Ablaufs der Muskelaktivierung, speziell wenn es sich um komplexe Sequenzen von Bewegung handelt. ‹‹

Wie bereits in Abb. 26.**1** (S. 633) gezeigt und nochmals in Abb. 27.**21** verdeutlicht, erhalten die **Basalganglien** und das **Zerebellum** Informationen vom Kortex und projizieren zu diesem zurück. Die Basalganglien werden auch **„extrapyramidales System“** genannt, um es von der Pyramidenbahn, also vom kortikospinalen System abzugrenzen. Die Basalganglien erhalten ihren Eingang vom sensomotorischen und allen Anteilen des Assoziationskortex, projizieren aber nur zum frontalen Kortex zurück (s. auch Abb. 29.**1**). Das extrapyramidale System hat also weder einen „eigenen“ Eingang von den Muskelspindeln oder Gelenksrezeptoren noch einen „eigenen“ Ausgang in das Rückenmark und zu den Motoneuronen, sondern kann nur auf den **prämotorischen Kortex** (s. Abb. 29.**4**) wirken, der dichte reziproke Verbindungen mit dem motorischen Kortex hat und selbst Ursprung eines Teils der Axone für die Pyramidenbahn ist. Ist der motorische Kortex oder die Pyramidenbahn geschädigt mit dem Resultat einer Halbseitenlähmung, so gibt es für den Arzt keine Möglichkeit, die Funktionen des extrapyramidalen Systems auf der betroffenen Seite zu untersuchen.

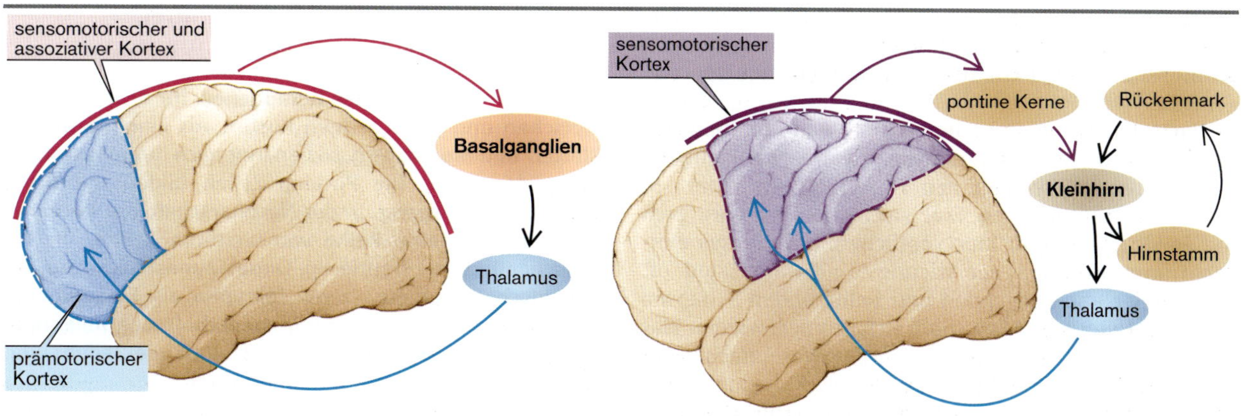

Abb. 27.**21** **Ein- und Ausgänge der Basalganglien und des Zerebellums.** Die Basalganglien erhalten ihren Eingang vom gesamten Kortex und projizieren zurück zum frontalen Kortex. Das Kleinhirn erhält seinen Eingang über die pontinen Kerne vom motorischen und sensorischen Kortex und projiziert zu diesem zurück. Zusätzlich empfängt es über die spinozerebelläre Bahn sensorische Information aus dem Rückenmark.

Auch das Kleinhirn erhält einen wesentlichen Eingang vom Kortex und projiziert zu diesem zurück. Der Ursprung ist im wesentlichen der **sensomotorische Kortex**, der gleichzeitig auch Ziel der Projektion vom Zerebellum ist. Das Kleinhirn erhält aber unabhängig vom Kortex einen direkten Eingang vom Rückenmark in Form der **spinozerebellären Bahn,** die Informationen aus Muskelspindeln und Gelenkrezeptoren übermittelt.

Beide Systeme greifen durch reziproke Verbindung zum Kortex in die Planung und Programmierung von Bewegungen ein, wirken aber im wesentlichen über die Pyramidenbahn und weitere kortikobulbäre Bahnen auf die Ausführung einer Bewegung.

27.5 Basalganglien: wie die Geschwindigkeit von Bewegungen optimiert wird

» Die Basalganglien erhalten Informationen von allen Anteilen des Kortex und projizieren ihrerseits über den Thalamus zum prämotorischen und frontalen Kortex zurück. Dieser Weg der Informationsverarbeitung dient der Koordination und Schnelligkeit bei der Ausführung von Bewegungsabläufen. «

Die Hauptkerne der Basalganglien sind das **Corpus caudatum,** das **Putamen** (zusammen als Striatum bezeichnet), der **Globus pallidus** und die **Substantia nigra** (Abb. 27.**22**). Sie erhalten ihren Eingang von fast allen Anteilen des Kortex. Speziell der Ausführung von motorischen Programmen dient die Projektion Putamen – Pallidum – Thalamus – prämotorischer Kortex, wobei ein weiterer wichtiger Eingang zum Putamen die dopaminerge Projektion von der Substantia nigra ist. Weitere Projektionen über das Corpus caudatum zu den vorderen Anteilen des Frontalhirns dienen der abstrakten Planung, die noch nicht unmittelbar zu Bewegungen führt.

Die Aktivität einzelner Zellen im Pallidum kodieren Kraftaufwand und Richtung einer Bewegung. Meist sind diese Zellen kurz nach denen des Kortex und Zerebellums

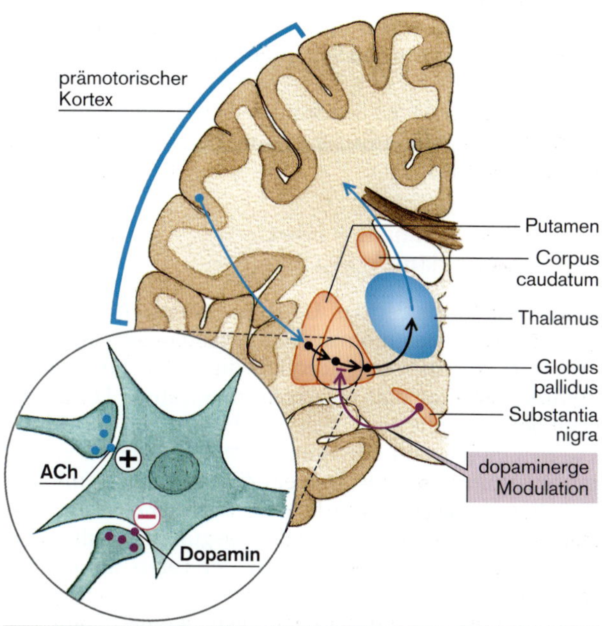

Abb. 27.**22** **Prinzip der Verschaltung im Striatum, dem „extrapyramidal-motorischen System".** Das Striatum (Putamen und Corpus caudatum) erhält als Eingang Information vom gesamten Kortex und projiziert über das Pallidum und den Thalamus zurück zum frontalen Kortex. Diese Übertragung wird durch dopaminerge Neurone aus der Substantia nigra moduliert.

aktiv. Das entspricht einer regulatorischen Funktion, vorwiegend der Optimierung und Skalierung einer Bewegung. Die wichtigsten Transmitter sind Dopamin, Acetylcholin und GABA. Die neurophysiologischen Mechanismen der Basalganglien bei Entwurf und Ausführung einer Bewegung sind nicht ausreichend bekannt, so daß man auch hier größtenteils von der gestörten Funktion bei Krankheit auf die normale Funktion schließen muß. Die experimentelle Untersuchung dieser Mechanismen erfordert, daß Versuchstiere aktiv verschiedene Bewegungen ausführen, während z.B. die Aktivität einzelner Neurone gemessen wird.

Nach den Ergebnissen derartiger Analysen stellt der Kortex den wesentlichen Eingang zu den Basalganglien dar, während diese über den Thalamus zum frontalen Kortex zurückprojizieren. Eine solche Schleife wird gern mit Feedbackmechanismen verglichen. In Kenntnis einiger Transmitter und der wichtigsten Bahnen sind oft Schaltbilder mit erregenden und hemmenden Synapsen entworfen worden. Man muß sich immer wieder klar machen, daß solche Schemata extreme Vereinfachungen sind, die eher dem Neuling mögliche Mechanismen plausibel machen sollen, aber kaum als erschöpfende Erklärung dienen können. Am Beispiel des **Dopamins,** eines von mehreren Transmittern in den Basalganglien, sollen die komplexen Wirkungen gezeigt werden, die ja nach Rezeptortyp verschieden sind. Dopamin kann

- ein Enzym aktivieren, das ATP zu cAMP wandelt (D1-Rezeptor);
- über ein anderes Enzym diese Wandlung zu cAMP hemmen (D_2-Rezeptor);
- über typischerweise inhibitorische Autorezeptoren die eigene Freisetzung an Synapsen hemmen.

Dieser verschiedenen Mechanismen wegen kann Dopamin sowohl inhibitorische als auch erregende Wirkung auf die Zielzelle haben.

Dopaminmangel führt zur Parkinson-Krankheit

Der selektive Ausfall des Dopaminsystems in der Substantia nigra (Dopaminmangel) ändert das Gleichgewicht zwischen erregender (Acetylcholin) und vorwiegend hemmender (Dopamin) Synapse im Striatum. Diese Verschiebung manifestiert sich als **Parkinson-Krankheit.** Die Symptome sind Bewegungsarmut **(Akinese),** erhöhter Muskeltonus **(Rigor)** und ein Zittern der Extremitäten in Ruhestellung **(Tremor).** Rigor bezeichnet eine Tonuserhöhung über den gesamten Bewegungsbereich eines Gelenks, während bei der Spastik der Tonus initial groß ist, besonders bei Belastung, aber nach mehrmaliger Bewegung plötzlich deutlich geringer werden kann. Die Symptome der Parkinson-Krankheit unterscheiden sich also von einer Läsion der Pyramidenbahn (Lähmung und spastische Tonuserhöhung der Muskulatur mit Steigerung der spinalen Reflexe), weshalb im klinischen Jargon die Basalganglien auch das **extrapyramidale System** genannt werden. Anatomie und Physiologie zeigen, daß diese beiden Systeme *kooperativ* arbeiten. Die Zweiteilung hat also etwas Willkürliches, hat sich aber klinisch aufgrund der verschiedenen Ausfallsymptomatik bei Krankheit bewährt.

Andere Läsionen des extrapyramidalen Systems können zu einer motorischen Überaktivität führen, mit Bewegungen, die in ihrer Skalierung, Intensität oder Richtung nicht stimmen (z.B. Chorea Huntington).

27.6 Zerebellum: wie Bewegungen koordiniert und skaliert werden

» Das Kleinhirn hat einen homogenen, für diese Struktur typischen und einzigartigen Kortex. Als Eingang dienen Kletter- und Moosfasern, so benannt nach ihrem histologischen Aussehen. Die Purkinje-Zellen bilden mit ihren Axonen den Ausgang. In der Nachbarschaft der Purkinje-Zellen gibt es eine Reihe von weiteren Zellen, die als Zwischenneurone figurieren. Diese Grundstruktur des histologischen Aufbaus, zwei Zelltypen als Eingang, ein Zelltyp als alleiniger Ausgang wiederholt sich millionenfach (beim Menschen ca. 1,5 · 10^7 Purkinje-Zellen) und dient der motorischen Koordination. «

Das Kleinhirn erhält Information vom sensomotorischen Kortex und vom Rückenmark

Moosfasern haben ihren Ursprung im Tractus spinocerebellaris, von wo sie Information speziell von Lage- und Gelenkrezeptoren und Muskelspindeln aus der Peripherie übermitteln, und in den pontinen Kernen, wohin Bahnen des Großhirns projizieren (kortikopontine Bahnen). **Kletterfasern** kommen ausschließlich aus der unteren Olive, die wiederum Afferenzen vorwiegend aus dem prämotorischen Kortex erhält. Im Unterschied zu den Basalganglien erhält also das Zerebellum seinen Eingang vom Kortex nur von dem sensomotorischen Anteil, aber zusätzlich sensorische Informationen über die spinozerebelläre Bahn.

Das Kleinhirn hat nur einen Ausgang: die Purkinje-Zellen

Die Axone der **Purkinje-Zellen** projizieren zu den Kleinhirnkernen, wobei der **Nucleus dentatus** als größter Kern Afferenzen von den Kleinhirnhemisphären erhält und direkt und indirekt über Nucleus ruber und Thalamus zum Kortex zurückprojiziert. Dieser Teil des Zerebellums ist vorwiegend mit der **Planung und zeitlichen Koordination** von Bewegungen der Extremitäten befaßt. Die medial gelegenen **Nn. fastigii** erhalten ihre Afferenzen vorwiegend vom Kleinhirnwurm, der seinerseits eine starke Projektion spinozerebellärer Fasern erhält und mehr mit der Ausführung von Bewegungen, speziell der **Stand- und Gangkontrolle,** befaßt ist.

Die zelluläre Organisation des Kleinhirns ist uniform

Abb. 27.**23** und 27.**24** stellen den zellulären Aufbau dar, der sich über alle Anteile des Kleinhirns gleichförmig wiederholt. Sieht man unter dem Mikroskop ein kleines Stück zerebellären Kortex, kann man nicht entscheiden, von welchem Teil des Kleinhirns es stammt. Abb. 27.**23** zeigt den histologischen Aufbau, während in Abb. 27.**24** die funktionellen Verbindungen hervorgehoben sind. Grau umrahmt sind Zellen und Axone, die inhibitorische Transmitter freisetzen, rot umrahmt solche, die exzitatorische Transmitter benutzen.

Die spezielle Gestalt der **Purkinje-Zellen** mit ihren Afferenzen hat die Besonderheit zur Folge, daß man zwei

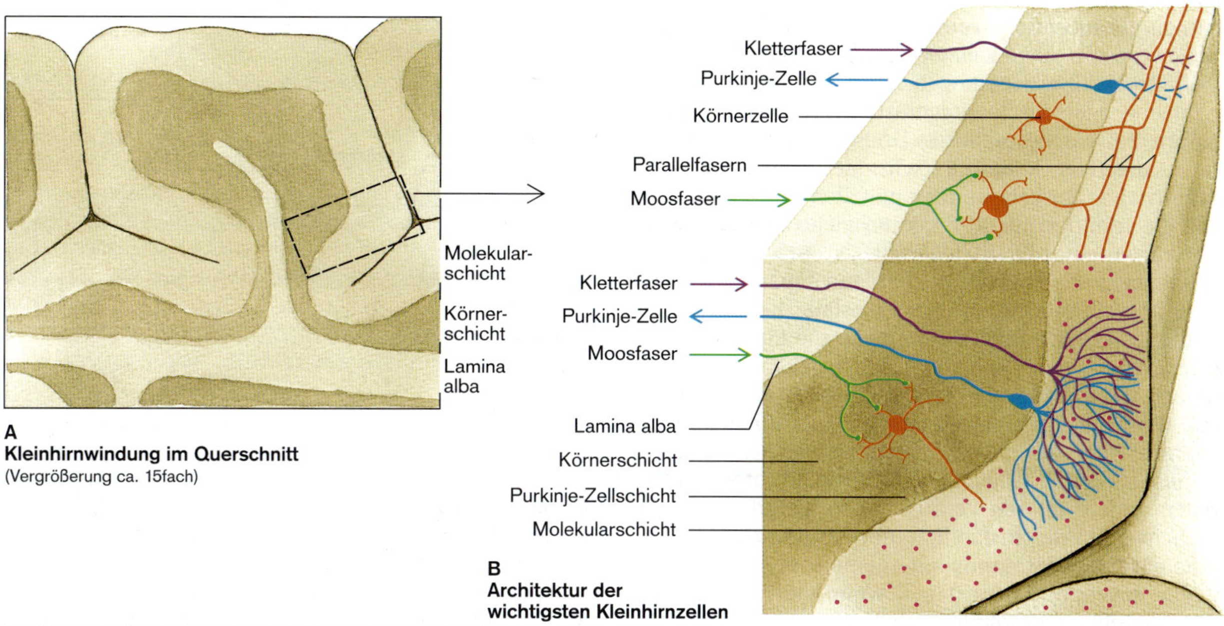

Abb. 27.**23** **Histologisches Bild der zellulären Organisation im zerebellären Kortex.** Eingänge sind die Kletterfasern und Moosfasern. Diese werden umgeschaltet auf Körnerzellen. Die Purkinje-Zellen haben einen weit ausladenden Dendritenbaum, der orthogonal zur Ausrichtung der Parallelfasern steht. Ihr Axon ist der einzige Ausgang des Zerebellums und projiziert zu den zerebellären Kernen (nach 3).

verschiedene Formen von Aktionspotentialen registrieren kann. „Komplexe" Aktionspotentiale werden durch Aktivität der Kletterfasern ausgelöst und sind durch eine Reihe von Nachpotentialen gekennzeichnet. Die normalen oder „einfachen" Aktionspotentiale werden durch Aktivierung über Parallelfasern ausgelöst. Der Ausgang des Zerebellums über die Purkinje-Zellen ist inhibitorisch mit GABA als Transmitter. Trotzdem können die Purkinje-Zellen nachfolgende Strukturen differenziert beeinflussen, da sie eine hohe Ruheaktivität von im Mittel 100 imp/s einfacher Aktionspotentiale haben, während die komplexen Aktionspotentiale eine Aktivität bis etwa 10 imp/s zeigen. Die Purkinje-Zellen beeinflussen somit Zellen in den Kleinhirnkernen, die selbst eine hohe Ruheentladung zeigen, durch vermehrte oder verminderte Inhibition (Disinhibition).

Die Funktionen des Zerebellums manifestieren sich durch charakteristische Ausfälle nach Läsionen

Der Kliniker kennt charakteristische Ausfallsymptome nach Kleinhirnläsionen, die das motorische System betreffen, wobei die Koordination und die Schnelligkeit von Bewegungsabläufen gestört sind. Da Ausgänge aus dem Zerebellum nicht direkt die Motoneurone und das Rükkenmark beeinflussen, sondern auf den motorischen Kortex wirken, werden diese Ausfälle erst bei Willkürbewegungen evident. Bei einem Patienten, der schläft oder ruhig im Bett liegt, kann man einen zerebellären Ausfall nicht feststellen. Dieser manifestiert sich erst dann, wenn der Patient eine Willkürbewegung ausführt.

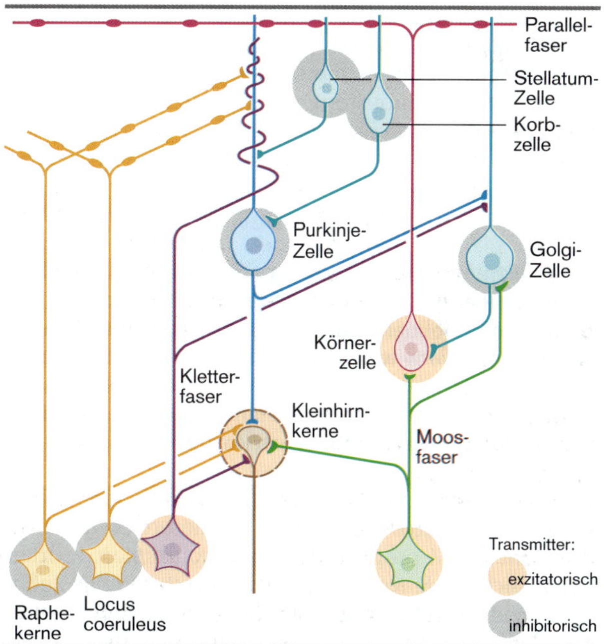

Abb. 27.**24** **Schema der synaptischen Organisation der Kleinhirnrinde.** Hellrot hinterlegt sind Zellen mit exzitatorischen Transmittern: Kletterfasern, Moosfasern, Körnerzellen, Zellen der zerebellären Kerne. Die grau hinterlegten Zellen sind inhibitorisch: Purkinje-Zellen, Stellatumzellen, Korbzellen, Golgi-Zellen, Projektionen von den Raphekernen und vom Locus coeruleus (nach 3).

Ist eine **Hemisphäre** des Zerebellums lädiert, so wird das deutlich als **Intentionstremor** (ausfahrendes, instabiles Überkorrigieren von Zielbewegungen mit den Fingern), **Dysdiadochokinese** (Unmöglichkeit, schnell aufeinanderfolgend agonistisch-antagonistische Bewegungen zu machen, z.B. rasche, repetitive Drehbewegungen mit der Hand), **positiver Rebound** (wird der Widerstand bei isometrischer Muskelspannung plötzlich weggenommen, kann die resultierende Kontraktion nicht gebremst werden), ein Auseinanderfallen komplexer Bewegungsabläufe in einzelne Komponenten, die dann separat nacheinander ausgeführt werden. Diese Ausfälle beziehen sich auf die gleiche Seite der Läsion, denn die Eingänge vom Kortex haben eine Kreuzung im Hirnstamm, ebenso kreuzen die Ausgänge von den zerebellären Kernen. Deshalb führt eine Kleinhirnläsion zu ipsilateralen, eine Großhirnläsion aber zu kontralateralen Ausfällen.

Sind Strukturen nahe der **Mittellinie** betroffen, speziell der vordere Teil der Vermis, äußert sich das in einer deutlichen **Ataxie** (Instabilität der Körperhaltung). Ein pathologischer **Nystagmus** mit entsprechender Instabilität der Augenposition tritt auf, wenn Flokkulus, Uvula oder Nodulus („Vestibulozerebellum") betroffen sind (S. 662).

Die klinischen Ausfälle zeigen zusammen mit den anatomischen und elektrophysiologischen Daten, daß das Kleinhirn den direkten Projektionen (Pyramidenbahn) bei der Planung (laterales Zerebellum) und Ausführung von Bewegungen (mediales und paramedianes Zerebellum) parallel geschaltet ist. Entsprechend tritt bei einem Ausfall keine Lähmung auf, sondern die Bewegung ist in ihrem Ablauf gestört. Das exakte geometrische Muster des zerebellären Kortex bietet sich dafür an, Transformationen von Impulsmustern von räumlicher Ordnung in zeitliche Ordnung zu realisieren.

27.7 Die Planung einer Bewegung

» Die Planung einer Bewegung geht nicht von einzelnen übergeordneten Zellen oder abgrenzbaren Bezirken des Kortex aus. Vielmehr ist sie das Resultat der Aktivität großer, kooperativ arbeitender Zellverbände, die Eingänge vom sensorischen Assoziationskortex, limbischen System und präfrontalen Kortex erhalten und die Aktivität im motorischen und prämotorischen Kortex modulieren. «

Wenn Bewegungen vom motorischen Kortex, supplementären motorischen Kortex und prämotorischen Kortex eingeleitet bzw. programmiert und koordiniert werden, erhebt sich die Frage, woher diese Strukturen ihre Informationen erhalten. Anatomisch kann man Projektionen von allen Anteilen des Assoziationskortex in diese Areale nachweisen. Die Aktivierung des Kortex, die einer Bewegung vorausgeht, kann man als **Bereitschaftspotential** messen. So wie man auf sensorischer Seite visuell (Kap. 23), akustisch (Kap. 22) oder somatosensorisch (Kap. 21) evozierte Potentiale ableiten kann, ist auch das einer Bewegung vorausgehende Signal mit EEG-Elektroden meßbar, wenn man die Bewegung standardisiert und die Potentiale über genügend viele Bewegungen aufsummiert. Abb. 27.**25** zeigt die Versuchsanordnung. Bei standardisierten Fingerbewegungen kann man regelmäßig über mehrere hundert Millisekunden vor einer Bewegung auf beiden Seiten eine weit ausgebreitete Aktivierung über dem Kortex messen, die erst ca. 90 ms vor der Bewegung ein Maximum über dem motorischen Kortex kontralateral der bewegten Hand erreicht. Diese frühe ausgedehnte Aktivierung ist ein weiteres Indiz für die distributive Funktionsweise des Kortex (Kap. 29).

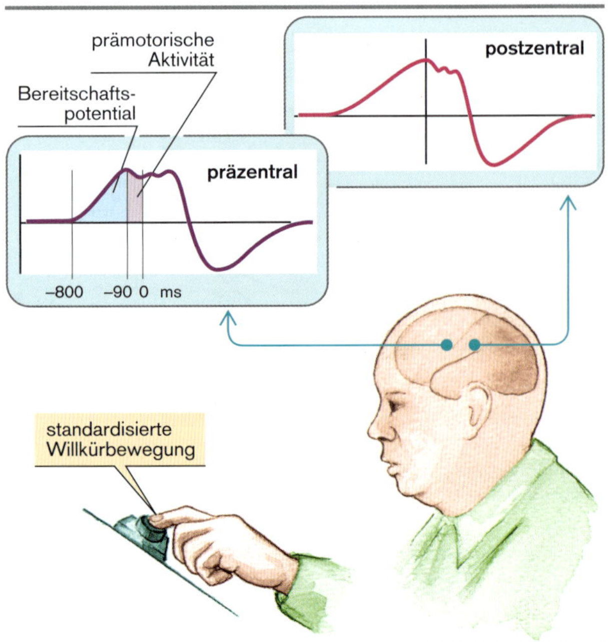

Abb. 27.**25** **Bereitschaftspotential.** Vor einer Willkürbewegung mit dem Zeigefinger ist über weiten Gebieten des Kortex eine Potentialänderung festzustellen. Diese ist meßbar, wenn man über etwa hundert solche Bewegungen mittelt. Das Bereitschaftspotential zeigt sich mehrere hundert bis 90 ms vor der Bewegung. Anschließend folgt das eigentliche motorische Ausführungssignal (nach Deecke u. Kornhuber, in 3).

Es gibt weder physiologisch identifizierbare einzelne Zellen noch anatomisch abgrenzbare Unterbezirke im Kortex, die Ursprung motorischer „Befehle" wären. Vielmehr ist es die Kooperation großer Zellverbände, die auf vielen Stufen ihre Aktivität aufgrund sensorischer Eingänge koordiniert modifizieren und so den motorischen Kortex in seiner Aktivität beeinflussen können. Andere Eingänge haben ihren Ursprung im limbischen System oder anderen Anteilen des Kortex. Dies sind die wichtigsten Bahnen für sensorisch, affektiv oder ohne unmittelbaren äußeren Stimulus ausgelöste Bewegungen. Auch im sensorischen Assoziationskortex gibt es keine übergeordneten Zellen, die als Schlußfolgerung der visuellen Verarbeitung z.B. sagen würden, dieses Gesicht ist meine Großmutter, während die Nachbarzelle nur aktiv würde, wenn statt dessen meine Tante vor mir stünde. Die Zellen zeigen weder im motorischen noch im sensorischen Kortex eine solche Alles-oder-nichts-Aktivität. Die einzelne Zelle ist vielmehr bei einer großen Zahl von Aufgaben graduiert aktiv, wobei auf dem Niveau der einzelnen Zelle große statistische Fluktuationen auftreten können. Das Muster der Gesamtaktivität großer Zellverbände (aus mehreren tausend bis hunderttausend Zellen) kann jedoch sehr präzise Informationen übermitteln (Kap. 30).

Zum Weiterlesen ...

1 Baloh, R. W., V. Honrubia: Clinical Neurophysiology of the Vestibular System, 2 nd ed. Davis, Philadelphia 1990

2 Brandt, T., W. Büchele: Augenbewegungsstörungen. Fischer, Stuttgart 1983

3 Brooks, V. B.: The Neural Basis of Motor Control. Oxford University Press, Oxford 1986

4 Henn, V., J. A. Büttner-Ennever, K. Hepp: The Primate Oculomotor System. I Motoneurons, II Premotor Systems. Hum. Neurobiol. 1 (1982) 77 – 85, 87 – 95

5 Ito, M.: The Cerebellum and Neural Control. Raven Press, New York 1984

6 Kandel, E. R., J. H. Schwartz, T. M. Jessel: Neurowissenschaften. Spektrum Akademischer Verlag, Heidelberg 1996

7 Lance, J. W., J. G. McLeod: A Physiological Approach to Clinical Neurology, 3 rd ed. Butterworth, London 1981

8 Leigh, R. J., D. S. Zee: The Neurology of Eye Movements, 2nd ed. Davis, Philadelphia 1991

9 Phillips, C. G.: Movements of the Hand. The Sherrington Lectures XVII. Liverpool University Press, Liverpool 1985

10 Wilson, V. J., G. Melvill Jones: Mammalian Vestibular Physiology. Plenum Press, New York 1979

... und noch weiter

11 Hudspeth, A. J.: Mechanoelectrical transduction by hair cells of the bullfrog's sacculus. Prog. Brain Res. 80 (1989) 129 – 135

12 Sharpe, J. A., H. O. Barber: The Vestibuloocular Reflex and Vertigo. Raven Press, New York 1993

13 Waespe, W., V. Henn: Neuronal activity in the vestibular nuclei of the alert monkey during vestibular and optokinetic stimulation. Exp. Brain Res. 27 (1977) 523 – 538

Neurovegetative Regulationen

H. Seller

28

Alle Organe des Körpers, außer der Skelettmuskulatur, sind von dem **vegetativen** oder, wie es im englischen Sprachgebrauch heißt, **autonomen Nervensystem** innerviert. Neben dem Einfluß auf die Funktion der inneren Organe über Hormone auf dem humoralen Weg besteht damit ein zweiter Weg zur Steuerung der Zellfunktionen. Gegenüber den humoralen Einflüssen hat das vegetative Nervensystem dabei die Möglichkeit des schnelleren, direkteren Zugriffs auf eine Änderung von Organfunktionen, wie sie z.B. zur Anpassung des Kreislaufs bei schnellen motorischen Aktionen – etwa beim Lagewechsel (Orthostase) oder in der Startreaktion bei Arbeit – notwendig ist. Neben dieser schnellen, **motorische Leistungen unterstützenden Funktion** wirkt das vegetative Nervensystem auch mit als organspezifisch differenziertes Instrument im Rahmen **homöostatischer Regulationen,** z.B. durch Regulation der Hautdurchblutung und der Schweißsekretion bei der Thermoregulation. Weiterhin können durch viszerale Afferenzen schnelle, organspezifische Regulationen als **vegetative Reflexe** wie Kreislaufreflexe, intestinale Reflexe, der Blasenentleerungsreflex durch das vegetative Nervensystem übertragen werden. Durch eine enge Verbindung des vegetativen Nervensystems mit den Zentren psychomotorischer Aktivitäten ist es auch ein wichtiges Übertragungsinstrument für Fehlsteuerungen von Organen bei **psychosomatischen Erkrankungen.**

28.1 Peripherer Aufbau und Transmitter des vegetativen Nervensystems

» Eine Besonderheit des vegetativen Nervensystems ist die in Ganglien außerhalb des Zentralnervensystems erfolgende Umschaltung auf ein zweites, postganglionäres Neuron. Nach Lage der zu den Ganglien ziehenden präganglionären Neurone im Zentralnervensystem wird zwischen dem Sympathikus und dem Parasympathikus unterschieden. Die präganglionären Neurone des Sympathikus liegen in den thorakolumbalen Segmenten des Rückenmarks, die des Parasympathikus liegen im Hirnstamm und im sakralen Teil des Rückenmarks. In allen Ganglien sowie in den postganglionären Neuronen des Parasympathikus ist der Transmitter Acetylcholin. Die postganglionären Neurone des Sympathikus besitzen Noradrenalin und bei der Innervation der Schweißdrüsen Acetylcholin als Transmitter. «

Das vegetative Nervensystem ist in dem peripheren Aufbau dadurch charakterisiert, daß die Axone, die das Zentralnervensystem in Hirnstamm und Rückenmark verlassen, nicht ohne Unterbrechung zu den Effektororganen ziehen, sondern vorher noch einmal außerhalb des Zentralnervensystems in **Ganglien** mit einem weiteren Neuron synaptisch verschaltet sind. Die Neurone innerhalb des Zentralnervensystems werden deshalb als *präganglionäre Neurone,* die Neurone in den Ganglien, die mit ihren Axonen die Erfolgsorgane innervieren, als *postganglionäre Neurone* bezeichnet.

Je nach Lage der präganglionären Neurone wird das vegetative Nervensystem in einen thorako-lumbalen Anteil, den Sympathikus, und einen kraniosakralen Anteil, den Parasympathikus, unterteilt (Abb. 28.**1**). Die präganglionären Neurone des **Sympathikus** liegen im Seitenhorn des Rückenmarks vom ersten Thorakal- bis zum zweiten Lumbalsegment. Die postganglionären Neurone liegen beidseitig der Wirbelsäule in der *paravertebralen Ganglienkette,* dem **Grenzstrang,** und in den unpaarigen *prävertebralen Ganglien,* dem Ganglion coeliacum sowie dem Ganglion mesentericum superior und inferior. Die Axone der postganglionären Neurone innervieren die glatte Muskulatur aller Organe, das Herz und die endo- und exokrinen Drüsen. Die präganglionären Neurone des **Parasympathikus** liegen in den Kerngebieten der Hirnnerven des N. oculomotorius, des N. facialis, des N. glossopharyngeus und des N. vagus sowie in dem Seitenhorn der ersten vier Sakralsegmente des Rückenmarks. Die postganglionären Neurone liegen in Ganglien sehr nahe an oder direkt in dem innervierten Erfolgsorgan. Die Erfolgsorgane sind das Auge, die Tränen- und Speicheldrüsen, die Lunge, das Herz, der Magen-Darm- und der Urogenitaltrakt.

Der **Transmitter** aller präganglionären Neurone im vegetativen Nervensystem, sowohl des Sympathikus wie des Parasympathikus, ist das *Acetylcholin.* In allen postganglionären Neuronen des Parasympathikus ist ebenfalls einheitlich Acetylcholin der Transmitter. Im Sympathikus ist in den postganglionären Neuronen zu allen Organen bis auf die Schweißdrüsen *Noradrenalin* als Transmitter vorhanden. Die sympathische Innervation der *Schweißdrüsen* ist *cholinerg.* In der sympathischen Innervation der Organe haben weiterhin die Zellen des Nebennierenmarks eine Sonderstellung. Sie sind direkt von präganglionären Neuronen und damit cholinerg innerviert. Da die Zellen das synthetisierte Adrenalin oder Noradrenalin an die Blutbahn abgeben, können diese Zellen als endokrin wirksame postganglionäre Neurone angesehen werden.

In den letzten Jahren wurden bei der Erregungsübertragung im vegetativen Nervensystem Effekte beschrieben, die nicht durch die bekannten Transmitter Acetylcholin oder Noradrenalin erklärbar waren. Diese Erregungsübertragung wurde als nichtcholinerg-nichtadrenerg bezeichnet. Als mögliche Kandidaten für diese unbekannten Transmitter konnten bisher einige Peptide in den Terminalen postganglionärer Neurone nachgewiesen werden. Von diesen Peptiden scheint das vasoaktive intestinale Polypeptid (VIP) besonders in postganglionären parasympathischen Neuronen in Kolokalisation mit dem Acetylcholin vertreten zu sein (Kap. 5), während in den postganglionären Neuronen des Sympathikus, vor allem in der Herz- und Gefäßinnervation, das Neuropeptid Y gemeinsam mit Noradrenalin nachgewiesen wurde. Die Bedeutung dieser Peptide als Kotransmitter ist gegenwärtig noch nicht genügend geklärt.

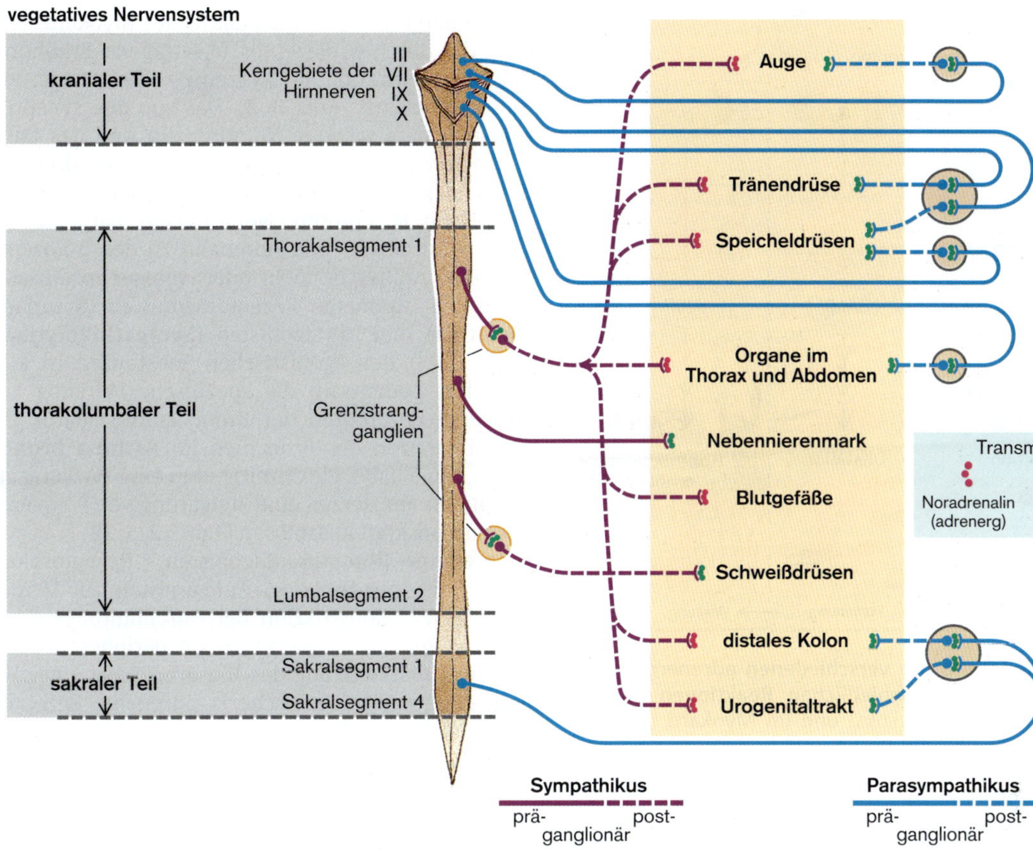

Abb. 28.**1** **Gliederung des peripheren vegetativen Nervensystems in Sympathikus und Parasympathikus.** Die Ziffern im kranialen Teil bezeichnen die Kerngebiete der Hirnnerven N. oculomotorius (III), N. facialis (VII), N. glossopharyngeus (IX) und N. vagus (X).

28.2 Die Transmitter wirken über Rezeptoren in der postsynaptischen Membran

›› Die Effekte in postganglionären Neuronen und den Erfolgsorganen werden über Rezeptoren vermittelt. Die für Acetylcholin spezifischen cholinergen Rezeptoren sind in den Ganglien (nicotinartig) und an den Erfolgsorganen (muscarinartig) unterschiedlich. Die beiden Typen von Rezeptoren an den Erfolgsorganen für den Transmitter Noradrenalin werden als α- und β-adrenerge Rezeptoren bezeichnet. In die rezeptorübermittelten Effekte kann mit rezeptorstimulierenden (Agonisten) und -blockierenden (Antagonisten) Substanzen pharmakologisch eingegriffen werden. ‹‹

Der bei Aktivität der sympathischen und parasympathischen Neurone freigesetzte Transmitter verbindet sich an der postsynaptischen Membran mit spezifischen Rezeptoren (Kap. 5). Durch die Reaktion zwischen Transmitter und Rezeptor werden entweder in der Membran bestimmte ionale Leitfähigkeiten verändert, oder es werden über mehrere membrangebundene Reaktionsschritte intrazellulär Veränderungen der Konzentration zyklischer Nucleotide (z. B. zyklisches Adenosinmonophosphat, cAMP; Abb. 28.**2**) ausgelöst. Durch beide Vorgänge werden intrazellulär weitere Reaktionen aktiviert oder gehemmt, wie z. B. die Kontraktion einer glatten Muskelzelle.

Die Rezeptoren für die cholinerge Erregungsübertragung an den postganglionären Neuronen in den **Ganglien** des sympathischen und parasympathischen Nervensystems sind **nicotinartige** (oder n-cholinerge) **Rezeptoren,** da durch Nicotin dieselben Reaktionen ausgelöst werden können wie durch Acetylcholin. Die cholinergen Rezeptoren in den postsynaptischen Membranen der parasympathisch innervierten **Erfolgsorgane** – sowie in den sympathisch innervierten Schweißdrüsen – sind **muscarinartige** (oder m-cholinerge) **Rezeptoren,** da hier Muscarin die gleiche Wirkung wie Acetylcholin ausübt. Substanzen, mit denen die parasympathische cholinerge Erregungsübertragung auf die Erfolgsorgane in gleicher Weise wie mit Acetylcholin ausgelöst werden kann, heißen **Parasympathikomimetika** oder **m-Rezeptoren-Agonisten.** Zu diesen Substanzen gehören z. B. das Muscarin und das Pilocarpin. Bei einer Blockierung der Erregungsübertragung durch **Parasympathikolytika** oder **m-Rezeptoren-Antagonisten** werden die Rezeptoren durch die entsprechenden Substanzen besetzt, doch kommt es dabei nicht zu den nachfolgenden Reaktionsschritten. Die am läng-

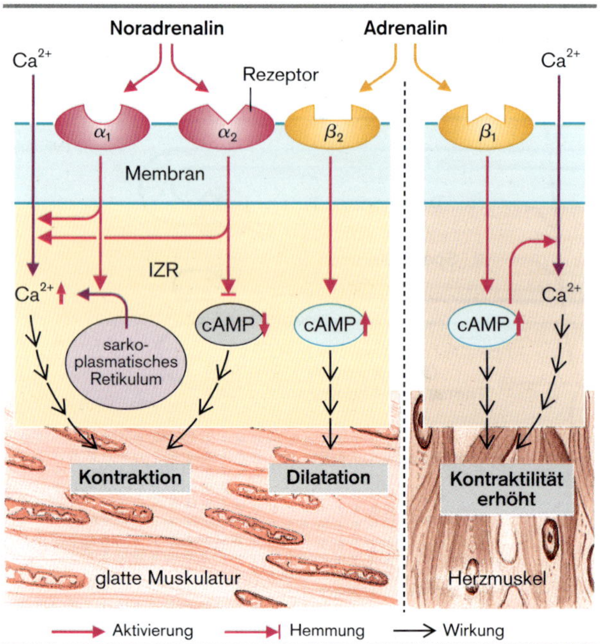

Abb. 28.**2** **Aktivierung der verschiedenen adrenergen Rezeptoren führt zu unterschiedlichen Reaktionen in der glatten Gefäßmuskulatur** (links) **und im Myokard** (rechts). Aktivierung der α_2-, β_1- und β_2-Rezeptoren führt zu Veränderungen der intrazellulären Konzentration des zyklischen Adenosinmonophosphats (cAMP), welches die weiteren Schritte der Kontraktion reguliert.

sten bekannte Substanz zur Blockierung der m-Rezeptoren ist das **Atropin.** Blockierungen oder Stimulationen der n-cholinergen Rezeptoren in den vegetativen Ganglien können klinisch therapeutisch nicht genutzt werden, da dabei jeweils unspezifisch das gesamte sympathische und parasympathische Nervensystem mit erfaßt wird.

Bei der sympathischen Innervation sind bisher zwei adrenerge Rezeptortypen in der subsynaptischen Membran der Erfolgsorgane nachgewiesen worden, die α- **und β-Rezeptoren**. Durch unterschiedliche Affinität zu adrenergen Rezeptoragonisten und -antagonisten sind beide Rezeptortypen weiter in zwei Unterklassen differenziert, die α_1-, α_2- und β_1-, β_2-Rezeptoren. Die α_1- und α_2-adrenergen Rezeptoren unterscheiden sich außerdem in den nachfolgenden membrangebundenen und intrazellulären Reaktionsschritten. Die Aktivierung der α_1-Rezeptoren führt über mehrere Mechanismen zur Erhöhung der intrazellulären Calciumkonzentration, während die α_2-Rezeptor-Aktivierung die intrazelluläre cAMP-Konzentration vermindert. β_1- und β_2-Rezeptor-Aktivierung führt einheitlich zu einer Erhöhung der intrazellulären cAMP-Konzentration. Die nachfolgenden intrazellulären Reaktionen sind durch diese chemischen Veränderungen bestimmt. So führt die Erhöhung der intrazellulären Calciumkonzentration ebenso wie die Abnahme der cAMP-Konzentration durch Aktivierung der α-Rezeptoren in der glatten Muskulatur zu einer Kontraktion, die durch β_2-Rezeptoren vermittelte Erhöhung der cAMP-Konzentration dagegen zu einer Dilatation (Abb. 28.**2**). Aufgrund der anderen molekularen Mechanismen der Kontraktion in der quergestreiften Muskulatur des Myokards (Kap. 6) führt die durch β_1-Rezeptor übertragene Erhöhung der cAMP-Konzentration am Herzen zu einer Steigerung der Kontraktionskraft (Abb. 28.**2**). Das von den synaptischen Terminalen freigesetzte Noradrenalin und das aus dem Nebennierenmark in das Blut abgegebene Adrenalin unterscheiden sich in ihrer Affinität zu den verschiedenen adrenergen Rezeptoren. Noradrenalin hat eine höhere Affinität zu den α- und Adrenalin zu den β-Rezeptoren.

Es sind zahlreiche mehr oder weniger spezifische α_1-, α_2-, β_1-, β_2-adrenerge Rezeptoragonisten **(Sympathikomimetika)** und -antagonisten **(Sympathikolytika)** bekannt. Unter den agonistischen Substanzen ist klinisch besonders bedeutsam die spezifische Wirkung auf β_2-adrenerge Rezeptoren der Bronchialmuskulatur, die zu einer Dilatation der Bronchien im **Asthma bronchiale** führen, ohne dabei gleichzeitig über eine Wirkung auf β_1-Rezeptoren am Herzen eine Steigerung von Frequenz und Kontraktionskraft auszulösen (Tab. 5.**2**, S. 75).

Adrenerge Rezeptorantagonisten („Rezeptorblocker") werden als spezifische α_1-Antagonisten zur Verminderung der Vasokonstriktion bei Durchblutungsstörungen oder zur Reduktion des gesamten peripheren Gefäßwiderstands und Senkung des Blutdrucks bei einer Hypertonie eingesetzt. Spezifische β_1-adrenerge Rezeptorantagonisten finden ihren Einsatz bei der Reduzierung der Belastung des Herzens durch Verhinderung stärkerer Anstiege der Herzfrequenz und der Kontraktionskraft.

Auch an den präsynaptischen Endigungen der sympathischen und parasympathischen postganglionären Neurone finden sich sowohl adrenerge (α_2-) als auch cholinerge (m-)Rezeptoren. Ihre Aktivierung führt jeweils zur Hemmung der Transmitterfreisetzung (S. 680).

Neue Aspekte der Rezeptorphysiologie befassen sich mit der **Regulation der Rezeptoren,** womit eine veränderte Stärke der Effektororganreaktion auf das Angebot von Transmittern oder entsprechenden Rezeptoragonisten gemeint ist. Die Empfindlichkeit kann abnehmen („down-regulation") oder als Hypersensitivität gesteigert sein („up-regulation"). Bei diesen Effektorreaktionsänderungen ist nicht genau geklärt, wie weit sie im Bereich einer veränderten Rezeptoraffinität, der Rezeptorzahl oder -dichte oder einer Veränderung der nachfolgenden biochemischen Rezeptorreaktionsschritte liegen. Man spricht von einer ***homologen Regulation,*** wenn diese durch Konzentrationsveränderungen der eigenen Rezeptoragonisten verursacht wird, und von einer ***heterologen Regulation,*** wenn sie ausgelöst wird durch nicht mit den Rezeptoren direkt reagierenden Hormone, z. B. Schilddrüsenhormone oder Corticosteroide.

Ein Beispiel für eine homologe Regulation der adrenergen Rezeptoren ist die **Denervierungshypersensitivität,** eine Empfindlichkeitssteigerung der Erfolgsorganreaktionen auf Noradrenalin und Adrenalin, die nach Durchtrennung der postganglionären Nerven zu beobachten ist. Die Hypersensitivität tritt nicht auf nach Durchtrennung der präganglionären Nerven. Auch bei einigen Erkrankungen wird heute eine Veränderung an den Rezeptoren diskutiert, z. B. wird eine Abnahme der β_2-adrenergen Rezeptoren als eine mögliche Ursache für das Asthma bronchiale angesehen.

28.3 Sympathikus und Parasympathikus steuern die Organfunktionen

›› Zu den verschiedenartigen Mechanismen, mit denen der Sympathikus und der Parasympathikus die Organfunktionen regulieren können, werden einige Beispiele dargestellt: Die glatte Muskulatur der Gefäße wird in ihrem Kontraktionszustand allein durch die Aktivität des Sympathikus reguliert. Die Weite der Pupille wird durch zwei glatte Muskeln, den M. dilatator pupillae mit sympathischer und den M. sphincter pupillae mit parasympathischer Innervation, reguliert. Die Herzfrequenz wird mit prä- und postsynaptischer Interaktion durch den Sympathikus erhöht und durch den Parasympathikus gesenkt. Die Bronchial- und die Darmmuskulatur werden durch die parasympathische Innervation kontrahiert, während der Sympathikus die Erregungsübertragung in den parasympathischen Ganglien hemmt. ‹‹

Das vegetative Nervensystem hemmt oder fördert die Aktivität der inneren Organe. Dabei bestehen für Sympathikus und Parasympathikus von Organ zu Organ unterschiedliche Angriffsmöglichkeiten. In den meisten Fällen führen die beiden Teilsysteme dabei zu gegensätzlichen Reaktionen, z.B. bei der Steuerung der Herzfrequenz, doch hat häufig ein System das Übergewicht in der Einflußmöglichkeit. Im Extremfall kann die Regulation auch durch die Innervation eines Systems allein erfolgen, wie bei der Regulation der Gefäßweite, die ausschließlich durch den Sympathikus bewerkstelligt wird. Im Fall der Speicheldrüseninnervation können sich beide Systeme auch funktionell ergänzen und nicht antagonistisch wirken. So führt die parasympathische Innervation zur verstärkten Produktion eines serösen Speichels, während der Sympathikus die Bildung geringer Mengen mukösen Speichels anregt. Die durch den Sympathikus oder den Parasympathikus in den einzelnen Organen ausgelösten Reaktionen werden erst verständlich, wenn sie in ihrer Gesamtheit gesehen werden; dort haben sie ihre Bedeutung in einer gemeinsamen Unterstützung einer homöostatischen Regulation oder einer bestimmten Leistung des Gesamtorganismus.

Im folgenden sollen einige klinisch wichtige Beispiele für die Regulation der Effektororgane durch das vegetative Nervensystem in der Reihenfolge zunehmender Komplexität der Interaktionen zwischen Sympathikus und Parasympathikus dargestellt werden.

Der Sympathikus kontrahiert die glatte Gefäßmuskulatur

Die nervale Regulation der Gefäßweite geschieht allein durch den Sympathikus (Kap. 8). Die glatte Muskulatur der Gefäße ist ausschließlich von **postganglionären sympathischen Neuronen** innerviert. Die weitverzweigten Endigungen der postganglionären Neurone, die zwischen Adventitia und Media der Gefäßwand verlaufen, bilden in bestimmten Abständen bläschenförmige Auftreibungen, sog. Varikositäten, in denen der Transmitter **Noradrenalin** in Vesikeln gespeichert ist (Abb. 28.**3**). Diese Varikositäten bilden mit der glatten Muskelzellmembran die eigentliche neuromuskuläre Synapse. Das freigesetzte Noradrenalin führt über Aktivierung von α_1-**Rezeptoren** zu einer Kontraktion (Abb. 28.**2**) der glatten Muskulatur. Damit kann der Kontraktionszustand bzw. die Gefäßweite allein durch die Aktivität des Sympathikus reguliert werden. Zunahme der Aktivität führt zur Vasokonstriktion, und Abnahme der Aktivität führt zur Erschlaffung der glatten Gefäßmuskulatur und Erweiterung der Gefäße, indem der intravasale hydrostatische Druck die Gefäße dehnt. Die Regulation der Gefäßweite in beide Richtungen spielt sich auf einem bestimmten Niveau der Ruheentladungsfrequenz der postganglionären Neurone von etwa zwei Impulsen pro Sekunde ab. Dies ist die kontinuierliche, tonische Grundaktivität des Sympathikus, der **Sympathikotonus,** der, von zentral gesteuert, erhöht oder erniedrigt werden kann (Abb. 28.**3**).

Außer durch eine Abnahme des Sympathikotonus kann eine Vasodilatation auch über zahlreiche humorale Faktoren erfolgen (Kap. 8), z. B. über **Adrenalin** aus dem Nebennierenmark, das über seine hohe Affinität zu den β_2-**Rezeptoren** zur Erschlaffung der glatten Gefäßmuskulatur führt (Abb. 28.**3 B**).

Bei länger bestehendem erhöhten Sympathikotonus kann durch eine allgemeine verstärkte arterielle Vasokonstriktion ein **Bluthochdruck** (Hypertonie) entstehen. Eine mögliche Therapie ist in solchen Fällen die Blockade der α_1-Rezeptoren mit spezifischen α_1-Rezeptor-Antagonisten, wie z. B. Prazosin.

Das vorübergehende Auftreten starker Vasokonstriktionen in den Fingern – seltener in den Zehen – wird als **Morbus Raynaud** oder Raynaud-Syndrom bezeichnet. Diese anfallartigen Gefäßspasmen werden häufig durch Kältereize oder emotionale Belastungen ausgelöst. Die Ursachen der Erkrankung sind unbekannt. Wenn in schweren Fällen dieser peripheren Durchblutungsstörungen, die zu Gewebeschädigungen führen können, jede medikamentöse Therapie versagt, kann eine Durchtrennung der sympathischen Nerven zu diesen Extremitäten, eine **Sympathektomie,** erfolgreich sein. Diese muß jedoch wegen der Gefahr der Denervierungshypersensitivität (s. o.) an den präganglionären Nerven durchgeführt werden.

Sympathikus und Parasympathikus regulieren die Pupillenweite

Die Weite der Pupillen wird durch den Sympathikus und den Parasympathikus geregelt (Kap. 23). Beide Nerven ziehen jedoch zu verschiedenen Effektoren. Der Sympathikus innerviert die radiär angeordneten Muskelfasern des **M. dilatator pupillae,** der Parasympathikus den zirkulär verlaufenden **M. sphincter pupillae.** Das Funktionsziel – die für den bestimmten Lichteinfall adäquate Pupillenweite – wird also über die Steuerung antagonistisch wirkender Muskeln erreicht, wodurch eine besonders schnelle und präzise Einstellung ermöglicht wird.

Fällt in diesem fein abgestuften Kräftespiel die Innervation eines Muskels aus, so kommt es durch Überwiegen der Kontraktion des antagonistischen Muskels zu einer veränderten Pupillenweite. Wenn beispielsweise die cholinerge Übertragung des Parasympathikus durch Atropin blockiert wird, erfolgt durch die Kontraktion des M.

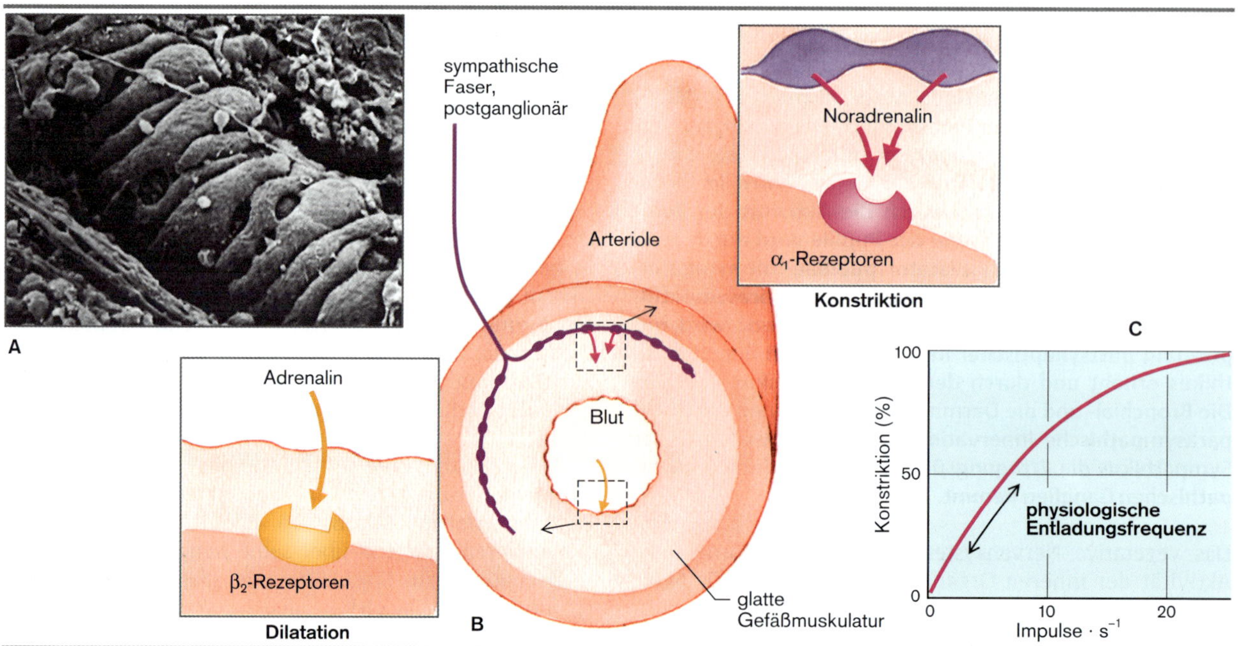

Abb. 28.**3** **Regulation der Gefäßweite durch den Sympathikus und durch Adrenalin.** **A** Elektronenmikroskopisches Bild von der Außenseite glatter Muskelzellen einer Arteriole. Auf den Muskelzellen verläuft eine sympathische Nervenfaser mit Varikositäten (Pfeile; nach 14). **B** Der Sympathikus führt über den Transmitter Noradrenalin und Aktivierung der α_1-Rezeptoren zur Kontraktion, das von der Blutseite an die Muskulatur gelangende Adrenalin wirkt über β_2-Rezeptoren dilatorisch. **C** Die Stärke der Gefäßkonstriktion hängt ab von der Entladungsfrequenz der postganglionären sympathischen Neurone.

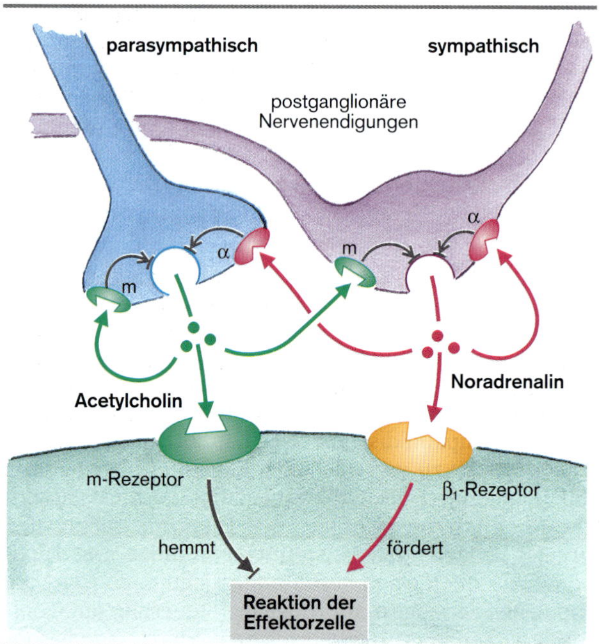

Abb. 28.**4** **Prä- und postsynaptische Interaktionen zwischen sympathischer und parasympathischer Innervation einer Effektorzelle.** Die Transmitter können nicht nur postsynaptisch gegensätzliche Effekte auslösen, sondern auch präsynaptisch gegenseitig ihre Freisetzung hemmen.

dilatator pupillae eine Pupillenerweiterung, eine **Mydriasis.** Ist der Halssympathikus geschädigt oder die Übertragung im Ganglion stellatum blockiert, so entsteht das **Horner-Syndrom.** Die überwiegende Kontraktion des Sphincter pupillae führt dann zur Pupillenverengung, zur **Miosis.** Der Ausfall des Halssympathikus bewirkt durch eine Lähmung der glatten Muskelfasern des M. levator palpebrae sowie der glatten retrobulbären Muskulatur ein hängendes Oberlid, eine **Ptosis**, und ein Zurücksinken des Augapfels, einen **Enophthalmus.** Weiterhin fehlt in der Gesichtshälfte auf der Seite des Sympathikusausfalls die Schweißsekretion (Anhidrosis).

Sympathikus und Parasympathikus steuern die Herzfrequenz

Bei der vegetativen Innervation des Herzens werden bestimmte Funktionen, z. B. die Herzfrequenz, durch den direkten synaptischen Kontakt der postganglionären Nervenendigungen des Sympathikus und des Parasympathikus an derselben Effektorzelle gesteuert (Abb. 28.**4**; Kap. 7). Bei der Steuerung der Herzfrequenz wird auf einem bestimmten Niveau der Eigenaktivität der Effektorzelle – Eigenfrequenz des Sinusknotens – **postsynaptisch** durch die Transmitter Noradrenalin und Acetylcholin eine gegensätzliche Reaktion ausgelöst. Noradrenalin erhöht und Acetylcholin erniedrigt die Frequenz. Zusätzlich bestehen aber **präsynaptische Interaktionen** zwischen den adrenergen und cholinergen Terminalen: Das freigesetzte Noradrenalin hemmt über α_2-Rezeptoren an den cholinergen Terminalen die Freisetzung von Acetylcholin, und umgekehrt hemmt das Acetylcholin über m-Rezeptoren aus den adrenergen Terminalen die Freisetzung von Noradrenalin (Abb. 28.**4**). Neben diesen präsynaptischen Wechselwirkungen zwischen cholinerger und adrenerger Innervation besteht – wie auch in anderen Synapsen – noch eine negative Rückkopplung der Transmitter auf ihre eigene Freisetzung: Noradrenalin und Acetylcholin wirken über α_2- bzw. m-Rezeptoren hemmend auf ihre eigene Freisetzung zurück (Autorezeptoren, s. Abb. 28.**4** und Kap. 5).

Der Parasympathikus kontrahiert die Bronchialmuskulatur

Die Kontraktion der glatten Muskulatur in Trachea und Bronchien sowie die Produktion des serösen und mukösen Sekrets der Glandulae bronchiales wird durch die Innervation des Parasympathikus und Sympathikus gesteuert (Abb. 28.**5**). Die präganglionären, zum Vagus gehörenden Neurone innervieren kleine Ganglienzellen nahe der Wand der Bronchien. Ihre Aktivierung führt über eine cholinerge Erregungsübertragung zur Kontraktion der Bronchialmuskulatur und zu einer verstärkten Schleimsekretion. Die gegensätzliche, hemmende Wirkung des Sympathikus erfolgt hier nicht direkt am Erfolgsorgan, sondern über einen Einfluß auf die parasympathische, ganglionäre Erregungsübertragung (Abb. 28.**4**). Der Sympathikus kann dadurch nur eine parasympathisch ausgelöste Bronchokonstriktion aufheben oder blockieren, aber nicht durch einen direkten Angriff an der Muskulatur zur Dilatation führen. Die glatte Muskulatur der Bronchien ist jedoch dicht besetzt mit **β_2-Rezeptoren,** so daß β_2-Rezeptor-Agonisten wie Adrenalin, die über den Kreislauf an die Bronchien gelangen, zu einer starken **Bronchodilatation** führen können. Über diesen Mechanismus kann auch das **Asthma bronchiale** sehr wirksam behandelt werden. Das Bronchialasthma ist eine mit Anfällen verbundene, generalisierte Obstruktion der Atemwege, ausgelöst durch eine starke Kontraktion der Bronchialmuskulatur und begleitet von einer Absonderung viskösen Sekrets. Dadurch ist die Ein- und Ausatmung erschwert. Zur Dilatation der Bronchien können hier zuverlässig β_2-Sympathikomimetika eingesetzt werden.

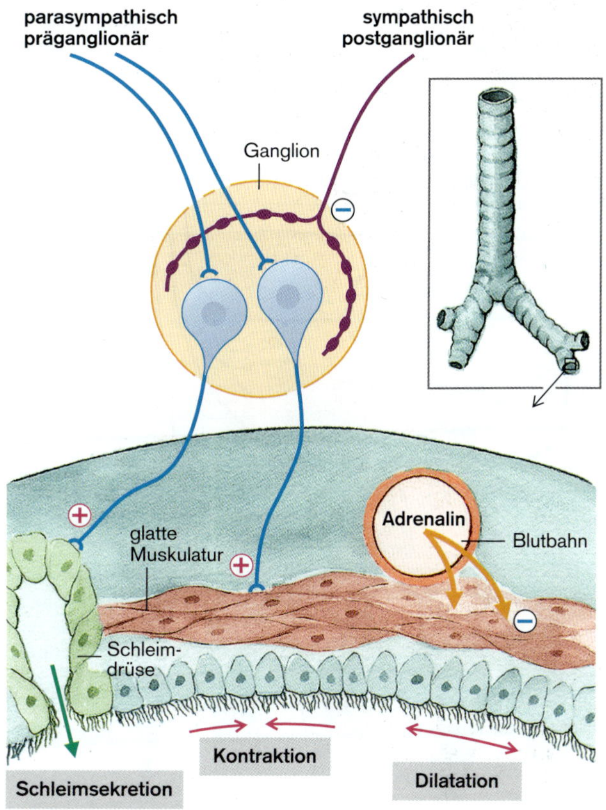

Abb. 28.**5** **Sympathische und parasympathische Innervation von Trachea und Bronchien.** Der bronchokonstriktorische und die Sekretion stimulierende Effekt des Parasympathikus kann durch die sympathische Innervation der Ganglien blockiert werden. Durch Adrenalin aus der Blutbahn kann eine β_2-rezeptorisch übermittelte Bronchodilatation ausgelöst werden.

Parasympathikus und Sympathikus kontrollieren das intramurale Gangliensystem im Darm

Die Kontrolle der Motilität und Sekretion in Ösophagus, Magen und Darm geschieht im wesentlichen durch die eigenständige, peripher regulierte Aktivität des **enteralen Nervensystems** (Kap. 16). Das enterale oder **intrinsische** Nervensystem besteht aus den Ganglienzellen im **Plexus myentericus** (Auerbach) und im **Plexus submucosus** (Meißner) (Abb. 28.**6**). Die **extrinsische Innervation** durch den Parasympathikus erfolgt vom Ösophagus bis zum proximalen Kolon durch den Vagus und im distalen Kolon und Rektum aus den sakralen Rückenmarksegmenten. Die postganglionäre sympathische Innervation hat ihren Ursprung in den prävertebralen Ganglien. Die eigenständige Tätigkeit des enteralen Nervensystems kann durch die extrinsische Innervation in beide Richtungen beeinflußt werden. Der Einfluß des Parasympathikus besteht dabei grundsätzlich in einer Erhöhung des Muskeltonus sowie einer Verstärkung der Peristaltik und der Drüsensekretion, während der Sympathikus alle diese Funktionen hemmt und zusätzlich durch eine Vasokonstriktion zu einer Abnahme der Durchblutung führt. Diese antagonistische Steuerung erfolgt überwiegend durch einen Angriff an den Ganglienzellen des enteralen Nervensystems, vor allem an den Neuronen des Plexus myentericus. Die cholinergen präganglionären parasympathischen Neurone aktivieren die Ganglienzellen, die wiederum über den Transmitter Acetylcholin die glatte Muskulatur aktivieren. Daneben werden über den Parasympathikus aber auch Ganglienzellen erregt, die über einen nichtcholinergen-nichtadrenergen Transmitter einen hemmenden Einfluß ausüben. Der Sympathikus innerviert überwiegend die enteralen Ganglienzellen und die glatte Muskulatur der Gefäße, während in der Ringmuskulatur und in der Mukosa nur sehr wenig Sympathikusefferenzen nachgewiesen werden konnten (Abb.

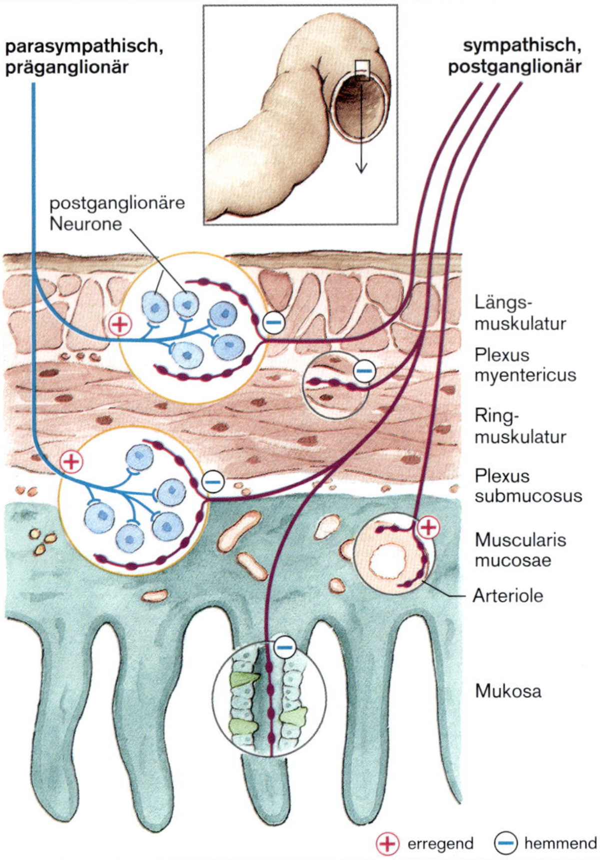

Abb. 28.6 **Sympathische und parasympathische Innervation des Darms.** Die motilitätssteigernde Wirkung des Parasympathikus über die intramuralen Ganglien kann an dieser Stelle durch die sympathische Innervation gehemmt werden. Die Gefäße des Darms sind adrenerg konstriktorisch innerviert. In der Muskulatur und in der Mukosa sind nur wenige sympathische Nervenendigungen vorhanden.

28.**6**). Noradrenalin aus den Terminalen des Sympathikus hemmt über α-Rezeptoren sowohl die Aktivität der Ganglienzellen als auch über axoaxonische Synapsen die Acetylcholinfreisetzung dieser Neurone. Durch beide Mechanismen werden der Muskeltonus und die Peristaltik vermindert.

Dieses Innervationsmuster ist anders in den **Sphinkteren** des Magen-Darm-Trakts. Hier besteht eine direkte, über α-Rezeptoren konstriktorisch wirkende sympathische Innervation der glatten Muskulatur, die an der Regulation des Sphinktertonus mitbeteiligt ist (S. 684).

Aus diesem Ansatz der extrinsischen Innervation wird verständlich, daß bei Motilitätsverlust des Darms, einer **Darmatonie,** die postoperativ nach Eröffnung der Bauchhöhle oder bei entzündlichen Prozessen im Bauchraum auftreten kann, mit einer Unterstützung der motilitätssteigernden cholinergen Innervation durch direkte oder indirekte **Parasympathikomimetika** geholfen werden kann.

Die tonische Motilitätssteigerung durch die extrinsische parasympathische (vagale) Innervation ist vor allem in den oberen Abschnitten des Verdauungstrakts – besonders im Ösophagus – von Bedeutung. Fällt diese Innervation durch Läsion des N. vagus oder durch degenerative Veränderungen der Ursprungsneurone im dorsalen Vaguskern aus, so kommt es zu schweren Störungen im Transport der Nahrung durch mangelnde Peristaltik in den unteren Ösophagusabschnitten. Die heruntergewürgten Speisen stauen sich vor der Kardia, der Eintrittsöffnung zum Magen, so daß es zur Erweiterung der davor liegenden Ösophagusabschnitte kommt (**Megaösophagus**). Das Krankheitsbild heißt **Achalasie.**

Die verschiedenen Organreaktionen bilden eine funktionelle Einheit

Die beschriebenen Beispiele der Reaktionen in den verschiedenen Organen, die durch den Sympathikus und den Parasympathikus gegensätzlich ausgelöst werden, erscheinen äußerst sinnvoll, wenn sie im Hinblick auf die Reaktionslage des gesamten Organismus betrachtet werden. Der **Sympathikus** bewirkt zusätzlich zu den genannten Einflüssen auf Organaktivitäten auch eine Verbesserung der Energieversorgung im Stoffwechsel, imdem er direkt die **Glykogenolyse** in der Leber und die **Lipolyse** im Fettgewebe aktiviert. Durch die Innervation des **Nebennierenmarks** wird bei der Sympathikusaktivierung **Adrenalin** freigesetzt, das auf humoralem Wege alle durch den Sympathikus nerval induzierten Reaktionen unterstützt. Mit der Summe dieser Reaktionen – verbesserte Bronchialdilatation, Erhöhung des Herzminutenvolumens durch Steigerung der Herzfrequenz und der Kontraktionskraft, Hemmung der Magen-Darm-Tätigkeit – wird durch den Sympathikus insgesamt eine Reaktionslage eingeleitet, die als sinnvolle Unterstützung einer leistungsbezogenen **ergotropen Reaktionslage** des Gesamtorganismus gesehen werden kann.

28.4 Funktionen des Rückenmarks

» Für die Innervation der Erfolgsorgane durch den Sympathikus besteht eine bestimmte segmentale Anordnung der präganglionären Neurone im Rückenmark. Die tonische Grundaktivität der präganglionären Neurone wird durch absteigende Bahnen supraspinalen Ursprungs unterhalten. Somatische und viszerale spinale Afferenzen können über segmentale Verschaltungen im Rückenmark reflektorische Aktivitätssteigerungen auslösen. Diese spinalen Reflexe stehen unter supraspinaler Kontrolle. Darm- und Blasenentleerung laufen über ein Zusammenwirken von spinalen sympathischen, parasympathischen und somatischen Reflexen mit supraspinaler Kontrolle ab. Nach Rückenmarksläsionen können diese Funktionen durch eine Automatie der spinalen Reflexe aufrechterhalten werden. «

Die präganglionären Neurone des Sympathikus liegen im **Nucleus intermediolateralis** (Seitenhorn) des Rückenmarks vom obersten Thorakal- bis zum zweiten Lumbalsegment. In jedem Segment liegen auf einer Seite mehr als 2000 Sympathikusneurone, so daß insgesamt etwa 30 000 – 35 000 Zellen in einer Kernsäule vorhanden sind.

Es sind Krankheitsfälle beschrieben, in denen ganz spezifisch diese präganglionären Sympathikusneurone in größerer Zahl durch degenerative Prozesse unbekannter Ursache zugrunde gehen. Ist die Anzahl dieser Neurone auf weniger als 50% der Norm reduziert, so kommt es neben Problemen der Inkontinenz von Harn und Stuhl und sexueller Impotenz zu schweren orthostatischen Kreislaufregulationsstörungen. Wegen dieses letzten, auffallenden Symptoms heißt dieses Krankheitsbild die **idiopathische orthostatische Hypotension.** In seltenen Fällen ist mit der Degeneration der präganglionären Neurone ein Zellverlust der Basalganglien verbunden, so daß es zusätzlich zu motorischen Störungen kommt. Diese Krankheit wird als **Shy-Drager-Syndrom** bezeichnet.

Die präganglionären Neurone zeigen eine typische Aufzweigung ihrer Dendriten – der synaptischen Kontaktzone für spinale und supraspinale Afferenzen – in kraniokaudaler Ausdehnung mit strenger Begrenzung auf die intermediolaterale Kernsäule (Abb. 28.**7**). In bezug auf die Innervation der Erfolgsorgane besteht eine grobe **segmentale Anordnung:** Neurone für die Innervation der Effektororgane im Kopf- und Thoraxbereich sowie für die Arme liegen in den oberen Rückenmarksegmenten, diejenigen für die Organe im Bauchraum und die unteren Extremitäten in den unteren Segmenten (Abb. 28.**8**).

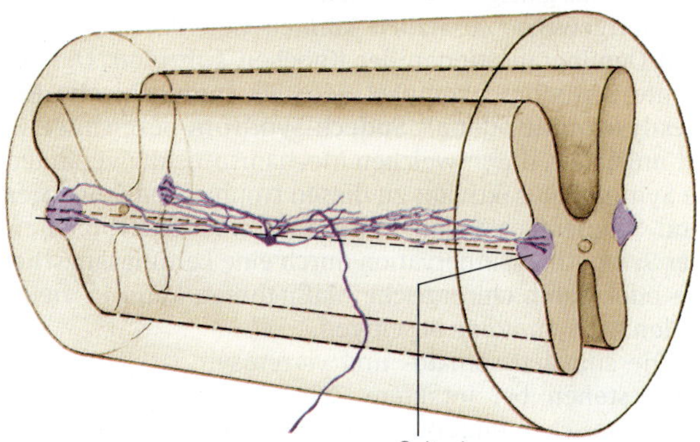

Abb. 28.**7** **Lokalisation und Ausdehnung eines präganglionären Sympathikusneurons im Rückenmark.** Die Ausdehnung der Dendriten ist streng auf das Seitenhorn begrenzt.

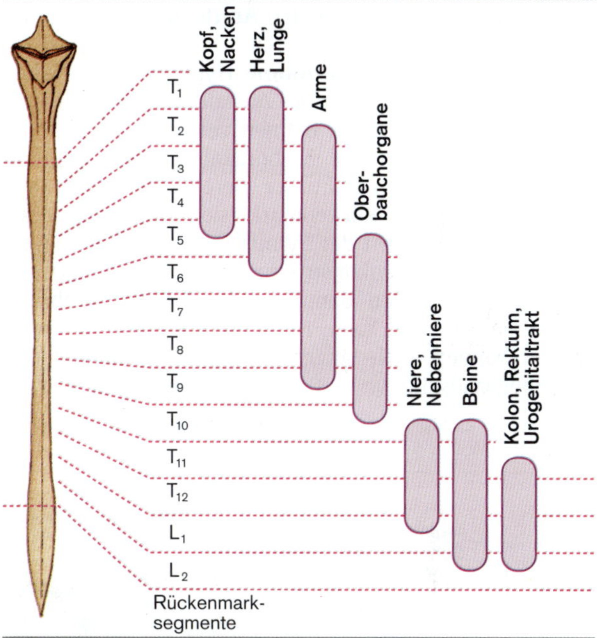

Abb. 28.**8** **Segmentale Anordnung der präganglionären Sympathikusneurone.** Die präganglionären Sympathikusneurone sind je nach Innervation der Organe in den verschiedenen Körperregionen in verschiedenen Rückenmarksegmenten von thorakal (T1) bis lumbal (L2) angeordnet.

Im Rückenmark werden spinale, vegetative Reflexe übertragen

Die präganglionären Neurone im Rückenmark sind ohne spinale und vor allem supraspinale Zuströme nicht aktiv. Neben der kontinuierlich von supraspinal unterhaltenen **Grundaktivität (Spontanaktivität, Tonus;** s.u.) können jedoch auch rein spinal übertragene **reflektorische Aktivitätssteigerungen** des Sympathikus auftreten (Abb. 28.**9**). Derartige Reflexe können z.B. bei der normalen Motilitätsregulation des Magen-Darm-Trakts ablaufen. Bei starken Dehnungen des Darms kann über viszerale Afferenzen die efferente Sympathikusaktivität verstärkt und die Darmmuskulatur relaxiert werden. Derartige intestinointestinale, intestinokolonische oder kolokolonische Reflexe können im Sinne von **Schutzreflexen** gesehen werden. Sie können auch ausgelöst werden durch mechanische Manipulationen am Darm bei Operationen im Bauchraum und dann die Ursache sein für eine **Darmatonie** oder einen **adynamen Ileus.** Sympathische und parasympathische spinale Reflexe im Lumbal- und Sakralmark spielen eine wichtige Rolle bei der Steuerung der Harn- und Stuhlentleerung. Auf beide Regulationsabläufe wird weiter unten ausführlich eingegangen.

Bei starker Aktivierung viszeraler Afferenzen können neben den spinal übertragenen vegetativen Reflexen zusätzlich auch **Schmerzempfindungen** ausgelöst werden (Abb. 28.**9**; Kap. 21). So können z.B. die Ischämie oder die Hypoxie eines begrenzten Myokardareals kardiale Afferenzen aktivieren, die einerseits über spinale Reflexübertragungen zu einer Steigerung der efferenten Sympathikusaktivität zum Herzen, andererseits aber auch zu dem bewußt wahrgenommenen Schmerzgefühl im Thorax, der **Angina pectoris,** führen. In diesem Fall der reduzierten Leistungsfähigkeit des Myokards wirkt sich die reflektorisch gesteigerte Sympathikusaktivität durchaus ungünstig für das Herz aus und kann nicht im Sinne eines Schutzreflexes verstanden werden.

Nach Verletzung peripherer Nerven an den Extremitäten kann es in manchen Fällen zu **spinalen Fehlregulationen der Sympathikusaktivität** kommen, die mit besonderen Schmerzzuständen, Hyperpathien und Kausalgien an diesen Extremitäten verbunden sein können. Die veränderte Sympathikusaktivität kann bei längerem Bestehen zu trophischen Störungen an den distalen Enden der betroffenen Extremitäten führen. Dabei findet sich eine dünne, glattglänzende Haut mit atrophiertem Unterhautfettgewebe. Zusätzlich können Gelenkkontrakturen und Demineralisationen der Knochen auftreten. Der gesamte Symptomenkomplex wird als **sympathische Reflexdystrophie** oder als **Sudeck-Syndrom** bezeichnet. Es ist ungeklärt, durch welchen Mechanismus die veränderte Sympathikusaktivität zu diesen trophischen Störungen und Schmerzzuständen führt, aber eine Unterbrechung der Sympathikusinnervation durch eine Leitungsanästhesie oder durch chirurgische Maßnahmen kann in vielen Fällen die Symptome beseitigen.

Die spinalen somato- und viszerosympathischen Reflexe stehen bei intaktem Zentralnervensystem unter einer tonischen inhibitorischen Kontrolle, die im unteren Hirnstamm ihren Ursprung hat. Nach **Querschnittdurchtrennungen** des Rückenmarks kommt es unterhalb der Läsion zunächst für mehrere Wochen – in der Phase des „spinalen Schocks" (Kap. 21,26) – zu einem kompletten Ausfall der spinalen vegetativen Reflexe. Die sympathische Grundaktivität ist durch die Unterbrechung der absteigenden, tonisch aktivierenden Bahnen ebenfalls erloschen. Nach dieser Phase der **Areflexie** entstehen im chronischen Stadium der Querschnittläsion dauerhaft gesteigerte Reflexe, eine **autonome Hyperreflexie.** Neben anderen Faktoren ist dafür der Ausfall der deszendierenden, reflexinhibitorischen Bahnen verantwortlich, wenn die Läsion oberhalb des 5. Thorakalsegments liegt. In diesen Fällen können Hautreize, deren afferente Projektion unterhalb der Rückenmarkläsion liegt, zu derart starken Aktivierungen der Sympathikusaktivität führen, daß es über eine Vasokonstriktion zu Blutdruckanstiegen über 200 mmHg und damit zu der Gefahr zerebraler Blutungen kommen kann. Neben den Kreislaufveränderungen können auch länger anhaltende Kontraktionen der Beugemuskulatur (S. 645) sowie der Blasen- und Darmentleerung auftreten, ein Zustand, der insgesamt als **Massenreflex** bezeichnet wird.

Stuhlkontinenz und Darmentleerung

Die Fähigkeit, den Stuhl zurückzuhalten, die Darmkontinenz, wird gewährleistet durch die Kontraktion des **M. sphincter ani internus,** der aus glatter Muskulatur besteht, und den **M. sphincter ani externus** mit quergestreifter Muskulatur. Die Kontraktion des M. sphincter externus kann willkürlich über Motoneurone im Sakralmark (S_2-S_4) und die Nn. pudendi kontrolliert werden. Der innere Sphinktermuskel, der die verdickte Fortsetzung der Ringmuskulatur des Rektums darstellt, ist sympathisch von präganglionären Neuronen im Lumbalmark (L_1-L_2) und parasympathisch von präganglionären Neuronen im Sakralmark (S_2-S_4) über die Nn. splanchnici pelvini (oder Nn. pelvici) innerviert (Abb. 28.**10**). Die Umschaltung auf postganglionäre Neurone erfolgt für den Sympathikus im Ganglion mesentericum inferius und für den Parasympathikus in den intramuralen Ganglien. Beide Sphinktermuskeln sind **tonisch kontrahiert,** wobei aber der Dauertonus des inneren Sphinkters höher ist und er damit für die Kontinenz eine größere Rolle spielt. Der Tonus des M. sphincter internus wird z. T. allein peripher (myogen), z. T. durch die extrinsische, über α-Rezeptoren konstriktorisch wirkende Innervation des Sympathikus unterhalten.

Das vor den Sphinkteren liegende Rektum ist sehr dehnbar und dient als Reservoir für die auszuscheidenden Stuhlmengen. Bei den in Schüben erfolgenden Füllungen (Kap. 16) treten zunächst jeweils **phasische rektosphinkterische Reflexe** auf, wobei durch die plötzliche Dehnung des Rektums eine Erschlaffung des M. sphincter internus und eine verstärkte Kontraktion des externen

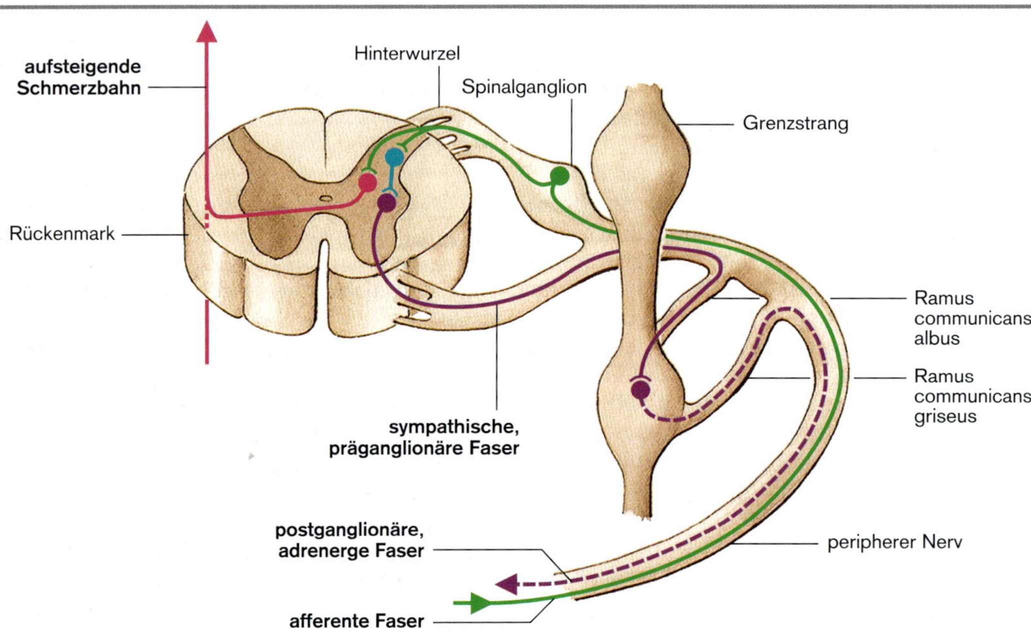

Abb. 28.**9** **Verschaltung eines somato- oder viszerosympathischen spinalen Reflexbogens.**

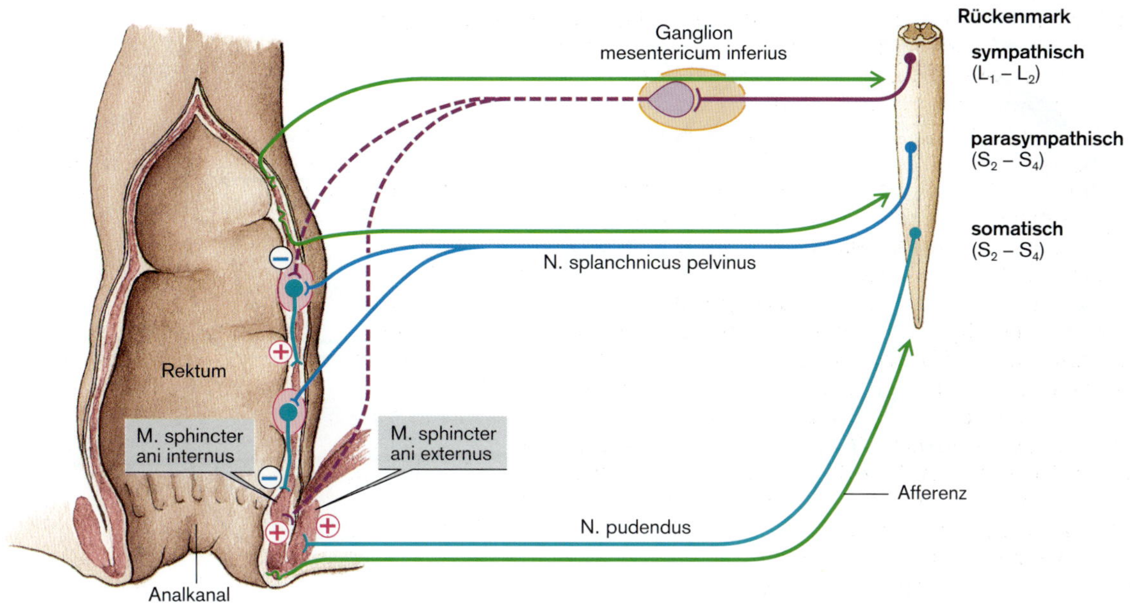

Abb. 28.**10** **Sympathische, parasympathische und somatomotorische Innervation des Rektums und der Sphinktermuskeln.**

Sphinktermuskels ausgelöst wird. Nach etwa 10 s ist das Rektum relaxiert und dem neuen Füllungszustand angepaßt. Gleichzeitig stellt sich in beiden Sphinkteren der ursprüngliche, tonische Dauerkontraktionszustand wieder ein. Dieser Reflex läuft überwiegend intrinsisch über das enterale Nervensystem ab; er hat aber auch über Afferenzen aus dem Rektum, die über die Nn. splanchnici pelvini verlaufen, eine extrinsische Komponente mit einem spinalen Reflexbogen.

Bei stärker werdender Füllung des Rektums wird über Afferenzen, die durch die Dehnung aktiviert werden, ein vermehrter Stuhldrang wahrgenommen, und es kann willkürlich eine komplette Reflexkette, die als **Defäkationsreflex** bezeichnet wird, in Gang gesetzt werden. Durch Anspannung der Bauchdecken und Zwerchfellkontraktion wird der intraabdominale Druck erhöht, und der M. sphincter externus und die Beckenmuskulatur erschlaffen. Reflektorisch relaxiert der M. sphincter internus, und über Afferenzen aus dem Rektum wird ein spinaler parasympathischer Reflex aktiviert, der zur Kontraktion des Colon descendens, des Sigmoids und des Rektums führt. Alle diese Aktivitäten gemeinsam führen zur Ausstoßung des Stuhls.

Diese überwiegend peripher myogen, im intrinsischen Nervensystem sowie spinalreflektorisch organisierten Aktivitäten für Kontinenz und Defäkation sind auch im chronischen Stadium nach Rückenmarkläsionen oberhalb des Lumbalmarks erhalten. Es fehlt dann jedoch die Wahrnehmung des Stuhldrangs und die Möglichkeit zur Unterstützung des Ablaufs durch die Willkürmotorik.

Harnkontinenz und Blasenentleerung

Der kontinuierlich gebildete Harn wird von den Nierenbecken über die Harnleiter zur Blase geleitet. Hier können bis zu 500 ml Harn gesammelt werden, ehe über supraspinale und spinale Reflexe mit willkürlicher Kontrolle eine Entleerung der Blase, die **Miktion,** einsetzt.

Die Blase besteht aus drei Schichten glatter Muskulatur, die durch ihre Kontraktion zur Entleerung der Blase führen und daher in ihrer Gesamtheit als **M. detrusor** bezeichnet werden. Der Verschluß der Blase ist durch einen inneren, glatten und einen äußeren, quergestreiften Sphinktermuskel gewährleistet. Die wichtigste, auf den M. detrusor konstriktorisch wirkende Innervation erfolgt über die parasympathischen Nn. splanchnici pelvini (Nn. pelvici), die aus dem 2.–4. Sakralsegment kommen. Die präganglionären Neurone schalten in Ganglien der Blasenwand (Plexus vesicalis) auf postganglionäre Neurone um (Abb. 28.**11**). Die sympathische Innervation hat ihren Ursprung in präganglionären Neuronen der beiden obersten Lumbalsegmente. Die postganglionären Neurone liegen in der Mehrzahl im Ganglion mesentericum inferius, einige auch im Plexus vesicalis. Die Sympathikusaktivität führt zur Erschlaffung des M. detrusor und zur Kontraktion des M. sphincter internus. Der N. pudendus mit seinem Ursprung im 2.–4. Sakralsegment innerviert den willkürlich kontrollierbaren M. sphincter externus. Alle Nervenäste, die sympathischen, parasympathischen und somatomotorischen, enthalten afferente Fasern von Rezeptoren in der Blasenwand und der Harnröhre. Die wichtigste Afferenz zur Auslösung des Blasenentleerungsreflexes verläuft jedoch über die Nn. splanchnici pelvini.

Die Speicherfunktion der Blase kann dadurch erfüllt werden, daß bei jeder kleineren Volumenzunahme der

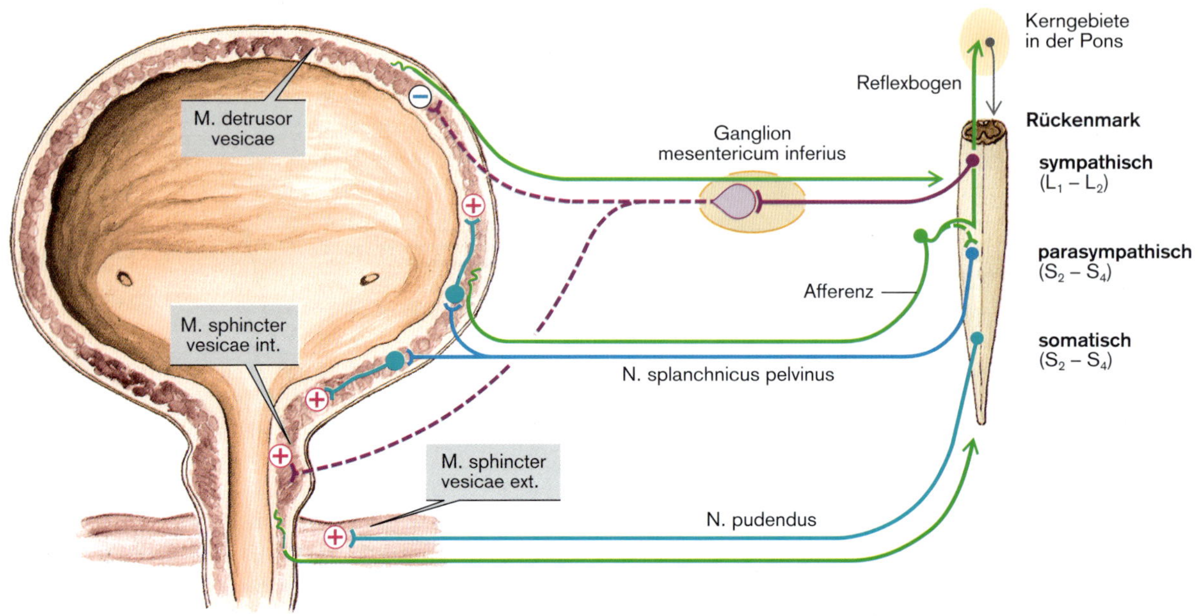

Abb. 28.**11** **Sympathische, parasympathische und somatomotorische Innervation der Harnblase und ihrer Sphinkteren.**

Druck zunächst ansteigt, durch eine Relaxation des Detrusors aber nach wenigen Sekunden wieder auf einen tonischen Dauerwert abfällt. Dieser Vorgang wird als Akkommodation bezeichnet. Auf diesem tonischen Druckplateau sind durch regelmäßige rhythmische Kontraktionen der Blase kleine Druckwellen aufgesetzt. **Dauertonus** und **rhythmische Kontraktionen** sind allein durch den intrinsischen Nervenplexus verursacht und auch in einer völlig denervierten Blase vorhanden. Die extrinsische Innervation kann diese Abläufe nur fördernd durch den Parasympathikus oder hemmend durch den Sympathikus modulieren.

Die **Harnkontinenz** wird gesichert durch ein Zusammenspiel zwischen der tonischen Kontraktion der glatten Muskulatur des M. sphincter internus und der Kontraktion des aus quergestreiften Muskelfasern bestehenden M. sphincter externus. Der Tonus des M. sphincter internus wird über den Sympathikus und α_1-adrenerge Rezeptoren aufrechterhalten. Bei einer **Inkontinenz** kann durch Gabe von α_1-Rezeptor-Agonisten eine Tonisierung des intrinsischen Sphinktermechanismus versucht werden. Umgekehrt kann bei Problemen der Harnentleerung durch eine funktionelle Blasenhalsenge mit α_1-Rezeptor-Antagonisten diese glatte Muskulatur relaxiert werden. Der weiter distal gelegene M. sphincter externus besteht aus den quergestreiften periurethralen Muskeln des Beckenbodens (M. transversus perinei und M. levator ani). Diese sind aus langsamen und schnellen Zuckungsfasern (s. Kap. 6, S. 89) aufgebaut. Die ersteren erhalten durch einen Dauertonus die Kontinenz in Ruhe, die letzteren sichern die Kontinenz bei plötzlicher intraabdomineller Druckerhöhung, wie z. B. beim Husten, durch eine schnelle Kontraktion mit Harnröhrenverschluß.

Bei einem bestimmten Grad der Blasenfüllung, dem Schwellendruck, tritt plötzlich ein steiler Druckanstieg auf, der den Beginn des **Miktionsreflexes** einleitet. Im weiteren Verlauf werden dabei über Dehnungsrezeptoren der Blase Afferenzen aktiviert, die reflektorisch die parasympathische Aktivität verstärken und dadurch zur Kontraktion des Detrusors führen. Der M. sphincter internus wird durch den weiteren Druckanstieg überwiegend mechanisch geöffnet, und der externe Sphinktermuskel erschlafft reflektorisch über Afferenzen im N. pudendus. Diese Vorgänge laufen kontinuierlich so lange ab, bis die Blase vollständig entleert ist.

Die entscheidende Komponente des Blasenentleerungsreflexes, die Aktivierung des Parasympathikus, erfolgt über einen **supraspinalen Reflexweg.** Die Umschaltung der Afferenzen auf spinal absteigende Efferenzen erfolgt in einem Kerngebiet in der ventrolateralen Formatio reticularis des Pons in Höhe des Locus coeruleus. Wird bei Querschnittläsionen des Rückenmarks dieser Reflexbogen unterbrochen, so kann nach der Phase des spinalen Schocks (Kap. 26) mit einer atonischen, areflektorischen Blase der Miktionsreflex über rein spinale Reflexe wieder in Gang kommen. Es besteht dann der Zustand einer sog. **Reflexblase,** die aber nicht vollständig entleert werden kann, wodurch über den verbleibenden **Restharn** die Gefahr einer Infektion gegeben ist.

28.5 Die Aktivitäten des Sympathikus und des Parasympathikus werden von Kerngebieten in der Medulla oblongata gesteuert

» Die Steuerung der Grundaktivität im Sympathikus erfolgt von einem Kerngebiet in der ventrolateralen Medulla oblongata. Diese Aktivitätssteuerung ist eng an die Tätigkeit der Atemzentren gekoppelt. Hemmende und fördernde supraspinale Sympathikusreflexe sind über dieses medulläre Kerngebiet verschaltet. Die präganglionären Neurone des Vagus liegen im Nucleus dorsalis n. vagi und im Nucleus ambiguus. Auch ihre Aktivität ist eng an die zentrale Atemtätigkeit gekoppelt. «

Die präganglionären Neurone des **Sympathikus** im Rückenmark sind ohne Zuströme aus der Medulla oblongata nicht aktiv. Die in den peripheren prä- und postganglionären sympathischen Nerven ableitbare **Grundaktivität**, der Symphatikotonus, entsteht durch die Aktivierung der präganglionären Neurone über Bahnen, die in den **Hinterseitensträngen** (Abb. 28.**12**) in das Rückenmark absteigen. Diese Bahnen haben ihr Ursprungskerngebiet in der **ventrolateralen Medulla (VLM)** dicht unter der ventralen Oberfläche. In der ventralen Aufsicht liegt dieses Kerngebiet direkt kranial von den Austrittswurzeln des N. hypoglossus. Reizungen oder Ausschaltungen dieses Steuerzentrums der Sympathikusaktivität führen zu Aktivierungen oder Hemmungen der Aktivität in sympathischen Nerven und zu entsprechenden Effektororganreaktionen, wie z. B. Anstieg oder Abfall im Blutdruck. Es ist bisher nicht geklärt, wodurch die kontinuierliche Grundaktivierung dieses Sympathikuszentrums erfolgt. Sicher ist jedoch, daß sie nicht entsteht durch Zuströme von höher gelegenen Regionen im Zentralnervensystem, da eine vollständige Durchtrennung des Hirnstamms direkt oberhalb dieses Areals in der VLM zu keiner Veränderung der Grundaktivität führt. Das bedeutet jedoch nicht, daß diese Neurone in der VLM nicht im Rahmen bestimmter homöostatischer Regulationen (s. u.) von höheren Zentren aus in ihrer Grundaktivität verändert werden können.

Von den zahlreichen Zuströmen in dieses Areal (Abb. 28.**13**) hat jedoch nur einer eine inhibitorische Wirkung, nämlich die Afferenz aus den **Pressorezeptoren.** Eine Aktivierung der Pressorezeptoren in Karotissinus und Aortenbogen (Kap. 8) führt über die synaptische Schaltstelle in medialen Anteilen des Nucleus tractus solitarii (Abb. 28.**12**) zur Hemmung der Neurone in der VLM-Region und damit zu einer Abnahme der efferenten Sympathikusaktivität.

Alle anderen Zuströme aktivieren die Neurone der VLM (Abb. 28.**13**). Dazu gehören z. B. spinale Afferenzen von Mechano- und Nozirezeptoren; ebenso die Afferenzen der peripheren, arteriellen **Chemorezeptoren** (Kap. 11.28). Außerdem erfolgt über intramedulläre Verbindungen eine Aktivierung der VLM-Neurone durch die inspiratorischen Neurone im Hirnstamm. Dies bedingt **atemsynchrone Schwankungen** der Sympathikusaktivität während der Phrenikusaktivität in der Inspirationsphase. Ein Anstieg des arteriellen **CO_2-Partialdrucks** hat über bislang unbekannte chemorezeptive Mechanismen in der

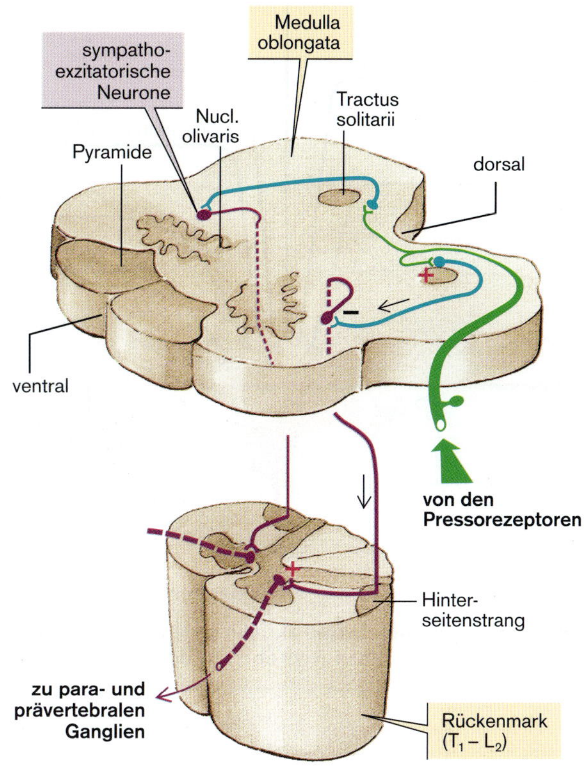

Abb. 28.**12** **Lokalisation der sympathoexzitatorischen Neurone in der ventrolateralen Medulla oblongata.** Die Axone dieser Neurone verlaufen im Hinterseitenstrang zu den präganglionären Neuronen im Seitenhorn des Rückenmarks. In der Medulla oblongata ist der Verlauf des pressorezeptorischen Reflexbogens mit Umschaltung auf sekundäre Neurone in medialen Kerngebieten des Tractus solitarii und ihrer Projektion zu den sympathoexzitatorischen Neuronen eingezeichnet.

Medulla oblongata (Kap. 11) einen besonders starken tonisch aktivierenden Einfluß auf die Neurone in der VLM und damit auf die Sympathikusaktivität.

Auch eine Durchblutungsabnahme in diesem Areal, die im Rahmen einer **zerebralen Ischämie** auftritt, führt zu einer Aktivierung. Über den gleichen Mechanismus kann es bei intrakranieller Drucksteigerung infolge von plötzlichen raumfordernden Prozessen im Gehirn (z. B. Blutungen) zu einem starken Anstieg der Sympathikusaktivität und des Blutdrucks kommen. Dieser Vorgang ist als **Cushing-Reflex** beschrieben.

Die präganglionären, **parasympathischen Neurone des N. vagus** liegen in der Medulla oblongata in zwei Kerngebieten: im Nucleus dorsalis n. vagi und im Nucleus ambiguus. In bezug auf die innervierten Erfolgsorgane zeigen die Kerngebiete nur eine grobe Gliederung mit Überlappungen, die bei verschiedenen Spezies unterschiedlich sein kann. So werden vom dorsalen Vaguskern überwiegend die Organe im Abdomen und vom Nucleus ambiguus vor allem die Organe im Thorax innerviert.

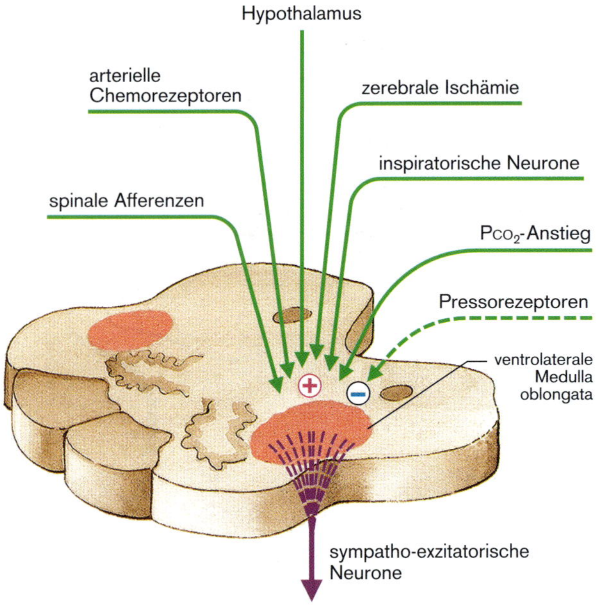

Abb. 28.**13** **Hemmende und aktivierende Zuströme zu den sympathoexzitatorischen Neuronen in der Medulla oblongata.**

Vagale Neurone, die das Herz mit negativ chronotroper Wirkung innervieren (Kap. 7), erhalten zahlreiche afferente Zuströme. Einen besonders stark aktivierenden Einfluß haben die Afferenzen von Pressorezeptoren und arteriellen Chemorezeptoren, die damit beide eine sehr ausgeprägte **Bradykardie** auslösen können. Der **Grundtonus** des Parasympathikus ist ebenso wie im Sympathikus in einigen Efferenzen atemsynchron moduliert. In den kardialen Vagusfasern findet sich eine Aktivitätszunahme mit der Exspiration, die zu der **respiratorischen Arrhythmie** führt, einer unregelmäßigen Herzschlagfolge mit einer Verlangsamung in der Ausatmungsphase. Vagale Efferenzen zu den Ganglien der Bronchialmuskulatur zeigen Aktivitätsteigerungen mit der Inspirationsphase, so daß es mit Beginn der Inspiration zur Konstriktion der Bronchien kommt. Aufgrund der langsamen Kontraktionsgeschwindigkeit der glatten Muskulatur wird das Maximum der Konstriktion jedoch erst während der Exspiration erreicht. Dadurch ist der **Atemwegswiderstand** während der Einatmung am niedrigsten und er erhöht sich während der Exspiration. Bei einer insgesamt verstärkten Bronchokonstriktion während eines Asthmaanfalls führt die besonders erschwerte Exspiration zu einer Überblähung der Lungen mit Verschiebung der Atemruhelage.

28.6 Hypothalamus und limbisches System – homöostatische Regulationen und emotionelle Verhaltensweisen

›› Mechanismen zur Konstanterhaltung der Körpertemperatur sowie zum Gleichgewicht in Energie- und Wasserhaushalt werden von Kerngebieten des Hypothalamus reguliert. Hypothalamus und limbisches System sind an der Steuerung emotionaler Verhaltensweisen, die mit neurovegetativen, motorischen Reaktionen und entsprechenden subjektiven Empfindungen ablaufen, beteiligt. Für die Auslösung der neurovegetativen Reaktionen im Rahmen der Abwehrreaktion (defence reaction) stellt der Hypothalamus ein wichtiges Integrationszentrum dar. ‹‹

Mit der tonischen und reflektorischen Kontrolle von Atmung und Kreislauf durch die Medulla oblongata (Abb. 28.**14**) werden bereits auf dieser Ebene des Zentralnervensystems zwei lebenswichtige Funktionen schnell geregelt, die der Konstanterhaltung des „inneren Milieus" (C. Bernard 1878) oder der Stabilisierung der physikochemischen Zustände im Körper, der **Homöostase** (2), dienen.

Der **Hypothalamus** ist das wichtigste Zentrum für homöostatische Regulationen, die ohne Gefahr für den Organismus wesentlich langsamer ablaufen können, als es bei der Atmungs- und Kreislaufregulation der Fall ist. Daher können bei diesen Regulationen auf der rezeptiven wie auf der effektorischen Seite neben der schnellen nervalen auch humorale und endokrine Mechanismen eingesetzt werden. Zu den Aufgaben des Hypothalamus im Rahmen der Homöostase gehört die Regulation der **Körpertemperatur** sowie des **Energie-** und des **Wasserhaushalts** (Kap. 13 – 15). Bei den hypothalamisch gesteuerten homöostatischen Regulationen besteht weiterhin die Besonderheit, daß sie nicht nur über das vegetative Nervensystem und Hormone in Veränderungen des „inneren Milieus" eingreifen, sondern daß auch über die bewußten Empfindungen von Kälte, Hunger oder Durst der Antrieb zu motorischen Handlungen gegeben wird, der dann mit der Nahrungs- oder Flüssigkeitsaufnahme die ganze Aktion erst sinnvoll abschließt. Die Gesamtheit dieser hypothalamischen Regulationen besteht damit in einer komplexen Verhaltensweise mit vier Komponenten: der subjektiven Empfindung, der motorischen, der neurovegetativen und der hormonellen Reaktion.

Vom Hypothalamus werden ebenfalls Verhaltensweisen gesteuert, die mit starken **Emotionen** wie z. B. Wut oder Angst einhergehen und die bei äußerer Bedrohung neben zahlreichen neurovegetativen und hormonellen Reaktionen zu den motorischen Handlungen Angriff oder Flucht führen können. Weiterhin werden vom Hypothalamus über das endokrine System die Libido und das **Sexualverhalten** (Kap. 18) gesteuert, ein Verhalten, das nicht mehr der Homöostase des Individuums, sondern der Erhaltung der Art dient.

Die Kerngebiete des Hypothalamus sind von kaudal her besonders dicht versorgt mit Afferenzen über die Formatio reticularis des Hirnstamms; auf der kranialen Seite bestehen zahlreiche reziproke Verbindungen zum **limbischen System** (Abb. 28.**14**). Der Begriff limbisches System leitet sich her von der Bezeichnung Lobus limbicus, die von P. Broca 1878 für entwicklungsgeschichtlich alte Hirnrindenareale (Archikortex) eingeführt wurde und die als Saum (limbus = Randzone, Saum) den Hirnstamm kranial umhüllen. Dazu gehören der Gyrus cinguli, der Gyrus parahippocampalis und der Gyrus paraterminalis. Wegen der engen funktionellen Verknüpfungen mit den unter diesen Rindenarealen liegenden Kerngebieten (Nucleus amygdalae, Septumkerne, Hippokampus, Corpora mamillaria) werden alle Regionen zusammengefaßt als limbisches System bezeichnet. Über mehrere innere Erregungskreise ist das limbische System maßgeblich an der Steuerung von **emotionellen Verhaltensweisen,** von **Orientierungs- und Aufmerksamkeitsreaktionen** und von **Lernprozessen** beteiligt. Die Verbindungen von neokortikalen Arealen zum limbischen System sind spärlich; die wichtigsten gehen von frontalen Regionen des Neokortex aus.

Bei den einzelnen homöostatischen Regulationen steuert der Hypothalamus jeweils ein ganz bestimmtes **Aktivitätsmuster** im vegetativen Nervensystem. So erfolgt z.B. bei oder auch schon vor der Nahrungsaufnahme eine vagale Aktivierung mit Anstieg der Sekretion und Motilität im Gastrointestinaltrakt. Im Kreislauf wird spezifisch die Durchblutung an Magen und Darm gesteigert. Im Rahmen der Thermoregulation kann allein die Durchblutung der Haut zur Verbesserung oder Verhinderung der Wärmeabgabe durch eine spezifische Steuerung der Hautgefäßinnervation verändert werden. Die genauen Abläufe der homöostatischen Regulationen von Temperatur, Energie- und Wasserhaushalt werden in den entsprechenden Kapiteln dieses Buches abgehandelt (Kap. 13,15).

In bezug auf die neurovegetativen Regulationen ist jedoch besonders eine hypothalamisch gesteuerte Verhaltensweise von Bedeutung, die mit den Emotionen von Wut oder Angst einhergeht und bei der über vegetative und endokrine Aktivierungen der Körper in höchste Leistungsbereitschaft versetzt wird. Diese Reaktion läuft ab mit starker, allgemeiner Aktivierung des Sympathikus, die zu zahlreichen Organreaktionen führt, wie Pupillenerweiterung, Anstieg der Herzfrequenz und des Blutdrucks, verstärkte Schweißsekretion und vermehrte Freisetzung von Adrenalin aus dem Nebennierenmark. Die Reaktion wird recht stereotyp bei den verschiedensten, vermeintlichen oder tatsächlichen physischen oder psychischen Bedrohungen des Individuums ausgelöst. Diese emotionale Verhaltensweise hat – bedingt durch unterschiedliche methodische Zugänge – von verschiedenen Experimentatoren unterschiedliche Bezeichnungen erhalten, mit denen im Prinzip die gleichen Mechanismen beschrieben werden. Sie wurde von Cannon (2) zuerst als **Notfallreaktion (emergency state)** charakterisiert und z.B. auch für Reaktionen im traumatischen Schock verwendet. Von Hess (7) wurde die gleiche, im Tierexperiment durch elektrische Reizung in *dorsolateralen Regionen* des Hypothalamus ausgelöste Verhaltensweise als **Abwehrreaktion** bezeichnet, ein Begriff, der heute als **„defence reaction"** allgemein gebräuchlich ist. Diese Reaktion ist ebenfalls vergleichbar mit der von H. Selye beschriebenen **Alarmreaktion,** der ersten Phase des von ihm so genannten **Streß-** oder **Adaptationssyndroms.**

Von Hess (7) wurde komplementär zu der dorsolateralen Region des Hypothalamus eine *ventromediale Region* beschrieben, deren elektrische Reizung zu einer ruhigen Erholungslage mit gesteigerten Aktivitäten im Parasympathikus führen sollte; er nannte sie die **trophotrope Reaktion.** Ob diese ventromedialen und dorsolateralen Regionen des Hypothalamus als Steuerungs- und Integrationszentren der komplexen ergotropen und trophotropen Verhaltensweisen gelten können, muß neuerdings bezweifelt werden, da diese Ergebnisse nur mit elektrischer Reizung zu erzielen sind, bei der am Reizort sowohl die Nervenzellkörper als auch durchziehende Nervenfasern gleichermaßen erregt werden. Neuere Experimente mit „chemischer Stimulation", bei denen durch Applikation erregender Transmitter (z.B. Glutamat) ausschließlich Zellkörper stimuliert werden, konnten diese Befunde nicht bestätigen. Möglicherweise werden durch die elektrische Stimulation nur efferente Ausgänge, die aus komplexen Erregungskreisen des limbischen Systems stammen, aktiviert.

Die Tatsache, daß auch außerhalb der homöostatischen Regulationsabläufe die ganze Kette der Reaktionen zur Aktivierung des vegetativen Nervensystems (Abb. 28.**14**) allein durch Emotionen in Gang gesetzt werden kann, verweist auf die Möglichkeit, daß auf diesem Wege auch organische Störungen entstehen können, die wegen ihrer ursächlichen Verknüpfung als **psychosomatische**

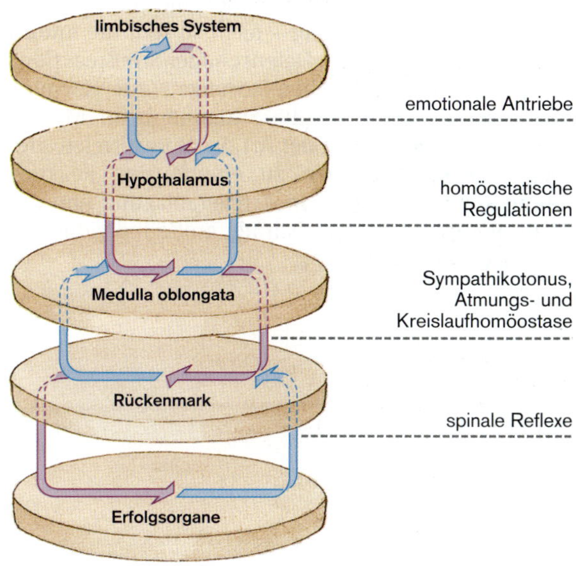

Abb. 28.**14** **Die verschiedenen Ebenen im Zentralnervensystem, die an der Steuerung der Aktivität im vegetativen Nervensystem beteiligt sind.** Die einzelnen Ebenen sind durch zahlreiche reziproke Bahnen mit der nächst höheren und niederen Ebene verbunden. Dadurch können Einflüsse auch von der obersten Ebene (limbisches System) auf die Organe (Psyche – Soma) und ebenso in umgekehrter Richtung von den Organen bis zum limbischen System (Soma – Psyche) ausgeübt werden. Bei diesem Aufbau in sich überlagernde Organisationsebenen werden von der jeweils höheren Ebene größere Funktionseinheiten im Sinne homöostatischer Regulationen gesteuert als von der darunterliegenden Ebene.

Erkrankungen bezeichnet werden. Aus Untersuchungen an Tieren ist bekannt, daß besonders die lange Dauer und die ständige Wiederholung – nicht so sehr die Intensität – der ergotropen Alarm-, Defence- oder Streßreaktion zur Ausbildung von organischen Störungen (z. B. Hochdruck) führen kann. Sicher ist die Situation beim Menschen komplexer, da sowohl in der Art der Umweltreize, die bei verschiedenen Menschen zu emotionalen Reaktionen führen können, als auch in der Veranlagung und in der Erfahrung mit ihrer Verarbeitung große individuelle Unterschiede bestehen.

Zum Weiterlesen ...

1 Brooks, C. Mc. C., K. Koizumi, A. Sato: Integrative functions of the autonomic nervous system. University, Tokyo 1979
2 Cannon, W. B.: The Wisdom of the Body. Norton, New York 1932
3 Ciriello, J., F. R. Calaresu, L. P. Renaud, C. Polosa: Organization of the Autonomic Nervous System. Central and Peripheral Mechanisms. Liss, New York 1987
4 Coote, J. H.: The organization of cardiovascular neurons in the spinal cord. Rev. Physiol. Biochem. Pharmacol. 110 (1988) 147 – 285
5 Gonella, J., M. Bouvier, F. Blanquet: Extrinsic nervous control of motility of small and large intestines and related sphincters. Physiol. Rev. 67 (1987) 902 – 961
6 Henry, J. P., P. M. Stephens: Stress, Health, and the Social Environment. A Sociobiologic Approach to Medicine. Springer, New York 1977
7 Hess, W. R.: Die funktionelle Organisation des vegetativen Nervensystems. Schwabe, Basel 1948
8 Jänig, W., C. McC. Brooks: The autonomic nervous system in health and disease: neurobiology and pathophysiology. J. autonom. nerv. Syst. 7 (1983) 193 – 415
9 Jänig, W., E. M. McLachlan: Organization of lumbar spinal outflow to distal colon and pelvic organs. Physiol. Rev. 67 (1987) 1332 – 1404
10 Johnson, R. H., J. M. R. Spalding: Disorders of the Autonomic Nervous System. Blackwell, Oxford 1974
11 Loewy, A. D., K. M. Spyer: Central Regulation of Autonomic Functions. Oxford University Press, Oxford 1990
12 Persson, P. B., H. R. Kirchheim: Baroreceptor Reflexes. Integrative Functions and Clinical Aspects. Springer, Heidelberg 1991
13 Pick, J.: The Autonomic Nervous System. Lippincott, Philadelphia 1970
14 Schaefer, H., H. Heinemann: Modelle sozialer Einwirkungen auf den Menschen (Sozialphysiologie). In Blohmke, M., Ch. v. Ferber, K. P. Kisker, H. Schaefer: Handbuch der Sozialmedizin, Bd. I. Enke, Stuttgart 1975
15 Schiffter, R.: Neurologie des vegetativen Systems. Springer, Berlin 1985
16 Uehara, Y., K. Suyana: Visualization of the adventitial aspect of the vascular smooth muscle cells under the scanning electron microscope. J. Electron. Micr. 27 (1978) 157 – 159

Höhere Funktionen des Zentralnervensystems

V. Henn

29

29.1 Physiologie der Hirnrinde

Kortexareale sind spezialisiert auf sensorische, motorische oder assoziative Aufgaben

» Die entwicklungsgeschichtlich wesentlichen Merkmale, die uns von anderen Säugern unterscheiden, sind die Größenzunahme des Kortex, seine Zell- und Synapsendichte und die Komplexität seiner Verbindungen. Die volle Funktionstüchtigkeit des Kortex ist Voraussetzung für bewußte Wahrnehmung, Planen, Handeln und Willkürmotorik.

Der Kortex hat einen gleichförmigen Aufbau in sechs Schichten. Seine Spezifität erhält er vorwiegend durch seine neuronalen Verbindungen. Eingänge sind Projektionen der Sinnesorgane mit Schaltstation im Thalamus und Verbindungen von anderen Kortexarealen der gleichen und gegenüberliegenden Hemisphäre. Die wichtigsten Ausgänge für die Motorik sind die kortikospinale Bahn sowie Projektionen zu den Hirnnervenkernen und zum Rückenmark mit Umschaltstationen im Hirnstamm. «

In der aufsteigenden Säugetierreihe bis hin zu den Menschenaffen nimmt das Gehirn an Volumen deutlich zu. Dabei zeigt der Kortex im Vergleich zu anderen Teilen des Gehirns die massivste **Größenzunahme.** Es gibt zwar Tiere wie manche Wale, die absolut einen größeren Kortex haben; der menschliche Kortex ist aber, gemessen an der Zahl unterscheidbarer Zellen und Verbindungen, differenzierter aufgebaut. Der Kortex ist eine relativ dünne Schicht von Zellen, die durch Faltung das enorme Ausmaß von ca. 2500 cm^2 erreicht. Differenziertes persönliches Verhalten ist an einen intakten Kortex gebunden. Geht eine große Zahl kortikaler Zellen zugrunde, so verringern sich intellektuelle Leistungen, und der Patient ist in seiner Persönlichkeit weniger differenziert. Bei völligem Ausfall ist der Kranke gegenüber seiner Umgebung reaktionslos, während die vom Hirnstamm gesteuerten vegetativen Funktionen noch intakt sein können. Dies kann bei länger dauerndem Sauerstoffmangel (z. B. Ertrinken, Herzstillstand), bei degenerativen Erkrankungen (Alzheimer-Demenz) oder bei Infektionen (Slow-virus-Erkrankung Creutzfeldt-Jakob) vorkommen.

Die zentralen anatomischen Verbindungen der Sinnesorgane projizieren letztlich zum **sensorischen Kortex,** einer notwendigen Station für unsere bewußte Wahrnehmung. Vom **motorischen Kortex** entspringt die kortikospinale oder Pyramidenbahn als entscheidende Bahn für die Willkürbewegung. Die Zentralfurche unterteilt den Kortex in einen vorderen Teil mit motorischen Aufgaben und einen hinteren Teil mit sensorischen Aufgaben. Abb. 29.**1** zeigt die makroskopische Gliederung. Es ist zu sehen, daß nur ein kleiner Teil der Kortexoberfläche direkten motorischen oder sensorischen Funktionen zuzuordnen ist. Der größere Teil des Kortex hat **assoziative Funktionen,** wobei die Weiterverarbeitung sensorischer Informationen und die Vorbereitung von motorischen Abläufen relativ gut beschreibbar sind; die „höheren kortikalen Funktionen" sind naturgemäß experimentell schwerer zu erfassen oder zu lokalisieren. Unter letzteren versteht man nicht nur intellektuelle Leistungen, sondern auch die Fähigkeit, soziale Normen zu erkennen und diese in Handlungen zu integrieren. Die Bezirke, die keine direkte Verbindung zur Sensorik oder Motorik haben, sind Teile des frontalen, parietalen und temporalen Kortex. Abb. 29.**1** zeigt auch, daß funktionell zusammenhängende Gebiete des Kortex über die großen Furchen hinwegreichen. Andererseits sind die Funktionen der einzelnen Kortexregionen, z. B. die des frontalen Kortex, nicht auf nur eine Aufgabe beschränkt.

In der aufsteigenden Tierreihe nimmt der **assoziative Kortex** quantitativ am stärksten zu. Während bei der Ratte noch über 90% des Kortex direkte sensorische Eingänge oder motorische Ausgänge haben, ist dieser Teil beim menschlichen Kortex auf weniger als 10% reduziert. Die massivste Größenzunahme fällt dabei auf den präfrontalen Assoziationskortex.

Die makroskopische Gliederung des Kortex ist aus seinen afferenten und efferenten Verbindungen ableitbar

Der **primäre sensorische Kortex** erhält sensorische Afferenzen von den Sinnesorganen, die im Thalamus umgeschaltet werden. Die Afferenzen sind räumlich geordnet. Für das visuelle System heißt das zum Beispiel, daß in der Retina benachbarte Bezirke auch im Kortex nebeneinander liegen. Die Größe der Repräsentation hängt von der räumlichen Auflösung der Informationsverarbeitung ab, wobei die Repräsentation von 1 mm^2 Fovea einen wesentlich größeren Anteil des Kortex einnimmt als 1 mm^2 von der Peripherie der Retina. Diese räumliche oder **„topische" Anordnung** gilt für alle Sinnessysteme. Bei Läsionen des sensorischen Kortex treten deshalb ganz spezifische Defizite auf. Große Läsionen, die z. B. den visuellen Kortex beiderseits betreffen, führen zu Blindheit. Kleine einseitige Läsionen führen zu einem Ausfall, der in beiden Augen nur einem bestimmten Retinaareal entspricht. Aus Größe und Position des visuellen Ausfalls im Gesichtsfeld kann man daher auf die Lokalisation der Läsion schließen (s. S. 601).

Entsprechendes gilt für die topische Anordnung somatosensorischer Afferenzen, d. h. des Systems, das Berührungsempfindung von der Körperoberfläche vermittelt. Die anatomischen Verbindungen zeigen, daß der Fuß z. B. oben in der hinteren Zentralwindung lokalisiert ist. Aus der Anordnung dieser Afferenzen kann man analog zum motorischen (Abb. 27.**18**, S. 666) einen ähnlich aussehenden sensorischen Homunkel konstruieren. Diese präzise anatomische Anordnung ermöglicht dem Kliniker oft eine genaue Lokalisation des pathologischen Herdes aufgrund der Ausfallsymptomatik beim Patienten.

Der **motorische Kortex** ist der wichtigste Ursprungsort der kortikospinalen Bahn, die zum größten Teil über Interneurone im Rückenmark und über weitere Schaltstellen im Hirnstamm zu den Motoneuronen projiziert (s. S. 665 f.).

Der **prämotorische Kortex** hat seine Aufgabe in der Planung einer Bewegung. Wie in Kapitel 27 dargestellt, sind bei der Planung und Durchführung von Bewegungen große Teile des Kortex simultan aktiv, was Abgrenzungen relativiert, die rein nach anatomischen oder klinischen Gesichtspunkten erfolgen. Eine Läsion, die den gesamten primären motorischen Kortex einer Hemisphäre betrifft, verursacht eine Halbseitenlähmung der gegenüberliegen-

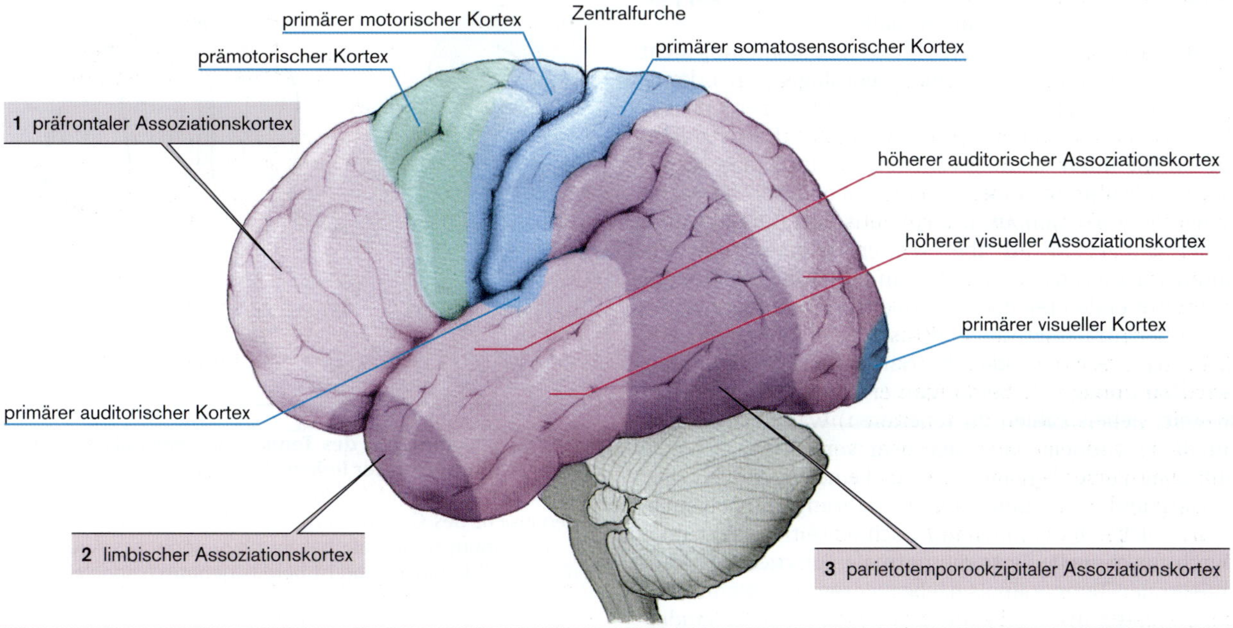

Abb. 29.**1** **Seitenansicht des Kortex und seine makroskopische Gliederung.** Man unterscheidet primär sensorische und motorische Areale (blau), den Assoziationskortex (violett) präfrontal (**1**), limbisch (**2**) und parietotemporookzipital (**3**).

den Körperseite, wobei besonders die Feinmotorik gestört ist (Abb. 27.**17** u. 27.**20**). Kleinere Läsionen führen zu Ausfällen entsprechend dem „motorischen Homunkel".

Als **visueller Assoziationskortex** werden die Gebiete bezeichnet, die der Weiterverarbeitung visueller Information dienen und diese mit Information anderer Sinnesmodalitäten verknüpfen. Wie im Kapitel 23 ausführlicher besprochen, gibt es spezialisierte Areale für die Analyse von Farben, Bewegungssehen oder Erkennen komplexer Stimuli, z. B. das von Gesichtern. Eine Person erkennen wir nicht nur am Gesicht, sondern auch an ihrer Stimme. Zellen in diesen Gebieten werden durch komplexe visuelle Stimuli aktiviert und können bei gleichzeitiger Reizung anderer Sinnesmodalitäten in der Antwort modifiziert werden. Von Tierversuchen her weiß man, daß die Stärke der neuronalen Antwort auch davon abhängt, welche Bedeutung der Reiz für das Tier hat. Zum Beispiel führt ein visuelles Zeichen für eine kommende Belohnung mit Futter zu einer stärkeren Antwort. Abhängig vom Funktionszusammenhang kann daher ein identischer Reiz, auf die gleiche Stelle der Netzhaut projiziert, die Neurone in ganz unterschiedlicher Weise aktivieren. Damit hat man experimentelle Ansätze, um die neurophysiologischen Mechanismen von gerichteter Aufmerksamkeit und Motivation zu untersuchen.

Der **parietotemporookzipitale Assoziationskortex** zeigt den höchsten Grad an Asymmetrie bezüglich der Funktion. In der sprachdominanten Hemisphäre, d. h. links bei einem Rechtshänder, sind vorwiegend logisch-abstrakte Verarbeitungen lokalisiert, nämlich Sprachverständnis, Lesen, Schreiben, Rechnen. In der nichtdominanten Hemisphäre werden die verschiedenen sensorischen Eingänge zu einem gemeinsamen räumlichen Schema integriert.

Beispiel: Ein 60jähriger Patient erwacht morgens mit einer Störung des Sprachverständnisses. Er redet flüssig, macht aber viele Fehler in der Wortwahl mit teilweise unsinnigen Neubildungen von Wörtern und Fehlern in der Satzkonstruktion. Zusammen mit seinen Gesten kann man den Sinn des Gesprochenen gerade noch verstehen. Er gibt an, daß seine rechte Körperhälfte taub sei. Die Untersuchungen ergeben eine akut aufgetretene Durchblutungsstörung *links* parietotemporal. Diese führte zu einer Sensibilitätsstörung auf der rechten Körperseite zusammen mit einer sensorischen Aphasie (S. 702), bei der speziell das Sprachverständnis gestört ist.

Oder: Ein 50jähriger Patient wird von seinen Angehörigen gebracht, da er sich in den letzten Wochen mehrfach auch in bekannter Umgebung verlaufen habe. Nur zögernd räumt der Patient ein, daß er Schwierigkeiten habe. Auf der Station findet er sein Zimmer nur, wenn man z. B. die Türklinke und sein Bett mit einem roten Tuch markiert. Die Untersuchungen ergeben einen Tumor *rechts* parietal hinten. Dieser Tumor führte hauptsächlich zu einer Beeinträchtigung der Orientierung, während weitere Symptome (Sensibilitätsstörung auf der linken Körperseite) dem Patienten weitgehend unbemerkt blieben (Neglekt S. 700).

Teile des orbitofrontalen Kortex und der vordere Anteil des Temporallappens werden zum **limbischen Kortex** gerechnet, der mit den subkortikalen Strukturen des limbischen Systems eine funktionelle Einheit bildet. Läsionen des orbitofrontalen Kortex führen zu einer Verflachung der Emotionen. Die Patienten werden gleichgültig und weniger differenziert in ihrem sozialen Verhalten. Der temporale Anteil des limbischen Kortex hat eine wesentliche Funktion bei der Speicherung und beim Abruf von Gedächtnisinhalten. Während einseitige Läsionen meist gut kompensiert werden können, zeigen doppelseitige Läsionen immer klare Ausfälle.

Beispiel: Patient H. M. (12) litt an medikamentös nicht beherrschbarer Epilepsie, einer neurologischen Erkrankung, die mit langsam sich ausbreitenden, zerebral bedingten Krämpfen einhergeht (S. 699). Bei H. M. nahmen die Anfälle ihren Ausgang vom Temporalpol. Man amputierte chirurgisch beide Temporalpole unter Einbeziehung des Hippokampus. Die epileptischen Anfälle waren beherrscht. H. M. litt aber seither an einer schweren anterograden Amnesie, d. h. einem Erinnerungsdefizit für neuauftretende Ereignisse. Kindheitserinnerungen waren nicht beeinträchtigt, aber etwas Neues zu lernen, z. B. seine neue Adresse oder die Namen von Mitpatienten, war ihm unmöglich. Seine Aufmerksamkeitsspanne (Fähigkeit, sieben Zahlen zu repetieren) war normal. Sein Intelligenzquotient hatte sich eher verbessert, in bezug auf seine Persönlichkeit zeigte er keine Veränderungen.

Aufgrund dieser und anderer Erfahrungen macht man heute solche Operationen nur noch einseitig. Zuvor muß durch funktionelle Tests die normale Funktion des kontralateralen Temporalpols nachgewiesen sein. Dann kann bei Patienten mit medikamentös ungenügend behandelbarer Epilepsie eine einseitige Operation eine entscheidende Verbesserung der Lebensqualität bedeuten, wenn die Anfälle dadurch beherrscht werden.

Präfrontaler Assoziationskortex. Wiederum von Patienten mit krankhaften Veränderungen in diesem Gebiet ausgehend, kann man schließen, daß Störungen im Frontalhirn zu einer Entdifferenzierung der Persönlichkeit führen. Patienten benehmen sich mitunter läppisch-distanzlos, unrealistisch oder völlig sorglos in ihrem planenden Verhalten oder sind in ihrem Antrieb gestört. Tritt eine solche Störung plötzlich auf, bemerkt die Umgebung, daß sich die „Persönlichkeit verändert“ hat. Offensichtlich ist ein funktionierendes Frontalhirn die Voraussetzung, daß sich jemand als Persönlichkeit entwickeln kann, soziales und berufliches Engagement zeigt und in seinem zwischenmenschlichen Verhalten anerkannte Normen einhält.

Beispiel: Eine 33jährige Patientin zog sich bei einem Autounfall eine schwere Verletzung mit Blutungen im präfrontalen Kortex sowie Frakturen der Oberschenkel zu. In der Rehabilitationsphase war sie schwer zu führen, da sie zu wenig Ausdauer für die notwendige Physiotherapie aufbrachte. Trotz Gehbehinderung brach sie die Therapie ab und meldete sich bei einem Fallschirmklub und zu einem Marathonlauf an. Ohne wesentliche emotionelle Reaktion willigte sie ein, diese Vorhaben aufzuschieben. Im weiteren Verlauf fiel die große Diskrepanz zwischen ihren hochfliegenden beruflichen Plänen und ihrer aktuellen Tätigkeit auf, die mehr einer Beschäftigungstherapie glich, ohne daß sie davon emotional berührt wurde.

Dem Experiment sind die Leistungen des präfrontalen Kortex schwer zugänglich, besonders wenn Versuchstiere außerhalb ihrer Sozialordnung im Labor gehalten werden. Eine Leistungseinbuße ist jedoch mit Läsionen im Frontalhirn reproduzierbar. Tiere können noch auf unmittelbar zu erhaltende Belohnung hin trainiert werden. Es gelingt aber nicht, komplexe Ketten von Verhalten zu trainieren, wenn die Belohnung für das Tier nicht ständig im Blickfeld bleibt (Störung der sog. verzögerten Antwort).

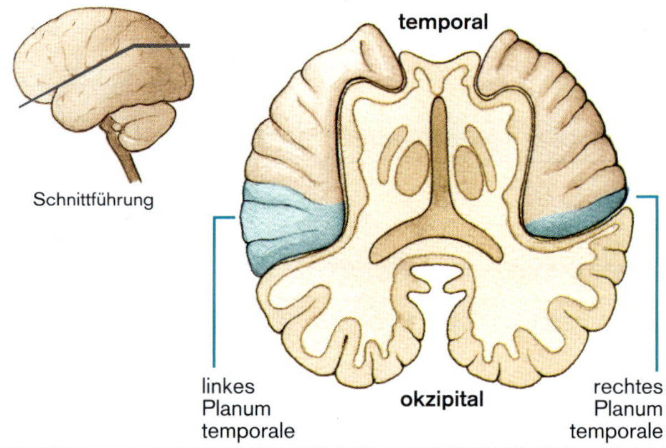

Abb. 29.**2** **Asymmetrie des Temporallappens als Ausdruck der Sprachdominanz der linken Hemisphäre.** Die Schnittführung in der Ebene der Sylvius-Furche ist schematisch in der Seitenansicht des Gehirns dargestellt. Die deutliche Asymmetrie des Planum temporale hat ihr physiologisches Äquivalent in der Sprachdominanz und ist bereits genetisch angelegt.

Hemisphärendominanz: die Hemisphären zeigen unterschiedliche Spezialisierungen

Morphologisch ist das Gehirn fast spiegelbildlich zur Sagittalebene angelegt, d. h., die rechte und linke Hirnhälfte gleichen sich weitgehend. Deutlich asymmetrisch ist aber die Ausdehnung des **Planum temporale** im Assoziationskortex, das für Sprachverständnis und -produktion wichtig ist (Abb. 29.**2**). Die Kommunikation zwischen den Hemisphären geschieht über das **Corpus callosum,** das mächtigste Faserbündel im Gehirn. Weitere ausgedehnte Rechts-links-Verbindungen, d. h. Kommissuren, gibt es im Hirnstamm. Bei Rechtshändern ist praktisch immer die linke Hemisphäre sprachdominant, bei Linkshändern zu 60–70%, d. h., nur ein kleiner Teil hat eine dominante rechte Hemisphäre. Man schätzt, daß über 95% der Bevölkerung klare **Rechtshänder** sind, der Rest entweder Linkshänder, Ambidexter (keine klare Bevorzugung) oder von Links- auf Rechtshänder umerzogen. Bei Kindern kann nach einer Schädigung der sprachdominanten Hemisphäre die Hemisphärendominanz noch wechseln und sich somit eine Sprachstörung erholen, während dies nach der Pubertät nicht mehr möglich ist.

Die **dominante Hemisphäre** spielt die Hauptrolle bei abstrakten symbolischen Aufgaben, wie z. B. Rechenoperationen, und bei der Sprachperzeption und -produktion. Die **nichtdominante Hemisphäre** ist wichtig für nichtverbale Leistungen, z. B. Musik und räumlich-konstruktives Denken. Es wäre aber eine unzulässige Vereinfachung zu sagen, Mathematik sei in der dominanten Hemisphäre „lokalisiert“. Viele mathematische Probleme erfordern genauso ein räumlich-geometrisches Denken wie die Fähigkeit, dies in abstrakten Symbolen zu Papier zu bringen. Ähnliches läßt sich von der Musik sagen. Der Begriff der Hemisphärendominanz beruht auf Ausfällen nach Läsionen und erlaubt nur begrenzt Rückschlüsse auf die normale Hemisphärenfunktion mit ausgedehnt paralleler Informationsverarbeitung.

„Split-brain-Patienten" – Gehirnfunktion ohne Corpus callosum

Es gibt besonders schwere Formen von Epilepsie, die durch Medikamente nur ungenügend behandelt werden können. Manchmal läßt sich ein epileptischer Herd auf nur *einer* Seite des Gehirns lokalisieren. Von dort breitet sich bei einem Anfall die krankhafte elektrische Aktivität aus und gelangt über das Corpus callosum auf die Gegenseite, so daß ein generalisierter Krampfanfall entsteht. Bei ausgewählten Patienten hat man das Corpus callosum und die vordere Kommissur operativ durchtrennt. Diese Patienten haben dann zwei Gehirnhälften, die nicht miteinander kommunizieren können. Bei naiver Beobachtung fallen diese Patienten ihrer Umgebung nicht auf. Genauere Untersuchungen zeigen aber Störungen bei der Verarbeitung visueller Information.

Augenbewegungen tasten normalerweise den gesamten Sehraum ab, so daß schließlich jede Hemisphäre die fast vollständige visuelle Information erhält. Projiziert man diesen Patienten jedoch Bilder entweder nur in das rechte oder nur in das linke Gesichtsfeld und tut dies so kurz, daß sie nicht mit einer Augenbewegung reagieren können, dann erhält nur eine Seite des Gehirns die Information, und es fallen klare Unterschiede in der Informationsverarbeitung auf. Die eine Hemisphäre weiß dann wirklich nicht, was die andere verarbeitet hat. Projiziert man wie in Abb. 29.**3** ein Porträt auf die Retina, das zur einen Hälfte aus dem Gesicht einer Frau und zur anderen aus dem eines Mannes besteht, so gelangt Information über ein weibliches Gesicht exklusiv in die rechte und über ein männliches Gesicht in die linke Hemisphäre. Fragt man die Versuchsperson, was sie gesehen habe, so sagt sie „ein Gesicht eines Mannes", denn nur die linke Hemisphäre ist zur differenzierten Sprachverarbeitung und -produktion fähig. Läßt man die Versuchsperson aus einer Reihe von Porträts aussuchen und fordert sie auf, mit der Hand zu zeigen, was sie gesehen hat, so wird sie mit der linken Hand auf ein weibliches, mit der rechten Hand aber auf ein männliches Porträt zeigen. Solche Split-brain-Operationen werden heute nicht mehr in dieser Vollständigkeit ausgeführt. Wenn nötig, wird nur ein kleiner Teil des Corpus callosum durchtrennt. Wenn bei diesen Patienten einzelne sensorische oder motorische Funktionen isoliert von anderen Hirnfunktionen ablaufen, so spricht man von einem **Diskonnektionssyndrom,** keinesfalls aber leiden diese Patienten an einer „gespaltenen Persönlichkeit" im psychiatrischen Sinne.

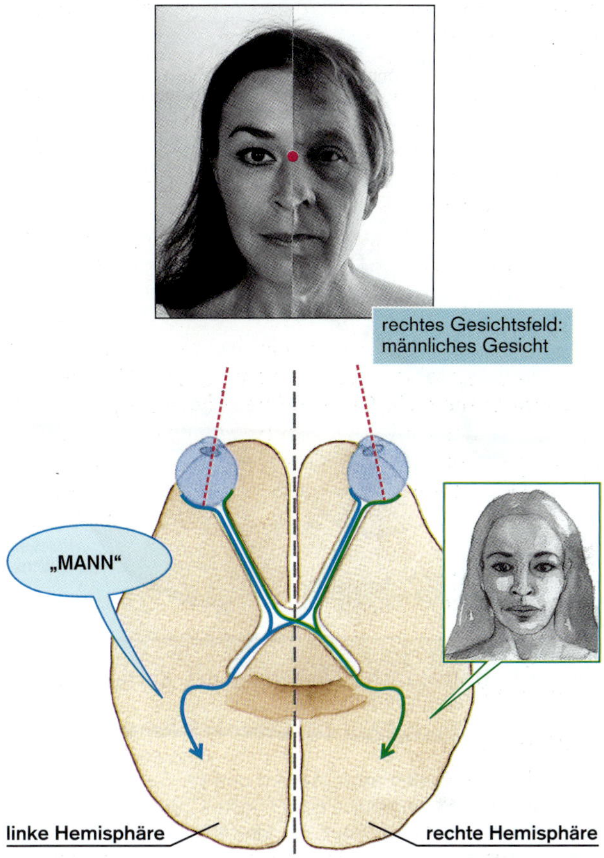

Abb. 29.**3** **Bildverarbeitung bei einem Split-brain-Patienten.** „Chimärenfigur", einem Split-brain-Patienten dargeboten. Fixiert er den Punkt auf der Nase, dann sieht die linke Hemisphäre das Gesicht eines Mannes, die rechte Hemisphäre das einer Frau, entsprechend der schematischen Darstellung der Augen und der afferenten Projektion des Tractus opticus mit der teilweisen Kreuzung im Chiasma. Wird er gefragt, was er sieht und äußert er sich sprachlich, dann „sagt" die linke Hemisphäre, sie sähe einen Mann. Wird der Patient aufgefordert, aus einer Reihe von Bildern eine ähnliche Person auszusuchen, dann „zeigt" die bildlich verarbeitende rechte Hemisphäre mit der linken Hand auf eine Frau.

Der Kortex ist in Kolumnen gegliedert, die der parallelen Informationsverarbeitung dienen

Wie oben beschrieben, kommt es bei Läsionen verschiedener Kortexareale zu spezifischen Defiziten. Wie weit setzt sich die Lokalisierbarkeit in immer kleinere Arealgrößen fort?

In seinem Grundaufbau ist der Kortex gleichförmig. Die **Spezifität einzelner Kortexareale** ergibt sich aus afferenten und efferenten Verbindungen und aus Variationen im quantitativen Verhältnis der einzelnen Zelltypen. Schon im Jahr 1905 hat A. Brodmann aufgrund histologischer Kriterien den Kortex in Bezirke eingeteilt und diese fortlaufend numeriert. Diese neutrale Numerierung ist in Abb. 29.**4** gezeigt. Dem motorischen Kortex entspricht Area 4, dem prämotorischen Kortex Area 6 und 8. Aufgrund der histologischen Kriterien von Brodmann ergibt sich eine Verfeinerung der Gliederung des Kortex, die von individuellen Größenunterschieden unabhängig ist (s. a. Abb. 21.**15**).

Zelluläre Grundlagen der kortikalen Informationsverarbeitung

Im Kortex unterscheidet man aufgrund anatomischer Kriterien **sechs oberflächenparallele Schichten.** Die Eingänge zum Kortex enden vorwiegend in Schicht IV, während **Pyramidenzellen** als Ausgangszellen des Kortex mit ihren Somata vorwiegend in der Schicht V lokalisiert sind.

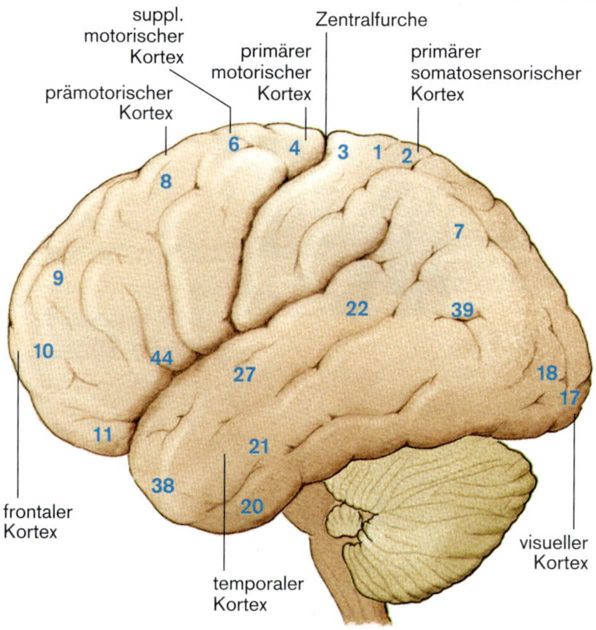

Abb. 29.**4** **Histologische Gliederung des Kortex nach A. Brodmann.** („Vergleichende Lokalisationslehre der Großhirnrinde". Barth, Leipzig 1905). Das Gehirn in Seitenansicht wie in Abb. 29.1. Die Lage der Zentralfurche (Fissura Rolandi) als Orientierung zwischen motorischem und sensorischem Kortex ist angegeben. Es sind nur die wichtigsten „Brodmann-Felder" mit Zahlen angegeben, auf die der Kliniker häufig Bezug nimmt (vgl. Abb. 29.**1**).

Sie haben einen Hauptdendriten, der vertikal gegen die Kortexoberfläche gerichtet ist (Abb. 29.**5**). Der Dendritenbaum trägt an einem großen Teil seiner Oberfläche „spines" („Dornen", d.h. Auftreibungen), die ihrerseits dicht mit Synapsen besetzt sind. Das Axon entspringt basal am Zellkörper und verläßt den Kortex über die weiße Substanz. Die Pyramidenzellen stellen eine relativ einheitliche Zellpopulation dar, die aufgrund ihrer anatomischen Struktur Informationen aus verschiedenen Kortexschichten aufnehmen und mit ihren Axonen zu weiter entfernt liegenden Regionen projizieren. Dies sind andere Kortexareale der gleichen (transkortikal) oder der gegenüberliegenden Hemisphäre (transkallosal) oder Ausgänge zu subkortikalen Strukturen und dem Rückenmark (kortikospinale oder motorische Bahn). Die große Anzahl der Pyramidenzellen zeigt sich in dem anatomischen Ausmaß der weißen Substanz, die aus den gut myelinisierten Axonen von Pyramidenzellen besteht. **Sternzellen** (Stellatumzellen) sind unter den Neuronen im Kortex zahlenmäßig am stärksten vertreten. Es sind Zellen, deren Axone die Kortexschicht nicht verlassen. Ihre geometrische Form ist äußerst variabel (s. Abbildungen in Lehrbüchern der Histologie), was sicher auch ihre komplexen physiologischen Aufgaben widerspiegelt. Viele von ihnen erhalten über thalamische Afferenzen Information, und sie selbst projizieren direkt oder indirekt über Interneurone zu Pyramidenzellen. Sternzellen haben eine exzitatorische Funktion mit Peptiden als synaptische Transmitter. Auch die anderen Zellen des Kortex tragen Namen, die sich aus der anatomischen Beschreibung ableiten: **Korbzellen, Armleuchterzellen** oder **Spindelzellen.** Die Korbzellen haben typischerweise Axone, die sich horizontal ausbreiten und mit ihren Axonendigungen Zellkörper „korbartig" umschließen. In ihren Somata läßt sich durch Färbungen GABA nachweisen (Kap. 5), was sie als inhibitorische Zellen ausweist. Diese Zellen sind wichtig für die Begrenzung kortikaler Aktivität. Dadurch können kleine Bezirke kortikaler Zellverbände („Modul" s.u.) relativ unabhängig voneinander Information verarbeiten.

Kortikale Zellen sind spezialisiert auf **hohe Entladungsraten** mit nur kurzdauernder Nachpolarisation. Sie können Aktionspotentiale nicht nur am Axonhügel, sondern auch an Dendriten generieren. Zusammen mit den komplexen Vorgängen an Synapsen (Kap. 5) sind kortikale Zellen deswegen zu sehr differenzierter Informationsverarbeitung fähig. Neue Einblicke stammen aus In-vitro-Versuchen, in denen man dünne Kortexschnitte in einer Nährlösung über viele Stunden am Leben erhalten kann. Unter dem Mikroskop kann man dann aus identifizierten Zellen die elektrische Aktivität registrieren und lokal die Wirkung von Transmittersubstanzen oder Pharmaka untersuchen.

Modulare Gliederung des Kortex

Während die sechs Schichten des Kortex parallel zu seiner Oberfläche bereits im Lichtmikroskop klar erkennbar sind, ist eine vertikale Gliederung weniger evident. Am visuellen und am somatosensorischen Kortex ist eine solche Gliederung in **Kolumnen** oder **Modulen** am ausführlichsten untersucht und dort auch mit Hilfe funktioneller anatomischer Markierungen gut sichtbar zu machen. Ein Beispiel sind die jeweils benachbarten Zellreihen, die Afferenzen vom linken bzw. vom rechten Auge erhalten (Kap. 23).

Als Modul bezeichnet man eine Gruppe von Zellen, die untereinander im Dienste relativ spezifischer Informationsverarbeitung stehen und zusammen eine funktionelle Einheit bilden (Abb. 29.**5B**). Ein Modul erstreckt sich über die gesamte Dicke des Kortex. Eine große Zahl verschiedener Zellelemente dient der lokalen Informationsverarbeitung, während Axone der Pyramidenzellen den gemeinsamen Ausgang bilden. Man darf sich diese Module aber nicht wie Bienenwaben als klar voneinander isolierte Einheiten vorstellen. Vielmehr bilden sie funktionelle Einheiten, deren horizontale Ausdehnung dem Einflußbereich mehrerer Pyramidenzellen entspricht, wobei benachbarte Elemente weit überlappen.

Die modulare Gliederung macht das Prinzip **paralleler Informationsverarbeitung** verständlich, was biologischen Systemen einen hohen Grad an Funktionssicherheit gibt. In einer großen Zahl von Modulen, die in der Regel nicht unmittelbar benachbart liegen, wird Information parallel verarbeitet. Wird ein kleiner Bezirk des Kortex z.B. durch eine Durchblutungsstörung irreversibel geschädigt, so ist der bleibende Ausfall mitunter sehr gering und kann durch die noch funktionstüchtigen, weil weiter entfernten, aber im Dienste gleicher Informationsverarbeitung stehenden Module kompensiert werden. Ein

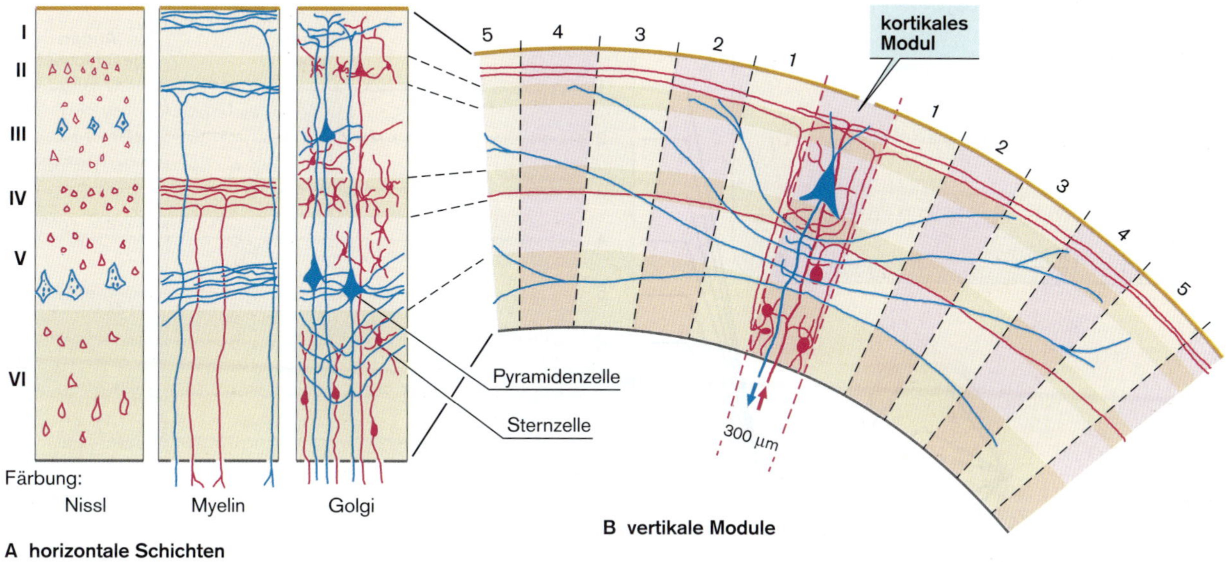

Abb. 29.5 **Schema des laminaren Kortexaufbaus** in sechs Schichten (**A**) und der vertikalen Gliederung in Modulen (**B**). Die verschiedenen Färbemethoden lassen entweder die Zellkerne (Nissl), einzelne Zellen mit Dendriten und Axonen (Golgi) oder Faserverbindungen erkennen (Myelin). Die größten Zellen sind Pyramidenzellen. Ihre Axone verlassen den Kortex, während die lokale Informationsverarbeitung durch Sternzellen geschieht. In **B** Schema eines kortikalen Moduls, das sich über die gesamte Dicke des Kortex erstreckt und einen Durchmesser von 50–300 µm haben kann. Zellen in einem Modul bilden eine funktionelle Einheit. Verschiedene Module liegen jedoch nicht isoliert nebeneinander, denn die horizontale Ausbreitung der Dendriten der Pyramidenzellen erstreckt sich im Radius über ca. 1 mm, während manche Sternzellen eine wesentlich größere horizontale Ausbreitung über mehrere Millimeter haben. Dies ergibt ein Bild von dicht überlappenden funktionellen Einheiten der Informationsverarbeitung.

solches System wird als „distributiv" bezeichnet. Sehr viele und lange Axone sind nötig, um die Module untereinander zu verbinden, wie bei Faserverbindungen der weißen Substanz zu beobachten.

Ein solches **distributives System der Informationsverarbeitung** schließt eine strenge Lokalisation nicht aus, relativiert sie aber. Im klinischen Jargon wird oft noch von „Zentren" für gewisse Leistungen, wie z. B. einem „Sprachzentrum", gesprochen. Makroskopisch läßt sich der Kortexanteil für Sprachproduktion sehr klar lokalisieren, im Detail können aber durch den modularen Aufbau des Kortex keine weiteren sinnvollen Unterteilungen vorgenommen werden. Wenn man einen Vergleich mit der Informationsverarbeitung heutiger Computersysteme machen will, so besteht im Nervensystem das Prinzip der *parallelen Informationsverarbeitung*, während konventionelle Computer nur *einen* zentralen Prozessor, Großanlagen neuerdings einige, aber niemals Millionen von relativ unabhängigen Prozessoren haben. Während man bei der Computerkonstruktion ähnliche Funktionen räumlich direkt nebeneinander verarbeiten wird, um lange Drahtverbindungen zu vermeiden, ist im Kortex das Prinzip der *distributiven Verteilung* realisiert, wobei ähnliche Informationen parallel an möglichst verschiedenen Orten verarbeitet werden. Bei Auftreten einer lokalen Störung betrifft diese dann zwar mehrere Systeme der Informationsverarbeitung, aber jeweils nur zu einem geringen Grad. Dies kann eher kompensiert werden. Die Auswirkung krankhafter Veränderungen kann so relativ klein gehalten werden.

29.2 Apparative Messung zerebraler Aktivität

Das **Elektroenzephalogramm (EEG)** registriert die fortdauernden Veränderungen des elektrischen Feldes, das durch die Aktivität des Gehirns generiert wird. Mit jeder Änderung eines elektrischen Feldes geht auch eine Änderung des Magnetfelds einher, das als **Magnetenzephalogramm** gemessen werden kann. Beide Methoden haben eine sehr hohe zeitliche Auflösung. Die räumliche Auflösung des EEG ist eher schlecht, es ist aber vom Apparativen her einfach, so daß es in der fachärztlichen Praxis verwendet wird. Das Magnetenzephalogramm hat zusätzlich zur zeitlichen auch eine gute räumliche Auflösung, ist aber vom Apparativen her so aufwendig, daß es bisher nur in der Forschung eingesetzt wurde.

Mit radioaktiv markierten Substanzen, die in die Blutbahn injiziert oder wie Xenon inhaliert werden, kann man den **lokalen Sauerstoffverbrauch** oder den Grad der **lokalen Durchblutung** mit Meßsonden durch die Kopfhaut erfassen. Diese Methoden haben eine bessere räumliche, aber sehr viel schlechtere zeitliche Auflösung als das EEG.

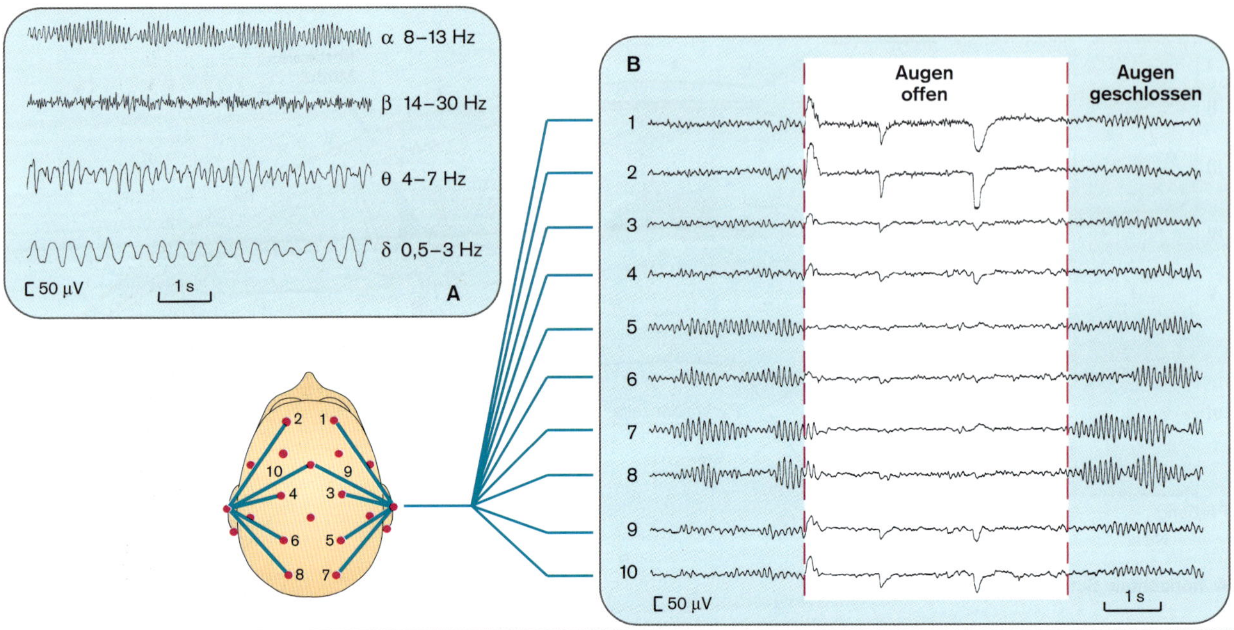

Abb. 29.**6** **Das normale EEG. A** Die Nomenklatur für die verschiedenen Frequenzbereiche des EEG. Beim wachen Gesunden herrscht Alpha- und Betaaktivität vor, im Schlaf verlangsamt sich die Aktivität bis auf Theta- und Deltawellen. **B** Normales EEG, abgeleitet bei geschlossenen Augen mit Alphaaktivität. Bei Augenöffnen Amplitudenreduktion und Frequenzerhöhung. Die Aufsicht des Schädels links unten mit den numerierten Linien gibt die Elektrodenkombination für die verschiedenen Kanäle an, z. B. 1 präfrontal – Ohr rechts (2).

Wesentlich neue Darstellungsmöglichkeiten brachte die **Positronenemissionstomographie (PET).** Radioaktiv markierte Substanzen, z. B. Glucose, werden intravenös injiziert und zeigen, entsprechend dem lokalen Energiebedarf, Konzentrationsunterschiede im Gehirn. An Stellen erhöhter neuronaler Aktivität ist der Energiebedarf höher und dementsprechend auch die Radioaktivität. Über Rechnerauswertung kann, wie bei einer Computertomographie, mit Hilfe der Radioaktivität die lokale Konzentration der Testsubstanz gemessen werden. Diese Methode hat eine gute räumliche Auflösung, der Zeitbedarf zur Messung eines solchen Bildes beträgt aber einige Minuten (S. 728).

Schließlich hat mittlerweile eine weitere bildgebende Methode, das **MRI (Magnetic Resonance Imaging)** einen festen Platz in der klinischen Diagnostik eingenommen. Diese Methode wurde weiterentwickelt, so daß Bilder auch in schneller zeitlicher Folge gewonnen werden können. Auf diesen Bildern stellen sich Bezirke erhöhter neuronaler Aktivität dar, also Hirnareale, die bei bestimmten Hirnfunktionen eine Rolle spielen. Dies beruht darauf, daß erhöhte neuronale Aktivität mit erhöhter Durchblutung und erhöhter Sauerstoffausschöpfung einhergeht. Die funktionelle Magnetresonanzmessung nutzt die Tatsache aus, daß das Eisen im desoxygenierten Hämoglobin andere magnetische Eigenschaften besitzt als das im HbO_2.

Das Elektroenzephalogramm (EEG): die elektrische Aktivität des Gehirns kann durch die intakte Kopfhaut gemessen werden

» Das EEG hat seine wichtigste Bedeutung bei der Diagnose der Epilepsie, des reduzierten Bewußtseins und des Hirntods. Es gibt vorwiegend die bei Hirnaktivität an den Dendriten entstehenden elektrischen Felder wieder. Im normalen EEG unterscheidet man, je nach deren Frequenz, das Alpha-, Beta-, Theta- und Deltaband. Beim Kranken können zusätzlich noch verschiedene pathologische Wellenformen vorkommen. «

Die neuronale zerebrale Aktivität erzeugt elektrische Felder, die mit Elektroden an der Kopfhaut registriert werden können. Für die klinische Anwendung plaziert man meistens 16 Elektroden auf der Kopfhaut, entweder paarweise gegeneinander (bipolar) oder separat gegen eine gemeinsame Referenzelektrode, z. B. das Ohrläppchen (unipolar), geschaltet. Man kann Spannungen in der Größenordnung von 100 µV registrieren, die sich über ein klinisch relevantes Frequenzband von 0,5 bis ca. 40 Hz erstrecken. Die **verschiedenen Frequenzanteile** werden traditionsgemäß Alpha (8 – 13 Hz), Beta (14 – 30 Hz), Theta (4 – 7 Hz) und Delta (0,5 – 3 Hz) genannt, wobei die meisten Gesunden bei geschlossenen Augen ein Vorherrschen von Alphaaktivität zeigen (Abb. 29.**6**; s. a. S. 706 f.).

Beim Öffnen der Augen oder bei anderen Sinnesreizen wird der α-Rhythmus unterdrückt und macht einem β-Rhythmus Platz (sog. α-*Blockade*). Dies ist ein Zeichen einer Desynchronisation neuronaler Aktivität.

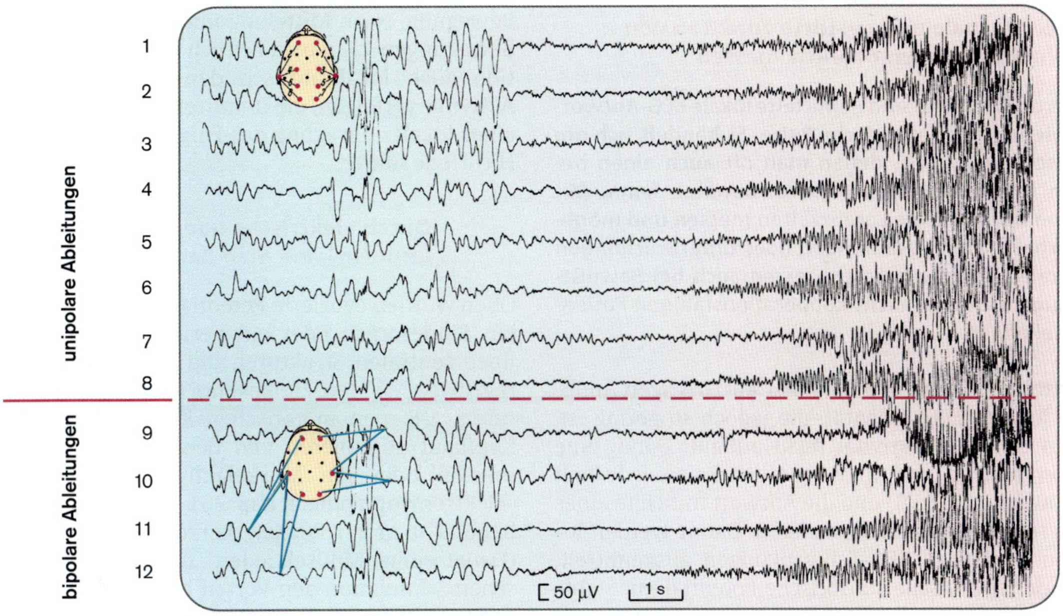

Abb. 29.**7** **Das pathologische EEG.** Beginn eines epileptischen Anfalls. Die ersten acht Registrierlinien sind unipolare Ableitungen gegen das Ohr, Registrierlinien 9–12 bipolare Ableitungen. Zunächst unregelmäßige, pathologisch verlangsamte Aktivität, dann Abflachung der Amplitude, bevor die Kurve maximale hochfrequente pathologische Aktivität zeigt, begleitet von generalisierten epileptischen Muskelzuckungen (2).

Das EEG zeigt auch bei Gesunden häufig Normvarianten bezüglich vorherrschender Frequenz und Amplitude, für die es keine befriedigende Erklärung gibt. Die Interpretation einer EEG-Kurve setzt daher immer noch große Erfahrung voraus und kann ohne Kenntnis des klinischen Untersuchungsbefundes häufig nicht eindeutig interpretiert werden.

Mechanismen der EEG-Entstehung

Die im EEG sichtbar werdenden Potentiale spiegeln vorwiegend die Summe der postsynaptischen, d. h. dendritischen Aktivität der unter den Elektroden liegenden Hirnareale wider. Die rhythmische Aktivität wird vorwiegend durch den Thalamus generiert in Abhängigkeit von der Aktivität der Formatio reticularis im Hirnstamm. Kleinere kortikale Läsionen sind daher im EEG oft weniger gut sichtbar als subkortikale Läsionen, die Afferenzen zum Kortex unterbrechen.

Wie in den vorhergehenden Abschnitten besprochen, zeigen die kortikalen Pyramidenzellen sowie viele Interneurone eine geometrisch vertikale Ausrichtung. Die Eingänge vom Thalamus enden dabei vorwiegend in Schicht IV. Ihre Aktivierung ergibt eine synchronisierte Depolarisation in den Dendriten kortikaler Zellen, die sich als extrazelluläre Potentialschwankung im EEG darstellt. Der Schädelknochen und die Kopfhaut schwächen und verformen die Potentiale, die im EEG gemessen werden. Eine direkte Registrierung von der Kortexoberfläche, das sog. Elektrokortikogramm z. B. während neurochirurgischer Operationen, ergibt wesentlich größere Potentiale mit höheren Frequenzanteilen.

Der Einsatz des EEG in der Klinik

Bei pathologischen Prozessen ist das EEG oft verändert, weshalb es als **nichtinvasive Untersuchungsmethode** mit hoher zeitlicher Auflösung ein unentbehrlicher Bestandteil neurologischer Diagnostik ist, speziell bei der Erkennung der **Epilepsie** (Abb. 29.**7**). Bei einem epileptischen Anfall breitet sich Zellaktivität ungehemmt aus. Wenn diese pathologische Aktivität fokal im motorischen Kortex im Daumenareal entsteht, verteilt sie sich typischerweise gleichzeitig in Richtung Kopf und Bein, und der Patient berichtet über eine unwillkürliche Muskelverkrampfung, die sukzessive entsprechend der anatomischen Anordnung die eine Körperhälfte einbezieht. Häufig beginnt ein epileptischer Anfall generalisiert mit pathologischer Aktivität in beiden Hemisphären (Abb. 29.**7**), die sich mit rhythmischen generalisierten Muskelzuckungen, sog. tonisch-klonischen Krämpfen, manifestiert. Bei zerebralen Stoffwechselstörungen zeigt das EEG meist eine generalisierte, bei Tumoren eine nur fokale Verlangsamung. Bei Bewußtlosen ist dies ein wichtiger Indikator für die zerebrale Funktionsfähigkeit. Das EEG spielt somit eine entscheidende Rolle bei der Bestimmung des Hirntodes, bei dem jede elektrische Aktivität erlischt. Beim Gesunden kann man aus dem EEG die Vigilanz oder Schlaftiefe erkennen (Näheres s. S. 706).

Neben den klassischen EEG-Kurven (Abb. 29.**7**), die der Arzt beurteilt, werden die Registrierungen oft on-line von Computern ausgewertet. Man erhält so z. B. automatische Frequenzanalysen (s. Abb. 29.**14**, S. 707), etwa zur Bestimmung der Schlafstadien oder über die räumliche Verteilung der vorherrschenden Frequenzen.

Evozierte Potentiale: man kann die normale und gestörte Funktion von Sinnessystemen objektiv messen

›› Evozierte Potentiale sind gemittelte lokale EEG-Antworten auf wiederholte sensorische Reize. Es handelt sich um Potentialschwankungen, denen man oft auch einen bestimmten zerebralen Ursprungsort zuordnen kann. Mit ihnen kann man zentrale Latenzzeiten messen und mögliche krankhafte Verlangsamungen oder Unterbrechungen von zentralen Verarbeitungsprozessen auch bei Bewußtlosen, Säuglingen oder nicht kooperationsfähigen Patienten feststellen. ‹‹

Jeder sensorische Reiz führt zu einer kurzfristigen Änderung der lokalen EEG-Aktivität, die jedoch so gering ist, daß sie in der Grundaktivität nicht auffällt. Damit eine Antwort erkennbar wird, muß man den Reiz wiederholt geben (100- bis 1000mal) und die Antwort mit Hilfe eines Rechners reizsynchron aufsummieren. Damit werden lokale reizunabhängige EEG-Schwankungen ausgemittelt, während das spezifische sensorische Potential gut sichtbar wird. Breite klinische Anwendung haben die **visuell evozierten Potentiale** (VEP, Kap. 23), die **akustisch evozierten Potentiale** („evoked response audiometry", ERA, Kap. 22) und die **somatosensorisch evozierten Potentiale** (SSEP) gefunden. Verzögerungen in der Antwort weisen auf pathologische Prozesse hin, die je nach Art der Deformierung der Potentiale genau lokalisiert werden können. Die meisten Sinnessysteme, wie z.B. der Tractus opticus, haben zentrale Projektionen mit gut myelinisierten, d.h. schnelleitenden Nervenfasern. Wird die Myelinscheide beim Auftreten einer multiplen Sklerose geschädigt, so verlangsamt sich zunächst nur die Leitgeschwindigkeit (der Patient gibt häufig an, wie durch einen Nebel zu sehen). In diesem Fall ist die normale Latenz zwischen Retina und Kortex von 100 ms auf die pathologischen Werte von 120–150 ms verlängert, ohne daß Gesichtsfeldausfälle auftreten müssen. Die Technik der evozierten Potentiale ist nichtinvasiv, billig und kann direkt Aussagen über normale und pathologische Funktionen machen. Eine aktive Kooperation des Patienten ist dabei nicht unbedingt erforderlich. So können veränderte akustisch evozierte Potentiale bereits bei Säuglingen eine Taubheit objektivieren, wobei die Reizantwort fehlt oder massiv verkleinert ist. Auch kann bei Bewußtlosen die Unversehrtheit der Sinnesorgane mit ihren zentralen Projektionen zum Kortex nachgewiesen werden. Die Verbreitung der Methode und neue Anwendungen, z.B. in der Intensivmedizin, der Funktionsüberwachung während Operationen oder in der Pädiatrie, nehmen daher noch ständig zu.

Bereitschaftspotential: wie man eine Bewegung schon vor ihrer Ausführung im EEG erkennt

Ähnlich wie den sensorischen Stimuli folgend, gibt es *vor* einer Bewegung ein motorisches Potential und diesem vorausgehend ein sog. Bereitschaftspotential (s. Kap. 27). Um es zu registrieren, läßt man repetitiv z.B. eine Fingerbewegung durchführen, nimmt die Bewegung als Trigger und analysiert dann zeitlich rückläufig das EEG vor der Bewegung. Nach Mittelung über 100 solcher stereotyper Bewegungen kann man zeitlich und in erster Approximation auch lokalisatorisch den Ablauf der neuronalen Aktivität verfolgen, die unmittelbar vor der Bewegung zu einer lokalen Erregung des Fingerareals der motorischen Hirnrinde führte.

Durch elektrische oder magnetische Impulse kann man den Kortex stimulieren

Oben wurden evozierte Potentiale beschrieben, bei denen ein Sinnesorgan oder ein peripherer Nerv gereizt und über zentralen Strukturen die so evozierten Potentiale registriert werden. Umgekehrt kann man zentrale Strukturen, z.B. den motorischen Kortex, durch die intakte Kopfhaut stimulieren und den Bewegungserfolg direkt messen oder die Muskelaktivität elektrisch erfassen (Elektromyographie, s. Kap. 26). In der klinischen Routine benutzt man zur Reizung kurzdauernde Magnetimpulse (Dauer einige Millisekunden), die gegenüber der elektrischen Stimulation den Vorteil haben, daß sie lokal keine Schmerzen verursachen. Gemessen wird die Latenz bis zur muskulären Antwort. Damit kann man bereits Leitungsverzögerungen als frühes Zeichen einer krankhaften Veränderung in den kortikospinalen Bahnen erfassen, bevor Defizite durch Leitungsunterbrechungen auftreten.

29.3 Kognitive Funktionen

Aufmerksamkeit, Erkennen, Orientierung, Sprache, abstraktes Denken und die Fähigkeit zur sozialen Interaktion sind einige der intellektuellen Leistungen, die man als **kognitive Funktionen** zusammenfaßt. Sie können nicht punktförmig im Kortex lokalisiert werden, sind aber an die normale Funktion bestimmter Kortexareale gebunden.

Die wesentlichen Erkenntnisse über die Lokalisation geistiger Leistungen stammen von Patienten mit gut lokalisierbaren Läsionen. Im Tierversuch sind höhere intellektuelle Leistungen naturgemäß nur beschränkt untersuchbar.

Gerichtete Aufmerksamkeit – Neglekt

›› Die Aufmerksamkeit kann gezielt auf verschiedene Dinge gerichtet werden. Bei Ausfall kommt es zu klar abgrenzbaren Symptomen, die als Neglekt bezeichnet werden. ‹‹

Den zahllosen Sinneseindrücken kann nicht gleichzeitig gleiche Aufmerksamkeit gewidmet werden. Unsere Motivation wählt aus, „überhört" und „übersieht" vieles. Im krankhaften Fall, wenn z.B. eine große Läsion im parietalen Kortex rechts besteht, wird oft die linke Hälfte des Gesichtsfelds vernachlässigt, obwohl keine Einschränkung des Visus besteht (**visueller Neglekt,** Abb. 29.**8**). Prüft man das Gesichtsfeld und die Sehschärfe, dann finden sich auch im linken Gesichtsfeld keine Ausfälle. Trotzdem wird der Patient, wenn zwei vergleichbare Stimuli in beiden Gesichtsfeldern angeboten werden, nur auf den im rechten Feld antworten und den linken „vernachlässigen". In anderen Fällen wird eine Hälfte des Körpers vernachlässigt, und der Patient negiert, daß z.B. das linke Bein gelähmt sei oder daß es überhaupt sein Bein sei. Im Extremfall bittet der Patient, man solle doch das fremde Bein aus seinem Bett nehmen. Unsere Aufmerksamkeit muß gelenkt werden, um schwerpunktmäßig Informationen nacheinander zu verarbeiten. Man stellt sich vor, daß die **spezifische Informationsverarbeitung** dann normal funktioniert, wenn sie über **„unspezifische" Systeme** genügend aktiviert ist. Es gibt eine Reihe adrenerger und cholinerger Projektionen aus dem Hirnstamm zum Kortex, die möglicherweise eine solche Funktion ausüben. Bei Läsionen des posterioren parietalen Kortex, speziell auf der rechten Seite, wird häufig ein Neglekt für die kontralaterale Seite beobachtet.

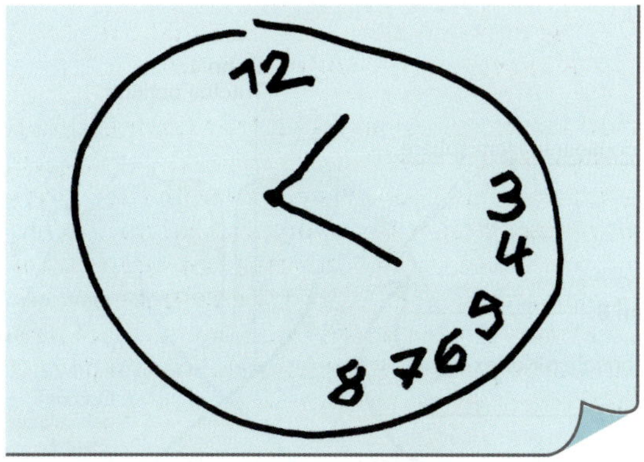

Abb. 29.**8** **Visueller Neglekt.** Der Patient hat rechts eine parietale Läsion, die das Gesichtsfeld nicht einschränkt. Bei der Aufgabe, ein Zifferblatt zu zeichnen, wird die linke Hälfte vernachlässigt.

Agnosie: die Integration der Information aus den Sinnesorganen ist gestört

» Die Intaktheit der Sinnesorgane mit ihren Projektionen zum Kortex ist die Voraussetzung für höhere Verarbeitungsprozesse. Am visuellen System besonders gut untersucht sind kortikale Spezialisierungen für das Erkennen von Formen, Farben, aber auch komplexer Phänomene wie Gesichter oder abstrakter Zeichen. Einen Ausfall solcher abstrakter Verarbeitungsstufen nennt man Agnosie. «

Die retinale Abbildung und ihre Projektionen zur Sehrinde ergeben noch keine Interpretation oder den abstrakten Begriff eines Gegenstandes. Man spricht von **visueller, akustischer** oder **taktiler Agnosie,** wenn das Sinnesorgan mit seiner Projektion über den Thalamus zum Kortex intakt ist, aus dem räumlich-zeitlichen Muster dieser Sinnesdaten aber keine begriffliche Abstraktion gezogen werden kann. Von Ausfällen bei Patienten hat man Einsichten gewonnen, die in den folgenden Beispielen dargestellt werden.

Die **Gesichtserkennung** ist biologisch ein sehr wichtiger Faktor, der normalerweise extrem zuverlässig funktioniert. Familienangehörige und Freunde kann man unter den mehreren Milliarden Menschen eindeutig und sofort erkennen. Auch bei Tieren ist eine individuelle und kategorielle Erkennung gut ausgeprägt. Eine Katze kann aus großer Distanz die Kategorie Hund erkennen, egal ob es ein Pinscher oder Bernhardiner ist, und sie merkt auch, ob es der neutral gesinnte Nachbarshund oder ein fremdes Tier ist. Der isolierte Ausfall des Gesichtserkennens heißt **Prosopagnosie** und kommt bei Läsionen visueller Assoziationsfelder der nichtdominanten Hemisphäre vor.

Gesichtserkennung ist ein gutes Beispiel, um nochmals die kortikale parallele Informationsverarbeitung zu veranschaulichen. Wir brauchen ca. 500 ms, um ein Gesicht zu erkennen. Davon entfallen ungefähr 100 ms auf die Übertragungszeit von der Retina zum Kortex. Eine Zellaktivierung benötigt insgesamt ca. 5 ms, zusammengesetzt aus der Summationszeit postsynaptischer Potentiale bis zur Auslösung eines Aktionspotentials am Axonhügel und zur Ankunft dieses Aktionspotentials am Dendritenbaum der nächsten Zelle. In 400 ms können also ca. 80 konsekutive Zellaktivierungen stattfinden, und mit diesen vergleichsweise wenigen seriellen, aber massiv parallelen Rechenoperationen kann das visuelle System eindeutig ein Gesicht „erkennen". Dies muß man den Leistungen von Großcomputern gegenüberstellen, die mit mehreren Millionen Rechenschritten zu solchen Leistungen nicht fähig sind, geschweige denn mit 80.

Alexie bezieht sich auf die Unfähigkeit, Symbole zu interpretieren. In unserer Kultur ist Lesen die verbreitetste Form symbolhafter Kommunikation. In nichtliteralen Gesellschaften nehmen bildhafte Darstellungen oder Zeichen den gleichen Raum ein. Ein Patient mit einer Alexie ist in der Regel fähig zu schreiben, kann aber das von ihm selbst Geschriebene nicht lesen. Eine Alexie tritt bei einer Läsion im **linken okzipitalen Kortex** und dem hinteren Anteil des Corpus callosum auf (Abb. 29.**9**). Ein solcher Patient ist im rechten Gesichtsfeld blind (Unterbrechung der Bahn 2 links). Die zusätzliche Läsion im Corpus callosum (Bahn 4) bewirkt, daß Information aus dem rechten okzipitalen Kortex, d.h. vom linken Gesichtsfeld, nicht in die linke Hemisphäre gelangen kann. Dadurch ist die symbolisch-abstrakte Informationsverarbeitung unterbrochen, die vorwiegend in der linken, aber nicht in der rechten Hemisphäre stattfindet (Bahnen 3 und 5). Andere Aspekte der visuellen Verarbeitung und Interpretation, die über das linke Gesichtsfeld in die rechte Hemisphäre geleitet werden, bleiben oft ungestört. Ein solcher Patient kann z.B. eine Landkarte als solche erkennen, ist aber nicht in der Lage zu sagen, welches Land sie darstellt. Er kann auch den Schreiber einer ihm bekannten charakteristischen Handschrift identifizieren, das Geschriebene selbst aber nicht lesen. Das Lesens setzt also eine symbolhafte Zeicheninterpretation voraus, während eine Handschrift ein globales bildliches Muster darstellt.

Visuell-räumliche Orientierung

Im Bereich der eigenen Wohnung und des Wohnviertels findet der Mensch sich normalerweise so gut zurecht, daß er sich nicht überlegen muß, wie er zur Küche oder zum Gemüseladen gelangt. Dies setzt eine interne Vorstellung von dem ihn umgebenden Raum voraus. Fällt

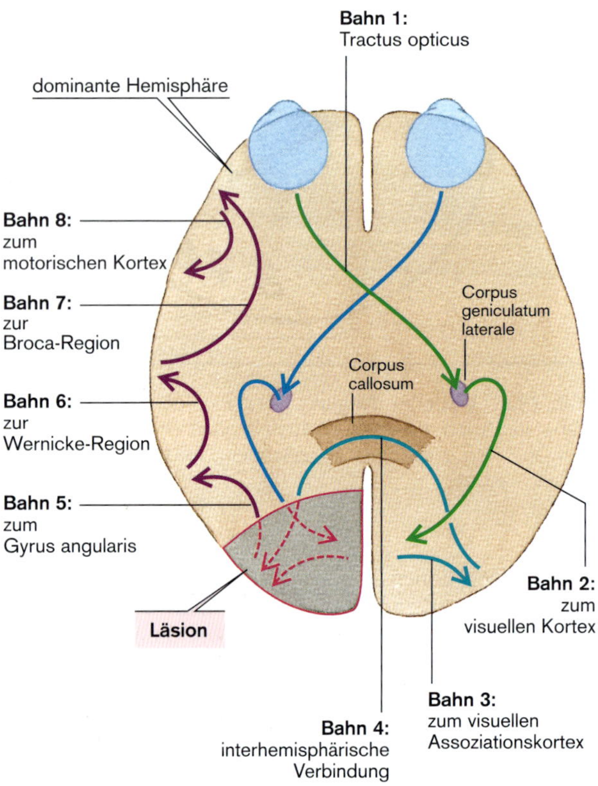

Abb. 29.**9** **Schema der Läsion bei einer Lesestörung** (grauer Bezirk), horizontaler Schnitt durch das Gehirn. **1** Der Tractus opticus verbindet die Retina mit dem Corpus geniculatum laterale; **2** ist die Projektion zum visuellen Kortex, **3** die Projektion zum visuellen Assoziationskortex, **4** die interhemisphärische Verbindung über das Corpus callosum, **5–8** die Verbindungen zu den verschiedenen Regionen der Sprachproduktion in der dominanten (linken) Hemisphäre: **5** Projektion zum Gyrus angularis, **6** zur Wernicke-Region, **7** zur Broca-Region, **8** zum motorischen Kortex (s. auch Abb. 29.**10**).

diese interne Repräsentation bei einer **parietotemporalen Läsion** der nichtdominanten Hemisphäre aus, so hat der Patient mitunter bereits Schwierigkeiten, die Toilette in der eigenen Wohnung zu finden (Fallbeispiel parietotemporookzipitaler Assoziationskortex, S. 693). Bei vielen Tieren, wie z. B. Zugvögeln, speziell den Brieftauben, ist diese interne Repräsentation des Raumes mit einer „inneren Landkarte" besonders gut ausgeprägt.

Apraxie: die Unfähigkeit zu komplexen motorischen Handlungen

Analog zur Agnosie auf der sensorischen Seite können sich Ausfälle auf der motorischen Seite als **Apraxie** äußern. Apraktiker weisen keine Lähmung auf, und ihre kortikospinalen Bahnen sind intakt. Dennoch können sie Bewegungsabläufe nicht korrekt wiedergeben. Man fordert etwa den Patienten auf zu zeigen, wie man mit einem Strohhalm trinkt. Im krankhaften Fall wird er vielleicht den Mund spitzen, aber blasen statt saugen. Man fragt, wie er die Zähne putzt: Statt die Hand zu formen, wie man eine Zahnbürste faßt, wird er typischerweise mit dem Zeigefinger über die Zähne fahren. Bevor eine Bewegung programmiert werden kann, muß eine „Idee" der auszuführenden Handlung gebildet werden, und diese Information muß die motorischen Areale des Frontalhirns erreichen. Dieser Transfer ist bei Apraktikern gestört. Eine Apraxie tritt demnach häufig bei einer Läsion des prämotorischen Kortex der dominanten Hemisphäre oder seiner Afferenzen auf.

Als Beispiel sei ein Patient mit einer Läsion des vorderen Anteils des Corpus callosum genannt. Fordert man ihn auf, mit der linken Hand zu zeigen, wie man mit dem Hammer einen Nagel einschlägt, so muß dies sprachlich verstanden werden, eine Funktion des Wernicke-Areals der linken Hemisphäre (s. u.). Diese Information erreicht zunächst den linken prämotorischen Kortex. Aufgrund der Läsion des Corpus callosum kann die spezifische Information für die Ausführung der Bewegung von der linken Hemisphäre den rechten prämotorischen und motorischen Kortex nicht erreichen. Anatomisch spricht man von einem **Diskonnektionssyndrom.** Solche Ausfälle bei Patienten geben wichtige Einblicke in die Bahnen der normalen Informationsverarbeitung.

Sprache: Sprachperzeption und -produktion sind spezifisch kortikale Leistungen

» Zur sprachlichen Kommunikation gehören die akustische Verarbeitung, die zentrale Sprachproduktion und der motorische Aspekt des Sprechens. Bei der Analyse von Sprache unterscheidet man Inhalt (Semantik), Form (die formalen Regeln des Wortgebrauchs und der Grammatik) und Anwendung (Kontext der Sprache mit anderen Formen der Kommunikation wie Gestik, Sprachmelodie). Bei zerebralen Ausfällen können diese Aspekte relativ unabhängig voneinander gestört sein. «

Sprachverständnis und Sprachproduktion sind anatomisch und funktionell relativ getrennt. Das Sprachverständnis ist schwerpunktmäßig im Kortexareal 22, der **Wernicke-Region,** lokalisiert (Abb. 29.**10**). Bei Störungen in diesem Areal entsteht eine **sensorische Aphasie.** In die Wernicke-Region konvergieren akustische Signale und Eingänge visueller Assoziationsfelder. Eine Läsion führt zu einem deutlichen Defizit im Sprachverständnis. Patienten verstehen Aufforderungen nicht und machen einen ratlosen Eindruck. Ihr Gehör ist intakt; sie verstehen die Intention, daß man mit ihnen kommunizieren oder sie gezielt zu etwas auffordern will, aber sie verstehen den sprachlichen Inhalt nicht. Speziell erschwert ist das Verständnis von Sätzen, die eine komplexe grammatikalische Konstruktion aufweisen. Ein Satz wie der folgende wird für einen Aphasiker unverständlich bleiben: „Kein Nein, Wenn oder Aber, sagte der Tiger zum Löwen, und der zweite wurde von ersterem gefressen". Andererseits werden Sätze eher verstanden, wenn sie mit Subjekt, Verb und Prädikat eine konkrete Situation beschreiben: „Der Hund frißt einen Knochen". Oft reden die Patienten sehr flüssig, aber unverständlich. Sie vertauschen z. B. Silben (**Paraphasien**) oder schaffen Neubildungen (**Neologien**). Da sie erhebliche Schwierigkeiten mit dem Sprachverständnis haben, bemerken sie ihre Fehler nicht und haben damit keine Möglichkeit zur Korrektur. Trotzdem klingt das Reden vertraut wie in der eigenen Sprache und kann von einer Fremdsprache unterschieden werden.

Da den Patienten das Sprachverständnis fehlt, können sie auch Gelesenes nicht verstehen. Nach ihrem Erstbeschreiber wird die sensorische Aphasie auch **Wernicke-Aphasie** genannt.

Die **Sprachproduktion** geht von präfrontal aus, was zum erstenmal von Broca beschrieben wurde. Entsprechend wird ihr Ausfall **Broca-Aphasie** oder **motorische Aphasie** genannt. Patienten können überhaupt nicht sprechen oder nur in kurzen abgehackten Sätzen, im Telegrammstil, während ihr Sprachverständnis gut erhalten ist. Beim Versuch zu sprechen, gehen oft grammatikalische Regeln verloren, so daß die Patienten nur die Wörter aneinanderreihen. Da ihr Sprachverständnis intakt bleibt, erleben sie ihr neurologisches Defizit besonders deutlich und quälend. Aufgrund der gestörten Sprachproduktion können sie sich auch nicht schriftlich äußern.

Kortikobulbäre Bahnen steuern direkt und indirekt über Schaltstationen im Hirnstamm die Hirnnervenkerne an, deren Motoneurone beim Sprechen koordiniert aktiviert werden müssen (Kap. 23). Zum normalen Sprechen ist außerdem ein intaktes Zerebellum nötig, das die verschiedenen Muskelgruppen einschließlich der Atmung koordiniert. Krankhafte Ausfälle in der motorischen Ausführung werden als **Sprechstörungen** bezeichnet und müssen von den oben beschriebenen Sprach- oder aphasischen Störungen unterschieden werden.

Bei Rechtshändern ist die linke Hemisphäre fast immer die **sprachdominante Hemisphäre.** Dies spiegelt sich anatomisch in einer Seitendifferenz wider, die bereits pränatal angelegt ist und die Sprachregionen betrifft (Abb. 29.**2**, S. 694). Der Spracherwerb ist genetisch bedingt. In ähnlichem Alter durchlaufen Kleinkinder in allen bekannten Kulturen eine ähnliche Sprachentwicklung. Über das Lernen durch Nachahmung hinaus ist Sprechen eine **kreative Leistung**, da ständig neue sinnvolle Wort- und Satzkombinationen gebildet werden, ohne daß sie in dieser Sequenz hätten vollständig gelernt werden können. Das setzt eine Sprachstruktur voraus, in der allgemeine grammatikalische Regeln festgelegt sind. Für die Muttersprache nehmen wir diese Regeln auf, ohne sie jemals schulmäßig gelernt zu haben.

Es ist viel darüber spekuliert worden, inwieweit Tiere die Fähigkeit zur Sprache haben. Tiere können untereinander komplexe Informationen austauschen. Bienen signalisieren durch „Tänze“ die Lokalisation von Futterquellen. Affen geben differenzierte Warnschreie ab, die signalisieren, ob man besser auf einen Baum flieht oder am Boden Schutz sucht. Diese Kommunikation ist immer an einen konkreten Sachverhalt gebunden, während menschliche Sprache unabhängig von der aktuellen Situation Information übermitteln kann. Menschenaffen sind nicht zur Produktion menschlicher Sprachlaute fähig, weil ihr Kehlkopf und das Ansatzrohr anders gebaut sind als beim Menschen. Deswegen hat man versucht, einzelnen Jungtieren eine Zeichensprache ähnlich der

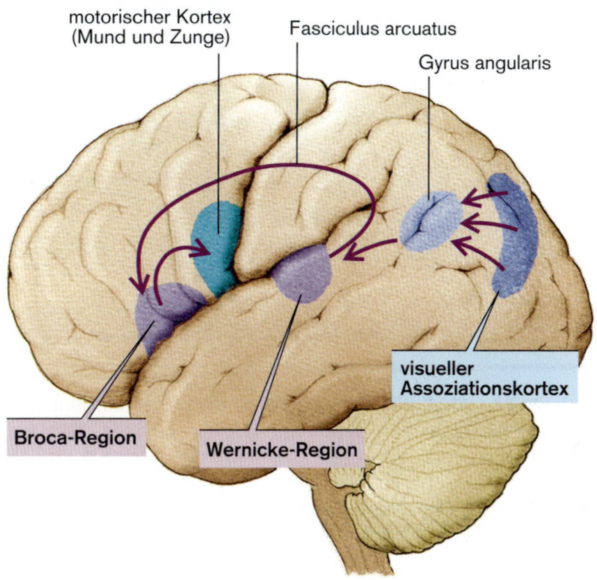

Abb. 29.**10** **Die Sprachregionen der dominanten Hemisphäre,** die in einer Seitenansicht dargestellt ist. Wernicke-Region für Sprachverständnis (posteriorer Anteil von Areal 22) und Broca-Region (Areal 44 und angrenzendes Gebiet) für Sprachproduktion sind durch den Fasciculus arcuatus verbunden. Der Gyrus angularis ist Teil des Assoziationskortex, der Eingänge vom visuellen, akustischen und somatosensorischen Kortex erhält. Für die motorische Ausführung, d. h. das eigentliche Sprechen, muß die Mund- und Zungenregion des motorischen Kortex aktiviert werden.

Taubstummensprache beizubringen. Dabei gelang es, einzelnen Tieren einige hundert Wörter zu lehren, die sie sinngemäß aneinanderreihen, um ihren Wünschen nach Futter oder zum Spielen Nachdruck zu verleihen. Offen bleibt aber immer noch, inwieweit dieser limitierte Wortgebrauch eine einfache Vorstufe von Sprache darstellt oder ob er eher als eine komplexe gestische Nachahmung aufzufassen ist.

So ist man noch weit entfernt von einer neurophysiologischen Theorie des Spracherwerbs, des Sprachverständnisses oder der Sprachproduktion. Dennoch ist es eine gewaltige Herausforderung zu verstehen, mit welchen logischen Operationen eine limitierte Zahl von Neuronen im Kortex, der sich nicht grundsätzlich von anderen Arealen des Neokortex unterscheidet, diese Funktion leisten kann.

Rechnen, abstrakte Leistungen

Unter den abstrakten intellektuellen Leistungen sind mathematische Leistungen am vollendetsten formalisiert und leicht in objektiver Weise zu prüfen. Der Patient muß dazu die Zeichenelemente (die Zahlen) und einen Satz von logischen Verknüpfungsregeln verwenden. Beides kann gestört sein, so daß z. B. der Symbolcharakter von Zahlen vom Patienten nicht realisiert wird (Abb. 29.**11**).

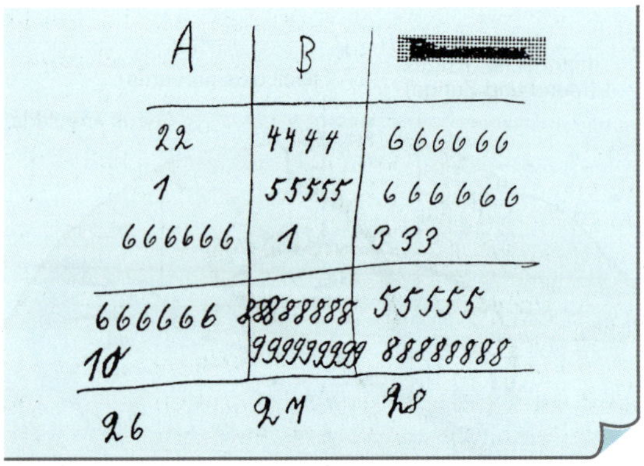

Abb. 29.**11** **Akalkulie.** Mit der Patientin wurde ein einfaches Würfelspiel mit einem bzw. zwei Würfeln gespielt. Ihre Aufgabe war es, die jeweiligen Gewinnpunkte für sich und die Mitspieler zu notieren. Der Symbolcharakter der Zahlen war gestört (jede Zahl wurde entsprechend ihrem Wert repetitiv aufgeschrieben), obwohl die Additionsregeln richtig befolgt wurden (5).

Gedächtnis: Kurz- und Langzeitspeicherung beruhen auf verschiedenen Mechanismen

›› Gedächtnis ist eine Voraussetzung jedes gezielten Verhaltens, indem es aus der Erfahrung das zukünftige Verhalten steuert. Es ist evident, daß man sich an manches mühelos, an anderes trotz größter Anstrengung schlecht erinnert und daß das Erinnerungsvermögen mit der Zeit abnimmt. Zeitlich unterscheidet man ein Immediat-, Kurz- und Langzeitgedächtnis. ‹‹

Das **Immediatgedächtnis** oder die **Aufmerksamkeitsspanne** erstreckt sich über Sekunden und gehört nur im weiteren Sinne zum Gedächtnis. Es sind Fakten oder Sinneseindrücke, die simultan präsent sein müssen, damit eine komplexe Informationsverarbeitung überhaupt möglich wird. Man kann z.B. eine sechsstellige Telefonnummer wiederholen. Hört man eine Glockenuhr schlagen und möchte wissen, wie spät es ist, kann man auch noch im Nachhinein die Zahl der Schläge abzählen.

Das **Kurzzeitgedächtnis** umfaßt Minuten bis zu einem Tag. Bei einem Ausfall erinnern sich Patienten nicht mehr an unmittelbar vorhergegangene Gespräche oder Ereignisse, während ihnen Dinge, die viele Jahre zurückliegen, korrekt einfallen. Im Alter nimmt das Kurzzeitgedächtnis oft unspezifisch ab und führt zu den bekannten Symptomen der häufigen Wiederholung, der inhaltlichen Konzentration auf weit zurückliegende Ereignisse und dem mangelnden Verständnis gegenüber gegenwärtigen komplexen Zusammenhängen.

Patienten mit beidseitigem Funktionsverlust im Hippokampus im vorderen medialen Temporallappen können nichts Neues abspeichern (Fallbeispiel S. 694). Daraus läßt sich ableiten, daß die normale Funktion des Hippokampus notwendig für die Neuspeicherung ist, ohne daß man das Kurzzeitgedächtnis aber dort lokalisieren kann (s. auch Kapitel 30). In einer ersten Zeitphase sind Gedächtnisinhalte noch nicht stabil abgespeichert. Erleidet ein Patient einen Unfall mit Gehirnerschütterung oder einen epileptischen Anfall, so hat er in der Regel eine Erinnerungslücke, die je nach Schwere der Verletzung oder des Anfalls Sekunden bis Stunden vor dem Ereignis einsetzt (Fallbeispiel unten). Im Tierversuch kann man ein solches Phänomen reproduzieren. Lernen Ratten etwas Neues und erfahren innerhalb von 24 Stunden einen generalisierten elektrischen Schock, erinnern sie sich nicht an das Neugelernte, jedoch an das Altgelernte.

Das **Langzeitgedächtnis** ist sehr resistent gegen alle Störungen. Auch nach langer tiefer Bewußtlosigkeit, schweren neurologischen Erkrankungen oder häufigen epileptischen Anfällen wird es nur wenig beeinträchtigt. Man kann daraus schließen, daß eine sehr stabile, d.h. wahrscheinlich strukturelle Konsolidierung vorliegt (Kap. 30).

Es gibt große individuelle Unterschiede im Gedächtnis auf der sensorischen, abstrakten oder motorischen Ebene. Als Extrembeispiel seien Eidetiker genannt. Diese Personen haben ein fast „fotografisches" Gedächtnis und können sich an Visuelles bis in Details erinnern. Als Studenten wissen sie neben einem beliebigen Faktum auch noch das Buchformat, und auf welcher Seite es stand, von wo sie es quasi aus dem Gedächtnis ablesen. Beispiel eines motorischen Gedächtnisses ist die Tatsache, daß jemand, der einmal radfahren gelernt hat, es sein Leben lang nicht mehr verlernt. Es gibt also nicht ein einziges globales Gedächtnis, sondern Gedächtnis ist mit spezifischen Leistungen eng assoziiert.

Mechanismus des Gedächtnisses. Viele Zellen ändern ihre Erregbarkeit in Abhängigkeit von der Frequenz ihrer Erregung. Speziell im Hippokampus können nach Reizung die Empfindlichkeitsschwellen für nachfolgende Reize über Minuten bis zu Stunden hin verändert werden, was in Kapitel 30 näher erläutert ist.

Lokalisation des Gedächtnisses. Es gibt keine einzelne Lokalisation, sondern das Gedächtnis ist distributiv verteilt. Der Hippokampus spielt eine spezifische Rolle bei der Konsolidierung von Gedächtnis. Für den Abruf von Gedächtnisinhalten sind die Corpora mammillaria mit ihren Projektionen zum Thalamus wichtig. Darüber hinaus kann Gedächtnis nicht punktmäßig lokalisiert werden.

Eine Störung des Gedächtnisses nennt man **Amnesie.** Ist ein zeitlich klar bestimmbares Trauma vorhanden, kann man meist eine **retrograde** (auf die Zeit vor dem Ereignis bezogene) von einer **anterograden** Amnesie unterscheiden.

Ein Patient hat einen Autounfall und zieht sich eine Gehirnerschütterung zu. Er erinnert sich noch, wie er sein Haus verlassen hat, hat aber durch den Unfall rückwirkend, d.h. retrograd, über die letzten 20 Minuten eine Amnesie. Die initiale Bewußtlosigkeit dauert einige Stunden. Zusätzlich hat er eine anterograde Amnesie, die für die zwei folgenden Tage vollständig ist und für den dritten partiell.

29.4 Bewußtsein, Schlaf-Wach-Regulation, Hirntod

Bewußtsein ist an eine normale Hirnfunktion gebunden

» Ein normales Bewußtsein setzt voraus, daß der Kortex und der Hirnstamm mit der Formatio reticularis als allgemein aktivierendes System normal funktionieren. Man unterscheidet eine Reduktion des Bewußtseins (Koma), eine Einengung (Demenz) oder eine Störung der Inhalte (Psychose). «

Niemand hat bisher in neurophysiologischen Termini eine befriedigende Definition von Bewußtsein gegeben. Hingegen wird der Arzt immer wieder mit Störungen des Bewußtseins konfrontiert, wobei man zwischen Koma, Demenz und einer Psychose unterscheidet.

Eine *Reduktion des Bewußtseins* bis zur Bewußtlosigkeit bezeichnet man als **Koma.** Die Ursachen einer Bewußtlosigkeit sind mannigfach, am häufigsten sind eine Gehirnerschütterung bei einem Unfall, eine Stoffwechselstörung (z. B. zu niedrige oder zu hohe Glucosekonzentration im Serum beim Diabetiker), eine Vergiftung (z. B. die akute Alkoholintoxikation) oder die pathologische Zellaktivität während eines epileptischen Anfalls. Ein Koma unterscheidet sich deutlich vom tiefen Schlaf durch ein pathologisch verändertes EEG mit einer Frequenzverlangsamung. Die Tiefe eines Komas kann von der völligen Reaktionslosigkeit auf Schmerzreize bis zum leichten Koma reichen, bei dem der Patient einfache Aufforderungen befolgen kann. Im Unterschied zu einer Weckreaktion wird aber ein Patient auch bei leichtem Koma ohne ständige Sinnesreize in seiner Vigilanz schnell wieder absinken.

Als **Demenz** bezeichnet man eine allgemeine *Einengung des Bewußtseins* mit einer globalen Verminderung aller intellektuellen Leistungen. Im Endstadium sind die Patienten zeitlich und örtlich in ihrer Erlebniswelt so weit reduziert, daß schließlich nur noch die körperlichen Bedürfnisse gestillt werden, ohne daß sie sonst noch Anteil an ihrer Umgebung nehmen. Ursache ist meist ein Zelluntergang im Kortex und subkortikaler Strukturen wie bei der **Alzheimer-Krankheit.**

Pathologische Gedankeninhalte und Abläufe kommen bei schizophrenen **Psychosen** vor. Im erweiterten Sinn liegt hier ebenfalls eine Veränderung des Bewußtseins vor, da die Patienten in zwanghafter Weise an ihre

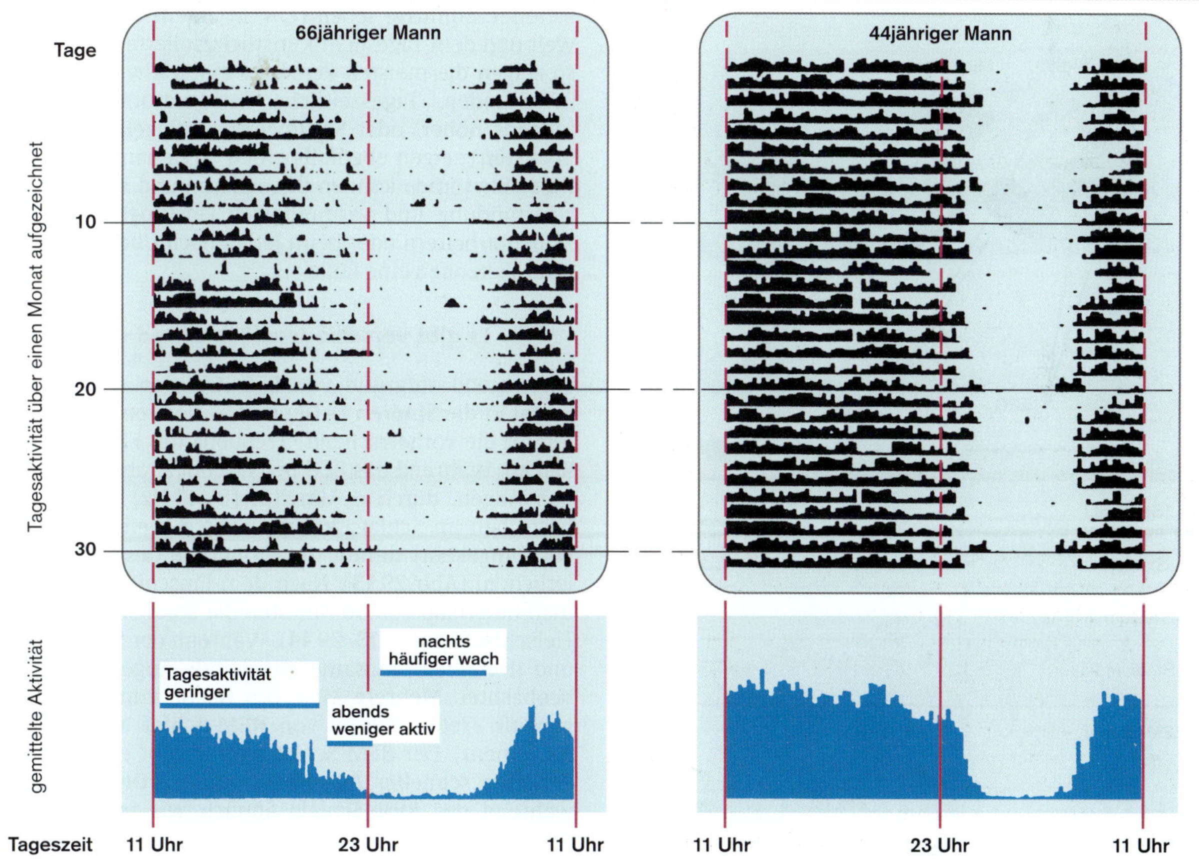

Abb. 29.**12** **Zirkadiane Rhythmik** bei einem Rentner und einem Berufstätigen über einen Monat. Beide Personen trugen am Handgelenk einen Aktivitätsmonitor, der über ein Akzelerationsmeter Handbewegungen aufsummiert, die für jeden Tag einzeln dokumentiert (individuelle Zeilen) und unten für den gesamten Monat über 24 Stunden gemittelt wurden. Der Rentner hat tagsüber mehr Ruhepausen und verbringt nachts eine längere Zeit im Bett. Diese beiden Faktoren sind häufige Ursachen einer subjektiv erlebten „Schlaflosigkeit" (1).

Halluzinationen, Wahnideen oder nicht nachvollziehbaren Gedankenabläufe gebunden sind, die im Widerspruch zu den objektiven Gegebenheiten stehen. Es ist bisher nicht gelungen, die zugrundeliegenden pathophysiologischen Mechanismen aufzuklären. Die oft deutliche Besserung der Symptome nach Gabe von sog. Neuroleptika, die in den Transmitterstoffwechsel eingreifen, läßt vermuten, daß eine biochemische Störung im dopaminergen System zugrunde liegt (Kap. 5).

Die **Formatio reticularis** des Hirnstamms spielt eine entscheidende Rolle bei der Regulation des Schlaf-Wach-Rhythmus. Ihre Intaktheit ist damit eine der Voraussetzungen für eine normale differenzierte Hirnfunktion und ein normales Bewußtsein im Wachzustand. Die Formatio reticularis umfaßt anatomisch die Strukturen nahe der Mittellinie, die von der Medulla oblongata über den Pons und das Mesenzephalon bis zum Thalamus reichen. In diesem Gebiet finden sich sehr große Zellen mit weit verzweigten Dendriten und Axonen, die mikroskopisch wie ein diffuses dichtes Netzwerk aussehen, was zu ihrem Namen geführt hat. Elektrische Reizung verursachte eine allgemeine Aktivierung des Gehirns zusammen mit spezifischen EEG-Veränderungen, während bilaterale Läsionen die Vigilanz, d.h. das Aufmerksamkeitsniveau, bis zum Koma reduzieren. Mit der Möglichkeit, im wachen Tier die Aktivität einzelner Zellen mit dem Verhalten zu korrelieren, erkannte man auch spezifische Funktionen der Formatio reticularis, wie z.B. die Generation schneller Augenbewegungen (Kap. 27) oder ihre Bedeutung für die *Vigilanzlage* (Wachheit).

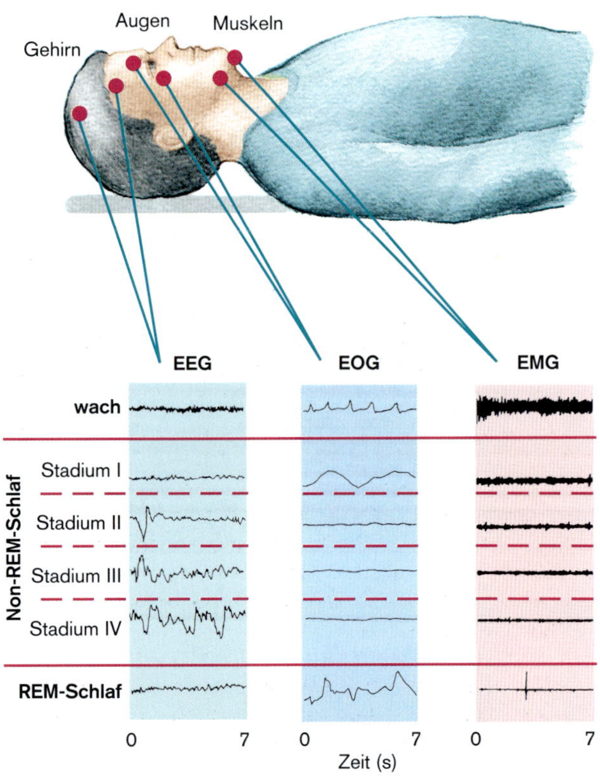

Abb. 29.**13** **Korrelationen zwischen EEG, EOG** (Elektrookulographie zur Messung der Augenbewegungen) **und EMG** (Elektromyographie zur Messung der Spontanaktivität der Kiefermuskulatur) zur Einteilung der Schlafstadien. Der REM-Schlaf ähnelt im EEG und EOG der Wachheit, geht aber mit einem Tonusverlust der übrigen Muskulatur einher (1).

Der Schlaf ist Teil einer 24-Stunden-Rhythmik

›› Der Schlaf-Wach-Rhythmus wird durch eine innere Uhr bestimmt, die durch äußere Zeitgeber synchronisiert wird. Man unterscheidet vier Schlafstadien, die durch spezifische EEG-Muster gekennzeichnet sind. Der REM-Schlaf (rapid eye movement) ist durch das Auftreten schneller Augenbewegungen, schneller EEG-Aktivität (wie im Wachen), schlaffer Muskulatur, häufiger Traumaktivität und erschwerter Weckbarkeit charakterisiert. ‹‹

Der Schlaf-Wach-Rhythmus hat eine eigene Periodik mit durchschnittlich 6–8 Stunden Schlaf für einen Erwachsenen. Diese Periodik wird durch das Tageslicht, körperliche Aktivität, vor allen Dingen aber soziale Kontakte wie gemeinsame Mahlzeiten auf einen 24-Stunden-, d.h. zirkadianen Rhythmus synchronisiert (Abb. 29.**12**). Läßt man Versuchspersonen völlig ohne externe synchronisierende Einflüsse leben (z.B. in einem von der Außenwelt und dem Tageslicht künstlich isolierten Schlaflabor), so zeigen die meisten Personen einen Rhythmus von ca. 25 Stunden. Tageszeitliche Temperaturschwankungen (abends höher) oder Serumcortisolspiegel (morgens am höchsten) zeigen ebenfalls einen zirkadianen Rhythmus. Diese Rhythmen können dissoziieren und spielen bei der Übermüdung und verminderten Leistungsfähigkeit von Schichtarbeitern oder beim Jetlag nach Überfliegen mehrerer Zeitzonen eine Rolle.

Es gibt verschiedene Schlafstadien

Vorwiegend aufgrund von EEG-Kriterien teilt man den Schlaf in die **Stadien I–IV** ein. Mit tieferen Schlafstadien nimmt die vorherrschende Frequenz des EEG kontinuierlich ab. Während das EEG bei Wachheit, aber geschlossenen Augen, durch α-Aktivität (8–13 Hz) bestimmt ist, herrschen im Schlafstadium IV die δ-Wellen (0,5–3 Hz) vor. Umgekehrt nimmt die Amplitude des EEG kontinuierlich zu (Abb. 29.**13**). Nach dem Einschlafen durchläuft man innerhalb von 30 Minuten die Stadien I–IV bis zum Tiefschlaf (Abb. 29.**13**, 29.**14**). Während der Schlafphasen I und II werden langsame, pendelnde Augenbewegungen beobachtet. Mehrere Male pro Nacht, zum Morgen hin gehäuft, treten Phasen von **REM-Schlaf** auf (rapid eye movement). Der REM-Schlaf wird abrupt eingeleitet von Perioden schneller Augenbewegungen. Der Proband ist während des REM-Schlafs ähnlich wie im Stadium IV schwer weckbar, wacht aber ähnlich wie im Stadium I häufig auf. Wird er im REM-Schlaf geweckt, so erinnert er sich häufig an einen Traum. Das Neugeborene verbringt von seinen 16 Stunden Schlaf 50% mit REM-Phasen, der Erwachsene 25%. Im REM-Schlaf zeigt das EEG eine Desynchronisierung und schnellere Aktivität ähnlich wie beim Einschlafen. Abgesehen von schnellen Augenbewe-

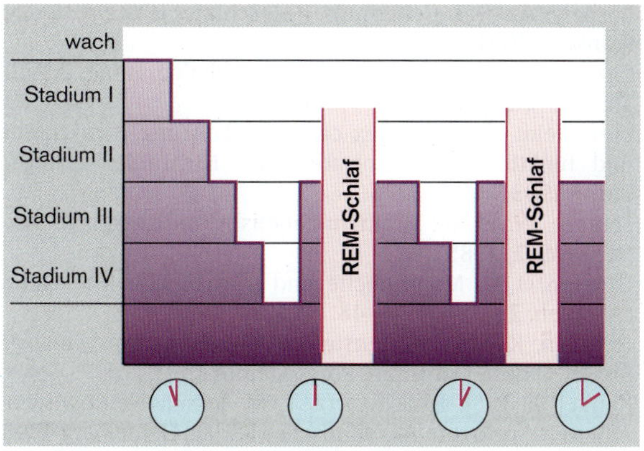

A typischer Verlauf des Nachtschlafs

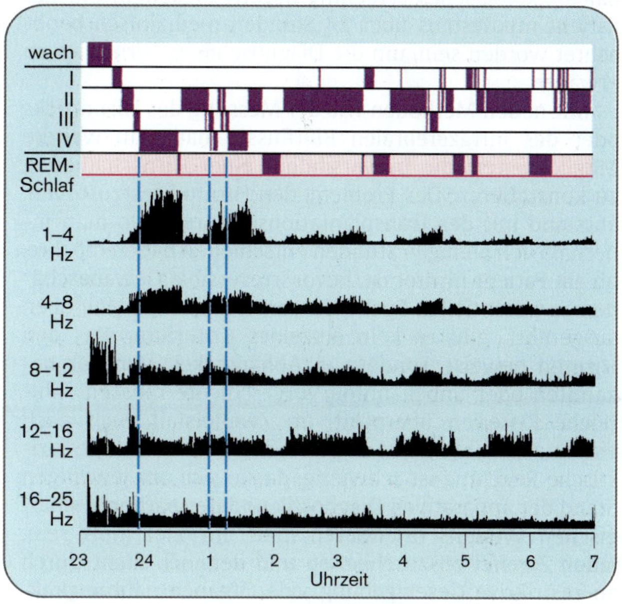

B Schlafphasen und Frequenzband des EEG

Abb. 29.**14** **Schlafverlauf und Schlafphasen. A** Typischer Verlauf des Nachtschlafs mit Durchlaufen der verschiedenen Schlafstadien I–IV und REM-Phasen. Die Stadien zeigen kontinuierliche Übergänge. **B** Darstellung der Schlafphasen zusammen mit dem typischen Frequenzband des EEG. In der ersten Hälfte der Nacht wird mehrere Male das Stadium IV erreicht mit einer Frequenzreduktion des EEG auf 1–4 Hz (1).

gungen und Zuckungen einzelner Finger oder Zehen (Myoklonien) ist die übrige Motorik völlig schlaff – sie ist funktionell von der Kontrolle supraspinaler Systeme entkoppelt. Wegen dieser widersprüchlichen Phänomene wird der REM-Schlaf auch **paradoxer Schlaf** genannt. Über seine Funktion ist viel spekuliert worden – z. B. die Konsolidierung von Gedächtnisinhalten vom vorherigen Tag, das interne „Proben von Verhaltensweisen", das Überprüfen der Funktionen des Zentralnervensystems wie beim Systemcheck eines Computers –, aber eine gültige Antwort wurde nicht gefunden.

Registrierungen der Zellaktivität und Läsionsversuche bei Tieren zeigen, daß die normalen Mechanismen des Schlaf-Wach-Rhythmus an eine intakte Formatio reticularis gebunden sind. Das Zusammenspiel von Neuronenpopulationen mit den Transmittern Serotonin, Noradrenalin oder Acetylcholin funktioniert als oszillierender Zeitgeber. Schlaf stellt also einen spezifischen internen Aktivitätszustand des Gehirns dar und nicht eine unspezifische Reduktion der Aktivität.

Zerebraler Tod

›› In unserer Kultur wird Hirntod mit dem Tod einer Person gleichgesetzt. Der Hirntod ist gegeben, wenn die kortikalen Funktionen erloschen sind und das EEG keine Aktivität mehr zeigt. ‹‹

Zwar können Atmung und Kreislauf maschinell unterstützt erhalten werden, in unserer Kultur besteht aber Konsens, daß mit dem zerebralen Tod das Leben des Individuums erloschen ist. Hat ein Patient eine schwere Erkrankung und kommt irreversibel in ein tiefes Koma, bleibt er auf alle äußeren Stimuli reaktionslos, hat keine Reflexantworten mehr, zeigt das EEG keine Aktivität (**„Nullinien-EEG"**) und sind Atmung und Kreislauf erloschen, dann ist der Tod eingetreten.

Bei manchen Patienten mit schwerem Schädel-Hirn-Trauma und nachfolgender Hirnschwellung, bei denen jede kortikale Aktivität aufgehört hat, können die basalen Anteile des Hirnstamms noch so weit funktionieren, daß Spontanatmung und Kreislauffunktionen erhalten bleiben, ohne daß sich Anzeichen für eine spontane Äußerung oder gezielte Reaktionen auf Stimuli zeigen. Die Rückenmarkreflexe (Muskeleigenreflexe, Babinski-Zeichen) können dabei erhalten bleiben. Dieser Zustand wird als **vegetativer Status** bezeichnet. In einigen Ländern besteht eine gesetzliche Regelung, daß in einem irreversiblen vegetativen Zustand keine weiteren lebenserhaltenden Maßnahmen vorgeschrieben sind (Intensivpflege mit künstlicher Beatmung und medikamentöser Stützung des Kreislaufs).

Wie oben gezeigt, kann ein **Hirntod** angenommen werden, wenn ein entsprechend schweres Trauma oder eine Krankheit vorausgegangen ist, keine spontanen Bewegungen zu beobachten sind, keine Abwehrbewegungen auf Schmerzreize auftreten, auch Hirnstammreflexe erloschen sind (Pupillen weit und auf Licht reaktionslos, kein Würgreflex, bei brüsker passiver Kopfbewegung keine Gegenbewegung der Augen, auch bei Eiswasserspülung des äußeren Gehörgangs keine Augenbewegung, s. kalorischer Nystagmus S. 664) und das EEG keine Aktivität zeigt. Ist die Vorgeschichte unbekannt und kommt eine Vergiftung, speziell mit Barbituraten, in Frage, muß ein toxikologisches Screening negativ ausfallen und der Patient mindestens über 24 Stunden medizinisch beobachtet worden sein, um die Diagnose eines Hirntodes zu erwägen.

Mit neuen Methoden wie der Messung des Hirndrucks oder des intrazerebralen Blutflusses hat man weitere Möglichkeiten, die Irreversibilität einer Hirnschädigung zu konstatieren. Das Problem, den Hirntod festzustellen, entstand mit der Transplantationschirurgie, wo man innerhalb von wenigen Stunden entschieden haben möchte, ob ein Patient hirntot ist, bevor irreversible Gewebeschäden an potentiellen Spenderorganen auftreten. Wie oben ausgeführt, gibt es kein einzelnes Kriterium, was den Hirntod beweist, sondern in Abhängigkeit von der bekannten oder unbekannten Vorgeschichte müssen zahlreiche Kriterien überprüft, im Zweifelsfall auch nach einem zeitlichen Intervall wiederholt werden. Eine juristische Regelung ist schwierig, da sie sich am jeweiligen Stand der apparativen Diagnostik und des pathophysiologischen Wissens orientieren muß. Ihr Ziel muß sein, jeden Zweifel auszuschließen und dennoch nicht durch zu restriktive Gesetzgebung jede Organentnahme praktisch unmöglich zu machen.

Zum Weiterlesen ...

1 Borbély, A.: Das Geheimnis des Schlafs. Ullstein Verlag, Frankfurt 1991

2 Christian, W.: Klinische Elektroenzephalographie, 3. Aufl. Thieme, Stuttgart 1982

3 Creutzfeldt, O. D.: Cortex cerebri – Leistung, strukturelle und funktionelle Organisation der Hirnrinde. Springer, Berlin 1983

4 Feindel, W. et al.: Brain metabolism and imaging. Disc. Neurosci. 2 (1985) No 2

5 Grüsser, O. J.: Menschliche und maschinelle Intelligenz. Stud. gen. 22 (1969) 30 – 48

6 Heilman, K. M., E. Valenstein: Clinical Neuropsychology, 3rd ed. Oxford University Press, Oxford 1993

7 Kandel, E. R., J. E. Schwartz, T. M. Jessel: Neurowissenschaften. Spektrum Akademischer Verlag, Heidelberg 1996

8 Lowitzsch, K., K. Maurer, W. Tackmann, D. Claus: Evozierte Potentiale bei Erwachsenen und Kindern, 2. Aufl., Thieme, Stuttgart 1993

9 Mountcastle, V. B.: An organizing principle for cerebral function: The unit module and the distributed system. In Edelman, G. M., V. B. Mountcastle: The Mindful Brain. MIT Press, Cambridge/Mass. 1978 (pp. 7 – 50)

10 Poeck, K.: Klinische Neuropsychologie, 2. Aufl., Thieme, Stuttgart 1989

11 Sacks, O.: Der Mann, der seine Frau mit einem Hut verwechselte. Rowohlt, Reinbek 1989

12 Scoville, W. B., B. Milner: Loss of recent memory after bilateral hippocampal lesions. J. Neurol. Neurosurg. Psychiat. 20 (1957) 11 – 21

Hirnentwicklung – neuronale Plastizität – Lernen

W. Singer

30

30.1 Die Strukturentwicklung des Zentralnervensystems

» Die frühe Embryonalentwicklung des ZNS wird von lokalen Wechselwirkungen zwischen Zellen bestimmt. Erkennungsmoleküle in der Zellmembran und humorale Botenstoffe steuern die Differenzierung von Zellverbänden. Zelltod und Rückbildung überschüssiger Verbindungen gehören zur normalen Entwicklung des ZNS und erhöhen die Selektivität neuronaler Verschaltungen. Die Auswahl beruht auf dem Prinzip des Wettbewerbs. Dieser wird zunächst nur von Wachstumsfaktoren, später auch von der elektrischen Aktivität der Nervenzellen bestimmt. «

Lokale zelluläre Wechselwirkungen steuern die Entwicklung von Zellverbänden

Während der frühen Embryonalentwicklung gelten für die strukturelle Differenzierung des Zentralnervensystems die gleichen Selbstorganisationsprinzipien wie in anderen Organen. Nervenzellen werden durch Zellteilung von Neuroblasten gebildet, die in der Nachbarschaft der Hohlräume des **Neuralrohrs,** der späteren **Ventrikel,** liegen. Um an ihre Bestimmungsorte zu gelangen, müssen diese noch undifferenzierten Nervenzellen wandern. Als Leitstrukturen dienen hierbei die langgestreckten Fortsätze von **Gliazellen.** Im Zielgebiet angelangt, gruppieren sich die Nervenzellen zu Verbänden, wobei membranständige Glykoproteine, die „nerve cell adhesion molecules" **(NCAM),** als Erkennungsmechanismus dienen. Diese vernetzen zusammengehörige Nervenzellen durch einen Schlüssel-Schloß-Mechanismus, der dem der Antigen-Antikörper-Reaktion im Immunsystem ähnelt. Die endgültige strukturelle Ausprägung der Nervenzellen erfolgt, wie in anderen Organen auch, durch die Expression zellspezifischer Genprodukte. Gesteuert wird die Genexpression sowohl durch direkte Wechselwirkungen zwischen Membranproteinen benachbarter Zellen als auch durch **humorale Botenstoffe,** meist Proteine und Peptide, die von Nerven- und Gliazellen sezerniert werden. Welcher Nervenzelltyp ausgebildet wird, richtet sich also nach der Umgebung, in welche die ausreifende Zelle jeweils eingebettet ist. Der Differenzierungsprozeß einzelner Zellen verändert seinerseits das lokale zelluläre Milieu und wirkt damit zurück auf die Genexpression in benachbarten Zellen. Infolge solcher **lokalen Wechselwirkungen** entstehen schließlich die Grundstrukturen des Zentralnervensystems. Im Zuge der Differenzierung bilden die Nervenzellen ihre Fortsätze aus, die Dendriten und Axone, und treten miteinander über synaptische Kontakte in Verbindung.

Neuronale Verbindungen sind zunächst unpräzise

Die auswachsenden Axone finden ihr Ziel, indem sie sich zunächst über mechanische Wechselwirkungen an **Leitstrukturen** orientieren. In der Nähe der entsprechenden Zielstrukturen übernehmen dann chemische Signalsysteme die weitere Spezifikation. Die auf diese Weise etablierten Verbindungen weisen zunächst nur eine begrenzte Selektivität auf. Über die Innervation der eigentlichen Zielstrukturen hinaus kommt es zur Ausbildung überschüssiger, „fehlerhafter" Verbindungen. So wachsen z. B. die Axone der Pyramidenzellen der Sehrinde nicht nur in die vorgegebenen kortikalen und subkortikalen Zielstrukturen ein, sondern finden sich vorübergehend sogar in der Pyramidenbahn und in Hirnrindenarealen des auditorischen Systems. Solche **überschießenden „Fehlinnervationen"** sind während der Hirnentwicklung die Regel.

Selektive neuronale Verschaltungen entwickeln sich durch Wettbewerb und Zelltod

Etwa ein Drittel der zunächst gebildeten Nervenzellen gehen bis zum Abschluß der Hirnentwicklung wieder zugrunde. Nervenzellen, die mit ihren Fortsätzen auf die gleiche Zielstruktur konvergieren, treten miteinander in **Wettstreit,** und nur die funktionell besser angepaßten Verbindungen bleiben erhalten. Dieser Wettstreit wird unter anderem durch **Nervenwachstumsfaktoren,** Neurotrophine, gesteuert. Dies sind Proteine, die in den Zielstrukturen gebildet werden und für diese spezifisch sind. Die Wachstumsfaktoren werden über selektive Rezeptormechanismen von den einwachsenden Nervenfasern aufgenommen, mit Hilfe des axonalen Transports in den Zellkörper der Ursprungszellen gebracht und entfalten dort ihre **strukturerhaltende Funktion.** Dieser Wirkmechanismus ist in Abb. 30.**1** schematisch dargestellt. Während bestimmter kritischer Entwicklungsphasen, aber auch während regenerativer Prozesse sind Nervenzellen auf das Vorhandensein solcher Wachstumsfaktoren angewiesen, um zu überleben. Die Art und Zahl möglicher Verbindungen wird also durch Wettbewerb um ein begrenztes Angebot von Wachstumsfaktoren reguliert. Als erster Wachstumsfaktor konnte der **„nerve growth factor" (NGF)** identifiziert werden. Dieser ist spezifisch für die sensorischen Neurone in den Spinalganglien des Rückenmarks, für die noradrenergen Neurone des sympathischen Nervensystems und für die cholinergen Neurone des ZNS. Weitere für Neurone des Zentralnervensystems spezifische Wachstumsfaktoren konnten inzwischen isoliert werden.

Die elektrische Aktivität von Neuronen ist strukturierender Faktor

Schon frühzeitig, noch während der Entwicklung der Grundstrukturen, werden **Nervenzellen elektrisch erregbar** und **spontan aktiv.** Diese elektrische Aktivität und die dadurch verursachte Transmitterausschüttung spielt bei der selektiven Stabilisierung von Nervenzellen und Verbindungen eine tragende Rolle. Dies hat drei außerordentlich wichtige Konsequenzen:
- Elektrische Signale können in Nervenfasern mit hoher Geschwindigkeit über große Entfernungen fortgeleitet werden. Auf diese Weise können sich Entwicklungsprozesse, die gleichzeitig an weit entfernten Stellen ablaufen, mit hoher topographischer Spezifität gegenseitig beeinflussen.
- Die elektrische Aktivität von Nervenzellen wird durch Sinnesreize moduliert. Auf diese Weise können Um-

welteinflüsse die Entwicklung der Verschaltung des Zentralnervensystems mitbestimmen. Dies ist vor allem für solche Entwicklungsschritte von grundlegender Bedeutung, die erst nach der Geburt erfolgen.
- Die elektrische Aktivität von Nervenzellen ist über die Vermittlung durch Transmitter Signalträger für die Rechenoperationen im ZNS. Die einzigartige Fähigkeit von Nervennetzen, logische Operationen an großen Datensätzen durchzuführen, wird somit für die Steuerung der Hirnentwicklung nutzbar. Das sich entwikkelnde Gehirn kann seine Rechenleistung einsetzen, um die Ausdifferenzierung und das Zusammenspiel seiner Komponenten zu optimieren.

Erst dieser **Selbstorganisationsprozeß** macht es möglich, daß sich so komplexe Strukturen wie das menschliche ZNS trotz der relativen Beschränktheit der im Genom speicherbaren Instruktionen entwickeln können.

In 1 mm^3 Großhirnrinde befinden sich etwa 40 000 Nervenzellen. Jede dieser Zellen nimmt mit 4000–10 000 anderen Neuronen synaptische Verbindungen auf und empfängt von ebenso vielen Nervenzellen erregende und hemmende synaptische Eingänge. Die Gesamtzahl der Nervenzellen im ZNS des Menschen wird auf etwa 10^{11} geschätzt, die Gesamtzahl der synaptischen Verbindungen auf 10^{14}. Für die Mehrzahl dieser Verbindungen müssen die Zielorte genau festgelegt werden. Die im Genom gespeicherte Information ist in vielen Bereichen jedoch bei weitem nicht hinreichend, um die geforderte Selektivität neuronaler Verbindungen zu gewährleisten. Grund hierfür ist, daß die Stimmigkeit bestimmter Verbindungen oft nur im funktionellen Kontext beurteilt werden kann. Entsprechend wurden Mechanismen entwickelt, die eine Selektion von Verbindungen nach funktionellen Kriterien ermöglichen.

Neuronale Verbindungen in motorischen und sensorischen Systemen werden aufgrund ihrer Aktivität selektioniert

Beim Erwachsenen wird eine Muskelzelle jeweils nur von einem spinalen Motoneuron innerviert. Während der Embryonalentwicklung hingegen konvergieren mehrere Motoneurone auf eine gemeinsame Muskelzelle. Die Reduktion dieser überzähligen Verbindungen wird von der Aktivität der Motoneurone gesteuert. Blockiert man beim Hühnerembryo die spontanen Bewegungen des heranreifenden Organismus durch das Nervengift Tetrodotoxin, bleibt die Elimination von überzähligen Motoneuronen aus und **Mehrfachinnervationen** bleiben erhalten. Die Spontanbewegungen des Embryos haben also unter anderem die Funktion, nach dem Prinzip von Versuch und Irrtum die richtigen Nervenverbindungen zu identifizieren, die falschen zu eliminieren und die richtigen selektiv zu stabilisieren. Ganz ähnliche Selektionsprozesse lassen sich für Verbindungen zentralnervöser Strukturen nachweisen.

So wird z.B. auch die **Feinabstimmung** der Verbindungen zwischen den Sinnesorganen und den zentralen Zielstrukturen im ZNS durch neuronale Aktivität gesteuert. In den meisten Sinnessystemen vollziehen sich diese Selektionsprozesse erst nach der Geburt und somit unter

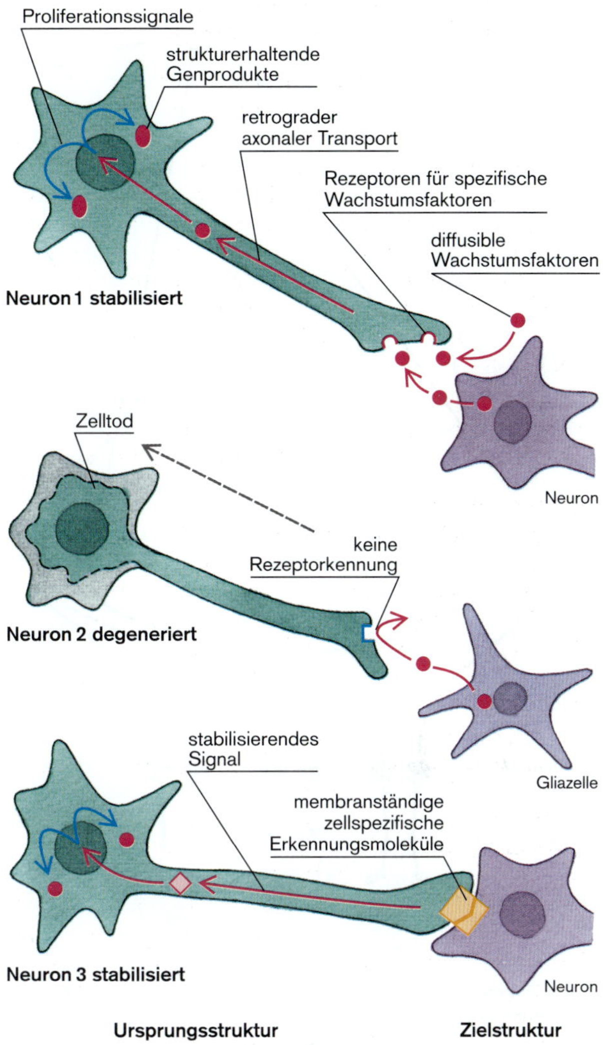

Abb. 30.1 **Selektion neuronaler Verbindungen durch diffusible Wachstumsfaktoren und membranständige Erkennungsmoleküle.** Neuron 1 wird stabilisiert, weil es in der Lage ist, die in der Zielstruktur verfügbaren Wachstumsfaktoren aufzunehmen. Diese werden über den retrograden axonalen Transport zum Zellkörper gebracht und lösen dort die Expression strukturerhaltender und das weitere Wachstum fördernder Signale aus. Neuron 2 ist nicht in der Lage, diffusible Wachstumsfaktoren aufzunehmen, da seine Rezeptoren auf andere Wachstumsfaktoren spezialisiert sind. Folglich degeneriert Neuron 2. Neuron 3 wird stabilisiert, weil membranständige Erkennungsmoleküle von Ursprungs- und Zielzelle übereinstimmen. Zum Zeitpunkt dieser Selektionsvorgänge sind die Nervenzellen noch nicht vollständig ausdifferenziert.

dem Einfluß **sensorischer Umweltreize.** Das Sehsystem soll hier stellvertretend als Beispiel herangezogen werden.

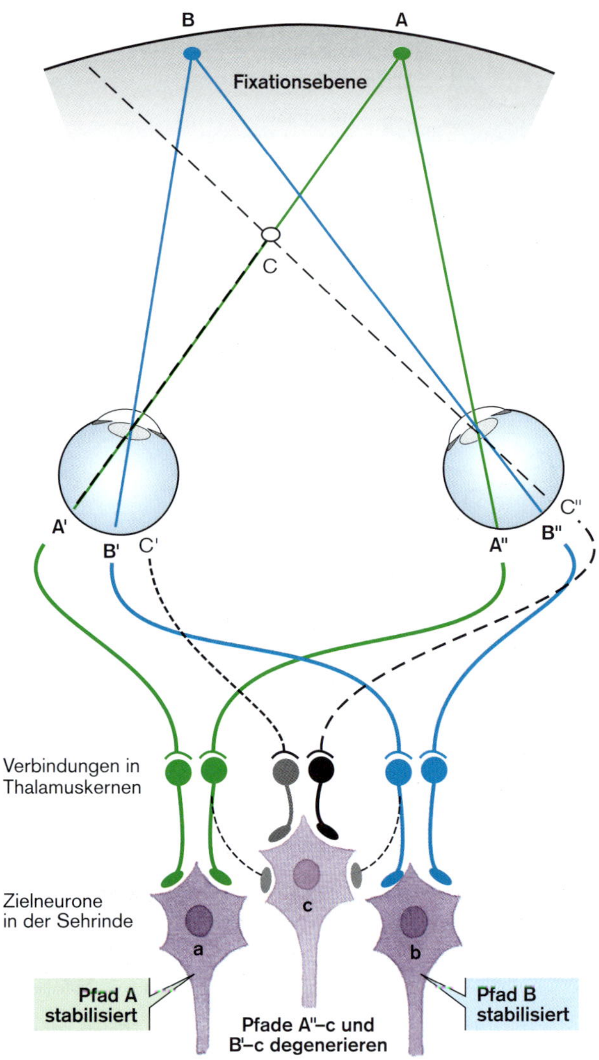

Abb. 30.**2** **Schematische Darstellung der selektiven Verbindungen zwischen korrespondierenden Retinaorten in den beiden Augen und gemeinsamen Zielzellen in der Hirnrinde.** Die Punkte A und B liegen in der Fixationsebene und werden auf den korrespondierenden Netzhautorten A' und A'' bzw. B' und B'' abgebildet. Signale von diesen korrespondierenden Netzhautorten konvergieren über selektive Paarverbindungen auf die gemeinsamen Zielneurone in der Sehrinde a und b. Signale vom Bildpunkt C, der vor der Fixationsebene liegt, werden auf den nichtkorrespondierenden Netzhautorten A' und C'' abgebildet. Signale von diesem Bildpunkt werden von verschiedenen Neuronen in der Hirnrinde verarbeitet. Von den vielen möglichen Paarkombinationen zwischen Afferenzen aus den beiden Augen werden unter dem Einfluß visueller Erfahrung selektiv jene Verbindungen stabilisiert, die ihren Ursprung in korrespondierenden Netzhautorten haben.

30.2 Die Hirnentwicklung hängt wesentlich von Umwelteinflüssen ab

» Die aktivitätsabhängige Selektion neuronaler Verbindungen erfolgt auch noch nach der Geburt und ist somit Umwelteinflüssen ausgesetzt. Gestörte Interaktion mit der Umwelt führt zu nachhaltigen und irreversiblen Veränderungen neuronaler Verschaltungen und entsprechend zu Fehlfunktionen. «

Die Entwicklung beidäugigen Sehens als Beispiel

Der Mensch hat die Fähigkeit, die Signale aus den beiden Augen zu einem einheitlichen Bildeindruck zu verschmelzen und aus der Querdisparation der Bilder (S. 606) in den beiden Augen die Entfernung von Objekten im Raum zu berechnen. Voraussetzung für diese wichtige Fähigkeit zum räumlichen Sehen **(Stereopsis)** ist, daß Nervenzellen in der Hirnrinde hochselektiv nur mit jeweils denjenigen **Ganglienzellen** in den beiden Augen verbunden werden, die in **korrespondierenden Netzhautbereichen** liegen und somit Signale vom gleichen Ort im Gesichtsfeld erhalten (Abb. 30.**2**). Die Selektion dieser Verbindungen erfolgt nach der Geburt und bedarf der Verfügbarkeit visueller Signale aus der Umwelt. Während der postnatalen Entwicklung ändern sich sowohl der Augenabstand als auch die Größe der Bulbi fortlaufend und in der Folge auch die Korrespondenzverhältnisse zwischen den beiden Netzhäuten. Um dennoch präzise Verbindungen zwischen korrespondierenden Netzhautorten und den entsprechenden Zielzellen in der Hirnrinde zu gewährleisten, werden die richtigen Nervenbahnen erst nach der Geburt unter Zuhilfenahme **funktioneller Kriterien** ausgewählt. Ganglienzellen in korrespondierenden Netzhautbereichen empfangen ihre Signale von Photorezeptoren, die von denselben Bildpunkten erregt werden. Somit ist deren Aktivität ähnlicher als die nicht korrespondierender Ganglienzellen. Dies wird vom ZNS zur Identifikation der passenden Verbindungen genutzt. Von den vielen im Überschuß angelegten zentralnervösen Verbindungen werden selektiv jene konsolidiert, die **ähnliche Aktivierungsmuster** aufweisen. Die anderen, falschen, werden wieder gelöst und eingeschmolzen.

Der Mechanismus, nach dem sich diese **aktivitätsabhängige Selektion** vollzieht, ist in Grundzügen aufgeklärt. Die Regeln, nach denen die Modifikationen der synaptischen Übertragung erfolgen, sind in Abb. 30.**3** dargestellt. Afferente Verbindungen werden dann konsolidiert, wenn die Wahrscheinlichkeit hoch ist, daß sie gleichzeitig mit der nachgeschalteten Zelle aktiv sind. Afferenzen, die nicht aktiv sind, während die nachgeschaltete Zelle über andere Eingänge erregt wird, werden abgeschwächt und schließlich gelöst. Selektionskriterium für die Konsolidierung von Verbindungen ist also die Ähnlichkeit bzw. die zeitliche Korrelation der vermittelten Aktivitäten. Dieses Auswahlprinzip ist sehr allgemeiner Natur und spielt bei der Optimierung neuronaler Verschaltungen im gesamten ZNS eine tragende Rolle. Wie in Abb. 30.**4** zusammengefaßt, haben diese Selektionsprozesse den Effekt, Verbindungen zwischen Neuronengruppen zu stabilisieren, deren Aktivitäten positiv korreliert sind.

Neuronenverbindungen sind innerhalb enger kritischer Phasen auszuwählen, andernfalls resultieren irreversible Entwicklungsstörungen

Der Zeitgang der Entwicklung beidäugigen Sehens beim Säugling erlaubt den Schluß, daß beim Menschen die Selektion der richtigen Verbindungen kurz nach der Geburt einsetzt und während der ersten Lebensjahre andauert. Von besonderer Bedeutung für die Klinik ist, daß diese erfahrungsabhängigen Selektionsprozesse nur während einer **kritischen Phase** der postnatalen Entwicklung erfolgen können und danach ihr Ergebnis irreversibel wird. Abgekoppelte Verbindungen können dann nicht mehr neu geknüpft und konsolidierte Verbindungen nicht mehr gelöst werden.

Dieser Sachverhalt liefert kausale Erklärungen für eine Vielzahl klinisch relevanter Entwicklungsstörungen. Am besten untersucht sind wiederum Fehlentwicklungen von visuellen Wahrnehmungsleistungen. Gelegentlich kommen an beiden Augen angeborene **Hornhaut- und Linsentrübungen** vor. Das Sehsystem erhält dann keine Eingänge, man spricht von visueller **Deprivation.** Als es aufgrund verbesserter Transplantationstechniken möglich wurde, Hornhaut- und Linsentrübungen erfolgreich zu behandeln, mußte man erkennen, daß die Patienten trotz der Wiederherstellung normaler optischer Verhältnisse im Auge den Gesichtssinn nicht wiedererlangten, wenn die Trübung der optischen Medien von Geburt an

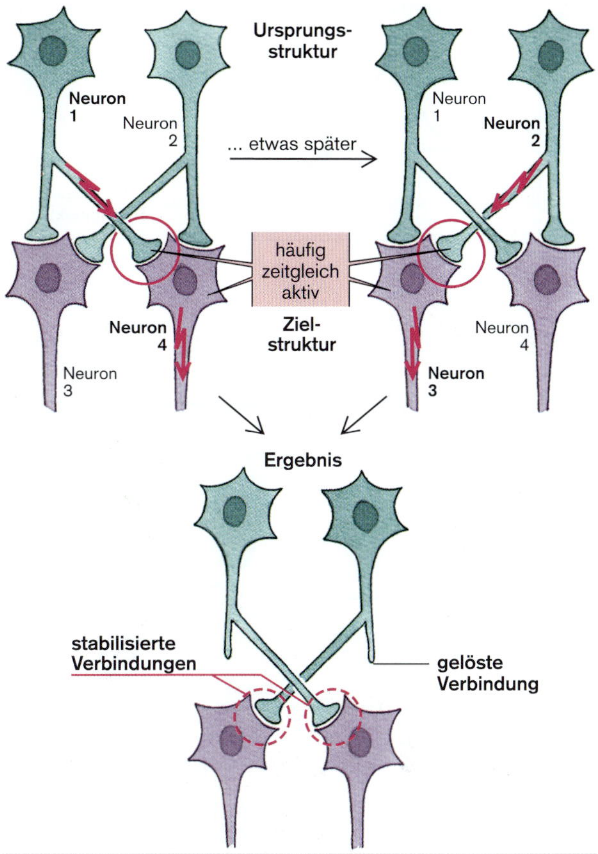

Abb. 30.**4** **Selektion überzähliger synaptischer Verbindungen durch neuronale Aktivität.** Die in Abb. 30.2 dargestellten Regeln führen zur selektiven Stabilisierung von neuronalen Verbindungen zwischen Nervenzellen, die häufig zeitgleich aktiv sind.

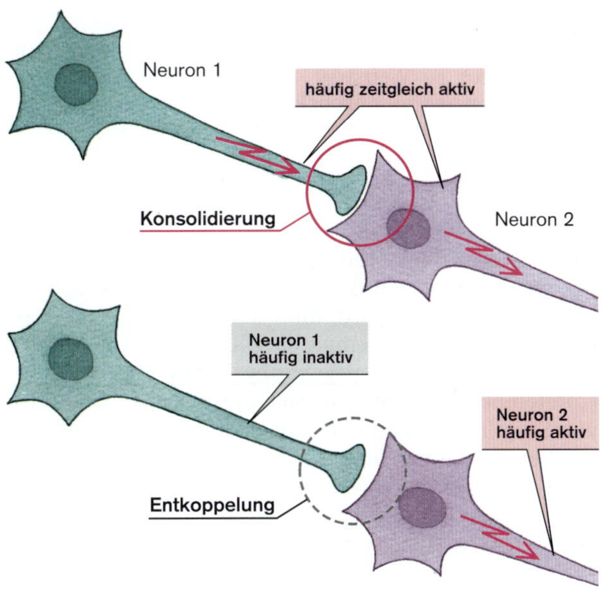

Abb. 30.**3** **Aktivitätsabhängige Veränderung der synaptischen Übertragung.** Wenn zwei gekoppelte Neurone häufig zeitgleich aktiv sind (Fall 1), resultiert daraus eine Verbesserung der synaptischen Übertragung und eine Konsolidierung der Verbindung. Ist hingegen das nachgeschaltete Neuron häufig aktiv, während die afferente Zelle inaktiv ist, führt dies zur Abschwächung und schließlich zur Entkoppelung der synaptischen Verbindung.

bestanden hatte und die Operation erst im Jugendalter vorgenommen wurde. Solche spät operierten Patienten empfinden visuelle Signale als schmerzhaft oder laut und bleiben grundsätzlich unfähig, die Signale aus den Augen zu bildhaften Eindrücken zu ordnen. Tierexperimentelle Befunde belegen, daß diese Störungen auf **Fehlverschaltungen der Hirnrinde** beruhen; die Netzhaut des Auges und auch die Übertragungsverhältnisse im visuellen Thalamuskern, dem lateralen Kniehöcker, sind normal. Der Grund für diese Störung ist, daß die kortikalen Verschaltungen nicht innerhalb der hierfür vorgesehenen Entwicklungsphasen optimiert werden konnten. Im Falle der **kongenitalen Erblindung** werden nicht nur die binokularen Verbindungen in Mitleidenschaft gezogen, sondern auch jene neuronalen Verknüpfungen innerhalb der Hirnrinde, die für die Ausbildung der normalen Antworteigenschaften von Sehrindenneuronen, wie z. B. deren Orientierungs- und Richtungsselektivität (S. 602), erforderlich sind. Auch diese Verbindungen werden unter dem Einfluß visueller Wahrnehmung selektiv stabilisiert und nach funktionellen Kriterien optimiert.

Ähnlich schwerwiegend sind die Folgen **einäugiger Deprivation.** Hier bleiben die Störungen jedoch auf das betroffene Auge beschränkt. Die Signale vom deprivierten

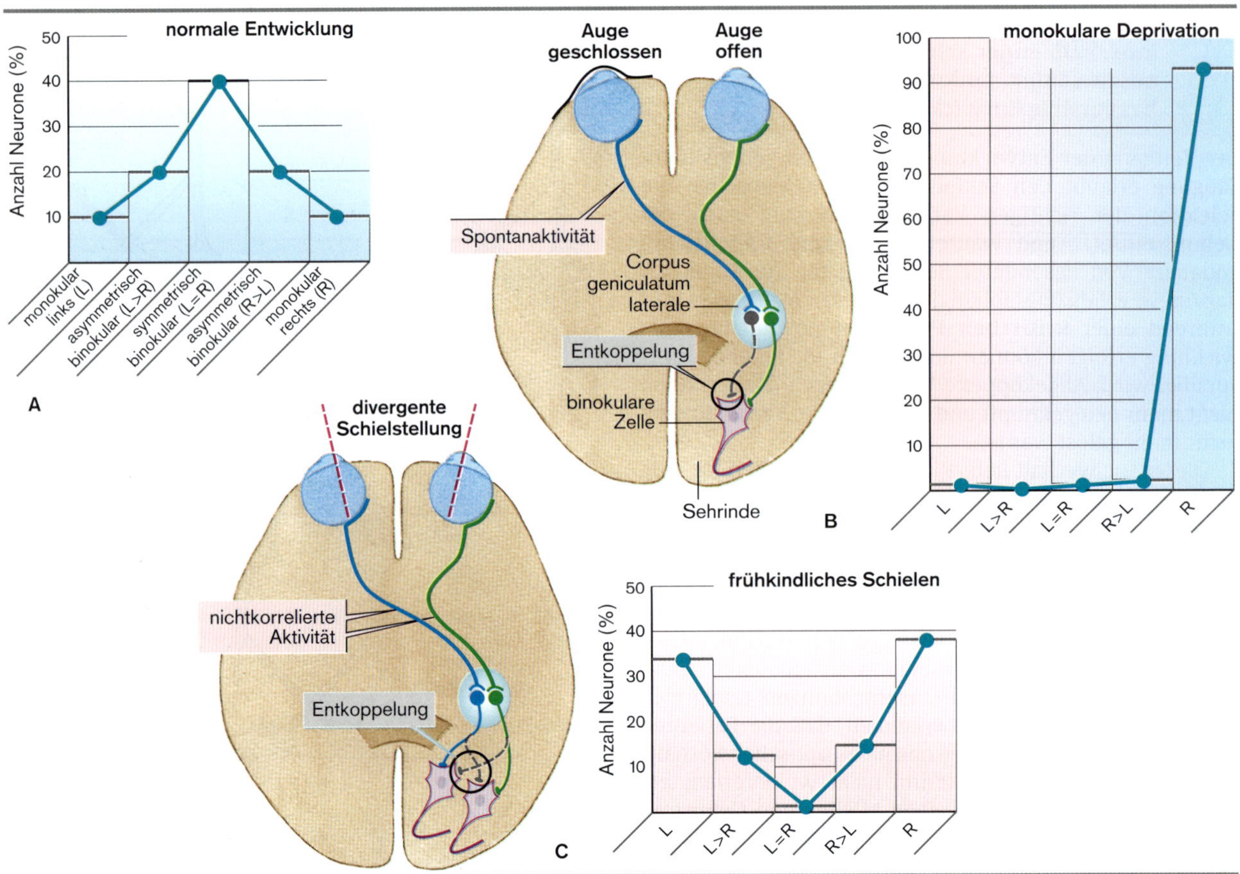

Abb. 30.**5** **Schematische Darstellung der Auswirkungen monokularer Deprivation (B) und Schielstellung der Augen (C) auf die neuronale Verschaltung in der Sehrinde.** Unter normalen Bedingungen sind die meisten Neurone von beiden Augen gleich gut erregbar, was sich in einer symmetrischen Okularitätsverteilung (A) ausdrückt. Nach monokularer Deprivation ist die große Mehrheit der Hirnrindenneurone nur noch vom offenen, in diesem Falle rechten Auge erregbar (B). Schielen führt zu Wettstreit zwischen den Afferenzen der beiden Augen und zur Abkopplung jeweils des linken oder des rechten Auges, was sich in einer U-förmigen Okularitätsverteilung ausdrückt (C).

Auge sind unstrukturiert und deshalb mit denen des normalen Auges nicht korreliert. Folglich werden alle Afferenzen vom deprivierten Auge von den Zielneuronen in der Hirnrinde abgekoppelt, so als kämen sie sämtlich von nicht korrespondierenden Netzhautorten. Im Falle der einäugigen Deprivation beschleunigt die vom normalen Auge vermittelte Aktivität über einen kompetitiven Prozeß die Abkopplung der deprivierten Verbindungen. Während der kritischen Phase genügt bereits eine Deprivation von **12–24 Stunden,** um eine meßbare Verschlechterung der Sehleistung des deprivierten Auges zu bewirken. Bleibt die Aufnahme visueller Signale während längerer Zeit gestört, führt dies zu irreversibler Schädigung der Sehleistung des deprivierten Auges. Diese Erkenntnis muß bei der **Okklusionstherapie** des Schielens berücksichtigt werden. Hier macht man sich zunutze, daß während der frühen Entwicklung Abdeckung eines Auges zur Stärkung der Ankopplung von Verbindungen des anderen Auges in der Sehrinde führt. Oft läßt sich die Sehfähigkeit eines Auges, dessen Verbindungen bereits geschwächt sind, nur wieder herstellen, indem man das gesunde Auge vorübergehend abdeckt und somit seinen kompetitiven Effekt reduziert. Aber um der Gefahr zu begegnen, daß durch Okklusion das normale Auge irreversibel geschädigt wird, muß dessen Sehleistung während der gesamten Therapie sorgfältig überprüft werden. Mit Hilfe besonderer **psychophysischer Meßverfahren** („preferential looking"), die sich den visuellen Greifreflex von Säuglingen zunutze machen, ist dies bereits ab dem 1. Lebensmonat möglich.

Schielen führt zu Fehlverschaltungen im Gehirn

Sehr häufig sind Fehlentwicklungen der Hirnrindenverschaltung infolge frühkindlichen Schielens. Aufgrund der Schielstellung der Augen läßt sich keine Korrespondenz zwischen den Aktivitätsmustern der beiden Augen herstellen. Es kommt zum Wettstreit und zur Reorganisation kortikaler Verbindungen. Etwa jeweils die Hälfte der Hirnrindenneurone wird vom rechten und die andere vom linken Auge übernommen (Abb. 30.**5C**). Die Fähigkeit, beide Augen gleichzeitig zu benutzen, die Bilder aus den beiden Augen zu fusionieren und stereoskopisch Entfernungen zu schätzen, geht verloren. Dieses Unvermögen bleibt bestehen, selbst wenn durch spätere Eingriffe die Augenstellung korrigiert wird, weil die notwendigen Verbindungen in der Hirnrinde zerstört wurden.

Man unterscheidet zwei Formen dieser schielbedingten Störungen. Welche sich entwickelt, hängt von der Strategie ab, die Kinder wählen, um Doppelbilder zu unterdrücken:

Kinder mit **divergenter Schielstellung (Exotropie)** der Augen verhindern Doppelbilder in der Regel dadurch, daß sie ihre Aufmerksamkeit abwechselnd jeweils nur auf die Signale eines Auges richten **(alternierendes Schielen).** Die Aktivität vom jeweils nicht beachteten Auge wird im Gehirn unterdrückt. Kinder, die diese Strategie wählen, entwickeln normale visuelle Funktionen in jedem der beiden Augen, nur die binokularen Leistungen bilden sich nicht aus.

Kinder mit **konvergenter Schielstellung (Esotropie)** vermeiden Doppelbilder meist dadurch, daß sie ständig die Signale vom schielenden Auge unterdrücken. In diesem Fall werden nicht nur die binokularen Verbindungen zerstört, es bleibt auch die erfahrungsabhängige Optimierung der Verschaltung zwischen jenen Hirnrindenneuronen aus, die mit dem schielenden Auge verbunden sind. Das schielende Auge wird aufgrund fehlerhafter Verbindungen in der Hirnrinde schwachsichtig (amblyop). Diese **schiel- bzw. suppressionsbedingte Schwachsichtigkeit (Amblyopie)** ist nach Ablauf der kritischen Entwicklungsphase ebenso irreversibel wie die deprivationsbedingte und kann in extremen Fällen ähnlich schwerwiegend sein.

Tierexperimentelle Befunde weisen darauf hin, daß erfahrungsabhängige Optimierungsprozesse neuronaler Verschaltung nicht auf das Sehsystem beschränkt sind, sondern in allen sensorischen und motorischen Zentren ablaufen. Auch hier scheint es **kritische Phasen** zu geben, nach deren Ende Verschaltungsänderungen nicht mehr möglich sind. Bestimmte motorische Funktionen wie die Beherrschung eines Musikinstruments oder Fahrradfahren können nach abgeschlossener Hirnentwicklung nur noch sehr schwer erlernt werden. Das gleiche gilt bekanntermaßen für den Spracherwerb, und die Versorgung schwersthöriger Kinder mit Hörgeräten schon innerhalb des ersten Lebensjahres ist daher außerordentlich segensreich! Ob es darüber hinaus noch kritische Phasen für die Prägung jener neuronaler Strukturen gibt, die soziale Verhaltensweisen steuern, muß derzeit offen bleiben.

30.3 Aufmerksamkeit und Motivation üben einen Einfluß auf erfahrungsabhängige Verschaltungsänderungen aus

›› Veränderungen in der neuronalen Verschaltung werden von global organisierten Kontrollsystemen überwacht. Diese verwenden Noradrenalin und Acetylcholin als Überträgersubstanzen. Die Aktivität dieser Kontrollsysteme spiegelt zentrale Zustände wie Wachheit, Aufmerksamkeit und Motivationslage wider. Sinnesreize können nur dann Änderungen im System induzieren, wenn für sie eine angeborene Reaktionsbereitschaft vorliegt und ihnen Aufmerksamkeit geschenkt wird. ‹‹

Noradrenerge und cholinerge Bahnen steuern die Selektion von Verbindungen

Der klinische Befund, daß die beständige Verlagerung der Aufmerksamkeit auf Signale von nur einem Auge die Optimierung der Verbindungen des anderen verhindert, verweist auf eine wichtige Eigenschaft der **erfahrungsabhängigen Reifungsprozesse.** Damit die Signale von den Sinnesorganen Veränderungen der neuronalen Verschaltung bewirken können, müssen sie eine bestimmte **Aktivierungsschwelle** überschreiten. Diese kann nur erreicht werden, wenn zusätzlich zur sensorischen Aktivität weitere, im Gehirn selbst erzeugte Signale auf die Hirnrindenneurone einwirken. Eine besonders wichtige Rolle spielen hierbei die sog. **modulierenden Systeme,** die über die Freisetzung von *Noradrenalin* und *Acetylcholin* die Erregbarkeit der Hirnrindenneurone regulieren. Die noradrenerge Projektion nimmt ihren Ursprung im **Locus coeruleus** im Hirnstamm und versorgt von dort mit weitverzweigenden Axonen das gesamte Vorderhirn mit Noradrenalin. Die cholinergen Afferenzen kommen vorwiegend vom **Meynert-Kern** im basalen Vorderhirn. Wenn diese beiden Projektionssysteme inaktiviert werden, vermögen Sinnessignale keine Verschaltungsänderung zu induzieren.

Der Aktivierungsgrad dieser modulierenden Systeme spiegelt Zustandsänderungen des Gesamtgehirns wider. Er sinkt mit zunehmender Schlaftiefe ab, steigt entsprechend beim Erwachen an und erreicht in Zuständen gespannter Aufmerksamkeit ein Maximum. Dem entspricht, daß sich im schlafenden bzw. narkotisierten Tier auch durch langdauernde sensorische Reizung keine Verschaltungsänderungen induzieren lassen. Solche treten nur auf, wenn das Gehirn wach ist und seine Aufmerksamkeit auf die Sinnessignale lenkt.

30.4 Lernprozesse sind Zustandsänderungen des Gehirns

›› Auch Lernprozesse beruhen auf aktivitätsabhängigen Veränderungen neuronaler Wechselwirkungen. Neuronale Verbindungen werden entweder verstärkt oder abgeschwächt. Gedächtnisengramme basieren auf der gleichzeitigen Veränderung der Wirksamkeit von Verbindungen zwischen sehr vielen und weit verstreut liegenden Nervenzellen. Speicherfunktionen sind deshalb nur selten an umschriebenen Orten lokalisierbar. Die Regeln und die molekularen Mechanismen lernbedingter Änderungen neuronaler Wechselwirkungen ähneln denen, die auch bei der Entwicklung von Nervennetzen wirksam sind. ‹‹

Lernen beruht auf der erfahrungsabhängigen Veränderung von Wechselwirkungen zwischen Nervenzellen

Allen Lernvorgängen im Gehirn ist gemeinsam, daß neuronale Aktivität zu lang andauernden Veränderungen im System führt, die ihrerseits Modifikationen des Verhaltens bewirken. Lernen kann demnach als eine nachhaltige aktivitätsabhängige **Veränderung von Funktionsabläufen** im Gehirn gesehen werden. Das Programm, nach

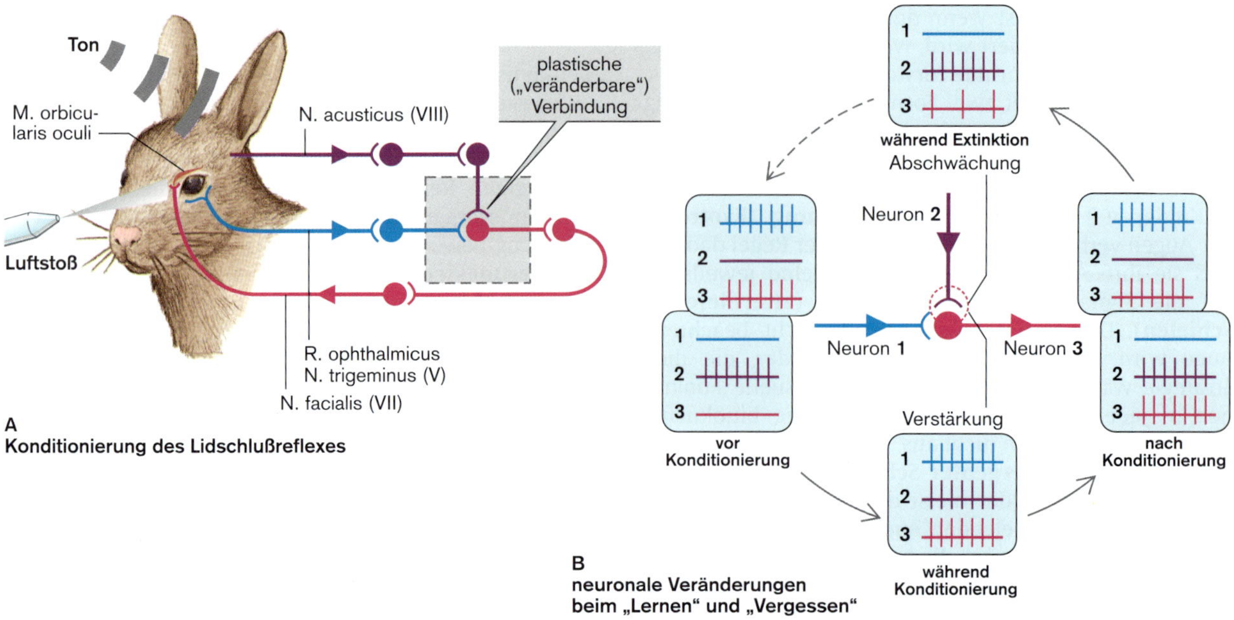

Abb. 30.**6** **Vereinfachtes Schaltdiagramm der zentralnervösen Verbindungen, die bei der Konditionierung des Lidschlußreflexes beteiligt sind.** Es wird angenommen, daß die Verbindung vom Interneuron 2 zum Interneuron 3 plastisch ist und ihre Effizienz entsprechend der in Abb. 30.2 dargestellten Regeln verändert. Wie in den Diagrammen rechts dargestellt, bewirkt zunächst nur eine Aktivität des Interneurons 1 Entladungen in Zelle 3. Während der Konditionierung sind die Neurone 1, 2 und 3 zeitgleich aktiv, was zu einer Verstärkung der Übertragung von 2 nach 3 führt, so daß nach Konditionierung sowohl die Aktivierung von 1 als auch die von 2 zur Erregung von 3 führt. Wird 2 über einen längeren Zeitraum hinweg ohne 1 aktiviert, führt dies zur Abschwächung der Übertragung von 2 nach 3, so daß schließlich der ursprüngliche Zustand wieder erreicht wird.

welchem Funktionsabläufe im Gehirn koordiniert werden, beruht auf den spezifischen Wechselwirkungen zwischen einzelnen Nervenzellen. Diese Wechselwirkungen wiederum sind bestimmt vom **Verschaltungsmuster** und von der jeweiligen **Wirksamkeit der einzelnen Verbindungen.** Anders als in technischen Systemen läßt sich demnach im Gehirn nicht zwischen Hard- und Software unterscheiden. Das Programm liegt in der Architektur des Gesamtsystems. Hieraus folgt, daß jede Programmänderung, jeder Lernvorgang auf einer **Modifikation der Wechselwirkungen zwischen Nervenzellen** beruhen muß. Im erwachsenen Gehirn kann die Kopplung von Nervenzellen nur dadurch verstärkt bzw. abgeschwächt werden, indem bestehende Verbindungen in ihrer Wirksamkeit verändert werden.

Assoziatives Lernen als Beispiel

Am Beispiel der **Konditionierung des Lidschlußreflexes** lassen sich die neuronalen Veränderungen beim Lernen nachvollziehen. Abb. 30.**6** zeigt die hierbei beteiligten neuronalen Strukturen. Ein auf das Auge gerichteter kurzer Luftstrom löst beim Kaninchen einen Lidschlußreflex aus. Paart man den Luftstrom hinreichend oft mit einem Ton, so bildet sich ein konditionierter Reflex aus. Das Kaninchen reagiert schließlich auch auf den Ton alleine mit einem Lidschluß. Es hat gelernt, den Ton mit dem Luftstoß zu assoziieren. Einzelzellableitungen von Neuronen des polysynaptischen Reflexbogens, der den Lidschluß auslöst, ergeben, daß Neurone, die zu Beginn der Konditionierung nur auf den Luftstoß reagierten, nunmehr auch durch den Ton erregt werden. Diese Ankopplung auditorischer Eingänge kann nicht durch Auswachsen neuer Verbindungen erfolgt sein, da dies weit mehr Zeit in Anspruch nähme. Es muß sich vielmehr die Wirksamkeit bereits vorhandener Nervenbahnen zwischen auditorischen und somatosensorischen Neuronen selektiv erhöht haben. Wie bereits in klassischen Konditionierungsversuchen gezeigt wurde, lassen sich die Bindungen zwischen den assoziierten Reizen wieder löschen, wenn diese wiederholt nur allein dargeboten werden. Die Koppelung zwischen akustischen und somatosensorischen Neuronen wird wieder reduziert, sobald die Aktivitäten der akustischen Bahnen mit denen der nachgeschalteten somatosensorischen Zellen nicht mehr korrelieren. Wie schon bei den erfahrungsabhängigen Verschaltungsänderungen in der Entwicklung ist also auch bei Lernprozessen das **Selektionskriterium** für die Verstärkung bzw. Abschwächung von Verbindungen der Grad der Korrelation neuronaler Aktivierungsmuster in konvergierenden Bahnen.

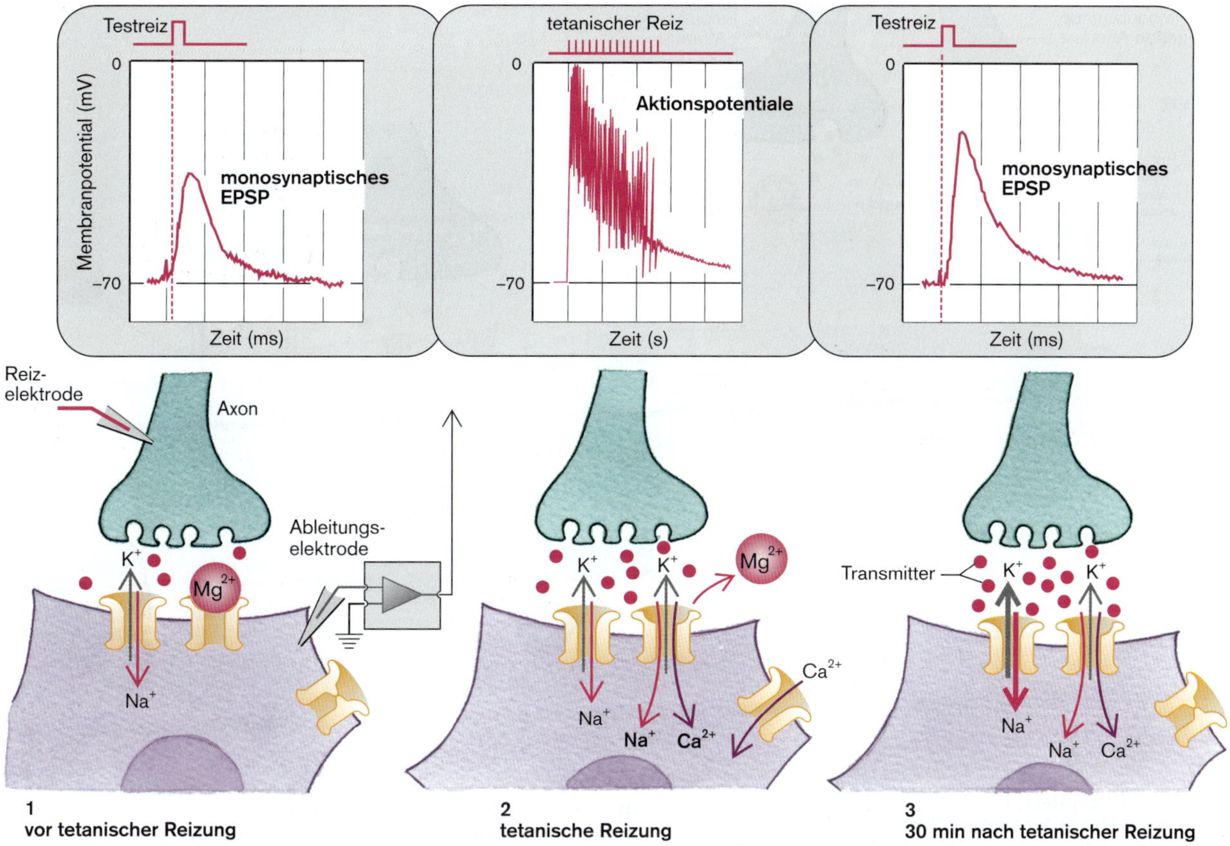

Abb. 30.**7** **Aktivitätsabhängige Langzeitpotenzierung synaptischer Übertragung.** Vor Induktion der Potenzierung führt die Aktivierung afferenter erregender Fasern durch einen kurzen Testreiz zu einem exzitatorischen postsynaptischen Potential (EPSP), das im wesentlichen durch Natriumeinstrom bewirkt wird (**1**). Tetanische Reizung der gleichen Afferenzen bewirkt über zeitliche Summation eine sehr starke Aktivierung der nachgeschalteten Zelle. Die Depolarisation wird jetzt sowohl vom Einstrom von Natrium als auch von Calciumionen getragen. Die Zelle generiert multiple Aktionspotentiale (**2**), im Anschluß an die tetanische Reizung führt der gleiche Testreiz wie in 1 zu einem wesentlich größeren EPSP, das nunmehr von verstärkten Natrium- und zusätzlichen Calciumeinströmen getragen wird (**3**). Man nimmt an, daß an potenzierten Synapsen mehr Transmitter pro Aktionspotential freigesetzt werden und die postsynaptischen Rezeptoren empfindlicher sind.

Aktivitätsabhängige Veränderung synaptischer Verbindungen ist allgemeine Grundlage von Lernprozessen

Auch die Fähigkeit, **Sinneseindrücke** festzuhalten und bei wiederholtem Erleben als bekannt wiederzuerkennen, beruht auf der selektiven aktivitätsabhängigen Verstärkung bzw. Abschwächung synaptischer Wechselwirkungen. Bei Wiederauftreten einer bereits gespeicherten Musterkonstellation werden die gebahnten Verbindungen bevorzugt aktiviert, das Muster wird wiedererkannt. Selbst wenn nur Teilaspekte des ursprünglich gelernten Musters angeboten werden, kann aufgrund der bereits geprägten Verbindungen das gesamte Muster reaktiviert werden. Das gleiche gilt, wenn das neue Muster lediglich gewisse Ähnlichkeiten mit bereits gespeicherten Inhalten aufweist. Lernfähige Nervennetze verhalten sich also wie **assoziative Speicher.** Sie haben die Fähigkeit, von Teilaspekten ausgehend zu generalisieren. Tierexperimentelle Befunde weisen darauf hin, daß diese Speicherfunktionen vorwiegend in der Großhirnrinde realisiert werden. Die Veränderungen der neuronalen Wechselwirkungen erfolgen dabei gleichzeitig in all den Strukturen, die bei dem jeweiligen Wahrnehmungsvorgang aktiviert wurden. Das **neuronale Substrat** für einen bestimmten Gedächtnisinhalt sind also in der Regel gleichzeitige Veränderungen zahlreicher neuronaler Verbindungen in weit verteilten, aber miteinander in Wechselwirkung stehenden Hirnrindenarealen. **Gedächtnisengramme sind distributiv** organisiert. Dies erklärt, warum umschriebene Verletzungen der Hirnrinde meist nicht zum selektiven Verlust ganz bestimmter Gedächtnisinhalte führen. Es gibt jedoch Ausnahmen, wie z.B. die Sprach- und Gesichtererkennung (Kap. 29). Die Speicherung von sprachlichen Inhalten und Gesichtseindrücken scheint in hierfür spezialisierten Arealen zu erfolgen. Umschriebene Läsionen im Temporallappen können **selektive Amnesien** für Gesichter oder Wörter nach sich ziehen.

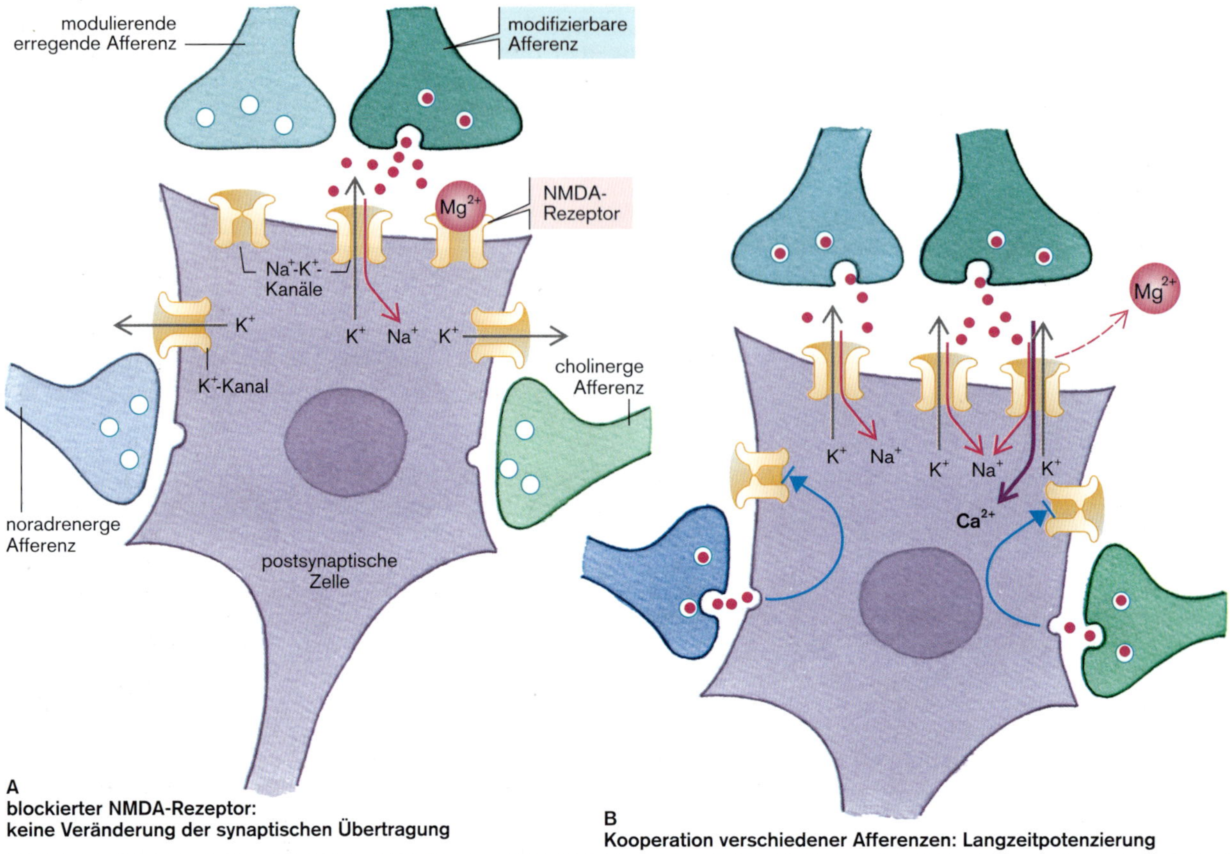

Abb. 30.**8** **Kontrolle synaptischer Modifikationen durch modulierende Afferenzen.** Im Fall A ist nur die modifizierbare Afferenz aktiv. Diese Aktivierung reicht nicht aus, um den Magnesiumblock des postsynaptischen Kanals zu entfernen. Es kommt lediglich zu einem Einstrom von Natrium und zu einer schwachen Depolarisation des Membranpotentials. Dies führt nicht zu bleibenden Veränderungen der synaptischen Übertragung der modifizierbaren Afferenz. Im zweiten Fall (B) ist nicht nur die modifizierbare Afferenz aktiv, sondern zusätzlich sind auch modulierende Afferenzen aktiviert. Diese verstärken die depolarisierende Antwort der Zelle durch eine G-Protein-vermittelte Reduktion von Kaliumleitfähigkeiten (noradrenerge und cholinerge Afferenzen) und durch direkte synaptische Erregung (modulierende erregende Afferenz). Diese Aktivierung reicht aus, um den Magnesiumblock zu entfernen. Über die Synapse der modifizierbaren Afferenz strömen nun nicht nur Natrium-, sondern auch Calciumionen ein, und in der Folge kommt es zu einer langdauernden Verbesserung der synaptischen Übertragung der modifizierbaren Afferenz.

Molekulare Mechanismen sind Grundlage synaptischer Plastizität

An isolierten Schnitten der Großhirnrinde und des Ammonshorns, die in sauerstoffgesättigten Nährlösungen am Leben gehalten werden, ist es möglich, aktivitätsabhängige Langzeitveränderungen in der synaptischen Übertragung zu untersuchen. Starke und gleichzeitige Aktivierung von Afferenzen und deren nachgeschalteten Zellen führt zu einer lang anhaltenden Verbesserung der synaptischen Übertragung **(Langzeitpotenzierung, „long term potentiation")**. Schon wenige Sekunden hochfrequenter Aktivierung der afferenten Bahnen können ausreichen, um die Wirksamkeit der Synapsen über mehrere Stunden hinweg zu verstärken (Abb. 30.**7**).

Durch die starke Depolarisation wird die Aktivierungsschwelle von Ca^{2+}-Kanälen überschritten, und **Ca^{2+}-Ionen** strömen in den Dendriten ein. Von besonderer Bedeutung ist hierbei die Aktivierung der Ca^{2+}-Leitfähigkeit des mit dem NMDA-Rezeptor verbundenen Ionenkanals (Abb. 5.**11**, S. 73). Aber auch spannungsabhängige Ca^{2+}-Kanäle leisten einen Beitrag. Es steigt die intrazelluläre Calciumkonzentration, und dies bewirkt die Aktivierung von **Proteinkinasen** und **Phosphatasen** und die Phosphorylierung bzw. Dephosphorylierung einer Vielzahl von membranständigen und löslichen Substratproteinen. Später kommt es zusätzlich zur **Expression bestimmter Gene** und zur Neusynthese von Proteinen. Letztere ist Voraussetzung für permanente Veränderungen der synaptischen Übertragung. Diese geht mit strukturellen Veränderungen der Synapsen einher, die sich elektronenmikroskopisch erfassen lassen. Von den zahlreichen für eine Verbesserung der synaptischen Übertragung in Frage kommenden Prozessen konnten bisher eine Erhöhung der **Transmitterausschüttung** durch die präsynaptischen Endigungen und eine verbesserte **Transmitterwirksamkeit** an der postsynaptischen Membran identifiziert werden.

Mit nur wenigen Ausnahmen bedarf es zur Induktion von Langzeitpotenzierung der Aktivierung von NMDA-Rezeptor-abhängigen Ca^{2+}-Leitfähigkeiten. Neurone müssen also hinreichend depolarisiert werden, um den Mg^{2+}-Block aufzuheben, bevor modifizierbare Synapsen in ihrer Effizienz nachhaltig verändert werden können. Dies erfordert Kooperativität zwischen konvergierenden Afferenzen. Abb. 30.**8** verdeutlicht, wie auf diese Weise modulierende Afferenzen synaptische Plastizität kontrollieren können.

Neuere Befunde weisen andererseits darauf hin, daß neuronale Aktivität nicht nur zur Potenzierung, sondern auch zur Depression, also zur Abschwächung der synaptischen Übertragung führen kann. Diese **Langzeitdepression** scheint bei Lernvorgängen eine ebenso wichtige Rolle zu spielen wie die Langzeitpotenzierung. Zur Depression kommt es immer dann, wenn die Aktivität einer präsynaptischen Faser nicht hinreichend gut mit der Aktivität der nachgeschalteten Zelle korreliert. Dies ist der Fall, wenn eine Faser trotz starker Entladungstätigkeit die postsynaptische Zelle ungenügend depolarisiert, etwa weil diese durch gleichzeitig aktivierte hemmende Synapsen an der Depolarisation gehindert wird. Da die Langzeitdepression an einer aktiven Synapse erfolgt, spricht man von **homosynaptischer Depression.** Aber auch inaktive Afferenzen können eine Abschwächung erfahren, und zwar dann, wenn die nachgeschaltete Zelle gleichzeitig durch andere Eingänge stark erregt wird. Hier handelt es sich um eine **heterosynaptische Depression**, da sie nicht durch die Aktivität der modifizierten synaptischen Eingänge, sondern durch die anderer Afferenzen bewirkt wird. Auch die biochemischen und letztlich ultrastrukturellen Prozesse, die zur Langzeitdepression führen, werden durch einen Anstieg der intrazellulären Calciumkonzentration ausgelöst. Im Unterschied zur Langzeitpotenzierung erfolgt hier der Calciumeinstrom jedoch vorwiegend über spannungsabhängige Calciumkanäle. Sowohl die Depression als auch die Potenzierung werden demnach durch einen Anstieg von intrazellulärem Calcium ausgelöst. Welcher der beiden Prozesse einsetzt, hängt von der erreichten Calciumkonzentration ab. Zur Induktion der Langzeitpotenzierung sind wesentliche höhere Konzentrationen erforderlich als zur Induktion der Langzeitdepression. Ein Erklärungsmodell für diese **differentielle Calciumwirkung** ist, daß hohe Calciumkonzentrationen zu einer überwiegenden Aktivierung calciumabhängiger Kinasen führen, während mittlere Calciumkonzentrationen eine relativ stärkere Aktivierung calciumabhängiger Phosphatasen bewirken.

30.5 Das limbische System beeinflußt Lernvorgänge

›› Ähnlich wie die Optimierung der neuronalen Verschaltung während der Entwicklung wird auch die Engrammbildung im ausgereiften Gehirn von global organisierten Kontrollsystemen überwacht. Diese beziehen ihre Information aus Strukturen des limbischen Systems. Ihre Aktivität spiegelt zentrale Zustände wie Wachheit, Aufmerksamkeit und Motivation wider. Inhalte werden nur dann gespeichert, wenn ihnen Aufmerksamkeit geschenkt wird und sie als verhaltensrelevant identifiziert wurden. Die meisten Gedächtnisstörungen sind Folge von Läsionen in diesen limbischen Steuerzentren. Zwischen Entwicklungsprozessen und Lernvorgängen bestehen viele Ähnlichkeiten und fließende Übergänge. Für das Gehirn gilt: Sein ist Werden. ‹‹

Hippokampus und Mandelkern kontrollieren Speichervorgänge

Nicht jede Aktivierung neuronaler Verbindungen führt zu bleibenden Veränderungen der synaptischen Übertragungseigenschaften. Wie bei der erfahrungsabhängigen Selektion neuronaler Verbindungen während der Entwicklung bedarf es zusätzlicher, vom Hirn selbst erzeugter Steuersignale. Nur wenn diese verfügbar sind, können Veränderungen induziert werden (Abb. 30.**8**). Aus Läsionsstudien und klinischen Beobachtungen (s. S. 693) kann geschlossen werden, daß Zentren des limbischen Systems bei der Erzeugung dieser Steuersignale von Bedeutung sind. Der **Hippokampus** und der **Mandelkern (Amygdala)** spielen hierbei eine Schlüsselrolle. Diese Strukturen sind aufgrund ihrer vielfältigen Verbindungen mit anderen Hirnregionen offensichtlich in der Lage, die **Bedeutung** der jeweils verarbeiteten Signale zu bewerten. Amygdala und Hippokampus projizieren ihrerseits über weitverzweigte Bahnsysteme auf die Großhirnrinde zurück. In dieses Projektionssystem mit einbezogen sind der Gyrus cinguli, der Fornix, die rostralen Thalamuskerne, die Habenula- und Mamillarkerne und die cholinergen Neurone im Meynert-Kern im basalen Vorderhirn. Letztere spielten bereits bei der Kontrolle der erfahrungsabhängigen Entwicklungsprozesse eine tragende Rolle. Einige der wichtigsten subkortikalen Zentren, die an der Kontrolle synaptischer Plastizität in der Großhirnrinde beteiligt sind, finden sich in Abb. 30.**9**.

Die genannten limbischen Strukturen spielen vor allem bei den sogenannten **deklarativen** oder **episodischen Gedächtnisfunktionen** eine tragende Rolle. Hierbei handelt es sich um das Vermögen, Wissen über bestimmte Ereignisse im richtigen zeitlichen und räumlichen Kontext abzuspeichern und diese Erinnerungen auch ohne direkten, auf sie verweisenden Auslösereiz zu reaktivieren. Typische Funktionen des deklarativen Gedächtnisses sind die Fähigkeit, einmalig erlebte Situationen erinnern und über sie berichten zu können, oder das Vermögen, sich in neuer Umgebung nach einmaliger Orientierung zurechtzufinden. In beiden Fällen scheint die Hippokampusformation zur Engrammbildung und zum Auslesen bereits niedergelegter Engramme unerläßlich. Den Mandelkernen hingegen obliegt die Funktion, die Engramme mit emotionalen Beiwerten zu versehen. Patienten mit beidseitigen Amygdalaläsionen speichern Erinnerungen ohne Bewertung ihres emotionalen Gehaltes. Nicht erforderlich sind diese limbischen Strukturen für das Abspeichern und Wiedererkennen von optischen Mustern, Melodien oder haptischen Erfahrungen. Bekanntes kann von Unbekanntem unterschieden werden, wenn beides gemeinsam angeboten wird und die Patienten nur auszuwählen brauchen. Ähnlich verhält es sich mit **prozeduralen Gedächtnisleistungen,** dem Erlernen motorischer Fertigkeiten. Auch hier sind limbische Struk-

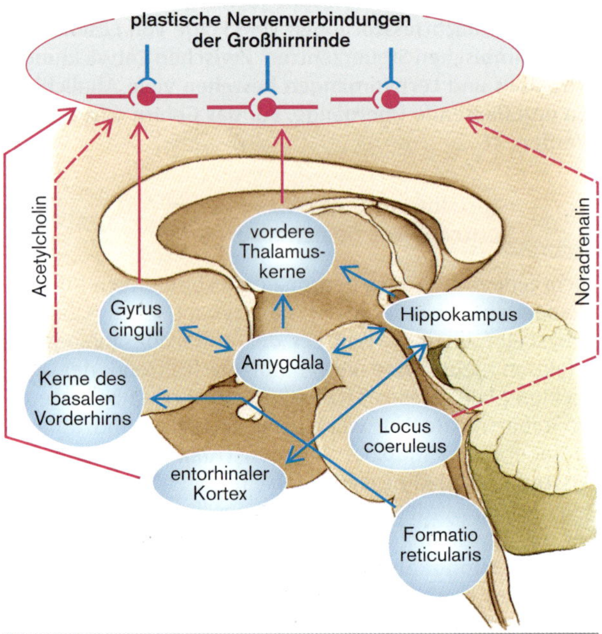

Abb. 30.**9** **Schematische Darstellung modulierender subkortikaler Zentren.** Diese kontrollieren über aufsteigende Projektionen zur Großhirnrinde plastische Veränderungen der synaptischen Übertragung im Kortex.

turen nicht beteiligt. Ein auffälliger Unterschied zwischen prozeduralen und episodischen Gedächtnisleistungen ist, daß die Engrammbildung beim prozeduralen Lernen der Übung, der häufigen Wiederholung bedarf, während Engramme im episodischen Gedächtnis oft schon nach einmaliger Erfahrung niedergelegt werden können. Erste Hinweise legen nahe, daß die Basalganglien und die dopaminergen Projektionen der Substantia nigra für prozedurale Lernleistungen eine ähnliche Funktion haben wie das limbische System und die noradrenergen bzw. cholinergen Projektionen für das deklarative Gedächtnis.

Läsionen in diesen limbischen Strukturen beeinträchtigen das Abspeichern von Engrammen. Amnesien, wie sie bei der Korsakow-Krankheit infolge Alkoholmißbrauchs oder bei der Alzheimer-Krankheit infolge degenerativer Prozesse unbekannter Ätiologie auftreten, sind z.T. Folge von Defekten in diesen limbischen Kontrollsystemen. Die genannten Gedächtnisstörungen beruhen also nicht primär auf einer Störung jener Hirnareale, in welchen die Engramme niedergelegt werden, sondern auf einer Unterbrechung der Schaltkreise, die aktivitätsabhängige Veränderungen der synaptischen Übertragung in der Großhirnrinde ermöglichen.

Lang anhaltende Modifikationen der synaptischen Übertragung spielen auch bei der Entwicklung von Anfallsleiden eine wichtige Rolle. Während eines **epileptischen Anfalls** werden große Neuronenpopulationen sehr stark und synchron aktiviert. Dies führt, zum Teil über die gleichen molekularen Mechanismen wie beim Lernen, zur **Bahnung** der während des Krampfes aktivierten Verbindungen. Die Folge ist, daß die Schwellen für die Auslösung eines weiteren Krampfes sinken. Wegen dieses pathologischen „Lernprozesses" steigt die Krampfbereitschaft mit jedem Anfall. Es ist deshalb auch aus diesem Grund unerläßlich, Anfälle vorbeugend zu verhindern.

30.6 Zwischen Entwicklung und Lernen bestehen fließende Übergänge

Erfahrungsabhängige Entwicklungsprozesse und Lernvorgänge ähneln sich in vieler Hinsicht. In beiden Fällen kommt es zu Veränderungen der Verbindungen zwischen Nervenzellen, wobei der Grad der Korrelation zwischen prä- und postsynaptischer Aktivität bestimmt, ob die Verbindungen verstärkt oder abgeschwächt werden. In beiden Fällen sind ähnliche molekulare Mechanismen involviert, und in beiden Fällen entscheiden die gleichen, global organisierten Kontrollsysteme, ob die jeweils zur Verarbeitung gelangten Aktivitätsmuster in der Großhirnrinde zu langfristigen Veränderungen neuronaler Verschaltung führen. Diese Kontrollsysteme sind aufgrund ihrer Einbindung in das Zentralnervensystem in der Lage, die Bedeutung der jeweiligen Aktivierungsmuster für das Verhalten des Gesamtsystems zu bewerten.

Während der Embryonalentwicklung dienen diese aktivitätsabhängigen Prozesse dazu, die Bauteile des Zentralnervensystems einander und den Effektoren anzupassen, in der frühen Ontogenese nehmen sie unter dem Einfluß von Umweltgegebenheiten die Feinabstimmung der Verschaltungen in sensorischen und motorischen Zentren vor, und im ausgereiften System vermitteln sie die Fähigkeit zu lernen. Die Übergänge sind fließend, und es wird wohl kaum möglich sein zu entscheiden, wo Entwicklung endet und Lernen beginnt.

Zum Weiterlesen ...

1 Gazzaniga, M.: The Cognitive Neurosciences. MIT Press, Cambridge/Mass. 1995
2 Kandel, E. R., J. H. Schwartz, T. M. Jessell: Neurowissenschaften. Spektrum Akademischer Verlag, Heidelberg 1996
3 Nicholls, J. G., A. R. Martin, B. G. Wallace: From Neuron to Brain. Sinauer, Sunderland/Mass. 1992
4 Poggio, T. A., D. A. Glaser: Exploring Brain Functions. Models in Neuroscience. Wiley, New York 1991
5 Thompson, R. F.: Das Gehirn. 2. Aufl. Spektrum Akademischer Verlag, Heidelberg 1994

Blut-Hirn-Schranke, Liquor cerebrospinalis, Hirndurchblutung und Hirnstoffwechsel

W. Kuschinsky

31

31.1 Blut-Hirn- und Blut-Liquor-Schranke

» Im Gehirn wird das Blut in den Kapillaren vom Hirngewebe durch eine Barriere, die Blut-Hirn-Schranke, getrennt. Im wesentlichen besteht sie einerseits aus Tight junctions (engen Verbindungsstellen) zwischen den Endothelzellen, andererseits aus einer „metabolischen Barriere" innerhalb der Endothelzellen. Die Blut-Hirn-Schranke hält eine Reihe von Substanzen aus der Blutbahn vom Hirngewebe fern. Sie ist unselektiv durchlässig für lipidlösliche Verbindungen und selektiv durchlässig für Substanzen, die über carriervermittelte Transporte ins Gehirn gelangen, wie D-Glucose. Obwohl Tight junctions im Kapillarendothel die Regel sind, ist ein kleiner Anteil der Hirnkapillaren fenestriert, und zwar im Bereich der Plexus choroidei und zirkumventrikulären Organe. In diesem Fall liegt die Barriere im nahegelegenen Ependym (sog. Blut-Liquor-Schranke). Die Liquorbildung erfolgt hauptsächlich in den Plexus choroidei, in geringerem Maße auch an den Kapillaren der Blut-Hirn-Schranke. Die Ionenkonzentrationen des Liquor cerebrospinalis werden in besonders engen Grenzen konstant gehalten; dies ist Voraussetzung für die normale Funktion des Gehirns. «

Paul Ehrlich beobachtete 1885, daß intravenöse Injektion bestimmter Farbstoffe bei Versuchstieren zu einer Färbung aller Organe mit Ausnahme des Gehirns führte und nannte diese spezielle Barriere zwischen Gehirn und Blut Blut-Hirn-Schranke.

Funktionelle Bedeutung der Blut-Hirn-Schranke

Die optimale Funktion der Organe beruht auf einem konstant regulierten inneren Milieu des Gesamtorganismus. Diese Regulation reicht für das Zentralnervensystem nicht aus. So ist das Zentralnervensystem durch die Blut-Hirn-Schranke zusätzlich abgeschirmt, wodurch ein **spezielles inneres Milieu** innerhalb des inneren Milieus des Organismus geschaffen wird.

Substanzen, die eine Wirkung auf das Gehirn ausüben, müssen die Blut-Hirn-Schranke überwinden können, d. h. „liquorgängig" sein, wie meist gesagt wird. Dies gilt für endogen gebildete Verbindungen, z. B. Hormone, in gleicher Weise wie für exogen zugeführte Verbindungen, z. B. Pharmaka. Für die Fähigkeit, die Blut-Hirn-Schranke zu überwinden, ist bei vielen Pharmaka und Hormonen das Ausmaß ihrer **Bindung an Plasmaproteine** maßgeblich. So liegen Steroidhormone und Schilddrüsenhormone im Plasma in gebundener und, in weit geringerem Maße, ungebundener Form vor (Kap. 17). Der Anteil des Hormons, der an Plasmaproteine gebunden ist, kann wegen der Barriere für Proteine nicht aus dem Plasma ins Zentralnervensystem gelangen. Im Zentralnervensystem wirksam werden kann hauptsächlich der freie, *ungebundene* Anteil. Andere endogen gebildete Substanzen, wie Bilirubin, werden durch eine hohe Bindung an Plasmaproteine aus dem Gehirn weitgehend ferngehalten. Bei Frühgeborenen kann die Bilirubinkonzentration im Blut infolge Hämolyse und langsamem Abbau stark erhöht sein; damit wird die Bindungsfähigkeit der Plasmaproteine überschritten. Nun liegt freies, ungebundenes Bilirubin im Blut vor, welches in das Hirngewebe gelangen kann. Die hieraus resultierenden hohen Bilirubinkonzentrationen im Gehirn können zu irreversiblen Hirnschädigungen führen (Krankheitsbild des **Kernikterus**). Dies muß durch rechtzeitige Austauschtransfusionen verhindert werden.

Die Blut-Hirn-Schranke als Barriere

Lokalisation der Blut-Hirn-Schranke

Injektion von elektronenoptisch sichtbaren Markierungsstoffen (z. B. Meerrettichperoxidase) in die Blutbahn führt im elektronenmikroskopischen Bild zu einer Schwärzung des Gefäßraums der Hirnkapillare; der Markierungsstoff kann aber nicht zwischen den **Endothelzellen** durchtreten, die das Kapillarblut umgeben (Abb. 31.**1 A**). Dies verhindern die **Tight junctions.** Sie sind die einzige Barriere zwischen Blut und Gehirngewebe, wie durch zusätzliche Experimente mit Injektion der Markierungsstoffe in den Liquor cerebrospinalis nachgewiesen wurde. Hierbei füllen sich die Räume zwischen den Endothelzellen von der Liquorseite her bis zu den Tight junctions (Abb. 31.**1 B**). Die Astrozytenfortsätze blockieren nicht die Passage der Markierungsstoffe. Obwohl sie die Hirnkapillaren vollständig umgeben (Abb. 31.**2**), üben sie keine Schranken-

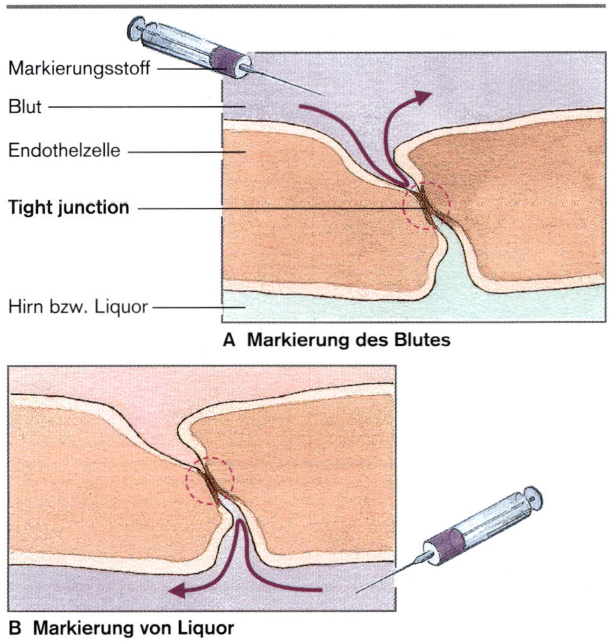

Abb. 31.**1** **Nachweis der Schrankenfunktion der Tight junctions.** Oben jeweils das Gefäßlumen, unten das Hirngewebe, dazwischen die Endothelzellen der Hirnkapillaren. Bei Gabe des Markierungsstoffs in das Blut (**A**) wird die Penetration in das Hirngewebe an den Tight junctions zwischen den Endothelzellen aufgehalten. Dieselben Strukturen verhindern auch die Passage des Markierungsstoffes aus dem Liquor cerebrospinalis in das Blut, wenn der Markierungsstoff in den Liquor injiziert wird (**B**). Die Markierungsstoffe werden an den Kapillaren vieler anderer Organe nicht durch Tight junctions aufgehalten.

funktion aus, wie früher angenommen wurde. Auch im Rückenmark bis hin zu den peripheren Nerven existiert eine Blut-Hirn-Schranke.

Metabolische Schranke

Viele Substanzen können nicht aus dem Blut in die Endothelzellen aufgenommen werden; andere, die aufgenommen werden, werden durch **Enzyme** so verändert, daß sie in dieser Form nicht in das Gehirngewebe gelangen können. So wird L-Dopa, ein Baustein der Neurotransmitter Dopamin und Noradrenalin, in das Endothel aufgenommen. Dort wird L-Dopa enzymatisch umgewandelt, so daß es nicht ins Gehirn gelangt. Die endothelialen Enzyme funktionieren damit als „metabolische" Schranke. Diese metabolische Schranke kann im Rahmen einer Therapie durchbrochen werden: Beim Krankheitsbild des Morbus Parkinson liegt eine Verarmung von Dopamin im Striatum vor (Kap. 5, 27). Mit der Gabe hoher Dosen von L-Dopa kann die metabolische Schranke durch ein hohes Substratangebot überwunden werden, so daß letztlich die Dopaminkonzentration im Striatum ansteigt.

Erhöhte Durchlässigkeit der Blut-Hirn-Schranke

Eine erhöhte Durchlässigkeit der Blut-Hirn-Schranke kann durch verschiedene Noxen ausgelöst werden. Schädigung der Gefäße bei Ischämie (z. B. Schlaganfall) und Trauma kann zu einem Austritt von Plasmaflüssigkeit in das Hirninterstitium führen. Das hierbei entstehende Hirnödem wird als **vasogenes Ödem** bezeichnet, da ihm ein vermehrter Durchtritt von Flüssigkeit aus den Blutgefäßen zugrunde liegt. Außerdem entwickelt sich eine weitere Form des Hirnödems, das **zytotoxische Ödem,** welches primär auf einer Zellschwellung infolge Mangelversorgung der Gehirnzellen beruht.

Bei der **Therapie von Hirntumoren** wird versucht, durch eine vorübergehende Öffnung der Blut-Hirn-Schranke tumorhemmende Substanzen aus dem Blut in tumoröses Hirngewebe zu applizieren. Eine vorübergehende Öffnung der Blut-Hirn-Schranke wird hierbei durch Infusion stark hypertoner Lösungen in die A. carotis erreicht. Eine kurzdauernde Öffnung der Blut-Hirn-Schranke hat keine beträchtlichen funktionellen Folgen. So führt ein kurzdauernder starker Anstieg des Blutdrucks unter physiologischen Bedingungen (z. B. Eintauchen in kaltes Wasser nach Saunaaufenthalt), zu einer vorübergehenden Öffnung der Blut-Hirn-Schranke, ohne daß es zu spürbaren oder nachweisbaren Schädigungen oder Beeinträchtigungen der Hirnfunktion kommt.

Die Blut-Hirn-Schranke als austauschende Membran

Eine völlige Abdichtung des Gehirns vom Blut durch Tight junctions zwischen den Endothelzellen und eine metabolische Schranke kann nicht funktionsgerecht sein; zur Versorgung und Entsorgung des Hirngewebes müssen Atemgase und Nährstoffe über die Blut-Hirn-Schranke gelangen können.

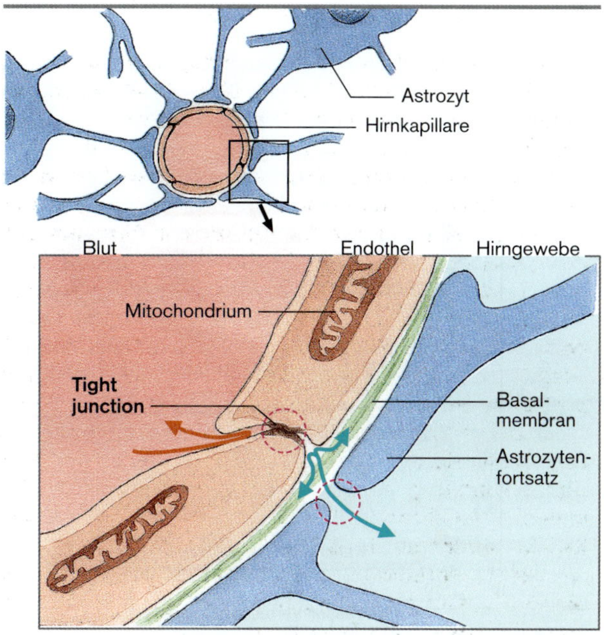

Abb. 31.**2** **Morphologie einer Hirnkapillare.** Die Hirnkapillaren (Endothel und Basalmembran) sind rundum vollständig von Astrozytenfortsätzen umgeben. Die Zwischenräume zwischen den Astrozytenfortsätzen sind beträchtlich weiter als die zwischen den Endothelzellen an den Tight junctions; deshalb stellen nur die Tight junctions das morphologische Substrat der Blut-Hirn-Schranke dar, nicht aber die Astrozytenfortsätze.

Lipidlöslichkeit

Da die Tight junctions einen Durchtritt zwischen den Zellen verhindern, bleibt nur der Weg durch die Endothelzellen übrig. Die **Membran der Endothelzellen** läßt lipidlösliche, nichtpolare Substanzen passieren, während sie polare Nichtelektrolyte und Ionen zurückhält. So diffundieren nicht nur die Atemgase O_2 und CO_2 entlang ihrem Partialdruckgradienten über die Blut-Hirn-Schranke, sondern auch zahlreiche endogen gebildete und exogen zugeführte Verbindungen, sofern sie lipidlöslich sind (Abb. 31.**3**). Bei teildissoziierten Substanzen spielt auch der Dissoziationsgrad eine Rolle, weil nur die undissoziierte Form permeabel ist. Der Dissoziationsgrad wird durch den pK-Wert der Substanz und den pH-Wert des Mediums (Kap. 11) bestimmt. Die einzige polare Verbindung, die sich in nennenswertem Maß durch die Tight junctions der zerebralen Endothelzellen hindurchzwängen kann, ist das Wasser mit seiner geringen Molekülgröße.

Carriervermittelter Transport

Die vom Gehirn benötigten Stoffwechselsubstrate sind hydrophil und teilweise auch dissoziiert. So ist Glucose, das wesentliche Substrat des Stoffwechsels im Gehirn, nicht lipidlöslich ebenso wie bestimmte Aminosäuren, die die Gehirnzellen nicht selbst synthetisieren können. Jede einzelne der vom Gehirn benötigten Substanzen

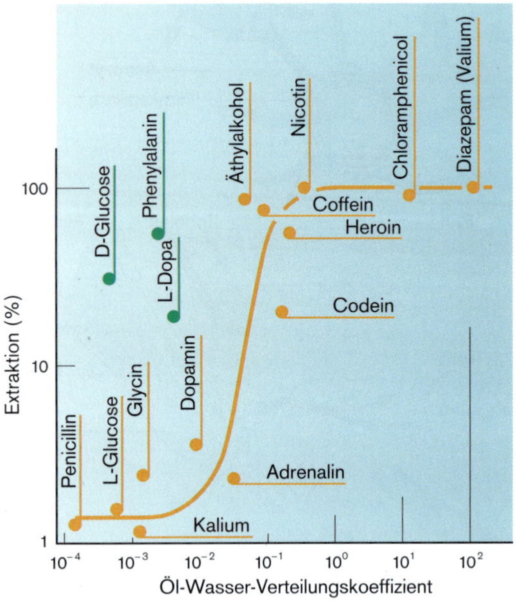

Abb. 31.**3** **Abhängigkeit der Passage über die Blut-Hirn-Schranke von der Lipidlöslichkeit.** Die Lipidlöslichkeit wurde anhand des Öl-Wasser-Verteilungskoeffizienten gemessen (hohe Werte bedeuten hohe Lipidlöslichkeit). Der Übertritt von Substanzen durch die Blut-Hirn-Schranke (Extraktion durch das Gehirn) wurde verglichen mit dem von frei permeablen Substanzen, deren Extraktion mit 100% angesetzt wurde. Während bei den meisten Substanzen für den Durchtritt durch die Blut-Hirn-Schranke die Lipidlöslichkeit maßgeblich ist (geringe Abweichung von der orangen Mittelwertlinie), zeigen die grün markierten Substanzen eine höhere Extraktion als aufgrund ihrer Lipidlöslichkeit zu erwarten ist (deutliche Abweichung nach links von der orangen Mittelwertlinie). Diese Substanzen werden über Carrier transportiert.

muß somit an der Blut-Hirn-Schranke erkannt werden und mit Hilfe **spezifischer Transportsysteme** über die Blut-Hirn-Schranke (sowohl die luminale als auch die antiluminale Membran der Endothelzellen) transportiert werden. Hierdurch kann das Gehirn seine Substrataufnahme sehr differenziert steuern. Neben einem Carriersystem für **D-Glucose** existieren mehrere Carrier für verschiedene Gruppen von **Aminosäuren** und für **Peptide** (Kap. 2). Diese *passiven* Transportvorgänge ermöglichen eine **selektive Extraktion** von Substanzen aus dem Blut in das Hirngewebe; sie übertrifft bei weitem das, was physikochemisch aufgrund der Lipidlöslichkeit möglich ist (Abb. 31.**3**, grün markierte im Vergleich zu orange markierten Substanzen).

Aktiver Transport

An der Blut-Hirn-Schranke laufen nicht nur passive Austauschvorgänge auf diffuser und carriervermittelter Basis ab, sondern auch aktive Transportvorgänge. Grundlage des aktiven Transports ist, im Gegensatz zum carriervermittelten Transport, eine **Asymmetrie der Zelle** (Kap. 4), welche die **Na^+-K^+-ATPase** in der antiluminalen, also dem Hirngewebe zugewandten Membran der Kapillare enthält. Diese Na^+-K^+-Pumpe transportiert K^+ aus dem Interstitium des Gehirngewebes in die Endothelzellen und damit in das Kapillarblut. So wird die interstitielle K^+-Konzentration niedrig gehalten, was die elektrischen Potentiale im Gehirn stabilisiert. Der gleichzeitig ablaufende Eintransport von Na^+ in das Interstitium des Gehirns hat zwei Konsequenzen: Zum einen bewirkt er niedrige Na^+-Konzentrationen in den Endothelzellen der Hirnkapillaren. Ähnlich wie an der Niere kann dieser Na^+-Gradient extra-/intrazellulär genutzt werden, um andere Substanzen in der Endothelzelle anzureichern und damit aus dem Gehirn ins Blut zu transportieren. Ein Beispiel hierfür ist Glycin, ein inhibitorischer Transmitter, dessen Konzentration im Hirngewebe durch einen **Na^+-getriebenen Einstrom** in die Endothelzelle niedrig gehalten werden kann. Die andere Konsequenz dieses Na^+-Transports aus dem Blut in das Interstitium ist ein **osmotischer Wasserfluß.** So entsteht interstitielle Flüssigkeit (Liquor) im Gehirn, welche in die Zisternen und Subarachnoidalräume abfließt. Dieses interstitielle Volumen (Gesamtvolumen ohne Zisternen und Subarachnoidalräume ca. 220 ml, Halbwertszeit der Umsatzrate ca. 12 Stunden) nimmt ca. 18% des Volumens der grauen Substanz und ca. 13% des Volumens der weißen Substanz ein (**geringes interstitielles Volumen** im Gehirn). Da die Na^+-K^+-ATPase in allen Hirnkapillaren vorkommt, steuert sie im Bereich der gesamten Blut-Hirn-Schranke nicht nur die Größe der interstitiellen Elektrolytkonzentrationen, sondern auch die **Liquorbildung;** mehr als ein Fünftel des Liquors wird im Gehirngewebe an den Hirnkapillaren gebildet, der Rest in den Plexus choroidei an der Blut-Liquor-Schranke.

Grundlagen der Blut-Liquor-Schranke

Eine Analyse des gesamten Kapillarendothels im Gehirn zeigt, daß das beschriebene Endothel mit dichten Tight junctions (Abb. 31.**4A**) weit vorherrscht, aber nicht ausschließlich zu finden ist. Weniger als ein Tausendstel der Kapillaroberfläche hat im Gehirn eine andere, mehr fenestrierte Struktur. Da hier das Ependym eine, wenn auch mäßige, Barrierefunktion hat, wird von einer **Blut-Liquor-Schranke** gesprochen (Abb. 31.**4B**). An Teilen des Hypothalamus und der Hypophyse, den sog. **zirkumventrikulären Organen,** ist ein Austritt von proteinfreien Plasmabestandteilen in das Hirngewebe möglich (Abb. 31.**4B1**). Ein Übertritt in den bei diesen fenestrierten Kapillaren immer nahe gelegenen Ventrikelliquor wird durch eine relativ enge Ependymanordnung an diesen Stellen weitgehend verhindert. Diese Anordnung ermöglicht einen Übertritt von im Gehirn gebildeten Hormonen in das Blut, in dem sie zu ihren Erfolgsorganen gelangen (Kap. 17). Eine gewisse Blut-Liquor-Schranke existiert auch am **Plexus choroideus,** der liquorbildenden Struktur der Ventrikel (Abb. 31.**4B2**). Die Schranke ist hier jedoch schwächer ausgebildet, so daß ein Stoffaustausch zwischen Blut, Hirngewebe und Liquor, der für die Aufnahme von Vitaminen und Nucleotiden (DNA-Synthese) in das Gehirngewebe eine Rolle spielt, möglich ist.

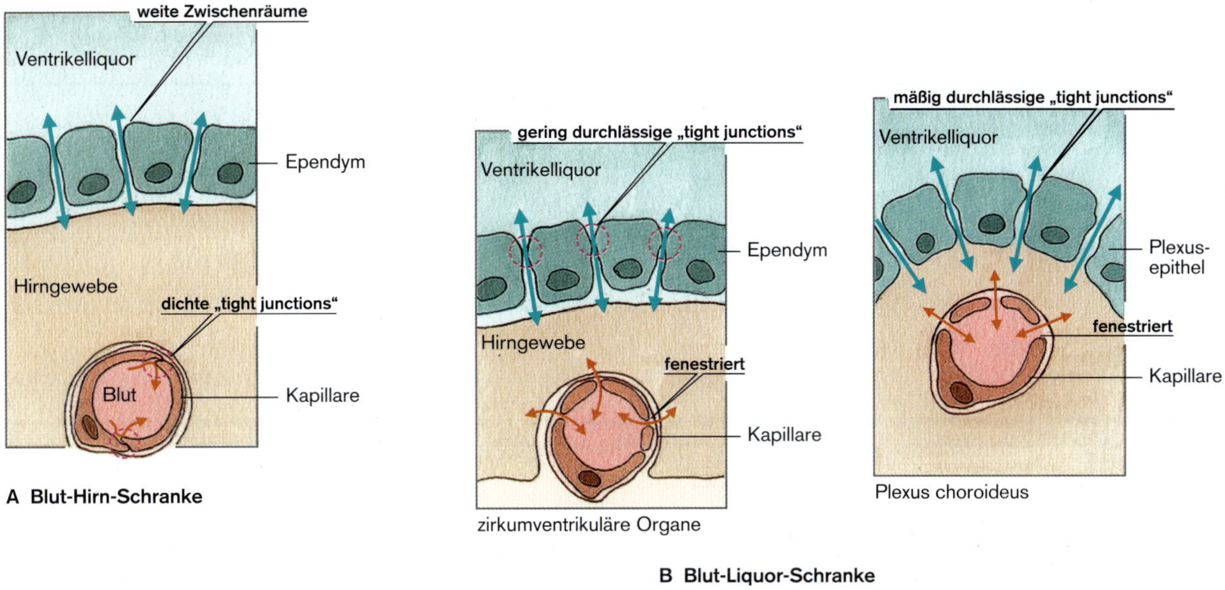

Abb. 31.**4** **Gegenüberstellung von Blut-Hirn-Schranke und Blut-Liquor-Schranke.** **A** Der weit überwiegende Teil der zerebralen Kapillaren enthält Tight junctions, die das Substrat der Blut-Hirn-Schranke darstellen. **B** Ein kleiner Teil von zerebralen Kapillaren an wenigen Stellen des Gehirns (zirkumventrikuläre Organe, Plexus choroideus) enthält fenestrierte, also durchlässige Kapillaren. Die Blut-Liquor-Schranke ist insgesamt durchlässiger als die Blut-Hirn-Schranke. Sie ermöglicht in den zirkumventrikulären Organen Substanzbewegungen aus dem Blut ins Hirngewebe und aus dem Hirngewebe ins Blut.

Substanzbewegungen über die Blut-Liquor-Schranke

Das Epithel der Plexus choroidei hat die anatomisch-funktionellen Eigenschaften anderer **isotone Flüssigkeit** sezernierender oder resorbierender Epithelien, wie Gallenblase oder proximaler Tubulus. Der hier gebildete Liquor ist kein einfaches Ultrafiltrat. Dies zeigt ein Vergleich der Ionenkonzentrationen im Ultrafiltrat des Plasmas mit denen im Liquor (Tab. 31.**1**). Der von den Plexus choroidei gebildete Liquor befindet sich in den Ventrikeln, Zisternen und im Subarachnoidal- und Spinalraum (Gesamtvolumen ca. 140 ml, Halbwertszeit der Umsatzrate ca. 2 – 6 Stunden; zum Vergleich: interstitielles Volumen des Gehirns, S. 724). Dieser Liquor ist durch Lumbalpunktion zu gewinnen. Normal ist er wasserhell und klar und enthält fast keine Leukozyten (ca. 1 Leukozyt/µl).

Kontinuität des Liquors im Interstitium und in den Ventrikeln

Wir unterscheiden hiermit zwei Liquorkompartimente: Das eine (Ventrikel, Zisternen, Spinal- und Subarachnoidalraum) wird von den Plexus choroidei gespeist, das andere (interstitielle Flüssigkeit) von den zerebralen Kapillaren. Zwischen diesen Liquorkompartimenten liegt entweder das Ependym der Ventrikelwände oder auf der Hirnoberfläche die Pia arachnoidea. Diese Membranen trennen allerdings beide Liquorkompartimente nicht vollständig, sondern ermöglichen eine mäßige Vermischung; sie sind auch für große Moleküle durchlässig.

Resorption und Regulation des Liquor cerebrospinalis

Resorption des Liquor cerebrospinalis

Während bei der Produktion des Liquor cerebrospinalis die Zusammensetzung der gebildeten Flüssigkeit exakt reguliert wird, ist eine solche Selektivität bei der Resorption nicht festzustellen. Die Resorption des Liquors erfolgt in den Arachnoidalvilli der zerebralen Sinus und in den Wurzeltaschen der Hirn- und Spinalnerven. Maßgeblich ist der **hydrostatische Druckgradient** zwischen Liquor und hirnvenösem Blut, entlang dem Liquor ins Blut abfließt, wobei die Arachnoidalvilli Klappenfunktion ausüben. Dieser Resorptionsmodus ermöglicht in Grenzen eine erhöhte Liquorresorption bei einem erhöhten hydrostatischen Gradienten (erhöhter Liquordruck), der als Folge von raumfordernden Prozessen im Gehirn, wie Blutung, Trauma und/oder Hirnödem, auftreten kann.

Homöostatische Regulation der Zusammensetzung des Liquors

Die Ionenkonzentrationen des Liquor cerebrospinalis werden noch genauer einreguliert als die des Plasmas.

Eine Störung dieser Homöostase hat klinisch sichtbare Konsequenzen, wie das Beispiel einer **Azidose** zeigt. Eine akute respiratorische Azidose führt zu stärkeren neurologischen Symptomen und Einschränkungen der Vigilanz als eine metabolische Azidose gleichen Grades, trotz gleicher pH-Senkung im Plasma. Ursache ist die stärkere

Tabelle 31.1 **Ionenkonzentrationen im Plasma, Plasmawasser, Ultrafiltrat des Plasmas und Liquor cerebrospinalis**

	Plasma mmol/l	Plasmawasser mmol/kg H_2O	Liquor mmol/kg H_2O	Plasma Ultrafiltrat mmol/kg H_2O
Na^+	143,0	153,7	149,0	137,0
K^+	4,0	4,3	3,0	3,8
Ca^{2+}	2,5	2,7	1,0	2,4
Mg^{2+}	0,8	0,8	1,0	0,7
Cl^-	105,0	112,9	128,0	109,0
Phosphat$^-$	0,9	1,0	0,6	0,9
Lactat$^-$	1,0	1,1	1,3	1,0
HCO_3^-	26	28	26	33
Protein (g/l)	70	0	0,2	0

Ansäuerung des Liquors (auch im Interstitium) bei einer respiratorischen Azidose, da CO_2 frei diffusibel über die Blut-Hirn-Schranke ist. Folge ist eine Senkung des Hirnstoffwechsels und damit eine Verschlechterung der Hirnfunktion. Dagegen können bei einer metabolischen Azidose die H^+-Ionen aus dem Blut nicht einfach über die Blut-Hirn-Schranke diffundieren, so daß der Liquor-pH-Wert sich wenig ändert und damit die Hirnfunktion weniger beeinträchtigt wird.

31.2 Hirndurchblutung und Hirnstoffwechsel

» Die Durchblutung des gesamten Gehirns kann nach dem Fickschen Prinzip bestimmt werden. Sie liegt bei 50 ml/100 g Hirngewebe pro Minute. Der O_2-Verbrauch beträgt 3 ml/100 g/min. Als Substrat des Hirnstoffwechsels dient fast ausschließlich Glucose. Ketonkörper können zusätzlich verstoffwechselt werden, wenn ihre Plasmakonzentrationen hoch sind (z. B. beim Fasten). Der Verschluß einer Hirnarterie (Schlaganfall) führt zu neurologischen Ausfallerscheinungen, deren Schwere von der Durchblutungsverminderung abhängt. Akutes Herzversagen (z. B. beim schweren Herzinfarkt) führt zum vollständigen Durchblutungsstopp, auch im Gehirn; wenn die Herzfunktion nicht innerhalb von 3–4 Minuten wiederhergestellt ist, kommt es zur irreversiblen Hirnschädigung (Ischämietoleranz des Gehirns maximal 7–10 min). Die Durchblutung ist im Gehirn eng an den lokalen Stoffwechsel gekoppelt, der regional unterschiedlich hoch ist. Lokale Funktionssteigerungen im Gehirn (mehr Aktionspotentiale) führen zu lokaler Stoffwechsel- und Durchblutungszunahme. Dabei beruht die Zunahme des Stoffwechsels auf einer Aktivierung von Membranpumpen, während die Zunahme der Durchblutung auf die lokale Freisetzung von funktions- (K^+) und stoffwechselabhängigen (H^+, Adenosin) Faktoren, die dilatierend wirken, zurückzuführen ist. Bei starken Blutdruckerhöhungen im oberen Grenzbereich der Autoregulation werden sympathische noradrenerge Nervenfasern an den Hirngefäßen aktiviert. Durch die hierdurch ausgelöste Konstriktion der Hirngefäße wird eine druckbedingte Mehrdurchblutung reduziert und die Blut-Hirn-Schranke abgedichtet. Bei arteriosklerotischen und degenerativen Erkrankungen des Gehirns sind Stoffwechsel und Durchblutung des Gehirns reduziert. «

Globale Durchblutung und globaler Stoffwechsel

Beispiele niedriger Hirndurchblutung

Wird der Organismus starken Beschleunigungen ausgesetzt, wie dies bei Düsenjägerpiloten und beim Start zu Raumflügen der Fall ist, so folgt das Blut der **Gravitationskraft** und steht in geringerem Maße zur Perfusion des Gehirns zur Verfügung. Dies kann zum Schwarzwerden vor den Augen und Bewußtseinsverlust führen, die auch schon bei ungenügender Regulation während einer orthostatischen Belastung (Aufstehen aus liegender Position) auftreten können. Eine niedrige Hirndurchblutung kann auch durch kräftige **Hyperventilation** erzeugt werden; das eigenartige benommene Gefühl (Ausblasen von vielen Kerzen) wird durch eine konstriktorische Wirkung des verminderten CO_2-Partialdrucks an den Hirngefäßen verursacht, die eine Abnahme der Hirndurchblutung zur Folge hat.

Normale Werte des Gesamthirns

Durchblutung, O_2-Verbrauch und Substrataufnahme des gesamten Gehirns können nach der Methode von Kety u. Schmidt (18), die auf dem **Fickschen Prinzip** (Kap. 8) basiert, gemessen werden. Hierzu wird ein Fremdgas (N_2O oder radioaktives Gas) eingeatmet. Gemessen wird die vom Gehirn aufgenommene Menge dieses Gases und seine Konzentration im arteriellen und hirnvenösen Blut. Die arterielle Konzentration des Fremdgases (Ca) kann in jeder beliebigen Arterie bestimmt werden. Für die Messung der hirnvenösen Konzentration (Cv) muß Blut aus einem Bulbus der V. jugularis durch Punktion oder einen retrograd vorgeschobenen Katheter entnommen werden.

Hirndurchblutung =

$$\frac{Vol}{t} = \frac{\text{aufgenommene Menge des Indikators}}{\text{Zeit} \cdot (Ca - Cv)} \quad (1)$$

Unter normalen Bedingungen beträgt die **Hirndurchblutung** ca. 50 ml/100 g Hirngewebe pro Minute für das gesamte Gehirn. Wird im arteriellen und hirnvenösen Blut zusätzlich die O_2-Konzentration und die Konzentration der Stoffwechselsubstrate des Gehirns gemessen, so können der O_2-Verbrauch und die Substratutilisation berechnet werden:

O_2-Verbrauch bzw. Substratutilisation =

$$\text{Hirndurchblutung} \cdot (Ca - Cv) \quad (2)$$

Der normale **O_2-Verbrauch** beträgt ca. 3 ml/100 g Hirngewebe pro Minute. Bei einem Gehirngewicht von 1400 g ergibt dies einen Energiebedarf von ca. **15 % des Gesamtbedarfs** des Organismus, was dem Energiebedarf einer Kühlschrankinnenbeleuchtung (15 W) entspricht.

Als Substrat des Hirnstoffwechsels wird vom Gehirn praktisch ausschließlich **Glucose** verwendet. Nur im Falle sehr hoher Plasmakonzentrationen von Ketonkörpern können auch diese verstoffwechselt werden, wobei dann bis zur Hälfte des Energiebedarfs durch Ketonkörper gedeckt werden kann. Eine nennenswerte Verbrennung von **Ketonkörpern** durch das Gehirn findet unter physiologischen Bedingungen beim mehrtägigen Fasten statt und unter pathophysiologischen Bedingungen z. B. bei der diabetischen Ketoazidose.

Ischämie des Gehirns

Ursache eines Schlaganfalls ist meist der Verschluß einer Hirnarterie **(Hirninfarkt).** Durch die Abnahme der Durchblutung in den betroffenen Hirnarealen kommt es zu O_2- und Substratmangel, die zu **neurologischen Ausfallerscheinungen** führen. Die Stärke der Ausfallerscheinungen und ihre Reversibilität wird wesentlich durch das Ausmaß der Durchblutungsabnahme, der Ischämie, bestimmt (Abb. 31.**5** unten). Die Ausfallerscheinungen reichen vom Schwarzwerden vor den Augen über Bewußtseinsverlust (Ohnmacht) bis zum Versagen der synaptischen Übertragung (Nullinien-EEG) und zu irreversiblen Schäden (Gewebenekrose).

Eine vollständige Ischämie (keine Durchblutung) kann lokal im Zentrum eines Hirninfarkts auftreten, bei einem Herzstillstand aber auch global das gesamte Gehirn erfassen. Dann ist es entscheidend, in welcher Zeit eine ausreichende Funktion des Herzens wiedergewonnen werden kann. Wie in Abb. 31.**5** (oben) dargestellt, beträgt die **Wiederbelebungszeit des Gehirns 7–10 Minuten.** Trotzdem muß der Herzstillstand innerhalb einer kürzeren Zeit **(3–4 Minuten)** behoben werden, weil das Herz in der Regel für einige Minuten nach dem Stillstand keinen ausreichenden Perfusionsdruck erzeugen kann und so trotz wieder schlagendem Herzen irreversible Schäden im Gehirn entstehen können.

Bei einer Hirnischämie wird der Hirnstoffwechsel infolge des O_2-Mangels gezwungen, von der **normalen aeroben Glykolyse** (normal über 90% aerob, unter 10% anaerob) auf anaerobe Glykolyse umzuschalten. Das ischämische Gewebe wird hierbei azidotisch; es kommt zur

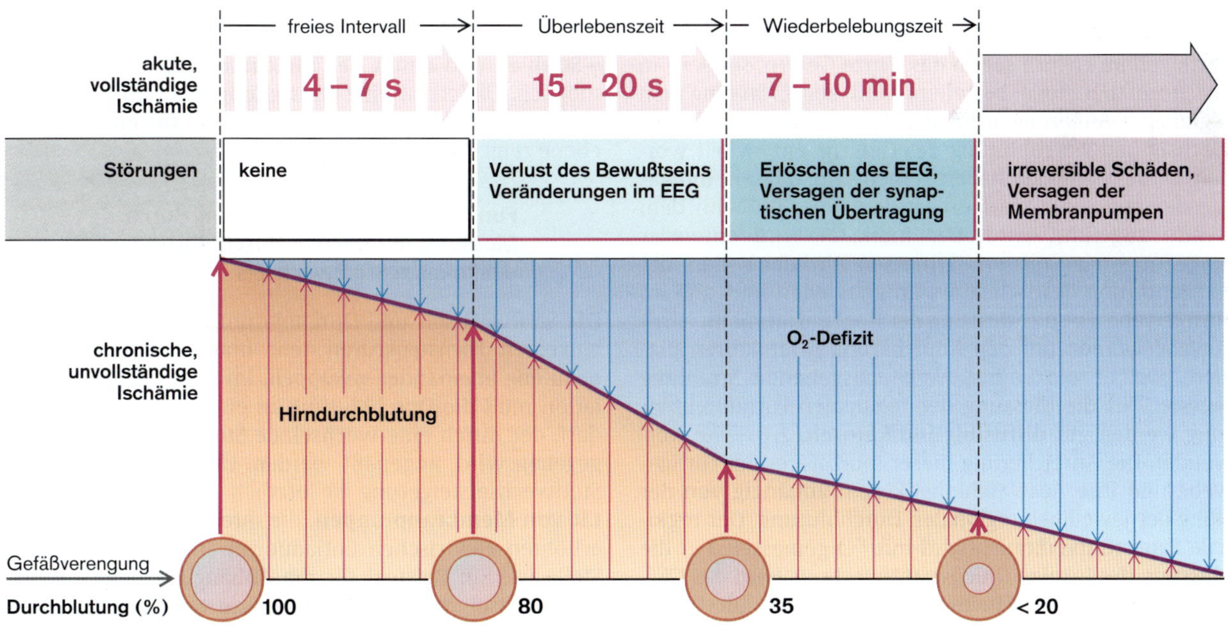

Abb. 31.**5** **Schädigungsfristen und Schwellenwerte der Durchblutung des Gehirns.** Bei einer vollständigen Ischämie (oben), z. B. bei Herzstillstand, wird das Ausmaß des Funktionsausfalls und der Gewebeschädigung durch die Dauer der Ischämie bestimmt. Bei einer unvollständigen Ischämie (unten), z. B. im Randbezirk eines Hirninfarkts, spielt neben der Dauer der Ischämie das Ausmaß der Durchblutungssenkung eine entscheidende Rolle für den Funktionsausfall und die Gewebeschädigung.

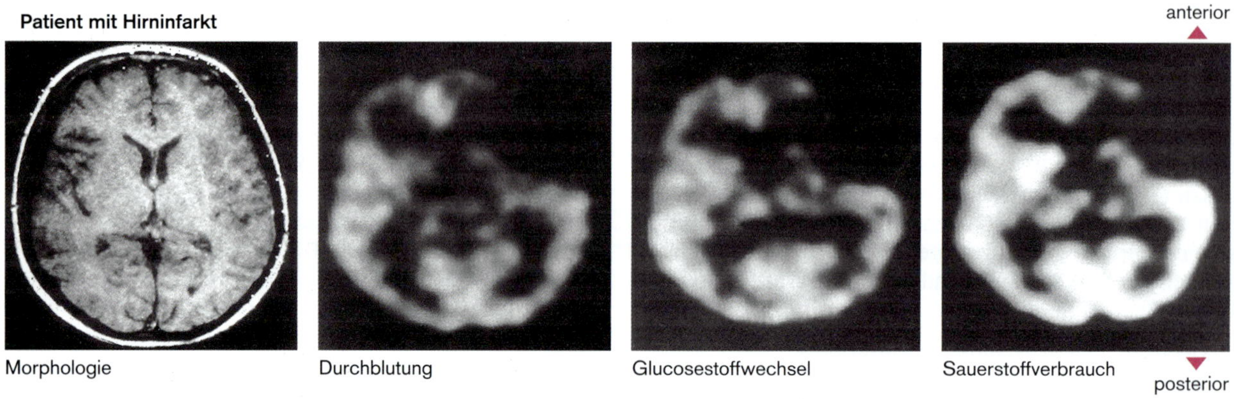

Abb. 31.**6** **Messung von Durchblutung, Stoffwechsel und Morphologie des Gehirns bei einem Patienten mit Hirninfarkt.** Durchblutung, O_2-Verbrauch und Glucosestoffwechsel wurden mit Hilfe der Positronenemissionstomographie (PET) gemessen. Die Morphologie wurde anhand von Magnetresonanztomographie bestimmt. Das Gehirn ist in einer horizontalen Schnittebene dargestellt. Je intensiver die radioaktive Strahlung, desto heller erscheint die jeweilige Hirnregion und desto höher ist die Konzentration des betreffenden Funktionsparameters. Die Funktionsparameter Hirndurchblutung, Sauerstoffverbrauch und Glucosestoffwechsel zeigen Ausfälle im Infarktbereich (rechts anterior). Die Morphologie ist hingegen im Infarktbereich nicht sichtbar verändert (nach 16).

Anreicherung von Lactat. Außerdem wird die Reaktionsfähigkeit der Hirngefäße beeinträchtigt, so daß die Durchblutung nicht mehr angemessen reguliert werden kann.

Lokale Durchblutung und lokaler Stoffwechsel

Lokale Meßmethoden

Da physiologische und pathophysiologische Zustandsänderungen im Gehirn selten das ganze Gehirn, sondern in der Regel nur Teile betreffen, sind zur Erfassung von regionalen Änderungen lokale Meßmethoden für Stoffwechsel und Durchblutung des Gehirns entwickelt worden. Diese Methoden haben gemeinsam, daß ein Indikator, der radioaktiv markiert ist, über die Blutbahn dem Gehirn zugeführt wird. Der Indikator wird entweder eingeatmet oder injiziert. Gemessen wird der Verlauf der Konzentration des Indikators im arteriellen Blut und im Hirngewebe. Für die Messung der Konzentration im Hirngewebe werden um den Kopf herum γ-Detektoren plaziert, welche die vom Gewebe ausgehende Strahlung messen. Für die Messung der regionalen Hirndurchblutung werden **gut diffusible Indikatoren,** z.B. ^{133}Xe, verwendet. Die Anreicherung dieser Indikatoren im Hirngewebe und ihre Auswaschkinetik sind abhängig von der Höhe der jeweiligen regionalen Durchblutung. Der regionale Sauerstoffverbrauch wird mit ^{15}O gemessen. Für die Messung des lokalen Glucosestoffwechsels wird das Glucoseanalog 2-Desoxyglucose verwendet, das mit ^{18}F radioaktiv markiert ist. 2-Desoxyglucose wird wie Glucose in die Gehirnzellen aufgenommen und phosphoryliert, kann dann aber nicht weiter verstoffwechselt werden; sie akkumuliert deshalb während der Meßzeit im Gehirngewebe, und zwar in Abhängigkeit von ihrer Phosphorylierungsrate, die der von Glucose entspricht. In Hirnarealen mit hohem Stoffwechsel reichert sich also mehr radioaktiver Tracer an als in Arealen mit niedrigem Stoffwechsel (14). ^{15}O und ^{18}F sind positronenemittierende Substanzen. Die sehr aufwendige Meßmethode zu ihrer Bestimmung wird Positronenemissionstomographie (PET) genannt. Ein Positron trifft bei seiner Abstrahlung innerhalb weniger Millimeter auf ein Elektron; hierbei entstehen zwei γ-Strahlen mit einem Winkel von 180°, die durch zwei gegenüberliegende γ-Detektoren erfaßt werden. Bei entsprechender Anordnung und Anzahl von Detektoren ist eine Lokalisation des Entstehungsorts der γ-Strahlen und damit des radioaktiv markierten Tracers möglich. Üblich ist eine Darstellung des Gehirns in verschiedenen Schnittebenen. Ein Beispiel für eine Schnittebene zeigt Abb. 31.**6**.

Funktionsanalyse des Gehirns durch Messung der lokalen Durchblutung und des lokalen Stoffwechsels

Die Stoffwechsel- und Durchblutungsgrößen sind in den einzelnen Hirnstrukturen sehr unterschiedlich, jedoch lokal eng aneinander gekoppelt. Im Rahmen einer Regulation muß die Durchblutung an einen wechselnden Bedarf, der durch eine wechselnde Stoffwechselgröße vorgegeben wird, angepaßt werden. Ursache einer lokalen Stoffwechselsteigerung ist letztlich eine erhöhte **Aktivität von Membranpumpen,** die ihrerseits eine Folge von erhöhten elektrischen Entladungen an der betreffenden Stelle ist. Ein Beispiel für die Abhängigkeit der lokalen Stoffwechselgröße vom Funktionszustand der betreffenden Hirnstruktur ist in Abb. 31.**7** gezeigt. Mit zunehmender visueller Belastung nimmt die Stoffwechselgröße im visuellen Kortex zu. Folge dieser Stoffwechselsteigerung ist eine Zunahme der Durchblutung, die häufig leichter meßbar ist als die lokale Stoffwechselgröße. So kann die Hirnfunktion über die **lokale Durchblutung analysiert** werden. Ein Vorteil gegenüber neurophysiologischen Ableitmethoden liegt darin, daß große Teile des Gehirns gleichzeitig untersucht werden können. Als Beispiel für eine solche Analyse der Hirnfunktion ist in Abb. 31.**8** die Verteilung der lokalen Durchblutung im menschlichen Kortex unter Ruhebedingungen und bei Bewegung der kontralateralen Hand gezeigt. Für die Steuerung dieser Handbewegung werden nicht nur, wie erwartet, präzentrale motorische Regionen, sondern – die erhöhten Durchblutungswerte postzentral machen es deutlich – auch postzentrale sensorische Regionen aktiviert. Dies zeigt die Bedeutung der sensorischen Afferenzen für die normale Bewegungskoordination.

Lokale Durchblutungsregulation im Gehirn

Die Koppelung zwischen funktioneller Aktivität, Stoffwechsel und Durchblutung im Gehirn erfolgt durch die **lokale Freisetzung** von funktions- und stoffwechselabhängigen Faktoren aus den Zellen in den interstitiellen Raum des Gehirns. Hierdurch wird der Tonus der Widerstandsgefäße reguliert. Wichtiger **funktionsabhängiger Faktor** ist K^+, das bei jedem Aktionspotential aus dem relativ großen intrazellulären in den relativ kleinen extrazellulären Raum des Gehirns gelangt. Folge der erhöhten neuronalen Aktivität ist somit ein Anstieg der interstitiellen K^+-Konzentration. Stoffwechselabhängige, **metabolische Faktoren** sind H^+ und Adenosin, deren Bildungsrate bei einem Mißverhältnis zwischen O_2-Bedarf und O_2-Angebot gesteigert wird. Eine erhöhte interstitielle Konzentration von K^+, H^+ und Adenosin führt zu einer **Dilatation** der Widerstandsgefäße des Gehirns. Während K^+ eine schnelle Regulation ermöglicht, erfolgt die Feinregulierung über H^+ und Adenosin.

Diese lokalen Faktoren, K^+, H^+ und Adenosin, wirken von der **Außenseite** auf die Widerstandsgefäße des Gehirns und regulieren so deren Tonus. Von der Blutseite her haben sie kaum einen Einfluß, da die Blut-Hirn-Schranke im Endothel eine Wirkung zirkulierender Substanzen auf die glatte Muskulatur der Gefäße weitgehend verhindert. Ausgenommen sind die Blutgase, welche die Blut-Hirn-Schranke passieren können. So führt eine Änderung des arteriellen P_{CO_2} (Hyper-, Hypoventilation) zu einer entsprechenden pH-Änderung im Liquor cerebrospinalis und in der interstitiellen Flüssigkeit, welche die Widerstandsgefäße umgeben. Die pH-Änderung ist dabei

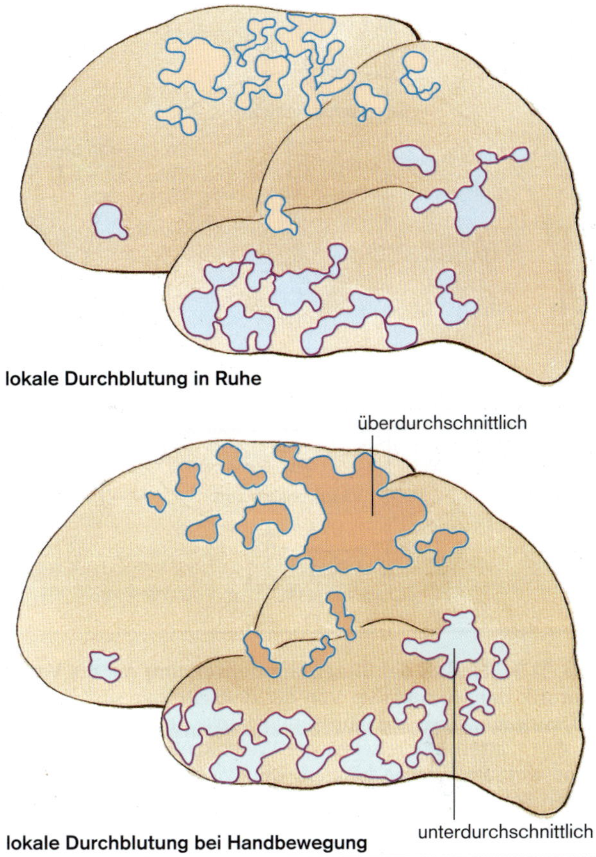

Abb. 31.**8** **Analyse der Hirnfunktion mit Hilfe der lokalen Durchblutungsmessung.** Bei der Bewegung einer Hand (unten) steigt die lokale Durchblutung im kontralateralen sensomotorischen Kortex als Folge der Stoffwechselsteigerung im Vergleich zum Kontrollzustand in Ruhe (oben) an; dabei überwiegt die postzentrale Durchblutungszunahme. Da die lokale Durchblutungsänderung ein Indikator der lokalen funktionellen Aktivierung ist, kann gefolgert werden, daß bei der Armbewegung sensorische Areale zusätzlich zu den präzentralen motorischen Arealen besonders aktiviert wurden (nach 17).

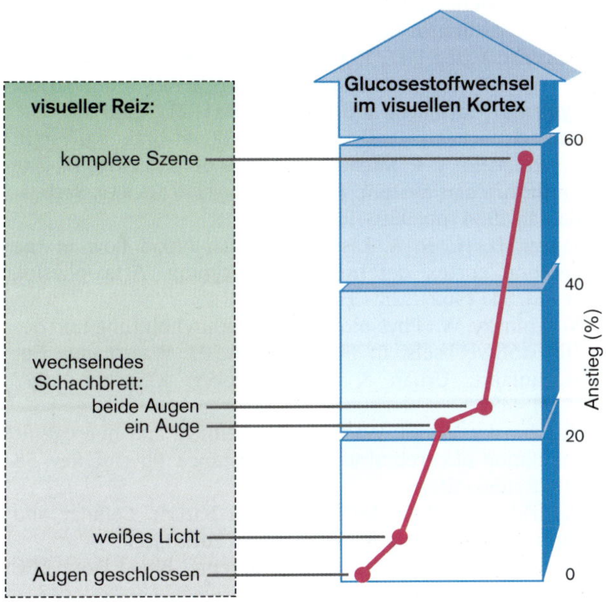

Abb. 31.**7** **Abhängigkeit der lokalen Stoffwechselgröße von der vorgegebenen Reizstärke.** Mit zunehmender Stärke und Komplexität des angebotenen visuellen Reizes wird die Stoffwechselgröße im visuellen Kortex gesteigert. Die komplexe Szene bestand im Anblick eines offenbar recht belebten Parks in Los Angeles (nach 19).

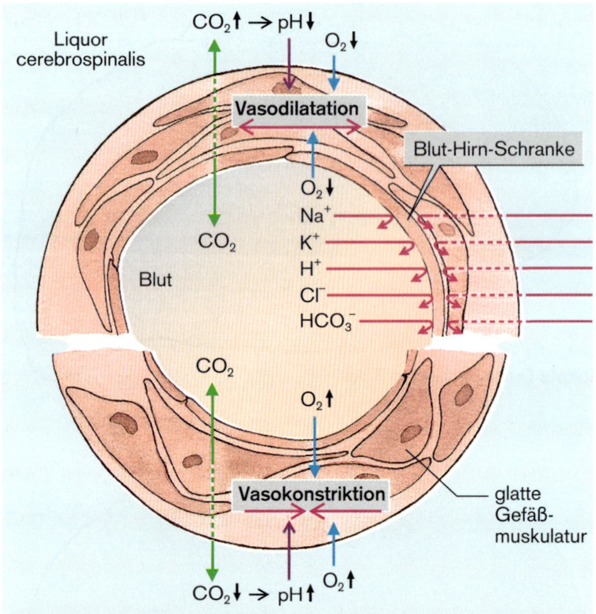

Abb. 31.**9** **Einfluß der Blutzusammensetzung auf die Vasomotorik der Hirngefäße.** Von der Blutseite her sind O_2 und CO_2 wirksam, da sie die Blut-Hirn-Schranke penetrieren und so an den glatten Muskelzellen der Widerstandsgefäße des Gehirns wirksam werden können. Die Wirkungen von O_2 sind denen von CO_2 entgegengesetzt und schwächer. Sie sind, im Gegensatz zu den Wirkungen von CO_2, nicht pH-vermittelt.

der auslösende Faktor für die Gefäßreaktion (Abb. 31.**9**), nämlich eine Konstriktion bei Senkung des P_{CO_2} (interstitielle Alkalose) und eine Dilatation bei Erhöhung des P_{CO_2} (interstitielle Azidose). Eine Senkung des P_{O_2} führt zu einer Durchblutungserhöhung, die, zumindest teilweise, auf der Freisetzung von Adenosin aus dem Hirngewebe beruhen dürfte.

Innervation und Altersabhängigkeit

Bedeutung der Innervation der Hirngefäße

Im Gehirn hat die Innervation der Gefäße eine geringere Bedeutung für die Durchblutung als in anderen Organen. Die sympathischen, noradrenerg konstringierenden Nervenfasern an den Hirngefäßen werden hauptsächlich bei Blutdrucksteigerungen aktiviert. Sie vermindern eine druckbedingte Mehrdurchblutung oberhalb des autoregulierten Blutdruckbereichs (Kap. 8) und dichten die Blut-Hirn-Schranke gegen einen erhöhten Flüssigkeitseinstrom in das Gehirn ab. Die Bedeutung der parasympathischen, cholinerg dilatierenden Innervation ist noch unklar, ebenso wie die Innervation mit vasoaktiven Peptiden.

Veränderungen von Durchblutung und Stoffwechsel im Lauf des Lebens

In den ersten Lebensmonaten steigen Stoffwechsel und Durchblutung des Gehirns an; sie liegen (pro Gramm Hirn) beim Kind höher als beim Erwachsenen, dessen Werte im Verlauf der Pubertät erreicht werden. Mit zunehmendem Alter nehmen Stoffwechsel und Durchblutung erst dann ab, wenn arteriosklerotische Veränderungen in den Hirngefäßen oder degenerative Hirnerkrankungen vorliegen, die ihrerseits zu einer Abnahme führen. Im Alter können zusätzlich zur Glucose Ketonkörper vom Gehirn verstoffwechselt werden, da die Plasmakonzentrationen der Ketonkörper ansteigen. Diesem Anstieg liegt eine verminderte Utilisation der Ketonkörper durch die Skelettmuskulatur, deren Masse im Alter vermindert ist, zugrunde.

Zum Weiterlesen …

1 Bates, P.: Permeability of the blood-brain barrier. Trends pharmacol. Sci. 6 (1985) 447 – 450
2 Betz, A. L., G. W. Goldstein: Specialized properties and solute transport in brain capillaries. Ann. Rev. Physiol. 48 (1986) 241 – 250
3 Bevan, R. D., J. A. Bevan: The Human Brain Circulation. Humana Press, Totowa 1994
4 Bradbury, M. W. B.: Physiology and Pharmacology of the Blood-Brain Barrier. Handbook of Experimental Pharmacology Vol. 103. Springer, Berlin 1992
5 Edvinsson, L., E. T. MacKenzie, J. McCulloch: Cerebral Blood Flow and Metabolism. Raven Press, New York 1993
6 Fenstermacher, J. D.: Current models of blood-brain transfer. Trends neurol. Sci. 8 (1985) 449 – 453
7 Fenstermacher, J. D., R. G. Blasberg, C. S. Patlak: Methods for quantifying the transport of drugs across brain barrier systems. Pharmacol. and Ther. 14 (1981) 217 – 248
8 Fenstermacher, J. D., S. I. Rapoport: Blood-brain barrier. In Renkin, E. M., C. C. Michel: Handbook of Physiology IV: The Cardiovascular System. American Physiol. Society, Bethesda, Md 1984 (pp. 969 – 1000)
9 Ingvar, D. H., N. A. Lassen: Regional blood flow of the cerebral cortex determined by krypton. Acta physiol. scand. 54 (1962) 325 – 338
10 Kuschinsky, W.: Physiologie der Hirndurchblutung und des Hirnstoffwechsels. In Hartmann, A., H. Wassmann: Der Hirninfarkt. Urban & Schwarzenberg, München 1987 (S. 21 – 43)
11 Kuschinsky, W., M. Wahl: Local chemical and neurogenic regulation of cerebral vascular resistance. Physiol. Rev. 58 (1978) 656 – 689
12 Pardridge, W. M.: The Blood-Brain Barrier. Cellular and Molecular Biology. Raven Press, New York 1993
13 Phillis, J. W.: The Regulation of Cerebral Blood Flow. CRC Press, Boca Raton 1993
14 Sokoloff, L.: The radioactive deoxyglucose method. Theory, procedure, and applications for the measurement of local glucose utilizations in the central nervous system. In Agranoff, B. W., M. H. Aprison: Advances in Neurochemistry, Vol. 4, Plenum, New York 1982 (pp. 1 – 82)
15 Spector, R., C. E. Johanson: The mammalian choroid plexus. Sci. Amer. 261 (1989) 48 – 53

... und noch weiter

16 Evans, A. C., C. Beil, S. Marrett, C. J. Thompson, A. Hakim: Anatomical-functional correlation using an adjustable MRI-based region of interest atlas with positron emission tomography. J. cerebr. Blood Flow Metab. 8 (1988) 513–530

17 Ingvar, D. H.: Functional landscapes of the dominant hemisphere. Brain Res. 107 (1976) 181–197

18 Kety, S. S., C. F. Schmidt: The nitrous oxide method for the quantitative determination of cerebral blood flow in man: theory, procedure and normal values. J. clin. Invest. 27 (1948) 476–483

19 Phelps, M. E., D. E. Kuhl, J. C. Mazziotta: Metabolic mapping of the brain's response to visual stimulation: studies in humans. Science 211 (1981) 1445–1448

Maßeinheiten, Kurven und ein wenig Mathematik

S. Silbernagl

32

32.1 Meßgrößen und Maßeinheiten

Da Lebensvorgänge und Körperfunktionen vor allem auf physikalischen und chemischen Gesetzmäßigkeiten beruhen, ist Physiologie untrennbar mit dem **Messen** physikalischer, chemischer und sonstiger **Meßgrößen** verbunden. Für Länge, Fläche, Volumen, Masse, Kraft, Druck, Arbeit, Leistung, Spannung, Stromstärke, Widerstand usw. werden im folgenden die dazugehörenden **Maßeinheiten** angegeben. Dabei wird den **SI-Einheiten** deswegen der Vorzug gegeben, weil sie sich problemlos miteinander verrechnen lassen (s. auch 3). Die Faktoren zur Umrechnung von älteren Einheiten in SI-Einheiten sind im folgenden ebenfalls angegeben. Kompliziertere und ungewohntere Meßgrößen der Physiologie, z.B. Wandspannung, Compliance oder Strömungswiderstand, werden gewöhnlich dort, wo sie in diesem Buch verwendet werden, erklärt. Eine Ausnahme davon sind einige besonders wichtige und in der Physiologie häufig (und nicht immer korrekt) benützte Begriffe, nämlich Konzentration, Aktivität, Osmolalität, osmotischer Druck, onkotischer Druck und Gradient, denen anschließend eigene Abschnitte gewidmet sind.

Maßsysteme

In der Medizin, also auch in der Physiologie, existiert eine verwirrende Vielzahl von **Maßeinheiten** für dieselbe **Meßgröße,** z.B. für die Angabe der Meßgröße „Konzentration" die Einheiten g/l, g/100 ml, g/ml, mg%, ppm (w/v) oder für eine Druckangabe die Einheiten mmH_2O, cmH_2O, mmHg, Torr, at, atü, bar, kg/cm^2 usw. Um hier Abhilfe zu schaffen, wurden in den meisten Ländern die international verwendeten **SI-Einheiten** (SI = Système International d'Unités) gesetzlich vorgeschrieben. (Die in Deutschland darüber hinaus zugelassenen Einheiten sind im folgenden mit einem * versehen.)

Diese SI-Einheiten werden in diesem Buch mit wenigen Ausnahmen verwendet. Um das Umlernen von den bisher üblichen Einheiten in der Übergangsperiode zu erleichtern, sind die alten Maßeinheiten meist in Klammern mit angegeben. Außerdem sind im folgenden Umrechnungen für die jeweiligen Maßeinheiten eingefügt.

Die **Basiseinheiten des SI-Systems** sind
- für die Länge: m (Meter),
- für die Masse: kg (Kilogramm),
- für die Zeit: s (Sekunde),
- für die Stoffmenge: mol (Mol),
- für die Stromstärke: A (Ampere),
- für die Temperatur: K (Kelvin),
- für die Lichtstärke: cd (Candela).

Diese Basiseinheiten sind untereinander unabhängig und genau definiert; alle anderen Einheiten sind **von den Basiseinheiten abgeleitet,** und zwar meist dadurch, daß die Basiseinheiten miteinander multipliziert oder durcheinander dividiert werden, z.B.
- für Fläche (Länge · Länge): $(m \cdot m) = m^2$,
- für Geschwindigkeit (Länge/Zeit): $m \cdot s^{-1}$.

Wird die neue Einheit dabei zu kompliziert, bekommt sie einen neuen Namen mit eigenem Symbol (Tab. 32.**1**) z.B.
- für Kraft: $kg \cdot m \cdot s^{-2}$ = N (Newton).

Bruchteile und Vielfache von Maßeinheiten

Da es umständlich und unübersichtlich ist, z.B. 10 000 g oder 0,00001 g zu schreiben, verwendet man **Vorsilben** vor der Maßeinheit, die dezimale Vielfache und Bruchteile (in 1000er-Schritten) bezeichnen; im eben genann-

Tabelle 32.**1** **Einige aus den SI-Basiseinheiten m, kg, s und A abgeleitete SI-Einheiten mit eigenem Symbol**

C	Coulomb	elektrische Ladung	$s \cdot A$
F	Farad	elektrische Kapazität	$C \cdot V^{-1} = m^{-2} \cdot kg^{-1} \cdot s^4 \cdot A^2$
Hz	Hertz	Frequenz	s^{-1}
J	Joule	Arbeit, Energie, Wärmemenge	$N \cdot m = m^2 \cdot kg \cdot s^{-2}$
lm	Lumen	Lichtstrom	$cd \cdot sr$
lx	Lux	Beleuchtungsstärke	$lm \cdot m^{-2} = cd \cdot sr \cdot m^{-2}$
N	Newton	Kraft	$m \cdot kg \cdot s^{-2}$
Pa	Pascal	Druck	$N \cdot m^{-2} = m^{-1} \cdot kg \cdot s^{-2}$
S	Siemens	elektrischer Leitwert	$\Omega^{-1} = m^{-2} \cdot kg^{-1} \cdot s^3 \cdot A^2$
sr	Steradiant	räumlicher Winkel*	$1\ (m^2 \cdot m^{-2})$
T	Tesla	magnetische Flußdichte	$Wb \cdot m^{-2} = kg \cdot s^{-2} \cdot A^{-1}$
V	Volt	elektrische Spannung	$W \cdot A^{-1} = m^2 \cdot kg \cdot s^{-3} \cdot A^{-1}$
W	Watt	Leistung	$J \cdot s^{-1} = m^2 \cdot kg \cdot s^{-3}$
Wb	Weber	magnetischer Fluß	$V \cdot s = m^2 \cdot kg \cdot s^{-2} \cdot A^{-1}$
Ω	Ohm	elektrischer Widerstand	$V \cdot A^{-1} = m^2 \cdot kg \cdot s^{-3} \cdot A^{-2}$

* Der räumliche Winkel eines Kegels ist definiert als Quotient aus der ausgeschnittenen Fläche (F) auf der Oberfläche einer Kugel (mit Mittelpunkt an der Kegelspitze) und dem Quadrat des Kugelradius (r^2). Die SI-Einheit sr ist derjenige räumliche Winkel, bei dem r = 1 m und F = 1 m^2 beträgt, d.h. 1 sr = 1 m^2 (F)/1 m^2 (r^2).

Tabelle 32.2 **Faktoren, Vorsilben und Symbole für Bruchteile und Vielfache von Maßeinheiten**

Vorsilbe	Symbol	Faktor	Vorsilbe	Symbol	Faktor
Deka-	da	10^1	Dezi-	d	10^{-1}
Hekto-	h	10^2	Zenti-	c	10^{-2}
Kilo-	k	10^3	Milli-	m	10^{-3}
Mega-	M	10^6	Mikro-	µ	10^{-6}
Giga-	G	10^9	Nano-	n	10^{-9}
Tera-	T	10^{12}	Piko-	p	10^{-12}
Peta-	P	10^{15}	Femto-	f	10^{-15}
Exa-	E	10^{18}	Atto-	a	10^{-18}

ten Beispiel würde man 10 kg (Kilogramm) bzw. 10 µg (Mikrogramm) schreiben bzw. sagen. Die Vorsilben sind mit ihren Faktoren und Symbolen in Tab. 32.2 enthalten.

Diese Vorsilben werden nicht nur vor die Basiseinheiten, sondern auch vor die davon abgeleiteten Einheiten mit eigenem Symbol gesetzt. Ein kPa z. B. sind 10^3 Pascal, 1 µl 10^{-6} Liter usw.

Daneben sind für manche Maßeinheiten noch Vorsilben für kleinere Dezimalschritte in Verwendung (da, h, d, c; Tab. 32.2).

Bei der Angabe der **Zeit** werden auch die gewohnten nichtdezimalen Vielfachen weiter verwendet, also Sekunde (s), Minute (min), Stunde (h) und Tag (d).

Maßeinheiten: SI und die anderen

Länge, Fläche, Volumen

SI-Einheit der **Länge** ist das Meter (m). Andere bisher gebräuchliche Längeneinheiten sind u. a.:

Ångström (A) = 10^{-10} m = 0,1 nm
Mikron (µ) = 10^{-6} m = 1 µm
Millimikron (mµ) = 10^{-9} m = 1 nm

Amerikanische und englische Längeneinheiten sind:

inch = Zoll = 0,0254 m = 25,4 mm
foot (Mehrzahl: feet) = Fuß = 0,3048 m
yard = Elle = 0,9144 m
(statute) mile = Meile = 1609,344 m ≈ 1,61 km
nautische Meile = 1,853 km

Abgeleitete SI-Einheit der **Fläche** ist das Quadratmeter ($m \cdot m = m^2$), die des **Volumens** Kubikmeter ($m \cdot m \cdot m = m^3$).

Bei Umrechnungen in Vielfache und Bruchteile mit den entsprechenden Vorsilben (s. o.) ist zu beachten, daß z. B.

1 m = 10^3 mm, aber
1 m^2 = 10^6 mm^2 und 1 m^3 = 10^9 mm^3.

Eine vor allem für Flüssigkeiten und Gase häufig benützte Sondergröße für das Volumen ist das Liter* (l):

1 l = 10^{-3} m^3 = 1 dm^3
1 ml = 10^{-6} m^3 = 1 cm^3
1 µl = 10^{-9} m^3 = 1 mm^3

Britisch-amerikanische Volumeneinheiten werden folgendermaßen umgerechnet:

1 fluid ounce (amerikanisch) = 29,57 ml
1 fluid ounce (britisch) = 28,41 ml
1 U.S. liquid gallon = 3,7851 l
1 british (imperial) gallon = 4,546 l

Geschwindigkeit, Frequenz, Beschleunigung

Die **Geschwindigkeit** (z. B. eines Autos) ist der zurückgelegte Weg (Länge) pro Zeit mit der Einheit $m \cdot s^{-1}$. Bei Geschwindigkeiten von Flüssigkeiten wird neben dieser sog. **Lineargeschwindigkeit** noch der Begriff **„Volumengeschwindigkeit"**, „Flußrate" u. a. verwendet. Gemeint ist damit dann ein Volumenfluß pro Zeit mit der Einheit $l \cdot s^{-1}$ oder $m^3 \cdot s^{-1}$.

Mit der **Frequenz** gibt man an, wie oft irgendein Ereignis (Pulsschlag, Atemzüge etc.) pro Zeiteinheit stattfindet. SI-Einheit ist s^{-1}, auch **Hertz (Hz)** genannt. Oft wird auch noch als Frequenzeinheit min^{-1} verwendet, wobei gilt

$$min^{-1} = 1/60\ Hz \approx 0{,}0167\ Hz.$$

Unter **Beschleunigung** versteht man die Geschwindigkeitsänderung pro Zeit, die Einheit ist daher $m \cdot s^{-1}$ pro s oder $m \cdot s^{-2}$. Eine Beschleunigungsangabe mit negativem Vorzeichen wird auch **Verzögerung** genannt. Wie schnell z. B. ein Auto beschleunigen und wie schnell es gebremst werden kann, wird beidesmal in $m \cdot s^{-2}$ ausgedrückt.

Kraft, Druck

Kraft ist Masse mal Beschleunigung (Spezialfall: **„Gewicht"** = **Gewichtskraft** = Masse mal Erdbeschleunigung). Da die Einheit der Masse das Kilogramm (kg) ist und die der Beschleunigung $m \cdot s^{-2}$ (s. o.), gilt:

Einheit der Kraft: $kg \cdot m \cdot s^{-2}$ = N (Newton).

Die früher gebrauchten Krafteinheiten werden so umgerechnet:

1 dyn = 10^{-5} N = 10 µN;
1 pond = $9{,}8 \cdot 10^{-3}$ N = 9,8 mN.

Druck ist Kraft pro Fläche. Es gilt also Einheit des Drucks:

$N \cdot m^{-2}$ = Pa (Pascal).

Andere Druckeinheiten (mmHg* wird für Druck von Körperflüssigkeiten z.T. noch verwendet) werden in die SI-Einheit Pa folgendermaßen umgerechnet:

1 mm $H_2O \approx$ 9,8 Pa
1 cm $H_2O \approx$ 98 Pa
1 mmHg* = 1 Torr = 133,3 Pa = 0,1333 kPa
1 techn. Atmosphäre (at) ≈ 98,067 kPa
1 physik. Atmosphäre (atm) ≈ 101,324 kPa
1 dyn/cm^2 = 0,1 Pa
1 bar = 100 kPa

Arbeit, Energie, Wärmemenge

Arbeit ist Kraft mal Weg. Es gilt also:

Einheit der Arbeit: N · m = J (Joule).

Energie und **Wärmemenge** haben die gleiche Einheit, d.h.: J (Joule).

Auch das Produkt Druck · Volumen ($[N \cdot m^{-2}] \cdot m^3$) ist Arbeit (N · m = J).

Andere Einheiten für Arbeit, Wärmemenge und Energie werden in die SI-Einheit J folgendermaßen umgerechnet:

1 erg = 10^{-7} J = 0,1 µJ
1 cal ≈ 4,185 J
1 kcal ≈ 4185 J = 4,185 kJ
1 Ws = 1 J
1 kWh = $3{,}6 \cdot 10^6$ J = 3,6 MJ

Leistung ist Arbeit pro Zeit. Es gilt:

Einheit der Leistung: J · s^{-1} = W (Watt).

Auch der Wärmestrom hat die Einheit W. Andere Einheiten für die Leistung werden folgendermaßen umgerechnet:

1 erg/s = 10^{-7} W = 0,1 µW
1 cal/h = $1{,}163 \cdot 10^{-3}$ W = 1,163 mW
1 PS = 735,5 W = 0,7355 kW

Masse, Stoffmenge

Masse hat die Basiseinheit Kilogramm (kg), d.h., hier wurde ausnahmsweise die mit der Vorsilbe „kilo" versehene Einheit als Basiseinheit verwendet (statt Mg wird die Einheit Tonne*, t, verwendet).

Eine Masse wird meist dadurch bestimmt, daß ihre durch die Erdanziehung hervorgerufene Gewichtskraft (= „Gewicht", s.o.) gemessen wird, die Skala der Waage aber in Masseeinheiten (g, kg) geeicht ist.

Die Masse eines Moleküls oder eines Atoms **(Molekülmasse)** wird häufig in **Dalton** (Da) ausgedrückt (keine SI-Einheit), wobei 1 Dalton = $^1/_{12}$ der Masse eines ^{12}C-Atoms = 1 kg/Loschmidtsche Zahl = 1 kg/($6{,}022 \cdot 10^{23}$):

1 Da = $1{,}66 \cdot 10^{-27}$ kg (= 1 atomare Masseneinheit = 1 u)
1000 Da = 1 kDa

Die *relative Molekülmasse* M_r (früher „Molekulargewicht") entspricht dem Verhältnis der Molekülmasse zur atomaren Masseneinheit. Als relative Größe ist sie dimensionslos.

Britisch-amerikanische Masseeinheiten werden folgendermaßen umgerechnet:
Avoirdupois weight:
1 ounce (oz.) = 28,35 g
1 pound (lb.) = 453,6 g
Apothecaries' und troy weight:
1 ounce = 31,1 g
1 pound = 373,2 g

Eine der Masse verwandte Meßgröße ist die **Stoffmenge,** die in Mol (Symbol: mol) angegeben wird. 1 mol eines Stoffes besteht aus ebenso vielen Teilchen (Atomen, Molekülen, Ionen), wie in 12 g des Nuklids ^{12}C enthalten sind, nämlich aus $6{,}022 \cdot 10^{23}$ Teilchen. Für die **Umrechnung von Stoffmenge in Masse** gilt daher: 1 mol ist diejenige Stoffmasse (in g), die die Mol-, Ionen- oder Atommasse dieses Stoffes angibt, d.h. wievielmal mehr Masse das Atom, Molekül oder Ion hat als $^1/_{12}$ des ^{12}C-Atoms.

Beispiele:
Molmasse von H_2O: 18 Dalton.
→ 1 mol H_2O = 18 g H_2O.
Atommasse von Na: 23 Dalton.
→ 1 mol Na^+-Ionen = 23 g Na^+-Ionen.
Molmasse von $CaCl_2$:
(40 + 2 · 35,5) = 111 Dalton.
→ 1 mol $CaCl_2$ = 111 g $CaCl_2$.
(In 1 mol $CaCl_2$ sind 2 mol Cl^--Ionen und
1 mol Ca^{2+}-Ionen enthalten.)

Teilt man mol durch die Wertigkeit des betroffenen Ions, ergibt sich die Äquivalentmasse mit der Maßeinheit val (engl.: eq; beides sind keine SI-Einheiten):

Bei einwertigen Ionen ist mol und val gleich groß:
1 val Na^+ = $^1/_1$ mol Na^+.
Bei zweiwertigen Stoffen (z.B. Ca^{2+}, s.o.) gilt:
1 val Ca^{2+} = ½ mol Ca^{2+}
oder
1 mol Ca^{2+} = 2 val Ca^{2+}.

Eine weitere, vom Mol (mol) abgeleitete Größe ist das Osmol (osm) (s.u.).

Elektrische Größen

Das Wandern von elektrisch geladenen Teilchen, also z.B. von negativ geladenen Elektronen (s. Lehrbücher der Physik) durch einen Draht, bezeichnet man als elektrischen Strom. Wieviel Teilchen/Zeit dabei fließen, wird mit der **Stromstärke** ausgedrückt. Deren Einheit ist das Ampere (A). Auch eine Wanderung von Ionen (Na^+, K^+ etc.), z.B. durch eine Zellmembran, also ein Ionenstrom, kann in A ausgedrückt werden. Ein elektrischer Strom kann nur fließen, wenn eine elektrische **Potentialdifferenz,** auch kurz **Spannung** oder **Potential** genannt, besteht. Eine Batterie oder ein Dynamo z.B. erzeugen eine solche Spannung. Im Organismus entstehen elektrische Spannungen meist durch den Transport von Ionen.

Die Einheit der elektrischen **Spannung** ist das Volt (V).

$$V = W \cdot A^{-1} = m^2 \cdot kg \cdot s^{-3} \cdot A^{-1}.$$

Wieviel Strom bei gegebener Spannung fließt, hängt vom elektrischen **Widerstand** ab.

Spannung = Strom · Widerstand (Ohmsches Gesetz)

Die Einheit des elektrischen Widerstandes ist das Ohm (Ω).

$$\Omega = V \cdot A^{-1} = m^2 \cdot kg \cdot A^{-2} \cdot s^{-3}.$$

Sein Kehrwert (1/Widerstand) ist der **elektrische Leitwert.** Dessen Einheit ist das Siemens (S = 1/Ω). In der Membranphysiologie (Kap. 2) spricht man von **Ionenleitfähigkeit** ($S \cdot m^2$); sie ist der Kehrwert des Membranwiderstandes pro Fläche ($\Omega \cdot m^{-2}$) für eine spezifische Ionenart.

Elektrische Arbeit oder **Energie** wird wie jede Arbeit in Joule (J) oder Wattsekunden (Ws) ausgedrückt, die **elektrische Leistung** wie jede Leistung in Watt (W).

Die Einheit der elektrischen **Ladung** oder Elektrizitätsmenge ist das Coulomb (C) und wird von der Stromstärkeeinheit A abgeleitet:

A = C/s, so daß C = s · A.

Die elektrische **Kapazität** eines Kondensators oder, in der Physiologie, etwa einer Zellmembran, ist das Verhältnis von Ladung (C) zu Spannung (V). Die Einheit dafür ist das Farad (F), d. h. $F = C \cdot V^{-1} = m^{-2} \cdot kg^{-1} \cdot s^4 \cdot A^2$.

Während beim Gleichstrom der Strom immer in derselben Richtung fließt, ändert sich die Richtung des Stromflusses beim Wechselstrom dauernd. Wie oft dieser Wechsel pro Zeit erfolgt, wird mit der Frequenz (Hz) ausgedrückt. Das normale Lichtnetz z. B. hat eine Frequenz von 50 Hz.

Temperatur

SI-Einheit der Temperatur ist das Kelvin (K), wobei 0 K **(absoluter Nullpunkt)** die tiefste überhaupt mögliche Temperatur darstellt. Von der Kelvin-Skala abgeleitet ist die Celsius-Skala mit der Einheit Grad Celsius* (°C). Es gilt:

Temperatur in °C = Temperatur in K – 273,15.

Im Amerikanischen wird die Temperatur meist in Grad Fahrenheit (°F) angegeben. Für die Umrechnung in °C gilt:

Temperatur in °F = ($^9/_5$ · Temperatur in °C) + 32

und umgekehrt:

Temperatur in °C = $^5/_9$ · (Temperatur in °F – 32).

Einige wichtige Temperaturen sind in Tab. 32.**3** umgerechnet.

Tabelle 32.**3** **Wichtige Temperaturen in K, °C und °F**

	K	°C	°F
Gefrierpunkt von Wasser	273	0	+ 32
Zimmertemperatur	293 bis 298	+ 20 bis + 25	+ 69 bis + 77
Körperkerntemperatur	310	+ 37	+ 98,6
Fieber	311 bis 315	+ 38 bis + 42	+ 100 bis + 108
Siedepunkt des Wassers (Meereshöhe)	373	+ 100	+ 212

Konzentration, Fraktion und Aktivität

Der in Physiologie und Medizin vielgebrauchte Ausdruck **Konzentration** kann mehreres bedeuten, nämlich

- eine *Massenkonzentration*, d. h. die Masse eines Stoffes pro Volumeneinheit (z. B. $g/l = kg/m^3$),
- eine *Stoffmengenkonzentration* oder molare Konzentration, d. h. eine Stoffmenge pro Volumeneinheit Lösung (z. B. mol/l),
- eine *molale Konzentration*, d. h. eine Stoffmenge pro Masse Lösungsmittel (z. B. mol/kg H_2O),

Mit „fraktioneller Konzentration" kann gemeint sein

- ein *Massenverhältnis*, d. h. Massenanteil pro Gesamtmasse (z. B. g/g), oder
- ein *Mengenverhältnis* (mol/mol),
- ein *Volumenverhältnis*, d. h. ein Volumenanteil pro Gesamtvolumen (z. B. l/l).

Die letzten drei Größen sind relative, dimensionslose Anteile; man nennt sie daher **Fraktionen.** (Der Begriff „fraktionelle Konzentration" sollte nicht mehr verwendet werden.) In Form des Volumenverhältnisses (Fraktion F) finden sie besonders in der Atmungsphysiologie Verwendung.

SI-Einheit der **Massenkonzentration** ist g/l (kg/l, mg/l usw.). Die Umrechnung einiger bisher benützter Größen erfolgt so:

1 g/100 ml = 10 g/l
1 g% = 10 g/l
1 % (w/v) = 10 g/l
1 g‰ = 1 g/l
1 mg% = 0,01 g/l = 10 mg/l
1 mg/100 ml = 0,01 g/l = 10 mg/l
1 µg% = 10^{-5} g/l = 10 µg/l
1γ% = 10^{-5} g/l = 10 µg/l

SI-Einheit der **Stoffmengenkonzentration** ist mol/l (bzw. mmol/l, µmol/l etc.). Umrechnungen:

1 M (molar) = 1 mol/l
1 N (normal) = (1/Wertigkeit) · mol/l
1 mM (mmolar) = 1 mmol/l
1 val/l (eq/l) = (1/Wertigkeit) · mol/l

Die Fraktionen (**Massenverhältnis, Mengenverhältnis** oder **Volumenverhältnis)** haben die Einheiten g/g, mol/mol bzw. l/l, also die „Einheit" 1 (bzw. 10^{-3}, 10^{-6} usw.). Dabei ist die ungekürzte Einheit (l/l usw.) vorzuziehen, weil sie angibt, um welche Art von Fraktion es sich handelt. (%, ‰, ppm [parts per million] und ppb [parts per billion] werden für alle Arten von Fraktionen verwendet.)

Umrechnungen:
1 % = 0,01
1‰ = $1 \cdot 10^{-3}$
1 Vol% = 0,01 l/l
1 ppm = $1 \cdot 10^{-6}$
1 ppb = $1 \cdot 10^{-9}$

Warum gibt es neben einer molaren auch eine molale Konzentration? In stark verdünnten Lösungen unterscheiden sich die beiden Konzentrationsangaben nur dadurch, daß die Gleichung: 1 l Wasser = 1 kg Wasser nur bei einer ganz bestimmten Temperatur gilt (4 °C). Physiologische Flüssigkeiten sind aber keineswegs stark verdünnte Lösungen. In ihnen kann das Volumen der gelösten Stoffe wesentlich zum Gesamtvolumen der Lösung beitragen. So besteht 1 l Plasma nur aus 0,93 l Wasser, die restlichen 70 ml sind Proteine und Salze.

Hier differieren Molarität und Molalität bereits um 7 %. In der intrazellulären Flüssigkeit kann diese Differenz sogar mehr als 30 % betragen. Während es oft die Molarität ist, die (volumetrisch) gemessen wird, ist es die Molalität, die für chemische Reaktionen sowie für biophysikalische und biologische Vorgänge entscheidend ist.

Ein thermodynamisches Maß für die physikochemisch *wirksame* Konzentration ist die **Aktivität.** In der Physiologie wird sie häufig bei Ionen verwendet, da mit ionensensitiven Elektroden (H^+-, Na^+-, K^+-, Cl^--, Ca^{2+}-Elektroden) die Aktivität und nicht die Molalität gemessen wird. Aktivität und Molalität sind gleich, solange die gesamte **Ionenstärke** (μ) sehr klein ist, d.h. bei einer idealen Lösung; μ hängt von den Ladungen und Konzentrationen aller Ionen in der Lösung ab:

$$\mu \equiv 0{,}5\,(z_1^2 \cdot c_1 + z_2^2 \cdot c_2 + \ldots + z_i^2 \cdot c_i), \qquad (32.1)$$

wobei z_i die Ladung des Ions i, c_i seine molale Konzentration und 1, 2, ..., i die Ionentypen in der Lösung bedeuten. Bei der hohen Ionenstärke biologischer Flüssigkeiten beeinflussen sich die gelösten Teilchen gegenseitig, so daß die Aktivität a immer deutlich kleiner als die molale Konzentration c ist. Die Aktivität wird berechnet aus: $a = f \cdot c$, wobei f = **Aktivitätskoeffizient.** Bei einer Ionenstärke von z.B. 0,1, was einer Lösung mit 100 mmol NaCl/kg H_2O entspricht, beträgt f für Na^+ 0,76, d.h., die für biophysikalische Vorgänge entscheidende Aktivität ist um ein Viertel geringer als die Molalität (1).

Bei schwachen Elektrolyten, die nicht vollständig dissoziieren, hängt die Molalität und Aktivität freier Ionen darüber hinaus natürlich auch noch vom **Dissoziationsgrad** in der betreffenden Lösung ab.

Osmolalität, osmotischer und onkotischer Druck

Die Osmolalität

Ein von der Molarität (s.o.) abgeleiteter Begriff ist die Osmolarität (osm/l). Damit ist die **Konzentration aller osmotisch wirksamen Teilchen** in einer Lösung gemeint, gleichgültig um welche Stoffe oder Stoffmischungen es sich dabei handelt. Allerdings macht der auf das Volumen der Gesamtlösung bezogene Begriff der Osmolarität oft wenig Sinn; sowohl seine Messung mit dem Osmometer als auch seine biophysikalische Anwendung beziehen sich auf die Konzentration im Lösungsmittel. Aus diesem Grund (und weil Volumenangaben temperaturabhängig sind) ist die Angabe der **Osmolalität (osm/kg H_2O)** meist sinnvoller.

Die **ideale Osmolalität** wird von der Molalität der betreffenden Substanzen abgeleitet: Wird z.B. 1 mmol (= 180 mg) Glucose in 1 kg Wasser gelöst (= 1 l bei 4 °C), so beträgt die Molalität 1 mmol/kg H_2O und die ideale Osmolalität 1 mosm/kg H_2O. Das ändert sich, wenn Elektrolyte wie NaCl gelöst werden, da sie dissoziieren: NaCl $\rightleftharpoons Na^+ + Cl^-$. Jedes dieser beiden Ionen ist osmotisch aktiv. Wenn ein dissoziierender Stoff demnach in 1 kg Wasser gelöst wird, so gilt: ideale Osmolalität = Molalität mal Zahl der Dissoziationsprodukte; 1 mmol NaCl/kg H_2O ergibt also 2 mosm/kg H_2O. Im Gegensatz zu NaCl dissoziieren schwächere Elektrolyte nur teilweise; hier muß deren Dissoziationsgrad berücksichtigt werden.

Diese Berechnung gilt nur für ideale, also extrem verdünnte Lösungen. Wie oben beim Begriff Aktivität bereits erwähnt, sind die Körperflüssigkeiten jedoch **nichtideale (reale) Lösungen,** in denen die **reale Osmolalität** kleiner ist als die ideale. Letztere muß mit dem **osmotischen Koeffizienten g** (ist *nicht* mit dem Aktivitätskoeffizienten identisch) multipliziert werden, um den realen Wert zu erhalten. g ist konzentrationsabhängig und beträgt z.B. für NaCl bei einer (idealen) Osmolalität von 300 mosm/kg H_2O etwa 0,926. Die reale Osmolalität dieser NaCl-Lösung beträgt also $0{,}926 \cdot 300 = 278$ mosm/kg H_2O.

Lösungen, die die gleiche reale Osmolalität wie das Plasma haben (ca. 290 mosm/kg H_2O), werden **isosmolal,** solche mit höherer bzw. niedrigerer Osmolalität **hyper-** bzw. **hyp(o)osmolal** genannt.

Osmolalität und Tonizität

Osmotisch aktive Lösungsbestandteile (reale Osmolalität, s.o.) rufen einen **osmotischen Druck** π hervor, der sich nach der **Van't-Hoff-Gleichung** errechnet:

$$\pi = R \cdot T \cdot c_{osm}, \qquad (32.2)$$

wobei R = allgemeine Gaskonstante ($8{,}314\ J \cdot K^{-1} \cdot osm^{-1}$), T = absolute Temperatur (K) und c_{osm} = reale Osmolalität in $osm \cdot (m^3\ H_2O)^{-1} = mosm \cdot (l\ H_2O)^{-1}$. Sind zwei Lösungen unterschiedlicher Osmolalität (Δc_{osm}) durch eine wasserdurchlässige **selektive Membran** voneinander getrennt, so ruft Δc_{osm} im Steady state (Fließgleichgewicht) eine **osmotische Druckdifferenz** $\Delta\pi$ über diese Membran hervor, wenn sie für die gelösten Teilchen weniger durchlässig ist als für Wasser. Dabei wird die Selektivität oder relative Dichtheit der Membran für die gelösten Stoffe durch den **Reflexionskoeffizienten** σ beschrieben. σ kann Werte zwischen 1 (undurchlässig) und 0 (genauso durchlässig wie Wasser) annehmen. (Bei $\sigma = 1$ spricht man auch von semipermeabler Membran.) Unter Verwendung obiger Van't-Hoff-Gleichung errechnet sich die osmotische Druckdifferenz dann so:

$$\Delta\pi = \sigma \cdot R \cdot T \cdot c_{osm}. \quad (32.3)$$

Diese Gleichung zeigt, daß z.B. eine Lösung, die die gleiche Osmolalität besitzt wie das Blutplasma, an einer Membran im Steady state nur dann den gleichen osmotischen Druck hervorruft wie das Plasma (d.h. gegenüber dem Blutplasma **isoton** ist), wenn $\sigma = 1$, d.h., wenn die Membran streng semipermeabel ist.

Zwischen Blutplasma und dem Zytoplasma der Erythrozyten (und dem aller anderen Zellen im Körper) herrscht (im Steady state) Isotonie. Werden Erythrozyten nun in eine Harnstofflösung mit 290 mosm/kg H_2O überführt, herrscht, außer im ersten Moment, trotz der Isoosmolalität keine Isotonie, da der Harnstoff ($\sigma \ll 1$!) in die Erythrozyten diffundiert. Dadurch wird das Erythrozyteninnere hyperton und Wasser wird „nachgesaugt" (Osmose), so daß die Erythrozyten zuerst anschwellen und dann platzen.

Überall dort im Körper, wo gelöste Substanzen wasserdurchlässige Zellmembranen oder -verbände durchdringen, z.B. NaCl am Epithel des Dünndarms oder des proximalen Tubulus, entsteht also ein **osmotischer Gradient** (s.u.), entlang dessen Wasser nachfolgt. Das Ausmaß eines solchen **Wasser-** oder **Volumenflusses** J_v (m^3/s) ist von der Wasserdurchlässigkeit, der sog. **hydraulischen Leitfähigkeit** k ($m \cdot s^{-1} \cdot Pa^{-1}$), von der Durchtrittsfläche F (m^2) und von der Druckdifferenz, in diesem Fall der osmotischen Druckdifferenz $\Delta\pi$ (Pa), abhängig:

$$J_v = k \cdot F \cdot \Delta\pi. \quad (32.4)$$

Da k und F an biologischen Membranen und Zellverbänden gewöhnlich nicht getrennt bestimmbar sind, wird das Produkt $k \cdot F$ häufig als **Ultrafiltrationskoeffizient** K_f ($m^3 \cdot s^{-1} \cdot Pa^{-1}$) zusammengefaßt (S. 293).

Ebenso wie der Transport von osmotisch wirksamen Teilchen einen Wasserfluß auslöst, reißt dieser Wasserstrom umgekehrt auch gelöste Teilchen mit sich, vorausgesetzt, die Membran oder die Zellschicht ist für diese durchlässig. Ein reziprokes Maß für diese Durchlässigkeit ist der Reflexionskoeffizient (s.o.). Wie bei einem Stück Holz, das im Fluß treibt, sind es die Reibungskräfte zwischen Wasser und gelösten Teilchen, die diesen **konvektiven Transport** (engl. **Solvent drag**) verursachen. Die solcherart durch eine Membran oder eine Zellschicht transportierte Menge des Stoffes x, J_x (mol/s), ist vom Volumenfluß J_v, vom Reflexionskoeffizienten σ_x und von der mittleren Stoffaktivität $\bar{a}_x$ im Wasser-Durchtrittsbereich der Membran bzw. des Zellverbandes (Abb. 32.**2 B**) abhängig:

$$J_x = J_v(1 - \sigma_x)\,\bar{a}_x. \quad (32.5)$$

Die Größe $1 - \sigma$ wird auch **Sieb(ungs)koeffizient** genannt (Tab. 12.**1** auf S. 296).

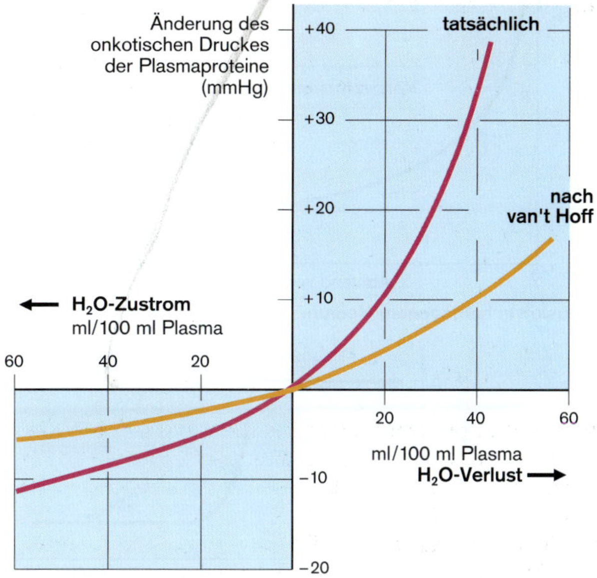

Abb. 32.**1** **Physiologische Bedeutung der Abweichung des onkotischen Drucks des Plasmas vom Van't-Hoff-Gesetz.** Ein Wasserverlust aus dem Plasma verursacht einen überproportionalen Anstieg des onkotischen Druckes, der dem Verlust von Plasmawasser entgegenwirkt. Auch bei einem Zustrom von Wasser, also einer Plasmaverdünnung, ist das überproportionale Absinken des onkotischen Druckes, wenn auch weniger ausgeprägt, zu erkennen (aus 2). Beides trägt wesentlich zur Konstanthaltung des Blutvolumens und gleichzeitig zur Vermeidung von Ödemen bei (S. 159f. u. 295).

Ist der Zellwall undurchlässig für eine bestimmte Substanz ($\sigma = 1$), findet nicht nur kein Solvent drag statt, sondern das Wasser wird sogar auf der Seite, wo sich diese Substanz befindet, zurückgehalten. Angewandt auf die oben genannten Epithelien heißt das z.B., daß aus dem Tubulus- bzw. Darmlumen nichtresorbierbare Substanzen zur osmotischen Diurese (S. 309) bzw. zu einem erhöhten Wassergehalt des Stuhls führen. Salinische Abführmittel wirken z.B. so.

Auch Proteine sind osmotisch wirksam

Wie alle anderen gelösten Teilchen im Plasma erzeugen auch die makromolekularen Proteine einen osmotischen Druck. Er wird **onkotischer** oder **kolloidosmotischer Druck** genannt. An einer streng semipermeablen Membran (s.o.) wäre er mit seinen rund 3,5 kPa (25 mmHg) gegenüber dem osmotischen Druck der kleinmolekularen Plasmabestandteile vernachlässigbar. Was den onkotischen Druck im Organismus so wichtig macht, ist die Tatsache, daß die Auskleidung der Blutgefäße, das **Endothel,** für all die kleinmolekularen Plasmabestandteile gut durchlässig ist ($\sigma \approx 0$), so daß nach Gleichung 32.3 ihr osmotischer Druck am Endothel praktisch Null ist. Damit wird dort nur der onkotische Druck der Proteine wirksam, für die das Endothel, je nach Kapillarbezirk (S. 159f.), eingeschränkt oder praktisch gar nicht durch-

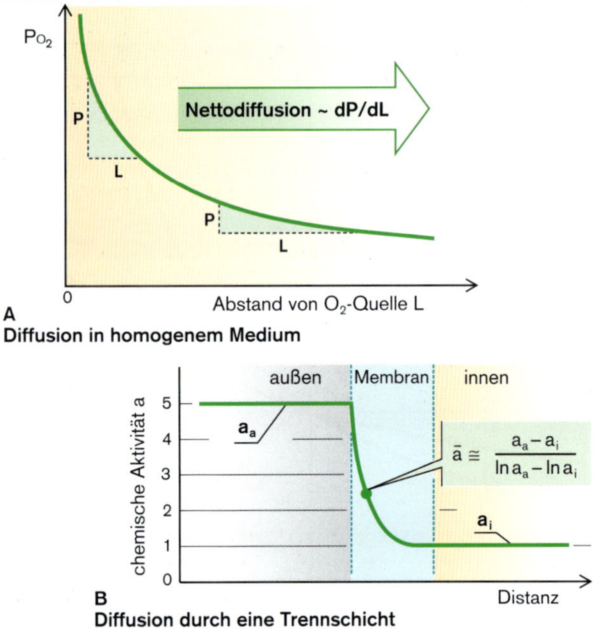

Abb. 32.**2** **Gradienten.** **A** Diffundiert ein Stoff, z.B. Sauerstoff (O_2), von einer Quelle aus in einem homogenen Medium, also z.B. in einer Flüssigkeit, so ist das Ausmaß der Nettodiffusion nach dem Fickschen Gesetz (S. 158) dem Gradienten, d.h. der Steigung der gezeigten Exponentialkurve (dP_{O_2}/dL) proportional. Obwohl die Gewebe des Körpers keineswegs homogen sind, sieht diese Kurve für die relativ leicht diffusiblen Gase (z.B. Diffusion von O_2 zwischen Erythrozyten und Mitochondrien oder von CO_2 in der Gegenrichtung) ähnlich aus. **B** Bei Stoffen, die durch die Phospholipidmembranen der Zelle nur relativ langsam hindurchkommen, z.B. bei Ionen, grenzt die Zellmembran (oder eine Epithelschicht) zwei Flüssigkeitsräume voneinander ab, in denen die chemische Aktivität a dieses Stoffes sehr unterschiedlich sein kann (a_a bzw. a_i). Der Gradient befindet sich in diesem Fall innerhalb der trennenden Membran, da sich in den beidseitigen Lösungen wegen der dort hohen Diffusionskonstante nur ein flacher Gradient halten kann. (Die mittlere Aktivität $\bar{a}$ in der Membran wird für die Berechnung des Solvent drag bzw. des potentialgetriebenen Transportes benötigt).

lässig ist. Diese Eigenschaft ($\sigma \gg 0$) und der gegenüber dem Interstitium hohe Proteingehalt des Plasmas sind es, die dem blutdruckgetriebenen Ausstrom von Plasmawasser ins Interstitium, also einer **Filtration,** entgegenwirken. Nur damit wird das Endothel zu einer wirksamen Volumenbarriere zwischen Plasmaraum und Interstitium.

Tritt, durch den Blutdruck getrieben, Wasser aus dem Blut ins Interstitium über (Filtration), so erhöht sich die Proteinkonzentration im Plasma und damit auch der onkotische Druck π (S. 294). Dieser Anstieg ist wesentlich größer als es das Van't-Hoff-Gesetz (s.o.) erwarten ließe (Abb. 32.**1**). Grund dieser Abweichung sind bestimmte biophysikalische Eigenschaften der Plasmaproteine. Strömt also Wasser druckbedingt aus der oder in die Blutbahn, sorgen diese relativ hohen Änderungen des onkotischen Drucks selbsttätig für einen Gegendruck, der den Wasserstrom abbremst (S. 294).

Gradienten als Triebfedern des Lebens

Ohne Blutdruck fließt kein Blut, ohne K^+-Anreicherung in der Nervenzelle ist diese nicht erregbar. In beiden Beispielen wird **chemische Energie** in Form des Adenosintriphosphats **(ATP)** dazu verwendet, eine Ungleichverteilung von Masse oder Energie, d.h. einen **Gradienten** aufzubauen; im Falle des Blutdrucks erzeugt der ATP-getriebene Herzmuskel einen Druckgradienten zwischen Aorta und V. cava, im Falle der Nervenzelle die Na^+-K^+-ATPase einen K^+- und Na^+-Konzentrationsgradienten und damit einen elektrischen und chemischen Na^+-Gradienten, d.h. z.B. die Voraussetzung für die Auslösbarkeit von Aktionspotentialen (Kap. 4). Die elektrochemischen Ionen-Gradienten in der Darmmuskulatur, im Nierenepithel und in den Schweißdrüsen, ebenso wie die chemischen Substratgradienten in der Leber und die Druckgradienten im Respirationstrakt sind weitere Beispiele für Gradienten der unterschiedlichsten Art in unserem Körper.

Wird z.B. eine Flüssigkeit von der Seite her einem hohen O_2-Druck ausgesetzt (Abb. 32.**2A**), so diffundiert O_2 in die Flüssigkeit hinein. Diese Diffusion hält an, solange ein O_2-Gradient besteht. Dieser Gradient verläuft in diesem einfachen Beispiel exponentiell. Die Steigung der Exponentialkurve, dP/dL, ist der Gradient; man spricht daher auch von der **Steilheit eines Gradienten.** Seine Steilheit vermindert sich in größerer Distanz von der Quelle, aus der der Gradient gespeist wird. Da in unserem Beispiel der O_2-Partialdruck-Gradient die Triebkraft für die O_2-Diffusion darstellt, wird mit dem Abstand von der Quelle folglich auch die Diffusionsgeschwindigkeit immer kleiner.

Sehr steile Gradienten können im Körper über Zellmembranen bzw. über Endo- und Epithelien aufgebaut werden (Abb. 32.**2B**), da diese für polare und großmolekulare Substanzen wenig durchlässig sind. pH-Gradienten (Belegzelle des Magens) und Proteinkonzentrationsgradienten (Blut-Hirn-Schranke) sind zwei extreme Beispiele. Die Membran bzw. der Zellverband sorgen also dafür, daß die über **aktive Transportmechanismen** (Kap. 2) mühsam, d.h. relativ langsam aufgebauten Gradienten durch passive Prozesse (z.B. Diffusion) nicht gleich wieder „ungewollt" zunichte gemacht werden. Andererseits stehen die Gradienten dann zur Verfügung, wenn z.B. rasche Ionenflüsse „gewollt" und Ionenkanäle dazu häufiger geöffnet werden (S. 20 ff.). Na^+- und Ca^{2+}-Ionen-Aktivitätsgradienten sind zwei wichtige Beispiele dafür.

Allein die Tatsache, daß für den Aufbau von Gradienten ATP notwendig ist, zeigt, daß unser Körper, thermodynamisch gesehen, ein offenes System ist, d.h., daß er auf die **Zufuhr energiereicher Substrate** (Fette, Kohlenhydrate und Proteine) angewiesen ist (Kap. 14). Ohne diese Energiezufuhr verschwänden alle Gradienten, die Entropie („Unordnung") unseres „Systems" Körper stiege an, und er käme thermodynamisch ins Gleichgewicht. Das hieße, um nur die beiden obigen Beispiele zu nennen, der Blutdruck würde auf die wenigen mmHg des vasalen Füllungsdrucks absinken und unsere Nerven, unser Gehirn würden unerregbar werden: unser Leben würde erlöschen.

32.2 Potenzen und Logarithmen

Zahlen, die sehr viel größer oder sehr viel kleiner als 1 sind, lassen sich nur umständlich und unübersichtlich schreiben. Man verwendet daher sog. **Zehnerpotenzen,** die folgendermaßen entstehen:

$100 = 10 \cdot 10 = 10^2$

$1000 = 10 \cdot 10 \cdot 10 = 10^3$

$10\,000 = 10 \cdot 10 \cdot 10 \cdot 10 = 10^4$

Wie oft die 10 bei diesem Malnehmen vorkommt, wird also vereinfacht mit einer **Hochzahl (Exponent)** ausgedrückt.

Ist die Zahl nicht genau eine Zehnerpotenz (z. B. 34 500), teilt man durch die nächstniedrigere Zehnerpotenz (10 000) und schreibt das Ergebnis (3,45) als Multiplikationsfaktor vor diese Zehnerpotenz: $3{,}45 \cdot 10^4$.

10 kann man nach dem eben Gesagten auch 10^1 schreiben. Noch kleinere Zahlen werden folgendermaßen gebildet:

$1 = 10 : 10 = 10^0$

$0{,}1 = 10 : 10 : 10 = 10^{-1}$

$0{,}01 = 10 : 10 : 10 : 10 = 10^{-2}$

usw.

0,04 z. B. kann man dabei ähnlich wie zuvor auflösen in $4 \cdot 0{,}01$ oder $4 \cdot 10^{-2}$.

Merke: Bei Zahlen, die kleiner als 1 sind, errechnet sich die (negative) Potenz daraus, an welcher Stelle nach dem Komma die 1 steht, bei 0,001 z. B. an 3. Stelle: $0{,}001 = 10^{-3}$.

Bei Zahlen ab 10 zieht man von den Stellen (vor dem Komma) 1 ab; der Rest entspricht dann der (positiven) Hochzahl.

Beispiele: 100 hat 3 Stellen, es muß also 10^2 heißen; 1124,5 hat 4 Stellen vor dem Komma, es muß also $1{,}1245 \cdot 10^3$ heißen.

Auch **Maßeinheiten** können mit Hochzahlen versehen sein, z. B. m^3. Das heißt dann, genau wie bei 10^3, daß die Basis, also m, 2mal mit sich selbst malgenommen wird $(m \cdot m \cdot m)$. Ebenso werden negative Hochzahlen bei Maßeinheiten benützt; genau wie $1/10 = 10^{-1}$ kann man $1/s = s^{-1}$ schreiben oder $mol \cdot l^{-1}$ statt mol/l.

Das **Rechnen mit Potenzen** hat eigene Regeln:

Zusammenzählen und Abziehen ist nur bei gleicher Hochzahl möglich, z. B.:

$(2{,}5 \cdot 10^2) + (1{,}5 \cdot 10^2) = 4 \cdot 10^2$; aber

$(2 \cdot 10^3) + (3 \cdot 10^2)$ muß umgewandelt werden in

$(2 \cdot 10^3) + (0{,}3 \cdot 10^3) = 2{,}3 \cdot 10^3$.

Malnehmen der Potenzen bedeutet Zusammenzählen der Hochzahlen. Teilen der Potenzen bedeutet Abziehen der Hochzahlen, z. B.:

$10^2 \cdot 10^3 = 10^{2+3} = 10^5$

$10^4 : 10^2 = 10^{4-2} = 10^2$

$10^2 : 10^4 = 10^{2-4} = 10^{-2}$

Zahlen vor den Zehnerpotenzen werden dabei wie gewohnt behandelt, z. B.

$(3 \cdot 10^2) \cdot (2 \cdot 10^3) = 2 \cdot 3 \cdot 10^{2+3} = 6 \cdot 10^5$.

Man kann auch mit den Hochzahlen (Exponenten) alleine rechnen, man spricht dann vom **Logarithmenrechnen.** Wird irgendeine Zahl (z. B. 100) als Potenz zur Basis 10 (10^2) geschrieben, so wird die Hochzahl (2) als **(dekadischer) Logarithmus** von 100 (abgekürzt **log** 100 oder **lg** 100) bezeichnet. Solche Logarithmen finden in der Physiologie z. B. bei der Definition des pH-Wertes oder bei der Auftragung des Schalldrucks mit der Dezibelskala Verwendung.

Als **natürlicher Logarithmus (ln)** wird der Exponent zur Basis e verwendet, wobei

$e = 2{,}71828\ldots$

Da $\log x = \ln x / \ln 10$ und $\ln 10 = 2{,}302\,585\ldots$, erfolgt die Umrechnung von ln in log und umgekehrt folgendermaßen:

$\log x = \ln x / 2{,}3$

$\ln x = 2{,}3 \cdot \log x$

Beim **Rechnen mit Logarithmen** erniedrigt sich die Rechenart um eine Stufe, d. h. aus einer Multiplikation wird eine Addition, aus einer Potenzierung eine Multiplikation usw., also:

$\log a \cdot b = \log a + \log b$

$\log (a/b) = \log a - \log b$

$\log a^n = n \cdot \log a$

$\log \sqrt[n]{a} = (\log a)/n$

Sonderfälle sind:

$\log 10 = \ln e = 1$

$\log 1 \;= \ln 1 = 0$

$\log 0 \;= \ln 0 = -\infty$

32.3 Graphische Darstellung von Meßdaten

Um z. B. den Verlauf der Körpertemperatur bei einem Patienten über längere Zeit zu überschauen, stellt man die Temperatur mit der zugehörigen Uhrzeit graphisch dar (Abb. 32.**3**).

Die beiden Achsen, auf denen in diesem Fall Temperatur und Zeit aufgetragen sind, nennt man allgemein **Koordinaten,** wobei die senkrechte Achse **Ordinate** (hier Temperatur), die waagrechte Achse **Abszisse** (hier Uhrzeit) genannt wird.

Auf der Abszisse wird meist die zuerst gewählte, veränderliche (variable) Größe x (hier Tageszeit), auf der Ordinate die davon abhängige variable Größe y (hier Körpertemperatur) aufgetragen. Daher die Bezeichnung x-Achse für die Abszisse und y-Achse für die Ordinate.

Mit dieser graphischen Methode kann man alle möglichen Meßwerte gegen andere, jeweils zugehörige Meßwerte auftragen, z. B. Körpergröße gegen Lebensalter oder Lungenvolumen gegen intrapulmonalen Druck.

Dabei kann man auch erkennen, ob sich die beiden Meßgrößen miteinander ändern **(korrelieren)** oder nicht: Trägt man z. B. auf der Ordinate (senkrecht) die Körpergröße auf, auf der Abszisse (waagrecht) das Alter, steigt die Kurve während des Körperwachstums an, ab ca. dem 17. Lebensjahr verläuft die Kurve jedoch waagrecht; das bedeutet, daß die Körpergröße in der ersten Phase vom Alter abhängig, in der zweiten (waagrechten) Phase jedoch weitgehend altersunabhängig ist. Eine Korrelation

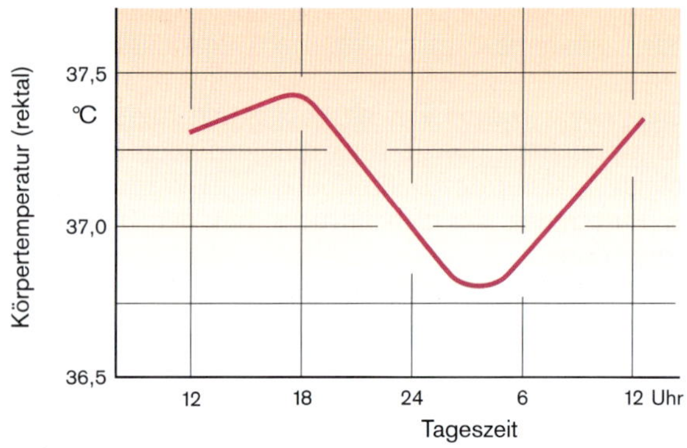

Abb. 32.**3** **Graphische Darstellung** der (rektal, in Ruhe gemessenen) Körpertemperatur (y-Achse) in Abhängigkeit von der Tageszeit (x-Achse).

(s.u.) beweist für sich alleine allerdings keine *kausale* Abhängigkeit. So korrelierte z.B. im Elsaß für eine gewisse Zeit der Geburtenrückgang mit der zahlenmäßigen Abnahme der nistenden Störche (s.a. S. 3).

Will man in ihrer Größe **sehr unterschiedliche Meßdaten** (1 bis 100000 z.B.) auf einer Koordinate unterbringen, können entweder die kleinen Größen nicht mehr getrennt voneinander dargestellt werden, oder aber die Koordinatenachsen werden zu lang. Man hilft sich in diesem Fall mit der Auftragung der Daten in Form ihrer **Potenzen** oder ihrer **Logarithmen** (s.o.): statt 1, 10, 100, 1000 usw. schreibt man 10^0, 10^1, 10^3 usw. oder die Logarithmen 0, 1, 2, 3 usw. In dieser Form sind also die niedrigen Zahlen relativ genau darzustellen, und trotzdem passen die großen Zahlen noch auf die (vernünftig lange) Koordinatenachse (z.B. Hörkurven).

Eine Korrelation kann **linear** sein und gehorcht dann der **Geradengleichung**

$$y = a \cdot x + b,$$

wobei a die **Steigung** der Geraden und b der Schnittpunkt der Geraden mit der y-Achse (**Achsenabschnitt,** d.h. der y-Wert bei x = 0) ist.

Viele Korrelationen sind allerdings nichtlinear. Bei einfacheren Funktionen kann aber durch nichtlineare (z.B. logarithmische) Auftragung der x-Werte und/oder der y-Werte eine graphische Linearisierung erreicht werden, was z.B. Extrapolationen auf Werte außerhalb des Meßbereiches oder die Aufstellung von Eichkurven mit nur zwei Eichpunkten erlaubt. Auch die Berechnung der „mittleren" Korrelation von streuenden Meßwerten von x-y-Paaren wird damit erleichtert: **Regressionsgerade.**

Eine **Exponentialfunktion** (Abb. 32.**4,** Kurve 1)

$$y = a \cdot e^{b \cdot x}$$

kann durch Auftragung von ln y auf der y-Achse linearisiert werden

$$\ln y = \ln a + b \cdot x,$$

wobei b = Steigung und ln a = Achsenabschnitt.

Eine **logarithmische Funktion** (Abb. 32.**4,** Kurve 3)

$$y = a + b \cdot \ln x$$

kann durch Auftragung von ln x auf der x-Achse graphisch linearisiert werden, wobei b = Steigung und a = Achsenabschnitt.

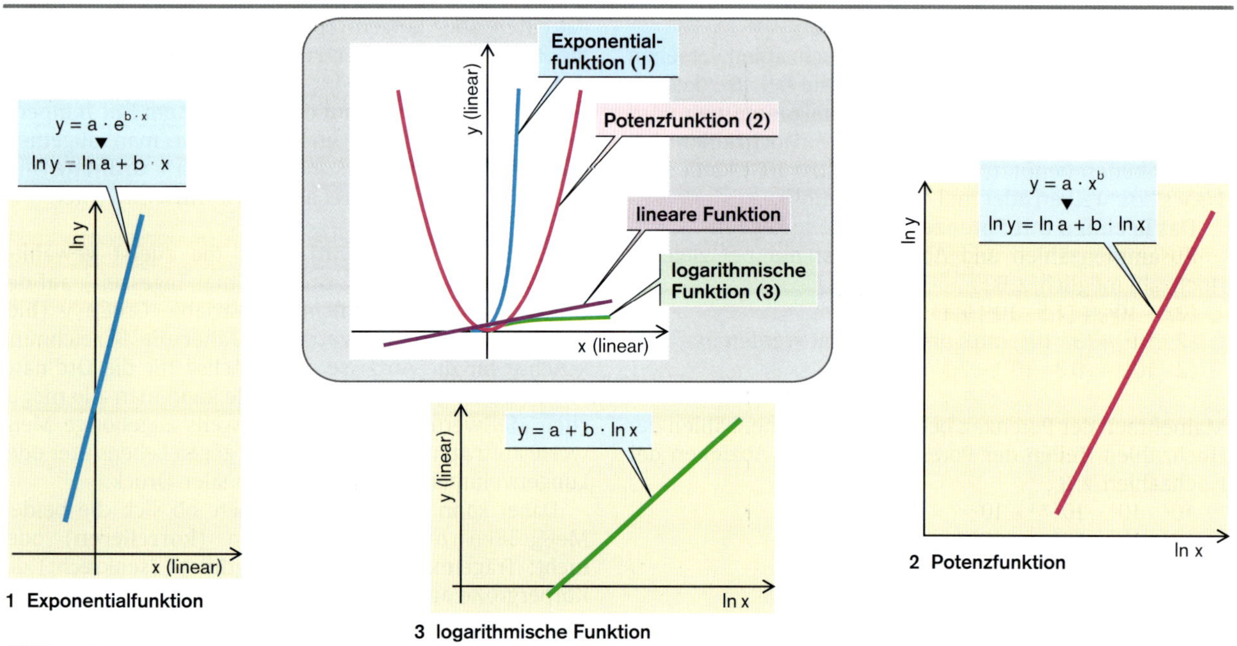

Abb. 32.**4** **Graphische Linearisierung nichtlinearer Funktionen.** Die drei nichtlinearen Funktionen (**1**) Exponentialfunktion, (**2**) Potenzfunktion und (**3**) logarithmische Funktion können graphisch linearisiert werden, wenn eine logarithmische Auftragung auf der y-Achse (**1**), auf beiden Achsen (**2**) bzw. auf der x-Achse (**3**) vorgenommen wird (aus 3).

Eine **Potenzfunktion** (Abb. 32.**4**, Kurve 2)

$$y = a \cdot x^b$$

kann durch Auftragung von ln y und ln x auf den Koordinatenachsen graphisch linearisiert werden, da

$$\ln y = \ln a + b \cdot \ln x,$$

wobei b = Steigung und ln a = Achsenabschnitt.

Zu beachten ist, daß auf logarithmischen Koordinaten der Wert 0 für x oder y nicht existiert, da $\ln 0 = -\infty$. Trotzdem wird in der Geradengleichung ln a „Achsenabschnitt" genannt, wenn die logarithmische Abszisse von der Ordinate bei ln x = 0, d.h. x = 1, gekreuzt wird.

Statt ln x und/oder ln y auf der x- bzw. y-Achse aufzutragen, kann man die *linearen* Werte von x und/oder y auf **Logarithmenpapier** auftragen, auf dem die Ordinate (z.B. Abb. 11.**4**, S. 273), die Abszisse („halblogarithmisches" Papier) oder beide Koordinaten („doppeltlogarithmisches" Papier) logarithmisch eingeteilt sind. In den letzten beiden Fällen wird a nicht mehr Achsenabschnitt genannt, weil dessen Wert davon abhängt, wo die y-Achse die x-Achse schneidet, wobei für x alle Werte > 0 möglich sind.

Auch andere nichtlineare Funktionen können durch geeignete Wahl der Auftragung auf den Koordinatenachsen graphisch linearisiert werden, so z.B. die **Michaelis-Menten-Gleichung,** der viele Enzymreaktionen und carriervermittelte Transportprozesse (S. 24) gehorchen:

$$J = J_{max} \cdot C/(K_m + C), \qquad (32.6)$$

wobei J = aktuelle Transportrate (z.B. in $mol \cdot m^{-2} \cdot s^{-1}$), J_{max} die maximale Transportrate, C ($mol \cdot m^{-3}$) die aktuelle Konzentration des zu transportierenden Stoffes und K_m die (Halbsättigungs-)Konzentration bei ½ J_{max} bedeutet.

Eine der drei gebräuchlichen graphischen Linearisierungen der Michaelis-Menten-Gleichung (s.a. S. 24), die nach **Lineweaver-Burk,** lautet:

$$1/J = (K_m/J_{max}) \cdot (1/C) + 1/J_{max}, \qquad (32.7)$$

so daß sich bei Auftragung von 1/J auf der y-Achse und 1/C auf der x-Achse eine Gerade ergibt (Abb. 32.**5/2**). Während bei der Auftragung J gegen C (Abb. 32.**5/1**) die experimentelle Bestimmung von J_{max} gar nicht exakt möglich ist (dazu wäre die Verwendung einer unendlich großen Konzentration C notwendig!), kann in der linearisierten Form (Abb. 32.**5/2**) aus experimentellen Daten eine Regressionsgerade errechnet werden, die auf $C = \infty$ extrapoliert werden kann: Da dann $1/C = 1/\infty = 0$, ist $1/J_{max}$ beim 0-Punkt der x-Achse ablesbar (Abb. 32.**5/2**). Der Kehrwert davon ergibt also das gesuchte J_{max}. Wenn man weiterhin in der obigen Lineweaver-Burk-Gleichung 1/J = 0 setzt, lautet sie

$$0 = (K_m/J_{max}) \cdot (1/C) + 1/J_{max}$$

oder $1/K_m = -1/C$, so daß K_m aus dem negativen Kehrwert des x-Achsenabschnittes (entspricht 1/J = 0) errechnet werden kann.

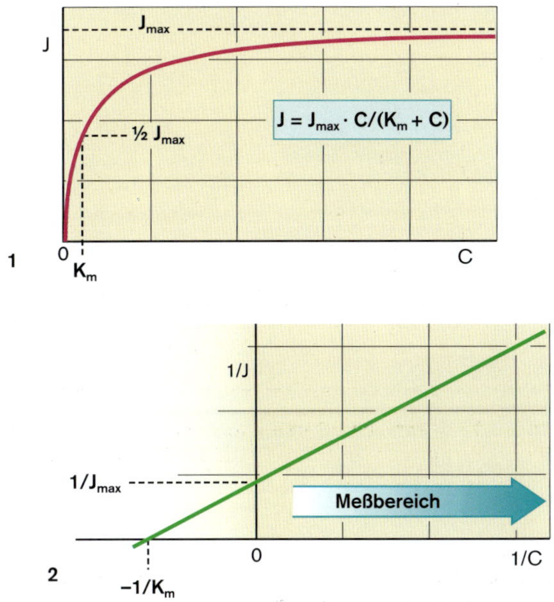

Abb. 32.**5** **Graphische Linearisierung der Michaelis-Menten-Gleichung.** Die Kurve **1**, in der J gegen C aufgetragen ist, kann u.a. dadurch linearisiert werden, daß 1/J gegen 1/C aufgetragen wird (Kurve **2**). In dieser Form sind $1/J_{max}$ und $-1/K_m$ als Koordinatenschnittpunkte ablesbar und können in J_{max} bzw. K_m umgerechnet werden (s.a. Abb. 2.10 auf S. 23 (aus 3).

Zum Weiterlesen ...

1 Wissenschaftliche Tabellen Geigy, 4 Bde., 8. Aufl. Basel 1977

2 Landis, E. M., J. R. Pappenheimer: Handbook of Physiology, Section 2: Circulation, Vol. II. American Physiological Society, Washington D. C. 1963

3 Silbernagl, S., A. Despopoulos: Taschenatlas der Physiologie, 4. Aufl. Thieme, Stuttgart 1991

Normalwerte

Zusammengestellt von Stefan Pummer

33

33.1 Gesamtorganismus und Zelle

Chemische Zusammensetzung von 1 kg fettfreier Körpermasse eines Erwachsenen	720 g Wasser (s. a. Abb. 13.**2**, S. 333); 210 g Protein; 22,4 g Ca; 12 g P; 2,7 g K; 1,8 g Na; 1,8 g Cl; 0,47 g Mg
Wasserverteilung im Erwachsenen/Kind (in% des Körpergewichtes)	intrazellulär: 40%/40% Interstitium: 15%/25% Plasma: 5%/5%
Ionenkonzentrationen intra- und extrazellulär	siehe Tab. 13.**1**, S. 334

33.2 Herz und Kreislauf

Herzgewicht	250 – 350 g
Herzminutenvolumen in Ruhe/maximal	5 – 6 l/25 l
Ruhepuls = Sinusrhythmus	60 – 75/min
AV-Knoten-Rhythmus	40 – 50/min
Kammerrhythmus	25 – 40/min
Arterieller Blutdruck (nach Riva-Rocci)	syst./diast. 120/80 mmHg [16/10,7 kPa]
Pulmonalarteriendruck	syst./diast. 20/7 mmHg [2,7/0,9 kPa]
Zentralvenöser Druck	3 – 6 mmHg [0,4 – 0,8 kPa]
Portalvenendruck	3 – 6 mmHg [0,4 – 0,8 kPa]
Ventrikelvolumen enddiastolisch/endsystolisch	120 ml/40 ml
Druckpulswellengeschwindigkeit	Aorta: 3 – 5 m/s Arterien: 5 – 10 m/s Venen: 1 – 2 m/s
max. Strömungsgeschwindigkeit	Aorta: 1 m/s
max. Stromstärke	Aorta: 0,5 l/s

Organdurchblutung in Ruhe
(siehe auch Tab. 10.**7**, S. 260)

	% HZV	*pro g Gewebe*
Herz	5	0,8 ml/min
Gehirn	14	0,5 ml/min
Nieren	22	4 ml/min
Gastrointestinaltrakt = Pfortaderdurchblutung	19	0,7 ml/min
Leber, arteriell durch A. hepatica	9	0,3 ml/min
Skelettmuskel	19	0,04 ml/min
Haut	6	0,1 ml/min
Fettgewebe	4	0,08 ml/min

33.3 Lunge und Gastransport

(siehe auch Tab. 10.**3**, S. 239 und Tab. 10.**5**, S. 253)

	Männer	*Frauen*
Totalkapazität (TLC)	7 l	6,2 l
Vitalkapazität (VC)	5,6 l	5 l
Atemzugvolumen V_T in Ruhe	0,6 l	0,5 l
Inspiratorisches Reservevolumen	3,2 l	2,9 l
Exspiratorisches Reservevolumen	1,8 l	1,6 l
Residualvolumen	1,4 l	1,2 l
Atemgrenzwert bei 30 Atemzügen/min	110 l	100 l

O_2-Partialdruck	*Luft:*	21,2 kPa	[159 mmHg]
	Alveole:	13,3 kPa	[100 mmHg]
	arteriell:	12,7 kPa	[95 mmHg]
	venös:	5,3 kPa	[40 mmHg]
CO_2-Partialdruck	*Luft:*	0,03 kPa	[0,23 mmHg]
	Alveole:	5,2 kPa	[39 mmHg]
	arteriell:	5,3 kPa	[40 mmHg]
	venös:	6,1 kPa	[46 mmHg]

Atemfrequenz	16/min
Totraumvolumen	150 ml
Sauerstoffkapazität des Blutes	180 – 200 ml O_2/l Blut [8 – 9 mmol O_2/l Blut]
Respiratorischer Quotient	0,84 (0,7 – 1,0)

33.4 Niere und Ausscheidung

Renaler Plasmafluß (RPF)	480 – 800 ml/min pro 1,73 m² Körperoberfläche
Glomeruläre Filtrationsrate (GFR)	80 – 140 ml/min pro 1,73 m² Körperoberfläche
Filtrationsfraktion = GFR/RPF	0,19
Harnzeitvolumen	*Männer* 0,7 – 2,7 l/d *Frauen* 0,5 – 2,3 l/d
Harnosmolalität	50 – 1400 mosm/kg H_2O
Glucoseausscheidung	< 300 mg/d
Stickstoffausscheidung	150 – 250 mg/d pro kg KG
Proteinausscheidung	< 150 mg/d
Harn-pH-Wert	4,5 – 8,2
titrierbare Säure	10 – 30 mmol/d
Harnstoffausscheidung	280 – 410 mmol/d [16 – 25 g/d]
Harnsäureausscheidung	1,8 – 6,5 mmol/d [0,3 – 0,8 g/d]
Kreatininausscheidung	10 – 19 mmol/d [1,1 – 2,1 g/d]

33.5 Ernährung und Stoffwechsel

	Männer	*Frauen*
Grundumsatz	7,1 MJ/d 85 W	6,2 MJ/d 75 W
Umsatz bei		
– leichter Büroarbeit	10,8 MJ/d 130 W	9,6 MJ/d 115 W
– Schwerstarbeit (über Jahre)	20 MJ/d 240 W	15 MJ/d 180 W
– Tanzen, Radfahren, Schwimmen	350 – 550 W	
– 100 m-Lauf	2 000 W	
Funktionelles Eiweißminimum	1 g/kg Körpergewicht	
Vitamine	s. Tab. 14.**4** u. 14.**5**, S. 372	
Elektrolyte und Spurenelemente	s. Tab. 14.**3**, S. 371	

33.6 Nervensystem und Muskel

Dauer eines Aktionspotentials	Nerv: 1 – 2 ms; Skelettmuskel: 10 ms; Myokard: 200 ms

Nervenleitungsgeschwindigkeiten (NLG)
(siehe auch Abb. 21.**5**, S. 549; die Tab. 20.**2**, S. 541 gibt die Werte für die Katze an, für die diese Einteilung [von Erlanger/Gasser] ursprünglich getroffen wurde)

Faser	*Durchmesser*	*NLG beim Menschen*
Aα	11 – 16 µm	60 – 90 m/s
Aβ	6 – 11 µm	30 – 60 m/s
Aδ	1 – 6 µm	2 – 30 m/s
C	0,25 – 1,5 µm	0,25 – 1,5 m/s

33.7 Blut und andere Körperflüssigkeiten

(siehe auch Tab. 9.**1**, S. 186, Tab. 9.**2**, S. 187)

Blut
(alle Angaben für Erwachsene)

	Männer	*Frauen*
Blutvolumen	4500 ml	3600 ml
Hämatokrit (Fraktion)	0,40 – 0,54	0,37 – 0,47
Erythrozytenzahl	4,6 – 6,2 · 10^6/µl	4,2 – 5,4 · 10^6/µl
Hämoglobinkonzentration im Vollblut (Hb)	140 – 180 g/l [2,2 – 2,8 mmol/l]	120 – 160 g/l [1,9 – 2,5 mmol/l]
Mittleres Volumen des Einzelerythrozyten (MCV)	80 – 100 fl	
Mittlere Hämoglobinkonzentration der Erythrozyten (MCHC)	300 – 360 g/l Erythrozyten [4,65 – 5,58 mmol/l Erythrozyten]	
Mittlere Hämoglobinmenge im Einzelerythrozyten (MCH = Hb_E)	26 – 35 pg [0,4 – 0,54 fmol]	
Mittlerer Erythrozytendurchmesser	7,2 – 7,8 µm	
Retikulozyten	0,4 – 2 %; 20 – 75 · 10^3/ µl	
Leukozyten	siehe Tab. 9.**4**, S. 197	
Thrombozyten	150 – 400 · 10^3/ µl	
Blutkörperchensenkungsgeschwindigkeit (BSG)	*Männer* < 10 mm/1. Stunde *Frauen* < 20 mm/1. Stunde	

Proteine

	g/l Serum	*rel. %*
gesamt	66 – 85	100
Albumin	35 – 50	55 – 64
α_1-Globuline	1,3 – 4	2,5 – 4
α_2-Globuline	4 – 9	7 – 10
β-Globuline	6	8 – 12
γ-Globuline	13 – 17	12 –20

Gerinnung
(Gerinnungsfaktoren siehe Tab. 9.**6**, S. 208)

Thromboplastinzeit nach Quick	0,9 – 1,15 INR (International Normalized Ratio)
Partielle Thromboplastinzeit (PTT)	26 – 42 s
Blutungszeit	< 6 min

Parameter des Glucosestoffwechsels

Glucosekonzentration im Venenblut	3,9 – 5,5 mmol/l [70 – 100 mg/dl]
Glucosekonzentration im Kapillarblut	4,4 – 6,1 mmol/l [80 – 110 mg/dl]
Glucosekonzentration im Plasma	4,2 – 6,4 mmol/l [75 – 115 mg/dl]
Grenzwert für Diabetes mellitus im Plasma	> 7,8 mmol/l [> 140 mg/dl]
HbA_{1c} (glykosyliertes Hämoglobin A)	3,2 – 5,2 %

Parameter des Lipidstoffwechsels

Lipoproteine	siehe Tab. 14.**2**, S. 368
Triglyceride im Serum	< 150 mg/dl [< 1,5 g/l]
Cholesterin, gesamt im Serum	< 200 mg/dl [< 5,2 mmol/l]
HDL-Cholesterin im Serum	> 40 mg/dl [> 1,0 mmol/l]

Harnpflichtige Substanzen

Harnstoffkonzentration im Serum	3,3 – 8,3 mmol/l [20 – 50 mg/dl]
Harnsäurekonzentration im Serum	150 – 390 µmol/l [2,6 – 6,5 mg/dl]
Kreatininkonzentration im Serum	36 – 106 µmol/l [0,4 – 1,2 mg/dl]

Bilirubin

Gesamtbilirubin im Serum	0,2 – 1 mg/dl [3,4 – 17 µmol/l]
Direktes Bilirubin im Serum	0,05 – 0,3 mg/dl [0,8 – 5,1 µmol/l]

Elektrolyte und Blutgase

Osmolalität	280 – 300 mmol/kg H_2O
Kationenkonzentrationen im Serum	Na^+: 135 – 145 mmol/l K^+: 3,5 – 5,5 mmol/l ionisiertes Ca^{2+}: 1,0 – 1,3 mmol/l ionisiertes Mg^{2+}: 0,5 – 0,7 mmol/l
Anionenkonzentrationen	Cl^- 95 – 108 mmol/l
im Serum	PO_4: 0,8 – 1,5 mmol/l
pH-Wert	7,35 – 7,45
Standardbicarbonat	22 – 26 mmol/l
Gesamtpufferbasen	48 mmol/l
Sauerstoffsättigung	arteriell: 96 %; gemischt-venös: 65 – 75 %
Sauerstoffpartialdruck bei Halbsättigung ($P_{0,5}$)	3,6 kPa [27 mmHg]

Liquor cerebrospinalis – Lumballiquor

Druck im entspannten, waagrechten Liegen	1,4 kPa [10,5 mmHg]
Spezifisches Gewicht	1,006 – 1,008 g/l
Osmolalität	290 mmol/kg H_2O
Glucosekonzentration	2,5 – 3,9 mmol/l [45 – 70 mg/dl]
Proteinkonzentration	0,15 – 0,45 g/l
IgG-Konzentration	< 84 mg/dl
Leukozytenzahl	< 5/µl

Speichel

(s. a. Abb. 16.**24**, S. 409)

Volumen	0,5 – 1,5 l/d
Kationenkonzentrationen	Na^+: 10 – 130 mmol/l K^+: 20 – 130 mmol/l
Anionenkonzentrationen	Cl^-: 20 – 80 mmol/l HCO_3^-: 30 – 50 mmol/l

Magensaft

Volumen	2 – 3 l/d
Nüchtern-pH-Wert	1,5 – 2

Pankreassaft

Volumen	2 l/d
pH-Wert (Sekretin-stimuliert)	7,5 – 8,8

Galle

(siehe auch Tab. 16.**3**, S. 423)

Volumen (Lebergalle) basal/max.	0,35/1,2 ml/min
Gallenblaseninhalt	50 – 65 ml

Fäzes

Stuhlgewicht	< 300 g/d

Fruchtwasser

Volumen (V, in ml) ist abhängig vom Gestationsalter (A) in Tagen	log V = 4,1 · (log A) – 6,16 (Näherung gilt nur zwischen der 8. und 20. Schwangerschaftswoche)

Sperma

Gesamtejakulatvolumen	> 2 ml
Gesamtspermienzahl	> 40 · 10^6/Ejakulat
Motilität	> 50 % mit Vorwärtsbeweglichkeit > 25 % mit schneller linearer Beweglichkeit

Literatur

1 Ciba-Geigy AG: Wissenschaftliche Tabellen Geigy, 8. Aufl., Basel (1977)
2 Gross, R., P. Schölmerich, W. Gerok: Die Innere Medizin. Schattauer, Stuttgart (1994)
3 Thomas, L.: Labor und Diagnose: Indikation und Bewertung von Laborbefunden für die medizinische Diagnostik. Medizinische Verlagsgesellschaft, Marburg (1992)

Sachverzeichnis

A

B

C

E

F

G

H

I

J

K

L

M

N

O

P

Q

R

S

T

U

V

W

X

Z

Abkürzungsverzeichnis*

Zusammengestellt von Markus Kluge

Abkürzung	Erklärung
ACE	angiotensin converting enzyme
ACh	Acetylcholin
ACTH	adrenocorticotropes Hormon
ADH	antidiuretisches Hormon
ADP	Adenosindiphosphat
AGS	adrenogenitales Syndrom
AIDS	acquired immunodeficiency syndrome/ erworbenes Immunschwächesyndrom
AMH	Anti-Müller-Hormon
AMP	Adenosinmonophosphat
AMPA	α-Amino-3-hydroxy-5-methyl-4-isoxazol-4-propionsäure
ANF = ANP	atrialer natriuretischer Faktor = Atriopeptin
ANV	akutes Nierenversagen
AP4 = APB	2-Amino-4-phosphono-buttersäure
AP5 = APV	2-Amino-5-phosphono-valeriansäure
APUD-Zellen	amine and precursor uptake and decarboxylation
ARAS	aufsteigendes retikuläres aktivierendes System
ARDS	acute respiratory distress syndrome
ARL	Atemruhelage
ATP	Adenosintriphosphat
ATPS	ambient temperature, pressure, saturated
AVP	Arginin-Vasopressin = Adiuretin
BDGF	brain-derived growth factor
BE	base excess/Basenüberschuß
2,3-BPG	2,3-Bisphosphoglycerat
BSG	Blutkörperchensenkungsgeschwindigkeit
BTPS	body temperature, pressure, saturated
cADPR	zyklische ADP-Ribose
cAMP	zyklisches Adenosinmonophosphat
CAP	Summenaktionspotential des Hörnervs
CBG	cortisolbindendes Globulin
CCK	Cholecystokinin
CFU	colony forming units
CGL	Corpus geniculatum laterale
cGMP	zyklisches Guanosinmonophosphat
CGRP	calcitonin gene-related peptide
COMT	Catechol-*o*-methyltransferase
CRH	corticotropin-releasing hormone
CSF	colony stimulating factor
CVO	zirkumventrikuläre Organe
cyt	Cytochrom
D-Rezeptor	Differentialrezeptor
DA	Dopamin
DAG	Diacylglycerin
dB	Dezibel
DHEA(S)	Dehydroepiandrosteron(-Sulfat)
DHT	5-α-Dihydrotestosteron
DNA	Desoxyribonucleinsäure
DOPA	3,4-Dihydroxyphenylalanin
DPC	Diphenylamincarboxylat
dpt	Dioptrie
ECL-Zellen	enterochromaffine-like
EDRF	endothelium-derived relaxing factor = NO
EEG	Elektroenzephalogramm
EGF	epidermal growth factor/Epidermis-Wachstumsfaktor

* Hormonabkürzungen s. a. Tab. 17.**1**, S. 437; Maßeinheiten s. S. 734 ff.

Abkürzung	Erklärung
EKG	Elektrokardiogramm
ELISA	enzyme-linked immunosorbent assay
EMG	Elektromyogramm
EOG	Elektrookulogramm
EPO	Erythropo(i)etin
EPSP	exzitatorisches postsynaptisches Potential
EPSS	exzitatorischer postsynaptischer Strom
ER	endoplasmatisches Retikulum
ERA	evoked response audiometry
ERG	Elektroretinogramm
ERP	early receptor potential
ERV	exspiratorisches Reservevolumen
EZF	Extrazellulärflüssigkeit
EZV	Extrazellulärvolumen
F	Faraday Konstante
FAD	Flavin-adenin-dinucleotid
FE	fraktionelle Exkretion
FEV_1	Einsekundenkapazität
FF	fast-fatiguable; Filtrationsfraktion
FGF	fibroblast growth factor
FR	fatigue-resistant
FRC	funktionelle Residualkapazität
FSH	follikelstimulierendes Hormon
FVC	forcierte Vitalkapazität
GABA	γ-Aminobuttersäure
GAD	glutamic acid decarboxylase
GAP	GnRH-associated peptide
GDP	Guanosindiphosphat
GFR	glomeruläre Filtrationsrate
GLUT	Glucose-Transporter (Uniportcarrier)
Glu-TR	Glutamat-Transporter
GH	growth hormone/Wachstumshormon
GHRH = GRH	growth hormone-releasing hormone = Somatoliberin
GIP	glucose-dependent insulin-releasing peptide
GLP1	glucagon-like peptide
GMP	Guanosinmonophosphat
GnRH	gonadotropin-releasing hormone
G-Protein	GTP-bindendes Protein (G_s = stimulierend; G_i = inhibierend)
γ-GT	γ-Glutamyltransferase
GRP	gastrin-releasing peptide
GTP	Guanosintriphosphat
Hb	Hämoglobin
HbA	Hämoglobin des Erwachsenen
HbF	fetales Hämoglobin
HCG	human chorionic gonadotropin
HCS	human chorionic somatotropin
HDL	high density lipoproteins
HGH	human growth hormone = STH
HHL	Hypophysenhinterlappen
HIV	human immunodeficiency virus
Hkt	Hämatokrit
HL	hearing level
HLA	human leucocyte antigen = menschliches MHC-Protein
HMM	heavy meromyosin
HPL	human placental lactogen
5-HT	5-Hydroxytryptamin = Serotonin
HVL	Hypophysenvorderlappen
HZV	Herzzeitvolumen